国家出版基金项目
NATIONAL PUBLICATION FOUNDATION

齐鲁医派文库

齐鲁当代名老中医学术经验辑要

上

总主编◎王振国

庄严 主编

山东科学技术出版社
·济南·

图书在版编目（CIP）数据

齐鲁当代名老中医学术经验辑要 / 庄严主编. -- 济南：山东科学技术出版社，2023.10
（齐鲁医派文库 / 王振国总主编）
ISBN 978-7-5723-1085-0

Ⅰ. ①齐… Ⅱ. ①庄… Ⅲ. ①中医临床－经验－中国－现代 Ⅳ. ①R249.7

中国版本图书馆CIP数据核字（2021）第246691号

齐鲁当代名老中医学术经验辑要
QILU DANGDAI MINGLAO ZHONGYI XUESHU JINGYAN JIYAO

责任编辑：徐日强
装帧设计：孙　佳

主管单位：山东出版传媒股份有限公司
出 版 者：山东科学技术出版社
地址：济南市市中区舜耕路517号
邮编：250003　电话：（0531）82098088
网址：www.lkj.com.cn
电子邮件：sdkj@sdcbcm.com
发 行 者：山东科学技术出版社
地址：济南市市中区舜耕路517号
邮编：250003　电话：（0531）82098067
印 刷 者：山东联志智能印刷有限公司
地址：山东省济南市历城区郭店街道相公庄村文化产业园 2 号厂房
邮编：250100　电话：（0531）88812798

规格：16开（184 mm × 260 mm）
印张：85.5　**字数：**1360千　**印数：**1~1000
版次：2023年10月第1版　**印次：**2023年10月第1次印刷
定价：428.00元（上、下册）

本书编委会

主　编　庄　严

副主编　邓华亮　彭　伟　李静蔚　傅春升

编　委　（按姓氏笔画排序）

马　君　王玉芳　王东梅　王伟芹　王　华　王　利

王怡斐　王树强　王　蕾　叶　青　田　颖　司廷林

朱士高　朱毓梅　刘文琼　刘　政　刘桂荣　刘德山

牟新军　孙云松　孙立立　孙　庆　孙　娟　孙鲁伟

严　伟　杨晓妮　杨　毅　李秀荣　李春红　李泉红

李　晓　李　琪　谷右天　宋慧慧　迟丽莉　张凤霞

张立亭　张立娟　张安玲　张希林　张　倩　张　强

张　鑫　陈文静　陈昊昱　陈树泉　陈美荣　季　远

周明爱　赵　茗　赵泉霖　钟坚娥　侯爱画　姜红江

姜洪玉　姚明浩　姚　笑　秦红松　袁　杰　徐灿坤

徐展望　黄海量　崔文成　蒋明芹　程毅然　鲁　颖

解　洁　管忠安　魏建梁　魏思宁　魏　然

文库序

齐鲁大地，东临渤海、西接中原、北傍燕赵、南依徐淮，是连接华东与华北、大海与中原的纽带。先秦时期，华夏文明的重心在齐鲁，多元文化融合而成的齐鲁文化是中国优秀传统文化的重要源头。在齐鲁文化的滋养下，齐鲁大地产生了独特的地域性中医药文化，形成了“儒医文化”“扁鹊故里”“针砭发源地”三张名片，齐鲁医派即是在这种具有地域特色的中医药厚土上孕育、发展、壮大的中医学术流派，是齐鲁中医药文化的重要组成部分，在医学理论和诊疗技术方面形成了自己独特的体系，对我国中医药事业的发展影响至深。

“十四五”时期，我国转向高质量发展阶段，人民健康处于优先发展的战略位置，中医药振兴发展迎来天时地利人和的大好时机，山东省也进入由中医药大省向强省跨越的关键时期。习近平总书记就中医药工作做出的一系列重要指示和重要批示，为新时代中医药事业传承创新发展提供了根本遵循。2018 年以来，山东省委、省政府先后出台了多个促进中医药发展的重要文件，为齐鲁中医药文化的弘扬与齐鲁医派的传承创新发展增添了巨大的推动力。其中，《齐鲁医派文库》的出版就是大力实施齐鲁中医药“六大工程”的重要举措之一。

《齐鲁医派文库》是以习近平新时代中国特色社会主义思想为指导，深入贯彻落实全国、全省中医药大会精神，以挖掘、建设与普及齐鲁中医药文化及特色技术为主要目的的大型中医药文化传承出版工程，是山东省政府首次对齐鲁中医药文化精髓进行的全面深刻的挖掘与传承。该项目聚焦齐鲁医籍、医史汇考、经验辑要和中医药文化等板块，重点整理抢救濒临失传的珍稀和珍贵古医籍，深入挖掘整理扁鹊、淳于意、王叔和、钱乙、成无己、黄元御等为代表的古代齐鲁医家理论精华，全面梳理齐鲁中医药名堂、名号及名家理论，系统整理齐鲁当代名老中医、中青年人才的学术和临床经验。在对齐鲁历代名医的相关文献和资料进行搜集、解读、阐释、评议的基础上，本着历史、文献、理论研究有机结合的原则，厘清齐鲁医学的基本发展脉络，系统总结齐鲁古代名医、近现代名医及当代名医的特色医学理论、临床实践经验、传承谱系和历史影响，为当代齐鲁医派的发展提供理论及技术支持。

《齐鲁医派文库》秉承“整体设计、分步实施、突出特色、强化实践”的研究宗旨，以文化建设为前提，以学术传承为根本，密切结合社会发展需要，力图打造形成特色鲜明、优势突出的齐鲁中医药文化特色品牌。其编纂历时五年，编写组由齐鲁中医药古籍文献研究、中医临床、中药炮制等知名专家组成，有力地保障了作品的顺利实施及高质量完成。文库的问世将填补山东地区中医药文献与文化整理的多项空白，对山东特色的中医药文化核心价值体系的建立、齐鲁中医药非物质文化遗产的保护，以及齐鲁中医药典籍、文物、古迹和古今名医学术思想及其文化内涵的传承，起到巨大的推动作用。希望后续能有更多更好的齐鲁中医药著作问世，从而掀起齐鲁医派研究的巨浪，将齐鲁中医药的宝贵财富奉献给社会，为中医药的传承创新发展贡献齐鲁力量。

文库规划委员会

2023 年 9 月于泉城

王琦序

今天我们对中医学术流派的一般定义，是指中医学在长期历史发展过程中形成的具有独特学术思想或学术主张及独到临床诊疗技艺，有清晰的学术传承脉络、一定历史影响与公认度的学术派别。我认为，中医学术流派的内涵有狭义和广义的区别。狭义的中医学术流派是指以师承为核心，有独特主张的医家群体；而广义的中医学术流派还包含了以学术理论或经典为核心的中医学派，以及经过长期传承而形成的以地域环境为基础的各类中医派别。

齐鲁医派就是我国地域性医学流派的重要代表，是产生于齐鲁大地、根植于齐鲁文化、受齐鲁地域环境特异性影响而形成的医学流派，是对齐鲁大地这一特定地域医家医学与文化特征的整体概括。中医药文化植根于中国传统文化的土壤，融合了母体文化中的自然观、哲学观、思维模式，滋养着中医学的创造与发明，具有主宰着自己命运的卓然自立的“思想自我”。这种“思想自我”是集自然科学与社会科学相融合的中医思维，是具有东方特色的原创性思维。中医药文化从中国传统文化的母体里走出来，带着历史的轨迹走到今天，充分显示了自身的价值。齐鲁文化主张以人为本，以仁为核心，以和为贵，以礼为范，追求“天人合一”“与时俱进”，是中国传统文化中最灿烂的瑰宝，也塑造和丰富了中医药学自然科学与人文科学的双重属性。齐鲁医派是齐鲁文化的承载者，也是齐鲁文化的践行者。

丰厚的文化底蕴既是中医学术流派形成与发展的灵魂，也是中医学术传承创新发展的凝聚力所在。综观中医学术流派发展历程，其兴衰每与文化相应。宋明儒家摒斥旧学，各立新说，金元时期医派林立；近代学人弃旧维新，各流派亦积极采纳西学，中西汇通、衷中参西等主张也风行一时。中医药学之所以历数千年而不衰，正在于其拥有自我创新的机制，表现为随着时代变迁而不断调整创新，从而显示出强大的生命力。医学流派的发展，离不开文化的滋养，要促进医学流派的繁荣，必须将其植于中华优秀传统文化土壤中，必须将其置于各地文化发展的脉络中，把流派文化传承与研究放在首要地位。推动传统文化的创造性转化和创新性发展，使之与现实文化相融相通，共同服务以文化人的时代任务，这对中医药文化发展尤为重要。

齐鲁大地名医辈出，开山立派的大家众多。汉代司马迁《史记》之《扁鹊仓公列传》，是我国正史中第一部医家传记，入传的扁鹊（秦越人）、仓公（淳于意），都是齐鲁医家。如司马迁所言："扁鹊言医，为方者宗。"又说："至今天下言脉者，由扁鹊也。"淳于意"诊籍"开创中国乃至世界医案之先河。还有王叔和撰第一部脉学专著《脉经》，钱乙世称"儿科鼻祖"，成无已首注《伤寒论》，开创方论之先河，等等。在儒家文化影响下，齐鲁医家精通文化典籍，熟悉传统思维，援儒入医，格物穷理，融会贯通，促进了中医药理论的系统整理、凝练与升华，更因其具有区别于一般医家独特的道德理想，处世风范，"立德、立功、立言"，使医学获得广泛的社会认同。迄今齐鲁中医整体上依然保持着"重传承，重脉学，重经典"的特点。

中医流派研究要"古为今用"，要密切结合社会发展的需要。我认为现代中医流派传承有以下三大基点。

首先，中医流派多样性的重塑是学术繁荣的动因。两千多年来，从扁鹊学派到中西汇通派，中医流派的稳定结构一直存在着。学术流派的根本特征在于有鲜明独特的学术思想，稳定的学术体系，以及完整的学术群体。中医流派的多样性是中医水系不断流的重要因素，流派之间相互切磋互补是形成理论张力、推动中医学发展的重要存在。然而当前中医学术特色淡化，中医流派出现严重断层和脱节，甚至消亡。如何做到传承和而不同，重塑中医流派的多样性问题迫在眉睫。

其次，中医流派新学说的开创是学术发展的引擎。形成中医流派需要具备的三个主要条件：一是有学术（说）奠基人，即开启山林的鼻祖，或者叫作宗师；二是有一部或一类旗帜鲜明、理论独特的传世之作；三是有一个不断相传研习、传播实践的学术群体。中医学术呈现流派特色淡化和传承危机的问题虽与教育模式有关，但根本原因在于学术源头缺少新学说。今天的中医学术多偏重于学术的共性，而缺少学术的个性。理论界的一个重要欠缺是流派与学派稀少。只要有新学说，就会有新流派。只要学术本身有生命力、有价值，这个学术流派就会有追随者、实践者、继承者、推广者。

再次，中医流派的时代性特征是学术传承的生命力。流派独特的理论与临床技艺是中医学术流派产生、发展的生命力所在，学术流派的繁荣发展离不开对流派诊疗理论与特色技艺的继承掌握和创新优化研究。每个学派的形成必有其鲜明的时代印记，当时代需求发生改变时，必然有新学说的创立。传统不是过去，而是能够随着时光的推移，在历史长河中连接过去、传承现在、对接未来的存在，这样的传统才有生命力。中医学术流派应敢于突破与超越，既从传统中来，又超越传统，从而达到传承与发展。

《论语·雍也》："齐一变，至于鲁；鲁一变，至于道。"齐鲁文化是中华优秀传统文化的主干，齐鲁医派是山东中医学术的一张熠熠生辉的金名片。《齐鲁医派文库》秉承"整体设计、分步实施、突出特色、强化实践"的研究宗旨，以齐鲁医派文化渊源研究、齐鲁医派发展史研究、齐鲁名医考、齐鲁医籍考、齐鲁医籍名著整理、齐鲁医派当代主要流派研究为基本架构，传承与创新并举，形成了一个完整的体系，不仅致力于坚守中医药文化根脉，更着眼于激活中医学的现代转型。文库的编纂出版，功在当代，利在千秋，必将为促进山东乃至全国的中医药事业传承、繁荣与发展，为"健康中国""健康山东"建设作出贡献。

中国工程院院士

国医大师

2023 年 9 月于北京

王新陆序

齐鲁大地人杰地灵，齐鲁文化浩浩汤汤，齐鲁医学源远流长。“齐鲁”缘起于先秦齐、鲁两国，最早将其作为统一地域概念使用见于《荀子·性恶篇》。后人用“齐鲁”指代山东地区。山东是中国古代文化的发源地之一，曾出现过许多杰出的思想家、政治家、军事家、科学家、文学家和艺术家。他们的思想、理论、智慧和学术成就，构成了中国传统文化的重要内容，形成了具有独特地域优势的齐鲁文化。齐鲁医学滥觞于齐鲁大地，齐鲁文化为齐鲁医学的孕育和壮大提供了丰富的养分，形成了独具特色、影响巨大的齐鲁医学，对整个中医药学的形成与发展产生了巨大的推动作用。

齐鲁地区自古以来就有比较先进的医学。“砭石者，亦从东方来”，济南城子崖文化遗址中出土的陶制“尖头器”，平阴县朱家桥商周文化遗址中出土的长约8厘米的无孔骨针，据考都是砭刺人体穴位祛除疾病的医疗工具。春秋战国时期，齐鲁大地就形成了独具特色的齐派医学。早期的齐派医学主要包括前后相接的两个医疗群体，前者以秦越人（扁鹊）为核心，后者以淳于意（仓公）为基干。他们不但有独特的理论和技术，而且形成了完整的传承谱系。其中扁鹊是脉学的创始者，开创了我国医学史上第一个医学学派，即扁鹊学派。淳于意则为扁鹊学派的重要医家。

扁鹊学派在齐鲁中医学的发展中成为齐鲁医派的核心，后世王叔和完善了脉学体系，钱乙创立了独特的儿科治疗体系，徐之才、成无己、黄元御等齐鲁医学名家各有发挥，形成了体系完善的地域性中医学术流派——齐鲁医派。伴随着齐鲁文化的兴旺发达，齐鲁医派也曾经历过辉煌的历史阶段，但由于宋代以后文化中心的南移而趋于平缓。长期以来，齐鲁医派的文献整理始终处于“零散性”“规模小”的状态。因此，齐鲁中医学界有必要在山东省卫生健康委员会、山东省中医药管理局的支持下，对齐鲁医派进一步整理挖掘，促进其繁荣与发展。

值得庆幸的是，山东省委、省政府很早就注意到了齐鲁中医学术流派的发展。

《山东省卫生事业发展第十二个五年规划》中首次提到了齐鲁中医学术流派传承工作，明确指出“建设好一批国家级、省级名老中医药专家传承工作室和中医学术流派传承工作室”。2012 年 9 月 9 日，山东中医流派继承与发展研讨会讨论了齐鲁医派的研究与发展策略，确定了以山东中医流派研究为契机，推动山东中医事业的新发展这一目标。山东省一系列的政策支持为齐鲁医派的当代发展注入了新的活力，为《齐鲁医派文库》的编写奠定了基础。

《齐鲁医派文库》是以挖掘、建设与普及齐鲁中医药文化及特色技术为主要目的的大型文化出版工程，符合习近平新时代中国特色社会主义思想的根本要求。项目由中医文献专家和中医临床专家经过多年考察、收集、编撰而成，上承齐鲁古代名家名著，中继近现代中医药名家理论，下接当代名老中医学术经验及中青年人才的临床经验，主要包括中医古籍系列、医史汇考系列、经验辑要系列和中医药文化系列等。文库展示了齐鲁医派的发展过程、宝贵经验和理论精华，是对传统中医药文化的一次深刻挖掘与守正创新。

2023 年 6 月，习近平总书记在文化传承发展座谈会上强调，在新的起点上继续推动文化繁荣、建设文化强国、建设中华民族现代文明，是我们在新时代新的文化使命。中医药学不仅是中国传统文化的重要组成部分，还是中华民族贡献于人类科学文化领域的瑰宝，是中华民族智慧的结晶。传承创新发展中医药，是当前复兴中华传统文化，提高文化软实力的重要举措。齐鲁医派是齐鲁文化的承载者，是齐鲁文化的践行者，《齐鲁医派文库》首次将齐鲁历代中医古籍、齐鲁古代名医、齐鲁近现代名医、齐鲁当代优秀中医人才、齐鲁中药炮制等进行全面系统整理与传承，有利于打造形成特色鲜明、优势突出的齐鲁中医药品牌，给宣传和推广山东地域文化开辟了一个重要途径和新亮点，这对我省深化医药卫生体制改革、提高人民群众健康水平、弘扬中华优秀传统文化、促进区域经济发展和社会和谐，具有十分重要的意义。同时，文库的顺利出版对中医药这一中华优秀传统文化的创造性转化和创新性发展也具有重要的意义。

《齐鲁医派文库》的推出恰逢其时，是以为序。

国医大师 王新陆

2023 年 9 月于泉城

文库前言

学术流派是中医学术发展历程中的一个显著特征。中医学在漫长的发展过程中，逐步形成了独具特色的医学流派，各个流派以其独特的理论、学说以及灵活的辨治方法，不断丰富和完善中医学术体系，呈现出“一源多流”的学术特色。我国幅员辽阔，地大物博，不同地域有着不同的地理风貌、气候物产、饮食结构、风土民俗，并形成了相应的地域文化。在学术史上，以地域相称的学术流派，中外皆有之。空间的相近，文化的融通，学术的传承，是地域性学术流派形成的重要因素。空间的相近使学术交流十分便捷，相同的地域往往具有一致的文化背景，同乡人在心理上的认同感，学术观点、思维方式易趋于一致；加之古代信息闭塞、交通不便，也更有利于地域性学术流派的形成。可以说，地域性医学流派是对某一特定地域医家特点的整体概括，其对该地域发病倾向性与治疗特殊性的集中阐发，凸显了中医辨证论治的多样性和灵活性。

一、中医学术流派研究的简要回顾

班固在《汉书·艺文志》中，将“生生之具”的“方技”类著作分为医经、经方、房中、神仙四类，医经有黄帝（《内经》《外经》）、扁鹊（《内经》《外经》）、白氏（《内经》《外经》《旁篇》）诸流派，也就是所谓的“医经七家”，经方则有十一家之多。清代纪昀在《四库全书总目提要·医家类》“小序”中提出“儒之门户分于宋，医之门户分于金元”的观点，影响至巨。其后，史家与医家都关注到了中国医学历史上不同时期医家思想的“流”与“变”、“学”与“派”问题，并提出了各自的判断与主张。著名医史学家陈邦贤1914年在《中西医学报》刊文指出，一般将清代医家分为古派和今派的方法实有偏颇，所列古派人物，基本上是以尊奉仲景为代表的医家；而所谓的新派或者今派，则是以清代的温病学家为代表的医家。陈邦贤同时提出了将清代著名医家分为七派的观点：“嘉言派黜邪崇正，韵伯派去伪存诚，天士派援古证今，灵胎派补偏矫枉，各有特长，宗之者尚多。石顽派执一失中，坤载派胶柱鼓瑟，各有偏颇，宗之者甚少。修园派因陋就简，而宗之者颇不乏其人。”谢观 1935 年在《中国医学源流论》中提出的中医六大学派，以刘河间、李东垣、张景岳、薛立斋、赵献可、李士材为代表。

迄于当代，北京中医药大学任应秋教授对学术流派的概念与内涵进行了系统阐述，并以《中医各家学说》作为讲述中医学术流派相关理论与知识的课程。主要的中医学术流派，也经过了多次的分析与修正，从 1964 年《中医各家学说》第二版教材提出河间、易水、伤寒、温病四个主要学术流派，到 1980 年《中医各家学说》第四版教材增加医经、经方、汇通三个学派，最终于 1986 年五版教材确定为伤寒、河间、易水、丹溪、攻邪、温补、温病七大学术流派。虽然如此，但在中医药高等院校教育模式日渐走向规范和统一的过程中，学术流派还是逐渐淡出了人们的视野，在统一的教科书中流派的痕迹日渐模糊，流派传承出现严重的断层和脱节，影响了学术争鸣、理论创新与中医临床特色的发挥。

二、国家对中医学术流派研究的重视与推动

2006 年 2 月，中华中医药学会召开“中医药特色优势及古今学术流派研究专家座谈会”，时任卫生部（现国家卫生健康委员会）副部长兼国家中医药管理局局长佘靖同志出席会议。与会专家分析了当代中医学术流派现状及其在保持中医药特色、发挥中医药优势中的重要作用。会后，国家中医药管理局将“中医学术流派研究”确定为重点课题并立项研究；2007 年，国家“十一五”科技支撑计划项目将“当代名老中医学术流派分析整理研究”列入其中。这两个项目的确立，是国家立项支持中医学术流派研究的重要开端。“中医学术流派研究”工作启动后，在时任山东中医药大学校长王新陆教授的支持和指导下，于山东中医药大学中医文献研究所设立工作办公室，中华中医药学会、各地方中医行政管理机关给予大力支持，全国 13 家中医药大学、研究院所与医疗机构的 50 多名专家学者在全国开展了中医学术流派调查研究工作。课题组采取理论研究与实地调研相结合、典型流派与全面调查相结合的研究方法，通过名家访谈、集体讨论、专家论证、调查问卷等多种形式，对全国中医学术流派现状进行了全面研究，获取了大量的一手资料，形成了关于当前中医学术流派发展状况的客观评价与建议。“当代名老中医学术流派分析整理研究”对“十五”“十一五”期间 209 位名老中医的学术特色、学术传承及成才经历等进行了全面分析，梳理了当代名老中医学术流派现状，总结了当代中医学术流派的主要特点，完成了当代典型学术流派的形成背景、

师承脉络、学术特色、临证特点等的分析整理。上述课题成果，一方面为中医临床提供了借鉴，一方面又为中医学术创新以及流派发展提供了思路，带动了相关研究向纵深发展。

中医学术流派研究的系统开展在全国范围内引起了很大反响，《中国中医药报》曾多次报道研究进展，《健康报》以“专版”对中医学术流派的现状、存在的问题及对策进行了全面报道。此后，各地学者纷纷开展学术流派研究，相关研究论文及著作的产出明显增加，形成了中医学术流派研究的高潮。同时，国家中医药管理局、各地方政府及相关医疗教学部门对学术流派的关注度空前提高。2008年，山东中医药大学中医学术流派研究室被确立为国家中医药管理局重点研究室，成为全国中医学术流派研究的旗舰平台。2009年1月，“中医学术流派研究”项目顺利结题，课题组系统梳理了中医学术流派概念体系和框架，首次调查并勾勒出全国中医学术流派概貌，初步构建了当代中医学术流派的评价体系，首次分析了国家级名老中医群体学术流派特征，总结了学术流派推动中医理论与临床创新的机制与规律，并向国家中医药管理局提出了系统的政策建议。2011年，项目成果结集为《争鸣与创新：中医学术流派研究》，由华夏出版社出版。“中医学术流派研究与当代评价体系的建立及应用”获2015年度中华中医药学会“李时珍医药创新奖”。

中医学术流派研究成果的发表，提高了中医界对中医学术流派的认识，同时在社会树立了正确的舆论导向，为中医学术发展营造了和谐的社会环境，也为国家相关部门制定促进中医学术流派发展的政策、措施提供了有力的支撑，为提高中医教学水平及临床效果发挥了重要的作用。

2010年9月，由科技部、国家中医药管理局主办的首届“国家中医药发展论坛（珠江论坛）”在广州召开，会议主题是“中医学术流派的继承与发展”。时任国家卫生与计划生育委员会（现国家卫生健康委员会）副主任兼国家中医药管理局局长王国强等领导和专家出席，陈可冀院士为大会主席。笔者作了名为“中医学术流派研究思路与方法”的主题报告。2011年，国家中医药管理局发布《中医药事业发展“十二五”规划》，其中关于“加强中医药人才队伍建设”部分提出：“完善中医药师承教育制度，探索不同层次、不同类型的师承教育模式，进一步落实全国老中医药专家学术经验继承工作与临床医学专业学位教育相衔接的政策。建设一批名老中医药专家传承工作室及中医药学术流派传承基地（工作室）。”正式将中医学术流派传承工作纳入国家中医药人才队伍建设规划。

2012年，国家中医药管理局从全国500多家申报单位中遴选了第一批64个全国中医学术流派传承工作室，开启了从国家层面集中力量对代表性中医学术流派进行重点投入、规范建设和保护传承的新阶段。2017 年，第一批全国中医学术流派传承工作室建设项目全部验收合格。2019 年，国家中医药管理局又择优确定了 51 个流派传承工作室，开展第二轮建设。十多年来，学术界对中医学术流派的研究经历了从论文寥若晨星、著作屈指可数、流派隐晦不显，到论文迅速增加、著作相继出版、流派百花齐放的过程。

三、中医学术流派相关概念问题

中医“学派”“流派”“学术流派”“医派”等概念早已见诸教材、著作、论文及媒体报道中，但一直缺乏明确界定。山东中医药大学“中医学术流派研究”课题组综合各学科相关定义，结合中医理论与临床实际，对这些概念进行了梳理，明确指出：中医学派是指“中医学的某个学科中因不同的师承而形成的以某种独特的理论主张或独特的方法、技艺为基础的不同学术派别”，强调在学术上要有自成系统的主张与风格；中医流派则是指“中医学同一个学科内因不同的师承而形成的以独特的研究旨趣、技艺、方法为基础的不同学术派别”，强调观点的鲜明与独特，不一定要有系统的学说；“医派”是“医学学派”的简称，属于地域性医学学派的范畴，其下可以包容各种流派，如“齐鲁小儿推拿流派”“海派中医蔡氏妇科流派”等，且“医派”往往是在该地域其他学科流派的基础上提出的，如“永嘉学派”与“永嘉医派”、“吴中画派”与“吴门医派”、“海派”与“海派中医”等。

2012 年，国家中医药管理局在《关于开展中医学术流派传承工作室建设项目申报工作的通知》中，将“中医学术流派”界定为“中医学在长期历史发展过程中形成的具有独特学术思想或学术主张及独到临床诊疗技艺，有清晰的学术传承脉络和一定历史影响与公认度的学术派别”。

关于“地域性医学流派”，学术界认识近年来渐趋一致，认为“地域流派”反映的是一个地方的医学风格和人物群体特色，虽然医家之间可能学术观念不完全一致，也不一定有传承关系，但同受地域或者特定文化氛围熏陶培育，可以在文化上找出共性特征。

四、齐鲁医派的提出

山东地处东海之滨，齐鲁建邦于斯，孔孟兴儒之地。山东文化昌盛，号称“礼仪之邦”，是齐鲁文化的发祥地，地域文化特色明显，齐鲁医学则是齐鲁文化不可分割的组成部分。

关于齐鲁大地的医学流派，国内学者首先提出的是“扁鹊学派”与“齐派医学”这两个名称。1925 年，谢观在《中国医学源流论》一书中说：“《史记·扁鹊列传》载其所治诸人，多非同时，或疑史公好奇，不衷于实，不知‘扁鹊’二字，乃治此一派医学者之通称，秦越人则其中之一人耳。”1962 年，范行准在《科学史集刊》刊发的《张仲景〈伤寒杂病论〉的成书探讨》一文中，指出“华佗是属于古代扁鹊学派的北方医学者”。1979 年，任应秋在《中医各家学说》教材中指出：“越人在当时在某些医学问题上，确是一位与《内经》具有不同见解，而另立一个学派的大医学家。”1990 年，李伯聪在《扁鹊和扁鹊学派研究》一书中，正式提出了“扁鹊学派”的名称：“中医史上的第一个医学学派，并且是在战国、秦汉时期产生过最大社会影响的医学学派——扁鹊学派，其在中医史上的存在竟然在隋唐以后的医史著作中被一笔抹杀了。所以，本书的首要目的就是想恢复扁鹊学派在中医史上的‘合法地位’，为扁鹊学派的医史人物和医学著作搞清其学派归属和真实源流情况。”

关于“齐派医学”，陈邦贤在 1937 年版的《中国医学史》中指出：“司马迁著《史记》，扁鹊和仓公同传……汉代的良医，不止仓公一人。仓公生长在临淄，他的先生元里公乘阳庆，也是临淄的人，和扁鹊同国，大概是齐派；到了汉的时候，齐派的医学代秦派医学便兴起了……齐派的医学，从战国以来，可以说是没有一日的休止……自扁鹊以至仓公，可以说是实验派的始祖。”1958 年，陈直在《科学史集刊》发表的《玺印木简中发现的古代医学史料》一文中，根据玺印木简中发现的古代医学史料，把春秋战国至秦汉时期的医学划分为东西两大派别，即“齐派”和“秦派”，前者重视针灸，后者重视汤药。1983 年，著名医史学家俞慎初在《中国医学简史》一书中明确提出“齐派医学”的名称，并指出：“淳于意和扁鹊同属齐派医学，故司马迁著《史记》时将扁鹊、仓公列入同传。淳于意之后，齐派医家如马长、冯信、杜信、唐安等人均能各传其术。”1990 年，医史学家何爱华在《管子学刊》刊发了《齐派医学简论》一文，比较清晰地勾画出了齐派医学的基本轮廓。齐派医学主要包括两个学术共同体，一个以秦越人（扁鹊）为核心，一个以淳于意（仓公）为核心。他们不但有独特的理论和技术，而且形成了完整的传承谱系。秦越人师承长桑君，授徒子明、子豹、子同等；淳于意师承公孙光和公乘阳庆，授徒宋邑、高期、王禹等。齐派医学有丰富的医学著作，如长桑君授给秦越人的《禁方》；公孙光授给淳于意的《方化阴阳》《传语法》；公乘阳庆授给淳于意的《黄帝脉书》《扁鹊脉书》《上经》《下经》《五色诊》

《奇咳》《揆度》《阴阳外变》《药论》《接阴阳禁书》等；淳于意授给宋邑、高期、王禹等的《五诊》《经脉上》《经脉下》《奇络结》《论俞所居》《案法》《逆顺》《论药法》《定五味》《和齐汤法》《四时应阴阳重》等。总之，以秦越人（扁鹊）和淳于意（仓公）为核心人物的汉以前齐鲁医家，已经形成独特的医学理论和诊疗技术，有“古先道遗传”下来的医书以及完整传承谱系，具备了中医学术流派成立的核心要素，形成了传承千年的基本范式。不论称之为“扁鹊学派”，抑或是“齐派医学”，都是持之有故、言之成理的。

众所周知，中医深深植根于中国传统文化的土壤中，而文化又是一个在特定的空间发展起来的历史范畴，地理环境是文化赖以产生的基石，带有鲜明的地域特征。换言之，中国传统文化是在中国这块古老的土地上产生、演化、发展而成的。在具体的演化、发展过程中，由于受历史、自然等因素的制约和影响，它又是在不同的区域内进行的，这就生成了各具地域特色的地方文化。

春秋时期，作为齐鲁文化的核心成分——儒学，产生于鲁国。战国时期，儒家的杰出代表孟子两度游学于齐，并在齐国居住了十几年，他的学术思想受到齐文化的熏陶。此外，作为儒家思想的集大成者的荀子在丰富和完善儒学思想的同时，通过学术交流将儒家思想在齐国的文士阶层传播开来。在此背景下，齐文化和鲁文化开始走向融合，共同构筑了辉煌灿烂的齐鲁文化。虽然齐鲁文化不能等同于中国传统文化，但中国传统文化的核心是齐鲁文化，中国传统文化的精华、主干也在齐鲁文化，这是世所公认的。

齐鲁文化的主干是儒家文化，到战国中后期，儒学与墨学成为当时的“显学”。汉武帝“罢黜百家”之后，儒学成了唯一的正统学说，《诗》《书》《礼》《易》《春秋》这“五经”便完全超出了一般历史文化典籍，成为国家全部思想与政治生活所必须遵循的指针，成为神圣不可侵犯的经典，并对中医药理论体系建立作出了重要贡献，对中医药学术发展发挥了重要推动作用。

2012 年，时任山东省政协副主席、山东中医药大学名誉校长王新陆教授，仿永嘉医派、新安医学、吴门医派、钱塘医派、孟河医派、岭南医学之例，首次提出了“齐鲁医学流派”的概念，并做了多方面的考证与梳理，此为“齐鲁医派”名称之肇始。

五、齐鲁医派的主要特点

齐鲁医派是指产生于齐鲁大地、根植于齐鲁文化而形成的具有地域性特色的医学流派。恢宏博大的齐鲁文化为中医学确立了“医乃仁术”的本质定位，奠定了“精气为本”的学术基础，明确了“以和为贵”的学术宗旨，形成了“儒医”这一独特的医学群体，对中医学的影响可谓“根深而蒂固、巨大而广泛、深远而深刻”（张效霞:《齐鲁文化对中医药理论和实践的推动和影响》）。齐鲁医派并不像某些地域性医学流派有一个中心人物，有完整传承，特点是开山立派的大家很多，如扁鹊创立发明脉诊，淳于意开创医案之先河，王叔和撰写第一部脉学专著，钱乙为儿科鼻祖，成无己开创方论之先河。概括而言，以扁鹊为代表的齐派医学开创中国医学流派传承的基本范式，齐鲁医派涌现开山立派的众多大家，齐鲁文化形塑了中国医学“仁、和、精、诚”的亮丽底色。总体而言，齐鲁医派具有以下五个主要特点。

（一）崇尚脉学

山东是中医脉学的发源地，诊疗疾病崇尚和重视脉诊，是齐鲁医派的一大特色。“齐派医学”的代表人物扁鹊（秦越人）是脉诊的创立者，司马迁在《史记·扁鹊仓公列传》中对其给予极高的评价：“至今天下言脉者，由扁鹊也。”继扁鹊之后，汉代淳于意亦相当重视脉诊，其“诊籍”所记载的25个病案中有20个病案运用了脉诊。晋代王叔和总结前人脉学经验，撰成第一部脉学专著——《脉经》，为脉学的发展作出重要贡献。他系统总结出数、弦、紧、细、迟等二十四种脉象，并具体阐释每种脉象的形态标准及其主病，将脉、症、治三者有机地结合起来，为论脉辨证提供了依据。清代黄元御也非常重视脉诊，在其论著中特设“脉解专篇”，对二十四种脉象进行了详细论述。据不完全统计，在山东各级地方志中记载的脉学著作达四十余种。“脉理”是否精细，已经成为齐鲁医派医家学术与临床水平的标志。“按脉察疾，疗病如神”“术精岐黄，诊脉能决人生死”“精《脉诀》，临症治疗，应手立效”，是史志对齐鲁医家医学水平的最高评价。

（二）注重经典

齐鲁医派历来重视经典的研究与学习，并以此指导临床实践。尤其是《伤寒论》被誉为“众方之祖”，尊为“经方”。历代齐鲁医家，不仅对《伤寒论》的整理、注释有开创之功，也将其视为中医临床的源头活水，细读精研，颇多发挥。《伤寒杂病论》问世不久，由于战乱而散失不全，王叔和不遗余力，四处收集，加以整理，并重新进行编排，分为《伤寒论》和《金匮要略》，使仲景著作得以保存并流传。宋代林亿等评价：“近世太医令王叔和撰次仲景遗论甚精，皆可施用。”“自仲景于今八百余年，唯王叔和能学之。”成无己则是注解《伤寒论》的第一人。其书卷二亦赞：“仲景之书逮今千年，而显用于世者，王叔和之力也。”

清代汪琥《伤寒论辨证广注》评成氏则谓："成无己注解《伤寒论》，犹王太仆之注《内经》，所难者惟创始耳。后之人于其注之可疑者，虽多所发明，大半由其注而启悟。"清代黄元御著《素灵微蕴》《四圣心源》《四圣悬枢》《素问悬解》《灵枢悬解》《伤寒悬解》《伤寒说意》等医书十一种，是"尊经派"的代表人物。当代齐鲁医家的代表刘惠民、周凤梧、徐国仟、李克绍等前辈也都以注重研究《黄帝内经》《伤寒论》等经典医籍而闻名，为临床诊疗及理论创新打下了坚实的基础。

（三）弘扬"儒医"

齐鲁医派具有鲜明的传统文化属性。齐鲁文化形塑了中国医学"仁、和、精、诚"的亮丽底色，齐鲁医派彰显了中医学独特的"儒医"现象。恢宏博大的齐鲁文化，是中华优秀传统文化的主干和核心。特别是以孔子为代表的儒家文化，上承三代，下启百世，将中华数千年文化传统联为一体，表现出强大的凝聚力、广阔的包容性和顽强的生命力。不仅齐鲁医学在齐鲁文化影响下形成、发展、完善，对于整个中医学来说，齐鲁文化的影响也是至关重要、无可取代的。"仁"是儒家伦理思想的核心，对中国传统医德观的形成有重大影响。儒家格物穷理的思维方式对中医认识人体生理状态、病理变化及治疗原则等方面也有重要影响。特别是唐宋以后，儒家思想对医学进行了全方位、多层次的渗透和形塑。"儒医"是以儒家学说为行医指导思想，精通医学理论与技术的医者。通过援儒入医、以儒治医等手段，"立德、立功、立言"，促进了中医理论的系统整理、凝练和升华，也提高了医家的人文境界和社会地位，使得被视为"小道"的医学获得了更加广泛的社会认同。儒医逐渐成为医学传承的主流，对于医学影响力的提升和理论水平的提高都产生了显著的影响。"医儒同源""医儒同道"道出了二者之间的密切关系。齐鲁医家在诊疗过程中处处体现"以人为本"的人本主义和人文精神，医者对患者要有"仁爱之德"，医者对疾病的治疗，要"以和为贵"，过犹不及，以恢复患者"阴平阳秘，精神乃治"的正常生理状态。

（四）创新立宗

齐鲁文化对阴阳五行与精气学说的创新与发展，为中医学阐释生命本质、生命现象、生命规律提供了理论基础与方法指导，齐鲁医家是中医诸多核心学术思想与医疗方法的创立者，开宗立说的大家很多，学术思想在全国范围内广泛传播，影响卓著。《素问·异法方宜论》云："东方之域，天地之所始生也……其病皆为痈疡，其治宜砭石，故砭石者，亦从东方来。"这里的"东方"，主要指今山东东部及南部地区。这是揭示针砭外治起源的文献证据之一，也显示了针砭医学的地域性。文献记载的砭石用途，主要是刺脉放血，治疗痈肿类疾病。考古发现与文献记载是完全一致的。出土文物也表明，在距今 4 000 ~ 5 000 年之际，一种用于治病的锥形砭石已流行于山东、江苏等地，其中大汶口文化遗址出土的砭石数量最多，表明山东一带是砭石的主要发源地。在济南城子崖文化遗址中，出土的陶制“尖头器”，据考证是一种砭刺人体穴位祛除病患的医疗工具。在平阴县朱家桥商周文化遗址中，出土的无孔骨针长约 8 厘米，同样也是针灸所用。可见，针刺疗法起源于齐鲁。山东主要地域出土的很多汉画像石也有与之相应的内容，《扁鹊行针图》中的扁鹊都是人首鸟身，一手持脉，一手持针。《史记》载齐渤海秦越人为虢太子治病时，“乃使弟子子阳厉针砥石”。所谓“厉针”与“砥石”，都是言其使用前需要磨制。《素问 · 宝命全形论》中“四曰制砭石小大”，全元起注云：“砭石者，是古外治之法……古来未能铸铁，故用石为针，故名之针石。言工必砥砺锋利，制其小大之形，与病相当。”司马迁说：“扁鹊言医，为方者宗。”扁鹊不仅首创脉学理论，也是针刺疗法的代表人物。扁鹊大胆创新，用铁针代替砭石治疗疾病，可以说是医学史上的一次重大变革。仓公淳于意精于医道，其平时诊病均详细记录患者姓名、居所、病候、脉象、治法等，即所谓“诊籍”，《史记》中记录了仓公诊籍 25 则，为医学史上最早的医案集。晋太医令王叔和编撰我国第一部脉学专著《脉经》，以脉学的体系化而名垂青史。钱乙著《小儿药证直诀》，并以善于“化裁古方，勇创新方”而著称，如将金匮肾气丸化裁成六味地黄丸，影响深远。钱乙被称为“儿科鼻祖”，名不虚传。成无己首开方论先河，对传承仲景学术，厥功甚伟。他们不仅是我国医药史上贡献卓越的著名医家，而且使得齐鲁医学在金元之前始终处于中国医学界的先进行列。概而言之，齐鲁医派在医经整理、注释，脉学与针灸理论，儿科乃至养生等方面，开宗立说，引领一时风骚。

（五）世家众多

齐鲁有一些大家辈出、名垂青史的医学世家。如南北朝时期，东海徐氏医学家族相传八代，历时二百余年，载入史册的有徐熙、徐秋夫、徐道度、徐叔响、徐文伯、徐嗣伯、徐成伯、徐雄、徐践、徐之才、徐之范、徐敏齐、徐复等人。徐道度著有《疗脚弱杂方》，是目前世界上最早的治疗脚气病的专著。徐叔响对针灸、小儿科、本草学等都有研究和著述。徐之才在徐氏家族历代名医中影响最大，他曾医治过梁国魏帝、东魏孝静帝、北齐文宣帝和武成帝等，深得信任。据《北史》卷九十列传、《北齐书》卷八记载，徐之才在武平元年（570）封西阳王，武平二年（571）任尚书令，卒年80岁。著有《徐王八代家传效验方》十卷、《徐氏家秘方》两卷、《徐王方》五卷等，为总结家传医疗经验之书。另有《药对》（或作《雷公药对》）两卷。他把药分为宣、通、补、泻、涩、滑、燥、湿、轻、重十剂，还提出了孕妇逐月养胎法。徐氏世医历时之长，名医之多，医名之显，为我国医学史上所罕见。明清时期诸城臧氏家族，也是代有名医，如明末太医院吏目臧惟几，清康熙间医家臧达德，清乾隆年间与昌邑黄元御并称、有“南臧北黄”之誉的臧应詹。臧应詹之孙臧岱谷，传祖父之业，亦以医术知名。考诸历代史志，在齐鲁各地，享誉一方的中医世家，更是不可胜数。

六、齐鲁医派研究目的和意义

开展齐鲁医派研究，厘清山东中医药历史文化的发展脉络，整理、总结山东历代名中医的特色医学理论与临床实践经验，对山东中医学术发展史进行重新审视，密切结合社会发展需要，灵活应用，积极推广，促进其有效传承与纵深发展，促进山东中医事业的传承、繁荣与发展，对于建设山东中医药文化强省，服务于“健康中国”“健康山东”建设，具有重要的理论价值。

开展齐鲁医派研究，概括和彰显齐鲁医家的整体特性，挖掘齐鲁中医药学术精华，树立齐鲁医派的学术旗帜，兼融并包，传承精华，守正创新，展示山东中医的理论创新与临床实效，宣传和推广齐鲁医派的学术经验成果，促进山东中医理论创新与临床疗效的提高，让中医成果真正造福百姓，对于促进山东医疗卫生事业的健康发展，具有重大的实践价值。

开展齐鲁医派研究，充分发挥齐鲁文化优势，系统研究齐鲁文化与中医药的广泛交融，系统梳理齐鲁中医药文化传承脉络，以儒医文化、扁鹊文化、针砭发源地为核心，以“尼山世界中医药论坛”“泰山论灸”“沂山论健”打造齐鲁中医药文化研究与传承传播高地，擦亮山东中医药文化特色品牌。

开展齐鲁医派研究，全面整理齐鲁中医药古籍，凝练齐鲁中医药名家学术精华，健全齐鲁中医药非物质文化遗产保护传承体系，促进齐鲁中医药文化遗存的研究与保护，使之成为宣传和推广齐鲁文化的一个重要途径和崭新亮点。

七、齐鲁医派研究的主要内容

（一）齐鲁医派文化渊源研究

从齐鲁文化产生的地理环境、历史渊源和社会背景入手，研究和探讨以“人”

为本、以“仁”为核心、以“和”为贵、以“礼”为形式、以“天人合一”为目标、以“因时变革”为灵魂（王修智：《齐鲁文化对山东的深远影响》）的齐鲁文化对齐鲁医派形成和发展的历史影响，重点阐明先秦学术流派中与齐鲁有着密切关系的儒家、道家（黄老学派）、阴阳家、墨家、法家、兵家在中医理论体系形成过程中的地位、作用和贡献。

（二）齐鲁名医汇考

广泛搜集历代史书、方志（通志、府志、州志、县志）、文集、笔记、杂录、碑传、墓志、族谱等文献中有关齐鲁医家的生平资料，以历史朝代为序，以医家姓名为目，以历史唯物主义和辩证唯物主义的观点，实事求是、客观公正地对齐鲁历代医家的生卒年月、主要著述、学术经验、临床心得、著作流传等加以考证、研究与评价。

《齐鲁名医汇考》的编撰，不仅有助于厘清齐鲁医学的基本发展脉络，而且有助于梳理齐鲁医派的学术特色、传承谱系和历史影响，为一步开展齐鲁医派研究打下坚实的基础。

（三）齐鲁医籍辑考

将历代史书（艺文志、经籍志）、方志（通志、府志、州志、县志）、各种公私藏书目录以及子部集部、丛书类书、笔记杂录等所记载的有关齐鲁医家的著作进行穷尽式收罗和整理，按照医经、伤寒温病、诊法、本草、方书、内科、外科、妇科、儿科、骨科、喉科、眼科、针灸推拿、医案医话、养生等学科分类方法进行编排，每书首列书名（包括异名），次列朝代、作者、该书出处、卷次、存佚、内容（包括原书序言、跋语及古代对此书进行的历史考证与评价）、版本馆藏，最后列按语（包括著作异名考、作者考、存佚考、版本考、内容考等内容）。

《齐鲁医籍辑考》的编撰，既可通过汇集的每本书的序跋、提要等内容，从总体上把握和了解其主要学术思想及价值，又可征引资料，方便实用；既可了解齐鲁医籍存佚情况，又可直接到所藏图书馆去查阅。力求做到一书在手，齐鲁医书尽在其中。

（四）齐鲁医籍丛刊

从齐鲁历代名医传世著作中，选择学术影响较大、学术价值较高的《难经》（秦越人）、《脉经》（王叔和）、《小儿药证直诀》（钱乙）、《注解伤寒论》《伤寒明理论》(成无己)、《素问悬解》《灵枢悬解》《难经悬解》《伤寒悬解》《金匮悬解》《伤寒说意》《四圣心源》《四圣悬枢》《素灵微蕴》《长沙药解》《玉楸药解》(黄元御)、《松峰说疫》(刘奎)、《经穴解》(岳含珍)、《伤寒论选注》《外科大成》《类方大全》(臧枚吉)、《履霜集》(臧达德)、《经络汇编》《脉诀汇编说统》《治症提纲》《医学启蒙汇编》(翟良)、《要略厘辞》(于溥泽)、《医鉴草》(孔继菼)、《胎产方案》(高淑濂)等书籍，采用最佳版本为底本，按照《中医古籍整理规范》的要求进行整理，结集为《齐鲁医籍丛刊》系列，分医经、伤寒、温病等卷出版。

《齐鲁医籍丛刊》的整理与出版，不仅可以树立起“齐鲁医派”的旗帜，而且能够传承齐鲁医派的学术薪火，弘扬齐鲁医学的学术成就。

（五）齐鲁医派发展史研究

从齐鲁医派的兴起发展与延续、齐鲁名医与名著、齐鲁医派的主要特点、齐鲁医派的主要成就、齐鲁主要医学流派及特色、齐鲁医家的从医之路与治学特点、齐鲁医派的历史地位及影响等方面，对齐鲁医派的历史进行全方位的考察。从自然科学的角度，客观地总结、分析、评价齐鲁医派对中医学的继承、发展所起的作用和所处的地位；从社会科学的角度，对齐鲁医派兴盛的人文社会因素进行探讨与分析。

（六）齐鲁医派近现代主要流派研究与传承

基于“纵向研究与横向研究相结合、群体研究与典型流派研究相结合”的研究思路，以齐鲁近现代名老中医群体为研究对象，摸清近现代各学术流派，如齐鲁李(克绍)氏伤寒、刘(惠民)氏内科、孔氏(伯华)内科、郑氏(惠芳)妇科、潍坊姜氏外科、文登孙氏骨科、泰安梁氏骨科、齐鲁小儿推拿三大流派(三字经派、张汉臣派、孙重三派)等的继承、发展、应用情况，挖掘近现代各学术流派中对当今中医理论创新与临床诊疗具有重要指导意义的学术思想、独特诊疗技术及验方，更好地服务于中医药的继承与创新工作，为中医临床诊疗提供更多的借鉴。该部分研究内容包括《齐鲁近现代中医药名家传略》《齐鲁当代名老中医学术经验辑要》《齐鲁优秀中医药人才临床经验集萃》《齐鲁中药炮制技术辑要》等。

八、齐鲁医派研究的组织实施

齐鲁医派是齐鲁文化的承载者，也是齐鲁文化的践行者。整体规划并开展全面深入的齐鲁医派研究是建设经济文化大省不可或缺的内容。山东省有着独树一帜的研究平台和优秀的研究团队，先后主持完成了“十一五”国家科技支撑计划“名老中医临床经验学术思想传承研究”、国家中医药管理局重点课题“中医学术流派研究”“中医药传统知识保护研究”、山东省文化厅“齐鲁非物质文化遗产丛书·传统医学卷”、山东省教育厅“中医药知识产权法律保护”等项目课题，出版或即将出版《争鸣与创新：中医学术流派研究》《异法方宜：地域性中医学术流派评价研究》《中医学术流派发展报告》等著作，带动国内中医学术流派研究成为本学科领域的研究热点，取得的系列研究成果为现代中医教育、中医药学术传承、中医药文化国际传播及国家相关中医药政策法规的制定提供了理论指导和决策依据，为保持与发挥中医药传统特色与优势，发挥了重要的作用，也为《齐鲁医派文库》的成功编纂奠定了学术、人才、团队、平台基础。开展齐鲁医派的研究是我们不可推卸的责任，更是迫在眉睫的任务。

2012 年 9 月 9 日，山东省政协办公厅组织的“山东省中医流派继承与发展研讨会”在省政协会堂召开。时任山东省政协副主席、山东中医药大学名誉校长的王新陆教授指出，山东中医传统源远流长，名医辈出，在我国中医药发展史上具有重要地位，要以山东中医流派研究为契机，推动山东中医事业的新发展；要以山东中医为整体，认真总结山东中医发展的独特理念，深入挖掘山东中医的特点，充分展示山东中医的临床实效，为打造齐鲁医派奠定基础；要概括和突显齐鲁医派的整体特性，用齐鲁医派的旗帜，将中医各科包容进来，共同发展，让中医成果真正造福百姓；要充分发挥政协优势，汇聚各方智慧力量，积极建言献策，为我省医疗卫生事业发展凝聚合力，作出贡献。《联合日报》以《齐鲁医派，呼之欲出》为题进行了专版报道。

根据山东省政府《关于贯彻落实国家中医药发展战略规划纲要（2016—2030）的实施方案》的要求，2018 年 5 月 29 日，山东省委宣传部、山东省卫生和计划生育委员会、山东省财政厅、山东省文化厅、山东省中医药管理局联合下发《关于印发齐鲁中医药名家理论精华整理传承工程实施方案的通知》，从总体要求、工作任务、保障措施三方面全面规划了“齐鲁中医药名家理论精华整理传承工程”的指导思想、工作原则、工作目标和具体任务，标志着“齐鲁医派研究”得到山东省政府立项支持和组织落实，研究工作进入新阶段。

2019 年 10 月 17 日，山东省卫生健康委员会、山东省文化和旅游厅联合下发《关于公布齐鲁医学中医药名家理论精华整理传承工程组织编辑委员会、专家组和项目组人员名单的通知》；2019 年 11 月 20 日，山东省卫生健康委员会发布《关于印发〈齐鲁医派中医学术流派传承项目实施方案〉的通知》，组织全省相关部门申报“齐鲁医派中医学术流派传承项目”；2020年11月，山东省卫生健康委员会发布《关于成立齐鲁医派中医学术流派传承项目办公室的通知》，对“齐鲁医派”研究工作的推动进行了具体细致的统筹，保障了项目的顺利实施。

《齐鲁医派文库》还得到了国家出版基金和山东省委宣传部“齐鲁文库”的立项支持。我们对所有支持、鼓励、帮助齐鲁医派学术研究和成果出版的组织机构、领导、专家表示衷心的感谢！

《齐鲁医派文库》的编纂出版，植根优秀齐鲁文化，弘扬和传播中医药文化，旨在为山东经济社会文化事业发展作出新贡献。山东是我国中医药产业大省，随着以健康为中心的思想变化和医学模式的转变，中医药越来越显示出独特优势。通过对齐鲁医派源流的梳理，可以进一步推动对中医学术思想的深入研究，促进其有效传承与纵深发展。打造形成特色鲜明、优势突出的齐鲁中医药品牌，是宣传和推广山东地域文化的一个重要途径和新亮点，这对我省深化医药卫生体制改革、提高人民群众健康水平、弘扬中华优秀传统文化、促进区域经济发展和社会和谐，具有十分重要的意义。

《齐鲁医派文库》的编纂出版，秉承“整体设计、分步实施、突出特色、强化实践”的研究宗旨，以学术传承为根本，以人才建设为先导，以文化建设为目标，以提升条件为基础，以科学管理为保障，不仅通过齐鲁医派文化渊源研究、齐鲁医派发展史研究、齐鲁名医考、齐鲁医籍考、齐鲁医派近现代主要学术流派的调查研究，产出一系列研究成果，还将培养一支高水平人才团队，形成中医学术流派研究、中医文化传播发展研究、中医药知识产权保护研究等领域的学术高地，为中医药学“传承精华，守正创新”作出新贡献。

总主编 王振国

2023年9月20日

前　言

恢宏博大的齐鲁文化，孕育了熠熠生辉的齐鲁医派。齐鲁文化的精髓对中医学基础理论的形成、治疗方法的确立等亦有重要影响。在中国医学发展史上，齐鲁医派作为中国传统医学的重要组成部分，地位显赫，贡献卓著，名医辈出，对整个中医学的形成与发展起到了举足轻重的作用。

扁鹊是第一位被正史立传的医家，被司马迁称为“方者宗”，即中国医学之宗。《史记》称，扁鹊，姓秦，名越人，渤海郑人，即今济南市长清区。扁鹊的历史地位是因为他对医学的贡献而形成的，由他确立的医学原则与宗旨、理论与方法，被后世所遵循和发扬，逐步发展成为今天的中医学。

继扁鹊之后，齐鲁名医繁若星辰，如淳于意、王叔和、羊欣、钱乙、董汲、成无己、黄元御、翟良、刘奎、岳含珍等，对中医学的继承发扬，均有重要贡献，堪称彪炳史册。

中华人民共和国成立后，山东涌现出以刘惠民、周凤梧、李克绍、张珍玉等为代表的一批名医，为齐鲁中医药事业的发展做出了突出贡献。全国首批名老中医药专家周次清、吕同杰、衣元良、陆永昌、郑惠芳，国医大师张灿玾、尚德俊、张志远、王新陆，全国名中医张鸣鹤、丁书文、高树中、连方等，他们各有所长，医术精湛，医德高尚，在全省乃至全国都具有重要的学术地位和影响力。

中医药的发展必须遵循中医药的规律，传承精华，守正创新。长期以来，我省非常重视中医名家学术经验的继承与发扬。近年来，为了总结当代名医学术经验，山东省中医药管理局下达任务、成立专班，并给予经费支持。我们非常荣幸地承担了这一任务，并开展了相关工作。通过对山东省的国医大师传承工作室、全国名老中医传承工作室、全国名老中医药专家传承工作室、全国基层名中医药专家传承工作室等进行广泛细致的调研，收集整理了58位齐鲁名老中医的理论文稿。

编者在符合统一编辑体例的情况下，最大限度地保留了各位名老中医著述的原貌，囊括了各位名老中医的成长之路、学术思想、临床经验、经典医案、医论医话等方面的内容，全面展示了各位齐鲁名老中医高尚的医德医风与高超的医术，图文并茂，可读性极强，使读者从中体味他们的成长之路，领略他们的中医情怀，对新时代、新征程路上新一代中医人的成长，具有极大的借鉴引领意义。

在本书付梓之际，衷心感谢各位名老中医及其弟子，以及相关科室在本书编纂、整理过程中提供的大力支持和帮助，也特别感谢山东科学技术出版社编辑们的通力合作。

编者

2023 年 7 月

目　录

第一部分 内科

张灿玾

一 医家简介

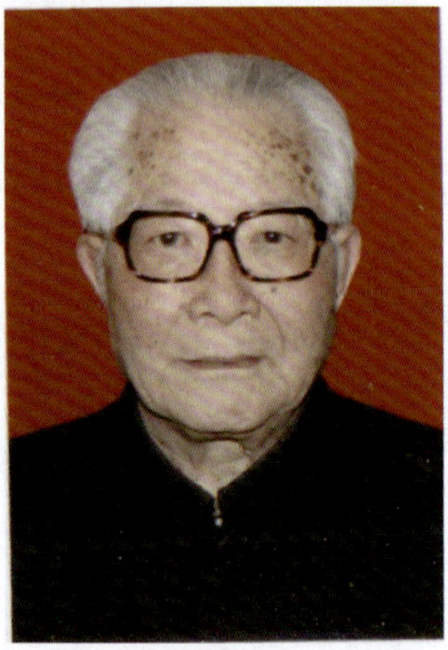
张灿玾

张灿玾（1928年7月2日—2017年9月1日），字昭华，号葆真，晚号暮村老人、五龙山人、杏林一丁、齐东野老等。山东中医药大学终身教授、博士研究生导师，中国共产党党员。曾任山东中医学院（现山东中医药大学）中医系主任、院长等职。

张灿玾教授系我国著名的中医药学家，曾任中华中医药学会理事，卫生部指定的古籍整理华北山东片学术带头人、评审组组长，国家中医药管理局重大中医药科技成果评委会委员，中华全国中医学会第二届理事会理事，中华全国中医学会山东分会第二届理事会副理事长等职。先后承担和完成国家中医药管理局重点课题多项。其著述丰富，出版学术著作20余部，代表作有《中医古籍文献学》《黄帝内经文献研究》《张灿玾医论医案纂要》《国医大师临床经验实录：国医大师张灿玾》《张灿玾医论医话集》《保元堂三世医案》《感证治法与类方》《实用温病学》等，发表学术论文100余篇。另外，还有校注、校勘、校释古籍多部，其主要有《针灸甲乙经校注》《针灸甲乙经校释》《黄帝内经素问校释》《黄帝内经素问语释》。获省部级奖励多项，其中《针灸甲乙经校释》《黄帝内经素问校释》分别获得国家中医药管理局科学技术进步奖二等奖、三等奖，《针灸甲乙经校注》获国家中医药管理局中医药基础研究二等奖，《松峰说疫》（点校本）获山东省教育厅哲学社会科学优秀成果奖三等奖，《经穴解》（点校本）获山东省教委科学技术进步奖三等奖等，《中医古籍文献学》荣获1999年度山东省教委科研成果一等奖，《张灿玾医论医案纂要》获山东中医药科学技术奖一等奖。张灿玾教授于1988年、1995年两次被山东省委、省政府选拔为“山东省专业技术拔尖人才”，1991年被批准享受国务院政府特殊津贴，2003年荣获中华中医药学会“国医楷模”称号，2003年12月被山东省人事厅与山东省卫生厅授予“山东省有突出贡献的名老中医药专家”及“山东省名中医药专家”的称号，2006年被中国共产党山东省委授予“山东省优秀共产党员”荣誉称号，2009年被人力资源和社会保障部、卫生部、国家中医药管理局评为首届“国医大师”。

张灿玾教授于2017年9月1日病逝，享年89岁。

二 成长之路

承继祖业，悬壶乡里

张灿玾教授生于医学世家，其祖父士洲公一生治病，医德高尚，无不称道；其父树乾公继承父业，享誉一方，有遗著《病案选录·附验方》七册（稿本）。

张灿玾于1936年春始入小学读书，1939年冬读完小学四年级后因战乱退学。及至1941年，待下回头村办起了完全小学（简称完小，下同）后，张灿玾又被录取入学。

1943年下半年，张灿玾读完完小后，未再继续求学。退学之后，他一边跟随祖父与父亲学习中医，一边参加力所能及的社会活动，农忙季节还帮助家庭干农活。

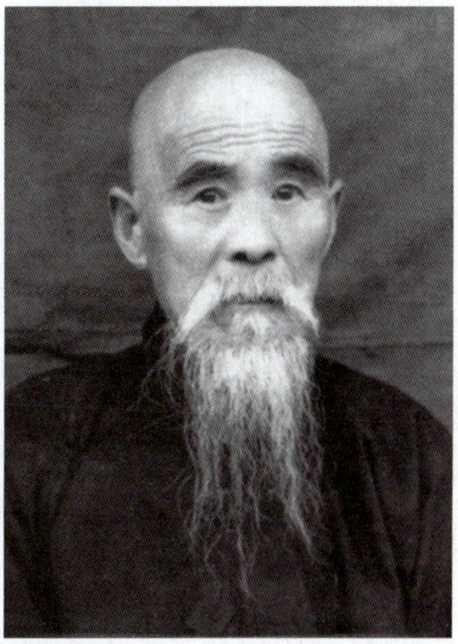

张灿玾祖父士洲公

张灿玾学医初始，由其父教读《医学三字经》《药性赋》《濒湖脉学》，后则熟读《医宗金鉴》中临床各科心法要诀等，均能熟练背诵。对《黄帝内经》《伤寒论》及《金匮要略》等经典医籍，亦选出部分重要条文加以熟读，并参阅明、清以来重要医籍，以丰富其中医理论知识。当其祖父与父亲诊病时，张灿玾则认真学习长辈的诊疗技术及方法，并负责司药。他对饮片的加工炮制、丸散膏丹的制作、药材质量的优劣及真伪鉴定的一般知识均能掌握，本地所产中草药之俗名及植物形态等亦皆熟知。这些都为他后来独立应诊和医术的精进奠定了良好的基础。

1946年春，由于小学教师短缺，邻村特来聘请张灿玾去任教。其父考虑到革命工作的需要，同意他放弃学医改从教。

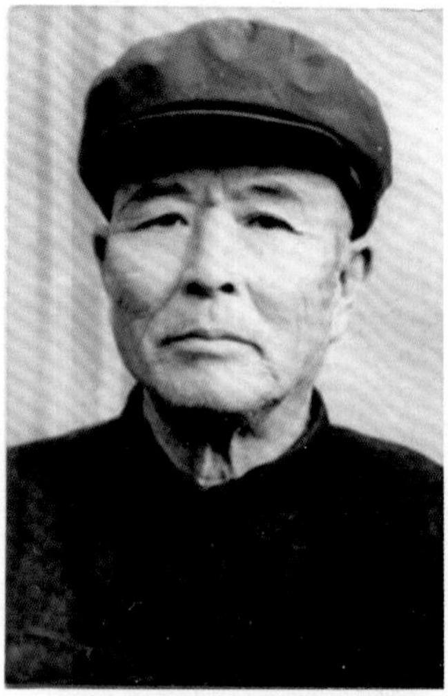
张灿玾父亲树乾公

作为战争年代的小学教师，张灿玾不仅担任学生的教课任务，还承担了一定的社会工作和民众宣传教育工作。他在授课之余，还要耕种学校的二亩农田（帮助解决学校经费），同时担任农村剧团的导演。大量繁重的工作任务，超负荷地压在这位年方十八的青年身上，不到一年张灿玾的身体已难以支撑，身患胃病、慢性左膝关节肿痛兼腘窝囊肿，因行走不便，负重无力，不得不辞去教学工作，在家服药休养。这时的张灿玾，因身体原因，从军、从政、任教均已无望，只能重操旧业，继续学医。经过1年的努力，他不仅把前几年读过的医书复诵1遍，还对经典医著加深诵读和理解，并参阅古代方书，如《寿世保元》《万病回春》《医宗必读》《石室秘录》《医方集解》《本草备要》《陈修园医书》《外科正宗》等，学业大进。

1948年，张灿玾经过了4年的学习与见习，已掌握了中医最基本的诊疗技能与技术、辨证施治与理法方药的原则与方法。在祖父与父亲的指导下，他开始独立应诊。宋人范仲淹曾云："不为良相，则为良医。"此时的张灿玾正是抱定这样的理念，决心做一名合格的医生，为家乡父老承担"救死扶伤"的任务，做有益于社会的工作。

同年，张灿玾参加本区医药联合会（简称"医联会"，挂靠于区供销合作社医药部），后任宣传委员。医联会的主要任务是：向群众宣传党和政府对医药卫生工作的方针政策，开展和指导群众性爱国卫生运动，承担防疫注射救灾的任务，定期向会员传达上级指示与文件，进行医德医风方面的教育，等等。

此时的张灿玾深深感到单靠当时掌握的中医学术与诊疗技术，已难以胜任所承担的卫生工作任务，为此，他主动增加对现代医学有关著作的学习，并学会了一些基本诊疗技术。由于他个人的努力工作和认真负责的医德医风，区医联会于1949年12月推选他为崂山区医药卫生界代表，出席"荣成县第一届各界人民代表会”。此次代表会卫生界代表仅有5人，其中中医2人，张灿玾为其中之一，这充分体现了他作为青年中医在业务与工作中所取得的成就和社会各界的认可。

1952年春，有关部门组织一支约四十人的防疫队以保障沿海居民健康，张灿玾应选参加。防疫队队员大都为西医，仅有少数中医。经过短期培训，队员们分成几个小组，下乡进行全民性预防注射（三联疫苗）、卫生防疫宣传及流行性传染病的防治工作。是年夏，俚岛区峨石山村麻疹流行，防疫队曾派张灿玾等人前往抢救。经调查，全村约百名儿童患麻疹，二人经过一段时间的针对性治疗，患者无1例死亡，全部治愈，并杜绝了疫情向周边扩散，取得了满意的效果。秋后，张灿玾又奉调回区，继续进行预防注射工作。在近1年的卫生防疫工作中，他圆满地完成了各项任务，在业务方面也学会了许多现代医学的知识和诊疗技术。

1955年冬，党中央部署全国性的农业合作化运动及工商业的社会主义改造。为了响应党的号召，在由区卫生所所长董斌与张灿玾的发起下，他们根据有关规定，把全区几位中西医务工作者组织起来，组建了荣成县崂山区联合诊所，张灿玾被任命为所长。这时的张灿玾已是一位有8年临床经验，并掌握了一定现代医学知识，在群众中享有较高威望的医务工作者。在他的领导下，联合诊所广众好评，承担了各种卫生工作，也圆满地完成了上级部署的各项任务，上级对他们的工作很满意。

1956年秋，荣成县卫生局召开“中医代表会议”，崂山区有关部门指定联合诊所张灿玾等人参加大会，会间作大会发言。在发言中，张灿玾代表中医同道表明心声：坚决拥护党的中医政策和中西医团结的方针，感谢各级领导对中医工作的关照，一定要全心全意为人民的健康事业服务。

1956年12月，经县有关部门批准，张灿玾被调入崂山区卫生所工作。作为所内唯一的中医师，工作期间，他一方面充分发挥中医的诊疗优势，另一方面积极向所内其他同志请教，以便尽快掌握现代医学知识。在临床工作中，为适应基层医务工作的现实条件，张灿玾施行以中医为主，用中西结合法治病的方式，尽量满足患者的需要，深得民众欢迎。当时他诊务繁忙，既要门诊，也要出诊，夜间还经常出诊重病患者。每逢集日，他的门诊患者更是多达百余名。1958年2月张灿玾离开卫生所，这段时期的工作他已熟练掌握了内科、儿科、妇科、外科常见病与多发病诊疗技术，成长为具有10年临床经验的中医师了。

张灿玾在1958年以前既居于农村，亦服务于农村。张灿玾出身中医世家，但

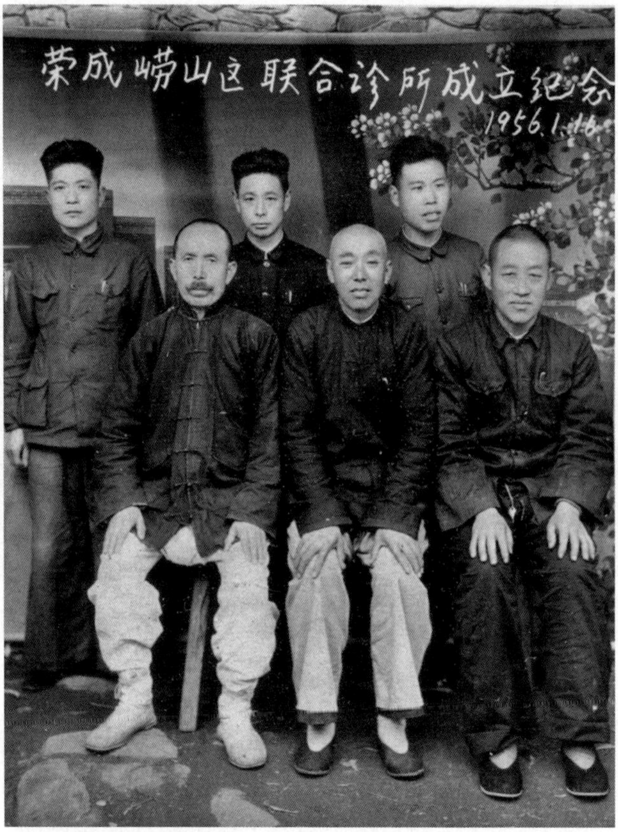

荣成崂山联合诊所成立纪念（后排左一为张灿玾）

由于当时的医疗工作均系中西医合作共事，故需互相学习、互相配合、互相团结，共同完成医药卫生工作者所承担的历史使命，故他在不断提高中医理论与诊疗技术的同时，也主动学习必要的西医知识与诊疗技术，但他的主要发展方向仍然是中医，他的主要任务是继承和发扬中医药学。30 岁的张灿玾，在专业方面，虽继承了祖传经验，也有了 10 年的临床实践，但仅凭这些就想成为良医，还是远远不够的。认识到这点，他便利用一切余暇，奋力读书。

张灿玾自独立应诊以来，不仅继承了祖父与父亲的临床经验与诊疗技术，还沿袭了医德高尚的家风。对每一位患者，他都以认真负责的精神，急患者所急，想患者所想，耐心细致地解说病情、解释疑惑，争取患者的信任与合作，从不矜技以自傲，恃技以图报。张灿玾常说，医疗活动是双边活动，因此，取得患者的信任与合作是十分重要的。他对一些疑难病症及复杂病情，每在医事之余，必再进一步审理病案、研究病情，无论治疗有效无效、顺与不顺，均会认真总结经验教训。张灿玾还常说，患者既是我们的治疗对象，也是我们的老师，很多经验教训都是在患者身上汲取的。他还常说，临床诊病与看书研究相结合能加深理解，是提高学习效率的最佳方式。他一直坚持这样的学习和研究方法，并留下诸多病案、临床记录和学习笔记。

游学金陵　执教泉城

1958 年 2 月，张灿玾进入山东省中医进修学校学习。同年 5 月，去卫生部委托南京中医学院举办的教学研究班学习。通过 1 年的勤奋学习，他对中医学的历史地位和现实价值认识的更为明确；对中医学四大经典的学术价值有了更加深入的理解；系统地学习了新兴学科如医学史、温病学等，学习针灸学的相关知识和刺灸技术；中医古籍开阔了他的视野，拓宽了知识的层面；通过学习《黄帝内经》，激发了他对研究运气学说的兴趣；初步掌握了备课讲课的基本技能和方法；提高了对中国传统文化修养的自觉性，锻炼了写作能力；激起了对南国风情及六朝古都的文兴艺趣。这些新的起点，都对他后来的发展产生了极大的影响。

1959 年 7 月教研班学习结束。回到山东省中医进修学校后，张灿玾被告知调至山东中医学院工作。

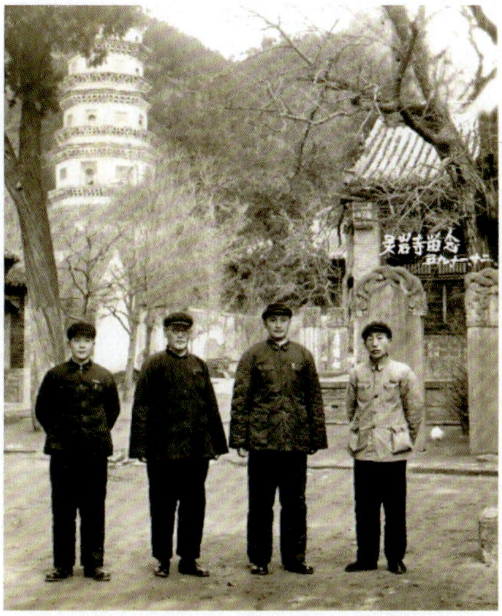

张灿玾在灵岩寺山东省中医进修学校与部分师生合影留念（左一为张灿玾）

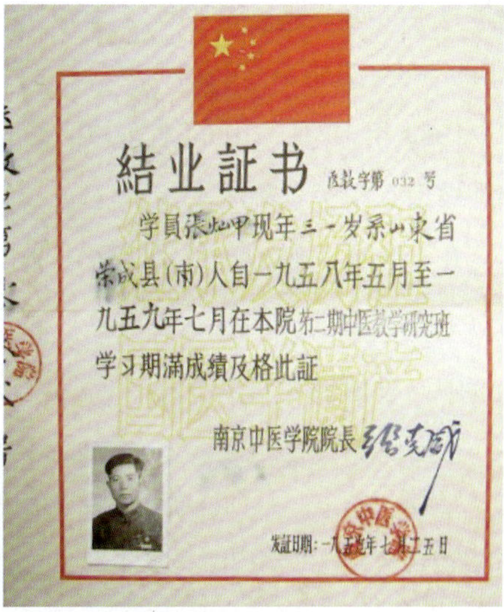

結业証书　医教字第 032 号

学員張灿甲现年三一岁系山東省荣成县(市)人自一九五八年五月至一九五九年七月在本院第二期中医教学研究班学习期滿成績及格此証

南京中医学院院長

发証日期：一九五九年七月二五日

张灿玾在南京中医学院教学研究班的结业证书

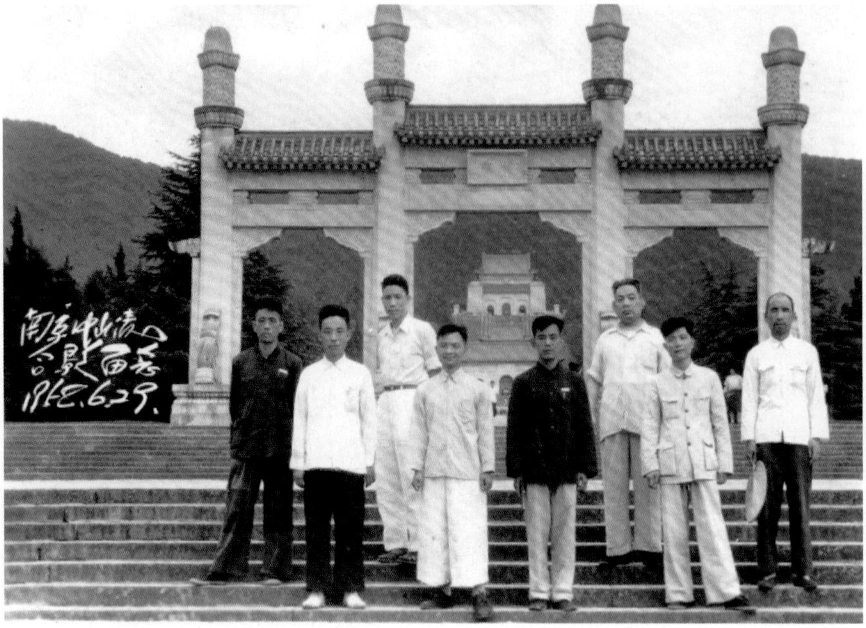

张灿玾在南京中医学院教学研究班学习时与同学在南京中山陵合影留念（前排右一）

张灿玾自调入山东中医学院后，任劳任怨，勤奋工作。在他五十多年的任教生涯中，主讲了不同班次的课程。教授的对象有博士研究生、硕士研究生、本科生、专科生、夜大生、师资班、进修班、西学中班、中专生等，授课内容涉及的科目有十余种，如《伤寒论》《温病学》《黄帝内经》《中医基础学》《中医文献学》《中药学》《方剂学》《内科学》《儿科学》《中医学概论》等。

1959 年 10 月，山东省卫生厅责成山东省中医进修学校举办师资培训班，张灿玾被山东中医学院派去该校任教，作为骨干教师，他承担了繁重的教学任务。

几十年来，张灿玾培养出了一批又一批的中医药人才，他们均在各自的工作岗位上担当重任。同时，还有乡村医生、其他中医药院校教师及公立医院医生前来拜师，可谓桃李满天下。

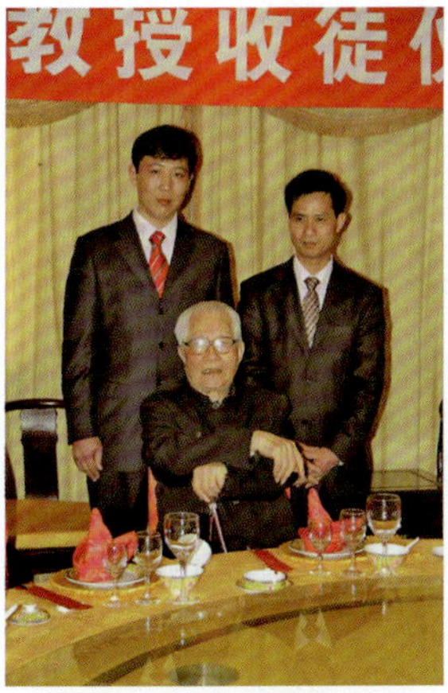

张灿玾与第一批徒弟许文灿（后左）李保泉（后右）在收徒仪式上合影留念

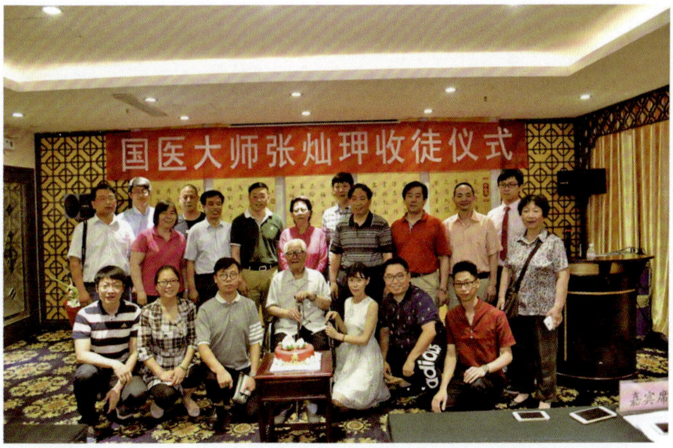

张灿玾与第二批徒弟叶秀珠（后排右七）、鲍晓东（后排右三）、吴金星（后排左二）等人在收徒仪式上合影留念

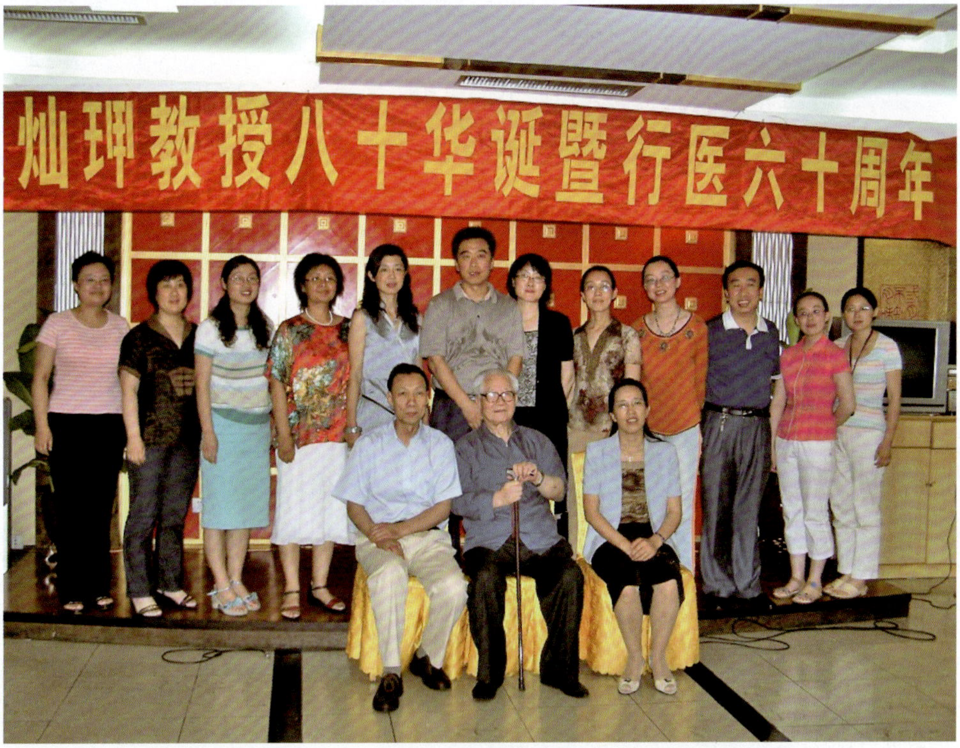

张灿玾八十华诞时与部分博士研究生合影留念

良好的医德医风

张灿玾的祖父和父亲是当时名噪乡里的名医，每日诊务繁忙，热心为患者服务。他们布衣素食，勤俭为业，为人诊病，不计较个人得失，强调以医德为先，故而深得乡间父老及病家的赞誉。张灿玾自幼受家庭影响，又有党的培养教育，以“为人民服务”为己任，行医亦以医德为先。张灿玾临证有以下几个特点。

第一，用药简便廉验。开药时，从患者的经济着想，不开贵药，不开大方。有时介绍偏方给患者，患者不须拿药，用田间地头或家中常用的药物即可治好病。对于不确定的病，常用偏方做试探性的治疗。

第二，注重做患者的思想工作，疏导患者的情志。有些疾病是情志所引起，情志因素解除之后，病患就不药而愈。临证时，张灿玾不仅要做患者本人的工作，争取病人的配合，有时某些慢性病还要做患者家属的工作，争取患者家属的配合。

第三，坚守治病救人和为人民服务的思想。治病救人是医药卫生工作者的本分，张灿玾自幼受家庭影响，深谙古代先贤们的告诫，他随时能做到有求必应，凡有求诊者，无论工作多忙，他都尽可能地满足患者的要求。他要求自己把所承担的医药卫生工作和教育工作做好，而且凡是人民需要的、力所能及的事，他都竭力去做。

张灿玾曾说，虽然他年事已高，身体与精力已不及年轻人，但是他还要为党、为国家、为社会、为学校做一些力所能及的事情，将自己的余生献给他所挚爱的中医事业。

整理文献　翰墨耕耘

张灿玾从事中医文献研究十余年，成绩斐然，出版了中医古籍整理、点校、研究等方面的多部著作，发表论文 100 余篇。

1. 古医籍整理研究方面

1964 年 3 月，根据国家十年规划第 36 项“整理语译中医古典著作”的精神，卫生部中医司指定南京中医学院作为牵头单位组织实施，其中《针灸甲乙经》的整理研究由山东中医学院负责，后由徐国仟、张灿玾教授等人完成。原由河北中医学院负责整理《黄帝内经素问》与《灵枢经》二书，后因任务太重，经请示卫生部中医司同意，《黄帝内经素问》一书转由山东中医学院张灿玾教授负责整理，后主要由张灿玾、徐国仟、宗全和三人完成。《针灸甲乙经校释》《黄帝内经素问校释》分别于1979年和1982年由人民卫生出版社出版。

1983年，卫生部出版小组成立中医古籍整理出版办公室。同年4月，在沈阳召开的“中医古籍整理出版座谈会”落实了卫生部中医司中医古籍整理11项重点课题，其中《针灸甲乙经》一书指定张灿玾任主编。8月，卫生部中医司在青岛召开的“全国中医古籍整理出版规划落实工作会议”，落实了中医古籍整理分片负责、分级管理的组织工作，将全国划为10片，确定了10位学术牵头人，其中张灿玾任华北山东片学术牵头人，并承担了部级重点课题之一——《针灸甲乙经》的整理研究任务。其整理出版的《针灸甲乙经校注》一书，广受好评，在国际上也产生了很大的影响。该书充分显示张灿玾数十年来在临床、理论、文献研究方面的知识积累，以及在祖国传统文化如文、史、哲、艺等方面的研究水平，也是他在中医古籍研究方面的代表之作。

2. 古医籍点校方面

在中医古籍整理研究方面，张灿玾除承担卫生部中医司重点课题外，还承担了一些部级二类医籍及自选医籍的点校，计有《松峰说疫》《六因条辨》《小儿药证直诀》《内经素问吴注》《经穴解》等书。这些书大多由山东省教育厅古籍整理规划资助，由山东科学技术出版社及人民卫生出版社出版。这些书的整理主要是选择善本进行点校，并加以简要的注释，本着普及性的原则，内容言简意赅。其中有些古籍自问世以来从未正式刊印过，仅存稿本，幸赖张灿玾等点校，方能流传于世。

3. 中医文献研究理论方面

张灿玾于1998年完成了中医文献学学科理论的百万字巨著——《中医古籍文献学》。该书的特点主要有以下几个方面。

第一，对于中医文献源流的研究，该书采用断代的研究方法，力求全面收集每一历史时期的文献。其文献内容有存世的当代文献，有后世所引前代的文献，有出土文物资料，有书目著录而今已不存世的文献等。在中医文献通史研究方面，该书具有开创性的意义。

第二，首次详细阐述了中医文献的学术价值和中医文献研究的主要任务。

第三，对医学源流的研究，该书不仅对医书的版本进行了概述，还对作者著书的原因、学术思想、学术价值进行了研究，得出了许多很有价值的结论。如在学术流派的学术内容方面、寒食散与解散类文献方面、医论方面、医事制度方面、《伤寒论》《金匮要略》文献的研究方面、临床各科的文献总结方面、法医学文献方面等，在此之前，尚无人对此进行如此详细、全面、系统的研究。

第四，首次对中医的文体进行了研究，指出各个时期的文字气象有所不同。对中医文献中的俗字与书刊匠字进行了研究，指出古籍中有许多常见的不规范字。这种情况，在明、清古医籍中较为常见。该书对文字的书写改变情况做了总结，指出有一笔断开者、有二笔连用者、有借代者、有曲直相变者、有行书化者等，此等研究，可为读者阅读古医籍提供帮助。

第五，首次对引书著录的形式、方式进行研究，并指出其中的文献价值。

第六，对中医文献版本的名称、书版款式、书形称谓、历代刻本特点、版本的鉴定及源流进行了论述。

第七，集几十年校注中医古籍的经验，对校勘的方法、注意事项等进行了研究，总结出若干条规律。该书研究了中医古籍注释的内容及方法，并对旧注误注的原因进行了概括，指出误注的原因有不明体例而释误、异说求同而释误等 10 例，这对辨识古医籍旧注及今注具有重要的参考价值。

该书的问世，对学术界影响很大，标志着中医文献学理论的基本成熟。该书获山东省教委科学技术进步一等奖。后在该专著的基础上编著的《中医文献学》《中医文献发展史》二书，被用作山东中医药大学中医文献与信息工程方向的专业基础课教材。

4. 医籍研究方面

2005 年，78 岁高龄的张灿玾又出版了 70 余万字的医籍研究专著——《黄帝内经文献研究》。该书汇集了他50余年学习研究《黄帝内经》的成果，将《素问》《灵枢》的成书年代、名称及源流、引书引文、不同学派、篇文组合、学术思想、别传本等进行了全面研究。如《黄帝内经》的成书年代，通过对《黄帝内经》涉及的天文、历法、文字、音韵等内容的考证，张灿玾得出了如下结论：取材于先秦，成编于西汉，补亡于东汉，增补于魏晋或南北朝，补遗于唐宋。把前人所谓“非成于一时一人”之说，更加具体化。

书中关于《素问》《灵枢》中之不同学派的研究颇有特色。张灿玾认为，《黄帝内经》中兼具多家学说。如“人气”的概念，一者指卫气而言，见《素问·生气通天论》；一者类后世所称“人神”之义，见《素问·诊要经终论》《灵枢·顺气一日分为四时》中。关于经脉系统，在《素问》与《灵枢》中，有十二脉与十一脉两种系统。关于经脉走向，《灵枢·经脉》言明了手足阴阳十二脉自内而外、自外而内的循环式走向。《灵枢·邪客》《灵枢·经脉》分别记述手太阴与手心主二脉之走向，一者自内而外，一者自外而内，二者有所不同。预先诊察病者之死亡日期，《黄帝内经》中有多种说法，有据真脏脉预诊死期，见《素问·阴阳别论》《素问·玉机真脏论》（二篇所言死期日数亦有别，其立说所本，亦必不同）；有据天干计时预诊死期者，见《素问·平人气象论》《素问·脏气法时论》《灵枢·经脉》；有据患病所在之时预诊死期者，见《素问·阴阳类论》；有据脉象预诊死期者，见《素问·大奇论》；有据病变传化结合五脏五行属性之生克关系预诊死期者，见《素问·玉机真脏论》《素问·标本病传论》；有据病情的严重程度或发展结果，预诊死亡日期者，见《素问·玉机真脏论》《灵枢·热病》《灵枢·玉版》《灵枢·痈疽》；有据目中有赤脉上下的情况，预诊死亡日期者，见《灵枢·寒热》《灵枢·论疾诊尺》。其立论依据之不同，故可发现其所本有别，并非出于一家之言。

5. 医论散墨

张灿玾除完成了多项中医古籍整理并出版了多部医学专著外，还发表论文百余篇，阐述了许多独特的学术观点，这些论文被《中医杂志》《中国医药学报》等10余家报刊所录用。如通过研究《黄帝内经》王冰次注本中的讳字，指出王冰次注本所依据的祖本为梁代传本。王冰次注本除运气七篇大论外，余篇有一明显之讳字，即“逆顺”之“顺”字，今存王冰注本中，仅存少数几个顺字，余均作“从”。而《针灸甲乙经》《黄帝内经太素》及《灵枢经》等，则均作“顺”。张灿玾指出：“南朝梁武帝父名顺之，《梁书》称顺阳郡为南乡。《南齐书》‘顺’

字，多改为从。是知王冰次注本所据祖本，必为梁代传本，故留有梁代讳字。”

又如对仲景著作、传本及《伤寒论》体例与内容的研究，张灿玾认为《伤寒论》方当有三个来源：其一，其师张伯祖；其二，《汤液经法》；其三，自创。宋以前一些医籍中的《五脏论》《疗黄经》《口齿论》等系假托仲景之作。《伤寒杂病论》传本中当以《脉经》《千金翼》及王洙所得旧藏本更接近原书内容。“伤寒例”原属仲景旧论；“平脉法”“辨脉法”系《伤寒论》内容，亦非仲景杜撰；汗吐下等诸“可”与“不可”当出于仲景遗论之中。以上研究是建立在大量的文献研究基础上得出的结论，解决了一些一直以来有争议的问题。

三 学术思想

对“中医学”的解析

张灿玾在60余年的从医生涯中，从事过临床工作，担任过高校老师，从事过高校管理，承担过文献研究。对中医学术的认知，他在不同的时期有不同的理解。特别是后20年，他主要置身于中医文献的书山文海之中，阅历更多，涉猎犹广，漫游于传统文化之中，沉浸于杏林经籍之内，随着见闻之不断增长，理解之不断加深，实实感到仅仅把中医学理解为一种医疗技术是远远不够的。中医学是在华夏文化的摇篮中哺育和成长起来的一种医学，它是中华民族文化的精华、世界医学的宝藏。根据先辈们的论证和个人的理解，他认为所谓“中医学”，应该从以下几个方面去理解。

（一）中医学的内涵

所谓中医学的“内涵”，即指其所包含的内容。

1. 中医理论

中医，作为一种医疗技术，是通过大量的、长期的医疗实践，加以理论思维，或者说逻辑思维的抽象，把大量的客观事物的外象、表象、证象及医疗效应等，加以去粗取精、去伪存真，进行系统地概括综合，并借助于各个时期的理论成果，形成了自身的理论基础，用以说明医学方面的有关问题。如中医学中的阴阳学说、五行学说、标本学说、运气学说与道学说等，本是先秦时期诸多思想学家共同创造并大量用以说明各种客观事物和自然现象的理论，也可以说先秦时期即已被广泛运用的辩证法思想，一旦与医学相结合，就形成了中医学的理论。

2. 中医思想

“中医思想”，主要是指医者在长期医疗实践中，对人们的生理与病理活动、医疗与保健活动所产生的各种反应的认识而形成的各种观念，其中也有某些是借助于人们在认识自然及社会时所形成的观念，逐步形成了在中医学术领域中的医学思想。如“人与天地相应”的思想，“治未病”与“治病必求于本”的思想，“整体观”的思想，“思外揣内”与“思内揣外”的思想，等等，甚至诸多治国与治军的思想也融入了医学思想之中。

3. 中医文化

由于中医学本身是在传统文化的环境下成长起来的，医学本身又与客观世界多方面有关，因此，中医学在形成和发展的过程中，必然需要与多学科的文化知识相结合，方可揭示医学本身的问题及与医学相关的问题。中医文化，是中国传统文化的综合反映。中医学不仅是一个医学宝库，也是一个文化宝库，称其博大精深，实不为过。因此，要真正掌握中医学，必须对其他学科的文化有一定的了解。

4. 中医学术体系

该体系是指中医学术若干方面的内容相互联系而构成的整体学术系统。任何学科形成的初始阶段，必然是从感性阶段起步，这些感性知识通常是肤浅的、简单的、零散的，经过长期的医疗实践对医学知识的积累和深化，逐渐达到了理性阶段，而理性知识通常是深入的、复杂的、系统的，把这些知识联结为一体，便是学科的学术体系，象征着本学科的成熟或形成。就中医学而论，以《黄帝内经》为例，今存本中的全部篇章虽未曾按系统进行有序地编排，有的篇章内容也有些杂乱，但从全部内容来看，已对医学的各个方面均有详尽或比较详尽的论述。另有《神农本草经》一书，在本草方面亦较好地奠定了本草学的基础。汉末张仲景的《伤寒杂病论》已成为临床医学理论与实践相结合的经典医籍。经千余年的临床实践积累，中医学在前人成就的基础上，又有了全方位的发展，形成了自身的学术体系。

5. 中医临床

中医临床，亦即中医实践，它是中医诊疗工作最重要的活动之一，是中医学理性认识的基础，是对中医药疗法是否有效的检验，也是对中医理论正确与否的检验，更是检验中医学是否符合科学理念的试金石。临床实践能进一步丰富和发展中医学的理论和思想。因而，它在中医学术体系中是至关重要的一个环节，为历代医家所重视。中医不仅重视临床实践，而且在临床实践中总结出诸多行之有效的原则和方法，如四诊八纲、辨证论治、理法方药及因时因地因人制宜等。

（二）中医学的特色

所谓“中医学的特色”并非指中医在诊疗技术方面或理论方面的某些特色，如“辨证施治”“整体观念”等，而是指“中医学”作为文化遗产方面的特色。就此而论，主要有以下几个方面。

1. 民族化

中国历来是一个多民族的国家，就其文化体系而言，也必然是多元化的。各民族亦皆根据本民族的特点，创造了本民族的文化体系，如语言、文字、文学、艺术、音乐等，医学亦如此。中医学是指由汉文化为基础而哺育成长起来的医学体系。因此，其本身具有汉文化的特征，其他民族的医疗技术与药物也被吸收并融入中医的学术体系中并加以理论化。

2. 大众化

中医学本是植根于大众、面向大众、为人民大众服务的。虽然《周礼·天官冢宰》记载的内容，着重说明医学在政府机构中的地位和重视程度，然医学的服务对象，尤在民众。因此，其采用的医疗手段更要求符合“简、便、验、廉”的特点。诸多中医古文献均可体现此种大众化特点。

3. 文学化

古人云“文以载道”，中医学之道，亦以文载。在我国传统文化或者精神财富之载体中，多富有文学色彩。此可见于两个方面：一者为汗牛充栋之古医学文献中，均可展现其不同程度的文采；一者为载道之名医国手，堪称“医文并茂”

者，诚不鲜见。

4. 哲理化

中医学早期著作充分显示出中医理论已经广泛体现了先秦时期诸多思想学家提出的唯物论观点和辩证法思想。如《黄帝内经》一书中，多处言气、道、形、神、阴阳等概念，其中虽然诸多内容是指具体事物而论，然不少浑指或概言处则属于哲学的范畴。

5. 人文化

人文者，人事也。繁言之，犹云人间世事也。《后汉书·公孙赞传论》曰："舍诸天地，徵乎人文，则古之休烈，何远之有！"李贤注："人文犹人事也。"医亦人事也。舍人，何以言医。人者，群处也，舍群何以言人。故凡论医者，必及于人事也。医学之道，需通晓天文、地理及人事，方为上工。

治学严谨，思想独到

张灿玾临证中不仅形成了个人的诊疗思想，而且在学习与实践的历程中也形成了他个人的治学思想。

（一）基本功的培养和训练是从医的重要基础

张灿玾在青少年时期仅读完小学便辍学从医，用四年左右的时间，了解和掌握了一些中医学的基本理论、基本知识和中医诊疗疾病的基本技能，背诵了部分中医学经典著作，为以后的发展打下了良好的基础。张灿玾认为只有熟悉经典，才能活用经方，强调对中医基本功的培养和训练。他还认为医者不能满足于某一阶段的成就，必须通过长期不懈的努力，才能取得满意的效果。

（二）临床实践是体验中医理论和建立中医信念的关键

中医学术是实用之学，必须有坚实而丰富的实践经验。张灿玾出身于中医世家，亲见祖父和父亲为患者诊治疾病的情景，学医期间参与了力所能及的医事活动。祖父和父亲临证时所运用的望闻问切诊病方法，以及他们对患者的病因病机所进行的理论分析等，给他留下了深刻的印象。在长期的医疗实践中，张灿玾对中医的理论和疗效形成了坚定的信念。在其独立行医之后，他在中医理论指导下治愈了不少危重患者。因此，张灿玾认为要建立中医理论的信念和中医疗效的确认，最好的做法是早临床和多临床。只有实践才能解心中的诸多疑惑。在他多年的工作中，即使有繁重的教学、科研和行政工作，他也未放弃临床实践。

（三）致力于临床、理论、文献研究

张灿玾行医历程可分为三段。第一段，主要是从事临床。此时他忙于诊务，业余时间继续业务方面的学习。在农村行医时，他诊疗的疾病范围广泛，涉及内、外、妇、儿、五官等各科。第二段，主要是从事教学。执教后，他从事过多门课程的教学工作。从基础理论学科来说，教学是对中医理论的进一步强化和深化；从临床学科来说，教学是对中医理论的验证和检验，以及对临床指导作用的进一步强化。在教学过程中，他对中医理论的理解更加深入、广泛，这对全面地把握中医学术十分有益的。第三段，主要是中医文献的整理研究。张灿玾于 1964 年参与并承担了古籍课题《针灸甲乙经校释》的编写工作。他还从事过大量的文献方面的学术活动，并多次承担过上级指定的古籍整理任务。通过上述种种实践活动，他真正体会到中医古籍整理和中医文献研究有自身的规律、方法和研究对象、研究目的，对继承发扬中医学术具有十分重要的意义。

（四）强调医文并重

首先要明确医和文的关系。前人留下了大量的医学文献，这些医学文献中记载着大量的医学理论和医学知识，都是以文字为载体流传下来的。这些以文字为载体的医学文献，从文字的组合形式来看，有多种文章体裁。概括地说，可以分为散文和韵文两种。不管是散文还是韵文，均有一个共同的特点，辛亥革命以前的医籍都是以文言文的形式出现的，其中使用的语词、语法、音韵、语义等也都带有时代的特征。大量的医籍可反映出医和文的关系是十分复杂的。

（五）博览群书，兼容并蓄，是学术水平不断提高的源头活水

少年时代，张灿玾的父亲就经常要求他多读书、勤读书。就医学本身来说，从古至今留下的大量文献，包括了不同时代、不同医家、不同学派的著作，涉及理论、临床、养生等多方面、多学科的不同内容。就一个学科来说，它又有诸多不同的学派，在学习和研究前人的著作时，不能囿于一家之言，必须兼容并蓄、博览群书。因此，作为一名医者，可以有门派的不同，但不可有门户之见，这样

才能把诸多知识熔于一炉，形成自己独特的见解。从医学与其他相关学科的关系来看，也是如此。古代诸如儒家、道家、佛家的学术思想，反映自然科学方面的诸多内容，也不同程度地被用于医学著作中。张灿玾从少年时起就养成了读书和藏书的习惯。通过几十年的收集，个人藏书有五千余种，为自己创造了一个非常好的研读条件。他在医学领域能够做出卓著的成绩，跟这个条件是分不开的。张灿玾在临床方面，不拘于一家之言，“有是证用是药”，不管经方还是时方，只要具有其适应证，都可以用。正因为他在学习过程中博览群书、博采众长，方使得其学术水平不断提高。

（六）坚持继承发扬是立于不败之地的指导方针

张灿玾认为，中医学的发展必须遵循中医学自身规律，在继承的基础上发扬光大，这是唯一正确的道路。继承和发展是学术发展过程中紧密相连的两个环节，在学术上，任何一个学科都需要继承前人的成就，然后再不断地进行新的发展和新的创造，使它不断提高。继承发扬是较长时期内发展中医学术的指导方针。

对继承发扬中医药学提出自己的见解

张灿玾从事中医医疗、教学、科研及管理工作六十余年，对中医事业所取得的新进展倍感高兴，然对中医工作方面所存在的问题亦深感忧虑。他对中医工作的五个问题和八个关系提出了自己的观点。

（一）五个问题

1. 理论是基础

中医学术之所以能够存在于今，特别是在近百年来，在各种思潮的冲击之下，仍能生存下来，就是因为它有独特的理论体系作为中医学术的坚实基础。然而，近些年来，大有忽视中医理论的倾向，重蹈废医存药之覆辙。若基础一垮，大厦必倾，这是十分危险的，必须进一步强调对中医理论的学习与提高，方保无虞。

2. 人才是根本

中医事业之振兴，靠的是人才。不管历史或者现实，都足以说明，数千年来中医事业之所以能够传承下去，靠的是一支坚信中医而又有真才实学的人才队伍。

然而，目前的中医队伍十分复杂，有相当一部分人既无真才实学，也不相信中医的科学性，因此，必须对现有人员进行整顿和再教育，以解决中医乏术的问题。现行教育制度，从课程设置到教学内容，都存在不少问题。学生的专业思想亦不稳固。在办学方针和教育思想方面，都应该进行反思，认真总结经验教训，把握好教学的方向和宗旨，方能培养出合格的中医人才。

3. 疗效是关键

中医得以存在的关键问题，是中医自身的优势和临床疗效，否则，就没有存在的必要。然而，我们的中医医疗单位很受群众信任，但也有种种不尽人意之处，中医西化的情况日趋严重。有些中医人员中医水平不高，仅靠一知半解的西医知识来支撑，因此中医疗效不高，故中医院必须进一步强调，保持中医特色，发挥中医优势，提高中医疗效。

4. 财物是保证

目前，我们的中医医疗机构大多数都具有先天不足、后天营养较差的缺陷，甚至有些基层中医院是由某个西医门诊部或诊所改头换面成立起来的，物质基础十分薄弱；医院中医人才少，中医水平很低，甚至仍以西医为主，难以得到相应的资助和扶持。像这样的条件，如何能承担起发展中医事业的历史重任？故建议有关部门，务必对中医机构在财物方面给予必要的资助，在人员配备方面进行适当调整，且应委派坚信中医的同志担任领导。

5. 政策是导向

毛泽东主席早就指出："政策和策略是党的生命。"中华人民共和国成立初期，卫生部门个别领导人否定并改造中医，正是党中央和国务院及时制定了正确的中医政策，才挽救和保护了中医，使中医学术得到了继承和发扬，中医事业得到了发展和提高，中医队伍得到了扩大和进步。然而，近些年来，在贯彻党的中医政策方面，政令难行，提法不一。因此，对发展中医的指导思想，显得有些混乱，甚至有一些不切实际的要求和脱离中医发展自身规律的思想，建议中央领导重申党的中医政策，统一思想，统一认识，遵循中医自身的发展规律去发展中医。

2. 水液代谢之府

水液代谢之府是指人体水分与津液进行运化和新陈更迭的各种器官。

第一，水谷虽同为仓廪之器所受纳，常并居于胃中，然其运化之机、充养之用，则各有所归，各有所出，各成系统，故水液之代谢，亦一府也。

第二，水液入口，经咽入胃，复经脾、肾、肺及大肠、小肠、三焦、膀胱之运化，方得完成其新陈代谢。故上述诸脏器，皆为水液代谢之府。

第三，水液下咽，需赖胃之受纳，大肠、小肠等之泌别，水液才能转归水道而不致停留胃肠之中。水液之运化尚需脾之输布、肺之气化、肾之主宰。肾又被称为胃之关，调控启闭，使水分流而不乱。人体又需赖三焦之通调，使水液运行于沟渎，渗灌于肌肤；又得膀胱聚而藏之，并将残余部分则排出于体外。另外，有关水液之输送途径，即经脉系统，故十二脉犹皆之十二水，经脉之输送水液，一则为经脉自身之补给，一则供全身对水液之需求，故经脉亦兼具水液代谢之用。

第四，水液既是构成人体的重要物质，又是维持生命活动的重要物质，举凡脏腑、经脉、脑髓、肌肤等处，无一不需水液之充盈与润泽。又如五脏所化之汗、涕、泪、涎、唾五液，亦皆由水液化生而成。故水液之运化与代谢，为人体物质代谢的重要组成之一。

第五，汗、涕、泪、涎、唾虽属于水液之类，但与分布于全身之水液不同，五液乃五脏所化之液，通过一定窍道而泌出于外。如汗为心之液，出之于皮腠毛窍；涕为肺之液，出之于鼻；泪为肝之液，出之于目；涎为脾之液，出之于口；唾为肾之液，出之于舌下。故此五液，通常以津液名之。此五液由脏气所化而出，是水液中特殊部分。

第六，水液具有自身特点，如分布面广、流动性大、其本性属阴等。故既易因运行之阻滞而致蓄积，又易因局部损伤或关要失控而导致流失，如亡汗、亡血、泄泻等，均可流失大量水液，造成阴阳失调。故水液代谢，对维护人体阴阳平衡至为重要。

3. 呼吸气化之府

呼吸气化之府系指与呼吸及气的运化相关之器官。

第一，呼吸气化之府，指肺及相关脏器与器官所进行的呼吸之气，以及呼吸之气与水谷之气在体内之气化活动的脏器系统。主要包括肺与肺系（又称“息

（二）八个关系

1. 继承与发扬的关系

中医学术源远流长，是中国优秀传统文化的重要组成部分。就以现存古籍来说，以辛亥革命为限，中医古籍就有万余种，这是祖先给我们留下的宝贵遗产，其中有丰富的理论知识和宝贵经验。在诸多名老中医的头脑中也保留有大量的知识和经验，对其进行继承和抢救，是历史赋予我们的重要使命。只有在这个基础上，中医才能得到健康的发展，才能够加速发展。然而，近些年来，有些人却不重视继承的问题，枉谈发扬，长此以往，岂不是无源之水、无本之木？

2. 传统与创新的关系

所谓传统，是指中医自身原有的学术基础。这是我们的祖先几千年来智慧的结晶。只有在传统的基础上，有所发现，有所发明，有所创造，有所前进，才能促进事业的发展，我们的祖先就是如此使中医学术不断向前推进的。我们今天仍应遵循这一原则，在传统的基础上进行创新，如果不很好地继承传统，奢谈创新，岂不是空中楼阁、数典忘祖？

3. 中医与西医的关系

中医与西医是客观存在的两种医学体系，就目前的情况而言，两种医学各成体系，不能互相代替。作为中医机构，我们的任务就是发展中医，当然，在学术发展的进程中，两种学术的互相借鉴和互相补充是允许的。但是，把中医医疗体系西化，那是严重的错误，更谈不到发展中医了。

4. 理论和实践的关系

如前所述，理论是中医学术的基础，是从实践当中产生的，反过来，理论又能指导实践，这就是中医学发展的辩证法。中医理论之所以得以存在，就是因为它能够指导实践，中医疗效得以提高也是由于有中医理论的指导，之所以有疗效不好的现状，正是由于理论基础的欠缺和削弱。故从事临床工作的同志，必须强调理论学习，才能提高疗效；从事理论工作的同志，则应该多进行临床实践，这才是检验与发展理论的最好途径。

5. 古籍与今著的关系

大量古籍，尤其是所谓经典性著作，是前人留下的宝贵财富。今著是指今人的著作，当然，它包含着某些今人的经验。但就目前而言，很多古籍与经典著作中，有着不可估量的价值，更应该大力去挖掘它。我们的许多名老中医，都在这方面有着很好的根基。但是，目前的情况是，有不少中青年医生很少阅读古籍，有的在图书馆中已成为尘封之物。有些经典著作，在高教课程中也成了阳春面上的葱花，实在令人遗憾。

6. 中药与中医的关系

中药与中医本是不可分割的整体。只有在中医理论的指导下使用中药，才能很好地发挥中药的作用，才能更好地提高疗效。但是，目前对中药的研究脱离了中医和中药的理论，单独追求其化学成分研究的结果。这还是中药吗？比如黄连素能够代替黄连吗？因此，对中药的研究，必须在中医和中药的理论指导下，才能对中医中药的发展作出贡献。

7. 中文与外文的关系

中医高等教育事业，自山东中医学院（即现山东中医药大学）建院以来，就规定了有“医古文”一门课，这是根据学习中医的需要而设置的。然而国家教育部门规定了高校学生必须学习外语，因此，种种因素的叠加使得中医院校的学生负担很重。中医院校的学生首先是要学好中医。要学好中医，就必须学好医古文。但是，目前中医高等院校由于新增加的课程较多，譬如外语、计算机、选修课等，使中医课及医古文课时大为压缩，这就很难培养出高水平的中医人才。建议有关部门务须重视此事，予以妥善解决。

8. 理论思维与实验研究的关系

理论思维是人类在知识和经验的基础上形成的认识事物本质规律和普遍联系的一种理性思维。古人所谓“医者意也”及“有诸内必形诸外”“司外揣内、司内揣外”等，颇富有这方面的含义，也很符合中医学的思维方法。当然，中医学也不曾拒绝某些实验和直观的方法。实验研究是现代研究方法之一，有时用实验方法得出的数据并不一定符合中医理论和要求。因此，对中医学的研究，可以有条件地采用实验研究的方法，但决不可忽视理论思维的培养。

（三）中医学术与中国传统文化

在六十多年的从医生涯中，张灿玾对中医形成了独到的看法：仅仅把中医学理解为一种医疗技术是远远不够的，中医不仅是一种医术，还是一门很深的学问，是华夏文化摇篮中哺育和成长起来的一种医学，有自身的文化特色。如果你不认同中国的阴阳五行学说，不了解中国人几千年来对天地人的哲学思考，不借助文史哲的相关知识，就不可能真正认识生长其上的中医学。

张灿玾认为，中医科学自成体系，由中医理论、中医思想、中医文化、中医学术体系和中医临床等构成，中医学形成了民族化、大众化、哲理化、文学化、人文学等特色。

张灿玾认为，要真正认识中医学术体系，首先要明确医和文的关系。前人给我们留下了大量的医学文献，记载着大量的医学理论和医学知识，都是以文字为载体流传下来的。这些以文字为载体的医学文献，可以从两个方面来理解医和文的关系：一是从文字的组合形式来看，有多种文章体裁。概括地说，可以分为散文和韵文两种。不管是散文还是韵文，均有一个共同的特点，辛亥革命以前的古医籍，都是以文言文的形式出现的，这些医籍中使用的语词、语法、音韵、语义等，也都带有时代的特征。就以《黄帝内经》为例，从它的文字方面来看，有些篇与篇之间的差异就十分明显，如《素问》中的前两篇与后七篇即是。学者们正是根据其文字风格，参照许多相关的内容，得知其非一时一人之作，这对研究《黄帝内经》中许多历史性问题，具有重要的学术价值。从韵文方面看，除散文之外，尚有大量的韵文，在这些韵文中，如文字的读音问题。从全部韵文的内容分析，可以看出读音方面的很多差异，既有西汉以前的读音，也有西汉以后的读音，这种读音差异可以进一步反映它成书年代的不同，也可以看出它非成于一时一人之手。从其他大量的医籍当中，亦可反映出医和文的关系是十分复杂的。依前所述，中医学是在中国传统文化这个大背景下形成的。因此，中医学所涉及的内容，与天文学、地理学、历法学、气象学、术数学、哲学等有密切的关系。所以，要学习和研究中医学，在很大程度上需要借助于文史哲的相关知识，去解释其中的诸多难点、疑点，运用古汉语当中的相关知识，如语音学、语义学、语法学、文字学的知识和方法，才能扫除文字方面的某些障碍。这说明对医学问题的研究，要解决某些高难度的问题，离开了文献学的知识、思路和方法，都是难以做到的。因此，医文并重对一个高明的医家来说非常重要。

（四）对中医理论的深入理解

张灿玾认为，中医学重要理论之一是五行学说，五行学说在我国思想史中具有一定学术地位。在现存先秦及两汉文献中，有较多学者对五行学说有所论述，特别是在此时期医学文献中的论述，具有重要学术价值。

1. 五行名次

中医学术中提出五行名次者有三处，一为《素问·脏气法时论》云："黄帝问曰：合人形以法四时五行而治，何如而从……岐伯对曰：五行者，金木水火土也。"此一名位，在别篇不见。然与《白虎通义·五行》同。但对这一名次，历代解经诸家均看不出有何序次和联系，抑或系一习惯用语。二者，从五行类例中所言"其数"，是有序次的，如《素问·金匮真言论》指出东方木，"其数八"，王冰注"木生数三，成数八"。《尚书·洪范》曰："三曰木。"此下言南方火，"其数七"；中央土，"其数五"；西方金，"其数九"；北方水，"其数六"。此等数字，在《素问·五常政大论》中又出现过一次。详《尚书·洪范》孔颖达正义云："《易·系辞》曰：天一、地二、天三、地四、天五、地六、天七、地八、天九、地十。此即五行生成之数也。天一生水，地二生火，天三生木，地四生金，天五生土，此其生数也。如此则阳无匹，阴无偶，故地六成水，天七成火，地八成木，天九成金，地十成土。于是阴阳各有匹偶。"上述经文中的这些数字，正源于此。原来此乃儒家传说《河图洛书》所载五行生成之数，其五行序次为水火木金土。其内容所及，涉及术数之学。故经文中仅保留此数，别无他用，足见其与医学实践无关。三者，以木火土金水为序。此在经文中凡涉及五行与四时（加长夏或季夏为五时）关系时，均为此序。如《素问》中之"金匮真言论"及"阴阳应象大论"等言五方与五时、五行之类例，均以此为序。从而说明《黄帝内经》中五行学说，主要是以木火土金水为序。

2. 五行与四时

《黄帝内经》中多次提及四时五行处，文皆并列。如《素问·阴阳应象大论》云："天有四时五行，以生长收藏，以生寒暑燥湿风。"《素问·三部九候论》云："上应天光，星辰历纪，下副四时五行"，"合人形，以法四时五行而治"。《素问·离合真邪论》云："因不知合之四时五行，因加相胜，释邪攻正。"《素问·著至教论》云："何以别阴阳，应四时，合之五行。"详此诸文，足可证明，五行与四时的关系十分密切。《黄帝内经》中，对一年春、夏、秋、冬四季，虽按常规仍称四时，但从一年之气象与物候变化的实际情况，把一年为分五个气候节段，即在春夏与秋冬之间，加一长夏（亦名季夏，即阴历六月），这五个季节的气候特点是，春为风，夏为热，长夏为湿，秋为燥，冬为寒，基本能反映我国所处地理位置的气候特点。这五个气候节段，又与五行之木、火、土、金、水相应，故形成了一个四时（含长夏）五行的气象有序性与周期性变化的理论，并以此为基础，进而论述人体在这自然大环境中的相应变化规律。

3. 六合会通

详《素问·金匮真言论》文，在论及"天之八风""经之五风"为病和人体阴阳后云："此皆阴阳、表里、内外、雌雄相输应也。"此下则详言五方、五时及五脏等类例内容。又《素问·阴阳应象大论》亦云："帝曰：余闻上古圣人，论理人形，列别脏腑，端络经脉，会通六合，各从其经……四时阴阳，尽有经纪，外内之应，皆有表里，其信然乎？"其下岐伯对文，即详言五方、五时及五脏等之相应。又《素问·五运行大论》云："帝曰：寒暑燥湿风火，在人合之奈何？其于万物，何以生化？"此下岐伯亦对以五方、五时、五行、五脏等之相应，其类例中主要内容，与上述内容，亦大致相同。

4. 五行时之相生相胜

经文虽无专言五行相生、相胜之文，但确有论五时演变之间的关系。如《素问·四气调神大论》言：春三月应养生之道，"逆之则伤肝……奉长者少"；夏三月应养长之道，"逆之则伤心……奉收者少"；秋三月应养收之道，"逆之则伤肺……奉藏者少"；冬三月应养藏之道，"逆之则伤肾，奉生者少"。按本文所谓生、长、收、藏者，春、夏、秋、冬之政令也；奉，供应或供养也。春之生气，可以奉夏之长气，若违逆春之生气，则奉夏之长气也少。以下夏、秋、冬同。此正说明四时之气递相而奉，正合五行相生之义。又《素问·脉要精微论》云："万物之外，六合之内，天地之变，阴阳之应。彼春之暖，为夏之暑；彼秋之忿，为冬之怒。"亦在说明，夏之气，由春而变生；冬之气，由秋而变生，均含相生之义。以上两例，均可视为五时应五行相生理论的客观物质基础。

5. 五行与阴阳

经文直指五行之阴阳属性者，唯《素问·天元纪大论》云："木火土金水火，地之阴阳也，生长化收藏下应之……天有阴阳，地亦有阴阳。"此文本指五运所主，亦主五时，应生长化收藏，故按五时之阴阳属性，亦即五行之阴阳属性。

6. 五行与干支

干支者，天干十数与地支十二数也。今存《素问》《灵枢经》两书中，除《素问》运气七篇外，具有天干、地支内容，其中大多用于纪日或纪时。就其基本思想而论，主要反映一年四季由于阴阳消长而引致的气象、物候及人体的周期性变化。进而如《灵枢·顺气一日分为四时》云："春生夏长，秋收冬藏，是气之常也，人亦应之。以一日分为四时，朝则为春，日中为夏，日入为秋，夜半为冬。"此乃一日间昼夜阴阳消长情况，亦像一年四时也。

7. 五行学说之运用

五行学说，在《素问》与《灵枢》中，已涉及诸多方面。在自然界中，以五方、五时为基础之五色、五味、五畜、五谷、五菜等一系列数字类例；在人体方面，以"人与天地相参"说为指导，见于脏腑、经脉、病因、病机、运气、诊法、治则、养生等诸多方面。

从五行学说的发展来看，在先秦及两汉时期，已分为两端。一者，以五方五时为核心，反映客观世界如气象、物候、天文、地理等，根据阴阳消长而引致之周期性、有序性运动变化；一者，虽亦言及这方面的内容，但最后归之于"天道神权"说，完全背离了客观物质世界自身的规律这一基本原则，沦为客观唯心主义。

《素问》及《灵枢》中所言"五行说"，从总体方面看，其主要的和基本的内容是继承了先秦以来以五方五时为基础的五行说，并在"与天地相应，与四时相副"的思想指导下，论述五方、五时阴阳消长的周期性常与反常的演变规律及其对人体的影响。因而，书中言五行所及，基本符合客观实际。对这一点我们必须予以充分肯定，当然，也并不排除其中有些内容还很难做出合理的解释，但它并不影响对五行学说的继承与发扬。不过在唐以后，特别是宋、明时期，诸家论述五行学说的不少内容涉于术数学及理学的某些范畴或观念，多趋于空论而不切实际，亦不见于今存《素问》及《灵枢》中，恐亦非尽合经义。因此，对五行学说还需在实践中不断加以验证，以便进一步加深理解和运用。

中医学另一重要特点是人与天地相参。

人们为了探讨人与天地的关系，提出了人与天地相参的问题。

“人与天地相参”说，是《黄帝内经》有关人与自然界关系提出的一个重要命题。它不是一个单纯的哲学问题和医学概念，而是哲学与医学相结合的理论问题。

“人与天地相参”说，虽然在《黄帝内经》中仅有少数篇章使用了这一用语，但却在较多篇章中体现了这一思想，论述了这方面的内容。因此，可以认为“人与天地相参”说，是《黄帝内经》理论体系中的一个重要组成部分。

“人与天地相参”说，既有其理论思维的抽象，又有其广泛的实践基础和有关认识论方面的物质基础。在《黄帝内经》作者看来，宇宙万物，“其大无外，其小无内”，均是由高度抽象的物质概念——气构成。因而，万物虽千差万别，但具有其最大的统一性——物质，在这个物质统一体中，又具有相互参应的联系性，这是“人与天地相参”说的立论基础。

《黄帝内经》认为，宇宙间各种事物的运动，都有其自身的规律，对这些运动规律，概称之为“道”。认识客观事物的重要方面在于认识其运动规律，也就是“求道”。在这一基础上，进一步揭示人与自然界的各种有机联系。作为医学科学来说，不仅要认识与卫生健康有关的各种主客观环境，而更重要的是在此基础上，提出适应与改变客观事物的方法和措施。诸如病因、病机、诊断、防治等问题，概属乎此。故《黄帝内经》“人与天地相参”说的重要意义，就在于其从理论上指导防治疾病。这种理论的指导作用，不仅直到今天仍有现实意义，而且对探讨建立一种科学的合理的医学模式，也具有非常重要的价值。

在我国古代，论述“人与天地相参”者，除《黄帝内经》之外，尚有先秦学者及汉儒学派。该派学者，由于未能从广泛的实践方面去认识客观事物，甚至在社会学方面完全陷入唯心主义的泥坑，因而成为毫无科学价值的历史陈迹。因此，与《黄帝内经》“人与天地相参”这一具有丰富的朴素的唯物辩证思想之论说相比，就有着本质的区别，绝不可混为一谈。

总之，《黄帝内经》“人与天地相参”说的精神实质，是在承认客观物质第一性的基础上阐述人与天地，也就是人与自然自身具有的规律性和联系，把天地人看作一个相参相副相互影响的统一体，进而指导防治疾病的理论学说，也是中医整体学说的重要组成部分。石寿棠先生曾曰："人禀阴阳五行之气，以生于天地间，无处不与天地合。人之有病，犹天地阴阳之不得其宜，故欲知人，必先知天地。"诚如是也！

中医学自身理论体系的特点

张灿玾认为，中医学自身理论体系包括脏腑、经络、病因、病机、诊治、治则、药物、针灸、导引、五运六气等。

（一）脏腑功能系统，指某些脏腑的某些功能共同作用于某一方面而形成的功能系统

1. 水谷传化之府

水谷传化之府是指饮食进入人体后进行消化吸收排泄等传化过程的各种器官。

第一，水谷入口，经咽、胃上脘、胃、胃下脘、小肠、大肠、魄门等脏器，其中之水液，有部分渗溢入三焦、膀胱，通过脾的作用，共同完成水谷的运化，故上述诸脏器，是为水谷传化之府。

第二，其中三焦与膀胱二腑，又是水液代谢的主要器官。脾脏具有与营血循行及精神活动等方面的相关功用，后文将再述及。说明有些脏腑具有多方面功能，并非单一的功能器官。

第三，诸器官既有其各自的功用、独立的运行方式，而相互之间又必须协调一致、有序地工作，如肠胃之更虚更满等，因而又是一个完整的整体活动。一旦这种完整性和协调性受到某种干扰和破坏，人体即将处于病理状态。

第四，水谷经运化之后，其精华部分经吸取后，有的输送于其他脏腑及人体有关部位，有的则贮藏于脾脏以备应用。对精气的输送，主要是通过足太阴脾经与足阳明胃经行至阴阳各经。水谷糟粕部分，分别由魄门与膀胱排出体外。

第五，水谷精气是脏腑生理活动最基本的物质基础，是人体生命活动的根本保证。故水谷运化系统的正常运行，对人体生命活动及各脏腑功能活动至关重要。

第六，水谷运化之府，包括诸多器官，其中脾、胃功能尤为重要。故整个水谷之运化功能，常以"脾胃"二字代之。如言"脾胃为后天之本""土能生万物"等，义犹此也。

道”)、鼻、喉等。若就气血之运行广而论之，诸经脉、络脉与营卫等，亦不无关系。

第二，呼吸出入，是人体之气进行内外交换的主要形式。吸入者，天地之清气也；呼出者，气化过程之浊气者。故通过呼吸出入，吐故纳新，可保持人体之气与天地之气的正常交换。

第三，人体受纳天地气味，必须经过一系列的气化过程，此种气化过程主要赖气之生化作用。所谓“生化”，即物体的质和量的变化。而此种生化作用，主要是指气机之出入升降。如《素问·六微旨大论》曰：“出入废则神机化灭，升降息则气立孤危。故非出入则无以生长壮老已，非升降则无以生长化收藏。是以升降出入，无气不有。故器者，生化之宇，器散则分之，生化息矣。故无不出入，无不升降。”人体之气的生化及气机的出入升降，肺脏的呼吸具有特殊的作用。当然，就生化的全过程而论，尚需其他脏器或器官的共同作用。

第四，胸中为大气抟聚之处，故名为“气海”，实则当肺之处。此居上焦之位，心肺居于其中，卫气宣发于此。故气海者，既为大气抟聚之海者，亦为大气生化之宇，又为气血运行之源。所谓抟聚之海者，水谷化生之气与吸入之气，皆汇于此也。所谓生化之宇者，汇于气海之气，犹大气生化之器也。所谓气血运行之源者，以脉得肺之朝，气得卫之宣发，则去其故而纳其新矣。亦如江河之有源头活水。

第五，就气之运行而言，主要有两个途径。一者，气血循行于脉中，散于诸络，渗于孙络，输于脏腑，以供人体之滋养。盖气之与血，相依而行，故后世有“气为血帅，血为气母”之说。实则血得气以行，气得血以载也。故气血之行，血不得无气，气亦不得无血，二者相辅相成。二者，卫气循行于脉外。此即所谓“上焦开发，宣五谷味，熏肤充身泽毛，若雾露之溉，是谓气”。此虽言“五谷味”，以其从上焦开发，自胸中而出，实则五谷所化之气及肺所吸入之天气也。详此气既得充贯于一身，脏腑之内外，实则阳气之主体也，犹人体之护卫也。

4. 营血循环之府

营血循环之府系指与营血之生成、循环相关之脏器与器官。

第一，营血循环之府，主要包含有心、肺、肝、脾及经脉（含络脉、孙脉等）等。心生血而主脉，肺朝百脉，肝藏血，脾藏营，脉为血之府。故上言诸脏及器官，皆为营血循环之府也。

第二，人之营血，本源于先天，而滋养于后天。后天者，由饮食之水谷精气而予以补给。然水谷之精气，乃先转化为营气，乃入于肺中，由营气之变化而赤，是之谓血。故营之与血，虽同行于脉中，而又有所分别。

第三，营血为重要营养物质，行于脉中，通贯上下内外，五脏六腑、四肢百骸。所谓“经脉者，所以行血气而营阴阳，濡筋骨，利关节者也”，实则营血之作用也。然营血之得循环不止，尚需赖气以行之。故亦常称之曰血气、气血、营气，皆含有气之义。此所言“气”，乃脾胃所受谷气与肺所吸入天气相化生者，故名真气，或曰经气。

第四，营血在脉中运行，呈周期性回环状态。所谓周期性，是指营血的运行是按一定的流速、在一定时间内行遍应行经脉，如此终而复始，一日夜行五十周，故曰周期性。所谓回环状，是指营血按一定的经脉连接成的环状通道流动，周而复始，如环无端，故曰回环状态。至其运行通道，《灵枢》中记述不一，如“经脉篇”所言为手足阴阳十二经脉相互连接；“营气篇”所言为十二经脉，并任、督二脉相互连接。而“五十营篇”所言，则为十二经脉，并任、督、跷脉，共十五脉也。此或古经各有所本。然其所论，皆循脉而行，则无歧义，若刺灸之气穴归属，据晋代皇甫谧《针灸甲乙经》卷三所收古《明堂》文可见已按十四经归属气穴矣。故十四经说或为针灸家所宗者多。

第五，营血在脉中运行，并非尽出于自身的功能，而尚有诸多脏器之调节。由于诸脉皆属于心，心主脉、生血，故营血之运行实由心以主宰之。肺行呼吸，藏气而朝百脉，故诸脉之朝于肺，由呼吸而行吐纳。呼以吐肺中浊气，吸以纳天之清气。故肺朝百脉者，使经气有所代谢也。肝藏血，犹血之府库也，具调节血液储量之功；脾藏营者，具调节营气储量之用。故二脏对营血流量的调控，均有重要作用。

第六，《素问·宝命全形论》曰：“人以天地之气生，四时之法成。”是人之生也，无不与天地相参，与自然相应。营血之行，亦皆如此。故天温易行、天寒易凝、天暑易沸、月满则实、月空则虚等，旨在说明天地自然的变化对营血的运行均有一定影响。

5. 神志活动之府

第一，神志活动即人的意识活动，意识是一个多层次结构的概念，故《素问》与《灵枢》中所言神志活动，亦具有多层次多结构之义。本文所言“神志”，乃是一个总的概念。若分而言之，如神、魂、魄、志、意及喜、怒、悲、忧、思、恐、惊、谋虑、决断、智等，均为神志活动的存在方式。凡诸不同存在方式，即所谓显意识与潜意识也。

第二，神志活动之府，主要含心、肺、肝、脾、肾及胆、脑等脏器。心藏神、肝藏魂、肺藏魄、脾藏意与智、肾藏志，胆主决断，脑亦神所居处。另有目者，为心神之外窍，亦心神之外候也。在诸多脏器中，以心为神志活动之主宰，故心为君主之官，神明出焉。也就是说神志活动是以心为主导，以其他脏器相辅佐的中枢系统。所谓“中枢”犹中心也。

第三，人之生命，受之于天地之气。而神明之源，亦禀于父母之精血。《黄帝内经》云“故生之来谓之精，两精相搏谓之神”，义犹此也。然神志虽源于先天，亦赖后天气血营卫之滋养。故形敝血坏，则神坏而死。从而说明，神由形而出，神寄形为用。形坏则神去，神去则形死。神既非鬼神之“神”，亦非离开形体而独立存在的绝对精神，神志活动只不过是脏器功能之高级活动形式而已。

第四，人之神志，秉承于先天，使其具有了发挥生理性功能的基本条件。至于神志活动的成长与发展，则需通过人在自然界与社会的任物、处物过程不断完善。人们首先是通过各种感官如耳、目、口、鼻及皮肤而接触事物，由接而忆，由忆而志，由志而思，由思而虑，由虑而智。正体现了任物与处物的全过程，此与所谓“生而知之者上”的观点适相反也。

第五，情感是神志活动的一个重要方面。情感，是人对外界刺激而产生的情志变化，如喜、怒、忧、思、悲、恐、惊等。此所言“思”，犹思念、怀念也。与“因志而存变谓之思”的“思”，义不相同。凡诸七情，乃感物而动，是人的正常情志活动，是人对不同客观事物的正常反应。然而，人们的此种反应具有一定的限度，过则为灾。故七情有过，即为病因。至于七情伤及五脏，虽有专伤，如喜伤心、怒伤肝等，乃病之常形。然亦常因五脏间生克关系而伤及别脏，乃病之变也。

第六，神志活动与养生及医疗均有密切关系。在养生方面，经文提示“形与神俱而尽终其天年”，故特强调应信守“恬惔虚无，真气从之，精神内守，病安从来”的原则，“是以志闲而少欲，心安而不惧”“嗜欲不能劳其目，淫邪不能惑其心”，如此则可“年度百岁而动作不衰”。又特强调四时调神等法，皆有助于养神。在医疗方面，医者不仅要做到自治其神，而且应注意开导患者之神。如《素问·宝命全形论》之所谓“治神”，《灵枢·师传》所谓“导之以其所便，开之以其所苦”，皆属此义。

6. 生殖化育之府

生殖化育之府系指人类生殖繁衍及成长发育之脏器与器官。

第一，生殖是人体必有的生育繁衍功能。此种功能，固需全体之生育状况以为基础，但自有其特有之脏腑及经脉等脏器以为专司。凡肾与女子胞、男女外阴器及冲、任、督等脉，均为生殖之府。化育者，人体之生成发育也。此指人之始生与出生后之成长发育的一般规律。人体之成长发育，必依先天与后天之物质基础以为保证，且与生殖功能的某些因素如天癸、肾精等有一定关系。

第二，生殖功能的形成亦源于先天，秉承于父母之精血。特有天癸者，对男女生殖功能之形成、成熟与衰退，具有决定性的作用。故天癸之至与竭，是生殖功能成熟与衰退的决定性因素。然天癸之至与不至，又需以肾气之盛衰为先决条件，故肾气盛则天癸至，肾气衰则天癸竭矣。

第三，冲脉、任脉与督脉，与生殖功能有直接关系。就结构而言，女子之冲、任脉，皆起于胞中，又据《难经·二十八难》所言，冲脉自气街，并于足阳明之经，而足阳明之经则下乳中。男子之冲、任、督三脉，皆起于少腹之下部。此处为精道、睾系之处。而冲、任二脉又上营口唇而生髭须。是女子之胞、男子之睾，皆生殖之器官也；男女之外阴，生殖器官之门户也。女子之乳与男子之须，生殖功能之外候也。

第四，人之始生也，由父母之精血交结而成，以母体为依托，赖母血以滋长，则脑髓血、脏腑脉道、筋骨肌肉相继生成，且神气舍心，魂魄毕具，如是则形神俱备，乃成为人。待出生之后，营卫已行，脉道以通，水谷入胃，形乃自生矣。然其神志活动，虽有先天之禀赋，尚需赖后天之接物，逐步形成。

第五，人体的生长发育，由于内部生理因素及外部社会因素的影响，自有其一定规律。就生殖功能的影响而言，女子以七为数，自七岁而始，至七七而终，身体由壮而变老矣。男子以八为数，自八岁而始，至八八而终，亦由壮而变老矣。若按一般年龄段而言，以十岁为期，二十至三十为壮，四十至五十而渐老矣。故人之生长发育，亦有此两次较大的生理变化。凡此论，皆人体成长发育之一般规律，在生活的各个方面亦当适应其自身规律。

（二）经络学说

经络学说在中医理论体系中具有十分重要的学术地位。故宋人窦材尝谓：“谚云，学医不知经络，开口动手便错。”良有以也。

1. 经络的功能

基本功效：《灵枢·经脉》云：“人始生，先成精，精成而脑髓生，骨为干，脉为营，筋为刚，肉为墙，皮肤坚而毛发长，谷入于胃，脉道以通，气血乃行。”又云：“经脉者，所以能决死生，处百病，调虚实，不可不通。”《灵枢·本神》又云：“经脉者，所以行气血而营阴阳，濡筋骨，利关节者也。”①经脉生成于先天，靠母体之气血以生养之，降生之后，谷气入胃，精气化生，自身之脉道遂通，气血得以运行。这就说明后天脉道的运营，需靠水谷化生精微不断资助，方可维持人体之生机。②经脉既有如此重大作用，实为人体健康与否的关键所在，故根据经脉运营的情况，在医疗保健方面，自能起到“决死生，处百病，调虚实”的作用。③“行气血，营阴阳”是经脉的最基本的功能。气血是维护生命的基本要素，故气血运行的正常与否，亦即生命活动的正常与否的标志。阴阳之平衡与否又与气血运营有一定关系。因此，“行气血，营阴阳”是经脉对维护生命活动最基本的，也是最主要的功用。有此基础，方可使骨为干、筋为刚、肉为墙的构架有所保证。

2. 经络学说的形成

经络学说是在大量和长期的医疗保健实践中，逐步发现、发展和完善的，并最终形成一种学说。

（1）医疗实践发现“经气”运动：人类的医疗实践，据现有的文献记载及出土文物发现，均足以说明针砭与导引、药物等方法的运用由来已久。如出土文物中发现的砭石及骨针等，乃上古时代之物。在诸多医术中，尤以针刺与导引法与经络的关系更为密切。

（2）由“经气”运动发现经络存在：“经气”的运动，具有一定的规律性，其规律性主要体现在某一针刺点（这种针刺点，经过无数次的重复使用，逐渐形成为固定针刺部位，后来发展为腧穴）的经气运动，可以向邻近部位呈纵向延伸。后经过不断实践，人们逐渐发现其运动形式初步可能为节段性条带，再经过无数次实践，又发现在人体有若干条这样的条线式的运动带，逐步认识到这可能就是经络的存在。

从医疗实践中发现“经气”运动，到发现“经络”的存在，应该是一个漫长的历史时期。从今日现存历史文献，进而探讨医学发展的历史断代水平，至晚亦应在先秦早期或更早一些的历史时期，然是否属实尚有待于进一步证实。

（3）经络十二脉体系是经络学说的最终形成标志：经络学说的发展，从现存《黄帝内经》保留之有关篇章来看，内容十分丰富，学派亦有多家。其中有《灵枢》之经脉篇、经别篇、经水篇及经筋篇四篇，虽非出于一人之手或一时之作，但从经络十二脉这一点来讲，应属同一体系，其中尤以经脉篇，最具有代表性。它很有可能是在前期如马王堆汉墓出土之医学文献《足臂十一脉灸经》及《阴阳十一脉灸经》等类“脉书”文献的基础上发展而成的。

五脏之气，通过经脉之流注，与四关之原穴具有特殊关系。五脏之气，通于原穴，五脏有疾应于四关之原，故“四关主治五脏”。今观《针灸甲乙经》保留古《明堂》五脏诸原穴之主治，确有诸多与本脏有关之病，可证此言之不谬也。

通过以上诸文说明，经络者，当是以脏腑、经脉、气血为基础，以肌肉为载体，以脉络为通道，以经气为活力，以气穴为门户，对人体之生理与病机具有整体性运营、联通、感应、调节及防卫、整复等作用的综合调控系统。由此可见，经络学说在中医理论体系中，具有十分重要的学术地位。

（三）运气学说

运气学说也是中医学的重要组成部分，它主要是研讨气象变化规律及其对生物界的影响，特别是与人体生理、病理的关系，以便采取适应措施。

1. 全面地研究和分析运气学说的理论和基本内容

虽然中医界对那些程式性的内容尚不能给出满意的答案，但也不要轻易否定，要积累大量资料去验证它。从过去的一些对运气学说持否定态度的观点来看，主要是抓着那些程式的东西，机械地和当时当地的气候变化相套，把其中不相适应的方面绝对化，因而提出了“运气不足凭”的结论。这是我们应当特别注意的。所以，我们在学习探讨这一学说时必须全面地加以分析和研究。

2. 对《素问》运气诸篇所论述的内容，要进一步地予以历史性的分析

运气学说的形成时限，其上限有可能是在后汉时期，下限可能是南北朝时期，因而其中涉及的某些问题应历史性地看，如四分历法等，同时现代一些气象学说证实，气象变化的历史状况和现代也有差异。所以必须把它放在一个历史的地位上进行研究。另外，当时中国文化的地域范围，主要是以中原地区沿黄河流域为中心。因此，必须注意这个地域特点。比如说运气学说中的六步历，若在热带就没有意义了。

3. 要时刻注意常气和变气的关系

运气学说的基本内容中，关于司天在泉主气客气主运客运等部分，它的主要组合形式都带有程式化，但这只是运气学说的一个方面。而更为重要的另一方面就是失时反候的问题，应当特别注意，我们在观察气候变化时，一是注意其一般规律，一是注意其反常变化，这是最现实的气象和气候资料，可以为防治疾病提供可靠的依据。

4. 要协同多学科进行研究

运气学说是一门包括多学科的知识体系，因此，必须通过多门学科共同协作，才能达到研究的目的。从其理论方面来看，涉及天文学、历法学、物候学，必须同这些学科共同研究，才能把问题探讨清楚。而在应用方面，必须协同气象学及流行病学的有关部门，获得大量的现实资料，逐步加以验证，才能对运气学说加以客观地评价，并在此基础上发展新医学气象学。

5. 灵活地掌握和运用运气学说

运气学说的许多内容，是我们在医疗实践中经常运用的。如《素问·至真要大论》所谓“诸寒之而热者取之阴，热之而寒者取之阳，所谓求其属也”，王冰注“言益火之源，以消阴翳；壮水之主，以制阳光”已经成为治疗学的一句名言，或者叫格言。《素问·六元正纪大论》所谓：“木郁达之，火郁发之，土郁夺之，金郁泄之，水郁折之，然调其气”，历来医家发挥甚多，可以说是治疗郁证的一个很重要的指导原则。又如《素问·六元正纪大论》中司天在泉之气致病的治疗

原则中的所谓“适气同异，多少制之”“用寒远寒，用凉远凉，用温远温，用热远温，食宜同法，有假者反之”等，都是很有价值的治疗原则。诸如此类内容，在运气诸篇中所具颇多，应当灵活地运用。

对运气学说的基本内容和主要方面应该是中医学宝贵遗产中的一部分。这不仅是由于它有实践价值的内容，而且还在于它有一定的合乎科学的理论。比如前面已经说过的其朴素的唯心主义观点和辩证法思想，使它具有了比较科学的理论基础。又如其“人与天地相应”的整体观，把人体与自然界联成一个整体，强调气候变化对人体的影响，这对我们确立防治措施无疑是十分重要的。再如它的运动观、变化观，认为客观事物大者如天地日月，小者如草木鱼虫等，都有自身的运动和变化规律，在当时的历史条件下就有这样的鲜明观点，十分难得。因此运气学说值得我们进行深入地挖掘和研究，并在医学实践中不断地发扬光大。虽然由于历史条件的限制，其中难免掺杂某些不科学或不完全科学的成分，在历代某些学者认识上也具有一定的片面性，但它毕竟是一份宝贵的遗产，值得我们继承和发扬。

中医治病要善于治未病

所谓治未病，包括两方面的意义：一是在未病之前进行预防，如《灵枢·逆顺》说：“上工刺其未生者也……故曰：上工治未病，不治已病，此之谓也”。就是指好的医生在未病之前，就采取措施以预防疾病的发生。一是在已病之后，预防疾病的传变。如《金匮要略·脏腑经络先后病脉证》说：“夫治未病者，见肝之病，知肝传脾，当先实脾。”就是说，根据病邪传变的一般规律，肝病可以传而至脾，应当充实脾的功能，以免受肝邪。这种既病防变的指导思想，在病变过程中，可以提示医生，采取预防病变的措施，也是非常有意义的。

为了达到治未病的目的，首要的条件是强身，就是说要保持身体健康。正如《黄帝内经》所说“正气存内，邪不可干”“邪之所凑，其气必虚”。这说明疾病形成的重要原因是人体自身抵抗力不足，所以外邪才可乘机致病。根据长期的实践经验，中医学提出了许多强身保健的方法，直到今天仍有现实意义。

节制饮食：包括饮食的数量和质量，在数量方面，不可过饥过饱。过饥则营养缺乏，脏气衰弱，正气不足；过饱则损伤肠胃，即《黄帝内经》所说“饮食自倍，肠胃乃伤”。在质量方面，不必过于追求精细，要适合身体的需要。《素问·脏气法时论》说“毒药攻邪，五谷为养，五果为助，五畜为益，五菜为充，气味合而服之，以补益精气”，就是说食物要五畜（肉类）、五谷（粮食）、五果（水果）、五菜（蔬菜）并用，才能达到补养精气、维持身体健康的目的。若过食肥厚油腻的食品，常可引起消化功能紊乱，肠胃损伤。正如《吕氏春秋》所说的“肥肉厚酒，务以自强，命之曰烂肠之食”。至于所谓名贵药品更不可随意服，服之不当可致脏气失调。因为每一种药品都是取其药性之所偏以纠正人体的病理偏颇，用药不当必然造成人体阴阳新的不平衡，所以不可乱服补品。

适当运动：运动对生命活动有重要的意义。汉代名医华佗曾说：“人体欲得劳动，但不当使极尔，动摇则谷气全消，血脉流通，病不得生，譬如户枢终不朽也。”所以华佗创造了“五禽戏”，效仿五种动物的动作，以加强身体锻炼。太极拳、八段锦、易筋经等，都是很好的运动方法。若贪图安逸，动则车马代步，亦易招致肢体衰退，无助于健康。所以《吕氏春秋》说：“出则以车，入则以辇，务以自佚，命之曰招蹶之机”，就是这个道理。

精神愉快：情志活动是人类的主要特点，人们在日常生活中会有各种影响情志活动的因素，必须正确地对待，不可因情志不遂而导致内伤。所以《黄帝内经》上说“精神内守，病安从来”，就是这个意思。若一味地追求个人愿望，利欲熏心，患得患失，喜怒无常，“不知持满，不时御神，务快其心，逆于生乐”，必然导致“半百而衰”。

练功养气：气是人体最基本的物质基础，是力量的所在和源泉，有着巨大的潜在能量，靠五谷之精华和天地之精气去充养。如《黄帝内经》所谓：“真气者，所受于天，与谷气并而充身也。”古人为了保健，很早便提出了一套练功养气的方法。如《黄帝内经素问遗篇·刺法论》回气吞津疗肾病的方法，即属练功养气之法。从气功在保健和防治疾病中的作用，可证明气在人体的特殊作用。从我国几千年的经验来看，练功养气是很好的保健防病方法之一。不论健康人或患病人，练功能起到一定的保健和治疗作用。

适应四时：人与天相应，四时阴阳的消长，气候变化，都可引起人体生理的变化。因此人们必须适应四时气候的变化，保持人体内外环境的协调一致，方可达到养生、保健的目的，正如《素问·四气调神论》所说：“夫四时阴阳者，万物之根本也，所以圣人春夏养阳，秋冬养阴，以从其根，故与万物沉浮于生长之门。逆其根，则伐其本，坏其真矣。”就是说聪明智慧的人，能遵守四时阴阳变化的规律，春夏季节应合万物之生长以养护阳气，秋冬季节应合万物之收藏以养护阴气，来保护阴阳这一根本。若违背了这一规律，就是动摇了根本，则真气损坏，难以长生。

清洁卫生：从现有古代文献来看，我国人民很早就注意到清洁卫生，以保持身体健康。如对水井的保护、经常洗澡、不吃病死的牲畜肉、清除污水垃圾、灭蚊灭蝇等许多好的卫生措施。

张灿玾不仅于中医学的研究成绩卓著，而且是中国传统文化底蕴深厚、医文俱佳的儒医典范之一。他于医事之余从事诗词歌曲的创作千余首，出版了《不愠居诗稿》《暮村吟草》《琴石书屋医余吟草》等以诗词、散文、歌曲为内容的专著。如他所言：“数十年来为岐黄大业，亦曾游历于海内，广交乎师友。长城内外，大江南北，海岳林泉，大漠边关等处，多曾涉历。诸如山川故迹，古今兴替，犹颇多见闻；而悲欢离合之情，成败利钝之处，亦不乏其事，凡所寄于情者，尝信笔而书。故凡所作，虽寄兴，亦记事也。”他将数十年中之经历见闻，举凡山川形胜、人文史迹、世务人谊、天伦乡曲及个人感慨等，每为之题记抒怀。他所撰的游记和杂说，以中医文化为内容谱写的歌曲和展示古韵风姿的古曲，都达到了较高的水准，显示了其广博的文化知识和渊深的文学艺术修养。

四 临证经验

张灿玾调来山东中医学院之后，虽以教学为主，也承担过卫生部中医司下达的古籍整理任务。教学之余，还多次在附属医院门诊带学生实习，1964 年在济南市传染病医院中医科工作，兼带学生见习。“文革”期间，他在济南钢铁厂卫生所边讲课边应诊，曾多次带学生去外地医院实习和下乡巡回医疗。“文革”后，他虽在行政岗位任职多年，并再次接受国家中医药管理局的中医古籍整理重点课题，但他始终不曾放弃临床应诊。他一般只能在暇时于家中为患者看病，而且始终坚持多科应诊、博采众家之长。

张灿玾在高校工作时期，在中医理论、中医文献、中医临床及中国传统文化的研究方面均有较大的提高，特别是综合知识方面的修养，促进和带动其临床技术更加理论化，在理论与实践结合、继承与发展并重的基础上，形成了他颇具特色的诊疗思想与治学思想。现举例如下。

1. 辨证宜多面化，临证宜个性化

中医学术流派纷呈，就外感来说，有六经辨证、三焦辨证、卫气营血辨证之别；在内伤来说，有脏腑辨证、经络辨证，又有通行之八纲辨证等。内科病方面，更是学派众多，既有金元四大家别具特色，又有明代温补学派盛行一时；外科方面，有全生派、心得派、正宗派等，每一派均有自己的长处与特点。张灿玾认为不应固守一家，宜博采众长，兼收并蓄。若某病是某派擅长的，则宜选用。治疗选方应扬长避短，根据病证的情况选择用药。他临证时既用经方，也用时方，据病情灵活选用。此所谓“辨证宜多面化”。此外，临证宜个性化，同样一种疾病，在不同体质的人身上发病，其症状表现、发展、转归均有所不同，故治疗时应因人而异。如同为感受风寒之证，在阳盛与阳虚的人身上发病，在年老与壮年之人及小儿身上发病，其发病特点、转归均不同，不可固守一方，应灵活辨证施治。故学术可以分派，医者不可守派。

2. 治病宜标本兼顾，急则治其标，缓则治其本

张灿玾认为，疾病的发展变化是十分复杂的，应分清主次缓急，采用急则治其标、缓则治其本或标本兼顾的原则进行治疗。有些疾病，如咳喘、大出血、剧痛、高热等，若不及时治疗，会危及患者生命，应采用急则治其标的原则进行治疗。待病情相对稳定后，再考虑治疗本病。有些疾病，标病不急，可采用治本或标本兼顾的原则进行治疗。对于久病之人，应以脾胃为本，因脾胃是后天之本，若是脾胃受伤，则化源不足，疾病则迁延难愈。如张老尝治一老年男性病例，旧有慢性咳喘病，时发时止，今猝发喘甚，气促急不得卧，面青唇紫，胸闷，痰不出，舌暗红苔白而厚腻，脉沉涩。此肺气不宣，湿痰壅滞于肺，呼吸不畅，气道被阻，势颇危急，急予开痰利气，以缓其急。

3. 用药如用兵，治病如执政

张灿玾认为，用药如用兵，治病如执政的思想，早在《黄帝内经》中已有多处论及。治病用药如用兵，犹如排兵布阵，进退有章有法；治病又如执政，有王

道与霸道之分。所谓王道，在于行教化，施仁义，以儒家为代表。所谓霸道，霸道持力，在于行惩戒，施威慑，以法家为代表。陈士铎将其引入中医治疗中，谓："补正祛邪，王道也；单祛邪不补正，霸道也。补正多于祛邪，王道之纯也；祛邪多于补正，霸道之谲也。补正不敢祛邪，学王道误者也；祛邪又敢于泻正，学霸道之忍者。"对于外感实邪或热毒炽盛，正气不虚者，应用霸道；内伤多为七情所伤，饥饱劳役，日积月累，正气日渐削夺，其来渐，其势缓，其伤深，应用王道进行治疗。王道荡荡，看之平常，用之奇妙，日计不足，岁计有余，日久必收奇功，此王道之法也。如治荣成崂山屯村老年男性王某某案，即用霸道法。患者于左股阴部，猝发一肿疡，漫肿无头，红紫疼痛，行走不便，别无他证，身体康健，舌红苔黄，脉沉数。此股阴疽也，皆热毒结聚而成。当重用清热解毒之药，以破阳结。

4. 用药须注重双向及多向配伍

人体健康是一种阴平阳秘的状态，此为阴气平和，阳气固密，阴阳平和协调保持相对平衡。故张灿玾用药注重药性辛苦升降的平衡。注重补中有泻、泻中有补，散中有敛、敛中有散，辛开苦降并用。如治章丘男婴儿高某某泄泻案。患者始患泄泻，治无效，复来济南住某某医院用西法治疗，数日后，仍无效，遂求诊，患者系未满周岁之婴儿，尚在哺乳期，大便稀溏，次数较多，稀便中夹杂未消化之食物残渣及乳瓣。体质较弱，精神不振，舌红苔薄白，脉沉细。此当系素体较弱，平日之乳食调节失当而损及脾胃，致胃肠消化及运化之功能不足，水食之分化功能失调，引发泄泻，当以甘温平和之剂，以温补脾胃，佐以消导之药，以化其余滞，则不必止泻，泻可止矣。

5. 治病善治人

张灿玾认为，治病应详细询问患者的病情，决不可"相对斯须，便处汤药"。医生治疗疾病是一个双边活动，不仅医生应认真负责，还应善于做患者的思想工作，争取患者的合作。有的病是由情志方面的原因引起的，此时更应注意对患者情志的疏导，情志因素解决了，患者甚至可不药而愈。此即"治病善治人"。

五 典型医案

张灿玾生于中医世家，自幼随祖父与父亲学医。他独立行医以来，积累了大量的临床经验和病案，涵盖内外妇儿各科之病证。仅举数例，以示中医辨证施治之特色。

（一）各科常见病、多发病

1. 感冒

张某某，男，中年，济南某企业职工，因“感冒发热”求诊。经医院诊查为甲型流行性感冒，遂予打针服药，数日不解，头痛尤甚，体温在40℃左右，少汗，喉部不适，咳嗽不减。电话咨询，求为诊治。此冬温为病，非一般流行性感冒也。

辨证思路：其热邪稽留气分，持续不解，当以辛凉重剂，佐以清热解毒，透热转气，从汗而解也。

处方：柴胡 15 g，葛根 10 g，金银花 20 g，连翘 15 g，荆芥 10 g，生石膏 12 g，杏仁 10g，川贝母 10 g，牛蒡子 6 g，薄荷 6 g，前胡 10 g，白前 10 g，桔梗 10 g，藿香 10 g，菊花 15 g，生甘草 6 g。水煎温服。

电话告知，服上方 1 剂后，即汗出津津，热即见退；继服 2 剂后，热退咳减，因公务繁忙，即上班矣。

按语：此证起似感冒，然热多上受，初起在表不解，迅即入里犯肺，即叶天士所谓“温邪上受，首先犯肺”。此所言“温邪”，实为“瘟邪”也。瘟与疫同，病则互相染易，缠绵不解。始在皮毛，迅即内化入肺或入胃肠，外在三阳之经。头痛、身痛者，邪在太阳也；呕恶吐泻者，邪在胃肠，属阳明也；寒热往复者，邪留少阳也；喉痛不适者，肺气不宣也。故初起即见多变之势，治当综合以调之，切勿拘泥。然药之寒温轻重，亦必有度，当慎重处治，以应其变。又本病发时，虽大致相似，然人体有强衰，病性有轻重，病程有长短，耐受有大小，故仍当坚守辨证施治，人自为方，千人一方，未必上策也。

今岁入冬以来，气候寒暖多变，每逞大起大落之势，胜气之余，犹有复气，寒温交发，冷暖交替，凡此非时之气，必挟疫气为病。

详《伤寒论》伤寒例云："冬时严寒，万类深藏，君子固密，则不伤于寒。触冒之者，乃名伤寒耳。其伤于四时之气者，皆能为病。以伤寒为毒者，以其最成杀厉之气也。"又云："是以一岁之中，长幼之病多相似者，此则时行之气也。夫欲候知四时正气为病，及时行疫气之法，皆当按斗历占之……其冬有非节之暖者，名曰冬温。冬温之毒，与伤寒大异……"

据上所述，东汉时人们已认识到四时发生之热病，除六淫致病外，尚有存于大气中之毒气或异气，具有一定的流行与传染性，故名之疫病或时行病，与后人所谓之一般感冒或伤风不同。其发于冬季者，亦可谓之"冬温"或"冬疫"。其病情演变与治疗方法也有一定差异，故需注意。

2. 肺结核大吐血后

张某某，男，中年，荣成二里周家村，因"肺结核大吐血"求诊。患者在上海某医院工作，因肺结核大吐血就医，经医院抢救，已度过危险期，病情稳定，允其出院治疗休养，经其家属护送回乡，拟请张灿玾之祖父以中医治疗，因其祖父年事已高，由他往诊，据云已经医院确诊，因肺结核暴发吐血后肺空洞、气胸，每日下午有低热，气短无力微咳，胸痛，食欲缺乏，舌淡红，苔薄黄而干，脉浮缓无力。

辨证思路：此系大吐血后耗津伤气，导致气阴两伤，肺失润养，胸中血络气肺均遭损伤也，当养阴清肺、益气生津法为治，取喻氏清燥救肺汤加减。

处方：麦冬 15 g，天冬 9 g，黑芝麻 9 g，炒杏仁 4.5 g，石膏 6 g，党参 6 g，霜桑叶 9 g，川贝母 6 g，阿胶（烊化）6 g，甘草 3 g。水煎温服。

二诊：服上方两剂后，自觉胸部舒适，呼吸顺畅，无异常变化，病情已有转机。效不更方，遂以原方继服。

三诊：服上方数剂后，已有好转，午后热减，胸痛亦轻，舌体见润，活动有力，食欲增加，脉象较有力，按方继服。

经近 3 个月的治疗，始终未更方，诸症渐减，体力不断增强，服至 50 剂，病情已基本恢复，遂亲自登门致谢，告别归沪。归后来信告知，经医院复查认为在短期内恢复如此之好，实出意外。

次年春，病情小有反复，再归求诊。经查，木火刑金。曾治肺痨病多人，在春季木气正盛之时，木能生火，火则克金，易致反复。遂据病情再为调治月余，病情稳定，复归。

3. 胃痛

马某某，女，成年，济南市，因“胃部不适十年有余”求诊。始诊为胃窦炎，曾多次服用中西药而未愈。每劳累过度则易犯，犯时先不适，后痛甚，胃酸过多，痛甚易吐，呕吐物酸甚，痛引胁下，胀及满腹，大便正常，面色白而无华。舌绛，苔白微干，脉中沉取无力，浮取有弦象。

辨证思路：此为脾胃虚弱，肝气犯胃，当以调肝理脾和胃为法。

处方：黄芪 10 g，炒白芍 15 g，桂枝 6 g，陈皮 10 g，制半夏 15 g，茯苓 10 g，砂仁 6 g，鸡内金 10 g，甘松 10 g，佛手 10 g，苍术 10 g，川厚朴 6 g，炙甘草 3 g，生姜 3 片。水煎温服。

服上方 3 剂后，电话告知，自觉效果很好，唯第 1 剂服后，因淋雨而痛 1 次，后即未再痛，其他症状亦均减轻，遂嘱以原方再服几剂。

二诊：继服前方 5 剂后，各种证候均已大减，身体状况亦有所好转，食欲及消化能力均可。大便正常，舌红苔后部微黄，脉沉取无力，中取弦象明显。此肝气克犯之现象已有所缓解，脾胃之运化能力亦有所恢复。

处方：前方去甘松、苍术、厚朴，加藿香 10 g，广木香 10 g，太子参 10 g。水煎温服。

（二）疑难病与危重症

张灿玾在多年的临床医疗工作中，亦救治过许多疑难病与危重病患者，现仅举数例。

1. 肺痈

李某某，男，中年，荣成县李家屯，因“咳嗽、发热，延治病情加重”求诊。

始患咳嗽，有时痰中有血，发热，时已近春节，曾延医诊治，打针服药，效不明显，病情有加重之势，医者告以病情危重，举家慌恐。时已届腊月三十，特烦其村党支部书记请张灿玾前往诊治。患者卧床不起，面色憔悴，咳频作，痰色黄，有时带血或脓样物，味臭恶，胸部隐痛，呼吸迫促，身热，不思饮食，二便无异常，口干舌红苔黄，脉浮数有力，此先由外感引发，肺气不宣，邪郁于肺，酝酿化热，伤及血络，欲作肺痈。时已无表证，急宜清肺解毒，兼护肺阴，免致火灼。

处方：玄参 12 g，金银花 15 g，麦冬 10 g，当归 10 g，白芍 10 g，薏苡仁 10 g，生甘草 6 g。水煎温服。

二诊：服上方 2 剂后，病情减轻，咳少，血痰未再见，脉象亦有平稳之势，可继服此方。

三诊：继服前方 2 剂后，病情已大见好，咳已减轻，脓痰少，身热退，精神好转，食欲增加，脉浮数而不躁，为胃气来复之象，病无险情矣，遂以本方继服至 10 余剂，遂愈。

按语：肺痈之病，早在《金匮要略》中已列为专病，且有方论二首，其证以咳血吐脓血为特点，治以排脓为主，其后，唐代名著《千金方》《外台秘要》中各载仲景及后世治是证方论若干首，在治法方面，继承仲景之外，可见有新的发展，如《外台秘要》卷十“肺痈方”九首，有《古今录验》方四首，其中桔梗汤与生地黄汁汤方，俱有生地黄、当归二药，为理血养阴药。

又详《诸病源候论》一书，虽未列为专病，然在卷十四“咳嗽候”中有“咳嗽脓血候”云：“咳嗽脓血者，损肺损心故也。肺主气，心主血，肺感于寒，微者则成咳嗽，嗽伤于阳脉，则有血，血与气相随而行，咳嗽极甚，伤血动气，俱乘于肺，肺与津液相搏，蕴结成脓，故咳嗽而脓血也。”此候所论，实则肺痈之病因病机也。

在治疗方面，宋人著作中在继承前人经验的基础上，又注意到用清泄肺热之药，如黄芩、桑白皮等。待至清代《石室秘录》一书中，强调重用具有清热解毒作用的金银花，具有重要意义。因此，对肺痈的治疗，当以排脓祛痰、养阴凉血、清热解毒三法为主要治疗原则。

2. 蛛网膜下腔出血

张某某，男，中年，荣成下回头村，因“蛛网膜下腔出血”求诊。

1982 年，因受刺激，头晕头痛不起，遂去县医院住院治疗，初步诊断为脑血管疾病，具体是何病，尚未确诊。发病 5 日，头痛甚，语言謇涩，肢体软瘫，因颅内压增高，每日注射甘露醇，以缓解头痛，经建议，请某医院医生会诊后，确诊为蛛网膜下腔出血，是时患病已 7 日矣，7 日来不曾大便，头痛甚，舌强不能言，肢体瘫软，舌红苔厚焦黄，脉沉数有力。病情十分危急，经主管医生同意，加服中药，遂与中医科主任商定一方，以平肝息风、泻火通便为法。

处方：钩藤 15 g，菊花 15 g，龙胆草 6 g，黄连 6 g，枳实 10 g，厚朴 10 g，大黄 10 g（后入），芒硝 10 g（后入）。水煎温服。

服 1 剂后，头痛减轻，精神较安。服 2 剂后，大便通，始能言语，精神平静。舌苔焦干已轻，可少进饮食，脉亦较沉弦。此上炎之火已有减弱之势，当继守釜底抽薪之法，趁势平息之。服至 5 剂后，头已不痛，口能言，精神清爽，已可进食，大便每日 1 次，不燥不泻，肢体能自由活动，舌苔渐退化。

服至 7 剂后，始可下床活动，病情已稳定，火势已大减。当以清肝泄热、活血通络法为主。

处方：钩藤 15 g，菊花 15 g，龙胆草 6 g，黄连 6 g，赤芍 10 g，牡丹皮 6 g，生栀子 10 g，厚朴 10 g，枳实 6 g，大黄 6 g（后入）。水煎温服。

服上方 1 周后，病情已有极大好转，可以下床自行活动，遂出院。经检，头痛已愈，肢体全可自由活动，大便正常，饮食如故，舌红，焦黄苔已退，唯语言少感迟涩，身感无力，脉沉弦，是肝火已息，经脉已通，气血运行已无大碍。唯脑部血络，因出血之后，必有局部瘀阻，需逐渐恢复，肝肾亏损，亦自必然，且此病若不精心调治，亦易再发，当下之治，当以滋阴平肝活血通络，进一步做善后之治，方保无虞。

处方：生地黄 15 g，当归 15 g，白芍 15 g，牡丹皮 6 g，赤芍 10 g，钩藤 15 g，鸡血藤 15 g，牛膝 10 g，丝瓜络 10 g，桑枝 15 g，石菖蒲 10 g，秦艽 10 g。水煎温服。

按此方加减，耐心调治休养达半年之久，身体已基本恢复，唯精神反应稍见迟钝，归乡后，继续进行农业劳动，至今已二十余年，亦幸事也。

按语：本病始发，由于未能及时确诊，延误时日，病情加重，导致险情，及至确诊，发病已达 7 日，遂成风火上炎，几成燎原之势，火伤经络，动血劫阴，上滞神窍，下闭谷道，经络运行受阻，肢体瘫痪难动。

为今之势，若风火之熊熊，亦若沸汤之滚滚，若甘露之点滴，犹杯水之救车薪，若清凉之降炎势，亦扬汤而止沸，皆无济于事。故必用苦寒以直折火焰，加苦泻而釜底抽薪，方可煞其火热，断其火源。遂以黄连解毒汤与大承气汤组合加减而服，服两剂后，大便遂通，则上炎之火势立减，火势减后，沸腾之血亦渐止矣。连用数剂，风火虽弱，而其余气，尚难顿息，瘀滞之气血，亦难立畅，灼伤之津液，亦不可能尽复，故需再以滋阴平肝、活血通络之法，以平余邪，以养损伤，使经络尽通，气血畅行，则肢体之运作自行矣。

由于本病既伤脑络，又损经脉，若不尽心调治，则极易复发，故特予较长时间的调养，以固本元，始收较为满意之效果。

六 经验方

1. 感冒

述古

感冒系感受风寒暑热等外邪引发之疾病，邪气多自皮毛或口鼻而入，轻者常见鼻塞、流涕、喷嚏、头痛、恶风等症。重者则有发热、恶寒、无汗、咳嗽等症。若治不及时，则可发生诸多变证，若迁延失治，亦可留下诸多后遗症，甚至终身难愈。故对此证，不可小视。

感冒之病，古籍早有论述，自《黄帝内经》《伤寒论》及本草、病源、方书类著作，均有所论及，唯名称及病候，尚无统一或规范之论证。至宋代始，渐以“感冒”或“伤风”命名者为法，后世沿用者遂众。清以后医籍，此病称感冒者渐多，一者沿袭宋以后人称谓，一者译著西学医籍，亦称感冒。

“感冒”者，感受、冒犯风寒等引发以发热恶寒、头痛身痛为主症之外感类疾病。

病因病机

感冒皆因六淫之邪及时行疫气所致。如《伤寒论·伤寒例》引《阴阳大论》云：“凡时行者，春时应暖而复大寒，夏时应大热而反大凉，秋时应凉而反大热，冬时应寒而反大温，此非其时而有其气，是以一岁之中，长幼之病多相似。此则时行之气也……夫欲候知四时正气为病，及时行疫气之法，皆当按斗历占之。”

所谓非时之气者，四时之气候，至失其时序，或至失其常态，人体正气难能适应时，则感而为病。疫气者，成无己注谓：“疫者，暴厉之气。”《黄帝内经素问遗篇·刺法论》云：“黄帝曰：余闻五疫之至，皆相染易，无问大小，病状相似。”

据上述诸说可证，感冒犹隋、唐时如《诸病源候论》《外台秘要》等书中所谓“天行病”或“时气论”中一种也。其发病有以下特点：①其主病候，不问长幼皆相似；②病因皆系外因，除非时气之外，尚有疫气；③有不同程度的传染性与流行性。

感冒之感染途径，主要有两个方面，一者外感，一者上受。外感者，由皮毛而入；上受者，由口鼻而入。外邪自皮毛而入，则可致营卫不和，皮毛又为肺之外合。故皮毛不合，亦可致肺气不宣，肺之上窍不利。皮毛犹肌表之属，亦三阳脉之外门所在，外邪犯于肌肤亦可致三阳开合失度，故寒胜气闭者，常为毛孔闭塞，风胜气疏者，常为毛孔开放。

辨证立法

感冒之病候，虽曰长幼相似，此大致言之，若具而言之，常因季节、年龄、体质、邪气、病位等不同，则病情每自有别。约而言之，除一般病候外，可见以下辨证特点。

风寒外束，常见憎寒，壮热，头痛，身痛，无汗，舌红，苔白，脉浮紧。治宜辛温发汗。

风热外袭，常见发热，恶风，头身不适，微汗或虽有汗而病不解，舌红，苔白厚或微黄，脉浮数。治宜辛凉解表。

风热上受，肺气不宣，轻者常见咳嗽、喉痒或咽痛，发热，头身不适，有汗或无汗，舌红，苔白或微黄，脉浮数。治宜辛凉解表、轻清宣肺；重者咳甚，痰黄，气逆声浊。治宜辛凉宣肺，清热解毒。

风温夹湿，邪犯上焦，常见咳嗽，痰稀白，胸闷气逆，舌红苔白腻或黄腻，脉沉数或浮滑。治宜辛开宣泄，芳香化湿。

湿热犯中下二焦，常见脘腹不适，呕恶或泄泻，头痛身重，舌红苔黄腻，脉浮缓或滑数。治宜辛泄疏散，芳香化湿。

风寒外束，太少合病，常见憎寒壮热，往来发作，胸胁不适，头痛，身痛，舌红苔白，脉弦数或浮紧。治宜辛开疏泄，透邪外出。

风寒外束，三阳合病，常见憎寒壮热，口渴肌热，无汗或汗出不畅，舌红苔黄而干，脉浮数有力。治宜辛凉与辛开并用，透热外泄，化汗解表。

热郁化火，炎上灼津，常见壮热恶热，口舌溃烂，舌干口渴，面红目赤，头痛头晕，舌红苔黄，脉洪数。治宜苦寒直折兼辛凉解热，若口舌溃疡，宜兼用清热解毒。

常用方选

（1）加味麻黄汤：治风寒感冒表实无汗。

麻黄 5 g，桂枝 6 g，炒杏仁 6 g，荆芥 6 g，桔梗 6 g，薄荷 3 g，甘草 3 g（以上所定剂量，仅按常规用量，临证处方，应根据个体病情，自为增减，下同）。水煎服。

（2）加减羌活汤：治风寒感冒，头痛身体无汗或微汗。

羌活 6 g，防风 6 g，白芷 6 g，细辛 3 g，川芎 5 g，独活 6 g，麻黄 3 g，桂枝 6 g，甘草 3 g。水煎服。

（3）银翘散：治风热感冒，邪留肌表。

金银花 15 g，连翘 9 g，桔梗 6 g，淡竹叶 3 g，荆芥 9 g，淡豆豉 6 g，芦根 6 g，牛蒡子 6 g，薄荷 6g，桔梗 6g，甘草 3g。水煎服。

（4）加味桑菊饮：治风热感冒，热在上焦者。

桑叶 6 g，菊花 9 g，连翘 6 g，薄荷 6 g，桔梗 6 g，炒杏仁 6 g，牛蒡子 6 g，芦根 6 g，金银花 9 g，甘草 3 g。水煎服。

（5）解表宣肺饮（仿陈平伯“凉解表邪”法定）：治风热感冒，邪热犯肺者。

金银花 9 g，薄荷 6 g，前胡 6 g，白前 6 g，桔梗 6 g，桑叶 6 g，牛蒡子 6 g，川贝母 6 g，连翘 6 g，炒杏仁 6 g，甘草 3 g。水煎服。

（6）加味麻杏石甘汤：治感冒上受犯肺，郁热不解者。

麻黄 6 g，炒杏仁 6 g，石膏 15 g，桔梗 6 g，金银花 15 g，川贝母 6 g，瓜蒌皮 9 g，连翘 6 g，甘草 3 g。水煎服。

（7）加味香薷饮：治暑热感冒，表实无汗者。

香薷 6 g，藿香 9 g，佩兰 6 g，金银花 10 g，荆芥 9 g，扁豆花 10 g，薄荷 6 g，连翘 6 g，竹叶 6 g，川厚朴 6 g。水煎服。

（8）藿香正气散：治湿热感冒，邪犯中下焦者。

藿香 12 g，茯苓 9 g，紫苏 9 g，大腹皮 9 g，炒白术 9 g，制半夏 9 g，白芷 6 g，陈皮 6 g，厚朴 6 g，桔梗 6 g，甘草 3 g。水煎服。

（9）柴胡桂枝汤：治风寒感冒，邪犯太、少二阳经者。

柴胡 9 g，桂枝 6 g，黄芩 6 g，党参 6 g，制半夏 6 g，白芍 6 g，甘草 3 g，生姜 3 片，大枣 3 枚（去核）。水煎服。

（10）柴葛解肌汤：治四时感冒引及太阳、少阳、阳明三阳合病者。

柴胡9 g，葛根9 g，羌活6 g，白芷6 g，桔梗6 g，赤芍6 g，黄芩6 g，石膏9 g，甘草6 g（若下利，或服后下利者，去石膏）。水煎服。

（11）防风通圣散：治表里同病，外证表邪不退，内证大便不畅者。

防风6 g，荆芥6 g，连翘6 g，麻黄5 g，薄荷6 g，川贝母6 g，当归6 g，白芍6 g，白术6 g，栀子6 g，石膏9 g，大黄6 g，芒硝6 g。水煎服（或为散剂，每服6 g，早晚各1次）。

（12）二陈宁嗽饮（自拟方）：治湿邪犯肺，肺气不宣，咳逆不止者。

陈皮9 g，制半夏9 g，茯苓9 g，金银花15 g，川贝母6 g，桔梗6 g，炙枇杷叶6 g，白前6 g，前胡6 g，旋覆花6 g，甘草6 g。水煎服。

（13）桂枝汤：治感冒表虚证，微热恶风汗出不愈者。

桂枝9 g，白芍9 g，甘草6 g，生姜3片，大枣3枚（去核）。

阳虚加制附子3 g，气虚加黄芪9 g，血虚加当归9 g。水煎服。

（14）宣肺通窍饮：治轻型感冒，鼻塞流涕，咽喉不适者。

麻黄3 g，炒杏仁6 g，细辛5 g，桔梗6 g，牛蒡子6 g，薄荷6 g。水煎服。

（15）银翘甘桔汤（自拟方）：治感冒上受，热结咽喉者。

桔梗9 g，甘草6 g，蝉蜕6 g，僵蚕6 g，马勃6 g，薄荷6 g，牛蒡子6 g，重楼6 g，升麻6 g，连翘12 g，金银花15 g。水煎服。

（16）大青龙汤：治风寒感冒，表里俱实者。

麻黄6 g，桂枝6 g，炒杏仁6 g，石膏9 g，甘草6 g，生姜3片，大枣3枚。水煎服。

（17）玉屏风散合桂枝汤：对气血虚弱适应能力较差者，常服此方，有一定预防作用。

黄芪15 g，白术9 g，防风9 g，桂枝9 g，白芍9 g，甘草6 g，生姜3片，大枣3枚（去核）。水煎服。

用药配方注意事项

（1）感冒初起，大多为邪气外束，毛孔闭塞，故当从汗解，以辛开发散为主，切忌苦寒沉降之药，不利于邪气外出。

（2）风寒外束，辛温发汗重剂用麻黄时应慎重，特别对肝阳上亢及心、肺气虚型患者，尤当注意。此在《金匮要略·痰饮咳嗽病脉证并治第十二》中，仲景已有明训："麻黄发其阳故也"。

（3）温邪上受，入喉犯肺，邪尚轻浅，咳嗽喉痒者，可遵叶天士与陈平伯先生法，以宣肺为主，用药宜轻灵疏泄为上，不可用苦寒重剂。

（4）寒束较重，无汗畏寒，头身痛重，除以辛温解表外，可加羌活、独活、防风等药，不仅有助于发汗之力，亦有祛风止痛之功，效更佳。

（5）若邪热持续不退者，多系从阳化热，内合阳明者，应适当加用辛寒之药，仍从汗解。以热郁至极，需得辛寒，方可化汗也。但用石膏时，需根据体质强弱，斟酌用量。若体虚之人，用之过量，亦可导致便溏，腹中寒故也。

（6）凡感冒夹湿，无论胃肠有无证状，因湿性腻滞，均不易疏泄，又不可加用苦寒，宜用藿香、佩兰等芳香化湿之品，方可化解。

（7）若老年体虚之人，用发汗药宜适量，以防汗多亡阳。凡体虚不易作汗者，宜酌加人参、黄芪等药，以助其气化之力。

（8）若邪入较深，病情较重，或误治坏证等，当参照有关学科治法，临机处治，兹不烦述。

2. 参苓白术散治脾虚泄泻

参苓白术散一方，原出于《太平惠民和剂局方》，治脾虚泄泻。张灿玾家中三世业医，经多次使用，只要辨证准确，效颇佳。现根据个人多年临床体验，做一介绍。

方源：《太平惠民和剂局方》卷之三治一切气门“绍兴续添方”。

参苓白术散：治脾胃虚弱，饮食不进，多困少力，中满痞噎，心忪气喘，呕吐泄泻及伤寒咳噫。此药中和不热，久服养气育神，醒脾悦色，顺正辟邪。

莲子肉（去皮）、薏苡仁、缩砂仁、桔梗（炒令深黄色）各一斤，白扁豆（姜汁浸，去皮，微炒）一斤半，白茯苓、人参（去芦）、甘草（炒）、白术、山药各一斤。上为细末，每服二钱，枣汤调下，小儿量岁数加减服。

后世医籍多有引用此方者，《张氏医通》卷十六祖方载：“参苓白术散（《局方》一名参术散），治胃虚喘嗽，大便不实。”治大便不实基本方，“每服四五钱，加姜枣煎服”，较《局方》之差异，除用量增大之外，是以姜枣煎汤服。而且所言主治，亦小有差异。清代乾隆年间，御编《医宗金鉴》之杂病心法要诀泄泻门载列本方治脾泄。可见本方对脾虚泄泻尤为后世医家所采用。

病案举例

凡有明显脾虚表现者，如食后不久即大便稀溏，或每日大便次数较多而稀溏者，或大便稀溏而又带有未消化好的食物残渣者，或便溏而完谷不化者，或大便溏甚而难以控禁者，另见舌苔白滑，脉象较弱者，均可视为脾虚而用本方。

病案 1：王某某，男，青年。

主诉：饭后不久即需大便，大便稀溏，食欲及消化能力均正常，体质亦无改变。诊时舌苔薄白，脾脉沉弱。此乃脾虚所致，中气升提之力不足，故而食后不久即大便稀溏。用参苓白术散原方，先服 2 剂，药效明显，食后大便在体内停留的时间延长，且大便稀溏的程度也有所减轻。继服数剂而愈。

病案 2：陈某某，女，银行离休干部。

患者素有糖尿病、高血压、冠心病、心房颤动等老年性疾病。本次因感冒高热住某医院，除服用西药外，加用中药金银花、连翘、大青叶、苦参、黄连等大剂量苦寒药，导致患者严重泄泻，日一二十次，近似滑泄的程度，不及入厕。经检视，患者已极度虚弱，舌苔白滑，脉象促结之脉频繁出现，且沉弱无力。此病原是外感引起，病在太阳，本应辛散解表，而医者却予以大剂量的苦寒沉降药，致患者出现脾胃虚寒之太阴里证。由于脾胃虚弱已甚，务当先顾护脾胃，兼收滑脱。以其外邪尚未全解，用方当以平和为法，且肠胃中腐恶之气未尽解除，不可顿收，故用参苓白术散加鸡内金、炒乌梅、煨肉蔻，水煎服。服 1 剂后，电话告知，药已生效，对大便有一定的控制能力，次数亦有减少。遂嘱以原方继服，未几日即愈。

讨论：明代吴昆《医方考》卷之四脾胃门收是方，但无姜枣。云："脾胃虚弱，不思饮食者，此方主之。"解曰："脾胃者，土也。土为万物之母，诸脏腑百骸受气于脾胃而后能强。若脾胃一亏，则众体皆无以受气，日见羸弱矣。故治杂证者，宜以脾胃为主。然脾胃喜甘而恶苦，喜香而恶秽，喜燥而恶湿，喜利而恶滞。是方也，人参、扁豆、甘草，味之甘者也。白术、茯苓、山药、莲子肉、薏苡仁，甘而微燥者也。砂仁辛香而燥，可以开胃醒脾。桔梗甘而微苦，甘则性缓，故为诸药之舟楫，苦则喜降，则能通天气于地道矣。"吴昆对本方所做的方解，其言甚当。本方对脾胃虚弱所致之泄泻，甚见稳妥之功。此方原以四君子汤为本，为调补脾胃的王道之剂，方中诸药，无峻烈之气，无致邪伤正之嫌。外加薏苡仁、扁豆等，颇具健脾除湿之功。山药、莲子肉性皆平和，既可怡养脾胃之气，又具

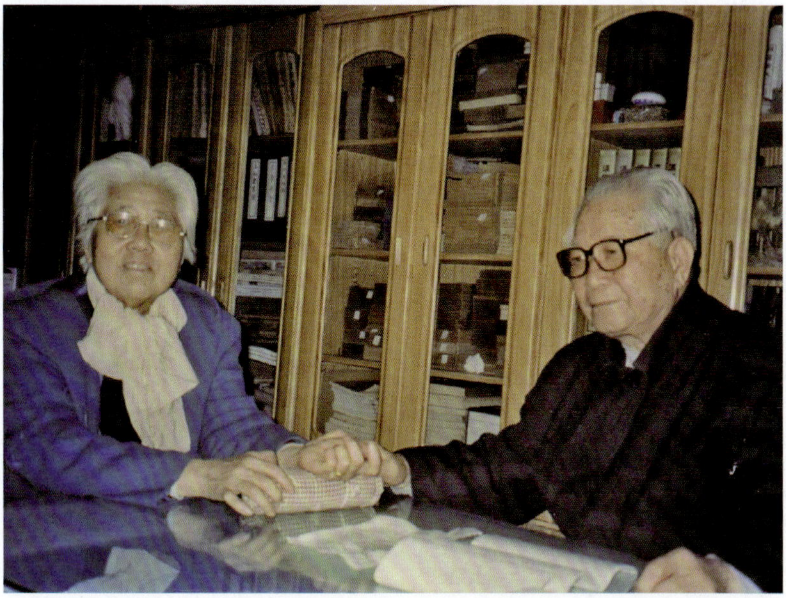

张灿玾诊病（一）

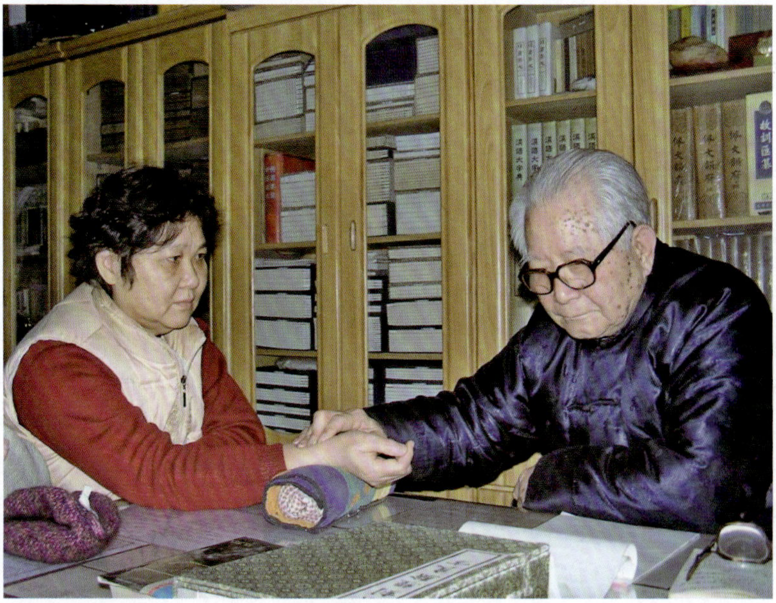

张灿玾诊病（二）

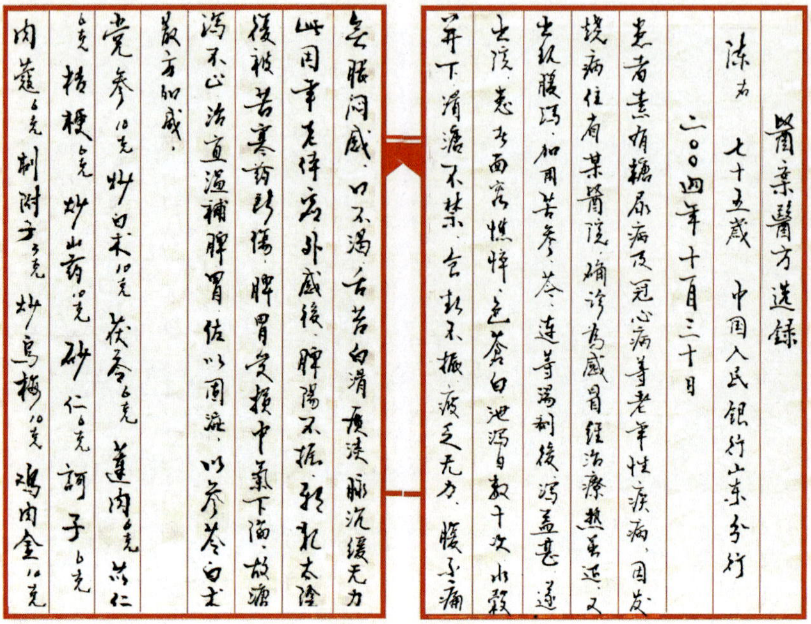

医案医方选录

陈右　七十五岁　中国人民银行山东分行

二〇〇四年十月三十日

患者素有糖尿病及冠心病等老年性疾病，因发烧病住省某医院，确诊为感冒，经治疗热虽退，又出现腹泻，加用黄芩、黄连等苦寒剂后，泻益甚，遂出院。患者面容憔悴，色苍白，泄泻日数十次，小腹并下，滑泻不禁，食欲不振，疲乏无力，腹不痛，至腹胀闷感，口不渴，舌苔白滑质淡，脉沉缓无力。此因本在住院外感后，脾阳不振，正气太虚，复被苦寒药所伤，脾胃受损，中气下陷，故滑泻不止。治宜温补脾胃，佐以固涩，以参苓白术散方加减。

党参10克　炒白术10克　茯苓6克　莲肉6克　苡仁6克　桔梗6克　炒山药10克　砂仁6克　诃子6克　肉蔻6克　制附子5克　炒乌梅10克　鸡内金10克

张灿玾手迹（一）

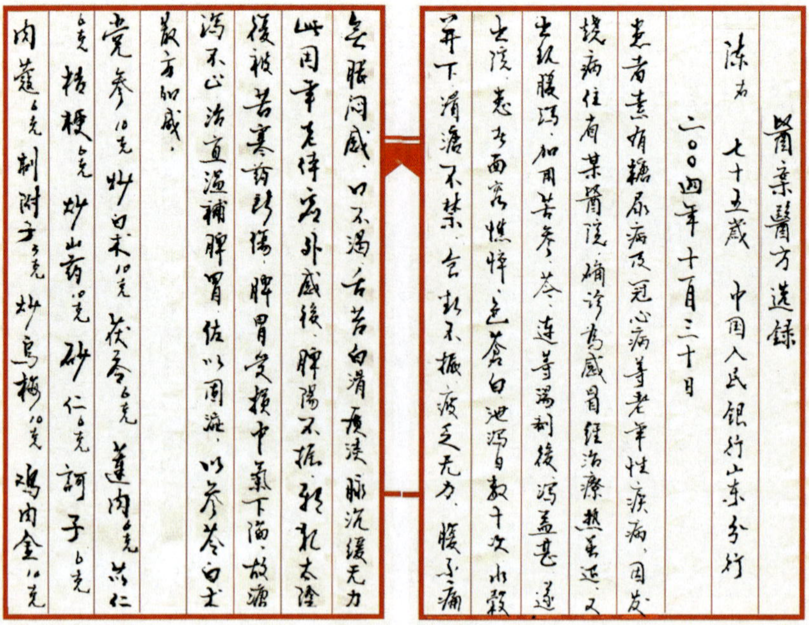

医案医方选录

陈右　七十五岁　中国人民银行山东分行

二〇〇四年十月三十日

患者素有糖尿病及冠心病等老年性疾病，因发烧病住省某医院，确诊为感冒，经治疗热虽退，又出现腹泻，加用黄芩、黄连等苦寒剂后，泻益甚，遂出院。患者面容憔悴，色苍白，泄泻日数十次，小腹并下，滑泻不禁，食欲不振，疲乏无力，腹不痛，至腹胀闷感，口不渴，舌苔白滑质淡，脉沉缓无力。此因本在住院外感后，脾阳不振，正气太虚，复被苦寒药所伤，脾胃受损，中气下陷，故滑泻不止。治宜温补脾胃，佐以固涩，以参苓白术散方加减。

党参10克　炒白术10克　茯苓6克　莲肉6克　苡仁6克　桔梗6克　炒山药10克　砂仁6克　诃子6克　肉蔻6克　制附子5克　炒乌梅10克　鸡内金10克

张灿玾手迹（二）

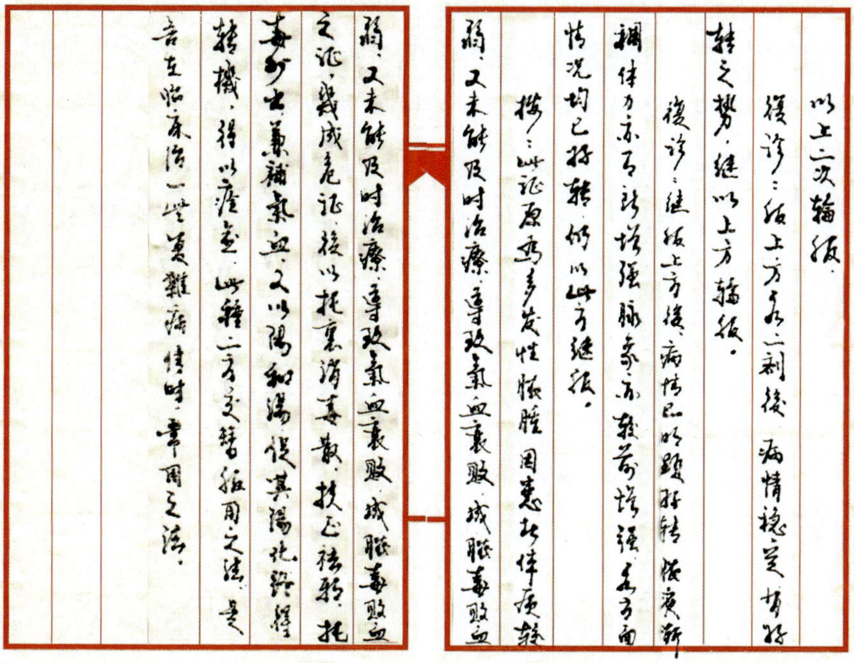
以上二次轮服。

复诊：服上方又二剂后，病情稳定，有好转之势，继以上方轮服。

复诊：继服上方后，病情已明显好转，但疲倦、消瘦，体力亦尚未恢复，脉象亦较前有增强，再方面情况均已好转，仍以此方继服。

按：此证原为多发性脓肿，因患者体质较弱，又未能及时治疗，导致气血衰败，成脓毒败血

弱，又未能及时治疗，导致气血衰败，成脓毒败血之证，几成危证，后以托里消毒散，扶正祛邪，托毒外出，兼补气血，又以阳和汤促其阳化，阴得转机，得以痊愈，此种二方交替服用之法，是吾在临床治疗一些疑难病症时，常用之法。

张灿玾手迹（三）

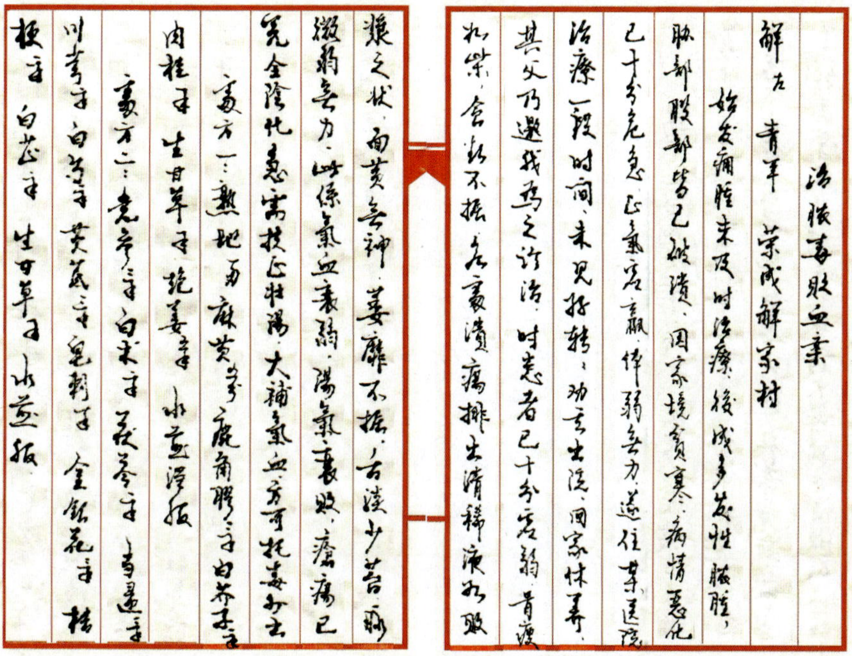
治脓毒败血案

解右　青年　荣成解家村

始发痛肿未及时治疗，后成多发性脓肿，脓部股部均已破溃，因家境贫寒，病情恶化已十分危急，正气虚羸，体弱无力，遂住某医院治疗一段时间，未见好转，劝其出院，回家休养。其父乃邀我为之诊治，时患者已十分虚弱，骨瘦如柴，食欲不振，多处溃疡，排出清稀液和败浆之状，面黄无神，萎靡不振，舌淡少苔，脉微弱无力。此系气血衰弱，阳气衰败，疮疡已完全阴化，急需扶正壮阳，大补气血，方可托毒外出。

处方一：熟地两　麻黄分　鹿角胶钱　白芥子钱　肉桂钱　生甘草钱　炮姜钱　水煎服

处方二：党参钱　白术钱　茯苓钱　当归钱　川芎钱　白芍钱　黄芪钱　皂刺钱　金银花钱　桔梗钱　白芷钱　生甘草钱　水煎服

张灿玾手迹（四）

固涩之力，颇宜于泄泻之病。借桔梗之升提作用，使中气得以上升。而诸药和合，共收健脾强胃止泻之效。凡泄泻者，虽由脾虚而致，然其消化之功必有所损，肠胃中常有留滞之物，故可加鸡内金，既有消导之力，又具收涩之用，性亦平和。又或滑泄甚者，可加炒乌梅、煨肉蔻、煨草果加以固涩，甚至可加罂粟壳以禁固之。脾胃虚寒较甚者，可酌量加干姜、附子，温补脾肾之阳，以获补土之功。

（整理者：张鹤鸣　李玉清）

张志远

一 医家简介

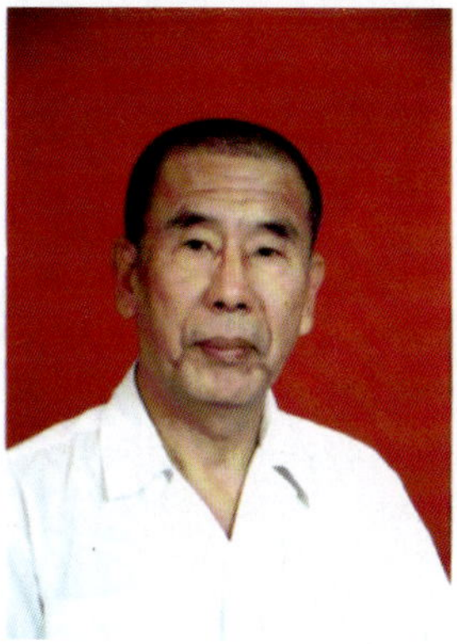

张志远

张志远，男，生于1920年7月，祖籍山西潞安，山东德州人，自号蒲甘老人，无党派人士，山东中医药大学教授、主任医师，曾任济南市第九届人大代表、山东省第六届政协委员，卫生部中医作家协会成员，全国各家学说研究会顾问，山东省名中医药专家，山东省名老中医药专家，第三届国医大师，享受国务院政府特殊津贴。张志远为山东中医药高等教育首批师资之一，1957年作为山东中医进修学校（山东中医学院前身）首批师资中最年轻的老师，从事《伤寒论》《金匮要略》的教学工作，教学效果优异，为稍后成立的山东中医学院培养了众多优秀师资；1958年山东中医学院（山东中医药大学前身）建校，又成为首批师资之一，主讲中国医学史、中医各家学说，后又根据学校需要从事中医妇科、伤寒、温病等学科的教学工作，为国家培养了一批又一批中医药高级人才。

张志远雅负绝学，医、教、研并举，知识渊博，经验丰富，医界誉称“活辞典”；其治教风范，清新自然；其医论精湛，立意高远，启迪灵悟，驰名当今医坛。张老培养学生近20名，他们也均成为医、教、研领域的带头人，为发扬光大中医事业而努力奋斗。自1944年以来，张志远一直从事临床、科研、教学工作，直至生命的最后时刻，发表论文四百余篇，主编、主审著作二十余部。主要论文有《乙肝转阴与温补》《儿科四证治验》《临证拾萃》《〈周易〉与中医学》《读〈易〉释医二则》《学习各家学说应重视实践》《扁鹊论》等；主要著作有《中医源流与著名人物考》《张志远临证七十年精华录》《张志远临证七十年精华录续编》《张志远临证七十年日知录》《张志远临证七十年日知录续编》《张志远临证七十年碎金录》《国医大师张志远习方心悟》《国医大师张志远用药手记》《国医大师张志远医论医话》《国医大师张志远妇科讲稿》《中国历代名医百家传》等。他在传承、发扬中医学术、提高临床疗效等方面取得了突出成就，在国内外中医界有着重要的影响。

二 成长之路

张志远学医、习医、成家之路，颇有大医习业之风，其经验可供后人借鉴，其治学方法足能给人启发。

传统文化为根基，勤学博览是舟楫

张志远自幼受家庭影响，又天资聪颖，刻苦好学，加之师长们的严格要求，很早就奠定了坚实的古文和文化基础。稍长，即涉猎经、史、子、集而成为有名的学者。他对天文、地理、历史、哲学及各门现代学科知识无不采撷，尤对易学深有研究和体会，以至影响了其医学生涯。

广博的学识和丰富的经验，主要源自两个方面：一是遍览群书，笃学好古，夯实基础；二是博采众长，能者为师，积极向学。

受清末绍兴名医赵晴初影响，张志远赞同“阅历多死书能活用，读书多临证自有权衡”的观点，认为“医非多不通，非通不精，非精不能专”。读书治学，讲究多读广读，读书多，自有权衡想通之处，有利于整体把握和理解，通晓了表面意思，才能挖掘其中的奥妙，挖掘了其中的奥妙，就能达到专业人士的水准。张志远的最大爱好就是读书，毕生阅读了大量的文献，并承古纳新，融会贯通，博闻强识。他在私塾教育中接受了传统文化教育，形成了传统的思维模式，古文功底深厚。除了阅读大量的中医古籍，他还阅读了其他学科，如哲学、历史等方面的书籍，张志远尤其强调《易经》及相关著作是学习中医的必读书目，医《易》同源，《易经》中的思想和理论可以指导中医的理论和实践。

张志远有自己的读书法门：一则重在思考，贯通联系，忌先入为主；二则广博细致，从有字书读到无字书，博观约取，尤其是张志远发明医理之时，最喜简明扼要，常四两拨千斤，以短小行文的方式对论点进行总结阐发，而且医理浅显易懂；三则学以致用，持之以恒；四则书写笔记，定时总结。如张志远费尽心血，历时 40 年写成了《中医源流与著名人物考》一书，是他探源通流的突出成果，经统计，仅书中参引文献就有 1 400 余本。因此，多涉猎文献、勤于实践，广读、深读、精读，并对重点内容加以记录和分析，是中医学识日新月异的不二法门。

他为广见闻，拓展思路，还广泛搜求各种史料（正史、野史）、笔记、小说等，虽鲐背之年，未尝释卷。他尤其注意科技新动向，对新兴之系统论、控制论、信息论、耗散结构论等，亦颇有兴趣，主张多学科研究中医，使之现代化。以其学识渊博，人称“活字典”。当然，博览不可滥，读书不能死，应读有所用，学以致用，要正确选择材料，讲究其时效性、价值性，熟知者、过时者一目十行；生疏者、有用者精读细研。所以，张志远暮年仍能背诵许多书籍的重要原文，尤其是经典（儒学经典、医学经典）原文，更是了然于胸。张志远积累了大量的读书卡片、笔记，据不完全统计有十万张以上的卡片，一千多万字的笔记，成为研究中医药的宝贵资料和财富。

师传承授入门径，刻意创新登堂室

张志远少时学医，得到父辈及老师的指点，要求先理解中医基本概念，继而掌握基础理论，然后诵读脉法、汤头歌诀等；再修临床课，始习外科、儿科，在继承父辈外、儿科之经验后，又有意转向内、妇科，尤长于妇科。张志远既善于在临证中观察前辈们的诊疗模式，又善于思考和总结，认为依样葫芦固然简单，但中医不会发展，只有在前人经验的基础上，日新其用，开辟新路，中医才有生命力。因此，他在继承家学的基础上不断创新，诸如对妇科不孕症等疑难病的辨治，总结出“妇科十治”。他对各家学说的研究也主张思想革新。

中医学术，博大精深，初学者多望洋兴叹。中医学习有规律可循，中医历数千年仍存者，乃其基本理论及可靠的治病方法和疗效。自《黄帝内经》以来，基本理论之模式不变，而防治疾病的方法却代有发展。这就要求初学者先掌握基本理论，待入门之后，即应循讨源流，抓住其发展脉络，由此亦可了解中医学术发展规律，开启思路。在澄清源流时，还可根据需要，不失时机地挖出治病法宝，丰富学识、经验。但是，“纸上得来终觉浅”，中医尤其如此，饱读经书不一定能治病，因此，临床实践就显得尤为重要。通过临床，一可以加深对中医学的理解；二可以验证所学正确与否；三可以发现前人的片面与不足，提出问题；四可以找出解决问题的方法、途径。如此，则前人的理论与经验就能得以发展，临床疗效就能不断提高。如自制“崩漏丹”，就是集众家之长，又结合实践的产物，治疗崩漏有突出疗效。

勤求古训出新知，博采众方寻妙方

张志远于中医经典中下苦功，特别是在师长们的熏陶下，对《伤寒杂病论》喜爱有加，钻研不辍，其根据前辈们的用药经验结合自己体会而总结的经方“十八罗汉”“四大天王”等用药特色，认识药物透彻，应用药物准确，能大大提高临床疗效。每当张志远把这些体会、心得传授给学生们时，都深受大家的喜爱和好评。

除了家传、师授之外，张志远的老师有百位之多，个人的很多经验来自百十位老师。从古代医家到现代医家，从名医到游医、铃医，乃至年轻医家、药商，甚至江湖术士等的宝贵经验，张志远都积极向学。《道德经》言“不自矜，故长”，张志远读书广博，又博采众长，羽翼渐丰，却一直保持谦虚谨慎，故而学问和见识也在不断地增长。张志远于经典之外，更是广搜博采，举凡民间单验秘方、名家经验效方、各种各类书籍所载药方，甚至僧人、道士、武士等所藏之方，均是学习记录的对象，搜集了大量的效验秘方，经过亲自验证后常常用之于临床而收佳效，张志远还毫无保留、不辞辛苦地将这些资料整理成篇，出版传世，利益大众。

可以说，张志远真正是处处留心皆学问，自非甘于闭门造车、不广向学者所能匹比。因此，向学众人，取长补短，化为己用，是习医者的绝佳路径，如缪希雍所言“问学之益，广博难量”。张志远将博观约取的思想和经验应用于临床，举凡《黄帝内经》《难经》《伤寒论》以至后世诸家之书，更是无所不读，促使其医学理论日趋丰厚，造诣渐深。

他山之石可攻玉，现代医学须熟知

张志远强调，无论中医、西医，皆各有长短，善为医者，应巧于取长补短，而不可立门户之见。至今中医界有“保守”者，排斥西医，以至临证出现笑话，甚至发生医疗事故。张氏自20世纪50年代即注重学习西医，不仅熟练掌握其基本知识，而且能用其长，灵活地将客观化验检查结果与中医诊治相结合，弥补了中医过于抽象或“无证可辨”时的不足。如对肝病的辨治，常参考化验结果，及时修订治疗方案，取得满意效果；对心脏疾患，亦参照心电图等的提示，分别病情，投予经验方药，往往收效更捷。当然，张氏非唯“客观指标”论者，更反对中医西化，因二者是两种理论体系，如西医的“炎症”不能等同于中医热证；西医注重局部、“标”的治疗，中医则相反。其中关键：以现代医学检测做参考，辨治不离中医理、法、方、药。

实事求是、躬行践履的治学理念

中医是在实践中总结出来的经验。张志远在医理研究、教学和临床实践上都坚持“实事求是，躬行践履”，坚决反对道听途说。古代医家也是在实践中积累经验进而引发思考或总结规律。如清代医家王清任治疗中风颇有见地，然而他并未以此掩饰自己的不明之处，如其论口眼㖞斜时，发现左侧半身不遂，歪斜多在右面，右半身不遂，歪斜多在左面，因此猜测“人左半身经络上头面，从右行；右半身经络上头面，从左行”，言“不敢定论，以待高明”，体现了其实事求是的态度。

教学实践中，张志远主编主讲课程“中医各家学说”，对中医史上历代医家进行了研究，不仅从文献角度研究，更对许多医家进行了实地考察，从不人云亦云。如张志远提出“柴胡劫肝阴宜考究”的观点，认为此种说法是由于品种差异引起的，并通过考证发现，叶天士等古代名家之所以弃用柴胡，是因为当时药肆供应之柴胡的品种很可能为南柴胡，因其长于发汗解表、升举清阳，服后助火上升，有劫耗肝阴之弊，致使患者出现耳鸣、头眩、恶心、目赤等症。因此，张志远认为，叶氏弃用柴胡并非其思想偏颇或同经方家对立，而是由于品种差异、基于实践应用的结果。

临床实践中，张志远在记录医案时坚持实事求是的原则。医案类的著作是我们学习先贤经验的宝库，然古往今来，著者大多记录的是验案，记录“失治误治”医案较少，即使记录中有失治误治的情况也多言是“他医所为”，或言病重“无药可医”，个人所为者也多记为“不效”，却少言病有加重甚则致死，唯少数医家如张锡纯在论述自创治内中风气血逆乱证之名方——镇肝息风汤时，述有“从前所拟之方，原止此数味。后因用此方效者固多，间有初次将药服下，转觉气血上攻而病加剧者，于斯加生麦芽、茵陈、川楝子即无斯弊”，记录了在治疗“脑充血”时用镇肝息风汤反而导致患者病情加剧的经验教训，告诫后世医家治疗气血逆乱的病证时应注意顺达“肝为刚脏”的特性。张志远在记录医案时，不仅记录个人的验案，对在用药过程中发生的失误和变证也如实记录，对补救措施亦加以解释。比如张志远记录自己曾治一急性咽炎患者，扁桃体红肿，立法清热解毒利咽，授予牛蒡子 15 g，败酱草 20 g，山豆根 10 g，生地黄 15 g，金果榄 15 g，桔梗 10 g，金荞麦 30 g，连饮 3 日，疼痛递减，却发生吞咽困难，张志远遂将牛蒡子投量升至 40 g，又继用 6 剂，很快消肿；记录自己用苓桂术甘汤诊治多例水邪上凌，头晕眼黑，一日发作数次，或日夜不停，且口吐涎沫者，予茯苓 30 g，白术 15 g，桂枝 15 g，甘草 6 g，饮后症状大减，却发生恶心、厌食情况，原方中加入半夏、神曲各 9 g，诸种不适的反应均随之解除；并有自己治疗太阳伤寒证，用麻黄汤却误犯亡血家禁忌致肺结核病患者痰中带血丝的教训；用石膏冲服导致患者出现胃下垂的教训（此例是因患者不方便煎药），等等。以上这些都是从实践中得出的宝贵经验。另外，张志远记录的医案中也有药不见效，反复更方才治愈者，如此种种，足见张志远实事求是的态度。

修身齐德、淡泊名利的处世智慧

张志远斋名“抱拙山房”，自号蒲甘老人。“抱拙”一词出自《韩非子》，原文“抱朴守真，抱拙守默”，意为保持本有的纯真，不为外物所诱惑，代表着张志远淡泊名利之心。明哲寡言，处世忠厚，守拙慎言，修其仁心、孝心、恒心，使张志远对待患者坦然无愧，专心致志研究医术，终成大医。

张志远的父亲、老师、族伯父及大瓢前辈、吴七前辈等均在医德修养上言传身教。如张志远的太师杜公告诫，要济世活人，普度众生；吴七前辈在患者病情危重的紧要严重关头敢于挺身而出，不推诿病人；张志远的族伯父亦告诫他，治疗病患，应不分官民、不分贫富、不尊己卑人，并身体力行，常免费为穷人看病，曾免费为一满身疮疡的乞丐看病并亲自喂药，调理月余病愈，被传为佳话。秉承师公、业师和族伯父等人的教导，张志远最终形成了“德高于术”的医德观，因此，他强调医德依附于医生职业本身，但却高于医技，重视个人德行的修养。张志远曾说：“学医的人，把德要掌握到70%，我带徒弟的话，我把德让他升到80%，我要的是德！”张志远还将儒家思想中的“仁爱”融入临床实践中，认为济贫救困是医者天职，并身体力行，在《张志远临证七十年精华录》一书中亦记载了张志远为流浪妇女治疗崩漏一事。张志远在传授学术时虽然毫无保留，但并非随意传授，而是非常重视对学者德行的考核，唯恐将刀圭事业送给了借虞伐虢之人。《景岳全书》中记载张景岳曾见一沈姓医者，患癞疝下坠，自用盐汤催吐使气上提，然胃虚不受，致吐不能止，大便下血，张景岳欲用人参、干姜、附子回阳救逆，然他医言大便下血为火，宜服童便，病者深以

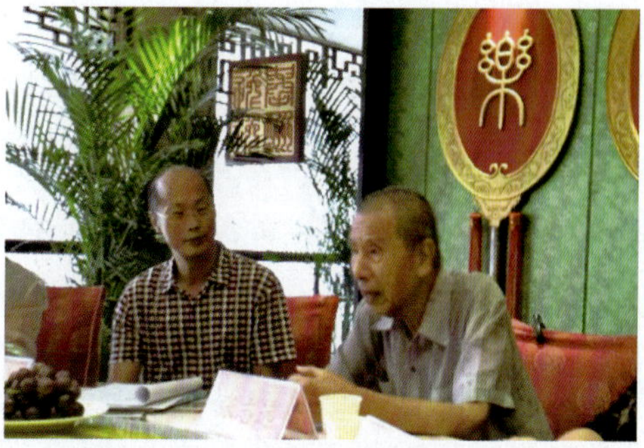

2015 年 8 月，传承人刘桂荣听张老师讲课

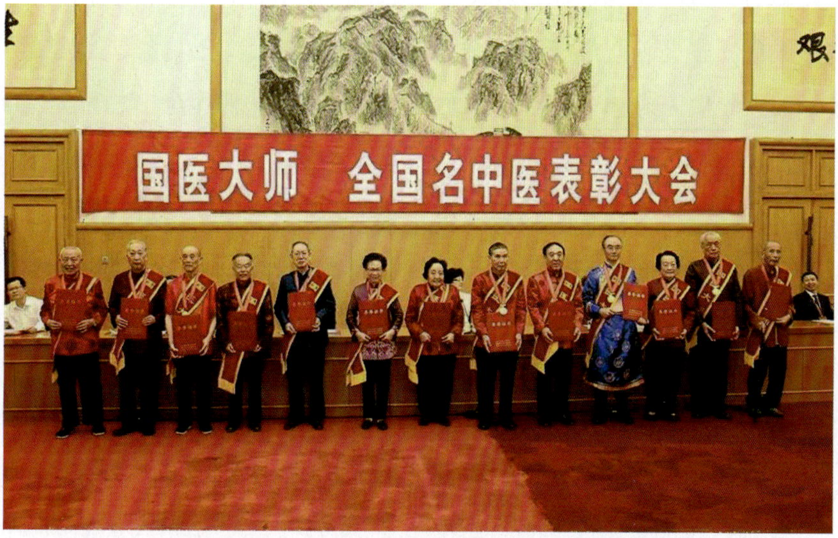

2017 年 6 月 29 日，京西宾馆国医大师表彰大会

为然，饮童便后“下咽即呕，极不堪名状，呕不止而命随继之矣”，张景岳感叹，“不唯死者堪怜，而妄用若此者尚敢称医，诚可恶可恨也”，可见，莽撞、轻率是医之大忌。张志远明确指出：自己的医术只传给德仁之人，即有德行、有仁心，性格谦虚、低调之人，并反对借名医之名而无实才之举，不可将至精至微的刀圭之术，传给至粗至浅、竞逐名利之人。《伤寒卒病论集》中言“怪当今居世之士，曾不留神医药，精究方术……但竞逐荣势，企踵权豪，孜孜汲汲，唯名利是务”，医圣张仲景评价此种行为是崇末弃本、华外悴内，如果割裂医德和医术二者，则如“皮之不存，毛将安附”。也正是淡泊名利，修身齐德的处世智慧，形成了张志远不慕名利的心志，不攀交权贵，著书立说亦不请名人作序，淡泊宁静，方成其一生酷爱读书、耽嗜岐黄的坚持。张志远学习中医、实践中医七十余年，获得了“国医大师”的称号，实至名归。

三 学术思想

1. 倡论“医易相关”

张氏认为，《周易》乃“群经之首”，通过研究大量的医与《易》的资料，明确指出，医通《易》息，二者具有密切的内在联系。其对中医学的形成和发展，有过重大影响。

（1）医通《易》息。《周易》，相传由伏羲画卦、文王写象、姬旦撰爻、孔子作传，四人先后完成。它包括多方面知识，纪昀在《四库全书总目提要》中谓其除古史外，“旁及天文、地理、乐律、兵法、韵学、算术，以逮方外之炉火，皆可援《易》以为说”。“立天之道曰阴与阳，立地之道曰柔与刚，立人之道曰仁与义。”(《说卦》)《周易》卦爻，大多以对立方为依据，如乾与坤、坎与离、兑与艮、巽与震等，说明大自然普遍存在的对立统一现象，即《素问·六微旨大论》所言“高下相召、升降相因”。《周易》虽无阴阳二字，但其认识自然、分析事物的“两点论”却很科学。其中乾、坤二卦为基石，由此衍生了八卦、六十四卦，揭示了自然界万事万物的产生、发展和变化规律。乾坤乃阴阳之肇基，因此，一部《周易》所体现的主题就是阴阳变化规律，它为《黄帝内经》的阴阳学说奠定了基础。《黄帝内经》有关阴阳的特性、阴阳的关系及其变化，以至对自然的认识，无不与《周易》相通。

（2）医之阴阳源于《易》。第一，《周易》为中医的阴阳对立统一学说奠定了基础。它以乾坤为主，互为体用，衍化出许多卦爻。第二，《周易》以奇数一、三、五、七、九代表阳，偶数二、四、六、八、十代表阴，把抽象的阴阳一分为二；但二者的千变万化却是无往而不复、合而为一，如乾坤合而为否卦、水火共组既济之卦。第三，“天地革而四时成”，《周易》对时间的变化较为重视。第四，《周易》中“一阖一辟谓之变”的思想，可用于揭示事物的变化发展规律。第五，《周易》除了强调阴阳的对立统一外，也非常重视“三”的作用。“三”成为阴阳学说认识自然界的一个重要途径，由此可掌握大千世界的进化规律。第六，《周易》虽然强调乾坤毁则无以见《易》，但在阴阳互根的基础上，强调“天尊”就是阳的伟力，并对中医学理论产生了深远影响。

（3）以《易》释疑。《周易》内容十分广泛，包括“天道”“地道”“人道”，含有各方面知识，这座“神秘的殿堂”为中医学提供了丰富的理论源泉。如《黄帝内经》根据人体生理特点，结合病邪侵犯人体的部位、经络的病理现象，确定了外为三阳、内为三阴的模型。

2. 研经典创立新论

张志远于中医经典钻研不辍，对《伤寒杂病论》喜爱有加。他根据前辈们的用药经验并结合自己数十年研读经方药物的心得体会，总结出经方“十八罗汉”“四大天王”等用药特色，对每种药物的来龙去脉、药性特点、文献沿革、配伍应用特点、主治病症等做了细致的研究，认识药物透彻。今举麻黄一例试做分析。

麻黄首载于《神农本草经·中品·草》，其谓：“味苦，温。主中风，伤寒头痛，温疟，发表，出汗，去邪热气，止咳逆上气，除寒热，破癥坚积聚”。《本草纲目·草部第十五卷·草之四》记载麻黄可用于“天行热病，初起一二日者”“里水黄肿”“风痹冷痛”“尸咽痛痹，语声不出”“产后腹痛及血下不尽”“心下悸病”“中风诸病”，可见麻黄临床应用极为广泛。

仲景先师所开麻黄，主要功能有三：一平喘，二发汗，三利水。张志远在临床应用麻黄时，善于效法仲景先师经验。张志远认为麻黄的主治平喘第一，发汗、利尿居次。

麻黄除了上述作用外，还可用于治疗风湿痹痛、过敏等，张志远认为麻黄非虎狼之药，高血压患者亦可应用麻黄。对风寒感冒表实证患者，无论血压高低，张志远常投以麻黄汤，方中桂枝可抑制麻黄的升压作用，桂枝本身具有降压作用，降压作用缓和、持久，不易反弹。

3. 提出大气一元论

张志远非常重视“气”在人体的作用。取象自然大气比类产生人身大气的概念，并认为人体所有生命活动的正常运行，均依赖人身“大气”正常的升降出入，若大气的循行出现异常，则会产生“浊邪”，人体即发生疾病，即“大气一元论”。人身大气由先天之精的化生并依赖饮食水谷和自然清气的滋养，经过肺的宣降、脾的运化、肝的疏泄等作用布散周身脏腑及经络。通过人身大气的升降出入，人体的气血津液得以正常的生成、输布和代谢，精津气血又可化神，完成脏腑、经络的生理功能，产生正常的精神活动。外感六淫、饮食不节、情志不调、劳倦内伤等均可影响人身大气的循行流转。人身大气发生病变有虚实两端。虚者多见气虚、气陷、气脱，实者多见气滞、气结、气逆，治疗之时，斡旋气机，调治气病，当求脏腑之本，祛除浊毒，以复气利。其中关键是恢复大气的升降出入。

4. 发挥“玄府”学说

玄府一词始见于《黄帝内经》，原指汗孔。金代刘河间在《素问玄机原病式》中借用“玄府”之名，发展《金匮要略》“腠理”之说，创造性地提出了一种新的学说，即以无物不具的“玄府”作为无处不在的气机升降出入活动的结构基础，是中医学对人体组织结构认识的一种深化。张志远认为玄府是中医学经络系统中细小孙络的进一步分化所形成的一种细络系统，能直接渗灌气血于组织器官，且能双向流动，五官、四肢百骸、脏腑器官、神明意识活动等均依靠其来得到气血渗灌，在人身中居于极其重要的地位。玄府学说作为中医理论的基本内容之一，在指导中医临床诊疗中发挥着不可或缺、日益显著的作用，有着重要的理论价值和临床意义。

张志远以刘河间耳科玄府理论为指导，以开通听户玄府为法，在《普济方·卷五十三·耳门·耳聋诸疾（附论）》通气散（治耳聋气闭不通。茴香、木香、全蝎、陈皮、玄胡各一钱，穿山甲炮二钱，羌活、僵蚕、川芎各半钱，蝉蜕半钱，菖蒲一钱，甘草一钱半。上为细末，每服三钱，温酒调下）和《医林改错》

通气散（治耳聋不闻雷声。余三十岁立此方。柴胡一两、香附一两、川芎五钱为末，早晚开水冲服三钱）的基础上，立加味通气散（柴胡 9 ~ 15 g，石菖蒲 9 ~ 15 g，香附 12 ~ 18 g，川芎 9 ~ 15 g，丹参 15 ~ 30 g）治疗耳鸣、耳聋。

5. 阐发风药理论

对风药进行了分类：疏风类、息风类、搜风类、其他类（能祛除风邪，但尚未主要用以治疗风病的药物，如淫羊藿、杏仁、姜黄）、特殊类（如黄芪，《神农本草经》言其“主大风”）。他总结了风药的功效：以风治风、增加补药的疗效、引导气血流通、通调作用、升阳、助火、抗敏止痒等，并认为风药的辛散走泻是其发挥药效的基础，以风药散邪，可配伍化瘀祛湿药物治风、治瘀、治湿；以风药调气，配合补中益气可升阳；以风药流利气血，配合益气养血温阳可补益助阳；风药还可通达玄府细络，助力气血渗灌，在疾病的治疗中发挥了举足轻重的作用。

6. 重视天人相应的时间医学理念

张志远对阴阳、天人相应有很深的研究和把握，重视把握人体生理、病理的时间规律，对文献中涉及时间医学的理论和观念做了全面的梳理并有所发展，对人体生理、证候变化的时间规律也有研究。

时间医学，以探索人体与外界的协调统一为重点，如时辰变化影响阴阳交接对疾病影响的重要性。当 12 ~ 24 点入阴时，特别在 18 点之后的阴中之阴时，对阳虚患者最为不利，可加重虚象。只有助阳驱寒才能解决。如吴茱萸汤虽无“益火之源以消阴翳”的功效，但它的温里补气、化阴降浊之力，则间接地起了散寒、助阳的作用。

因此，如能把握生理病理的时间规律，可明辨病位、病机，精准用药，或预测疾病发展趋势，扭转病变方向，提高临床疗效。

基于天人合一的理论，人体阴阳之气的消长与自然界阴阳之气的消长互相影响，可以指导用药时间，择时服药，提高疗效。利用时间理论可指导应时组方，也可指导应时选药。

四 典型医案

1. 头痛

赵某，女，37岁。1958年11月23日初诊。

主诉：患者感冒后遗有头痛，经药物、针灸、封闭、放血等多种疗法调治2年余，毫无效果，于1958年冬远道前来求诊。

现病史：头痛，巅顶部尤甚，每次发作均在18：00左右，开始稍有恶心，至21：00痛势加剧，严重时如同刀劈，抱头卧床翻滚不已，疼痛难忍有欲自尽之念。

诊查：舌质暗，苔薄白，脉沉细。

辨证：寒湿侵袭，久病入络。

治则：散寒除湿，通络止痛。

处方：川芎18 g，羌活10 g，薄荷3 g，防风9 g，白芷6 g，桃仁9 g，辛夷6 g，蜈蚣1条，乌梢蛇6 g。

二诊：上方水煎服。连服3剂，如石投水。不仅无效，反增口干。进退维谷之际，受马君提示，以脉推证，按阴盛寒阻的厥阴头痛论治。

处方：高丽参9 g（冲），吴茱萸15 g，生姜50 g，大枣10枚。

三诊：吴茱萸汤原方水煎服，每日1剂，于17：00和20：00前分2次服用。用药10剂，病人来告，效果明显，头痛锐减，发作持续时间缩短，疼痛部位也局限在百会穴周围。

嘱病人守前方继续服用，改为隔日1剂，约进40剂，终于彻底治愈。

按语：《黄帝内经》强调治病应“先知日之寒温，月之盛衰，以候气之浮沉而调于身”。这种“天人合一”的时间医学观念，以探索人体与外界的协调统一为重点，采取时间医学辨证手段来调整机体的阴阳平衡。该病人头痛发于黄昏之后，性质似属阳气亏虚，入夜阴盛寒邪陡起，病之寒与外界之寒相并，阳为阴湮，冻土加霜，阴寒浊气上冲，病情势必加重：12：00—24：00进入阴时，特别是18：00之后为阴中之阴时，一束爝火置于冰天雪地之中，阴盛损阳，虚上加虚，对阳虚患者极为不利。只有创造条件助阳驱寒，才有可能止痛取效。考虑患者久病不愈，常规方药均曾试用，川芎茶调散、通窍活血汤无效，证明可能不是单纯瘀血停滞或风邪郁内所致。病情夜剧，脉沉，似属阴寒浊气上逆，而温里壮阳、散寒降浊治头痛的方剂，以吴茱萸汤为首选，同时受张仲景当归四逆汤凡“内有久寒者，加吴茱萸、生姜”的启迪，因此运用吴茱萸汤加重吴茱萸、生姜剂量，定时用药才得良效。

定时用药治头痛一案体现了张志远辨证施治的丰富经验和灵活性。感冒后巅顶部头痛，一般来说属太阳经或厥阴经。初拟散风通络，祛太阳经脉风寒之邪治之，未见效果。从前法治疗罔效，另辟蹊径考虑，认为18：00发作至21：00加剧，此为阴盛寒阻于厥阴所致，遂以大剂吴茱萸汤投之，并改变早晚服药方法，于发作时连服2次，果然收到明显效果。此例患者连进药40剂，彻底治愈。可见借鉴前人经验，并加以具体分析，灵活掌握，才能推陈出新，取得良好效果。

2. 失眠

郭某，女，53岁。2014年3月5日初诊。

主诉：失眠1个月余。

现病史：患者近半年来工作不顺心，劳累，心情抑郁，近1个月来出现入睡困难，睡后易醒，醒后难以入睡症状。患者平素饮食偏于肥甘厚腻，脾气急躁，易生气，现头晕心悸，胸胁胀满，心烦口苦，饮食不佳，口渴喜饮，小便稍黄，大便偏干。

诊查：舌红苔薄黄，脉弦略数。

辨证：肝火旺盛，心神不宁。

治则：疏肝泻热，安神为法。

处方：炒酸枣仁20 g，黄连6 g，莲子心10 g，柴胡15 g，白芍15 g，珍珠母30 g，生龙骨15 g，生牡蛎30 g，清半夏9 g，橘红7 g，郁金7 g，全蝎5 g。7剂，并嘱患者清淡饮食，调畅情志，适量活动。

二诊：2014年3月12日。诉上方服用5天后症状较前有明显改善，然仍有时入睡困难，易醒，心烦症状，舌红苔薄黄，脉弦数。上方加首乌藤50 g，与酸枣仁配伍加强安神的效果。嘱其再服7剂，如症状缓解可不再服药。

2014年3月19日电话回访，诉症状消失，故未来就诊。

按语：本方以酸枣仁安神为君药，柴胡、郁金、白芍三药配伍起疏肝解郁兼养肝的功效，黄连、莲子心清热祛火，珍珠母滋阴清肝，与生龙骨、生牡蛎配伍加强镇静安神的功效，清半夏与橘红化痰祛湿改善饮食不佳的症状，共奏清肝泻火，镇静安神的功效。

3. 崩漏

苏某，女，33 岁。2008 年 7 月 23 日初诊。

主诉：患者经来无期，量少淋沥不尽或量多势急，已有年余。

现病史：患者月经出血不止，量大，面色苍白。

诊断：西医诊断为功能失调性子宫出血。

治则：初用止血以塞其流，中用清热凉血以澄其源，末用补血以还其旧。

处方：地榆 30 g，贯众 36 g，白头翁 36 g，黄连 9 g，黄芩 9 g，黄柏 6 g，栀子 9 g。每日 1 剂，水煎，分 2 次服。

二诊：血已止，将用量减半后，再服 3 剂，以巩固疗效。

后辅以当归丸及血肉有情之品补益冲任，半年后告之月经已恢复正常，未有再犯。

按语：该患者患病日久，此次急性发作，出血量大，情况危急，且久崩久漏，胞宫易感染火热邪毒，迫血妄行。张志远以《外台秘要》黄连解毒汤为基础，倾泻三焦之火；贯众苦寒，促进子宫收缩，清热解毒，凉血止血，具有促进子宫收缩作用；地榆味酸，收敛止血，化瘀更新；白头翁祛瘀生新，兼消积聚，三药配伍，不仅能清热泄火，且有涩以固脱和祛瘀生新相辅相成的功用。全方通过凉血使火去而妄出自息以达到止血目的。后期调养以补益冲任为主，养肝益肾，促进气血化生。张志远这一疗法，取自《素问・至真要大论》“逆者正治，从者反治”，以凉血解毒化解血热迫血妄行，从而达到治愈目的。除根据病情需要，选用具有针对性药物以外，张志远指出尚需注意三点：第一，崩漏不宜盲目止血，尤其对血失故道之崩漏，应活血化瘀，使血归冲脉返回原道，即可达到止血效果，此乃通因通用之法；第二，止血不用炭类，除槐米用炒制品外，重点用未经炮制的原质生药，防止留瘀、复发，其中以地榆、贯众、白头翁三味为核心，清火、固脱、祛瘀生新，习用 15 ~ 30 g，最大量可至 50 g，情况稳定则可减半，易见捷效；第三，结合食物疗法，从用药之日起，每天以黑木耳 15 g 佐餐，根据复发次数多少，连服 1 ~ 6 个月，最易收到良效。

崩漏是妇科常见病，也是疑难急重病症。凡经血非时暴下不止，或淋漓日久不断，即为崩漏。前者称为“崩中”，后者称为“漏下”。二者出血情况虽有不同，但其发病机制是一致的，如《济生方・卷六》云：“崩漏之病，本乎一证。轻者谓之漏下，甚者谓之崩中。”张志远认为临床所见崩漏以气虚不摄、血失故道、血热妄行者为多，特别是因于热邪迫血妄行而致的，更属屡见不鲜。因此，张志远治疗崩漏时将重点放在血热妄行这一类型上，临证喜用三七、蒲黄、小蓟、紫草、墨旱莲、阿胶、生地黄、黄芩、侧柏叶、牡丹皮、鸡冠花、赤芍、茜草、地榆、白头翁、贯众。

4. 胃脘痛

患者，男。1970 年 4 月 6 日初诊。

主诉：患者贲门狭窄、食管憩室、胃溃疡，病变发现已 4 年，吃药打针均无好转。

现病史：患者时有头晕，食后作呕，且有胀、酸、灼、痛的突出症状，常口干。

诊查：舌红苔黄，左关脉弦数。

辨证：肝郁化火，横逆犯胃。

治则：清肝泻火，调胃止痛。

处方：黄连 10 g，柴胡 10 g，吴茱萸 6 g，白芍 10 g，附子 6 g，生姜 10 片。每日 1 剂，水煎，分 2 次服。连饮 15 日，以收劲功。

二诊：患者告之知疼痛的情况大减，反酸、呕吐明显减轻。

将上方原量予之，嘱其复饮 15 剂。

后来随访得知效果甚佳，情况好转，症状大减，逐渐恢复健康，并能够正常上班。张志远验证该方无不适反应，且复发率低，被尊为惠民之剂，有长期疗效。

按语：患者左关脉弦数，是肝气郁结、肝郁化火之象，其时常伴有头晕、食后作呕，说明其肝热上乘，胃气郁滞，故张志远采用清肝泻火、调胃止痛的治疗方法。柴胡可疏肝气，解肝郁，从源头上治肝调肝；白芍敛肝阴、养肝血；黄连、附子、吴茱萸、生姜等药泻肝火，清肝和胃，降逆止呕，诸药在配伍时注重寒温并用，苦降辛开，在治肝的基础上注重养肝，肝火清则气机顺，脾胃升降功能正常，通则痛止；肝火清则胃可正常受纳腐熟水谷，呕吐可止。

5. 老年痴呆

李某，男，66 岁。1958 年 11 月 23 日初诊。

主诉：反应迟钝、健忘已有8个月。

现病史：患者目光呆滞，精神不振，口齿迟钝，健忘，小便经常失禁，大便调，失眠，纳可。

诊查：舌暗淡，苔薄白，脉沉细弱。

中医诊断：老年痴呆；西医诊断：阿尔茨海默病。

辨证：气血不足，肾精虚衰。

治则：益气养血，滋肾填髓。

处方：生地黄30 g，炙甘草12 g，人参9 g，桂枝9 g，阿胶9 g，麦冬9 g，火麻仁9 g，生姜9片，大枣30枚（擘开），远志12 g，石菖蒲9 g。每日1剂，水煎，分3次服。

二诊：服药14剂后，症状减轻，嘱继续服药。

三诊：服药45日后，小便失禁症消，反应迟钝、健忘等症状显减，故停药。

按语：痴呆为中医病名，根据其临床表现，可大概等同于西医的阿尔茨海默病（Alzheimer’s disease，AD），是发生于老年和老年前期，以进行性认知功能障碍和行为损害为特征的中枢神经系统退行性病变。由于AD的发病机制尚不明确，其防治手段面临诸多瓶颈，故临床仍然缺乏合理有效的治疗药物。与痴呆相关的中医著述虽然缺乏系统性，但据其丰富的文献资料，仍可认为其病因病机与五脏六腑气血阴阳的失调有关，与肾的关系尤为密切。

本案患者年逾七十，正处于“天癸竭，精少，肾脏衰，形体皆极”，气血两虚的状态；而《医学入门·天地人物气候相应图》中言“脑者髓之海，诸髓皆属于脑……髓则肾主之”，肾精不足则脑髓失充，进而脑窍失养，发为痴呆。故用炙甘草汤为主方益气养血、滋肾填髓，加远志、石菖蒲化痰祛浊开窍，恰对病机，效如桴鼓。生地黄性味甘寒，《伤寒杂病论》中称为干地黄，《神农本草经》又名地髓，能益肾养肝、滋阴生津、清热凉血，尚有活血行瘀之效，加米酒蒸晒制成熟地黄，则转成温性，专于温养阴血亏损，突出“补”字，却失凉血祛瘀、泄热通脉的功效，故张志远临床喜用生地黄，且其色黄味甘，得土之正气，可补益脾胃。因此本案重用生地黄30 g，补肝肾、益精血，性寒又可制诸多补益药物之燥，并且现代研究发现生地黄能改善脑缺血，对神经衰弱和脑损伤均有保护作用。方中人参大补元气，常用地黄配人参，性味中正，一阴一阳，互主生成，取气血双补之效。此乃张景岳所言“补气以人参为主……故凡诸经之阳气虚者，非人参不可；诸经之阴血虚者，非熟地不可”（《景岳全书·本草正》）。方中桂枝，取其辛温散结行气之力，有利于经血流畅、疏导气机，使全方补而不滞。本方所加远志、石菖蒲，师法孔圣枕中丹，乃张志远治疗健忘、痴呆和失眠的经验用药，以其宣发、温开、化痰、祛浊之效，开脑窍、醒脑神。此方用阿胶，养阴补血兼安神催眠。诸药合用益肾填精，祛浊开窍，则气血双补复常，身体功能旺盛，则神机运转日渐恢复。

五 经验方

1. 通阳解蔽升气化痰蠲饮汤

处方：黄芪 30 g，紫肉桂 9 g，苍术 6 g，茯苓 12 g，薤白 9 g，柴胡 3 g，升麻 2 g。若阴浊之邪较盛，胸中有凉感，或背寒冷如掌大，则加干姜 9 g，附子 12 g。

功效：通阳解蔽，升气化痰。

主治：大气不足、痰饮停聚出现的胸闷。

服法：水煎，每日 2 次，饭后服。

立方思路：文献记载“黄芪甘淡而温，得土之正味、正性，故其功专补脾胃”（《神农本草经百种录》），“助三焦出气”“补正气之虚”，使“经脉调和”（《本草崇原》），为方中主药。现代药理研究证明，大剂量的黄芪对心肌有正性肌力作用，对缺血缺氧的心肌细胞有保护作用，故黄芪可补胸中大气之虚；薤白“气味辛温，其性从下而上，主助生阳之气上升者也”（《本草崇原》），《本草易读》言其可“助阳利窍……疗胸痹刺痛”，《本草思辨录》谓之“最能通胸中之阳与散大肠之结”，有保护缺血的心肌细胞，保护血管内皮细胞的作用，故薤白可行胸中大气，治郁结；肉桂温中行血，益火消阴，《本草从新》言其“气浓纯阳”“补命门火、平肝通血脉、引火归元”，并有改善心肌供氧，减少心肌缺血再灌注损伤，并预防血管狭窄的作用，故肉桂可温运胸中大气；《本草求真》言“水去则胸膈自宽而结痛烦满不作，水去则津液自生而口苦舌干悉去”，故祛除多余痰饮水液可通畅胸中大气，《玉楸药解》谓苍术“燥土利水，泄饮消痰，行瘀开郁”；茯苓为利水除湿之要药，二者合用，燥湿利水，除胸中痰浊，通畅胸中大气。《本草纲目》言“升麻引阳明清气上行，柴胡引少阳清气上行……时珍用治阳气郁遏，及元气下陷诸病，时行赤眼，每有殊效”，故以少量升麻、柴胡为引，引药上行入胸中。诸药合用，大气得补，心阳得通，痰饮得化，其症自痊。

此外，张志远调胸中大气常用“瓜蒌”一味，称之为“开胸润燥罗汉”，《本草便读》谓瓜蒌“润肺清肠，降痰火下行为顺，消瘀涤垢，治结胸上实颇灵”，《本草备要》言“瓜蒌仁……能清上焦之火，使痰气下降……又能荡涤胸中郁热垢腻，生津止渴，清咽利肠，通乳消肿。治结胸胸痹，酒黄热痢，二便不通”。张志远常重用瓜蒌治疗胸痹、结胸、乳痈、便秘等，突出用量，一般用量常在 30 ~ 60 g，重症可用至 100 g 以上。

2. 养胃汤

处方：苍术 7 g，厚朴 9 g，陈皮 9 g，法半夏 9 g，鸡内金 9 g，白蔻仁 7 g，砂仁 7 g，藿香 7 g，焦山楂 9 g，槟榔 9 g，神曲 9 g，佩兰 7 g，干姜 6 g，黄连 7 g，蒲公英 20 g，甘草 6 g。

功效：辛开苦降，温中快胃，祛湿除满。

主治：脾胃湿热，胃中有热，肠中有寒，寒热错杂之证。常用于慢性胃炎出现胃脘部疼痛，胀满不舒，堵闷嗳气，胃中灼热，反酸，胃脘部有轻压痛，大便黏滞等症状。

服法：水煎，每日 2 次，饭后服。

立方思路：方以平胃散、半夏泻心汤为主加减而成。在此两方功能基础上，增添白蔻仁、砂仁、藿香、槟榔、佩兰，以增强理气化湿之力，以顺脾喜燥恶湿之性，提高脾运化之功；增入蒲公英，是为化解郁热，缓解胃中灼热、反酸之用。诸药合用，共奏辛开苦降、温中快胃、祛湿除满之功。对慢性胃炎之脾胃湿热，胃中有热，肠中有寒，寒热错杂者具有显效。

3. 香姜红糖散

组成：广木香 50 g，干姜 350 g，红糖 120 g。

制法：先把木香、干姜碾为粉末，然后和红糖调在一起，混合均匀。

主治：脾阳虚弱，腹中隐隐作痛，每日泻 3 ~ 5 次，呈半水样便，久而不止，服附子理中丸或痛泻要方巩固不住者。

服法：此为 1 个疗程之量，每日口服 10 g，白水送下，3 小时 1 次，每日用 4 次，连服 13 日。如嫌辣味过浓，可改为每次 5 g，1.5 小时 1 次，每日服 8 次。

加减运用：如食欲缺乏，用砂仁 5 ~ 9 g；气虚无力，用人参 3 ~ 8 g（冲）；大气下陷，用炙黄芪 15 ~ 21 g；阳虚较重，用熟附子 9 ~ 15 g，心悸不宁，用桂枝 7 ~ 12 g，茯苓 9 ~ 12 g，炙甘草 10 ~ 15 g；小便短少，用泽泻 8 ~ 16 g，猪苓 9 ~ 15 g；精神易惹，怒则腹痛，用炒白芍 12 ~ 20 g。每日以水煎汤，分 4 ~ 8 次送服此散。

临床应用香姜红糖散，治疗宿寒久泻之证，已历验多年，功力甚好，大都一料便能收效，最多 2 个疗程即可完全治愈。

立方思路：广木香性温，味辛、苦，归心、肺、肝、脾、胃、膀胱六经，具有行气止痛、调中导滞、化湿和胃之功，主治胸胁胀满，脘腹胀痛，嗳呕吐泄泻，痢疾后重，可用于胸脘胀痛、泻痢后重、食积不消、不思饮食等症。《本草汇言》说："广木香，《本草》言治气之总药，和胃气、通心气、降肺气、疏肝气、快脾气、暖肾气、消积气、温寒气、顺逆气、达表气、通里气，管统一身上下内外诸气，独推其功。"干姜，味辛，性热，归脾、胃、肾、心、肺经，功能温中散寒、回阳通脉、温肺化饮，可用于脘腹冷痛，呕吐泄泻，肢冷脉微，寒饮喘咳等症。《长沙药解》谓其"燥湿温中，行郁降浊，下冲逆，平咳嗽，提脱陷，止滑泄"。《千金方》治中寒水泻，即以干姜（炮）研末，饮服二钱。红糖性温，味甘，归脾经，功能益气补血、健脾暖胃、和胃降逆、缓中止痛、活血和血、补中缓肝、化瘀调经。主治脾胃虚弱所导致的恶心、呕吐、腹痛、腹胀、食欲缺乏等。干姜配红糖，能健脾暖胃、益气养血、散寒除湿。三药配伍，对于脾阳虚弱、腹痛、水泻者，恰对病机，故收卓效。

（整理者：刘桂荣　潘琳琳）

张珍玉

一 医家简介

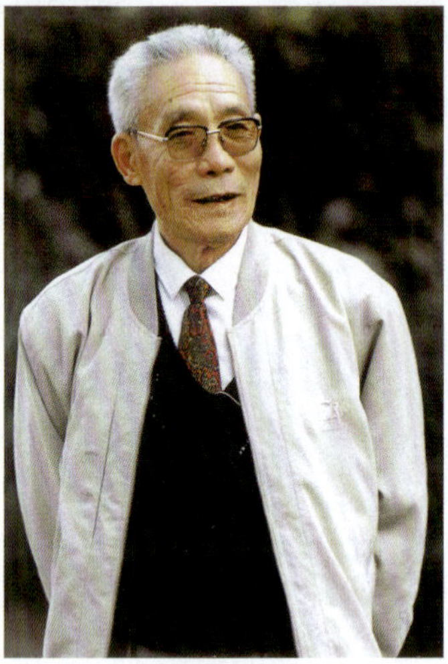
张珍玉

张珍玉（1920—2005），别号虚静，山东中医药大学终身教授，博士研究生导师。曾担任山东中医学院（现山东中医药大学）中医基础理论教研室主任，是中医基础理论重点学科的创始人和奠基者，享受政府特殊津贴；国家“十五”科技攻关计划项目“名老中医学术思想、临证经验总结和传承方法研究”建设项目专家，国家中医药管理局“全国名老中医药专家传承工作室建设”项目专家，第三批全国老中医药专家学术经验继承工作指导老师，先后担任山东中医药大学中医基础理论重点学科学术带头人，山东省第四、五、六届政协委员，中华全国中医学会中医基础理论整理研究会委员、黄帝内经专业委员会顾问，中华全国中医学会山东分会理事、常务理事，中医基础理论整理研究会山东分会主任委员等职；先后荣获全国优秀教师、山东省科教兴鲁先进工作者、山东省卫生系统先进工作者、山东省有突出贡献的名老中医药专家、山东省名中医药专家、中华中医药学会成就奖等荣誉称号；曾获山东省人事厅和山东省卫生厅二等功。张珍玉之英名被收录《山东省有重要贡献专家名录》《中国当代名人录》《英国剑桥大学世界名人录》等。

张珍玉一生致力于中医药事业，总结自己教学、科研和临床之体会，总结研究成果，先后编著出版《内经摘要语释》《灵枢经语释》《中医基础学》等专著和教材20多部，并主持编写了《中医学导论》《脏象经络学》《病因病机学》等中医基础理论系列分化教材；发表《〈内经〉的五郁及其临床意义》《脱发治肺》

《论中医理论和应用》《对中医学气的认识》《王道与医理——浅谈儒学思想对中医学之影响》《中医学目前存在的问题与解决对策》等50多篇学术论文，研究内容涉及经典理论的阐发及临床应用、基于中国哲学文化视角对中医学术形成的探讨和对中医传承与发展过程中存在问题的解析，并结合自己的切身体会提出建设性意见和建议。张珍玉于1982—1986年先后在《中医杂志》和《山东中医杂志》分别连载了《〈中医基础理论〉自学重点提要》和《读〈内经〉札记》，为中医基础理论及《内经》课程的教与学提供了宝贵的经验，做出了重大贡献。张珍玉主持指导完成多项省部级科研课题并获奖，其中肝气逆、肝气郁两证实验研究获山东省科学技术应用成果二等奖，肝气逆、肝气郁两证本质的动物模型及临床研究获山东省科学技术进步奖三等奖，主持的教学科研课题《藏象经络学》教材建设荣获山东省教委优秀教学成果二等奖，主编的《实用中医基础理论学》获山东省教育委员会科学技术进步著作二等奖。张珍玉的业绩收载于《齐鲁科技精英》。

二 成长之路

传承家业，博采众长

1920年11月，张珍玉出生于山东省平度县（现平度市）的一个中医世家，其父张美庆设诊所悬壶于青岛，医术精湛，诊务繁忙，活人无算。为了能更好地继承家业，张珍玉6岁入私塾启蒙教育，9岁入西关小学读三年级，13岁高小毕业后考入平度师范讲习所，1934年平度师范讲习所并入平度中学，他继续就读于平度中学师范班。1936年张珍玉中学毕业后迁居青岛，与兄长一起开始了以父为师的习医之路，从此踏上自己为之奋斗一生的医学成长之路。张珍玉习医从谨守父亲制订的传统习医计划开始，边随父看病，在见习中学医，边通读背诵父亲指定的中医读本。张珍玉学医遵循了先易后难的原则，第一阶段是从浅显易懂的《医学三字经》《药性赋》《濒湖脉学》《汤头歌诀》等学起。学习的方法依据的是《素问·著至教论》提出的知医必循五步曲“诵”“解”“别”“明”“彰”中的第一步，从最传统又最有效的背诵入手。这个学习过程中，父亲要求甚严，为确保学习质量，在随父诊病之余，父亲经常突击“抽查”，提出指定书目中的一句，要求必须熟练地往下背诵……功夫不负有心人，两年时间他将四书全部背熟，达到了父亲的要求。继之转入了第二阶段的学习，攻读《素问》《灵枢》《难经》《伤寒论》和《金匮要略》等医学圭臬，但是，他学习的方法没有丝毫改变，仍然是填鸭式背诵。父亲结合自己的习医经历，反复强调：学习没有捷径可走，必须扎扎实实地学，打好基础，年轻记忆力好，要多记多背，熟能生巧，临证时才能得心应手，举一反三。严师出高徒，得益于严父施教，张珍玉很快就打下了扎实的理论功底。同时，经过数年随父见习的耳濡目染，他已较熟悉临床常见病证和诊病常识。以此为基础，他开始了理论与临床相结合的第三阶段习医经历：结合临床实践，加深理论理解。背诵原著、学习理论是基础，但理论必须与临床实践相结合，才能加深对理论的理解，并变成有用的活的理论。在这一阶段，张珍玉在随父诊病时，父亲常结合病情，讲解相关经文。如对《伤寒论》“胃家实”之论，虽经父亲引经据典，反复讲解，但他仍理解不深。随父见习时，遇一位头痛病人，其父投以大承气汤，遂问其理。父云：病人便秘拒按，苔黄脉洪，是阳明腑实证。阳明之热邪循经上冲，干扰清窍，故头痛。阳明经行于前，故痛位在前。用大承气汤以泻其实邪，邪去正复，头痛自然可愈。至此他才真正领悟了“胃家实”之意……学过的理论知识在临床实践中得到了验证，这大大激发了他的学习兴趣和热情，坚定了其学医的信念，学习由被动转为主动。学习的内容也开始向更深入和广泛的方向发展，他相继涉猎了《本草备要》《本草经疏》，金

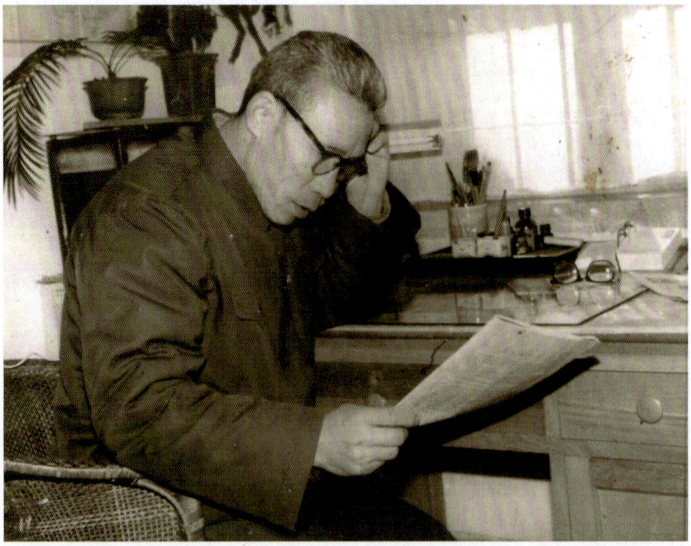

张珍玉先生在学习思考

元四大家之著作，《景岳全书》《医宗必读》《西溪书屋夜话录》《医林改错》等历代名著，其中的妙文佳句均可脱口而出。此即他在耄耋之年仍能开口诵经典，瞑目称诸家，如数家珍历历在目的基础。真可谓苦在其中，乐亦在其中。

张珍玉经历了随父见习的学医过程后，即转入门诊看病实习。实习之初，他诊过病人，皆会向其父汇报病情，说明理、法、方、药，父亲认为对证才让开方，否则父亲再给讲解。一次他诊断一个胃痛病人，处方柴胡疏肝散。父亲问其思路，他说：病人饭前痛，喜按，嗳气，乃胃虚肝气乘之，肝气犯胃，治应疏肝和胃。父亲听后，点头称是……父亲的一次次肯定更加激发了他的自信心。经过一段时间的见习和实习，他开始从父亲的“把关”，过渡到独立看病。但是，张珍玉初出茅庐就领略了初诊时的尴尬，首次独立出诊，没有父亲在身边，面对的病人又是一位年过八旬的经理，原本打怯的“小医生”，紧张中乱了阵脚，诊，不知从何处下手，不诊，已经没有了退路。忘记了问诊就匆匆切脉，乱麻样的心神全没了头绪，许久也没有诊出是什么脉，虽在隆冬，已经汗颜，只好反问病人哪里不适，病人却答曰：“你试过脉不知是什么病吗？”借其父之“光”，老先生给“小医生”竖起了下台的梯子：我咳嗽吐白痰，喘气困难，遇冷犯病，已经十几年了。回去问问令尊，再开方。他揪着的心这时才放松下来，又切了脉，脉弦滑。回到家中，将诊病过程如实向父亲禀报，开出二陈汤加味的处方，并恭候父亲教诲：此为外邪诱发痰喘咳嗽，应有解表药，用小青龙汤加减更对证。这刻骨铭心的无奈和教训，时过半个多世纪他都记忆犹新，借以告诫自己的学生，生动具体而亲切，耐人寻味。正是经历了这种刻骨铭心的磨炼，才成就了张珍玉在而立之年的精湛医术。如 20 世纪 40 年代他曾诊治一远亲，系如死状，医院不予治抬回家中者。请他处方，诊罢，他谦辞：“医院条件好都治不了，我岂能治好？”病家说：请您试试吧！病已如此，死也不关你的事。他仅凭病人目赤一症断为阳厥，予四逆散两剂而苏。另一男性病人已过而立，久患胃疾身羸但脉却弦大，他诊毕说：此脉症不合谓之逆，此疾难已。未开处方，不久病人果逝。独立应诊的实践过程，张珍玉切身体验到了“书到用时方恨少”的滋味，体会到了深厚广博的基础理论是临床得心应手的资本，而临床实践又是升华理论的唯一途径和依据。如他治一无汗症病人，虽“肺主皮毛”治肺可促其发汗，但“汗为心之液”，且病人有面赤、身热、心慌、烦躁等心阴虚之表现，从滋心阴为治而愈。另治一长期血尿病人，查无器质性病变，尿血 2 年，“脾主统血”，方用补中益气汤加味，健脾益气，养血止血，治疗 2 个月而愈。

幼承家学，医术高超，虽已声名在外，但张珍玉不满足于家学，其父更渴望爱子博采众家，共同的心愿促使他带着强烈的求知欲望跨出了家门遍访名医，聆听高见，探究医理。当时青岛市云南路颇有盛名的老中医谢文良先生便是其一。聆听谢老先生阐述“春夏养阳，秋冬养阴”之理：春夏温暖，阳气旺盛，阳生阴长，生机蓬勃，万物争荣，此时应当顺应自然之势，保护升发的阳气；秋冬寒凉，阳杀阴藏，阴气当令，万物收藏，此时应保护主令之阴气。谢老先生的论述启发了他在以后的行医生涯中重视中医整体观念，强调天人合一，因时制宜，不仅形成了临床治病考虑时令气候，用药勿伐天和的诊治特点，而且开阔了眼界，加深了对中医药理论的理解：四物汤是补血的首方、要方，其配伍之巧妙正是阴阳动静结合整体观的体现。大自然有春夏秋冬，万物有生长收藏，春夏为阳，主生长，秋冬为阴，司闭藏，阴静阳动，无动则无以静，无静亦无以动，动中有静，静中有动。四物汤中，川芎为春，当归为夏，二者主动；白芍属秋，熟地黄系冬，二者主静。动静配合，所养之血才是有生机的活血……

正当他满怀希望，拜医求教，如饥似渴的时候，时局的混乱，打破了年轻人的求知“梦想”。张珍玉博采众家的求知之路也因此中断，习医之路又返回刻苦自学这一途径和方法，这期间他在诊病之余，四大经典之作更是爱不释手；金元

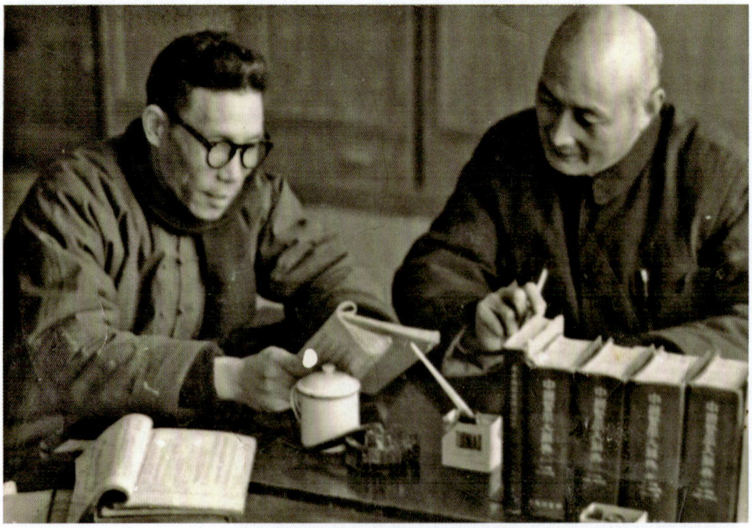

张珍玉先生与同道研讨学术

四大家之著孜孜以读；赵献可、李中梓、张景岳之论张口即出；对缪希雍的《本草经疏》、吴昆的《医方考》、王旭高的《西溪书屋夜话录》等更为推崇。

张珍玉习医、业医均在自家诊所，所以诊病兑药，乃至药品加工炮制，常用膏丹丸散的制作等，事事必亲自动手，自力更生，身体力行。这为他全面认识药物，灵活运用药物，造就“大医”“上工”打下了坚实的基础。20世纪40年代，西医已盛，中医备受当局欺凌，大有欲以法制扼杀之势，大医院无中医立足之地。中医都是民间作坊式的自家诊所，身无绝技，便无生存之机。张珍玉得严父指教，受益于背诵经典、名著及传统的“学中干，干中学”，医术提高很快，50年代已见成就，虽非神医，上工是当之无愧。1952年青岛市中医进修学校成立时，他作为优秀青年中医首批被安排进修，主要学习西医课程。学习结束后，不少人弃旧从新，改业西医。而他通过学习西医知识而对中西医理论有了更辩证的认识：中西医理论体系不同，但殊途同归，研究的对象都是人，中医理论强调从整体、宏观、动态、功能角度把握人体生命规律，西医理论则注重从局部、微观、静态、解剖角度把握人体生命规律。二者各有所长，各有所短，学习西医知识应该为我所用。通过这次的进修学习，他更加坚定了从事中医事业的决心和信心。

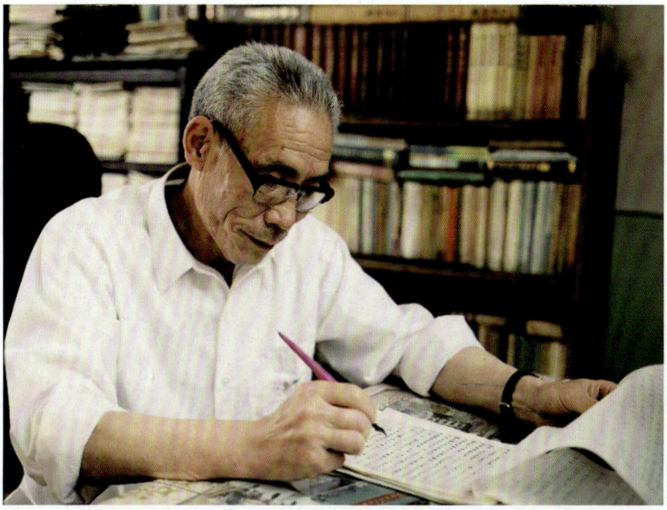

张珍玉先生在批阅书稿

薪火相传，守正创新

1956 年，山东省中医进修学校成立。同年，张珍玉被选调到山东省中医进修学校任教。从医疗到教学，他踏上了教学相长为中医药事业培养人才的成长之路，这条路对张珍玉来说又是一个人生的转折点和考验。自己没有教学经验，当时学校刚成立，又没有教材……凭借着自己坚实的理论和临床功底……他边学习，边备课，边教学，白天上课，晚上自己动手编写教材。根据教学目的要求，他参考汪昂的《素问灵枢类纂约注》和张景岳的《类经》，分类选编了《黄帝内经摘要》作为教材，20 世纪 60 年代这部教材由山东人民出版社出版。这期间他既体验到了初涉教学的艰辛，也体会到了教学相长的快乐。如学生们提出的“带脉起于季胁，环腰一周，起于季胁哪一面”“脑为奇恒之腑，中药并没有入脑的药物，临床上怎样治疗脑病”等问题，问住了他。他通过查阅资料，认真思考，结合临床体会，并和同学展开讨论，得出的结果是：带脉起于季胁的两面，环腰一周，如束带然；因心主藏神，为五脏六腑之大主，肝主藏血，肾主藏精，生髓而通于脑，因此，脑病中医临床多从心肝肾辨证论治，而临证脑病实多治心、虚多治肾等问题的解决，是一个教学相长、如切如蹉的过程，而且理论联系实际的阐释，更使教学的过程生动而具体。1958 年，张珍玉作为高水平师资培养对象，被选派赴南

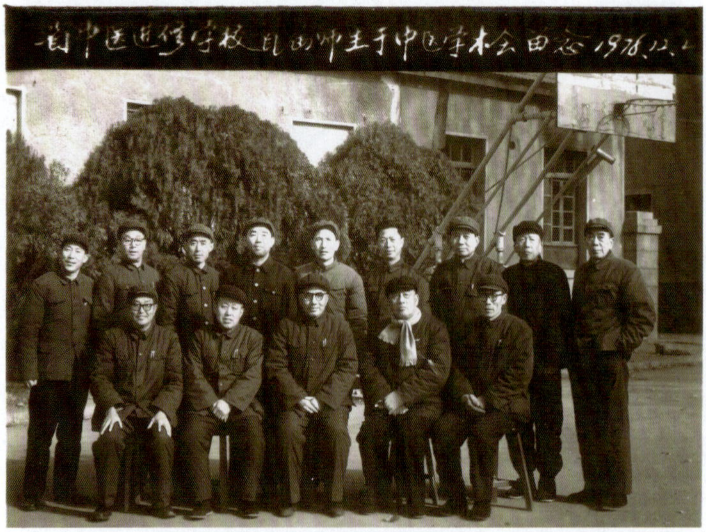

张珍玉先生与山东省中医进修学校师生在一起

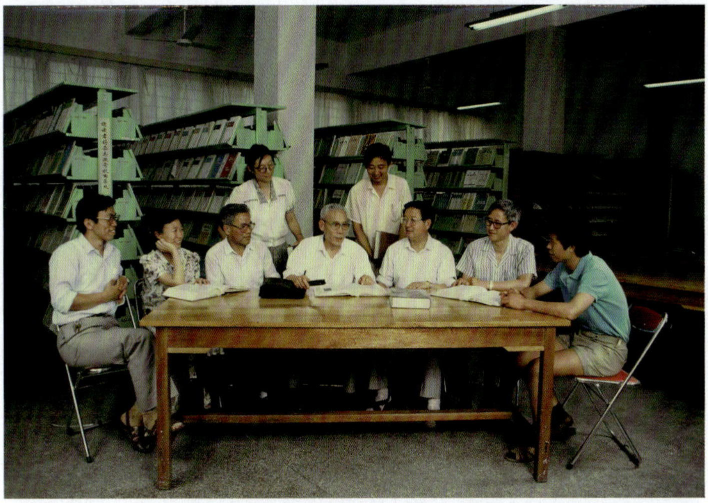

张珍玉先生与学生交流学术

京参加卫生部主办的中医教学研究班深造。1959 年，他奉命登上了山东中医学院的讲台，真正开始了自己献身高等中医教育的执教生涯，开始了他近半个世纪的辛勤耕耘。

张珍玉从事中医药高等教育伊始，同样面临着教学内容和教材的问题，为更好地提高教学质量，适应教学的需要，他潜心研究教学内容和教学规律，致力于编写适应不同层次学生的教材。20 世纪 60 年代出版了本科自编教材《黄帝内经摘要注释》，并参编了全国中医院校本科试用教材（二版）《中医诊断学》；70 年代参编全国高等医药院校中医院校本科教材《中医学基础》；80 年代先后担任国家卫生部高等医药院校中医专业教材编审委员会委员，主持自编了山东中医学院首届本科少年班教材《中医学导论》《脏象经络学》《病因病机学》，参编全国高等医药院校教材《中医基础理论》；90 年代主编全国高等医药院校专科教材《中医学基础》。办学初期，学校师资力量薄弱，为适应时代发展的需要，张珍玉先后承担《中医基础理论》《黄帝内经》《中医诊断学》《中医各家学说》《难经》等多门中医基础课程的本专科教学工作。

张珍玉近半个世纪的教学成就，莫过于为中医药事业培养了一大批各层次的优秀传承人才。他自 1978 年开始招收硕士学位研究生，1987 年开始招收博士学位研究生，2002 年成为“全国老中医药专家学术经验继承指导老师”，招收师带徒学员，培养博士后 1 人、博士研究生 22 人、硕士研究生 17 人、师带徒 2 人。学生遍及国内各高等中医院校及美国、英国、加拿大等国家从事中医教学、科研和临床工作，真可谓桃李满天下。

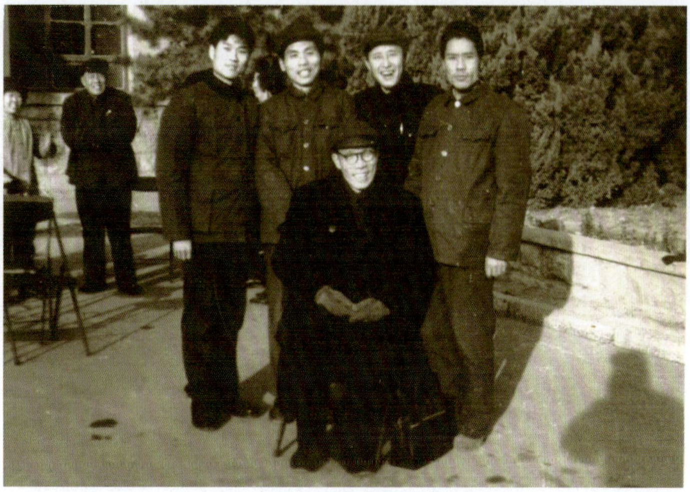

张珍玉先生与首届研究生合影

特别是自 20 世纪 70 年代招收研究生以来，作为高层次人才培养，张珍玉始终遵循中医药事业的守正创新。守正：一方面，体现在指导学生坚持中医思维进行传统的中医理论研究。张珍玉的一生，深研经典，博览群书，即是坚持中医思维的真实写照；同时将这一理念落实到指导后学，如他自 20 世纪 70 年代培养研究生，在研究生论文选题上，都会因人而异，指导一部分研究生坚持中医思维，致力于应用传统理论方法进行中医理论研究，着眼于中医理论关键问题，先后指导研究生对“治未病思想”“肝为罢极之本理论”“脾藏象理论”“宗气理论”“命门理论”“肺藏象理论”“中医合和思想”“封藏与疏泄理论”“气血理论”“情志理论”“五脏精气理论”等进行了系统深入的研究和探讨，丰富和发展了中医藏象、气血、情志理论，强化了中医的文哲基础。另一方面，坚持中医理论指导临床实践。他始终坚持中医学基础理论的现代研究，必须以为中医临床服务为前提，以阐释和发展中医学基本理论为目标的理念。1992—2005 年张珍玉执医于山东中医药大学中鲁医院（原山东中医学院中医门诊部），带教学生凸显中医辨证论治指导临床，服务一方百姓，取得了可喜的社会效益。

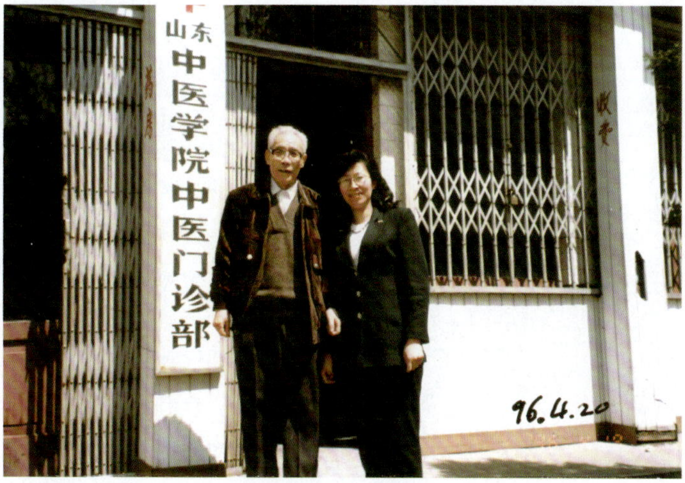

张珍玉先生诊余与学生合影

张珍玉倡导中医学理论的继承和发展，需要多学科交叉研究中医。他指出：中医学理论体系的奠基之作《黄帝内经》被誉为中国古代的百科全书，因此，中医学理论体系从形成之初，即含有多学科的知识。在他的科研生涯中，不仅有发生学方法对中医理论的研究，同时又有实验方法、数学方法、计算机方法、流行病学调查方法等在中医理论研究中的应用，并取得了有价值的研究成果。如20世纪90年代他指导自己的博士研究生运用计算机仿真技术开展的五脏精气生克规律数学模型的研究，取得了可喜的成果。他指导自己的博士研究生应用实验研究和流行病学调查研究方法对肝藏象理论研究方面取得了令人瞩目的成就：1992年肝气逆、肝气郁两证实验研究项目，获得山东省应用成果二等奖和科学技术进步奖三等奖；1993年肝气逆、肝气郁两证本质的动物模型及临床研究项目获得山东省科学技术进步奖二等奖。后续研究于1996年获得山东省科学技术进步奖二等奖，总结研究成果提出了“肝气逆、肝气郁两证”证候新概念、“气血潜在不畅”病因新概念、“多情交织共同为病首先伤肝”的情志致病新假说等，在此基础上，他结合流行病学方法调查研究了妇科临床中经前期综合征的实际情况，开发了专门用于经前期综合征肝气逆和肝气郁两证的新药，不仅继承和发展了中医肝藏象理论，同时使中医理论与临床、应用开发有机地结合在一起，理论、临床、应用开发三位一体，走在了全国中医基础理论研究的前列。以此为基础的后续研究更是成绩斐然，获得国家科学技术进步奖二等奖等多项国家及省部级科研成果奖。

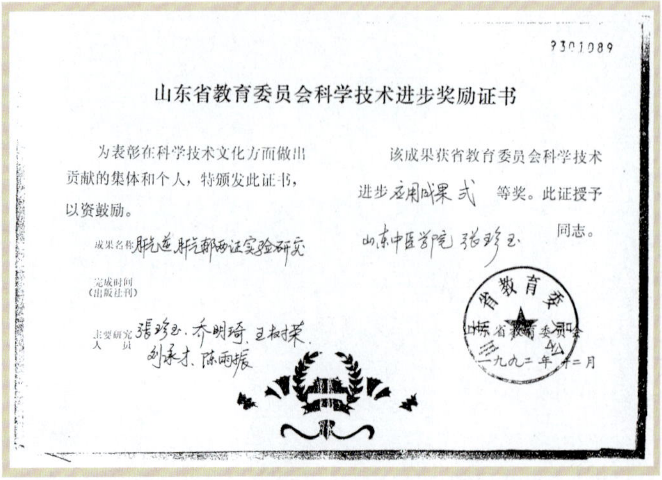

9301089

山东省教育委员会科学技术进步奖励证书

为表彰在科学技术文化方面做出贡献的集体和个人，特颁发此证书，以资鼓励。

成果名称 肝气逆、肝气郁两证实验研究

完成时间
（出版社刊）

主要研究人员 张珍玉、乔明琦、王树荣、刘承才、陈雨振

该成果获省教育委员会科学技术进步应用成果二等奖。此证授予山东中医学院张珍玉同志。

山东省教育委员会
一九九二年十二月

张珍玉先生获山东省教委应用成果二等奖

目前，张珍玉学术继承人王小平、魏凤琴，作为博士研究生导师，秉承张珍玉守正创新的理念，先后指导多名硕士、博士研究生致力于中医经典黄帝内经理论与临床应用、中医脾胃理论及其临床应用研究，而且创新研究方法，把现代数据挖掘技术应用于张珍玉临床经验及学术思想传承研究中，多名研究生顺利完成学业论文，取得硕士、博士学位，目前工作在教学、临床和科研一线。

张珍玉虽然已经仙逝，但是张珍玉一生致力的中医药事业，薪火相传，永远在路上。

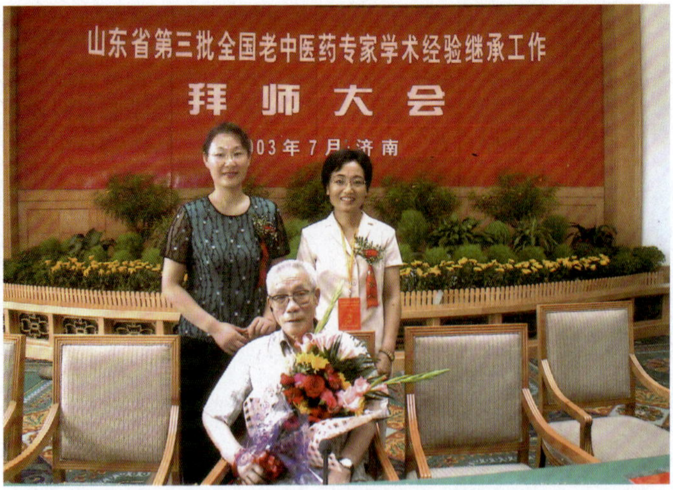

张珍玉先生与弟子在拜师大会合影

三 学术思想

张珍玉是全国著名的中医理论家、临床家，学术造诣深厚，在其倾尽毕生精力的习医、教学、临床、科研中，不断总结创新，提出了诸多代表性的学术观点。

1. 学以致用读经典

张珍玉重视中医经典理论的研究，结合自己几十年的从医体会，他经常说：中医学之所以富有生命力，在于它理想的临床疗效，而好的疗效源于中医理论的指导，中医理论的根基就是《黄帝内经》《难经》《伤寒杂病论》等经典之作，这是中医理论的源头活水，因此，重视中医理论研究必须从深入研究中医经典著作入手。对经典著作的研究，张珍玉提倡“学以致用”“古为今用”的研究思路，反对为经典而经典，为文献而文献的研究方法，将经典理论验之于临床，从实践中找答案，真正体现了“读经典，做临床”的思想理念。如根据《灵枢·经脉》篇“皮肤坚而毛发长”、《素问·痿论》“肺主身之皮毛”、《难经》“损其肺者，益其气”等经典医理，张珍玉于20世纪90年代明确提出“脱发治肺”新观点，自创“黄芪益气汤”一方加减治疗脱发，疗效甚佳。“脱发治肺”的新观点，正是张珍玉研经典做临床的体现，他执教数十年，一向理论、实践两不误。为使经典理论跳动出更多符合时代的音符，他总结自己经典研究心得，于20世纪70年代公开发表了有关《黄帝内经》的病机十九条临床应用、《黄帝内经》的五郁及其临床意义及简论《金匮要略》……80年代在山东中医学院学报连载了《读〈内经〉札记》等多篇代表他经典理论的研究论文。文中不乏他研读经典的真知灼见，以及经典指导临床的体会。诸如：邪之所凑，其气必虚之虚，有整体之虚、局部之虚和暂时之虚的不同……心为阳中之阳，肺为阳中之阴，心有实热之邪，可以用苦寒直折，而肺有实热之邪则应慎用苦寒，以防伤阴；心火移肺之火，始可用黄芩……更有他以经典理论指导临床，效如桴鼓的验案：《素问·至真要大论》有“诸寒收引，皆属于肾”之论，指导治疗一男性阴茎勃起痛患者，投予肾着汤加葫芦巴3剂而愈。

2. 诸病皆可从肝治

当今社会，由于竞争激烈、生活节奏快，因精神紧张、心理障碍及人际关系不和等罹患的临床病症日渐增多。张珍玉敏锐地观察到了这一临床现状，并于20世纪80年代始深入研究了中医内伤情志致病理论和肝主疏泄调畅情志的肝藏象理论，结合大量的临床实践提出：诸病皆可从肝治的理论。五脏六腑，肝最为要，内伤杂病，肝病首当其冲。在理论研究的基础上，结合临床实践提出：肝失疏泄分太过、不及两端。疏泄太过者，名曰肝气逆，以气病为主；疏泄不及者，名曰肝气郁，郁在血分。肝气逆与肝气郁，有阴阳动静之别，不可混淆。肝气逆者，方用《景岳全书》之柴胡疏肝散化裁；肝气郁者，方用《太平惠民和剂局方》之逍遥散化裁。张珍玉临床擅长从肝论治经前期综合征、胃脘痛、头痛、遗精、痛经、子宫肌瘤、前列腺炎等诸多病种，均取得了显著疗效。在张珍玉肝失疏泄理论指导下成功研发的治疗经前期综合征肝气逆证的“经前平颗粒”和治疗肝气郁证的“经前舒颗粒”，为众多女性患者解除了病痛。

四 临证经验

1. 治咳之要在宣降

“治咳之要在宣降”理论是张珍玉在深研《黄帝内经》及历代医家有关咳嗽及肺藏象理论基础上，结合多年的理论教学与临床实践经验提出的学术观点，他认为：咳嗽，虽可由其他脏腑病变引起，但其病位在肺，其直接病机是由肺失宣降所致。咳嗽的辨治，当首分外感与内伤，失宣多由外邪所闭，不降常因内伤劳倦所为。究其治法，亦不外两途：外感重在宣发，佐以肃降；内伤重在肃降，佐以宣发。宣与降的侧重，既应注意药味的比例，又须留心宣降剂量的比

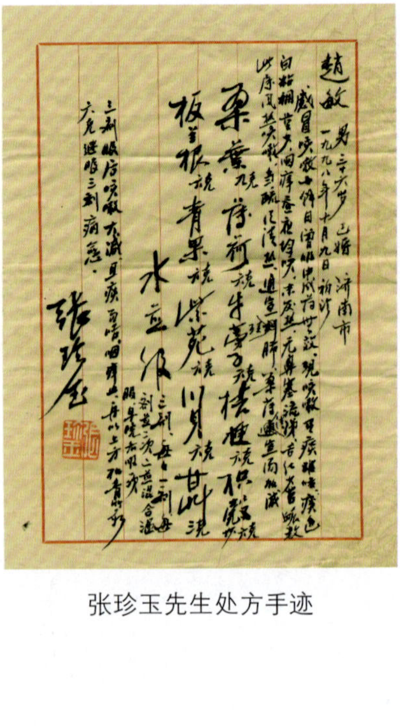

张珍玉先生处方手迹

例，还需根据肺失宣降的程度，酌配升降药对、参以调理气机的动药，格成一方。

在对“治咳之要在宣降”理论深入研究的基础上，结合因时制宜的治疗理念，张珍玉提出：由于气候的变化，时代的变迁，以及饮食条件、居住生活条件的改变，当今人们多体质壮实、阳盛有余，故外感风寒多从热化。依据中医学辨证求因的原则，外感咳嗽多属风热咳嗽，影响肺的宣发功能，气不得宣，冲逆激荡而发，治宜清热疏风、宣肺止咳。“宣”之义有二：一则以宣驱散外邪，一则借宣助肺之宣发。自拟“桑薄清宣汤”一方，临证加减治疗外感咳嗽，常获神效。

2. 脾胃分治论

张珍玉继承了《黄帝内经》重视脾胃的学术思想，研究了李杲、叶桂等古代医家的学术观点，结合自己的临床经验，提出了“脾胃分治”理论，指出：脾胃虽同为后天之本，但二者生理病理特点有别，在治疗上亦应当区别对待。治脾胃病总以甘味为主，其中辛甘入脾，辛苦入胃；治脾当升，治胃宜降，脾胃同治，各有侧重。

补脾养胃，甘味为主：甘味属土，为脾胃所主，甘味药既能入脾，又能入胃，这是脾胃用药之相同处。其中，甘温热药，补气助阳，脾胃气虚者宜用之；甘寒凉药，养阴清热，脾胃阴虚者宜之；甘淡药补脾渗湿，脾虚湿困者宜之。脾为湿土，喜燥而恶湿，其气主升，因此，脾病多湿而其气易陷，治当宜甘温（热）、甘淡之品，以达补脾益气，以助脾升，温燥渗湿以利脾运之目的。胃为燥土，喜润恶燥，其气主降，胃病多燥而其气易逆，治胃当宜甘寒（凉）之品，清燥润通以助胃降。

辛甘入脾，辛苦入胃：因辛与甘相合，辛甘化阳，辛甘发散为阳，故辛甘相合则主升主动故入脾。辛与苦相得，辛苦通降为阴，辛苦相合主降主通故入胃。

治脾当升，治胃宜降：针对脾病气虚不升，甚则下陷的病理特点，治脾当用温升，其用药当以甘辛性温之品为主，方如四君子汤、补中益气汤等。针对胃病多见燥热邪实和气机不降之病理特点，治胃宜用通降。所谓通降，并非专指攻逐泻下而言。如治疗阳明腑实证，用苦寒通降之三承气汤；饮食积滞，用消导通降之枳实导滞丸；湿浊阻胃，用燥湿通降之平胃散。其他如降逆止呕之旋覆代赭汤，行气通滞之木香槟榔丸，涤饮通降之小半夏汤等，方中皆以通降胃气之药为主。由于脾胃升降相因，共同完成人体饮食物的消化吸收功能，因此，治胃用通降时，亦需佐以升脾。胃失通降，常与脾不运化、积湿生浊有关。如枳实导滞丸，在消导通降方药中酌加健脾之品，一方面可助脾之运化，促使积滞排出；另一方面可防止消导通降太过而损伤脾气，有预防矫枉过正之弊。而单纯降胃之剂，多因病情需要，非急速下达不能解病人之危，但中病即止，不可过剂，过则易致脾气不升而泄泻。脾胃分治论在治疗胃脘痛、泄泻、食少等病证中有重要的临床应用价值。

五 典型医案

1. 皮疹

吴某某，女，66岁，工人。1999年6月22日初诊。

主诉：周身红色斑疹3个月。

现病史：患者3个月前感冒后期出现周身红色斑疹，检查为过敏性皮疹，进行脱敏治疗，无效。现周身红色斑疹、瘙痒，纳食好，二便调，夜眠欠安。检查：双乳下、双前臂、双股、双膝、双小腿均有对称性斑疹，呈点块状，色红，略高于皮肤，表面干燥，下肢多见。舌暗红，苔薄白，脉数弱。

中医诊断：皮疹（血燥湿滞证）；西医诊断：过敏性皮疹。

治则：养血润燥，清热利湿，兼顾疏肝健脾。

处方：当归9 g，炒白芍9 g，苦参9 g，白鲜皮9 g，地肤子9 g，柴胡6 g，茯苓9 g，薏苡仁9 g，砂仁9 g，甘草3 g。水煎服，每日1剂，分早晚两次温服。

辨证思路：风热湿邪蕴结肌肤，气血不和，故现红色斑疹，皮疹色红偏热；肺主皮毛，脾主肌肉，斑疹与肺脾有关。邪阻脉络，肌肤失养而化燥生风，故皮肤干燥，痒甚。《素问·至真要大论》言："诸痛痒疮，皆属于心"，风胜则痒，风气通于肝；血不养神故夜寐不安；《素问·太阴阳明论》言："伤于风者，上先受之；伤于湿者，下先受之"，斑疹上肢、乳下及下肢均见，且以下肢多见，说明伤于风湿，以湿邪偏重；舌暗红示血行不畅，有热故脉数，湿阻血亏故脉弱。张珍玉认为，本案病情复杂，涉及面广，临床所见，风、燥、湿、热兼杂，气分、血分俱伤，肺、脾、肝同时受累。初诊患者以风、燥为主，兼见湿、热之象，诊断为血燥湿滞型皮疹，治以养血润燥，配以清热利湿，兼顾疏肝健脾。

二诊：1999年6月26日。服上方3剂，药后斑疹色泽渐退，部分结痂，双肘后有皮屑脱落。舌暗红，苔薄白，脉沉数弱。

处方：当归 9 g，炒白芍 9 g，苦参 9 g，白鲜皮 9 g，地肤子 9 g，柴胡 6 g，茯苓 9 g，薏苡仁 9 g，砂仁 9 g，金银花 12 g，连翘 9 g，甘草 3 g。水煎服，每日 1 剂，分早晚两次温服。

三诊：1999 年 6 月 30 日。服上方 4 剂，疹块随消随起，瘙痒重，夜不能眠。舌暗红，苔白微厚腻，脉数弱。

处方：金银花 12 g，连翘 6 g，薄荷 6 g（后下），苦参 9 g，白鲜皮 9 g，地肤子 12 g，茯苓 9 g，薏苡仁 9 g，淡竹叶 3 g，当归 9 g，牡丹皮 6 g，甘草 3 g。水煎服，每日 1 剂，分早晚两次温服。

四诊：1999 年 7 月 3 日。服上方 3 剂，周身斑疹颜色变浅，且新起者减少，仍瘙痒不堪，夜间为甚，双下肢轻度浮肿，尿量少。舌暗红，苔薄白，脉数。

处方：金银花 12 g，连翘 6 g，薄荷 6 g（后下），苦参 9 g，白鲜皮 9 g，地肤子 12 g，茯苓 9 g，薏苡仁 9 g，淡竹叶 3 g，当归 9 g，牡丹皮 6 g，蒲公英 9 g，甘草 3 g。水煎服，每日 1 剂，分早晚两次温服。

五诊：1999 年 7 月 10 日。服上方 7 剂，新起斑疹极少，色泽变浅，仍苦于瘙痒，夜不能眠，下肢浮肿减轻，尿量可。舌暗红，苔薄白，脉沉数。

处方：金银花 12 g，连翘 6 g，薄荷 6 g（后下），苦参 9 g，白鲜皮 9 g，地肤子 12 g，茯苓 9 g，薏苡仁 9 g，淡竹叶 3 g，当归 9 g，牡丹皮 6 g，蒲公英 9 g，苍术 9 g，甘草 3 g。水煎服，每日 1 剂，分早晚两次温服。

六诊：1999 年 7 月 14 日。服上方 4 剂，周身斑疹颜色继续变淡，双足又有新疹出现，色不甚红，双手、双足脱屑，仍瘙痒不堪，下肢浮肿消失，小便可，大便次数较少。舌淡红，苔薄白稍干，脉沉弱。

处方：当归 9 g，炒白芍 9 g，牡丹皮 6 g，苦参 6 g，白鲜皮 6 g，地肤子 9 g，苍术 9 g，茯苓 9 g，薏苡仁 9 g，薄荷 6 g（后下），甘草 3 g。水煎服，每日 1 剂，分早晚两次温服。

七诊：1999 年 7 月 17 日。服上方 3 剂，药后皮疹瘙痒减轻，呈阵发性，旧疹逐渐脱屑，仅有少量新疹出现，纳食可，二便正常。舌淡红，苔薄白中部微黄，脉沉弱。

处方：当归 9 g，炒白芍 9 g，牡丹皮 6 g，苦参 6 g，白鲜皮 6 g，地肤子 9 g，苍术 9 g，茯苓 9 g，薏苡仁 9 g，薄荷 6 g（后下），连翘 9 g，甘草 3 g。水煎服，每日 1 剂，分早晚两次温服。

八诊：1999 年 7 月 24 日。服上方 7 剂，仅有极少新发皮疹，但能很快自行好转，皮疹渐淡，但受热后可转红，仍有阵发性瘙痒。舌淡红，苔白微腻，脉数弱。

处方：当归 9 g，炒白芍 9 g，苦参 6 g，白鲜皮 6 g，地肤子 9 g，苍术 9 g，茯苓 9 g，薏苡仁 9 g，薄荷 6 g（后下），连翘 9 g，金银花 12 g，甘草 3 g。水煎服，每日 1 剂，分早晚两次温服。

九诊：1999 年 7 月 27 日。服上方 3 剂，局部体征无明显变化，仍阵发性瘙痒，阴雨天则瘙痒加重，且呈持续性，未见新疹出现。舌暗红，苔薄白微腻，脉数弱。

处方：苦参 9 g，白鲜皮 6 g，地肤子 9 g，薏苡仁 9 g，苍术 9 g，荆芥 6 g，金银花 12 g，连翘 9 g，当归 9 g，牡丹皮 6 g，郁金 9 g，砂仁 9 g，甘草 3 g。水煎服，每日 1 剂，分早晚两次温服。

十诊：1999 年 8 月 1 日。服上方 4 剂，仅有局部性阵发瘙痒，以背部、下肢明显。舌暗红，苔薄黄，脉数弱。

处方：苦参 9 g，白鲜皮 6 g，地肤子 9 g，薏苡仁 9 g，荆芥 6 g，金银花 12 g，连翘 9 g，当归 9 g，牡丹皮 6 g，郁金 9 g，砂仁 9 g，甘草 3 g。水煎服，每日 1 剂，分早晚两次温服。

十一诊：1999 年 8 月 8 日。服上方 7 剂，瘙痒减轻，仍呈阵发性，以下肢为重，午后明显。舌淡红，苔薄白，脉数。

处方：苦参 9 g，白鲜皮 6 g，地肤子 9 g，薏苡仁 9 g，金银花 12 g，连翘 9 g，当归 9 g，丹皮 6 g，郁金 9 g，砂仁 9 g，桔梗 6 g，薄荷 6 g（后下），甘草 3 g。水煎服，每日 1 剂，分早晚两次温服。

十二诊：1999 年 8 月 15 日。服上方 7 剂，仅留下肢阵发性轻度瘙痒，纳少厌油，大便可。舌暗红，苔薄白，脉数弱。

处方：白鲜皮 6 g，地肤子 9 g，薏苡仁 9 g，金银花 12 g，连翘 9 g，当归 9 g，丹皮 6 g，郁金 6 g，砂仁 9 g，桔梗 6 g，薄荷 6 g（后下），甘草 3 g。水煎服，每日 1 剂，分早晚两次温服。

按语：关于皮肤病的辨证要点，张珍玉结合自己的临床体会，主要强调以下几点。第一，从皮肤病的发病部位而言，累及皮毛与肌肉，由于肺主皮毛、脾主肌肉，辨证时首先要分清病变在皮毛还是在肌肉。一般而言，病在皮毛者，多表露于皮肤之上；病在肌肉者，常隐伏于皮肤之下。病在皮毛者，与肺关系密切，涉及气分为主；病在肌肉者，多属脾脏受累，病涉血分居多。同时，还要注意皮毛与肌肉、气与血之间的关系，不可顾及一面，失掉另一面，要抓住重点，兼顾其他。第二，从症状来说，皮肤病有痒与不痒之别，风胜则动，风胜则痒，故瘙痒者，多属风邪为患，而风气内通于肝，凡风胜必与肝有关；不痒者，多以湿邪为主，脾主湿，故不痒者治宜在脾。第三，斑疹的具体形态和出现位置也是辨证的要点之一。一般而言，颜色发红者，偏于热；色泽偏淡者，属于湿；局部湿烂流水者，是湿邪为甚；皮肤干燥脱屑等，是血燥生风；位于上半身者，属风邪上受；居于下半身者，为湿邪下注。对于相兼为患者，如湿热互结、风湿同在、燥湿同病等，治宜分清主次。另外，还要注意全身症状及舌脉，特别是局部症状特点不突出者，全身症状及舌脉往往成为辨证的关键。总之，皮肤病多表现为风、湿、热、燥之象，与肺、脾、肝之脏关系最为密切。治疗上，多采用疏风、清热、利湿、养血与宣肺、健脾、疏肝诸法结合应用，根据具体辨证结果，以一法为主，兼施他法。

本案病情复杂，涉及面广，临床所见，风、燥、湿、热兼杂，气分、血分俱伤，肺、脾、肝同时受累。风热湿邪蕴结肌肤，气血不和，故现红色斑疹；邪阻脉络，肌肤失养而化燥生风，故皮肤干燥，痒甚；血不养神故夜寐不安；斑疹下肢多见，说明湿邪偏重；舌暗红示血行不畅，有热故脉数，湿阻血亏故脉弱。初诊表现以风、燥为主，兼见湿、热之象，治以养血润燥，配以清热利湿，兼顾疏肝健脾。方中当归、白芍动静相宜，养血润燥为主，苦参、白鲜皮、地肤子清热利湿为辅，另以柴胡疏散肝气以利消风，茯苓、薏苡仁健脾利湿而除生湿之源，砂仁、甘草调中以助药行。二诊，双肘后有皮屑脱落，提示风热之象显，加金银花、连翘以加强疏风清热之力。三诊，根据皮疹随消随起，瘙痒重，脉数弱的特点，改为疏风清热利湿为主，兼以养血润燥，方中金银花、连翘、薄荷疏风清热，宣散肺气，苦参、白鲜皮、地肤子清热利湿，茯苓、薏苡仁加强利湿之利，淡竹叶引热下行，当归、牡丹皮养血活血以润燥，甘草调和诸药。四诊，药后周身斑疹颜色变浅，且新起者减少，但仍瘙痒不堪，夜间为甚，双下肢轻度浮肿，尿量少，此为诸邪欲去，当乘胜追击，上方去淡竹叶，加蒲公英苦寒以清热，利尿以除湿。五诊，药后新起斑疹极少，色泽变浅，提示病情好转，效不更方。但是仍苦于瘙痒，夜不能眠，下肢浮肿减轻，提示水湿之气，加苍术增强祛湿之力。六诊，疹色持续变淡，示热渐退，病情转为血燥为主，再拟方仿一诊方义稍加改动，全方仍以养血润燥为主，兼以清热利湿，当归、白芍养血润燥，合牡丹皮于养血中加强活血之力；苦参、白鲜皮、地肤子清热利湿，以苍术配茯苓、薏苡仁着重祛除在表之湿邪；薄荷清宣透达以疏风，甘草调和诸药。七诊，药后皮疹瘙痒减轻，呈阵发性，旧疹逐渐脱屑，仅有少量新疹出现，提示病情稳定，但仍有余热透发之征，加连翘以清透余热。八诊，仅有极少新发皮疹，但能很快自行好转，皮疹渐淡，但受热后可转红，仍有阵发性瘙痒，提示仍有余热透发之象，减牡丹皮之清热，加金银花以增清透之力。九诊，患者瘙痒阴雨天加重，是湿邪偏重，改方减白芍，突出祛湿力度，方中苦参、白鲜皮、地肤子、薏苡仁、苍术利湿为主，另加荆芥以风胜湿；金银花、连翘疏风清热；当归、牡丹皮养血活血，合郁金疏肝行气以促血行湿去；砂仁、甘草调中以助药行。十诊，病情持续好转，仅有局部性阵发瘙痒，以背部、下肢明显效不更方，但恐芳香耗血，上方减苍术。十一诊，病情持续好转。唯脉见数象，提示邪气有透发之机，守方微调。去荆芥，加桔梗开宣肺气，合薄荷促使邪从肌肉透达皮毛。十二诊，皮疹将愈，纳少厌油示肝胆气滞，故去苦参，郁金减为 6 g 行气利胆以善后。从治疗全程来看，张珍玉用药思路清晰，处方简练但全面，根据病情变化，收放自如，虽几经更方，但始终遵循“一法为主，兼顾其他”的原则。所选药物虽平淡无奇，但通过配伍及各阶段主攻方向的调整，取得疗效，特别是当归、白芍等养血润燥之品与苦参、白鲜皮、地肤子等清热燥湿药相反相成的配伍应用，颇具特色。

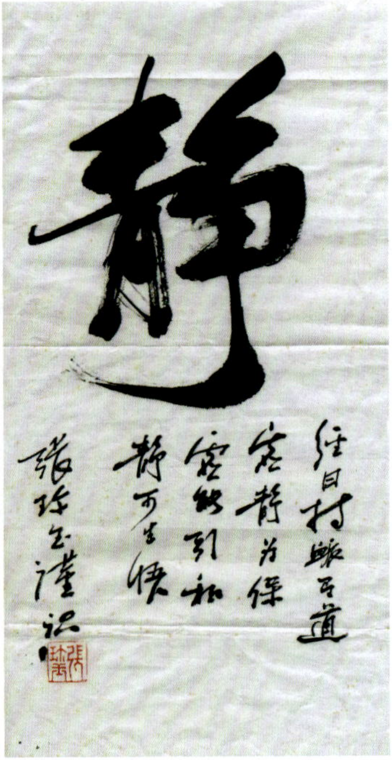

张珍玉先生墨宝

2. 泄泻

张某某，男，55 岁，教师。2004 年 4 月 27 日初诊。

主诉：腹泻伴消瘦 1 年余。

现病史：患者素有胃疾，1 年前无明显原因出现腹泻，伴逐渐消瘦，遂去医院检查，诊为结肠炎，口服肠炎宁等治疗效果不显。现大便不成形，每日 4 ~ 5

次，腹痛则泻，泻后痛减，晨起便急，便后时有里急后重，体重减轻近10kg。纳呆食少，眠安，小便可。舌红，苔薄白，脉沉弦弱。

辨证思路：《严氏济生方·大便门》言：“泄泻者，乃由中州不运，脾胃有伤也。”患者素有胃疾，病久提示脾胃虚弱，湿浊内生，下注大肠，则大便泄泻；气机不畅则腹痛、里急后重；晨起之时，在天为春，其应在肝，少阳之气开始萌动，脾胃虚弱，土虚木乘，引动体内湿浊阴邪借机而走，见晨起泄泻；脾虚生化乏源，则见纳呆食少，面黄消瘦。舌红苔薄白示微有热象，乃湿郁气滞日久化热所致；脉沉弦弱，示体内气虚气滞之征。

中医诊断：泄泻（脾气虚弱，湿热蕴肠证）；西医诊断：结肠炎。

治则：健脾疏肝，渗湿清热止泻。

处方：黄芪25 g，人参10 g，炒白术9 g，茯苓9 g，柴胡6 g，炒白芍9 g，广木香6 g，炒山药9 g，炒黄连6 g，炮姜6 g，砂仁6 g，甘草3 g。水煎服，每日1剂，分早晚两次温服。

二诊：2004年5月17日。患者自行服上方近20剂，现腹泻明显减轻，大便已成形，每日2次，体重有所增加，偶有腹痛，伴肠鸣，纳可，眠安，小便可。舌质红苔薄白，脉沉弦。

处方：黄芪25 g，人参10 g，炒白术9 g，茯苓9 g，柴胡6 g，炒白芍9 g，广木香6 g，炒山药9 g，炒黄连6 g，炮姜6 g，砂仁6 g，五味子6 g，甘草3 g。水煎服，每日1剂，分早晚两次温服。

三诊：2004年5月24日。服上方6剂，药后大便基本成形，每日2次，偶有腹部不适，食欲佳，眠安。舌质红苔薄白，脉沉弱。

处方：黄芪25 g，人参10 g，炒白术9 g，茯苓6 g，柴胡6 g，炒白芍9 g，广木香6 g，炒山药9 g，炮姜6 g，砂仁6 g，五味子9 g，甘草3 g。水煎服，每日1剂，分早晚两次温服。

四诊：2004年5月27日。服上方3剂，药后大便基本成形，偶有大便偏稀，但自觉排便不畅，每天2次，偶有肠鸣及腹不适。舌质红苔薄白，脉沉弦。

处方：黄芪25 g，人参10 g，炒白术9 g，茯苓6 g，柴胡6 g，炒白芍9 g，广木香6 g，炒山药9 g，炮姜6 g，砂仁6 g，五味子9 g，炒黄连6 g，甘草3 g。水煎服，每日1剂，分早晚两次温服。

五诊：2004年6月4日。服上方6剂，药后大便继续成形，每日2次，肠鸣消，纳食好，里急后重亦消失。舌质红苔薄白，脉沉弱。

处方：黄芪 25 g，人参 10 g，炒白术 9 g，茯苓 9 g，柴胡 6 g，炒白芍 9 g，广木香 6 g，炒山药 9 g，炮姜 6 g，砂仁 6 g，炒黄连 6 g，炒薏苡仁 9 g，甘草 3 g。水煎服 6 剂，每日 1 剂，分早晚两次温服。临床治愈。

按语：张珍玉强调：泄，有漏泄之意，其症时作时止；泻，有其势直下倾泻之意。从时间而言有暴久之别，暴泻者，其势急，多水泻；久泄者，其势缓。多稀软便，即有湿与脾主运化失常关系密切。正如《素问·阴阳应象大论》所言："湿胜则濡泄。"脾胃为气血生化之源，主纳化水谷，若脾胃运化失健，气机升降失常，水谷清浊不分，遂混杂而下，发为泄泻。脏腑相连，五脏相关，脾胃的运纳有赖于诸脏的协助配合尚能完成。临床所见，五脏之中，导致泄泻的主要因素是脾失健运，而肝失疏泄、肾失温煦也是影响脾运主运化导致泄泻的常见因素。因此，张珍玉强调：泄泻的病位主要在脾，与肝、肾亦有密切关系。治疗上以健脾为治泄之首务，脾健则湿除泻止；以疏肝为运脾之手段，肝畅促脾健运湿；以温肾为健脾之羽翼，火旺利脾气运化；以淡渗为止泻之蹊径，分利则尿通便实。

清代叶桂《临证指南医案·脾胃》华岫云言："纳食主胃，运化主脾，脾宜升则健，胃宜降则和。"又云："太阴湿土，得阳始运；阳明燥土，得阴自安。以脾喜刚燥，胃喜柔润也。"本案患者素脾胃虚弱，脾主升清，胃主降浊，脾胃虚弱，清浊失司，湿浊内生，下注大肠，则大便泄泻；脾升胃降是人体气机升降的枢纽，脾胃气机升降失常，气机不畅则腹痛、里急后重。《灵枢·顺气一日分为四时》言："春生，夏长，秋收，冬藏，是气之常也，人亦应之，以一日分为四时，朝则为春，日中为夏，日入为秋，夜半为冬。朝则人气始生……"黎明之时，在天为春，其应在肝，少阳之气开始萌动，引动体内湿浊阴邪借机而走，见晨起泄泻，提示有脾虚肝乘；脾为气血生化之源，脾虚生化乏源，则见纳呆食少，面黄消瘦。舌红苔薄白示微有热象，乃湿郁气滞日久化热所致；脉沉弦弱，示体内气虚气滞之征。故治以健脾疏肝，行气渗湿清热。自拟肠清汤加减。方中黄芪，补中益气，升阳固表，为君药。人参，性禀中和，大补元气，有补脾益肺之功。白术，甘能补脾，苦能燥湿。茯苓，能渗湿利水，健脾补中。人参善于补气，白术长于健脾，茯苓特于渗湿，三者伍用，一补一健一渗，共为臣药，助黄芪补中益气、健脾升阳。柴胡主升举阳气，疏肝解郁。白芍主养血柔肝、缓中止痛、敛阴平肝。柴芍配伍，以柴胡辛散顺肝之用，白芍酸敛养肝之体，刚柔相济，抑短扬长，既达养肝疏肝以木疏土之效，又防柴胡劫伤肝阴。山药能健脾益肾、固精止泻，常与黄芪配伍。黄芪偏于补脾阳，山药重于补脾阴，两药伍用，阴阳相合，互用互化。木香主行气止痛，温中和胃，擅长宣通三焦气滞，一可行脾胃之滞以止腹痛；二可借其芳香宣通之性，防止补剂腻滞。炮姜苦温，色黑入肾，能温下焦。黄连清热燥湿，与木香或炮姜配伍，阴阳相济，以黄连苦燥之性去除肠胃湿热积滞，以木香或炮姜之温性减其苦寒败胃之弊，具有“厚肠胃”的作用。砂仁醒脾化湿以利中焦斡旋，甘草健脾和中，调和诸药。二诊，腹泻腹痛明显减轻，酌加五味子。五味子具滋肾敛气固精之功，宜于邪气渐去，气虚不固者。三诊，大便基本成形，恐苦寒久用伤脾及渗湿过用伤津，上方去黄连，减茯苓用量，加大五味子用量。四诊，大便基本成形，偶有大便稀，但觉排便不畅，提示湿热有反复之征，上方加炒黄连以加强燥湿之力。五诊，诸症皆消，恐五味子酸收恋邪，故去之，加茯苓量及薏苡仁，以平和之剂巩固疗效。全程以健脾为主，疏肝为助，补通结合，寒热并投，阴阳兼顾，共达治泻之效。随访 1 年，患者停药后饮食体力皆佳，体重维持正常，仅偶有食凉后大便不成形，调整饮食即可缓解。

3. 胃痛

董某某，女，55 岁，工人。2005 年 1 月 14 日初诊。

主诉：胃胀痛痞满月余。

现病史：患者于 1 个月前因情绪变化致胃痞闷渐至胃胀痛，经间断服用木香

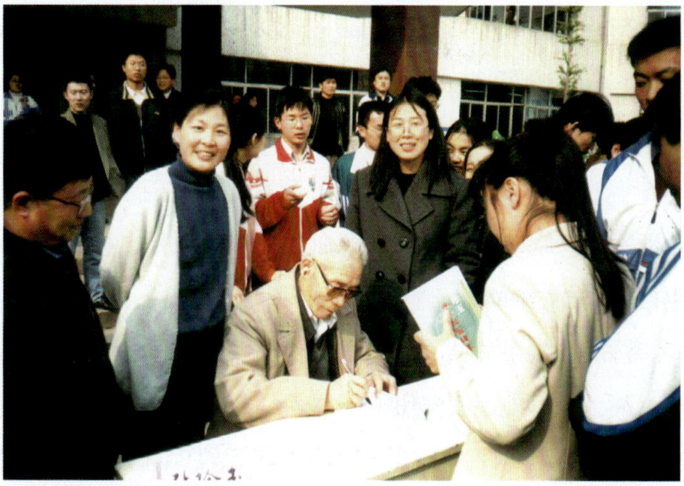

张珍玉先生签字售书现场

顺气丸、疏肝和胃丸等中成药病情稳定。现胃痞闷胀痛，伴反酸，上症以食后甚，情绪急躁，只吃软食，吃硬食或多食则觉胸骨后不适，夜间口干、口苦，睡眠可，二便正常。舌淡红，苔薄黄稍腻，脉弦弱。

辨证思路：清代吴士瑛《痢疾明辨·辨痢大纲有四》言："通则不痛，不通则痛。"本案胃痛提示病位在中焦，患者易因急躁等情绪变化而诱发胃痛，提示与肝有关；胃痛以胀痛、闷痛为主，提示病位在气分；胃痛饭后甚，伴有嗳气、反酸，提示病位在肝胃。因肝主疏泄，调畅情志，肝气疏泄太过，横逆犯脾胃，脾胃气机升降失职，运行不畅则胃胀痛痞闷；情志失舒则情绪急躁；肝气逆犯胃，气机逆乱，化热伤津则反酸、口干、口苦；舌淡红，苔薄黄稍腻，脉弦弱示气虚不畅，兼有化热停湿之象。本案以反酸、胃胀痛为肝气犯胃证诊断要点，酸为肝味，反酸示肝气上逆，闷胀痛为气不通的主要症状特点，胃脘部胀痛痞闷示有中焦脾胃气机郁滞不通之机。而肝之疏泄太过以上逆多见，通过影响胃气失于通降，进而影响脾胃气机升降。

中医诊断：胃痛（肝气犯胃证）；西医诊断：胃炎。

治则：疏肝降气，健脾和胃止痛。

处方：生白芍 9 g，柴胡 6 g，川芎 6 g，炒枳壳 6 g，人参 10 g，炒白术 9 g，香附 9 g，广木香 6 g，佛手 6 g，煅瓦楞子 12 g，砂仁 6 g，甘草 3 g。水煎服，每日 1 剂，分早晚两次温服。

二诊：2005 年 1 月 17 日。服上方 3 剂，药后胃胀痛减轻，仍反酸，胃痞闷、口苦，情绪不稳。舌淡红苔薄白，脉沉弦。

处方：生白芍 9 g，柴胡 6 g，川芎 6 g，炒枳壳 6 g，人参 10 g，炒白术 9 g，香附 9 g，广木香 6 g，佛手 6 g，煅瓦楞子 12 g，砂仁 6 g，厚朴 6 g，佩兰 6 g，甘草 3 g。水煎服，每日 1 剂，分早晚两次温服。

三诊：2005 年 1 月 20 日。服上方 3 剂，药后胃痛痞闷未作，口苦止，仍胃胀，时反酸，偶心烦不安，眠差。舌淡红苔薄白，脉弦数。

处方：生白芍 9 g，柴胡 6 g，川芎 6 g，炒枳壳 6 g，人参 10 g，炒白术 9 g，香附 9 g，广木香 6 g，佛手 6 g，煅瓦楞子 12 g，砂仁 6 g，青竹茹 9 g，甘草 3 g。水煎服，每日 1 剂，分早晚两次温服。

四诊：2005 年 1 月 27 日。服上方 7 剂，药后胃痛痞闷止，胃胀减，情绪渐趋稳定，大便质可，2～3 日一行。舌淡红，苔稍黄腻，脉沉弦。

处方：生白芍 9 g，柴胡 6 g，川芎 6 g，炒枳壳 6 g，人参 10 g，炒白术 9 g，香附 9 g，广木香 6 g，佛手 6 g，煅瓦楞子 12 g，砂仁 6 g，青竹茹 9 g，厚朴 6 g，紫苏梗 6 g，甘草 3 g。水煎服，每日 1 剂，分早晚两次温服。

五诊：2005 年 2 月 5 日。服上方 6 剂，药后基本病愈，胃痛未作，唯时情绪易急躁，舌红苔薄白，脉微弦。

处方：生白芍 9 g，柴胡 6 g，川芎 6 g，炒枳壳 6 g，人参 10 g，炒白术 9 g，香附 9 g，广木香 6 g，佛手 6 g，煅瓦楞子 12 g，砂仁 6 g，青竹茹 9 g，厚朴 6 g，郁金 9 g，甘草 3 g。水煎服 7 剂，每日 1 剂，分早晚两次温服。临床病愈。

按语："百病生于气"，是《黄帝内经》重要的发病学观点。因人体肝主疏泄，调畅全身气机，促进脾胃气机升降。张珍玉教授结合自己几十年治疗胃脘痛经验提出了从肝论治胃脘痛的新观点，以此指导临床取得了显著的临床效果。张珍玉强调情志致病因素是目前临床引发胃脘痛的主导因素，情志致病因素表现虽然复杂多变，但肝主疏泄调畅情志，因此"多情交织致病首先伤肝"，其他各种致病因素亦多影响气机而引发胃脘痛的发生和加重。因此，肝失疏泄影响气机导致的胃脘痛临床最常见。正如清代姜成立《龙砂八家医案·戚云门先生方案》所言："胃痛……此多思郁结，气陷于土，脾不升，胃不降，致水谷之海壅闭，所谓不通则痛耳。"

张珍玉认为，肝失疏泄临床有疏泄太过与不及之分。二者相对而言，肝之疏泄太过重点在气，肝气疏泄太过，导致肝气失常，虽然亦有导致气运行道路的不畅达和升降出入之间的不协调两方面。但结合肝气主升的方向性特点，肝失疏泄太过，在气机不畅达的同时往往表现出明显的上升太过的方向性特点，即体现为上升道路的不通达及升降之间的不协调为多见。因肝气疏泄太过以肝气逆为多见，所以我们有时习惯将肝气疏泄太过称为肝气逆。张珍玉指导的博士研究生张启明教授《中医统计诊断》一书在总结宋至近代 156 位中医临床名家的医案 22 459 条对"气逆证"的统计结论是：具有统计意义的气逆证常见发病部位在肝。这一统计结论与张珍玉的临床体会表现出了明显的一致性。脾胃之气相对而言，胃气以降为顺，因此肝主疏泄太过，以横逆犯胃，致胃气上逆为主。

本案胃胀痛痞闷与反酸并见为肝气犯胃的主要诊断要点。肝气疏泄太过，横逆犯胃，胃降失职，浊气不降则胃胀痛痞闷；肝失疏泄太过，情志失调则情绪急躁；肝气逆犯胃，气机逆乱，化热伤津则反酸、口干、口苦；舌淡红，苔薄黄稍腻，脉弦弱示气虚不畅，兼有化热停湿之象。诊为胃脘痛肝气犯胃证，方以柴胡疏肝散合四君子汤加减。治疗体现在理肝气基础上降肝气的治疗特点，参以健脾和胃以复胃之通降。方以柴胡理肝气，川芎调肝气之升降与降气之枳壳和敛肝之白芍以达降肝气之目的，肝复疏泄，则木不犯土，四君子汤加减，以益气和胃，以复清升浊降之机，土旺则防木乘，亦有土中泻木之义，佛手、煅瓦楞为肝气犯胃不和而设，伍砂仁、广木香行气以调脾胃，并防益气之品壅滞。二诊，药后胃痛胀减，方药对证，效不更方，仍以疏肝理气、降逆和胃为治，加厚朴、佩兰以加强行气除胀化浊之功。三诊，药后胃痛痞闷控制，但数脉、心烦等症示郁热之征明显，减厚朴、佩兰防其燥，加青竹茹清肝胃郁热。四诊，药后病情持续好转，但苔黄腻，大便虽质可，但 2～3 日一行，示气滞湿浊阻滞之机仍在，加厚朴、紫苏梗以行气降气复脾胃气机升降，行气化湿。五诊，药后基本病愈，唯时情绪易

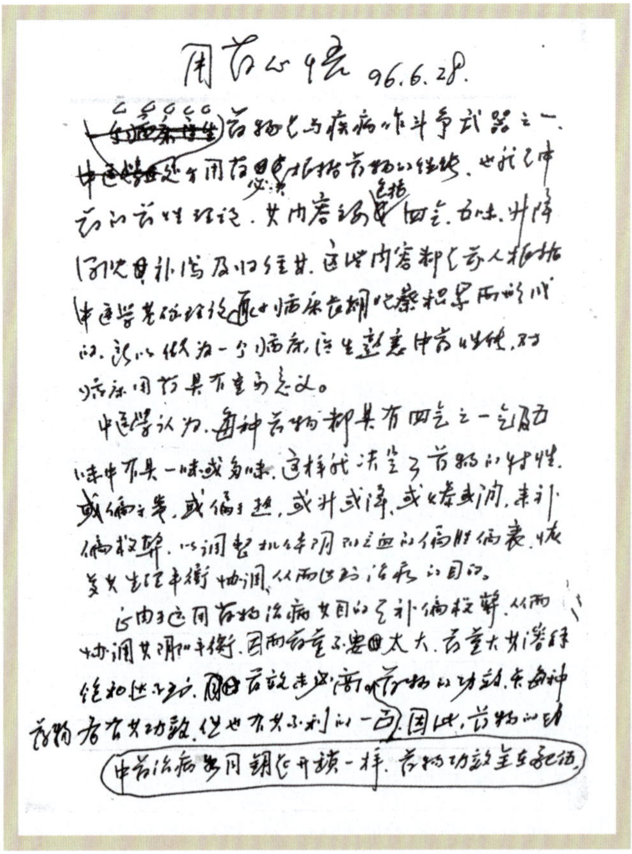

张珍玉先生手迹

急、舌红，脉微弦，提示仍有郁热。此时仍以疏肝降逆和胃为治，减紫苏梗之行，加郁金以加强解郁清心之力，以善其后。本案诊疗过程辨证思路清晰，随证加减灵活，药后病愈。

六 经验方

桑薄清宣汤

处方：桑叶 9 g，薄荷 6 g，牛蒡子 6 g，板蓝根 6 g，桔梗 6 g，炒枳壳 5 g，前胡 6 g，紫菀 6 g，川贝母 5 g，甘草 3 g。

功效：疏风清热，宣肺止咳。

主治：外感咳嗽。

方解：桑叶、薄荷、前胡清肺疏风、宣散风热，为主药；桔梗宣肺止咳，炒枳壳降肺下气，二者相配，宣中有降，共同燮理气机升降，以复肺之宣降之职；配伍板蓝根、牛蒡子清热利咽；紫菀、川贝母润肺化痰止咳共为辅药；甘草调和诸药。诸药合用，共奏疏风清热、宣肺止咳之功。

立方思路：《素问·咳论》曰："五脏六腑皆令人咳，非独肺也。"咳嗽一症，虽可由其他脏腑病变引起，不仅限于肺，但其病位则在肺，其直接病机是由肺气上逆所致。故《医学三字经·咳嗽》曰："咳嗽不止于肺，而亦不离乎肺也。"《景岳全书·咳嗽》亦云："咳症虽多，无非肺病。"

五脏各有其生理特性。肺主宣发肃降，调理全身气机升降出入。张珍玉总结多年的理论教学与临床实践，提出：肺之宣发，宣中有降；其肃降，降中有宣的辩证观点。并引《灵枢·决气》"上焦开发，宣五谷味，熏肤、充身、泽毛，若雾露之溉"之言，示肺宣而后降之理；以《素问·经脉别论》"脾气散精，上归于肺，通调水道，下输膀胱，水精四布，五经并行"之论，明肺降中寓宣之机。宣降相因，则气机通畅。因此，不论何因，一旦影响到肺之宣降，气机壅滞，外不能达，内不能降，则生咳嗽。故《素问·至真要大论》曰："诸气膹郁，皆属于肺。"膹为气逆咳喘，郁为痞塞不通。气逆责之于肺气不降，痞塞责之于肺失宣发。

张珍玉认为，临证对于咳嗽的辨治，当首辨其外感与内伤。咳嗽虽有肺失宣

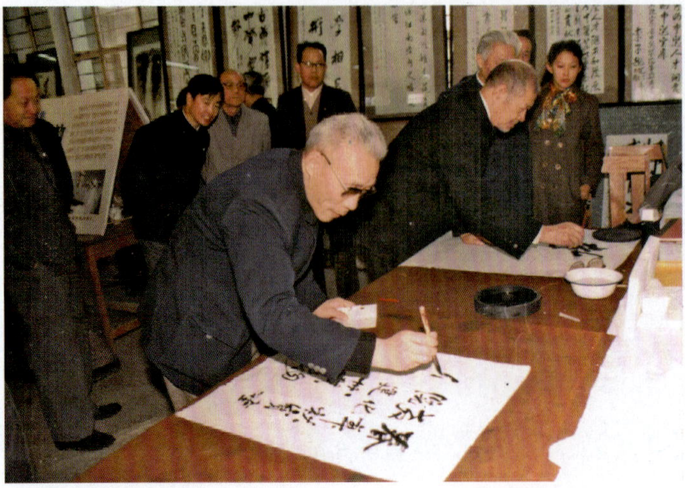

张珍玉先生为山东中医药大学建校 30 周年校庆挥毫泼墨

降而致，但失宣多由外邪所闭，不降常因内伤劳倦所为，故咳嗽分为外感与内伤两端。究其治法，亦不外两途：外感重在宣发，佐以肃降；内伤重在肃降，佐以宣发。宣与降的侧重，既应注意药味的比例，又须留心宣降剂量的比例，还需根据肺失宣降的程度，酌配升降药对、参以调理气机的动药，格成一方。据此张珍玉明确提出了“治咳之要在宣降”之独到见解。

张珍玉认为，由于气候的变化，时代的变迁，以及饮食条件、居住生活条件的改善，当今人们多体质壮实、阳盛有余。故外感风寒，多从热化，而见发热、咽痛、咳痰黄稠等症。依据中医学辨证求因的原则，外感咳嗽多属风热咳嗽，治以清热疏风、宣肺止咳。张珍玉根据多年临床经验，自拟“桑薄清宣汤”一方，临证加减，常获神效。临证在“桑薄清宣汤”基础上，主要加减应用有：痰多色白质黏者，加陈皮；痰多色白质稀易咳，加炒白术、云茯苓、陈皮；痰多色黄白相兼质黏难咳伴咽痒，加青果、麦冬；痰黄质稠者，加青竹茹、炒山栀；干咳痰少或无痰者，加沙参、麦冬；咳甚，加炒杏仁、款冬花；兼喘者加旋覆花、川厚朴、地龙，甚者加沉香；兼发热者，加金银花、连翘；兼鼻流清涕者，加荆芥穗；鼻塞流浊涕，加蝉蜕；头痛，加菊花等。

（整理者：魏凤琴）

张鸣鹤

一 医家简介

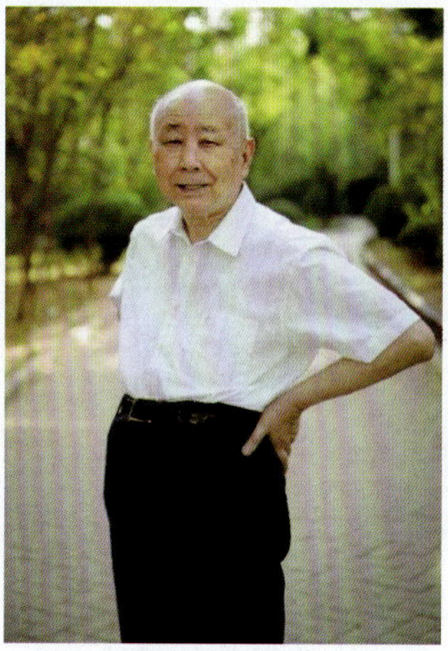
张鸣鹤

张鸣鹤，男，1928年出生于浙江省嘉善县，1955年毕业于山东医学院，分配至山东医学院附属医院（现山东大学齐鲁医院）从事临床工作。1958年参加山东中医学院组织的西医学习中医班，1961年毕业后分配至山东省中医院从事临床工作。1964年在山东省内创建了首个风湿病专科，并创立了以清热解毒为主治疗风湿免疫性疾病的理论体系，独创了中西医结合关节矫形技术。1978—1992年担任山东省中医院内科主任医师兼山东中医学院内科教研室主任。1991年牵头成立了山东省风湿病专业委员会。先后被评为第二批全国老中医药专家学术经验继承工作指导老师、山东省有突出贡献的名老中医，2017年4月被评为全国名中医，享受国务院特殊津贴。

张鸣鹤教授从事中医内科临床工作60余年，博极医源，兢兢业业，虽已逾耄耋，但仍耕耘于门诊，每月门诊量800余人次，海内外患者纷纷慕名前来求治，每每有求必应。他先后在国内外核心期刊发表学术论文40余篇，参与主编《中国风湿病学》《清热解毒法治疗风湿病》《中医内科学》等多部著作；成果获山东省科学技术进步三等奖2项。

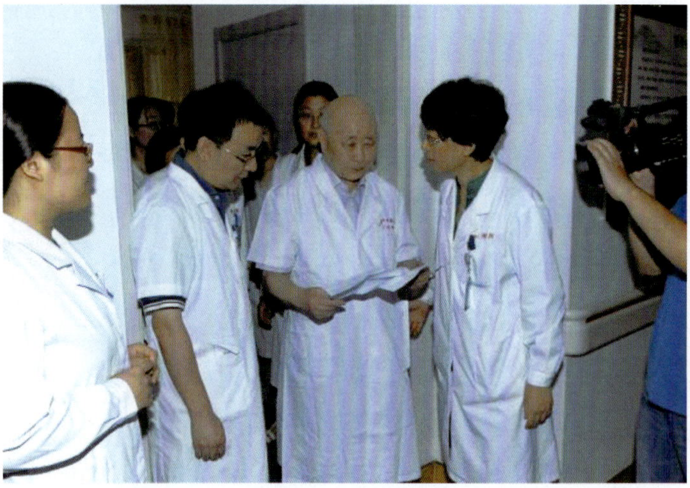

张鸣鹤教授查房

二 成长之路

疾苦交迫，立志医门

1928 年，张鸣鹤出生于浙江省嘉善县，由于当时恶劣的社会环境和医疗环境，他的好几位家人先后因病去世。在张鸣鹤 3 岁的时候，他的母亲得了急性痢疾，由于医治不及时，最终遗憾离世。同样，因为缺医少药，他的大姐因为得了急性阑尾炎而去世，他的小哥哥则死于肺结核。在医学飞速发展的今天，这些非常普通并且常见的疾病，治好并非难事，但在当时，在青霉素才刚刚问世的 20 世纪 30 年代，这些病却往往是致命的。亲人相继离世，对幼小的张鸣鹤打击巨大，同时让他开始对医学有了一个懵懂的信念，想要治病救人的心愿，从那时候开始萌芽。

在 5 岁那年，张鸣鹤突然得了一场肠伤寒，高热不退，不得饮食，甚至有几次就要昏厥过去。家人看着他在病中受苦，很焦急却又束手无策。后来，父亲帮他请来了当地的一位老中医，名为朱非君，经过一番望、闻、问、切，开出几付汤药。吃过药之后没过几日，病竟然奇迹般地好了起来。这场亲身经历过的病痛，让年幼的张鸣鹤对中医的疗效有了一个更加深刻的体会，更加坚定了他日后要学医、要学中医的信念。

学业周折，终偿医梦

在学医之前，张鸣鹤教授还做过很多别的工作。中学毕业考大学时，他考虑到自身家庭条件不好，为了给家里人减轻负担，就报考了上海电信学校，因为上海电信学校包吃包住包分配工作，这对于一个比较潦倒的家庭来说，是一个非常实惠的选择。毕业后他在电信局从事报务工作，过上了自给自足的生活。但是他的心里却始终觉得少了一些什么，那种不够充实、不够满足的感受始终困扰着他的内心。之后他回到家乡担任小学老师，教学成绩优异。虽然从事过多项工作，但是他一直没有放弃学医的梦想，工作之余，坚持学习医学课程，并在上海报名参加全国统一高考，如愿考上山东医学院，正式开启学医之路。

1955 年，张鸣鹤教授从山东医学院毕业以后，被分配到山东医学院附属医院（现山东大学齐鲁医院）工作。在之后两年的时间里，他勤于学习，精于实践，迅速积累了扎实的理论知识和丰富的临床经验，为日后从事中西医结合事业奠定了坚实的基础。

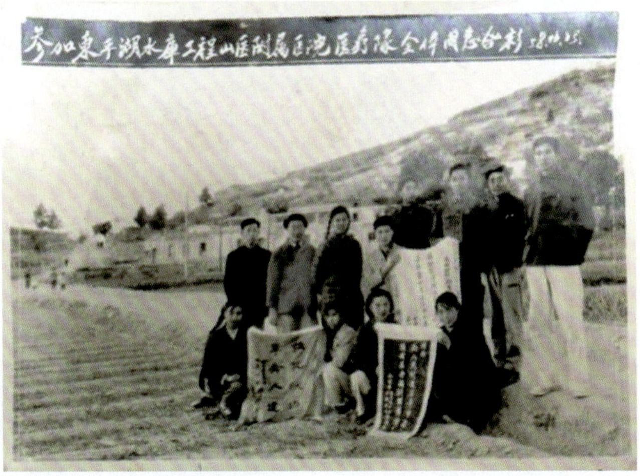

张鸣鹤教授早年工作期间与同事合影

中西结合，水到渠成

1958 年，毛泽东主席作出指示“中国医药学是一个伟大的宝库，应当努力发掘，加以提高”。号召西医要学习中医。当时，北京、天津、上海等地的中医学院都创办了西医学习中医班，山东中医学院也不例外。因为张鸣鹤教授从小就对中医非常感兴趣，所以顺理成章进入山东中医学院的第一届西学中学习班进行中医学习。

从 1958 年 12 月开始，一直到 1961 年 4 月，将近两年半的时间，在西学中学习班里，张鸣鹤教授开始系统地学习中医课程。他首先学习的是中医古籍，《黄帝内经》《伤寒论》《金匮要略》《温病学》等一本本晦涩难懂的中医经典，在名中医徐国仟、周次清等专业授课老师讲解下变得生动有趣、通俗易懂，同时，课堂中穿插的中医临床诊疗医案深深吸引着张鸣鹤，更加坚定了他学习中医的信心。在老师们的谆谆教导之下，他顺利地从一个中医爱好者成为专业中医大夫，并将西医基础理论同中医辨证思路相结合，坚定不移地走上了中西医结合的道路。从山东中医学院第一届西医学习中医班毕业以后，班里的绝大部分学员都回到原单位继续工作，可当时山东中医学院的党委书记向克与党委组织经过研究，决定把张鸣鹤教授留在山东省中医院工作。张鸣鹤教授听从医院的工作调动安排，从此就留在了山东省中医院开展中西医结合的临床工作。

行医省城，创建专科

张鸣鹤教授调至山东省中医院工作时，医院还没有建立风湿病科。在一次偶然外出学习机会中，他参观了唯一一家设有风湿病专科的医院——上海光华医院。上海光华医院在治疗风湿病方面有一套独特的方法：专门用蛇类药物治疗风湿病。经过跟上海光华医院的大夫交流学习以后，张鸣鹤教授了解到他们用中医药治疗风湿病的方法非常有特色，受到了他们的启发，决定在山东省中医院也创立风湿病专科。

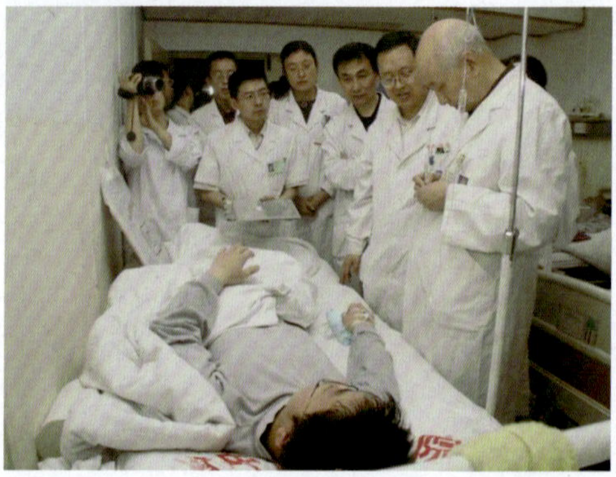

张鸣鹤教授查房

从 1964 年开始，他就着手在山东省中医院建立风湿病专科。当时科室里面条件比较简陋，人员配备也不是很齐全，除了张鸣鹤教授，就只有山东省中医研究所的邱桂兰大夫。他们没有什么前人的经验可以借鉴，就只能从民间收集很多单方、验方，再根据他们以往的治病经验，把方子加加减减，应用到临床上。就这样，一间病房，两个大夫，凭借着一腔热忱，逐渐在摸索中前进，开辟出一条治疗风湿病的中西医结合的道路。

张鸣鹤教授治疗风湿病，主要是运用中西医结合疗法，同时充分发扬中医特色，首先提出了“热毒致痹”学说，并用清热解毒法来治疗风湿性疾病，临床疗效显著。

三 学术思想

1. 治病求本

张鸣鹤教授认为，风湿病临床表现错综复杂，应探求疾病的根本原因，针对病因，遵循治病求本原则。本虚是基本病机，尤其以肾虚为主，外感风寒湿邪侵犯肌体、筋肉、关节，蕴久化热成毒，热毒是病机的关键。该病临床症状也较为明显，比如，关节红肿热痛，舌红，苔黄厚，脉弦数，大便黏腻，小便热，检查结果中类风湿因子（RF）、红细胞沉降率（ESR）、C 反应蛋白（CRP）、血清抗环瓜氨酸肽（CCP）数值很高，这些都是热毒的临床表现。本病缠绵难愈，张教授认为是湿热邪毒痹阻经络，流注骨节为主，湿、热、毒三者之中以湿邪为主。张景岳在《景岳全书·湿证》中说：“未有表湿而不连脏者，里湿而不连经者。”内外相因，形成本病顽恶，缠绵难愈，正气虚弱不能祛邪外出，邪气留恋，损伤肌肉、筋脉、骨骼，久之致畸致残。张教授认为虽然本病以肾虚为主，但是患者关节红肿热痛，恶寒怕冷标症极为突出，湿热毒久则更伤元气，恶性循环，促使此病缠绵难愈。因此，治疗上主张清热解毒、消肿止痛贯彻始终，特别是疾病活动期，更应加大清热解毒药的使用，看似治标，实则护本，热毒缓解，元气少受损伤，一箭双雕。若活动期控制住病情，随后要标本兼顾，减少清热解毒药物的使用，此时应顾护元气，加用补肾之品。张鸣鹤教授同时指出，临床上一定要注重辨别真假，例如在临床上大多数患者恶风怕冷，看似寒象，实则不然，仍要慎用辛温香燥之品，以防误用，背道而驰。

2. 清热解毒贯彻始终

张鸣鹤教授认为，热毒是病机关键，炎、热为类风湿关节基础，提出“因炎致痹”“因炎致痛”“炎生热毒”“因炎致瘀”，以清热解毒法贯彻始终，但对清热解毒药的应用有独到见解。他认为类风湿关节炎应分期论治，虽然热毒贯彻始终，但仍有强弱之分，要灵活运用清热解毒药，所以治疗和用药皆不能一概而论。早中期大多热毒较重，以清热解毒为主，常用黄芩、栀子、雷公藤、猫爪草、猫眼草等有较强清热解毒效果的药；后期大多为阴虚邪恋，对于清热燥湿伤阴的药物应慎用，例如黄连、黄柏、黄芩等药物。张鸣鹤教授常采用清热解毒不伤阴同时对脾胃无大碍的药物，临床上善用连翘、金银花、山豆根、虎杖、大青叶、板蓝根、地耳草等药物，同时后期注重滋阴药物的应用，常用沙参、麦冬、生地黄、石斛等药物，滋阴不碍胃。

3. 慎用活血化瘀药

张鸣鹤教授认为，虽然类风湿关节炎有“因炎致瘀”的趋势，但是活血化瘀药并不是非用不可。古人有不通则痛之说，张教授认为，在类风湿治疗过程中，要对“不通则痛”重新认识。特别是对于关节渗液比较严重的患者，若用之，症状不仅不能缓解，反而会加重，南辕北辙。类风湿本质为“因炎致痹”“因炎致痛”“炎生热毒”“因炎致瘀”，虽有瘀血可能，但对于“热毒”而言，瘀血是果，热毒缓解，则瘀血相应缓解。对于关节渗液肿胀特别严重的患者，张教授重用清热解毒之品，在此基础上加重祛湿药物的应用，例如茯苓、猪苓、白术、赤小豆、泽泻等，疗效十分明显。

四 典型医案

1. 类风湿关节炎

丁某，女，40 岁，已婚，餐饮业主，山东临邑。2002 年 4 月 9 日初诊。

现病史：全身多关节疼痛 4 年，现仍右腕、两手近指关节肿痛，两膝肿痛，右膝尤重，劳累或遇阴雨天气易加重，曾在当地检查诊为类风湿关节炎，使用氨甲蝶呤、泼尼松及中成药治疗。现仍口服泼尼松 5 mg，每周服用氨甲蝶呤 1

次 10 mg。

查体：形体较肥胖，两手近指关节轻肿，屈伸受限；右腕肿，强直不能屈曲；两膝肿，右膝中度积液，舌质暗红，苔白厚，稍腻，脉滑略数。

化验检查：血常规正常，ESR 54 mm/h，ASO 101 IU/mL，RF 122 IU/mL，CRP 14.4 mg/L，CCP 160 IU/mL，肝肾功（-）。

中医诊断：尪痹；西医诊断：类风湿关节炎。

中医辨证：素体痰湿偏盛，复感风湿热邪，攻注骨节，痹阻经络。

治则：清热解毒，健脾利水，祛风通络。

方药：雷公藤 15 g（先煎），金银花 20 g，大血藤 20 g，黄柏 12 g，田基黄 20 g，猫眼草 15 g，猪苓 20 g，泽泻 30 g，车前草 15 g，羌活 15 g，独活 20 g，荜澄茄 10 g，桂枝 10 g。水煎服，每日 1 剂，连服 6 日，停药 1 日。

西药继续服用醋酸泼尼松每日 5 mg，钙尔奇 D 每日 1 片。

二诊：2002 年 6 月 10 日。服药后症状明显减轻。两膝消肿，疼痛减轻，右膝积液已除，两手指节肿痛亦有好转，但右腕肿痛仍明显；局部触压痛明显，手持无力，舌脉同上。

中药按上方去黄柏、车前草，加虎杖 20 g，土茯苓 20 g，水煎服，服法同上。

西药继服醋酸泼尼松每日 5 mg，钙尔奇 D 每日 1 片。

同时给予倍他米松磷酸纳注射液 1 mL，加入 2% 利多卡因 1 mL 右腕关节内注射 1 次，以后每 2 周重复注射 1 次。

三诊：2012 年 8 月 12 日。服药后症状续有改善，两膝关节痛止，两手指节消肿，但仍有胀痛不适，右腕肿痛明显好转，且能稍稍屈曲活动，苔薄白，脉沉缓。复查：血常规正常，ESR 32 mm/h，RF 58 IU/mL，CRP 9.39 mg/L，CCP 53 IU/mL，中药按 6 月 10 日加减方继续服用，服法同上；西药醋酸泼尼松改为 2 日服用 5 mg。

右腕关节内注射倍他米松改为每月 1 次。

四诊：2012 年 12 月 10 日。症状续有好转，两手指节胀痛轻，右腕关节肿痛消失，能屈伸活动，但仍不耐握力，舌脉同上。复查：ESR 11 mm/h，RF 38 IU/mL，CRP 0.24 mg/L，CCP 53 IU/mL，中药仍按原方 2 日服用 1 剂，巩固疗效，西药完全停用。

按语：类风湿关节炎（RA）的发病率是比较高的，发病年龄以中青年占绝大多数，而且女性病例远高于男性。该病的致残率较高，治疗的难度很大。中医中药虽然对该病有肯定的疗效，但是单纯依靠中草药想要彻底治愈该病也是不现实的。生物制剂，尤其是妥珠单抗的应用确有较好的疗效，但由于费用昂贵难以普遍使用。对于某些难以控制的 RA 病人采取 5 ~ 7.5 mg/d 生物剂量的泼尼松龙就能够起到很好的辅助性治疗作用，这对任何年龄段的病人都是适用的，育龄期病人不会影响生育。某些长期指关节肿胀的病人使用倍他米松磷酸钠注射液（得宝松）或曲安奈德注射液局部注射可达到完全消肿的目的，对于腕关节肿胀难以屈伸的病人也同样进行关节内注射治疗，亦能够收到消肿止痛的目的，大大改善了关节活动的功能，减少了致残率。雷公藤用以治疗 RA 是有效的，雷公藤水煎剂疗效优于雷公藤总苷片，使用雷公藤入煎剂，用量应谨慎，一般每一煎剂用量不超过 10 ~ 15 g，这样的剂量即使长期使用也不会对白细胞和肝功能有所影响，只要病人没有生育要求，均可适当选用。RA 的临床症状多数病人具有两腕指关节肿痛灼热，两脚踝关节也多有肿痛，这说明此类病人多偏重于湿热浸淫，因此在辨证用药上需要使用重剂清热解毒和健脾利湿之品，而且需要叠加用药以求其协同作用。如清热解毒药往往使用金银花、虎杖、大血藤、板蓝根诸多药味同剂使用；健脾利水药物如猪苓、泽泻、车前草、茯苓皮等一起叠加使用。

2. 系统性红斑狼疮

石某，女，31 岁，农民，山东聊城。2008 年 5 月 12 日初诊。

现病史：患者 2 年前曾因高热持续不退，全身浮肿 1 个月余，于当地医院检查确诊为系统性红斑狼疮，住院经使用泼尼松、环磷酰胺等治疗，一度病情好转，1 年后因激素停用而病情复发，出现高热，全身浮肿，再度进入某医院住院，住院期间，经肾穿刺活检，病理诊断为狼疮肾Ⅳ型。经大量甲强龙每日 40 mg 并环磷酰胺冲击治疗，病情虽有好转，但下肢浮肿始终没能消退，尿蛋白定性持续 +++ ~ ++++。3 个月前又因双髋剧烈疼痛，CT 检查发现双侧股骨头无菌性坏死。目前自感全身乏力，纳呆腹胀，阵发心悸，两眼视物模糊，美卓乐减至 12 mg，环磷酰胺总量已达到 10.8 g，并加服骨化三醇、钙尔奇 D 治疗。

过去无其他病史，结婚已 5 年，无生育，停经已 8 个月。

体格检查：体温 36.6 ℃，血压 150/90 mmHg，颜面潮红，心肺无异常，肝脾未触及，腹部膨隆有移动性浊音，双髋屈曲受限，走路需拄拐，两下肢明显凹陷性水肿，舌质淡苔薄白，脉沉缓。

实验室检查：血红蛋白（HGB）105 g/L，白细胞（WBC）2.8×10^9/L，红细胞（RBC）3.6×10^{12}/L，血小板（PLT）112×10^9/L，ESR 68 mm/h，抗核抗体（ANA）1∶320（颗粒型），抗双链 DNA 抗体（ds-DNA）+，抗 SS-A+，谷丙转氨酶（ALT）48 U/L，谷草转氨酶（AST）26 U/L，总蛋白（TP）63.0 g/L，白蛋白（ALB）30.5 g/L，球蛋白（GLO）32.5 g/L，尿素氮（BUN）9.32 mmol/L，肌酐（Cr）87.0 μmol/L。尿常规：尿蛋白（Pro）+++，尿红细胞（BLD）++。

X 线检查：双侧股骨头均有囊状骨质破坏，外形略扁，双侧髋关节间隙狭窄。

中医诊断：蝶疮流注、骨蚀；西医诊断：系统性红斑性狼疮继发双侧股骨头坏死。

中医辨证：热毒伤肾，肾失固摄，水湿泛滥。

中药处方：贯众 15g，重楼 20 g，黄芪 20 g，山萸肉 12 g，菟丝子 20 g，大腹皮 15 g，砂仁 10 g，茯苓 30 g，猪苓 20 g，泽泻 20 g，车前子 18 g（包煎），吴茱萸 5 g，甘草 6 g。水煎服，每日 1 剂，连服 6 日，停药 1 日。

西药：继续口服美卓乐每日 8 mg，口服骨化三醇、氨基酸螯合钙。

二诊：2008 年 6 月 12 日。患者自觉体力小有增进，腹胀减轻，移动性浊音消失，食欲略有改善，两下肢浮肿明显减轻，舌脉同前。复查：HGB 116 g/L，WBC 3.2×10^9/L，RBC 3.84×10^{12}/L，PLT 116×10^9/L，ESR 44 mm/h，肝肾功正常。TP 68.0 g/L，ALB 36.0 g/L，GLO 32.0 g/L。尿常规：Pro +++，BLD+。

中药改以清热解毒，健脾益气，补肾固摄为治则，处方：贯众 15 g，重楼 20 g，黄芪 20 g，山萸肉 12 g，菟丝子 20 g，茯苓 30 g，莲须 9 g，猪苓 20 g，桑螵蛸 12 g，覆盆子 20 g，吴茱萸 5 g，甘草 6 g。服用方法同上。

西药：美卓乐改为 6 mg，钙剂同前。

三诊：2008 年 8 月 22 日。患者体力持续有改善，饮食增进，腹胀消除，无移动性浊音，两下肢浮肿已轻微。双髋痛，行动需扶持。苔厚白，脉象沉缓。复查：HGB 120 g/L，WBC 3.6×10^9/L，RBC 3.84×10^{12}/L，PLT 118×10^9/L，ESR 42 mm/h，ANA 1∶80（颗粒型），抗 ds-DNA−，抗 SS-A−，肝、肾功能正常。TP 74.0 g/L，ALB 40.0 g/L，GLO 34.0 g/L。尿常规：Pro++，BLD ±。

继续调整中药处方如下：贯众 15 g，重楼 20 g，黄芪 20 g，山萸肉 12 g，菟丝子 20 g，水蛭 6 g，红花 10 g，桑螵蛸 12 g，覆盆子 20 g，金樱子 15 g，莲须 6 g，吴茱萸 5 g，芡实 20 g，甘草 6 g。水煎服，服法同前。

西药：改美卓乐为每日 4 mg，钙剂同前。

四诊：2008 年 12 月 12 日。病情基本同前，双髋疼痛已轻微，不拄拐可在室内缓步走动。

用药同前嘱服药 2 个月后再诊。

五诊：2009 年 3 月 5 日。患者自觉无不适。复查：ESR 36 mm/h，ANA 1∶80（颗粒型），抗 ds-DNA-，TP 82.0 g/L，ALB 45.5 g/L，GLO 36.5 g/L。尿常规 BLD ±。

中药仍按三诊时处方不变，2 日服用 1 剂。

西药：改美卓乐 2 日 4 mg，钙剂同前。

按语：系统性红斑性狼疮属于疑难大症，该病病情复杂，治疗难度大，西医治疗首选糖皮质激素，急性进展期须大剂量才有望控制住病情。但随着激素用量的增大，副作用也倍增。该病例在大量使用激素后，出现双侧股骨头坏死，而且环磷酰胺使用总量已达到 10.8 g——接近饱和剂量。因此，西药治疗空间显得非常狭小。中医中药对该病的治疗有肯定的疗效，但必须仔细观察病情，辨证施治、随机应变才能取得满意的疗效。从中医角度分析，该病的病因病机亦非常复杂，主要起因是由外感热毒或内生热所致。该病例动辄持续高热，其热毒深伏可想而见。热毒可以伤肾，肾失固摄，长期大量蛋白尿，又引起低蛋白血症，继而产生腹水、全身水肿，脾胃失调，腹胀纳呆又导致后天营养不济，造成多环节恶性循环。治疗该病人，采取急则治标，以健脾利水药先导，待腹水消除，浮肿减轻，饮食有所改善，再以补肾固摄调制其本。该病人外损肌肤骨节，内伤五脏六腑，病势深重，治疗不能急于求成，只要辨证确切，自然会逐步收到成效。健脾利水，或补肾固摄，只是局部的治疗，要考虑到热毒是致病之源，因此清热解毒必须贯穿于该病治疗的全过程。由于病体本虚标实，因此调补气血才能扶正祛邪，标本兼治，整体与局部治疗有机结合，正是治疗该病例的成功之处。

3. 鹤膝风关节牵拉矫形

郭某，女，16 岁，学生，山东滨州籍。因双膝关节肿痛 4 年于 2001 年 3 月 10 日入院。

现病史：患者两膝关节肿痛 4 年，两膝疼痛剧烈，不能行动已 3 年余，常有低热，体温不超过 37.8 ℃。曾在当地住院治疗，诊为“幼年类风湿关节炎”，服用氨甲蝶呤、芬必得、泼尼松等，治疗效果不明显，现仍服用泼尼松每日 10 mg，近半个月来又有恶心呕吐，时有胃痛，不思饮食，经门诊收入住院。

查体：体温 37.8 ℃，形体消瘦，卧床不起，心肺无异常，肝脾无肿大，上腹部有轻压痛，无反跳痛，两膝轻肿，无积液，按之有烧灼感，两膝屈曲固定，不能屈伸，稍稍移动即嚎叫，疼痛不能耐受。左膝屈曲约 30°，右膝屈曲约 45°，双下肢肌肉明显萎缩，舌质红，苔少，脉象沉细数。

实验室检查：HGB 102 g/L，BBC 4.02×10^9/L，WBC 10.42×10^9/L，ESR 108 mm/h，ASO 156 IU/mL，RF 44 IU/mL，CRP 116 mg/L，肝肾功 –。

X 线片检查：双膝间隙狭窄，软骨下可见骨质破坏。

中医诊断：鹤膝风；西医诊断：幼年特发性关节炎（少关节型）。

中医辨证：先天禀赋不足，内有蕴热，感受风湿热毒，攻注骨节，蚀骨伤筋。

治则：清热解毒，祛风胜湿，降逆和胃。

方药：金银花 20 g，大血藤 20 g，知母 15 g，银柴胡 12 g，牡丹皮 15 g，独活 20 g，川牛膝 15 g，白豆蔻 6 g，砂仁 6 g，半夏 9 g，焦山楂 10 g，延胡索 15 g，甘草 6 g。水煎服，每日 1 剂，连服 6 日，停药 1 日。

口服西药泼尼松每日 10 mg，塞来昔布 0.2 g 每日 2 次，阿法骨化醇每日 0.25 g，维 D 钙每日 0.3 g。两膝关节内分别注射倍他米松磷酸钠注射液（得宝松）1 mL 加入 2% 利多卡因 2 mL，每周 1 次。

4 月 10 日查房：患者体温正常，两膝关节疼痛略有减轻，可以稍稍屈伸活动，胃内较前舒适，无恶心呕吐，饮食有增进，舌质尖红，苔厚白，脉象沉细。

中药处方调整如下：金银花 20 g，大血藤 20 g，翻白草根 15 g，猫爪草 20 g，虎杖 20 g，田基黄 20 g，独活 20 g，川牛膝 15 g，荜澄茄 12 g，地风皮 12 g，桂枝 10 g，党参 15 g，甘草 6 g。水煎服，服法同上。西药服用同前。

5 月 10 日查房：两膝疼痛明显减轻，可以做被动屈伸活动，但仍然屈曲固定不能伸展，舌质正常，苔白，脉象沉细。复查血象正常，ESR 76 mm/h，ASO 128 IU/mL，RF <20 IU/mL，CRP 58.2 mg/L。

中药按 4 月 10 日处方去地风皮，加虎枝 20 g，服法同上。

西药泼尼松改为每日 5 mg，余药同前。

同时对双下肢进行工具牵拉，每次 1 ~ 2 小时，每日 2 次。

6 月 9 日查房：症状续有改善，两膝不活动不痛，屈伸活动度亦有改善。工具牵拉由 2 kg 已增至 5 kg，乃于椎硬膜外麻醉下予以人工手法对两膝关节进行牵拉矫形一次成功，完全伸直后加入夹板固定，然后按操作程序给予牵拉后护理管理。

中药按原方继续服用，西药完全停用。

7 月 9 日查房：两膝疼痛已轻微，可以自行屈伸活动，疼痛程度可忍耐，拄双拐可以在室内缓步走动，苔薄白，脉象沉缓。复查血常规正常；ESR 36 mm/h，ASO 115 IU/mL，RF−，CRP 9.48 mg/L。

中药处方调整如下：金银花 20 g，大血藤 20 g，猫爪草 20 g，独活 20 g，川牛膝 15 g，党参 15 g，赤白芍各 20 g，骨碎补 15 g，鸡血藤 20 g，鹿角胶 12 g（烊化），桂枝 6 g。准予出院后，水煎服，每日 1 剂，连服 3 日，停药 1 日。

2002 年 11 月 6 日门诊复诊：病情续有好转，两膝关节痛止，不拄拐亦能在室内缓步走动，两下肢肌肉较前明显丰满。

嘱按出院时处方继续 2 天服用 1 剂，加强锻炼，巩固疗效。

按语：鹤膝风的膝关节疼痛非常剧烈，是常人难以忍受的，甚至只要对患膝表面稍稍触摸或稍稍移动，病人即会剧痛而嚎叫不止，根本不可能进行屈伸活动或下地行走。正是因为病人长期卧床不起，造成下肢肌肉萎缩，关节屈曲固定变形极易导致终身残疾。对于该病的治疗是有相当难度的。中医中药远水解不了近渴，治本也要治标，这剧烈的疼痛该如何解决，是当务之急。一般非甾体消炎止痛药根本无法奏效，因此先采用倍他米松磷酸钠注射液加利多卡因关节内注射，经过多次使用确能起到不错的效果，这就给中医中药的治疗起到了先导作用，为根治本病铺平了道路。中药选用金银花、大血藤、虎杖、板蓝根、猫爪草等清热解毒诸药，虽药味苦寒，但解毒力宏而不至攻伐正气；更有党参、黄柏、田基黄、土茯苓、猪苓、泽泻等健脾除湿之品，功能专注清理湿热；再辅以炙没药、甘草活血止痛，标本兼治，因此成效显著。该病之下肢肌肉萎缩乃是长期卧病不起属于失用性肌肉萎缩，而关节屈曲畸形也是由于剧烈疼痛，蜷缩不敢活动长期保持屈曲状态造成下肢肌腱挛缩所致。这些病情应该是可逆性的，只要能解除肌腱的挛缩，关节就能伸直，关节伸直以后就有可能下地行走，下肢肌肉随着活动锻炼就可能逐渐恢复丰满。故而采用牵拉矫形的方法。牵拉矫形成功之后，病人可以下床锻炼活动，再加上中药的合理调治，关节功能、肌肉萎缩都会有明显的改善而渐臻康复。

五 代表性成果

张鸣鹤教授认为，自身免疫性炎症的发病与感受热毒有关，所以提出用清热解毒的方法作为治疗一切自身免疫性疾病的基本方法。在多年临床实践中，张鸣鹤教授以此方法为基础治疗系统性红斑狼疮、皮肌炎、白塞综合征、银屑病关节炎、幼年特发性关节炎等，都得心应手，取得了很好的疗效。为此，张鸣鹤教授又大胆地提出辨证与辨病相结合，临床上不一定非要有红肿热痛、舌苔黄腻、脉数等热象，才能使用清热解毒法。只要我们有证据确定病人得的是自身免疫性疾病，都可以使用清热解毒法作为该病的治疗基础，再进一步辨证施治。通过长期的临床实践，张鸣鹤教授对自身免疫性疾病使用清热解毒法结合临床辨证大致有以下 18 个证型可供选用，即清热解毒十八法。

1. 清热祛风解毒法

主证：肢体关节或肌肉酸痛，游走不定，关节屈伸不利，恶风，或有低热，或见皮肤瘾疹，瘙痒不适。苔薄白，脉浮或弦。

主治：风湿关节痛、纤维肌痛综合征、风湿热、过敏性血管炎等。

治则：清热解毒，祛风通络。

方药：银翘散加减。

药用：金银花、连翘、牡丹皮、羌活、川芎、川牛膝、荆芥、防风、蝉蜕、干姜、甘草。

2. 清热散寒解毒法

主证：肢体关节或肌肉疼痛，痛有定处，遇冷加重，得温痛减，关节屈伸不利，局部皮色苍白或紫红，皮温较低或肢体局部皮肤顽厚，有紧缩感。苔薄白，脉弦紧。

主治：风湿寒性关节痛、类风湿关节炎、纤维肌痛综合征、骨关节炎、雷诺病、硬皮病等。

治则：清热解毒，温经散寒。

方药：桂枝芍药知母汤加减。

药用：桂枝、熟附子、防风、赤芍、金银花、大血藤、虎杖、鬼箭羽、白芥子。

3. 清热利湿解毒法

主证：肢体关节或肌肉重着、酸痛，痛有定处，手足沉重，关节肿胀或有关节积液，活动障碍，或有肌肤麻木，或有口腔外阴溃疡。苔白厚或腻，脉濡缓。

主治：类风湿关节炎、幼年特发性关节炎、骨关节炎、痛风、滑膜炎、白塞综合征等。

治则：清热解毒，祛风除湿。

方药：四妙丸加味。

药用：金银花、白术、薏苡仁、黄柏、田基黄、猪苓、独活、猫眼草、土茯苓、萆澄茄。

4. 清热养阴解毒法

主证：口干或兼眼干，燥热不宁，关节疼痛，皮肤干燥或有鳞屑样皮疹，或红斑，或有口腔溃疡。舌质干红，无苔或少苔，脉细数。

主治：干燥综合征、风湿热、斯蒂尔病、白塞综合征、系统性红斑狼疮、强直性脊柱炎等。

治则：清热解毒，养阴通络。

方药：沙参麦冬汤加减。

药用：金银花、连翘、牡丹皮、沙参、麦冬、玉竹、知母、石斛、羌活、川牛膝。

5. 清热凉血解毒法

主证：发热，低热或高热，关节或肌肉疼痛，皮肤出现鲜红或紫红色斑或疹，局部灼热，痒或不痒，或有口舌溃疡。舌质红或绛，苔少，脉弦细数。

主治：系统性红斑狼疮、皮肌炎、银屑病关节炎等。

治则：清热解毒，凉血活血。

方药：清瘟败毒饮加减。

药用：连翘、牡丹皮、栀子、黄连、紫草、生地黄、水牛角、荜澄茄、防风、蝉蜕、干姜、甘草。

6. 清热益气解毒法

主证：全身或局部肢体沉重无力，不能抬举或行动困难，语言低沉，或有关节肌肉疼痛。苔薄白，脉沉弱或虚弦。

主治：系统性红斑狼疮、重症肌无力、多发性肌炎、皮肌炎等。

治则：清热解毒，补中益气。

方药：补中益气汤加减。

药用：白花蛇舌草、半枝莲、连翘、牡丹皮、黄芪、西洋参、白术、当归、升麻、甘草、干姜。

7. 清热养血解毒法

主证：面色或爪甲苍白无华，心悸怔忡，心烦不宁，有出血倾向，月经短少或闭经。实验室检查有贫血或血小板总数明显减少。舌质淡，苔薄白，脉沉弱。

主治：系统性红斑狼疮、血小板减少性紫癜、溶血性贫血（如血红蛋白尿等）、原发免疫性血小板减少症。

治则：清热解毒，养血和血。

方药：当归补血汤合四物汤加减。

药用：黄芪、当归、熟地黄、贯众、重楼、丹参、鸡血藤、川芎、何首乌、甘草。

8. 清热化痰解毒法

主证：胸闷憋喘，咳嗽多痰，动则加剧，或有发热，鼻塞流涕或有皮下结节，苔白厚或腻，脉滑数。X 线或 B 超检查有肺炎、胸腔或心包积液，或活检确诊为脂膜炎者。

主治：狼疮性肺炎或狼疮性浆膜炎、肉芽肿性血管炎、结节性脂膜炎、肺间质纤维化、支气管肺炎等。

治则：清热解毒，化痰逐饮。

方药：二陈汤合葶苈大枣泻肺汤加减。

药用：鱼腥草、射干、重楼、板蓝根、炙百部、橘红、半夏、茯苓、葶苈子、干姜、大枣。

9. 清热软坚解毒法

主证：四肢或躯干皮下结节，局部皮色发红或不红，局部疼痛压痛，或甲状腺肿大但无心悸怔忡，易怒，失眠或两手震颤，血压增高等症状。苔白厚，脉弦。

主治：结节性红斑、脂膜炎、桥本甲状腺炎等。

治则：清热解毒，软坚散结。

方药：桃红饮加减。

药用：连翘、牡丹皮、桃仁、红花、夏枯草、土贝母、山慈菇、浙贝母、半夏、川芎。

10. 清热活血解毒法

主证：关节疼痛强直畸形，屈伸受限，或有指、趾端发绀、坏死、溃疡或有下肢浮肿，舌质暗红或有瘀斑、瘀点。苔白，脉沉细涩或无脉。

主治：类风湿关节炎、骨关节炎、强直性脊柱炎、痛风、系统性硬化病、骨坏死、系统性血管炎（如多发性大动脉炎、结节性多动脉炎等）。

治则：清热解毒，活血化瘀。

方药：身痛逐瘀汤加减。

药用：金银花、大血藤、板蓝根、田基黄、羌活、川芎、桃仁、土鳖虫、红花、荜澄茄。

11. 清热通腑解毒法

主证：口舌溃疡频繁发作，皮肤红斑，或有皮下结节，关节红肿热痛。苔黄，脉弦数。

主治：白塞综合征、系统性红斑狼疮、痛风急性发作、变应性关节炎。

治则：清热解毒，通腑化湿。

方药：甘草泻心汤加减。

药用：金银花、黄柏、田基黄、黄连、熟大黄、苦参、土茯苓、荜澄茄、吴茱萸、甘草。

12. 清热补肾解毒法

主证：颈项、腰背拘紧疼痛，或两侧腰眼酸胀沉重不适，女子月经短少，男子遗精阳痿，尿少或多尿。苔白，脉沉缓，两尺沉弱无力。实验室检查或见血尿蛋白尿。

主治：强直性脊柱炎、狼疮性肾炎、风湿性多肌痛、成人黏多糖病等。

治则：清热解毒，补肾强督。

方药：左归丸加减。

药用：葛根、金银花、大血藤、续断、杜仲、羌活、川芎、熟地黄、山茱萸、鹿角胶。

13. 清热利咽解毒法

主证：咽喉肿痛反复发作，语音嘶哑，或有喉蛾肿痛，四肢关节疼痛，游走不定。苔白，脉弦。实验室检查抗“O”增高。

主治：风湿性关节炎、急性肾小球肾炎、系统性血管炎和干燥综合征等。

治则：清热解毒，润喉利咽。

方药：普济消毒饮加减。

药用：黄芩、玄参、板蓝根、桔梗、山豆根、木蝴蝶、麦冬、羌活、川芎、甘草。

14. 清热养肝解毒法

主证：全身乏力，关节或肌肉酸痛，常有低热，肝区隐隐作痛或两胁胀痛，腹胀，纳呆。苔白，脉弦。

主治：狼疮性肝病、自身免疫性肝病、多发性肌炎、皮肌炎等。

治则：清热解毒，祛风通络，柔肝养肝。

方药：一贯煎加减。

药用：贯众、败酱草、大蓟、小蓟、白芍、沙参、麦冬、山茱萸、生地黄、羌活、川芎、丹参。

15. 清热通淋解毒法

主证：小便淋痛、尿频、尿少或会阴部坠胀不适，或有关节疼痛，目赤肿痛、苔白，脉弦细。

主治：赖特综合征、变应性肉芽肿性血管炎、显微镜下多血管炎等。

治则：清热解毒，通淋化浊。

方药：八正散加减。

药用：瞿麦、萹蓄、小蓟、栀子、石韦、生地黄、竹叶、滑石、通草。

16. 清热固摄解毒法

主证：下肢或全身浮肿，尿血或蛋白尿，或长期腹泻，黎明泻，或有腹痛但无里急后重感，腰痛或四肢关节痛。

主治：狼疮性肾炎、过敏性紫癜性肾炎、肠病性关节炎。

治则：清热解毒，补肾固摄或清热解毒，温肾固摄。

方药：五子衍宗丸加减或四神丸加减。

方一：贯众、重楼、山萸肉、菟丝子、桑螵蛸、覆盆子、金樱子、枸杞子、五味子、芡实。

方二：败酱草、白头翁、焦山楂、石榴皮、吴茱萸、肉豆蔻、补骨脂、熟附子、羌活、川芎、川牛膝。

17. 清热明目解毒法

主证：目赤肿痛反复发作，视物昏花，模糊不清，腰背拘紧疼痛，或四肢大关节疼痛，或有小便淋痛不爽，苔黄脉弦数。

主治：白塞综合征或强直性脊柱炎合并虹膜睫状体炎、干燥综合征、赖特综合征等。

治则：清热解毒，泻肝明目。

方药：龙胆泻肝汤加减。

药用：夏枯草、龙胆草、蒲公英、栀子、生地黄、石斛、谷精草、青葙子、决明子、野菊花、干姜、甘草。

18. 清热除疹解毒法

主证：头面、前胸、项背或四肢出现红斑皮疹，表面有鳞屑，奇痒难忍，或有肌痛，肌无力，关节痛。舌红苔黄，脉弦数。

主治：皮肌炎、银屑病关节炎或过敏性血管炎等。

治则：清热解毒，散风活血。

方药：白疕除疹汤加减。

药用：金银花、连翘、牡丹皮、紫草、生地榆、蝉蜕、槐米、地肤子、苏木、红花。

（整理者：张立亭）

丁书文

一 医家简介

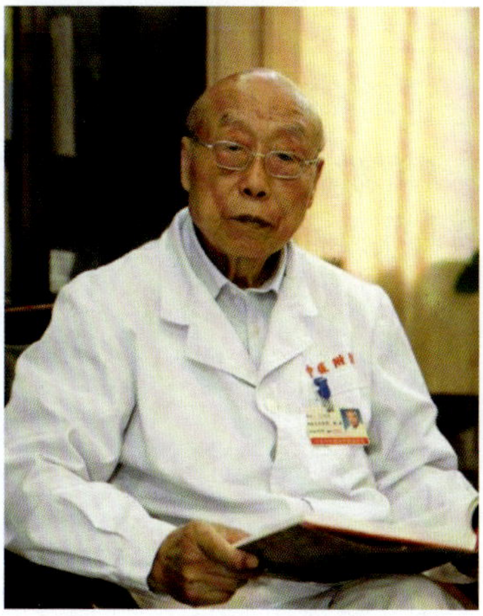

丁书文

丁书文，男，汉族，1941年出生于山东单县。1960年考入菏泽医学专科学校，就读于临床医疗系，1964年毕业后分配至山东中医学院附属医院从事中医教学和临床工作，开始研习中医。1978年考取山东中医学院（山东中医药大学前身）内科硕士研究生，师从国内著名中医学家、山东中医药大学终身教授周次清，1981年获中医硕士学位。1993年晋升为主任医师，1996年成为博士研究生导师。为山东中医药大学附属医院教授、主任医师、博士研究生导师，首届全国名中医，山东省名中医药专家，山东省名老中医药专家，享受国务院政府特殊津贴，第三批、第四批全国老中医药专家学术经验继承工作指导老师，山东省中医药学会心脏病专业委员会主任委员，国家中医药管理局“十五”老年病重点专科负责人，“十一五”全国老年病重点专科协作组负责人。历任国家新药评审专家、国家药品监督管理局药物评价专家、国家自然基金委生命科学部项目评审专家等。

丁书文教授从事中医临床、教学和科研工作50余年，在学术上以“注重疗效，力主创新，发展才有生命力”的主导思想，中西医兼收并蓄，力主创新，注重探索，创立和构建了心系疾病的热毒学说，建立了热毒学说的理论及临床诊疗框架。他提出了气虚血瘀热毒论，指出益气活血解毒是治疗冠心病的大法。他将抗疟疾中药青蒿、常山引入抗心律失常的治疗，为心律失常开拓了新的治疗药物。丁书文教授曾主持国家自然基金课题2项、国家中医药管理局课题1项，研制开发“正心泰胶囊”“正心泰片”“参龙宁心胶囊”“心速宁胶囊”等多种新药，获山东省自然科学奖三等奖、山东省科学技术进步奖三等奖等各级奖项6项，发表论文90余篇，主编参编著作《医学人生》《心系疾病热毒论》等10部。

二 成长之路

初入医海

丁书文教授祖籍山东省菏泽市单县丁楼村，当时菏泽地区人民生活较为贫困，疾病的发病率较高，人们的卫生保健意识低下。当时的农村面临许多问题，不仅医疗水平低下，而且医疗资源有限，常常缺药少药，农村生活水平一般，只能勉强吃饱饭，生病了医治也不及时，往往造成严重后果。

由于丁书文生长在农村，能见到的有文化之人，只有教师和医生。因姐姐患病，丁书文常常随父亲请邻村医生诊病，因此，“医生”给少年时期的他留下了较深的印象。他自幼便目睹父老乡亲多罹患疾病，遂坚定了他学医的决心。和许多医学大家立志学医相似，他当时的想法也是朴素的。丁书文初中毕业的时候，由于家境不富裕，于是放弃升高中，报考了菏泽医学专科学校。

丁书文教授小时候的初心就是当一名医生。1964年他专科毕业后到中医学院工作，当时中医学院有190名职工，学生500～600人，校址位于千佛山东面，紧靠经十路北侧，占地50多亩，院内南部分靠经十路有一座四层教学楼，学生上课及行政办公都在这座楼上。东侧一座二层解剖实验楼，西侧一座二层化学实验楼，北侧是礼堂食堂两用，另有一座二层教师楼及两排职工宿舍平房，中间约500平方是一块苗圃，种一些药用植物，供师生实习观赏。校院北边是一个大操场，是学生上体育课运动锻炼地方。学校仅有一辆上海牌黑色小汽车，还有一辆卡车、一辆马车。

来到山东中医学院就到了中医高级学府，丁书文心想要好好学习中医，将来当一名中医大夫。他开始自学中医，有空余时间就看中医书，抄经验方，抄了好几本。在个人积极要求下，丁书文先去了中医学院教学医院——济南铁路医院，先后跟着资深西学中专家肖珙教授及周次清教授工作学习。1968 年他到山东省中医院，当时正值建院初期，出诊医生大部分是从各地选拔上来的当地有名气的中医大夫，他们都是纯中医，丁书文教授印象比较深的有韦继贤、叶执中、张哲臣、李庭玉、肖子高等老先生。那时省中医只有一个三层楼的门诊楼和二层工字形病房楼，一共有 8 个病房，当时老大夫住的宿舍是一排小平房，就在省中医西院东北角汽车班的地方（现已成惠民楼一角）。

当时这些老先生都很有特点。叶执中老师平时穿一件长袍，拿着烟斗、烟袋，用毛笔字写处方，方子都很小，六七味药，药味配伍精练，是经方派，经常一边用烟斗吸着烟一边谈古论今，很有中医文化风范。记得当时有个腹泻的病人，长期腹泻，严重时半小时到一小时就要上一次厕所，病情很重，在当地治疗过很长时间都不好，后来找叶执中老先生看病。叶执中老先生看过病人后，并没有给病人开方，而是跟病人聊天，他聊的都是宇宙间天文、星座，讲了 2 个多小时，病人并没有上厕所，没用药病人的腹泻就给治好了。丁书文教授请教叶执中老先生，他说这病人腹泻属脾虚下陷，所以就引导病人意念向上，脾气随之上升，腹泻自然就好了。这个病人的诊疗，对丁书文有很大启发。李庭玉、张哲臣老先生主要看消化病，李庭玉平时也穿着长长的上衣，张哲臣很瘦，两人个子都不高。李庭玉是温热派，喜欢用温热药，常用附子、干姜、肉桂、鱼鳔胶、鹿角胶等，他认为胃肠的病变大都是虚寒；而张哲臣是寒凉派，认为胃肠病多湿热，喜欢用二妙散、二陈汤、温胆汤。当时他俩门诊对门，病人都知道找李庭玉看不好的，就去找张哲臣肯定能好，而找张哲臣看不好的就去找李庭玉。

丁书文在这个环境中边工作边学习，也不分专业，当时跟过叶执中、张哲臣等学习，后来也跟着搞肝病的王文正老先生学习半年多。丁书文如饥似渴地学习中医知识，就像一只小羊，多吃草，多干活，当时学到了很多东西，感觉中医学术很丰富。丁书文教授说，这对他以后的学术很有帮助，就是说，一开始学中医，就跟着多位纯中医专家来学习，没有恪守门规的弊端。

登堂入室

丁书文教授于 1970 年参加了山东省西医学习中医班，从此开始了中西医结合的工作和探索。这一时期，他在实践中发现，西医的模式虽然规范，但有“工厂化”弊端，不论患者的性别、年龄、病程、病情，使用的药物相差无几，很难形成个体化的治疗方案；而中医学辨证施治，一人一方，一病一方，更贴近患者实际。当时他对中医仅有粗浅的认识，但也认识到中医大有可为，因此决定潜心研究中医，发展祖国医学。

说起这事，有一位主任对丁书文影响很深，他就是肖珙教授。肖珙教授毕业于齐鲁大学医学院（现山东大学医学院），1958 年毛主席提出中西医结合，西医学习中医，已是内科主任的肖珙参加了第一届西学中学习班。学习 3 年后，1965 年肖珙教授来到山东省中医院任主任，当时是大内科，没有分科。丁书文教授在铁路医院时就跟着肖珙学习，70 年代山东省中医院开始分专业组，肖珙就把他留在心血管专业组，也就是说是肖珙教授把他带进心血管专业这个门里。

肖珙教授当主任以后，科里业务发生变化，开始搞中西医结合，医院逐渐有了心电图室、心电生理记录仪、电除颤等。当时与山东医学院附属医院（现齐鲁医院）联合查房、会诊，开展一些治疗项目。这个时候的山东省中医院由当时的纯中医发展到中西医并驾齐驱，学生越来越多，结构也越来越完善，这个时候老中医也逐渐退休。肖珙教授临床经验很丰富，丁书文印象比较深的是他讲听诊，他主张最好隔一层内衣听诊，可以避免摩擦产生杂音，还教学生如何听第四心音。肖珙教授带丁书文教授进了心血管专业，走上了中西医结合之路。

1977 年国家恢复高考后全国兴起读书之风，1978 年国家恢复研究生考试，丁书文考虑到自己没有深入系统学习中医经典，需要继续深造，就想考研究生，但又担心自己中医经典基础差。他记得很清楚的一件事，一次和窦钦鸿教授在医院传达室避雨，窦教授说：“你应该考研究生”。这句话让丁书文教授下定决心考研。

当时他准备考试的时间只有 3 个月，最麻烦的是外语，主要靠自学，也需要找日语教师请教。当时他工作很忙，家务又重，天气还很热，室内温度高达 35 ℃，经常学习到凌晨 1 点。最终他克服了困难，顺利考取了山东中医学院 1978 级内科硕士研究生。

考上研究生后丁书文就专心跟周次清教授学习。周次清教授是山东中医药大学终身教授，自幼学习中医，熟读经典，1949 年前就在青岛市开私人诊所，1949 年后当联合诊所所长。当时周次清教授在当地很有名气，于是被调到中医研修班学习。这个中医研修班是在灵岩寺举办的，周次清毕业后先到中医研究所工作，后到中医学院教书，再后来又到山东省中医院内科工作。周次清教授的中医基本功深厚，经验多，辨证细腻、仔细精准，他讲课讲得很细，听起来很有趣，道理很清楚。他要求大家先学透中医，然后再谈中西医结合。

从1964年来山东中医学院工作，到1993年晋升主任医师，这一时期是丁书文在中医学术领域登堂入室的艰苦学习和磨炼时期，也是关键时期。丁书文教授回忆这段时间的学习和工作，总结如下：①从学西医到学中医，决心走中医之路；②名家提携，得到肖珙教授、周次清教授等中西医名家言传身教；③临床磨炼过程，急症、门诊、病房不停轮转，白班、夜班经常是夜以日继的工作，积累了丰富的临床经验，在中医和西医治疗处理病人的过程中体会了中西医的不同和汇通之处。有了这段时间的学习和磨炼，在临床上更加得心应手。1987年丁书文顺利晋升副主任医师，边临床，边读书，以读书促临床，以临床助读书，在实践中不断总结经验。这一阶段，是他知识积淀和学术思想萌芽时期，同时也是他开始对整个中医心系疾病的学术进行思考和探索的时期。丁书文教授认为，任何人的成长都必须经过艰苦的临床磨炼过程，现在的年轻医师也应该勤奋刻苦，努力钻研，博学众长，奋斗终生。

研究生阶段丁书文主要跟随周次清教授学习，毕业后就一直从事心血管方面的临床工作，仍然在周次清教授身边工作。20世纪80—90年代冠心病的治疗主要是益气活血，丁书文教授一直跟周次清教授搞正心泰有关的研究。正心泰是益气活血的一个方子，共6味药，由黄芪、桑寄生、葛根、丹参、川芎、山楂组成。其中，黄芪补心气，桑寄生补肾气，葛根补脾气，丹参活心血，川芎活肝血，山楂活脾血。他的组方还考虑到山楂降血脂，丹参、川芎活血化瘀，葛根也参考了葛根素的西医药理研究。这个方子在治疗冠心病的同时也照顾到血脂、血压。周次清教授当时衷中参西，不仅参考中药西医药理研究，而且还用中医理论做出创新性的解释。这个解释一般人听起来不好理解，比较新，但对丁书文启发很大。这个方子三补三活，而且上、中、下三焦及心、脾、肾均照顾到了。这个方子的方解，就如同六味地黄丸的“三补三泻”一样，很有道理。正心泰这个方子反映了20世纪80年代胸痹即冠心病的治疗思路主要是益气活血，同时也反映了周次清教授的学术思想。周次清教授是齐鲁心病学派的一面旗帜，是创始人之一。

在周次清教授身边，丁书文教授积累了很多经验，之后又在新药评审会上开拓了思路。1994年，丁书文教授第一次参加了国家新药评审，作为卫生部第三批和第四批的新药评审专家，之后又连续参加了自然基金委生命科学部的两届课题评审。大概在这10年的时间里，丁书文有机会和全国的知名专家，如路志正、陈可冀、王永炎、张伯礼及药理专家、统计专家在一起参会讨论，其知识技能上了一个台阶。丁书文在20世纪90年代前是低头拉车，是学习积淀阶段；20世纪90年代是抬头看路的阶段，他创新、发展的念头越来越大。

参加全国新药、基金的评审启发了丁教授很多思路，科研方法及研制新药的路子逐渐熟悉，处理问题的能力也得到提高。在这期间，丁书文教授学习了很多知识，科研创新的思路扩大了，路子（路径）熟悉了，处理问题方法提高了。

总的说来，一个比较重要的事情是多学习，善于学习，在各种学术会议上，丁书文教授虚心向评审专家学习，向申报者学习，向与会者学习，充实了自己的知识，启发了研究思路，学习了科学的思维方式与方法，在学术上提高了一个层次。这对丁书文教授以后的学术思考起了很重要的作用。

学术发展

经过几十年不断地学习、探索、思考，以及临床磨炼，丁书文在学术上形成了“注重疗效，力主创新，发展才有生命力”的主导思想。丁书文教授对中医学术方面提出的一些新观点，就是在这个主导思想下创立形成的。心速宁的研制和心系疾病热毒论的提出都是以这一主导思想为指导的。

心速宁的研究比较有代表性，组方思路也是经过很长的一段时间才定的。这个组方有三个方面内容：一是痰热理论，一是引进抗疟中药，一是结合了中药有效成分的抗心律失常的研究。20世纪90年代，抗心律失常基本都是从气阴不足立法，用炙甘草汤来治疗的比较多。丁书文教授在临床探索出一个构思，根据人的体质，把痰热提出来，这是组方的理论基础，黄连温胆汤是基础方。在临床开药方时多以黄连温胆汤为基础方。后来把抗疟中药引进来，青蒿、常山也有清热化痰的作用，也符合心律失常的痰热理论。丁书文教授拟定了一个黄连温胆汤加减方，把抗疟中药引进来，在临床上使用，摸索处方。

当时丁书文为什么把青蒿、常山引进来？这还要感谢山东医科大学附属医院（现齐鲁医院）心内科的高德恩主任。高主任在心血管疾病的诊疗方面很有名气，创新能力很强，也很谦虚。那时丁书文还住在山东医科大学家属院，有一天早上高德恩来丁书文家，说：前几天去临沂会诊，患者是个顽固性心律失常，西医办法都用了，效果不好，中药有什么好办法吗？在交谈中高主任谈到，有些抗疟疾药物具有抗心律失常的作用。丁书文教授记住了这句话。正好那时丁教授开始思考抗心律失常中成药方面的研究，通过查阅大量资料，发现奎尼丁就是从金鸡纳树皮中提取的，金鸡纳素具有抗疟作用。又查了一些关于青蒿素实验室的研究资料，提到青蒿素对心律失常有一定的作用。所以他就在临床上开始使用和验证青蒿、常山的抗心脏期前收缩的疗效。

另外，丁书文教授查阅一些抗心律失常的中药报道，参考了中药的有效成分研究和主治疾病的研究，发现人参、莲子心及延胡索均有抗心律失常的作用，从那以后丁书文就把青蒿、常山及常用抗心律失常中药纳入心速宁胶囊处方中来，方子定下后，就开始朝着中药新药研发的路子走。2013 年在北京召开的心速宁胶囊研讨会上，张伯礼院士给予了很高的评价，“这个方子很好，这个方子由 11 味药物组成，其中有 6 味中药含有生物碱，这 6 味生物碱对心律失常都有作用，这个药是治病的药，是治大病的药，是虎狼之药，是可与西药相媲美的中药”。

心速宁处方以清热化痰为理论基础，吸收了当代中药的抗心律失常成分的研究成果，所以疗效明确。君药是黄连、半夏，清热化痰；臣药是常山、莲子心，助君药清热化痰，清心安神；茯苓、枳实为佐药，理气渗湿，人参养心复脉，也是佐药；甘草是使药。

心系疾病热毒论的形成和建立也是逐渐发展和完善起来的。最初的想法来自临床，这就是刚才说的主导思想，注重疗效，力主创新。丁书文教授认为当今的中医药发展，疗效要创新，治法要创新，要为临床疗效服务，疗效是硬道理。

起初丁书文教授在临床中治疗冠心病也是按照传统的《黄帝内经》《金匮要略》的散寒温阳化痰等治法，后来参照张景岳的补肾观点，在跟随周次清教授学习时，周次清教授主要从益气活血治疗，这两个治法对他影响也很大。丁书文教授的硕士毕业论文就是《冠心病从肾论治》，在跟随周次清教授学习和工作过程中，治法主要是益气活血，当时还跟随周次清教授师研制了益气活血的新药“正心泰”胶囊。

大约从 1993 年开始，丁书文教授注意到很多心血管病患者形体肥胖，自 1978 年改革开放以后，我们人民生活水平大为提高。不仅吃的好了，而且活动的也少了，人们肥胖的多了起来。反映在临床上，之前的心血管病多是风湿性心脏病、心肌炎，而现在是心肌梗死比较多。丁书文教授回忆，以前晚上值夜班或者白天急诊时，抢救风湿性心脏病导致的心力衰竭的病例很多，而心肌梗死比较少。从 20 世纪 90 年代开始，冠心病心肌梗死的患者就逐渐多了起来。

除了形体肥胖之外，舌苔黄厚腻的患者也多起来。从那时候起，丁书文教授的临床治法上就开始有些变化，开始使用清热解毒药物，如黄连、黄芩等，觉得临床疗效有提高，于是开始注意研究这个问题。

热毒学说的形成和完善可以分几个部分：一是从临床中初步提出，二是理论总结和创新应用于心系疾病，三是创新应用于治疗难治性心系疾病。当然，在理论完善过程中也不能严格区分开来，总的来说就是从临床中来，到临床中去，从继承中创新，在创新中发展。

把既往中医理论中的“毒邪”进行理论总结，并和当今心系疾病的病因病机结合起来，也就是说，在既往理论基础上，落实到心系疾病上，这具有显著的中医理论创新特色。丁书文教授认为这个毒邪，主要是热毒，是郁热化火成毒，并且创新性地解释当今心系疾病的病因病机，并指导疾病治疗。

在既往中医理论中，毒邪大体可分为外感毒邪和内生毒邪。外感毒邪，即从外界感受的一类病邪，其中包括直接感受的外界毒邪，如《黄帝内经》中所述“五疫之毒”和温病中的温毒、疫毒，或一些特殊的毒物，如气毒、药毒、虫兽毒等；亦有六淫过甚转化为毒或外邪内侵，蕴久成毒，如王冰注《素问·五常政大论》时说：“夫毒者，皆五行标盛暴烈之气所为也。”内生毒邪，则脏腑功能失调，气血运行紊乱导致机体生理或病理代谢产物不能及时排出，蕴积体内，以致邪气亢盛，败坏形体而化生。内毒常在长期七情内伤、饮食不节、劳逸失调及年老体衰或久病基础上形成，诸邪蓄积，胶结壅滞所致。其既是疾病之因，又是疾病之果，还是病情发展变化的病理因素。毒邪浸淫人体，导致脏腑、气血、经络的损害及失调，阴阳偏盛偏衰，正所谓“无邪不有毒，热从毒化，变从毒起，瘀从毒结”。

热毒学说的提出和研究历时 20 余年。丁书文教授系统研究了热毒导致心血管疾病的病因病机理论及其在主要疾病中的病机特点、临床特点，并针对其特点提出了治法方药，在临床及实验研究中得到验证，构建了心血管疾病热毒论的框架。心血管疾病是目前常见病、多发病、难治病。本学说总结出新的辨证论治的规律和系统有效的治疗方药。

传承脉络

丁书文教授师承山东省中医院终身教授周次清教授。1993年评为硕士研究生导师，1996年评为博士研究生导师。他培养研究生以身示教，教学相长，立德树人，先后培养硕士、博士、博士后研究生54名。2013年丁教授受聘于中国中医科学院全国中医药传承博士后合作导师，带传承博士后1名。丁书文教授为第三批、第四批、第六批全国老中医药专家学术经验继承指导老师，在山东省中医院首批建立“全国名老中医药专家丁书文工作室”，培养传承人6名，获第四批师承优秀指导老师奖。2003年他被评为“山东省名中医药专家”,2014年被评为“山东省名老中医”，2017年被评为“全国名中医”。2018年9月他在山东省中医院建立“全国名中医工作室”，招收徒弟14名；先后分别在青岛海慈医疗集团、潍坊市中医院、新泰市中医医院、日照市中医医院建立工作室，招收徒弟10人，支援基层破格在曹县基层诊所招收徒弟1名。他提出中医传承要点：以经典为根，以临床实践为本，名德引领，书山为径。

三 学术思想

1. 心系疾病的热毒学说

中医学治疗心血管疾病具有悠久的历史，目前一般认为本虚标实是其基本病机，本虚为脏腑虚衰、气血阴阳失调，标实为气滞、血瘀、痰浊、寒凝。对冠心病、动脉粥样硬化、心律失常、高血压病等疾病的治疗，在以往的中医治法中研究较多的是调补阴阳气血治其本，理气、活血、散寒、祛痰治其标。

人禀天地之气而生，人的生理功能和病理变化必然受到天时、地理、社会环境的影响。当今自然环境、社会环境、生活条件和生活状况都发生了巨大变化。气候转暖，疾病变异，环境污染，酿生毒邪；社会安定，物质丰富，生活水平提高，饮食肥甘厚腻，嗜食烟酒辛辣；享乐安逸，疏于运动；社会节奏加快，竞争激烈，心理负担加重，欲念丛生，相火妄动。所有这些外界变化，导致人们的体质，乃至病理生理特点，以及疾病传变都较与以前有很大不同，表现为瘀滞热毒实证多，而虚证少，尤其虚寒证更少。

丁书文教授归纳热毒产生示意图如下。

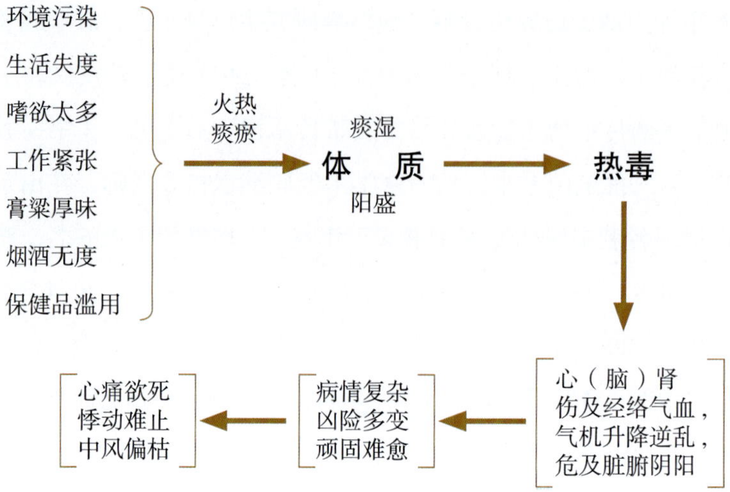

心系疾病热毒产生示意图

热为火之渐，火为热之极，毒为火之聚，火热之邪蕴蓄不解成为“热毒”。上述心系疾病多病势缠绵，愈演愈烈，或骤然加剧（阵发性期前收缩、突发心绞痛、卒然中风等），甚则戕人性命，体现了毒邪致病的特点。火热郁积成毒，或并瘀毒、痰毒，胶结壅滞，是心系疾病错综复杂、突发骤变和缠绵难愈的病理关键环节。

毒邪致病可有几个特点与心系疾病发病特点类似。①骤发性烈善变：心血管疾病多起病急，传变迅速，病势急重，不断恶化，变证丛生。如冠心病之突发心绞痛，甚至真心痛，夕发旦死，旦发夕死；高血压病之中风眩冒，忽不知人；恶性心律失常之时发时止，严重者伤人性命。②胶结壅滞，毒瘀火结：毒邪常与痰湿火热诸邪胶结。何秀山说：“火盛者必有毒。”正所谓邪不结不成毒，毒邪内壅，痰火更盛，使毒邪进一步深入，邪毒胶结愈甚。尤其毒邪最易与火相兼为病，且毒更能郁而化火。③虚实夹杂，顽固难愈：毒邪内蕴体内，毒瘀痰火壅滞，使得病邪深伏，入血入络，缠绵难愈；同时火毒耗伤气血，灼伤津液，损伤脏腑。虚虚实实，顽恶难愈。

若湿热内蕴、热毒伤及全身血络，发为脉痹（动脉粥样硬化）；若郁热伤及心络、营阴亏虚，发为胸痹（冠心病不稳定心绞痛）；若瘀热伤及脑络、络脉瘀阻，发为脑动脉硬化；若热毒内盛，心肝火旺，热极生风，气机逆乱，发为眩晕（高血压病）；若痰火交织，毒邪胶结，扰乱心神，发为心悸心慌（期前收缩）；若热毒侵及心体、气阴两虚，发为病毒性心肌炎。

以下图简要表示：

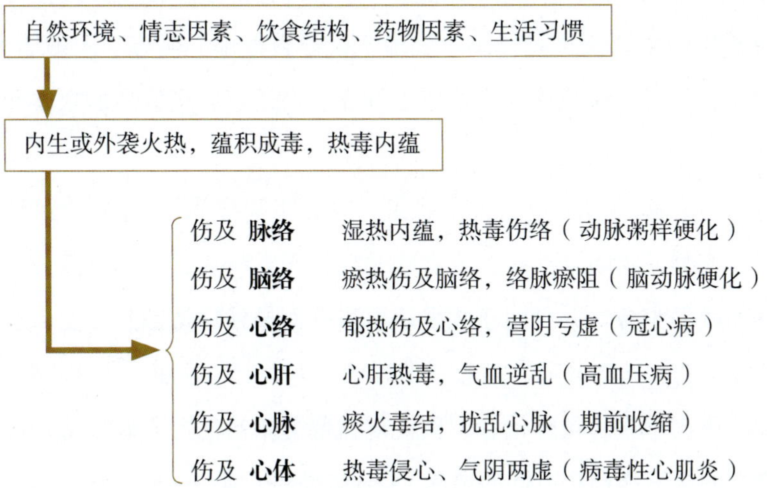

心系疾病热毒病机示意图

20多年来，丁书文教授应用热毒理论指导心系疾病的防治，采用严格的临床及实验研究方法进行科学的研究探索。对动脉粥样硬化立治法为清热燥湿、解毒通络；对冠心病立治法为清热通络、滋阴和营；对高血压立治法为泻肝宁心、清热解毒；对期前收缩立治法清火化痰解毒。

心系疾病中的热毒学说是在辨证施治原则下，研究心系疾病中热毒形成的病因病机特点、证候特征及防治的有效方药，其深化、发展了对疾病本质的认识。该学说针对人体阳盛体质化热化毒的体质病机特点，提出了中医药防治心血管疾病的新理论、新治法，提高了中医药防治重大疾病的综合能力，促进了中医药学术的发展。其核心是重视热毒对人体健康的危害，积极应用清热解毒的方法，阻止疾病的发生及发展，减轻脏腑气血的危害，保护人们的生命与健康。

2. 益气活血解毒是治疗冠心病的大法

气虚是冠心病发生、发展变化的根本，血瘀是发病的病理因素，热毒是导致冠心病病情复杂、凶险易变、顽固难愈的关键原因，同时也是其凶险难愈的发病基础。因此，丁书文教授提出益气活血解毒是治疗冠心病的大法，认为调补正气是胸痹心痛治疗的根本和关键，是从源头上治本之上策；活血化瘀是治疗常规，清热排毒是重要治法，是冠心病既病防变的重要原则。

（1）气虚血瘀是冠心病发生发展的根本。冠心病标实证中最主要的是心脉瘀阻，造成心脉瘀阻的主要病机是气虚。气虚不仅导致血虚、阴虚、阳虚等本虚，还可以导致寒凝、气滞、痰浊等标实。所以气虚血瘀是冠心病发病的根本和病理基础。

（2）热毒是冠心病凶险难愈的关键病机。冠心病胸痹从气血阴阳亏虚论治，对血瘀、气滞、寒凝、痰阻治疗后，或者联合现代医学治疗，仍然有部分心绞痛因为病变复杂而顽固难愈，并且由于频发缺血事件而导致病情凶险多变，或者走向心力衰竭的终末期。这部分冠心病患者多表现为不稳定心绞痛、急性心肌梗死、严重动脉硬化不能实施血运重建治疗，因此对这部分难治性冠心病，从理论和临床治疗都需要新的探索和理法方药的突破。《金匮要略心典》载："毒，邪气蕴结不解之谓"，反映了毒邪"其性暴烈、蕴结不解而来，胶结难愈"的致病特点。毒是指性质险恶、胶结难愈、危害较大的病邪。外感毒邪包括直接感受的外界毒邪，亦有六淫过甚转化为毒或外邪内侵，蕴久成毒。内生毒邪，由脏腑功能失调，气血运行紊乱导致机体生理或病理代谢产物不能及时排出，蕴积体内，以致邪气亢盛，败坏形体而化生。根据上述毒邪致病特点，难治性冠心病具有热毒的特点和病理机制。因此，冠心病的这种"热毒病机"已经与一般概念的"毒"有了本质的区别。热毒既是冠心病胸痹心痛的发病特征，又是冠心病凶险难愈的关键病机。从热毒论治冠心病，是中医药理论和实践新的探索和理法方药的突破。

综合以上论述，益气活血解毒是冠心病的治疗大法。补气是治本之法，活血化瘀是治疗常规，清热排毒是重要治法。

3. 抗疟中药引入治疗心律失常

丁书文教授辨治心律失常时常以气虚痰火立论。在心悸的发病过程中，气虚是根本因素。心主血脉，心气不足，血行无力，留而成瘀……即"血不利则为水”，血行不畅，变生水饮。此外，外感六淫、内伤七情、饮食劳倦、烟酒过度导致脏腑功能气血津液代谢失调，也易使体内水饮积聚，饮停于内，日久炼液成痰，日久化热化火，痰火内炽，煎灼营阴，发为心悸之证。心悸的病理性质属虚实夹杂，缓解期以正虚为主，发作期以标实为急。痰随火生，火随痰行，上干心神，变生诸症。痰火扰心，神无所舍，心神不宁，则心悸心烦、失眠多梦；痰热蕴阻胸中，气机不利，故胸闷；痰热内阻，清气不升，浊气不降，可见口干口苦、头晕、舌红苔黄腻；痰热阻滞，经脉不利，脉气不相接续，则脉促、结、代。

丁书文教授针对期前收缩发作期提出了痰热扰心为其主要病机，因此确立清热化痰法。一方面，以清热化痰为法，清热以宁心，化痰以行气通脉，热退痰消，脉气通畅，脉气得续，则心动有节，心安而神明；另一方面，清热化痰药物性味多辛苦，辛开苦降，有利于全身气机的升降，清者得升，浊者得降，气血顺畅，阴阳调和，有利于脉律转复。基于以上观点，他研制出了治疗快速型心律失常的新药——心速宁胶囊，主要针对痰火扰心型心悸，清热化痰止悸。

在进行心律失常治疗药物的筛选过程中，丁教授受抗疟疾药奎尼丁由金鸡纳树提取的启发，在心速宁方的基础上进行拆方，选取其中的青蒿、常山两药进行研究。在国家中医药管理局课题、国家自然科学基金项目支持下，从临床和动物实验研究证明了传统抗疟疾中药青蒿、常山制成的青山健心片抗心脏期前收缩的疗效及有关机制。

四 典型医案

1. 益气活血通络清热解毒治疗冠心病 PCI 术后心绞痛

杨某，男，43 岁。冠心病，PCI 术后。2003 年 11 月 25 日初诊。

主诉：阵发胸痛、心慌半年。

现病史：患者 2001 年 1 月因急性下壁、后壁心肌梗死行 PTCA+Stent 植入术，术后无明显不适。半年前，无明显诱因感阵发心慌、胸痛，每天发作 1 ~ 2 次，乏力，感左手臂麻木，四肢发冷，无胸闷、头晕头痛，纳眠可，二便调。舌红苔少，脉弱。现服用阿司匹林、单硝酸异山梨醇酯等常规西药。既往史：高血压病史 10 余年，现服用洛丁新，血压维持在正常范围。

查体：HR 70 次 / 分，BP 130/70 mmHg，心音有力，A2=P2，心肺杂音（－），腹软。

辨证思路：患者中年，人过中年，肾气渐衰，肾阳不足不能鼓舞五脏之阳，可致心气不足，肾阴不足不能滋养五脏之阴，而致心阴不足、心脉失养。心气不足，心脉失养可致心血运行不畅，发为胸痹。该患者多年胸痹病史，既往心肌梗死，虽然植入支架，仍然阵发心慌、胸痛，病机未除，且“久病入络”“久痛入络”，胸痹胸痛久发不愈，瘀血阻滞心络，热毒蕴结，故心绞痛频发不解，心慌乏力，舌红苔少，脉弱。

中医诊断：胸痹心痛（气阴两虚，血瘀热毒型）；西医诊断：冠状动脉粥样硬化性心脏病、PCI 术后不稳定性心绞痛。

治则：益气活血通络，清热解毒。

处方：黄芪一号方加减。黄芪 30 g，麦冬 30 g，五味子 9 g，川芎 15 g，当归 12 g，野葛根 30 g，水蛭 6 g，丹参 15 g，半枝莲 15 g，连翘 12 g，炙甘草 9 g，桑枝 15 g。水煎服，每日 1 剂，6 剂。

二诊：2003 年 12 月 2 日。症状有所减轻，仍感心慌，手臂麻木，心前区隐痛，气短。舌红苔少，脉细。

处方：上方加羌活 15 g，延胡索 30 g，三七粉 3 g（冲服）。水煎服，每日 1 剂，6 剂。

三诊：2003 年 12 月 9 日。胸痛基本消失，感心慌、耳鸣、气短、手麻木，纳眠可。舌红苔薄白，脉细。

处方：上方加桂枝 12 g，白芍 15 g，石菖蒲 15 g。水煎服，每日 1 剂，6 剂。

四诊：2003 年 12 月 16 日。仍感心慌气短。舌红苔薄白，脉细。

处方：柴胡 20 g，川芎 15 g，当归 15 g，赤芍 15 g，桂枝 12 g，冰片 0.3 g，石菖蒲 15 g，天竺黄 9 g，麦冬 30 g，紫石英 30 g，羌活 15 g，首乌藤 30 g。水煎服，每日 1 剂，6 剂。

五诊：2003 年 12 月 30 日。心慌气短明显减轻，耳鸣、手足麻木等消失，纳眠可，二便调。舌红苔少，脉弦。

处方：上方桂枝改 15 g，加黄芪 30 g，杜仲 12 g。水煎服，每日 1 剂，6 剂。

六诊：2004 年 1 月 6 日。诸症基本消失，以上方善后。

按语：患者 PCI 术后 2 年，再发心绞痛，初诊以益气养阴、活血通络、清热解毒为治，效果较好。二诊加强通络止痛，选用药物延胡索、三七，胸痛明显消失。三诊辅以调和营卫，四诊以柴胡疏肝散加减，安神定志。五诊、六诊诸症基本消失。

冠心病多发生在40岁以后。人过中年，肾气渐衰，肾阳不足不能鼓舞五脏之阳，可致心气不足，肾阴不足不能滋养五脏之阴，而致心阴不足、心脉失养。心气不足，心脉失养可致心血运行不畅，发为胸痹。“人过四十，阴气自半”，除了年龄的原因外，丁教授认为冠心病之所以阴虚较多见，可见于下列原因：阳气者，烦劳则张，烦劳过度，相火妄动，心火上炎，耗伤阴气；合并肝火眩晕（高血压病），耗伤阴液等。该患者多年胸痹病史，既往心肌梗死，久病耗伤气阴。年过四十，阴气自半，事务烦劳，加之肝火眩晕，故其基本病机为气阴两虚。患者乏力脉弱，为气阴两虚的表现。

冠心病心绞痛临床常见胸闷胸痛反复发作、经久不愈，导致“久病入络”“久痛入络”，络脉是从经脉横支别出，纵横交错，广泛分布于脏腑组织间，把经脉运行的气血津液输布、渗灌到脏腑周身，发挥着“行气血而营阴阳”“内灌脏腑，外濡腠理”的生理功能。《素问·缪刺论》云：“邪客于足少阴之络，令人卒心痛。”《诸病源候论》亦谓“若伤心之支别脉络而痛者，则乍间乍盛，休作有时也”，指出了心绞痛时轻时重、阵发性发作的临床特点。该患者胸痹胸痛久发不愈，虽然植入支架，仍然阵发心慌胸痛，为瘀血阻滞心络。心系疾病多病势缠绵愈演愈烈，或骤然加剧体现了毒邪致病的特点。火热郁积成毒，或并瘀毒、痰毒，胶结壅滞，是心系疾病错综复杂、突发骤变和缠绵难愈的病理关键环节。

患者2年前病发急性心肌梗死，经支架植入后病情稳定，半年前又胸痛频发，具有热毒病机的特点，故一诊予益气养阴、清热解毒、活血通络治疗，方选黄芪一号方加减，方中黄芪、麦冬、五味子益气养阴，川芎、当归、野葛根、丹参活血化瘀，水蛭、桑枝通络，络瘀日久病重，“借虫蚁血中搜逐，以攻通邪结”（叶天士《临证指南医案》），体现了虫类通络的治疗特点。用半枝莲15 g，连翘12 g清热解毒，效果明显。二诊加大通络止痛作用，以后改为调和营卫或安神治疗，收到了较好效果。此例可以说明，支架或冠脉搭桥手术不能完全解决冠心病问题，对于术后心绞痛，中医药有良好效果。

2. 滋阴清热、宁心安神治疗阵发性心房颤动

马某，男，64岁。2018年3月12日于山东省中医院初诊。

主诉：阵发性心慌、胸闷2年余，加重2个月。

现病史：患者2年前无明显诱因经常出现心慌、胸闷。心电图示：心房纤颤、不完全性右束支传导阻滞、ST-T改变。口服胺碘酮，效果一般。5个月前于北京某医院行射频消融术，术后一段时间心房颤动未再发作。2个月前因情绪激动导致心房颤动复发，行24小时动态心电图（Holter）示阵发性心房颤动（占总心搏数60%），自感心慌、胸闷较前加重，休息及服药后症状缓解不明显。今为求进一步治疗，遂至山东省中医院丁书文专家门诊就诊。

刻下症：阵发性心慌、胸闷，全身乏力，夜间汗出较多，口干口苦，情绪易烦躁，肩颈及背部酸胀疼痛，纳可，入睡困难，小便调，大便干。舌红少苔，脉细数，三五不调。

既往史：患者冠心病5年余，口服拜阿司匹林肠溶片100 mg，每日1次，欣康20 mg，每日3次；高血压5年余，平素规律服用拜新同30 mg，每日1次，血压控制可。

家族史：适龄婚育，育有1子，配偶及子均体健。否认家族遗传病史。

查体：BP 135/80 mmHg，HR 78次/分，律不齐，心脏各瓣膜区未闻及病理性杂音。

辅助检查：

2018年3月8日 Holter：①房性异位节律；②阵发性心房颤动；③ ST-T改变；④不完全性右束支传导阻滞；⑤大于2.0S的R-R间期共3阵，最长达3.34 s。

2018年3月8日心脏彩超：①左房增大（LA43 mm）；②二尖瓣反流（轻度）；③三尖瓣反流（轻度）；④左室射血分数（LVEF）：0.64。

中医诊断：心悸（阴虚火旺证）；西医诊断：阵发性心房颤动（射频消融术后）、冠心病、高血压。

治则：滋阴清热，宁心安神。

处方：当归六黄汤加减。黄芪30 g，麦冬15 g，五味子9 g，生地黄15 g，当归12 g，黄连9 g，黄芩15 g，黄柏15 g，葛根30 g，生龙骨15 g，生牡蛎15 g，酸枣仁30 g，首乌藤15 g，钩藤30 g，炙甘草6 g。水煎服，每日1剂，14剂。

二诊：2018 年 3 月 26 日。患者自诉心慌减轻，心房颤动发作次数较前减少，每次持续时间缩短，但仍感胸闷不适，偶隐隐作痛，颈背部酸胀疼痛感减轻，体力改善，夜间汗出减少，纳可，睡眠较前有所改善，但仍多梦易醒、二便调。舌红苔少，脉细数。查体：BP 128/75 mmHg，HR 76 次 / 分，律不齐，心脏各瓣膜区未闻及病理性杂音。

处方：上方加西洋参 10 g，川芎 15 g，水蛭 9 g，合欢花 30 g，紫石英 30 g。水煎服，每日 1 剂，14 剂。

三诊：2018 年 4 月 9 日。患者自诉心慌症状明显缓解，偶劳累时诱发心房颤动，持续时间较短，体力可，纳眠可，二便调。舌红少苔，脉细数。查体：BP 124/68 mmHg，HR 70 次 / 分，心脏各瓣膜区未闻及病理性杂音。

处方：上方去合欢花、紫石英，加苦参 15 g，青蒿 15 g。水煎服，每日 1 剂，28 剂。

随访：2018 年 5 月 9 日。患者坚持服药 28 剂后，心房颤动基本未再发作，偶劳累时感心慌，余无明显不适，体力可，纳眠可，二便调。

按语：患者为中老年男性，阴气自半，气血亏虚，再加久病伤正，正气愈亏，术后复发，更伤元气，故心气不足，虚火上扰，扰乱神明，出现心慌、胸闷、烦躁不安等症状。气虚卫弱，营卫失和，腠理失养，故肩颈、背部酸胀疼痛。结合夜间多汗、口干口苦、大便干等表现，辨证为阴虚火旺证，治疗以滋阴清热、宁心安神为主，故方选当归六黄汤加减治疗。黄芪能补五脏之气，可助正气、抑热毒，而不生热邪，为补气药的最佳选择。黄芩、黄连、黄柏均有清湿热、泻火解毒之功，黄芩善清上焦之火，尤善清肺热；黄连善清中焦之火，尤善泻心火，可治疗心火亢盛所致神昏、焦躁之症。丁教授认为，凡属于火热证的心悸病，皆可用黄连治之。黄柏善清下焦之火，可益肾水以降心火，四黄并用，滋阴泻火，益气固表，敛阴止汗。生地黄清热凉血、养阴生津，当归补血和血，五味子、麦冬敛汗生津。龙骨、牡蛎重镇安神、平肝潜阳、收敛固涩，二者常相须为用，治疗心悸不安、阴虚阳亢、失眠多梦等症。酸枣仁养心安神、敛汗生津，对于体虚自汗、盗汗者，可益气固表、敛汗生津，配伍首乌藤养血安神、祛风通络。葛根解肌退热，缓解肩背部不适感；钩藤清热平肝，可降低血压。诸药联用，有清热泻火、滋阴固表、宁心安神之效。二诊时胸闷、胸痛表现突出，是由于心气亏虚，无力推动气血运行，心失所养，血脉不畅引起，正所谓不荣则痛、不通则痛，故加西洋参益气养阴，且能清心热；川芎、水蛭活血化瘀，行气止痛；合欢花、紫石英补心气以定惊止悸安神。三诊时无明显不适，故减少安神药，再配以苦参、青蒿清热祛湿、宁心定悸。以上为丁教授治疗心律失常的常用配伍，疗效颇佳。

3. 平肝泻火、清热化痰治疗高血压病、冠心病案

王某，男，50 岁。2004 年 11 月 24 日初诊。

主诉：头晕 5 年，加重 1 周。

现病史：5 年前查体发现血压升高，常常头晕头胀。BP 150/95 mmHg，用复方降压片维持，血压平稳。3 年前患者因情绪激动血压升高，出现胸痛胸闷，当时 EKG 示：冠状动脉供血不足，服单硝酸异山梨醇酯、阿司匹林等好转，1 周前无明显诱因，又觉头晕、胸闷、胸痛、劳累诸症加重，服单硝酸异山梨醇酯效果一般，眠差，纳可，二便调。舌红苔黄，脉弦滑。

既往史：嗜食烟酒，无高血脂病史，无糖尿病史。

查体：T 36.7 ℃，P 80 次 / 分，BP 160/95 mmHg，HR 80 次 / 分，律整，心音有力，A2>P2，瓣膜杂音（－），肺听诊（－），下肢无浮肿。EKG：V4−V6ST 段下移 1 mm。

中医诊断：眩晕（肝火上扰），胸痹心痛（痰热郁闭）；西医诊断：高血压病、冠心病。

辨证思路：患者中年，将息失宜，情志恼怒，肝火上炎，痰热内扰，上扰清阳发为头胀头晕。上扰胸阳发为胸痹心痛。初期心肝火旺，热极生风，冲逆颠顶，上蒙清窍，而发眩晕头痛。随着病情发展，风、火、痰、瘀、虚诸证蜂起，虚实夹杂，火热痰瘀胶结难解，浸淫血脉，损及脏腑及脉络，造成胸痹心痛。舌红苔黄，脉弦滑为痰热内扰之象。

治则：平肝泻火，清热化痰，活血化瘀。

处方：钩藤方加减。钩藤 30 g，黄芩 15 g，黄连 9 g，泽泻 20 g，当归 15 g，女贞子 15 g，栀子 12 g，川芎 15 g，豨莶草 18 g，野葛根 30 g，三七粉 3 g，冰片 0.3 g，酸枣仁 30 g。水煎服，每日 1 剂，6 剂。

二诊：2004 年 12 月 1 日。胸闷、胸痛次数及程度减轻，纳眠好，二便调，HR 80 次 / 分，BP 150/95 mmHg。舌红苔黄，脉弦数。

处方：上方继服。水煎服，每日 1 剂，6 剂。

三诊：2004 年 12 月 8 日。稍感胸闷，1 周来胸痛 1 次，头晕，纳眠好转。舌红苔薄黄，脉弦。BP 140/90 mmHg，HR 70 次 / 分。

处方：上方加黄芪 30 g，瓜蒌 15 g，延胡索 30g。水煎服，每日 1 剂，6 剂。

四诊：2004 年 12 月 15 日。胸痛未发，胸闷消失，舌红苔薄黄，脉弦。HR 65 次 / 分，BP 140/75 mmHg。

处方：上方去栀子、瓜蒌 。水煎服，每日 1 剂，6 剂。

五诊：2004 年 12 月 22 日。未见明显不适，BP 130/80 mmHg。舌红苔薄，脉弦。EKG : 大致正常范围。

按语：高血压是冠心病的重要危险因素之一。高血压多归为眩晕、头痛，其病因病机概括为“风、火、痰、瘀、虚”，目前研究较多。如初期多因将息失宜，心肝火旺，热极生风，冲逆颠顶，上蒙清窍，而发眩晕头痛。随着病情发展，风、火、痰、瘀、虚诸证蜂起，虚实夹杂，火热痰瘀胶结难解，浸淫血脉，损及脏腑及脉络，造成多种并发症。患者年过中年，将息失宜，情志恼怒，肝火上炎，痰热内扰，上扰清阳发为头胀头晕。上扰胸阳发为胸痹心痛。病发多年，虚实夹杂，火热痰瘀胶结难解，浸淫血脉，损及脏腑及脉络。舌红苔黄，脉弦滑为痰热内扰之象。故以平肝泻火，清热化痰，活血化瘀为治。拟方钩藤方加减治疗。方中钩藤、黄芩、黄连、栀子平肝泻火，加以豨莶草、泽泻清热化痰，当归、川芎、野葛根、三七粉、冰片活血化瘀，女贞子养阴，酸枣仁安神。全方共奏平肝泻火，清热化痰，活血化瘀之效。此案患者多年高血压，导致冠心病胸痛胸闷。对此常用钩藤、黄芩、豨莶草、栀子、葛根等药物，可平肝泻火解毒，既对血压有下降作用，改善临床症状，又对并发症有一定的治疗和预防作用。本案配伍活血化瘀药物，如三七粉等，既可治疗冠心病，也有较强的降血压作用。另外，随证加减瓜蒌、延胡索以开胸顺气，活血止痛，治疗胸闷、胸痛取得了良好效果。

4. 益气养阴、清热解毒、宁心定悸治疗冠心病、期前收缩

林某，男，55 岁。2004 年 9 月 15 日初诊。

主诉：心慌、胸闷 2 年，加重 3 天。

现病史：2 年来患者常感到胸闷、心慌，呈阵发性，劳力或生气时易诱发，曾做 24 h EKG 示期前收缩、一过性 ST 段下移，诊为冠心病、室性期前收缩，曾服倍他乐克，稳心颗粒等，症状时好时轻。3 天前患者因情绪激动，阵发性心慌

加重，时感胸闷，无胸痛，常感口干，舌红苔少，脉弦细。既往史：无高血压、糖尿病史。

查体：BP 120/60 mmHg，心肺听诊（－），杂音（－），HR 70 次 / 分。EKG：正常范围。24 h EKG：室性期前收缩 3076 次 / 24 h、一过性 ST－T 下移。

中医诊断：心悸（气阴两虚，痰火热毒扰心证）；西医诊断：室性期前收缩。

辨证思路：患者胸闷乏力，劳力诱发，口干，舌红，脉弦细，为气阴两虚之象，并且为发病之本，本虚标实。痰火蕴伏体内，毒邪胶结脉络，一遇诱因，痰火挟毒，上干心神，变生诸证，神无所舍，心神不宁。

治则：益气养阴，清热解毒，宁心定悸。

处方：黄芪二号方加减。黄芪 30 g，麦冬 20 g，五味子 12 g，青蒿 30 g，黄芩 12 g，黄连 9 g，延胡索 30 g，三七粉 3 g，当归 15 g，常山 6 g，炙甘草 20 g。水煎服，每日 1 剂，6 剂。

二诊：2004 年 9 月 22 日。服上方后，症状减轻，胸闷、心慌等发作次数及时间较前好转，舌红，苔少薄黄，脉沉细。

处方：上方加苦参 30 g，丹参 30 g。水煎服，每日 1 剂，6 剂。

三诊：2004 年 9 月 27 日。胸闷、心慌等症状明显减轻，自觉期前收缩次数较前减少。舌红苔薄，脉沉细。

处方：上方加炒酸枣仁 30 g。水煎服，每日 1 剂，6 剂。

四诊：2004 年 10 月 11 日。上药服用 14 剂，胸闷、心慌等基本消失，自觉期前收缩亦消失，纳眠、二便调。舌红苔薄，脉沉。24 h EKG 示：室性期前收缩 52 次 / 24 h。上方治疗有效，善后治疗。

处方：上方继服，水煎服，每日 1 剂，6 剂。

按语：期前收缩属中医“心悸”范畴，痰性凝滞，易阻碍心气，则脉气不相顺接，则脉律不调，同时火主动，痰热扰心，使神无所舍，则心神不安、心悸怔忡。《素问·至真要大论》已提出：“诸病惊骇皆属于火。”《千金翼方》中孙思邈认为心时跳时止，是痰因火动。痰火蕴结，日久成毒，《杂病源流犀烛》云：“由素有热，热生痰，痰流毒，痰毒灌注经络……”痰火蕴伏体内，毒邪胶结脉络，一遇诱因，痰火挟毒，上干心神，变生诸证，神无所舍，心神不宁。从期前收缩的突发性、严重性，甚则戕人性命等特点看，也十分符合毒邪致病的特点。本案患者胸闷乏力，劳力诱发，口干舌红，脉弦细，为气阴两虚之象，为发病之本，本虚标实。故以益气养阴，清热解毒，宁心定悸为治。拟方黄芪二号方加减。方中黄芪、麦冬、五味子益气养阴，青蒿、黄芩、黄连、常山清热解毒，酸枣仁、五味子宁心定悸，佐以延胡索、三七粉、当归活血以制胸闷。从现代医学研究来看，心肌缺血容易诱发心律失常，冠心病合并心律失常的病机多为气阴两虚、痰火交织。因此，治疗时常在益气养阴基础上配伍青蒿、黄连、苦参、常山等药物。本例病发冠心病、心律失常，以益气养阴、清热解毒为大法，方中青蒿、黄芩、常山为治疗期前收缩之常用配伍，辅以安神之酸枣仁，取得较好效果。

五 经验方

1. 人参健心胶囊（院内制剂）

处方组成：人参、黄芪、桂枝、云茯苓、白术、泽泻、丹参、水蛭等。

功效：养心复元，益气利水活血。

主治：用于冠心病、心肌病、心肌炎、心律失常、高血压等多种疾病所致的心肌舒张、收缩功能减退。

方解：人参、黄芪相伍为君。人参味甘，微苦，性微温，归脾、肺二经，有大补元气、补脾益肺等功效，古称“为治虚劳内伤第一要药。”人参气清味薄，有温补之效，可补人体的清阳之气，肺主气，肺气旺，则四脏之气皆旺，精自生而形自盛，脾土健旺，可制水湿，消水肿；《本草经疏》谓人参“能回阳气于垂绝，却虚邪于俄顷”。人参不仅具有补气回阳的功效，还能补气通血脉、温的作用。五脏气血调和，人体气血运行正常，血瘀、水停无由可生。黄芪味甘，性温，有补气利尿之功。《医学衷中参西录》谓之“性温，味微甘。能补气，兼升气，善治胸中大气（即宗气，为肺叶阖辟之原动力）下陷……小便不利而肿胀者，可用之以利小便。……为其补气之功最优，故推补药之长，而名之曰耆也”。《药性赋》也云黄芪可“温分肉而实腠理，益元气而补三焦”。二者均指出黄芪补胸中大气、益元气，而入三焦助决渎之用，通利小便。人参、黄芪相伍，可养心复元，并可益气活血，故以为君。丹参苦而微寒，可活血祛瘀、除烦安神，应用于多种瘀血为患。一味丹参功同四物，并可养血活血。水蛭味辛、咸，性平，可破血逐瘀。二者相伍，共奏活血化瘀之功。茯苓、炒白术、桂枝、泽泻四味，寓五苓散，可通阳渗湿利水、祛除水湿之邪。白术味苦、甘，性温，可补脾益气、燥湿利水。云茯苓味甘、淡，性平，可利水渗湿、健脾补中。与丹参、水蛭四者共以为臣。桂枝，味辛、甘，性温，能温通经脉，助阳化气，补气温阳，相得益彰；泽泻利水渗湿。二者共为佐使。

立方思路：心力衰竭的发生和进展是一个长期慢性过程，多见于老年人，从中医理论分析，由于先天禀赋不足，或因外邪侵袭、内舍于心，或因情志失调、饮食不节等因素，直接犯心，或间接由他脏得病而犯心，使心之气血亏虚、阴阳失调而致心病。如心痹、胸痹心痛，或眩晕、咳喘等症日久，使心气血阴阳受损。心病久延，伤及心脏元气。心主血脉，主神志，心病则血脉不通。心为君主之官，心病则五脏六腑皆摇，致五脏衰败，出现心力衰竭，患者表现为乏力、心悸、胸闷、呼吸困难、浮肿等。

人参健心胶囊兼具培补疏利之功，可益气养心复元，兼能活血利水、补泻兼施，临床上广泛应用于心肌病、冠心病、心肌炎、高血压等各种原因引起的心肌功能下降。

人参健心胶囊针对慢性心力衰竭的病因病机，采用益气温阳复元，活血化瘀利水，培补疏利，攻补兼施，标本兼治，在临床上广泛应用于多种疾病所致的心脏功能不全，疗效显著。临床应用多年未发现不良反应，安全有效。该方在2003年开始作为山东中医药大学附属医院院内制剂使用，制剂批号（鲁药制字：Z0120030547），收到很好的社会和经济效益。

2. 黄芪一号方

处方：黄芪 30 g，麦冬 15 g，五味子 9 g，延胡索 15 g，三七粉 3 g（冲），冰片 0.2 g（冲），川芎 15 g，水蛭 6 ~ 9 g，野葛根 15 g，生甘草 6 g。

功效：益气活血，化瘀止痛。

主治：稳定型心绞痛、不稳定型心绞痛、心肌梗死、冠脉介入后并发症、难治性心绞痛等证属气虚血瘀者。临床症状常见胸痛、胸闷，劳则加重，心悸乏力，口干，脉沉弱涩滞等。

方解：黄芪为君，可补益心气。黄芪甘温，主入脾、肺二经，生用益卫固表、利水消肿，炙用补气升阳，治内伤劳倦。黄芪可补胸中大气，贯心脉而行呼吸。《本经逢原》载："黄芪能补五脏诸虚，治脉弦自汗，泻阴火，去肺热，无汗则发，有汗则止。”黄芪为补气药之最，气虚得以补充，气充则血行，则心脉畅通、热不得生；中气旺盛则水谷运化水液运行，痰浊不生。麦冬、五味子、川芎、水蛭、野葛根、三七粉、延胡索、冰片均为臣药，又分为两部分。一是黄芪、麦冬、五味子合用，以益气养阴生脉，合生脉散之方义。其中麦冬味甘微苦，入肺、心经，甘寒质润，能养阴生津，滋养心肺之阴气。五味子味酸性温，具有滋肾、生津、收汗、涩精等作用，可益气敛肺、生津滋肾、宁心安神，《笔花医镜》将五味子称为“补心猛将”。二是川芎、水蛭、三七、野葛根、延胡索、冰片等活血化瘀药物和黄芪配伍，以补气活血。川芎可行一身血气；水蛭为血肉有情之品，功能活血行血、破瘀通络；三七活血止痛；野葛根活血化瘀、清热生津散郁火；延胡索活血理气通络止痛；冰片清热开窍、活血止痛。二组臣药与君药黄芪相配伍，共奏益气活血之功效。甘草甘缓补中，调和诸药为佐使。

立方思路：在多年临床实践中，丁书文教授认为气虚血瘀是冠心病发生发展变化的根本。气是构成人体的基本物质之一，心主血脉，而血液的周流不息全赖于气的推动，只有心气充沛才能帅血贯脉于周身。冠心病多发于中老年人，人到中年后各脏腑之气渐衰，气虚不能行津，气虚不能行血，心脉失养，故见阴虚，气虚及阳，故见阳虚。胸痹心痛之本，多从气虚而来。

若心气虚弱，则运血无力，血液瘀滞，痹阻心脉，发为心痛。对于痰浊、寒凝、气滞等标实证，也是由气虚发展而来的。气虚不运，痰湿痰浊上犯心胸，心脉痹阻。另外，“邪之所凑，其气必虚”，气虚不能固护，易致寒邪侵袭。气虚易生气滞，加之情志失调或寒凝则更易气滞，所以寒凝、气滞常常作为胸痹心痛的诱因，此二者往往是在气虚基础上产生的。从临床治疗经验看，益气活血是冠心病基本治疗方法，贯穿冠心病治疗康复的全病程。

3. 黄芪二号方

处方：黄芪 30 g，麦冬 15 g，五味子 9 g，生地黄 12 g，黄连 9 g，青蒿 15 g，苦参 9 g，野葛根 15 g，延胡索 15 g，炙甘草 9 g。

功效：益气养阴，清热化痰定悸。

主治：用于冠心病、病毒性心肌炎、心肌病及原因不明等引起的室性期前收缩，快速性室性心律失常、心动过速等证属气阴两虚、痰热扰心者。临床常见心悸、胸闷、心烦、乏力、口干口苦、多梦易醒、脉结代细数等症。

方解：方中黄芪为君，味甘，性温，可补胸中大气、益元气，贯通心脉，诸气充足则血液运行通畅，痰瘀不生。麦冬、五味子为臣，与黄芪相伍，仿生脉散之意，以益气养阴。麦冬味甘微苦，入肺、心经，甘寒质润，能养阴生津，滋养心肺之阴气，可清心除烦，且汗为心之液，故麦冬可除心之烦躁，补心之液，治疗汗出之症。五味子味酸性温，益气敛肺，生津安神，既可补充心液，又可治疗阴虚火旺所致的心神不宁。黄芪、麦冬、五味子合用，以益气养阴生脉，使人体气血运行正常，血瘀、水停无由可生，痰热亦无化生之源，黄连、青蒿、生地黄、苦参、野葛根亦均为臣药。黄连苦寒，尤善泻心经实火，又可去中焦湿热，清心除烦，泻火解毒，热毒去则心神安。青蒿味苦、辛，性寒，其气芳香，在清热化痰的同时又能清透虚热。生地黄味甘苦，性微寒，具有滋阴清热、养阴生津、凉血补血的作用。苦参味苦，性寒，功在清热燥湿。野葛根味甘、辛，性凉，具有活血化瘀、清热生津、升阳止泻、散郁火的作用。臣药中生地黄与五味子相配，可滋阴生津，与黄连、青蒿相配，可滋阴清热。黄连、青蒿二者共同发挥清热解毒之效。延胡索理气活血，炙甘草补脾益胃，兼调和诸药，共为佐使。

立方思路：心律失常由器质性疾病和功能性疾病所致。器质性疾病以冠心病、心肌病、心肌炎、甲亢、肺心病、风湿性心脏病及其他全身性疾病为多。心悸的病理性质属本虚标实。虚者多由于气阴两虚，不能濡养心体心神。心主血脉，心气不足，血行无力，或者气阴两虚，不能濡养心神，发为心悸。因此气阴两虚是心悸发生的根本因素。触发心悸的主要病机因素是痰火上扰心神。神无所舍，心神不宁，则心悸心烦、失眠多梦；痰热蕴阻胸中，气机不利，故胸闷；痰热内阻，清气不升，浊气不降，可见口干口苦、头晕、舌红苔黄腻；痰热阻滞，经脉不利，脉气不相接续，则脉促、结、代。

4. 钩藤方

处方：钩藤 30 g（后入），黄连 12 g，栀子 12 g，牡丹皮 15 g，泽泻 15 g，川芎 15 g，牛膝 15 g，野葛根 15 g，女贞子 15 g，白蒺藜 15 g。

功效：清热泻火，平肝降压。

主治：用于轻、中度高血压，老年性高血压以及难治性高血压等证属肝火肝阳上扰者。临床常见头痛头晕、耳鸣、烦躁易怒、心悸、健忘失眠等症状。

方解：钩藤为君，钩藤味甘，性微寒，归肝、心包经，功能息风止痉、清热平肝。《本草纲目》中载钩藤为手足厥阴经之药，《本草经疏》认为钩藤虽药味甘苦，但甘苦之力皆不甚，其味应近于甘平，是治疗心经与肝经的要药。黄连、栀子、泽泻清热利湿，川芎、野葛根、牡丹皮、牛膝凉血活血，引血下行，均为臣药。栀子味苦，性寒，功效泻火除烦、清热凉血解毒，可除心中之火热和肠胃之热，心中之热除，心悸即消。黄连苦寒，归心、脾、大肠、胆、胃经，善清心肝火热。栀子、黄连相须为用，清泄心肝火热以助钩藤之力，清内生热毒之源，凉血解毒以平抑肝阳。泽泻善利水泻热，通利膀胱、水道，使内郁热毒顺流而下从小便而除。川芎味辛，性温，归肝、胆、心包经，功能活血行气、祛风止痛、行气开郁，通周身血脉，是血中之气药，为治疗头痛之良药。野葛根味甘、辛，性凉，归脾、胃经，功效活血化瘀，还可生津止渴，解肌退热升阳，治肺之燥热、除胃热。牡丹皮活血凉血，牛膝活血通经、引血下行，还可补益肝肾，以应对肝阳之眩晕。白蒺藜、女贞子为佐使。白蒺藜行气活血、疏肝解郁，女贞子滋补肝肾之阴，为佐使。

本方以清热泻火平肝为主，体现了平肝潜阳、活血凉血、滋补肝阴的功效，具有清、疏、补结合，顾肝体肝用、标本兼治的组方配伍特点，在临床上广泛应用于各种类型高血压及并发症的治疗，具有良好的疗效。

立方思路：高血压多因素体阴虚阳亢，后天情志、生活起居饮食失调，将息失宜等，致肝阳上亢，冲逆颠顶，上扰清窍，而发眩晕头痛。随着病情发展，风、火、痰、瘀、虚诸证蜂起，虚实夹杂，郁久化热，热毒炽盛，炼津为痰，灼血为瘀，火热痰瘀胶结难解，久则生毒，浸淫血脉，损及脏腑及脉络，造成多种并发症，表现出热毒之邪的致病特点。痰热、瘀血阻于经络，可引起胸痹、心悸、晕厥等变证。

（整理者：杨金龙）

王新陆

一 医家简介

王新陆，男，1949年10月出生，湖南湘潭人，农工党员，教授、博士研究生导师，全国著名中医药学家，国医大师。曾任山东省政协副主席、农工党山东省委主委、山东中医药大学校长；兼任中华中医药学会副会长，世界中医药学会联合会中医特色诊疗研究专业委员会会长，世界中医药学会联合会教育指导委员会副主席，中国易经研究学会常务理事，山东中西医结合学会会长，山东中医药大学名誉校长，“973”计划中医理论专项第二届专家组成员，中华中医药学会首席健康科普专家，第十届全国政协委员，十一届、十二届全国政协常委，山东省新冠肺炎中医专家组组长等职。1973—1976年在山东医学院中医专业学习，1978年考取山东中医学院首届伤寒专业硕士研究生，师从徐国仟教授。

王新陆教授长期从事中医学的临床医疗、教学和科研工作，先后出版《脑血辨证》《徐国仟学术经验辑要》《王新陆医论医案集》《医家微言》《王新陆文集》等学术著作二十余部，发表《儒家“致中和”思想与中医稳态理论》《再论中医学的双重属性》《“脑主神明”对中医理论发展的重要性》《论“血浊”与“治未病”》《血浊证的辨证治疗》等学术论文九十余篇。在长期的临床实践及理论研究中，王新陆教授以“继承不泥古，创新不离宗”为旨，屡立新论。如谓天变地变，人变病变，证变法变，应“时病”而创立“脑血辨证”；倡导现代药理研究成果当为中医所用，宗中参西，创立“援药”理论；提出中医学具有自然科学和社会科学的双重内涵，强调中医学的人文属性；阐述“血浊”作为一种全新的病理概念与诸多疾病关系密切，明确“血浊证”的辨证论治，丰富中医辨治体系；总结中医发展的规律，指出中医可持续发展的空间及中药学发展态势。

王新陆教授多次应邀到美国、德国、法国、荷兰、西班牙、韩国、新加坡、马来西亚等国家讲学，弘扬中医。他率先提出并界定中医药的学科属性，已成为近代中医发展认识的标志性成果。

王新陆教授主持完成科研课题获省级以上奖励11项，获得国家发明专利1项，已指导硕士、博士研究生29名，接受中央电视台《东方之子》节目专访，凤凰卫视《文化大视野》访谈，曾在中央电视台《百家讲坛》《读书》栏目中系统讲解中医。

二 成长之路

20世纪70年代初期，王新陆在农村下乡时，发现农村条件差，百姓缺医少药，老乡们常常带病劳动，又见到中医药治疗疾病的简、便、验、廉，逐渐对中医产生兴趣，便间断着跟随当地为数不多的大夫学习，利用闲暇时间随他们上山识药、采药，时间久了，也懂了一些基本中医知识。偶尔跟着大夫给病人针刺、拔罐等，时有卓效，这更激发了王新陆对中医的浓厚兴趣，并立志于学习中医，想尽微薄之力，为病人减少些痛苦。

1973年，国家推荐知青考大学，王新陆径直报了山东中医学院，从此踏上学习中医的路。在校期间，他除了课堂上认真听讲，做好笔记外，每日早晚诵读中医经典及汤头歌诀等。20世纪70年代的大学，虽说学制短，但特有的教学方式对于实践性很强的中医来说确实有很多值得借鉴。譬如上午老师讲了经络、穴位定位、主治疾病，下午就带学生们挨家挨户出诊，给患者针灸、开药。这种早实践、早临床、学以致用、急用先学、教中练、练中学的学习方法，往往是眼到心到、心到手到，记忆终身，获益良多。正是“纸上得来终觉浅，绝知此事要躬行”，想要做好中医，必须将理论与实践相结合，早临床、多临床，知行合一。

本科毕业后，王新陆被分派到烟台市中医院工作，在临床工作中，确实能为一些患者解除病痛，但治病的疗效常觉不能达到十拿九稳，时有捉襟见肘，深切感受到孙思邈所言“读方三年，便谓天下无病可治，及治病三年，乃知天下无方可用”的意味，于是产生了继续深造学习的念头。

1978年，正值全国硕士研究生报考第一年，王新陆毅然下定决心考研究生，报考了山东中医学院中医内科学专业。在备考过程中，王新陆白天工作，晚上挑灯夜读，复习旧学，感悟新知，最终顺利通过研究生入学考试，经过专业调整，王新陆成了徐国仟教授的“首席”伤寒弟子。

王新陆最初接触徐国仟老师是1975年在章丘县（现济南市章丘区）绣惠教学点，当时徐国仟老师讲《伤寒论》。他讲课声音洪亮，底气十足，深入浅出，课讲得详尽透彻却又干净利落，重点讲两遍，其他讲一遍，没有一句废话，这对王新陆教授以后的中医学术及授课方法启发很大。3年后，王新陆成了徐国仟的硕士研究生。临毕业前，研究生需要考核教学，老师让王新陆教授给七九级的学生讲《伤寒论》厥阴篇。王新陆当时觉得，学了3年伤寒，不要说原文背诵朗朗上口，就是精微奥旨也能出口成章，根本没有备课的想法，整天忙着准备毕业论文。大约上课前1周，徐老要看王新陆的教案，得知没有备课后，正色地说：“你记住，我们每讲一次课，就要备一次课，不能误人子弟！”“不能误人子弟”，是惭愧，是感激，是教诲，是警告！从此以后，不管是教书育人，还是临床治病，王新陆都谨记徐老的教诲，考虑问题细致入微，反复斟酌，三思而行，从不敢有半点马虎。

读研究生期间，负责带教王新陆的还有李克绍老师，两位老师一共带了4个研究生。李克绍老师对4个人的要求就是把《伤寒论》背下来，要求背诵398条，用45分钟，不停顿。王新陆成天拿着《伤寒论》背，睁开眼就背，走路时背，吃饭时也背，就连睡觉时也在背，自己觉得背得差不多了就背给老师听。李老低着头、眯着眼听着学生背诵，一打梗他就提问，提多了就说：“你回去再学学吧！”他就不听了。就这样王新授背了3个月才将《伤寒论》背下来，这也成了以后临证用方的源头活水。如今有人问王新陆教授如何学习经典，他说经典就是看着学，一遍一遍地学，张仲景自己就说“若能寻余所集，思过半矣”。所以说学习经典，一定要读熟、背熟，要在不同的年龄、不同的时期反复阅读学习，在就读期间学习，当了10年医生，当了20年医生，你再看一遍，就会有新的体会。

比如王新陆在1983年看的一个病人，70多岁，低热，体温不到38℃，有腹痛但不明显，血象非常高，B超显示是胆囊炎。同时见脉微细，但欲寐，身有微热，呕而不适，小便利，手脚凉。王新陆教授下意识地想到《伤寒论》第281条“少阴之为病，脉微细，但欲寐也”，便果断予以四逆汤：制附子10 g，干姜6 g，炙甘草18 g。病人吃了3剂以后，症状缓解，热也退了，后来口服利胆片巩固，症状又见反复，仍用上方，6剂而愈。中医看病就是要强调基本功的重要性，背诵经典的重要性即体现于此，背熟了，临证就会有事半功倍的效果。

这前后，为求经解，王新陆还经常问难于我校周凤梧、张珍玉、张志远等前辈，也曾程门立雪，到外地拜访任继学、邹云翔、王永炎等诸多名师，受益良多。正如岳美中所言“自视当知其短，从师必得其长”，要想做好中医，除了多读经典、多临床外，还要多跟名师。诸位老师的谆谆教诲，如甘甜玉露，使王新陆在学术上飞速成长。

王新陆毕业后行医、学习，再行医、再学习，边行医、边学习。他常常要求自己，不论身居什么样的位置，作为一名医生，都不能脱离临床一线。从最初任烟台市中医院院长、烟台市副市长，到山东中医药大学校长，再到任山东省政协副主席，王新陆教授都要定期到医院坐诊。因为他认为，中医的价值在临床，中医的活力在临床，中医的生命力也在临床。做中医如果不看病，看病如果没有疗效，中医就没有意义了，唯有常临床、勤学习，才能成为“苍生大医”。

硕士毕业后，王新陆回烟台中医院继续工作多年，在中医临证上总结了一些经验，同时积极学习并掌握了很多西医知识，以现代医学的知识丰满中医的羽翼，使他在临证中更加得心应手，也更加深刻地认识到，对于中医西医来说，目标是完全一致的，都是为了救人、为了治病，从这一点来说，中医和西医一定要结合在一起，才是老百姓的福气。不管是中医，还是西医，如果完全抛弃了对方，都不是科学的态度。尺有所短，寸有所长，应当取长补短、互相补充。

王新陆教授在临床过程中，认识到用固有的思路不能够完全适用于临床所需，渐渐地有了许多新的思想，并反复临床验证，总结了一些东西。比如用于辨治现代疾病或者未病先防的血浊理论。张元素说“运气不齐，古今异轨”，生活环境变了，疾病谱系变了，我们的思维不能守在原地。疾病谱系的变化是临床医学发展的源动力和火车头，它的改变决定了中医理论体系的改变与治疗方法的变革。金元时期出现的寒凉派、温补派、攻下派等诸多学派并存，百家争鸣，学说蜂起的现象，细究其原因，正是由于疾病谱系的改变，新的病种不断出现，古方今病已不相能。到了现在，由于医学的发展和生活水平的提高，自然界的风、寒、暑、湿、燥、火六淫致病渐退其次，而精神因素、环境污染、不良生活习惯等成为导致现代人生病的主要因素，这些致病因素均可作用于血，血液失去其清纯状态，或丧失其循行规律，影响其生理功能，扰乱脏腑气机，便成为很多疾病的发病基础。王新陆教授将其称为血浊致病。许多现代疾病，诸如代谢综合征、心脑血管病、糖尿病、肥胖症、高脂蛋白血症、痛风等，均有血浊的特征。王新陆教授创制化浊行血汤（荷叶 10 g，焦山楂 15 g，决明子 30 g，制水蛭 5 g，赤芍 10 g，酒大黄 5 g，路路通 20 g，虎杖 20 g，何首乌 15 g）加减治疗此类疾病，疗效显著。

王新陆教授在临床中治疗皮肤科疾病亦常从血浊辨证。如治疗一结节性痒疹患者，双侧上肢、手腕后褐红皮疹伴剧烈瘙痒，以夜间及精神紧张时为甚，几经治疗未见明显效果，舌质暗，苔薄白，脉弦。辨证属血浊、肝郁，予以化浊宁肤汤（薏苡仁 15 g，荷叶 10 g，白花蛇舌草 15 g，浮萍 6 g，白鲜皮 15 g，白茅根 15 g，地肤子 10 g，露蜂房 10 g），加苦参 10 g、全蝎 6 g、红花 6 g、白蒺藜 10 g、赤芍 10 g，水煎服。经治 6 周后皮疹及瘙痒消失，获得了较好的效果。

王新陆教授临床用药还经常参考中药现代药理，称之为“援药”。援，引也。援药，顾名思义，支援、支持之药也。许多中药对人体某些靶点有十分确切的作用，可直接作用于确切靶器官，对主病、主因、主症有明确治疗作用，配伍到方中能起到缓解症状或改善实验室检查指标的作用，与君、臣、佐、使并列成为方剂的重要组成部分，即君、臣、佐、使、援成为新的组方配伍方法。如：荷叶、虎杖、山楂、何首乌、泽泻可以调整血脂；苦参、甘松、黄连抗心律失常；黄连、葛根降血糖。恰当使用援药，可直达病所，达到事半功倍的效果。

中医需要继承发扬，必须把“继承创新，不离大宗”作为中医学发展的理念。王新陆教授在烟台中医院担任院长时，邀请李克绍老师到烟台做学术讲座。是夜王新陆和李老促膝长谈，谈及中医学的继承与发扬时，李老意味深长地说：“继承不离大宗”。继承是指基本理论、根本宗旨不变，就是认真发掘我们古老文化和传统医学的真精神所在，继承中医药核心理论的科学内涵和丰富的临床经验，保持和发展中医药的特色和优势，以便把我们优秀的医学贡献给人类社会。创新是与时俱进、不断发展的，提出新思路，探索新方法，开展新实践，争取新突破。具体而言，病名的诊断、病机认识、辨证思想都要与时俱进，在适应现代社会发展的总趋势下给中医学以现代的诠释；宗，本，主旨之一，万变不离其宗之宗，谓之大宗，“不离大宗”是不离中医之根本，保持鲜活的中医传承、中医脉络，中医的血缘不变。继承和发扬中医的关键是“吃透”，尤其是吃透中医学的精神和根本，这样才能使其真正走在社会发展前列。

1998 年王新陆教授被推荐回学校任校长一职，管理校务事宜。中医教育是发展中医事业的基础，而教育的关键在于人才和学术。中医事业能否振兴与发展，能否适应现代社会的需要，关键取决于中医学术的进步与中医人才素质的提高，归根到底就是人才培养。培养一批什么样的中医人才、培养一种什么样结构的中医人才群体，直接关系到中医的前途和发展。只有培养和造就一批素质良好、结构合理的中医药人才群体，才能进一步发展学术，中医事业才能兴旺发达、代代传承。为此，王新陆教授不断学习、调研、反思，总结出中医人才的培养模式必须坚持多样化原则，主要培养学术型、临床型、传统型、中西医结合型、外向型、边缘型、其他等七类人才。王新陆教授带领着全校领导积极筹划，在政府各级领导的大力支持下，于2006年把这七类人才中紧缺的传统型人才培养方案付诸现实，开设了纯粹的中医传统本科专业，只教授中医课程，不把西医内容及英语和计算机作为必修课，并让这些学生从入学便跟师侍诊，着力于培养一批在现代社会中有着深厚的中国传统文化积淀、真正意义上的中医，把中医事业的基因传承下来，并把它称为“中医基因班”。后来各地兄弟院校争相效仿，培养了一批更具传统味道的中医，用传统中医的方法更好地服务于人类健康。

中医学实在是博大精深，我们每一个人所学、所见，仅仅是沧海之一粟。虽然时时钻研，但王新陆教授总感到不能像先师们那样得心应手、药到病除，特别是许多理论性的问题，需要在长期的临证之中活学活用，往往要多次实践、多次思索，才能有所感悟，正如古人所说：“学到老，做到老，学不了，做不好！”

人们常说，手艺人在学习过程中有四重境界，即会、通、精、化。学会了，学通了，学精了，最后进入化境了，挥洒自如、出神入化。四十多年了，王新陆教授的中医水平已达到出神入化的程度，但他仍然不断努力，将毕生的精力贡献给祖国的中医药事业，贡献给人民的健康事业。

三 学术思想

1. 继承创新，中西并重

王新陆教授既秉承经典，传承张元素、李东垣、张锡纯、施今墨等医家治疗内科杂病的学术渊源和临证精华，又着眼当代，师古而不泥古，独立思考，大胆创新，指出：“在现代科学背景下，中医基础理论的研究仍须重视中医的传统研究方法，立足于临床，根据疾病谱系的改变，遵循中医理论与固有的规律，运用中医的方法研究中医，推动中医学术的发展，实现理论的创新”。所以现代中医理论的发展应建立其主体性。这种发展即：从发展的起点看，不受经验范围之限制，可启于中医经验未达之任何领域，可启于理论进一步发展的需要，也可启于解决理论在逻辑上不完善性之需要；从发展的目标看，不受解释经验之限制，而在于更深更广地把握医学有关事物的内在、本质规律，并在此基础上提出超出经验范围的预测，产生超出经验范围的应用技术。故研究主题也不限于“××证（药、治法、经络等）的机理研究”，而多是“人体生理（病理、药理、遗传等）学研究”。在理论知识体系对于经验知识体系上，应着重在“求异”，并发挥前者对后者的判别、改造功能。基于以上认识，王新陆教授从整体观念出发，综合考虑了医学、现代科学和社会发展的现状，遵循辨证论治的原则，提出了对疾病防治具有现实意义的“血浊理论”，并广泛应用于临床，取得了良好的效果。

积极倡导中医革新和中西医结合，强调医学理论必须联系临床实际，认为中医学是在观察总结宏观变化的基础上发展起来的一门科学，具有自然科学和人文科学的双重属性，是不断向前发展的，可以借助现代的科学技术，从中医的理论创新和标准化、规范化入手，进行中医改革。而中西医结合，正是促进中医学向前发展的一个很好的方式。传承施今墨先生辨病与辨证相结合的学术思想，指出“中医只有症状学而没有疾病学”，可以运用中医学理论，以现代医学疾病分类学为纲，总结现代医学各种疾病的证候规律和特点，是临床中西医结合的一条值得探索的途径。

2. 无证可辨，化浊为先

无症状性疾病是指化验检查或特异性检查发现异常，能够确诊疾病，但病人无明显自觉症状或体征的一类疾病。近年来，随着社会的发展，医学研究不断深入，诊疗手段日臻完善，人们的健康意识也逐渐增强，越来越多的无症状疾病被明确诊断。如无症状脑梗死病人可能完全没有临床症状，只在头颅CT或MRI检查时意外发现；早期的高尿酸血症病人可以没有关节炎、痛风症等临床症状，而仅表现为血尿酸增高；无症状心肌缺血病人的心电图出现缺血性ST-T改变，但临床无心绞痛发作；肾病综合征病人除有尿蛋白、血脂等实验室指标异常外，无任何临床症状；临床所见的无症状性糖尿病、高血压病等，更是比比皆是。无症状疾病在临床中呈现一种逐渐增多的趋势，成了当前中医临床研究的重要课题之一。

无症状性疾病的诊断与治疗是疾病治疗史上一个新的里程碑，标志着在疾病的治疗方面由显性疾病向隐性疾病转变，由疾病成熟期的治疗向疾病早期治疗的转变，具有深远的意义。

首先，促进病因学的发展。无症状疾病的诊断要求于疾病的早期必须做出明确诊断，因此，这就给病因学的研究提出了更高的要求。近年来，随着社会的变革和时代的前进，人们的生活水平和生存环境也在改变，人类的疾病谱发生了很大变化，心脑血管病、肿瘤、糖尿病、肝炎等心身疾病发病率明显增高，精神、心理、社会、环境、不良生活习惯引起的疾病越来越受到重视，不良生活习惯、情绪改变、污染等成为现代疾病的主要病因，病因模式也发生了改变。因此，对这些病因的研究同样需要运用新的方法和思路。

其次，促进诊断技术的进步。无症状疾病的诊断要求诊断手段更先进、诊断方法更完善、诊断层次更精深，要求在疾病萌芽时期就能够做出明确的诊断。近代医学生物学、基因组学等的发展，为无症状疾病诊断开拓了新的领域，无论在深度和广度上都取得了前人无法比拟的进展。实验检测方法、微观医学、统计分析能力的进一步提高，使无症状疾病的诊断更加明确。同时，无症状疾病的诊断也要求在技术上吸收信息、体质、微观分析、显像学检查、病理、药理、生理、时空动态监测随访、环境医学分析、分子流行病学、临床病例分析、生物反馈、实验模型分析、人类基因生物芯片测序等新的方法，使其更加完善。

再次，开辟治疗学的新领域。无症状疾病诊断范围的不断扩大，使我们不断发现前人没有发现的疾病或疾病早期状态，如无症状糖尿病、无症状心肌缺血、高血脂、脂肪肝、无症状高血压、无症状慢性乙型肝炎、无症状蛋白尿、早期恶性肿瘤等。过去许多临床不能发现或不能诊断的疾病，现在已经能够早期诊断、早期发现，大大扩展了临床治疗范围。

基于以上认识，通过大量临床实践，王新陆教授提出了“血浊”理论，认为血浊是指血液受体内外各种致病因素影响，失却其清纯状态，或丧失其循行规律，影响其生理功能，因而扰乱脏腑气机的病理现象，并充分借助现代科技手段的早期诊断，确立血浊的诊断标准和五大证候类型，并对应研制了清除血浊系列方，使中医治疗疾病的重心大大前移。

3. 经方活用，论治时病

王新陆教授认为，时病的内涵是随时代而变迁的。究其原因，就是因为疾病谱系的改变，疾病谱系的改变可以说是临床医学发展的原动力。而中医学是经典的临床医学，中医学的生存和发展根植于临床疗效，临床疗效可以说是中医学的生命力之所在。

在现代社会，由于医学的发展和生活水平的提高，自然界风、寒、暑、湿、燥、火六淫致病渐退其次，疠气致病也在很大程度上得到控制，现代致病因素已转向到环境污染、精神因素、不良生活方式三大致病因素。病因的变迁，导致疾病谱系产生改变，因此，王教授给“时病”赋予新的含义，即“时代病”，也就是现代疾病，泛指由环境污染、精神因素、不良生活方式导致的疾病。这些疾病病位主要在脑和血，病机主要是情志内伤以及血浊不清，包括呼吸道感染、高血压、冠心病、糖尿病、肥胖症、高尿酸血症、血液病、各种肿瘤等，以及很多神经精神疾病。对新概念下的“时病”，亦即“时代病”进行研究，有助于赋予中医学新的生命力，提高疗效。同时，对“时代病”进行广泛而深入的研究，厘清其病因、病机，规范其治法和方药，挖掘其疾病发展规律，有非常重要的现实意义。

《伤寒论》是第一部也是唯一一部将经学与经方有机结合的不朽巨著，我们当继承发展、灵活运用，因而提出“经方活用、论治时病”的思想。活用之法归纳为以下 5 条。①直接使用法：即辨方证，方以类从，证随方到，临床按证求方；②原方出入加减法：或因原方不能尽表其意，或是病机虽似，但症多有出入，稍事加减，其效更佳；③经方合用法：古方不能尽治其病，多个经方叠用以取效，如柴胡桂枝各半汤之意可现；④经方与他方合用法：或致病因素复杂多变，或原方力量稍显不足，或病理产物难以消除，或病程缠绵不愈，运用此法，每收良效；⑤经方与西药并用法：着眼中西医合用之现实，趋利避害，各取所长，效若合璧。

4. 滋补肝肾，论治中风

中风病基本病机以肝肾亏虚为本，以风、火、痰、瘀为标，长期以来，化痰活血等治标的中医治法方药研究众多，但对于中风急性期过后的肝肾亏虚证治疗则被忽视，亦缺乏相应的方药研究支持，影响了中风病恢复期及后遗症期的治疗效果。王教授经过长期的临床实践，在确立肝肾亏虚为中风病恢复期及后遗症期基本病机的基础上，深入探讨中风病脑髓损伤背景下的肝肾亏虚调治特点，总结出阴阳双补、温运督脉、酌用血肉有情之品和风药三大特点，并据此成功研制复健片，同时开展深入系统的实验基础研究。

肝肾阴亏是缺血性卒中的基本病机。从病因来讲，缺血性卒中病因虽多，如情志失调、环境污染、饮食失宜、久病劳损、年老体衰等，但每一种原因均能引起肝肾不足、阴阳失调。从病机来讲，缺血性卒中的发病机制可因人体禀赋不同，生活条件各异，其病理变化亦不尽相同，但归纳起来不外风、火、痰、气、血、虚六端，且此六者均可因肝肾阴亏而变生或加重，其结果导致阴亏更甚。不仅如此，肝肾阴亏还可导致多种病理因素的产生，导致脑脉痹阻，脑神功能失常，而发为中风，引起诸症变生。另外，中风病急性期过后，标实渐伏，本虚之象渐现，一因中风日久，风火之邪劫伤阴液而使肝肾阴亏更甚。二是中风病治疗过程中，各种祛风化痰活血药多辛香温燥，易于耗伤阴液，致使肝肾阴亏更为明显。肝肾阴亏又可影响血脉、脑髓的功能，使诸症迁延难愈，成为痼疾顽症。总之，肝肾阴虚作为中风病发生的肇病之基，贯穿了本病的整个病程，并与本病的复发及病后脑髓功能的迁延难复等均有着密切关系。

因此，对于缺血性卒中的治疗，根据“精不足者，补之以味”（《素问·阴阳应象大论》）、“损其肝者缓其中，损其肾者益其精”（《难经·十四难》）等原则，当以滋补肝肾法为基本治法。选用自拟方“复健片”加减，药凡 5 味，由何首乌、桑寄生、决明子、海马、淫羊藿组成，寥寥数味，相辅相成。补肝肾、调气血、和阴阳，用于卒中之治疗，堪保万全无弊，充分凸现本方靶向明确、阴阳并举、肝肾同补、峻缓适宜的配伍特色。

总之，补益肝肾不仅是缺血性卒中治本之法，而且有利于各种病理因素的祛除。滋补肝肾可使脑髓得养，肾精充足，则神机得复，智力、言语障碍可减轻；且肝肾精血充足则筋骨得以濡养，可使瘫肢运动功能改善，并使风、火、痰、气、血等病理产物消除，诸症渐减而提高病人的生活质量。

5. 古药新理，首创援药

几千年来，中医的临床处方用药，一直遵循着《黄帝内经》所言的七方十剂原则，君、臣、佐、使已经成为组方的圭臬，这使我们在临床中有了严格的组方规范。但随着时代的发展，组方原则也在丰富和发展，特别是近年来随着中药现代药理研究的深入，大大丰富了我们对中药性能的了解，同时已经认识到许多中药有非常确切的药理作用，配伍到处方中，能明显提高疗效，改善实验室检查指标，但又无法用传统的中药理论来解释。为此王新陆教授提出援药的概念，以期丰富和规范组方原则。

援药，顾名思义，支援、支持之药也。《说文解字》曰："援，引也。"其意更为贴切。援药的定义应该是现代药理研究证实，可直接作用于靶器官，对主病、主因、主症有明确治疗作用的药物，这一类药物与君、臣、佐、使共同成为方剂的重要组成部分，即：君、臣、佐、使、援成为新的组方配伍方法。援药理论的提出，丰富了组方理论，恰当使用援药，可直达病所，达到事半功倍的效果。

临床可作为援药使用的药物很多，在《王新陆中医内科治疗经纬》《血浊论》两书中，王新陆教授对浩如烟海的现代药理研究文献进行了细致的梳理和反复的研究，并结合自身的临床应用体会，本着精练、实用的原则，从中筛选出适用不同疾病的主要援药，以期对提高临床常见疾病的疗效有所裨益。需要指出的是，临证使用援药之时当注意其药理作用的确切性，切不可盲目堆砌。

四 典型医案

1. 胃痞

张某某，男，62岁。2010年5月8日初诊。

主诉：胃脘痞闷不适、腹胀2年。

现病史：患者2年前因情志郁怒出现胃脘部痞闷、腹胀等症状，在当地医院诊断为胃炎，幽门螺杆菌检测阳性，虽使用克拉霉素、奥美拉唑等药物治疗，起初效果尚可，后病情反复至今，现胃脘痞闷，腹胀不适，餐后明显，伴口干口黏，厌油腻，纳食欠佳，大便干稀不调，舌干有裂纹，白苔，双脉弦长。既往有高脂血症病史、左肾囊肿病史1年。

中医诊断：痞满（气阴双亏，肝气郁结）；西医诊断：慢性胃炎。

治则：益气养阴，疏肝健脾。

处方：党参15 g，炒白术10 g，麦冬10 g，天花粉10 g，百合15 g，青皮6 g，陈皮6 g，当归10 g，佛手10 g，沙参15 g，茯苓10 g，郁金18 g，茵陈30 g。20

剂，水煎服，每日 1 剂。

二诊：2010 年 6 月 5 日。服用前方 20 剂，胃脘痞闷及腹满明显减轻，仍有口干口黏，近日肩、背、前额汗出频繁，进食、饮水尤为明显，纳食可，眠差多梦，自觉大便排出不畅，舌干，有裂纹。脉细弦数，血压 140/80 mmHg。

处方：沙参 15 g，天花粉 15 g，冬桑叶 30 g，生地黄 10 g，熟地黄 10 g，麦冬 10 g，党参 15 g，炒白术 15 g，柴胡 6 g，佛手 10 g，香橼 10 g，槟榔片 10 g，黄芪 15 g。6 剂，水煎服，每日 1 剂。

三诊：2010 年 7 月 8 日。自述服上方 12 剂后症状消失，但近日因情志郁怒后病情有反复，复又出现胃脘痞闷、腹胀不适，右脉弦数，左脉数。舌裂纹白苔。血压 136/85 mmHg，治法以疏肝理气为主。

处方：柴胡 10 g，赤芍 10 g，枳壳 10 g，木香 10 g，香附 10 g，麦冬 10 g，冬桑叶 30 g，黄芩 15 g，太子参 10 g，郁金 10 g，川楝子 6 g，预知子 10 g，京三棱 6 g，钩藤 15 g。6 剂，水煎服，每日 1 剂。

四诊：2010 年 7 月 15 日。患者已经无明显不适感，无胃脘部痞闷及腹胀，但仍有口干口黏，活动后汗出多等，大便日 1 行，脉滑数，舌苔裂纹较前好转。

处方：沙参 15 g，天花粉 15 g，地骨皮 15 g，冬桑叶 15 g，生地黄、熟地黄各 10 g，麦冬 10 g，太子参 15 g，炒白术 10 g，柴胡 10 g，生龙骨、生牡蛎各 10 g，焦三仙（焦山楂、焦神曲、焦麦芽）各 10 g，黄芩 10 g，山萸肉 6 g，川厚朴 6 g，槟榔片 6 g。6 剂，水煎服，2 日 1 剂。

此后又服 6 剂，诸症消失而愈。

按语：慢性胃病中以胃炎和胃溃疡占绝大多数。胃溃疡和胃炎是否就一定是以中医的热证而论治呢？未必尽然，因为慢性胃病者多迁延日久，或者反复发作，致使脾胃受损，出现面色萎黄、胃胀纳呆、腹胀便溏、倦怠乏力、舌淡脉弱等脾胃气虚症状，即使消化性溃疡或者慢性胃炎在活动期，也不一定出现中医的热象。所以，本病不必热象悉具，亦属郁热。治疗可适当选用清热药，如蒲公英、黄芩、黄连、柴胡等。但不能一概用清热之品，且要适可而止，因为此热多在脾胃虚弱（气虚或阴虚）、气滞血瘀的基础上产生，过用苦寒势必损伤脾胃，弊大于利。

2. 头痛

刘某某，女，32 岁。2011 年 11 月 1 日初诊。

主诉：头痛反复发作 3 个月。

现病史：患者近3个月来，因工作紧张疲劳常感头痛，每周发作3～4次，每次持续数小时或者数十小时，服用芬必得或者休息可以缓解，近1个月来病情加重，几乎每天都出现头痛发作，缓解时间较短，曾于某医院做颅脑CT检查未见异常。此次就诊时疼痛已经有1周，程度中等，睡眠欠佳，平素畏寒肢冷，常感腰膝酸软，双脉沉细数，寸脉弱，舌红苔薄黄。母亲有偏头痛病史。

中医诊断：头痛（肾阴阳两虚，血滞脉络）；西医诊断：慢性每日头痛。

治则：滋阴降火，温阳通络。

处方：葛根30 g，川芎10 g，鸡血藤30 g，黄柏10 g，黄连10 g，山萸肉10 g，生地黄、熟地黄各10 g，桑枝10 g，桂枝10 g，制附片10 g，赤芍30 g，甘草10 g。7剂，水煎服，每日1剂。

二诊：2011年11月9日。头痛减轻，发作次数减少，疼痛程度减轻，双脉沉尺沉，左脉沉微，舌红苔薄白。仍宗前法。

处方：上方加当归15 g，牡丹皮9 g，女贞子9 g，墨旱莲12 g。7剂，水煎服，每日1剂。

三诊：2011年11月18日。近1周未发生头痛，但昨日因受风后又感头痛，程度较轻，右脉稍弦寸尺沉，左脉细，舌红少苔。处方稍事调整，以疏风止痛。

处方：初诊方去制附片，加荆芥12 g，防风15 g，白芷9 g，墨旱莲15 g。7剂，水煎服，每日1剂。

四诊：2011年11月28日。头痛未再发作，近日因琐事烦扰，睡眠欠安，胃脘部稍有不适、反酸，右脉寸尺沉，左脉沉，舌红少苔。换方调整睡眠，并兼制酸和胃。

处方：炒酸枣仁30 g，合欢皮30 g，海螵蛸15 g，煅瓦楞子15 g，生地黄、熟地黄各9 g，黄连15 g，葛根30 g，生龙骨、生牡蛎各30 g，沙参12 g，麦冬15 g，牡丹皮15 g，山萸肉15 g，首乌藤30 g，黄柏12 g，知母15 g。7剂，水煎服，每日1剂。

按语：慢性每日头痛，指的是一组表现为每天或者几乎每天均存在的头痛，这种头痛存在了相当长的一段时间。在西医学中头痛的原因非常复杂，分类也非常繁多，但中医学对其治疗却万变不离其宗——辨证论治。头痛其病虽同，而其证有别，故而治法亦异，方药不同而皆可获愈，正所谓殊途同归也。这充分体现了中医理论体系中的“同病异治”对临床的指导意义，以进一步启发我们，临证不可拘泥有是病用是方，对号入座，而应该以辨证为前提，有是证用是方，这才是掌握了辨证论治的真谛。

3. 眩晕

夏某某，男，65 岁。2019 年 5 月 21 日初诊。

主诉：眩晕 5 年，加重 1 个月。

现病史：患者自述 5 年来在路边棋摊下棋时常感头晕目眩，未曾在意，近 1 个月来出现病情加重，有时伴有上肢麻木，昨日跟棋友争吵后眩晕发作，烦躁口苦，脉弦长，舌红苔黄。既往有颈椎病史多年，高脂血症病史 10 年。父母已故，有高血压、高脂血症、冠心病病史。

中医诊断：眩晕（肝郁化火，肝阳上亢）；西医诊断：后循环缺血。

治则：平肝潜阳。

处方：天麻 10 g，钩藤 30 g，牛膝 15 g，黄连 10 g，炒山栀 10 g，川芎 12 g，葛根 30 g，荷叶 15 g，桑枝叶 15 g，片姜黄 10 g，炒白术 15 g。5 剂，水煎服，每日 1 剂。

二诊：2019 年 6 月 3 日。自述服上方后头晕减轻，但是仍觉头重昏沉，如裹棉帛，胸闷痞满，双脉数，舌红苔腻。

处方：上方加陈皮 6 g，竹茹 6 g，黄连加量为 15 g，以增其清热化痰之功。5 剂，水煎服，每日 1 剂。

三诊：2019 年 6 月 18 日。已无明显头晕，仍感头重头沉，双脉细数，双尺沉，右脉滑，舌淡黄苔黄腻有齿痕。调整处方，标本兼治。

处方：黄芪 30 g，党参 15 g，巴戟天 10 g，白茅根 30 g，炒山栀 10 g，柴胡 10 g，竹叶 10 g，荷叶 15 g，制附片 15 g，苍术、白术各 15 g，葛根 30 g，牛膝 15 g，砂仁 6 g，赤芍 30 g。5 剂，水煎服，每日 1 剂。

四诊：2019 年 7 月 2 日。无头晕，略感头重。双脉弦长，双脉沉，舌淡红苔腻。治法以清热利湿化痰为主。

处方：厚朴 9 g，滑石 30 g，竹叶 15 g，姜半夏 9 g，茯苓 12 g，炒白术 12 g，泽泻 12 g，藁本 15 g，地骨皮 15 g，苍术 15 g，黄连 12 g，白茅根 30 g。7 剂，水煎服，每日 1 剂。

药后患者症状消失，随访至今，未再出现头晕。

按语：眩晕之病机变化，不外虚实两端。虚者为髓海不足，或者气血亏虚、清窍失养，实者为风、火、痰、湿、瘀等扰乱清空。本病病位在头窍，其病变脏腑与肝、脾、肾三脏相关。肝乃风木之脏，其性主动主升，若肝肾阴亏，水不涵木，阴不维阳，阳亢与上，或肝郁化火，上扰头目，则发为眩晕。脾为后天之本，气血生化之源，若脾胃虚弱，气血亏虚，清窍失养，或者脾失健运，痰湿中阻，上扰清阳，亦可发为眩晕。肾生髓，脑为髓海，肾精亏虚，髓海失充，亦可发为眩晕。临证时需仔细辨证，斟酌用药，坚持治疗，方可获得长久之效。

4. 颤证

孙某某，女，76 岁。2018 年 1 月 8 日初诊。

主诉：肢体震颤、行动迟缓 10 余年。

现病史：10 余年前，患者因为肢体震颤被诊断为“帕金森病”，服用复方左旋多巴制剂治疗，症状得到有效缓解。但近数月来症状波动明显，且逐渐加重，肢体震颤，行动迟缓，步履艰难，舌质暗舌体瘦小，苔薄黄，脉数，尺寸均沉。既往有高血压、糖尿病史，有高血压家族史。

中医诊断：颤证（阴虚风动）；西医诊断：帕金森病。

治则：育阴息风。

处方：生地黄、熟地黄各 15 g，龟甲 6 g，鳖甲 6 g，珍珠母 30 g，紫贝齿 15 g，木瓜 30 g，巴戟天 9 g，白蒺藜 12 g，僵蚕 15 g，全蝎 9 g，地龙 9 g，玄参 15 g，郁金 9 g，柴胡 6 g，黄柏 12 g，制附片 9 g，赤芍 24 g，甘草 6 g。6 剂，水煎服，每日 1 剂。

二诊：2018 年 3 月 18 日。服上药后症状有所缓解，但因故未能坚持服用中药，近日震颤加重，双脉滑数，舌体瘦小暗红，苔薄黄。

处方：知母 15 g，生地黄、熟地黄各 30 g，赤芍 30 g，甘草 10 g，全蝎 10 g，蜈蚣 1 条，僵蚕 30 g，生龙骨、生牡蛎各 30 g，黄芪 30 g，丹参 30 g，黄连 15 g，黄柏 10 g，木瓜 15 g，白蒺藜 15 g，红花 10 g，朱砂 0.3 g（冲服），琥珀 0.4 g（冲服），珍珠粉 1.2 g（冲服）。7 剂，水煎服，每日 1 剂。

三诊：2018 年 3 月 26 日。症状有所缓解。双脉细数，舌体瘦小，苔薄黄。

处方：生地黄、熟地黄各 18 g，何首乌 10 g，枸杞子 10 g，天麻 6 g，黄芪 30 g，丹参 30 g，知母 15 g，生龙骨、生牡蛎各 30 g，白蒺藜 10 g，防己 30 g，黄柏 15 g，红花 10 g，朱砂 0.5 g（冲服），琥珀 1 g（冲服），珍珠粉 1.5 g（冲服），全蝎 12 g（单包），蜈蚣 2 条（单包），僵蚕 30 g（单包），地龙 10 g（单包），乌梢蛇 10 g（单包）。7 剂，水煎服，每日 1 剂。单包药研碎后装胶囊，4 粒，每日 1 次。

四诊：2018 年 4 月 30 日。服上药后症状缓解。近日里因过于疲惫而致症状加重，舌体瘦小，苔少而干，双脉细数。

处方：龟甲 9 g，鳖甲 9 g，赤芍 30 g，甘草 15 g，生地黄、熟地黄各 15 g，玄参 15 g，防己 10 g，鹿衔草 15 g，黄柏 10 g，木瓜 10 g，苍术 10 g，山萸肉 15 g，党参 15 g，茯苓 10 g，焦三仙各 10 g，雷公藤 10 g，山慈菇 18 g，黄药子 10 g。5 剂，水煎服，每日 1 剂。

五诊：2018 年 5 月 7 日。症状有所缓解，舌脉同前。

处方：龟甲 12 g，鳖甲 12 g，赤芍 30 g，汉防己 24 g，生地黄、熟地黄各 18 g，玄参 15 g，鹿衔草 15 g，黄柏 15 g，茯苓 30 g，焦三仙各 10 g，雷公藤 10 g，穿山龙 30 g。5 剂，水煎服，每日 1 剂。

六诊：2018 年 5 月 21 日。近日病情稳定，症状无明显波动，脉稍数、稍芤，舌体瘦小，少苔。

处方：龟甲 10 g，鳖甲 10 g，赤芍 30 g，玄参 18 g，山萸肉 10 g，鹿衔草 15 g，黄柏 10 g，龙眼肉 10 g，雷公藤 10 g，干姜皮 10 g，焦三仙各 10 g，炒白术 6 g。7 剂，水煎服，每日 1 剂。

该患者坚持治疗，一般均以上方稍事化裁，2 日 1 剂，病情稳定，未再出现明显症状波动。

按语：帕金森病的症状分为两种，一是疗效减退或剂末恶化，一是开关现象。临床处理困难，中医药辨证治疗可缓解症状，提高生活质量，但需要注意，此时患者往往年老体衰，加之震颤日久，脏腑气血失调，病理变化复杂，往往难以迅速起效，欲过分求速往往招致诸多变证，故宜缓缓图之，慎用耗伤气血阴阳的攻伐之品。

5. 不寐

吴某某，男，34 岁。2016 年 12 月 5 日初诊。

主诉：睡眠障碍反复发作 10 余年。

现病史：10 年来患者反复发作睡眠障碍，入睡困难，多梦易醒，睡眠质量差，醒后头昏、乏力，平时注意力不集中，疲劳，自觉精力不足，间断服用中药及短效镇静药，脉沉细，寸尺均沉，舌质红少苔。

中医诊断：不寐（心肾不交）；西医诊断：失眠。

治则：滋阴降火，交通心肾。

处方：生地黄 15 g，山萸肉 10 g，黄连 10 g，肉桂 2 g，炒酸枣仁 30 g，生龙骨、生牡蛎各 30 g，合欢皮 10 g，首乌藤 10 g，茯神 30 g，当归 10 g，川芎 10 g，牡丹皮 10 g，百合 15 g，柴胡 10 g，枳壳 6 g。7 剂，水煎服，日 1 剂。

二诊：2016 年 12 月 19 日。自述睡眠治疗较前改善，疲劳症状缓解，但是仍入睡困难，上方稍事化裁，改为水丸继续服用，共服用 3 个月。患者每日睡眠时间 6 小时以上，睡眠质量良好，自觉精力充沛。

随访 2 年，其后偶尔因工作劳累或者情志波动而出现睡眠障碍，一般自服上方亦可缓解。

按语：根据失眠时间，可以把失眠分为短暂性失眠（1 周内）、急性失眠（1 周~1 个月）、亚急性失眠（1 ~ 6 个月）和慢性失眠（持续 6 个月以上），短期失眠常有肝郁化火导致，长期失眠多责之心肾不交，治疗的时候可分别以疏肝解郁和交通心肾的方法进行治疗。本例患者失眠 10 余年，舌脉亦表现为心火炽盛、肾水亏虚之象，故采用六味地黄丸合交泰丸化裁。另外，长期的顽固性失眠，依据古训"顽疾多瘀血"的观点，配合血府逐瘀汤或加用活血化瘀药物进行治疗，效果不错。

五 经验方

化浊宁肤汤

处方：薏苡仁 15 g，荷叶 10 g，白花蛇舌草 15 g，浮萍 6 g，白鲜皮 15 g，白茅根 15 g，地肤子 10 g，赤芍 10 g，露蜂房 10 g。

功效：疏风祛湿，清热解毒，祛瘀化浊。

主治：皮肤病。

方解：方中薏苡仁味甘淡，性凉，归脾、胃、肺经，性缓渗泄，补而不滞，有健脾渗湿化浊之效，广泛用于扁平疣、传染性软疣、丘疹性荨麻疹等皮肤病的治疗；荷叶味苦涩，性平，归心、肝、脾经，清香升散利湿，健脾升阳，散瘀化浊，文献记载可用于治疗赤游火丹、黄水疮、脚膝生疮、癣疥及白秃疮等皮肤病；白花蛇舌草味微苦、甘性寒，归胃、大肠、小肠经，清热解毒，利湿化浊，可用于多种痈肿疮毒的治疗；浮萍味辛，性寒，归肺、膀胱经，轻清宣散，可升可降，疏风散热化浊，多用于风疹瘙痒、白癜风、丹毒、癣、疥、癞等病症；白鲜皮味苦、微辛，性寒，归脾、胃、肺经，气膻行散，可内可外，祛风燥湿，清热化浊，主治皮肤瘙痒、风疹、湿疹、疥癣、热疮等病症；白茅根味甘，性寒，归心、肺、胃、膀胱经，性缓入血，降而有升，凉血清热化浊，常用于紫癜等病症的治疗；地肤子味苦，性寒，归肾、膀胱经，体轻质润，可散可降，清热利湿，祛风化浊，主治风疹、湿疹、皮肤瘙痒、疮毒等皮肤科病症；赤芍酸、苦，微寒，归肝、心、脾经，入血分，敛降而微散，治一切疔疮痈疽、皮风、白癜风、湿脚气、小儿疥癣等皮肤科病症；露蜂房味微甘、微咸，性平，归肝、胃经，体轻窜散，可内可外，主治痈疽疔疮、风癞、顽癣、风疹瘙痒等皮肤科病症。诸药合用，有疏风祛湿、清热解毒、祛瘀化浊的功效，可作为基本方用于皮肤病的治疗。

立方思路："血浊"是王新陆教授在《脑血辨证》一书中提出的概念，后又做了进一步阐释。曾就血浊与脑病的关系、血浊证的辨证与治疗方法等进行了论述，并拟定了系列化浊方剂。血浊在皮肤科疾病的发生发展以及预后中具有重要地位，化浊法在皮肤科疾病治疗中具有举足轻重的作用。

皮肤病的病种很多，目前已经认识的有 1 500 多种，常见病亦达 200 ~ 300 种，其病因病机虽然复杂，但归纳起来不外乎内因、外因两类。外因主要是风、湿、热、虫、毒；内因主要是七情内伤、饮食劳倦和肝肾阴虚。这些病因均可导致血浊的产生，血浊既成，又作为病理基础进一步导致气血不和，脏腑失调，邪毒结聚而生风、生湿、化燥、致虚、致瘀、化热、伤阴等，对皮肤病的发生、发展、预后产生了重要影响。血浊是皮肤病诸因作用的结果，又是诸病机产生的基础。血浊不仅是皮肤病的重要病理基础，形成之后又能作为继发性致病因素，加重皮肤病的病理变化，因此血浊是皮肤病的病理枢纽。

（整理者：张风霞、王栋先）

程益春

一 医家简介

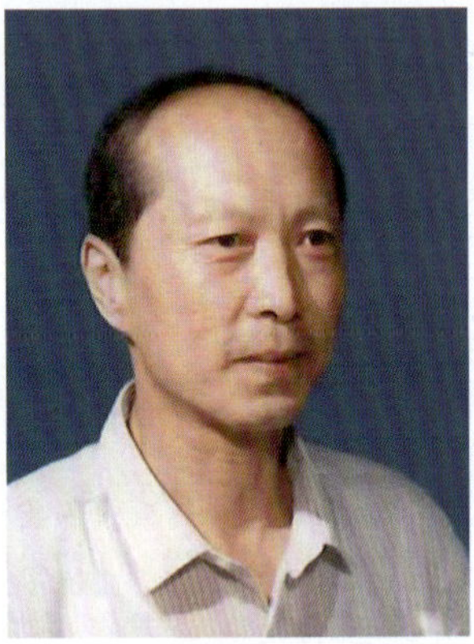
程益春

程益春，山东省淄博市高青县人，出生于1938年3月，1965年毕业于山东中医学院（现山东中医药大学）。山东中医药大学附属医院教授、主任医师、博士研究生导师。历任山东中医大学附属医院内科主任、医务科主任、常务副院长。第二、三、四批全国老中医药专家学术经验继承工作指导老师，山东省卫生厅专业技术拔尖人才，享受国务院政府特殊津贴。山东省名中医药专家，国家级名中医，世界中医药学会联合会糖尿病专业委员会副会长，中华中医药学会糖尿病分会副主任委员，山东中医药学会糖尿病专业委员会名誉主任委员，国家级新药评审委员会委员。济南市第十一届、十二届人大代表。

程益春教授擅长治疗内分泌代谢疾病，尤其擅长糖尿病及其并发症的治疗。在大量临床统计和科研观察的基础上，他提出糖尿病的病机关键在于脾虚，他独创了“程氏健脾法”，为糖尿病的治疗开辟了一条新途径，成为全国知名老中医和学术带头人。程教授先后主持了“消渴平片治疗糖尿病的临床实践研究”“糖肾康治疗糖尿病肾病的临床与实验研究”等多项学术研究，其成果多次获得山东省科学技术进步奖二等奖、三等奖。程益春教授根据多年临床经验总结研制了多种药物，如健脾降糖饮、糖肾康冲剂、消渴合剂、糖心通片、消瘿片、强肾胶囊、糖视明、消渴平片、奇可力胶囊、七味消渴胶囊等，因疗效显著，深受广大患者欢迎，创造了很大的社会效益和经济效益。其工作成绩曾录于《中国当代名人词典》《中国名人名方》《东方之子——走向世界》及在数家报刊登载，中央电视台、山东卫视台也多次报道。他先后去过美国、新加坡、韩国考察及学术交流，所到之处，他的医道和谦虚深得各国同行的称赞和尊重。程益春教授治学态度严谨，注重学习，善于总结，勤于著述，先后在国家和省级刊物发表论文40余篇，主编了《糖尿病良方》《糖尿病非药物疗法》等多部著作，并参编了《糖尿病中西医诊疗学》《中医内科学》《实用中医保健学》等20余部著作。

二 成长之路

母亲早逝　立志学医

1938年3月程益春出生于山东省淄博市高青县唐坊乡程家村。自幼家境贫寒，父亲参加革命常年在外，母亲体弱多病，还要照顾他和年幼的弟弟。在他7岁的时候，母亲积劳成疾，一病不起，并最终离开人世。这件事情使他早早体会了失去亲人的痛苦，便立下志向，长大以后当一名医生，使像母亲这样的患者能重获新生。他努力学习，靠国家助学金上完了小学、初中、高中，在报考志愿之时，郑重填写了山东中医学院，并被顺利录取。

锋芒初显　主攻糖尿病

在山东中医学院学习期间，程益春非常珍惜这来之不易的机会，如饥似渴地学习，在著名中医学家张珍玉、李克绍、周凤梧等的教授下，系统学习了中医基础理论、中药、方剂及《黄帝内经》《伤寒论》等中医四大经典，打下了深厚的中医基础。毕业后他被分配至山东中医学院内科教研室，从事中医内科临床与教学工作，同教研室的还有著名中医专家周次清教授、刘献琳教授等。周老和刘老都是中医内科大家，在中医内科教学和临床工作方面程益春得到了二位前辈的悉心指导，中医临床水平也有了长足的提高。1973年春天，一位来自河北的糖尿病患者，慕名求诊。他患糖尿病已有10年余，遍访名医，疗效不佳，血糖始终控制得不理想，消瘦明显，而且已经出现视物模糊、手足麻木发凉等并发症。程益春仔细询诊，四诊合参，审时度势，给患者开了中药，并嘱咐他回家后服用一段时间。3 个月后这位患者从老家专程来济答谢，说道不仅血糖明显下降，而且视物模糊等症状都明显减轻，这使程益春信心大增，下定决心开始专研糖尿病的诊疗，为更多的糖尿病患者解除痛苦。糖尿病属于中医学“消渴”的范畴，中医古典文献多有论述，程益春系统研究《黄帝内经》《脾胃论》《临证指南医案》《医学衷中参西录》等古今中医名著中关于消渴的病因病机论述和治疗，并结合自己的临床经验，逐渐形成了对于消渴的独特观点和治疗的理论体系。1976 年山东中医学院内科教研室分成心血管、内分泌、消化、免疫、血液肿瘤等 8 个学组。程益春担任内分泌学组的组长，并创立山东省中医院内分泌科，从此与糖尿病结下不解之缘。

尊古创新　创立程氏健脾法

传统的中医对于糖尿病的治疗往往从“三消”立论，正如《证治准绳·消瘅》中所言：“渴而多饮为上消（经谓膈消），消谷善饥为中消（经谓消中），渴而便数有膏为下消（经谓肾消）”。其主要病机为肺燥、胃热和肾虚，治疗多以滋阴清热为法，而倡行从脾论治，益气为主者甚少。程益春在长期临证中发现糖尿病患者有乏力症状者占 80% 以上，而以乏力为第一主诉者占 60%，并且许多患者形体消瘦、四肢无力、倦怠懒言，所以他认为糖尿病是本虚标实证，脾气亏虚是其发病的关键，并提出了“脾”在糖尿病病因病机中的主要地位，以及以健脾益气为主要治疗大法的理论体系。该理论被中医界同仁称为“程氏健脾法”。

“程氏健脾法”具有深厚的理论渊源，并非凭空创立。最早在《黄帝内经》中就隐含了健脾法的思想，《灵枢·五变》中说：“五脏皆柔者，善病消瘅”，《灵枢·本脏》进一步指出“脾脆则善病消瘅”，明确指出脾虚是消瘅的重要病因。《黄帝内经》认为本病为“膏粱之疾”“肥美之所发”，指出过食肥甘，损伤脾胃，可导致消渴，对于消渴之口甘、溲便之变，也从脾胃入手进行解释，正如《灵枢·口问》中说：“中气不足，溲便为之变”，《素问·奇病论》中说：“此五气之溢也，名曰脾瘅……津液在脾，故令人口甘也”，并最早提出了消渴治之以兰的理论，用兰草一类芳香化浊、醒脾健脾的药物来治疗糖尿病。张仲景在治疗消渴的白虎加人参汤、瓜蒌瞿麦丸中应用了人参、茯苓、薯蓣等健脾之品。唐、宋、金、元医家对健脾法的论述散见于各家论述中，如宋朝杨士瀛在《仁斋直指方论·消渴》中指出“消渴证候，人皆知其心火上炎，肾水下泄……孰知脾土不能制肾水，而心肾二者皆取气于胃乎？治法总要当服真料参苓白术散，可以养脾，自生津液。”金朝张元素在《医学启源》中有“四君子汤，治烦热躁渴”和“白术散治诸烦热渴，津液内耗，不问阴阳，服之止渴生津液”的论述。李杲为张氏高徒，他在《兰室秘藏·消渴门》中记述：“洁古老人分而治之，能食而渴者，白虎加人参汤；不能食而渴者，钱氏方白术散倍加葛根治之”。元朝朱丹溪治病强调阴虚，他在治疗消渴时，也酌情加入健脾之品。明清时期消渴理论得到进一步发扬，李梃在《医学入门》中指出：“消渴初宜养肺降火，久则滋肾养脾……养脾则津液自生，参苓白术散是也。”以温补见长的赵献可更是主张应用七味白术散、人参生脉散等方治疗消渴，以复脾胃输布津液之职。又如李时珍用黄芪止渴补虚，为治疗消渴合并痈疽之要药。健脾理论的论述虽早，但均未成理论体系。

20 世纪 90 年代初，程益春首次把健脾法治疗糖尿病作为一种理论提出来，并做了临床观察，结果发表在 1991 年的《山东中医学院学报》(现《山东中医药大学学报》)。此理论得到中医内分泌同仁的广泛关注和认可，被称为“程氏健脾法”。脾为后天之本，运化水谷精气，濡养全身；脾居中焦，脾胃还是一身气机之枢纽，主升清与降浊。正如《黄帝内经》所言：“饮食入胃，游溢精气，上输于脾；脾气散精，上归于肺……”在消渴中，由于脾气亏虚，中焦气化不足，一方面，精微物质不能化生津液，故口干、多饮，脾主四肢肌肉，精微物质不能化生气血，故四肢消瘦、疲乏无力；另一方面，脾虚不能升清，精微物质下泄反随糟粕排出体外，故尿频量多。因此，糖尿病“脾”病为先，造成气化不足，累及他脏，变证丛生。脾虚是消渴的重要病理基础，以脾为主的气机升降失常是消渴的重要病机，五脏俱虚是消渴的最后转归。治疗以健脾益气为主，恢复脾的运化和升清功能，程教授据此创立了健脾降糖饮系列方剂。健脾降糖饮的基本组成为黄芪、黄精、白术、山药、鸡内金、葛根、天花粉、丹参。方中首选黄芪、白术健脾益气为君药。黄芪味甘，微温，入脾、肺二经，重用黄芪取其补气力强又能升阳，其升发之性可“助脾之升清，复其散精达肺之用”。白术味苦、甘，性温，归脾、胃经，白术炒用则燥性减弱，功专健运脾气以生津液。《医学启源》有云：“白术，和中益气，强脾胃，生津液止渴。”《本经逢原》指出：白术“生用则有除湿益燥，消痰利水……制熟则有和中补气，止渴生津，止汗除热，进饮食，安胎之效。”山药、黄精甘淡性平，滋养脾阴。山药补气又能养阴，“善摄脾精”“生津以止消渴”。黄精补脾养阴，又能润肺。二药相合，既可助黄芪、白术健脾益气，其阴柔之性又可防之偏燥，另外，还可有助于他脏阴津的恢复。葛根清热生津，除烦止渴，取其升阳的作用，助黄芪健脾升阳，益气布津，所用最妙。鸡内金健胃消食，助脾气的运化，又可使补气药补而不滞。天花粉味苦性寒，清热生津，消肿排脓，为“消渴圣药”，生津润肺，养阴益胃，以除燥热之标。佐以丹参取其活血之中寓有养血之功，善于活血化瘀又能除烦安神。与芪、术相合，又有益气活血之功。程教授又根据脾为后天之本，脾与五脏六腑、气血津液的关系，在健脾降糖饮的基础上创制了健脾八法，分别是健脾清胃法、健脾润肺法、健脾调肝法、健脾养心法、健脾补肾法、健脾活血法、健脾化湿法、健脾解毒法，用于治疗糖尿病发展的不同阶段，以及产生的相关并发症，临床疗效显著。

立足临床　科研成果丰硕

程益春一向主张理论和实践相结合，科研和临床相结合，反对没有临床实践的空洞的科研。在对健脾降糖饮临床观察的基础上，他进行了动物实验研究，验证了健脾法理论的正确性，探讨了健脾法的作用机制。程益春主持研究的课题“消渴平片治疗糖尿病的临床实验研究”“奇可力胶囊治疗糖尿病的临床实验研究”“糖肾康治疗糖尿病肾病的临床与实验研究”均在学术上有重大突破，佐证了健脾法的正确性，得到了医学专家的一致赞同，其成果分别获山东省科学进步二等奖、三等奖。

以程益春自拟方为基础的消渴平片已被广州白云山制药厂生产，奇可力胶囊、天虫雄宝胶囊已获得国家级新药批准。以程益春经验方制成的院内制剂，如消渴合剂、糖肾康颗粒、糖心舒片、强肾胶囊、消瘿片等长期应用于临床，效果显著，创造了很大的社会效益和经济效益。

名医经验　薪火相传

中医事业方兴未艾，中医的振兴，需要中医人才的培养。程益春教授一向重视中医后继人才的培养，在临床带教中他对学生从严要求，毫无保留地将自己的多年经验传授给学生。他认为，老师对学生要言传身教，老师的行为就是最好的教学；要急病人之所急，帮病人之所需，任劳任怨工作。程益春多年养成的习惯，就是对病人的来访信、求医信，一定回复，信件再多也要亲笔回信；对患者和蔼可亲，从不厌烦；门诊病人再多，也要耐心应诊，经常工作延时；利用节假日义诊，义务宣传糖尿病教育等医学知识。这些点点滴滴也影响了他的学生，使他们勤于学习、精于工作。

程益春从 20 世纪 90 年代开始带研究生，迄今已经培养 20 余名硕士、博士研究生。作为第二、三、四批全国老中医药专家学术经验继承工作指导老师，培养了 6 名高徒。如今他们大都已晋升副教授、教授，许多人已经成为省市级医院的内分泌科骨干，为中医内分泌学科的发展注入了新的活力。

山东省中医院内分泌科是程益春教授一手创建的国家级重点专科，始于 20 世纪 70 年代，科内的多数医生都是程老的高徒。经过 30 年的发展，省中医内分泌科的学科建设及发展水平居全国领先地位。

2011 年，经国家中医药管理局批准，山东中医药大学附属医院成立了程益春教授名老中医工作室，现已初具规模。工作室以整理、发掘、传承和创新程老的学术经验、学术思想为宗旨，培养高层次的中医药人才，促进中医治疗内分泌疾病的发展。

程益春教授学术传承人及弟子

全国老中医药专家学术经验继承人：①赵泉霖，山东中医药大学附属医院综合内科副主任、主任医师。②徐云生，山东中医药大学第二附属医院院长、主任医师。③张洪，南京中医药大学附属医院保健科、主任医师。④王岩，山东中医药大学附属医院内分泌科主任医师。⑤崔云竹，山东中医药大学附属医院内分泌科主任医师。⑥牟淑敏，山东中医药大学附属医院内分泌科副主任、主任医师。

程益春教授的博士、硕士研究生：①钱秋海，山东中医药大学附属医院内分泌科主任、主任医师。②尹义辉，山东中医药大学附属医院内分泌科、主任医师。③李涯松，浙江省人民医院风湿免疫科主任、主任医师。④马金鹏，解放军第 456 医院内分泌科主任、主任医师。⑤孙丰雷，山东中医药大学附属医院保健科主任医师。⑥刘素荣，山东中医药大学附属医院内分泌科主任医师。⑦韩文霞，山东省立医院内分泌科主任医师。⑧徐灿坤，山东省妇幼保健院中医内科主任、副主任医师。⑨郑国静，淄博市临淄区人民医院肿瘤科副主任医师。

三 学术思想

1. 以辨证论治为核心，辨证与辨病相结合

辨证论治是中医治病的精华和核心，最早见于《素问·至真要大论》“谨守病机，各司其属，有者求之，无者求之”。程益春教授治病始终注重掌握病机，重视辨证论治。程教授创立健脾法治疗糖尿病，正是立足于辨证，他发现2型糖尿病患者大多存在脾气亏虚，脾不运化、脾不散精是2型糖尿病的病机根本，据此拟定了健脾益气、运脾升清、生津止渴的治疗原则。在辨证治疗的同时，程老结合现代药理研究进行辨病治疗。比如在糖尿病治疗过程中经常加入翻白草、荔枝核、桑枝、绞股蓝等现代药理研究具有降糖、降脂作用的药物。

2. 治病求本，重视先后天之本

程益春教授认为人体是个有机的整体，正常人体内阴阳平衡、脏腑功能平衡。疾病的产生是由于多种病因导致机体的阴阳、脏腑失衡。他认为人体本身具有很强的自我修复和调节能力，治病的本质在于调病，即医生通过中药、针灸等方法调节人体的正气，达到自我修复和平衡的目的。所以他认为治疗疾病的根本在于顾护正气，而正气的根本在于先天的肾气和后天的脾气。基于上述理论，健脾补肾贯穿疾病治疗的始终。

3. 防治结合，重视养生

程益春教授治疗疾病要求防治结合，以防为主。这与《黄帝内经》中的治未病理论不谋而合。据此他针对糖尿病患者提出“三平衡一动学说”，“三平衡”是指心理平衡、饮食平衡、脏腑平衡，“一动”是指适当运动。而在三平衡中，他首先注重的就是心理平衡。《黄帝内经》中讲“恬淡虚无，精神内守”，是指人要清净安闲，排除私心杂念，使真气顺畅，精神守持于内，这样疾病就无从发生。其次，他强调要饮食有节，劳逸结合。随着生活水平的提高，人们过食肥甘厚腻并且活动减少，这是导致糖尿病、高脂血症、冠心病等发病的主要原因。心理平衡、饮食平衡、适当

运动是脏腑平衡的基础。他根据老年人的特点，总结了老年养生十法，即坚持冷水洗脸、清晨喝杯温开水、适当户外运动、午间按摩头皮、午后饮用茶水、傍晚做腰部运动、洗澡擦胸搓背、热水浴足护脚、睡前双手搓腹、饮食药膳进补，受到广大老年患者的欢迎。

四 临证经验

1. 健脾法治疗糖尿病

糖尿病属于中医“消渴”的范畴。古代医家对消渴的认识主要以阴虚燥热为病机，大多以三消分治为主要治疗方法。随着时代的前进，当今糖尿病的主要病机发生了改变。程益春教授认为 2 型糖尿病的病机关键是脾虚，由此创立了以健脾为主的治疗方法，即“程氏健脾法”，并创制了以健脾降糖饮（黄芪、黄精、白术、山药、鸡内金、天花粉、黄连、葛根、丹参）为代表的系列方剂。

2. 健脾补肾法治疗老年糖尿病

针对老年糖尿病的发病特点，程教授提出老年糖尿病以脾肾双亏为主，治疗应脾肾双补。在选方用药方面常选用药性平和、平补肾阴肾阳、无大寒大热之偏的药物，常在健脾降糖饮的基础上加用六味地黄汤、左归饮、右归饮等方剂，创立健脾补肾方（黄芪、黄精、茯苓、白术、熟地黄、山萸肉、枸杞子、金樱子、菟丝子、淫羊藿），在临床上达到既能降糖又能不伤人体正气的效果。

3. 活血化瘀治疗糖尿病并发症

（1）健脾补肾活血利水治疗糖尿病肾病。程益春教授认为，糖尿病肾病的早期、中期主要病机是脾肾亏虚、血瘀水停，治疗以健脾补肾、活血利水为原则，一般选用参芪地黄汤、济生肾气丸、桃红四物汤、五苓散、五皮饮加减。后期的病机是脾肾亏虚，浊毒内停，治疗以健脾补肾、活血通腑去浊为主，方选真武汤合大黄附子汤（附子、肉桂、茯苓、炒白术、生黄芪、泽泻、车前子、大黄、石韦）加减。

（2）益气活血通络治疗糖尿病周围神经病变。程益春教授认为，糖尿病周围神经病变的主要病机为气血亏虚、瘀血阻络，治疗原则为益气养血活血、温通经络，方选补阳还五汤、黄芪桂枝五物汤、桃红四物汤等加减，并自拟降糖通络汤（生黄芪、生地黄、当归、川芎、赤芍、桃仁、红花、苏木、鸡血藤、路路通、全蝎、蜈蚣）。

（3）滋补肝肾活血止血治疗糖尿病视网膜病变。程益春教授认为，糖尿病视网膜病变的主要病机为肝肾亏虚、目络瘀阻，治疗以滋补肝肾、活血止血为原则，方选杞菊地黄丸、二至丸、四物汤、犀角地黄汤加减，并自拟糖视明方（生黄芪、生地黄、山萸肉、枸杞子、女贞子、墨旱莲、石斛、决明子、当归、丹参、三七粉）。

（4）益气养阴活血通络安神治疗糖尿病心脏病。程益春教授认为，糖尿病心脏病的主要病机为气阴两虚、瘀血阻络、心脉失养，治疗以益气养阴、活血通络、安神为主要原则，方选生脉散、丹参饮、酸枣仁汤、天王补心丹等方加减，并自拟糖心舒方（生黄芪、麦冬、五味子、生地黄、丹参、檀香、砂仁、酸枣仁、柏子仁）。

4. 益气养阴化痰消瘿治疗甲状腺功能亢进

程益春教授治疗甲状腺功能亢进症，一改以往以疏肝清热为主的治法，以益气养阴降火、软坚活血安神为主的治法，取得满意效果。自拟消瘿汤（生黄芪、夏枯草、制鳖甲、浙贝母、玄参、牡丹皮、栀子、酸枣仁、煅龙骨、煅牡蛎）。

5. 益气解毒消瘿治疗桥本甲状腺炎

程益春教授认为，桥本甲状腺炎的主要病机为气滞痰凝毒瘀交结颈前。根据该病对脏腑功能的影响分为早、中、晚三期。发病早期主要病机为气滞痰凝；发病中期肝郁化火，痰火毒郁结，或火毒损伤气阴，而出现气阴两虚；后期出现阴阳两虚。治疗早期以疏肝解郁、软坚散结为主，方选柴胡疏肝散或四海舒郁丸加减；中期益气养阴、清肝泻火、解毒散结为主，方选生脉散、栀子清肝汤加减；后期以健脾补肾、阴阳双补、解毒活血散结为主，方选右归丸或参芪地黄汤加减。

6. 程益春教授的用药特点

程教授的处方多方小力专，多在 14 味以内，剂量上君药量多力宏，臣、佐、使药用量一般较少，且药对、药组较多，配伍精炼，方简意明，重点突出，解决主要矛盾。有时一些小处方，看起来轻描淡写，平常无奇，但轻清灵巧，常有意想不到之功。

五 典型医案

1. 糖尿病

王某某，男，40 岁。

主诉：发现血糖升高 3 年，伴口渴、多饮，乏力加重，失眠 1 年余。

现病史：3 年前无明显诱因出现口渴、多饮症状，经查血糖升高，给予西药降糖治疗（具体不详），效果欠佳，于 1 年前口渴、多饮、乏力症状加重，出现失眠症状，未予治疗，前来就诊。现症见：口渴多饮，乏力，视物模糊，口黏，口干，咽干、咳嗽、汗多，纳可，二便调，失眠，舌紫红苔少，脉细数。

既往史：既往体健，否认高血压病史，否认肝炎、结核等传染病史及密切接触史，否认手术外伤及输血史，否认药物及食物等过敏史。预防接种史随当地。

辅助检查：空腹血糖 16.6 mmol/L。

中医诊断：消渴（脾虚肺胃蕴热）；西医诊断：2 型糖尿病。

治则：健脾润燥，清热生津。

处方：健脾降糖饮合白虎汤加减。黄芪 30 g，生石膏 15 g，知母 10 g，山萸肉 12 g，枸杞子 15 g，丹参 15 g，葛根 30 g，金银花 12 g，牛蒡子 10 g，黄芩 10 g，川贝母 10 g。15 剂。水煎服。

二诊：1 周后复诊，患者自觉口渴、多饮明显减轻，仍感乏力、睡眠差，大便正常，小便略频，舌质暗，苔薄黄，脉细。病机同前，另患者肾阴虚，水不制火，眠差。给予上方加炒酸枣仁 30 g，继服 12 剂，每日 1 剂。

三诊：2 周后复查空腹血糖 9 mmol/L，无明显口渴、多饮现象，乏力减轻，大便干，小便正常，舌红，苔薄白，脉细。给予上方加熟大黄 6 g，继服 20 剂，每日 1 剂。

四诊：1 个月后复查空腹血糖 8.11 mmol/L，症状基本消失。嘱消渴合剂 30 mL，每日 2 次，继服。

按语：程益春教授认为，2 型糖尿病的主要病机为脾虚运化失司，这奠定了程氏健脾法治疗2型糖尿病的基础，并且创制了健脾降糖饮治疗2型糖尿病。程教授应用健脾法时，兼顾五脏，从而创制了多种健脾治疗糖尿病的法则。在本病案中患者口渴、乏力、视物模糊、失眠，应该属于脾肾的气阴亏虚。患者口渴重，兼有肺胃的燥热，所以要脾肾同治，清肺胃燥热、养阴生津。程教授善用生黄芪，黄芪始载于《神农本草经》，古代写作“黄耆”。李时珍在《本草纲目》中释其名曰：“耆，长也。黄耆色黄，为补药之长，故名。”其性味甘，微温，归肺、脾经，能补一身之气，兼有升阳、固表止汗、排脓生肌、利水消肿、安胎益血的作用。生黄芪擅长补气，没有炙黄芪的助热升阳之弊。在本方中黄芪配伍山茱萸、枸杞子，脾肾气阴双补。生石膏、知母、黄芩清肺胃之热，葛根健脾升清养阴生津。患者有咽痛、咳嗽等外感症状，故予牛蒡子、金银花、川贝母，清肺热化痰解毒，标本同治。一诊治疗后患者症状明显减轻，所以在二诊和三诊的时候，根据患者的症状进行了加减。三诊后患者不仅症状改善，血糖也明显下降，所以采用程教授经验方创制的本院自制剂消渴合剂治疗。

2. 糖尿病肾病

张某某，男，60岁。

主诉：糖尿病10余年，尿频，尿中泡沫1年余。

现病史：糖尿病病史10余年，最高血糖可达18.3 mmol/L。平时自服二甲双胍和达美康，但血糖控制不理想，时高时低。近1年来，患者出现小便频数、量多、色黄、有泡沫，口渴口干，乏力，双上肢麻木，夜间尤重，纳眠可，舌暗苔黄，脉沉。

既往史：患者既往体健，否认高血压、冠心病、糖尿病病史，否认肝炎、结核等传染病史及密切接触史，否认手术外伤及输血史，否认药物及食物等过敏史。

辅助检查：尿常规示：PRO+，潜血+。末梢血糖：12.6 mmol/L。

中医诊断：消渴（气阴两虚）；西医诊断：糖尿病肾病。

治则：益气养阴，健脾补肾，固精缩尿，活血化瘀。

方药：消渴方合参芪地黄丸加减。太子参15 g，生石膏30 g，知母10 g，天花粉10 g，川黄连10 g，山萸肉12 g，枸杞子15 g，沙苑子15 g，金樱子30 g，黄精30 g，丹参15 g。14剂，水煎服。

二诊：口渴感减轻，双上肢偶感麻木，尿频减轻。守方继服15剂。

三诊：2 周后复查，尿频减轻，尿中泡沫明显减少。尿常规示：PRO ±。

按语：糖尿病肾病是糖尿病控制不好，病情进一步进展的结果。程益春教授治疗糖尿病肾病的基本原则是健脾补肾、活血利水。这个原则贯穿糖尿病肾病治疗的始终。在糖尿病肾病的不同阶段，治疗原则又有差别。在糖尿病肾病早期病机是气阴两虚、瘀血阻络，治疗原则是益气养阴、活血化瘀；中期病机是脾肾阳虚、水停血瘀，治疗原则是温补脾肾、活血利水；晚期病机是脾肾阳虚、血瘀水停、兼有湿浊中阻，治疗原则是温补脾肾、活血利水、化湿泄浊。本病案患者属于糖尿病肾病的早期阶段，属于蛋白尿的阶段，结合患者的症状、舌脉，治疗原则仍是益气养阴清热。方中应用太子参、知母益气养阴清热，生石膏、川黄连、天花粉清热生津止渴，山萸肉、枸杞子、黄精健脾补肾，丹参活血化瘀，沙苑子、金樱子固精缩尿止遗，标本兼顾。糖尿病肾病的早中期以蛋白尿为主要临床表现，在这个阶段程教授应用固精缩尿的药物，标本同治，往往能很快降低蛋白尿，达到理想的临床效果。

3. 甲状腺结节

康某，女，34 岁。

主诉：自觉颈部粗大 9 个月余，加重伴吞咽困难 10 天。

现病史：患者 9 个月前无明显诱因自觉颈部粗大，无痛，无红肿，患者未在意，未经任何治疗。近 10 天来自觉颈部明显粗大，并伴有吞咽困难，遂来门诊就诊。现症见颈前喉结两旁结块肿大，质韧而痛，患者纳可，眠可，二便调，舌质淡，苔薄白，脉弦。

既往史：患者既往体健，否认高血压、冠心病、糖尿病病史，否认肝炎、结核等传染病史及密切接触史，否认手术外伤及输血史，否认药物及食物等过敏史。预防接种史随当地。

辅助检查：颈部彩超示甲状腺弥漫性肿大多发结节。

中医诊断：瘿病（气滞血瘀痰凝）；西医诊断：甲状腺结节。

治则：行气化痰，活血散结。

处方：化痰消瘿汤加减。柴胡 12 g，夏枯草 20 g，鳖甲 10 g，浙贝母 10 g，皂角刺 10 g，全蝎 10 g，刘寄奴 30 g，水蛭 3 g，延胡索 12 g，金钱草 20 g。7 剂。水煎服。

二诊：1 周后复查，肿块有所减小，但仍有吞咽困难。病机不变，转归向好，守方继服 15 剂。

三诊：2 周后复查，肿块继续减小，吞咽困难减轻。守方继服 20 剂。

四诊：3 周后复查，肿块明显减小，吞咽困难消失。服用自制消瘿片巩固疗效。

按语：程益春教授认为，甲状腺结节属于中医“瘿病”的范畴。主要病机为气滞、痰凝、血瘀壅结颈前而成。根据甲状腺结节的大小、质地、性质进行辨证治疗。病史较短、结节比较软、分级比较低的患者，以行气化痰为主；病史比较长、结节偏硬、结节分级比较高的患者，以化痰活血消肿为主，也可以加用破血逐瘀药物或者虫类药物增强疗效。若结节性质偏于恶性，患者拒绝手术或术后预防复发，则加用清热解毒抗肿瘤的药物，比如白花蛇舌草、半枝莲、金银花等。结合本案患者甲状腺肿大 9 个月，最近甲状腺明显肿大，伴有吞咽困难，质地较韧，辨证为气滞血瘀痰凝，采用程教授自制的化痰消瘿汤加减。方中柴胡、夏枯草、鳖甲、浙贝母行气化痰消瘿散结，刘寄奴、延胡索活血化瘀散结止痛，全蝎、水蛭能增强活血散结的力量并且有止痛的作用，皂角刺、金钱草化痰软坚散结消积增强散结的力量。患者服用 3 个疗程后肿块明显缩小，改用自制剂消瘿片服用，防止复发。

4. 甲状腺功能减退症

高某某，女，55 岁。

主诉：乏力、怕冷 3 个月。

现病史：因乏力、倦怠 3 个月前于某医院查体发现 FT_4 低、TSH 增高，诊断为甲状腺功能减退症，给予优甲乐 50 μg，每日 2 次。为求中医治疗遂来我院就诊。现症见：倦怠乏力，怕冷，反应迟钝，嗜睡，水肿，便秘，纳可，小便调，舌淡苔白，脉沉。

既往史：患者既往体健，否认高血压、冠心病、糖尿病病史，否认肝炎、结核等传染病史及密切接触史，否认手术外伤及输血史，否认药物及食物等过敏史。

辅助检查：FT_3 正常，FT_4 减低，TSH 高。颈部 B 超示多发性甲状腺结节。

中医诊断：瘿病（脾肾阳虚，痰瘀内阻）；西医诊断：甲状腺功能减退症。

治则：补肾健脾，化痰活血利水。

处方：肾气丸合四物汤。生黄芪 30 g，山萸肉 12 g，桂枝 10 g，川芎 10 g，当归 10 g，赤芍 10 g，淫羊藿 15 g，女贞子 15 g，泽泻 10 g，车前子 15 g（包），炒酸枣仁 30 g。水煎服，日 1 剂，共 14 剂。水煎服。

二诊：上述症状明显减轻，仍感乏力，纳眠可，精神可，二便调。守方继服 30 剂。

三诊：症状较前明显减轻。中药改为丸剂，巩固疗效。嘱其调畅情志，注意休息。

按语：程益春教授认为，甲状腺功能减退症属于中医“瘿病”“虚劳”的范畴。主要病机是瘿病日久，脾肾亏虚，气血阴阳不足，痰浊瘀血结于颈前。治疗原则是补养气血，以补气为主，气生则血生，气旺则血行，健脾补肾，注重温阳药的使用，同时兼有化痰活血消瘿散结。本患者倦怠乏力，怕冷，反应迟钝，嗜睡，水肿为脾肾阳虚、痰湿内阻之象，治疗原则为温补脾肾、化痰活血利水。选用肾气丸加生黄芪温补脾肾，四物汤补血活血。方中生黄芪健脾补气，山萸肉、女贞子滋阴补肾，桂枝、淫羊藿温肾助阳化气，川芎、当归、赤芍养血活血，泽泻、车前子泻浊利水，炒酸枣仁安神定志。全方气血阴阳具补，先天后天同治。在本治疗中程老先用中药汤剂治疗，待疗效巩固后改为丸剂长期治疗。

5. 脱发

王某，女，37 岁。

主诉：发现脱发 1 天。

现病史：患者因最近工作繁忙，精神压力大，梳头时不经意发现前额左侧有一处头发缺损，遂来我院就诊。刻下：患者饮食差，眠差多梦，月经后延，面部有散在瘀斑，二便调，舌淡，苔薄白。

既往史：患者既往体健，否认高血压、冠心病、糖尿病病史，否认肝炎、结核等传染病史及密切接触史，否认手术外伤及输血史，否认药物及食物等过敏史。预防接种史随当地。

中医诊断：脱发（血虚风燥）；西医诊断：斑秃。

治则：养血祛风。

处方：荆防四物汤加减。制何首乌 30 g，生地黄 12 g，当归 9 g，川芎 9 g，荆芥 9 g，防风 9 g，丹参 15 g，桑叶 9 g，侧柏叶 12 g，金银花 30 g，酸枣仁 30 g。水煎服，日 1 剂，共 7 剂。

二诊：上述症状明显减轻，斑秃处新发复生。守方继服 20 剂。

三诊：3 周后复查，部分新发已经长出。中药上方继服 20 剂，嘱其调畅情志，注意休息。

按语：程益春教授认为，斑秃的主要病机为血虚风燥。患者往往有情志因素的刺激，有劳累熬夜的病史，损伤肝肾之阴血，发为血之余，血虚发失所养，故见发枯易脱，血虚风动故头发成片脱落。血虚心失所养，故见心烦意乱、眠差多梦；该患者兼夹瘀血，故伴有月经不调、面部瘀斑。治疗原则为补阴养血、祛风活血，方选荆防四物汤加减。方中桑叶、侧柏叶疏风清热、凉血，生地黄、丹参清泄血中伏热，当归、川芎养血活血，荆芥、防风祛风止痒，制何首乌补肾填精，金银花清热解毒，炒酸枣仁安神。诸药配伍，共奏调血祛风、化湿解毒之功。其中桑叶、侧柏叶疏风清热、凉血，程益春教授也常常用其治疗痤疮，名为程氏桑柏汤，临床疗效显著。

六 经验方或代表性成果

（一）经验方

1. 健脾降糖饮

组成：黄芪、白术、山药、鸡内金、葛根、天花粉、丹参、黄精。

适应证：消渴（糖尿病），脾气亏虚型。症见口干口渴，倦怠乏力，自汗消瘦，大便偏溏，舌质淡红胖有齿痕，苔白或黄少津，脉弱无力。

临床观察表明，健脾降糖饮对 2 型糖尿病疗效优于 1 型糖尿病，说明本方主要用于治疗 2 型糖尿病。2 型糖尿病发病隐匿，患者无明显的三多一少症状，体型偏胖者常见。临床常感无证可辨，处方无从下手。健脾降糖饮从 2 型糖尿病发病的基本病机立论，对于无证可辨的 2 型糖尿病也可应用，可以作为 2 型糖尿病治疗的基本方。

方解：方中首选黄芪、白术健脾益气，为君药。黄芪味甘，性微温，入脾、肺二经。重用黄芪取其补气力强又能升阳，其升发之性可“助脾之升清，复其散精达肺”。白术味苦、甘，性温，归脾胃经。白术炒用则燥性减弱，功专健运脾气以生津液。《医学启源》有云："白术，和中益气，强脾胃，生津液止渴。"《本经逢原》指出白术生用除湿益燥，制熟则有和中补气、止渴生津之效。山药、黄精味甘淡性平，滋养脾阴。山药补气又能养阴，"善摄脾精""生津以止消渴"。黄精补脾养阴，又能润肺。二药相合，既可助黄芪、白术健脾益气，其阴柔之性又可防之偏燥。另外，二药还可有助于他脏阴津的恢复。葛根清热生津，除烦止渴，取其升阳的作用，助黄芪健脾升阳，益气布津，所用最妙。鸡内金健胃消食，助脾气的运化，又可使补气药补而不滞。天花粉味苦性寒，清热生津，消肿排脓，为"消渴圣药"，生津润肺，养阴益胃，以除燥热之标。佐以丹参，取其活血之中寓有养血之功，善于活血化瘀又能除烦安神，与芪、术相合，又有益气活血之功。

组方特点：全方健脾气、升脾阳、益脾精、渗脾湿、助脾运，使脾气得健，运化得行，脾气升清正常，精微物质输布上呈于口，消渴自除。本方标本兼治，阴阳并调，契合病机，故疗效显著。

健脾降糖饮是"程氏健脾法"的代表方。传统中医对消渴的治疗多从肺燥、胃热、肾虚立论，从脾论治者少。程师基于长期的临床实践，认为脾气亏虚是糖尿病发病的关键，提出了"脾"在糖尿病病机中的重要地位，并创立了健脾益气法为主要治法的理论体系，被称为"程氏健脾法"，健脾降糖饮为代表方剂。

临床应用：

（1）健脾降糖饮治疗糖尿病 59 例，平均病程 6 年，平均年龄 50 岁。维持原用西药最小剂量，服用健脾降糖饮，每日 1 剂。1 个月为 1 个疗程，治疗 3 个疗程。治疗后，59 例中获显效 34 例（57.6%），有效 18 例（30.5%），无效 7 例（11.9%），总有效率为 88.1%。2 型糖尿病 50 例中获效 47 例，1 型糖尿病 9 例中获效 5 例，表明本方对 2 型糖尿病效果较好。[中医杂志，1991（5）：29-31]

（2）2 型糖尿病患者 130 例，其中男性 60 例，女性 70 例。年龄最小 20 岁，最大 70 岁，平均年龄 43.5 岁。随机分为健脾降糖饮组（治疗组）100 例，玉泉丸组（对照组）30 例。分别给予健脾降糖饮每日 1 剂，玉泉丸 6 粒，每日 3 次。4 周为 1 个疗程，治疗 3 个疗程。结果显示健脾降糖饮能显著改善糖尿病患者的临床症状，降低患者的空腹及餐后血糖、胆固醇及三酰甘油，其中显效 40%，有效 39%，无效 21%，总有效率 79%，优于玉泉丸组。动物实验表明，健脾降糖饮能明显降低糖尿病动物模型的空腹及餐后血糖，降低胆固醇和三酰甘油，减轻脂质过氧化作用。[山东中医学院学报，1994（1）：21-27]

2. 糖尿病眼病经验方（糖视明）

组成：知母、黄柏、山萸肉、枸杞子、女贞子、生地黄、牡丹皮、丹参、茺蔚子、菟丝子、三七粉、炙甘草。

适应证：消渴（糖尿病），肝肾阴虚型。症见目眩耳鸣，腰腿酸软，五心烦热，失眠口干，初起自觉眼前有蚊蝇或云雾飘动，继则视物呈红色，舌质红，苔少，脉细数。本型多见于视网膜后极部有聚集成片状的黄色渗出斑，视网膜静脉迂曲扩张，有大量新生血管形成。

方解：方中以菟丝子为君，味辛、甘，性平，归肾、肝、脾经。该品辛以润燥，甘以补虚，为平补阴阳之品，功能补肾阳，益肾精以固精缩尿，善滋补肝肾、益精养血而明目，故能用于肝肾不足，目暗不明。《神农本草经》言：菟丝子“久服明目”。臣以丹参、茺蔚子、黄柏、知母。丹参味苦，性微寒，归心、肝经，祛瘀止痛，活血通经，配伍茺蔚子以活血调经、清肝明目，佐以三七粉活血止血，共起祛瘀通络、活血明目之效。黄柏、知母、牡丹皮清阴虚之热，祛焦灼血脉之火邪。又以山萸肉、枸杞子、女贞子、生地黄补肝肾之亏，填补阴精以消火邪。目为肝之窍，瞳子及神光属肾，肝肾虚则目昏暗。全方合用，故具补益肝肾、清热活血明目之效，补而不腻，泄而不散。

组方特点：全方补益肝肾、活血明目，使肾精充足，肝血上呈于目，益肝肾、清虚热，散血瘀。本方标本兼治，补而不腻，泄而不散，治消渴之肝肾阴虚型视网膜病变有很好疗效。

糖尿病眼病方是程氏治疗糖尿病视网膜并发症之验方。从肝肾阴虚入手，以滋补肝肾兼以活血化瘀治疗糖尿病视网膜并发症之阴虚火旺，火邪上炎，灼伤眼底血脉，静脉迂曲，自觉眼前有蚊蝇或云雾飘动之症。

临床应用：

（1）患者，赵某某，女，56岁，自述糖尿病病史9年余，确诊糖尿病视网膜病变半年。刻下症：自觉乏力，口干，视物模糊，双目干涩，右上肢麻木，五心烦热，纳可眠差，面色红，舌质红，苔少，脉细数。血糖：空腹血糖10 mmol/L，餐后为15 mmol/L。查双眼底有大量出血点及微血管瘤，后极部及黄斑部少量硬性渗出。证属肝肾阴亏、虚火上灼，治宜滋补肝肾、活血通络。方药：知母10 g，山萸肉10 g，枸杞子20 g，女贞子10 g，牡丹皮10 g，丹参20 g，生地黄20 g，菟丝子 10 g，茺蔚子 10 g，三七粉 3 g（冲服）。20 剂后诸症减轻，双目无干涩之感。继服 20 剂，自述双目模糊感减弱，视物清明。空腹血糖降为 7 mmol/L。病情好转。后制水丸继服半年，血糖及视力改善明显，眼底未有新的出血渗出，病情稳定。

（2）患者，女，56 岁，1996 年 4 月 10 日初诊。自述患糖尿病 5 年，确诊糖尿病视网膜病变半年。诊见：双目干涩，视物模糊，伴口干思饮，五心烦热，腰膝酸软，舌红少苔，脉细数。查空腹血糖 10.3 mmol/L，视力左 0.3，右 0.4，眼底有大量的出血点及微血管瘤，后极部及黄斑部少量硬性渗出。证属肝肾阴亏、虚火灼络，治宜滋阴降火、活血止血，方选知柏地黄丸加减。知母 12 g，黄柏 9 g，生地黄 15 g，山萸肉 12 g，牡丹皮 12 g，枸杞子 15 g，山药 15 g，女贞子 30 g，墨旱莲 15 g，赤芍、白芍各 15 g，炒槐米 15 g，益母草 15 g，密蒙花 15 g，三七粉 2 g（冲），水煎服，日 1 剂。服药 30 剂，诸症明显好转，视物较前清晰，视力略有提高，复查眼底所见：出血及渗出大部分吸收，未见新的出血。上方加石斛 30 g，丹参 12 g，守方继服 30 剂，诸症尽消，视力提高至左 0.6，右 0.8。眼底仅见少量的微血管瘤，空腹血糖亦降至 8.6 mmol/L 后，以上方制水丸服用半年，血糖及视力明显改善，眼底未见有新的出血及渗出，病情稳定。[山东中医杂志，1998（17）：32−33]

3. 程氏桑柏汤

组成：桑叶、侧柏叶、金银花、连翘、生地黄、牡丹皮、赤芍、当归、川芎、白鲜皮、地肤子。

适应证：痤疮。症见面部红色丘疹，日久不愈，疼痛或有痒感，破溃后流黄色脓水或白色豆腐渣样分泌物，舌红苔薄黄，脉弦。

方解：方中桑叶、侧柏叶为君药，桑叶味苦甘，性寒，入肺、肝经，功主祛风清热润燥、凉血明目。《本草求真》谓其“清肺泻胃，凉血燥湿”，《本草经疏》云：“桑叶，甘所以益血，寒所以凉血……其性兼燥，故又能除脚气水肿，利大小肠，除风”。侧柏叶味苦、涩，性寒，入肺、肝、脾经，可凉血止血、祛风湿、散肿毒。《医林纂要》载其“泄肺逆，泻心火，平肝热，清血分之热。”《本草汇言》则曰：“侧柏叶，止流血，去风湿之药也……唯热伤血分与风湿伤筋脉者，两病专司其用。”中医理论认为，伤于风者，上先受之；风邪上受，首先犯肺，肺又主皮毛，故痤疮的发生与肺有关。《素问・至真要大论》曰：“诸痛痒疮皆属于心”，而心部于表，其华在面，故面部痤疮的发生亦与心密切相关。桑叶入肺，侧柏叶入心，二药泻肺、心之热而凉血祛风，共为君药。生地黄清热凉血，养阴生津；赤芍、牡丹皮凉血散瘀；当归补血、活血、调经止痛；川芎味辛，性温，活血行气，祛风止痛。五药相合，清热凉血活血，清血分之热，散血分之瘀。湿邪留恋、黏滞，且“无湿不作痒”，白鲜皮清热燥湿，祛风止痒；地肤子清热利湿，祛风止痒，二者同用，祛湿止痒。金银花、连翘祛风清热解毒，连翘清心解毒，兼能散结，《珍珠囊》谓“连翘之用有三：泻心经客热，一也；去上焦诸热，二也；为疮家圣药，三也”。二者相须使用，为清热解毒散结的要药。

组方特点：全方清热解毒，凉血活血散瘀，祛风渗湿止痒，标本同治，寒热平调，契合病机，故疗效显著。

程氏桑柏汤是治疗痤疮的经方，对于痤疮，历代中医文献都有记载，或从气血阴阳论治，或从脏腑论治，或从营卫论治。程益春教授从血热方面入手，考虑到风邪、湿邪的影响，兼以除湿、祛风、止痒，标本兼治，临床观察表明该方对于痤疮有较好的疗效，可作为治疗痤疮的基本方，在其基础上，根据不同患者不同的体质、兼症进行加减，同病异治。

临床应用：张某，28 岁，2014 年 6 月 12 日就诊。痤疮反复发作 2 年，加重 3 个月。患者近两年面部红色丘疹，病情反复，从未痊愈，未予以处理，近 3 个月加重，额部及颌部严重，皮疹色红，高出皮肤，疼痛并且偶有痒感，起皮肤，按压痛并伴痒感。纳可，眠可，大便 3 日 1 行，质干，小便调，舌红苔薄黄，脉弦。诊为痤疮，辨证：风湿热郁于血分。程氏桑柏汤加减：桑叶 10 g，侧柏叶 12 g，生地黄 30 g，赤芍 10 g，牡丹皮 10 g，当归 12 g，白鲜皮 30 g，熟大黄 6 g，蒲公英 30 g，黄连 9 g，紫草 9 g。水煎服，日 1 剂。6 剂后，面部皮疹疼痛减轻，色变淡，未见新生皮疹，偶有痒感，睡眠不佳，大便 2 日 1 行，质不干，舌红苔薄黄，脉弦。上方改熟大黄为 3 g，加地肤子 12 g，水煎服，日 1 剂。继服 6 剂后，皮疹已基本不红，按之不痛，痒亦减轻，纳眠可，二便调。上方去蒲公英、紫草，加川芎 9 g，水煎服，日 1 剂。服药 6 剂后，皮疹已基本消退，留少许底晕，上方去黄连，加茯苓、白术各 12 g。水煎服，日 1 剂，予 6 剂。嘱患者忌辛辣油腻之物，以及酒、羊肉等辛燥之品，起居有节，慎用化妆品，并注意多饮水，多食水果。

（二）医院自制剂

1. 糖肾康颗粒

组成：生地黄、山茱萸、山药、茯苓、泽泻、生黄芪、红花、肉桂、酒大黄等。

适应证：本方为治疗糖尿病肾病中期之药。尿蛋白定性检查常为阳性，肾功能正常。常见水肿，多见腰膝酸软，倦怠乏力，面色晦滞无华，小便不利，四肢不温，大便或塘或秘，舌质淡胖、暗红，有瘀点、瘀斑，脉象沉细涩。辨证为脾肾两虚，水瘀互结之证。

方解：方中以黄芪为君，健脾补气，黄芪味甘微温，入脾、肺二经，益气固表，利水消肿，黄芪臣以山药共同大补中焦脾气，健运脾气以生津液。生地黄、山萸肉补肝肾之精，为臣药，与黄芪共奏健脾肾之效，大补先后天之本，使气阴充足。肉桂温补肾阳，茯苓、泽泻健脾利水，红花活血行瘀，酒大黄通腑泄浊，使水瘀之邪有出路，配伍肉桂温热之品，以温通之法泄水瘀互结之浊邪。程师多年临床总结认为，气阴两虚兼瘀血是糖尿病肾病的基本病机，在水邪渐重的中期，活血利水以治标，同时重温补脾肾之本，标本同治，临床应用多有效验。

临床应用：夏某，男，47岁，2012年4月20日初诊。血糖升高3年余，发现后未服药，仅通过饮食控制，血糖控制不佳，空腹血糖在9～11 mmol/L。诊见：双下肢麻木、酸软无力，头晕耳鸣，双目干涩，口渴多饮，精神不振，纳可，眠可，二便调，舌暗红少苔，脉象细弱。查空腹血糖10.5 mmol/L，尿蛋白阳性。治宜益气阴，补肝肾，兼以活血，给予糖肾康颗粒，每次1包，每日3次，共21日。诸症好转，双下肢酸软无力，头晕目涩之症减，口渴、夜尿好转，复查空腹血糖9.8 mmol/L，无口渴、腰膝酸软之症。后坚持服用半年，尿蛋白阴性，病情稳定，未见进展。

2. 消渴合剂

组成：生黄芪、黄精、生地黄、山茱萸、枸杞子、黄连、天花粉、当归等。

适应证：2型糖尿病，气阴两虚型。症见口干口渴，倦怠乏力，尿频量多，腰膝酸软，头晕耳鸣，舌红少苔，脉细无力。

方解：方中黄芪甘温，补气升阳；黄精甘平，补脾益肺肾。两药配伍脾之气阴双补，肺、脾、肾三脏得益，脾得健运则气血充足，运化通畅，四肢百骸、五脏六腑得养。天花粉、黄连清热生津除燥热；生地黄、山茱萸、枸杞子滋阴养血，涩精固肾，益元气，补真精，固肾气，体现了阴阳双补的思想，达到阴中求阳、阳中求阴的目的。当归养血活血，使诸药补而不滞，并且有既病防变的作用。

临床应用：李某，女，58 岁，干部。口干多饮，神疲乏力，腰膝酸软 1 年余，加重 1 个月。1 年前查体时空腹血糖 12.1 mmol/L，尿糖 ++ ~ +++。曾口服达美康等药物治疗，仍时有头晕、心慌，血糖平时 10 mmol/L。现症见：口干多饮，倦怠乏力，腰膝酸软，多汗，夜尿频，小便赤。查体：形体偏瘦，舌质淡红，少苔，脉弦细弱。实验室检查：空腹血糖 10.4 mmol/L，尿糖 ++。血压 140/85 mmHg。西医诊断：2 型糖尿病。中医诊断：消渴，气阴两虚。治宜健脾益肾，益气养阴。处方：生黄芪 30 g，炒山药 12 g，天花粉 10 g，黄连 10 g，生地黄 15 g，山萸肉 12 g，枸杞子 15 g，五味子 10 g，丹参 15 g，葛根 30 g。水煎服，每日 1 剂。半个月后复诊，诸症明显减轻，仍夜间盗汗，舌质淡红，苔薄白，脉细数。上方加地骨皮 15 g，浮小麦 15 g，继服半个月，复查血糖 7.5 mmol/L，尿糖 −，诸症均明显减轻。

3. 消瘿片

组成：黄芪、麦冬、栀子、夏枯草、浙贝母、鳖甲、白芍、玄参、丹参、酸枣仁、牡蛎等。

适应证：瘿病（甲亢），肝火旺盛型。症见颈前喉结两旁轻度或中度肿大，多食易饥，倦怠乏力，急躁易怒，多汗，手指颤抖，情绪激动，面部烘热，眼球突出，口干口苦，心悸、失眠，舌红，苔薄黄，脉弦数。

方解：本病多因情志不遂，肝郁化火，热扰神魂，心神不宁，魂不守舍，而见急躁易怒、失眠多梦，肝火挟胆气上溢，消瘿汤清热泻火、行气活血消壅。方中黄芪与麦冬合用，补气养阴，浙贝母、鳖甲、夏枯草清热散结解毒，栀子清肝泻火，白芍补血柔肝、平肝止痛，玄参清热泻火、凉血解毒、滋阴，丹参补血活血，酸枣仁养血安神，牡蛎平肝潜阳安神。全方共奏清热平肝、消瘿化积、益气养阴之功。此方组方时重用黄芪，以补养气阴而达阴复阳平。

组方特点：全方健脾气、平肝阳、软坚散结、清热泻火、补血养阴，使清热泻火不至于伤脾胃之气，机体恢复阴平阳秘。本方标本兼治，阴阳并调，契合病机，故疗效显著。

临床应用：患者，女，34 岁，患者自诉 2 年前产后消瘦、心悸、乏力，于某医院就诊，诊断为甲状腺功能亢进症，服用赛治至今。月经周期正常，量可，色暗，见血块。现症见：眼突，纳可，眠差，二便调，程教授为其处方消瘿片，每次 10 粒，每日 3 次。服 30 天后睡眠改善，其他症状明显减轻。

（整理者：牟淑敏）

隗继武

一 医家简介

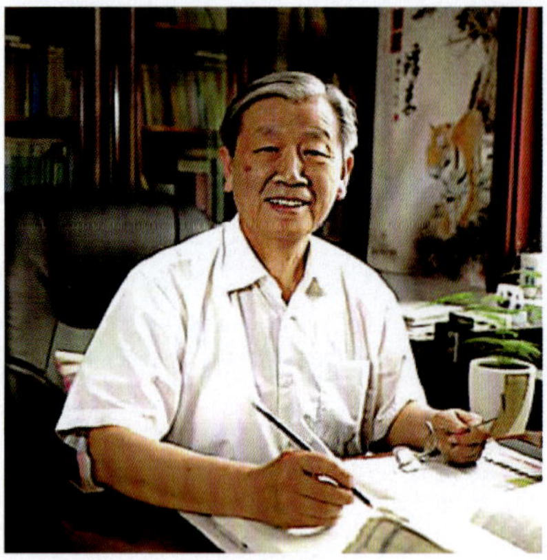
隗继武

隗继武（1936—2014），1936年8月出生于山东章丘，1964年毕业于山东中医学院，毕业后留校任教。山东中医药大学教授，主任医师，博士研究生导师，原山东中医药大学副校长。第三批全国老中医药专家学术经验继承工作指导老师，全国第三批名老中医药专家，中华中医药学会名医学术研究分会委员，全国中医内科学会脾胃病专业委员会委员。济南市政协委员，山东省名人协会常务理事。

隗继武教授擅长诊治中医内科、妇科方面疾病，尤善内科，对中医脾胃病、肾病、心系病等均有较深的造诣，对内科各种顽固性疾病及疑难杂症的诊治有非常丰富的经验，尤其擅长治疗消化系统疾病，如胃炎、肠炎、肝炎、胆囊炎、胆石症等。隗老在科研工作中硕果累累，成果有“五运六气自动教学系统”“消化系统疾病舌象变化规律与计算机智能化研究”“利胆排石胶囊研制”“胃得乐冲剂的研制”等。先后在省级以上学术期刊发表学术论文20余篇，撰写著作1部，参编著作多部。主持完成了省级科研课题5项，荣获山东省教委著作一等奖两项，培养博士研究生5名，其中3人已成为博士研究生导师。本人材料入选了《华夏英杰》《辉煌成就——世纪曙光》《2000中国风——杰出人物特辑》《大地之子》《中国专家人名辞典》《共和国专家成就博览》。

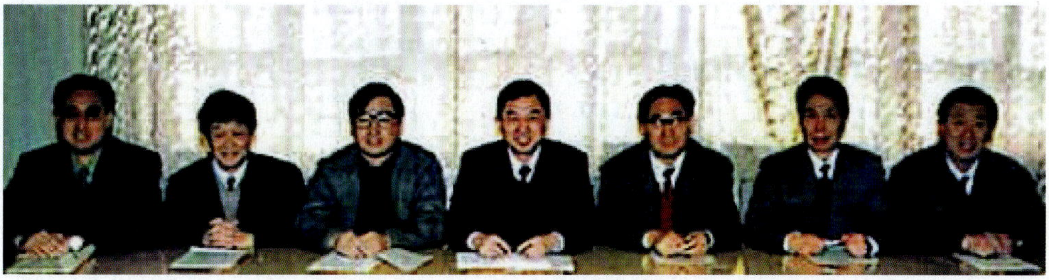

隗继武教授时任山东中医药大学副校长（右一）

二 成长之路

隗继武教授祖籍山东章丘，家境贫寒，全家靠父亲的微薄收入生活。隗继武深知学习机会来之不易，自幼学习刻苦，成绩优秀。他的四爷爷是一名中医，成天给病人把脉看病，让年少的他感觉好奇又神秘，所谓“知之者不如好之者，好之者不如乐之者”，正是有了这一份对中医的兴趣，让他有了学习中医的冲劲，让他对中医知识多了一份求知欲，使他能抓住每个学习知识的机会。1958年他顺利考入山东中医学院，成为该校的第一届本科学生，实现了学医的愿望。在大学三年的时间里，他以“书山有路勤为径，学海无涯苦作舟”鞭策自己，勤奋学习，寒暑不辍。他认为要学到真正的本事和知识，除了勤奋和虚心外，没有别的途径可走。靠这种勤奋笃实的治学精神，他把许多中医经典著作通读精读，口诵心记，由浅到深，从博返约，日积月累，并广泛涉猎相关西医知识。中医自古有“人到五十方知医”之说，说明成就一位名医十分不易。1964年隗继武毕业后留校，他博览群书，遵古而不泥古，参西而不离中，虚心向老教师、老中医学习，通过不懈的学习积累，打下了坚实的中西医理论基础。隗继武教授医德高尚，一生惜老怜贫，乐善好施，每见穷困潦倒者，常解囊相助，深受同行的尊重和病人的热爱。

熟读中医经典，勤奋为学

隗继武自幼喜欢文学，熟读四书五经，擅长文言文的注释，为中医经典著作的学习和掌握打下了坚实的基础。正如天津哈派哈荔田先生所说，“古今精于医者，无不文理精通。文是基础医是楼，文理不通则医理难明，学好古文，当是学好中医的基本功之一”。“万物不离其本，万变不离其宗”，“本”就是经典著作，只有掌握好经典著作这个“本”，才能生万物，化万变，才能更好地应对临床各种复杂的疾病。一个中医如果不能很好地领会《黄帝内经》的理论，就如同无根之木、无源之水，要想在医疗领域有所作为，是比较困难的。所以隗继武教授认为，学中医首先要做到对中医经典著作的理解、掌握、诵读。隗继武教授跻身医林五十余载，博采众长，学贯中西，推陈出新，医名卓著。自学医以来，隗教授领悟到以《黄帝内经》和《伤寒杂病论》为代表的中医经典著作，是中医基本理论的主体建构，是中医智慧的源泉，是中医的根。《黄帝内经》既载述着丰富而精辟的医学理论，也蕴含着深邃而超前的医学思想，集中了中医奠基时期的临床经验和学术研究的成果，许多超前性的论述为中医临床灵感的获得注入了源源不断的动力，为中医学术的可持续性发展提供了坚强有力的支撑。隗教授潜心研究中医古今名家学说，认为经典理论对临床指导至关重要，主张为用而学，学而为用；读经典，做临床，提疗效，宏学术。隗教授在学术上遵循传统中医理论，重视经典著作和历代医家的学术经验，在此基础上，有所创新和突破。隗继武教授赞同《伤寒来苏集》中“六经为百病立法，不专为伤寒一科”的提法，认为《伤寒论》固然是一部以六经辨证为核心论述外感热病辨证规律的书，然经络与脏腑密切相关，经络病变可导致脏腑功能失常，而内科诸疾可在经络的互相传变过程中反映出来。故《伤寒论》的理论、辨证、立法、遣方不仅适用于外感病，也适用于脾胃诸疾。他又从李东垣的《脾胃论》丰富了自己的脾胃理论，为以后的行医打下了夯实的理论基础。他不拘泥于时方、经方，不偏信于流派，结合自己的实践经验，融诸家之长于一炉，遵古不泥古，形成了自己独特的学术思想。

孙思邈在《大医习业》中说：“凡欲为大医，必须谙《素问》《甲乙》《黄帝针经》、明堂流注、十二经脉、三部九候、五脏六腑、表里孔穴、本草药对、张仲景、王叔和、阮河南、范东阳、张苗、靳邵等诸部经方。又须妙解阴阳禄命，诸家相法，及灼龟五兆，《周易》六壬，并须精熟，如此乃得为大医。”隗继武教授常教导学生，要想成为一名德才兼备的名医，必须熟读经典，精研细读，从“熟”字上下功夫，书读百遍，其义自见。只有熟读背诵，才能前后呼应，触类旁通；要大胆实践，在实践中验证理论，在实践中加深对理论的理解，在实践中创新和发展前人的理论和经验。他对《伤寒论》《金匮要略》所载的许多方子都进行了验证，并逐渐形成自己独到的经验和体会。

博采众长为己用

孔子云“三人行必有我师焉”，隗继武教授认为中医学文献典籍浩如烟海，为医者应博览百家，扩充见闻，取其所长，博闻而强识，不应闭门自守。隗继武教授通过对历代医家著作的学习，吸取各家精华，弃其所短，融各家学说于一身。

宋代学者黄山谷云：“大率学者喜博而常病不精，泛滥百书，不若精于一也。有余力，然后及诸书，则涉猎诸篇，亦得其精。”隗继武教授一向治医严谨，平时注意临床经验的总结，对内、妇、儿、针灸科均有所长，尤对脾胃病研究极深，熟谙《脾胃论》等脾胃方面的著作，还精读《脉经》《医宗必读》《济阴纲目》《景岳全书》《临证指南医案》《诸病源候论》《温病条辨》等医家著作，丰富所学，为己所用，来指导临床实践并进行创新。正如岳美中教授说：“治重病大证，要注重选用经方；治脾胃病，李东垣方较好；治温热及小病轻病，叶派时方细密可取。”隗继武教授对各种学说勤于探索，临床中也常常借鉴各家，常取得较好疗效，比如将李东垣甘温补脾法运用于慢性肾病综合征；运用补中益气汤加减治疗顽固性口腔溃疡；应用《伤寒论》柴胡桂枝汤加减治疗肠易激综合征等。

虚心好学，居高不傲是隗继武教授的美德。“道之所存，师之所在”，他不但善于汲取历代医家之精华，而且虚心向同道学习，从不闭关自守，自恃门户之见。他常常教诲学生，“三人行，必有我师”，学习要博采众长，上至《黄帝内经》《难经》、仲景，下至诸子百家，择其善而从之，集腋成裘，汇流成海。此外，隗继武教授对于散在民间的秘方、验方也兼收并蓄。他听说某地老中医有一治黄疸的秘方，于是不辞劳苦，往返数次，登门求教，终得其传。他孜孜不倦的求学精神，不但为其医疗技术的不断提高奠定了坚实的基础，而且给中医后学者树立了良好的榜样。

理论与临床相结合，勤于实践

马克思认为：“社会生活在本质上是实践的。凡是把理论导致神秘主义方面去的神秘东西，都能在人的实践中及对这个实践的理解中得到合理的解决。”医学作为一门应用科学，同样离不开实践。医学理论的发展和创新是要通过临床实践得以积累和验证的，而理论的学习均是为了能够更好地治病救人。隗继武教授推崇沈仲圭的“十年读书，十年临证”观，主张中医理论必须要和临床实践相结合，方能体味中医辨证论治、三因制宜的思想，才能够不断发现自己的不足，更好地完善自己的理论体系，更好地为患者解除病痛。

隗继武教授酷爱读书，嗜书成癖，白发之年，未曾释卷。读书当细，思虑当深，先明其意，后析其理，然后付诸实践，才能辨其真伪，得其要领。隗继武教授读书，随读随思，一有所得，便记心得笔记，以备后学。临证日久，学术有年，则注意总结临床治疗的经验教训，掌握规律，以便更好地指导临床。他笔耕不辍，勤于钻研，发表了《中西医结合治疗亚急性肝坏死的体会》《脾胃学说及其临床纲要》《消化系统疾病舌象变化规律与计算机智能化研究》等 20 多篇论文，主编了《传统医学丛书——中医内科学》，参编了《英汉实用中医药大全》等多部著作；主持完成了省级科研课题五项，荣获山东省教委著作一等奖两项。隗继武教授独特的治病诊疗体系，为后学者提供了宝贵的成才经验。

教学相长，与时俱进开展研究

隗继武教授强调“以医疗为本，以教学为重”。他一直坚持在医疗、教学、科研第一线，数十载如一日，勤勤恳恳地为广大患者的健康作出贡献。在治愈数以万计的脾胃病患者的同时，还培养了无数的脾胃科人才，桃李满天下，医、教、研，成绩斐然。隗继武教授作为一代名医，不仅医术精湛，更注意将临床经验传于后学，为中医事业培养人才。隗继武教授经常告诫自己的学生：“作为中医人，一定要发奋读书，多临床、多实践，力戒浮躁、耐得寂寞，坚持实事求是的精神，以自强不息、奋发有为的精神风貌，探求中医学的未知奥秘，提高疗疾治病的效验，发挥中医的特长和优势。”2012 年，隗继武教授退休，被国家中医药管理局聘为第三批全国老中医药专家学术经验继承工作指导老师。而今学术继承人迟莉丽、王伟明、李勇、焦安钦等已晋升为主任医师，也是中医院临床、管理方面的主要骨干和学科带头人。

走出国门，弘扬中医

中医的魅力吸引了越来越多的外国人，隗继武教授对宣传中医更是乐此不疲。他曾带教培养德国留学生 2 名，美国留学生 3 名，法国留学生 2 名，还曾多次到美国、俄罗斯等国家访问。2000 年，隗继武教授由山东省卫生厅（现山东省卫生健康委员会）委派到瑞士讲学 1 年，在瑞士工作期间，他根据“天人相应”的理论，针对当地的多发病、常见病，利用自己高超的医疗技术，治愈多例顽症、难症，使瑞士人充分认识了中医的神奇疗效。曾有这样一例，有一家 3 口人都患病：爸爸胆囊炎，妈妈胃炎，儿子溃疡性结肠炎，在当地久治不愈，隗继武教授接诊后都治好了，尤其是儿子的病，腹痛、脓血便较重，服用激素好转些，停药后又加重，隗继武教授针灸、中药并用，使患者逐渐停服激素，继续治疗半年后症状全部消失，随访 3 个月未见复发。

三 学术思想

1. 重视脾胃，和合五脏

《素问·玉机真脏论》曰：“五脏者，皆禀气于胃，胃者五脏之本也。”胃气指人体的脾胃功能和营卫气血。五脏中任何一脏的功能正常发挥都要以充足的气血为物质基础。例如：脾生血心主血，脾气足则生化气血功能旺盛，心血充盈；脾气虚则化源不足，心血亏虚。隗继武教授在临床上，重视古训，以古代名家理论作为基础，受《脾胃论》观点的影响，遵李东垣“百病皆由脾胃衰而生也”，结合自己多年经验，临证特别重视脏腑辨证尤其重在调补脾胃；隗继武教授强调治疗消化疾病以顾护脾胃为主，且用药不能伤及胃气，正如《慎斋遗书》所说：“脾胃一伤，四脏皆无生气。”而脾胃为气血生化之源，气机升降之枢，与肾、肝、心关系尤为密切，脾为中土，脾病则心不能主，肾不能滋，肝不能藏，周身难健。隗继武教授临床常脾胃并治，脾胃并重。

2. 善用和法

“和法”为中医八法之一，它不同于汗、吐、下三法的专事攻邪，又不同于补法的专事扶正，旨在“调和”。饮食物的消化吸收是在脾与胃的纳运互助、升降相因、燥湿相济的相互配合协调中完成的。脾胃所居，为人之中州，是气机升降之枢纽。各种原因损伤脾胃，致使寒热之邪错杂于中焦，或痰饮湿浊困阻于中，升降失常，气机窒塞则病生矣。此时，当理寒热，化痰湿，调气机，复升降，和其体用。隗继武教授认为，脾胃病病机复杂，因此治疗上需调升降，畅气血，寒温相宜，阴阳相顾，虚实同理，如吴鞠通言：“补中焦以脾胃之体用各适其性，使阴阳两不相忤为要。”脾胃病大多表现为虚实夹杂、寒热互见，纯虚或纯实证较少。隗继武教授认为，对寒热错杂、升降失常、虚实兼夹病机比较复杂的脾胃病，选用纯攻、纯补、纯清、纯温等方法治疗均难收效，唯采用肝脾同治、胆胃同调、兼顾各脏、寒热并用、升降配合、正邪兼顾之剂以调和，方可愈病。

3. 重视气血理论

中医临床强调辨证论治，常以“八纲辨证”为常论。但隗继武教授支持国医大师颜德馨倡导的“十纲辨证”，将“气血辨证”提到与“八纲辨证”同等重要的地位。气血在生理上是脏腑组织功能活动的物质基础，病理上决定着疾病发生的基本病因病机，同时气血同样具备八纲的属性，气血赋予八纲以实质，八纲通过气血与人体的脏腑、经络、组织的具体实质性病理变化联系起来，因此，中医辨证核心是“八纲辨证”，八纲之中，虽无气血两字，但气血贯穿于八纲之中。重视气血辨证是隗继武教授临床辨证的特色之一。

4. 辨证辨病，审因论治

隗继武教授主张“七结合”的原则，即宏观与微观结合、局部与整体结合、主观与客观结合、辨证与辨病结合、内治与外治结合、治病与调心结合、防病与治病结合，取得了良好的效果，对临床具有重要指导意义。

（1）宏观与微观结合：诊治疾病应该从宏观着眼，微观入手，即将个体、人群、生态环境、社会因素等诸多方面综合考虑，把生命活动和疾病的发生发展过程看作宏观条件下的微观变化。如临床上常见的消化道疾病、心脑血管疾病等，机体自身脏器的病理变化是客观存在的，但诸多社会、环境因素如精神刺激、饮食习惯等则能导致或促进这些疾病。因此，综合考虑、统筹兼顾，方能收到好的效果。

（2）局部与整体结合：隗继武教授非常重视中医的整体观念，将其贯穿于辨证施治的各个方面。他认为人体各脏腑都有各自不同的生理功能，而这些生理功能又都是整体功能活动的组成部分。在诊治疾病时只有以整体观念为指导，统观全局，审证求因，燮理阴阳，调理脏腑，疏通气血，调节升降，才能使机体达到“阴平阳秘，精神乃治”的状态。

（3）主观与客观结合：从物质角度来看，机体正气的盛衰是决定疾病的发生、发展和转归的关键因素。从精神角度来看，不但不良的精神刺激可导致或诱发疾病，既病之后的精神作用对疾病的治疗也有一定程度的影响。因此，在使用药物和其他治疗手段的同时，应时刻注意发挥人的主观能动作用，一方面应顾护人的正气，使正气足则邪气祛；另一方面注意精神调节，消除不良的精神刺激，帮助患者树立战胜疾病的信心和决心。

（4）辨证与辨病结合：所谓“辨证与辨病结合”是指既要充分利用现代医学的先进理论和先进手段明确疾病的性质、部位，从而做到胸中有数、有的放矢，在治疗中又要以中医理论为指导，统观全局，辨清阴阳，审证求因，因证施治。因此，隗继武教授认为，要发扬中医学辨证论治的诊治特色，提高中医的临床诊治水平，提高辨证的准确率，必须坚持辨证与辨病相结合的诊治思路。

（5）内治与外治结合：内外治法，理同法异，都是通过调整机体失衡之气血阴阳，恢复脏腑功能，以达治病之目的。外治可以赖药物的特性从毛孔透入，局部药物亦可被吸引而作用于全身或刺激局部穴位引起机体内部脏腑、气血阴阳的变化调整。隗继武教授常将内、外治法有机结合，收效殊异。如急性阑尾炎在用内服药的同时配以大蒜、大黄、芒硝外敷。其他如外熨、烫洗、膏药等也是他经常使用的外治方法。

（6）治病与调心结合：现代社会，人们普遍出现快节奏、压力和竞争带来的各种情绪，而人的精神活动与脏腑器官的功能又有着密切的联系。因此，隗继武教授认为，作为一名高明的医生，应当掌握精神因素与疾病发生及发展的关系，在发挥药物治疗作用的同时，注意调节病人的精神和情绪。隗继武教授治愈多例胃病伴有情绪或精神异常的患者，在处方用药上或疏肝解郁，移情易性，或镇心安神，或养血安神，或涤痰开窍，但不论何种方法均配合以耐心细致的思想、精神开导，常常收到事半功倍的效果。

（7）防病与治病结合："治未病"是中医预防治疗学理论内涵的高度抽象概括，是中医学养生、调理、防病的基本法则之一。隗继武教授重视未病先防，有病早治，已病防变，病后调护，主张未病之前通过采取各种综合内养措施，如养性调神、护肾保精、调摄饮食及锻炼体魄等方法增强正气，防止病邪侵害。在疾病的早期，掌握好疾病的发生、发展变化及传变规律，病初即做出正确的诊断，从而进行及时有效和彻底的治疗。疾病初愈，虽然症状消失，但此时常常邪气未尽或邪气内伏，而正气未复、气血未调，适当调理方能渐趋康复。

四 典型医案

1. 胃痞

刘某某，女，40 岁。2012 年 7 月 5 日初诊。

主诉：反复胃脘胀满伴隐痛 1 年余。

现病史：反复胃脘胀满伴隐痛 1 年余，进食后明显，反酸胃中灼热，嗳气，口干苦，恶心干呕，时觉腹中发凉，心烦急躁，纳少，大便稀溏，肠鸣，小便调，舌红、苔薄黄，脉沉弦。自行服用奥美拉唑、吗丁啉等药物效果不显，停药即复发。

辅助检查：2012 年 6 月于本院行胃镜检查示浅表性胃炎。

辨证思路：此患者之胃脘痞满系由寒热之邪交结于中焦，兼有肝胃失和而导致，中焦气机阻滞，脾胃运化不利，升降失常。《灵枢·师传》中云："胃中热，则消谷，令人悬心善饥，脐以上皮热；肠中热，则出黄如糜，脐以下皮寒；胃中寒，则腹胀；肠中寒，则肠鸣飧泄。"舌红、苔薄黄，脉沉弦皆是寒热错杂证候。

中医诊断：痞满（胃热脾寒，寒热错杂型）；西医诊断：浅表性胃炎。

治则：疏肝理脾，和胃消痞。

处方：半夏泻心汤加减。半夏 12 g，黄芩 9 g，黄连 6 g，干姜 10 g，党参 15 g，炒吴茱萸 6 g，炒白芍 15 g，柴胡 10 g，茯苓 15 g，砂仁 6 g，枳实 9 g，厚朴 10 g，炙甘草 6 g，大枣 3 枚。7 剂。水煎服。每日 1 剂，早晚两次分服。

二诊：2012 年 7 月 13 日。服上方 7 剂，胃脘痞满、隐痛、胃中灼热、反酸明显减轻。

处方：上方加用炒白术 15 g 健脾益气，继续治疗半个月，诸症消失。

按语：此患者之胃脘痞满系由寒热之邪交结于中焦，兼有肝胃失和而导致，中焦气机阻滞，脾胃运化不利，升降失常。尤在泾在《金匮要略心典》中云："中气既痞，升降失常，于是独阳上逆而呕，独阴下走而肠鸣，是虽三焦俱病，而中气为上下之枢，故不必治其上下，而但治其中。黄连、黄芩苦以降阳，半夏、干姜辛以升阴，阴升阳降，痞将自解；人参、甘、枣则补养中气，以为交阴阳、通上下之用也。"投以半夏泻心汤加减以疏肝和胃消痞，辛开苦降。方中半夏散结除痞，降逆和胃为君药；干姜辛温散寒除痞，黄芩、黄连苦寒泄热开痞为臣药；佐以党参、茯苓益气健脾除湿，助君臣药物散结消痞助运化；吴茱萸抑酸；炒白芍、柴胡疏肝以和胃；砂仁醒脾和胃；枳实、厚朴合用增强破结实、除胀满之功；炙甘草、大枣甘温补脾气以和中，生津液，既可防黄芩、黄连之苦寒伤阳，又可制约半夏、干姜之辛热伤阴。

和法，亦称和解法，是中医的治疗大法之一，清代程钟龄将其归纳入"医门八法"之中。和法在脾胃病诊治中应用甚广。因"和"字含义广泛，历代医家对和法的认识也有不同，且和法不像"医门八法"中其他治法如汗法、补法、清法等，容易从字面上即可以明了其义。隗继武教授指出，深刻理解和法的内涵并在临床诊治中准确地使用和法，对切中脾胃病的病机，提高临床疗效具有重要的意义。

在脾胃病的病变过程中，寒热失调为其重要的病理变化。《灵枢·师传》中云："胃中热，则消谷，令人悬心善饥，脐以上皮热；肠中热，则出黄如糜，脐以下皮寒；胃中寒，则腹胀；肠中寒，则肠鸣飧泄。胃中寒，肠中热，则胀而且泄；胃中热，肠中寒，则疾饥，小腹痛胀。"指出胃肠寒热及寒热错杂均可导致多种病症。脾胃病中寒热证的出现，既可是由六淫、七情、饮食、劳倦等因素导致，也可由寒热相互转化而致，或由治疗偏颇而生，如《伤寒论》中的泻心汤证即多由热病误汗、误下而致寒热错杂。临床上，脾胃病之寒热错杂证实不少见，慢性脾胃病者尤多。如素体脾阳不振之人，或因情志不遂，气郁化火，或因过食辛辣炙煿，或因过服甘温辛燥之药，而致胃热胃火炽盛，既有胃脘嘈杂、灼热疼痛，嗳气吞酸，口干咽燥，舌红等胃热、胃火之证，又有纳差、稍食即胀，腹部喜温喜按，大便溏泻等脾气（阳）虚弱之征，表现为上热下寒。再有复发性口疮一病，既见有口舌反复生疮，热痛喜凉等心胃积热证，又见有舌胖苔白，少气、纳差等脾虚证，形成上热下寒、上实下虚错杂的证候。而对于寒热错杂证，徒清热则易伤中阳，纯温中则易助热为患，因此须寒温兼顾，和而调之。

2. 便秘

李某某，女，79岁。2012年8月3日初诊。

主诉：便秘40余年。

现病史：患者便秘40余年，常3～5日1行，大便质不干，便时不畅，无自觉腹胀，纳食尚可，腰痛，尿意频频，小便量少且淋漓不尽，时有小便失禁，双下肢时有水肿，畏寒怕冷，时值夏月仍长衣裹身。舌淡胖边有齿痕、苔白略厚，脉沉细。自服芦荟胶囊、通便灵等药效果差。

辅助检查：近3年来先后于某医院行2次电子结肠镜检查，均未见异常。

辨证思路：患者老年女性，病程迁延日久，耗损正气；又加年老，阳气不足。《景岳全书·秘结》云："秘结证，凡属老人、虚人、阴脏人及产后、病后、多汗后，或小水过多，或亡血、失血、大吐、大泻之后，多有病为燥结者，盖此非气血之亏，即津液之耗。"故在治疗上隗继武教授主张以益肾温肾阳，补益精血为主。

中医诊断：便秘（脾肾阳虚型）；西医诊断：便秘。

治则：温肾健脾。

处方：肉苁蓉20 g，锁阳15 g，补骨脂15 g，乌药12 g，肉桂6 g，生白术30 g，当归15 g，太子参15 g，熟地黄12 g，砂仁12 g。7剂。水煎服，日1剂。

二诊：8月10日。服上药7剂，肠鸣增多，大便1～2日1行，色偏黑，腰痛较前缓解，小便次数较前减少，纳食亦增，舌苔转为薄白，脉仍沉细。此乃下元虚衰、肾失蒸腾气化所致。

处方：肉苁蓉20 g，锁阳18 g，补骨脂18 g，乌药12 g，生白术30 g，当归15 g，太子参15 g，熟地黄15 g，砂仁12 g，肉桂6 g，细辛2 g，益智仁15 g。7剂。上法煎服。

三诊：8月17日。服上药7剂，大便已日行1次，成形质软，排便畅，小便及腰痛等症较前明显好转，矢气增多，精神转佳，时有汗出，已无畏寒。再以前方去细辛加温运健脾之品。

处方：肉苁蓉20 g，锁阳15 g，补骨脂15 g，乌药12 g，益智仁12 g，生白术30 g，当归15 g，党参15 g，熟地黄12 g，砂仁2 g，肉桂6 g，山药12 g。14

剂，上法煎服。嘱其继服原方1个月以巩固疗效，并注意平素的饮食调护。后随访1年未见复发。

按语：《杂病源流犀烛》云："大便秘结，肾病也。"肾为精原所藏，先天之本，故为大肠之本。《证治汇补·卷八·下窍门》曰："肾主五液。故肾实则津液足而大便润。肾虚则津液竭而大便秘。虽有热燥、风燥、火燥、气血虚燥、阴结阳结之不同，要皆血虚所致，大约燥属肾，结属脾，须当分辨。"肾脏为水火之脏，主司二便，肾阳之温煦、气化，有助于大肠的传导功能，肾阴肾阳互根互用，因此肾阴不足也可导致便秘。肾阴不足，则大肠干涩，肠道失润，无水行舟，大便干结，便下困难；肾阳不足，则不能蒸化津液，大肠失于温煦而传输无力，阳气不通，阴津不行，故肠道难于传送，大便不通。故在治疗上隗继武教授主张以益肾温肾阳，补益精血为主。方中肉苁蓉、锁阳甘温润降为君，骤用能温补精血而通便；肉苁蓉，以其味甘性温，和缓而从容，补肾气而无燥烈之弊；乌药温肾散寒，补骨脂、肉桂补肾壮阳，熟地黄滋肾润肠共为臣药；太子参、白术益气健脾，当归活血润肠为佐药；砂仁温中行气化湿，防滋腻太过碍胃，兼为佐使，共奏温肾健脾之功。

难治性便秘病因病机复杂，常规思路往往无效，久治不愈。隗继武教授认为，本病病位在肠道，为大肠传导功能失常所致，与脾、胃、肝、肺和肾关系密切。若久治不愈，病机多以"正虚为本，便秘为标"。其本虚主要表现为脏腑、气血、阴阳的虚损，因虚致邪，而无力驱邪。正如《景岳全书·秘结》云："秘结证，凡属老人、虚人、阴脏人及产后、病后、多汗后，或小水过多，或亡血、失血、大吐、大泻之后，多有病为燥结者，盖此非气血之亏，即津液之耗。凡此之类，皆须详察虚实，不可轻用芒硝、大黄、巴豆、牵牛、芫花、大戟等药，及承气、神芎等剂。虽今日皆得通快，而重虚其虚，以致根本日竭，则明日之结，必将更甚，愈无可用之药矣。"临床上应分清气血、脏腑以治之。隗继武教授临证运用塞因塞用治法，根据辨证采用补肺降气法、健脾益胃法、养血柔肝法、温肾益精法，疗效显著。

3. 久泄

患者，男，80岁。2011年9月初诊。

主诉：泄泻3年余。

现病史：久泄3年余，日3～4行，质稀，完谷不化，遇寒加重，双下肢发凉，少腹、项背怕冷，因年迈未行肠镜，经多方（理中汤之类）调治无效，现患者胃脘胀满，饭后尤甚，饮水亦胀，不思饮食，偶有恶心，口舌干燥，望其精神疲惫，面色萎黄，形体瘦削，舌红，苔少乏津，脉沉细而数，小便涩，夜眠差。

辅助检查：行CT检查未见异常。

辨证思路：患者年老羸弱，脾肾阳气亏损，累及奇经，颈背俱冷，又见舌干苔少，胃津久伤，或辛燥或滋腻皆应慎用，治疗颇为棘手，治当从补益后天之脾土入手，以滋化源，兼以益胃生津，温润升阳。舌红，苔少乏津，脉沉细而数皆是脾肾阳虚，气阴两伤之表现。

中医诊断：久泄（脾肾阳虚，气阴两伤型）；西医诊断：腹泻（待查）。

治则：阴阳两补，酸甘化阴，温润升阳，建安中土。

处方：生晒参150 g，茯苓150 g，炒白术150 g，淮山药150 g，薏苡仁200，炒扁豆120 g，葛根150 g，补骨脂150 g，五味子90 g，肉豆蔻120 g，吴茱萸30 g、菟丝子120 g，小茴香120 g，巴戟天120 g，芡实90 g，石斛150 g，麦冬150 g，生白芍120 g，乌梅60 g，丹参120 g，车前子120 g，木香60 g，防风90，砂仁60 g，白蔻仁60 g，荷叶90 g，炙鸡内金150 g，炮姜60 g，桂枝60 g，炒谷芽、炒麦芽各150 g，炙甘草60 g，上药共煎浓汁，入鹿角胶100 g、龟甲胶100 g溶化冲入收膏。取1调匙膏滋，餐后30分钟服用，每日2次，连续服用3个月左右。

二诊：2011年12月。服上方3个月后泄泻渐减，食欲渐增，怕冷仍重，舌苔渐生。

处方：上方去木香、防风、车前子、小茴香，加太子参120 g，紫苏叶60 g，骨碎补90 g，仙茅60 g，首乌藤90 g，调治3个月泄止。

按语：患者年老羸弱，脾肾阳气亏损，累及奇经，颈背俱冷，又见舌干苔少，胃津久伤，或辛燥或滋腻皆应慎用，治疗颇为棘手，治当从补益后天之脾土入手，以滋化源，兼以益胃生津，温润升阳。《景岳全书》谓“善补阳者，必于阴中求阳，则阳得阴助，而生化无穷；善补阴者，必于阳中求阴，则阴得阳升，而源泉不竭。”全方阴阳互用，燥润相济、升降相因，以参苓白术汤健脾除湿为主方，四神丸温补脾肾；葛根升阳止泻，菟丝子、巴戟天、小茴香补肾强督，白芍、石斛、麦冬滋养胃津，阳虚则寒，桂枝、炮姜助阳化气利水；荷叶升清气，车前子、泽泻渗湿浊；豆蔻行气燥湿，木香、防风行气疏风，丹参养血化瘀，鸡内金、谷芽、麦芽助脾运，使补而不腻，行而不滞。

久泄是临床常见病，病程长，病邪深，病机复杂，多难以根治。隗继武教授融汇新知，积累了丰富的临床经验，运用膏方，扶正与祛邪同施，药多力宏，可同时兼顾虚实寒热等多种复杂病机。虽古云“暴泄易治，久泄难瘳”，但隗继武教授应用膏方缓图，往往能取得满意的效果。①谨守病机，健脾除湿止泻。隗继武教授认为脾虚湿盛是泄利的基本病机，健脾除湿当贯穿治疗久泄的始终。②疏肝健脾，祛风胜湿止泻。风为百病之长，其性善变，内应肝木，肝风内扰中州，清气不升，湿郁成泄。隗继武教授认为泄责之于脾，痛责之于肝，治当祛风舒肝健脾，调畅气机。③清热祛湿，湿去热孤泻自止。久泄的基本病机是湿邪，湿邪郁久化热，湿热交蒸则缠绵难愈。隗继武教授多选用花、叶、梗等清轻之品，以芳香化湿、调理气机。④怪病多痰，豁痰降气久泄。隗继武教授认为，夹痰者症见便溏黏稠不畅，便中夹有黏冻，头昏呕恶，脘腹痞满，苔白腻或黄腻，脉沉或伏或弦或细或滑，久之畏寒肢冷，日益消瘦，多可从痰论治。究其病机，脾为阴土喜燥恶湿，痰饮水湿留滞，困阻脾阳，阻滞气机，常使泄泻加重。⑤活血通络，瘀血得去新血生。隗继武教授认为久病入络，血不利则为水。故久泄必夹瘀血，通过活血化瘀法改善肠道微循环，有利于黏膜的恢复。⑥补火强督，要法温润助阳。隗继武教授认为腹泻日久，必伤脾阳，湿为阴邪，必伤残阳，脾阳受损乃是久泄的病机关键。治宜温润助阳，补火强督。

4. 泄泻

石某某，男，40 岁。2013 年 3 月 29 日初诊。

主诉：腹泻 5 个月余。

现病史：患者腹泻 5 个月余，加重 6 天。平素饮食规律，易着急生气，多思多虑，烦躁不安，5 个月前出现腹泻，伴肠鸣、矢气频作，大便每日 3 ~ 4 次，为稀糊状，无黏液脓血，近 6 天以来，大便每日 5 ~ 6 次，便前小腹部胀满不适，着急紧张及进食后有便意，便后腹胀缓解。纳可，眠差，每天仅睡 2 ~ 3 小时，小便调。舌暗、苔黄厚腻、舌边有齿痕，脉沉弦。

辅助检查：某医院行结肠镜检查未见明显异常。

辨证思路：患者平日情绪急易怒，思虑烦多，导致肝失条达，气机怫郁，肝失疏泄，横逆犯脾，脾失健运，木郁克土，肝脾失和而致病，导致腹痛腹泻之症。叶天士云：“肝病必犯土，是侮其所胜也，克脾则腹胀，便或溏或不爽。”患者舌暗、苔黄厚腻、舌边有齿痕，脉沉弦，皆是肝气郁结，气机不畅，脾胃虚弱，湿热内蕴之表现。

中医诊断：泄泻（肝脾不和，湿热内蕴型）；西医诊断：腹泻型肠易激综合征。

治则：疏肝健脾，清热化湿。

处方：炒白术 30 g，炒白芍 15 g，生龙骨 30 g，牡蛎 30 g，败酱草 30 g，薏苡仁 30 g，茯苓 30 g，合欢皮 30 g，陈皮 9 g，防风 6 g，黄连 9 g，木香 9 g，香附 15 g，生甘草 6 g。7 剂。水煎至 300 mL，日 1 剂，早晚饭后半小时温服。

二诊：2013 年 8 月 5 日。服上方后大便每日 2 ~ 3 次，腹胀明显减轻，眠改善，舌偏暗，苔黄厚腻，舌边有齿痕，脉沉弦。

处方：去黄连、败酱草、龙骨、牡蛎，加白扁豆 12 g、莲子肉 12 g 等药性温和之品。继服 7 剂，大便日行 1 次，腹胀消失，睡眠改善，每天睡眠 5 ~ 6 小时。半年后随访，未复发。

按语：叶天士云："肝病必犯土，是侮其所胜也，克脾则腹胀，便或溏或不爽。"情绪不畅，思虑烦多，导致肝失条达，气机怫郁，肝失疏泄，横逆犯脾，脾失健运，导致腹痛腹泻之症。治疗应以疏肝健脾，清利湿热为主。方中炒白术、炒白芍取自痛泻要方，白术健脾益气，白芍柔肝缓急，二者肝脾同治为君药；生龙骨、牡蛎收敛固涩、镇心安神，薏苡仁、茯苓健脾利湿，败酱草清热解毒共为臣药；黄连、木香调气行血，合欢皮、香附解郁，陈皮理气燥湿，防风辛散肝郁，疏理脾气，为佐药；甘草调和诸药为使药。

肠易激综合征是指一组有排便习惯改变、粪便性状异常、腹痛及腹胀等临床表现的症候群，属胃肠功能性疾病，归于中医"腹痛""泄泻"范畴。虽然其临床表现复杂多变，但隗继武教授根据腹泻型肠易激综合征的病因及病机演变规律和证候表现，认为本病病位虽在肠，但与肝、脾、心、肾四脏密切相关。隗继武教授认为该病主要因为情志内伤，肝气郁结，横逆犯脾，木郁克土，肝脾失和而致病。肝主疏泄，喜条达而恶抑郁。忧思恼怒、焦虑紧张、郁郁寡欢均可致肝失条达，气机怫郁，因肝脾同居中焦，肝属木，脾属土，在五行中木土属相克关系，脾的功能有赖于肝的疏泄，肝疏泄正常则脾气健旺，"土得木而达"；而肝木一旦受损，疏泄失常，气机逆乱，致肝气横逆犯脾，就会影响脾的功能，以致出现腹部窜痛、肠鸣泄泻、泻后痛减等症。在治疗上，隗继武教授主张以疏肝解郁为主，兼以健脾理肠，方以四逆散合痛泻要方加减，腹痛较剧者加延胡索、乌药，畏寒者加高良姜、山柰、小茴香，情志焦虑抑郁不解者加郁金、合欢皮、首乌藤以疏肝解郁安神。

5. 休息痢

樊某，女，51岁。2013年4月初诊。

主诉：反复黏液脓血便3年余，加重1周。

现病史：反复黏液脓血便3年余，加重1周。3年来使用美沙拉秦栓并灌肠治疗，效尚可，1周前因自行停药上症反复，现大便日1行，量少，夹杂少量黏液脓血，里急后重，小腹下坠感，乏力倦怠，双下肢酸楚不适，面色萎黄，昨日饮食不慎出现左下腹隐痛不适，纳可，眠差，入睡困难。舌暗，体胖大有齿痕，苔薄微黄，脉沉弦。

辅助检查：肠镜示溃疡性结肠炎（直肠型）（电子结肠镜检查见15 cm以下肠黏膜重度充血水肿，散在出血、糜烂及融合成片的溃疡面，表面覆有黄白色分泌物）。

辨证思路：此患者病情较久，正虚邪恋，非纯实、纯虚、纯热、纯湿之证。隗继武教授认为本病的发病之本为脾气亏虚，脾虚失运，湿浊内生，阻滞气血，肠络失和，脂膜受损，血败肉腐，内溃成疡，下痢赤白。当消补同施，气血同调，寒热并用。

中医诊断：休息痢（脾虚湿阻证）；西医诊断：溃疡性结肠炎。

治则：健脾益气，清热化湿。

处方：安肠愈疡口服方加减：去黄芩、地榆炭，加山药15 g，山萸肉15 g，赤芍12 g，雷公藤12 g，改生甘草9 g。美沙拉秦1 g每日3次，口服，配合中药［败酱草30 g，三七粉（冲）3 g，白及15 g，儿茶9 g，枯矾9 g，水煎100 mL］每晚保留灌肠。

二诊：诸症缓解，偶进食过快则肠鸣、舌干。上方去赤芍、雷公藤，加葛根30 g。反复调治2个月余，症状基本消失。

按语：隗继武教授长期致力于溃疡性结肠炎的挖掘和研究，根据溃疡性结肠炎具有活动期与缓解期交替出现的病势转变的特点及溃疡性结肠炎的结肠镜和病理所见，他认为可将其归属于中医的“休息痢”“肠痈”之范畴。隗继武教授认为本病的病因虽然有外感、饮食、情志等之不同，临证又有寒、热、虚、实之别，但始终存在着脾失健运，湿热蕴肠，气血瘀滞，内疡形成的病机变化。

此患者病情较久，正虚邪恋，非纯实、纯虚、纯热、纯湿之证，当消补同施，气血同调，寒热并用，方中黄芪益气健脾、生肌托毒，白术健运脾土，苦温燥湿，薏苡仁、茯苓健脾渗湿，合用补虚健脾益气。黄连清热燥湿、厚肠止痢，败酱草苦寒清泄，味辛能行，毒解瘀散则痈肿自消，为治肠痈之要药。木香调气善治腹胁胀满，为泻痢后重之佳品。当归行血，补血活血，有血中气药之称。白芍柔肝缓急止痛，配少量防风升散肠风，疏脾散肝。白及收敛止血，消肿生肌。甘草补益心脾缓急合白芍酸甘化阴、缓急止痛。此例虽湿热为标，但久病耗伤脾肾，阳气亦不足，故去地榆炭之苦寒，加山药、山萸肉脾肾并补，赤芍、白芍并用活血敛阴并施，现代药理研究雷公藤有调节免疫之效，发作时亦常使用，但肝、肾功能不全及育龄期年应慎用。结合灌肠及西药，内外合治，中西医并施效果更佳。

五 经验方

1. 安肠愈疡口服方

组成：黄芪 15 g，薏苡仁 30 g，白术 15 g，黄连 12 g，地榆炭 15 g，仙鹤草 15 g，木香 9 g，槟榔 15 g，当归 9 g，炒白芍 18 g，防风 6 g，甘草 5 g。

功效：健脾益气，清热化瘀，收涩止痢。

主治：休息痢。

方解：方中黄芪、白术、薏苡仁三药合用，补虚安中，健脾益气以复脾之运化，共为君药。地榆功擅凉血止血，与黄连相伍，既能清化胃肠湿热又能斡旋阳明胃腑与大肠之气机；仙鹤草既能收敛止血，涩肠止痢又能补虚消积，所以三药共为臣药。方中木香为治泻痢后重必用之品；配以破气消积之槟榔，则行气之功倍增。当归有“血中气药”之称。与木香、槟榔相伍，更有“调气则后重自除”“行血则便脓自愈”之理。白芍柔肝缓急止痛，配少量防风取其升散肠风之性，并与术、芍相伍，能散肝疏脾且为脾经引经之药。甘草与白芍相使为用，为缓急止痛之最佳组合，在方中兼司佐使之职。

立方思路：隗继武教授认为本病的发病之本为脾气亏虚，脾虚失运，湿浊内生，阻滞气血，肠络失和，脂膜受损，血败肉腐，内溃成疡，下痢赤白。故曰泻痢皆本于脾，脾虚乃发病之根本。湿热邪毒为致病之标，内外湿邪停滞日久，或从热化，或从寒化，从热化则湿热蕴结，壅滞肠间，与气血相搏结，使肠道传导失司，脂络受伤，气滞血凝，腐败成疡，化为脓血而痢下赤白。瘀血阻络贯穿疾病始终，既是溃疡性结肠炎的病理产物，又是其重要致病因素，气虚、气滞、湿热诸邪均可致瘀，而血瘀形成后，更加阻滞气血，运行愈加不畅，与肠间诸邪相搏结，壅滞肠中，肠络失和，血败肉腐，内溃成疡。瘀血不去，新血不生，瘀血越甚，气血愈虚，病程迁延，缠绵难愈。诸邪与瘀血相搏结，所致肠络局部组织产生一系列的病理损害，即气血阻滞于大肠，郁而化热，热盛则肉腐，血络破损则内溃成疡。治疗上采用了健脾益气以固本、清解化湿以治标，兼以调气行血的治法，自拟安肠愈疡口服方并配以中医外治法生肌消痈、灌肠方祛腐生肌，临床疗效显著。

2. 生肌消痈灌肠方

组成：败酱草、椿根皮、白及各 30 g，三七粉 3 g，儿茶 9 g，枯矾 6 g。

功效：解毒消痈，涩肠止痢。

主治：休息痢。

方解：方中败酱草解毒消痈，祛瘀排脓；椿根皮清热燥湿，涩肠止血；三七既能止血，又能散瘀，止血而不留瘀，活血化瘀又不至于促进出血；白及收敛止血，消肿生肌，与三七相伍去腐生肌、敛溃而不留邪，四药针对主要病因 - 湿热及局部病理变化 - 痈疡而设，所以共施君臣之职。儿茶收湿敛疮，生肌止血；枯矾燥湿、解毒、止泻、止血，二者共为佐使。全方药少力专，保留灌肠直达病所。

立方思路：祛腐生肌为局部治疗的关键，无论外感湿热还是素体脾虚，内生水湿郁而化热，湿热之邪与气血相搏结，终使肠道传导失司，脂络受伤，血腐肉败而成痈疡。结合现代医学，溃疡性结肠炎虽然与全身免疫功能有关，但是病变以结肠局部的炎症、溃疡为特征，而且最常发生的部位是直肠和左半结肠，内服中药可发挥整体调节功能，而局部灌肠可使药物直达病所，局部药物浓度高、起效快，因此应用具有清热燥湿、活血止血、祛腐生肌之中药，如三七、白及、儿茶、枯矾、马齿苋等保留灌肠，可以加快病灶局部水肿、糜烂的消除，促进痈疡的愈合，因此祛腐生肌为局部治疗的关键。

3. 健脾活血汤

组成：党参 15 ~ 30 g，黄芪 30 ~ 90 g，生白术 12 ~ 18 g，茯苓 12 ~ 18 g，生

白芍 12 ~ 15 g，芡实 9 ~ 15 g，薏苡仁 12 ~ 18 g，五倍子 3 ~ 6 g，肉桂 3 ~ 6 g，丹参 12 ~ 15 g，蜈蚣 1 条。

功效：益气健脾，活血利水。

主治：湿瘀互结之胃痛、痞满。

方解：党参、黄芪健脾益气为主药，白术、茯苓、薏苡仁、芡实增强主药健脾益气功效，以利水渗湿；配伍丹参活血化瘀以止痛，白芍柔肝止痛；辅以五倍子制酸止痛，蜈蚣散结止痛，肉桂温中散寒止痛。

立方思路：方中的党参和黄芪的用量较大，黄芪用量多数为 90 g，其《本草汇言》语黄芪“补肺健脾”，《本草从新》谓党参“补益中气，和脾胃”。因此，参、芪合用体现了益气健脾的作用。《本草通玄》谓白术“补脾胃之药，胜湿，除痰饮，消肿满，治湿痹”。《世补斋医书》曰：“茯苓一味……可以行水，又可以行湿。”故白术配茯苓既可助参芪的益气健脾的作用，又可渗湿利水，此二药一举两得。《神农本草经》曰：“白补赤泻，白收赤散”，此用白芍不用赤芍，即体现白芍的补益和收敛作用。五倍子配生白芍，具有收敛水谷精微之用；再配上甘味的参芪，酸甘化阴的理念，“久病入络”“血不利则为水”，加用活血通络的丹参及搜风剔络的蜈蚣，活血利水。

4. 胃炎 1 号方

组成：黄芩 12 g，清半夏 9 g，干姜 6 g，黄连 9 g，党参 21 g，白术 12 g，茯苓 15 g，砂仁 12 g，木香 12 g，陈皮 12 g，吴茱萸 6 g，焦山楂 12 g，麸神曲 12 g，炒麦芽 12 g，甘草 3 g。

功效：平调寒热，消痞散结，健脾消食。

主治：寒热错杂之痞满。

方解：方中清半夏、茯苓、砂仁，燥湿散结消痞，为主药；干姜、吴茱萸辛温散寒，黄芩、黄连清热解毒，四者相配，平调寒热，散结消痞；陈皮、木香理气健脾，焦山楂、麸神曲、炒麦芽和胃消食，互相配伍，健脾消食；配伍党参、白术补益脾气为辅药；甘草调和诸药。诸药合用，共奏平调寒热、消痞散结、健脾消食

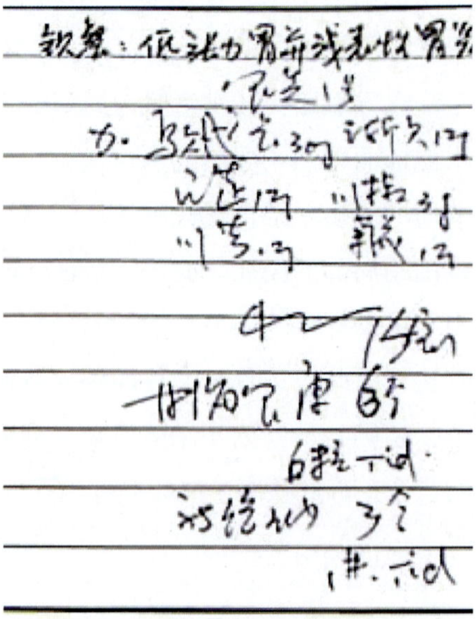

隗继武教授处方手迹

之功。

立方思路:《伤寒论·辨太阳病脉证并治》谓:“但满而不痛者，此为痞，柴胡不中与之，宜半夏泻心汤。”方中以辛温之半夏为君，散结除痞，又善降逆止呕。臣以干姜之辛热以温中散寒，黄芩、黄连之苦寒以泄热开痞。以上四味相配伍，具有寒热平调、辛开苦降之效。然寒热互结，又缘于中虚失运，升降失常，方中以白术、茯苓、砂仁健脾渗湿，木香、陈皮理气健脾，吴茱萸辛散苦泄，散能散寒止痛，兼能疏肝解郁，降逆止呕，制酸止痛，以助半夏之功，焦三仙以促消化，助脾运为佐药。甘草补脾和中、调和诸药。全方寒热互用以和其阴阳，苦辛并进以调其升降，补泻兼施以顾其虚实，使寒去热清，升降复常，则痞满可除，呕利自愈。

（整理者：王　帅）

邵念方

一 医家简介

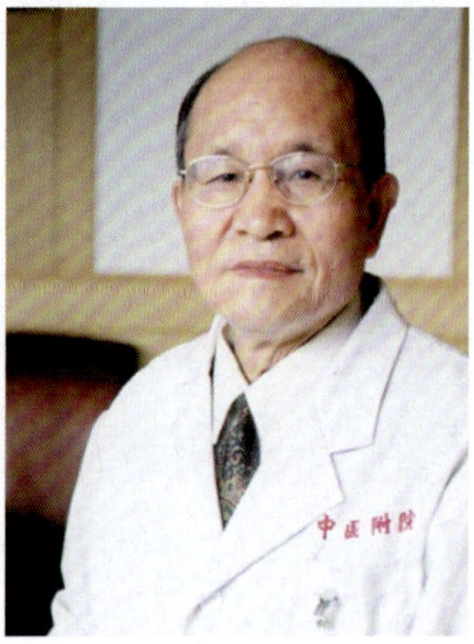
邵念方

邵念方，男，1937年生，河南省濮阳县人，山东中医药大学附属医院（山东省中医院）主任医师、教授、博士研究生导师。1965年毕业于山东中医药大学，同年就职于山东省中医院。师承山东省中医院韦继贤院长，为其关门弟子并得真传。1977—1979年在援藏，1986—1998年任山东省中医院第一任急症科主任，因其工作成绩突出，在1992年被国家中医药管理局评为“为中医急症工作做出显著成绩的先进工作者”，急症科亦被评为“中国中医先进急症科”，将本院急症科带入全国急症事业的先进行列，使急症科上了一个新台阶。2007年邵念方于山东省中医院退休，后返聘至本院老专家门诊坐诊，继续悬壶济世。

因工作业绩突出，邵念方教授1992年被评为“山东省专业技术拔尖人才”，1993年被国务院学术委员会批准为博士研究生导师，同年经国务院批准终生享受国家政府特殊津贴，山东省教委连续两届委任其为山东省学位委员会委员。2003年被山东省人事厅、卫生局授予“山东省名中医药专家”称号，兼任中华中医药学会心病分会委员、中西医结合学会急症医学专业委员会委员、山东省医学会急症委员会副主任委员等职。1992年邵念方教授参加了国际中医心病学术研讨会，被推选为该会学术委员会副主席，其论文《从临床实践中看中医治疗急性心肌梗死的优势》，得到大会与会者的一致好评。2018年山东省委组织部为其下发“山东惠才卡”。

邵念方教授强调治病求本，扶正祛邪，调理气血，平衡阴阳，善于探讨医理，勤于实践。在临床实践中、科学研究时，他不断地汲取现代科学精华来发展中医、振兴中医，在理论上有独到见解，临床疗效显著。其著作《中医诊治心脑病症》《中国针灸中医治疗疑难病症》《中医诊断学》被翻译成英语发行到国外，为中医走向世界做出了贡献。2006 年中国现代百名中医临床专家《邵念方》由中国中医药出版社出版，并列为“十一五”国家重点图书。1990 年邵念方荣获山东省科协自然科学成果奖二等奖两项；主研《调脂片治疗高脂血症的临床与实验研究》通过省级鉴定，专家组评为全国领先水平，1996 年获山东省科委三等奖；《脑脉通口服液治疗急性缺血性中风的临床与实验研究》，1997 年获山东省科委三等奖；1998 年《益精提神法治疗多发性脑梗死性痴呆的临床与实验研究》通过鉴定，专家委员会评为国内领先水平，获山东省教科委科学技术进步奖二等奖。他研制出的“全息元锃磁针”对中风病半身不遂有奇效。邵念方有专利二项，其中一项荣获美国爱因斯坦国际发明博览会金奖。2007 年退休后，邵念方教授仍潜心研究中医养生，编著养生学丛书《哲理养生》等。邵念方教授累计发表论文 50 余篇，培养博士研究生 15 名、硕士研究生 9 名，师承韦继贤，传承齐鲁流派，培养徒弟数名。

二 成长之路

1937 年 12 月 10 日，邵念方出生于河南省濮阳县王称堌乡赵庙村一户穷苦的农家，他是父母的第 8 个孩子。小村坐落于县境东陲的黄河岸边，过河便是山东地界。邵念方出生时抗日战争全面爆发，遍地狼烟，生灵涂炭，生日恰逢农历腊月，正是“腊七腊八冻煞叫花”的一年中最寒冷的日子。那年 1 月，母亲刚生了一个孩子，母无生育之本，骨瘦如柴的母亲，挤不出一滴乳汁来喂养这个初来人间的可怜儿，更无牛奶、羊奶之类的替代品哺乳，家中最高级的食品只有一点点小米。既先天不足，又后天失养，好不容易活到 3 岁多，邵念方却染上了可怕的黑热病，家中穷得连饭都吃不上，哪有钱看病吃药，只能听天由命，苦熬 3 年，竟奇迹般逃过一劫。正所谓“黄鼠狼单咬病鸭子”，病好下床没多久，他又患上了当时无药可救的天花。束手无策的父母再次陷入绝望，父亲见他呼吸渐渐消失，就忍痛将他用破布包好准备埋到郊外去。悲痛欲绝的母亲，想看他最后一眼，发现他胸口微热，还有微弱的心跳，悲喜交加的父母赶忙将他放到堂屋门口用太阳光照着，也许暖暖的太阳赐予了神力，几个小时后，他又一次奇迹般地活了过来。小时候的邵念方发育极其不良，骨瘦如柴，又黑又丑，比同龄孩子矮了一大截，7岁时还不太会说话。村里人给他起了一个带有歧视性的外号——“四傻子”（父母将四哥送予他人，于是他在家中男孩排行晋升为老四），父母认为他一身傻气，将来也不会有什么出息，于是到了上学年龄，父母没让他入学，村里的儿童团组织也将他拒之门外。

1949年，12岁的邵念方再也压抑不住强烈的求知欲望，自己跑到学校报了名，令老师吃惊的是，他能1天背熟好几篇课文，更令人吃惊的是初小4年的课，他只学了2年多就考上了“高小（高级小学）”，而“高小”2年的课他仅学了1年。1953年他借了个毕业证，跨过黄河，从河南考入山东鄄城县第一中学，当时外省报考学生共275人，仅考中2人，他便是其中之一。三年之后他初中毕业，由于家庭经济状况所限，他本想考入一所中专院校来缓解家庭负担。在这关键时刻，一位老师得知他的志向后，大为惋惜，当即提出忠告说，“念方，你本是个大学苗子，怎么能去考中专呢？！”一语惊醒梦中人，他立刻改弦易辙，以优异的成绩考入菏泽一中。在中学学习期间，他的兴趣是文科，但在临毕业时弃文从医，考入了山东中医学院。在大学里，他为博大精深的中医药学的哲理所吸引，尤其是人与自然融为一体，天人合一的整体观念和辨证论治思想，使他的求知欲犹如熊熊烈火燃烧起来。于是他如饥似渴地学习，拼命地钻研，把四大经典：《黄帝内经》《难经》《伤寒论》《神农本草经》的主要条文在理解的前提下背诵下来，大学期间条件困难，同学们有一半以上患营养不良性水肿，1/3患营养不良性肝炎，他也不例外，每天拖着浮肿的身子，早晨6点起床，背诵四大经典。当时邵念方学了大半本《妇科学》，回老家探亲时，有5个结婚5年以上未怀孕的妇女找他诊病，吃了他开的方子，居然有3个怀了孕。这件事给了他莫大的鼓舞，从此他更加热爱中医，决心学好中医，为振兴中医事业而献身。

通过各门中医课程的学习和实践，他深深体会到中医学是个伟大的宝库，面对浩如烟海的中医典籍，死记硬背是不行的。通过学习典籍的精髓来武装自己，从百家争鸣各放异彩的奠基中学立场、学观念、学方法，学习以人为本的立场——医生的一切思想和行为都要站在病人的立场上，学天人合一——人体是一个大系统的整体关系，学辨证论治——非线性思维的科学方法，只有这样用与时俱进的观点来学习，才能用中医药学防治现代病，才能在继承的基础上有所发展、有所提高，才能更好地为当代人类的健康长寿作出贡献。在知识日益丰厚的同时，他的身体也强健起来，饭量大增，臂力过人，每次学校运动会上他都在标枪、手榴弹等投掷项目中夺取前三名。

1965 年邵念方大学毕业后分到山东中医药大学附属医院内科工作，上班第一天就接到山东省社教团去高密县（现高密市）搞社教运动的紧急通知，他没有犹豫，打起背包来就到高密农村参与社会主义教育运动，与群众同吃同住同劳动。除完成政治任务外，每天都早早起来拾粪，白天下地苦干农活，晚上除了开会，还主动给当地农民看病，夜里 12 点以前从未上过床，与当地农民共同拼搏了将近 1 年，当年便被拥有 7 000 多人的社教团评为先进工作者（当时仅有 7 人）。

1966 年 6 月，社教队伍撤回解散，他重新回到了医院。他深知，作为一名医生，天职就是治病救人。他每天按时上班，风雨无阻，雷打不动。他利用业余时间大量阅读，除了苦读中医药学经典，还广泛涉猎文史哲等人文学科和其他自然科学领域的著作，汲取各种营养。他很早就意识到，医学不仅是物质与技术的，更是精神与人文的，它应该成为一门涵盖诸多文明因子的学科。

1968 年春，山东省卫生厅任命邵念方为队长，带领一支由 20 多人组成的医疗队，赴高密抢救流行性脑膜炎病人。当时病区形势严峻，已经死亡了十几个儿童，受命于危难之际的他深感责任重大，立即带领大家以公社卫生院为阵地，采用中西医结合的办法，夜以继日地投入抢救工作，医疗队经过两个多月的拼搏，

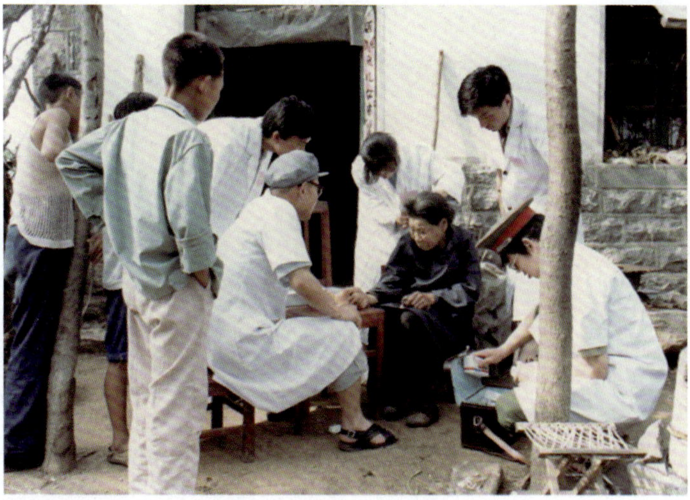

邵念方教授为村民诊病

彻底扑灭了当地的流行性脑膜炎疫情，医疗队抵达后没有再出现死亡病例，共挽救了160多名儿童的生命，同时他也体会到了中西医结合的良好疗效。1973年6月，院党委委派邵念方师从韦继贤老院长，旨在落实国务院中医继承工作指导精神。韦继贤老院长是全国名老中医，德高望重，又有深邃的医理和丰富的临床经验。韦继贤经常教导他，从医当以病人为本，不论教学、科研、防病治病，都应从这点出发，我们针对的是活生生的人，不是标本，这就是中西医不同之处。1975年5月，邵念方参加了山东省卫生厅举办的心脑血管病研究班，经过一年的深造，他熟练掌握了此类病症的诊疗规范，成为医贯中西的人才。1976年他回院创建内科心病研究组并任组长，1986年创建急症科并任主任，在工作期间他坚持早上班晚下班的习惯，主动与大家轮流值中午班和夜班，春节晚上坚持值班多年。在工作中他是一名工作狂，他经常忙着科研公关任务，几天几夜不能好好休息。几十年以来，他对病人满腔热忱，全力以赴，对急难危重患者总奋不顾身地进行抢救。他认为医道从诞生之日起，即注定了其性质只能是生命的盾牌，当生命受到疾病的威胁时，容不得医者有半点犹豫和闪避。

1977年5月，邵念方不顾自己身患白细胞减少症和家庭困难的境况，毅然远赴西藏，并写诗言志：面对冰封雪山，笑迎风沙严寒，为给藏胞除恙，哪顾子稚父瘴。他在日喀则地区人民医院（现日喀则市人民医院）的中医科工作了2年时间。初到西藏时，医院化验室主任认为以他的身体状况很难活着回去。然而在自然环境恶劣、生活条件十分艰苦的情况下，仍用自己的一技之长，兢兢业业地为

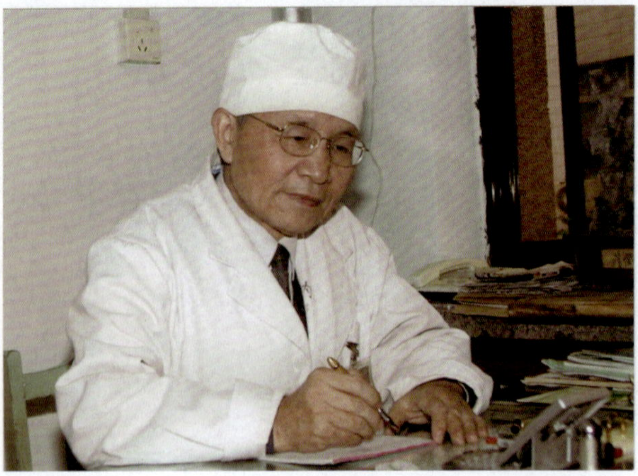

邵念方教授门诊

藏族群众服务，对治疗高原缺氧环境下的心血管疾病颇有心得，且取得了良好的疗效。他还带教藏族徒弟举办中医学习班，为留下永远不走的医疗队夜以继日地工作。邵念方在日喀则地区工作期间业绩突出，深受藏族同胞欢迎，曾多次被评选为“先进工作者”，回到山东时被评选为“优秀赴藏队员”，受到省领导的亲切接见和慰问。邵念方不但活着回到了山东，还带回一部医学著作，他把当时在西藏给该院医生讲课时的讲义编辑成书，名为《脏腑证治与用药》，由山东科学技术出版社出版发行。该书中的内容都是临床工作者读得懂、用得上的，他在辨证论治时受《伤寒论》中“小柴胡证但见一证便是，不必悉具”启发，对每一证的诊断提出了主症和兼症，只要具备主症1～3个，兼症具备1～3个即可诊断，这就开创了中医辨证论治的新途径，此乃这本书的闪光点之一，对医、教、研及学生实习带来了很多方便和指导作用。1979年5月邵念方由西藏返回医院内科工作，不久后晋升为主治医师，并兼任山东中医学院讲师，1986年晋升为副主任医师，兼任山东中医学院副教授，并于同年加入中国农工民主党，随后加入中国共产党，实现了夙愿，1992年晋升为主任医师、教授。

从1986年创建医院急症科并担任首位科主任以来，邵念方因工作业绩突出，于1992年被国家中医药管理局评为“为中医急症工作做出显著成绩的先进工作者”，山东省中医院急症科亦被评为“中国中医先进急症科”。他将医院急症科带入全国急症事业的先进行列，使急症水平上了一个新的台阶，并承担了国家

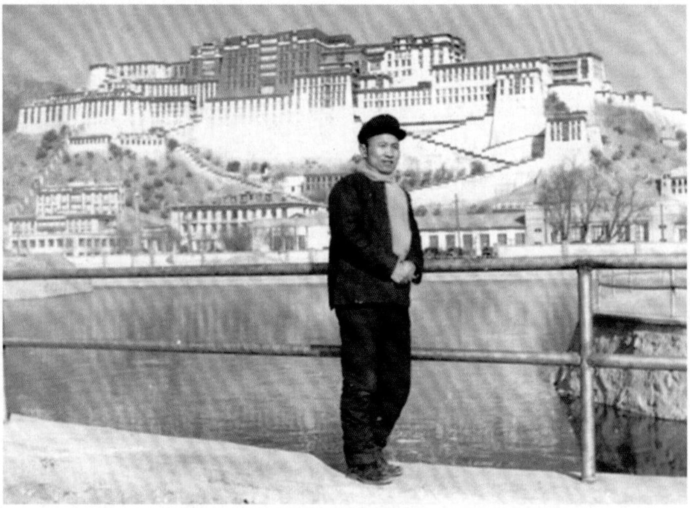

邵念方在西藏

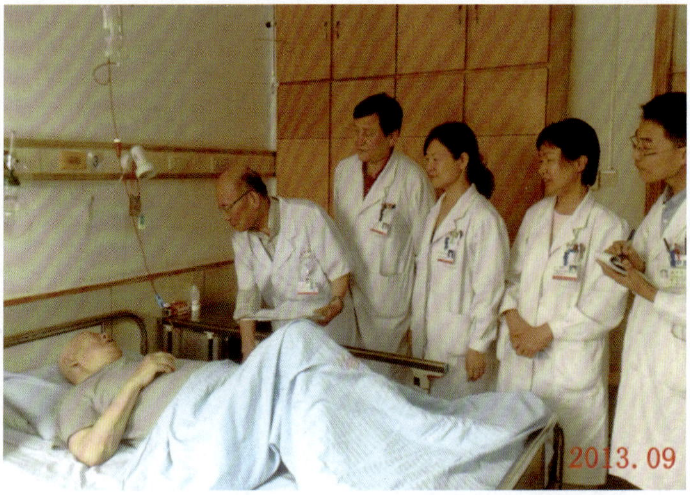

邵念方教授教学查房

“七五”“八五”的部分科研任务，被评为“山东省专业技术拔尖人才”，1993年被国务院学术委员会批准为博士研究生导师，同年经国务院批准，终生享受国务院政府特殊津贴，被省教委委任为山东省学位委员会委员，2003年被省人事厅卫生厅授予“山东省名中医药专家”称号。在多年的临床工作中，邵念方强调治病求本，扶正祛邪，调理气血，平衡阴阳，善于探讨医理，勤于实践，特别注重在临床实践和科学研究中吸取现代科学精华，以创新精神发展中医、振兴中医，在理论上有独到见解，临床疗效显著。在邵念方诸多科研成果中，有3项成果开发转制成国家新药，如调脂片、麝香心疼宁等。

自1990年带研究生以来，邵念方先后培养博士研究生15名，硕士研究生9名和多名高徒，他们都以优秀的成绩出徒，大部分在三甲医院工作，且已晋升为主任医师和教授，其中有1名院长、1名党委书记、3名副院长和1名领军人物，其中还有数名科主任和全国中医界名人。他们都在为传承、发展、创新中医药事业努力奋斗。

纵观邵念方的从医学习之路，中医经典著作的理解背诵贯穿始终，从十几岁时背诵四大经典，到壮年时通读古今中外经典医学专著，再到如今的承前启后，著书立作继承创新，中医经典都流淌在了他的从医长河里。

邵念方对命门的阐发，起初就是自明代赵献可在《医贯》中所说的“命门为十二经之主，肾无此，则无以作强，而技巧不出矣；膀胱无此，则三焦之气不化，

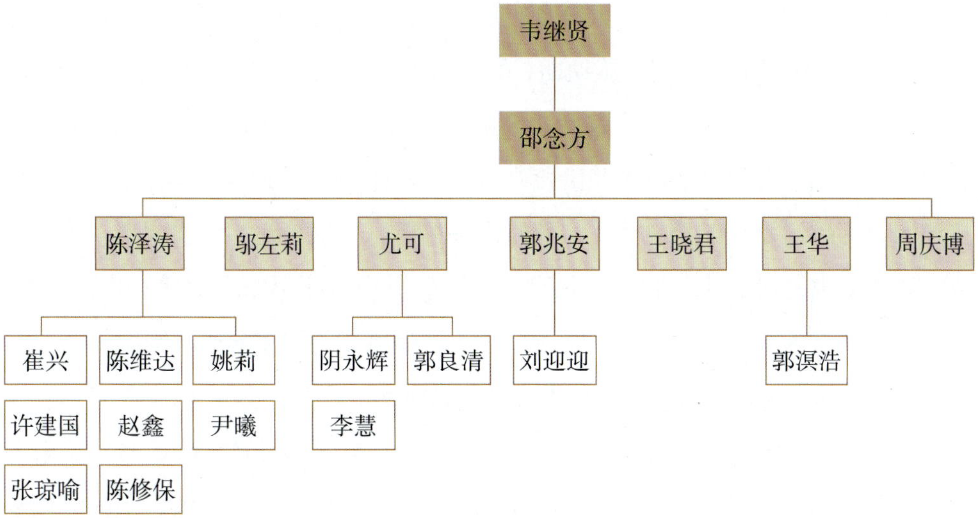

流派传承图

而水道不行矣；脾胃无此，则不能蒸腐水谷，而五味不出矣；肝胆无此，则将军无决断，而谋虑不出矣；大小肠无此，则变化不行，而二便闭矣；心无此，则神明昏而万事不能应矣。”在此基础上，他又广泛涉猎清代陈士铎《石室秘录》里说的：“心得命门而神明有主，始可以应物，肝得命门而谋虑，胆得命门而决断，胃得命门而能受纳，脾得命门而能转输，肺得命门而准节，大肠得命门而传导，小肠得命门而布化，肾得命门而作强，三焦得命门而能决渎，膀胱得命门而收藏，无不借命门之火以温养之也。”《难经·三十六难》中也说道：“……诸精神之所舍，元气之所系也。”《难经·八难》中又提道：“十二经脉者，皆系于生气之原，所谓生气之原者，谓十二经之根本也，谓肾间动气也，此五脏六腑之本，十二经之根……”在传统经典的指引下，邵念方结合临床工作经验，得出了“命门功能正常，机体的各种生理功能活动才循环不息。命门是与生俱来，是生理活动的起点。同时如果命门衰竭，生命也就结束了，所以说命门是病理过程的终点”这一学术理论。

邵念方对于中风病病因、病机及病位明确上，起初也受到传统理论影响，认为发病的基本病机为本虚标实，在本为肝肾阴虚、气血衰少，在标为肝阳化风、血虚生风、血瘀生风等所致的“内风旋动”，此后随着临床经验的丰富，发现中风之病，虽大多倏然而动，来势凶猛，症见多端，但未发之前多有预兆，可从“内风旋动”解释，但是中风已成，病人风势减缓，渐渐而息，空留一片废墟，瘀血痰浊经久难消。此时，内风已息，痰瘀独留，呈现痰浊瘀血为患之候。在此基础上创立出中风分期：内风旋动期（中风先兆、中风始发态）、内风平息期（起病1～3天）、痰浊瘀血期（起病3天以后）三个阶段，明确提出“无风论”。在内风旋动期，尤其是中风先兆阶段，由于虚风是中风发病与否及程度轻重之直接原因，因此治疗当以息风为主，兼以滋补肝肾、益气养血、活血化痰；中风即成，风势渐缓，则当标本兼顾，补肝肾、益气血与活血化痰息风并重；内风已息，无风可言，进入痰浊瘀血期，正气亏损、痰浊瘀血成为主要病机，则应围绕痰浊瘀血，立足于活血化痰通络为法，不可轻言息风。

中医经典是继承中医的基础，内含丰富的中医理论与基础知识，每一位中医学子都应当在理解的基础上熟练背诵，这对于中医的传承十分重要，同时经典必须结合现代，疾病谱、饮食、生活习惯的改变告诉中医学子要创新，在继承的基础上创新，结合近现代医家的浩瀚著作，在历史的长河中纵观古今，取其精华，凝练经典，创造出适合新时代的中医理论，这就是对经典最好的传承与创新。

三 学术思想

总的学术思想是治病求本、顺应自然，扶助正气，平衡阴阳。

1.“命门”是立命之本

命门是人类生命之根源，是人体正常生理功能活动的起点。它是人体病理发展过程的终点，命门与肾和三焦的关系甚为密切。

（1）命门是正常生理功能活动的起点：命门是“十二官”的根基，它的功能是通过三焦及十二经脉输送到全身各部，来发挥它的统帅作用，的确是“立命之门”。命门的物质基础是以五脏六腑的正常的生理功能活动来做保障，既需要先天之气的濡养，还要后天之气充分的供给。

（2）命门是病理过程的终点：古人对脏腑的生理过程的认识，是通过对病理现象的分析来实现的。虽然现在对生理功能的探讨有各种方法，但从病理反应推知生理功能，依然有其现实意义。只有久病或者重病使五脏六腑之精不足以供养时，命门的功能才开始衰退，表现为真阴或真阳虚或二者俱虚。清末何廉臣对命门的功能这样说：“阴阳合辟存乎此，呼吸出入系乎此，无火能令身体皆温，无水能令身体皆润，此中一线未绝，则生气一线未亡。”说明了命门是人体一切能量供给的源泉，如果命门衰竭，生命也就结束了。所以说命门是病理过程的终点。无论是养生还是治病，都要以养护命门元气为宗旨。

命门学说在老年病学方面的指导意义：在人类生命中经过童年、青年、壮年和老年是自然规律，这一规律与命门真阴真阳的盛衰有密切关系，正如《医学正传·命门主寿夭》所说：“或问：人之寿夭不齐何欤？曰：元气盛衰不同耳。夫人有生之初，先生二肾，号曰命门，元气之所司，性命之所系焉。是故肾元盛则寿延；肾元衰则寿夭，此一定之理也。”童年命门真阳催动着儿童的发育；青、壮年时期命门真阴真阳表现机体隆盛，精力充沛；老年时期，命门真阴真阳逐渐表现机体消瘦或臃肿，精神萎靡，直至死亡而告终。

2. 中风无风论

中风为中医“风、痨、臌、膈”四大难证之首，从古到今，研究者颇多，见仁见智，或主外风，或主内风，论治必言息风。然邵氏通过对中风理论的分析研究，积四十余年临床经验，结合当今研究进展，提出“中风无风论”：认为中风发病源于风，中风既成多无风，破前人之成说，翻古来之定案，值得认真关注探讨。

邵念方认为，对中风病的发病机制应动态地分析研究。中风之病，大多倏然而动，来势凶猛，症见多端，但未发之前多有预兆，此即中风先兆。中风先兆和中风始发态当以“内风旋动”立论，尤其是中风先兆阶段。中风先兆患者大多年老体弱，积损正衰，素体肝肾不足，气血亏损，存在瘀血痰浊。发病的基本病机为本虚标实，在本为肝肾阴虚、气血衰少，在标为肝阳化风、血虚生风、血瘀生风等所致的“内风旋动”。若正不甚虚，肝肾不足、气血亏损尚未显露，虚风未起，瘀血痰浊不足为患，犹可随血运行，不致阻塞脉络，则机体处于“亚健康”。若遇诱因，或因气候之寒暑，或因五志之过极，或因生活之失节，导致气血运行逆乱，“亚健康”平衡遭到打破，虚风内生，内风旋动，夹痰夹瘀，横窜经络，循行周身，风势愈甚，所夹之痰浊瘀血愈重。当足以阻塞脉络，瘀阻脑络，扰动清窍时，则出现中风先兆，发为眩晕、肢麻、言语謇涩、视歧昏瞀，重者晕厥、轻瘫。若诱因消除，正气得扶，风热减弱，归于平静，则诸症可除，否则风夹痰瘀，愈来愈甚，则可直冲犯脑，蒙蔽清窍，瘀阻经脉，愈瘀愈甚，恶性循环，发为中风，出现猝然昏倒、㖞僻不遂。之后，风势减缓，渐渐而息，空留一片废墟，

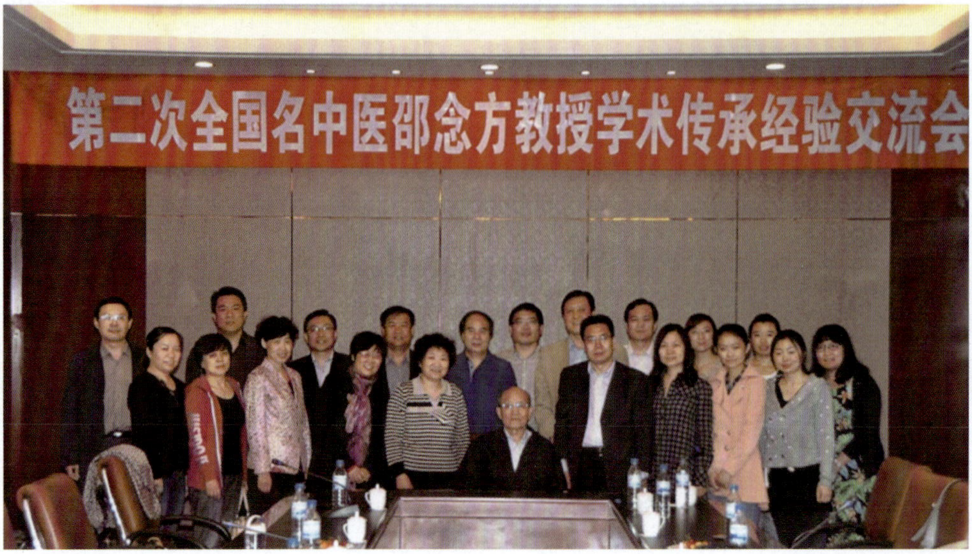

邵念方教授学术经验传承交流会

瘀血痰浊经久难消。此时，内风已息，痰瘀独留，呈现痰浊瘀血为患之候。临床所见神志昏蒙、半身不遂、口眼㖞斜、肢体困重、舌强语謇、舌质瘀暗等俱为瘀血、痰浊停于脑府，元神被困，阻塞经络，肢体失和之主要特征。

鉴于中风之演变起于内风，止于痰瘀，将中风分为内风旋动期（中风先兆、中风始发态）、内风平息期（起病 1 ~ 3 天）、痰浊瘀血期（起病 3 天以后）三个阶段，明确提出"无风论"。在内风旋动期，尤其是中风先兆阶段，由于虚风是中风发病与否及程度轻重之直接原因，因此治疗当以息风为主，兼以滋补肝肾，益气养血，活血化瘀；中风即成，风势渐缓，则当标本兼顾，补肝肾、益气血与活血化瘀息风并重；内风已息，无风可言，进入痰浊瘀血期，正气亏损、痰浊瘀血成为主要病机，则应围绕痰浊瘀血，立足于活血化瘀通络为法，不可轻言息风。

3. 毒邪理论

邵念方教授在继承恩师韦继贤解毒排毒理论的基础上，创立出"毒邪理论"，认为风寒暑湿燥火邪气在侵袭人体时，都会产生病理因素"毒邪"，作用于机体及心、肝、脑等靶器官而产生心火、肝火等病理因素。因此，治疗上擅于加用清开灵、心脉宁、脑脉通等中成药，发挥清热、通腑、涌吐、发汗等作用，达到祛邪外出、排毒解毒的功效。同时正邪交争使机体高热不退。《黄帝内经》云"壮火食气"，日久必元气大伤，所以邵念方教授在用清热、解毒、排毒治疗时，若患者高热数日，必加西洋参、人参来补益元气，于临床常常收到很好的疗效。

4. 胸痹心痛病新治

邵念方教授倡导“心主血脉，以气为用”。他指出胸痹心痛的基本病机为心脉痹阻，病机特点为正虚邪实、标本错杂。心气亏虚是胸痹心痛的发病基础。脏腑功能失调所产生的瘀血、痰浊、气滞、寒凝等毒邪积聚胸中，痹阻心脉，是发病的重要因素。邵念方教授立足以心气不足为胸痹心痛的主导病机，在预防或治疗中标本兼治，以补益心气为主，辅以温通心脉、活血解毒，创制了方剂冠心保丹饮，治疗胸痹心痛患者不计其数，效验颇丰。

四 典型医案

1. 虚劳

王某，女，84 岁，家庭妇女。1979 年 5 月 8 日初诊。

主诉：精神萎靡加重 1 天。

现病史：患者于 1 天前因着凉出现胸闷，心悸，息微，微咳，吐少量白痰，倦怠乏力，不能自持，神情淡漠，微自汗出，口微渴，午后低热，食少纳呆，大便三日未行，小便可，舌质淡红，舌苔薄白，脉微细数。患者素有慢性支气管炎、肺气肿、冠状动脉供血不足。体格检查：体温 37.5 ℃，血压 95/65 mmHg，心率 108 次 / 分，心音低弱律整，无明显杂音，两肺呼吸音低弱，未闻及干湿啰音。腹壁软，肝脾未触及。

辨证思路：患者年老，命门虚衰，脏腑亏损，《黄帝内经》曰“精气夺则虚”。患者心肺气虚，复感外邪，心气虚帅血无权，故胸闷、心悸；神明失养，故精神萎靡；肺气虚则息微、微咳，卫外不固，外邪入里而化热，故午后低热；脾气虚弱，故食少纳呆。舌质淡红，苔薄白，脉微细数也是气血亏虚之象。

中医诊断：虚劳（命门虚衰，心肺气虚）；西医诊断：缺血性心脏病。

治则：补气扶正，兼以达邪。

处方：防老保健丹加减。人参 6 g，桂枝 6 g，生黄芪 15 g，丹参 15 g，茵陈 15 g，制何首乌 15 g，炒酸枣仁 15 g，柴胡 9 g，紫苏梗 9 g，紫苏叶 9 g，前胡 9 g，五味子9 g，生山楂9 g，生麦芽9 g，生姜2片，大枣3枚。水煎分数次服，日1剂。

二诊：5月11日。症情微减，舌同上，脉较前缓和有力。体温37.1 ℃，血压110/80 mmHg。

处方：继服上方，党参15 g易人参。

三诊：5月14日。精神好转，饮食增多，诸症基本消失。舌质淡红苔薄白，脉缓和。体温36.5 ℃，血压130/85 mmHg。此乃外邪已除，正气未复。

处方：上方去紫苏叶、前胡，继服。

四诊：5月20日。服上药6剂，患者已能下床走动，但稍一活动则胸闷、心悸、胸中隐痛，余无所苦，舌脉同上。

处方：继服上方隔日1剂，以巩固疗效。

随访：患者愈后做心电图示广泛前壁陈旧性心肌梗死，时已如常人。

按语：虚劳是以脏腑亏损、气血阴阳虚衰，久虚不复成劳为主要病机，以五脏虚证为主要临床表现的多种慢性虚弱证候的总称。《难经》论述了其治则："损其肺者益其气，损其心者调其荣卫，损其脾者调其饮食，适其寒温，损其肝者缓其中，损其肾者益其精。"患者病初兼有外邪，故加紫苏叶、前胡宣肺解表，加炙甘草配桂枝益气通阳，加五味子敛肺止汗，去大黄、金樱子，使全方功效切合病机，收效迅速。

2. 中风

于某，女，57岁。1985年10月17日初诊。

主诉：右侧半身不遂，口眼㖞斜，失语，便秘1天。

现病史：患者昨日早8点起床后突发右侧肢体麻木，活动不利，口眼㖞斜，言语謇涩，大便干结，随即就诊于急症室，诊断为"缺血性脑血管病"，给予丹参注射液、曲克芦丁等药物治疗，病情持续进展，现除主症外，尚有纳呆、腹胀、溲赤。舌质红，苔黄厚腻，脉弦滑数。查体：血压150/90 mmHg，右侧鼻唇沟变浅，口角左歪，伸舌右偏，右侧肢体反射肌力0级，肌张力增高，双侧肱二头肌、肱三头肌亢进，膝腱反射亢进，右侧巴氏征（+），右侧踝阵挛（+）。

辨证思路：本证属中医学"中风－中脏腑"痰瘀阻络证。患者腑热内结，故便秘溲赤，中焦气滞，故纳呆、腹胀、脉弦，火热炼液为痰，气滞血瘀，痰瘀互结，风痰上扰，阻滞不通，脑络瘀阻，气血闭阻，肢体官窍失于濡养，故半身不遂，口眼㖞斜，失语；舌脉俱为佐证。

中医诊断：中风－中脏腑（痰瘀阻络证）；西医诊断：脑梗死急性期。

治则：通腑泄浊，化痰通络。

处方：通腑汤加减。大黄 9 g，瓜蒌 30 g，郁金 9 g，石菖蒲 12 g，胆南星 9 g，天竺黄 9 g，土鳖虫 6 g。水煎服，日 1 剂。

二诊：服上药 12 剂，患者腑证消失，口眼㖞斜好转，语言能表达 5 个字以内的词语，右下肢能够踩住地面，肌力 4 级，饮食，二便正常。

处方：上方加何首乌、怀牛膝、桑寄生各 18 g，麦冬 30 g。

三诊：服上药 94 剂，诸证除上肢瘫痪外消除，上肢肌力仍为 0 级。

按语：此案正如《中风无风论》中所说，“中风病已得，无风可言，只有痰浊阻于经络，燥屎壅于腑中，故当治以通腑泄浊，化痰通络，不盖用息风解痉之法。”使用通腑汤通腑泄热，化痰通络，顺降气血，除去病因，则诸症可解。

3. 胸痹

王某，男，43 岁。1995 年 3 月 7 日初诊。

主诉：反复发作心慌、双下肢浮肿 4 年。

现病史：患者 4 年前出现心慌、双下肢浮肿，心电图示“心房纤颤”；心脏 B 超示风心病、联合瓣膜病变，诊为“风心病”。患者 4 个月前因劳累上述症状加重，感胸闷、憋气，胸痛，全身无力，基本卧床不起，动则喘促，心慌，纳少，双下肢浮肿，舌淡暗苔白，脉细弱结代。心脏 B 超示：①二尖瓣狭窄（中度），关闭不全（轻）；②主动脉瓣关闭不全（轻）；③三尖瓣关闭不全（轻）；④肺动脉高压（轻），左房 56 mm，二尖瓣口面积 0.98 cm^2。

辨证思路：患者素有心疾，迁延日久不愈，由劳累诱发加重，《素问・举痛论》云：“劳则喘息汗出，外内皆越，故气耗矣。”已虚之体，骤然气耗，见全身乏力，虚者愈虚，心气虚则运血无力，肺气治节失司，血脉瘀滞，心脉痹阻，不通则痛，则见胸痛、心慌；脾气虚则失健运，化生乏源，痰饮内聚，上凌于心，见心慌、喘促；瘀血愈甚，迫津外泄，抑制水液回流而致水湿泛溢，出现肢体浮肿。舌质淡暗苔白，脉细弱结代为气痰血瘀、水饮内停之象。

中医诊断：胸痹（气痰血瘀，水饮内停）；西医诊断：风湿性心脏病。

治则：益气活血利水，佐以理气。

处方：生黄芪 45 g，党参 20 g，麦冬 30 g，赤芍 12 g，木香 6 g，当归 12 g，

桃仁 12 g，红花 12 g，厚朴 10 g，北五加皮 10 g，茯苓 30 g，葶苈子 12 g，生山楂 18 g，炙甘草 3 g。6 剂，水煎服，日 1 剂。

二诊：来人代诉，患者服 3 剂药后即能下地做轻微活动，唯感全身无力，余证均减。

随访：上方出入，前后共服 30 余剂，患者于 4 月份起开始上班，一般活动无明显不适。半年后随访，病情一直较稳定。

按语：治疗“风心病”，应初期重视清热凉血，中期重视辨证施治加用活血化瘀药物，佐以理气，对病久者则重在补气、利水，分期论治。《素问 · 痹论》云：“心痹者，脉不通，烦则心下鼓，暴上气而喘。”本文所举案例，综合脉症已属胸痹后期，病机以“虚”“瘀”“水”为特点，心气心阳亏虚是病理基础，血瘀是中心病理环节，痰浊和水饮是主要病理产物，故用黄芪、党参、麦冬、茯苓等药益气；赤芍、丹参、桃仁、红花、当归等药活血；葶苈子、桑白皮、北五加皮等药利水消肿，三者合用，标本兼治，使瘀化水消气复，故病可速愈也。需要注意的是，祛邪当中病即止，防止因过度利水造成阴伤和血瘀加重。

4. 暑温

程某，男，33 岁。1990 年 8 月 15 日初诊。

主诉：高热 6 天。

现病史：6 天前因外感而致发热（体温 39.5 ℃），恶寒，头痛，咽微干，微咳，鼻塞，经某医院用犀羚解毒片、青霉素、头孢菌素、螺旋霉素等药治疗 3 天，高热不但不退，而且出现咽痛加剧、口舌溃疡、口唇疱疹、皮肤红斑等症状，诊断为“重症病毒感染”“药物过敏”。在输液中加入氢化可的松 200 mg，又用 3 天，体温夜间仍至 39.5 ℃。现症：高热（体温 39.6 ℃），咽痛，口渴，口唇疱疹溃破流血水，口不能张，舌不能伸，身有散在红斑，周身酸痛，倦怠乏力，行走困难，小便黄，大便干，脉象细数。查白细胞不高。

辨证思路：前期患者触冒暑邪，邪犯卫表，以致肺失宣肃，而见咳嗽、鼻塞；正邪交争，则见恶寒发热；发病急骤，热势亢盛，初起即见大热、大渴等气分阳明热盛之证；夏秋之交，暑多夹湿，湿性黏腻，痹阻气机，经络肢体关节不通则痛；暑热之邪，易伤津耗气，可见全身倦怠乏力、行走困难。病情进展迅速，气分暑热病邪不解，可侵入营血，迫血妄行，出现斑疹；小便黄、大便干皆示一片热象，脉细数可见邪入营血。至于皮肤红斑，也可考虑为药物过敏反应。

中医诊断：暑温（邪入营血）；西医诊断：上呼吸道感染。

治则：解毒清热，凉血益气。

处方：犀角地黄汤合白虎汤加人参汤加减。生地黄 45 g，玄参 30 g，牡丹皮 15 g，生石膏 45 g，知母 15 g，西洋参 10 g，金银花 45 g，山豆根 30 g，芦根 45 g，生大黄 6 g，羚羊角粉 3 g（冲），生甘草 6 g。水煎频服，日 1 剂。

二诊：服上药 3 剂，热退身静（体温 36.5 ℃），食欲大振，口唇疱疹开始愈合，二便自调。

处方：上方继服。

三诊：服上药 6 剂，诸症消失，疱疹结痂。

处方：原方去生石膏、羚羊角粉，加麦冬、天冬、陈皮，再服 6 剂以巩固疗效。

按语：此案是在“毒邪理论”指导下进行辨证论治的。此病因夏秋之季，感受暑热毒邪，暑伤气分，易陷心营，夹湿漫延而成。暑为火热之邪，其性酷烈，极易伤人正气，所谓“壮火食气”。证中热炽阳明，暑伤血络，气阴两伤三候并见，来势猛烈；治疗上即要果断解毒凉血祛邪，又要勿忘扶正固本，方能药投证所，效若桴鼓。

5. 感冒

刘某，男，37 岁。1990 年 12 月 9 日初诊。

主诉：反复高热 15 天。

现病史：患者 15 天前突然畏寒、高热，体温 40.0 ℃，伴有纳呆、头痛、全身骨节疼痛。当地诊断为感冒发热，经用感冒通、红霉素、青霉素、螺旋霉素、氢化可的松等治疗，体温仍在 38.5 ~ 40.0 ℃。现高热，畏寒，头痛，气短乏力，口苦咽干欲饮，脘闷胁胀，小便黄，大便干，舌质红苔淡黄少津，脉细弦数。实验室检查：血常规正常，大便潜血试验（++），肝功能示转氨酶轻度升高。肝胆 B 超检查正常。

辨证思路：邪气侵袭人体，首犯肌表，太阳之脉首当其冲，治疗不当后，郁里化热，《伤寒论》有言“血弱气尽，腠理开，邪气因入，与正气相搏”，经气郁滞，枢机不利，疏泄失调，升降失常，三焦失通，胆火上炎，郁而不得宣泄。气短乏力、口苦咽干，脘闷胁胀，脉细弦数，均为佐证。

中医诊断：感冒（邪郁少阳，气阴两伤）；西医诊断：上呼吸道感染。

治则：清解少阳，益气滋阴。

处方：小柴胡汤加减。柴胡 30 g，黄芩 15 g，人参 12 g，茵陈 30 g，生石膏 30 g，知母 30 g，金银花 30 g，生大黄 8 g，麦冬 30 g，沙参 30 g，郁金 15 g，三七粉 3 g（冲），甘草 6 g。水煎服，6 剂。

复诊：服上药 6 剂，诸症减轻，体温 36.5 ℃。稍有乏力，口干，舌质红苔白少津，脉细弱。实验室检查结果均正常。

按语：感受热毒之邪不解，邪热深入，热郁少阳之经，高热延久，壮火食气，气阴耗伤。以调畅少阳枢机，透邪外出，兼扶正气为法。

五 经验方和代表性成果

1. 保丹饮

组成：生黄芪 30 g，党参 20 g，麦冬 30 g，丹参 30 g，檀香 10 g，砂仁 6 g，酸枣仁 30 g，炙甘草 6 g。

功效：益气养阴，行气活血，和胃安神。

主治：气阴两虚，心脉痹阻所致胸痹。症见胸隐痛，时作时休，心悸气短，动则益甚，伴倦怠乏力，声息低微，面色晄白，易汗出，舌质淡红，舌体胖且边有齿痕，苔薄白，脉虚细缓或结代。临床适用于缺血性心脏病、心肌炎、心肌病出现上述症状者。

用法：水煎服，日 1 剂，或照此比例加工成水丸，每服 12 g，日用 3 次。

方解：保丹饮由保元汤（《博爱心鉴》）和丹参饮（《时方歌括》）化裁而来。保元汤由人参、黄芪、肉桂、炙甘草组成，有补气温阳之功；丹参饮由丹参、檀香、砂仁组成，有活血化瘀、通络止痛之效，化裁后共奏益气活血、通络止痛之效。

立方思路：患胸痹者多在 40 岁以上，“年四十，而阴气自半也”，故组方的总思路是益气养阴。心主血脉，其性主动，以气为用，只有心气充足，气血才能周流全身，故用生黄芪补气而卫外。气以通为要，故用檀香行气宽胸，通痹止痛。补气药只有与行气理气药配伍，才能有帅血通脉之功，不然的话，所补之气是“死气”，不但没有活力——帅血之力，反而会壅滞作胀，故补气药配行气药是合理配伍。用麦冬以补心阴，合气阴双补之意。血以活为贵，故用丹参补心血又兼活血止痛作用。这样补气、行气、活血三药并用，相得益彰，气得补而能通，血得补而能活。心主神明，故用炒酸枣仁宁心安神。用党参、砂仁、炙甘草健脾和胃，增其气血生化之源，培养后天之本，使全方功效更加完善。诸药共奏益气养阴，行气活血，和胃安神之效。

临证加减：胸痹（冠心病等），证候复杂多变，故在应用此方时应随症加减。胸痛：痛如刺，加红花、川芎、桃仁；胸痛彻背连肩项，加薤白、全瓜蒌、野葛根；胸中急剧疼痛，加炒延胡索、冰片、麝香。胸闷：痰闷：加瓜蒌、前胡、清半夏；食闷，加生山楂、炒莱菔子、炒枳壳。心悸怔忡：脉数，加生地黄、川黄连、磁石、琥珀粉；脉迟，加桂枝、细辛、熟附子；脉时数时迟，加川黄连、桂枝；脉结代者，炙甘草加至 10 ~ 12 g，加桂枝、生地黄、石斛等。

2. 中风组方

（1）中风Ⅰ号方

组成：泽兰 15 g，泽泻 20 g，制水蛭 5 g，炒土鳖虫 6 g，生大黄 12 g（后入），三七粉 6 g（冲），郁金 15 g，葛根 24 g。

功效：活血利水，清热开窍。

主治：中风病急性期水瘀阻脑，痰热闭窍证。症见突然昏倒，不省人事，或神志昏蒙，语言謇涩或失语，半身不遂，口舌㖞斜，大便秘结，舌质红苔黄厚腻或黑厚而燥，脉弦滑数。临床适用于缺血性和出血性脑血管病急性期出现上述症状者。

用法：水煎服或鼻饲，日 1 剂。

方解：此方用泽兰、泽泻、水蛭、土鳖虫活血利水为君药；用生大黄清热通腑，以消风火上冲之势而为臣药；用三七粉活血而不伤正，止血而不留瘀，以制君药活血太过，故为佐药；郁金、葛根行气开窍，升清通达载药上行，故为使药。大黄与葛根伍用，一升一降，共起升清降浊的作用。诸药合用，共奏活血利水、清热开窍之效。

立方思路：肝肾阴虚，肝阳上亢，肝风内动，风火上冲，冲破脑络，血溢脉外而成瘀血；或风火挟瘀挟痰上阻于脑，血为水载，水随血行。若瘀血停滞，阻塞络道，必致水液停留，泛滥为患，故张仲景云：“血不利则为水”。急则治其标。

临证加减：窍道闭塞，喉中痰鸣，痰热较盛者，加胆南星、黄芩、石菖蒲；

大便秘结，内火较盛者，加芒硝、炒枳实、黄连；神昏一日不醒者，加麝香、冰片、石菖蒲、白酒（兑入白酒 100 mL 为引）。此方不易久服，待病势稍缓，根据病情，辨证处方。

（2）中风Ⅱ号方

组成：生黄芪 30 g，制何首乌 30 g，制水蛭 3 g，炒土鳖虫 6 g，桃仁 10 g，川芎 10 g，鸡血藤 30 g，郁金 12 g，生山楂 20 g，野葛根 24 g。

功效：益气养阴，活血通络。

主治：中风病恢复期或后遗症期气阴两虚，脑脉瘀阻证。症见半身不遂，偏身麻木，语言謇涩或失语，口舌㖞斜，头晕目眩，舌质淡红有瘀斑或舌下静脉青紫，舌苔白腻，脉细涩或弦细。临床适用于缺血性或出血性脑血管病恢复期和后遗症期而出现上述症状者。

用法：水煎服，日 1 剂。或用 5 倍量，共为细末，泛水为丸，每服 12 g，日 3 次。

方解：此方用生黄芪、制何首乌益气养阴为君药以固其本；用制水蛭、炒土鳖虫、桃仁、川芎、鸡血藤活血化瘀，疏通脑络而为臣药；用郁金、生山楂行气解郁，消食化积，以制君药滞脾碍胃为佐药；用野葛根升达之性载诸药上达于脑为使药。诸药合用，共奏益气养阴、活血通络之效。

立方思路：人至中老年，气阴素亏，又加中风病急性期的损伤，气阴更加亏乏，瘀血阻络更加明显。

临证加减：舌强言謇，口中流涎明显者，每多痰瘀并阻，加胆南星、天竺黄、清半夏；患肢软弱无力者，加人参、白术、茯苓、杭白芍；患肢强硬难以屈伸者，加地龙、全蝎、蜈蚣、僵蚕；患肢麻木不仁明显者，加天麻、乌梢蛇、豨莶草；眩晕明显者，加天麻、钩藤、石决明；健忘明显者，加人参、郁金、石菖蒲；大便秘结者，加当归、肉苁蓉、炒莱菔子。

（3）中风Ⅲ号方（酒剂）

组成：人参 30 g，白芍 30 g，黄精 20 g，制水蛭 10 g，炒土鳖虫 10 g，丹参 30 g，川芎 15 g，野葛根 30 g，豨莶草 30 g，全蝎 10 g，蜈蚣 3 条，海藻 20 g，地龙 15 g，冰片 2 g。

功效：益气养阴，活血通络，化痰软坚，开窍醒神。

主治：中风病恢复期和后遗症期，痰瘀阻络证。症见除具中风Ⅱ号方所主症候外，重点还有神志恍惚，嗜卧乏力，健忘。同时此方对预防中风病复发有很好的效果。

用法：上方 4 倍量，泡 62 度的白酒 2 000 mL，1 周后，每服 15 mL（不会饮酒者）至 30 mL（会饮酒者），日服 3 次，饭后服。

方解：用上方泡酒缓缓治之。因酒能温经通络，又溶入冰片开窍醒神，一温一凉，一开一通，相得益彰，加上野葛根之升达解肌之功，三者载诸药直达脑髓发挥功效，用量虽小，而起四两拨千斤之功。

立方思路：中风病患者到了后遗症期，病邪本身对机体造成很大伤害，加上长期用药的毒副作用，终致元气虚衰，毒邪入络，不但后遗症难除，而且极易复发，故临床甚为常用，多能起到理想疗效。

临证加减：眩晕明显，血压偏高者，加天麻、杜仲、桑寄生；健忘明显者，加制何首乌、郁金、石菖蒲；语言謇涩者，加石菖蒲、郁金、桔梗；口渴咽燥，血糖偏高者，去豨莶草，加生地黄、知母、麦冬。

（整理者：郭溟浩）

林慧娟

一 医家简介

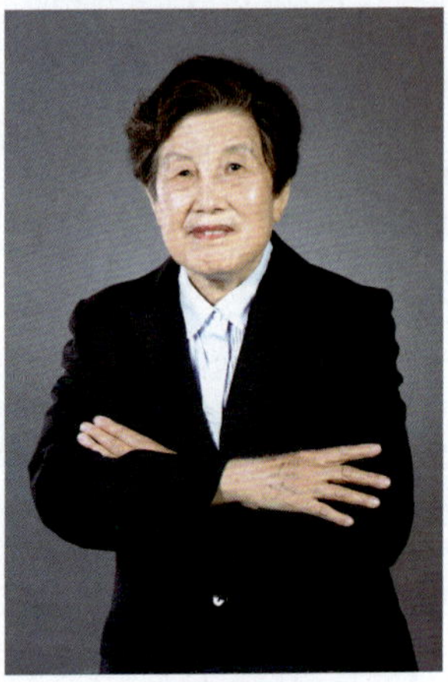
林慧娟

林慧娟，女，1941 年 10 月出生，山东省青岛市人。山东中医药大学教授、博士研究生导师，山东中医药大学附属医院心内科主任医师，曾任山东省中医院内科副主任、业务副院长等。山东省首批名中医药专家，全国第三、第四批名老中医药专家学术经验继承工作指导老师，国家中医药管理局名老中医传承工作室指导老师。兼任中华中医药学会中医内科专业委员会委员、中华中医药学会中药临床药理专业委员会委员、山东省中医药学会第四届理事会常务理事、山东中医药学会活血化瘀专业委员会副主任委员。济南市第十届政协委员。从事中医内科，特别是心血管专业临床 50 余年。经过几十年的钻研积累，林慧娟对治疗心律失常、冠心病、高血压病、心力衰竭、心肌炎等心血管病有着丰富的临床经验，尤其擅长治疗心血管疑难病症，研制了心疾宁胶囊（悸宁片）、桑仙降压颗粒、强心灵流膏等药物，临床疗效显著。其科研成果“心疾宁治疗快速型心律失常的临床与实验研究”“强心灵流浸膏治疗充血性心力衰竭的临床与实验研究”等获得山东省科学技术进步奖二等奖 2 项、三等奖 1 项、厅级一等奖 1 项、厅级 3 等奖 1 项，出版《中医临床实践与进展》《临证经验荟萃》《高血压现代诊断与治疗》《心律失常中医诊疗思路与临床实践》等著作，发表学术论文 30 余篇。林慧娟历年来培养博士研究生 12 名，硕士研究生 20 余名，全国名老中医学术经验继承人 4 名，指导住院医师规范化培训学员 10 余名。

二 成长之路

1941年10月，林慧娟教授出生在山东省青岛市一个普通家庭，美丽的环境熏陶了她文雅的气质，海风海浪给予她坚毅的性格。作为家中的长女，林慧娟很小就学会替父母承担一部分家务，照看两个年幼的妹妹。她学习用功刻苦，以优异的成绩顺利完成中小学学业，1962年进入山东中医学院本科六年制班学习，投身祖国医学的浩渺知识海洋。求学期间，她勤奋读书，善于钻研，显示出对中医药学的热爱。

1968年林慧娟毕业后服从组织分配，来到滕州市山亭医院工作。她对自己严格要求，养成了一丝不苟、勤学善思的工作作风。工作中遇到疑难问题，她一方面虚心向同事老师请教，一方面查阅书籍文献，直到弄清楚为止。出于对中医事业的追求，林教授很快又回到母校的附属医院，继续从事她心爱的中医内科临床工作。她熟读经典，注重基础，克服“文革”后期影响，专心临床。20世纪70年代中期，心血管疾病发病率逐年增加，林慧娟教授跟从著名中医心血管专家周次青教授，和其他同事一起，开始了中医心系疾病的攻坚之路。通过读书临证，以及科室内前辈老师的指导和言传身教，她的临床经验不断增加，逐渐形成了对冠心病、高血压、心肌病和心律失常的认识和诊治习惯，诊疗特色也逐渐显现。在对中医钻研学习的同时，林教授也十分重视中西医并举，为了跟上现代医学的

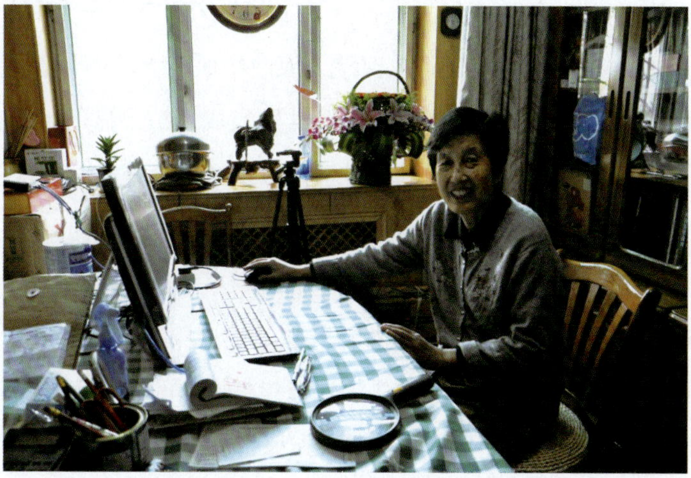

林慧娟教授在书房

发展，她坚持利用业余时间去山医附院（现山东大学齐鲁医院）听学术讲座，每周三个晚上风雨无阻。具体诊察病人时，她在四诊合参、辨证论治的同时，注意体格检查和理化检查分析，明确病人的中西医诊断，制订诊疗计划，从而更好地发挥中医特色，提高治疗效果，做一个明白医生。工作中她对病人十分关心体贴，对下级医师严格要求，从四诊查体、病历书写，到病情汇报、中西医诊疗计划等均一丝不苟。直到现在，很多跟随过林教授轮转或实习的医师和学生，对她的严格要求都记忆犹新，也从内心感谢那时候的学习经历。林教授的爱人从事体育运动及教练工作，经常外出训练比赛，因此林教授带孩子值班是家常便饭，但她从来没有影响过工作。在林教授的熏陶下，她的女儿从小就喜欢上中医中药，目前已成为岭南中医界的骨干人才。

自 20 世纪 80 年代末起，林慧娟教授担任内科副主任及医院副院长、常务副院长等职，繁忙的行政工作没有影响她对中医心血管事业的追求，她坚持门诊和病房查房，不断提高业务水平，先后晋升副主任医师、主任医师，被遴选为山东中医药大学硕士、博士研究生导师，带教指导硕士、博士研究生开展科学研究，撰写论文著作。主持并完成“心疾宁治疗快速型心律失常的临床与实验研究”“强心灵流浸膏治疗充血性心力衰竭的临床与实验研究”“解毒养心胶囊治疗病毒性心肌炎的临床与实验研究”等多项科研课题。

20 世纪 90 年代初期，林慧娟教授根据中医理论，结合个人临床经验，提出快速性心律失常的主要病机为阴血亏虚、火旺扰心，研制出滋阴养血、降火安神为主要治则的心疾宁胶囊，临床试验疗效可靠，于 1996 年申报了国家新药，并于 1999 年获得国家药品监督管理局批准进行了二期临床研究，研究由上海中医药大学曙光医院、黑龙江中医药大学附属医院、河南中医药大学附属医院及山东省立医院、山东大学齐鲁医院等五家三级甲医院共同完成。结果显示心疾宁疗效显著，深受病人的欢迎。该研究同时获山东省科学技术委员会三等奖。

在诊治老年高血压患者的过程中，林慧娟教授探索出该病的主要病机为肾虚血瘀，补肾活血法是治疗老年人高血压的基本大法。她分别于 1995 年、1997 年申报山东省科学技术委员会课题“补肾益气法治疗老年高血压的研究”和“桑仙降压颗粒的研究”，其中“补肾益气法治疗老年高血压的研究”获省科委二等奖，桑仙降压颗粒已通过专家鉴定，达国内领先水平。

20 世纪 90 年代，林慧娟教授针对心力衰竭病理机制，抓住气阳亏虚，水瘀内阻的病机，精心筛选药物组方，制成强心灵流浸膏，于1995年被列为山东省中医药管理局课题进行了深入研究。该课题丰富了中医治疗心衰的诊断学、治疗学及中西医结合应用的方法学，有重大的临床推广应用价值，达到同类研究的国内领先水平，获1999年山东省医药卫生科学技术进步奖一等奖。

林慧娟教授针对病毒性心肌炎提出“邪毒侵心、气虚血瘀”的病机学说，研制了以清热解毒利咽、益气活血养血为治则的解毒养心流浸膏，突出了总体治疗和辨证论治的原则，补泻同时，补而不滞，标本同治，表里兼顾，综合论治，兼顾全面。1996年山东省卫生厅课题“解毒养心流浸膏治疗病毒性心肌炎的研究”，鉴定达国内领先水平。

经过了数十年的临床实践，20世纪90年代到21世纪初的10年，是林慧娟教授临床和学术水平厚积薄发、不断提高、不断突破的黄金时期，她诊治心血管疾病的学术特色已经显现，学术思想已逐步形成。

2001年从行政岗位退休后，林教授发挥老骥伏枥、志在千里的精神，以饱满的劲头继续为中医事业奉献自己的力量，2003年被评为第一届山东省名中医药专家，2004年及2008年两次担任全国第三批、第四批名老中医药专家学术继承工作指导老师，把自己的学术经验毫无保留地传授给学生和徒弟们。为了保证学生和徒弟们的学习时间和学习效果，林教授在每周3次出诊的基础上，又特意增加周末的半天时间，或出门诊，或行讲座，保质保量完成教学任务。每次讲课的讲稿或者PPT，她都认真准备。近20年林慧娟教授共培养博士研究生12名，硕士

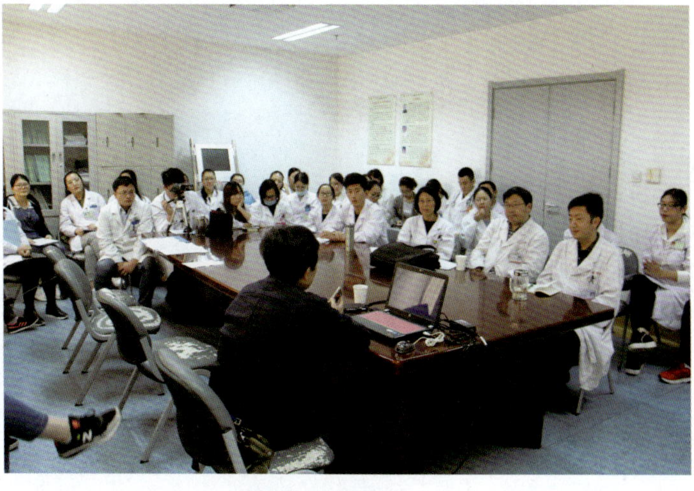

林慧娟教授学术分享

研究生 20 余名，全国名老中医学术经验继承人 4 名。这些学生分布在医院多个科室，以及北京、上海、青岛等地，从事中医内科心血管专业临床工作，成为业务骨干，运用从老师那里学习来的经验，结合自己的探索，更好地为病人服务。他们中的大多数也成为硕士研究生导师，有的还成为博士研究生导师，在指导学生的同时，把林教授的学术思想也传承了下去。

为了更好地挖掘整理林慧娟教授的学术特色和思想，2011 年林教授和她的学生们申报并获批国家中医药管理局林慧娟传承工作室，2015 年已通过验收。在工作室建设期间，林慧娟教授坚持门诊和病房疑难病例查房，定期举办学术讲座和沙龙讨论，带领工作室团队梳理学术经验，整理挖掘学术思想，同时认真研读中医经典，除了《黄帝内经》《伤寒论》等，她还阅读《医宗金鉴》《临证指南医案》《黄元御医学全书》(特别是《四圣心源》)等著作，并整理出精华和心得体会讲授给弟子们。工作室通过验收后，林教授并没有休闲下来，在坚持每周四个半天门诊的同时，响应医院“薪火计划”及中医经典全科化的要求，带领弟子们成立读书小组，采取自学和集体交流相结合的方式，重拾中医经典。

林慧娟教授非常重视从古代医家著作中吸取精髓，为己所用。她认为读经书既要读透、吃透，又要灵活掌握，不能机械呆板。她勤求古训，善用经方古方，如桂枝汤、瓜蒌薤白半夏汤、小陷胸汤、半夏泻心汤、柴胡疏肝散、生脉散、血府逐瘀汤等，但却师古而不泥古，常结合临证经验及需要加以变通。在临证用药时，林教授讲求方证相应，《黄帝内经》云“谨守病机，各司其属，有者求之，

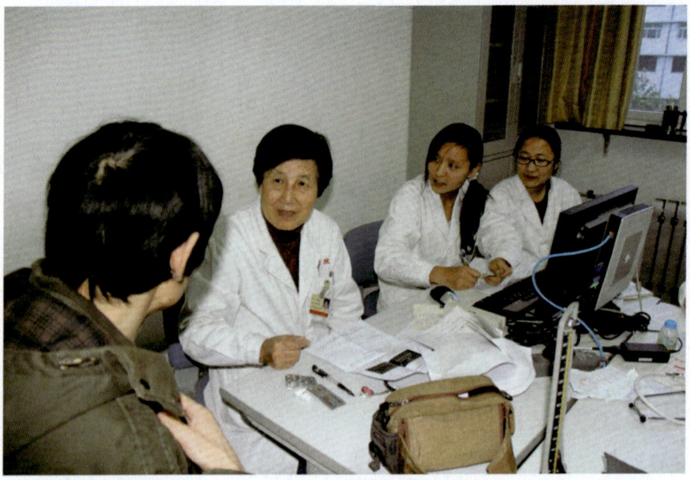

林慧娟教授诊病

无者求之”。而“谨守病机”的前提是准确地推求病机，即在尽可能详尽地审疾察症，完整地占有四诊资料的基础上，通过由此及彼、由表及里的归纳概括，分析综合，最后做出病机诊断，以利于遣选高效方药。

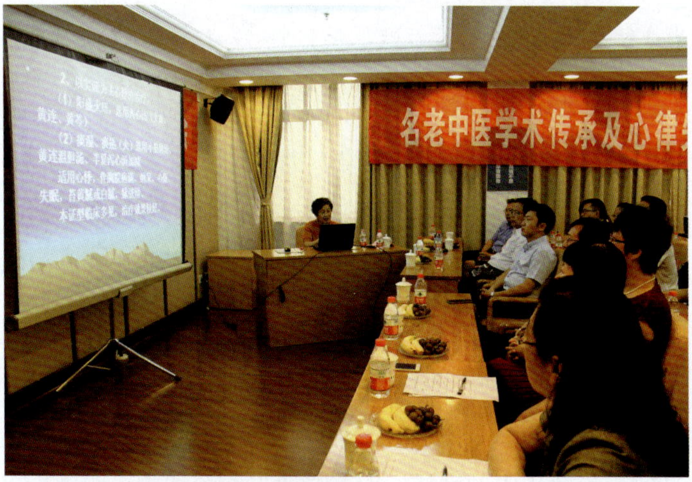

林慧娟教授学术讲座

对待病人，林慧娟教授始终耐心和蔼，一视同仁，时刻为病人着想，千方百计地努力解除他们的病痛。林教授出门诊总是随身提着一个布袋子，无论是到东区、西区门诊还是回家，都随身携带，里面放的是一些病历资料、客观检查和联系电话等，有时候资料多了真是挺沉的。这些资料有三个目的：一是特别有效的病例，林教授保存下来，总结成经验，定时或不定时地讲授给学生；二是一些疑难病例的材料，随身携带，时时思考，有时带回家查阅书籍文献，结合自己多年的经验，为病人提供更好的治疗方案；更多的资料是这一段时间就诊患者的客观检查、联系方式等，林教授复印下来，便于复诊时对照。对于一些慢性病病人还有病情不太稳定的病人，林教授经常亲自或者委托学生进行电话回访，询问病情和服药后的情况，指导药物使用和生活调摄，提醒及时就医。为方便病人正确地煎煮和服用中药，她还特地把中药和人参、阿胶等特殊药物的煎服方法打印出来，在出诊时送予病人，指导他们正确操作，以期最大限度地发挥药效。

林慧娟教授从医五十余年，临床审证求因，治病求本，燮理阴阳，调理脏腑，取得了满意的疗效。她勤求古训，善用经方古方，但又师古而不泥古；她善于向现代医学学习，借助现代科技研究发展中医。在不断的实践、学习和思考过程中，她的学术思想已然成形。

三 临证经验

1. 心悸（心律失常）

心律失常是临床常见病，可引起严重后果，甚至危及生命。冠心病、高血压、病毒性心肌炎、心肌病等多伴有心律失常，因此抗心律失常治疗是心血管病治疗康复的重要内容。林慧娟教授在多年临床实践中，根据中医基础理论，结合个人临床经验，总结出心悸一、二、三号等系列协定方剂，研制了以滋阴养血、降火安神为主要治则的心疾宁胶囊，疗效显著。

林慧娟教授通过几十年临床实践体会到，正确地认识病因病机、准确地辨证、合理地立法处方用药是中医药治疗心律失常的关键。她同时强调在临证时要做到“三明确”，即明确心律失常的性质、明确心律失常的种类、明确心律失常病人的基础心脏病情况，从中西医两方面把握心律失常的本质，分清轻重缓急，才能有的放矢，充分展现中医药的特色和疗效。

在辨证上，她强调首辨虚实、详辨脉象、明辨病情，临证时非常重视患者的脉象，她认为观察脉象变化是心悸辨证中重要的客观内容。心律失常是心脏搏动频率与节律的异常，这种异常变化可从脉象上反映出来，不同种类的心律失常必然反映其各自特点的脉象，各个脉象也有其相应的主病。在临证时她注重结合引起心悸的原发疾病综合分析，以提高辨证准确性。急性心肌炎、甲状腺功能亢进症所引起的心律失常，临床多表现为阴虚火旺或气阴两虚；冠心病所伴发的心律失常，多为气阴两虚、心脉瘀阻或气虚血瘀；神经官能症引起的心律失常，多属心虚胆怯或阴阳不调、心神动摇。风心病引起的心悸，以心脉痹阻为主；病毒性心肌炎引起的心悸，多由邪毒外侵，内舍于心，常呈气阴两虚、瘀阻络脉证；而心功能不全引起的心悸多为心阳虚衰。

治疗上，心悸虚证治当补益心气心血，调理阴阳平衡，以求气血调畅，阴平阳秘，并配合应用养心安神之品，促进脏腑功能的恢复。心悸实证治当宽胸理气、化痰清热、活血化瘀，并配合应用重镇安神之品，以求邪去正安，心神得宁。虚实夹杂时，当根据虚实之多少，攻补兼施，或以攻邪为主，或以扶正为主。根据脉象分为快速性和缓慢性分型论治。

（1）快速型心悸：对于脉象为数脉、疾脉、促脉等的快速型心悸，林教授总体上分为虚、实两类。她认为虚证为心虚失养作悸，实证为心被邪扰作悸。虚证治疗主要分型有心气不足（保元汤、生脉散）、心虚胆怯（安神定志丸、十味温胆汤）、心阳不振（桂甘龙牡汤、茯苓四逆汤）、心阴亏虚（补心汤、天王补心丹）、气血两虚（归脾汤、炙甘草汤）等；实证治疗主要有心肝火旺（泻心汤）、痰浊阻滞（温胆汤、小陷胸汤）、气滞心胸（心悸三号）、心血瘀阻（丹参饮、血府逐瘀汤）；虚实夹杂者有阴虚火旺（朱砂安神丸、二阴煎、心疾宁）、气虚血瘀（心痛宁方）。

（2）缓慢性心悸：对于脉象表现为缓脉、迟脉、结脉等属缓慢型心悸，林教授认为其病因病机为心肾阳虚或阴寒内盛，在临证时也要分清虚实。虚证有心阳虚弱（人参四逆汤合苓桂术甘汤）、脾肾阳虚（参附汤合右归丸）；实证有痰湿阻络（六君子汤合瓜蒌薤白半夏汤）、心脉瘀阻（心痛宁合麻黄附子细辛汤）、胸阳痹阻（瓜蒌薤白半夏汤、瓜蒌薤白白酒汤）。

2. 眩晕（高血压病）

林慧娟教授认为，眩晕病（高血压病）病理机制主要是由于机体阴阳失衡，气血逆乱，中医药治疗本病不在于单纯降低血压，重点在于调整机体阴阳的平衡，以期从根本上解除高血压病发生发展的内在原因，提高患者的生活质量。因此，林教授提出青年高血压治以泻火清肝、凉血解毒法，中年高血压治以滋补肝肾、平肝潜阳法，老年高血压治以燮补阴阳、活血通络法，更年期高血压治以调整阴阳。

老年高血压病多以肾虚血瘀为主，肾阴或肾阳均以肾中精气为物质基础，肾中阴阳的不足，实质上均是肾虚的表现形式。肾虚阳气不足，温煦推动血行无力，血行迟缓，瘀血阻滞络脉；肾虚阴精亏少，血脉失濡，脉道枯涩，血行不畅，都可使脑窍失养而眩晕频作。正如《读医随笔》所说“阳虚必血凝，阴虚血必滞”。高血压患者常见的老年斑、色素沉着、皮肤粗糙、舌有紫气、持久麻木等都是血脉瘀滞不畅的征象。高血压在整个病程中，尤其伴随心脑肾靶器官损害时，常常出现瘀血表现，瘀阻血脉是中老年高血压病的重要病理改变，冠心病、中风等高血压并发病症的发生无不与血瘀有关。治疗原则：补肾降压活血化瘀。老年高血压患者必须给予补肾治疗，或补肾阴，或补肾阳，或阴阳双补，补肾的药物有降压作用的有玄参、地黄、淫羊藿、桑寄生、杜仲、女贞子、沙苑子等，临床可根据情况选用。具有降压作用的活血化瘀的中药有川芎、三七、山楂、丹参、牡丹皮等。

（1）青年高血压：患者早期一般无明显症状，部分患者可有头痛，尤在剧烈运动时易发生。通常表现为高动力循环状态，即静息状态下心动过速，心前区搏动明显，沿胸骨左缘可闻及收缩期杂音。血浆肾素水平高于老年，且尿儿茶酚胺水平升高，尿缓激肽水平降低，交感神经系统活动也增强，患者常处于兴奋状态。林教授认为这类患者肝阳上亢和肝火偏旺，因此在治疗中要应用清肝泻火一类中药治疗，常用药物有黄芩、黄连、黄柏、栀子等。

（2）舒张压型高血压：林教授发现舒张压高的患者一般多体胖，此型因血容量多，可诱发高血压性心脏病、高血压脑病、脑出血等。治疗以健脾利水渗湿为主，减少血容量，减轻心脏容量负荷，如防己、杜仲、桑寄生、泽泻、茯苓、茵陈、益母草、川牛膝等。

（3）更年期高血压：中医学认为，更年期综合征为经绝之年肾气渐衰，冲任亏虚，阴阳失调所致。林教授常选用二仙汤。本方配伍特点：壮阳与滋阴泻火同用，方中仙茅、淫羊藿、巴戟天温补肾阳，生地黄、知母、黄柏能滋阴益精泻相火，临床中要灵活掌握两组药物的使用，过用温热药物，会使患者潮热症状加重，过用苦寒药物又会损伤阳气。

林慧娟教授认为，中医药治疗高血压虽然没有西药降压迅速，但中医注重根本调节，其优势主要体现在改善症状、改善患者生活质量，稳定疗效，逆转靶器官损害，减少并发症等方面，有着一定的优势。应该继续加以研究，中医药防治高血压的研究有望获得较大的突破。

3. 胸痹（冠心病）

针对冠心病病机，林教授在多年临床经验基础上，总结出心痛宁、宽胸散、心胃丹等经验方剂，形成自己独特的诊疗体系。她还借鉴前人风邪致病理论，针对心绞痛发作迅速、往来无常的特点，使用风药治疗，取得良好效果。

（1）注重脏腑辨证：中医学重视脏腑相关，胸痹的发病不仅与心有关，而且与其他脏腑的虚损或功能失调有关，因而林教授还从脏腑相关关系上探讨胸痹治疗方法的必要，《灵枢·厥病》提到了肝心痛、肾心痛、脾心痛、胃心痛、肺心痛五种厥心痛。林教授在临证时注重心胃同治、补肾固元、心肝同调。不可见心之痛，一味治心，既要重视心脏本脏气血阴阳的病理改变，注意其机体全身的症状特点，又应重视其他脏腑功能失调对心绞痛发病的影响，伏其所主，审因施治，才能提高临床疗效。

（2）擅长胸痹七法：活血化瘀法、温经散寒法、宣痹通阳法、理气解郁法、宽胸化痰法、祛风通络法、益气养阴法。林教授认为，冠心病治疗主要解决“胸痛”和“胸闷”。中医观点“不通则痛”“不荣则痛”，不通的原因：瘀血、痰浊、寒凝、气滞。由于心主血脉，气血相关，不论各种原因造成不通均离不开血分药和气分药。在活血化瘀的治疗中，要注意应用活血止痛类的药物。在宽胸化痰的治疗中，痰湿要注意应用温化药物。在对冠心病心率快的治疗中，要注意应用减慢心率的药物，降低心肌耗氧量。在辨证中要注意全身症状，中医的治疗就是通过调整阴阳平衡，达到改善症状稳定病情的目的。

4. 心衰（心力衰竭）

心力衰竭是各种心脏病发展到后期的危重阶段，林教授在中医理论指导下，积数十年临床经验，提出气阳亏虚、水瘀内阻为心力衰竭病理机制，拟定强心灵、保心方等协定处方，研制出中药制剂强心灵流浸膏，进行了科研课题的研究，临床疗效显著。她认为心衰主要沿循气阳亏虚、瘀血阻滞、水饮停蓄、气阴两虚的发展演变规律。其中心气心阳亏虚为本，是本病的病理基础；瘀血、水饮为标，是本病的主要病理因素。病位主要在心，但与肺、肾密切相关，并可涉及肝脾。治疗上，林老师遵循开鬼门、洁净腑、祛菀陈莝的原则，针对心力衰竭病理机制，抓住气阳亏虚、水瘀内阻的病机，运用真武汤、济生肾气丸以及自拟的强心灵方（人参、黄芪、天冬、麦冬、茯苓、白术、制附子、桂枝、干姜、葶苈子、大腹皮、赤芍、川芎、泽泻、炒酸枣仁、柏子仁、三七等）治疗。临证时她十分注意脾胃调理，常伍用健脾化湿之品，或健脾方和强心方交替服用。

5. 心瘅（病毒性心肌炎）

病毒性心肌炎是嗜心性病毒感染引起的心肌非特异性间质性炎症为主要病变的心肌炎。林教授认为正虚邪侵为病毒性心肌炎的发病主因。对急性病毒性心肌炎常分为 3 期：一为热毒侵心期，见发热身痛，鼻塞流涕，咽痒喉痛，咳嗽咯痰或腹痛泄泻，肌痛肢楚，继之心悸惕动，胸闷气短，舌质红，舌苔薄黄或腻，脉弦细数或促，多见于急性病毒性心肌炎早期，治宜清热解毒、滋养心阴，用自拟清咽解毒方治疗；二为正邪交替期，症见心悸，胸闷，气短，发热，咽部不适，舌质红苔薄，脉细或结或促，多见于急性病毒性心肌炎中期，治宜清热解毒利咽、益气活血养血，用林教授经验方解毒养心饮。

慢性心肌炎心律失常，本虚多为气虚、阴虚，部分可见阳虚，标实表现为“毒”和“瘀”。在治疗上，林教授认为关键在于益气养阴、清热化痰逐瘀。她特别注重清热养阴药的使用，一靠清热养阴药清除体内余邪，二靠在清热养阴基础上加用收敛镇悸的药物，如生龙骨、生牡蛎、磁石、紫石英以养阴安神。她认为慢性心肌炎病程较久，心血瘀阻是导致脉律紊乱的主要因素，所以有瘀血征象者，林教授加用活血化瘀药物，如赤芍、牡丹皮、延胡索、当归等，效果良好。

四 典型医案

1. 胸痹

彭某某，男，57 岁。2013 年 3 月 11 日初诊。

主诉：活动后胸闷胸痛 1 年，伴乏力 2 个月余。

现病史：近 1 年来经常性胸闷胸痛，活动后加重。在当地医院诊为冠心病，口服阿司匹林、倍他乐克、单硝酸酯等效果一般，于 2012 年 12 月行冠脉搭桥术，术后胸痛减轻，近 1 个月仍感胸闷、乏力、腹胀、嗳气，喜暖，夜寐不佳，大便稀，舌质暗红舌苔薄白，脉沉细。心电图：ST-T 改变。

既往史：糖尿病史 6 年、高血压病史 2 年。

中医诊断：胸痹（气虚血瘀，脾胃阳虚证）；西医诊断：冠心病—心绞痛、CABG 术后高血压病、糖尿病。

治则：补气活血，温阳健脾，理气通络。

处方：党参、黄芪、茯苓、苍术、麦冬、五味子、当归、川芎、赤芍、白芍、延胡索、郁金、海风藤、三七、木香、柴胡、桂枝、细辛、淫羊藿、干姜。水煎服，每日 1 剂。

二诊：服药 7 剂后有效，乏力、胸闷、腹胀均减轻，舌暗红苔薄白，脉细尺略沉，上方加桑寄生、菟丝子，水煎服，日 1 剂。

三诊：服药 14 剂，乏力明显改善，无明显胸闷，喜暖怕冷也减轻。舌脉同前。继服上药定期来诊。

患者属气虚血瘀胸痹，气虚血瘀证明显而阳虚证不明显，无热象，可在益气活血的基础上加用适量辛温通阳药物，如桂枝、羌活、薤白等，正如《医学心悟》所说“夫以气虚无火之人，阳气素微，一旦客寒乘之，则温剂宜重，且多服亦可无伤”。气虚血瘀兼有阳气虚衰重症者，可加用益气温阳散寒之人参、附子、肉桂、干姜等，大量使用大热温里药物，应配以甘寒养阴生津药物，如麦冬、天冬、白芍等以防伤阴。正如《伤寒寻源》云：“阳药方中，必少加阴药以存津；阴药方中，必少加阳药以化气。”《金匮要略》之“阳微阴弦”中“阳微”指“上焦阳虚”，但下焦阳气亏虚亦不可忽视，胸痹久不愈者，责其源，必有肾阳的亏虚，故魏念庭在《金匮要略译释》中云“阳微必肾也”。因此，老年病人或久病不愈的病人，在温通心阳的同时注意温补肾阳，加用辛温而润的淫羊藿、山萸肉、补骨脂、菟丝子等或加用保元汤等进行治疗，符合治病必求于本之意。

2. 心衰—气阴两虚证

程某，男，63岁。2016年11月4日初诊。

主诉：心慌、胸闷、气喘12年，加重10天。

现病史：患者自述12年前活动后出现心慌、胸闷，伴有恶心，大汗淋漓，休息后缓解，曾于山东某医院就诊。诊断：扩张性心肌病，经治疗后症状略缓解，具体治疗不详。之后患者病情反复发作，近10天症状再次加重，为求中医治疗来我院就诊。现症见：心慌、胸闷、心烦、气短 、乏力、自汗盗汗，面颊潮红，纳呆、眠差，小便少，大便干，舌暗红，薄苔，脉细数。

查体：HR 72次/分，BP 121/71 mmHg。慢性病容，面部浮肿，气喘貌，双肺呼吸音粗，双肺底闻及湿啰音，叩诊心脏浊音界向左侧扩大，A2>P2，心尖区可闻及2～3/6级收缩期杂音，双下肢中度水肿。

辅助检查：心电图示左室肥厚，ST-T改变。心脏彩超示：LV 8.75 cm、LA 6.11 cm、IVS 0.8 cm、LVEF 0.19，B型脑利钠肽前体12 090 pg/mL。

中医诊断：心衰（气阴两虚证）；西医诊断：扩张性心肌病，心功能不全，心功能Ⅲ～Ⅳ级（NYHA分级）。

治则：益气滋阴，通阳复脉。

方药：人参9 g，黄芪30 g，麦冬30 g，五味子9 g，茯苓30 g，白术20 g，当归 15 g，川芎 12 g，赤芍 15 g，桂枝 12 g，丹参 30，柏子仁 15 g，葶苈子 30 g。水煎服，日 1 剂，早晚两次分服。

二诊：服药 1 周，患者心慌、胸闷症状减轻，自汗盗汗较重，上方加用附子 10 g，山茱萸 30 g。水煎服，日 1 剂。

三诊：连续服用 2 周，诸症能减，仍有口干、纳少、大便干、眠差，舌红少苔，上方加生地黄 20 g，紫石英 30 g，酸枣仁 30 g。

四诊：连续服用 2 个月后，上述症状明显减轻，复查心脏超声示 LVEF 0.36。

按语：林慧娟教授认为心衰常见的证候为心悸、气短、乏力，属于心气虚证，气虚日久，阳损及阴，导致阴虚，且贯穿于心衰的全过程，故补益是治疗心衰的主要方法。张景岳谓："善补阳者必于阴中求阳，则阳得阴助而生化无穷"，故治心衰之本虽以益气温阳为主，亦每辅以滋阴之味。唯滋阴须分深浅，其气清味薄者多归肺胃，谓之浅补，其气浊味厚者多归下焦肝肾，谓之壅补。心衰之病，脾胃健运不力，壅补之下每易碍胃滞运，因此应配以甘寒养阴生津之功的生脉散、养胃汤之类。本方采用生脉饮（人参、麦冬、五味子）作为组方基础，用以益气养阴，再以黄芪补中益气，丹参活血化瘀，生地黄清热凉血，赤芍清热活血，当归补血，川芎活血，茯苓利水渗湿，葶苈子利水消肿。本方有补有散，有行气有活血，因此对老年心衰患者有良好的治疗效果。

3. 心衰—阳虚水泛证

国某，男，68 岁。2017 年 2 月 10 日初诊。

主诉：阵发性胸骨后热痛 1 个月，伴背痛 5 天。

现病史：胸骨及后背热痛，心悸气喘，时夜间端坐，胸闷憋气，畏寒肢冷，自汗，食欲下降，舌暗红，苔白滑，脉结代。

体格检查：BP 86/57 mmHg，HR 66 次 / 分。慢性病容，颜面灰白，口唇青紫，心律不齐，心尖部 3 级收缩期杂音，两肺湿啰音，双下肢中度水肿。

辅助检查：心脏彩超示左房 64 mm，左室 66 mm，右房 54 mm，右室 45 mm，LV EF35%，全心大，左心功能下降，二尖瓣反流（轻到中度），三尖瓣反流（中度）肺动脉瓣反流（少量），肺动脉高压（中度），心包积液（少量），左室心尖部异常回声，提示左室心肌致密化不全。

中医诊断：心力衰竭（阳虚水泛证）；西医诊断：扩张性心肌病、心功能不全，心功能Ⅲ级（NYHA 分级）。

治则：益气温阳，活血利水。

方药：人参 10 g，黄芪 30 g，天冬 30 g，五味子 9 g，桂枝 9 g，制附子 12 g，葶苈子30 g，茯苓、茯苓皮各30 g，白术15 g，白芍20 g，大腹皮20 g，泽泻30 g，猪苓 30 g，车前子 30 g，淫羊藿 20 g，延胡索 30 g，蒲黄 15 g，五灵脂 12 g，当归 15 g，炒酸枣仁 30 g。水煎服，日 1 剂，分早晚两次分服。

二诊：服用药物后 1 周，家属代诉胸骨后热辣感消失，上腹不适。上方加半夏 12 g，陈皮 12 g，柴胡 15 g，枳壳 12 g。水煎服，日 1 剂，分早晚两次分服。

三诊：服用药物 1 周后。家属代述患者现憋气缓解，仍嗳气、恶心。

方 1：半夏 12 g，黄连 9 g，黄芩 9 g，干姜 9 g，人参 9 g，丹参 30 g，砂仁 9 g，檀香 9 g，柴胡 15 g，白芍 20 g，枳壳 12 g，制附子 12 g，桂枝 15 g，淫羊藿 30 g，葶苈子30 g，茯苓、茯苓皮各30 g，桑白皮15 g，大腹皮15 g。7剂，水煎服，隔日 1 剂，分早晚两次分服。

方 2：人参 10 g，黄芪 30 g，天冬 30 g，五味子 9 g，桂枝 15 g，制附子 12 g，葶苈子30 g，茯苓、茯苓皮各30 g，白术15 g，白芍20 g，大腹皮20 g，泽泻30 g，猪苓 30 g，车前子 30 g，淫羊藿 20 g，延胡索 3 g，蒲黄 15 g，五灵脂 12 g，当归 15 g，炒酸枣仁 30 g。7 剂，水煎服，隔日 1 剂，分早晚两次分服。

四诊：服用中药 1 个月后，上述症状明显减轻，舌质淡暗苔薄白，脉细时结。继用上方 2 巩固。

按语：林慧娟教授认为患者就诊时多处于慢性心力衰竭中后期，阳虚水泛证多见。故临床上常以温补脾阳以助心肺治本，攻逐水饮以治其标来治疗慢性心衰。林教授指出，治水方法很多，可以温阳、宣肺、泻肺、健脾、育阴，还可活血。由于水为阴邪，心力衰竭的水肿由于阳气虚衰气化不利所致，故常用温阳健脾利水法，《黄帝内经》曰：“血气者，喜温而恶寒，寒则泣不能流，温则消而去之。”故气血以温而宣，气得温而行，血得温而活，水得温而化。心阳下通于肾，而本于肾，心阳久虚，必累及于肾阳，而见心肾阳虚，阳虚水泛而见水肿、喘促，故可选加温化药，如附子、肉桂、桂枝、淫羊藿等，但应注意不能温燥太过以防伤阴。林教授临证常以济生肾气丸与生脉散加减作为治阳虚水肿的基础方，温补肾阳，利尿消肿，虽为补阳之剂，但阴中求阳，阴阳双补，久服也无温燥之过。例如，人参能增强心肌收缩力，增大心排血量，具有强心作用，可使冠脉血流量增加，心率减慢，而对血压影响不明显。黄芪有强心及利尿作用，同时减轻心脏前后负荷。附子具有强心作用，附子煎剂的强心作用不因煎煮时间延长而减弱，其致心律失常作用却因久煎而减弱或消失。

活血化瘀类药物，如蒲黄、五灵脂、川芎、赤芍等，具有扩张冠状动脉血管，降低外周阻力，增加心肌供血和心排血量的作用。利水逐饮类药物，如泽泻、茯苓等，有利水消肿作用，并可增加钠盐、尿素的排出，其作用缓和而持久，对钾的丢失影响小，不易造成电解质紊乱。葶苈子也有强心作用，且可减缓心率。生脉散对心脏有正性肌力作用，能增加心排血量，增加冠脉流量，降低心肌耗氧量，提高心肌耐缺氧能力，改善微循环，降低血管阻力，改善运动耐力；生脉散还是一种有效的氧自由基清除剂。林教授指出，结合现代药理研究，适当应用此类中药，其疗效是肯定的，但必须在中医药基本理论的指导下，根据辨证选方用药。

4. 心衰—心脾亏虚，痰饮内蕴

王某某，男，36 岁，2016 年 11 月 11 日来诊。

主诉：胸闷、乏力，加重 3 个月。

现病史：患者于 2016 年 10 月 2 日因心肌病、心力衰竭住山东某医院 1 个月，治疗前心脏彩超检查左房 42 mm，右房 44 mm，左室 63 mm，室间隔 14 mm，左室后壁 14 mm，室壁动度明显减弱，LVEF 0.28，给予坎地沙坦、倍他乐缓释片、螺内酯及利尿剂治疗，症状有所缓解，心功能有所改善出院，治疗 1 个月后，2016 年 11 月 2 日复查心彩超示左室 62 mm，室间隔 9 mm，左室后壁 9 mm，室壁动度弥漫性减弱，LVEF 0.34，来我院门诊治疗。舌淡红，苔薄黄腻、脉细涩。

中医诊断：心衰（心脾亏虚、痰饮内蕴）；西医诊断：扩张性心肌病（心功能Ⅲ级 NYHA 分级）。

治疗：西药继服，加服中药强心灵方加减。人参、黄芪、天冬、麦冬、茯苓、白术、制附子、桂枝、干姜、葶苈子、大腹皮、赤芍、川芎、泽泻、炒酸枣仁、柏子仁 、三七等。水煎服，日 1 剂。

二诊：服药 1 个月后，症状减轻，精神、食欲改善。

三诊：2016 年 12 月 29 日病情稳定，复查心彩超示左室 58 mm，LVEF 0.52，上方加减继服。

四诊：服中药 5 个月后，症状基本消失 ，复查心彩超示心功能进一步改善 LVEF 0.60，左心也缩小 LV 51，LA 33 mm。

按语：林慧娟教授认为，中医药治疗慢性心衰具有一定优势，首先进行辨证，“寒者热之”是中医治疗原则，在大量使用温热药同时加用适量养阴生津药物，临床效果显著。心衰的治疗目标不仅是改善症状，提高生活质量，更重要的是针对心肌重构的 VR 的发展，从而降低心衰的病死率。她认为应注意以下几点：整体思维，平衡脏腑阴阳；因人制宜，注重个体差异，采用个体化治疗；改善症状，提高生活质量，心衰常伴有纳呆、口苦、乏力等症，服用中药多数有效；增强体质，预防 CHF 复发；减轻药毒，降低死亡率。

五 经验方

1. 早搏经验方

（1）早搏 1 号：药物由人参、黄芪、天冬、麦冬、五味子、黄连、当归、延胡索、炒酸枣仁、柏子仁等。功效：益气养阴、清热凉血、活血安神。此方林慧娟教授多用于冠心病合并期前收缩，证属气阴两虚、心血瘀阻患者，也常用于心肌炎后遗症久病气阴耗伤、瘀血内停者。

（2）早搏 2 号：药物组成由柴胡疏肝散化裁而来，具有疏肝理气、解郁安神作用，用于期前收缩新发、正气未虚，以肝气郁滞为主的患者，以及心脏神经症出现期前收缩的患者。这类患者临床并不少见，服用西药效果欠佳，经用早搏 2 号调治，多能立竿见影。

2. 心疾宁

药物由生地黄、黄连、虎杖、人参、当归、白芍、紫石英、知母、炒酸枣仁等组成。心疾宁是林教授在快速型心律失常治疗时最常用的方子。快速型心律失常归属于中医的“心悸”“怔忡”等范畴，历代医家认为阴虚、阴虚火旺与心悸、怔忡的发病有密切联系，如《素问玄机原病式·火类》有“水衰火旺而扰火之动也，故心胸躁动，谓之怔忡”的记载。清·吴澄在《不居集·怔忡健忘善恐不眠》曰：“阴气内虚，虚火妄动，心悸体瘦。”林教授通过多年临床实践观察到，快速型心律失常多表现为心悸、心烦或五心烦热、乏力、气短、失眠多梦、舌红、脉细数或结代等症。因此，阴血亏虚、火旺扰心、心神不宁是快速型心律失常的主要病机。心疾宁胶囊中的生地黄、当归滋阴养血治其本，黄连、知母清热泻火治其标，酸枣仁补益心气、安神定悸。全方共奏滋阴养血、泻火安神之功，切中病机，故疗效较好。

林教授认为，快速型心律失常多由脏腑功能失调，心之气血阴阳亏损，心神失养或气滞、血瘀、痰饮、火邪扰乱心神所致，证属本虚标实。虚证与实证可同时并见，亦可相互转化。快速型心律失常的证型与其原发病有密切关系。如因冠心病引起者多属心脉瘀阻证；因肺心病引起者多为痰扰心脉证；因急性心肌炎、甲状腺功能亢进引起者多属阴虚火旺或气阴两虚证；因心功能不全引起或伴发者，多属心阳不足或阳虚水泛证；因自主神经功能紊乱引起者，常为心神不宁或肝气郁结证。从治疗上分析，心律失常的病因治疗应放在首位，不可本末倒置，抛弃原发病，单纯治疗心律失常。如冠心病可选用三七、丹参、当归等具有活血通脉作用的中药；肺心病可选用桑白皮、地龙、石菖蒲等具有清肺涤痰作用的中药；风心病可选用防己、羌活、独活等具有祛风除湿作用的中药；病毒性心肌炎可选用黄连、苦参、虎杖、板蓝根等清热解毒中药；心功能不全患者可选用人参、黄芪、五味子、葶苈子等具有益气养阴、利水作用的中药。

3. 心痛宁方

药物由人参、黄芪、当归、川芎、延胡索、炒酸枣仁、柏子仁、海风藤、路路通等组成。此方具有益气活血、通脉安神的功效，多用于胸痹（冠心病）气虚血瘀者。此外，林教授还认为气血瘀滞多属实证，也有因虚而致气血瘀阻的，应详加诊察。如清·顾金寿《重订灵兰要览》云："气与血，犹水也，盛则流畅，少则壅滞。故气血不虚则不滞，既虚则鲜有不滞者，所以作痛。"顾化认为气血运行，犹如水液流动，水盛则易流畅，水少则易阻滞。若气血充盈，则畅行不滞；气血虚少，则瘀滞不通。故治疗上，瘀滞者当行气活血以通之，虚衰者当益气养血以补之。

4. 降压方

（1）降压 1 号：药物组成有桑寄生 30 g，淫羊藿 20 g，钩藤 30 g，杜仲 15 g，野葛根 30 g，虎杖 20 g，豨莶草 30 g，天麻 12 g，地骨皮 15 g，黄芪 30 g，川芎 15 g。治则：补肾平肝，滋阴活血。功用：肾虚血瘀型高血压。

（2）降压 2 号：药物组成有钩藤 30 g，黄连 9 g，野葛根 30 g，虎杖 20 g，豨莶草 30 g，天麻 12 g，地骨皮 15 g，牡丹皮 15 g。治则：平肝潜阳 滋阴清火。功用：肝阳上亢型高血压。

（3）降压 3 号：药物组成有仙茅 9 g，淫羊藿 15 g，巴戟天 9 g，生地黄 15 g，知母 15 g，黄柏 12 g，栀子 12 g，川牛膝 12 g。治则：调补阴阳。功用：阴阳失调型（更年期高血压）。

在高血压的中医诊治上，林慧娟教授认为高血压的病理机制主要是由于机体阴阳失衡，气血逆乱所致，初期多实，中期虚实并见，后期多虚。她认为中医药治疗本病不在于单纯降低血压，重点在于调整机体阴阳的平衡，以期从根本上解除高血压病发生发展的内在原因，提高生活质量。因此，林教授提出青年高血压治以泻火清肝、凉血解毒法（降压 2 号方），中年高血压治以滋补肝肾、平肝潜阳法，老年高血压治以燮补阴阳、活血通络法（降压 1 号方），更年期高血压治以调整阴阳。具体治疗时，林教授多在传统的中医辨证治疗的基础上选加有降压作用的中药，以提高治疗效果。林教授总结出经药理证明具有降压作用的中药如下：具有血管扩张作用的中药有防己、黄芩、钩藤、益母草、赤芍、罗布麻叶等；具有利尿作用的中药有防己、杜仲、桑寄生、泽泻、茯苓、茵陈蒿、罗布麻等；具有中枢性降压作用的中药有远志、酸枣仁；具有钙离子阻滞作用的中药有防己、川芎、当归、赤芍、红花、三七、丹参、前胡、肉桂、五味子、羌活、独活、葶苈子、桑白皮、茵陈、海金沙等；具有中枢神经节阻断作用的中药有全蝎、地龙、钩藤、桑寄生等；β 受体阻滞作用的中药有葛根、佛手、淫羊藿等；具有影响血管紧张素Ⅱ形成的中药有山楂、何首乌、白芍、木贼、红花、板蓝根、青风藤、海风藤、牛膝、泽泻、海金沙、胆南星、法半夏、瓜蒌、青木香、降香等。

对于女性高血压患者，林教授多从顾护阴血入手，调整阴阳。《黄帝内经》说“年四十而阴气自半也，起居衰矣”。一般来讲，人到 40 岁前后，人体的阴血与阳气都开始虚衰，生机逐渐减退。特别是女人，在七七（49 岁）前后，大多肾气虚衰，冲任亏损，天癸竭，地道不通，月经断绝。本病初发之时正多属七七之际，加之长期经漏不止，阴血损耗。阳以阴为宅，阴以阳为根，阴阳互为生养之前提。阴虚太甚，常导致阳气之生化无源，相继出现阳气虚的情况。之所以出现头晕目眩，一由血虚气弱，不能上升而濡养于头；二由肾阴肾阳亏损，精髓不充。故在治疗此证时，既要“壮水之主，以生精血”，又要“益火之源，以生阳气”。阴阳并补，既于阴中生阳，又于阳中生阴。林教授常用二仙汤化裁。她认为此方补阴而不伤阳，助阳而不灼阴，阴阳并补，相得益彰。

（整理者：陈昊昱）

焦中华

一 医家简介

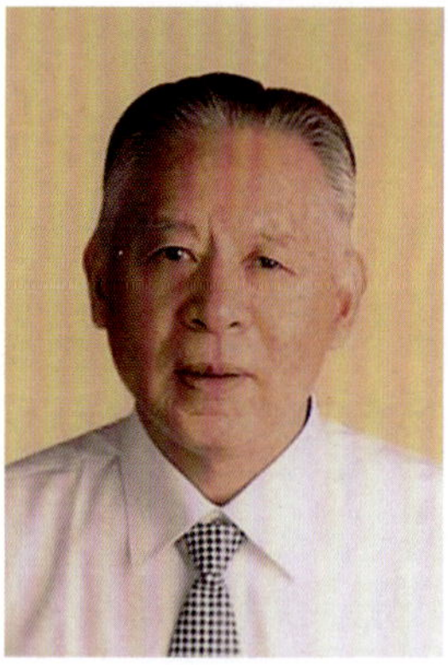
焦中华

焦中华，男，汉族，1937年生于河北省临西县。山东中医药大学附属医院主任医师、教授、博士研究生导师，全国老中医药专家学术经验继承工作指导教师。1957—1965年就读于中国协和医科大学，毕业后留在中国医学科学院肿瘤医院工作8年，后于1973年调至山东中医药大学附属医院血液肿瘤科工作，1975年通过参加山东省第三期“西学中班”走上了中西医结合之路。1990年起焦中华任山东中医药大学附属医院血液肿瘤科主任，2003年获山东省名中医等荣誉称号，同年被山东省政府评为有突出贡献的名老中医药专家；2007年被国家中医药管理局授予全国老中医药专家学术经验继承工作优秀指导老师称号，2008年获中国中西医结合学会肿瘤专业委员会授予的中国中西医结合肿瘤防治特殊贡献奖，2009年获中华中医药学会授予的全国名医先进工作站。焦中华曾任山东省政协委员，兼任中华中医药学会肿瘤分会常务委员、中国中西医结合学会肿瘤专业委员会常务委员、国家新药审批委员会委员、山东抗癌协会常务理事等职。焦教授从事中西医结合治疗肿瘤及血液病的研究50余载，精勤不倦，勇于探索，广收博采，融汇中西，具有较高的理论造诣，逐渐形成了自己独特的学术思想，积累了丰富的临床经验。多年来，焦教授辛勤耕耘，医人无数，疗效显著，硕果累累。其主要著作《实用中医血液病学》，为我国第一部中医血液病学专著；发表多篇专业论文，如《血清γ谷氨酰转肽酶测定诊断恶性肿瘤的意义》《继发再生障碍性贫血60例临床疗效分析》《中西医结合治疗再障的临床与实验研究》《中西医结合治疗高白细胞型急性白血病19例临床分析》

《漏芦抽提剂（RHU）含药血清对人乳腺癌耐药株 MCF-7ADR 细胞 P170 蛋白表达的研究》等。他积极参与科学研究，参加全国及全省多项科研协作项目，如“莪术的抗癌研究”“农吉力的抗癌研究”等，先后获得原卫生部及山东省卫生厅科学技术进步奖。他主持多项科研课题，其中“中医及中西医结合治疗再生障碍性贫血的临床与实验研究”荣获山东省科学技术奖三等奖；“消瘤平移合剂抗肿瘤术后转移的临床与实验研究”荣获山东省教科委科研进步奖二等奖、山东省科学技术进步奖三等奖；“平移合剂抗肿瘤术后转移及血管生成的深入研究”荣获山东省科学技术进步奖三等奖、山东省保健科技协会科学技术奖一等奖。

二 成长之路

焦中华教授精勤不倦、学贯中西，在中西医结合防治肿瘤及血液病方面成绩斐然。

投身医学　孜孜探索

焦中华在年少时代，亲历了无数家乡百姓因严重缺医少药忍受疾病痛苦折磨而束手无策甚则壮死夭折的悲惨场景，内心萌发了投身杏林、济世救人的想法。经过不断努力学习，焦中华于 1957 年被中国协和医科大学八年制录取，至 1965 年间，他先后在北京大学、协和医科大学学习。求学期间，焦中华不仅勤奋好学，认真研读医学专业知识，将所学理论运用于实践，系统而夯实的专业知识为后来临床从医奠定了坚实的基础。毕业后焦中华留在中国医学科学院肿瘤医院从事肿瘤临床工作 8 年，后于 1973 年调至山东中医药大学附属医院血液肿瘤科工作，1975 年焦中华参加了山东省第三期“西学中班”，从此走上了西学中之路，1986 年 4 月他参加了中国医科院“血研所”举办的第二期“全国血液学知识更新班”，同年 11 月又参加了在北京举办的“全国中西医结合防治肿瘤研究进展讲习班”。通过不断的临床实践和学习，焦中华的中西医结合临床诊疗技能得到不断升华，并逐步形成了具有独特临床辨治特点和鲜明学术思想的理论体系。焦教授现已八十多岁，仍坚持临床工作，以行医为乐，以解救广大群众疾苦为己任；他时常翻阅现代医学杂志，与先进知识不脱轨，不断进步，以学立身、以学执业。

广收博采　融汇中西

焦教授不但精通中医，且擅长西医。通过 8 年协和医科大学现代医学的系统学习，他具有极强的西医功底，同时熟读中医四大经典，以及《脾胃论》《诸病源候论》《医林改错》等中医古籍，古为今用，师古不泥，强调中西医并重，认为这两种医学体系各有所长，当互为借鉴，扬长避短。他认为临床当病证结合认识疾病，提倡现代科学检测方法为我所用。在临床诊治方面，他刻意求精，每遇奇症，不为西医病名所惑，扬中医之长。对复杂疑难重症，他运用中医辨证与西医辨病相结合，析病论治，力求实效。焦教授在中西医结合肿瘤及血液病防治工作中潜心研究多年，融汇中西理论体系之精华，具有较高的理论造诣，积累了丰富的临床经验。对于肿瘤及常见血液病病因病机、治法及方药，有着自己独到的见解。关于肿瘤的病因病机，他强调内虚外毒，内外合邪，虚、毒、瘀、结为基本病理演变过程，因虚致病，又因病致虚，正虚邪盛，正不抑邪为其恶性演变规律。焦教授认为肿瘤是一全身性疾病，无论何种手术，虽达到了有效的减瘤去邪目的，但未能从根本上解除患者脏腑、阴阳、气血功能的失调，正虚血瘀，余毒未清为其病机特点，虚滞、痰瘀、毒损脉络为术后转移患者的基本病理变化过程。在多年的临证治疗中，他倡导“抗癌防变”学术思想，坚持“未病先防”“既病防变”的治疗理念，强调局部与整体、辨证与辨病、扶正与祛邪相结合，并根据肿瘤演变过程中正邪消长制订相应治则，补益攻伐相间而进，以遏制疾病的病理演变。他首次提出“治瘤首健脾胃兼及补肾”的学术观点，通过健脾补肾，达到消坚化积，化生精血，控制肿瘤转移的目的。其学术思想发展并创新了中西医结合诊治肿瘤、血液系统疾病的方法和思路，为中西医结合治疗肿瘤及血液系统疾病的研究做出了重要贡献。

临床科研　硕果累累

焦教授多年来坚持以中西医结合方法不断探索，不仅积累了大量经验，而且取得了显著的临床疗效。根据其多年临床经验研制的复方中成药扶正消瘤合剂、扶正消瘤片、协定方化积方，用于治疗肺癌、肝癌、胃癌、乳腺癌、大肠癌、食管癌等常见恶性肿瘤，以及协定方益血方、止血方用于治疗血液病获得了显著的疗效。他参加全国及全省多项科研协作项目，如“莪术的抗癌研究”“农吉力的抗癌研究”等，先后获得原卫生部及山东省卫生厅科学技术进步奖。他主持多项科研课题，其中“中医及中西医结合治疗再生障碍性贫血的临床与实验研究”荣获山东省科学技术奖三等奖；“消瘤平移合剂抗肿瘤术后转移的临床与实验研究”荣获山东省教科委科研进步奖二等奖、山东省科学技术进步奖三等奖；“平移合剂抗肿瘤术后转移及血管生成的深入研究”荣获山东省科学技术进步奖三等奖、山东省保健科技协会科学技术奖一等奖。他发表论文多篇，著有《实用中医血液病学》一书，为我国第一部中医血液病学专著，参编《中医内科学》等多部著作。

精勤不倦　辛勤耕耘

焦教授欣赏“书经三复有余味”“书不熟，则理不明；理不明，则识不精，则难为医也”。焦教授喜读经典古籍，常言“熟读，背熟经典”是学习中医一项必不可少的基本功，他深信只有熟读，才能活用的道理。像中医四大经典、《脾胃论》《医学衷中参西录》等经典著作中的许多段落、名句，焦教授运用时能信手拈来，并将之很好地活用于临床。他崇尚“勤学苦练、熟能生巧”的朴素观念，

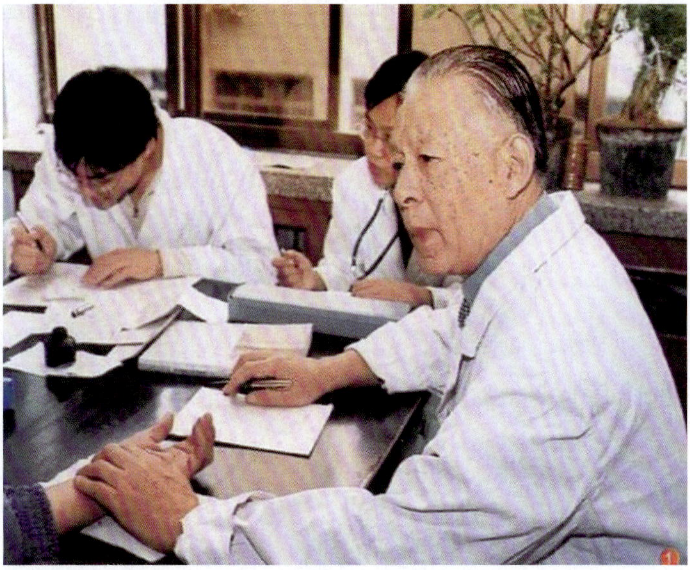

焦中华教授门诊带教

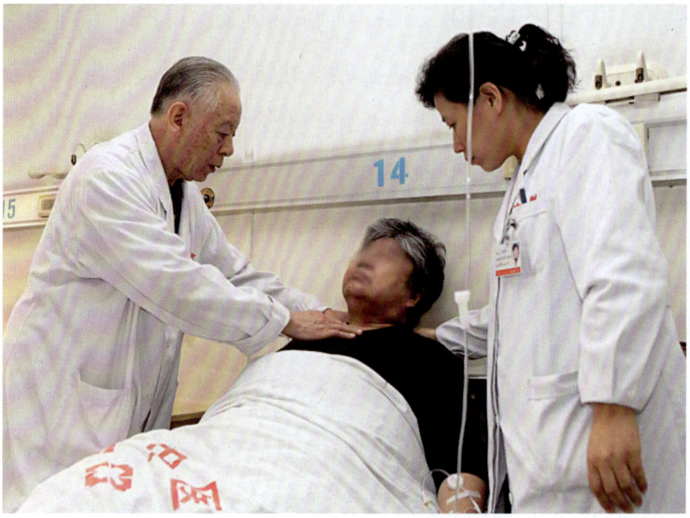

焦中华教授临床查房

从医五十余载，几乎每天都在临床上工作，精钻业术，思维开拓，敢于质疑，结合实际大胆创新。焦教授主张，临床医生不能脱离实践，否则便是无源之水，无本之木。焦教授也注重不断接受新的治疗理念及医学前沿知识，通过不断深入学习，使其早年所学理论知识得到进一步升华，对中西医结合防治肿瘤血液病有了更深入的认知。焦教授治学态度严谨，以重视实践、求真务实为行医宗旨。在硕士、博士研究生带教过程中，注重言传身教，要求自己的学生不仅具有精湛的医疗技术，较高的科研能力，更要有高尚的医德医风，以病人为中心，以精湛医术为立业之本，在为医院、社会培养高层次人才工作中辛勤耕耘，名师带徒 5 人，毕业硕士研究生 11 人、博士研究生 5 人、博士后 2 人，外国留学生 2 人。这些学生均已走上工作岗位，多成为各大医院的骨干，可谓桃李满天下。

名师带教　薪火相传

依托国家“十一五”科技攻关计划“名老中医学术思想、经验传承研究”课题，在焦教授亲自主持带领下，建立了焦中华教授名老中医工作室，开始全面发掘、整理、传承焦教授学术思想和临床经验，进而促进中医药文化传承、学术发展，并打造现代中医名医，培养高素质中医药人才，使薪火相传促科研，名师带教强临床，真正做到“以病人为中心，以精湛医术为立业之本”。

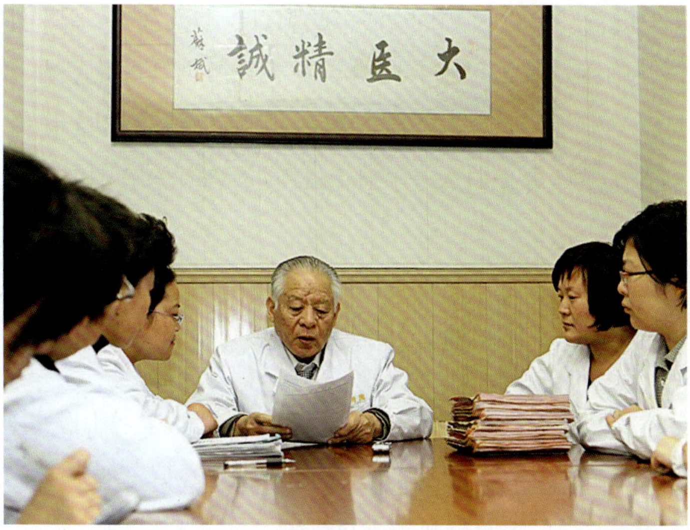

焦中华教授病例讨论

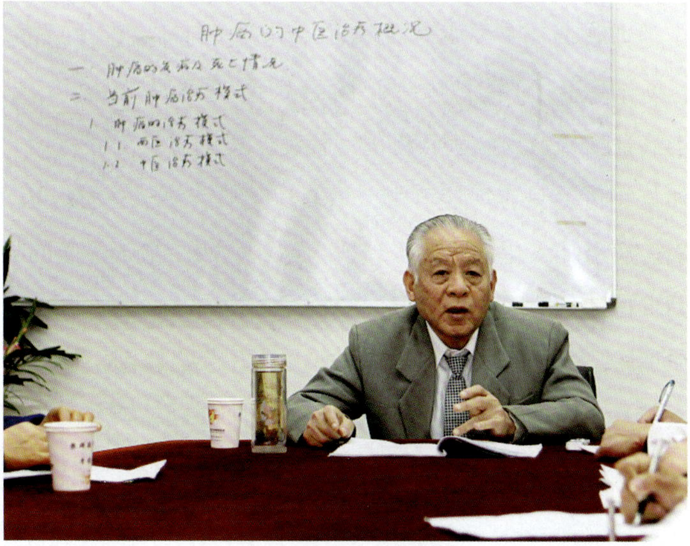

焦中华教授授课

学术流派　源远流长

焦教授喜读古籍，尤推崇李杲的《脾胃论》，其学术思想系出补土派，遣方用药重视补益后天之本重健脾胃，体会“内伤脾胃，百病乃生”的论点，指出脾胃为气血生化之源，阴阳升降之枢纽，强调脾胃升降失常是肿瘤发病的核心，同时强调治疗肿瘤中胃气的重要性，提出“治瘤首健脾胃”观点，指出肿瘤的治疗以健脾胃为主，脾胃健，正气复邪自消。此观点以益气健脾、升阳举陷、甘温除热为主要方法，临床上取得了较好疗效。焦教授所创制的化积方为临床治疗肿瘤所常用。其“治瘤首健脾胃”不仅对初中期肿瘤的治疗具有很好的指导意义，对晚期肿瘤患者改善生存质量，延长生存时间也具有十分重要的治疗价值，值得推广。

熟读经典　指导临床

焦教授喜读经典古籍，常言“熟读，背熟经典”是学习中医一项必不可少的基本功。他深信只有熟读，才能活用的道理。他强调在博览的基础上，有所侧重，对在临床上有指导意义的书籍或章节力求精通；对古典医籍必须反复研读，反复揣摩，像消化饮食物一样，才能将书中之精华消化吸收，兼收并蓄，在临床中才能游刃有余。他亦强调读书要中西医并重，认为这两种医学体系都是面对患者，当互为借鉴，扬长避短，不能一味钻研中医，不学习西医知识，与现代治疗脱节。他主张临床当病证结合认识疾病，提倡现代科学检测方法为我所用。他指出要想学好中医，做好中医，只有博览群书，取百家之长，融为一体，方可古为今用，才能做到观病识病出神入化，医方医理博大精深，成为富于经验的临床家。他推崇为医者当勤求古训，博采众长，但不应拘泥于古人之一药一方，一生刻意遵循“宗古方宜活而不离其轨、师古意当变而不泥其方”之原则。他主张在师从古人辨证论治的基础上，要精钻业术，思维开拓，敢于质疑，结合实际大胆创新。他以重视实践、求真务实为行医宗旨，在实践中继承中医，在实践中发展中医。

三　学术思想

焦教授长期临证实践在中医及中西医结合治疗肿瘤及血液病研究方面广征博采，融汇中西，具有高深的理论造诣和精湛的医疗技术，积累了丰富的临证经验，对肿瘤血液病的病因病机、治法及遣方用药，有着独到的见解，并逐渐形成自己独特的学术理论体系，其“治瘤首健脾胃”观点为其学术精华。该观点指出肿瘤的治疗以健脾胃为主，脾胃健，正气复，邪自消。肿瘤临证则常以益气健脾、升阳举陷、甘温除热为主要方法，遵其原则创制的化积方为临床治疗肿瘤所常用，并取得了较好的临床疗效。焦教授善用三法，即健脾益气法、升阳举陷法和甘温除热法。

1. 健脾益气法

脾胃为后天之本，气血生化之源。《黄帝内经》云："人以胃气为本""得谷者昌，失谷者亡""五脏六腑皆禀气于胃"，故有胃气则生，无胃气则死，《医方考》更指出："脾胃者，土也。土为万物之母，诸脏腑百骸受气于脾胃而后能强。若脾胃一亏，则众体皆无以受气，日见羸弱矣。故治杂证者，宜以脾胃为主。"焦教授认为在肿瘤的发病过程中，机体的营养及病变的损耗均有赖于脾胃的生化补充，治疗药物发挥作用也需要"中焦受气取汁"以氤氲全身，故焦教授结合自己的临床实践，强调"治瘤首健脾胃"，遣方用药处处可见健脾益气，顾护脾胃。肿瘤患者受痼疾消耗，大多数都具有脾气虚的表现：神疲怠惰，嗜卧，面色萎黄，食少纳呆，大便溏薄，苔白，脉弱等。健脾益气在肿瘤治疗中贯穿始终，六君子汤又当其首选，焦教授以六君子汤加减化裁化积方，患者服药后，脾胃健旺，抗病能力增强，生活质量提高。特别是放、化疗过程中的患者，多出现骨髓抑制，临床常可见患者疲乏、少气懒言，血常规检查白细胞总数减少至正常值以下，此时重用健脾益气药物，患者脾虚症状得到改善，复查血常规，白细胞常可升至正常。这与健脾益气药物具有促进骨髓造血干细胞生长有关。

2. 升阳举陷法

脾胃位于中焦，是人体升降运动的枢纽，升则上输于心肺，降则下归于肝肾，如此脾胃健运，以维持"清阳出上窍，浊阴出下窍，清阳发腠理，浊阴走五脏，清阳实四肢，浊阴归六腑"的正常生理功能。若是脾胃气虚，升降失常，每可致上下转输的枢机不利，九窍不通利。正如《素问·通评虚实论》所谓："九窍不利，则肠胃之所生也。"焦教授亦认为："脾胃即为阴火所乘，谷气闭塞而下流，即清气不利，九窍为之不利。"肿瘤患者，在其放、化疗过程中呕吐、泄泻为常见的肠胃不良反应。有一消化道肿瘤患者化疗第 3 天，泄泻水样便不止，双静脉通道输液多日，病情依旧。细审患者症状除有"怠惰嗜卧，四肢不收"的脾虚症状外，还兼有阳气不展的"恶寒，面色恶而不和"等症状。治以补脾肾升清阳，方用升阳益胃之品，患者服后效果甚佳。至于治疗呕吐更以健脾益气、和胃降逆的六君子汤加减，每每取得满意疗效。

3. 甘温除热法

肿瘤患者经过手术、介入治疗及放疗、化疗等多种有创性治疗，机体免疫机能低下，体质日衰，不少患者多伴有发热，以低热或中等程度发热为主，倦怠乏力。焦教授诊一病人，发热一个月，前医尽用清热解毒之剂，病情有增无减，患者怠惰乏力，望其色皖白无华；闻其声，呼吸气短，语声低怯；切其脉象，六脉弦大、重按无力；问其寒热，蒸蒸燥热，得凉则止。焦教授分析指出：此正如李杲所言，“内伤不足之病，苟误认作外感有余之证而反泻之，则虚其虚也”。为不重蹈“虚虚实实”之辙，究其病因为脾气虚弱、阴火上冲。焦教授治以甘温除热法，方用补中益气汤加减，方中黄芪、党参、甘草、白术甘温补气，认为“火与元气不两立”以此治气虚身热内伤之火；升麻、柴胡以使“阳气上升、阴火下降”；再配以当归补血，陈皮理气为佐药。如此则升阳益气，补中固卫，劳倦得消，寒热自除。临床上所遇肿瘤并低热者，十之五六均为此证，辨证准确，遣方精当，则得心应手。

现代医学研究表明，肿瘤发病机制尽管成因繁多，但患者的免疫功能下降是其发病的重要内在因素之一。内伤病的形成，是人体内部“元气”不足使然，而“元气”之所以不足，又是脾胃受到损伤所致。这说明脾胃是元气之本，元气是健康之本，脾胃伤则元气衰，元气衰则疾病由生。尽管“元气”与现代医学的“免疫功能”不能完全画等号，但其源自先天，受益于后天，为人体防御疾病的屏障作用却是相同的。现代医学对采用以健脾为主的中药复方临床及实验研究表明：健脾中药复方不仅能部分控制肿瘤的进展，延长患者生命，提高生存质量，而且对术后患者具有防止复发和转移的作用。其作用机制一般认为与健脾扶正类中药具有增强机体免疫功能，对放、化疗具有减毒增敏等作用有关；近年来亦有不少报道认为此类中药具有直接抑瘤、诱导肿瘤细胞凋亡等作用，健脾扶正类中药的扶正抗瘤作用已被现代医学证实。肿瘤治疗注重健脾的同时，焦教授更强调中医的辨证论治仍为临证辨治精髓，健脾益气同时兼顾或为生金，或为滋水，或为消瘀、破积，君臣相佐，方能显效。焦教授“治瘤首健脾胃”观点的提出在临床治疗中具有指导意义，值得推广。

四 临证经验

1. 重健脾胃

脾胃功能失调导致肿瘤发生，主要在于先天禀赋不足或后天失调，饮食不当损伤脾胃，使其功能失职。一是不能运化水湿，水湿积聚，使气血运行失常，气血瘀滞，日久成积；二则脾气虚，无力行血，血瘀成积；三是水谷精微缺乏，致使机体正常的生理功能及抗病功能降低，易感外邪而生肿瘤。金元时期著名医家，脾胃学说的代表李东垣曰：“至于经论天地之邪气，感则害人五脏六腑，及形气俱虚，乃受外邪，不因虚邪、贼邪不能独伤人，诸病从脾胃而生明矣。”“脾胃弱则百病即生，脾胃足则万邪皆息。”脾胃是人体后天之本，脾胃功能的强弱是决定元气盛衰的关键。李东垣曰：“善治病者，唯在调理脾胃。”肿瘤病变全程中，不仅机体的营养及病变过程中所损耗的物质有赖于脾胃的生化补充，而且治疗的药物也需要“中焦受气取汁”以发挥疗效。肿瘤患者由于全身脏腑功能的减退或放、化疗等治疗的损伤，脾胃运化功能往往欠佳，特别是在放、化疗过程中，如果不重视顾护脾胃，不仅所治之病难以获效，反而容易引起脾胃之疾，出现恶心呕吐、脘腹胀满、嗳气纳呆、便秘或腹泻等不适症状，有些患者甚至因为不能耐受胃肠道反应而不得不中断治疗。

焦教授取旨醇正，用药每以轻灵变通，以不伤正气为度，因势利导，每以发挥机体抗病力为要点，和缓治之。否则“炫异标新，用违其度，欲求近效，反速危亡，不和不缓故也”。焦教授临证，每宗其旨，如治肿瘤患者泄泻，不以黄连苦寒伤胃及姜附温燥之品，而以和中化湿之品陈皮、木香、苍术、厚朴、茯苓、砂仁、佩兰之属，小量轻清，生津补阴，和缓为治，再以生活调理为辅，饮食清淡，收取全功。焦教授以辨证精当为首务，悉心施治，临证能以轻药达到治疗目的者，决不重用峻药，轻药重投，避免峻药伤正，避免病者畏惧心理。这种和缓为治，重调脾胃的处方用药原则，体现了焦教授“不欲药过病所”的医学思想。处方用药，不违法度，药无偏颇，治无峻剂，药轻味淡，重投不猛，脾胃方可吸收转运生效。临证治疗肿瘤顾护脾胃之气，一方面，可间接治疗肿瘤；另一方面，脾胃之气充足，气血生化有源，使药物容易发挥疗效，患者康复自然加快。如若胃不受纳，脾不运化，何以接纳药物发挥其效能，纵有神医良药，亦不足以治疾奏效。肿瘤患者在久服益气助阳方药的处方中加入陈皮、木香、苏子、砂仁等使脾胃升降合度；在温热方剂中加入麦冬、天冬、黄精、石斛等滋养脾胃阴津，以防温燥之性太过损伤脾胃之气；在祛湿、活血方药中加入山药、白术、薏苡仁等以健脾益气；在补益为主方剂中加入豆蔻、香附、木香、佩兰等畅通脾胃之气，使其补而不滞，无碍脾胃运化；在清热攻邪方药中加入焦三仙、鸡内金、陈皮等健脾纳运，使攻邪而不伤正。

2. 益养胃阴

脾胃是人体的后天之本，元气是人体生命的动力和源泉，脾胃功能的强弱是决定元气盛衰的关键。脾胃伤则元气衰，元气衰则疾病由生。而元气不足、清阳下陷、阴火上乘也是肿瘤患者的主要病机。因此益气养阴为肿瘤患者治胃大法。焦教授指出胃为水谷之海，后天生化之源，后天气血、津液之根基，气旺津生，以养阴濡胃舒展胃气，生机自盛。如治肿瘤术后内热口干、不思饮食之证，宜沙参、麦冬、石斛、麦芽、白芍、芦根之类，食疗宜清淡味轻之品，忌蛮补之食，若滋腻厚味“恐虚不受补”，总以醒脾益气、润养阴液为要，助生化之机，使阴津受滋，胃气鼓舞，中土健运，化源不竭。临床常用沙参麦冬汤，据症情变化损益，既以甘寒柔润之味养胃和阴，更兼平甘濡养之剂舒展胃气，使益气养阴和胃并举，健运脾胃，使气血生化，泉源不竭。

所以焦教授认为治疗肿瘤时应十分重视胃阴的作用，以甘平或甘凉滋润为主的补养胃阴之法。对脾阳不亏，胃有燥火者，或阴虚之体，复感温邪，或化疗后邪伤肺胃津液，或肿瘤久病不复，郁怒忧伤，以致虚痞不食，烦渴不寐，便不通爽等，采用降胃之法，即甘平或甘凉、甘寒滋润为主的补养胃阴之法，用沙参、麦冬、山药、扁豆、甘草之属。正如《医醇賸义》指出：“所谓胃宜降则和者，非用辛开苦降，亦非苦寒下夺以损胃气，不过甘平或甘凉濡润，以养胃阴，则津液来复，使之通降而已矣。”此义即《黄帝内经》所谓“六腑者，传化物而不藏，以通为用”之理也。

3. 益火培元，兼以补肾

焦教授认为肿瘤发病是一个渐进过程，病久不愈，多有脾肾功能受损。肾藏精，乃人体先天之本，人体的功能活动有赖于肾中元阳的温煦推动；脾主运化，乃人体后天之本，所化精微荣养五脏六腑，先后天之间可相互促进、滋养、化生，若肾阳虚，无以温煦脾土，则易聚湿而生痰浊。故临证用药时在健脾药中酌加一两味补肾药，则可益火培元，元阳充沛，血气流转，阴凝自散。健脾补肾，以培植本源，使真阳之气渐回，脾强而能消，则坚积之物渐磨而祛。对于欲行手术的患者，可明显改善术前患者全身功能状态，有利于手术的顺利进行。术后配合服用健脾补肾方药，可使患者早日康复，免疫力增强，从而控制残存癌细胞的活性和活动，防止其死灰复燃，减少复发和转移的机会，进一步提高肿瘤的治愈率。肾主藏精而生髓，精血同源，相互化生。肿瘤患者放、化疗后，骨髓造血功能受抑，出现白细胞、红细胞及血小板下降，运用健脾补肾法，可减轻放、化疗药物对骨髓造血功能的损害并促进造血干细胞的生成，保护心、肝、肾等重要脏器的功能，明显减轻放、化疗不良反应，使患者顺利完成整个治疗过程。其常用补肾药有补骨脂、枸杞子、菟丝子、女贞子、杜仲、何首乌、肉苁蓉、淫羊藿、肉桂、山茱萸等。

4. 升清降浊

脾胃是人体的后天之本，元气是人体生命的动力和源泉，脾胃功能的强弱是决定元气盛衰的关键。脾胃伤则元气衰，元气衰则疾病由生。而元气不足、清阳下陷、阴火上乘也是肿瘤患者的主要病机。《医学启源》曰：“安谷则昌，绝谷则亡，水去则荣散，谷消则卫亡，荣散卫亡，神无所居。”仲景云：“水入于经，其血乃成，谷入于胃，脉道乃行。故血不可不养，胃不可不温，血温胃和，荣卫乃行，常有天年。”《脾胃论》亦曰：“人以胃气为本，盖人受水谷之气以生，所谓清气、荣气、运气、卫气、春升之气，皆胃气之别称也。”脾为人体升降的枢纽，脾主升，水谷精微之气上输心肺，流布全身。胃主降，糟粕秽浊从下而出。一升一降，使人体气机生生不息。清浊之气皆从脾胃出，若脾胃升降功能失常，则百病由生。

由于脾胃关系密切，肿瘤患者清阳不升与浊阴不降常互为因果。清阳不升，常导致浊阴不降，而浊阴不降，亦会妨碍清阳不升，故焦教授主张升清降浊同施，将升发阳气和降火、利水、消积、通下的药物同时应用。如对化疗后脾胃虚弱，不思饮食，肠鸣腹痛者，可用升阳除湿汤，用升麻、柴胡、羌活、防风、苍术升发脾阳，用猪苓、泽泻利水渗湿，陈皮、半夏行气化湿，炒三仙消导和中，脾胃同治，升清降浊并举。他同时主张循序渐进，缓以图功，反对用药过当，损伤脾胃。

5. 通补平衡

肿瘤患者须根据其脾胃的生理特性纠偏补差，平衡阴阳。所谓通补之法，主要是调和气血，平衡阴阳，达到“以平为期”之目的。只要使人体恢复平衡，这就是“补”。如张子和之“汗吐下”三法虽为攻邪，实则在补，即所谓“先论攻其邪，邪去而元气自复也”。所以不唯独用补药就是补。对肿瘤患者更要根据脾胃自身的生理特性，“补其不足，损其有余”，然后达到平衡，使其运化正常，非必补，才能助其运，但又不能呆补、蛮补、乱补。因此，要始终把握补中有通，这样才能补而不滞，润而不腻，既升且运，以顺其脾胃升降之特性，以使患者恢复平衡而达到“补”的目的。

肿瘤患者初起多实，久则多虚，中期虚实夹杂的情况较为多见。临床具体表现：初期患者气血痰毒胶结之痛实证；久病体虚、痰浊困阻脾胃的虚实夹杂证。或放化疗之后，脾胃失健，运化失司、水湿不化、气机不畅，又加情志、饮食调理不慎而导致气滞、痰湿、食滞等正不胜邪，邪实内存的临床表现。经治之时，尽管有脾胃虚的表现，但在气滞明显时，若一味补之，往往会滞气生满，而导致滞痛、胀满等症加重。若化疗后脾虚难运，食积不化时，一味补气健脾，又会影响消导，反致痞胀而痛。而脾虚夹湿或痰浊阻中时，虽致病之源是脾虚不运，但临证如不细查详审，急于求功，用甘淡滋腻之品，则反助闷塞痞胀，以至厌食、恶心。或出现中焦脾虚之象，虚实寒热错杂之症，治疗时不能只见其虚，忽视其实，或顾本忘标，一味妄补，会导致甘腻滋生湿热，邪不易撤。或化气生火，助长其热，此所谓“气有余便是火”也。

6. 清化湿热

肿瘤患者脾胃湿热证常有脘闷、腹胀、不饥、便溏、口干不欲饮、苔腻、脉缓等，舌苔腻是脾胃湿热最重要的临床依据。脾胃湿热证的临床表现以中焦脾胃的阴阳偏盛作为基础，阳旺之躯，胃热偏盛，邪易热化。阴盛之体，脾湿偏盛，邪易湿化。基本证型表现有热重于湿、湿重于热或湿热并重之不同，病机转归有燥热伤阴与湿寒伤阳之别。治肿瘤患者脾胃湿热，祛湿清热是其大法。焦教授注重分解湿热之邪，恢复中焦脾胃气机之升降功能，或清热化湿，或淡渗通利，或芳香化湿，或苦温燥湿，或多法联合应用，注重通利三焦之气，给湿邪以出路，湿去邪无所依则孤湿易清，徒清热则易伤阳气，且易湿热复聚。焦教授强调开上、运中、渗泄三法同用。对脾胃湿热证脾湿偏重者，用川厚朴、陈皮、炒三仙、大腹皮、茯苓、猪苓、泽泻等以辛开湿郁，宣理气机。对于湿热阻中偏于胃而热重者，治主清胃热，佐以化脾湿，用石膏、知母、川厚朴、半夏。湿热痰浊互结中焦，予半夏、黄连等苦辛通降，因势利导，达邪下行。暑湿阻中，弥漫三焦，用滑石、生石膏、竹茹等清热利湿，宣通三焦。

多数肿瘤患者脾胃湿热证，湿热虽在中焦，但湿具有蒙上流下之性，往往以中焦为主而三焦症状并见，常见身热不扬、身重肢倦、胸闷脘痞、呕恶腹胀、二便不利等三焦症状，治疗当兼顾三焦。或脾胃湿热证兼见湿热夹滞，里结肠腑，治疗当佐以轻下之法。或脾胃湿热证兼见湿热郁阻卫表，治疗当佐以宣表化湿。中焦湿热病证较为复杂，变证及兼证较多，在治疗脾胃湿热证时一定要抓住湿热解这一关键进行辨证治疗，方能取得实效。

7. 妙用甘味

经曰：“夫五味入胃，各归所喜……甘先入脾。”甘味之药，对于脾胃具有特殊的亲和作用。一入脾经，即有补脾养胃之效。肿瘤患者常有脾胃不足之证，根据“虚则补之”之则，焦教授以甘味之药调补，而以随证化裁见长。

如对于食后纳呆，脘腹胀满，大便溏薄，少气懒言，四肢倦怠，消瘦，面色萎黄不华，长期低热之脾胃气虚者，用甘温益气之法，常用药如人参、白术、山药、党参、黄芪、甘草等，以甘温之气味，补脾胃之不足。而脾为生化之源，五脏之本，故益气亦可生血，益气扶正即可祛邪。又如对脾阳虚之证可治以辛甘化阳，症见纳减腹胀，脘腹冷痛而喜温喜按，口淡不渴，四肢不温，大便稀溏，或肢体浮肿，小便不利，舌质淡，苔白滑，脉沉细或迟弱，常用黄芪、甘草、大枣、干姜、桂枝、附子等。再如肿瘤患者化疗后常见不思饮食，口干舌燥，口渴心烦，大便干结，口舌溃烂，呕逆，胃中嘈杂或灼热，皮肤干燥，肌肉消瘦或萎弱无力，舌质红苔少，脉细数或弦数，此为脾胃阴虚之证，治宜甘寒滋润，常用药如天花粉、葛根、五味子、黄精、山药、麦冬、沙参、玉竹、莲肉、扁豆、甘草等。对于肿瘤患者放疗后之阴虚胃痛，治以酸甘化阴。酸甘合化阴气，可阴阳并补，调理脾胃，缓急止痛，常用药有白芍、乌梅、甘草、大枣等。

脾主升，胃主降，脾得阳始运，胃得阴始和。甘味补中，故焦教授以甘温之剂运其气，辛甘之剂助其阳，甘寒之剂滋其液，酸甘之剂化其阴。同时焦教授指出滋阴切防滞腻，即使是胃阴虚证用阴药也只宜清补、平补，忌用滋腻之剂。

焦教授认为适时应用某些经验性的药对肿瘤的治疗效果可起到一个推动作用。在辨证施治的基础上结合辨病，可明显提高疗效。肿瘤是一类病因复杂、高度异质，可以在人体各系统、各部位发病的严重疾病，症状变化多端，表现不一。根据其病情演变和临床表现，认为其发病总以正虚和邪实。治疗上须从整体观念出发，采用或先攻后补，或先补后攻，或攻补兼施的方法，不求急功，缓而图之。用药切忌太过峻猛，以免进一步损伤正气，造成不良后果。脾胃居中焦，与其他脏腑关系密切，脾胃有病很容易影响到其他脏腑，《慎斋遗书》曰："脾胃一伤，四脏皆无生气。"因此，在肿瘤治疗过程中，要充分考虑脾胃虚弱、清阳不升、湿浊内盛、浊阴上扰这一基本病机，只有辨证准确，才能收到一举两得、事半功倍之效。

五 典型医案

1. 肺癌术后

张某，男，62岁。2009年8月7日初诊。

主诉：右肺癌术后1年。

现病史：患者2008年10月因胸闷、憋喘、咳痰带血于某院经胸部强化CT、经皮细针活检诊为右肺腺癌，行肺癌根治术，术后病理为低分化腺癌，分期为$T_2N_1M_0$，术后辅助化疗4周期。2009年4月患者咳嗽明显，检查示肺癌术后复发并肺内、纵隔淋巴结转移，后行化疗1周期，并予局部放疗。现患者胸闷，咳嗽，咳吐少量黄痰，无发热，乏力，四肢浮肿明显，纳少眠差，二便调，舌淡，苔黄，脉细。

中医诊断：肺积（肺脾气虚，痰瘀内阻）。

治则：健脾益肺，化痰散结。

处方：自拟肺积方加减。生黄芪30 g，炒白术15 g，茯苓20 g，白花蛇舌草30 g，蜈蚣2条，猫爪草12 g，砂仁10 g，党参20 g，陈皮12 g，全瓜蒌20 g，浙贝母 20 g，板蓝根 20 g，炙麻黄 12 g，生石膏 30 g，地龙 12 g，款冬花 15 g，诃子 20 g，桑白皮 30 g，泽泻 30 g，猪苓 30 g，桂枝 10 g，车前草 30 g，川厚朴 12 g，炒酸枣仁 30 g。7 剂，水煎服，日 1 剂。

二诊：2009 年 8 月 14 日。咳嗽，痰白量少，胸闷憋气，四肢浮肿较前减轻，乏力，纳少，眠可，二便调。处方：上方加人参 9 g。14 剂。水煎服，日 1 剂。

三诊：2009 年 9 月 4 日。胸闷明显减轻，咳嗽，咳少量黄痰，四肢浮肿缓解，纳差，眠少，乏力，二便调。处方：上方加葶苈子 20 g。14 剂。水煎服，日 1 剂。

四诊：2009 年 10 月 20 日。咳嗽，痰少色白，泡沫状，咳嗽严重时引发癫痫发作，频率高，四肢无浮肿，右颌肿大无疼痛，乏力，纳差，眠差，大便可，小便滞涩不通。处方：上方加白蔻 9g，生龙骨、生牡蛎各 30 g。7 剂。水煎服，日 1 剂。

五诊：2009 年 10 月 27 日。服药好转，咳嗽减轻，右颌下肿大无疼痛，无头痛，乏力，纳眠可，二便可。处方：上方加僵蚕 20 g。14 剂。水煎服，日 1 剂。

六诊：2009 年 11 月 24 日。咳嗽减轻，乏力，气短，纳可，眠一般，大便调，小便略频。处方：上方加人参 9 g。14 剂。水煎服，日 1 剂。

按语：肺积是呼吸系统常见的恶性肿瘤，多以顽固性干咳持续数周不愈，或反复咳血痰或痰中带血、顽固性胸痛、气急、发热，或伴消瘦、乏力等，胸部 CT、纤维支气管镜检查等辅助检查有助于诊断。本患者素体虚弱，脏腑功能亏虚，加之化疗，肺脾更伤，脾虚运化失常，气血生化无源，气虚血弱，无力抗邪，脾虚水湿内停，聚而生痰，痰阻肺络发为本病。故治以健脾益肺、解毒化痰散结。方以肺积方加减。全瓜蒌、浙贝母、清半夏润肺化痰；生黄芪、炒白术、茯苓健脾益气；炙麻黄、生石膏清肺热；款冬花、桑白皮、厚朴止咳化痰；地龙解毒散结。全方共奏健脾益肺、解毒化痰散结之效，痰瘀去，则积聚散。

2. 乳腺癌术后

陈某，女，61 岁。2003 年 11 月 10 日初诊。

主诉：左乳腺癌术后 4 年，双肺、骨转移 8 个月。

现病史：患者 2003 年 7 月因“左乳包块 3 个月”诊为乳腺癌，后行手术切除，术后病理示（左乳）浸润性导管癌。术后化疗 2 周期。8 个月前患者因咳嗽、右胁痛，复查 CT、ECT 示双肺多发转移、骨转移。再行化疗 6 周期，疗效不明显。目前患者咳嗽明显，咳痰少，无咳血，右胁痛，纳眠可，二便调，舌质红，苔薄黄，脉弦细。左锁骨上可及一大小约 1.5 cm × 1.5 cm 肿大淋巴结、质硬；双肺呼吸音低、未闻及干湿啰音；右第 7 肋压痛。血常规：WBC 3.0×10^9/L。

中医诊断：乳岩（瘀毒阻络）。

治则：活血化瘀，解毒散结。

处方：自拟消岩方加减。漏芦 30 g，白芷 15 g，清半夏 12 g，蒲公英 30 g，石见穿 12 g，生黄芪 30 g，炒白术 15 g，茯苓 20 g，炮山甲 12 g，蜈蚣 2 条，桂枝 12 g，僵蚕 12 g，炒杏仁 9 g，炙麻黄 9 g，桔梗 12 g，黄芩 12 g，甘草 6 g。7 剂。水煎服，日 1 剂。

二诊：2003 年 11 月 25 日。服药妥，仍咳嗽，咳少量白痰，无痰血，无胸闷，右肋痛较前减轻，纳眠可，二便调，舌质红，苔薄黄，脉弦细。处方：上方加陈皮 12 g，延胡索 20 g。7 剂。水煎服，日 1 剂。

三诊：2003 年 12 月 9 日。服药后咳嗽减轻，痰少，右肋隐痛，纳眠可，二便调，舌质偏红，苔少，脉细。处方：初诊方去黄芩，加麦冬 20 g，杭白芍 20 g，芦根 30 g。15 剂。水煎服，日 1 剂。

四诊：2004 年 1 月 7 日。服药妥，近日感乏力，轻咳，右肋、后背痛较前加重，纳眠可，大便干，舌质红，苔少，脉细。处方：上方加淫羊藿 20 g，全蝎 10 g。15 剂。水煎服，日 1 剂。

五诊：2004 年 5 月 14 日。患者坚持服中药治疗，病情稳定，偶干咳，右肋胀满，无背痛，纳眠可，二便调，舌质偏红，苔薄白，脉弦细。血常规：WBC 5.6×10^9/L，HGB 121 g/L，PLT 147×10^9/L。方药：漏芦 30 g，白芷 15 g，清半夏 12 g，蒲公英 30 g，石见穿 12 g，生黄芪 30 g，炒白术 15 g，茯苓 20 g，炮山甲 12 g，蜈蚣 2 条，桂枝 12 g，僵蚕 12 g，炒杏仁 9 g，炙麻黄 9 g，桔梗 12 g，淫羊藿 20 g，补骨脂 12 g，甘草 6 g。30 剂。水煎服，日 1 剂。

按语：乳房内结块，固定不移，痛有定处为乳岩。乳内常可扪及包块，或胀闷，疼痛不适，或以乳房皮肤改变或乳头溢液为主要症状，乳腺 B 超、钼靶照相、CT 等辅助检查可助诊断。本患者系乳腺癌根治术后多发转移，中医属“乳岩”范畴，《丹溪心法》记载的“痞块”即为此。辨证属瘀毒阻络型，患者虽行乳腺癌根治术，但由于病久体虚，癌毒余邪内蕴，死灰复燃，四行旁窜，致肺络瘀阻，则见咳嗽、咳痰，扩散至骨则营血涩滞，瘀阻不通则痛，舌脉俱为佐证。治宜活血化瘀、解毒散结，拟消岩方加减。漏芦、石见穿、炮山甲、蜈蚣、僵蚕、桂枝等活血化瘀，散结通络，白芷、蒲公英、清半夏、黄芩清热解毒，生黄芪、炒白术、茯苓扶助正气，炒杏仁、炙麻黄、桔梗止咳化痰。全方共奏活血化瘀、解毒散结之效。晚期乳岩之“瘀毒阻络”，当从活血化瘀、解毒散结治之，并相应给予通络止痛、扶正药治疗可获疗效。

3. 胃癌术后

于某，男，60 岁。2009 年 1 月 13 日初诊。

主诉：胃癌术后 1 年，化疗 2 周期。

现病史：患者于 2008 年 1 月因胃脘部疼痛、进行性消瘦就诊于当地县医院，胃镜检查示胃癌。胸部及上腹部 CT 检查未发现远处转移。遂于当地医院行胃癌根治术。术后病理示胃窦低分化腺癌（$T_3N_1M_0$）。化疗 2 周期，反应不明显，具体用药不详。患者乏力，时有胃脘部不适，得温则舒，无恶心呕吐，无发热，纳差，眠可，二便调，舌淡胖，苔白，脉沉细。

中医诊断：胃积（脾胃虚寒）。

治则：温中散寒，健脾和胃。

处方：自拟化积方加减。生黄芪 30 g，炒白术 15 g，茯苓 20 g，清半夏 12 g，白花蛇舌草 30 g，猫爪草 12 g，砂仁 10 g，补骨脂 15 g，炒三仙各 10 g，蜈蚣 2 条，党参 20 g，黄连 12 g，陈皮 12 g，乌药 12 g，大血藤 20 g，鸡内金 15 g，菟丝子 30 g，枸杞子 30 g，海螵蛸 9 g，川厚朴 12 g，生牡蛎 30 g，干姜 10 g，甘草 6 g。15 剂。水煎服，日 1 剂。

二诊：2009 年 2 月 5 日。患者服药后无腹胀、腹痛，食后偶尔反酸，无咳嗽，憋喘，无胸闷、胸痛，轻乏力，纳眠可，二便调。舌淡，苔白，脉细。处方：上方加山慈菇 12 g，炒山药 20 g。15 剂。水煎服，日 1 剂。

三诊：2009 年 2 月 27 日。患者服药平妥，一般情况好，时有恶寒，无腹胀、腹痛，无胃痛、胃胀，无反酸、呕吐，无发热、头痛，体力可，纳眠可，二便调。舌淡，苔白，脉细。处方：上方继服。30 剂。水煎服，日 1 剂。

四诊：2009 年 7 月 30 日。患者坚持服用中药，自诉近日偶有胃脘部疼痛，食后偶有反酸，无咳嗽、咳痰，无发热、头痛，轻乏力，纳眠可，二便调。舌淡，苔白，脉细。处方：初诊方加人参 9 g，肉桂 6 g，山慈菇 12 g，鸡血藤 20 g。30 剂。水煎服，日 1 剂。

五诊：2009 年 9 月 4 日。患者一般情况尚可，胃脘部疼痛不适，诉进食后有缓解，无腹痛、腹胀，无发热及头痛，体力可，纳眠可，二便调。舌淡，苔白，脉细。处方：上方加炒山药 30 g，炒薏苡仁 30。30 剂。水煎服，日 1 剂。

按语：胃癌是最常见的消化道恶性肿瘤，在胃的恶性肿瘤中，腺癌占 95%。早期常无明显症状，或类似于消化性溃疡疼痛，进食后可以缓解。进展期胃癌以胃区疼痛，常为咬啮性，无明显规律性，与进食无明显关系，类似于消化性溃疡疼痛，进食后可以缓解。此外，上腹部饱胀感、沉重感、厌食、腹痛、恶心、呕吐、腹泻、进行性消瘦、贫血、水肿、发热等。当临床症状明显时，病变已属晚期。本患者术后病理亦属中晚期胃癌，术后又行辅助化疗。患者诊断符合以上特征。胃癌属正虚邪实，正气亏虚为本，邪气聚结为其标，患者年过半百，阳气自半，饮食不节，损伤脾胃，术后化疗，寒凉毒邪，更伤脾胃，脾阳不健，湿浊内生，血脉涩滞，寒瘀互结，湿聚痰凝，阻结于胃腑而成胃积之脾胃虚寒证。治以“温中散寒、健脾和胃”法，拟方化积方加减。方中补骨脂、乌药、干姜温中散寒；菟丝子、枸杞子、海螵蛸补肾助阳；炒三仙、砂仁、鸡内金健脾和胃消食；陈皮、川厚朴理气化痰；白花蛇舌草、猫爪草、蜈蚣、生牡蛎解毒散结；大血藤、黄连解毒化瘀止痛。全方在温中散寒、健脾和胃的基础上解毒化瘀、理气止痛，使寒化、瘀去、阳气生、脾胃健。

4. 原发性肝癌

安某某，男，45 岁。2012 年 3 月 4 日初诊。

主诉：原发性肝癌并多发转移半个月余。

现病史：患者 2012 年 2 月因左下肢放射性麻木于当地医院就诊。行强化 CT 示：①肝脏占位性病变，考虑巨块结节型肝癌并肝内多发转移，门脉右支癌栓形成，腹膜后肿大淋巴结转移，双肺多发转移癌；②右肾囊肿；③少量腹水（2012 年 2 月 15 日），AFP 具体不详。患者有慢性乙肝病史 10 余年，确诊后未行任何治疗。现患者乏力，皮肤目精黄染不明显，左下肢放射性麻木，右下肢肌肉萎缩，食欲尚可，睡眠一般，小便频，大便 3 ~ 4 日 1 行，色黑，成形，近 1 个月体重下降约 5 kg。舌质暗红，苔薄黄，脉弦细。

中医诊断：肝积（肝郁脾虚，痰瘀互结）。

治则：疏肝健脾，化痰散结。

处方：自拟肝积方加减。黄芪 30 g，党参 20 g，清半夏 9 g，茯苓 20 g，炒白术 15 g，白花蛇舌草 20 g，猫爪草 9 g，柴胡 12 g，田基黄 30 g，郁金 15 g，黄芩 12 g，蒲公英 30 g，桂枝 9 g，干姜 9 g，山药 15 g，黄精 24 g，焦三仙各 9 g，甘草 6 g。14 剂。水煎服，日 1 剂。

二诊：2012 年 3 月 21 日。服药平妥，乏力减轻，左下肢放射性麻木，纳可，眠时差，小便调，大便 2 日一行，舌质暗红，苔薄黄，脉弦细。处方：上方去干姜，加炒酸枣仁 30 g。14 剂，水煎服，日 1 剂。

三诊：2012 年 4 月 12 日。服药平妥，患者乏力明显减轻，时右下腹痛，无腹胀，左下肢麻木有改善，纳眠可，大便日 3 次，成形，小便正常。舌质暗红，苔薄黄，脉弦细。处方：初诊方加山萸肉 15 g，五味子 9 g，乌梅 18 g。14 剂，水煎服，日 1 剂。

四诊：2012 年 5 月 4 日。服药平妥，患者乏力明显减轻，左下肢麻木有改善，无腹胀腹痛，纳眠可，大便日 2 次，成形，小便正常。舌质暗红，苔薄黄，脉弦细。处方：黄芪 30 g，党参 20 g，清半夏 9 g，茯苓 20 g，炒白术 15 g，白花蛇舌草 20 g，猫爪草 9 g，柴胡 12 g，田基黄 30 g，郁金 15 g，桂枝 9 g，干姜 9 g，五味子 9 g，乌梅 18 g，山药 15 g，黄精 24 g，焦三仙各 9 g，甘草 6 g。14 剂。水煎服，日 1 剂。

按语：原发性肝癌是消化系统常见恶性肿瘤。乙肝病毒、丙肝病毒感染是其主要致病因素之一。中医认为肝癌的发生与感受湿热邪毒，致邪毒内蕴，加之七情内伤、饮食不节、嗜酒过度，致正气虚损，邪气乘袭，蕴结于肝，肝气郁结，气机受阻，血行不畅，痰瘀互结，形成痞块，而成肝癌。本病为本虚标实之证，本患者有慢性乙肝病史 10 余年，又发现肝脏巨块结节型占位，中医诊断“肝积”，证属肝郁脾虚、痰瘀互结。患者中年男性，素体脾虚，加之性格急躁易怒，情志不常，导致肝气郁结，横逆犯脾，脾气更虚。脾虚失运，无力行气行血，则气滞血瘀；脾虚失运，无力行津，则痰湿内生，痰瘀互结，发为本病，舌脉俱为佐证。临床多采用“疏肝健脾、化痰散结”法治疗，方以肝积方为基础加减。生黄芪、党参不仅补益脾肺之气，并能养阴生津；炒白术、茯苓、清半夏以健脾燥湿、化痰散结，助脾运化水液，水液运化则可使聚集之湿痰消散；白花蛇舌草、猫爪草、蒲公英以清热解毒散结；蜈蚣、全蝎、三棱、莪术活血化瘀散结；加山楂、神曲、麦芽以消食化滞，增进食欲；加柴胡、田基黄疏肝理气、除湿退黄；甘草补脾益气，缓急解毒。“肝积”之肝郁脾虚、痰瘀互结型，以疏肝健脾、化痰散结之法，扶正祛邪同用、标本兼治，可获疗效。

六 经验方

1. 化积方

组成：生黄芪 30 g，白花蛇舌草 30 g，炒白术 15 g，茯苓 20 g，党参 20 g，砂仁 10 g，清半夏 12 g，猫爪草 12 g，陈皮 12 g，蜈蚣 2 条，黄连 12 g，甘草 6 g。

功效：益气健脾，解毒散结。

主治：气血亏虚，瘀毒内结型积证。用于各部位肿瘤，伴发神疲、消瘦、乏力，胃痞纳差或有疼痛，舌质暗，苔白 / 黄苔，脉弦细等积证患者常见症状。

方解：本方以生黄芪、党参为君药，益气健脾，脾胃为后天之本，气血生化之源，以此为君补益后天；白术、茯苓为臣药，以健脾燥湿，增强君药健脾之功；佐以白花蛇舌草、猫爪草、黄连、蜈蚣以清热解毒，散结消积；陈皮、半夏理气散逆，化痰散结；使以甘草，甘缓和中、调和诸药。方中参、芪、术、苓、草之甘温以补脾益气和其中，黄连、白花蛇舌草之苦寒以清除癌毒郁热，兼能活血消积，半夏、猫爪草之辛温以开痰散结，蜈蚣搜剔筋骨以解毒通络止痛，陈皮、砂仁开胃和中，流通药物。纵观全方配伍，寒热并用，苦降辛开，补气和中，扶正与祛邪并用，使补而不助邪，攻而不伤正，共奏益气健脾、解毒散结之效。邪祛正复，诸症悉平。

加减应用：用于各部位积证辨证属气血亏虚、瘀毒内结者，再根据各类积证具体情况及兼症加减组方，可收到异病同治的效果。临床上常用于肺癌、乳腺癌、肝癌、胃癌、肠癌、食管癌、头颈部癌等各部位实体瘤，辨证属气血亏虚、瘀毒内结者。临床加减化裁：①肺积常以化积方加全瓜蒌、浙贝母、炙麻黄、生石膏、地龙等止咳化痰药；②乳岩常以化积方加漏芦、柴胡、白芷、生牡蛎、山慈菇等解毒散结药；③肝积常以化积方加柴胡、田基黄、莪术、茵陈、鸡内金等疏肝散结药；④胃积常以化积方加炒山药、莪术、乌药、鸡内金、川厚朴等健脾消食、活血止痛药；⑤肠积常以化积方加乌药、大血藤、生薏苡仁、全蝎、干姜等活血止痛药；⑥噎膈常以化积方加代赭石、旋覆花、山豆根、鸡内金、川厚朴等重镇降逆、健脾化湿药。

2. 益血方

组成：生黄芪 30 g，炒白术 15 g，茯苓 30 g，半夏 12 g，当归 12 g，菟丝子 30 g，枸杞子 30 g，鸡血藤 20 g，阿胶 11 g（烊化），甘草 6 g。

功效：补益气血，健脾益肾。

主治：气血亏虚型之血证、虚劳等。症见面色萎黄，神疲乏力，发热，出血，腹痛、纳眠一般，二便尚调，舌质淡、苔白 / 无苔，脉细而虚等常见症状。

方解：本方以生黄芪为君药，益气健脾，脾胃为后天之本，气血生化之源，且气能生血、行血、摄血，正如《景岳全书》所言："损者多由于气，气伤则血无以存。"当归补血活血、阿胶补血止血、鸡血藤补血行血，共为臣药以补血摄血。枸杞子、菟丝子补肝肾，炒白术、茯苓益气健脾，清半夏和胃化痰散结，同用为佐药辅助君臣。甘草为使，甘缓和中、调和诸药。诸药合用，共奏健脾补肾、补益气血之功。

加减应用：用于血证、虚劳等，辨证属脾肾亏虚、气血不足之各型贫血、再生障碍性贫血、血小板减少性紫癜、白血病、骨髓增生异常综合征、过敏性紫癜、骨髓增殖性疾病等。再根据具体情况加味，可获良效。常用临床加减化裁：①瘀血者常加牡丹皮、川牛膝、桃仁、红花、土鳖虫、莪术等；②出血者常加仙鹤草、藕节、小蓟、卷柏、三七粉、茜草、墨旱莲等；③发热者常加连翘、板蓝根、绞股蓝等。

（整理者：李慧杰）

尹常健

一 医家简介

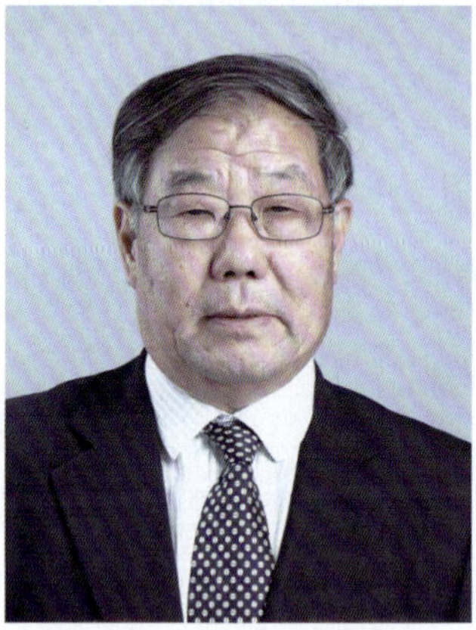
尹常健

尹常健，男，1950年2月出生于山东临朐。教授，主任医师，山东中医药大学博士研究生导师。1974年8月毕业于山东医学院中医系并分配至山东中医学院附属医院（现山东中医药大学附属医院）内科工作，1979年3月师承王文正教授从事肝胆病中医临床研究。曾任消化内科主任、内科主任、内科教研室主任，山东省高等学校重点学科中医内科学科带头人。2011年3月尹常健被定为二级教授，2011年国家中医药管理局批准成立学术经验传承工作室，为指导老师。

尹常健担任全国传承博士后合作导师，全国第四、第五批全国老中医药专家学术经验继承工作指导老师，山东中医药大学博士、硕士研究生导师；中华中医药学会第四、五、六届理事，中华中医药学会肝胆病专业委员会学术顾问，中国中西医结合学会肝病专业委员会常委，中国民族医药学会常委，中国民族医药学会医养结合分会会长，山东中医药学会肝病专业委员会名誉主任委员，山东省医学会肝病专业委员会副主任委员，山东省保健科技协会常务理事；《中西医结合肝病杂志》《世界中西医结合杂志》编委，国家自然科学基金委员会评委。先后当选“山东省优秀青年中医”“中国百名杰出青年中医”、山东省“富民兴鲁”劳动奖章、“山东省优秀科技工作者”“山东省千名知名技术专家”“山东省名中医药专家”“全国卫生系统先进工作者”“全省卫生系统廉洁行医标兵”“山东省优秀研究生指导教师”、首届“感动山东健康卫士”并记二等功、“全省中医工作先进个人”并记三等功、“山东省十大名医”“中华中医药学会肝胆病学术研究突出贡献奖”“山东名老中医”等称号，2007年2月起享受国务院政府特殊津贴，2020年11月获“山东省中医药杰出贡献奖”。

尹常健教授长期从事消化系统疾病临床、教学、科研工作40余年，具有丰富的临床、教学及科研经验，具有较高的学术造诣。临床擅长中医药治疗消化系疾病尤其肝胆系疾病，如各种急慢性肝炎、肝硬化、肝脏肿瘤、胆囊结石、慢性胃炎、消化性溃疡等。先后出版学术专著《肝胆病中医研究》《肝病用药十讲》《肝病临证十法》《尹常健学术文集》《中医随想录》《学术演讲录》《王文正医案》《对接与互融》等十余部，主编《腹水与临床》《名医处方手迹》《齐鲁名医谱》等，主译《心肌病与心肌活检》，参编著作九部。发表学术论文100余篇，其中先后在《中西医结合肝病杂志》《中国中医药报》等杂志期刊发表文章《建构我国肝病中西医双诊双治的诊疗新体系》《中西医结合肝病研究的三大困扰》《肝病中成药的合理应用》《论中医八大关系》《中医临床研究基地该如何建设》《承担起伟大的科学担当系列》《中医药救治新冠肺炎的理论基础》《担起中医药传承创新的学术使命》等，在国内外学术界引起重大反响。

1993年起尹教授先后承担国家重大科技专项课题、教育部博士点基金课题和山东省中医药攻关课题共9项，其中6项获省部级科学技术进步奖，其中山东省科学技术进步奖二等奖2项、三等奖4项；山东中医药科学技术奖一等奖3项；中国中西医结合学会科学技术奖三等奖1项，山东省教育厅自然科学奖二等奖1项，山东省医学科技奖三等奖1项，山东省保健科技协会科学技术奖二等奖1项等。

二 成长之路

博览群书　熟读经典

尹常健教授出生于著名的文化之乡——山东省临朐县冶源镇栗沟村的一个耕读之家，在故乡完成了小学、初级中学及部分高级中学学业。1971年尹常健教授被推荐进入山东医学院中医系学习，正式走上学医从医之路，将中医药学作为专业和研究方向对于一个自幼热爱文学、具有较好的中文基础者而言简直是如鱼得水。因为学好中医学需要阅读大量古典医籍，对人的理解能力、记忆能力、感悟能力等都有较高的要求。最难能可贵的是尹常健在大学学习期间有机会识见李克绍先生、徐国仟先生、张志远先生、周次清先生、董敬斋先生等一大批老一代著名中医药专家，聆听大师授课，求教学术疑惑，他们的学者风范和渊博学识都令尹常健深为敬仰并受益终生。而中医经典的认识和把握对于每一位中医学者来说又是非常重要的。

经典旧指作为典范的儒家载籍，今指传统的具有权威性的著作，中医经典也是如此。谢海洲先生说："经典著作是中医理论的源泉。"屠揆先先生回忆其叔父的教导："为医之道，首先学好四大经典著作，这是根本。"而王静斋先生认为："熟读《内经》则增人智慧，于病理可左右逢源，熟读《本草》则方自我出，不受古方局限，熟读《伤寒》《金匮》，则辨证施治有法可循。"在学习经典之初尹常健教授就借鉴了很多名家或者老先生的经验，主要从以下几个方面入手。

1. 背诵经典原文

尹常健教授认为，经典古籍流传年代久远，文字经过演变，含义会发生变化，而且阅读者对同样的文字的理解会受到文化水平、临床经验、阅历、判断力和想象力等种种因素的影响。因此，很难将古籍原文还原到作者所需要用文字表达的实际情况。我们不可能和古代医家面对面，由他们通过实际病例讲解总结成的文字，只有通过精读，反复读，以至背诵，再在临床上反复揣摩，才有可能从中悟出真谛。对于中医经典的学习，尹常健教授从通读原文开始，到逐渐熟练背诵经典条文，而且反复诵读，让经文烂熟于心，在临床遇到相关病症，这些经典条文就会自然流出，从而参透精神、指导临床。

2. 注重追本溯源

中医古籍是传承中医学术的载体，但古籍在流传过程中几经辗转，容易出现错简、讹文等现象，影响我们对于经典原文的学习和理解。这就需要用文献学的方法辨章学术、考镜源流。一方面还原古籍之真面目，另一方面也加深自己对古籍的理解。任应秋先生介绍他学习《黄帝内经》的经验时说："我治医经学的方法，亦如读《十三经》那样，先从篇章句读下手。"只有逐字逐句地分析学习，长时间地积累，方能对《灵枢》《素问》有个比较具体的概念。山东中医药大学的张志远教授被称为中医"活字典"，张灿玾教授是文献大家，成就昭著。尹常健就经常翻阅老先生们的书籍文章，勤于求教。

3. 勤于总结归纳

纸上得来终觉浅，绝知此事要躬行。学习经典的过程中，自己总结其中规律性的论述，通过自己的一番努力所得，与直接借鉴别人所得，其体会是决然不同的。尹常健教授在学习《伤寒论》时就逐条整理了六经辨治条文，按照病因病机证治方药做了一个学习的提纲，当时受到了徐国仟教授的认可，并给予了修改意见。这让尹常健非常感动，也激励了他学好经典的决心。

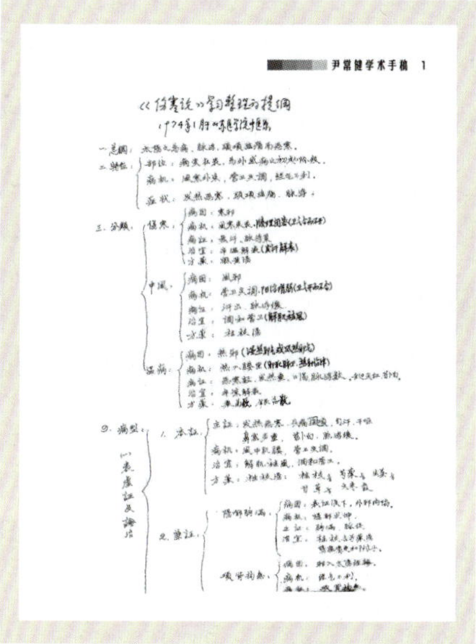

尹常健教授学习《伤寒论》笔记

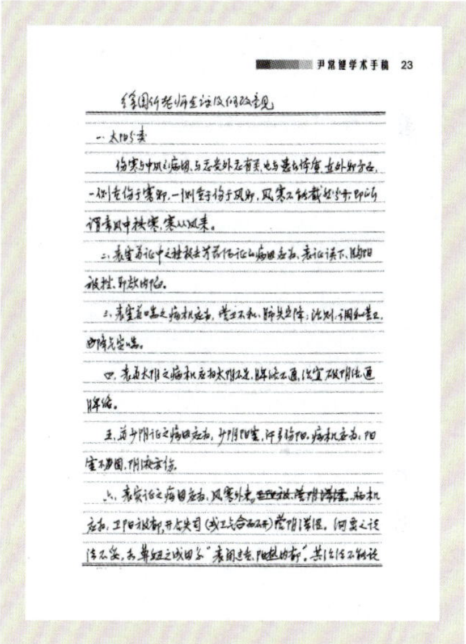

徐国仟教授对《伤寒论》笔记的点评

在学习中医经典著作的同时，中医也要具备踏实的西医基础知识。尹常健教授所接受的医学教育与既往中医学院中医专业学习不同，他经过第一年的西医学习，系统学习了解剖学、生理学、病理学、诊断学、微生物学、寄生虫学等课程，具备了比较系统的西医学基础知识，为以后的中医专业研究做了很好的铺垫。由于当时山东医学院和山东中医学院合并办学，因此，在转入中医系后尹常健在进行系统的中医学专业学习的同时，仍然较为系统全面地学习了西医学的基础和临床科目，参加了西医各科的见习和实习。中西医作为两种不同的医学理论体系，在教育背景、学术视野和思维方式等方面都有很大不同，正是这种有着巨大差别的中西医学的对接和交融才可能碰撞出更多火花，也才能使尹常健教授在两种医学的对比和观照中思路清晰、视野开阔。经过三年半的大学生活，尹常健正式踏进了中医学之门，从此中医学成为他毕生的事业、挚爱和追求。

良师指导　辨明方向

尹常健教授 1974 年 8 月毕业于山东医学院中医系，被分配至山东中医学院附属医院（1996 年更名为山东中医药大学附属医院）内科工作，正式走上中医临床探索之路。

工作之初，尹常健教授始终牢记“业精于勤，荒于嬉”这句中国古代格言，为自己制订了严格的学习计划，白天参加病房或门诊工作，晚上休息时间结合实际工作中遇到的问题，刻苦攻读有关书籍和文献，找寻答案，反复印证，释疑解惑，认真做好读书笔记和卡片，学以致用。几年下来，他积累了十几万字的读书笔记、诊疗记录和文摘卡片，对内科常见病的诊疗常规、辨治规律等已能熟练掌握，为深入进行临床研究工作打下了坚实的基础。

山东中医学院附属医院在 20 世纪 50 年代建院初期曾从全省会聚了一大批优秀的中医人才，院内名医荟萃、流派纷呈，形成了一个十分强大的学术群体，使得尹常健教授得以系统学习名老中医的学术思想和临床经验。尹常健教授以随诊、请教等方式系统学习了叶执中、张哲臣、李庭玉等名老中医的医案、医话、医论，受到极为深刻的教益，坚定了从事中医临床探索的信念。

1979 年尹常健教授开始在我国著名中医肝病专家王文正先生的指导下从事肝病中医研究工作。王文正先生精深的学术理论造诣和丰富的临床经验以及他在临床用药方面的深厚功力与特色对尹常健影响很深。同时王文正先生的学术思想、经验、治学态度及方法对尹常健之后的成长也产生了极其深远的影响。

勤于思考　善于总结

20 世纪 70 年代由于各方面条件的限制，中医肝病研究面临许多实际困难，如中医药对乙肝病毒携带者的治疗还处于摸索阶段，缺乏成熟的经验。当时年轻的尹常健为自己确立了两个任务：一是认真做好日常临床诊疗工作，二是充分学习好王文正先生的学术思想和临床经验。为了完成好这两个任务，尹常健坚持做到“三多”，即多学习、多思考、多总结，要在实践中不断学习新知识、新方法、新理论，吸收新经验，掌握新技能，以不断丰富自己，从而适应临床研究的需要；要多思考，对于书本理论、老师经验、研究动态等都要勤于思考，善于思考，多问为什么，这样才能增长新知，锻炼才干；要多总结，要有计划地将所看、所听、所学、所干不断进行总结，形成文字，使知识系统化、条理化，有总结才会有提高。

在向王老学习的过程中，尹常健进一步认识到悟性的重要，学习名老中医经验，不但要接受知识，更要善于领悟，不断揣摩，细心体会，真正感悟精髓，才能举一反三，为己所用，因此悟性聪敏与否，直接关系到学习效果如何。经过几年的学习，尹常健教授对王老的学术思想、诊疗经验、用药特色等渐有领悟，从而使思路开拓了、眼界更宽了，为自己的临床实践起到了重要的指导和借鉴作用。

王老在20世纪80年代初就萌发了要将肝病主要症状与体征的辨证论治进行系统阐述的想法，他给尹常健讲了他的总体思路、证候范围划分、治法和方药应用等，先后选了胁痛、食少、乏力、发热、腹胀等五个主要症状，对每一症状的发生原因、主要病机、临床表现、相应治法、方药选用等进行详细讲解与勾勒，后来尹常健教授整理成文，连载在《山东中医杂志》，在学术界引起了较大反响。这实际上是建构肝病中医对症治疗框架的初步尝试，对肝病深层次研究的理论意义是十分深远的。

尹常健教授还将王老讲解的肝病用药、内科杂病用药及肝硬化的治法等内容进行了系统总结与整理，分别收载于他发表的相关论文和肝病著作中，在学术界产生了非常大的影响。

尹常健教授在跟随王文正先生学习的过程中，深切地认识到只有将自己的所学、所用、所悟进行认真的书面总结，才能使自己学到的知识系统化、条理化，这对理论提高和经验的积累都是至关重要的。

良医良师　先修其德

尹常健教授于1994年遴选为硕士研究生导师，已先后培养硕士研究生30名；2001年遴选为博士生导师，培养博士研究生11名。自2008年起他先后遴选为全国第四批和第五批全国老中医药专家学术经验继承指导老师，培养和带教徒弟4

名并顺利结业。2011年国家中医药管理局批准成立尹常健教授的全国名老中医学术经验传承工作室，招收继承人员8名。“得天下英才而教育之”，乃人生之最大乐事。尹常健教授始终把教书育人视为最神圣的职责，培养德才兼备的中医药后继人才事关中医药事业的发展和前途，作为导师既要教书，又要育人，而要真正出色地完成教学任务，培养出合格的优秀人才，首先要具备高尚的师德，欲为良师，先修其德。

医乃仁术，厚德方可为之。在长期的中医临床教学中，尹常健教授时刻提醒自己全心全意为患者服务，做到爱岗敬业，坚持廉洁行医，对患者富于同情心、责任感。认真对待每一个病人，把孙思邈的《大医精诚》牢记在心：“若有疾厄来求救者，不得问其贵贱贫富，长幼妍蚩，怨亲善友，华夷愚智，普同一等，皆如至亲之想，亦不得瞻前顾后，自虑吉凶，护惜身命。见彼苦恼，若己有之，身心凄怆，务避险巇、昼夜寒暑、饥渴疲劳，一心赴救，无作功夫形迹之心。”

坚持实事求是、恪守科学道德是一个临床导师必须遵守的行为规范。尹常健教授经常讲到一位中医界老前辈在诊治疾病过程中当着病人的面查书核对自己所开的药物，这种实事求是的科学态度，甘于放下架子的认真负责的精神提醒我们学术研究中必须要确立科学客观的态度。

尹常健教授常常说做医生不但要具有熟练的临床专业技能，更要有深厚的学术理论造诣和宽广的学术素养，既要具备正确的思路与方法，严谨的治学态度和醇正的学风，更要勤于总结个人临床经验。研究生经过三年的学习，对肝炎、肝硬化、胆石症、脂肪肝、胃炎、溃疡病、炎症性肠病等疾病的常规诊疗能了如指掌，对老师的经验也应有自己的见解和体会，能对常见疾病进行正确的诊断和治疗，这样在学术理论水平和临床专业技能方面才会有长足的进步。同时，通过参与国家及省级科研课题，学生的科研意识和动手能力大大增强，从总体上提高了科学研究素质。尹常健的学生中有6位学生参加的两项课题分别获得省部级科学技术进步奖二等奖和三等奖，学生们共发表学术论文30篇，有的论文被国内外期刊多次引用，受到学术界一致好评。

对于学生们撰写论文，作为老师，尹常健教授都从立论、设计、体裁、内容、格式等不同方面进行指导和讲解，对学生真正提高专业理论水平和实际工作能力起到了重要作用。有多位同学受到上级部门奖励，多位同学先后获得“省级优秀毕业生”“省级优秀学生干部”“山东省优秀青年知识分子”“山东省卫生系统青年岗位能手”等称号，有两位同学的论文还被评为“省级优秀毕业生论文”。

医学工作是繁重的，同时也要热爱生活，兴趣广泛，读书，欣赏音乐、京剧和书画等是尹常健教授重要的生活内容。他常说科学使我们严谨，艺术使我们聪睿，哲学给我们智慧，博雅让我们快乐。对于从事科学研究的专业技术人员而言，更需要人文的涵养与滋润，唯此才能视野开阔、目光高远，思路清晰，也才能机缘灵动。

三 学术思想

尹常健教授在40多年的中医临床实践中，勇于实践，勤于思考，在中医、中西医结合的许多领域，都有独特的见解和思考，在理论和方法学创新方面做了大量开创性工作，建树颇多。他的主要学术思想和理论建树主要体现在以下方面。

1. 提出乙型肝炎中医病因学“三因致病论”

乙型肝炎病毒是乙型肝炎的病原体，具有致病性、传染性、嗜肝性、潜伏性等特点，中医肝病学界对乙型肝炎的中医病因学归属一直未能形成统一认识，长期以来多以湿热、毒邪等立论。尹常健教授认为此学说并不确切，他在复习大量古籍文献后首先提出“杂气”乃乙肝的中医病因学归属，指出“杂气”具有物质性、致病性、致病的特异性、传染性、潜伏性感染方式等致病特点，与乙肝病毒颇为吻合，与“伏邪”致病说、内外相召致病说共同构成乙肝中医病因三要素。文章发表于《中医杂志》后得到学术界的普遍认可。

2. 提出病毒性肝炎中医临床研究的方向、目标、思路与方法

20世纪90年代，尹常健教授先后在《山东中医学院学报》《中医杂志》撰文，提出病毒性肝炎中医研究的方向和主攻目标为抗病毒、改善肝功、调控免疫、抗肝纤维化、改善和消除症状。正确的研究思路与方法包括：确立“证型”的规范化标准、宏观研究与微观研究相结合、临床观察与实验研究相结合及开展多剂型、多途径给药的研究等，引起肝病学界的广泛共鸣。

3. 构建慢性乙型肝炎规范化诊疗理论体系

10余年来，尹常健教授一直致力于慢性乙型肝炎规范化诊疗体系的构建。他

认为这既是一个重大的理论问题，又是一个重要的临床实践问题。他的研究工作主要从以下几个方面展开。

（1）建立病证三诊模式：所谓三诊，首先要明确现代医学的临床诊断，然后进行中医“病”的诊断，其后再进行中医证的分析，这样西医病、中医病、中医证三诊齐备，使规范诊疗有据可循。他特别强调辨证论治既不能代替辨中医之病，也不能代替辨西医之“病”。

（2）确立肝病治法学范围：尹常健教授依据慢性乙型肝炎的中医证候特征和病机演变规律，总结了疏肝法、健脾法、清利法、滋肾法、活血法、利水法、散结法、清化法、养阴法、温阳法等十大治法，在此框架内再根据患者的不同表现进行个体化药物调整。他将这些治法学研究的成果与经验集中整理汇总为《肝病临证十法》一书，于2012年由人民卫生出版社出版。

（3）提出肝病处方要求：尹常健教授提出肝病处方的总体要求为规范、准确、有效、安全。合理处方应遵循三大基本原则，即君臣佐使原则、合理融入现代医学的科学理念、充分个人的经验。合理处方应把握的四个技术细节：选药要准确、用量要恰当、用法要适宜、禁忌要避免。为此他专门撰写《肝病处方论》发表于《中西医结合肝病杂志》。

（4）提出规范用药的原则与方法：尹常健教授认为规范用药是慢性乙型肝炎规范诊疗的最终环节，直接关系疗效优劣和疾病预后，为此提出规范用药应掌握的三大原则，即坚持辨证用药、借鉴现代医学成果、发现和总结证治规律。规范用药的主要方法为宏观辨证用药和微观辨病用药相结合，注重阶段用药，坚持环节用药，克服用药的盲目性与随意性等。主要细节如选择恰当剂型、禁用肝毒药物、避免重复用药、注意中药的多重作用及合理应用中成药等。他的这些观点以《开展肝病规范用药研究的几点设想》为题在《中西医结合肝病杂志》上发表。

4. 提出和阐述中西医结合肝病研究的三大目标

中西医结合肝病研究在我国已经走过了半个世纪的历程，取得了众多的研究成果，但对于研究目标等一些基本的理论问题缺乏统一认识和顶层设计。尹常健教授根据我国这一领域的现状和肝病研究自身的规律，提出中西医结合肝病研究的三大目标，即实现理论互融、完成实践渗透及构建中西医双诊双治的诊疗体系。论文在《中西医结合肝病杂志》发表后产生较大反响，对中西医结合肝病研究发挥了一定的引领作用。

四 临证经验

1. 善用疏达之法

尹常健教授常说，肝为刚脏，以气为用，性喜条达，治疗用药应顺其疏达之性。临床所见，几乎所有急慢性肝病均有肝气郁滞之证候，症见两胁撑胀、腹胀纳呆、烦躁易怒等，即可用疏达解郁之药，如柴胡、枳实、青皮、佛手、香附、香橼、木香、苏梗、郁金、橘叶、玉蝴蝶等；兼脾虚者，酌加健脾益气之药；胃气上逆者，治宜和胃降逆，行气调中；湿邪壅阻者，配合行气祛湿，芳香化浊之品等。治法皆以调畅气机为主，用药皆为轻宣透达之味，都是顺应肝木疏泄条达之性的，即所谓“木郁达之”。

2. 喜用柔润之药

尹常健教授认为肝以血为体，肝病过程中肝郁、肝火及过用辛燥疏达之药后容易造成肝血肝阴亏虚，临床用药应充分顾及这一特点，或选滋阴柔肝之药，或在疏达药中辅以滋柔之品，以适其柔润之体，免生肝体燥急之弊。在治疗上，一贯煎、四物汤、补肝汤、六味地黄汤等皆为常用方剂。药如生地黄、熟地黄、沙参、枸杞子、当归、白芍、酸枣仁、黑芝麻、百合、知母、乌梅、石斛、黄精、山药、五味子等，这些药有养肝血、益肝阴者，有滋肾填精者，亦有气阴双补者，皆有助于肝复柔润之体。滋阴药性味厚重，久用滞腻，因此，需适当加入疏达调中之剂和轻宣之味。

3. 治每兼顾气血

尹常健教授常说，肝为五脏六腑之贼。肝脏一病，即延他脏，波及气血，故肝病对气血影响尤大。首先是肝本经气血失调，继而全身气血逆乱，如临床上所见肝气郁结，肝气上逆，上犯心肺，可使肺气不宣、心气逆乱；横逆乘脾犯胃又使脾气虚弱、胃气不降；及肾又致肾气虚衰，气化无力。因此，临床上调理气血多从肝入手。肝病对血分之影响主要表现为气滞血瘀、血结、血热、血虚等，如胁肋刺痛、肝脾大、肝掌、蜘蛛痣、鼻衄、齿衄甚或吐血等证候，治疗强调活血化瘀、通络散结、凉血止血、益气补血等多种治法的组合运用。气顺则血调，气血顺则脏腑宁，则肝病易愈。

4. 坚持环节用药

尹常健教授指出，在肝病的某一阶段，某些证候或客观指标的异常有时会成为主要矛盾，这一主要矛盾和环节的解决就成为当务之急，此时，应区别轻重缓急，分清主次，在整体调理的前提下，或对某一环节重点解决，或多环节用药同时进行。环节用药要求医生思路清晰，目标明确，抓住重点，从而避免因主次不清而影响疗效。

5. 注重阶段用药

许多肝脏疾病在发生、发展过程中都具有阶段性规律，在肝病的不同阶段，病机、证候各异，治法与用药自然也就不同。急性肝炎，用药以抗炎护肝为主，多用清热利湿、活血解毒药，在促使疾病康复的同时阻止其向慢性化发展；慢性肝炎，正邪相争，肝脾肾同病，治法涵盖疏肝、健脾、滋肾、活血化瘀等，以抗肝纤维化，阻止其向肝硬化发展为主要目标；肝硬化期，属代偿期的以活血化瘀、软坚散结为主，失代偿期往往出现大量腹水，治疗上又以利水消胀为主，及至腹水消失后可选滋肾健脾、养血柔肝等药以作善后治疗等。以上都属于阶段性用药的范畴。

五 典型医案

1. 肝癖

李某，男，34 岁，职员。2000 年 4 月 10 日初诊。

主诉：查体发现肝功异常 1 周。

现病史：患者 1 周前查体发现肝功 ALT 56 U/L。既往脂肪肝病史 5 年余，未系统诊治。间断少量饮酒 10 余年。现患者头面部皮脂腺分泌旺盛，散在分布数十个针尖至米粒大小之脓疖，患者体重 98.5 kg，舌质紫暗，苔薄黄，脉弦。辅助检查：肝功 ALT 56 U/L，三酰甘油 11.20 mmol/L，B 超示肝内回声光点增强，肝表面模糊，肝内血管变细。

辨证思路：患者素日酒食不节、肥甘厚味，损伤肝脾，气滞血瘀、脾失健运，水液运化失调，不能化为精微，内生痰湿膏脂，日久湿热内生，更与气滞血瘀相结合，痰瘀互结，阻络肝脉，而发此病症。脓疖，舌质紫暗，苔薄黄，脉弦为湿热内蕴，痰瘀阻滞之象。

中医诊断：肝癖（湿热内蕴，痰瘀阻滞）；西医诊断：脂肪肝（重度）。

治则：清热化湿，祛痰活血。

处方：茵陈 15 g，草决明 15 g，山楂 15 g，枸杞子 15 g，全瓜蒌 15 g，生薏苡仁 30 g，苍术 12 g，小蓟 15 g，陈皮 9 g，佩兰 9 g，大黄 3 g，山豆根 6 g，丹参 12 g，生甘草 3 g。水煎 2 次，共 400 ~ 500 mL，分早晚两次温服，日 1 剂。

并嘱其节饮食，禁酒，适当活动。

二诊：2000 年 7 月 9 日。调治 3 个月，复查血脂、肝功能均正常，体重下降 12.3 kg，头面部脓疖已消失。B 超示肝脏大小形态正常，被膜光滑，回声光点偏强，略致密，结构清晰。

随访 3 个月，未复发。

按语：脂肪肝是多种原因引起的以大量脂肪在肝细胞内堆积而形成的一种病证。《黄帝内经》云“肝之积，曰肥气”，指体内肥脂之气过多地蓄积于肝脏，导致肝脏功能失调，疏泄不利的一系列病症，类似于脂肪肝表现。本病证的主要病因病机是过食膏粱厚味、嗜酒过度，湿热内生，损伤肝脾，使气郁不疏，血瘀阻络，致脾胃运化失职，肝胆疏泄失常，水谷不能化生精微，聚于肝脏而成。节制饮食、减轻体重为根本治疗措施，在此基础上联合中药复方口服，进一步提高疗效。方中茵陈清热利湿，薏苡仁健脾渗湿，佩兰芳香化湿，苍术配陈皮理气健脾、燥湿化痰，山豆根清热解毒，配小蓟凉血解毒而消痈，加上缓泻之大黄、草决明、瓜蒌，既能通便，又助解毒祛湿、化痰之效，山楂行瘀消积祛顽食，丹参活血化瘀而通络，枸杞子养肝阴，防阳药伤阴，甘草调和诸药。诸药合用，共奏清热利湿、化痰解毒之功。临证时，尹常健教授反复叮嘱患者注意低脂饮食、适量运动、严格忌酒、控制体重，以免加重病情。本病案全面体现了尹常健教授治疗脂肪肝的思辨特点。

2. 积聚

任某，女，36岁，职员。2019年3月21日初诊。

主诉：右胁痛，齿衄半个月。

现病史：患者于10年前发现乙肝“大三阳”，肝功异常，曾用干扰素治疗，2011年起在当地医院查HBV-DNA定量正常，此后间断后服中药调理，病情稳定。近半月来时感右胁痛，齿衄，余无不适，饮食及二便调，睡眠可。既往史：否认高血压、糖尿病、心脏病等病史，曾有一次剖宫产史，否认家族史。查体：老年女性，一般情况可，肝掌（+），未见蜘蛛痣，舌淡红，苔薄白，有齿痕，脉沉细。辅助检查：2019年3月16日HBV-DNA<500 IU/mL；肝功能ALT 13.3 U/L，AST 18.5 U/L；腹部彩超提示肝硬化。

辨证思路：该患者感受湿热疫毒多年，疫毒长期蕴伏体内，加之饮食不节，影响中焦气化。肝失疏泄，肝木乘脾，脾胃不和，运化失常，水湿内停，脾失健运，日久生痰，气滞日久则血瘀，血瘀湿阻，湿、痰、瘀邪相互胶结，耗伤脏腑阴精，阻滞经络，血脉不利，病情迁延，形成“积聚”之症。舌淡红，苔薄白，有齿痕，脉沉细为肝郁脾虚，湿瘀内蕴之象。

中医诊断：积聚（肝郁脾虚，湿瘀内蕴）；西医诊断：乙肝肝硬化（代偿期）。

治则：疏肝健脾，活血软坚。

处方：水红花子汤加减。药用：水红花子15 g，鳖甲15 g（先煎），龟甲15 g（先煎），马鞭草15 g，莪术9 g，醋鸡内金15 g，柴胡12 g，当归12 g，桃仁9 g，青皮9 g，白术9 g，茯苓15 g，生黄芪15 g，威灵仙12 g，楮实子15 g，白豆蔻9 g，三七粉3 g（冲服）。水煎2次，共煎为400 ~ 500 mL，早晚两次温服，日1剂。

安络化纤丸，6 g，每日2次。

二诊：2019年4月11日。服上药21剂。牙衄出血量较前减少，右胁隐痛较前减轻，纳眠可，二便调。舌红，苔黄，脉沉弦细。

处方：上方加白扁豆30 g，黄精15 g，延胡索12 g。水煎服，日1剂。

三诊：2019年5月15日。服上药28剂。牙衄已止，右胁痛消失，纳眠可，苔薄白，脉沉细。

处方：3月21日方去三七粉加黑芝麻30 g，桑叶12 g，茺蔚子15 g，青葙子15 g。水煎服，日1剂。

四诊：2019年6月27日。服上药28剂。已无胁痛与齿衄，纳眠可，肝功正常，大便成形，日一次，舌淡红，苔薄黄，有齿痕，脉沉细。彩超提示肝实质回声增粗，肝脏硬度检测平均 5.7 kPa。

处方：健脾方。药用：党参 15 g，炒白术 15 g，茯苓 15 g，黄精 15 g，炒山药 15 g，生薏苡仁 30 g，莲子 15 g，炙甘草 3 g，生黄芪 15 g，陈皮 9 g，白豆蔻 9 g。水煎 2 次，共煎为 400 ~ 500 mL，早晚两次温服，日 1 剂。

养正消积胶囊 4 盒；按中药：养正消积胶囊以 3 : 1 交替服用。

五诊：2019 年 8 月 1 日。服药平妥，近日偶见齿衄与右胁胀痛，大便黏，小便黄，舌淡红，苔薄白，有齿痕，脉沉细。

处方：

（1）上方加三七粉 3 g（冲服），青皮 9 g，郁金 15 g。10 剂。

（2）疏肝方：柴胡 15 g，白芍 15 g，枳实 9 g，炙甘草 3 g，香附 15 g，紫苏梗 9 g，郁金 15 g，佛手 9 g，青皮 9 g，旋覆花 12 g（包煎），木香 9 g，白豆蔻 9 g，三七粉 3 g（冲服）。水煎 2 次，共煎为 400 ~ 500 mL，早晚两次温服，10 剂。二方交替使用。

六诊：2019 年 9 月 12 日。服上药共 20 剂。近日稍感齿衄，偶有右胁不适，体力可，余无明显不适。肝功正常，HBV−DNA<500 IU/mL，腹部彩超提示慢性肝病，舌淡红，苔薄白，脉沉弦。

处方：上方去三七，加石斛 12 g，水煎服，日 1 剂，21 剂，至此，肝硬化已消失。

按语：肝硬化是指各种慢性肝病进展至以肝脏弥漫性纤维化、假小叶形成、肝内外血管增殖为特征的病理阶段。本病属中医学“积聚”范畴，是由于正气亏虚，脏腑失和，气滞、血瘀、痰浊蕴结腹内而致，以腹内结块或胀或痛为主要临床特征的一类病证。肝硬化的病机特点属本虚标实，与慢性肝炎相比，病位更深，病情更加复杂，肝脾肾气血阴阳虚损为本，气滞、湿热、痰浊、瘀血、疫毒、水饮相互胶结，阻滞肝络为标。基本治则是标本兼顾，扶正祛邪。基本治法以健脾养肝、化痰祛瘀、清热利湿为主。初诊时患者胁痛、齿衄，当以改善症状为主，兼顾改善肝硬化，治当疏肝健脾、活血软坚。方中水红花子归肝胃经，散血消癥，消积止痛；鳖甲、龟甲软坚散结消积；莪术、马鞭草、桃仁、三七粉活血软坚散瘀；软坚消癥药在攻坚的同时又易耗气伤血，久用必可伤正，故伍以黄芪、白术、茯苓、鸡内金健脾磨积，益气祛湿；当归养血活血柔肝；柴胡疏肝解郁；白豆蔻理气宽中，燥湿和胃；威灵仙、楮实子李时珍《本草纲目》名曰化铁丸，可消腹内痞块。二诊、三诊患者右胁隐痛减轻，齿衄减量，舌红苔黄，脉沉弦细。此时加强疏肝健脾益气，滋阴补肾之力。四诊、五诊时诸症减轻，胁痛，鼻衄消失，重点以“养正消积胶囊”抗肝硬化治疗，加以健脾方扶正，减缓攻伐耗伤气血。加之饮食起居调理半年余，复查B超示慢性肝病。肝硬化好转，患者精神状态良好，未诉特殊不适，疗效满意。临证时，尹常健教授反复叮嘱患者避免寒凉坚硬饮食，调畅情绪，以免加重病情。本病案全面体现了尹常健教授治疗肝硬化代偿期“健脾磨积”的思辨特点。

3. 黄疸

李某某，女，45岁，工人。2015年6月8日初诊。

主诉：皮肤瘙痒，伴乏力、纳差1个月余。

现病史：患者近1个月自觉皮肤瘙痒，无皮肤斑丘疹，无发热，曾服用“扑尔敏”治疗1周，瘙痒未缓解，伴乏力、纳差，右肋胀痛，纳少，尿呈浓茶水样，大便不爽，睡眠欠佳，舌红苔少，脉沉细涩。既往无肝胆病史，发病前未用过损肝药物。查体：巩膜及皮肤黄染，颈部可见数枚蜘蛛痣，双肝掌（+）。辅助检查：肝功：ALT 300 U/L，AST 250U/L，GGT 86 U/L，ALP 107 U/L，TBIL 234 μmol/L，尿胆红素（++），尿胆原（+）。B超：肝脏损伤、脾大、胆囊壁明显增厚。

辨证思路：患者素日摄生不慎，损伤肝脾肾，气血运行失调，气滞血瘀，湿浊内生，互结于肝络，胆汁不循常道外溢皮肤、内注下焦，故发本病。舌红苔少，脉沉细涩为瘀血阻络之象。

中医诊断：黄疸（瘀血阻络）；西医诊断：淤胆型肝炎。

治则：活血通络，利湿退黄。

处方：下瘀血汤合瓜蒌散加减。川大黄6 g，土鳖虫9 g，生桃仁9 g，全瓜蒌15 g，红花9 g，柴胡12 g，丹参15 g，茵陈15 g。水煎2次，共煎为400 ~ 500 mL，早晚两次温服，每日1剂。

二诊：2015年6月25日。服上药14剂。纳食增加，体力转佳，

处方：上方加炮山甲9 g（先煎）继服，日1剂。

三诊：2015年7月23日。服上药28剂。诸证均减，右胁痛消失。复查肝功：

大致正常。B 超：肝脏轻度损伤，胆囊壁欠光滑、胆总管壁未见增厚。嘱仍用上方日服之，以巩固疗效。

按语：淤胆型肝炎肝胆湿热证属“阳黄”范畴，如果湿热长期不除，就会由气入血，影响气血的正常运行而产生血瘀改变，瘀热互结，更令疾病难以治愈，《医学心悟》中对此早有论述：“瘀血发黄，亦湿热所致。瘀血与积热熏蒸，故见黄色也。”临床中发现，淤胆型肝炎患者病程较长者多存在不同程度的血瘀。证见病程较长，黄疸较深，持续不退，胁下刺痛，而色晦滞，舌绛，脉弦。予活血化瘀治之，尹常健教授多用下瘀血汤加味，药用大黄、土鳖虫、桃仁、瓜蒌、红花、柴胡、甘草等。胁痛不减，加炒水蛭、炮山甲；肝脾肿大，加藕节、射干、生瓦楞；气虚，加黄芪、党参、大枣；兼见伤阴，加杭芍、生地黄。临证时，尹常健教授叮嘱患者禁食辛辣刺激及海鲜饮食，保持大便通畅。本病案全面体现了尹常健教授治疗黄疸（淤胆型肝炎）“从血论治”的思辨特点。

4. 肝积

赵某，男，65 岁，退休。2017 年 2 月 20 日初诊。

主诉：肝癌术后 2 个月余。

现病史：患者 10 年前查体发现 HBsAg 阳性，乙肝五项示“大三阳”，未治疗，未定期查体。3 个月前患者单位体检发现“肝癌”，2 个月前于上海某医院行肝癌切除术，术后恢复可。1 个月前行 TACE 治疗，效尚可。现口服恩替卡韦 3 个月余。现症见纳后腹稍胀，无腹痛，无反酸、烧心，稍有口干、口苦，体力尚可，纳食一般，眠可，二便调，舌淡红苔腻微黄，脉沉弦。既往否认重大疾病史及其他传染病病史，否认输血史及手术史，无吸烟史，少量饮酒史。父亲有乙肝病史。查体：慢性肝病容，巩膜无黄染，双肝掌（+），胸部可见数枚蜘蛛痣。腹平质软，肝脾肋下均未及，移动性浊音阴性，双下肢无水肿。辅助检查：肝功：ALT 139.9 U/L，AST 167 U/L，ALB 39.6 g/L，GLB，ALP 144 U/L，GGT 74.6 U/L，TB 13.9 μmol/L，DB 3.2 μmol/L。血常规：WBC 4.56×10^9/L，RBC 4.53×10^{12}/L，HB 140 g/L，PLT 120×10^9/L。AFP4.73 ng/mL。HBV-DNA<100 IU/mL。上腹部 CT：①肝左叶癌术后改变；②胆囊缺如，请结合临床；③所示右侧胸腔积液。（2017 年 2 月 9 日滕州某医院）

辨证思路：患者感染湿热疫毒多年，疫毒长期蕴伏体内，加之饮食不节，影响中焦气化。肝失疏泄，肝木乘脾，脾胃不和，运化失常，水湿内停，脾失健运，日久生痰湿，湿毒相互胶结，耗伤脏腑阴精，阻滞经络，血脉不利，病情迁延，形成“肝积”之症。舌淡红，苔腻微黄，脉沉弦为湿毒内蕴之象。

中医诊断：肝积（湿毒内蕴）；西医诊断：原发性肝癌 TACE 介入术后；乙肝肝硬化。

治则：健脾祛湿，解毒散结。

处方：木蝴蝶 12 g，豆蔻 9 g，鸡内金 15 g，山慈菇 9 g，浙贝片 9 g，胆南星 9 g，蜂房 9 g，莪术 9 g，生薏苡仁 30 g，白花蛇舌草 15 g，急性子 9 g，半枝莲 15 g，重楼 12 g，焦神曲 12 g，生黄芪 15 g，板蓝根 15 g。水煎 2 次，共煎为 400 ~ 500 mL，早晚两次温服，日 1 剂。

二诊：2017 年 3 月 16 日。服上药 21 剂。纳后腹胀减轻，未述其他明显不适，纳尚可，眠一般，二便调，舌质暗淡，苔根黄厚，脉沉弦细。辅助检查：CT 示①结合病史，肝左叶 Ca 术后改变，肝周少量积液；②右肾上腺区结节灶；③右肾下级小囊肿。AFP 6.27 ng/mL。肝功：ALT 39.1 U/L，AST 42 U/L，ALB 39.8 g/L，GLB 38.1 g/L，GGT 62.1 U/L，TB 14.8 μmol/L，DB 2.7 μmol/L（2017 年 3 月 15 日滕州某医院）。

处方：上方加蛤壳 15 克。水煎 2 次共煎为 400 ~ 500 mL，早晚两次温服，日 1 剂。

三诊：2017 年 4 月 13 日。服上药 28 剂。纳后腹胀，隐隐作痛，体力可，精神可，余无明显不适，纳眠可，二便调，舌暗淡，苔黄厚，脉沉弦。

处方：上方去蛤壳，加延胡索 12 g。水煎 2 次共煎为 400 ~ 500 mL，早晚两次温服，日 1 剂。

四诊：2017 年 5 月 22 日。服上药 28 剂。手术刀口偶有隐痛不适，余无明显不适，纳眠可，小便调，大便偏稀，舌淡红苔黄，脉沉弦。辅助检查：AFP 4.77 ng/mL。HBV-DNA <100 IU/mL。肝功：ALT 37.9 U/L，AST 36 U/L，ALB 39.7 g/L，GLB 40.1 g/L，GGT 48.3 U/L，TB 21.2 μmol/L，DB 4.8 μmol/L，ALP 110 U/L。血常规：WBC 4.15×10^9/L，RBC 4.49×10^{12}/L，HB 138 g/L，PLT 106×10^9/L。上腹部强化 CT 示：①结合病史，肝左叶癌术后改变；②右侧肾上腺区结节灶，较前相仿；③右肾下级小囊肿（2017 年 5 月 18 日滕州某医院）。

处方：中药上方去焦神曲、黄芪、板蓝根、延胡索，加白扁豆 30 g，木香 9 g，姜黄 9 g。水煎 2 次，共煎为 400 ~ 500 mL，早晚两次温服，日 1 剂。

五诊：2017年6月12日。服上药21剂。体力尚可，余无明显不适，纳眠尚可，二便调，偶有大便偏稀，舌红苔黄腻，脉弦细。

处方：中药上方去木香、姜黄，加赤石脂 12 g，禹余粮 12 g。水煎 2 次，共煎为 400 ~ 500 mL，早晚两次温服，12 剂。

按语：原发性肝癌根据其临床发病特征，多将其归属于“癥积”的范畴。中医学认为情志抑郁、饮食所伤及感受邪毒是导致肝癌发病的主要外在病因，而正气亏虚则是肝癌的内在因素。肝癌为肝细胞的一种病理改变，因此在辨证用药时除宏观辨证、审因求源外，还应进行详尽的微观辨证，用药时应顾及与针对原发性肝癌的实际病变以及对全身的影响，在辨证用药的前提下，适当选用具有抗肿瘤作用的中药如半枝莲、白花蛇舌草、重楼、蜂房、板蓝根等，实践证明对提高疗效是有益的。原发性肝癌多有肝大、肝内占位、腹部包块等症状与体征，大部分患者有瘀血征象，因此从辨证用药的角度讲，活血化瘀药应用的机会较多，但是考虑到癌细胞易随血流转移的事实，临床上活血化瘀药的应用宜慎重，应尽量少用或不用，肝大质硬或有包块者，可用软坚散结药代之，如莪术、山慈菇、急性子、木蝴蝶等，既具有抗肿瘤作用，又具有较好的软坚消积功效。原发性肝癌患者的中医用药应既要针对肝癌本身，又要顾护全身正气，既要祛邪，又要扶正，如黄芪、白术、鸡内金、薏苡仁、神曲等，顾护脾胃之气，改善全身的体质状况，提高患者生活质量，为最终康复或延缓生命创造条件。另外，中医药治疗原发性肝癌在大部分情况下是与现代医学其他疗法配合应用的。如配合化疗，用以减轻化疗的副作用等，这就要求熟悉某些疗法的副作用特点，以便有的放矢，用药准确。临证时，尹常健教授叮嘱患者禁食辛辣刺激、寒凉饮食，保持大便通畅。本病案全面体现了尹常健教授治疗肝癌的思辨特点。

5. 胆胀

刘某，男，45 岁，职员。2011 年 2 月 12 日初诊。

主诉：反复右上腹胀痛 3 年，加重 1 个月。

现病史：患者于 3 年前即感右上腹撑胀，肝区时痛，B 超检查诊为胆囊炎，间断服用消炎利胆片治疗。1 个月前患者复感右上腹撑胀、肝区疼痛加重，后背撑胀，大便干，小便黄，舌淡红，苔薄黄腻，脉沉弦细。查体：中年男性，一般情况可，腹软，肝脾未触及，墨菲征阴性。辅助检查：肝功正常，HBsAg（－），B超示肝脏形态大小回声均正常，胆囊64 mm×32 mm，壁厚，毛糙，胆汁透声可，内可探及6 mm×4 mm强回声光点伴声影，随体位活动。结论：胆囊结石。

辨证思路：凡外感六淫、内伤七情、饮食劳倦等因素均可导致气机升降失常，肝失疏泄、胆汁排泌不畅，胆腑“中浊不清”，日久化热，煎灼胆汁，沉积而为石，正如《中藏经》所言“邪热渐强，结聚而成砂”。胆石一旦形成，或充塞胆腑，或堵塞胆道，而致肝胆气机不畅，临床症见胁肋胀痛、攻撑胃脘、大便干等。舌淡红，苔薄黄腻，脉沉弦细为肝胆湿热之象。

中医诊断：胆胀（肝胆湿热）；西医诊断：胆囊结石。

治则：清热利胆，通腑排石。

处方：四逆二金汤加减。药用：金钱草24 g，郁金15 g，鸡内金12 g，白芍15 g，青皮9 g，柴胡12 g，生牡蛎30 g（先煎），熟大黄9 g，清半夏9 g，枳实9 g，黄芩12 g，生甘草6 g。水煎服，每日1剂。

二诊：2011年3月10日。服上药24剂。诸证均有明显减轻，除仍感腹胀、背胀痛外已无明显不适。B超示肝脾未见异常，胆囊壁毛糙。结论：胆囊炎。至此，胆囊结石已消失。嘱坚持清淡饮食，脘腹痞闷，另调半夏泻心汤治之。

按语：胆为六腑之一，以通为用，以降为顺，据此认识，结合“肠泄胆亦泄”的理论，尹常健教授治疗胆石症多采用利胆溶石、通腑排石之法，常常取效。方中柴胡、郁金、青皮、半夏、金钱草、黄芩疏肝理气、清热利湿、和解少阳；熟大黄、枳实破结下气、通腑排石；鸡内金健脾和胃消积；白芍、甘草缓急止痛。据现代药理研究，柴胡有抗炎及降低血浆胆固醇的作用，还有较好的利胆降酶作用。金钱草增加胆汁酸的生成和排泄，使胆道括约肌松弛，有利于胆汁的排泄。郁金促进胆汁的分泌和排泄，有显著的利胆作用，还有镇痛和抗炎作用。大黄所含大黄酸可使奥狄氏括约肌扩张、胆囊收缩，并且可疏通毛细胆管内胆汁的淤积而增加胆管舒缩功能。临证时，尹常健教授叮嘱患者禁食辛辣刺激饮食，注意保持大便通畅。本病案全面体现了尹常健教授治疗胆囊结石的思辨特点。

6. 胁痛

王某，女，39岁，农民。2011年10月12日初诊。

主诉：右胁疼痛反复发作3年余。

初诊：患者近 3 年右胁疼痛反复发作，每因劳累或情志刺激后发病。发时右胁胀痛，牵及肩背，纳差，腹胀，夜眠多梦，烦躁易怒，二便正常，舌质淡，苔薄白，脉沉弦。曾间断服用利胆片治疗，始终未获痊愈。查体：青年女性，一般情况可，腹软，肝脾未触及，墨菲征阴性。B 超示胆囊炎。

辨证思路：尹常健教授认为此患者为慢性胆囊炎迁延不愈，加之屡用苦寒利胆之品，伤及脾气，土虚则木愈旺，木旺致土愈虚，致使病情反复，难以治愈。舌质淡，苔薄白，脉沉弦为脾虚肝旺之象。

中医诊断：胁痛（脾虚肝旺）；西医诊断：慢性胆囊炎。

治则：疏肝健脾利胆。

处方：柴胡疏肝散加减。药用：柴胡 9 g，白芍 15 g，枳实 12 g，青皮 9 g，清半夏 9 g，生牡蛎 30 g（先煎），郁金 15 g，黄芩 9 g，炒酸枣仁 30 g，党参 15 g，炒白术 15 g，茯苓 15 g，生甘草 6 g。水煎服，日 1 剂。

二诊：2011 年 10 月 27 日。服上药 14 剂患者痊愈。并嘱其忌辛辣油腻食物，随访至今未再复发。

按语：慢性胆囊炎是临床常见病、多发病，医家往往受“六腑以通为用”“肠泄胆亦泄”理论的束缚，以及“炎症”观念的影响，治疗上多以清热利湿、通腑泻下为主，虽可一时见效，但长期疗效并不理想。尹常健教授认为慢性胆囊炎病程中胆汁排泄不畅是主要因素之一，胆汁排泄减少则助脾胃运化能力减弱，故见纳差、腹胀等脾虚证候；又由于脾主肌肉，脾虚则胆囊收缩力减退，导致胆囊收缩频率降低，胆汁排泄不畅，以致病后反复发作。故加强胆囊收缩，提高胆囊收缩频率是治疗慢性胆囊炎的关键所在。临床及实验研究表明，黄芪、党参、白术等健脾药物可提高胆囊收缩能力，促进胆汁排泄，恢复胆囊功能。因此采用健脾利胆法治疗慢性胆囊炎不仅可以提高治愈率，还可明显降低其复发率。临证时，尹常健教授叮嘱患者禁食辛辣刺激油腻饮食、保持大便通畅。本病案全面体现了尹常健教授治疗慢性胆囊炎的思辨特点。

7. 臌胀

林某，女，67 岁，退休。2016 年 3 月 29 日初诊。

主诉：腹胀大伴双下肢水肿 3 个月，加重半个月。

现病史：患者慢性乙型病毒性肝炎病史 10 年，未定期系统诊治。3 个月前因腹胀、纳差于当地医院查腹部彩超示肝硬化、腹水，经人血白蛋白、利尿剂、抗感染、纠正水电解质紊乱等治疗，效果一般。近半月腹部撑胀感较前明显加重，巩膜轻度黄染，双下肢水肿，纳差，不敢多进食，嗝气，口干、口苦，心慌，烧心，眠差，小便量少色黄，尿痛，大便少。舌红苔薄黄、有瘀斑，脉沉弦。查体：一般情况可，双肝掌（-），腹部膨隆，肝脾未触及，腹部无压痛及反跳痛，移动性浊音（+）。

辨证思路：臌胀多属本虚标实之证，临床首先应辨其虚实标本的主次，标实者当辨气滞、血瘀、水湿的偏盛，本虚者当辨阴虚与阳虚的不同。该患者感染乙肝多年，肝脾两虚，气郁不宣，经脉不利，窍闭水聚，气、血、水互结，停聚腹中，舌红苔薄黄、有瘀斑，脉沉弦为水瘀互结之象。

中医诊断：臌胀（水瘀互结）；西医诊断：乙肝肝硬化（失代偿期）。

治则：行气消胀，活血利水。

处方：蝉蜕利水方加减。药用：蝉蜕 9 g，炒莱菔子 9 g，炒白术 45 g，茯苓 30 g，生黄芪 45 g，砂仁（后下）9 g，水红花子 9 g，泽兰 15 g，炒王不留行 30 g，大腹皮 15 g，地骷髅 30 g，通草 6 g，白茅根 45 g，芦根 30 g。水煎服，日 1 剂。

二诊：2016 年 4 月 1 日。服上药 3 剂。尿量明显增多，腹胀感较前明显减轻。

三诊：2016 年 4 月 22 日。服上药 20 剂。腹水及双下肢水肿消失，口干口苦较前减轻，纳眠均较前改善。

按语：肝硬化腹水是一种常见的慢性进行性、弥漫性肝病终末期阶段的并发症，可由病毒性肝炎、酒精性肝炎、自身免疫性肝炎、非酒精性脂肪性肝炎、胆汁淤积性肝病等引起。肝脏疾病一旦发展至肝硬化腹水阶段，常常提示肝硬化已经到失代偿期，如不进行积极干预治疗，预后差。本病属中医学“臌胀”范畴，是指腹部胀大如鼓的一类病证，临床以腹大胀满、绷急如鼓、皮色苍黄、脉络显露为特征，属于中医四大难症之一。主要病机为肝脾受损，气、血、水积聚腹内而成。治当攻补兼施，补虚不忘实，泄实不忘虚。蝉蜕利水方中，蝉蜕宣散肺气、疏散肝气、通调水道；芦根清热养阴利尿消肿；白茅根清热利尿、凉血止血；大腹皮、通草、炒莱菔子利水消肿、行气宽中；滑石粉渗湿利水；车前子利水清肝明目；冬瓜皮化湿利水消肿，能行皮间水湿；牵牛子通利二便、排泄水湿；水红花子、地骷髅、王不留行、泽兰、醋莪术利水活血；砂仁芳香化湿、开窍、行气；黄芪、白术健脾益气、利水消肿；茯苓、猪苓健脾利水；甘草补脾益气、调和诸药。全方共奏疏肝健脾利水、益气活血消胀之功。临证时，尹常健教授叮嘱患者禁食辛辣刺激油腻饮食、注意控制盐的摄入，保持大便通畅。本病案全面体现了尹常健教授治疗肝硬化腹水的思辨特点。

8. 胁痛

王某，男，55 岁，工人。1992 年 4 月 7 日初诊。

主诉：反复右上腹胀痛 20 年，加重 2 个月。

现病史：患者于 20 年前即感右上腹撑胀，肝区时痛，曾多次行肝功及 B 超检查均未发现异常，亦未予治疗。2 个月前感右上腹撑胀、肝区痛加重，后背撑胀，大便干，小便黄，舌淡红、苔薄黄腻，脉沉弦细。查体：老年男性，一般情况可，腹软，肝脾未触及，墨菲征弱阳性。辅助检查：肝功正常，HBsAg 阴性，B 超示肝右前叶见一 0.3 cm × 0.6 cm 大小强光团，后伴声影，胆囊 5.7 cm × 2.2 cm，透声好。结论：肝内胆管结石。

辨证思路：肝内胆管结石又称肝胆管结石，原发于肝内胆管，多为色素性结石，是我国常见而难治的胆管疾病，病因复杂，主要与胆管感染、胆管寄生虫、胆管解剖变异、营养不良等有关。肝失疏泄、胆汁排泌不畅，胆腑“中浊不清”，日久化热，煎灼胆汁，沉积而为石，正如《中藏经》所言“邪热渐强，结聚而成砂”。舌淡红苔薄黄腻，脉沉弦细，为肝胆湿热之象。

中医诊断：胁痛（肝胆湿热）；西医诊断：肝内胆管结石。

治则：清热利胆，软坚化石。

处方：排石汤加减。药用：金钱草 15 g，海金沙 15 g（包煎），郁金 15 g，内金 12 g，海蛤粉 15 g（包煎），皂角刺 9 g，炮山甲 9 g（先煎），象贝母 9 g，生牡蛎 30 g（包煎），熟大黄 6 g，砂仁 9 g（后下），枳实 9 g，大枣 5 枚。水煎 2 次，共煎为 400 ~ 500 mL，早晚两次温服，每日 1 剂。

二诊：1992年4月30日。服上药21剂。患者诸证均有明显减轻，除仍感腹胀、背胀痛外已无明显不适，辅助检查:B 超示肝（−），胆囊壁毛糙，余（−）。结论：胆囊炎。至此，肝内胆管结石已消失。嘱坚持清淡饮食，腹痞闷，另调半夏泻心汤治之。

按语：对胆石症目前国内以利胆排石研究与运用较多，但对于肝内胆管结石，由于多无结石排出的通路，因此利胆排石往往不易收到理想的疗效。本例肝内胆管结石即在清热利胆的同时重用散结法，即“结者散之”，包括软坚散结、化痰散结。方中生牡蛎、海蛤粉、象贝母、皂角刺、炮山甲等软坚散结，化痰消瘀散积；金钱草清热利胆，郁金行气利胆；熟大黄和枳实破结下气，通腑排石。纵观全方，疏、利、清、散共用。临证时，尹常健教授叮嘱患者禁食辛辣刺激油腻饮食、保持大便通畅。本病案全面体现了尹常健教授治疗肝内胆管结石的思辨特点。

六 经验方

（一）经验方

尹常健教授在长期的临床实践中勤于探索，勇于创新，研制了一系列经验方，广泛应用于临床，取得了良好的临床疗效。这些处方有的针对中医病证，有的针对西医疾病，无不立法准确，组方精妙，选药恰当，结构严谨，轻清灵透，在特色中折射出原则，在规范中显示出灵动，每一张处方都反映了尹常健教授深厚的理论功底和用药经验。

1. 降酶方

组成：茵陈 15 g，牡丹皮 9 g，板蓝根 15 g，山豆根 9 g，白茅根 30 g，胡黄连 9 g，炒白术 15 g，决明子 15 g，赤芍 15 g，虎杖 15 g，竹叶 9 g，生甘草 6 g，青皮 9 g，陈皮 9 g。

功效：清热利湿解毒。

主治：伴有谷丙转氨酶升高的急、慢性肝炎。

方解：茵陈、虎杖清热利湿解毒为主药；板蓝根、山豆根、胡黄连增强清热燥湿解毒之功；牡丹皮、赤芍清热凉血活血；决明子清肝火，润肠通便；竹叶、白茅根清心利小便，导湿热从小便而出，青皮、陈皮舒达肝气；同时，方中配伍白术健脾燥湿兼顾护脾胃；生甘草滋化阴液，缓和药性。诸药合用，共奏清热利湿、保肝降酶之功。

立方思路：尹常健教授认为，临床上血清转氨酶升高可由各型肝炎病毒、乙醇及某些药物等导致肝损害而引起，病机复杂，临床证候与疾病的病因病性等都有较大差异，治疗上涉及多种治法。尹常健教授在中医辨证论治的基础上结合现代医学辨病治疗，提出了清利、活血、舒达、芳香化湿为临床抗炎保肝常用治法，并结合现代药理学研究成果，组成降酶方，指导临床取得了满意的疗效。

湿热毒邪或受之于外或结聚于内，是临床上多种急慢性肝病主要病因病机之一，患者常表现为血清转氨酶不同程度升高，因此，清利法应用机会最多；同时中医学认为肝病易气郁，气滞则血瘀，临床上多数转氨酶升高患者表现为气滞血瘀证候，适当配伍疏肝调气活血药物为正治之法；由于肝病本身存在肝血易耗、肝阴易亏的特点，宜配伍酸甘化阴药物以治之；同时在方中配伍顾护脾胃，滋阴甘缓之药，避免全方清利太过而伤阴。

“降酶方”主要用于伴有谷丙转氨酶升高的急、慢性肝炎患者的治疗，临证常根据不同病情加减应用：湿热证明显、苔黄厚腻的患者加用栀子、黄芩、青黛等；腑气不通者加大黄；血瘀证明显如胁下刺痛、肌肤甲错者加用丹参、桃仁、川芎等；肝郁气滞如胁肋胀痛、腹胀纳呆者加用柴胡、香附、枳壳等；病程日久，表现为肝阴亏耗，如肝区隐痛、舌红少津者加用牛膝、白芍、枸杞子等。

2. 退黄方

组成：茵陈 30 g，栀子 9 g，地锦草 15 g，车前草 15 g，白茅根 30 g，地耳草 30 g，赤小豆 30 g，赤芍 15 g，萹蓄 15 g，瞿麦 15 g，嫩白蔻 9 g，生甘草 6 g，羚羊角粉 1 g（冲），鲜麦苗 30 g 为引。

功效：清热利湿退黄。

主治：湿热黄疸。

方解：方中重用茵陈为主药，取其苦泄下降、清热利湿之功；栀子清热降火、通利三焦，可助茵陈引湿热从下焦而出；地锦草、地耳草、赤小豆均可清热解毒、利湿活血；车前草、白茅根、萹蓄、瞿麦合用，清热利湿，使湿热从小便而出；赤芍清热凉血；羚羊角粉清肝解毒；白蔻化湿和中；生甘草缓和药性；以鲜麦苗为引可增强清热利湿之力。诸药合用，共奏清热利湿退黄之功。

立方思路：《金匮要略》载“黄家所得，从湿得之”，由于湿阻中焦，脾胃功能失常，影响肝胆疏泄，以致胆汁不循常道，溢于肌肤而发生黄疸。尹常健教授认为，黄疸消退的途径有三条：一是从汗而出，故可适量运用解表发汗之品如麻黄等；二是从小便而出，故除利胆清肝外，尚需加入清利小便之药物，如萹蓄、瞿麦、白茅根等；三是利之于大肠，即通腑泻下，肠泻胆亦泻，通腑即可以利胆，从而发挥退黄的功效，如大黄、玄明粉等药即是。本方主药为湿热型黄疸而设，全方侧重祛湿邪、利小便。本病辨证有热多湿少者，有湿多热少者，又有湿热并重者，亦有湿热位于半表半里者，如秦景明所言“湿气盛则黄而晦，热气盛则黄而明”，故辨治总则为清热利湿，再根据患者情况随症加减用药。

尹常健教授根据多年临床经验，自拟“退黄方”，临证加减，常取得满意疗效。临证在“退黄方”基础上，可以加减应用：兼有表证，如表现为周身困重、头痛无汗等，加用麻黄、连翘等；里湿重如表现为腹胀纳差、大便黏腻、肢体倦怠无力者，加用茯苓、薏苡仁、车前子等；兼有寒湿之证者，可见黄色晦暗不泽、状如烟熏，形体消瘦，纳差便溏等，应加用健脾温中之品，如苍术、白术、附子等。

3. 肝硬化方

组成：黄芪 15 g，当归 12 g，水红花子 15 g，马鞭草 15 g，鸡内金 15 g，柴胡 15 g，莪术 9 g，桃仁 9 g，威灵仙 15 g，炒白术 15 g，茯苓 15 g，楮实子 9 g，青皮 9 g，白豆蔻 9 g，鳖甲 15 g（先煎），炮山甲 15 g（先煎）。

功效：化瘀消癥，软坚散结。

主治：各种原因引起的代偿期肝硬化。

方解：黄芪补气健脾，当归活血养血为主药，水红花子、马鞭草破瘀消积，威灵仙破坚利水，通达经络，莪术、桃仁活血化瘀，伍当归辛润通络，柴胡、青皮疏肝解郁行气，气行则血行，鳖甲、鸡内金、炮山甲软坚散结，楮实子养阴利水，防辛散伤阴，白术、茯苓健脾利湿，以防肝气犯脾，白豆蔻化湿和胃、开胃进食，共为辅药。诸药合用，共奏化瘀消癥、软坚散结之功。

立方思路：尹常健教授认为，就肝硬化的整个病程而言，多属本虚标实，标实以瘀血、湿热毒邪为主，本虚以正气虚衰为甚。瘀血阻络为代偿期肝硬化发生的主要病理环节，所以治疗代偿期肝硬化时常常将活血化瘀、软坚散结药作为必用之药，主张活血化瘀应贯穿于药物治疗的始终。“菀陈则除之者，去恶血也”，根据病情合理配伍活血药物，旧血得去，新血方生，肝体得养，疏泄适当，气机调达，脾得健运，湿浊自清。并且提出除了有气滞、血瘀、湿热、痰浊等实证的表现外，常有正衰之象，如形体消瘦、气短乏力、纳呆便溏等。此时正气衰败特别是脾气虚弱已成为主要矛盾，如仍行气破血，一味攻伐，非但对消积无助，反使脾气更加虚弱，这对于疾病预后是极为不利的。

尹常健教授擅用健脾磨积法，通过健脾益气，令真气实，胃气强，营卫充盛，而积自除。在遣药组方时，常选鸡内金与山药药对，二者相配，一运一健，一消一补，消补兼施，健脾磨积，且鸡内金可防配伍中寒、燥、虫、介之品碍胃伤脾。在临床运用时，应据证灵活加减，如食欲不佳者加焦三仙、炒白术；乏力甚者，重用黄芪，加仙鹤草；身目黄染者加茵陈、虎杖、田基黄等。

4. 肝硬化腹水方

组成：炒莱菔子 15 g，地骷髅 30 g，路路通 15 g，车前子 30 g（包），炒枳实 9 g，大腹皮 15 g，冬瓜皮 15 g，王不留行 12 g，鸡内金 15 g，黄连 6 g，木香 9 g，黑牵牛子、白牵牛子各 3 g，生黄芪 15 g，黄精 15 g，生薏苡仁 30 g，通草 6 g，白豆蔻 6 g。

功效：健脾祛湿，利水消肿。

主治：水臌。

方解：炒莱菔子、地骷髅下气消胀利水，为方中主药；黑白牵牛子通利二便、下停痰积水、除肿消胀；地骷髅、王不留行利水活血；路路通、大腹皮配合炒莱菔子，行气利水而消胀；王不留行活血通经利水；车前子、冬瓜皮、薏苡仁利水渗湿；炒枳实、木香、大腹皮下气宽中而除胀；黄连燥湿清热，厚肠胃；黄芪、鸡内金、黄精补气健脾和胃消食；用白豆蔻一来化湿和胃，二来芳香开窍，配合通草，通窍利水。诸药合用，共奏健脾祛湿、利水消肿之功。

立方思路：尹常健教授辨治臌胀，强调首先应辨病程之久暂、体质之强弱、病情之缓急；其次要辨偏气、偏血、偏水之不同；另外还要考虑季节、气候、环境因素之影响，综合分析后再行施治，遣方用药方能得心应手。对于病程较短，正气不虚者，本着“中满者，泻之于内”“下之则胀已”的原则，以祛邪为主，选方用药，量大力专，即所谓泻法。久病体虚，腹大如臌，四肢消瘦如柴，呈正虚邪实、本虚标实者，当标本兼顾，扶正为主，利水为辅，缓缓图之，切忌贪求速效而一味攻逐，尅伤正气。总之，邪实者当先攻，体虚者当先补，正虚邪实并见者当攻补兼施。

尹常健教授指出，在选用利水的方药时，逐水常暂用，调补宜久服。水饮的停聚是肝、脾、肺、肾等多脏腑功能失调而致水液代谢障碍的最终结果，正虚在先，邪实在后，因此要注重调补脏腑虚损，令寒湿温化，湿热清利，郁闭开宣。

以此为基础，再有针对性地选择利水药物，并注意其药性和归经。利水药多易伤阴，应时时顾及阴液，勿使过量导致阴伤；同时，肝病传脾，运化失职，要处处顾护脾胃中气，以免损伤气血生化之源，加重本虚。本方在临床可随证加减，如脾亢、血小板减少，齿衄患者可加茜草、藕节、鸡血藤；畏寒肢冷者加淡附片、干姜；腹水久不消退者加肾金子、蝼蛄粉、扁豆皮；血浆白蛋白低者加鱼鳔胶或用鲤鱼汤方（1斤左右鲜鲤鱼一尾，去脏、鳞，加松萝茶9克，椒目9克，红皮蒜30克，砂仁9克，煮鱼饮汤）。腹水病程较长，在不同的临床阶段，应抓主要矛盾，做到重点突出。腹水消退后的善后治疗也不容忽视，否则容易复发。

5. 肝癌方

组成：重楼9 g，白花蛇舌草15 g，半枝莲15 g，莪术9 g，生薏苡仁30 g，鸡内金15 g，胆南星9 g，山慈菇9 g，急性子9 g，蜂房9 g，浙贝母9 g，白豆蔻9 g，炙甘草3 g。

功效：清热解毒，化瘀消积。

主治：肝癌。

方解：重楼、白花蛇舌草、半枝莲清热解毒，散瘀消肿为主药。莪术苦泄温通，能破血行气，散瘀消癥，消积止痛；薏苡仁健脾利水渗湿，又能排脓解毒散结，辅主药以抗癌肿，合白豆蔻以利湿开胃；鸡内金能补脾胃、化饮食、消积滞，对肝癌患者食欲缺乏、纳呆食少之症，能开胃消食，对癌肿本身，鸡内金还有消积散结之力。胆南星功能祛痰镇痛，针对肝癌患者肝区疼痛多有良效。山慈菇配合主药清热解毒，消痈散结。急性子辛香走窜，行气活血消积；浙贝母开郁化痰，消肿散结；蜂房“能化结硬，善破坚积”，三药共奏化瘀消积之功。白豆蔻化湿行气，温中止呕，顾护脾胃，治疗患者脾胃气弱、呕恶纳呆之证；炙甘草补中益气，缓急止痛，兼以调和诸药。

立方思路：尹常健教授认为，肝癌病机属正虚邪实，多因外感邪毒、内伤七情、酒食劳倦等各种因素，导致气血逆乱、脏腑失和而致气滞痰凝血瘀，聚浊酿毒，相互搏结，发为本病。“内伤脾胃，百病由生”“脾胃为后天之本，气血生化之源”，尹教授治疗肝癌，特别注重顾护脾胃，强调调理脾胃是解决正气亏虚的关键。方中常用鸡内金、白豆蔻、薏苡仁等药物化湿和胃，健脾消积。尹教授还提倡慎用活血化瘀药，指出肝癌患者虽然多有瘀血征象，应当活血化瘀，但活血化瘀药物的作用机制尚不明确，对瘤细胞的侵袭和转移可能具有促进作用，加之肝癌患者肝功能障碍，常合并凝血功能异常，易加重出血，故提出丹参等活血化瘀药宜少用，可优先选用莪术、急性子等解毒散结、化痰消积之品。在辨证用药时，除宏观辨证、审证求因外，还应结合现代药理研究进行微观辨证，用药时应针对原发性肝癌的实际病变及对全身的影响，在辨证用药的前提下，适当选用具有抗肿瘤作用的药物，如半枝莲、白花蛇舌草、重楼、山慈菇、莪术、薏苡仁、鸡内金、急性子等中药，发挥直接的抗肿瘤作用。

尹常健教授根据多年临床经验，自拟“肝癌方”（药物组成如上），用于肝癌正气未虚者，配合西医治疗，随证加减，显示出一定的临床疗效。兼有肝郁气滞者，常合用柴胡疏肝散以行气解郁；伴有气滞血瘀者，合用大黄䗪虫丸以化瘀消积；湿热蕴结明显者，合用茵陈蒿汤以清热利湿退黄；脾虚湿困者，合用六君子汤以健脾益气；兼有肝肾阴虚者，合用滋水清肝饮以滋养肝肾。对于正气大虚的晚期肝癌，尹教授指出，应以顾护正气为主，用药应着眼于缓解症状，改善患者饮食、睡眠和精神状态，对于具有抗癌作用的有毒中药，应减量、少用，甚或不用，以免徒伤正气；若仍然只顾病灶，无视整体，妄用攻伐，非但没有疗效，反而会加速患者死亡。

6. 脂肪肝方

组成：天竺黄 9 g，生薏苡仁 30 g，炒槐米 15 g，橘红 9 g，石菖蒲 12 g，草决明 15 g，荷叶 9 g，半夏曲 9 g，青竹茹 9 g，黄精 15 g，姜黄 9 g，白豆蔻 9 g，生甘草 3 g。

功效：化痰祛湿，升清降浊。

主治：肝癖（脂肪肝）。

方解：天竺黄、薏苡仁清热化痰、健脾利湿为君。竹茹、豆蔻清热利湿化浊；草决明、炒槐米清肝胆大肠之湿热；橘红、石菖蒲辛香通络，燥湿化痰；半夏曲化痰饮、消食积；黄精补脾益气，滋肾润肺，现代药理研究显示其有降血脂作用，共为臣药。荷叶、姜黄仿升降散之意，升清降浊，为佐药；生甘草清热，调和诸药，为使。

立方思路：尹常健教授认为，脂肪肝的病因病机主要责之酒食不节、过食膏粱厚味，使湿热内生，或湿聚成痰，引起湿热互结，阻滞经络，使气郁不行，血瘀阻络，水湿停留，从而产生一系列相应证候。脂肪肝并非一种独立的疾病，而是由多种原因引起的一种临床现象，在治疗时应针对病因，标本兼顾，以提高疗效。酒精性脂肪肝应严格戒酒，在辨证治疗的基础上，可适当加入解酒护肝药物以提高肝脏解毒功能，如葛根、葛花、蒲公英、枳椇子等。而对于非酒精性脂肪肝患者，应嘱患者严格控制饮食，适量运动，中药处方中可加用一些缓泻药物（如郁李仁、瓜蒌仁等）以及祛脂药物（山楂、泽泻、决明子等）。重度脂肪肝或病程较长者，可引起肝纤维化，可适当加用具有活血化瘀作用的中药，如丹参、川芎、葛根、桃仁、三七粉等。

尹常健教授结合多年的临床经验，自拟“脂肪肝方”，临证加减，治疗酒精性脂肪肝和非酒精性脂肪肝，均取得较为满意的疗效。但他强调，治疗的重点在于去除病因，如戒酒、节食、减轻体重等，指导患者养成良好的饮食习惯和生活方式，在此基础上辨证施治，才能获得良好或持久的疗效。罔顾病因治疗，片面强调用药，是错误的。尹常健教授在运用“脂肪肝方”原方时，常根据患者兼具证候灵活加减：如痰浊壅盛者，合用藿朴夏苓汤以芳香化浊；气机阻滞者合用四逆散行气导滞；瘀血阻络者加用丹参、丝瓜络、泽兰、威灵仙等活血通络；呕恶明显者加紫苏叶、黄连、大豆黄卷；大便黏滞者去黄精，加黄连、木香；肝区刺痛者加延胡索、威灵仙、青皮等。

7. 乙肝相关性肾炎方

组成：覆盆子 15 g，枸杞子 15 g，楮实子 15 g，金樱子 15 g，五味子 9 g，菟丝子 15 g，车前子 30 g（包），炒白术 15 g，核桃仁 9 g，黑豆 30 g，桑螵蛸 30 g，茵陈 15 g，嫩白蔻 9 g。

功效：补肾涩精，清热利湿。

主治：肝肾阴虚之水肿。

方解：枸杞子、菟丝子补肾精、壮肾阳；覆盆子、五味子滋养肾阴，固涩精气，共为君药。金樱子、桑螵蛸助君药益肾固精；楮实子滋补肝肾、养阴利水；茵陈清热利湿，以免助补敛药物滋腻留邪，共为臣药。核桃仁、黑豆补肾益精，车前子通利小便，白术健脾祛湿、顾护胃气，共为佐药。白蔻健脾祛湿、调和诸药，为使药。诸药合用，共奏滋水涵木、肝肾并治之功。

立方思路：现代医学认为，本病是病毒性肝炎抗原和相应的抗体反应引起免疫复合物沉着于肾小球，激活补体，使血管通透性增加形成免疫复合物型肾小球肾炎。临床上除有病毒携带、肝功能异常等病毒性肝炎的临床表现外，可伴有蛋白尿、血尿等肾炎征象。中医学认为乙癸同源，肝病日久最易及肾，耗伤阴精，导致肝肾俱虚，每见胁痛隐隐、腰酸膝软、头晕目涩、双下肢水肿等症。

尹常健教授认为本病的发生系由于乙型肝炎病毒深伏于肝，入于血分，日久及肾，湿热疫毒下注，损及肾络，肾失封藏，从而导致肝肾功能异常、蛋白尿、水肿等症。故本虚标实、虚实夹杂是本病的临床特征，治疗应以补泻兼施、标本兼治为原则。尹常健教授常以滋水涵木、肝肾并治为法，取五子衍宗丸补肾涩精之意。常用药物如枸杞子、覆盆子、五味子、桑螵蛸等补肾涩精以扶正，茵陈、车前草、板蓝根、山豆根等清热利湿解毒以祛邪。经此治疗，患者不仅尿蛋白消失，而且肝脏功能也得到恢复，即所谓“补肾即补肝”也。肝肾并治，达到了肝肾病证同步改善的效果。

8. 胆囊炎方

组成：柴胡 12 g，白芍 15 g，枳实 12 g，鸡内金 15 g，郁金 15 g，佛手 15 g，青皮 9 g，连翘 9 g，生牡蛎 15 g（先煎），紫苏梗 9 g，黄芩 15 g，甘草 6 g。

功效：疏肝利胆，破气消积。

主治：肝失疏泄、中浊不清之胁痛。

方解：柴胡、黄芩疏达少阳，清解郁热为君药。枳实化痰散痞、破气消积以疗痞满胀痛；青皮疏肝解郁、破气散结；牡蛎软坚散结；连翘清热解毒，消肿散结，又能疏解气分之郁，共为臣药。佐以紫苏梗理气和胃止痛，郁金行气解郁、活血止痛，白芍养血柔肝，以防辛散药耗伤肝阴，鸡内金、佛手健脾软坚散结。使以甘草调和诸药、益脾和中。诸药合用，共奏疏肝利胆、破气消积之功。

立方思路：肝属甲木，性喜调达而恶抑郁，以升发为顺，“木性升散，不受遏郁，郁则经气逆”。胆属乙木，性下行，以“通降下行为顺，滞塞上逆为病”。六腑之中，五腑皆浊，唯胆独清，又为“中清之腑”，所藏“精汁”以“中清不浊”为正常。凡外感六淫、内伤七情、饮食劳倦、蛔虫上扰等因素均可致气机升降失常，使肝失疏泄、胆汁排泌不畅，胆腑“中浊不清”，日久化热，煎灼胆汁，沉积而为石。正如《中藏经》所言：“邪热渐强，结聚而成砂。”胆石一旦形成，或充塞胆腑，或堵塞胆道，而致肝胆气机不畅，临床症见胁肋胀痛、攻撑胃脘、嗳气腹胀等；或致胆汁郁积，胆液不循常道，胆汁外溢，则可形成黄疸。若又为热毒所侵，或因郁热化火，热毒内燔，则症见高热寒战。

尹常健教授认为，慢性胆囊炎病程中胆汁排泄不畅是主要因素之一，胆汁排泄减少则助脾胃运化能力减弱，故见纳差、腹胀等脾虚证候；又由于脾主肌肉，脾虚则胆囊收缩力减退，导致胆囊收缩率降低，胆汁排泄不畅，以致病后反复发作。故加强胆囊收缩，提高胆囊收缩率是治疗慢性胆囊炎的关键所在。临床及实验研究表明，黄芪、党参、白术等健脾药物可提高胆囊收缩能力，促进胆汁排泄，恢复胆囊功能。因此，尹常健教授治疗慢性胆囊炎，在疏肝利胆的基础上加用健脾之法，不仅可以提高痊愈率，还可明显降低其复发率。临证加减：胃失和降、恶心呕吐者加竹茹、半夏、生姜；慢性胆囊炎之低热较难治疗，一般热郁者，上方加牡丹皮、栀子；阴虚发热者可用清骨散；湿郁发热用碧玉散加味；病久气虚发热者可用补中益气汤；胆病胁痛收效亦缓，气郁痛甚者加金铃子散；久痛入络者可加大瓜蒌散。

9. 消石方

组成：柴胡 15 g，白芍 15 g，枳实 12 g，鸡内金 15 g，郁金 15 g，金钱草 15 g，海金沙 15 g（包煎），海蛤壳 15 g，牡蛎 15 g，浙贝母 9 g，木香 9 g，厚朴 9 g，乌梅 6 g，青皮 9 g，生甘草 6 g。

功效：疏利肝胆，散结排石。

主治：胆胀。

方解：柴胡疏利肝胆气郁为君。青皮入肝胆经，善疏肝破气以疗胸胁胀痛；郁金、木香疏肝解郁、行气止痛；枳实化痰散痞、破气消积，共为臣药。佐以鸡内金消食化积、通淋化石；牡蛎、蛤壳、浙贝母软坚散结；厚朴行气消积除满；金钱草、海金沙清热利湿排石；乌梅、白芍酸甘化阴，以防诸药过燥伤阴，又能酸敛刺激胆囊收缩，促进排石，甘草调和诸药，益脾和中。诸药合用，共奏疏肝利胆理气、软坚散结消石之效。

立方思路：《灵枢·胀论》中提到“胆胀者，胁下胀痛，口中苦，善太息”，《灵枢·经脉》中言“胆，足少阳之脉……是动则病口苦，善太息，心胁痛，不能转侧”，《素问·平人气象论》中言“溺黄赤，安卧者，黄疸，…… 目黄者曰黄疸”等。中医认为，本病的成因主要与情志不畅、过食油腻、寒温不适、虫积等多种因素相关。这些因素直接或间接地导致了肝气的郁滞，从而影响了胆的肃降通顺，致使胆汁长久瘀积在胆道内，瘀而化热，炼液为石，最终发为本病。张仲景在《金匮要略》中提道："见肝之病，知肝传脾，当先实脾。"因此，结合"腑以通为顺""肠泄胆亦泄"等理论指导，本病在用药治疗时，既要疏肝利胆、行气止痛、化瘀散结，又要顾护脾胃、健脾和中。据现代药理研究，柴胡有抗炎及降低血浆胆固醇的作用，还有较好的利胆降酶作用；金钱草增加胆酸的生成和排泄，使胆道括约肌松弛，有利于胆汁的排泄；郁金促进胆汁的分泌和排泄，有显著的利胆作用，还有镇痛和抗炎作用。

尹常健教授认为，胆为六腑之一，以通为用，以降为顺，据此认识，结合"肠泻胆亦泻"的理论，尹常健教授治疗胆石症多采用利胆溶石、通腑排石之法；对于肝内胆管结石，尹常健教授认为此病多由情志刺激，致肝气郁滞，影响胆的肃降通顺，故治疗上以疏肝解郁为主，利胆消石为辅，以顺应肝气条达，胆汁通畅之性。临证在"消石方"的基础上，口干口渴者可以加麦冬、沙参、生地黄；便秘者加大黄、柏子仁；腹胀者加莱菔子、焦三仙；夜寐不佳者加酸枣仁、首乌藤等。

10. 慢性胃炎方

组成：黄连 6 g，吴茱萸 6 g，海螵蛸 30 g，清半夏 9 g，干姜 6 g，凤凰衣 9 g，浙贝母 9 g，荜澄茄 12 g，儿茶 6 g，紫苏梗 9 g，甘松 9 g，台党参 15 g，白及 9 g，白芷 9 g。

功效：疏肝理气，和胃止痛。

主治：痞满。

方解：方中以苦寒之黄连为君药，一则清泻肝火，肝火得清，自不横逆犯胃，二则清胃热，胃火降则其气自降；吴茱萸辛能入肝散肝郁，苦能降逆助黄连降逆止呕之功，温则佐制黄连之寒，使黄连无凉遏之弊，且能引领黄连入肝经；佐以半夏和胃降逆，海螵蛸制酸止痛；干姜、荜澄茄温中行气；党参健脾理气；紫苏梗、浙贝母和中化痰；凤凰衣、白及、白芷、甘松、儿茶和胃止痛。诸药合用，共奏疏肝理气、和胃止痛之功。

立方思路：胃主受纳腐熟水谷，为水谷之海，其气以和降为顺。肝气郁结或疏泄失常则使胃的和降功能受到影响，胃气不降则上逆而为呕恶、嗳腐，所以李冠仙又说“……又或上犯胃土、气逆作呕，两胁胀痛……”，《类证治裁》所谓的“肝木性升散，不受遏郁，郁则经气逆，为嗳，为胀，为呕吐，为暴怒胁痛，为胸满不食，不飧泄，为㿗疝，皆肝气横决也”。

尹常健教授认为，脾胃共居中焦，纳运相结合，升降相适宜，燥湿相接济，共同完成饮食的消化吸收，生化气血，脾升胃降，此其常也。慢性胃炎临床症状表现各异，纷繁复杂，其要一也，恢复中焦气机升降，疏肝理气也是手段之一。脾升胃降，肝气条达，诸症悉减，再随证配以消食、化痰、清热、燥湿，见效更加快捷。因胃腑受饮食情志的影响最大，稍有不慎，就会发作气机逆乱，辨证施治以外，配合饮食调理对于防止复发至关重要。临证加减：口苦加柴胡；痛不止，加丁香、砂仁；呕不能食加草蔻；气郁化热加栀子、黄芩；胸闷气短加枳壳、乌药；饮食不下行加麦芽、神曲。

11. 肠炎方

组成：广木香 9 g，当归 12 g，杭白芍 15 g，生甘草 3 g，川黄连 6 g，扁豆 30 g，焦山楂 30 g，防风 9 g，葛根 15 g，椿根白皮 15 g，炮姜 6 g，肉桂 6 g。

功效：健脾温阳，清热利湿。

主治：痢疾。

方解：方中白芍、当归柔肝养血为君药。臣以木香、炮姜、肉桂健脾温阳行气；佐以黄连凉血解毒止痢，扁豆、焦山楂健脾和胃，防风胜湿，葛根升阳止泻，椿根白皮除热燥湿涩肠，甘草调和诸药。诸药合用，共奏健脾温阳、清热利湿之功。

立方思路：“邪之所凑，其气必虚”素体正虚，易感受“寒”“热”“湿”邪，进而交阻肠腑，气血壅滞，瘀久化热，损伤肠络，久损及脏，发为宿疾。其主要病机多为正虚，湿热留滞肠腑。表现为本虚标实，中寒下热，夹瘀夹滞之象，所以多虚实夹杂，寒热互见，脏腑气机失调。在治疗上，必须掌握辨证施治，整体与局部并用，内服与灌肠结合，以达到扶正祛邪之目的，也就是改善全身状况，促进局部溃疡愈合的目的。在急性发作期，急则治标，先清除肠道留邪，遵“肠以通为补”，清热化湿，疏导肠腑积滞，使肠道通畅，留邪清除；在慢性缓解期，治以扶正为主，健脾燥湿，通止兼施，如表现寒热错杂，则寒热并用，标本兼治，虚实并顾。且勿单以刚补，以助湿化热，留邪不去，湿热不化；亦勿单以通下，以耗气伤阳，脾败肠薄，水化为邪，谷化为滞。

尹常健教授认为，痢疾一证也分本虚、标实。寒湿、湿热内迫，燥湿、清热，随证治之。但久泄久利，伤阳气，耗阴血，不可不察。气虚之甚便是阳虚，血虚之甚便是阴虚，治疗本病，首要之事，便是分清寒热虚实，疾病的不同阶段，扶正祛邪之偏重也要准确把握。温阳时要避免助上热，育阴时勿助湿恋邪。急性发作期中医疗效不佳时可加用柳氮磺胺嘧啶、艾迪沙等5-氨基水杨酸制剂，病情控制后，逐渐减量。临证加减：腹痛重者可用痛泻要方、四逆散合用；脓血重者可用白头翁汤，痛重者加薤白、芍药、甘草汤。

12. 溃疡性结肠炎方

组成：黄连6 g，炒槐花30 g，焦山楂30 g，大血藤15 g，生甘草6 g，扁豆花30 g，秦皮12 g，炒黄芩9 g，炮姜4.5 g，地榆12 g，嫩白蔻9 g，罂粟壳6 g(包)。

功效：疏肝健脾，化湿通络。

主治：痢疾。

方解：方中黄连凉血解毒止痢为君药。秦皮、黄芩、白蔻清热燥湿为臣。佐以炒槐花凉血止血，焦楂、大血藤、地榆活血生肌，扁豆花和中化湿，炮姜健脾温阳，罂粟壳涩肠止痛，甘草调中和药。诸药合用，共奏疏肝健脾、化湿通络之功。

立方思路：经云“谓之肠澼”，有赤白痢、血痢、脓血痢、热痢等名称，本病多由于外受湿热、疫毒之气，内伤饮食生冷，损伤脾胃与阳腑而形成，其发病多与季节有关，称为飧泄、肠澼，滞下者谓气食滞于下焦，肠澼者谓湿热积于肠中，即今之痢疾也，故曰：“无积不成痢。”痢乃湿热食积三者，又曰：“生冷油腻留滞于内，湿蒸热瘀伏而不作，偶为调摄失宜，风寒暑湿干触秽浊，故为此疾。”

尹常健教授认为，溃疡性结肠炎属于临床难治性疾病，病程长，病势缠绵，反复发作，早期属湿热痢疾，清热利湿凉血解毒是正治之法，但应当根据患者体质情况，辨清虚实，祛邪扶正两兼顾，寒热错杂者，应当根据患者体质情况，恰当调整热药与凉药的比例，以免清上热反伤脾阳，温下寒又助胃热。还需嘱患者控制饮食，以免过食肥甘，助长湿热。临证加减：腹痛重者可用痛泻要方、四逆散合用；脓血重者可用白头翁汤，痛重者加薤白、芍药、甘草汤。

（二）院内制剂

疏肝祛脂颗粒

功效：滋肾养阴，祛脂护肝。

主治：适用于各种病因导致的脂肪肝。

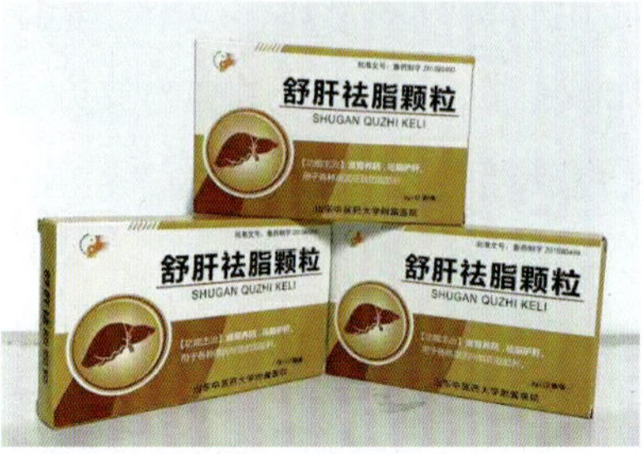

疏肝祛脂颗粒

（整理者：高占华）

迟华基

一 医家简介

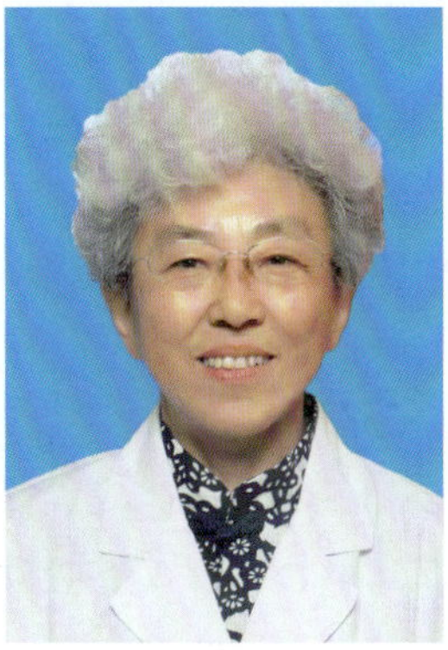

迟华基

迟华基，女，1941 年 7 月生，山东蓬莱人。山东中医药大学教授、博士研究生导师。1959 年迟华基高中毕业考入山东中医学院中医医疗系学习 6 年。1965 年 8 月毕业分配至山东省滕县（今滕州市）中医院任中医师，曾在中医内科、妇科、针灸科工作。1974 年 4 月调至山东中医学院中医基础教研室任教，1979 年晋升讲师，1988 年聘为副教授，1992 年聘为教授，1988 年遴选为硕士研究生导师，1996 年遴选为博士研究生导师，共培养硕士研究生 12 名、博士研究生 10 名。

1989 年和 1999 年迟华基先后两次获山东省优秀教师荣誉称号，2001 年获山东省高教工委“巾帼建功标兵”荣誉称号，2004 年获中华人民共和国高等教育部优秀教师荣誉称号，2006 年获中华全国总工会妇女职工“建功立业标兵”荣誉称号，2018 年获得山东省医师协会国医杰出贡献奖。

2012 年迟华基入选山东省名老中医药专家传承工作室建设项目专家，2014 年获批全国名老中医药专家传承工作室建设项目，2017 年成为第六批全国老中医药专家学术经验继承工作指导老师，教育部、中医药管理局、山东省教育厅重点学科中医基础理论学科学术带头人。曾任中华中医药学会内经专业委员会副主任委员、山东中医药学会第四届理事。现任中华中医药学会内经分会顾问、世界中医药学会联合会内经专业委员会会长。

迟华基教授在教学、科研及临床各方面，都非常重视经典理论的指导作用，形成了《黄帝内经》理论与临床实践有机结合的学术特点，其学术思想主要有：

重预防，彰显治未病的临床价值；治未病，重视体质的调理；上守神，身心并调不偏废；调气血，倡导“八法”归一法等。

迟华基教授从事中医临床工作五十余年，具有丰富的诊疗经验，擅长用中医药治疗面瘫、失眠、抑郁、癫痫、腹泻、脂肪肝、高血压、高血脂、咳嗽、气喘、甲状腺病、糖尿病、过敏性鼻鼽、荨麻疹、月经不调、不孕症、带下病、乳腺增生、更年期综合征等常见病和疑难疾病。

迟华基主持并完成的山东省教育厅“面向21世纪教学内容、课程体系改革”课题1项。发表学术论文39篇，出版《难经临床学习参考》《张珍玉学术经验辑要》等学术著作16部。主编高教出版社普通高等教育“十一五”国家级规划教材·高等学校中医药院校规划教材《内经选读》，并担任新世纪国家统编教材《内经选读》（五年制）、《内经学》（七年制）的副主编。

二 成长之路

年少经历多坎坷

我出生在山东省东北海滨一个小村庄，距离蓬莱县城（现山东省蓬莱市）六十里地，叫大辛店镇大迟家村。家乡盛产水果，果园比较多，尤以苹果闻名遐迩。我家就有一个果园，大概9亩地。我的父亲是小学教师，特别喜欢园艺，教学之余将果园管理得井井有条，母亲是家庭妇女。我是家中独女，比较受父母宠爱，七岁开始便在村里上小学。父母对我的学习不太过问，做完作业我就跟伙伴到外面玩，经常去小河抓鱼，童年生活很快乐。在待人接物方面，父母要求比较严格，我在生活中特别注意礼貌待人、讲究卫生、说话小声、动作轻缓等细节。母亲经常教导我要在公众场合善听人说，观察别人做，取人之长，补己之短。

我原本有一个哥哥，11岁时因患“黑热病”治疗无效死亡。这给父母带来很大的精神打击，再加上政治的原因，我的母亲经历了两年颠沛流离极不安定的生活。本来把我一人放在家里，跟奶奶和小妹妹一起生活，已经很不放心，加上悲伤与恐惧，母亲患了贲门失弛症（俗称“食道狭窄”），出现了进行性吞咽困难的症状，连面条都难以下咽。1949年农历的七八月份，为了给母亲治病，我们一家到济南投奔叔叔，开始了寄人篱下的生活。

母亲于 1949 年秋做了第一次手术，由于缝合线的原因，9 个月后创口溃烂，母亲大口吐着脓血；1950 年她又做第二次手术，这次手术很成功。后来我才知道，给母亲做手术的是山东省立医院胸外科的苏应衡先生。最让家人感动的是，这位医生不仅医术好，对病人的态度也特别好。母亲告诉我，如果将来当医生，就要像苏大夫那样对病人无微不至地关心。这是母亲一直念念不忘的事情。省立医院医生高度的责任心和高尚的医德，至今对我的工作都有非常大的影响。我在医院实习的时候，痛病人所痛，急病人所急，待病人如亲人。我也时常用这三句话鞭策着自己在教学与诊疗工作中要和蔼，和蔼，再和蔼；认真，认真，再认真；不厌其烦地对待每一位患者。

来济南的时候我已经在老家上学了，所以直接插班在麟址巷小学二年级。这个小学在共青团路上，现在叫共青团路小学。我小学时的学习成绩很好，母亲去开家长会，听到的全是表扬。当时用甲乙丙丁来评定作业，我的作业全都是甲 + 或甲 ++，家人对这样的学习成绩已经习以为常。

二年级下学期的时候，就是 1949 年秋季，适逢 10 月 1 日中华人民共和国成立，也是中国少年先锋队成立之时，我有幸成为第一批中国少年先锋队队员。那时加入少先队很严格，需要根据学习成绩、遵守纪律的表现分批择优入队，能第一批入队是很大的光荣。少先队敬礼时要五指并拢，高过头顶。五指并拢代表的是爱祖国、爱人民、爱科学、爱劳动、爱护公共财物五爱；高举头顶代表着人民的利益高于一切，永远要记得自己是中国少年先锋队队员，是共产主义青年团的后备军。我的红领巾总是叠得整整齐齐，戴的时候很认真，清洗得很干净，洗后用烙铁烫得很平整，并放到固定的地方。

我的高中和大学都是在这种爱国主义思想激励下度过的，所以这一代人都特别懂得爱祖国。唱国歌的时候是很庄严的时刻，每个人都要立正站好，每当看到奥运会上中国运动员拿冠军奖牌的时候，国歌一响，国旗一升，我的心里都非常激动，甚至热泪盈眶。

我的性格受母亲影响比较多，做事要么不做，要做就做好。那时候有写字课，叫“写大仿”，就是用毛笔从临摹楷书开始，要求写得横平竖直，讲究字的结构要紧凑。我曾经写地理作业，因为作业本是白纸无格子，字写不直就撕，一个本子快撕完了还没写直。母亲批评我浪费本子，我便赌气一夜没睡觉。从那以后我就在破纸上、地上，随时随地，得空就练，终于把字写直了。这说明养成习惯需要过程，需要恒心和毅力。当老师以后，我写板书也要求自己必须写规范字。老师是学生的榜样，字写得漂亮也能赢得学生的尊敬。

我的中学生活丰富多彩，曾到过工厂勤工俭学，也去过黄河大堤防汛抢险，还参加过 1958 年的大炼钢铁，身体和精神得到了极大的磨炼和考验。

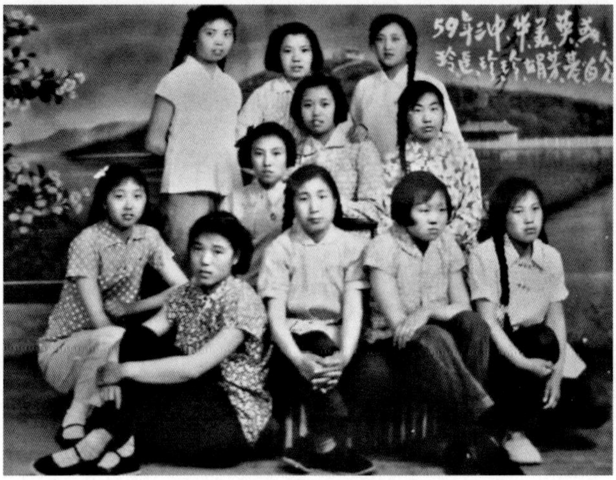

迟华基高中时代

初入医门属无奈

高中毕业时，由于出身地主家庭，再加上父亲有历史问题，我的操行评语属于刚及格的水平。对于大学，我没有抱任何希望，但是由于高考成绩不错，我竟幸运地被山东中医学院录取了。由于家里贫困，我纠结了久才去报到。当时学习中医，是一个无奈的选择，所以我在学习上很被动、很消极。但我对自己有一个要求，不管愿意学还是不愿意学，只要这门课开了，就一定要学好。我从来不觉得学习辛苦，因为读书对我来说是一种乐趣。

大学时的考试相当严格。记得有一次考妇科，老师怕学生们考不好，考试前一天晚上就画了重点，但是有老师就向学校领导举报了。刚交完了卷，中午吃饭的时候，教务科的老师通知大家下午两点重新考妇科，由举报的老师命题。题比较偏，因此那一次重考后大概 30% 以上的同学补考了。虽然老师给画了重点，但我还是进行了全面的复习，所以没补考。还记得中医内科学的考试，因为少点了一个标点符号，没有把中脏腑和中经络分开，李克绍老师就扣了我一分，最后得了4分，相当于现在的80分。

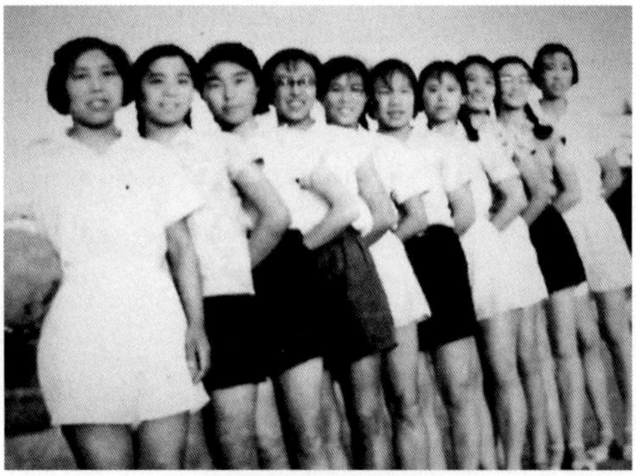
迟华基大学时代

大学的时候，给我们上课的老师都很棒。张志远老师讲《中国医学史》《中医妇科学》《中医各家学说》，王万杰老师讲《内经辑要》，李克绍老师讲《伤寒论》，刘献琳老师讲《金匮要略》，张灿玾老师讲《温病学》。当时我没有买过教材，都是上课用心听讲、认真记笔记，下课专心查看、整理笔记，回答老师的问题，完成老师布置的作业，考前复习完全依靠课堂笔记。记得张灿玾老师在我的作业本上写着：认真努力！这几个字一直鼓励着我。

大学里印象最深刻的就是劳动。我们参加过南郊宾馆和省中医西区急诊楼的建设，全是义务劳动。大家还去过农村劳动，种麦子、收麦子，收割的时候不止太阳晒，还有弯腰、久蹲、庄稼叶子划的皮肤既痒又疼……这些体会很深刻，永远也不会忘记，正是因为体验过农村生活，大家也就更了解、懂得农民的辛苦，知道节约粮食的重要意义。

行医乡里搞“三同”

1964年8月我在青岛纺织工人医院（简称春纺医院）实习，当时医院对实习生的要求非常严格。医院要求实习大夫对自己分管的病人全面负责，必须非常认真地护理好每一个病人。病人都是学习的标本，让大家学得深刻牢固，看一次就记一辈子，要是没有实践只看书就很难记得清。

实习过程中的一些病历对我后来学习《黄帝内经》有很大的帮助。例如有一位心力衰竭患者住院治疗好转，准备出院时，由于大笑导致死亡。中医说过喜伤心，喜则气缓。《灵枢·本神》说：“智者之养生也……和喜怒而安居处，节阴阳而调刚柔，如是则僻邪不至，长生久视。”太过、不及都是病。《素问·上古天真论》告诉我们，合理的生活方式应该是“食饮有节”，也就是过饥不行，会导致营养不良；过饱也不行，营养过剩也致病。饮食要定时定量广谱卫生，这才是合理饮食。还有一位老年人暑天锻炼身体，出汗很多，为了解热，洗澡时往身上倒了一桶凉水，结果心脏病发作死亡。中医认为“汗为心之液”，出汗本伤心阳，再浇上一桶冷水，阳气暴脱了。因此，养生一定要了解脏腑的习性。

1965 年大学毕业后我被分配到滕县中医院，报到后第十天进行集训，参加社会主义教育运动，这是大学生必须参加的。我住在老百姓家里，和社员搞“三同”：同吃、同住、同劳动。那时候大家购买粮食、食油的票证都要交给房东，和房东一起吃饭，主要是地瓜面、地瓜干、高粱米面。现在来说，这些是不可思议的。住宿条件真是一言难尽，冬天别说取暖了，大门都是敞开着的，室内外的温度完全一样。那里猪都是“解放牌”的，没有猪圈，白天在大街上散养着，晚上就跑到屋里去，和人同住一间房。猪睡在我床下，大小便味道特别难闻。房梁上的天花板是高粱秸秆儿铺的，那里面住着很多老鼠，小老鼠有时会掉到我的床上。劳动很辛苦，一年四季都是早上五点半起床，冬天摸黑去干活，跟着农民下地收拾庄稼，早晨 7 点多钟回来吃饭，吃完饭就开始政治学习，学习报纸上党的时事政策和四清政策，有时候晚上开会到凌晨二点，所以睡眠太少。我从初中直到大学都被失眠困扰，但这段时光彻底治好了我的失眠。

通过基层的锻炼，后来不管干什么事情，不管多么劳累、条件多么差，我都没有怨言，脑子里面也没有“怕”字，正是因为和农民生活在一起，才深刻地体

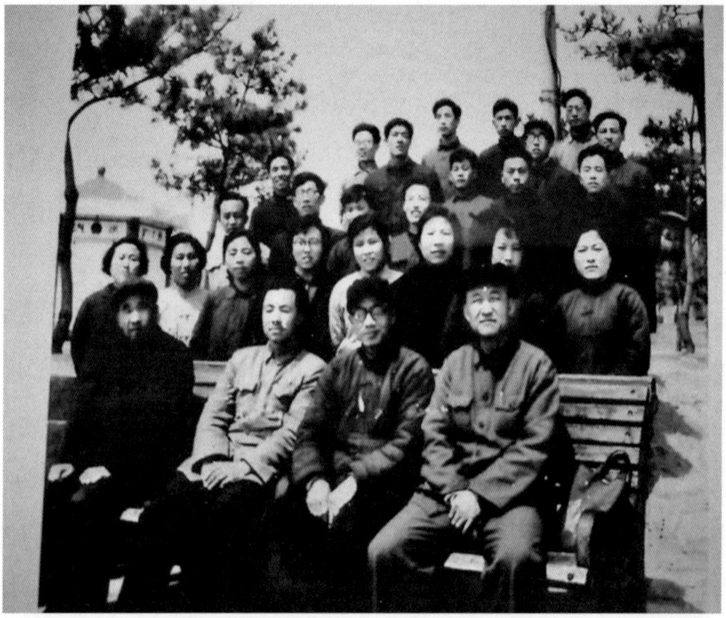

迟华基大学毕业实习与校领导合影

验了农民的不易，也真正理解了“锄禾日当午，汗滴禾下土，谁知盘中餐，粒粒皆辛苦”的含义。因此，节约粮食是每一个人的义务，大家应该养成良好的习惯，一块小馒头是多少小麦粒多少麦穗才制作成的，它饱含多少人的辛苦和血汗。艰苦的生活环境锻炼了我，造就了我极强的适应能力。这也是我对目前生活特别容易满足的原因，要做一个知足常乐的人。

基层医院擅全科

1965年8月我被分配到滕县中医院工作，搞了将近两年的社教、计划生育，还有流脑防疫、巡回医疗、三秋劳动等，大约一年半的时间没有在医院上班。社教工作很艰苦，但是很锻炼人，巡回医疗也让我涨了很多知识，见识了一些实习时未曾见过的疾病。

刚到医院上班的时候，我被分配到针灸科，在那里，我学会了开针灸处方，也掌握了针灸的基本技术和常见病的治疗。同时，我也体会到要想治病效果好，医生第一要态度好，学会换位思考，站在病人的角度，视病人为亲人，急病人之所急，痛病人之所痛；第二要认真，认真进行望闻问切四诊，分析病情思考治疗方案，选择处方用药；第三尽可能对病人说明服药注意事项。

在滕县中医院最大收获就是什么病都能看到，内、外、妇、儿、五官科，病种多。我印象比较深的是在病房治疗的第一个病人，一个十九岁的男孩。他当时高热不退，西医什么方法都用了，就是没有效果，同事鼓励我开个中医方，当时刚工作，没什么信心，只记得触诊时患者肝大，肋下能够触及。我就想从肝论治，用的是小柴胡汤加夏枯草，再加一些清热解毒的药，如金银花、连翘等，开了三副药，患者的热就退下来了。这次结历得到了同行和患者的夸赞！

由于那时看的病种比较杂，积累了一些经验，所以后期我门诊上的病人什么科的疾病都有。我看病的时候有一个主导思想，就是要做全科医，是中医大夫的必备的素质。中医原本就不分科，必须以整体观念为指导思想。无论是哪科的疾病，都是人体的整体失调在局部的反应，看病既要看到局部的病变，也要考虑整体的功能状态。所以有人说“中医是状态医学”。

执教省城习经典

1974年3月我回到济南。山东中医学院和山东医学院（以下简称“山医”）当时是合并在一起的，1975年12月两个学校正式分开，山东中医学院搬到现在省中医东院这个地方。我在滕县中医院的时候做过教学工作，当时滕县中医院和县卫生局合作举办过西学中班，我代过一段时间的课，所以对教学并不生疏，回到学校后很快就适应了。当时每位老师都兼任多门课程，我曾经讲过7门课，主要有《中医基础理论》《中医诊断学》《内经选读》《各家学说》等。

那时候我备课非常认真，备课的同时就计划好上课的进度。我写的讲稿特别多，每换一个班，都要重新备课，重新写讲稿，所以我教过的每个年级、不同层次的班级，都有一份新的讲稿。对我来说，写一次讲稿就有一次提高，讲稿是教师在学习教材基础上的再创造，每次备课都需要认真思考，重新组织语言，既要表达自己的想法，也要符合同学的想法；既要通俗易懂，恰当运用口语，又要像书面语言简明扼要，不失文明。这都反映出教师的修养和治学态度严谨。教学是一门艺术，教师水平的高低，体现在教学的不同方面。

《黄帝内经》是本难念的经，有人觉得它很枯燥，有人会觉得它很有用，其理论性和实践性都很强，令人着迷。我认为学《黄帝内经》首先要把162篇的篇

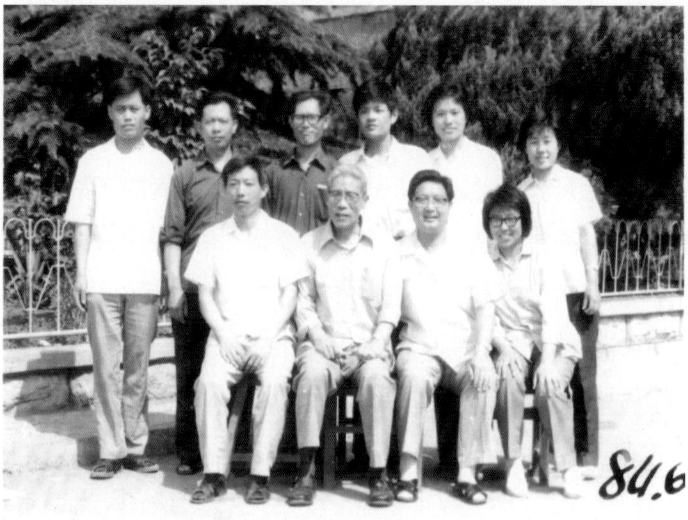

迟华基教授和进修学生合影

名背下来，知道《黄帝内经》各篇讲述的大体内容。《黄帝内经》中最大的拦路虎就是字词的理解，例如《素问·阴阳应象大论》“阳盛则身热……能冬不能夏。阴胜则身寒……能夏不能冬”。“能”是个多音字，在这一段读 nài（耐），能耐受冬天不能耐受夏天。此段还有“此阴阳更胜之变，病之形能也”，这个“能”就念 tài（态），是指疾病的症状，与《素问·病能论》的篇名里的“能”字一样。“阴阳者，万物之能始也”。此“能”读作 tāi（胎），即胚胎，开始之意。这些字词如果搞不清楚，就无法正确理解《黄帝内经》的原义。

另外，《黄帝内经》很多原文看似相近，其实差别很大，后人解释的时候容易张冠李戴、断章取义。例如唐代王冰“壮水之主，以制阳光；益火之源，以消阴翳”，有些教材认为这是对《素问·阴阳应象大论》“阳病治阴，阴病治阳”的解释，其实这句话是王冰对《素问·至真要大论》中“诸寒之而热者取之阴；热之而寒者取之阳，所谓求其属也”的注文。这段经文讲的是阴虚和阳虚病证的治疗法则。

再一个，就是注意校勘的问题。《黄帝内经》成书距离现在年代太久远了，早期版本在竹简或木简上刻写，时间久了使得虫蛀、错简、脱简的问题比较多。关于校勘的讲解问题，需要分授课对象，不是所有的原文都需要详尽说明。《黄帝内经》是医学著作，医学生不是文献学专业，所以不必要全面细致校勘，只要把必校者讲清楚，其他文理、医理讲通，临床可以应用就足够了。

例如，《素问·生气通天论》里面最后一段“味过于苦，脾气不濡，胃气乃厚”。杨上善认为，味过于苦伤心，就改成“味过于甘，脾气不濡，胃气乃厚”。我认为没必要，因为《黄帝内经》作者就是通过这种语言形式表述疾病的复杂性。味过于苦，不仅伤心也可以伤脾，造成脾气不濡，就会腹泻。五味各走其所喜，同时五味过用的时

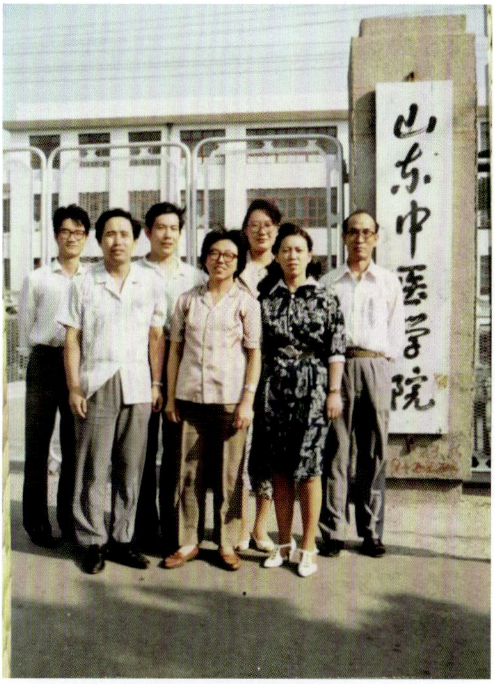

迟华基教授 1990 年与同事合影

候就会伤及脏腑，至于伤在哪个脏腑，就是《灵枢·口问》所说“邪之所在，皆为不足”。哪里“虚”伤哪里！正是“邪之所凑，其气必虚，阴虚者，阳必凑之”。《素问·经脉别论》也说“生病起于过用”，再好的营养品用之太过、用之不当，都会致病。

关于《黄帝内经》教学，我认为本科阶段应该选读《黄帝内经》，我硕士阶段通读《黄帝内经》162 篇。这 15 万字可不同于现在的文章，字字珠玑，内涵丰富，读起来有相当的难度，所以我就要求硕士掌握 162 篇的篇题意义，再把这一篇的主要内容搞清楚，对这里边的精句做到背诵。到博士阶段主要是讲专题，以他们的专业为基础，根据自己的兴趣专长去选择博士论文题目，这样写出来的论文既有《黄帝内经》理论做依据，论据确凿，又结合临床实际，理论有创见，方法有发明，还可以传承、弘扬中医药理论。

理论实践密不分

我的一生以教书为主，但临床工作没有停止过。记得刚上大学的时候，学校领导、基础老师、临床带教老师都说，理论和临床脱节很严重，讲基础的老师不会看病，在医院的医生不知道阴阳五行，不会用中医理论指导临床诊治疾病。理论和实践密不可分，教学和临床是相互促进、彼此补充的关系。学校的老师不仅要讲好课，还要有临床实践。医院的医生必须会讲课，用临床的病案作为实例，去充实理论，在治疗疾病的时候会产生一些新想法和新观点，加深对疾病的认识，深化对理论的理解。

现在大家对《黄帝内经》的理解有点偏差，只把《黄帝内经》当作一个纯理论著作，这是错误的。《黄帝内经》是具有划时代意义的经典著作，其成书年代早，不单纯是理论著作，也是理论与临床实践结合的巨著，这个理论对临床治疗疾病具有重要的指导意义。

曾经有一位家住济南郊区的病人，因为睡不着觉来就诊。他说遍寻名医未得根治，直到后来从一位乡医处获得一个“小偏方”，服用后即愈。我当时看到病人出示的那个偏方，这不是小偏方，而是《黄帝内经》的经方，由两味药半夏和秫米组成。病人由高粱米作秫米，半夏的量也比较大，一起煎煮半天。病人自述服药后出一身汗，当天晚上未服安眠药就睡着了。从《灵枢·邪客》的论述而言，

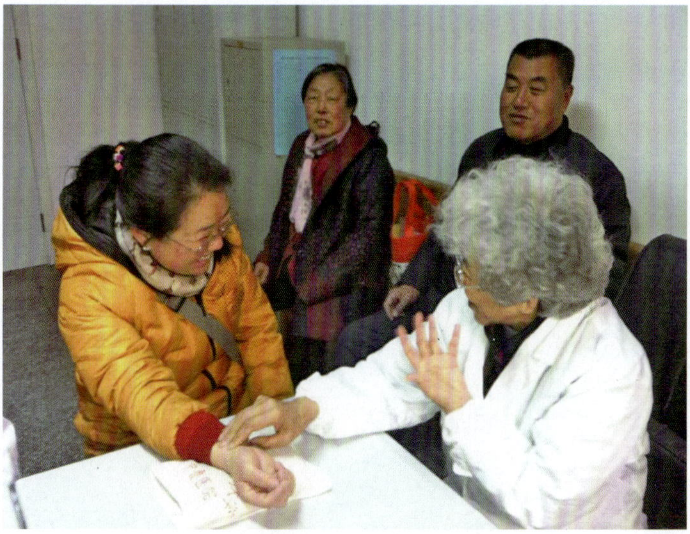

迟华基教授在门诊

这位病人应是营卫之气的运行问题，可能还有饮食方面的因素，注重调理饮食，病人基本就康复了。

例如糖尿病，《黄帝内经》中没有“糖尿病”的病名，但《素问·奇病论》里有“脾瘅”可以转为消渴的记载。《黄帝内经》上说“治之以兰，除陈气也”。“兰”是什么？医家看法不一。兰草既可以是佩兰，也可以是泽兰。因为佩兰主治脾胃湿热，泽兰活血化瘀，而瘀血和湿热是糖尿病的常见证型。糖尿病人上下眼睑色暗，舌上有瘀斑，这是瘀血的表现。从病因病机上来说，内热消耗津液，血液黏稠运行不畅，易导致瘀血，或者先天不足，《灵枢·五变》云“五脏皆柔弱者善病消瘅”，气虚或病久，精气内耗，无力推动血液运行，亦可导致瘀血。同理，津液因而凝练为痰。所以《黄帝内经》理论完全可以指导现代临床应用。

总而言之，要想学好中医，经典著作是第一位的。学经典就是为了指导临床。经典是原则，熟读经典，才能辨证准确，选方用药恰当，则疗效提高。学经典可以开阔思路，单独从事临床或者单独从事于教学工作，都有一种局限性。中医学的古籍很多，内容非常丰富，只有把理论和临床结合起来，才能成为“上工”。《黄帝内经》理论博大精深，即使在当下，还有很多内容我们不能理解和解释，甚至不会应用，需要进一步挖掘研究。

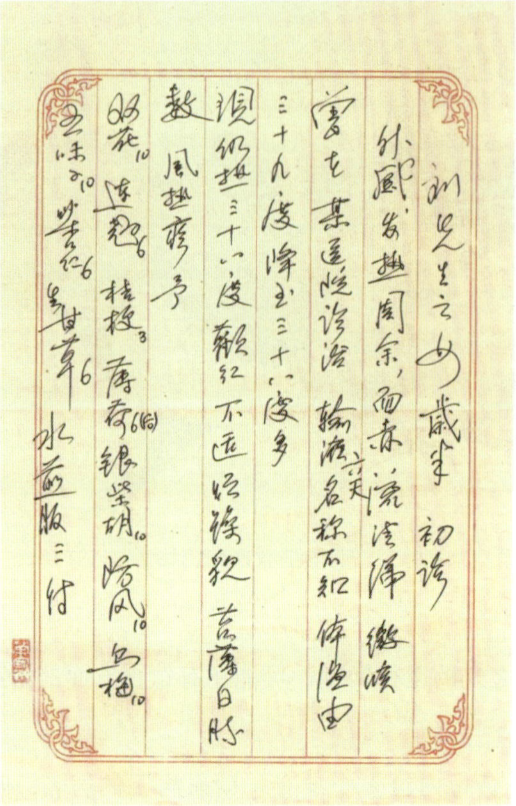
刘先生之女 岁半 初诊
外感发热周余，西药、消炎、注射、激素
曾在某医院诊治，输液六天，名称不知，体温由
三十九度降至三十八度多
现仍热三十八度，额红，不适，经络较 苔薄白脉
数 风热证 予
双花10 连翘6 桂枝3 薄荷6(后) 银柴胡10 防风10 乌梅10
五味子10 炒杏仁6 生甘草6 水煎服三付

迟华基教授处方手迹

薪火相传育桃李

1989年我开始招收硕士研究生，1997年开始招收博士研究生。我的学生分布在全国各地，他们中间凡是做医生的都医德优秀，做老师的都教风正派、治学严谨、师德高尚、学术水平高。我与学生关系非常融洽，一直觉得师生关系应该是一个互补的关系，无论是做人，还是做学问都是如此。在学术上，师生互相讨论，加强研究，相互促进、彼此鼓励，共同提高；在日常生活中，是挚友、净友，就是能够直言规劝的朋友，彼此监督，相互约束，事事都从善而行。在我被批准为硕士研究生导师的时候，就给自己立下一个规矩，一定要成为学生的光荣，而学生也要成为我的骄傲。

可以骄傲地说，我的学生做教师都具有优秀的师德，严谨的学风；做医生都有高尚的医德医风，对待病人的态度要和蔼耐心，《灵枢·师传》所说“人之情，

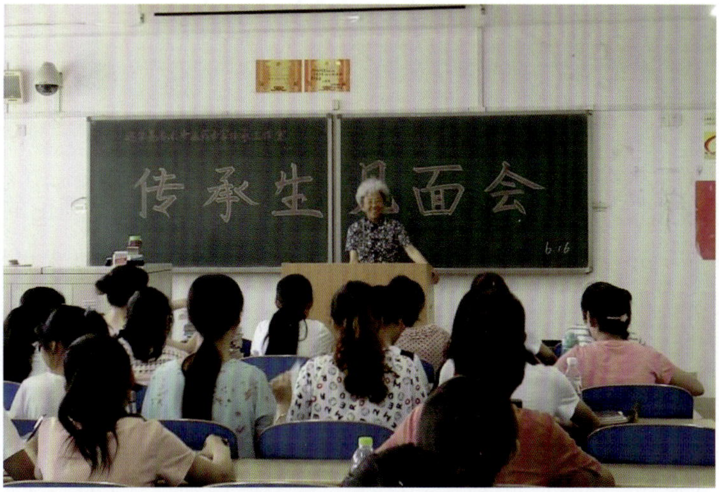

迟华基教授与传承生见面会

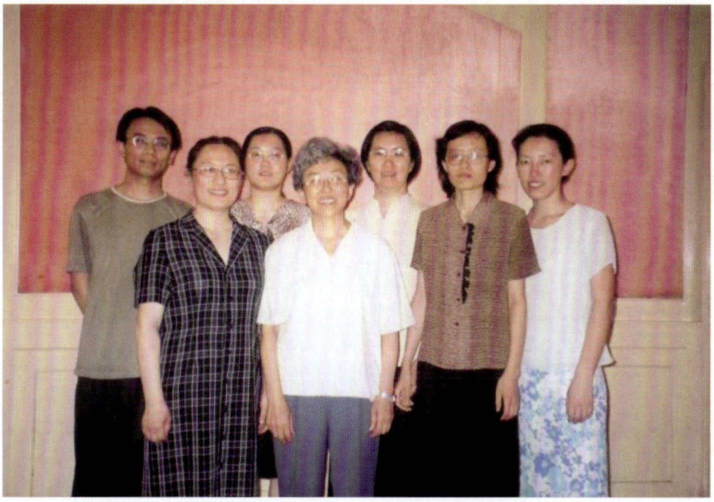

迟华基教授与研究生合影

莫不恶死而乐生，告之以其败，语之以其善，导之以其所便，开之以其所苦”。给病人诊疗疾病时，尽量尊重病人，让病人感到医生不是高高在上的，是和病人平等的。有些病人态度粗暴，但是我们应该容忍和理解他们的不礼貌，病痛让他们变得粗暴、烦躁，甚至无礼，互相容忍就会减少很多矛盾。我们要学会以自己的人格魅力化干戈为玉帛，但愿医界无干戈！祝愿天下人健康无恙！

三 学术思想

迟华基教授在教学、科研及临床各方面，都非常重视经典理论的指导作用，形成了《黄帝内经》理论与临床实践有机结合的学术特点，其学术思想主要反映在以下几个方面。

（一）推崇治未病思想

1. 系统梳理“未病”和“治未病”内涵

融会贯通《黄帝内经》各篇章，尤其是深入研读《素问·四气调神大论》《素问·刺热》《灵枢·逆顺》《灵枢·邪气脏腑病形》等篇章后，提出“未病”不仅是指机体处于尚未发生疾病时段的状态，而且包括疾病在动态变化中可能出现的趋向和未来时段可能表现出的状态，包括疾病微而未显、显而未成、成而未发、发而未传、传而未变、变而未果、果而未复的全过程。而“治未病”的原则，首先明确病证属于上述过程中的哪一阶段，从而更好地做到防止疾病发生、传变及复发。

2. 治未病思想的应用

（1）饮食调养，增强体质：饮食五味是维持机体生命活动的基本条件，《素问·六节脏象论》说：“天食人以五气，地食人以五味……味有所藏，以养五气，气和而生，津液相成，神乃自生。”说明五味搭配合理，滋养五脏，可增强体质，防邪抗病。相反，若五味偏嗜，气增而久，五脏阴阳失衡，产生疾病。迟华基教授将《黄帝内经》“生病起于过用”的发病学观点直接运用于临床实践和科研工作中，在潜心研究《素问·热论》《伤寒论》《中藏经》《伤寒总病论》《温疫论》等历代著述基础上，结合当前人们日常生活的过度饮食和偏食的现状，着重探讨具有广泛临床意义的饮食过用理论。在科学研究的基础上，提出预防热病食复要“少食多餐吃清淡”，减少肥甘厚味的摄入，对预防热病复发具有重要的实践意义。在接诊的患者中，普及饮食健康常识，建议以植物性食物为主，以动物性食物为辅，将品类众多的食物配伍调和，使饮食性味柔和、不偏不倚，以保证机体阴阳平衡，气血充沛，预防疾病的发生。

（2）舒畅情志，气机和畅：《素问·上古天真论》曰：“恬惔虚无，真气从之，精神内守，病安从来。”迟华基教授通过切身体验，认为当前社会竞争压力较大，人们思想负担较重，从而引发各种疾病，特别是抑郁症、眩晕、胸痹、消渴、癥瘕积聚等，故保持精神愉快是维持健康、预防疾病、提高治愈率的重要条件。根据《灵枢·小针解》“神者，正气也”的理论，在临床治疗中，常配合心理治疗方法，通过安慰、解释、开导等心理策略，减轻患者的心理问题，有助于疾病的治疗，正如《灵枢·师传》所言：“人之情，莫不恶死而乐生，告之以其败，语之以其善，导之以其所便，开之以其所苦。”体贴病人，换位思考，理解病人，耐心说明，取得病人的配合与理解，可以提高疗效。

这些心理策略的使用都离不开医生的人格魅力，真诚、积极、温暖、力量，迟华基教授的这些人格特质常使病人一见如故，得到真诚信任和温暖的病人会毫无保留地倾诉，在倾诉中情志郁结得到释放，身体病状得到缓解。

（二）调理体质，治病求本

科技的发展，社会的变迁，使人类的生存环境、生活习惯、社会习俗、道德水准、精神状态、饮食结构等具有迥然不同的特征，故不同历史条件下人类的体质呈现出与其所处时代相适应的变化趋向。目前，不良的生活方式引起疾病谱的改变，如肥胖症、冠心病、高血压、肿瘤、糖尿病等已成为威胁全人类健康与生存的主要疾病。

以中医理论分析，过食肥甘厚味，酗酒，大量生冷饮食，缺乏运动，起居无常，导致气滞血瘀，经络不畅，形体肥胖，痰湿瘀阻等，均系脾胃受损，湿浊内生，排泄不畅。“肥人多痰湿”“肥人多气虚”，正是如此。饮食结构的变化，使气虚痰湿壅遏，成为现代人较为普遍的体质特点。迟华基教授在临证治疗中，善于以行气化痰、祛湿清热为主调理体质，并要求患者合理饮食，适量运动以达“治病求本”之目的。

（三）善调肝而和形神

1. 肝为万病之贼，养生保健重在肝

迟华基教授认为，肝之特性条达易折，正常情况下具有促进升发阳气、疏利气血、协调脏腑、舒畅情志、排泄余毒废物等多方面的生理作用，其功能一旦失

常会导致人体多种疾病的产生。因此，迟教授对明清医家称肝为“万病之贼”“传病之源”尤为推崇，强调维持肝的疏泄功能正常对于保持机体健康、延年益寿具有重要的意义。

《素问·灵兰秘典论》强调心为君主之官，但事实上“君主”需要“将军”护卫，机体方可不受邪或少受邪，使气血和调，脏腑功能协调，这对于增强正气、预防疾病具有重要意义。养肝保肝的方法很多，《素问·四气调神大论》认为春季内应于肝，是养肝护肝的最佳时令。人要顺应天地之气的生发趋势，调整作息时间，调摄饮食起居，舒展情志，使肝气得以畅通，形神俱健，疾病无由以生。

2. 辛散为保肝之要法

《黄帝内经》所言“肝欲散，急食辛以散之，用辛补之，酸泻之”中的“补”并非补益，而是指辛味药食对于肝的本性和功能有保护、维持、顺应、促进的作用。当肝性被遏制不能条达时，要用升散之品顺其性、解其郁、舒其用，使肝性恢复条达升发之性。《类经》曰：“顺其性为补，逆其性为泻。”所以，迟华基教授认为，肝病无论虚实，均要配伍适量的辛味药以“补”（保）肝，如临床治疗肾阴虚的眩晕病，在大队滋阴药中，常配伍 1 ~ 2 味辛味入肝之品，如杜仲、菟丝子、天麻、白蒺藜等。

3. 善治神，重视情志因素

迟华基教授对“将军之官”的见解，不仅看到“恶抑郁、喜条达”属性对肝自身的意义，更重要的是强调“肝”是生理器官，又具有心理调节功能，是身心功能协调的关键。凡疾病必考虑情志因素和肝“将军”之性，医生面对这类患者，诊治疾病时不能单纯依赖药物，必须重视情志变化、舒解“将军”之性，即《素问·移精变气论》“移精变气，可祝由而已”的思想。虽不“闭户塞牖”也要心“系之病者，数问其情，以从其意”，根据具体病情进行分析，在复杂的病情中发现心理问题，向病人解释心理病由，以改变病人情志，进而改善气血紊乱状态，促使疾病康复。

（四）调气血，为治病之首务

迟华基教授依据《素问·调经论》之“人之所有者，血与气耳”，提出气血是维持生命的物质基础之一。气血温运、濡养脏腑组织，是健康的根本保证；气血失和是疾病产生的根本机制，即《素问·调经论》所谓“血气不和，百病乃变化而生”;《素问·至真要大论》所谓“疏其血气，令其条达”强调了调和气血是治疗疾病的基本原则。汗法、吐法、下法、和法、温法、清法、补法、消法等“八法”，是治疗疾病的基本大法，皆以调和气血为目的。汗法以开腠理发汗，透达气血；吐法以开通上焦，敷布气血；下法以通腑降气，破血行瘀；和法以调和气血，不偏不倚；温法以调气和血，补气养血；清法以清气凉血，以除内热；消法以理气活血，化痰软坚。治病之理皆为调和气血。气血调和，百病可愈。

（五）借鉴西医，强调辨病辨证结合

迟华基教授强调在中医药理论的指导下，学习并结合西医学理论、知识和技能，全面认识疾病，分析疾病，主张辨病与辨证相结合，有利于选择合适疗法和提高疗效。

在诊治的疾病中，迟华基教授善于应用夏枯草治疗甲状腺疾病（瘿病）、乳腺增生（乳癖）、高血压（眩晕）等疾病。夏枯草性寒，味辛、微苦，入肝、胆经，具有清泄肝火、散结消肿、清热解毒的功效。这些病与肝气逆、肝气郁密切相关，夏枯草味辛可开结，味苦可以降逆气，故效果良好。现代药理研究表明，夏枯草含有主要化学成分为三萜类、甾体类、黄酮类、香豆素类、糖类和挥发油类等成分，在对于抗肿瘤、降血压、血脂、血糖，调节免疫、抗炎抗菌抗病毒、消肿方面具有一定作用。

迟华基教授治疗皮肤瘙痒病，多用祝谌予所制之过敏煎，组方虽简单，药味亦平淡，但立方却有巧思，银柴胡、防风、乌梅、五味子四药组合，将中西医对该病的认识融合在一起，根据西医的理解，以酸制碱，药用乌梅、五味子；中医则认为是风燥外邪，侵袭肌表伤阴，故选用防风、银柴胡。方中防风辛温解表，散风胜湿止痒；银柴胡甘寒益阴，清热凉血；乌梅、五味子味酸入肝，养阴生津息风。有收有散，有补有泄，有升有降，阴阳并调。现代药理研究表明，五味子能抑制肥大细胞颗粒，并有拮抗炎性介质的作用，防风、乌梅增强免疫功能，防风多糖能提高巨噬细胞的吞噬功能和 NK 细胞的杀伤活性，乌梅有抗过敏作用。临床西医辨病，中医辨证，随症加减，应用广泛，值得参考。

四 临证经验

迟华基教授治疗更年期综合征经验介绍

更年期综合征属于中医学绝经前后诸证的范畴，常表现为情志抑郁、忧思多虑等情志病变，其形成多因所愿不遂、情志不舒或忧思多虑，导致肝失条达，疏泄无权，气机不畅。临证轻者表现为精神抑郁，闷闷不乐，多愁善感，善叹息；重者症状加重出现郁证。迟华基教授基于《黄帝内经》理论，对于本病的论治颇有心得。

1. 病机关键，肝郁肾虚

迟华基教授以《黄帝内经》理论为指导，结合更年期综合征发病有明显的年龄特点，认为肝郁肾虚是该病的主要病机。

“女子以肝为先天”，女子的经、带、胎、产无不依赖于肝之藏血和疏泄功能。故肝失疏泄、肝气郁结是导致更年期综合征的主要病机。

女性更年期多发于七七之年，《素问·上古天真论》曰：“七七任脉虚，太冲脉衰少，天癸竭，地道不通，故形坏而无子。”《灵枢·天年》：“五十岁，肝气始衰，肝叶始薄，胆汁始灭（减），目始不明。”肾气渐衰，天癸渐竭，肾精亏虚，肾阴不足，因不敛阳，故可见视物模糊、躁热不安、手足心热、头晕目眩、腰膝酸软等症。若平素气血平和，无潜在发病因素，更年期月经将绝之时，即使肾虚、经绝，也无患病之忧。如果素多忧郁，则易发病。同时，肝肾同源，精血互生，天癸竭，肾精亏，肝血不足，血不养肝，易致肝之疏泄失常，又加重了肝郁的程度。

2. 诊治思路特点

更年期综合征以肝气郁结、肝肾亏虚为病机特征，因此疏肝理气、滋补肝肾是治法用药的关键。临床当根据具体表现，辨证病机，选择用药，以情绪变化为主的，侧重于疏肝理气，辅以滋补肝肾；以肾阴亏虚，肝血不足的，当以滋补肝肾为主，疏肝为辅。

（1）疏肝调肝畅情志：更年期综合征患者多有精神抑郁、情绪不稳、易激动、焦虑、烦躁不安、忧思多虑等情志症状，疏肝调肝畅情志是治疗之首务。迟教授善用逍遥散加减，既能疏肝郁，又能养肝血、柔肝体，并能健脾胃以生血气，药性平和，久用无不良反应，既是疏肝解郁之良药，也是改善肝郁体质之首选。若肝气郁结重者，可配伍香附加强疏肝理气之功；若气郁日久则酿热化火，可加入清肝之品，如牡丹皮、栀子之类；若肝郁气盛易横逆犯胃，宜佐以理气和胃之品，如陈皮、木香等；若心气耗散，阵发性汗出者，可配以五味子，既可生津敛汗，又可宁心安神，与柴胡相伍，疏敛结合，可使涣散之心阴得收，泄越之汗得止。

（2）滋肾养肝以涵木：由于肾精不足，肾水不能涵养肝木，肝血亏乏，肝体失养，疏泄失常。对于肾阴不足者，迟教授临证常用六味地黄丸滋肾阴、养肝血，使得精血充盛，肝脉得养，诸症皆消。对于肾虚症状不明显者，迟教授善用熟地黄、枸杞子、桑椹。熟地黄归肝、肾经，补血滋阴，填精益髓，《本草正》："阴虚而神散者，非熟地之守，不足以聚之；阴虚而火升者，非熟地之重，不足以降之；阴虚而躁动者，非熟地之静，不足以镇之；阴虚而刚急者，非熟地之甘，不足以缓之。"枸杞子功能滋补肝肾。《本草通玄》言其能"补肾益精，水旺则骨强，而消渴、目昏、腰疼膝痛无不愈矣"。桑椹味甘，性凉，色黑而入肾，成熟于春季而入肝，故能滋补肝肾、安魂镇神、聪耳明目。

3. 临证用药特点

（1）肝肾同补：由于肝主藏血而肾主藏精，肝主疏泄而肾主封藏，肝为水之子而肾为木之母，肝血可滋养肾精，肾精也可化生肝血，故曰精血同源、肝肾同源。更年期女性既有肾精的不足，也有肝血的亏虚。鉴于此，迟华基教授临证常用枸杞子、桑椹、熟地黄等药，这些药物的共同特点就是都归肝、肾二经，既能补益肝血又能滋养肾精，以达到精血同补、肝肾同补之效。

（2）药食同源：安全性是临床用药的重要方面，迟华基教授在选择药物的时候，利用药食同源的特点，选择既可以治疗疾病，又可以在日常生活中作为食疗茶饮的药物，这样大大减轻了药物的不良反应，提高了用药的安全性，同时更加符合现代人养生保健的需求。迟教授非常推崇桑椹和枸杞子，建议病人服用桑椹膏滋补阴血，枸杞子的食疗方法众多，代茶饮、煲汤、炒菜、炖肉等，都受到患者的喜爱。

（3）中西合璧：历史在发展，用现代科学方法对中医药的研究成果越来越多，迟华基教授强调在中医药理论的指导下，学习并结合西医学理论、知识和技能，全面认识疾病，中西医学应取长补短，有利于准确判断疾病和提高疗效。现代药理学研究表明，枸杞子具有抗肿瘤、抗衰老、抗氧化的作用，还具有一定的降压作用。桑椹可以促进T淋巴细胞成熟，从而使衰老的T细胞得到恢复，对体液免疫功能也有一定的促进作用。

（4）心理疏导：了解女性所处的社会地位及更年期女性的心理特点，正确运用语言工具说理开导，改变其异常心理，让她们对现实社会和机体生理性变化有正确的认识，积极调整心态。同时让更年期女性懂得颐养情志解肝郁之法，使之保持良好的心态，避免情志刺激，使气血调和，阴阳平衡，可以平稳度过这一生理转变期。

五 典型医案

1. 癫痫

林某，男，10岁。1983年3月初诊。

现病史：患儿每当听到突然发生的声音，如突然呼唤、敲门、体育课老师发出口令等，皆不能及时应对，甚则跌跤；脾气怪异，有时很懂礼貌，有时打爹骂娘，学习注意力不集中，记忆力减退，成绩下降，舌淡苔白滑，形瘦，脉滑而缓。

患儿曾于6个月大时，被其兄不慎误打囟门，随即哭闹不停，发热38.3 ℃，住院西药治疗2个月，热退，哭闹基本停止，唯睡眠不安，易惊易恐，身体战抖、哭闹而醒，无口吐涎沫、肢体抽搐或发出动物叫声等现象，未再进行系统治疗。至7岁上小学时智力尚好，无异常表现，只是比较任性，其父性情暴躁，经常训斥、打骂患儿。8岁时因上体育课，老师发令跑步时他常常摔倒，老师误认为学生调皮，反映给家长，招来打骂。9岁时请中西医结合医生诊为“精神运动性癫痫”，予中西药治疗未果。

诊断：癫痫（脾肾不足，痰浊闭阻）。

治则：补脾肾，化痰浊。

处方：黄芪15 g，人参10 g，石菖蒲10 g，炙远志10 g，陈皮10 g，半夏10 g，茯苓15 g，炙甘草10 g，熟地黄10 g，杜仲10 g，龟甲15 g。水煎服，7剂。

二诊：服药平妥，症状无明显改善，嘱继续服用 20 剂。

三诊：对突然发生的声音已无明显惊恐反应，对体育口令反应迟缓，有愣神状，但不再摔倒。处方：前方加益智仁 10 g，龙骨、牡蛎各 15 g。水煎服，20 剂。寻访知一切基本正常，记忆力好转。

按语：迟华基教授基于中医传统思维认为癫痫之病始于先天不足，发于痰气上冲，本于脾虚痰留，属本虚标实之症。脾虚为痫证之本，痰浊为痫证之标，发病机制为“痰迷神窍”。癫痫宜从虚立论，侧重治本，标本兼治。若能使脾气渐充，则痰将不治自去。癫痫反复发作，经久不愈，则虚者更虚，通过健运脾胃，使气机调和、神机旺盛，杜绝生痰之源，则癫痫不发。故确立益气化痰安神的治疗原则，自拟“癫痫基本方”，选用人参、黄芪、石菖蒲、远志为主药组方。人参补气，黄芪健脾，以治癫痫之本；石菖蒲化湿开窍，远志祛痰安神，以治癫痫之标。方中重用黄芪，健脾补气，气机旺盛，升降有序，清升浊降，则湿运痰消，并以芳香之品化痰开窍，清窍通则元神畅，浊腐去则神机生。四药相须为用，扶正祛邪，标本兼治，共奏益气化痰、开窍安神之功。

该患者病之初起正是《素问·举痛论》所言：“惊则气乱”导致，气机失常久则升降紊乱，脾胃纳化呆滞，痰浊自生，神窍失灵。因发作时病势不甚急，当健脾化痰，标本兼顾，用癫痫基本方合二陈汤。二陈汤为化痰之祖方，配伍人参补气，黄芪健脾，以治癫痫之本；石菖蒲化湿开窍，“开心孔，利九窍”，远志祛痰安神，“行气散郁”，以治癫痫之标。患者因病久故加杜仲、益智仁补益先天之肾亏，龟甲、牡蛎滋阴潜阳。诸药相须为用，扶正祛邪，标本兼治，共奏益气化痰、开窍安神之功。

根据癫痫病因病机的新认识，迟教授指导学生采用益气化痰、开窍安神法进行相关实验研究。实验观察了“癫痫基本方”的抗痫作用以及对模型鼠海马神经元凋亡、胞内信号转导的调节，探究可能的抑痫机制。实验结果表明，本方有益气化痰、开窍定痫、养心安神益智之功效，能对抗戊四氮（PTZ）引起的癫痫发作，明显改善 PTZ 致痫小鼠学习、记忆力，减少神经元损伤，有良好的脑保护作用。对癫痫预防和治疗，尤其在改善生活质量方面有明显优势，是治疗癫痫的重要方法，为开发安全、高效的抗癫痫新药提供了重要的实验依据。

2. 阳痿

马某，男，27岁。2019年2月12日初诊。

主诉：阳事不举多年，加重半月。

现病史：患者伴有乏力，易烦躁，有吸烟史（每日20支）。平素喜食酸甜油腻食物，耳闷，自觉头昏沉，少于运动。纳可，入睡困难。大便成形，日2~3次，小便黄。舌暗苔黄黏腻，脉沉滑。

诊断：阳痿（肾虚痰阻）。

治则：补肾祛痰。

处方：青皮、陈皮各6 g，清半夏10 g，茯苓15 g，泽泻10 g，制鳖甲（先）20 g，玄参10 g，淫羊藿10 g，巴戟天10 g，生地黄10 g，牡丹皮10 g，怀牛膝12 g，炒杜仲12 g，桑寄生10 g。水煎服。7剂。

二诊：2019年2月26日。阳痿症状改善，但性生活持续时间较短，睡眠好转，入睡时间稍长，但可入睡。耳闷、乏力明显减轻。纳可，大便成形，小便调。舌淡苔薄黄腻，脉滑数。处方：前方加盐、知柏各10 g。水煎服。7剂。

三诊：2019年3月5日。阳痿症状较上周改善。近日睡眠不佳，入睡困难。耳闷症状消失，乏力改善。纳可，大便日1~2次，不成形，有残便感，小便可。舌淡红苔白腻，脉沉滑。处方：前方加菟丝子12 g。水煎服。7剂。

四诊：2019年3月19日。患者自述勃起时间仍不持久，近3日患者因劳累颞部阵发性跳痛，休息后可缓解。纳眠可，大便日1次，不成形，小便可。舌淡红苔白腻，脉沉滑。处方：前方加五味子10 g。水煎服。7剂。

五诊：2019年3月26日。头痛缓解，其他症状较上周无明显变化。纳眠可，大便日1~2次，已成形，质可，小便调。舌尖边红，苔薄白腻，脉滑数。处方：前方加覆盆子10 g。水煎服。14剂。

六诊：2019年4月16日。药后晨勃现象明显，情绪畅，纳眠可，二便调。舌苔薄白腻，脉沉滑。处方：前方加狗脊15 g。水煎服。14剂。电话随访，情况良好。

按语：迟华基教授认为，阳痿多由于生活方式不合理，饮食失宜、情绪失常、房劳过度等导致，因其病因病机复杂，大多存在心理因素的影响，使得该病缠绵难愈。

历代医家认为阳痿一证多属于命门火衰、恐惧伤肾、精气不固。迟教授认为该病涉及肾、脾、肝三脏功能失调。肾藏精，主生殖，司二阴，肾中精气损伤就有可能导致阳痿的发生。《诸病源候论·虚劳阴痿候》记载：“肾开窍于阴，若劳伤于肾，肾虚不能荣于阴器，故痿弱也。”“脾为生痰之源”，脾失健运使得痰湿内蕴，“湿盛则阳微”而为病。经脉为痰湿阻滞，气血运行不畅，不荣宗筋乃致阳痿。前阴是宗筋所聚之处，《辨证录》云“肝气旺则宗筋伸”。肝经循行抵少腹，绕阴器经过前阴，肝血滋养以及肝之疏泄都是宗筋功能正常的重要条件。现代人由于生活工作压力加大，精神紧张，导致情志不遂、所欲不得、焦虑过甚，日久可影响肝脏的疏泄功能，肝气郁结，肝血运行失畅，不能灌溉宗筋，而出现阳痿。《杂病源流犀烛》记：“有失志之人，抑郁伤肝，肝木不能疏达，亦致阴痿不起。”迟教授认为阳痿以肾虚痰浊肝郁为基本病机，依据临床表现，辨证当有主次之分。

此患者阳痿日久，当属肾虚为本。因喜食肥甘厚味致脾胃受损，气机郁滞，痰湿阻滞经脉，加之患者懒于活动，气血运行迟缓，经脉为痰湿阻滞，气血不荣宗筋乃致阳痿。痰湿阻滞，导致“清气不升”，则头目昏沉，身疲乏力。痰浊为标，治疗当以补肾祛痰。方剂选用巴戟丸合二陈汤加减。巴戟丸出自《太平圣惠方》主治“肾脏虚乏，腰膝酸软，小便数，阳道衰”，具有培元固本、补肾气精之功效，因方中有大量补肾阳之品，考虑到初诊用药不宜过多，仅选取淫羊藿、巴戟天、怀牛膝、炒杜仲等药补肾阳，阳气化，痰浊消，经络通，气血濡，宗筋复，配合泽泻、牡丹皮防治补益阳气太过。二陈汤是治疗痰病的通用之剂，药味虽少，极其精专。半夏辛温性燥，能燥湿化痰，陈皮理气化痰，茯苓健脾渗湿，使气顺痰消，脾健湿化。该方中还配伍青皮入肝经，疏肝气，解肝郁，调节肝经气血加强陈皮的理气之功。由于痰湿扰乱心神，化热易伤阴故加入生地黄、玄参清热养阴，宁心安神；二诊投知母、黄柏滋肾润燥，清热坚阴，防止温阳之品的伤阴之弊。盐制可入肾经，能调节阴阳，直达病所。随着病情的好转，痰湿渐化，标病渐除，固本为要，在后续的治疗中加入了巴戟丸中的菟丝子、覆盆子配合韭子、狗脊补阳固精，辨证施治，恰中病机，故可收效。

迟华基教授最为推崇《黄帝内经》中的“治未病”思想，谨记《素问·四气调神大论》“是故圣人不治已病治未病”，以及《灵枢·逆顺》“上工治未病”的原则，有效指导患者日常生活的调节。阳痿属于心身疾病，需要给予患者正确及时的心理疏导，树立信心；提示患者改善生活方式，戒烟戒酒，少食油腻，按时作息，增强正气；适度节制房事，避免精神紧张，房劳过度，损伤肾精，才能形神统一，身体康健。

3. 绝经前后诸证

金某，女，53岁。2018年1月18日初诊。

主诉：阵发性汗出半年余。

现病史：患者已停经1年，半年前无明显诱因出现阵发性烘热、汗出，伴有烦躁不安。平素情绪时有激动，起床过急则会出现头晕。近日咽部不适，似有痰，吐之不出，纳可，入睡困难。舌胖苔白质滑，脉弦滑。

诊断：绝经前后诸证（肝气郁滞）。

治则：疏肝理气解郁。

处方：当归10 g，炒白芍10 g，柴胡10 g，黄芩10 g，姜半夏10 g，炒白术10 g，香附10 g，茯苓15 g，薄荷10 g，五味子10 g，炙甘草10 g。水煎服。7剂。

二诊：2019年2月11日。患者服用中药14剂，阵发性汗出和烘热明显减轻，时有手指麻木，手心足心发热，情绪平稳，纳眠可，二便调。舌淡红苔少，脉弦滑。处方：前方加枸杞子12 g，桑椹子12 g，青蒿10 g，地骨皮10 g。水煎服。14剂。

电话随访，基本痊愈，虽有发作，时间较短，程度很轻。

按语：《灵枢·天年》："五十岁，肝气始衰，肝叶始薄，胆汁始灭（减），目始不明。"《素问·上古天真论》曰："七七任脉虚，太冲脉衰少，天癸竭，地道不通，故形坏而无子也。"妇女绝经多发于七七之年，此时肾气渐衰，天癸渐竭，肾精亏虚，肾阴不足，可见视物模糊，躁热不安，手足心热，头晕目眩，腰膝酸软等症。肝肾同源，精血互生，天癸竭，肾精亏，肝血不足，血不养肝，易致肝之疏泄失常。迟华基教授以《黄帝内经》理论为指导，结合更年期综合征发病有明显的年龄特点，认为肝郁肾虚是该病的主要病机。

迟华基教授治疗更年期综合征强调肝肾同治，疏肝解郁，滋补肝肾，善用逍遥丸和六味地黄丸加减。因本案患者主要表现为烦躁不安、情绪失常等肝郁症状较为明显，故以疏肝理气之逍遥丸为主，方中配伍"气病之总司，女科之主帅"之称的香附加强疏肝理气之功。黄芩苦寒，与柴胡一散一清，解肝胆之邪。半夏化痰和胃降逆。同时加入五味子，既可生津敛汗，又可宁心安神，与柴胡相伍，疏敛结合，可使涣散之心阴得收，泄越之汗得止。与白芍相伍，能增强敛汗之功，对于更年期烘热汗出者尤为有效。辨证准确，有的放矢，本患者服用一周后效果非常明显，称之为“神方”。二诊中肝郁症状明显缓解，而见肾阴不足，阴虚内热之象，故加入枸杞子、桑椹子入肝肾经，肝肾同补，精血同补，地骨皮、青蒿解阴虚躁动之热。根据药食同源的特点，建议患者食用桑椹膏以及日常饮用枸杞茶，这些食疗方简单便捷，安全可靠，受到患者的欢迎。同时，对于更年期妇女要注意配合心理疏导，采用药物和心理疏导等手段身心共调，可获得事半功倍之效。

4. 鼻鼽

李某，女，31岁。2016年9月8日初诊。

主诉：反复性鼻塞流涕3年，加重7天。

现病史：患者连续3年每到9月份就出现鼻塞、流涕、喷嚏，经治疗后好转。7天前无明显诱因再次出现鼻塞，流涕色黄，喷嚏目痒，时有咽痛咳嗽，晨起吐黄痰，白天为白痰，自服“川贝枇杷露”及“蓝芩口服液”无效。纳可，眠差多梦，二便调。舌体胖色暗，苔薄白，脉沉滑。

诊断：鼻鼽（脾虚痰盛）。

处方：生黄芪15 g，炒苍白术各10 g，炒苍耳子10 g，辛夷（包）10 g，陈皮10 g，茯苓15 g，浙贝母10 g，泽泻10 g，升麻10 g，葛根10 g，黄芩10天花粉15 g。水煎服。7剂。

二诊：2016年9月15日。服上方后咳嗽、目痒减轻，晨起仍咳黄痰，偶有出鼻血，头晕减，喷嚏时作，流涕色黄，眠差多梦，纳可，二便调。舌尖边红苔白，脉沉滑。处方：上方加炒杏仁10 g，桑白皮10 g，天麦冬各10 g，鹅不食草10 g，沙参10 g。水煎服。7剂。

患者持续治疗1个月后基本痊愈。数月后陪同家人来诊，称鼻鼽一直未发。

按语：鼻鼽具有季节性的特点。《素问·金匮真言论》曰：“春善病鼽衄，仲夏善病胸胁，长夏善病洞泄寒中，秋善病风疟，冬善病痹厥。”迟华基教授认为，本病的发生以脾、肺功能不足为内因，外感六淫为外因，饮食失节、情志不畅、劳倦过度、接触异物或异味为诱因。随着生活水平的提高，饮食结构发生了很大的变化，过食生冷、肥甘厚味、饥饱失常等因素导致脾的运化功能失常，脾为后天之本，脾虚则气血生化无源，正气亏损，容易招致外邪的侵袭。脾失健运，津液运行不畅，导致水湿痰饮的形成，痰浊上蒙于清窍就会出现鼻塞流涕。脾为肺之母，母病及子，累及于肺，而致肺气虚弱、肺失宣肃，影响肺窍导致鼻部不利。

迟华基教授以健脾化痰、宣肺通窍为基本治法，以玉屏风散合苍耳子散加减。其中以黄芪益气固表，配合葛根和升麻，使得脾阳升清，达到《素问·阴阳应象大论》“清阳出上窍”的效果。炒白术健脾，以培土生金，顾护肺气。苍耳子味苦甘、性温，入肺、肝经，具有祛风、通窍、散结之功，为历代医家常用的鼻科要药。《本草》记载此药有“蒸脑止涕”的功效。辛夷性辛温，主入肺经，辛可散风通窍，温能散寒；黄芩辛凉解表，防止辛温药助阳太过。针对该患者痰湿较重，又加入陈皮、茯苓、泽泻，功在利水渗湿，健脾化痰。因痰热伤阴，鼻涕量多亦是津液流失，故二诊中加入养阴之品麦冬、沙参，一是防止辛温香燥之品耗伤阴液，二是增加津液，润泽鼻腔，防止干裂出血。诸药配合，标本兼治，效如桴鼓。

迟华基教授认为预防疾病是关键，嘱咐病人少吃生冷油腻，积极锻炼身体，养成良好的生活习惯，所谓“正气存内，邪不可干”，才能从根本上治愈疾病。

（整理者：海　奇）

曹晓岚

一 医家简介

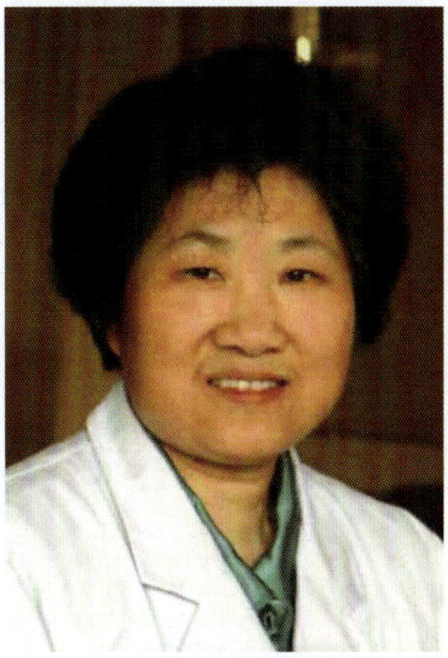

曹晓岚

曹晓岚，1950年出生于山东莱芜。1975年毕业于青岛医学院（青岛大学青岛医学院）医疗系后，一直在山东省中医院从事中医、中西医结合医疗、教学、科研工作，并有幸师从于山东省著名老中医陆永昌教授。西医出身的曹晓岚被分配到山东省中医院后，深知自身不足，勤奋求学，从最基础的中医理论学起，并在1978—1979年进入山东中医药大学西学中专业进行系统学习。曹晓岚教授虚心向全国诸多中医、中西医结合专家学习，并注重在继承中创新，坚持博采众长，突出中医药的特色，强调提高临床疗效，充分发扬中医、中西医结合诊治神经系统疾病的优势，于1991年被国家中医药管理局批准为全国首批名老中医陆永昌教授学术继承人。

曹晓岚教授曾先后任山东省中医院神经内科主任、大内科副主任、医务部主任。2002年被山东中医药大学聘为博士研究生导师，2007年被山东省人事厅、省卫生厅确定为山东省名中医药专家，2012年被评为第五批全国名老中医药专家学术经验继承指导老师，2013年被评为首届山东省杰出医师。兼任中国中西医结合学会理事、世界中医药学会联合会中医内科学会常务理事、中华中医药学会脑病分会副主任委员、中华中医药学会老年病专业委员会常务委员、中国老年保健协会脑保健专业委员会副主任委员、中国中西医结合学会神经科专业委员会常务委员、山东中西医结合学会副会长兼秘书长、山东中西医结合学会神经内科专业委员会主任委员、山东省心功能研究会脑血管与心功能专业委员会副主任委员、山东预防医学会卒中预防与控制分会副主任委员，国家自然基金、中华中医药学会和中国中西医结合学会科学技术奖评审专家、《中西医结合心脑血管病杂志》编委、《环球中医药杂志》编委等。

成就的背后是曹晓岚教授四十余年来兢兢业业在中医、中西医结合急症科、神经内科、保健科医疗、教学、科研等工作的付出。她先后承担国家 863、973 及“七五”“八五”“九五”“十五”“十一五”攻关和我省科研课题 20 余项，获各级成果奖 18 项，其中国家级奖项占 7 项。她学无止境，笔耕不辍，先后发表论文 70 余篇，主编和参编著作达 15 部之多。发表代表性论文有《清热解毒法治疗中风病的作用机制探讨》《心脑同治学说的涵义及临床应用》《血管性认知功能障碍的中医治疗思路初探》《中风病毒损脑络释义》《解郁颗粒治疗抑郁症临床研究》《清开灵注射液治疗急性出血性中风病》等；主编代表性著作《中风病中医特色诊疗》《内科常见发热性疾病中西医诊断与治疗》《中风病实用康复技能》《中医脑病学》等，《中风病实用康复技能》荣获国家中医药管理局医政司中医脑病急症协作组优秀著作二等奖，丰富了中医脑病理论，为中西医结合治疗脑病学提供了翔实的理论和实践依据。

二　成长之路

曹晓岚教授自 1991 年起师从全国首批名老中医陆永昌教授学习，全面系统继承了陆永昌教授的学术思想，并在临床实践中不断发扬光大。

曹晓岚教授在师承学习过程中，勤求古训，系统学习了《黄帝内经》《伤寒杂病论》《神农本草经》《温病学》《千金要方》等中医经典，在学术上崇古而不拘泥，尊师而不盲从，主张学以致用，医术创新，并将多年的临床经验和掌握的中西医知识综合运用，开创形成特色的“西为中用、病证结合、中西结合”疗法。

曹晓岚教授将孙思邈《大医精诚》中关于医德的箴言悬挂墙上，时时自省自勉。从医数十年如一日，治学严谨，常年坚持门诊、病房的一线工作，始终坚持“以病人为中心、以质量为核心”的服务宗旨，廉洁行医，热情服务，从未出现患者投诉及医疗差错事故，并将良好的医德医风、扎实的中西医知识、丰富的临床经验和严谨求实的治学态度带到整个科研队伍。

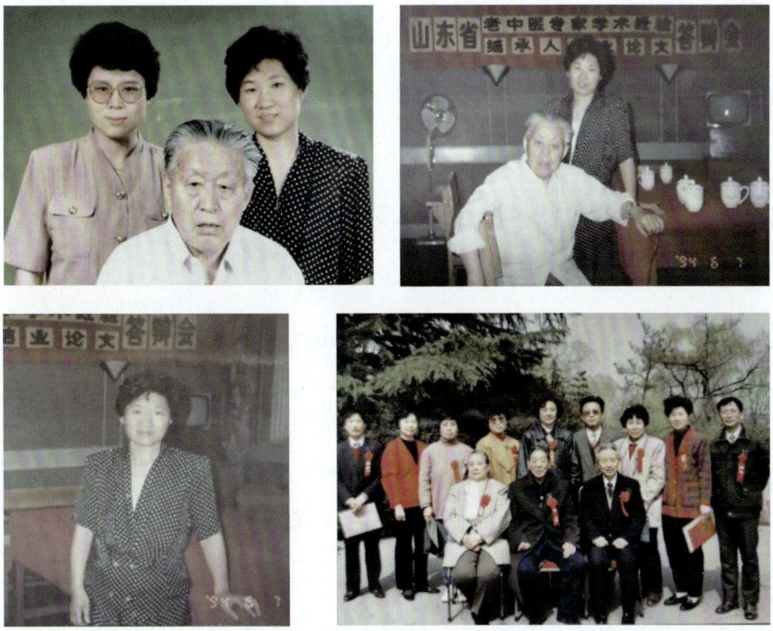

曹晓岚教授师承学习留念

为了更好地继承和发扬曹晓岚教授的学术思想和临床经验，2012 年曹晓岚教授名老中医药专家传承工作室正式成立，国家级和省级工作室同步建设。传承工作室负责人孙西庆主任表示，传承工作室的主要工作有以下几个方面。

临床诊疗经验研究：总结研究名老中医药专家曹晓岚教授擅治神经系统常见病、疑难病的诊疗经验和学术思想，形成规范、系统的诊疗方案，并推广运用于临床。

临床医案研究：成立名老中医药专家临床经验示教诊室、示教观摩室及资料室，整理、收集名老中医药专家医案、技术专长等相关资料，形成电子版资料库。建立名老中医药专家典型医案、影像资料、名老中医药专家继承工作成果及资源网络共享平台，完成研究型继承工作相关论著。

人才培养：将名老中医药专家学术经验、学术理论推广应用于中医药理论研究、教材建设及教学之中，重点培养传承团队中 2 名副高以上中医药人员和 5 名中级职称中医药人员。传承工作室的建设，还面向全省开放，接受外单位进修、研修人员，形成培养中医药传承型人才的流动站，并将开办省级中医药继续教育项目，扩大培训覆盖面。

三 学术思想

曹晓岚教授深入钻研《黄帝内经》等中医经典，并结合临床实际，形成了自成一家的理论体系，主要体现在以下几个方面。

（一）深入学习《黄帝内经》，将“上医医未病之病”理论发扬光大

中风以气虚、肝肾亏虚为致病之本，以风、火、痰、瘀、毒为标。“急则治其表，缓则治其本”。急性期治疗以调气息风、清热解毒、祛痰开窍、活血通络为主；恢复期治疗攻补兼施，以益气、补益肝肾为主，辅以活血化瘀、化痰通络。她开发了“复瘫宁”系列方药，分别应用于中风急性期和恢复期的治疗。

曹晓岚教授作为全国首批名老中医陆永昌学术继承人，师从陆永昌教授学习，早在20世纪80年代便率先在临床医疗工作中开展运用“陆氏康复手法”指导中风住院患者恢复期康复锻炼，在降低患者致残率方面取得了较好的疗效。曹晓岚教授将现代康复理论和技术方法与传统中医康复方法结合在一起，与时俱进，相互补充，从而充分发挥推拿康复疗法的优势。在陆老先生用于中风恢复期的陆氏推拿疗法的基础上，深入挖掘并继承创新，将头穴、足反射区、背俞功能带和多种推拿手法引入操作流程，并接受现代医学关于偏瘫康复分期和急性期良肢位摆放、康复训练流程、康复评定等与国际康复医学接轨的理念，创立了一套行之有效的推拿康复操作程式——改良陆氏推拿疗法，用于缺血性脑卒中早期肢体运动功能障碍的康复，使这种有益的刺激既通过外周感受器——神经通路，又通过腧穴——经络通路，不断向大脑输送具有治疗意义的信息，从而最终对脑功能产生影响，促进神经细胞“功能重组”，同时有效地预防肢体肿胀、肌肉挛缩、关节活动受限等并发症。

（二）根据所学结合多年临床经验总结出分期论治的“中风四期诊疗原则”

①先兆期积极预防，从中青年期起强化预防为主的意识，减少发病率；②急性期积极抢救，降低病死率；③恢复期采用多种有效方法综合治疗，进行早期康复，以减少致残率；④后遗症期预防复发，降低复发率。同时，在中风的病机方

面，曹晓岚教授提出了气血逆乱在脑，瘀血、痰浊、邪热互结，痹阻脉络，蒙塞清窍和毒损脑络的新理论，确立了清热化痰、破血化瘀、醒脑开窍的治疗法则，发展了中风的证治理论。

临证应用上，曹晓岚教授利用中西医先进诊疗技术，优势互补，治疗了大量重危病人，有较高的诊断和治疗水平，受到众多患者的赞誉；还主持了我省多中心攻关进行“急性缺血性中风综合方案规范化研究”，主张利用最恰当的药物，做最有效果的治疗，积极推动了我省中风的中医诊疗水平。

（三）基于《黄帝内经》“异病同治”理论，率先提出“脑心同治”理论

心脑血管疾病是中老年人的常见病、多发病，也是一类严重危害人类健康的疾病。中国正在逐步进入老龄化社会，心脑血管疾病的发病率已经呈现显著升高的趋势，心脑血管疾病的预防和治疗成为医疗卫生工作的重点之一。缺血性心脑血管病同属血管病变。临床资料表明，脑梗死和冠心病常常并见于同一患者，并随着年龄的增长概率增加。因此，对该疾病人群进行研究，探索一条能够将这两种疾病的治疗有机结合起来的方法或途径，就颇具现实意义与社会意义。曹晓岚教授在对冠心病、脑血管病病因病机和病理生理学的深入研究基础上，临床应用心脑同治原则治疗缺血性心脑血管疾病积累了丰富的经验，为探索心脑血管疾病新的治疗策略、提高临床疗效起到了积极促进作用。

1. 心脑同治的涵义

心脑同治包括两种涵义：第一，心脑血管疾病同时治疗。对合并出现心、脑血管疾病的个体，应根据冠心病和中风的病因病机特点，相兼治疗，以同时减轻心脑的损害。第二，心脑血管病同法治疗。心脑血管病的病位在于心脑之络脉，其络脉瘀阻、络脉失养的病理改变是一致的。针对相同的病机特点，着眼于共同病位——络脉，采用同法治疗必将取得良好的整体疗效。

2. 心脑共病的理论基础

藏象理论框架下的心与脑，在结构与功能诸多方面密切相关。而正是心与脑之间的密切相关，构成了心脑共病与心脑同治的理论基础。藏象理论中，心与脑构成了一个重要的结构与功能系统。在这个系统中，作为一个较为宽泛的概念，“心”既包括具体的、主血脉的脏器——心脏，又包括抽象的、主神志的

“心”——藏，是结构与功能统一的产物。藏象理论框架下的心与脑与现代解剖学上的心与脑不同，心与脑的结构与功能被按照藏象理论与整体观念的指导进行了合理而系统的阐释与归属。曹教授认为，藏象体系下，脑的功能分属于五脏而统归于心，二者并不矛盾。心与脑在结构与功能两方面辩证统一、相辅相成、相互为用：主血脉的血肉之心为脑提供必要的物质基础，将血液上行于脑，血足则脑髓充盈，精神旺盛。正如《医学入门·脏腑》所言：“神明之心……主宰万事万物，虚灵不昧是也。”

3. 心脑同治治法探讨

老年心脑共病现象越来越常见，将心与脑这两个至关重要的脏腑共同研究，不但符合藏象理论关于心与脑的阐释，而且符合随生活方式改变而相应发生改变的临床疾病特点。曹教授认为，作为心脑共病的常见人群，老年人有其区别于青壮年的特殊的生理、病理特点。进入老年阶段，由于内脏功能活动的生理性衰退，常表现出精、气、神渐衰，阴阳失调，脏腑功能减退，代谢缓慢，气血痰浊等实邪瘀滞等。因此，曹教授提出，虚实夹杂、正气亏虚、痰瘀内阻是诸多因素长期积累的结果，是老年人心脑共病的发病基础，也是老年人心脑共病的病机特点。

（四）基于《黄帝内经》整体观念，提出中风并病（脑梗死合并 2 型糖尿病）同治理论

近年来随着人们生活水平的提高和生活方式的改变，糖代谢异常患者发病率逐年增高，糖尿病慢性并发症已经成为糖尿病致死致残的主要原因，并带来巨大的社会负担。其中大血管病变为致死致残的主要危险因素，病死率明显升高。糖尿病是脑血管病发病的重要危险因素之一，与非糖尿病组相比，糖尿病患者并发脑梗死脑损害严重、神经功能恢复差、致残率高，预后差，病死率高。给社会和家庭带来沉重影响，越来越得到学者的关注。

1. 气虚痰瘀是 2 型糖尿病合并脑梗死的发病基础

临床观察发现由于不良生活习惯所造成的消渴合并中风占主导地位。《黄帝内经》亦认为，嗜食肥甘是引发中风的重要原因，“仆击、偏枯……肥贵人则膏粱之疾也”。而嗜食肥甘引发中风的根本原因在于过食膏粱厚味，可使脾失健运，水湿不化，聚湿生痰，痰郁化热，引动肝风，以致痰热蒙蔽清窍而卒然昏仆，风

痰阻滞经络而后遗半身不遂。在中风发病因素中，瘀血亦是不可忽视的一个重要方面，金元时期刘河间就有“热气太甚，郁结壅滞，气血不能宣通，阴气暴绝，则阳气后竭而死，……人卒中则气血不通而偏枯也”的论述。明代《症因脉治》提出“半身不遂之因，或气凝血滞，脉痹不行，或胃热生痰，流入经隧”，将“瘀血”与“痰”摆在相同的位置上。清代王清任对瘀血的成因，指出“元气即虚，必不能达于血管。血管无气，必停留而瘀”，提出久病多瘀及气虚致瘀的机制。

2.“毒损脑络”是糖尿病并脑梗死的病机关键

糖尿病并脑梗死中的“毒邪”的特性：①为内生之毒，其来源为脾虚生毒，瘀血生毒，糖毒、脂毒等，其中瘀血生毒占主导地位。机体在代谢过程中产生的各种代谢废物，本为人体正常所需的生理物质，在代谢障碍超出其生理需要量时，转化为致病物质；生理性物质，由于所应在部位的改变，也具有致病性而成为毒邪。瘀血是糖尿病并脑梗死病理过程中重要的病理产物，又是使病情加重的重要因素，其关键原因就在于它们是毒邪形成的主要物质基础，瘀毒的形成导致病机的复杂化，病势愈加严重。同时，糖尿病并脑梗死患者体内还存在超出生理需要量的糖、脂及其他代谢产物，形成糖毒、脂毒及其他毒性因子，这些内生之毒又会影响瘀毒，使瘀毒更加峻烈，使病情善变而顽固。②作用具有时间和空间特性。中风有急性期、恢复期、后遗症期的不同病理表现；这表明致病之毒邪具有发病急骤或使原有疾病卒然加重的特点。急性期/发作期，瘀毒积久化热、化火，火毒炽盛，灼血成瘀，瘀、热、糖、脂等毒互相纠结，壅滞脑络，使络脉闭塞，清阳失宣，出现偏瘫；热极毒盛，瘀热之毒化火，灼伤真阴，元神失用，还可见闭脱之症。若急性期毒力未及脑之真元神，则转为恢复期/缓解期，或进入后遗症期。③火热之毒多见。毒邪致病，因毒的来源、性质不同，其伤人的部位和程度，亦各有其别。邪毒郁久都可化热；脑居人之高颠，为纯阳之脏，易受阳热之邪侵袭，且感邪多从阳化热化火，故以热毒、火毒为患多见。④毒有瘀痰之分。毒由邪生，内因是关键。患者身体素质、生活环境、生活习惯千差万别，因而滋生的毒邪也各不相同，有瘀毒、痰毒之差别，导致临床表现的差异极大。

经络是气血运行及脏腑间相互联系的通路。络脉多层次、广泛性的网状分布，将人体脏腑、肌肤、四肢百骸紧密地联系起来，从而使复杂的生理功能达到协调统一的平衡状态。脑为人身最高主宰，脾为后天之本，主统血，脑的功能亦需脾气的濡养，脑和脾之间功能和物质的联系，亦赖络脉得以联络沟通。消渴日久，脾气亏虚，无力推动血液运行，致血瘀络脉。内生之毒来源于体内，由机体阴阳失和，气血运行不畅，脏腑功能失调而成。血瘀日久，会因瘀化热生毒；脾虚本身亦可生毒；高血糖日久也可化热生毒；糖尿病又多合并高脂血症，高脂状态可化生脂毒；络脉以其渗濡灌注、双向流动的生理功能和特性，成为机体排泄代谢废物和毒物的重要途径。在络脉失养、络脉瘀阻病理基础上，络脉已然受损，气血渗灌失常，营卫运行受阻，壅塞失和，瘀致毒邪内生，毒反过来促生瘀血，加之虚毒、糖毒、脂毒相互纠缠，又进一步损伤络脉，形成毒损络脉的恶性循环状态。瘀阻于脑络，毒损脑络则发生消渴合并中风。

3. 益气活血、化瘀解毒为糖尿病合并脑梗死的基本治法

曹晓岚教授认为益气健脾在糖尿病并脑梗死中为治本之法。糖尿病并脑梗死关键在于调理脾胃。“治病必求于本”，将脾气亏虚作为论治糖尿病并脑梗死的根本，能防止痰、瘀、毒等致病因素的产生，对于治疗预防糖尿病并脑梗死有重大意义。

曹晓岚教授认为，从现代医学角度来看，热毒在糖尿病并脑梗死中的作用机制与炎症及动脉粥样斑块的不稳定性有密切相关性，是糖尿病并脑梗死病理机制复杂、急性发病的重要因素之一。

曹晓岚教授认为，糖尿病并脑梗死之急性期，多存在热势较盛的表现，故在其急性期应注意加大清热解毒药的用药力度。随着病情的演变，由急性期转向恢复期，热势多渐减，正虚渐占主导地位，这时我们就要注意适当调整清、补药物的用量，不可一味固守清热解毒而不懂变通。总之，我们认为，清热解毒药必须根据病情、病势、病时应用，不可一概而论，且应随时调整药品、药量，以免苦寒伤中之弊。

作为山东中医药大学教授、中西医结合专业博士研究生导师、山东省中医院脑病学科学术带头人和老年病重点专科负责人之一，曹晓岚教授十分注重学科的发展和人才培养，言传身教，严谨治学，先后培养博士、硕士研究生 70 余名，毕业学生遍布我省、市多家医院神经科或中医科，并成为学科的骨干力量。在曹晓岚教授的带领下，山东省中医院脑病科建科 30 余年来，几经探寻研究逐步形成了一系列中医脑病新理论、新方法和特色诊疗方案。如以中风、失眠、头痛及老年

痴呆为主要研究领域，提出的“心脑共病理论”“基于中医心理构建失眠症辨治体系”“从‘阳明蓄血’论治老年性痴呆”等学术观点，并继承中医药理论和临床经验，通过采用传统疗法和中西医结合的方法，形成独具特色的治疗手段等。

四 典型医案

1. 中风—中经络

王某某，男，58岁。

主诉：突发左侧肢体无力2小时。

现病史：患者于2小时前无明显诱因突然出现左侧肢体无力症状，无发热，无恶心、呕吐，无意识障碍，精神差，未进饮食，入睡困难，多梦，小便失禁，大便未解。舌红苔薄黄，脉弦数。辅助检查：头颅CT示右侧基底节区脑出血。

中医诊断：中风病—中经络（肝阳暴亢，风火上扰）；西医诊断：右侧基底节区脑出血、高血压病3级（极高危）。

治则：平肝息风解郁，行气活血止痛。

处方：息风止痉饮加减。天麻12 g，菊花15 g，炒蒺藜15 g，川芎12 g，红花12 g，葛根30 g，白芍30 g，郁金15 g，荜茇15 g，卷柏15 g，栀子10 g，泽兰30 g，炒酸枣仁30 g，合欢皮30 g，首乌藤30 g，珍珠母30 g。水煎服。每日1剂。

二诊：服药7剂。患诉服药后左侧肢体无力症状较前减轻，无恶心呕吐，纳差，入睡困难症状有改善，仍多梦，近7天来小便失禁2次，大便调，舌红苔薄黄，脉弦数。上方加钩藤15 g，淡豆豉15 g。14剂。水煎服。每日1剂。

三诊：病史同前，患者药后左侧肢体无力症状较前明显减轻，无恶心呕吐，纳可，睡眠改善，小便失禁1次，大便调，舌红苔薄白，脉弦滑。继服上方7剂，水煎服。每日1剂，早晚温服。

四诊：患者左侧肢体无力症状消失，未再诉小便失禁，无恶心呕吐，纳可，睡眠改善，二便调，舌红苔薄白，脉弦滑。无明显不适而停药。

按语：脑出血在中医文献中一直没有统一确切的病名，《黄帝内经》《金匮要略·中风历节篇》等有许多关于其症状的描述，如“偏枯”“薄厥”“仆击”等。直到1986年全国性中风专题学术会议讨论后，将脑出血统一病名为“中风病”，又名“卒中”，现全国科学技术名词审定委员会规范为“中风”。中风是中医“风、痨、臌、膈”四大难治性疾病之一，并位居首位。中风的病因病机发展轨迹大体分为两大时期，唐宋以前，以“外风致中”理论为主，如《灵枢·刺节真邪论》说：“虚邪偏客于身半，其入深，内居营卫，营卫稍衰，则真气去，邪气独留，发为偏枯。”张仲景在《金匮要略》中首创中风之名，并按病情轻重程度分为中经中络、中脏中腑。《千金方》所载小续命汤，乃是治疗外风的千古名方。唐宋以后，逐渐从“内风”理论，如张元素认为中风与“热”有关，提出“风本生于热，以热为本，以风为标”；刘完素主张“心火暴盛”；李东垣主张“正气自虚”；朱丹溪则认为“湿痰生热”。至明清时期，“内风致病”理论进一步完善和发展。明代张景岳提出“内伤积损”，倡导“非风”之说。李中梓将中脏腑分为闭证和脱证。清代叶天士首次提出“肝阳化风”理论。王清任以气虚血瘀为依据，创立补阳还五汤，至今在临床中仍有广泛应用。近代医家张锡纯、张伯龙、张山雷认为本病系肝阳化风，气血逆乱，上犯于脑所致，中风的病因病机和治法得到进一步完善。

曹晓岚教授认为脑出血是脑络破损，瘀血阻于脑窍所致，只有及时应用活血化瘀药，祛除瘀血，改善血液循环障碍，才能从根本上控制脑出血。采用活血化瘀或破血逐瘀药物为主治疗脑出血，可以收到较好的临床效果。利用中药的双向和多向调节作用，早期既可以止血，又可以活血，进而可消除血肿对周围组织的压迫、缓和、改善神经组织缺血缺氧以及坏死的状态，提高临床疗效，降低致残、病死率。切忌见“出血”而止血，但同时要注意活血而不破血。掌握中风本虚标实的病机特点，观察病机转归，注意保津养阴，以顾其虚，切不可一味攻伐，以免更伤其阴而变证四起。本案中曹晓岚教授在息风止痉药物的基础上，加用川芎、红花、白芍等活血化瘀之品，以达祛瘀生新之效，临床疗效显著，显著缓解了临床症状，促进了神经功能早期康复。

2. 中风—痰热上扰

张某，女，72岁。2017年1月16日初诊。

主诉：持续性头痛伴恶心2天。

现病史：患者2天前无明显诱因出现头痛，呈持续性，并伴有恶心，发病后无肢体活动异常，无意识不清，无大小便失禁，无一过性眼前黑朦，自行卧床休息后无明显缓解，纳差，眠差，二便调。舌质红苔黄，脉弦滑大。辅助检查：颅脑 CT 检查见右侧颞枕叶脑出血破溃入侧脑室，双侧大脑半球多发脑梗死灶、脑白质髓鞘改变。

中医诊断：中风（痰热腑实，风痰上扰）；西医诊断：右侧颞叶脑出血破入脑室、腔隙性脑梗死。

治则：通腑化痰，调理气机。

处方：大黄瓜蒌汤加减。生大黄 9 g，瓜蒌 30 g，土鳖虫 12 g，枳实 30 g，厚朴 12 g，胆南星 9 g，栀子 9 g。7 剂。水煎服，每日 1 剂，早晚温服。

二诊：服药 7 剂。患诉服药后头痛、恶心均较前减轻，呈持续性，卧床休息，纳差，眠差，大便质稀，日 3 次。舌质红苔黄，脉弦滑大。上方去栀子，加首乌藤 30 g，砂仁 15 g，珍珠母 30 g，炒酸枣仁 30 g。7 剂。水煎服，每日 1 剂，早晚温服。

三诊：病史同前，患者药后头痛较前明显减轻，无恶心，纳一般，睡眠改善，二便调，舌红苔薄白，脉弦滑。继服上方 7 剂。水煎服，每日 1 剂，早晚温服。

四诊：患者未再诉头痛，无恶心呕吐，纳可，睡眠改善，二便调，舌红苔薄白，脉弦滑。上方继服 14 剂以巩固疗效。

按语：本病多是在内伤积损的基础上，因饮食不节、情志失调、劳欲过度或气候突变等诱发，引起脏腑阴阳失调，气血升降逆乱，直冲犯脑，迫血妄行，溢出脑脉，风火痰瘀闭塞脑窍，发为中风。病位在心脑，与肝肾密切相关。肝肾阴虚为致病之本，风、火、痰、气、瘀为发病之标。脑出血中经络初期，多以风痰、血瘀为主，宜平肝息风、化痰通络；中脏腑以闭证多见，以火、痰、瘀为主，宜息风清火、豁痰化瘀；后遗症期多见气虚络瘀、肝肾阴虚之证，宜采用扶正祛瘀通络之法。

脑出血发病急骤，病机多变，病情危重，病死率高。因此，准确辨证、及时治疗非常重要。在整个病程中，肝风、阳亢、痰浊、瘀热常可并见，痰热贯穿脑出血急性期的始终。曹晓岚教授通过多年的临床观察，发现“痰热腑实”是脑出血急性期的主要病机之一。祛风化痰、通腑泄热法可以痰热瘀血循肠道而去，使邪有出路，改善肠道循环，缓解中枢血液循环压力。本案遵循此法以大黄瓜蒌汤通腑泄热、化痰祛瘀，辅以活血化瘀之品，用于右侧颞叶脑出血破入脑室危重患者急性期的治疗，疗效显著，显著缓解了头痛的临床症状，缩短了病程。

3. 中风—痰热腑实

王某，男，56岁。2017年6月17日初诊。

主诉：头痛、头晕半年余，加重伴右侧肢体麻木2周。

现病史：患者自述半年前无明显诱因出现头痛、头晕，呈阵发性，每次持续半小时后自行缓解，无恶心、呕吐等症状，呈渐进性加重，于当地诊所治疗（具体药名及剂量不详）后症状无好转。2周前上述症状加重，伴右侧肢体麻木。现患者头胀痛、头晕，与体位变化无关，休息可减轻，纳差，眠浅易醒，二便调，舌淡红，苔黄腻，脉滑数。既往体健。

辅助检查：头颅CT示多发性脑梗死。

中医诊断：中风（痰热腑实）；西医诊断：脑梗死。

治则：通腑化痰，平肝息风。

处方：大黄瓜蒌汤合半夏白术天麻汤加减。生大黄9 g，瓜蒌30 g，枳实30 g，厚朴12 g，胆南星9 g，栀子9 g，半夏9 g，天麻9 g，白术9 g，茯苓9 g，橘红6 g，甘草6 g，芒硝6 g，栀子6 g，炒桃仁6 g，另加生姜3片，大枣6枚。7剂。水煎服，每日1剂，早晚温服。

二诊：患诉服药后头痛较前减轻，仍右侧肢体麻木，纳一般，大便质可。舌淡红苔薄黄，脉滑数。上方加土鳖虫12 g，地龙12 g，炒酸枣仁30 g。7剂。水煎服，每日1剂，早晚温服。

三诊：病史同前，患诉服药后头痛症状消失，右侧肢体麻木较前减轻，纳眠可，二便调。舌淡红苔薄白，脉弦，上方继服7剂。水煎服，每日1剂，早晚温服。

四诊：病史同前，患诉服药后头痛症状消失，偶有右侧肢体麻木，纳眠可，二便调。舌淡红苔薄白，脉弦。上方继服7剂。水煎服，每日1剂，早晚温服。

按语：脑梗死在中医学归属于“中风”范畴，中医认为是因为血气上逆或紊乱，出现风、火、痰、瘀，造成血溢脑络或脑络闭阻的疾病。本案患者半年来反复头痛、头晕发作，表现为风痰上扰清窍、多变易发之特点，急性发病时表现为右侧肢体麻木，为痰瘀阻络之象，动态体现了中风病风、痰、瘀血相携未病的特点。曹晓岚教授以大黄瓜蒌汤合半夏白术天麻汤加减，通腑化痰、平肝息风，辅以土鳖虫、地龙等虫类药以增强祛瘀通络之力。其临床疗效显著，体现了曹晓岚教授治疗中风病急性期的辨证思路。

4. 痹证

刘某，男，75 岁。2017 年 7 月 23 日初诊。

主诉：双侧上肢震颤半年。

现病史：患者自述半年前无明显诱因出现双侧上肢不自主震颤，伴姿势障碍，床上翻身困难，口服美多芭治疗，效可。现上肢仍阵发性震颤，伴周身乏力，嗜睡，大便干，小便次数多。纳眠可，舌淡胖，苔白滑腻，脉弦滑。

中医诊断：痹证（肝肾亏虚，肝风内动证）；西医诊断：帕金森病。

治则：镇肝息风，滋阴潜阳。

处方：镇肝息风汤加减。玄参 30 g，熟地黄 15 g，麦冬 30 g，生地黄 30 g，白芍 20 g，天冬 20 g，代赭石 30 g，茵陈 20 g，龟甲 30 g，川牛膝 20 g，山萸肉 15 g，川楝子 9 g，生龙骨、生牡蛎各 30 g，肉苁蓉 30 g，石菖蒲 15 g，远志 12 g，茯苓 30 g，五味子 15 g，枳实 15 g，瓜蒌 30 g，炙甘草 6 g，炒麦芽 30 g，天麻 30 g（先煎），全蝎 6 g。7 剂。水煎服，每日 1 剂，分早、晚两次温服。

二诊：患者服药后症状较前稍改善，现症见双侧上肢震颤稍减轻，走路乏力、嗜睡减轻，大便稍干，小便频伴涩痛，纳眠可，舌红苔白厚，脉滑数。上方加黄柏 12 g，滑石 30 g。14 剂。水煎服，每日 1 剂，分早晚两次温服。

三诊：患者药后症状较前改善，现双上肢仍震颤，走路乏力。精神较前好转，嗜睡减少，大便略干，小便涩痛减轻，纳眠可，舌淡红苔白厚，脉沉细数。上方加枸杞子 15 g，菊花 12 g。7 剂。水煎服，每日 1 剂，分早晚两次温服。

四诊：病史同前，诸症较前好转，病情稳定，大便偏干，小便调。舌淡红苔白腻，尺脉弦细，寸关滑。以上方制水丸，长期服用。

按语：帕金森病目前仍以药物治疗为主，但迄今尚无根治药物，复方左旋多巴类仍是控制症状的最有效药物，但几乎所有的病例均需终身服药，以控制症状。且很多患者常因药物的不良反应太大而被迫停药。虽然中药治疗在缓解症状方面不如西药起效快，但在提高临床疗效、减低化学合成药物的不良反应、延长患者的药物有效治疗时间方面，充分显示了中医药治疗本病的潜力和优越性。中西医结合治疗本病可起到良好的协同作用，充分发挥两方面的优势，明显提高疗效，减轻西药不良反应。尤其在帕金森病早期和改善帕金森病非运动症状方面中医药及其特色疗法有其明显的治疗优势。

曹晓岚教授认为，帕金森病是由黑质多巴胺能神经元退行性变而引起的一种进行性的中枢神经系统变性疾病，临床表现为肌张力增高、震颤。肝主筋，肾主脑髓，中枢神经多巴胺能神经元衰退与中医肝肾亏虚相吻合，肢体僵硬、震颤以及运动迟缓符合风痰闭阻脉络之象。“肝肾阴虚、风痰闭阻”乃帕金森病的基本病机。而镇肝息风汤为治疗少阳风动的鼻祖方剂。本案以镇肝息风汤立方，辅以祛风化痰之品，对缓解帕金森病非运动症状、降低肌张力疗效显著。

5. 蛇串疮

迟某，女，65岁。2018年6月24日初诊。

主诉：腹部及右侧胁肋部、背部疼痛5天，伴疱疹1天。

现病史：患者5天前无明显诱因出现腹部、右侧胁肋部、右侧背部持续性针刺样疼痛，3天前于山东某医院就诊，行腹部CT等检查，无明显特殊指征，给予散利痛片后疼痛稍有缓解，1天前疼痛处出现红斑，簇集状水疱，挠破后流出无色无味液体，现为求中西医结合诊疗，特来我科门诊就诊。现症见上腹部及右侧胁肋部、背部红斑、水疱，呈带状分布，皮疹间可见正常皮肤。纳可，眠差，大便秘结不通，小便调。舌红苔黄厚，脉弦滑。

既往史：“冠心病”病史5年余，未行系统诊疗；“高脂血症”病史3年余，平素“可定”控制。

中医诊断：蛇串疮（少阳湿热证）；西医诊断：带状疱疹、冠心病、高脂血症。

治则：清泻肝火，解毒止痛。

处方：龙胆泻肝汤加减。柴胡12 g，龙胆9 g，生地黄20 g，车前子30 g，泽泻15 g，通草10 g，当归15 g，延胡索20 g，川楝子9 g，五灵脂12 g，蒲黄9 g，黄芩12 g，栀子9 g，炙甘草6 g。7剂。水煎服，每日1剂，分早、晚两次温服。

二诊：上方服用7剂，疼痛较前减轻，疱疹开始结痂。上方加鸡血藤30 g，继服7剂。

三诊：药后疼痛症状明显好转，疱疹已结痂。上方加白术10 g，继服14剂。

四诊：上述症状已基本消失，上方继服7剂后停药。

按语：带状疱疹由水痘带状疱疹病毒引起，以沿单侧周围神经分布的簇集性小水疱为特征，常伴有明显的神经痛。中医又名“蛇串疮”“缠腰火丹”“火带丹”等。除临床常见的沿神经节段分布的皮肤红斑、水疱外，带状疱疹尚有一些特殊类型，引起面瘫、失明、青光眼、内脏损害等，甚至导致死亡。带状疱疹治疗的目标是加快疱疹吸收，降低疼痛强度和持续时间以及减少并发症的发生。目前对本病的治疗方法有西医的抗病毒治疗、营养神经剂及糖皮质激素治疗等。早期给予中等量的类固醇皮质激素，可以减轻炎症，阻止病毒对神经节和神经纤维的毒性和破坏作用，减轻带状疱疹后遗神经痛，但长期使用激素也可以引起复发。中医针灸、内服中药及外敷、物理治疗等效果均明显，且不良反应小。中医治疗带状疱疹在古今文献中都广有记载，中药方剂或随证加减，或辨证施治，皆称疗效确切。刺络疗法、疏通经络、活血化瘀、清热解毒、消肿止痛、眼针结合针药的综合疗法治疗带状疱疹方法新颖、疗效独特，现代物理治疗手段也和中医药物相结合，共同应用与临床，加速疱疹吸收，缩短病程，快速止痛，治疗带状疱疹方法很多，优选治疗方案是带状疱疹临床研究的研究方向之一。

曹晓岚教授认为“湿热瘀毒”为带状疱疹的主要病理因素，病位在足少阳胆经。内因是少阳失和，湿热内蕴，加之外感毒邪，内外合邪，瘀阻少阳经络，外发于表，则表现为疱疹；湿热瘀毒阻于少阳静脉，气血运行受阻，不通则痛，表现为走行区神经痛。临床上以少阳湿热的经方“龙胆泻肝汤”为主方，清利少阳湿热，辅以延胡索、川楝子、五灵脂、蒲黄等行气活血、化瘀止痛之品，则湿热得去、热毒得清，瘀血得去，经络得通，疼痛可解，临床上可迅速控制疱疹发展，缓解疼痛，缩短病程，体现中西医结合、标本兼治的优势。

6. 郁证

赵某，男，36 岁。2017 年 10 月 3 日初诊。

主诉：情绪低落，伴焦虑 2 年。

现病史：患者 2 年前无明显诱因出现情绪低落，疲倦乏力，兴趣减退，脾气暴躁，注意力不集中，记忆力减退，纳差，入睡困难，多梦易醒，二便调，舌暗红，苔白腻，脉弦细。

中医诊断：郁证（肝气郁结证）；西医诊断：抑郁症伴焦虑。

治则：疏肝解郁，清心安神。

处方：解郁清心安神汤加减。柴胡 12 g，青皮 12 g，陈皮 15 g，郁金 15 g，栀子 15 g，枳实 15 g，香附 15 g，淡豆豉 15 g，炒酸枣仁 30 g，合欢皮 30 g，首乌藤 30 g，珍珠母 30 g。7 剂。水煎服，每日 1 剂，早晚两次温服。

二诊：患者自述睡眠较前改善，情绪好转，仍疲倦乏力，记忆力下降，纳差。上方改栀子9 g，加益智仁30 g，焦麦芽、焦山楂、焦神曲各6 g。7剂。水煎服，每日1剂，早晚温服。

三诊：患者自述情绪较前好转，注意力较前集中，脾气暴躁减轻，纳可，二便调。上方继服7剂。水煎服，每日1剂，早晚温服。

四诊：患者未诉明显不适，予以上方继服7剂，并嘱调情志，适饮食，不适随诊。半个月后随访诉已痊愈。

按语：随着社会压力的增加和生活节奏的加快，广泛性焦虑症在人群中的发生比例日益增加，并且有年轻化趋势，严重影响患者的正常生活。焦虑症可归为中医学“脏躁”“郁证”等范畴，临床辨证治疗需分虚、实。实证患者的治疗中，疏肝解郁法所占比例最大，配合镇静安神法或理气化痰、清胆和胃法；虚证患者多由心、脾、肝、肾功能失调所致，或思虑过度、劳伤心脾导致气血不足、心失所养日久而成，或为肝肾阴血不足、心火亢盛所致，故以养心健脾、益肾调肝为基本治疗法则。

中医对于焦虑症并无专一对应病名，历代医家多将其归属“脏躁”“郁证”“惊悸怔忡”“不寐”“百合病”等范畴，如“惊则心无所倚，神无所归，虑无所定，故气乱矣”“心澹澹大动”等，一般认为惊恐和忧思是本病发病的心理社会原因，而心火亢盛、肾气不足、心肺阴虚及瘀血等为本病的生理原因。

解郁清心安神汤是曹晓岚教授根据几十年临床经验自拟的常用方剂之一，对于失眠、头痛及抑郁等症状的治疗均有显著疗效。解郁清心安神汤由柴胡、炒枳实、广郁金、醋香附、陈皮、青皮、山栀、淡豆豉、炒酸枣仁、首乌藤、合欢皮、珍珠母组成，为柴胡疏肝散合栀子豉汤加减而来。方中柴胡入肝胆经升发阳气，疏肝解郁，使肝气得以条达，为君药；《神农本草经》云：“柴胡主心腹肠胃结气，饮食积聚，寒热邪气，推陈致新”；枳实理气解郁，泻热破结，与柴胡并为四逆散之主药，二者为伍，一升一降，既加强舒畅气机之功，又奏调和肝胃之效，为臣药；山栀豆豉合为栀子豉汤，是治疗虚烦不眠、心中懊侬的主方。《伤寒论》第76条：“发汗、吐下后，虚烦不得眠，若剧者，必反复颠倒，心中懊侬，栀子豉汤主之。”栀子苦寒，既可清透郁热，解郁除烦，又可导火下行；豆豉气味具轻，既能清表宣热，又能和降胃气，二药相伍，降中有宣，宣中有降，自可清宣心，胸郁热，治疗虚烦懊侬，亦为臣药；陈皮与青皮同为橘的果皮，陈皮长于行气健胃，燥湿化痰，青皮则偏于疏肝胆气机，消积化滞，二药伍用，共奏疏肝和胃、理气止痛、调中快膈之功；广郁金味苦辛，性微寒，《神农本草经疏》云其性轻扬，能散郁滞，故为调逆气，行瘀血之要药；香附味辛微苦性平，具有理气解郁、调经止痛的功效，醋制可引药入肝经。以上诸药共为佐使，以加强柴胡疏肝解郁之功。酸枣仁既能养肝血安心神，又可防止苦辛之品疏散太过，耗伤气血，配以首乌藤、珍珠母、合欢皮更能宁心安神，以除失眠多梦等症。全剂配合，共收疏肝解郁、清心安神之效。

五 经验方

解郁清心安神汤

组成：柴胡 12 g，白芍 15 g，枳壳 15 g，香附 15 g，郁金 15 g，栀子 9 g，淡豆豉 30 g，炒酸枣仁 30 g，合欢皮 30 g，夜交藤 30 g，珍珠母 30 g，陈皮 9 g，青皮 15 g，炙甘草 6 g。

功效：疏肝解郁，清心安神。

主治：抑郁失眠、紧张型头痛。

方解：方中柴胡苦平，入肝胆经，疏肝解郁，升发阳气，透邪外出，使肝气得以条达，并引药入肝经，《神农本草经》云“柴胡主心腹肠胃结气，饮食积聚，寒热邪气，推陈致新”。枳实破气消积，其与柴胡为伍，取四逆散疏肝理脾之义，一升一降，加强其舒畅气机之功，二者共为君药。栀子清泻三焦火邪，淡豆豉除烦宣郁，二者合为栀子豉汤，清宣心胸郁热，使郁邪得解；青皮和陈皮一主肝脾，一主脾肺，陈皮味辛，其气温平，理气健脾，燥湿化痰，青皮辛苦温，疏肝理气，消积止痛。二药伍用，疏肝和胃健脾、理气止痛快膈，四药共为臣。香附理气解郁，活血调经，为调逆气，行瘀血之要药。郁金长于行气解郁，具清心、利胆之功效。辛能散，苦能降，郁金善降逆气。《神农本草经疏》记载：“其性轻扬，能开郁滞，故为调逆气，行瘀血之要药。”二者既可增君药柴胡、枳实疏肝解郁之功，亦能助臣药栀子、豆豉清热除烦之效，为臣亦为佐药。郁证者多见失眠、心烦等症状，在此基础上可加炒酸枣仁、合欢皮、珍珠母等，三药皆入心、肝二经，其中炒酸枣仁养血宁心以安神；合欢皮疏肝解郁以安神；珍珠母泻肝火、潜肝阳以安神。全剂配合，共收疏肝解郁、清心安神之效，使全身气机疏通条达，血行通畅，心神得养，神有所藏，魂有所舍，精神振奋。

立方思路：曹教授遵循丹溪先生之训导，推崇“气血冲和，万病不生，一有怫郁，诸病生焉。人身诸病多生于郁”。重视调气法的应用，治病善用疏肝解郁法。尤其善用疏解法治疗郁证、头风、失眠。曹教授认为，气机失调，诸疾蜂起，气机失调为诸病之根。升降出入为人体生命活动的基本形式，气机和调则百病不生，一有不调则诸疾蜂起。故临证治病，首重气机调畅。尝谓气机失调为百病之根本，医者调气可治百病。气机失调，肝郁为先，肝郁为气机失调之始。肝郁为害多端，气机失调，肝郁首当其冲，故曰肝郁为诸郁之首。气机升降出入动关五脏六腑，究大要有二端：一为肝气之疏泄调达，一为脾胃之升降。肝气疏泄为气机升降之动力，脾胃为气机升降出入之枢纽，二者缺一不可。曹教授认为，就临证所见，举凡气机失调的病证，大多先起于气机郁滞不畅，而情志失调是其常见病因。肝主疏泄，气机郁滞，责在肝气，肝气疏泄，能调畅一身之气机。肝气一郁，诸郁遂生；肝郁所及，则脏腑经脉气血亦皆随之而病。大凡郁证、头痛、失眠、胸痹、经闭疼痛等病证莫不由此而发，故曰肝郁为害多端。

曹晓岚教授在总结古代医家经典理论的基础上，总结出郁证多由七情所伤，情志不遂，致肝疏泄失职，肝气郁结，郁而化火所致；头痛多由情志不遂，肝郁化火，引动肝风，风火上扰清窍所致；失眠多由情志失调，肝气郁滞日久，则郁而化热，热扰心神所致；提出治疗头痛和失眠不应只重视患者的躯体因素，而应同时重视情志调节。郁证、头风、失眠发病的病机相似，基于异病同治的原则，可用同一种方法治疗，在异病同治理论指导下，采用调肝法治疗郁证、头风、失眠，临床疗效显著。

抑郁症是以显著而持久的心境低落为主症的情感障碍性疾病，其症状复杂多样，发病率逐年上升。该病属中医学“郁证”范畴，郁证之说源于《黄帝内经》，《素问·六元正纪大论》中阐述了五气太过不及可致郁，同时论述了其治疗原则：“木郁达之，火郁发之，土郁夺之，金郁泄之，火郁折之。”也有较多情志致郁的描述，如《灵枢·本神》“忧愁者，气闭塞而不行”，《素问·本病论》“人忧愁思虑即伤心”；《灵枢·癫狂》“喜忘，苦怒，善恐者，得之忧饥”；《素问·通评虚实论》“隔塞闭绝，上下不通，则暴忧之病也”。元代朱丹溪将郁证列为专篇论述，提出了“气、血、火、食、湿、痰”六郁之说，并创立了“六郁汤”“越鞠丸”等治疗方剂，至今仍广泛应用于临床。《临证指南医案·卷六·郁》提出“因情志不遂，则郁而成病矣”。曹晓岚教授在总结古代医家经典理论的基础上，总结出郁证多由七情所伤，情志不遂，致肝之疏泄失职，肝气郁结，郁而化火所致。情志失调是郁证的主要致病因素，肝气郁结、气郁伤神为其主要病机改变，其病位在肝，涉及心神，因而肝郁伤神是抑郁症的发病关键。临床治疗应以肝郁为核心，故治疗当从肝论治。肝主疏泄，性喜条达，若谋虑不遂，郁怒不解等情志过极，使肝失条达，疏泄失司而致肝气郁结，肝郁最易化火，因此治疗在疏肝解郁的同时，应配合清心安神之法，以清心肝之火，宁心安神。

紧张型头痛是一种反复发作的头痛，是临床最常见且难治的慢性头痛类型。紧张型头痛属中医“头风”范畴，其发病多与情志刺激、肝失疏泄有密切关系。肝为风脏，主疏泄，调节情志，疏畅气血，与胆互为表里，且胆经行于头之巅，布于头之侧，故本病与肝胆二经关系密切。《素问·脏气法时论》：“肝病者……气逆则头痛。”《素问·刺热论》：“肝热病者……其逆则头痛员员，脉引冲头也。”中医学认为，肝为“将军之官，喜条达而恶抑郁”，长期情志不遂，致肝失疏泄，肝为风木之脏，主动，“气有余便是火”，气逆于上或日久郁而化火，引动肝风，风火相煽，上扰清窍，发为本病。曹晓岚教授认为，治疗紧张型头痛不应只重视患者的躯体因素，而应同时重视情志调节，提出本病基本病机是情志不遂，肝郁气滞，肝郁化火，引动肝风，风火上扰清窍，以“疏肝解郁，息风止痛”为治疗原则。

失眠，属中医“不寐”范畴，不寐之名在医书中最早见于《难经·四十六难》：“老人卧而不寐，少壮寐而不寤者。何也？……老人血气衰……故昼日不能精，夜不得寐也。”肝气郁滞造成的不寐为睡卧不宁、多梦易醒，同时伴有郁闷烦躁、胸胁胀满。在《素问·大奇论篇》就有“肝壅，两胁满，卧则惊”的论述。肝气郁滞日久，则郁而化热，热扰心神，此时不寐表现为入睡困难，伴见情志抑郁，心烦易怒，或心悸不宁，胸胁胀闷窜痛，善太息等症状。

异病同治是指不同的疾病，若其发病的病机相同，可用同一种方法治疗，是辨病与辨证相结合的治疗原则，体现了中医辨证论治的精神。异病可以同治是因为不同疾病在其发展过程中出现了病位相同、病因同源或病机吻合时，便可采用相同的治则治法。郁证和头风、失眠发病的病机相似，皆以情志不遂、肝郁气滞为基础，基于异病同治的原则，可用同一类方法治疗。曹晓岚教授自拟解郁清心安神汤治疗郁证、头风、失眠，临床取得较好的疗效。解郁清心安神汤由柴胡疏肝散合栀子豉汤加减而成。柴胡疏肝散出自《医学统旨》，是治疗肝气郁结之胁肋疼痛的常用方剂，以胁肋疼痛、太息稍舒、脉弦为辨证要点。其功能为疏肝解郁，行气止痛，主治肝气郁滞证胁肋疼痛，或寒热往来，嗳气太息，脘腹胀满，脉弦。栀子豉汤为《伤寒论》名方，由栀子、淡豆豉组成，虽药仅两味，却开治疗郁热之先河。在临床上栀子豉汤药虽简而用途颇广。栀子豉汤在《伤寒论》所涉及原文有6条，如76条："发汗、吐下后，虚烦不得眠，若剧者，必反复颠倒，心中懊侬，栀子豉汤主之。"77条："发汗，若下之，而烦热，胸中窒者，栀子豉汤主之。"78条："伤寒五六日，大下之后，身热不去，心中结痛者，未欲解也，栀子豉汤主之。"221条："阳明病，脉浮而紧，咽燥口苦，腹满而喘，发热汗出，不恶寒，反恶热，身重。若发汗则躁，心愦愦，反谵语，若加温针，必怵惕，烦躁不得眠。若下之，则胃中空虚，客气动膈，心中懊侬，舌上胎者，栀子豉汤主之。"228条："阳明病，下之，其外有热，手足温，不结胸，心中懊侬，饥不能食，但头汗出者，栀子豉汤主之。"375条："下利后，更烦，按之心下濡者，为虚烦也，宜栀子豉汤。"解郁清心安神汤由柴胡、白芍、枳实、陈皮、青皮、郁金、香附、栀子、淡豆豉等组成。头风者多见肝郁化火生风，故可珍珠母平肝息风镇痛；因祛风之品气轻味薄，升散宣达，有引药上行，疏导气机之功，善入肝经，故加以白芷、细辛疏风止痛；川芎、红花、卷柏养血活血，取"治风先治血，血行风自灭"之意。诸药合用，共奏疏肝解郁、息风止痛之功。曹晓岚教授在异病同治原则指导下，多年来应用解郁清心安神汤加减治疗郁证、头风、失眠，临床疗效显著，值得借鉴应用。

（整理者：孙灵芝）

刘持年

一 医家简介

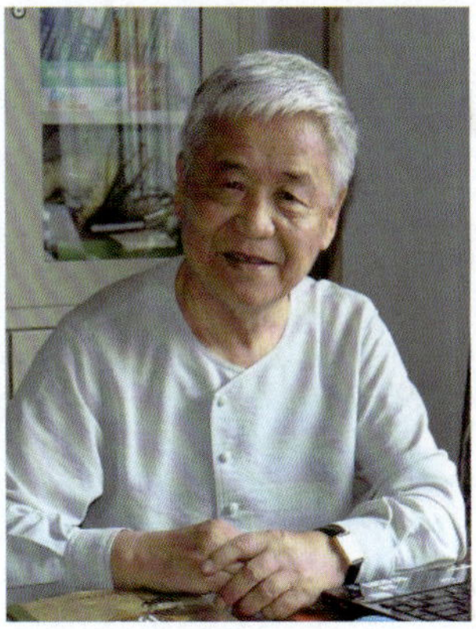

刘持年

刘持年，1942年9月生，山东省淄博市博山区人。山东中医药大学教授、主任医师。

1965年8月刘持年毕业于山东中医学院（现山东中医药大学）中医专业（六年制），分配至山东省潍坊市中医医院内科工作，任住院医师。1973年3月奉调回校，从事中医教学、临床、科研工作至今。

刘持年曾任学校中医方剂学教研室主任、山东省高等学校重点学科方剂学学科学术带头人。山东中医药大学学术委员会委员、学位委员会委员、研究生教育督导专家组组长，北京中医药大学、山东中医药大学博士研究生导师、山东中医药大学中医博士后流动站导师、中华中医药学会方剂学分会顾问，山东中医药学会常务理事，山东省医学会医疗事故鉴定专家，《中国实验方剂学杂志》《中华现代临床医学杂志》编委。现任国家中医药管理局“方剂效应与临床评价”重点研究室顾问，中华中西医结合学会消化系统专业委员会经典名方临床研究专家委员会顾问，台湾中华养生保健发展委员会顾问，山东中药新制剂审评专家。

刘持年于1991年荣获山东省优秀共产党员称号，1993年与1999年两次评为山东省优秀教师，2000年被山东省人民政府记三等功，2001年荣获全国优秀教师荣誉称号，2003年当选山东省首批名中医药专家，2017年获得山东省医师协会国医杰出贡献奖，2012年山东省中医药管理局批准建立山东省名中医药专家刘持年教授学术经验传承工作室，2014年国家中医药管理局批准建立全国名老中医药专家刘持年教授学术经验传承工作室。

刘持年先后主持或参加省部级科研课题8项，其中2项获得山东省科学技术进步奖二等奖，1项获得山东省教育厅科学技术进步著作二等奖。主编教材及学术著作5部，合编、参编7部，发表学术论文46篇，合作新的中成药6种，其中2种获得临床批件。培养国内外硕士研究生36名，博士研究生5名，出站博士后2人，全国名中医药专家工作室传承人15名。

二 成长之路

求学岁月

每每说起学习中医的经历，刘持年教授总说有一定的戏剧性。1959年8月刘持年参加高考，当时报考志愿是上海第一医学院（现复旦大学上海医学院）儿科系，并未填写山东中医学院，却意外收到了山东中医学院的录取通知书。由于自己对这所学校一无所知，对中医专业也不了解，当时他的心情很纠结，后经家人及同窗挚友的分析“中医学院学制六年，既学习中医，又学习一定的西医”，在他们的劝说、鼓励与陪伴下，刘持年带着对中医的迷茫与向往，赴济南报到入学，从此走上了学习中医之路。

刘持年是学校通过高考招收的第一届本科生，入学后，他发现学校的学习环境与办学条件十分简陋，虽然当时学校中医专业的培养目标是“高级中医师”，但多数同学对中医不够了解，学习兴趣不高，甚至有的同学想退学。针对当时的实际情况，学院领导和老师开展了入学教育，以提高同学们对中医的认识，巩固专业思想。让大家认识到：中国医药学是一个伟大的宝库，是我国人民几千年来与自然作斗争，在防治疾病的实践中积累起来的一门科学，它与西医学均具有科学的属性。中医学博大精深，它既有“阴阳五行学说”“五运六气学说”“脏腑学说”“经络学说”“病因病机学说”“诊法与辨证学说”“方剂与药物学说”等基本理论，又有古代先贤及近现代名医极其丰富的临床实践，形成了“理、法、方、药”独特的中医诊疗体系。中医学如能与现代最先进的自然科学多学科结合起来，实现中医药现代化，将为人类防病治病、健康长寿，做出伟大的贡献。刘持年说：“通过入学教育，使我们了解到，中医学院学制六年，既要求学习好中医，又要求学习一定西医课程，承古纳今。‘高级中医师’是中医学院的培养目标，毕业后将成为我国中医药事业的接班人。为此，我们树立了学习中医的信心，巩固了专业思想，并为将来成为一名‘高级中医师’为人民的健康服务引以为自豪”。

在学校六年的学习与生活，使其正式踏进了学习中医之门。让刘持年终生难忘的是，学校老领导向克书记与徐云教务长经常深入学生的宿舍、食堂、课堂，过问学生的生活、学习状况，关心学生身体健康，教育学生在当时困难的情况下，政治上要立场坚定，生活上不怕苦闷，要劳逸结合，但业务学习不能放松。在领导与老师的亲切关怀下，大家度过了“三年困难时期”，并顺利完成了学业。

在校学习期间，学校安排诸多名中医及西学中的老师为他们授课及临床带教。中医课程在省中医，西医课程在山东医学院进行。中医老师有王万杰、张志远、刘东奎、张灿玾，西学中的老师有靳祖鹏、丁履申，外语老师有张盛心，西医老师有潘景涛、李绍文、戚仁铎、张翊、周崇贞、唐宝娣、谭菊林。在刘持年的记忆里，中医老师，既通旧学，又勤修新知，通古博今，他们中医理论深厚，医术精湛。其他任课教授对待学生和蔼可亲，平易近人，讲授课程受到同学们的热烈欢迎，满意度达到百分之百。

“伤寒”大家李克绍老师，凭借自己广博的国学知识，坚实的传统文化根基，扎实的文献功底，讲授《伤寒论》说理深透，善于辨析，生动形象，注重与临床结合，他的授课内容不仅深受同学们喜欢，也容易记诵。回忆李老授课时的情景及内容，如“解表、解肌、发汗、解外的概念与联系”“柴胡证与少阳证的区别”“热入血室论的含义”“六经病欲解时的机理、运用及局限性”等，至今记忆犹新。李老授课能够理论联系实践，密切结合临床，讲解《伤寒论》的方剂应用，同学们备感兴趣。刘持年在临床喜用经方治病，与当年跟李老学习《伤寒论》是分不开的。因此，同学们一致认为“李老是引领我们临床应用经方治病的第一人”。

“金匮”大家刘献琳老师，学验俱丰，授课、带教认真，讲授《金匮要略》《中医内科学》，理论联系临床实际，授课语言声情并茂，深受同学们欢迎。刘献琳临床用药，崇尚经方，但不薄时方，强调“不论应用经方还是时方，皆以良者为厚”。刘持年跟随先生去农村开门办学，上午上课，下午随先生巡回医疗。在3个月朝夕相处的日子里，刘持年学到了“经方与时方合用”是应对复杂病情的治疗方法。刘献琳先生曾以瓜蒌薤白白酒汤合丹参饮治疗胸痹心痛证属心阳不振、瘀浊饮邪偏盛、痹阻气机、血脉瘀滞者，疗效显著。

张灿玾老师国学、医学功底深厚，当时讲授《温病学》。张老师正值盛年，才思敏捷，授课方法科学，为了大家学好《温病学》，老师将有关外感温病的防治方法与方药，分门别类加以总结，在治法方面，分出解表、和解、化湿、清凉、攻下、开窍、息风、滋阴、补阳、杀虫、涌吐、收敛、镇静、预防等类别，每类之下，又分小类，小类之下附方药。他要求大家熟记处方的组成、用量、用法，解决了同学们学习《温病学》的畏难情绪，提高了大家学习温病学的兴趣。由于张老师备课认真，授课说理透彻，密切结合临床实际，赢得了同学们的赞许。

张志远老师在中医的医、教、研方面有独到之处，既精医理，又擅长中医内、妇、儿科，尤其在各家学说的研究方面，卓有建树。张志远当时讲授《中医妇科学》《医案选》《中医各家学说》。回忆张老讲授“各家学说”的情景，历历在目。他说：“历代堪称中医名家者，学派不同，立说各异，更仆难数。”先生为了便于大家学习各家学说之特长，把各家学说的特长分析归纳为李东垣“重脾胃”、张子和“主攻破”、刘河间“专主火”、朱丹溪“阴宜补、阳勿浮”，并密切联系临床，这种由博返约的归纳，言简而意赅，既容易掌握，又便于记忆，更有利于指导临床应用，解决了同学们学习《中医各家学说》难以学深学透的困惑。在医案教学中，他详解“医案的概念”“医案的作用”“医案阅读方法”“医案整理目的与方法”，使大家认识到医案是记载前人临床实践的结晶，是临床工作的重要参考资料，对提高辨证论治的能力，提高古汉语水平有极其重要的意义。

以上四位老师的谆谆教诲，言犹在耳，对刘持年毕业后从事中医工作，影响最大，得益良多。

结束了在校五年课程学习后，刘持年被学校分配到青岛市中医院实习内科、妇科、针灸科，青岛市人民医院实习西医内科。那时的青岛市中医院可谓精英汇聚，名家各有所长。他有幸跟随名老中医钱轴范、付乃杰实习中医内科、妇科，聆听教诲，学到许多宝贵的临床经验，为毕业后从事中医内科临床奠定了良好的基础。

名老中医钱轴范，医理精深，通晓经典，医道卓著，并且具有一定的现代医学知识，擅长治疗内科疑难杂症，每日门诊量高达100人。钱老善用经方、小方。他认为经方、小方，组方法度严谨，配伍有制，药味少而精灵，实用性强。纵观钱老临证所用方药，多在9味左右，一般不超过11味。如治疗肠结核腹痛绵绵，口苦，舌淡苔黄燥，脉弦细者，选用经方小建中汤加黄连，药仅7味。处方：白芍30 g，桂枝9 g，高粱饴30 g，炙甘草6 g，生姜3片，大枣4枚，黄连6 g。又如治疗心衰引起的喘息，心慌憋气、口唇紫暗、脉细数或者结代者之经验方，药仅8味。处方：炙甘草12 g，麦冬10 g，生地黄30 g，桂枝10 g，阿胶6 g（烊化），生姜3片，大枣4枚。治疗健忘，痰火内动，神志昏愦，舌红、苔黄腻，脉弦滑者之经验方，药仅8味。处方：陈皮9 g，茯苓10 g，清半夏12 g，天竺黄12 g，竹沥汁10 g，石菖蒲12 g，生姜3片，甘草6 g。

名老中医付乃杰，擅长中医内、妇科。他精通经典，涉猎诸家，临床辨证精析，用方独特，喜以歌赋形式分析病情。歌赋内容症、脉、理、法、方、药俱全，读之朗朗上口、易记实用。如治疗风热感冒之辛凉解表方，处方：薄荷6 g，蝉蜕12 g，前胡9 g，瓜蒌12 g，牛蒡子9 g，天花粉9 g，淡豆豉10 g。歌赋：辛凉解表薄荷蝉，前胡豆豉风能宣，佐以蒌蒡开肺气，口渴尤须花粉添，风邪初期风热感，服此诸症保立痊；如治全身疼痛，湿热夹瘀之当归拈痛方，处方羌活12 g，防风10 g，升麻6 g，猪苓9 g，茵陈15 g，黄芩9 g，葛根12 g，苍术10 g，苦参6 g，知母9 g，当归10 g，泽泻10 g。歌赋：当归拈痛羌防升，猪泽茵陈芩葛朋，二术苦参知母草，湿热身痛服皆应。

西医内科实习在青岛市人民医院内科，该院是青岛市规模较大的一所综合性医院，专业门类齐全，技术力量雄厚，设备仪器先进。由于该院担负着驻青中央、省、市领导的医疗保健工作，所以该院拥有一批德高望重的知名医学专家。实习指导教师是孙鼎会、顾曼芳主任。虽然他们是著名的西医专家，但他们相信中医。对中医实习生与青医的实习生平等对待，没有厚此薄彼，老师查房时不时让刘持年谈谈中医的诊治方药。为了培养实习生的西医常规操作技能，护士长买萝卜供同学练习肌内注射，并要求实习生每天提前到病房跟随值班护士学习静脉采血，提高静脉注射的操作能力。孙鼎会主任放手让同学们操作腰穿、胸穿、放腹水等技术；放射科辛主任、心电图孙主任，利用晚上休息时间，采用“看图识字”的教学方法，讲授阅读X线片和心电图的基础知识，弥补了同学们大学所学之不足，为毕业后从事病房、急诊工作打下了较好的基础。

潍坊行医

1965年刘持年完成学业后，被分配到学校的教学医院潍坊市中医医院从事内科工作。依据当时的规定，学生大学毕业后的第一年必须参加“社教”运动。刘持年参加的是山东省胶南县社教工作团，这是他第一次接触农村，接触农民。他去的地方是革命老区胶南县市美公社耿家沟大队。进村后，领导安排他走访群众，使他深刻了解到农民生活虽然很艰苦，但他们热爱毛主席，拥护共产党，对社会主义充满信心。刘持年在一年的工作中不怕苦、不怕累，虚心向农民群众学习农业技术，并利用自己的医学特长，与大队的赤脚医生一起为农民服务，受到大家的赞扬与工作团的表彰。

1966年8月，刘持年回到潍坊市中医医院工作。除坚持中医内科门诊、病房诊疗工作外，他还有幸参加了西学中班和中医学校的部分教学工作，并参加了昌潍地区组织的中西结合研究室的科研及中医临床工作，以及领导干部的保健工作。

1966年7—9月份，国内出现了乙型脑膜炎大流行，中医药治疗乙型脑膜炎有优势，刘持年积极参加乙型脑膜炎的救治工作，充分发挥了自己抢救危重病人的能力，同时又从张奇文、张佃隆、韩甲武、韩书芳、柴英孚、黄德亭、郎益民等名老中医，以及一起工作的郝怀清、孙曾祺、王宝光、谭建业、刘新泉、刘素华等同仁那里，学习了运用中医治疗乙型脑膜炎及中医内科诊治疾病的经验与知识，弥补了在学校学习的不足。

此外，刘持年经常下乡巡回医疗，为农民群众服务，还从基层医务人员及赤脚医生那里学到了诸多验、简、便、廉的民间单方、验方，从中汲取养料，丰富了自己运用中医药治病的技能，并为地区卫生局编辑出版的《赤脚医生》杂志提供了大量的素材。作为地区“高血压、冠心病、慢性支气管炎”三病协作组成员，刘持年多次应邀出席全国、省、地市学术会议，参与“银杏叶治疗冠心病”“首乌合剂治疗高血压”的研发及“紫花杜鹃”治疗老慢性支气管炎的临床观察，还积极参与了卫生部军管组领导的，由我国著名的教授谢宗万、朱秀媛、戴岐组成的专家组，赴昌潍地区诸城县枳沟公社，对臭枳子治疗扁桃体炎、长山药治疗淋巴结炎进行调研与临床观察。由于工作认真负责，协作组受到了群众与领导的好评。回顾在潍坊市中医医院工作的经历，刘持年在领导的关怀培养与同仁的帮助下，政治素质、业务能力均有长足进步，为回校顺利适应工作，奠定了良好的基础。

奉调回校

1973年3月，刘持年奉调返校工作。返校后领导安排他跟随西学中班听课、辅导及临床带教。其间刘持年有幸为周凤梧老师侍诊抄方。周老从医执教五十余年，学识渊博，熟谙岐黄经旨，敏于临证变通，擅长内、妇、儿科疾病，精专中药方剂，善施经方、小方，医理精深，学验俱丰，尽心培养后学，为山东中医药大学学科建设、人才培养及山东的中医药事业发展，都做出了突出贡献，是一位深受爱戴的著名中医药理论家、教育家、临床家，素为医林敬仰。周老以自己学习经历中的得失，谆谆告诫，刘持年对周老说的话，至今记忆犹新。周老曾说："尽管你已卒业于高校，倘束书不读，或复习而不达其意，将以治病救人，适是以杀人者，多矣。""专读经典之书，不读后贤之书不可取，仅读后贤之书而不读经典之书，更不可取。二者兼备，临证方可有济。"同时周老要求他应秉承"济世为良，愈病为善""为医勿忘德"的医德及"救死扶伤""为医勿忘精"的医道，对病人不分上下，一视同仁，无论工人、农民、车夫、贩卒、走艺、优伶、巨贾、显宦，一律热情接待，态度和蔼，不骄不躁；不在病人面前说是道非，訾毁他医。要以恻隐之心、悯人之怀及精湛的医术，服务患者。在跟师应诊中，周老特别强调，"在多读书的同时，还要勤临证"，他说"熟读王叔和，不如临证多""一定不要脱离临床"。周老临床主张"并不是只要诊断、辨证准确，处方遣药对证就可以了，应高度重视'治病求本'，顾护脾胃。脾胃为后天之本，气血生化之源，本固而枝荣，是治病王道之法，必须治上不犯中，治表不犯里，才能不违土气之敦阜，和肝温肾又是调和脾胃所当着眼之处"。周老视处方遣药为治病取效的重要环节，认为："自古以来，良医未有不识药者，为医只有知医知药、知人知病，临证才能胸有成竹、药到病除。"此论虽然简要，但吉光片语，弥足珍贵，周老在这方面堪称典范。周老精通本草，练于中药，认为对理法方药中"药"字的理解，除了传统界定四气五味、性味归经、升降浮沉、功能主治、配伍应用之外，还应包括药之品种辨析、剂型选用、炮制、煎煮方法，以及药物的独特功效、近代发现的新功效等方面的内容。这些认识在周先生的"医论医话""临证医案""学术著作”中，均有充分的展示。比如常用中药黄芪，因产地、品质、加工、炮制方法不同，就有蒙古黄芪，主产于内蒙古、吉林、河北、山西等地，产量大、质量好，行销全国并出口，为上品。市坊上又以产于山西绵上的白皮芪为品质优良，特称为绵芪，因其色黄带白，坚实如箭，故又称箭芪。另有一种伪品，名介芪，又名“盖芪”，条硬无味，色白不黄，服之汗出不止，与绵芪之性相反，当明辨之，不可采用。黄芪生用，长于固表止汗；黄芪片用文火炒至深黄色，有焦斑，取出放凉，为炒黄芪，性偏温燥，补脾气而不壅滞，多用于食少便溏、脾虚腹胀；用米拌炒，为米炒黄芪，补脾和胃而不滞气，多用于脾虚泄泻，食少倦怠；用炼蜜拌炒，为蜜黄芪，性质偏润，补气力强，长于补气生血，多用于肺虚气短，气血虚弱、气虚便秘等。对于黄芪的临床运用，周老强调，除熟练掌握益气升阳、固表止汗、利水消肿、托毒生肌的功效外，还应掌握现代《中华人民共和国药典》《中药学》中未述及、临床鲜有应用的功效，如《神农本草经》“主补虚、小儿百病”；《名医别录》“逐五脏间恶血……止渴、腹痛……益气、利阴气”；《汤液本草》“泻阴火、去虚热”；《医学衷中参西录》“善治肢体痿废”等。周老还认为，吸收黄芪扩张动脉血管、降低血压、改善心肌缺血等现代药理学研究结论而选择用药，以提高治疗心脑血管疾病的疗效。黄芪虽是一味强有力的补气药，但必须多服、久服或重用，才能发挥它的效力，故临床多用于慢性虚弱证，对急性虚弱证，绝无剽悍捷疾之力，救亡于顷刻。如治中风后遗症气虚血瘀的补阳还五汤与治疗老年人气虚溺后尿道疼痛的黄芪甘草汤，所用黄芪不仅需要久服，而且还要重用至120克，方能取效。周老处方遣药，除严格要求“用药精当”“配伍严谨”外，还特别强调稔知组方法度，即“理、法、方、药”的完备性，要达到“理明、法合、方对、药

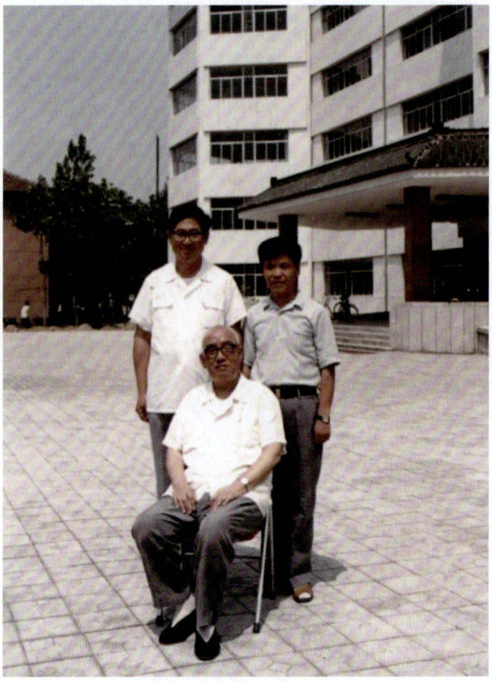

刘持年与恩师周凤梧教授、师兄邹积隆教授在教学楼前合影

当”的基本要求，追求“理精、法活、方效、药准”的更高水平，以展示“理、法、方、药”不可分割的中医特色诊疗体系。周老“精于方”，特别重视“小方”在临床上的应用，认为“小方”用药轻灵，药简效宏。周老反对药物堆砌，叠床架屋，不讲法度，大方重量，以期毕其功于一役的鲁莽战术，从而导致“粗不解读，妄意施用，本以活人，反以害人”之咎。周老善用经方，多所化裁，如用四逆散（柴胡、枳实、白芍、甘草）加郁金，治肋间神经痛，药仅5味，服药3剂而安；四逆散加虎杖、蒲公英，治胆囊炎急性发作，药仅6味，服药5剂而痛止。针对病情复杂的患者，周老擅用“合方”治之，如以经方“葛根芩连汤”与经方“理中丸”合用治小儿秋季腹泻，高热40 ℃，大便稀溏，证属阳明热盛，太阴里寒者；经方“泽泻汤”（泽泻、白术）合用时方“六君子汤”（人参、白术、茯苓、甘草、半夏、陈皮）、“二参丹”（人参、丹参）、“分水丹”（白术、车前子），药仅9味（人参、白术、茯苓、车前子、泽泻、半夏、陈皮、丹参、甘草），4方合用，治疗梅尼埃病气虚痰瘀证。周老强调应用小方，并非排斥疗效好、药味多的大方，他说：“大方、小方都能治病，药不在多，独选其能，药不贵繁，唯取其功。”只要在辨证论治的前提下，根据病情的实际变化，合理选用药物，组方或少而精专，或多而不杂，只要符合“组方法度”，即为良方。周老这些临床处方用药的宝贵经验，让刘持年受益终生。

返校工作后，刘持年住在山医200号院，与周次清老师为邻，且经常碰面。刘持年跟随周老师去山医附院聆听讲座、学习心电图、参加心血管病查房等医疗

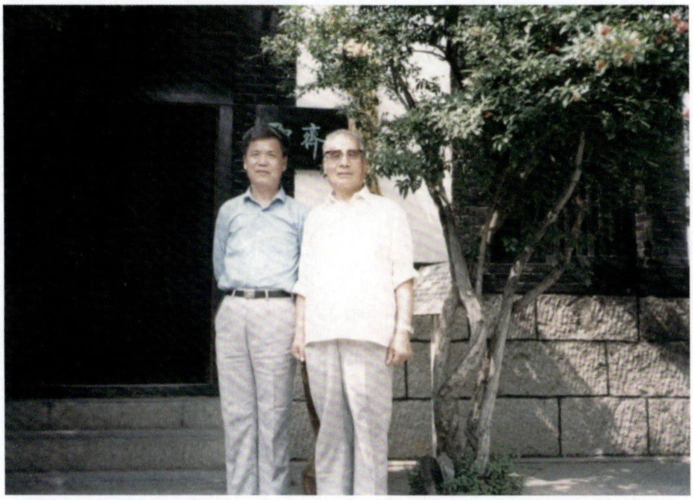

刘持年与恩师周次清教授在一起

活动。老师诊病时，不仅中医望、闻、问、切全面细致，一丝不苟，并结合西医视、触、叩、听，心电图，心脏超声心动图，各种化验等手段诊断疾病。他的心脏听诊技术娴熟准确，得到许多西医心血管病专家赞许。他对疗效的判定，不仅要求临床症状消失，还力求客观指标要改善。周老师精深的中医学根底，衷中参西的学术观点，严谨的治学态度，对刘持年产生了极深的影响。值得庆幸的是，在当时学院党委书记向克同志的关怀、举荐下，刘持年成为周老的入室弟子，虽未行拜师之礼，却有师徒之实，得以在先生门下学习、侍诊，聆听教诲，实现了他师从周老的夙愿。

周次清老师医理娴熟、医术精湛、治学严谨、德隆而艺精。周老师精研历代医籍，尤其推崇《伤寒论》《金匮要略》，他认为该书开创了中医辨证论治的先河，理、法、方、药悉备，临床价值极高，值得深入学习研究和发扬光大。周老师涉猎中医内、妇、儿科，尤其擅长中医内科。在诊疗疾病的过程中，周老师非常重视“整体观念”“天人相应”“五脏相通”“脏腑相关”等中医基础理论，同时强调诊疗思路要清晰，辨证要精确，论治要灵活，处方用药主张“方求其效，岂判古今，药求其验，何分中西”，用药力戒庞杂。他熟谙药性，汲取现代研究的成果，精于配伍，体现君、臣、佐、使的配伍作用，符合安全、有效、质量控制的现代处方原则，理、法、方、药完备的组方法度。在中医学术发展上，他既忠于传统，又与时俱进，积极主张中西医应互相借鉴、优势互补，“中西医结合”，强调“既要遵循中医自身发展规律进行辨证论治的深入研究，又要在继承的基础上锐意创新，努力探索西医疾病的中医辨证论治规律，更要极力提倡应用现代医学以及其他学科手段研究中医，促进中医的发展，提升中医的自身价值。”周老为了探求中医辨证论治与西医辨病求因、局部分析的相关性，以中西医结合治疗心血管疾病为研究方向，进行了深入系统的科学研究，其成果达到国内领先水平，获得山东省科学技术进步奖二等奖，其方药已被国家批准为新的中成药“正心泰”上市销售，用于治疗冠心病、稳定性心绞痛气虚血瘀证。周老在中西医结合治疗心血管疾病方面卓有建树，得到学术界的好评，医名远播。

周次清老师不仅是一位医德高尚、医术精湛的中医临床家，而且是一位乐于提携后学的中医教育家。无论课堂教学，还是临床带教，他都将自己的宝贵经验倾囊相授。难能可贵的是，周老善于博采众长，无门户之见，能结合现代医学对中医的许多问题提出新的见解，如中医“血虚”与西医“贫血”的关系。在未随先生侍诊之前，刘持年常把血虚与贫血当作相同的病证处理，遇到贫血病人，就用治疗血虚证的中医名方“四物汤”治疗，疗效往往不理想，有时还会出现食少、便溏、神疲乏力等不良现象。周老结合现代医学理论，剖析血虚与贫血是中西医两种不同的概念，认为中医的血虚是指体内的阴血亏虚，不能濡养脏腑、肌肉、经脉的一种病理现象，而且又有心血虚、肝血虚、心脾血虚等不同的临床表现及相应的治疗方剂；西医的贫血是一种临床现象，而非最终诊断，指全身循环血液中红细胞总容量减少至正常值以下，不能运输足够的氧至组织，从而产生的综合征。治疗贫血前一定要先确定贫血的类型和病因，该病除有中医的血虚症状外，还有乏力、倦怠、气短、面色皖白、畏寒、肢冷、水肿、舌质淡、脉虚数无力等阳气不足的征象。因此，单纯的中医血虚证很少见到贫血，治疗贫血，应依据中医“无阳则阴无以生”“有形之血不能自生，生于无形之气”的理论，选用“扶阳益阴、补气生血”之剂，如贫血气血两虚证，宜用八珍汤；阴阳两虚者，宜用人参养荣汤；伴有失眠、心悸、食少、便溏者，宜用归脾汤；严重的贫血往往涉及肾阳不足，必须采用补阳益阴、填精益髓、化生精血的治法，宜右归丸。经过周老详析，使刘持年对血虚与贫血概念、证治有了深刻的认识：血虚是单纯的阴血不足，而贫血是气血阴阳俱虚，贫血可含有血虚，而血虚不一定贫血，二者不可混同。

周次清老师虽然诊务繁忙，但在门诊、查房、会诊时，均能结合患者病情，进行详细讲解和指导，让刘持年学习到许多诊疗疾病的知识和技能。在临床上刘持年常用天麻钩藤饮、镇肝息风汤、二仙汤治疗高血压病肝阳上亢证，但有效者甚少，得验者不多，使他百思不得其解。周次清老师说：“应用名方，应以识病知方为要，肝阳上亢证，究其病因，有的始于肝阳有余，有的始于肝阳有余、损及肝肾之阴，有的先由肝肾阴虚，发展为阴虚不能制阳，不论从何方开始，其结果皆可成为阴虚阳亢的本虚标实证。所以肝阳上亢证，既有绝对的肝阳偏盛的实证，又有肝肾阴阳相对偏衰的虚证，所以肝阳上亢的临床表现既有肝阳上亢上实的症状：头痛、眩晕、耳聋耳鸣、面热升火、眼花目涩，又有肝肾阴虚下虚的症状：腰膝酸软、下肢无力、大便干，妇女则见月经后期量少、闭经、绝经等。由于肝阳上亢、肝肾阴虚的程度不同，所以临床表现就有单纯肝阳上亢证，此证多由肝火发展而来，临床表现多见肝阳上亢的实证，组方应以镇肝潜阳为主，少佐苦寒泻火药以抑制肝阳，如镇肝潜阳方（石决明、代赭石、珍珠母、钩藤、天麻、黄芩、桑叶、菊花、夏枯草、白芍)(先生自拟方);阳亢重、阴虚轻，应以潜阳为主，滋阴为次，宜用天麻钩藤饮;阳亢轻、阴虚重者，应以滋阴为主，潜阳次之，宜用三甲复脉汤;若阳亢阴虚并重者，治以滋阴潜阳，宜用建瓴汤;若阴阳两虚、虚阳上亢者，治以滋阴助阳，宜用二仙汤。另因肝阳过亢、疏泄太过、化火动风，或因肝肾阴亏、肝阳升动无制、阳动而生风，前者为实风，而见头痛剧烈、眩晕、肢麻、颈项强硬、烦躁不安、手足抽搐、舌红苔黄、脉象弦数，治以凉肝息风，宜用羚角钩藤汤;后者为虚风，而见头痛、眩晕、唇舌发麻、视物模糊、头摇肢颤、手足麻木、筋惕肉瞤、舌红少苔、脉弦细而数，治以滋阴敛阳息风，宜用大定风珠。若虚风、实风并见，治以滋阴潜阳并用，宜用镇肝息风汤;如见痉厥、抽风、偏麻、震颤、口眼㖞斜等病情严重者，可暂用搜风通络镇痉法，方如镇痉散。另外周老还告诫刘持年，中医治病，应以人为本，因人、因时、因地制宜，辨证论证还应结合整体调节，方为上策，治疗肝阳上亢的高血压病患者，不能单从阴虚阳亢、阴阳两虚、虚阳上亢、肝阳化风等方面选用方药治疗，而应从整体虚衰情况考虑。如患者年高病久，肝阳上亢的症状不明显，应考虑“年老多肾虚”“上气不足，脑为之不满”“无虚不作眩”的病机，从益肾入手，肾虚引起的高血压，不外肾阴虚、肾阳虚、肾阴阳两虚、肾气虚。高血压肾气亏虚者，症见头晕头痛、耳鸣、健忘、倦怠嗜睡、神疲乏力、不耐寒热、发白、牙齿浮动早脱、腰膝酸软、头重脚轻、尿频遗尿、夜尿多、妇女则月经过少或闭经、绝经、舌淡苔白、脉沉弦细，治宜平补阴阳、化生肾气，宜用济生肾气丸;肾阴虚者，除见头晕头痛、耳鸣耳聋、健忘外，同时可见目涩、口唇干燥、便干、五心烦热、面色潮红、有烘热感、心烦失眠、易怒、便秘、舌红少苔、脉细数，治以阳中求阴、补中有化，宜用左归丸;若肾阳虚，实为肾气虚证的进一步发展，除见上述肾气虚的症状外，又可见畏寒肢冷、面色㿠白、大便稀薄、小便清长、舌淡苔白、脉沉细弱，或见喘促、水肿、心悸不安等症，治以阴中求阳、化中寓补，宜用右归丸;若阳虚阴盛、水湿不化，治以益阳制阴，宜用真武汤;若高血压病，气血不足证，症见头痛头晕、神疲乏力、耳鸣、心悸不安、面色㿠白、舌淡苔薄、脉虚弱，治以益气养血降压，宜用八味降压汤(何首乌、白芍、当归、川芎、炒杜仲、黄芪、黄柏、钩藤)(周老自拟方)。刘持年老师在附院应诊时适逢一位青年男性患者，查体时心电图示“心肌缺血”，而主观感觉无任何异常，查体医生令其休息观察，暂不用药，家人担心，陪同求治中医。因无症状、体征，处方用药颇感为难，请教周次清老师诊治，先生指出，临证时切记“医之病，病在不思”之名训，对这种“无证可辨”的病证，应知常达变，无证从病，贵在多思，可依据《难经·二十一难》“脉病，形不病”、《素问·调经论》“有者为实，无者为虚”以及《素问·通评虚实论》“邪气盛则实，精气夺则虚”的论述，探求该病的病机系由心血不足或心之阳气虚衰，无力推动血行所为，可遵照《素问·至真要大论》“谨守病机，各司其属，有者求之、无者求之、盛者责之、虚者责之”的原则，培其气血、治之无也，治宜益气扶阳、养血活血，处方：生黄芪 30 g，野葛根 15 g，桑寄生 15 g，紫丹参 20 g，生山楂 9 g，川芎 6 g，肉桂 6 g，水煎服，15 剂为 1 个疗程，服药 2 个疗程，心电图恢复正常，继服 15 剂以巩固疗效。此方是周次清老师在治疗冠心病气虚血瘀证经验方的基础上加肉桂而成的。周老指出：疾病发生的过程是复杂多变的，表现形式多样，无症状、无体征不等于无病变，只要临证时善于思维，知常达变，就能做出较为符合实际的处方用药，该方用生黄芪补心肺之气，野葛根升脾胃之气，桑寄生补益肾气，三药合用，补益诸脏之气，以助心气，推动血行。肉桂扶助心阳，符合益气须先助阳之意。丹参养心血，兼能通血脉，生山楂、川芎化瘀通血脉，三药合用，活一身之血脉。诸药相合，则益诸脏之气、活一身之血，使气旺血行，心脉气血得充，从而改善心肌缺血。经周老的精析讲解与指点，刘持年老师渐渐明白“病不辨则无以治，治不辨则无以痊”的医理。周老的诊疗思路、经验心得、处方用药特色使刘老师深受教益与启迪，为他从事中医临床、教学、科研打下了坚实的基础。

回忆周凤梧、周次清两位老师多年对他的垂教提携，刘持年老师深有感触地说：“两位先生的引领与教诲，使我受益终生！”

在刘持年老师从医执教的 60 年中，始终铭记二位老师“读书以明医理、临证以传真谛”“多读书、勤临证”“衷中参西”的教诲，坚守二位先生“为医勿忘精”“为医勿忘德”、治学精心、行为世范的学风医德，对二位先生的学术思想、诊疗思路、经验心得、处方用药特色，渐有所悟，学有所进，深受启迪，并逐渐形成了“诊断疾病，注重辨人识体”“辨证求精，强调同证异治”“名方活用，潜心创制新方”“继承创新、推崇中西结合”的诊疗思想，在临床实践中，承古取今，融汇新知，精研方药，敏于发挥，善用古今名方治疗现代疾病，崇尚数方合用治疗复杂的病症，处方用药坚持“少而精专、多而不杂”，既遵循中医组方法度，又参照现代药理研究结论，以满足“安全、有效、可控”的现代中药处方要求，取得了一定的经验。刘持年曾多次应邀赴国内外及港台地区进行医疗、讲学等学术交流，得到了学术界的认可和好评。

培育英才

作为一名博士、硕士研究生导师，刘持年教授一直坚持在教学与临床第一线，承担了《方剂学》《中药学》和《中医内科学》的教学与临床任务，在教学中始终坚持把中国传统的“文以载道”教育思想融汇于教书育人过程中，把医德教育与专业知识讲授有机结合起来，充分利用自己的专业优势和切身体会，启迪学生学习中医、热爱中医、献身中医；同时不断进行中医人才培养模式的探索，特别是在研究生培养方面，先后编写了《名方组方与配伍》《名方与临床》《名方类方》等讲义，主持制订了“方剂配伍与应用研究”“方剂实验研究”“方剂文献研究”等不同类型的研究生培养方案，形成了因材施教、各具所长的多样化中医方剂研究生教学培养模式，培养的硕、博士研究生，都已成为中医药教学、科研和医疗工作的骨干、中医药事业发展的中坚力量，其中 2 人被评为二级教授、“泰山学者”岗特聘专家、3 人被评为山东省名中医药专家、6 人遴选为全国中医临床优秀人才、全国中医药领军人才、国家中医药管理局中医药创新骨干人才，12 人成为

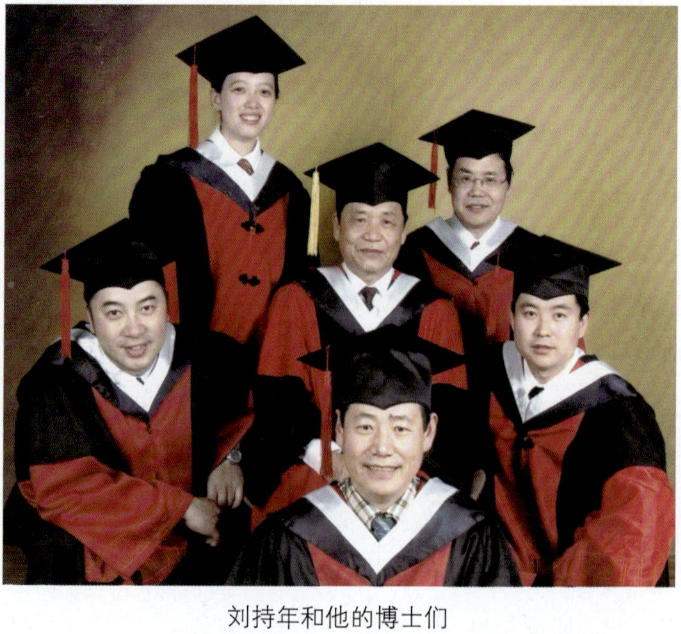

刘持年和他的博士们

硕士、博士研究生导师。刘持年教授认为："中医是实践性非常强的医学，为此我们传授理论知识的同时，不断强化临床思维训练和实践技能的培养，目前国家提出要重视中医的师承教育是一个比较好的举措，因为只有把现代中医院校教育的优势与中医师徒相授'传承'教育的特色有机结合起来，取长补短，才能培养出中医药理论扎实、中医临床能力过硬的合格的中医人才。"

作为学校教学督导组成员，刘持年教授时常到教室听课，发现青年教师均有较好的知识储备，除了知识传授技巧和经验稍显不足外，还需要强化德育教育的意识和水平。

刘持年教授认为教师应有"师德"，医生应有"医德"。作为一名中医药院校的老师，为了培养学生成为一个"有理想、有道德、有文化、有纪律，中医药学术过硬，长于临床实践的新一代中医药高级人才"，不仅要具备高尚的"师德"，而且要具备高尚的"医德"。

所谓师德，就是教师应具有的职业道德。刘老师认为具有坚定的政治信念，树立遵纪守法，为人师表的良好形象是师德之首要。无论在授课时，还是与学生交往的过程中，都要时时注意自己的言行，不做违背党与国家、学校有关规定的事情。凡是要求学生做到的事情，教师应先做到，以身作则。只有这样，才能为人师表。也只有这样，遇到问题时做学生的思想工作才有说服力。现在的研究生，虽具有思想敏锐、接受新鲜事物快的特点，但也有社会经历不足，不甚了解我国国情之处。他们的言行往往带有主观、偏激、随意性强，遇到大事常会做一些与实际相左的事情。面对这种情况，作为老师一定要政治立场坚定，相信党和政府，

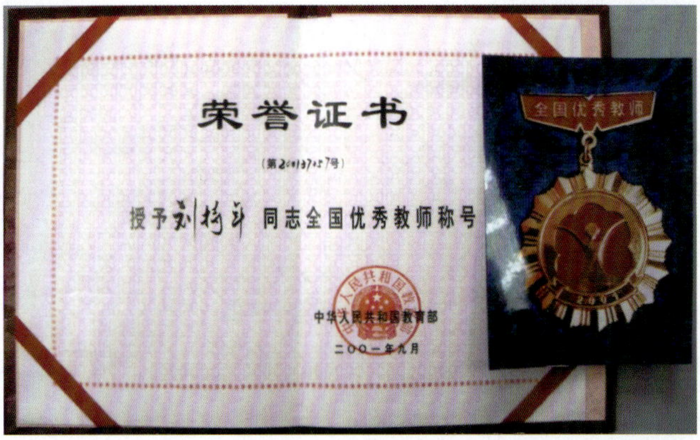

刘持年全国优秀教师奖章与证书

并真心实意地与研究生交知心朋友，推心置腹地交流思想，积极帮助他们解决学习、生活中遇到的问题和困难。刘老师对学生关心与帮助，让他与研究生们建立了深厚的情谊，学生毕业后无论在国内，还是在国外工作，至今与刘老师都保持密切的联系。刘老师的生活、健康也时刻让学生挂念。刘老师曾二次急症住院，虽无家人陪伴，但有学生日夜守护及无微不至的照料，使他很快康复工作。报纸曾以“桃李芬芳沁人心”为题称颂刘老师与学生的真挚友情。

三 学术思想

1. 诊疗疾病，重视“辨人识体”

随着医学科学的发展，人们对疾病发生与演变的认识更加深入。体质的差异性越来越受到重视。由于人类存在着体质的差异，而体质是证候形成的重要基础，与疾病的发生、诊断、治疗及预防有着密切的关系。刘持年教授认为，从中医角度分析，体质有阴阳之别，强弱之分，寒热之异，即使患相同的疾病，临床可出现不同的表现。因此，中医在诊疗疾病过程中，历来强调的“因人制宜”，实质上主要是“因体质制宜”，即在疾病的防治过程中，针对人的不同体质对疾病产生临床表现、病证的转归、产生的不同影响，采用针对性措施，进行个体化治疗。在诊疗过程中，患者的体质辨识，对于识病辨证、治则治法、遣药组方、治疗宜忌，以及治疗后的反应性和耐受性等方面，均有重要的指导意义。

如高热患者的治疗，清除邪热是关键，但不能仅着眼于退热，而更应重视患者体质强弱、类型。一般来说，若高热面红而形瘦，属于阴虚体质者，清热处方中宜配伍生地黄、玄参、麦冬等滋阴清热之品；若高热面红而形体虚胖，神疲乏力，多属于气虚体质，可配伍黄芪、党参、白术等甘温益气退热之品；若高热而见形体肥胖、多脂，胸闷身重，属于痰湿体质，多配伍茯苓、薏苡仁、竹茹等化痰祛湿之品；若高热患者出现体瘦、面色暗、肌肤有瘀斑，属于瘀血体质，多配伍丹参、赤芍、红花等凉血活血之品。因此，在临床辨证论治过程中，应重视辨人识体与识病辨治相结合，以利于拓展治疗思路与方法，指导临床处方遣药，充实丰富中医诊疗体系。

2. 辨治求精，强调“同证异治”

中医治病能够取得较好的疗效，辨证精细是其重要前提。刘持年教授认为，临床实践中强调“同证异治”，对于丰富中医辨证论治的理论体系，彰显中医特色、提高临床疗效具有重要意义。“同证异治”的含义应包括“异病同证异治”与“同病同证异治”两个方面。

不同的疾病发生发展过程中，可能表现出相同或类似的病机证候类型，但因疾病自身的规律，临床表现同中有异，故立法处方用药应有不同，此即“异病同证异治”。例如，特发性血小板减少性紫癜、病毒性心肌炎恢复期、功能性子宫出血三种不同的疾病，从中医临床的角度观察，均可出现心脾血虚证，以健脾补血养心立法，均可选用归脾汤治之。由于血小板减少性紫癜多兼见出血症状，应在归脾汤中加入仙鹤草、侧柏叶、阿胶、三七等止血之品，病毒性心肌炎恢复期多兼见心悸、健忘、失眠等神志不安的症状，应在归脾汤中加入柏子仁、首乌藤、合欢花等养心安神之品；功能性子宫出血常见下血量多、不易自止之症，应在归脾汤中加入海螵蛸、煅龙骨、煅牡蛎等摄血之品。

同一疾病，病机证候类型相同或相近，因天时、地域、体质、病情轻重、缓急、兼夹病等因素的影响，立法处方用药亦不同，此即“同病同证异治”。如同为饮食不洁所致的急性胃肠炎，主要证候类型均为脾胃湿热，症见恶心呕吐，腹痛阵作，泄泻日数次或十几次，泻下急迫，粪便气味臭秽，呈黄色水样，肛门灼热，烦热口渴，小便黄短，舌苔黄腻，脉象滑数或濡数。治以清热利湿。但有的患者发病急且病势重，甚则危及生命，需要中西医配合进行抢救；有的患者起病较急，方用葛根黄芩黄连汤加味治之；有的患者发病虽急但病势轻，仅出现恶心呕吐，而在很短时间内向愈。

在病证结合的辨治中，应进一步理清是“异病同证异治”，还是“同病同证异治”，即同中辨异，方能虽变不乱，论治中肯。相对而言，“异病同证异治”是常法、定法；“同病同证异治”是变法、活法。

3. 名方活用，潜心创制新方

刘持年教授认为，所谓名方，是指世代沿用，屡用效验，具有一定的理论示范性和学术代表性的中药处方。名方活用贵在一个“活”字，即在常法中寓以灵活，活法中寓以巧思，活法产生的基础在于医者的学识、经验、灵感、悟性、心境等多方面的修养。名方活用需先识方（知方），不识方，不明方，焉有准绳，难免用方失误。所谓识方，就是精确了解处方的组成、用法、功能、主治，领悟制方之理，及遣药配伍上的精巧之处等。名方活用，是在识方的基础上，明其理，师其法，活其用，使之寓有新的内涵。如《博爱心鉴》卷上保元汤，原治虚损劳怯，元气不足，小儿痘疮，阴虚内陷等症。因方中人参、黄芪、甘草益心气，肉桂壮心阳，助参、芪、草补心气之力。刘持年教授常以该方加柏子仁、炒酸枣仁等养血安神之品，用于治疗心脏神经官能症，心气虚弱、神志不安者；《伤寒论》茵陈蒿汤，原治湿热黄疸。因方中茵陈清热利湿，“荡涤肠胃”（《正草正义》）。现代研究茵陈有降血脂作用，栀子清热祛湿利尿，大黄清热泻下通便，有利于血脂代谢，用于高脂血症属湿热壅滞者。《伤寒论》乌梅丸，原治蛔厥。方中人参、当归补气益血以扶正，黄连、黄柏以清热，附子、干姜、川椒温里以散寒止痛；乌梅止绞痛（《实用中药辞典》），六药合用以祛邪。刘教授根据慢性胆囊炎病情反复发作，呈慢性迁延，中医辨证为本虚标实。本虚为气血不足，标实为寒热夹杂之特点。用乌梅丸治疗该病，疗效显著。《兰室秘藏》当归六黄汤，原治阴虚火旺盗汗证，根据滋阴降火的制方原意，加入清热散结的浙贝母、生牡蛎等用于甲状腺功能亢进症，阴虚火旺，痰热互结，腠理不固者，甚效。

刘持年教授在整理研究历代名方组方配伍与应用的同时，又潜心于新方的创制，主张创制新方，应在中医药传统理论的指导下，对不同疾病、不同的中医证型，选用靶点与效应已较为明确的药物进行组方设计。一是要熟悉每味药物现代药理、毒理学研究成果，作为处方用药的参考，用量要规范，用法要适宜，用药禁忌要避免；二是用药应少而精专，多而不杂；三是处方时要把握好安全、有效、质量可控、合理、新颖五个技术要点。使中药处方达到“理明、法合、方对、药当”的合格标准，进而达到“理精、法活、方效、药准”的优秀目标。经过多年的临床实践，刘教授根据自己的临床心得，创制出一些有效的新方。如治疗高脂血症肾阴不足、血脉瘀阻证，用地黄景天丸，方用生地黄、红景天、红曲、山药、山萸肉、茯苓、泽泻、牡丹皮、穿山龙等；治疗原发性高血压症肝火气虚证，用清肝益气降压方，方用钩藤、菊花、黄芩、玄参、黄芪、香附等；治疗稳定性劳力型心绞痛气阴虚弱、血脉瘀阻证，用二参三七胶囊，以西洋参、丹参、麦冬、三七等组成。治疗2型糖尿病，气阴两虚血瘀证之芪精降糖颗粒，处方黄芪、黄精、山药、葛根、天花粉、荔枝核等；治疗酒精性脂肪肝，肝气不足、酒毒浊邪阻于肝络证，用益气补肝颗粒，处方生黄芪、白术、葛根、玫瑰花、青皮等；治疗老年血管性痴呆，肾精亏虚、瘀血阻窍证之康脑灵胶囊，处方用淫羊藿、熟地黄、银杏叶、当归、川芎等组方。

4. 继承创新，推崇中西结合

《素问·举痛论》云“善言古者，必有合于今”，《类经》对此注云“古者，今之鉴，欲察将来，须观既往”。近年来中医药界在中医药现代化的潮流下，更加强调创新，出现中医药理论与中医临床水平弱化的现象，这种现象不同程度地忽视了继承和发展中医特色和优势的重要性，这与中医药学术的发展显然是背道而驰的。

学术的继承与创新，是各门学科发展的普遍规律。中医学同任何一门自然科学一样，从来就没有停止过发展和创新。刘持年教授认为，所谓继承，就是要全面传承中医学的精华，弘扬传统中医药之长，力避中医药之短；所谓创新，就是要充分运用现代科学技术手段与现代人文哲学的方法，来研究提高中医药理论和临床技术水平，构建新的中医药理论体系。由此可知，继承是中医药创新、发展之源泉，创新是中医药生存之根本。中医学必须加速自身的发展与创新，但创新首先应该是认真扎实的继承，然后在继承的基础上搞好创新。同时要把继承与创新摆在同等重要的位置，不可偏颇，否则将会走向“废医存药”之歧路，对中医事业的发展造成重大损害。

刘持年教授认为，在临床实践中要充分了解中医与西医各自的优势与特点，各取所长，互相配合，而非单纯中西药并用。中医学和西医学是在两种完全不同的理论体系指导下产生的临床实践医学。二者作为人类防治疾病的智慧结晶，既有各自的优势与特色，又都存在局限和不足。二者之间在理论体系、思维方式、诊疗方法等诸多方面，存在着显而易见的差别，但是二者针对的客体、治疗目标、研究的目的却是一致的，而且当前中医学面对的治疗目标已由传统的中医病证全面转换到现代医学疾病，临床诊断不再是单一的眩晕、胸痹、消渴、腰痛等中医病、证不分的状况，而是用西医疾病的诊断名称，如原发性高血压病、稳定劳力型心绞痛、2 型糖尿病、慢性肾炎等。另外，包括疾病的治疗方法、疗效的评价、新的中成药研制、中医科研设计等都迫切需要借鉴现代科学技术的方法与手段，充分吸纳西医学优势与新成果，提高中医临床技术水平和临床疗效。随着疾病谱、健康观念、医学模式的改变，在医学科学领域出现的许多难题，需要中医药学的介入，从而对中西医学理论和技术进行借鉴与互补，从而丰富我国临床治疗学内容，促进我国医学事业的发展。

5. 临证思辨，善以数方合用

数方合用系指由两首以上已知成方合用而成的新方。《素问·异法方宜论》之“杂合以治，各得其所宜”是其“数方合用”的理论依据。合用成方的功能、主治病证的病机相同或相近，或有重叠、交叉；制方思路与所含诸方的药物、配伍方法一致，是“数方合用”的基础。合用后的处方，可设君方、臣方、佐方、使方，以体现处方的组成原则。数方合用，始于仲景，如《伤寒论》中桂枝加桂汤，即是桂枝汤与桂枝甘草汤之合方，治疗奔豚心阳虚证；后世医家亦常用数方相合治病，如王硕于《易简方》中，将参苏饮与四物合用，组成茯苓补心汤，治虚劳发热；李梴于《医学入门》中将四君子汤、四物汤、二陈汤三方合用，组成八物二陈汤，治劳发痰火。恩师周次清教授，将参附汤（人参、附子）益元气、固元阳，为君方；保元汤（人参、黄芪、肉桂、甘草）保元气、助元阳，附桂汤（附子、肉桂）温一身之阳，二方为臣方；甘草附子汤（甘草、附子）温心阳，人参车前子汤（人参、车前子）益元气、利水湿，茯苓白术汤（茯苓、白术）益气利水，玉屑膏（人参、黄芪）人参益气调血脉，黄芪逐五脏间恶血，益气活血，以上四方为佐方；甘草附子汤温心阳、入心经，兼作使方。七方合用，而成抗心衰方（炮附子、人参、肉桂、白术、茯苓、生黄芪、车前子、甘草，水煎服）。该方具有益气温阳、活血利水之效，治疗心力衰竭、阳气虚衰证。刘持年教授继承恩师“合方”治病的经验，灵活变通，选用归元膏（生脉散加当归）益气养阴，补血活血；当归补血汤（黄芪、当归）补气生血；芪味丸（黄芪、五味子）补气敛阴，托里黄芪汤（黄芪、甘草）治伤津耗气，二参丹（人参、丹参）益气活血，缩地汤（生地黄、砂仁）养阴理气，延胡索散（延胡索、甘草）活血化瘀、缓急止痛，8首成方，拟成新方（人参、麦冬、五味子、当归、黄芪、生地黄、丹参、生延胡索、砂仁、甘草）。该方具有益气养阴补血、活血化瘀止痛之功，治疗稳定性心绞痛气阴虚弱、血虚血瘀证，常获良效。

四 典型医案

1. 胸痛

王某某，男，50岁，公务员。2015年9月9日初诊。

现病史：患者一年前无明显诱因，出现胸闷、胸前区隐痛，呈阵发性，遂去医院诊治。查心电图、彩超均未见异常，服硝酸甘油、速效救心丸后得以缓解，后又服用西药“万爽力”、中成药“复方丹参滴丸”后病情稳定。近半月来，工作繁忙劳累，胸闷隐痛发作多少，发作呈阵发性，遇劳则发，动则加重，伴见心悸、头晕、少气、心烦失眠，诊见面色少华、口唇淡紫，舌淡红，苔薄白，脉细弱。冠脉CT示轻度狭窄。

诊断：胸痛（稳定型心绞痛）。

辨证：气阴虚弱、血虚血瘀证。

治则：益气养阴补血，活血化瘀止痛。

处方：生晒参5 g（先煎、兑服），黄芪15 g，麦冬15 g，五味子10 g（打碎），当归10 g，生地黄10 g，丹参10 g，生延胡索10 g，砂仁5 g（后入），甘草5 g。水煎服，每日1剂。

二诊：9月13日。服上方4剂，胸痛、心悸、头晕、乏力、心烦、失眠均明显好转，唯胸闷改善不明显，以上方加瓜蒌皮15 g，嘱其服用6剂后，可隔日服用。1个月后停药。随访病情稳定，未复发。

按语：冠心病稳定型心绞痛，发作性质比较稳定，是在冠状动脉狭窄的基础上，由于心肌负荷加重，导致急性暂时性缺血、缺氧的临床综合征。中医多参照“胸痹心痛”进行诊治。本虚标实是其病机特点，本虚以气阳虚、气阴虚、阴血虚等证多见；标实以气滞、痰阻、血瘀为主。本例患者因繁忙劳累过度而诱发阵发性胸闷胸痛，伴见头晕、少气乏力、心烦失眠、面色无华、舌质淡红，苔薄白，脉细弱。繁忙过劳伤及心气，气虚无力推动血行，则心脉血瘀，正如《灵枢·经脉》篇所论“手少阴气绝则脉不通，脉不通则血不流”，血瘀心脉，不通则痛，故见胸闷胸痛；“心主血脉”，血性属阴，阴血受损，血虚失荣，则见头晕、乏力、心悸、心烦、失眠；面色无华，舌淡红苔薄白，脉细弱，则为心血虚弱之征。

方用《串雅内编》元德膏加味治之。元德膏方中寓有生脉散（人参、麦冬、五味子）益气养阴；当归补血活血，《本草新编》言其“止心痛”，故该方具有益气养阴、补血活血之功。加黄芪与当归，为当归补血汤，补气生血，《名医别录》载黄芪“逐五脏间恶血”，故能补血活血化瘀；配伍生地黄，养阴补血，兼“通血脉”（《药性论》）；丹参“养阴血”（《品汇精要》），活血化瘀，养心安神，主治“心腹痛”（《吴普本草》）；生延胡索，活血化瘀、行气止痛，《雷公炮炙论》载其“治心腹痛欲死”；砂仁行气，《本草新编》言其“能辅诸补药行气血于不滞”；甘草缓急止痛，调和药性。元德膏与诸药配伍应用，共奏益气养阴补血、活血化瘀止痛之功。

（案例由袁琛皓整理）

2. 头痛，眩晕

赵某，男，28 岁，中学教师。2016 年 3 月 10 日初诊。

现病史：患者查体发现血压高，无任何不适感，亦无家族史及其他疾病史。查体医生建议，虽无症状，但一定要进行干预治疗，服用卡托普利片后，血压稳定在 140/90 mmHg。近因烦劳、情绪激动，测血压未升高，但头痛、头晕、头胀，面红目赤，心悸心烦，失眠多梦，舌红苔薄黄，脉弦数等临床表现，血压 135/85 mmHg，故要求配合中医治疗。

诊断：头痛、眩晕（高血压病）。

辨证：肝阳上亢化热证。

治则：凉肝潜阳，宁心安神。

处方：羚羊角粉 3 g（冲服），钩藤 30 g（后入），滁菊花 15 g，桑叶 10 g，炒栀子 10 g，牡丹皮 10 g，白芍 15 g，黄芩 10 g，生地黄 15 g，茯苓 12 g，甘草 6 g。水煎服，每日 1 剂。

二诊：3 月 14 日。服上方 3 剂，头痛、头晕、头胀明显减轻，心悸、心烦、面红目赤诸症均减，血压 135/85 mmHg，唯感颈项不适，睡眠欠佳，与上方加野葛根 30 g，首乌藤 30 g，继服 3 剂，每日 1 剂，水煎服。

三诊：3 月 18 日。仍有时头晕，于上方去羚羊角粉、野葛根，加天麻 10 g，继服 6 剂，每日 1 剂，水煎服。

按语：在成年人的高血压患者中，3/4 以上为中青年。主要特点是平素身体健康，很少去医院，多在查体时发现，其发病原因除与遗传因素有一定关系外，常与他们平时工作繁忙、压力大、熬夜等不科学、不健康的生活和饮食习惯有关。本例患者虽服卡托普利片，血压稳定在140/90 mmHg以内，但因烦劳、情绪激动而出现肝阳上亢化热之征。肝阳上亢颠顶，故见头痛、头晕、头胀；肝阳上亢太过，则易化热，故见面红目赤；“心藏神”，热盛扰心，则心悸、心烦；“肝藏魂”，热盛伤肝，魂不守舍，则失眠多梦；舌红苔薄黄，脉弦数，乃肝阳上亢化热所致。治宜清热凉肝、平肝潜阳、宁心安神。方用羚角钩藤汤加减治之。方中羚羊角粉，凉肝潜阳、镇惊安魂，《本草再新》谓之“定心神”“降火下气”；钩藤，清热平肝，《全国中草药汇编》载其“清热平肝”“治头晕目眩”“高血压病”，二药共为君药；菊花，亦能清热平肝，《神农本草经》谓之“主头眩”；桑叶，清肝明目，《重庆堂随笔》载其“除头痛等肝热尤为要药”；炒栀子，泻火除烦，善清心肝之火热，《名医别录》谓其“治目热赤痛”“心中烦闷”，三药共为臣药。黄芩，清热泻火，《珍珠囊》“除阳有余”，《施今墨对药》谓其“清肝降压”，配伍钩藤、菊花善治高血压病肝阳上亢证；牡丹皮，《施今墨对药》言其“清肝降压”，白芍平肝、柔肝，四药合用，具有清热平肝潜阳之用，共为佐药。生地黄，《日华子本草》载其“安魂定魄，治惊悸”，现代研究证实其有一定的降压作用；茯苓，宁心安神，《神农本草经》载其“主忧恚、惊邪、恐悸”，二药亦为佐药。甘草调和诸药，《日华子本草》载其能“安魂定魄”，用以为使。诸药合用，具有凉肝潜阳、宁心安神之功。

（案例由王传德、王超整理）

3. 眩晕

崔某，男，75岁，退休工人。2016年6月18日初诊。

现病史：患者2003年因脑梗死入院，经开颅、溶栓治疗，病情明显好转出院。此后血压不稳定，明显偏高，常服硝苯地平、丹参片等中西药物治疗。半年前病情加重，晨起出现头晕、乏力症状，自服药后无缓解，在当地某医院门诊治疗后病情无明显改善，现来门诊寻求治疗。患者心电图显示正常，血压90/160 mmHg，现时感乏力，动则尤甚，头晕昏沉，目赤羞明，下肢沉重无力，无胸痛、恶心、呕吐不适症状，纳可眠佳，二便正常，舌质略暗，苔薄白，脉弦滑略数。

诊断：眩晕（高血压病、中风后遗症）。

辨证：气虚血瘀阻络证。

治则：益气活血，化瘀通络。

处方：生黄芪 20 g，桑寄生 20 g，野葛根 30 g，生山楂 30 g，豨莶草 20 g，石菖蒲 10 g，广郁金 10 g，女贞子 20 g，川牛膝 20 g，谷精草 10 g，陈皮 10 g。6 剂。水煎服，隔日 1 剂，早晚各服 1 次。

二诊：2016 年 7 月 1 日。患者血压 70/140 mmHg，全身气虚症状明显减轻，头目清醒，下肢沉重感较初诊有改善，二便正常，纳可眠佳，舌质淡红，苔薄白，脉微弦滑。于上方去谷精草加泽泻 15 g，天麻 6 g。6 剂，隔日 1 剂，水煎服，早晚各服 1 次。

三诊：2016 年 7 月 15 日。血压维持正常，下肢沉重感基本消失，乃守二诊处方不变，6 剂，用法同前。

随访半年，患者血压正常，无明显全身不适。

按语：患者时感乏力，动则尤甚，为久病气虚，机体失养；行走不利，为血瘀阻络之象；头晕昏沉，为瘀阻脑窍；下肢沉重无力，为气虚瘀阻络，筋脉肌肉失养；舌质略暗，脉弦滑，为气虚血瘀阻络，舌体失养之征。治宜益气活血，化瘀通络。方用周次清教授益心健脑汤化裁，该方由黄芪、葛根、桑寄生、丹参、生山楂、川芎组成，功能益气活血、养心健脑。该患者处方选用生黄芪，意在补气，兼能活血，《名医别录》言其“逐五脏间恶血”“利阴气”，意在令气旺血行络通，为君药。桑寄生，《本草再新》载其“补气”“补血和血”；野葛根，《名医别录》载其“疗中风头痛”；生山楂，活血化瘀，三药共为臣药。豨莶草，通经络，广州《实用中草药手册》载其“安神降压”；石菖蒲，《神农本草经》载其“通九窍”；广郁金，芳香宣散，善能清心开窍，二药配伍醒神益智，以治头晕昏沉；女贞子，《本草纲目》载其“强阴，明目”；谷精草主治目赤羞明，《本草纲目》言其“凡治目中诸疾，加而用之甚良”；陈皮理气和中，加强行气活血化瘀之功，以上 6 味为佐药；川牛膝活血通经络，《本草蒙筌》记载其“善理一身虚羸，能助十二经脉”，为方中使药。诸药合伍，共奏益气活血、化瘀通络之功。

二诊患者已无眼部不适，故减谷精草，加用天麻，意在“通血脉，开窍”（《日华子本草》），“久服益气力”（《神农本草经》）；泽泻，《神农本草经》载其“养五脏，益气力，肥健，久服耳目聪明”，《日华子本草》言之“补五劳七伤，主头旋”，二药同用，以利病证康复，守方继进，而达收治之功。[案例选自：刘海亮．刘持年治疗气虚血瘀型高血压病经验．湖北中医杂志，2018，40（2）：16–18]

4. 汗证

张某某，男，63岁，退休干部。2016年7月4日初诊。

现病史：患者夜间头汗多，双侧下肢发凉，口干，心烦，乏力，饮食、睡眠尚可，大便黏腻不爽，舌质黯淡，舌体略胖，边有齿痕，脉沉滑。

诊断：汗证。

辨证：心气虚弱，汗液外泄。

治则：益气养心，固表止汗。

处方：甘麦大枣汤合玉屏风散加味。浮小麦30 g，大枣5枚，生甘草6 g，生黄芪30 g，炒白术10 g，防风10 g，赤芍10 g，白芍10 g。6剂。水煎服，每日1剂。

二诊：7月25日。述服上方16剂，诸症减轻，感咽部不适，有时咳嗽，晨起为重，饮食睡眠可，二便正常，舌质红，舌体略胖，边有齿痕。苔白腻，脉沉略弦。上方加瓜蒌皮15 g，3剂，隔日1剂，水煎服。咳嗽减轻后，去瓜蒌皮，继服6剂，以资巩固。2个月后随访，汗证已愈。

按语：《素问·宣明五气》云“五脏化液，心为汗”，汗为心之液，心气虚弱，气虚失固，汗液外泄，故汗出；汗液外泄伤阴，必治心之气阴两伤，故心烦口干；气伤及阳，水液失于温运，故见双下肢发凉，大便黏腻不爽，以及舌象、脉象之证。治宜养心益气、固表止汗，方用甘麦大枣汤与玉屏风散加味治之。对于“汗证”，方中以小麦易为浮小麦，且剂量大，以加强益气养心止汗之功，正如《本草蒙筌》所载“浮小麦，先枯未实，敛虚汗获效如神”；大枣，《神农本草经》载其“补少气、少津液”；甘草，益精养气，益气和药，与小麦配伍补养心气，与大枣配伍，增其益气之效；三药合用，即甘麦大枣汤，具有益气养心、安神敛汗之功。《经方例释》赞誉此方为“诸清心方之祖，不独脏躁宜之，凡盗汗、自汗皆可用”。黄芪《医学启源》载其“治虚劳自汗”；麸炒白术健脾益气燥湿，兼治气虚自汗，《神农本草经》载其“止汗”；防风，《长沙药解》载其“敛自汗、盗汗”；三药组成玉屏风散，具有益气固表之功。赤、白芍并用，宗《本草求真》“白则有敛阴益营之力，赤则止有散邪行血之意；白则能于土中泻木，赤则能于血中活滞”之意，既可兼顾心之气阴虚弱、心脉瘀滞之变，又可使全方补中有活，补而不滞，扶正祛邪，两相兼顾。全方共奏养心益气、固表止汗之功。二诊加瓜蒌皮，取其理气宽胸治咳嗽，《医学衷中参西录》载其有“敛肺、宁嗽”之功。[案例选自：崔社通，王欣．刘持年应用甘麦大枣汤临床经验．山东中医杂志，2018，37（2）：138–141]

5. 不寐

张某，男，71 岁，公务员。2016 年 7 月 11 日初诊。

现病史：患者入睡困难 3 年来诊。患者 3 年前无明显诱因出现入睡困难，多方治疗效果不理想。现患者每日需要服用安定 3 ~ 4 片方能入睡，自感梦多易醒，胃纳正常，大便稀溏，小便正常，舌质暗红，苔白腻，脉沉弦。

诊断：不寐（睡眠障碍）。

辨证：肝不藏魂证。

治则：平肝安神。

处方：甲乙归脏汤加减。柴胡 10 g，白芍 20 g，钩藤 15 g（后入），天麻 9 g，珍珠母 20 g（包煎），首乌藤 15 g，夏枯草 15 g，荷叶 10 g，玫瑰花 5 g。7 剂，水煎服，每日 1 剂，早晚分服。

二诊：患者入睡时间缩短，安定服用量减至 1 片，处方珍珠母改为 30 g，夏枯草改为 20 g，玫瑰花改为 10 g，继服 7 剂，每日 1 剂，水煎服，早晚分服。

三诊：服药月余，诸症均明显好转，于上方加清半夏 15 g，每日 1 剂，继服半月，以巩固疗效。

按语：不寐，又称失眠，古代文献称为“不得眠”“不得卧”“目不瞑”等，是以经常不能获得正常睡眠为特征的一类病症。不寐的原因很多，如思虑劳倦、内伤心脾；阳不交阴、心肾不交；阴虚火旺、肝阳扰动、魂不守舍；心胆气虚，胃中不和等。本案不寐为肝不藏魂证。唐容川《血证论》指出：“肝藏魂，人寤则魂游于目，寐则魂返于肝。若阳浮于外，魂不入肝，则不寐。”患者入睡困难，梦多易醒，脉沉弦，正是不寐肝不藏魂证的表现。甲乙归藏汤，始见于清代名医费伯雄的《医醇剩义》，原书主治“身无他苦，饮食如常，唯彻夜不寐，间日轻重，如发疟然……左关独弦数，余部平平”。本案病证相符，方中柴胡疏肝解郁、调理肝用，白芍养阴柔肝、以补肝体，玫瑰花疏肝理气、和血散瘀，三者相伍，补肝体而助肝用。天麻、钩藤、珍珠母、夏枯草，平肝潜阳，使魂归于肝；首乌藤、荷叶养心安神。三诊加用清半夏 15 g，意取《灵兰要览》“从来不寐之证，前人皆以心肾不交治之，投剂无效，窃思阴阳违和，二气亦不交，椿田每用制半夏、夏枯草各五钱，取阴阳相配之义，浓煎长流水，竟覆杯而卧”之义，嘱其继服上方，每日 1 剂，隔日服用，以巩固疗效。［案例选自：袁琛皓，郭炜．刘持年运用玫瑰花治疗心系疾病验案举隅．山东中医杂志，2018，37（5）：427-428.］

五 经验方

1. 治慢性心力衰竭方

组成：人参 9 g（先煎），麦冬 12 g，北五味子 6 g，熟地黄 12 g，炮附子 6 g（先煎），生黄芪 15 g，丹参 10 g，葶苈子 10 g。

用法：水煎服。

功效：益气养阴，活血利水。

主治：慢性心力衰竭，证属气阴虚衰、血瘀水肿者。

方解：该方由《石室秘录》卷六之生气救脱汤（人参三两、麦冬一两、北五味子一钱、熟地黄一两、附子一钱、黄芪三两）加丹参、葶苈子组成。方中人参，补气生津养阴，“通血脉”（《名医别录》）为君药。黄芪，益气养阴，活血利水，《名医别录》谓其“逐五脏间恶血”“止渴”“益气、利阴气”，《衷中参西录》言其“利水消肿”；麦冬，养阴生津，润肺清心，兼能活血利水，《用药新法》谓之“补心气不足”，《本草再新》载其“祛瘀生新”，《长沙药解》载“麦冬得人参清金益气，生津化水”，与黄芪同用，助君药人参益心气，养心阴，活血利水，共为臣药。附子能补火助阳。该方用量轻微，与人参同用，实为《辨证录》卷 2 治亡阴脱证之独参汤（人参三两、附子三分），以增助参、芪益气养阴之功，另据《神农本草经》记载附子“破癥坚积聚血瘕”，具有活血之功，《药雅》记载附子“温经逐水”，尚有利水之功；熟地黄，补血活血，滋阴益精，精生则阴长，《珍珠囊》言其“补血虚”“通血脉，益气力”；五味子，益气养阴、生津消水肿，《神农本草经》言其“主益气”“强阴”，《日华子本草》谓之“消水肿”，《本草纲目》谓其“生津止渴”“补元气不足”，《实用中药辞典》载其“益气生津，宁心安神”；丹参，活血化瘀，养血安神。《神农本草经》言其“益气”，《滇南本草》载其“养心定志，安神宁心”“治惊悸不寐”；葶苈子，利水平喘，《药性论》载其“利小便”“治喘息”，《心印绀珠经》谓之“除遍身水肿”。以上五药，共为方中佐药。丹参入心经，兼作使药之用。诸药合用，共奏益气养阴、活血利水之功。

另外，需要说明的是，数方合用是中医推崇而常用的处方方法，《素问·异法方宜论》所载“杂合以治，各得其所宜”是其理论依据。合用方的功能、治证病机相同或相近，或有重叠、交叉；制方思路与合用方中的药物、配伍方法、功效特点一致，是数方合用的基础。该方选用《医学启源》卷下生脉散（人参、麦冬、五味子），益气养阴，生津止渴；《辨证录》卷六人参麦冬汤（人参、麦冬），益气养阴安神；《景岳全书》卷五十一两仪膏（人参、熟地黄），补精气、真阴；《三因极一病证方论》卷九玉屑膏（人参、黄芪），补元气、益精血；《辨证录》卷二独参汤（人参、附子），益气养阴，治阴脱；《普济方》卷二芪味丸（黄芪、五味子），益气养阴；《卫生宝鉴》卷十四人参葶苈丸（人参、葶苈子），益气利水、消肿平喘；《中国当代名医经验方大全》二参汤（人参、丹参），益气活血，宁心安神。八方合用，而成益气养阴、活血利水之方。

临床应用：①本方适用于治疗慢性心力衰竭。心力衰竭系指各种原因引起的心脏舒缩功能异常的一种综合征，即伴有临床症状的心功能不全。中医多参照“喘证”“心悸”“悬饮”“水肿”等病证论治。临床表现多为本虚标实夹杂之证。本虚以气虚、阳虚、血虚、阴虚、气阳虚衰、气阴虚衰为主；标实以血瘀、痰饮、水肿多见。治疗多以益气、温阳、补血、养阴、活血、化饮、利水为治。本方所治，为冠心病、高血压性心脏病所致的慢性充血性心力衰竭，症见心悸，气短，神疲乏力，胸闷，面色苍白，汗出，口干，浮肿，口唇青紫，舌质暗红或淡紫，苔薄白，脉虚数。辨证属气阴虚衰，血瘀水肿证。②病情较轻者（心功能Ⅰ～Ⅱ级者），可单独应用。③病情较重者，可配合西药血管紧张素转化酶抑制剂（ACEI）、ARB、利尿剂、地高辛及其他正性肌力药物。

使用注意：①病情严重者需配合其他药物治疗。②方中附子系有毒药品，应严格按用量用法服用。③年老体弱、过敏体质患者慎用。④Ⅱ度以上房室传导阻滞者、对本方过敏者禁用。⑤服用洋地黄制剂、β受体阻滞剂，急性心肌梗死、甲亢性心脏病导致心力衰竭者，心动过缓、低钾血症者慎用。

2. 治稳定劳力性心绞痛方

组成：熟地黄 12 g，当归 12 g，川芎 10 g，白芍 15 g，肉桂 6 g，乳香 9 g，没药 9 g，生延胡索 12 g，黄芪 30 g。

用法：水煎服。

功效：养血活血，通脉止痛。

主治：稳定性心绞痛，证属阴血不足、心脉瘀滞者。

方解：该方由《外科正宗》卷一托里定痛散（熟地黄、当归尾、川芎、白芍、肉桂、乳香、没药、罂粟壳），生延胡索代罂粟壳，加黄芪而成。方用《理伤续断方》四物汤（熟地黄、当归、白芍、川芎）养血活血；乳香、没药、生延胡索，理气活血，通脉止痛；肉桂“主心痛”（《名医别录》），“温经通脉，散寒止痛”（《实用中药辞典》）。罂粟壳为有毒之品，临床已禁止使用，用生延胡索代之。延胡索有炒延胡索、醋延胡索、酒延胡索，其中以醋制品止痛作用较明显，但延胡索经醋制后，其中的季胺碱含量降低。延胡索中的季胺碱是治疗冠心病的有效成分，故治疗冠心病，延胡索以生用为佳。《本草纲目》载延胡索“活血利气止痛”，《雷公炮制论》言其“心痛欲死，速觅延胡”，方中用其代替罂粟壳以保证疗效。活血之品易伤人正气，故加用黄芪益气兼能“逐五脏间恶血”（《名医别录》）。诸药合用，共奏养血活血、通脉止痛之功。

临床应用：①托里定痛散，原治“痈疽溃后，血虚疼痛不可忍者”，今加黄芪，易罂粟壳治疗稳定劳力性心绞痛。稳定性心绞痛是在冠状动脉狭窄的基础上，由于心肌负荷加重引起的心肌急剧暂时性缺血、缺氧的临床综合征。其主要临床表现为阵发性前胸压榨性疼痛，可放射至心前区和左上肢尺侧，常发生于劳力负荷增加时，疼痛持续数分钟，休息或口服硝酸酯类药物后消失。据其临床表现，中医多参照“胸痹”“心痛”等病症进行辨治。“心脉瘀阻”是其主要病机，其特点为本虚标实，虚实夹杂。本虚以气阳虚、气阴虚、阴血虚为主，标实以气滞、痰阻、血瘀、寒凝为标。本方所治，为阴血不足，心脉瘀滞。症见胸痛，胸闷，消瘦明显，头晕，神疲乏力，心烦失眠，口干漱水不欲咽，舌暗红少苔，脉数而无力。②疼痛明显者，方中可加入丹参 15 g，川芎改为 15 g，或同时服用复方丹参片等制剂。

使用注意：①服药期间，心绞痛加重或持续发作时应停药，改用其他治疗方法。②服药 1 周，疗效不明显时可加用西药。

3. 治慢性肺源性心脏病缓解期方

组成：人参 9 g，麦冬 12 g，五味子 9 g，黄芪 30 g，生白术 12 g，防风 10 g，制半夏 9 g，茯苓 15 g，桃仁 9 g，当归 9 g，红花 9 g，丹参 12 g，甘草 6 g。

用法：水煎服。

功效：益气养阴，除湿化痰，活血化瘀，利水消肿。

主治：慢性肺源性心脏病缓解期，证属气阴两虚、湿痰血瘀者。

方解：方用《医宗金鉴》卷五十八生脉六均汤（人参、麦冬、五味子、半夏、陈皮、茯苓、甘草）益气养阴，除湿化痰；《证治宝鉴》卷一黄芪益气汤（人参、麦冬、五味子、黄芪、白术、陈皮、甘草）益气补肺，与上方合用，治疗肺之气阴虚衰，湿痰内停之证；《医方类聚》卷一百五十玉屏风散（黄芪、白术、防风）益气补肺固表，治自汗、易感风邪；"血不利则病水"，故用《医林改错》卷下黄芪桃红汤（黄芪、桃仁、红花）益气活血祛瘀；《伤寒大白》卷二当归红花汤（当归、红花）活血养血；《中医当代名医验方大全》二参汤（人参、丹参）益气活血。与以上二方合用，增其益气活血利水之功。诸方合用，共奏益气养阴、除湿化痰、活血化瘀、利水消肿之功。

临床应用：①该方适用于慢性肺源性心脏病缓解期。该病是慢性阻塞性肺疾病的晚期表现，常反复加重，心肺功能逐渐损害。据其临床表现，中医多参照"肺胀""喘证""水肿"等进行治疗。该病缓解期，以正虚为主，本虚邪实。正虚以气阳虚衰为主，而气阴虚衰临床亦常显现。邪实以湿痰、水饮、血瘀为主。湿痰、水饮、血瘀，在不同阶段有主次之分，但也可互相转换，相互影响。该方治证，为慢性肺源性心脏病缓解期，气阴两虚、湿痰血瘀证。症见咳喘气短，动则喘甚，痰白量多，不耐劳作，自汗，易感冒，面色无华，舌质紫暗，舌下静脉瘀血，脉细涩或细数者。②患者兼见水肿时，方可加冬瓜皮、车前子等甘淡性平的利水消肿之品。慎用温阳利水药，以免阴液亏乏，痰液增稠，阻碍气机，加重病情。③利水药用量不宜过重，必要时可佐益气养阴之品。④该方以扶正固本为主，肺心病急性加重期不宜单独服用。

使用注意：①肺心病咳喘，吐黄色痰且黏稠，发热恶寒的患者忌用。②服药期间，饮食宜清淡，忌烟酒、辛辣油腻食品。③服用本方3周效果不明显，应停服，酌情改方。

4. 治心脏神经官能症方

组成：合欢花9 g，玫瑰花9 g，川芎3 g，西洋参6 g，麦冬12 g，五味子6 g，茯神9 g，当归10 g，黄芪12 g，柏子仁10 g，炒酸枣仁12 g，炙甘草6 g。

用法：水煎服。

功效：疏肝解郁，益气养阴，养血安神。

主治：心脏神经官能症，证属肝郁不疏、气阴不足、心血失养、心神不安者。

方解：该方由《傅青主女科·产后编》卷下养心汤（人参、麦冬、五味子、炙黄芪、川芎、当归、茯神、远志、柏子仁、炙甘草），西洋参代人参，减远志，加合欢花、玫瑰花而成。方中合欢花，安神，理气，疏肝解郁，《医学入门·本草》“主安五脏，利心志……令人欢乐无忧”，江西《中草药学》“治肝郁胸闷”为君药；玫瑰花，疏肝解郁，和血行血。二药同用，疏肝解郁，和血安神；川芎，活血行气，条达肝血，以治肝郁，《本草纲目》言其“解诸郁”为臣药。方中以生脉三味（西洋参、麦冬、五味子）益气养阴，养心除烦；当归、黄芪补气生血；茯神、柏子仁、炒酸枣仁养心安神，为佐药。川芎“通阴阳气血之使”（《本草纲目》）为使药。炙甘草益气和中，调和诸药亦为使药。诸药合用，具有疏肝解郁、益气养阴、养血安神之功。

临床应用：①本方适用于心脏神经官能症。该病以心血管系统功能紊乱为主要临床表现，可兼有神经官能症的其他表现。中医据其临床表现，多参照“心悸”“郁证”“脏躁”等病症进行治疗。肝郁不疏为其重要病机，多采用疏肝解郁的治法。肝郁不疏的同时，常兼见气阴不足、气血虚弱、痰热扰心、血瘀心脉等病证。在疏肝解郁的基础上，辅以益气养阴、补气养血、清热化痰、活血通脉等治法。本方所治，为心脏神经官能症，肝郁不疏、气阴不足、心血失养、心神不安证。症见胸胁烦闷，心悸易惊，气短，神疲乏力，失眠多梦，记忆力减退，汗出，口干，舌淡，苔薄白，脉虚弱无力。②若合并胸闷痞满，口苦口干，舌红苔黄腻等症者，可与黄连温胆汤合用。

注意事项：①外感发热，畏寒者禁用。②合并高血压、心脏病、肝病、糖尿病、肾病等慢性病患者慎用。③素体阳虚，平时怕冷，不敢进食生冷食物，食后易出现腹部不适，甚则腹泻者慎用。

5. 治病毒性心肌炎恢复期方

组成：人参 10 g，麦冬 15 g，五味子 6 g，生黄芪 20 g，甘草 6 g，黄连 6 g，当归 12 g，炒酸枣仁 15 g。

用法：水煎服。

功效：益气养阴，清退余热。

主治：病毒性心肌炎恢复期，证属气阴两虚、余热未尽、血脉瘀阻、神志不安者。

方解：该方由《外科精要》五味子汤（人参、麦冬、五味子、黄芪、甘草）加当归、黄连、炒酸枣仁组成。方中人参益气兼能生津，“补五脏六腑，保中守神”（《药性论》），《医学启源》载其“补元气，止渴，生津液”，本品尚能“通血脉”（《名医别录》），具有活血通脉之功，为君药。麦冬，养阴益心，又可清热除烦，“泻肺中伏火，清胃中之邪热，补心气之劳伤”（《本草新编》），《本草汇言》谓其“主心气不足，惊悸怔忡，健忘恍惚，精神失守”；五味子，善补心气，敛心阴，生津止汗，《用药法象》言其“生津止渴”“补元气不足，收耗散之气”，与麦冬共为臣药。以上三药相合，一补一清一敛，共奏补心气、养心阴、清心火之功。黄芪“益气，利阴气”（《名医别录》），“补五脏之虚”“通调血脉，流行经络”（《本草逢原》），故用黄芪补气，益阴，兼化瘀血；当归为补血和血，通脉活血之药品，《日华子本草》言其“破恶血，养心血”，《本草再新》谓其疗“血脉不和，阴血不足”；黄连，清热泻火解毒，且善“泻心火”（《珍珠囊》），“止惊悸烦躁”（《日华子本草》）；酸枣仁，宁心安神，《药品化义》云其疗“心虚不足，精神失守，惊悸怔忡，恍惚多忘，虚汗烦渴”。以上三味为佐药。甘草补心气，缓惊悸，调和诸药，《日华子本草》载其“补五劳七伤，一切虚损，惊悸，烦闷，健忘”。综观全方，以益心气、养心阴为主，以化瘀血、清热毒、安心神为辅，标本兼顾。另外，该方亦为数方合用之剂。方中寓有《医学启源》卷下生脉散（人参、麦冬、五味子），益心气，养心阴，清心火；《串雅内编》元德膏（生脉散加当归），益气养阴，补血活血；《幼科发挥》人参安神汤（人参、麦冬、当归、生地、黄连、茯神、炒酸枣仁）中的大部分药味，取其益气养阴，清退余热。

临床应用：病毒性心肌炎是由于各种病毒引起的心肌局限性或弥漫性的急性、亚急性或慢性炎症。中医多参照“心悸”“怔忡”“虚劳”“胸痹”等病症治疗。根据临床观察对本病的治疗，应根据其急性期、恢复期、慢性期和后遗症期之不同，采用不同的治法。本病急性期，热毒证比较明显，慢性期则以气阴两伤为主，后遗症期瘀血证显现，往往形成虚、毒、瘀三者互见之征。而恢复期在病毒性心肌炎急性期后（病程一般在 6 个月以上）出现，患者的临床表现与异常心电图逐渐好转，中医辨证为气阴两虚，余热未尽，血脉瘀阻，心神不安证，症见心悸，胸闷，乏力，心烦，口干，盗汗，失眠，午后低热，舌红少苔，脉细数或结代。

注意事项：①若存在畏寒、肢冷等症状，实为气阳不足之证，应暂停使用本方，或另处他方。②服本方 1 个月，如症状无明显改善者，应停止服药，酌情治疗。③对本方过敏者禁用，对本方中任何一种成分过敏者，禁用。④孕妇忌服。

6. 治高血压病方

组成：熟地黄 15 g，山药 15 g，山茱萸 9 g，泽泻 15 g，茯苓 12 g，牡丹皮 12 g，肉桂 6 g，炮附子 6 g，车前子 15 g（包煎），川牛膝 12 g。

用法：水煎服。

功效：补益肾气，利水消肿。

主治：老年高血压病，证属肾气虚衰、水湿内停者。

方解：本方由《金匮要略》肾气丸（熟地黄、山药、山茱萸、泽泻、茯苓、牡丹皮、肉桂、附子）的基础上加车前子、川牛膝而成。肾气之虚，系因肾之阴精不足，化源匮乏，“气因精而虚”所致。阴精不足，自当补精化气，故重用熟地黄、山药、山茱萸滋肾益精，以补生气之源；滋阴之品，有助湿碍邪之虑，故用泽泻、茯苓利水渗湿；牡丹皮寒凉清泄，调血分之滞。三药寓泻于补，使邪去而补药得力。方配肉桂、附子用量虽稍有增加，但仍低于熟地黄、山药、山茱萸用量，温阳之力仍不足，滋阴之中，旨在化生肾气，可见其立方之旨乃在于微微生火，化生肾气，取其“少火生气”之义。方中车前子与茯苓同用，渗利导下，利水消肿。诸药配伍，共奏补益肾气、利水消肿之功。

临床应用：该方可用于老年高血压病。中医认为，老年高血压病，多因年老肾虚所致。肾藏五脏之精气，肾虚具体又有肾气虚、肾阳虚、肾阴虚之分。由于脏腑相关，在本病中，肾与肝、脾关系更密切。肾阴不足，肝失所养，则出现肝阳上亢；肾主水，肾虚水不济火，则导致心肾不交；肾阳虚衰，不能温煦脾阳，又可导致脾失健运，痰湿内生。其主要治法为平肝潜阳，滋阴降火，交通心肾，补肾阳，益肾阴，平补阴阳，益肾气等。本方具有补益肾气、利水消肿之功。临床适用于年龄较大、高血压病史较长者，中医辨证为肾气虚衰、水湿内停。症见头晕，耳鸣，耳聋，心悸，健忘，身倦，神疲，失眠，嗜睡，下肢水肿，大便难，小便频或不利，既不耐寒又不耐热，舌淡胖，苔薄白，脉沉弦。

不良反应：个别患者服药后偶见胃部不适，一般可自行缓解。

使用注意：①治疗老年高血压病，用药宜从小量开始，逐渐加大，在服药过程中，只要患者无不良反应，要守法守方，不要轻易改法易方，只有长期服用，才能见效。②与西药降压药同时服用时，应间隔半小时以上。③慢性胃炎及消化性溃疡者，需注意服药后的胃肠道反应，不适感明显者应停药。④继发性高血压者忌用。⑤虚寒体质的高血压患者不宜使用。

7. 治短暂性脑缺血发作方

组成：当归 12 g，生山楂 15 g，红花 9 g，香附 10 g，乌药 9 g，青皮 9 g，木香 6 g，泽泻 10 g，野葛根 30 g，川芎 9 g。

用法：水煎服。

功效：活血祛瘀。

主治：短暂性脑缺血发作，证属瘀血阻络者。

方解：本方由《景岳全书》卷五十一通瘀煎（当归尾、山楂、红花、香附、乌药、青皮、木香、泽泻）加野葛根、川芎组成。方用当归“除客血内塞”（《名医别录》）；山楂“善入血分而为化瘀血之要药”（《医学衷中参西录》）；红花“破血、行血、活血”（《本草汇言》），三药同用活血化瘀。香附“调血中之气”（《滇南本草》），“开气郁，调血滞”（《本草汇言》），“止头痛”（《药性能毒》）；乌药“气血凝停”（《本草通玄》），“快气宣通、疏散凝滞，甚于香附”（《药品化义》）；青皮“主气滞，破积结”（《珍珠囊》）；木香“调诸气不可无”（《心印绀珠经》）。四药同用，行气以助血行。“血不利则病水”，故用泽泻渗湿利水，以防水患。《日华子本草》谓其“治五劳七伤，主头眩，耳虚鸣”。因血瘀气滞，故用野葛根“生者破血”（《本草拾遗》）；川芎“治头痛，破血蓄，通血脉”（《本草正》），“治头痛，颈痛”（《珍珠囊》）。二药合用，助当归、山楂、红花活血化瘀。诸药合用，共奏活血祛瘀之功。

临床应用：①该方适用于短暂性脑缺血。该病系指颈动脉系统或椎基底动脉系统一时性脑血管缺血引起局限性脑功能障碍。临床表现为突然发病，其症状根据受累的血管而异。颈动脉系统缺血发作，以偏侧肢体或单肢发作性轻瘫和感觉减退、单眼失明、语言障碍为常见；椎基底动脉系统缺血发作，以眩晕、呕吐、复视、共济失调等常见。通常持续数分钟至数小时，并在 24 小时内完全缓解，不留任何神经功能损害，但可反复发作，约 1/3 病人发生脑梗死。根据临床症状，可参照中医“头痛”“眩晕”“中风”进行治疗。本方所治，为短暂性脑缺血，瘀血阻络证。症见中风先兆症状发作，头晕头痛，肢麻肉瞤，一时性言语不利，记忆力减退，睡眠异常，精神不振，面色晦暗无华，舌质淡暗，舌下脉络迂曲，苔薄白，脉弦或涩。②缺血性脑血管病恢复期，亦可应用该方治疗。

注意事项：①服药期间饮食宜清淡，忌食生冷、油腻食品及烟酒。②月经期、孕妇及有出血倾向者禁用。③目赤，咽干，大便干燥者慎用。

8. 治 2 型糖尿病腹泻方

组成：熟地黄 12 g，山药 24 g，山茱萸 12 g，泽泻 30 g，茯苓 15 g，牡丹皮 9 g，补骨脂 12 g，五味子 9 g。

用法：水煎服。

功效：利湿滋阴止泻。

主治：2 型糖尿病顽固性腹泻，证属阴虚湿盛者。

方解：本方由《小儿药证直诀》卷下之六味地黄丸加补骨脂、五味子，重用泽泻、茯苓组成。该方通过调整六味地黄丸中补、泻药品的用量比例，使其功用有所变化，由原来的滋阴为主，改变为利湿为主，而成利湿滋阴之剂。同时，在方中又加入五味子，取其收涩止泻，加入补阳之品补骨脂，蒸发脾肾之阳，使阴湿得阳以化，如此用药对于止泻颇有裨益。现代研究证实，六味地黄丸及其加入的药品，具有降低血糖的功效。如是，该方具有利湿滋阴止泻之功。

临床应用：①该方适用于 2 型糖尿病顽固性腹泻。糖尿病腹泻与糖尿病的其他并发症相比，临床较为少见。然而，随着糖尿病发病率的升高，亦逐渐增多。本病的发生，常见于患病日久的患者，临床表现以腹泻与便秘交替出现，腹泻数次或十数次，甚则失禁，无腹痛或轻微腹痛，大便常规及细菌培养阴性，多数患者呈间歇性腹泻，仅少数呈持续性腹泻。腹泻多在夜间或食后出现，常与情绪波动、进食生冷油腻以及血糖控制不力有关，而且伴有神经病变，亦有少数患者血糖控制满意而不伴有神经病变。据此，中医认为，本病系糖尿病日久，损伤脾气，加之进食生冷油腻、情绪波动及寒邪外袭等，重伤于脾，致使脾气虚弱，脾失健运，不能化湿，湿瘀日久化热伤气、伤阴，甚则伤阳，而致腹泻。临床以脾气虚弱，脾肾阳虚证多见。而阴虚湿盛者易被忽视，本方所治为糖尿病腹泻，阴虚湿盛证。症见大便溏泻，腹痛不甚，有时肠鸣、消瘦，腰膝酸软，手足烦热，心烦不安，舌红少苔，脉细数。②血糖控制不满意的患者，服用此方的同时，可加用口服降糖药或胰岛素。

注意事项：①服药期间，患者出现便秘时，应停止服用本方。②怕冷、四肢不温，腹泻兼见水肿、少尿者，忌用本方。③忌食生冷、油腻、辛辣食品，忌烟酒。④避免长期精神紧张，适当进行体育活动。

9. 治甲状腺功能亢进症方

组成：西洋参 9 g，黄芪 30 g，生地黄 10 g，熟地黄 10 g，麦冬 12 g，知母 9 g，当归 10 g，白芍 12 g，黄柏 6 g，黄连 6 g，黄芩 9 g，甘草 6 g。

用法：水煎服。

功效：益气养阴，养血清热，固表止汗。

主治：甲状腺功能亢进症，证属气阴两虚、阴虚火旺者。

方解：滋阴养荣汤首见于《医学入门》卷四，由人参、当归、生地黄、麦冬、芍药、知母、黄柏、甘草、五味子组成。功能益气养阴，养血清热。原治消渴，汗下过多，内亡津液，或病后水亏火炎，口燥咽干。当归六黄汤始见于《兰室秘藏》卷下，由当归、生地黄、黄芩、黄柏、黄连、熟地黄、黄芪组成。原书载其“治盗汗之圣药也”，临床以盗汗面赤，心烦溲赤，舌红，脉数为使用要点。析其组方，实为四方合用，另有《辨证论》卷六人参麦冬汤（人参、麦冬）益气养阴，宁心安神；《串雅内编》元德膏（人参、麦冬、五味子、当归）益气滋阴养血。四方合用，共奏益气养阴、养血清热、固表止汗之功。

临床应用：①本方用于甲状腺功能亢进症。甲状腺功能亢进症是指由各种原因导致甲状腺病态地分泌过量的甲状腺激素所致的一组常见内分泌病。临床表现包括纳亢，体重减轻，怕热多汗，低热，乏力，性情急躁，失眠，心悸，心动过速，皮肤潮热，突眼等。根据其临床表现，中医多参照“气瘿”进行辨治。刘持年教授认为，本病初病多实，以气郁为先，多见气滞、肝火、痰凝、血瘀等证。病久多虚，见有气虚、阴虚、气阴两虚或阴虚火旺等证。其中尤以气阴两虚，阴虚火旺最为常见。滋阴养荣汤与当归六黄汤合用，益气滋阴，养血清热，固表止汗。症见心悸怔忡，怕热多汗，纳亢形瘦，失眠多梦，面红眼突，心烦易怒，神疲乏力，腰酸肢软，肢体震颤，口干咽燥，舌质红，苔薄白，脉细数。②方中黄芪为治疗甲状腺功能亢进症的首选药物，用量宜重。临床实践证实，重用黄芪不仅能改善临床症状，而且对降低血清 T_3、T_4 的含量，均有明显的效果。③甲状腺肿大者，中医一般习用海藻、昆布等软坚消瘿药，但海藻、昆布类，含碘量较高，不宜使用。而应采用夏枯草、牡蛎等含碘量较少的软坚散结药，或用赤芍、牡丹皮、桃仁等化瘀散结药，更为贴切。④在医师指导下可与西药同用。

使用注意：①忌食油腻食物。②呕吐、腹胀、便稀、咳嗽痰多者慎用。③感冒发热患者不宜使用。

对于中医来说，中药处方是衡量处方者的医学造诣和专业水平的试金石。此处选择刘持年教授常用处方作为临床经验介绍，虽然不能全面反映他的中医学术水平和临床诊疗经验，但是客观反映了他的处方用药风格，既尊重传统中医的继承，又不断涌进现代医学科学理念，诊病时“病证互参，方证对应”。在继承前人用方经验“加、减、穿、合、摘、变”的基础上，刘持年教授通过长期临床实践与总结，针对不同疾病的特点，逐渐形成了自己的临证思辨方法，提出“保、加、减、改、合、参”等处方方法。“保”即在方证相合的情况下，直接应用原方。“加”即在治证、病机、主症及君药不变，而次症、兼症增加的情况下，随之增加药味。“减”即在治证、病机、主症及君药不变，而次症、兼症减少的情况下，随之减少药味。“改”一是依据治证病机，引申引用，移治他病；二是改变方中药物剂量，显昭新效。“合”即数方相合，效用相济，增强疗效，扩大应用范围。“参”即参考现代研究成果，治疗现代疾病，体现处方的新颖性。上述诸法，依据病情，有时可以单独应用，有时需要配合应用，需要灵活圆通，切忌执守死板，达到“化合”的目的，而取得新效。

（整理者：黄海量）

张继东

一 医家简介

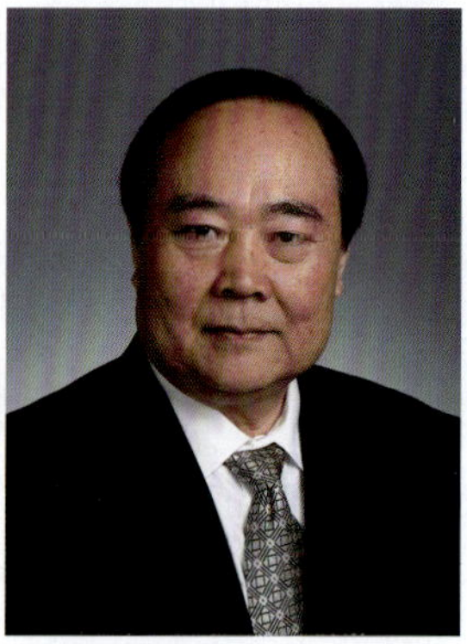
张继东

张继东，男，1949年12月出生于山东省泰安市，1970年毕业于山东省中医药学校，1976年毕业于山东中医学院（现为山东中医药大学），1982年山东中医学院伤寒专业研究生毕业，1995年首批全国老中医药专家学术经验继承工作合格出师，为全国知名中医老年病专家陈克忠教授学术经验继承人。张继东曾于1970—1973年在山东省肥城市人民医院中医科工作，1976年于山东中医学院中医系毕业后一直在山东医科大学附属医院（现为山东大学齐鲁医院）工作，二级教授，主任医师，山东大学博士研究生导师。曾任山东大学齐鲁医院中医科主任、中医学教研室主任、山东大学医学院中医学研究所所长、山东大学齐鲁医院学术委员会委员。为第三、五及六批全国名老中医药专家学术经验继承工作指导老师，国家中医药管理局“张继东全国名老中医药专家传承工作室”建设单位指导老师，以及山东省中医药管理局“张继东山东省名中医药专家传承工作室”建设单位指导老师。曾为山东大学齐鲁医院杰出学术带头人、山东大学齐鲁医院首批知名专家、山东省首批名中医药专家、山东名老中医、国医杰出专家，曾被评为山东医科大学、山东大学、齐鲁医院优秀党员、先进科主任、全省中医工作先进个人（三等功）等。

张继东曾任中华中医药学会心病分会常务委员、中国中西医结合学会心血管病专业委员会委员、中国中西医结合学会虚证与老年病专业委员会委员、中国医师协会中西医结合医师分会心血管病学专家委员会常务委员、世界中医药学会联合会脉象研究专业委员会理事、中华中医药学会继续教育分会常务委员、原中华中医药学会急诊分会胸痹专业常务委员、山东中西医结合学会常务理事、山东中西医结合心血管病专业委员会主任委员及活血化瘀专业委员会副主任委员、山东中医药学会心脏病专业委员会副主任委员、山东省医师协会中西医结合医师分会副主任委员、山东省保健科技协会常务理事、山东省心功能研究会常务理事、山东省疼痛研究会常务理事及中医药镇痛专业委员会主任委员等。曾任《山东大学学报》(医学版)审稿人、《中华中西医杂志》等多家杂志编委，以及山东省、教育部、国家科技部863科技计划及国家自然科学基金评审专家，参与多省的科技奖励和立项的评审工作，为国家科技奖励评审专家库成员。

张继东教授临床擅长治疗心脑血管疾病、胃肠道疾病以及老年疾病等，多年来在国内外杂志发表论文100余篇，其中SCI收录17篇；出版著作17部，其中主编有《心血管病当代中医治疗》等3部，副主编有《经方研究》等3部；并五次参编全国高校规划教材《中医学》及《中医护理学》。曾主持科研课题9项，其中主要有：①益肾活血胶囊对同型半胱氨酸致兔动脉粥样硬化相关炎症因子基因表达调节的研究(国家自然科学基金委)；②芩丹胶囊对高血压血管外膜重构及TGF-β_1/Smad信号转导通路的影响(国家自然科学基金委)；③中药治疗高半胱氨酸血症及其动脉硬化的机理研究(省自然科学基金委)，曾获得科技奖励15项，其中以第一完成人获山东省科学技术进步奖二等奖2项、三等奖2项，山东省教育厅科学技术进步奖二等奖4项。作为第二、三完成人曾获教育部科学技术进步奖二等奖及山东省科学技术进步奖三等奖等7项。

二 成长之路

张继东出生于农村，当时农村生活比较艰苦，缺医少药，尤其在百废待兴的20世纪50—60年代更为严重。但农村人受祖辈的影响，有病喜欢看中医，他们信中医，普通感冒发热到乡诊所找中医大夫抓几副中药吃，病就好了。张继东记得小时候发热咳嗽非常难受，母亲带他去看中医，没吃几副药就热退咳止了，这让他感受到了中药的神奇。所以，他从小就崇拜中医，甚至天真地认为中医无所不能，只要有好的中药材就能治好所有的疾病。

山东省中医药学校

1967 年中学毕业后，张继东毫不犹豫地选择了山东省中医药学校（当时叫山东省莱阳中医药学校，据说该校是当时全国四个中医药学校之一，现更名为山东中医药高等专科学校），从此踏进了中医之门。该校师资力量较好，中医内科学的王老师、毕老师，中药学的吕老师，针灸学的马老师等，都是山东省中医药界的老一辈知名专家。学校自编教材，内容虽然简单，但实用性较强，偏于临床，面向基层。学校有军宣队领导，实行军事化管理，鼓励老专家上课，所以我们有幸聆听了老专家们的授课。但由于学制较短，大家主要学习了临床应用的课程，经典著作只做了简单介绍。临床实习时张继东跟着即墨县店集中心医院的两个老中医实习，年长的老中医擅长脉诊及内、妇科杂病；另一位老师擅长治疗肝炎等传染病。他们在当地的威信非常高，求诊者众多。当时张继东虽然不能全部理解他们辨治疾病的思维方法和经验，但他初步学习了诊治疾病的技能，训练了理论应用于临床的能力。两位老师给病人诊病的情形至今令他记忆犹新，他们是张继东终生难忘的临床启蒙老师。在山东省中医药学校的学习使他初步学习了中医学的基本知识，也由此开始了中医学之路。

肥城县人民医院

1970 年 1 月张继东毕业分配至肥城县人民医院中医科。当时他去肥城县委组织部报到时负责人说，县医院中医科的大夫年龄都大了，需要年轻人。真可谓语重心长。张继东一方面为组织的信任、分配的单位好而感到高兴（当时能够分配在县医院就很好了，大都去了公社医院），另一方面也为自己的学历低、知识少而暗下决心努力学习。县医院中医科是综合科室，针灸及骨科都属于中医科，有擅长中医内、妇科的传统师承老大夫，也有刚从山东中医学院毕业的大学生，更有本地区乃至全省有名的梁氏祖传骨科传人。张继东虚心向老前辈们学习，不断了解和掌握他们的诊病用药经验。自己平时认真诊治病人，从实践中学习并不断总结经验，对于各种常见病做过大量的学习记录和小结，经常在医院的图书室阅读新出版的有限的医学书籍和杂志。当时虽有政治运动的干扰，但他的临床能力还是得到了很大的提高。因科里人少，张继东还兼着针灸，每年还帮助骨科熬两次膏药。由于年轻，他平时值班多，行政杂务干得也多，包括院里交给的一些事务性工作，受到了同事们的好评以及领导的肯定。张继东在肥城县人民医院工作了三年零八个月，临床上虽然有提高，但也让他意识到辨识疾病的能力和掌握的知识是远远不够的，需要进一步学习和充实。

1973年的上半年，院领导通知他去参加大学招生考试。此消息让他非常惊喜。张继东常因学历低而自卑，上大学是他梦寐以求的事情。他赶紧复习数理化，还找了老师辅导，可能因为过度紧张和疲劳，考试前他起了一身荨麻疹，输了液才下去。考试成绩下来，他竟然考了全县卫生系统第三名！尽管因某些原因国家废除了此次考试，仍以推荐为主，但这次高度紧张地复习考试的一幕永远留在了他的记忆里。不久山东医学院的老师来肥城招生，征求他的意见是报医疗系还是中医系，他又毫不犹豫地选择了中医系（当时山东中医学院与山东医学院合并，为中医系，后分开）。就这样他很幸运地成为73级工农兵大学生。

山东中医学院

当时学校在楼德开门办学，张继东在那度过了一个学期后返回济南。在全国“抓革命，促生产”的大形势下，学校教学秩序比较好，尤其令中医系73级同学们感到荣幸的是，山东中医事业的奠基人、德高望重的老师们，如周凤梧、张珍玉、张志远、李克绍、徐国仟、周次青、刘献琳、张灿岬、尚德俊等教授亲自授课。他们学识渊博，诲人不倦，大大提高了教学质量。三年多的学习使张继东的中医学水平上升到一个新的层次。由于他以前有一点基础，会带着问题去学习，理解得也更快一些，但也有偏信自己的小经验而误认为临床用不着的知识，掌握得就不够扎实。大学毕业后张继东被分配至山东医学院附属医院中医科工作。1978年他又参加了山东中医学院举办的为期一年的理论提高班（俗称为“回炉班”），又较为系统深入地学习了《黄帝内经》《伤寒论》《金匮要略》以及温病学、中药学等的经典理论，再次聆听了张珍玉、李克绍、刘献琳、周次青、刘承才、史慕山等教授的精彩讲解，越学越感到经典理论的奥妙以及其指导临床的重要意义。

攻读伤寒专业研究生

1979 年张继东考取了山东中医学院第二届硕士研究生，师从于徐国仟教授，学习伤寒专业。因他做过几年的临床，在学习经典著作的过程就认识到仲景的《伤寒论》《金匮要略》的理法方药不仅是辨证论治的重要理论和方法，而且它有很强的临床实用性。所以他很早就认真地、全面系统地学习了《伤寒论》原文，以及多家的注释。适逢李克绍教授的《伤寒解惑论》出版，张继东认真地研读了此书，对李教授的多处独特的见解更是反复学习。徐国仟教授是中医学理论大家，他博览群书，知识渊博，精通《黄帝内经》《伤寒杂病论》等经典著作以及后世各家学说。他带教认真，治学严谨，要求学生熟读原文，深刻理解。对于《伤寒论》条文有分歧处，他往往能讲出古代或近代伤寒名家的多种观点，循循善诱。

徐国仟教授是教学名师，讲课很好，他将庞杂的六经病证高度概括，归纳分析，用毛笔字写的图表挂在黑板的一侧，其声音洪亮，抑扬顿挫，思路条理清晰，既能提纲挈领，又有疑难解析，是一次高水平的学术讲座。徐老师对学生提出的问题总是耐心地解答，记得有一次大家谈起了脾为后天之本的问题，徐老师说五脏各有所主，相互为用，缺一不可，脾为后天之本固然重要，但其他四脏同样重要，不可过于强调某一脏而弱化其他脏。这个问题看起来很平常，教材上也有，但经徐老师的再次详解，则令人记忆深刻。张继东认为脾为后天之本富含哲理，包括人体的生理功能也包括病理变化，因此认识要全面，不可偏颇。同时，学习中医学既要掌握五脏各自的生理功能，又要了解五脏之间的相互联系，这就是中医学的整体观。这种观念对于理论研究和疾病的治疗具有重要意义，对于科研设计以及新学说的提出也具有重要意义。五脏整体观是张继东在临床、科研以及科研评审、研究生论文指导等始终遵循的原则之一。徐国仟教授经常教导学生学伤寒要联系临床，中医离不开临床。他教学及科研工作繁忙，很难有机会去医院从事临床工作，有一次他给外地来的一位肝硬化患者看病，处方大概由健脾益气、理气活血、软坚散结等功效的药组成，其清晰的治疗思路，合理的组方用药原则，处方书写工整大气，给张继东留下了极为深刻的印象。

张继东的第一篇论文《从〈伤寒论〉太阳病看营卫的升降出入》，就是在徐老师的指导下，于 1981 年发表在《山东中医学院学报》第四期上。徐老师亲自写了按语："营卫升降出入之论，见于黄元御之《伤寒说意》和《伤寒悬解》，惜其说略而不祥，本文根据《黄帝内经》之气机升降理论，以《伤寒论》太阳病为例，阐述了营卫升降出入在生理和病理上之机理，提出个人见解，值得一读。"他的毕业论文《论脾胃在伤寒证治中的意义》，在徐老师的悉心指导下，参考了大量的文献资料，深入地探讨了脾胃在伤寒证治中的作用和意义。该文于 1985 年发表在中医界的权威杂志《中医杂志》(1985 年 03 期)上。后来张继东又陆续发表了十来篇有关《伤寒论》的学术论文，并且将《伤寒论》经方应用于临床。这都与三年伤寒专业的学习以及徐老师的培养是分不开的。

陈克忠教授学术继承人

1992 年张继东被选拔批准参加全国首批老中医药专家学术经验继承工作，有幸成为陈克忠教授的学术继承人，侍诊三年，对陈老师诊治老年病的学术思想及临床经验，如心脑血管疾病、糖尿病及消化道疾病等，进行了全面、深入的学习、整理和总结，撰写了大量的跟师记录、学习笔记，积累了大量的典型病案等，大大提高了临床能力和辨证论治水平，使他在临床上更上了一层楼。张继东最后撰写的关于陈老师的学术思想和临床经验的毕业论文，顺利通过国家组织的考核和毕业论文答辩，合格出师。张继东在侍诊期间发表了总结陈克忠学术思想和临床经验的论文 7 篇，并参加了"1992 年全国中医药学术继承工作有奖征文"活动，获得二等奖(高脂血症证治)。

全国老中医药专家学术经验继承工作指导老师

经过多年的医疗、教学、科研的磨炼，张继东分别于 2002 年 6 月(第三批)、2012 年 11 月(第五批)和 2017 年(第六批)三次被评为全国老中医药专家学术经验继承工作指导老师，共带教 6 名学生，他们现在都是业务骨干，大都是主任医师或副主任医师，有的是科室主任。另外张继东还培养了硕士、博士研究生近 30 名。

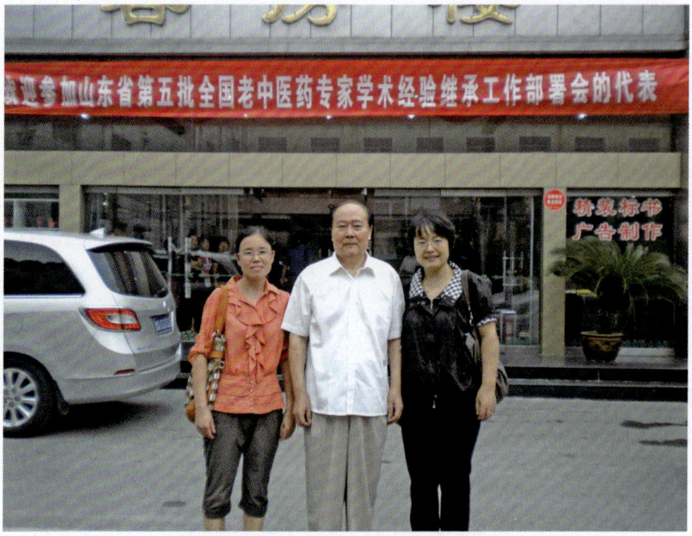

2012 年 8 月 9 日张继东参加省全国第五批学术继承工作部署会议

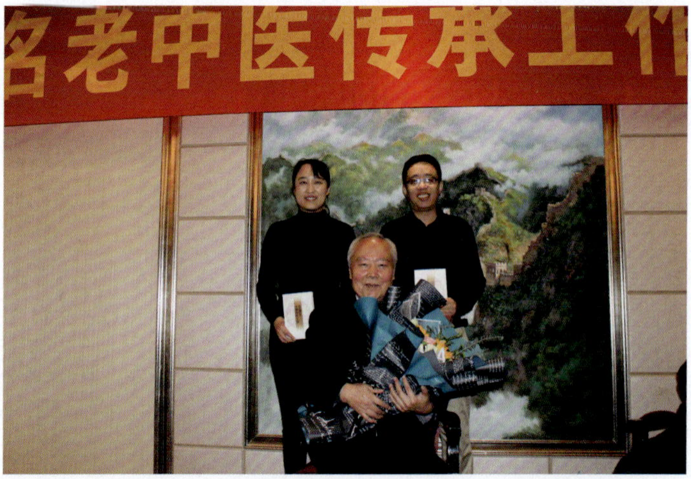

2019 年 11 月 17 日在心病防治新进展暨张继东经验培训班会议上举行的拜师仪式

读好经典，做好临床

读经典，做临床。经典理论指导临床会提高疗效，这是大家的共识。一般大学或研究生毕业的学生经典理论的基础就比较好了，但进入医院后繁忙的医教研各项工作会使人抽不出时间再去细读经典。张继东认为各种文献资料都可以读，但读经典最好是带着问题去读。张继东就经常带着临床或阅读其他文献时遇到的问题去学习《伤寒论》或《黄帝内经》等。经典要常读，尤其需要通过反复临床去领悟。对于经方的临床应用，张继东有两点看法：一是不照搬原方，酌情加减；二是原方剂量可按每两折合为 3 ～ 5 克计算，也可以根据病情适当增减。辨证论治源于《伤寒论》，是张仲景所创，所以临床搞好辨证论治就是对经典理论的很好应用。现在我们大都采取中西医结合方式处理疾病，中西医结合诊治疾病一定要在中医理论的指导下，以中医的思维看西医的病，辨病与辨证相结合，要有清晰的理法方药。不辨证，一病一方，这是西医的思路。我们诊治病人时应该参考现代的客观指标，如血压、检验、心电图、超声、CT、磁共振等，这些指标丰富了四诊和辨证的内容。在临床疗效评定以及临床科研（也包括基础研究）均可应用现代客观指标。关键是要以中医理论为指导，临床及临床研究等都必须贯穿辨证论治的精神，必须以中医的思维为主导。不参考西医的任何指标，纯中医辨证论治也可以取得良效，但对于一些疑难病或大病的早期，如早期肿瘤以及无症可辨者等，应仔细诊察，避免误诊。

三 学术思想

1. 老年病多本虚标实，虚实夹杂

病至老年，脏腑虚损，正气不足，病邪缠绵，多表现为本虚标实，虚则脾肾为主，实则瘀血、痰浊多见，多因虚致实，常表现为虚实夹杂。故本虚标实、虚实夹杂是老年病的基本病机。脾为后天之本，老年人脾气渐衰，运化无力，气血不足，气不足则易致瘀血；湿不能化则生痰浊。肾气不足，气化无力，不仅精血不足，而且也易形成瘀血痰浊。因此气虚、血瘀、痰浊往往贯穿于虚实夹杂之中，此为老年病的重要病机变化特点。当然疾病是复杂的，患者可能兼有血、阳气或阴精之不足，或伴有气滞、寒凝等。并且，病邪有轻重，或气虚偏重，或瘀血偏重，或痰浊偏重，或因阴虚而见虚热及阳亢，或因气滞瘀血痰浊而演变为实热或湿热等，均需细辨。常见的老年病如冠心病、颈椎病、脑梗死、高脂血症、糖尿病等，往往都有气虚血瘀痰浊的表现。掌握其基本病机及其变化特点，临证时可从辨别气虚、血瘀、痰浊入手，采取逐证辨析的方法，仔细深入地进行辨别，这样就会使辨证更加准确和容易操作。

2. 老年病宜补通兼施，寒温并用

老年病的基本病机为本虚标实，虚实夹杂。老年人往往多病缠身，难以治愈，甚则带病终身。因其脏腑已虚，虽有实邪亦不任攻伐，故治疗以“平调”为主，要以药物平和之作用调治老年患者的气虚血瘀痰浊的病理状态及阴阳气血的失调。因此，临床常补通兼施，寒温并用，相反相成，既祛邪又不伤正，既扶正又不碍邪。如黄芪与丹参、黄连与干姜、大黄与附子、桂枝与白芍、生地与砂仁等。总之应用攻下药注意配伍温补或温润药，应用化痰药注意配伍健脾药，应用益气活血药注意剂量之大小，应用寒凉药注意配伍温热药，应用滋腻药注意配伍理气和胃药等，攻药配以补药，寒药辅以温药，攻邪防其伤正，祛寒虑其伤阳，或补多通少，或通多补少，补通兼施，寒温并用，是老年病的常用之法。

3. 强化辨证论治，科学操作

辨证论治是中医诊治疾病的基本方法，是充满辩证法的科学的诊疗系统，是中医思维的核心，所谓中医思维就体现在辨证论治的理法方药上。要想当好中医大夫，就必须掌握好辨证论治的理论和方法。如《临证指南医案》所说：“医道在乎识证、立法、用方，此为三大关键。”辨证论治是一套综合运用中医理论的非常复杂的思维方法，临床上不好操作。张继东在多年的临床实践中逐渐形成了以下几种辨证思维模式。

（1）抓主症：首先要抓主症，因主症最能反映疾病的主要病机，抓住了主症就等于抓住了疾病的本质。《伤寒论》：“伤寒中风，有柴胡证，但见一证便是，不必悉具。”即是体现了仲景抓主证的思想。所谓主症是患者诉说的第一个症状，再加上舌脉的诊察结果。抓住主症首先要给疾病定性辨其寒热虚实，辨别是单纯的热证、寒证、虚证还是实证，还是虚实夹杂证、寒热错杂证。疾病的性质定了，辨证就不会出现大的原则问题了。

（2）辨脏腑：在辨清寒热虚实之后，临证要进一步进行脏腑辨证，要辨别出属何脏腑的寒热虚实。明确了脏腑的定位，就可以立法处方了。

（3）确定立法和组方：根据辨证确立的治疗方法进行组方用药，也可以用主治方加减。主治方就是在对疾病的临床表现和病机变化深刻认识的基础上，或者在多年临床经验的基础上，在辨证的前提下，针对疾病的主要病机，制订相应的治疗方法，组成的主治方药。主治方药可以由一个方或几个方加减组成，或经验

方。辨证时患者的临床表现只要符合该病的主要病机变化，即可应用其主治方加减治疗。主治方加减是在辨证论治的前提下采用主治方随病机变化而加减变化的方法，它与不加辨证的“一病一方”的思维模式有着本质的不同。主治方加减的方法是辨证论治层次较高的方法，需要在临床上不断地摸索和积累才能掌握好。

以上三种辨治方法可以说是张继东的“辨证论治三部曲”，从抓主症入手，先定性寒热虚实，再定位脏腑，再立法组方，走完这三步，辨证论治也就基本完成了。

还要谈一下我们临床常用的病证结合的辨证方法。临床上西医的“病”和中医的“证”是无法回避的，即疾病的西医诊断和中医的辨证问题。这就需要我们针对西医已经明确诊断的疾病运用中医理论进行辨证论治。这种病证结合的方法，能更好地指导临床施治，可以使辨证的范围缩小，提高辨证的准确性，尤其是便于应用现代客观的检查指标进行疗效评价，可以弥补中医证的客观化的不足。辨证与辨病相结合是整体和局部、宏观和微观的结合，这种病证结合的方法是多年来在临床上逐渐形成的中西医比较成功的结合模式。

四 典型医案

1. 心力衰竭

孙某，男，73 岁，退休职工。2014 年 5 月 7 日初诊。

主诉：乏力、胸闷 2 年余，加重半个月。

现病史：该患者曾被诊断为扩张型心肌病、心力衰竭 2 年余。就诊时症见乏力，胸闷，气短，近半月加重，轻微活动即感胸闷憋气，无明显咳嗽、咳痰，饮食可，二便调。查体：血压 132/80 mmHg，双肺（－），心率 72 次 / 分，律齐。双下肢轻度凹陷性水肿，舌暗红，苔厚腻，脉沉细。辅助检查：心脏彩超示左房 50 mm，左室 61 mm，右房 59 mm × 48 mm，右室 30 mm。全心扩大，二尖瓣反流（轻度），主动脉瓣反流（轻度），肺动脉瓣反流（中－重度），肺高压（轻度），左室收缩功能减退（LVEF 0.40），心包积液（少量）。

辨证思路：患者以喘促、乏力、胸闷、气短、下肢水肿、舌暗红、苔厚腻、脉沉细为主要表现，乏力、气短为气虚之象，胸闷憋气、舌暗红是血瘀之证，水肿、苔厚腻是水湿内停的表现，故辨证属心气亏虚、瘀血阻络，治疗以益气温阳、化瘀通络、利水渗湿为主。

中医诊断：胸痹、水肿（心气亏虚，瘀血阻络）；西医诊断：扩张型心肌病、心功能Ⅳ级。

治则：益气温阳，化瘀通络。

处方：保元汤合血府逐瘀汤加减。生黄芪 40 g，党参 30 g，当归 12 g，川芎 18 g，桂枝 6 g，炙甘草 6 g，赤芍、白芍各 15 g，瓜蒌 20 g，陈皮 12 g，大腹皮 15 g，郁金 12 g，茯苓 15 g。水煎服，每日 1 剂。

二诊：2014 年 5 月 14 日。服上药 6 剂，患者来诊，仍感乏力，可平卧，无明显咳嗽咳痰，大便近几日偏稀，日 1 次，舌暗红苔黄，脉弦细。查体：血压 126/80 mmHg，口唇发绀，心率 75 次 / 分，双下肢轻度水肿。

处方：上方去赤白芍、瓜蒌，加炒白术、炒薏苡仁、车前子、鸡血藤。药用：生黄芪 30 g，党参 30 g，当归 12 g，川芎 18 g，桂枝 6 g，炒白术 20 g，陈皮 12 g，大腹皮 15 g，炒山药 15 g，茯苓 20 g，炒薏苡仁 30 g，鸡血藤 30 g，车前子 20 g（包煎）。水煎服，每日 1 剂。

三诊：2014 年 5 月 26 日。服上药 12 剂，患者乏力减轻，已无明显胸闷憋气，大便正常，诉有时双手足麻木、抽筋。舌暗红，苔薄黄，脉沉细。查：血压 123/80 mmHg，口唇发绀，双肺呼吸音略粗，未闻及干湿啰音，心率 68 次 / 分，律齐，各瓣膜听诊区未闻及病理性杂音，双下肢无明显水肿。复查心脏彩超示左房大 38 mm，左室充盈异常，TR（轻度），LVEF 0.45。

处方：生黄芪 30 g，党参 30 g，当归 12 g，川芎 12 g，桂枝 6 g，赤芍、白芍各 12 g，地龙 12 g，熟地黄 20 g，路路通 12 g，怀牛膝 15 g，蜈蚣 1 条，鸡血藤 30 g，炙甘草 6 g。水煎服，每日 1 剂，继续服用 12 剂。后经随访病情稳定，可进行一般活动。

按语：张继东教授认为慢性心衰以气虚、阳虚为本，因气与阳的关系密切，气虚进一步发展则为阳虚。在治疗慢性心衰方面，益气、温阳是其基本方法。然气虚则无力行血，血不利则为水。本例患者，因阳虚征象不著，故用桂枝温通阳气。若阳虚甚者，可用制附子、肉桂。二诊患者大便稀，考虑脾阳不足，给予炒白术、炒薏苡仁健脾渗湿。三诊时患者症状明显减轻，胸闷、憋气、水肿基本消失，故治以益气温阳、活血通络，缓则治本为主。

2. 颈椎病

伊某，男，46 岁，干部。2015 年 5 月 21 日初诊。

主诉：头晕头沉 1 个月余。

现病史：患者 1 个月前不明原因逐渐出现头昏、头沉，伴有后项部以及肩关节后方、后背上方发紧。纳食一般，睡眠欠佳，二便调。舌质淡，苔薄白，脉沉细弦。既往身体健康。心率 80 次 / 分，律规整。颈部 C_5、C_6、C_7 椎体旁有压痛。辅助检查：颈部正侧位 X 线片显示颈椎曲度变直，C_3、C_4、C_5、C_6 椎体边缘增生，C_4、C_5 椎间盘突出。

辨证思路：本患者西医诊断属于颈椎病椎动脉型，导致脑部供血不足引起头晕、头沉，严重者会导致记忆力下降。中医辨证属于气血不足，脑窍失养。气血不足，不能荣于上则头昏、头沉；筋肉失养，脉络不通，故出现后项部肌肉发紧等症。治疗当以益气养血、通经活络为主。

中医诊断：眩晕（气血亏虚、头窍失养）；西医诊断：颈椎病—椎动脉型。

治则：益气养血，通经活络。

处方：圣愈汤加减。黄芪 40 g，当归 12 g，川芎 15 g，赤芍 15 g，丹参 30 g，熟地黄 20 g，葛根 30 g，天麻 12 g，地龙 15 g，枸杞子 20 g，鸡血藤 30 g，首乌藤 30 g，酸枣仁 30 g，炙甘草 6 g。水煎服，每日 1 剂。

二诊：2015 年 5 月 27 日。服上药 6 剂，患者头部昏沉症状及睡眠好转，肩关节后方以及后背上方发紧发酸也有改善，但低头工作时间稍长还会有后项部发僵感。舌质淡，苔薄白，脉沉细。

处方：上方增强其通络止痛功效，调整处方如下。黄芪 30 g，当归 12 g，川芎 15 g，赤芍 15 g，丹参 30 g，熟地黄 20 g，葛根 30 g，天麻 12 g，地龙 15 g，枸杞子 20 g，鸡血藤 30 g，炙甘草 6 g，羌活 15 g，威灵仙 24 g。水煎服，每日 1 剂。

三诊：2015 年 6 月 3 日。服上药 6 剂，患者头部昏沉消失，肩关节后方以及后背上部发紧、发酸好转，纳眠可，二便调，舌质淡，苔薄白，脉沉细。嘱患者勿长时间低头伏案工作，锻炼身体以善后。

按语：圣愈汤出自《脉因证治》，是由黄芪、人参加四物汤组成的，具有益气补血的作用。张继东教授常用此方加通经活络之品治疗颈椎病，往往在短时间内取得较好疗效。方中黄芪补气，因用量较大，故未用党参；当归、赤芍、川芎、熟地黄养血活血，其中当归与黄芪配伍补气以生血；丹参、地龙活血通经；鸡血藤、威灵仙通脉止痛，葛根、天麻善治颈部僵硬及头晕，枸杞子补肝肾养血。诸药共奏益气养血、通经活络之效。

3. 糖尿病肾病

张某某，男 76 岁，退休职工。2014 年 6 月 9 日初诊。

主诉：双下肢水肿 1 个月。

现病史：患者 1 个月前出现双下肢水肿，初起为足踝水肿，渐之加重，双侧小腿亦水肿明显，下午较重，并伴有腰酸、疲乏无力、口干、小便增多、尿混浊起泡沫。刻下症见患者神疲乏力貌，面色发黄，眼睑浮肿，双下肢踝关节以上 10 cm 一直到足趾浮肿，穿鞋困难，坐轮椅来诊。舌质淡胖，苔白腻，脉沉细乏力。既往 2 型糖尿病病史 30 余年，起初控制尚可，随年龄增长血糖未得到很好的控制。辅助检查：空腹血糖 9.1 mmol/L，尿常规示尿糖 +++，尿蛋白 +++。

辨证思路：患者双下肢水肿，乃脾肾两虚，为水液泛滥所致。脾气虚弱、不能升清，水谷精微不能很好地上输于肺；患者病久及肾，肾主固涩司二便，肾气虚则精微不固，均可导致水谷精微物质下趋而排出体外，而导致蛋白尿。辨证属脾肾两虚，水湿泛滥。

中医诊断：消渴（脾肾两虚，水湿泛滥）；西医诊断：2 型糖尿病、糖尿病肾病。

治则：补益脾肾，温阳利水。

处方：四君子汤合五苓散加减。黄芪 40 g，党参 30 g，炒白术 20 g，苍术 15 g，茯苓 30 g，猪苓 12 g，泽泻 15 g，桂枝 6 g，巴戟天 9 g，菟丝子 15 g，枸杞子 30 g，熟地黄 20 g，炙甘草 6 g。水煎服，每日 1 剂。

二诊：2014 年 6 月 16 日。患者服上药 6 剂后自觉体力大增，服用 3 剂药后小便量较多，双腿以及眼部浮肿逐渐消散。舌质淡胖，苔薄白，脉沉细。纳食不佳。

处方：上方去桂枝 6 g，加入鸡内金 15 g，炒麦芽 15 g，泽泻、猪苓各改为 10 克。继续服用 12 剂。

三诊：2014 年 6 月 29 日。患者体力较前大增，双侧小腿不再浮肿。查尿常规：尿糖 ±，尿蛋白 –。张继东教授嘱其继续服用降血糖药，并以黄芪 30 g，玉米须 20 g，桑叶 20 g，枸杞子 20 g，煮水代茶饮用，每日 1 剂。

按语：张继东教授认为糖尿病根本原因在于脾气虚弱，所以重在健脾益气促进水谷精微物质的运化吸收。正如《素问 · 奇病论》云："夫五味入口藏于胃，脾为之行其精气，津液在脾，故令人口甘也，此肥美之所发也。此人必数食甘美而多肥也。肥者令人内热，甘者令人中满，故其气上溢，转为消渴。”说明消渴与脾的功能失调密切相关，临床有很多患者因血糖控制不良导致糖尿病肾小球病变，出现蛋白尿、腰酸、腿部浮肿等症状。在治疗上首先以健脾为先，病久者，脾肾俱虚，宜脾肾并补。健脾益肾则增强其运化和固涩功能，使水谷精微敷布到全身而发挥营养作用，而不漏出于体外。健脾方面张继东教授常用黄芪、党参、白术、茯苓、炒薏苡仁、炒山药等。如患者有口干口渴等津液亏损症状，则配伍葛根、麦冬、沙参、天花粉等滋阴生津之品。补肾常用生熟地黄、黄精、枸杞子、女贞子、菟丝子等，固精收涩之品常用金樱子、芡实、五味子等。糖尿病病久必瘀，丹参、地龙、全蝎等活血通络，以及经现代研究有消除蛋白尿作用的蝉蜕、牛蒡子，也常随证加入。

本例医案以健脾益肾为主，方中黄芪、白术、茯苓、熟地黄、菟丝子、枸杞子等健脾补肾，又用五苓散利水渗湿。该方标本兼治，理法方药环环相扣，所以收效甚捷。

4. 高血压病

郑某，男，58 岁，职工。2016 年 4 月 11 日初诊。

主诉：阵发性头胀头晕 2 个月余。

现病史：患者自述工作压力较大，又经常喝酒，逐渐感觉头胀、头晕，上午轻，午后较重，伴口苦、口干，夜间偶尔出现心慌胸闷而惊醒。舌质暗，舌尖有瘀点，苔薄黄略腻，脉弦。测血压 150/100 mmHg。心电图：S−T 段轻度下移。既往身体健康。

辨证思路：患者素为阳盛体质，又加之工作压力较大及经常饮酒，遂生肝热，故见头胀、头晕、口苦；心慌胸闷等为瘀血征象。肝热阳亢又兼瘀血，故舌质暗，舌尖有瘀点，苔薄黄略腻，脉弦，血压升高。

中医诊断：眩晕（肝热血瘀证）；西医诊断：原发性高血压病。

治则：清热平肝，活血通络。

处方：芩丹汤（自拟方）加减。黄芩 12 g，丹参 30 g，黄连 6 g，钩藤 30 g（后入），川芎 12 g，地龙 15 g，益母草 18 g，桑寄生 20 g，炒杜仲 12 g，怀牛膝 24 g，泽泻 20 g，炒酸枣仁 20 g，生龙骨 30 g（先煎），生牡蛎 30 g（先煎），天麻 12 g，炙甘草 6 g。水煎服，每日 1 剂。

二诊：2016 年 4 月 18 日。服上药 6 剂，患者眩晕症状明显减轻，夜间睡眠未再出现惊醒情况，下午头晕头胀症状亦减轻，时间缩短。效不更方，上药继服。

三诊：2016 年 4 月 26 日。服上药 7 剂，诸症悉除，血压恢复正常。复查心电图有明显改善。张继东教授建议改服松龄血脉康、代文及丹参滴丸以巩固疗效，并嘱其戒酒，慎用肥甘厚腻辛辣之品，减轻工作压力，避免生气着急等。并且反复嘱咐要经常测血压，不可随意停药，防止病情复发。

按语：高血压病属于中医学“眩晕”“头痛”等范畴，常因情志刺激、过度劳累及嗜食肥甘厚味等引起，常见有肝郁化火、阴虚阳亢等的临床表现，病程日久者常伴有瘀血阻络。该患者头晕胸闷、舌暗苔黄、脉弦，证属肝热血瘀。张继东教授应用自拟的经验方芩丹胶囊进行治疗，方中黄芩、黄连、钩藤、天麻清肝胆潜阳，丹参、川芎、益母草、地龙活血通络，生龙骨、生牡蛎、炒酸枣仁重镇安神，泽泻利水渗湿，桑寄生、杜仲益肾降压，怀牛膝引血下行，炙甘草和中护胃。诸药共奏清热平肝、活血通络之效。

5. 反流性食管炎

胡某某，女，54 岁，农民。2017 年 6 月 19 日初诊。

主诉：胸骨后疼痛伴反酸半年余。

现病史：患者半年余前出现胸骨后疼痛，并伴有反酸、口苦，有时胸闷、腹胀，进食后加重，食欲欠佳，大便秘结，舌质红，苔白厚，脉弦。心电图检查正常，电子胃镜检查示反流性食管炎、慢性浅表性胃炎。

辨证思路：脾胃位居中焦，为阴阳升降之枢纽，中气虚弱，寒热错杂，升降失常，故见胃部胀满。胸骨后疼痛、反酸、口苦、便秘、舌红，均属胃热之象。证属寒热错杂、热邪偏重，治疗当寒热平调、消痞散结。

中医诊断：胃脘痛（寒热错杂，胃热偏盛）；西医诊断：反流性食管炎、慢性胃炎。

治则：平调寒热，理气通腑。

处方：半夏泻心汤加减。清半夏 9 g，黄连 9 g，干姜 6 g，黄芩 10 g，醋延胡索 30 g，煅瓦楞 30 g，陈皮 12 g，川厚朴 12 g，蒲公英 30 g，枳实 12 g，炒鸡内金 15 g，白芍 15 g，海螵蛸 20 g，郁李仁 20 g，麦冬 20 g，炒麦芽 15 g。6 剂。

水煎服，每日 1 剂。

二诊：2017 年 6 月 26 日。患者服用 6 剂后，胸骨后疼痛减轻，但仍然有疼痛感，纳食及大便较前好转，舌质淡，苔薄白，脉弦。

处方：上方加白芷 20 g，继服 7 剂。

三诊：2017 年 7 月 4 日。患者诸症明显改善，给予蒲元和胃胶囊 4 粒，每日 3 次，以巩固疗效。并嘱其勿食辛辣生冷食品，少食油腻及硬食，避免情志刺激等，以防复发。

按语：半夏泻心汤源自张仲景《伤寒论》，由半夏、黄芩、黄连、干姜、大枣、炙甘草、人参组成。方中半夏散结除痞，和胃降逆；干姜温中散寒；黄芩、黄连苦寒泄热。四药相伍，辛开苦降，寒热平调。人参、大枣、炙甘草补益脾胃之气。张继东教授往往根据患者寒热的情况来调节黄连、干姜的比例，寒与热不太明显时，黄连、干姜用量一致，当寒重热轻时，黄连用量小于干姜，当热重于寒时，则黄连用量大于干姜。另外，张教授还常用到蒲公英，该药具有清热解毒之功，对损伤的食管、胃部黏膜具有保护作用和促进修复的作用。该方为治疗中焦寒热错杂之主方。

张继东教授常以该方为主治疗浅表性胃炎、萎缩性胃炎、糜烂性胃炎、反流性食管炎等。在处方配伍方面，如患者脾虚之象明显，则配伍四君子汤；胃脘湿邪较重，舌苔白腻者，伍以平胃散等；血瘀者，伍以丹参、延胡索、莪术等；胃酸重者，则加煅瓦楞或海螵蛸；嗳气严重者，合旋覆代赭汤加减；痰热者，合小陷胸汤加减；如果患者胃镜胃黏膜破损较重，或有胃出血的情况，则加白及、三七粉；如果有的患者萎缩性胃炎伴有肠上皮化生，常酌加莪术、丹参、白花蛇舌草、半枝莲、全蝎等以活血散结，防止病情转化。上消化道疾病除了治疗外，饮食调理也非常重要。张教授在给患者处方后，常嘱咐患者避免食用辛辣、生冷、甜食，少吃硬食，勿吃过饱以及调畅情志、戒恼怒等。

五 经验方

舒脉汤

组成：生黄芪 30 g，川芎 15 g，当归 15 g，丹参 30 g，三七 3 g（冲服），制水蛭 6 g，瓜蒌皮 30 g，薤白 15 g，桂枝 6 g，炙甘草 6 g。

功效：益气活血，化痰散结，通络定痛。

主治：胸痹心气不足，痰瘀互结证。

方解：黄芪补益心气，丹参活血化瘀，共为君药；川芎、当归、三七活血散瘀，水蛭破血逐瘀，为臣药；瓜蒌皮利气宽胸、化痰散结，薤白通阳理气散结，桂枝温通经脉，炙甘草益气和中，均为佐使之用。

立方思路：舒脉汤是张继东教授治疗冠心病心绞痛的经验方。胸痹心痛（冠心病心绞痛）是临床常见病，其病机虽然错综复杂，但本虚标实、虚实夹杂是其基本病机。张继东教授认为气虚、血瘀、痰浊几乎贯穿疾病的全过程，是其突出的病机特点。中老年人脏腑渐虚，心气不足，久则产生瘀血、痰浊。血行无力，痰瘀滞脉，心脉痹阻，则见胸闷心痛诸证。所以张继东教授以益气活血化痰立法组方，在多年临床实践的基础上总结出了经验方舒脉汤。舒脉汤补益心气治其本，活血化痰治其标，标本兼顾，补通并施。心气旺盛，痰瘀消散，则心脉畅达。临证加减应用，常获良效。如兼有心阴不足者可加麦冬、五味子；兼气滞者加柴胡、郁金等。对于正在服用拜阿司匹林及波立维等的患者，尤其是有出血倾向的患者，要减少活血药的用量或减少使用活血的药物，或暂不用活血之品，以免引起出血。

张继东教授又将舒脉汤加减精心研制成舒脉胶囊（院内制剂），用于治疗冠心病心绞痛气虚血瘀痰浊证，受到了患者的好评。张继东教授曾对舒脉胶囊治疗冠心病心绞痛气虚血瘀痰浊证进行了系统的临床和实验研究，舒脉胶囊试验组观察了 52 例。结果表明，其中医证候疗效显效率为 30.77%，总有效率为 94.23%，治疗组明显优于对照组。舒脉胶囊能够降低 ET−1 水平、升高 CGRP 水平；升高血清 SOD 活力、降低 MDA 水平等。动物实验发现，舒脉胶囊能够激活 PI3K/Akt 信号通路，并促进促血管生成因子 VEGF、促动脉生成因子 PDGF−BB 在缺血心肌的表达，而 PI3K/Akt 信号通路在介导 VEGF、PDGF−BB 促血管新生的过程中发挥关键的信号调控作用。PI3K/Akt 信号通路参与调控 VEGF、PDGF−BB 在缺血心肌的表达。

（整理者：乔　云）

解乐业

一 医家简介

解乐业，男，1957年1月出生于山东省威海市文登（县）区。1975年8月在山东省文登整骨医院工作，跟随著名中医针灸专家解霖源学习针灸，1978年3月考入山东中医学院中医系（现山东中医药大学），1982年12月毕业后分配至山东省文登整骨医院从事中医门诊和病房的诊疗工作，历任医师、主治医师、副主任医师、中医科副主任、主任、院长助理。1991年参加首批全国老中医药专家学术经验继承工作，拜全国著名老中医药专家曲衍海为师，继承曲衍海中医针灸学术思想和临床经验，历时三年并于1994年出师。1997年9月经组织调动至威海市中医院工作，历任医务科主任、副院长。2003年参加了首批全国优秀中医临床人才研修项目，读经典、拜名师、做临床，经三年的研修学习，2006年通过全国优秀中医临床人才研修项目的考核结业。2012年6月被国家中医药管理局确定为第五批全国老中医药专家学术经验继承指导老师，带徒4人，经三年学习，皆顺利出师。2017年被山东省中医药管理局确定为山东省五级中医药师承指导老师，带徒2人，同年被国家中医药管理局确定为第六批全国老中医药专家学术经验继承指导老师，带徒2人。2017年1月退休并返聘为院长顾问。

解乐业曾获山东省优秀青年中医、优秀学术继承人、全国百名杰出青年中医提名奖、全国优秀中医临床人才、山东省中医工作三等功、山东省名中医药专家、首届山东省杰出医师、中华医药贡献奖（山东）、山东省中医药杰出贡献奖、威海市名中医药专家、威海市第二批、第三批有突出贡献的中青年专家、首批威海市医疗卫生首席专家、威海市非物质文化遗产解氏中医代表性传承人。

曾任威海市中医药学会会长、名誉会长，威海市第十二届政协委员，威海市人才协会理事兼医疗卫生专委副主委、威海市老年科技协会常务理事、山东省中医药学会常务理事、山东省针灸学会常务理事、山东省医师协会中西医结合分会常务理事、山东省中医药学会医院管理分会理事、世界中医药联合会睡眠医学专业委员会常务理事、中国中医药信息研究会名医学术传承信息化分会常务理事、中华中医药学会继续教育委员会委员。全国第五批、第六批老中医药专家学术经验继承工作指导老师、山东省五级中医药师承工作指导老师，国家中医药管理局“全国名老中医药专家解乐业传承工作室”指导老师、山东省中医药管理局“山东省名老中医药专家解乐业传承工作室”指导老师，兼山东中医药大学教授、滨州医学院教授、硕士研究生导师。从事中医临床、教学、科研工作40余年，中医药基础理论和专业知识丰富，读经典、拜名师、勤临床，有着深厚的临床、教学和科学研究功底，积累了宝贵的经验，有着较高的学术造诣。

解乐业教授以中医全科杂病诊治为特色，擅长心脑病、肝胆脾胃病、肺病、筋伤痹病和妇科月经病、不孕、围绝经期综合征，儿科咳喘、厌食、多动等疾病以及疑难杂病的诊疗。先后发表学术论文58篇，出版专著5部，其中主编《常见病中医适宜技术》由国际广播出版社出版和主编《二十四节气养生300问》由中国文史出版社出版，获得省级科学进步奖一等奖1项、二等奖2项、市级科学技术进步奖一等奖2项、二等奖6项，国家发明专利2项，带教师承徒弟8人。

二 成长之路

解乐业出生在一个中医家庭。具有百年历史的解氏中医一脉传承。解乐业的祖父解钟祥，字国祯，年轻时自学中医而成才，不惑之年在文登开办积德堂大药房，并为坐堂先生，求诊者甚众，被当地群众尊称为解先生，凡有身体不适必求解先生一诊。新中国成立后解仲祥在当时的文登专署昆嵛县开办中医联合诊所，出任所长，方圆百里求诊者络绎不绝，活人无算，享誉胶东半岛，退休后仍坚持为当地百姓义诊。解乐业幼小时依稀记得祖父持脉诊病时的模样，给他幼小的心灵埋下了中医的种子。解乐业的父亲解霖源（1919年1月—2004年4月），字雨生，又字润海，少承家训，年轻时随父学习中医，从识药、炮制、司药到问诊、切脉、处方，颇得真传。1934年解霖源函授于天津国医学校，医学理论得到了提高，临床实践积累了经验。1946年解霖源悬壶于家乡，在文登开办诊所，识药制药、明医识病，脉理精熟，辨证精当，在当地颇具盛名。新中国成立后解霖源参与组建昆嵛县文山区医学联合会，出任副会长，1952 年在文登专署中医进修班学习结业，组织成立了文城联合诊所，任副所长。自 1953 年解霖源专门从事针灸临床研究和诊疗工作，开创文登专署针灸之先河。他深入研究，勤奋临床，不断总结经验，并发表了多篇针灸学术论文，引起了全国业内同行的关注与响应，当时的《大众日报》和原《文登大众报》多次报道他针灸治病的事迹，引起较大的轰动，在群众中产生了较大的影响，各地求诊者纷至沓来，一时成为佳话。其后自费到江苏、浙江、福建等地访贤取经，参观学习，先后拜访全国著名针灸专家承淡安、赵尔康、由怀玉、梅焕慈等名家，学到了很多宝贵经验，在相互交流中，他在针灸方面的学术观点和临床经验得到了很多专家的肯定和赞誉。历时三个月的访问归来后，解霖源应山东省卫生厅的邀请，为山东省灵岩寺中医进修学校全体学员做了有关访问针灸专家心得的学术报告，取得了良好的效果，之后为山东的针灸事业发展做了大量的工作。1958 年解霖源参与创办文登整骨医院，组建了针灸科，在应用中医针灸疗法治疗常见病及疑难病都有着显著地疗效，取得了卓越的成就，受到了各级政府和业内的高度关注和重视。在以后的几十年里，他多次为国家、省、市领导应用中医针灸进行保健治疗。解霖源中药处方短小精悍，效宏力专，针灸配穴经络表里、远近配取、俞募原络等特定腧穴相伍。他熟悉内、外、妇、儿科常见病的中医针灸治疗，尤其擅长针灸治疗坐骨神经痛、腰椎间盘突出，偏头痛、胆绞痛、肾绞痛等急痛症，冠心病、高血压病、中风、肝硬化腹水、肾小球肾炎、睡眠障碍、癫痫、周围神经损伤、视神经病变、不孕症、小儿多动症等疑难病症。在古稀之年仍然坚守在工作岗位，以“老骥伏枥，壮心不已”的精神，为中医针灸事业的发展呕心沥血，发热发光，直至 70 多岁才被组织批准退休。他曾担任山东省针灸学会（原山东中医学会针灸分会）副会长，山东省中医药学会理事、威海市第一届针灸学会名誉会长、文登县政协常委等职。解乐业在父亲的影响下，看到病人经过父亲的治疗后的喜悦和对父亲妙手回春的崇拜，便由对中医的热爱变为立志成为一名中医人的理想。

解乐业在初中时就开始自学针灸书籍，背记经络腧穴，练习针刺手法，初中毕业后由于历史原因，没能被推荐升高中，回到农村后常利用学到的针灸知识为农友治疗牙痛、关节痛、扭腰岔气等简单的病症，有了效果便感到了欣喜。在父亲冤假错案得到纠正后的 1973 年，解乐业作为可以教育好的子女参加了高中入学考试并进入了高中学习，他如饥似渴地学习着文化知识，珍惜着来之不易的学习机会。1975 年 8 月，解乐业在父亲的帮助下，作为亦农亦医身份被招进文登整骨医院，跟随父亲学习针灸，自此正式开启了从医之路。

随父亲学医的两年里，解乐业了解了中医针灸的博大精深。父亲向他推荐了要学习的很多书目，如《黄帝内经》《伤寒论》《针灸甲乙经》《难经》《针灸聚英发挥》《针灸大成》以及《现代针灸学》《中华针灸学》《新针灸学》等，这些书籍都是父亲从事针灸事业后常读的书目。当时解乐业主要学习了承淡安、赵尔康、朱琏、王雪苔等写的针灸学著作，这些著作中对针灸的学术观点，有的是继承传统理论，有的是受当时西医某些学说的影响，对经络与针灸治病的认识有所不同。这对一个初学者来说，便于理解和入门。解乐业学习针灸是从夜间读书，背经络循行、腧穴定位；日间随诊，练指法，了解诊病过程；数月后便在自己身上体验取穴方法，通过体表标志的循按度寸，到目测即能准确取穴；然后再在自己身上练习进针和灸疗，体验针灸的感应，分析进针疼痛的原因。经过近一年的学习过程，解乐业才在父亲的指导下开始在病人身体上实施针灸治疗。当他的针灸手法得到病人的认可时，解乐业从内心感到了一种初学有成的喜悦。当然，那时离有成还有很远的距离。1977 年上半年解乐业被医院派驻当时文登县水道公社东汤村合作医疗支农。有一天有位邻村农民不慎扭腰，一点也动不了，用拖拉机送到合作医疗点，解乐业在腰部压痛点取阿是穴行快针，在手背的腰痛点针刺留针，并令病人站立活动，病人当即行走活动，在场的人深感惊奇。自此，南乡北疃前来针灸者甚多。

1977 年下半年，国家公布的一项特大新闻，国家要恢复高考！解乐业惊喜万分，从此开启了行医路的新征程。1978 年 3 月，解乐业考取了山东中医学院中医系，这是个难逢的机遇。五年的大学生活，他认真学习，勤于思考，有疑求答，有惑求解，尊师重教，亲学善友。解乐业系统学习了中、西医基础理论知识和临床诊疗技能，学习和加深理解了“四大经典著作”，聆听了张珍玉、周凤梧、李克绍、徐国仟、刘献琳、张志远名老中医的授课，接受各专业课老师的讲授。解乐业始终认为七七级的中、西医任课老师都是最棒的，临床带教老师都是最好的。因此，每一位同学都打下了坚实的中、在西医理论基础和临床实践技能基础，都树立了牢固的专业思想，都有着丰富的中医辨证思维。毕业后，同学们在各自的工作岗位发挥着主力军的作用，在医教研工作中都取得了较大的成就。

1982 年 1 月，解乐业被分配回文登整骨医院中医科，作为高考恢复后第一位中医大学生回到阔别五年的原单位，有一种学成归来的成就感，可现实却给他浇了冷水。那时的中医科，全体医生都坐在一个诊室里，有四位老中医学验俱丰，各具特色，求诊者众多，而他的诊桌几天没有一个病人。那时医院有个中西医综合内科病房，尽管老中医在当地比较有名，但应用中西医知识管理病房还有所不足，所以，病房一直缺少中医，解乐业便申请到病房工作，用所学规范查体诊病、书写病历、辨证处方，尤其是对经西医治疗效果不好的，他会仔细诊察，潜心研究，以中医理法方药理论，辨病辨证，处方选药，并发挥针灸特长。有些难治性慢性病有了明显的好转，就这样，他一个证一个证地分析，一个病一个病地研究，逐渐提高了疗效，使病房的中医治疗参与率明显提高。随着工作的开展，疗效的提高，解乐业得到了很多病人的信赖，求诊者也多了起来。1986 年解乐业晋升为主治医师，1987 年被任命为中医科副主任，1989 年任科主任兼院长助理。中医科慢慢也有了中医病房，实行门诊病房一体化管理，让年轻的医生参与病房工作，当时的中医科无论门诊还是病房，都是全科诊疗，尽管科室每个医生都各有擅长，但还是遇到什么病就看什么病，病房收治的病种也很杂。这样反而提高了他们的综合专业技能，提升了他们在病人心中的信任度。科室开展了以老带新、尊老爱新、突出专长的科室发展模式，让科室每一位医生都有了自己的舞台。

1991 年 4 月国家人事部、卫生部、国家中医药管理局发文，在全国开展老中医药专家学术经验继承工作，解乐业被遴选为首批学术继承人，拜全国著名中医针灸专家曲衍海为师。曲老在莱阳的山东省中医药学校门诊部工作，为了能更好地全面继承曲老的学术思想和宝贵的临床经验，解乐业脱产离开文登整骨医院，只身前往莱阳跟随曲老。曲老与解乐业父亲是故交，他们治病多是中医方药与针灸结合，尤其对针灸颇有心得。曲老对针灸治疗急痛症及内、妇科疾病经验丰富，疗效显著。其针灸取穴和腧穴配伍极具特色，有着丰厚的学术内涵。能得到曲老的教导，对解乐业的学术进步和医术提高是难得的机遇。解乐业白天侍诊于曲老左右，看老师诊病，观老师用针，思老师辨证，问老师观点，记老师经验；晚上记录跟师日志，写读书笔记，整理随师医案，总结随师心得。老师教的用心，点点滴滴，毫无保留，解乐业则学的细心，点点滴滴，唯恐遗落。曲老治疗脘腹疼痛，在辨病辨证基础上，围绕能即刻止痛提出了以足三里为中心的动态取穴观，让“能失其穴，不失其经”有了更准确的表达。在辨证配穴善于原络结合、俞募配伍、八脉交会穴的取用、气街理论的应用等，很多理论的应用和实践经验都是书本学不到的。历三年随师侍诊于左右，解乐业深得导师的真传，其中医针灸理论和实践得到了进一步的提升。解乐业书写近30万字的读书笔记、学习心得和记录的部分的病案，撰写了3万余字的曲老的学术思想和临床经验总结，发表导师学术思想和随师临床实践经验论文8篇，1994年3月顺利出师。他们师徒作为山东省代表出席在北京人民大会堂举行的全国老中医药专家学术经验继承工作出师大会，获“优秀学术继承人”称号。带着三年的随师收获，解乐业回到单位后用针用药、辨证识证，充分体现了名师带高徒的优势，有了疗效就有了病人，求诊者增多，使中医中药在诊治多见病和常见病及疑难病中发挥了更大的作用。解乐业同年晋升为副主任医师。

1997年9月，因工作需要，解乐业被调威海市中医院任医务科主任。当时的威海中医院尽管建院时间短，底子薄，但各科设置较全，中医名家不乏其才，可谓人才济济。有来自省外招聘的专家，享受国务院特殊津贴；有来自全省各地级中医院的骨干人才，如李以义、王曰美当时是享誉省内外，李以义是国内痰病理论大家之一，王曰美是著名的肾病专家，临证辨病各具特色。解乐业在任医务科主任期间，加大医疗质量的管理力度，抓好规范医疗行为，提高病历文书质量，强化医疗质量的内涵建设，提高医疗专业水平，提升医院的综合服务能力，减少医疗纠纷，杜绝医疗事故等工作。他坚持每周抽一天时间轮流跟随李以义、王曰美门诊抄方学习，每月4天门诊，每月2次查房，虽在管理岗位而不辍临床实践。一个新的单位、一个新的岗位、一个新的再学习的机会，他不断学习新知识、掌握新动态、更新观念、建立新思维，开拓进取，中医学术水平不断提升，在中医理论的传承方面也有了创新。比如在辨证论治中能够知常达变，在用方上可以灵活化裁，在应用经方中可以见证颂典。如治一发热病人，体温38℃左右，伴呕吐，求诊于解乐业。视各项理化检查结果无明显异常，腹诊时右胁下压痛，脉弦数。解乐业脑海闪现出“呕而发热者，小柴胡汤主之”，遂给予小柴胡汤为治。共开7剂药，服用3剂热退呕止，7剂尽病告愈。

2004年4月国家中医药管理局举办首批“全国优秀中医临床人才研修项目”，经考核在全国选拔200名中医临床人才进行研修学习，解乐业有幸被选拔其中。这个研修项目主旨是“读经典、拜名师、勤临床”，以集中培训和游学、拜师、自学和临床实践相结合的学习研修形式，每年国家中医药管理局及中医远程教育中心举办培训班 4 期，每期 1 周，集全国中医大家对经典著作、中医辨证、临床经验等举办讲座，有邓铁涛、路志正、张学文、陆广莘、周仲英、朱良春、王永炎等国医大师，有王洪图、郝万山、姜建国等经典大家以及很多国内知名的临床专家给予讲座授课。其阵容之大，讲课之精彩，内容之丰富，可谓前所未有。解乐业多年临床，虽说积累了丰富的经验，但也有很多困惑和问题，需要问难解惑，所以每一次培训学习，都带着问题去，带着答案回，并验之于临床实践。解乐业平时建立了读书笔记，撰写学习心得。经集中培训，聆听国医大师、全国名家讲学论道，领悟大师们的学术思想、临证经验以及传承与创新的思维理念，并亲临访学于陆广莘、路志正、周仲英、朱良春、张学文、王新陆等大师，追寻解惑以茅塞顿开，豁然贯通以有所发现。三年的研修学习，解乐业研读了《黄帝内经素问》《伤寒论》《金匮要略》《温病条辨》《脾胃论》《医宗金鉴》《临证指南医案》《傅青主女科》等名著，读经典名著以夯实传承的根基，拜名师大家以引领创新之道路，勤临床以提升实践技能，使之收获传承与创新之果实。这样三年的学习使解乐业眼界大开，领悟顿彻，并有所创新，临证讲究战略性思维，由平面到三维，把整体观念进行多维重构，并从西医诊疗手段中抽取能与中医辨证相适应的部分纳入中医整体观念中，他称之为“附属观念”。在整体观念和辨证论治的思维下，解乐业主张中医要全科化发展，专科化突破，既杂且专，杂就是融合内外妇儿各科的辨证施治规律，能得心应手地辨治各科（包括各个专科）的常见病、多发病，专就是在某一个专科、专病上有独到的研究，有特色优势，有疗效，在群众中有信誉，在同道中被公认。在这种观念的指导下，解乐业把脏腑辨证进行系统化关联，本脏腑疾病名曰“主病”，影响本脏腑病名曰“辅病”，本脏腑影响他脏病名曰“佐病”，在辨证论治中，系统分析，立法施治时抓住主病，抑制辅病，防治佐病；在卫气营血辨证中，分阶段、重定位，引入西医理化检查，在辨证立法选方的基础上应对性遣药，以图准确靶向定位；在对现代西医疾病治疗中，及时把握新动态，了解新观念，用中医的辨证思维破解新问题，用现代中医研究成果创新观念。比如“幽门螺杆菌感染相关性胃病”，这是西医的新发现，根除幽门螺杆菌感染是治疗相关性胃病的关键。据此，解乐业进行了深入的研究，提出了邪毒学说，强调了外邪与内伤并存的病因论点，提出胃内环境重建观点，使幽门螺杆菌失去生存环境，对幽门螺杆菌相关胃病创立了“益脾胃之气而复元，解毒瘀之邪而安中”理论，在根除幽门螺杆菌研究方面有新的突破，主持的“胃安散根除幽门螺杆菌的临床研究”获威海市科学技术成果一等奖。该方获得了国家发明专利，并将胃安散进行了剂型改进，创新“英芪和胃丸”通过了山东省药品监督管理局批准，获得了院内制剂批准文号，批量生产应用于临床，取得了很好的临床疗效。几十年来，解乐业在专科上以脾胃病为重点，有特色、有优势、有疗效，提出了“脾宜升易虚，湿易寒化；胃宜降易滞，湿易热化”观点，提出健脾勿忘温阳化湿，和胃勿忘通降消滞的学术观点；在杂病上对中医外感热性病、肺病、肝胆病、心血管病、风湿病、肿瘤血液病、神志病及妇科月经病、不孕、滑胎、围绝经期疾病和儿科厌食症、多动症、咳嗽；外科的乳腺病、周围血管病；皮肤科的湿疹、荨麻疹等多科疾病都有相关研究，比如在治疗肝胆病，提出肝胆以疏泄为用，肝为胆疏，胆为肝泄，其病易结、易滞而变生他证，治以疏利与散结并用，清利与导滞并施观念；积极开展了酒精性肝损害的研究，提出了酒毒伤肝，损肝体、伤肝用，湿、热、毒、瘀合邪，研制了“葛根虎杖护肝丸”获得国家发明专利，并获得了院内制剂的批准文号，临床取得了良好的效果。在治疗心血管病方面，强调益气与活血并用、宁心与安神并治，并与西医之高血脂、血管病变等新的研究动态密切结合的思维；对外感热病总结出清散透达的治疗经验，提出卫气营血辨证与现代诊病合参，治表时应散邪于外，但要截防外邪入里，治外邪入里，当重视引邪外出，使邪有出路。尽管临床上重视西医诊病，但力主不用或少用抗生素。如一例严重高热、呼吸困难的甲流重症肺炎患者，曾多种抗生素联合应用和大量激素应用，但病人持续 20 多天发热不见好转，病情危重，CT 检查双肺大片磨玻璃样改变，经解乐业会诊后，大胆建议停用抗生素、激素，应用清透、解毒、化痰、凉营之法，一周热退身凉，病情转危为安；解乐业积极推进中医中药在急症、重症上的参与，发挥中医中药在急症、重症抢救的作用，在危重病人的抢救上，力主中医要大胆参与、有效参与，取得了很好的效果，产生了重要的影响。如有一例年 93 岁的患者，高热不退，呼吸困难，经抗生素、激素治疗 10 余天，病人陷入昏迷，经解乐业会诊，停用抗生素、激素，鼻饲应用中药救治，4 剂中药热退身凉，神志转清，又 10 剂中药病愈出院，被传为奇迹佳话，这就使得中医治疗在急性热病上得到了发扬。在预防“非典”、甲流和新冠病毒感染疾病工作中，解乐业为全市制定了中医预防方案和拟定了防治处方；在新冠疫情中，积极发挥老中医专家的作用，深入一线，会诊处方，带领中医积极参与，发挥了重要作用。解乐业在临床治疗病种达 70 余种，都有着较好的疗效，有较高的社会声誉。

由于临床经验的不断丰富，解乐业的学术水平不断提高，形成了独到的学术思想，被国家确定为老中医药专家学术继承工作指导老师（第五批、第六批）、山东省五级师承指导老师、国家名老中医药专家解乐业传承工作室指导老师和山东省老中医药专家解乐业传承工作室指导老师。他自感有着继往圣，开来学的责任，传承经典，提掖后学，开展了带徒工作，临床带教、学术讲座、经典讲授、经验介绍、临床点评，为继承人学而有成、学而有为辛勤付出，毫无保留，使青年中医较快成长，取得了很好的成效。现有继承人史玲，主任医师，硕士研究生导师，科主任，获山东省名中医药专家、威海市医疗卫生首席专家称号；孙钟海，主治医师，中医临床博士，科主任；韩峰，烟台市中医院主任医师，中医临床博士，科主任；孙丽凤，烟台市中医院主任医师，科主任；卫敏，副主任医师，科副主任；毕媛媛，副主任医师；朱伟宁，副主任医师，科副主任；于欣，主治医师；李玲，主治医师等。名中医工作室有传承人 12 名，为培养学术继承人取得了很好的成效。他们学术水平和临床能力都有了很大提升，他们的日门诊量和中药处方数居医院青年医生前茅。解乐业对威海市中医人才提升和发展具有重要的影响力和引领示范作用。解乐业在学术上倡导辨证思维理念，形成了个人独到的学术思想，通过带教、讲座、研讨、沙龙等多种形式传授学术观念；在临床中倡导读经典、勤临床、落实“三经传承”，让中医药在人才驱动、学术带动、专家引领中创新发展。

解乐业历任威海市中医药学会第三届、第四届理事会会长，第五届理事会名誉会长；山东针灸学会第二届常务理事，山东中医药学会第四届理事、第五届常务理事，带领威海市广大中医药工作者积极开展学术交流，活跃学术气氛，凝聚全市中医药专业技术人员在各自的工作岗位发挥好中医特色和优势，积极响应中医中药中国行活动，开展中医“三进”活动，在全市开展了“中医药大讲堂”“中医专家下基层”“中医适宜技术基层全覆盖”，编著《中医适宜技术手册》《二十四节气养生三百问》，为推动威海市中医药发展和中医药文化的普及做出了突出贡献。

作为威海市政协委员，解乐业为中医药事业发展积极建言献策，历次会议中都撰写了有关中医药的提案，积极参与医改中中医收付费改革的研讨，用足政策，立足创新，如《关于医改中扶持中医药发展的有关建议》《关于加强中医对慢性病干预，调整社保基金支付结构，促进人民健康的意见》《关于促进和发展医养结合健康养老产业的建议》《关于促进和发挥中医药在健康养老领域优势作用的建议》等若干建议，都起到了积极和重要的影响，得到了政府的重视。

关于经典学习

中医经典专著的学习，既是奠定中医理论功底的基础，又是提高中医临床实践能力的阶梯，是继承中医传统文化必不可少的课程，也是创新现代中医的必由之路。对于经典的学习，其一是要读懂原文大意，弄懂弄通文字的表意，以求基本理解章节的内容，比如说学习《黄帝内经》，由于其成书年代久远，很多表述语言生涩，文字通假，很多难点、疑点，在通读过程中，对在学校学习的原文进一步加深理解，未学习的部分通读大意，并结合各家注解，加以理解，对重要理论原文要熟记能详。这对以后进一步学习奠定基础。因为对经典专著的学习，不是一次两次的读书，也不是一年两年的学习，对经典专著的学习要伴随业医一生，每一次的学习都会有一次的领会，都会有一次的理解，都会有一次的收获。比如“饮食有节”这句话，过去只是简单地理解为饮食要有节制，那么要有什么样的节制，节制的内涵是什么？过去没有充分的理解和引申。通过在实践中思考，在防病治病中运用，就可以把“节”理解为饮食量的节、饮食质的节、饮食忌宜的节和饮食与季节、气候、时间等的节。这样理解就会有效地指导我们保健养生、防病治病、临床实践，就会发挥经典的指导作用。其二是密切结合临床实践，有效指导临床实践，学以致用。尤其是学习像《伤寒论》《金匮要略》《温病条辨》等经典著作，在对原文学习时，要弄懂弄通病、证、脉的相互联系、病理机制、病证与方药的辨证关系、主证主方主药的要点，在各自的相互联系中以求“但见一证便是”。比如对半夏泻心汤的应用，以其寒热并用、补泻兼施、辛开苦降而选药组方，其治疗的证为胃痞，其对应的症状为心下痞，但满而不痛，或呕吐，肠鸣下利，其病机是寒热交错、虚实夹杂。熟悉了这些，临床对半夏泻心汤的应用就会得心应手，就可以症状不必悉具，紧扣病机而应用。解乐业临床凡遇到胃满胀不痛，肠鸣便稀，或便次多者，应用半夏泻心汤而屡效，或遇到口腔溃疡，兼胃脘痞满，或有下利者，应用半夏泻心汤而效。其三要能熟记原文，用时随手拈来。这需要基本功，需要积年累月的学习。就临床医师来说，如果不能学而时习之，不能专门下一番苦功，要对经典专著的原文熟记背诵是很难的，但如果不能熟记，临诊中就不能灵感即现，尤其是年轻医师，应该下一番苦功。解乐业曾遇到很多例患者，就是发热而呕吐，经西医各项理化检查未能明确诊断，发热不退，呕恶不止，有中医治疗者，银翘散、藿香正气散之属而不效。经他诊治，皆以小柴胡汤治愈。其临床灵感就是《伤寒论》“呕而发热者，小柴胡汤主之”。其四是学习经典专著时要充分理解，达到融会贯通，要有所发现、有所创新，学习注家对经典专著的认识和注解，帮助我们对经典专著的学习和理解，但要不拘泥于注家之说。比如小柴胡汤证之往来寒热，解乐业重点对形成“往来”的病机进行了理解，凡“往来”者，皆因少阳枢机不利，正邪进退不得转输，所以，凡符合这一病机出现的“往来”表现，皆可以小柴胡汤治之。如一例每到半夜醒来，感头晕、心悸、血压升高，持续1～2小时可自行缓解，1个月来反复出现，中、西医治疗未效的患者求诊，解乐业以这种发作有时的证情表现符合“往来”的病机，以小柴胡汤原方加天麻、钩藤、珍珠母治之，3剂而效，服药半月后病未再发。

经典专著医理精深，需反复诵读，反复钻研，深刻理解，深究要义。年轻中医在学习经典时，需要沉下心，扎实学，尤其是现在中医院按专业、按专病设科，青年医师的全科能力不足，诊病范围局限，对专科专病的研究可能会更专、更精，但也很容易使辨证理论固化、辨证思维僵化，在复杂的病情变化中难以得心应手。只有坚持对中医经典专著的不断学习，打下牢固的中医理论基础，才能建立灵活的辨证思维，重构专业知识体系，使之在专业上有所创新，在复杂的病情变化中能游刃有余，提升全科化的辨证辨病治疗能力。

三 学术思想

1. 中医治病必须辨证论治

解乐业教授认为辨证论治是中医诊治疾病的精髓，是中医理论行之于临床实践的核心，掌握了中医辨证论治的理论和临证分析方法，就像大船在大海中航行有了舵手，不会迷失方向；就像在森林中旅行有了罗盘，能找准行走的方向。故解乐业历来主张做一名真正的中医，做一个明中医，就要既专且杂，“杂”就是大中医的概念，无论内、外、妇、儿的常见病，都应在中医理论的指导下得心应手地遣方用药；“专”，就是要在某个专科、专病有独特的研究，有极好的疗效，尤其是在解决疑难病和复杂病方面有特色与优势。但要做到既专且杂，是需要扎实而厚重的中医理论根基，精确的辨证和恰当的论治。所以，他一直强调中医治病必须辨证论治。

随着西医学的进步与发展，临床医学界对很多疾病的认识有了新的突破，中医也在掌握着大量的西医知识与信息，尤其是现代中医人更需要掌握很多的边缘科学知识，这是解乐业一贯倡导的。但是，他也坚决反对在临证中，只见病，不见人，只诊病，不辨证，以所谓的西医现代知识和现代研究来运用中医中药。不讲辨证论治。就是脱离中医诊治疾病的精髓和灵魂。解乐业认为，强调辨证论治是常讲常新的话题，因为有些中医治病，自以为很现代派，习惯用一个中药方剂套用在西医的一个病名上；在用药上，不辨疾病的寒热虚实，不论药的四气五味，拿一个现代药理研究指标遣方用药，这就有悖于中医的辨证论治观。在疾病的发生、发展过程中，疾病的不同阶段变化，对人体气血、脏腑会有不同的影响，人体气血、脏腑的失调状态亦会不同，所以，对西医疾病的诊断，中医应根据疾病的不同时期，表现的不同症状，或不同疾病在不同时期表现的相同症状，进行综合归纳，加以辨析，从而得出不同或相同的治疗方法。单纯西医之病用一药一方的思维指导中医临证是不会取效的。

2. 临证诊病当以四诊合参，重视问诊

解乐业提出，辨证论治时当四诊合参，强调问诊为本，意在反对问诊不详，仅凭西医理化检查。张景岳形容问诊为“诊病之要领，临证之首务”。因为望、闻、切三诊皆有其自身的局限性，通过此三诊收集的临床资料相对来说并不十分完善，也不完全准确。而问诊所收集的临床资料相对于其他三诊来说，更完整、更直观，也更准确。他认为问诊是获得病人信息的第一手资料，具有信息量大，表述清楚，既有主观感觉，又有客观体征，通过详细的问诊，能了解起病之诱因、病情之演变、治疗之经过以及现代技术之检查发现和既往病史等。正如《素问》所云：“诊病不问其始，忧患饮食之失节，起居之过度，或伤于毒，不先言此，卒持寸口，病何能中。”所以说问诊所收集的资料应该成为辨证论治的主要依据。问诊也被称为四诊之首，清代医家赵晴初所云：“望、闻、问贵焉。其中一问字，尤为辨证之要。”解乐业在临证中很崇尚“十问歌”，强调问诊细致全面，反对那些

不询病情，“病家不用开口”，仅凭脉诊“便知病情根源”，更反对只凭检验单、报告单妄加断言之治。

对于脉诊，解乐业十分推崇《伤寒论》标题中“辨某某病、脉、证并治”，把辨病、辨脉、辨证有机地结合起来，《伤寒论》提出“观其脉证，知犯何逆，随证治之”。因此，在脉诊时，解乐业倡导多要素结合，一是结合病因，二是结合病或证候表现，三是结合病程。中医学对脉象做了形象描述，并对所主病证、病性、病之部位等有了若干概括，所以，临床既要掌握脉象的形象描述，做到准确认脉；掌握脉理及其所主的病证，做到脉证相宜；更要根据疾病的进程，掌握脉象在疾病的发生、发展、转归过程中的各种动态变化规律，作为准确辨证的依据。

3. 治病求本必须明病因病机

经言：“治病必求于本”，指治疗疾病时需寻找发病根本原因，从根本上治疗。这是解乐业在辨证论治中所强调的。正如《景岳全书》所云：“凡治病之道，必确知为寒，则竟散其寒，确知为热，则竟清其热，一拔其本，诸症尽除矣。”解乐业谨遵古训，临证时审症而求其因。医生在诊病时，搜集的第一信息是病人所出现的症状，症状是通过病人感觉、病变部位反映出来的，是气血脏腑失调、或病邪作用于人体的结果。症状是现象，如何透过现象看到本质，寻求病因，是临床辨证的重要环节之一，只要细审其症，寻求其因，明理析证，正本澄源，就能正确立法，自然能事半功倍。若辨证时不审症求因，明因论治，或可一时取效，必致一证既平，诸证蜂起，疾病缠绵难愈。所以，在辨证论治时，解乐业十分重视审视症状的不同之处，从细微中发现，在辨思中求因，裁证选方，务使辨证准确，论治得当，提高疗效。

求因是寻找致病因素，目的就是要明辨病机，掌握疾病发生、发展、变化过程中的演变规律、影响疾病发生、发展内在的或外部的机制，探求疾病表里部位、寒热性质及正邪虚实和脏腑、气血、津液功能失调以及机体气机失调、气化失常的必然联系。解乐业认为这是辨证论治重要的思维理念。所以，明辨病机在辨证论治中有非常重要的作用。《黄帝内经》言“审查病机，无失气宜”和“谨守病机，各司其属”，并有关于病机的十九条记载，对临床正确辨证有很重要的指导作用。解乐业临证诊病时，无论疾病的表现变化多端，还是临床证候复杂多样，总是在求因的基础上，掌握疾病规律，明辨病机，删繁就简，使理法方药贯穿其中。

在确立治法，古今医家创立了很多治病大法，但他们所论述的治法皆有一个共同特点，就是每一种治法的应用都以辨析病因病机为根据，每一种治法的形成都是掌握了病因病机变化的规律。所以，解乐业在临床中强调因病因病机确立治则治法，当常则常，当变则变，治有法度。如常法之用，可依寒则热之、热则寒之、实则泻之、虚则补之等；变法当以病机的转化而灵活权变，因为人有体质禀赋不同，同一病邪依附于不同体质的人会有不同的病机变化；同一疾病发生在不同的自然气候变化中，会因病邪不同而有不同的病机变化，等等。抓住病机变化的核心，就是确立变法的主要依据。另外，人体的复杂性和致病因素相互作用的复杂性，决定了疾病在发生、发展、变化过程中多因素的复杂问题，就有主证、兼证等复杂的表现。在确定治法时就要找出支配疾病发生、发展、变化的主导因素，因为这个主导因素是产生主证的根源。在治疗中要始终以这个因素为主要解决对象，同时兼顾影响颇高的非主导因素之兼证，综合全面分析，才能立法正确，疗效确切。解乐业指出，临床辨证论治时必须审症求因，以治其本，明辨病机，以明其理，治法有度，以求其效，如此辨证论治方为业医者之责。

4. 理法方药贯穿一线，必须法度严谨

解乐业认为辨证论治的落脚点是遣方用药，要以法组方、依法遣方、以法类方、依法释方，指出方、药是辨证论治的重要组成部分，治病应随证立法，依法统方、依法求方、依法治方、依法立方。解乐业提出了法因证出，方证相合，药病相应，立方遣药原则。一是要把握病机，抓住主证，兼顾兼证。因为选药组方的目的是解决影响脏腑、气血、津液功能失调主要因素，运用方药纠偏，使其达到新的协调。二是要熟知药物的功效主治以及作用特点，在选药时有一种“众里寻他千百度”之感。三是要熟知针对病有特异性作用的药物，如胃酸多，在辨证的基础上可用海螵蛸、瓦楞子制酸，痛证可用选延胡索、白芍、白芷止痛等。

解乐业在组方选药上十分讲究法度，常说组方时必须有法度，必须严谨，必须按照中医理论合理用药，提出组方遣药时必须做到法度严谨的观点，讲究组方法度思维。一是整体思维：建立在中医整体观念，辨证论治，预防保健理论的基础上，全面贯穿于理、法、方、药之中。在临床诊疗中，将四诊所获得的资料经过整理、归纳、分析，运用我们的中医理论知识和个人的临床经验，立法、遣方、

选药，组成方子，这个过程如同一个命题作文。所以，当我们看到一张好的方子，就像读到一篇好文章，可以读出其中的精彩、丰富、理念、思想。因为一张好方子，能充分体现出中医基本理论、辨证论治观念、预防保健思想等具体的系统内容。如在治疗痹证的辨证组方中，从大的组方法度来看，其理论指导在于：在生理病理理论运用上，与肝、脾、肾脏腑密切，与气血经络相关；在病因病机理论运用上，与风寒湿密切相关。所以，在立法上就要围绕着上述理论来确立，如补肝以强筋、健脾以充肌、益肾以壮骨、活血通络以蠲痹。这些治法皆有其理论来统领。那么，在具体的组方立法中，无不反映中医对痹的理论认识，如有祛风除湿之法，主要是针对风湿相兼；有祛风散寒法，主要针对风寒相兼；有除湿散寒法，主要针对寒湿相兼；有祛风通络之法—风中于络；祛湿利痹—湿邪痹阻；温经散寒—寒伤经脉。这些法中之理，也就在于“痹者，风寒湿三气杂至，合而为痹，其风气胜者为行痹，寒气胜者为痛痹，湿气胜者为着痹”。在组方选药上，选活血药和通经药，因为“治风先治血，血行风自灭”，通经之所以活血，活血之所以通经，经通血畅，三邪可除。在治疗痹证的组方中，还要运用中药的引经药理论，根据不同的部位，选用作用不同部位的药物。这在中医治疗任何疾病中，其组方法度无不反映着理与法的紧密关联。二是具体思维：建立在组方结构、药效功能、药性配伍的理论基础上，对具体方剂进行思辨，贯穿于选药组方治病的整个过程。组方结构，要讲究君、臣、佐、使，突出主证主药；随症加减，要讲究权衡变化，如按照辨证、立法的要求，选一张有效处方，在根据病人的具体情况，对方中的药味进行分析，对不符合目前病情治疗要求的，把它减去，或选一二味符合辨证、立法要求的，能在这个方剂中起到相互配合、相辅相成、增加疗效，使之“方中有药”，药与药之间有着相互的联系。解乐业很崇尚张仲景在《伤寒论》中论病、辨证、立法、选方，依法变化，有法有方，随证加减化裁。如小柴胡汤的加减变化，小柴胡汤治少阳之为病，立和解少阳之法，但病人口渴明显，就去半夏，加天花粉以生津液；胸中烦热而不呕，就去半夏、人参，加瓜蒌以荡郁热等；机圆法活，要讲究寒热温凉、宣肃开合、通利收涩、升降沉浮、补泻滋通的合理配伍，这在解决复杂的病因病机问题十分重要。如乌梅丸为纠正寒热交互之势，寒热并用；半夏泻心汤治痞，辛苦相伍等。

因此，临证论治时组方遣药必须依法立方、所处之方方能药证相对；必须药应效专，所处之方方能效专力宏；必须法度严谨，所处之方方能收四两拨千斤之效。这一切，必须辨证论治。

5. 临证重视脾胃后天之本，善调脾胃

解乐业提出善诊病者，当诊脾胃之强弱；善治病者，必先顾护脾胃之盛衰。攻邪勿伤脾胃之气，做到祛邪安中；滋补勿碍脾胃之气，做到寓补于和。凡他脏有病与脾胃有关者，常二者兼顾，健脾或以疏肝，或理肺，或养心，或补肾；他脏有疾与脾胃无关者，选方用药自当注意顾护脾胃之气，补益中调和升降，滋养中宜当开胃，扶阳中慎伤胃阴，苦寒中勿败胃气，消导中勿耗中气。把重视脾胃后天之本贯穿于诊疗的全过程。

调脾胃应重视脾升胃降、升降和谐。解乐业提出脾胃升降和谐论，指出脾不升则胃不降，胃不降则脾不升。脾胃升降和谐主要体现以下几方面。其一，水谷纳运相得：胃主受纳，腐熟水谷，为脾主运化提供化源；脾主运化，转输水谷精微，为胃受纳提供动机，二者共同完成化生气血津液的物质。其二，气机升降相因：脾气主升，胃气主降，二者为一身气之枢纽，《临证指南医案》论道“脾宜升则健，胃宜降则和”，升降得当，气机调畅，各脏腑之气升降有序，气血津液运行有常。其三，阴阳燥湿相济：脾为阴脏，得阳始运，性喜燥而恶湿，胃为阳府，得阴自安，性喜润而恶燥。只有脾胃升降和谐，才能发挥脾胃“饮入于胃，游溢精气，上输于脾，脾气散精”“和调于五脏，洒陈于六腑”的生理作用。故临床强调脾胃重在升降通和，因此临证治疗脾胃病时，一定要顺应脾升胃降的生理特性，注意恢复脾胃升降之职，调节全身气机的升降浮沉。脾气欲升，如有胃降相助，必能事半功倍，胃气欲降，若得脾升相辅，定然效验彰显。正所谓“治脾宜九升一降，寓降于升；治胃宜九降一升，寓升于降”。例如解乐业治疗便秘时，每加大剂之白术、炙黄芪之品，寓通降之中益气健脾，提升脾气，则浊阴自降；治疗胃下垂、脱肛等症时，每加枳壳、紫苏梗之属，寓升提之中理气宽中，畅通升路，则升举有力。

治脾胃应重视脾虚胃滞，补通相兼。解乐业在临证治疗脾胃病时提出了脾病多虚、胃病多滞的观点。脾之内伤，影响其运化功能，运化无力则精微难以化生，出现乏力倦怠；运化无力则中焦虚痞，出现纳呆便溏。影响其升清功能，清阳不升则清窍失灵，出现昏晕困顿；升举无力则中气下陷，出现器官下垂。影响其统摄功能，统摄无力则血失常道，出现崩漏衄血等，皆为虚候，其治自当补益脾气，

如益气健脾、补中健脾、升清健脾、燥湿健脾、养血健脾等，脾健则运、脾健则升、脾健则摄。他脏影响脾脏，也往往脾虚由生，而有健脾养肺、补益心脾、运脾制水、抑肝扶脾等治法，故而脾病多虚。胃腑主受纳，以通为和，以降为顺，“水谷入口，则胃实而肠虚；食下，则肠实而胃虚”，使食物能正常受纳排泄。若胃病，纳而不化则食滞，出现饱胀恶食、嗳腐吞酸；逆而不降则气滞，出现胃胀嗳气、呃逆呕恶；胃络失畅则血滞，出现胃痛如刺，外邪入侵则毒滞，出现胃痛膜疡等，其治自当通滞和胃，如消食导滞以和胃、理气通降以和胃、行气活血以和胃、清解邪毒以和胃等，胃通则纳谷正常，胃降则气机和畅。其他因素影响胃腑，也往往产生胃滞，而有疏肝理气和胃、利胆疏泄和胃、消痰降气和胃、清热化湿和胃等治法，故而胃病多滞。因此解乐业临证治疗脾脏之病时，多兼顾补益脾脏之虚，治疗胃腑之恙时，多着眼通导胃腑之滞。如此脾气健旺而不受邪，胃腑通畅而不留邪。

6. 临床中重视衷中参西，二观互辨

解乐业作为1977年恢复高考后的首届中医院校毕业生，有着良好的中西医基础知识，在继承中医药学精华的基础上不断创新，在西医知识上不断了解新的学术动态，以此提高辨证辨病水平，丰富临证思维。在几十年的临床实践中，解乐业体会到一名优秀的现代中医必须熟谙中西医两种医学体系的诊疗技术，扬长避短，发挥“古为今用，洋为中用”的优势；提倡应用西医对疾病的诊断技术和手段，为中医辨证提供有力的帮助，促进辨证与辨病有机的融合。如对幽门螺杆菌（Hp）相关性胃病的辨治，首先通过现代的检测手段确定幽门螺杆菌感染，利用胃镜的深入望诊和病理的微观望诊，利用中医的望闻问切宏观辨证，从而创新辨证论治思维；把病理定性为Hp感染当属外感病邪，根据胃镜下见受损的胃黏膜充血、水肿、渗出及至黏膜苍白，血管红白相兼或血管透见，黏膜苔藓质多，甚至恶变；符合湿热蕴结，气血受损，气虚血瘀，阴伤津亏，胃膜失养的病理状态。所以Hp感染是邪毒入侵，蕴结于胃，伤及胃膜，久则伤络，气虚血瘀，瘀久化热，瘀热阻遏，胃膜失养，膜腐成痈，甚或恶变的病理机制，基于对Hp感染的认识和中医辨证论治理论，从辨病与辨证入手，结合内镜和微观病理的观察，确立了清解邪毒、调理气血、修复伤疡、裁防恶变的治疗原则。清解邪毒—Hp感染，宿伏胃腑，非清解不能祛邪毒；调理气血—胃膜的修复，有赖于气血之濡养。

若气不能濡，血不能养，势必使防御机能减弱，故调理气血改善胃腑内环境，提高胃腑抗邪能力，达到祛邪之目的；修复伤疡—Hp 感染的侵害性，造成了胃黏膜的炎症及溃疡，通过祛邪扶正，进一步修复伤疡，有效地保护胃膜，从而消除症状，达到祛邪愈病的目的；截防恶变—现代研究证明，Hp 感染造成胃黏膜的病理改变，使胃黏膜炎性、萎缩、肠化生、癌前变，甚至癌变，所以在根除 Hp 治疗中，要及时应对癌前变的发生，清解邪毒，修复胃膜，逆转病变，起到截断防变作用。这一治疗原则的确定，是从辨病到辨证、局部到整体、微观到宏观，使中医治病求本的理论和现代科学研究得到了有机的结合。解乐业创制的英气和胃丸，药如蒲公英、黄芪、陈皮、白术、厚朴、白芍、白芷、白及、丹参、白花蛇舌草、海螵蛸等，对根除幽门螺杆菌、修复胃黏膜有很好的效果。

解乐业在治疗其他疾病时，都十分重视西医理化检查的应用，把中医辨病与西医诊断疾病有机结合，把中医辨证与西医诊察体征有机结合，把宏观明理与微观辨析有机结合，如治疗胃溃疡病，无论寒热虚实，病人表现都为周期性、节律性胃脘痛，呈钝痛、灼痛、刺痛不一，但通过胃镜观察，有表现为溃疡面为灰白或褐色苔膜覆盖，边缘肿胀活动期征象，则在辨证论治时参以“治溃疡病如治痈”，常加入蒲公英、紫花地丁之属；而有的表现为溃疡面白苔消失，变成红色充血的瘢痕，可见皱襞集中，则在辨证论治时参以“活血祛瘀以生新”，常加入丹参、三棱、莪术之属；再如临床中遇无自觉症状，而因理化检查发现异常者，则推求其饮食起居、生活环境、家族遗传等因素，例如治疗酒精性肝功能异常，就针对酒之因，肝功能异常之征，以解醒护肝之治，常用葛根、葛花、虎杖、泽泻、神曲、山楂、茵陈之属，创制了葛根虎杖护肝丸。

解乐业在辨证论治中渗透着西医认识，在运用现代理化检查技术结果时，发微着中医学术思维，如治疗胃肠疾病重视活血化瘀的应用，认为胃肠黏膜的完整性依赖于良好的血液供应，而血瘀状态即血液运行不畅，微循环障碍，使黏膜缺血缺氧，导致黏膜抗病能力和修复能力下降，出现炎症、糜烂、溃疡、萎缩等，瘀血就成为许多胃肠病的病机之一，参以活血化瘀是许多胃肠病的重要治法，适当使用活血化瘀药物取得良好的临床效果。同时解乐业强调，衷中参西是架构了临床诊病的新思维，注入了辨证论治的新要素，但反对中医和西医理论一一对应，牵强附会，丢失中医辨证论治的精髓。

四 典型医案

1. 眩晕

张某，女，67 岁，干部。

主诉：半夜头晕、血压升高 1 个月余。

现病史：自述近月来每至半夜 12 点左右感头晕，常在眠中晕醒，始未在意，后影响睡眠而至某医院就诊，查 BP 160/100 mmHg，诊为高血压病。给降压及安眠镇静剂治疗。未效而来诊。诊时述每至半夜头晕发作，血压波动在 170 ~ 150/100 ~ 90 mmHg，持续 2 ~ 3 个小时后，头晕逐渐缓解，血压也可降至 150/90 mmHg，可再睡眠。伴心烦、心悸，每入夜即担心头晕发作，口苦口干，胸闷脘痞，食欲缺乏，无寒热，二便调。查体见老年女性，精神萎靡，体温 36.5℃，脉搏 90 次 / 分，呼吸 20 次 / 分，血压 148/90 mmHg。心肺听诊无异常，腹软，右胁下轻压痛，四肢正常，无浮肿。舌质红苔白，脉弦。头颅 CT 检查示脑实质、脑垂体皆未见异常。颅脑彩色多普勒检查示右侧椎基底动脉血流速快，提示供血不足。心电图示心下壁 ST-T 改变。

辨证思路：少阳枢机不利。阴阳失于交通。夜半为阴尽阳生之交，少阳为之枢转，《伤寒论》有云：“少阳之为病，口苦，咽干，目眩也”，宗“但见一证便是，不必悉俱”之意。该病例每夜半发作眩晕、口苦、咽干，可谓少阳证俱，当为少阳被郁，枢机不利之机制；《灵枢 · 口问》曰“卫气昼日行于阳，夜半则行于阴，阴者主夜，夜者卧”，指出了营卫之气运行正常有序，则睡眠正常，夜者，卫外而静，营内而安，若卫行脉外而不能随于营，营行脉中而不能并于卫，营卫之行失于常，则夜不瞑，昼不精。此例夜半头晕，不寐则为营卫失于调和，阴阳失于交通，舌质红，舌苔白，脉弦为少阳证之征象。

中医诊断：眩晕；西医诊断：高血压病。

治则：枢转少阳，调和阴阳。

处方：小柴胡汤化裁。柴胡 9 g，黄芩 9 g，半夏 6 g，太子参 10 g，麦冬 9 g，五味子 6 g，天麻 15 g，钩藤 15 g(后下)，生龙骨 30 g，生牡蛎 30 g，丹参 30 g，葛根 30 g，水蛭 10 g，首乌藤 30 g，炒酸枣仁 30 g，炙甘草 6 g。4 剂。每剂水煎滤汁 300 mL，晚饭后半小时顿服。

二诊：述服上方4剂后，午夜头晕大减，晕醒后可即时入睡，仍有心烦，口苦，食欲缺乏，舌红苔白，脉弦。血压140/90 mmHg。处方：柴胡12 g，黄芩12 g，半夏6 g，太子参10 g，豆豉10 g，枝子10 g，天麻15 g，钩藤15克（后下），生龙骨30 g，生牡蛎30 g，丹参30 g，葛根30 g，水蛭10 g，首乌藤30 g，炒酸枣仁30 g，砂仁10 g，炙甘草6 g。4剂。每剂水煎，服法同上。

三诊：服上方4剂后，午夜未晕，眠好，心烦、口苦已除，食欲尚可，舌淡红，苔薄白，脉稍弦。血压140/90 mmHg。上方继服8服。

随访3个月，诸症除，血压稳定，告愈。

按语：本例患者夜半发病，至清晨则病缓，实属定时发病。夜半子时属少阳，少阳主枢机，《黄帝内经》云："少阳主枢。"少阳功能正常，则枢机运转，水火契机，升降自如，阴阳之气才能游行上下，出入于内外；夜半为阳初生，阴将尽，阴阳交通之际，赖少阳正常转枢，水火交泰，气血运行；若少阳功能失常，则枢机不利，阴阳失于交通，故见夜半头晕而作。《伤寒论》272条云："少阳病欲解时，从寅至辰上。"故2～3个小时后症状缓解。治以枢转少阳，调和阴阳。方中小柴胡汤和解少阳，生脉饮补气益阴，同小柴胡汤共奏阴阳出入，气血调畅之功；天麻、钩藤平肝定眩，以助小柴胡之功，加强平眩止晕，龙骨、牡蛎镇潜安神，炒酸枣仁、首乌藤养心安神，以助生脉饮之功，宁心安眠，丹参、水蛭具有活血除烦，血运有力，以利阴阳之交通。

2. 不寐

杨某某，女，52岁，干部，已婚，山东省烟台市牟平区人。

主诉：失眠心烦2个月余。

现病史：述2个月来因惊吓致睡眠障碍，表现入睡困难，或虽眠而不深，梦多易惊，伴心烦胸闷，头晕目眩，口苦口黏，恶心，晨起吐涎，食欲一般，无寒热，二便调，月经闭绝。曾服用中、西药物未效。既往无高血压病、糖尿病及心血管病史。舌质红，苔黄腻，脉弦滑。

辨证思路：证属心胆气怯、痰热内扰。本患者因于惊吓，惊则心气乱而胆气怯，盖因心主神明，胆主决断，心胆气怯，又触事易惊，清代沈金鳌《杂病源流犀烛·不寐》曰："心胆俱怯，触事易惊，睡梦纷纭，虚烦不寐。"气乱痰动，痰热内扰，扰于肝则魂不藏，扰其心则神不宁，故入睡困难或眠而不深；痰蒙清窍，则清阳不升，故头晕目眩；痰阻胸阳，气机不畅，故心烦胸闷，痰阻中焦，肝胆郁火，故见口苦口黏，恶心吐涎，舌红苔黄腻，脉弦滑为痰热内扰之象。

中医诊断：不寐；西医诊断：睡眠障碍失眠。

治则：清心化痰，除烦安神。

处方：黄连温胆汤化裁。陈皮 10 g，半夏 9 g，茯苓 15 g，茯神 15 g，竹茹 10 g，枳实 10 g，黄连 9 g，藿香 10 g，佩兰 10 g，柴胡 9 g，黄芩 12 g，生龙骨、生牡蛎各 30 g，合欢皮 30 g，首乌藤 30 g，炒酸枣仁 30 g，丹参 30 g，磁石 30 g，甘草 6 g。6 剂。1 剂水煎 2 次，滤药液 300 mL，分早晚 2 次饭后半小时温服

二诊：服完前方 2 天后来诊，述睡眠较前好转，口苦、恶心、吐涎症除，仍多梦易惊，舌红苔黄稍腻，脉弦。属痰湿渐退，心神未定，胆气未复。治以清心安神，镇潜定志。上方去藿香、佩兰。加琥珀 5 g（研细，分 2 次冲服）。6 剂。煎服法同前。

三诊：服完前方后，自述诸证减轻，自感精神较前好转，心静不烦，唯感梦多。舌红苔稍腻，脉弦。病情向愈。效不更方。前方 6 剂。煎服法同前。

四诊：服前方 1 周后。述睡眠好，余证皆除，但感眠深不易醒，白天亦感困倦，舌淡红，苔薄白，脉缓。属痰湿困阻日久，脾气倦怠，今痰湿已除，心神已宁，脾气倦怠显露，故有神疲倦怠之感。治以健脾益气。方用香砂六君子汤加菖蒲、远志。党参 15 g，白术 15 g，茯苓 15 g，砂仁 6 g（碎），木香 10 g，陈皮 10 g，半夏 9 g，菖蒲 10 g，远志 10 g，甘草 6 g。6 剂，煎服法同前以善后。

按语：本病例病史 2 个月，屡治未效。西医曾给予镇静剂抗焦虑药物效不好，中医给予酸枣仁汤、归脾汤、补心丹之属，亦罔效。皆因只见失眠之状况，未究失眠之症结。今以清心化痰，镇静安神之治，取得很好疗效，全凭辨证中抓住了痰热内扰之主证。方中黄连温胆汤清热化痰，柴胡、黄芩清肝胆郁火，藿香、佩兰芳香化浊，合欢皮、首乌藤、炒酸枣仁、丹参除烦安神，生龙骨、生牡蛎、磁石镇潜宁神。全方共奏清心化痰，除烦安神。盖失眠之疾，病因复杂，既有社会、环境、工作因素，也有自身心理因素、脏腑功能失调，痰、湿、瘀、热之邪等，故在治疗时除应用安心神、镇潜催眠的药物外，要针对影响心神的病因，审因辨证施治。在辨脏腑方面，不仅要重视心，还应辨是否与肝、胆、脾、肾、胃有关；辨病性，要分清正虚邪实，《景岳全书·不寐》篇曰：“不寐证虽病有不一，然唯知邪正二字则尽之矣……有邪者多实证，无邪者皆虚证”，但也应注意虚中夹实，或实中有虚。在问证中，笔者常重视是难以入睡还是眠而易醒，是伴有胸闷易怒还是心悸易惊；在诊察中，除要重视证的表现，更要重视舌脉的变化，四诊合参；

在选方用药方面，解乐业教授常喜用酸枣仁汤、生脉饮加龙骨牡蛎汤、归脾汤、黄连温胆汤、血府逐瘀汤等。以达到扶正气以补虚，祛邪气以泻实，调脏腑以平衡，水火既济，阴阳交通。

3. 咳嗽

于某某，女，24岁，护士。

主诉：患者咳嗽反复发作半年。

现病史：患者半年前感受风寒后出现头痛、发热、鼻塞、流涕及咳嗽等症状，自服西药“感冒药”后头痛等症状消失，唯遗咳嗽不止。经服用止咳西药，时有缓解，但仍反复咳嗽，咽痒即咳，咳则连续不断，每日皆有发作，常在讲话时咳嗽频作，受凉冒风及夜间发作或加重，咳痰色白质稀或干咳少痰，查体咽部无明显充血，咽后壁可见滤泡，双肺听诊呼吸音清，肺部CT检查无异常发现。舌质淡红，舌苔薄白，脉象和缓。

辨证思路：患者始伤风寒，伤于皮毛，及于肺，虽经治疗而邪未尽除，滞于咽喉，咽喉为肺之门户，呼吸之通道，邪扰咽喉，则咽痒，气道不利则肺失宣肃，必然诱发咳嗽。

中医诊断：喉源性咳嗽；西医诊断：变异性哮喘。

治则：疏风利咽，宣肺止咳。

处方：止嗽散加味。桔梗12 g，荆芥9 g，紫菀12 g，百部12 g，白前12 g，陈皮9 g，炒杏仁9 g，黄芩10 g，干姜6 g，细辛3 g，五味子6 g，炙甘草6 g。7剂。1剂水煎2次，滤药液300 mL，分早晚2次饭后半小时温服。

复诊：患者服用7剂后复诊，诉咳嗽已平。予玉屏风散善后。

按语：咳嗽一症为常见多发病。肺为娇脏，易感邪气，六淫邪气，特别是风寒之邪外袭皮毛、口鼻均可内侵肺脏，导致肺失宣肃，发为外感表证，而见咳嗽。古人治疗此外感风寒之咳嗽，皆以疏风、散寒、解表、宣肺等法为主，待风寒去，表证解，肺之宣肃复，则咳嗽自平。今时之人有不解古人解表治咳之妙法，一见发热、咳嗽之表证，为求速效，辄服解热镇痛抗炎之西药。如此热虽解，但风寒邪气不祛，留于咽喉要道，而为咳嗽发作之夙根，他日或因外感风邪引触，或因夜间阳气虚退，即兴风作祟，发为咳嗽。此类咳嗽反复发作，风寒邪气一日不除，则咳嗽之疾一日不休，久之风寒入里，肺脏受损，行水不能，亦可酿生寒痰为患，则咳嗽之疾更难速平。治疗此类患者时，解乐业教授常以《医学心悟》止嗽散为主化裁成方。止嗽散乃名方，其妙用不必多言，此化裁之方有二处需说明：一是方中杏仁配桔梗，二者一升一降，为宣肃肺气的最佳药对。山东已故名医张珍玉老先生对此药对亦信加推崇，在治疗肺脏疾病时必用此二者，并且总结出桔梗外感配杏仁，内伤配枳壳的经验，很值得后来人学习。二是干姜、细辛、五味子三味药的应用，此患者咳嗽已半年之久，风寒邪气已入里伤肺，而生寒饮，故咳痰色白质稀。三者合用乃仿小青龙汤之意，具有温肺化饮止咳之功。

关于止嗽散的应用范围这里需着重强调一下。古人谓二陈汤“一身上下之痰”都管，加减化裁后可治内外、表里、上下之痰饮。而《医学心悟》止嗽散对于寒热、虚实之咳嗽皆效。解乐业教授在临床诊疗咳嗽，特别是外感咳嗽时，不论风寒、风热或痰热等其他原因导致的咳嗽时，皆以止嗽散为主方加减化裁，临床疗效确切。可以说止嗽散是一剂止咳之圣之方，方中之药皆性味平和，性缓力柔之品，既可散寒又不过热，既可祛风又不伤正，既可化痰又不燥烈，因此咳嗽一症，无论何证皆可用之。但应用时一定注意加减变化，常见化裁之法如下：一是风热咳嗽，热邪偏胜者，可加黄芩、鱼腥草、金荞麦清解肺热，此即当代名医杨继荪所谓的清肺三斧头；二是痰热偏胜，患者咳吐黄痰者，可加浙贝母、瓜蒌清热化痰；三是咳嗽日久，风寒久留，酿生寒痰者，可加干姜、细辛、五味子温肺化饮止咳；四是咳嗽兼见风寒表证者，可加紫苏叶、生姜解表散寒。遂云止嗽散一切咳嗽皆管，但化裁变化都管一切咳嗽的关键，临床使用时一定仔细斟酌，方能取效。

4. 胃痞

张某，男，42 岁。

主诉：腹泻半年。

现病史：自述半年前因饮食不慎呕吐、腹泻，在某医院被诊为急性胃肠炎，经服药及输液治疗呕吐、腹泻止。但以后感觉胃脘胀满，食欲缺乏，疲乏倦怠，时有便稀，日 1 ~ 2 次，便时有肠鸣、腹痛，嗳气不畅，自感口腔异味，畏寒。舌质淡红，舌苔白厚稍腻。切诊腹部软，无明显压痛，脉象沉缓。

辨证思路：中焦气机升降失常，脾胃寒热错杂失和，清阳不升，浊阴不降。

中医诊断：胃痞；西医诊断：胃肠功能紊乱。

治则：辛开苦降，寒热并用。

处方：半夏泻心汤合痛泻要方加味。姜半夏 12 g，干姜 10 g，黄连 12 g，黄芩 12 g，党参 12 g，大枣 10 g，炙甘草 6 g，防风 12 g，白芍 12 g，白术 12 g，葛根 30 g。7 剂。日 1 剂，水煎 2 遍，滤液 300 mL，早晚饭后半小时分服。

二诊：述服药后诸证明显缓解，尤其是食欲好转，口中异味、肠鸣除，大便成形；但仍感脘腹满闷，嗳气不畅。舌质淡红，舌苔 白不厚，脉象沉缓。前方去防风、白芍、葛根，加以宽胸理气之品：枳壳 15 g，厚朴 15 g，佛手 15 g。7 剂，服法同前。

三诊：服药后前症基本消除，唯时感倦怠乏力、食欲好，但感食后脘胀。舌质淡红，舌苔薄白，脉象缓。治以健脾胃，理气消食。方以香砂六君子合焦三仙以善其后。

5. 肠易激综合征

顾某，女，45 岁。

主诉：脘闷腹泻反复发作 2 年余。

现病史：自述 2 年来经常感脘腹满闷，食欲缺乏，或食物乏味，或不欲饮食，遇凉或情绪激动即肠鸣矢气，腹泻，日 2 ~ 3 次，口渴不欲饮水，口中黏腻，时有恶心，在外院消化科诊断为肠易激综合征，曾给予西药消炎止泻、中药附子理中丸、参苓白术丸等治疗不效。近月余症情加重，伴心烦失眠来诊。查腹软，无明显压痛，按之可闻肠鸣音。舌质淡红，边有齿痕，舌苔白厚腻，脉象弦缓。

辨证思路：脾胃不和，升降失司。胃主受纳，脾主运化，当脾胃不和，胃受纳失常，脾运化失司，则脘腹胀满，食欲缺乏，腹泻；脾胃升降失调，气机紊乱，则肝必失于疏泄，木郁土壅，则见肠鸣矢气，受情绪影响。舌质淡红，边有齿痕，舌苔白厚腻，脉象弦缓，为寒热错杂，虚实夹杂之象。

中医诊断：胃痞；西医诊断：肠易激综合征。

治则：调和脾胃，升清降浊。

处方：半夏泻心汤和参苓白术丸加减。半夏 10 g，党参 15 g，黄芩 12 g，黄连 12 g，干姜 12 g，白术 15 g，茯苓 15 g，砂仁 6 g，藿香 12 g，佩兰 12 g，陈皮 12 g，大枣 10 g，滑石 12 g，车前子 15 g，炙甘草 6 g。7 剂。日 1 剂，水煎 2 遍，滤液 300 mL，早晚饭后半小时分服。

二诊：服药后食欲改善，不恶心，便次减少，但仍腹满脘胀，肠鸣便稀，舌质淡红，舌苔白稍后，脉象弦缓。前方去滑石、藿香、佩兰，加理气宽中，健脾止泻之品：木香 10 g，香橼 12 g，芡实 15 g。7 剂。服法同前。

三诊：服药后仍有食后脘胀，口渴欲饮，大便黏稀不爽，舌质淡红，舌苔白稍厚，脉象沉缓。二诊方去砂仁、木香、芡实，加消食化湿之品：炒神曲 15 g，炒谷芽 15 g，炒薏苡仁 30 g。7 剂。服法同前。

四诊：自感诸症缓解明显，脘腹舒适，食欲好，大便日 1 次，唯感遇凉后有肠鸣，大便不成形。遂予半夏泻心汤 7 剂煎服，配以中成药附子理中丸善后。

6. 溃疡性结肠炎

宋某，男，38 岁。

主诉：溃疡性结肠炎 3 年余。

现病史：腹满、肠鸣、泄泻、便血反复发作，先后住过 4 次院治疗，每次证候缓解出院。但每次都因工作压力和上火而复发作。近半年来症情加重，住院治疗未见明显好转来诊。诊时自述脘腹满胀，嗳腐食臭，烦躁不安，肠鸣便稀，日 3～4 次，大便带血，住院结肠镜检查示慢性结肠炎伴乙状结肠溃疡出血。刻诊检查：腹软，左下腹压痛，舌质淡，舌苔黄厚腻，脉象弦紧。

辨证思路：肝脾不和，升降失调。本病病位在肠，与肝脾关系密切，凡情志不畅，肝气郁结，犯及于脾，导致脾失健运，清浊不分，寒热失调，热犯于上，则嗳腐失臭，烦躁不安；寒伤于下，则肠鸣便稀；伤于肠络，则见便血。舌质淡，舌苔黄厚腻，脉象弦紧，为寒热错杂之象。

中医诊断：便血；西医诊断：溃疡性结肠炎。

治则：清上温下，宣畅气机。

处方：半夏泻心汤合黄土汤加减。半夏 10 g，党参 15 g，黄芩 12 g，黄连 12 g，炮姜 12 g，炒白术 15 g，伏龙肝 50 g，赤石脂 30 g，阿胶 9 g（烊化），藕节炭 30 g，白头翁 12 g，禹余粮 30 g，牡丹皮 12 g，栀子 12 g，枳壳 12 g，白芍 15 g，槟榔 12 g，当归 15 g，木香 10 g，炙甘草 6 g。7 剂。日 1 剂，水煎 2 遍，滤液 300 mL，早晚饭后半小时分服。

二诊：服药后便血减少，腹满、烦躁缓解，余症同前。舌质淡红，舌苔黄稍腻，脉象弦紧。前方去牡丹皮、栀子，加健脾除湿之品：炒薏苡仁 30g，车前子 30 g，马齿苋 30 g。7 剂。服法同前。

四诊：无血便，大便次数明显减少，日 2 次左右，其他症状明显缓解，药之有效，效不更方，上方继服 7 剂。

五诊：未再血便，大便稀黏，基本上日 1 次，脘腹微满，时有肠鸣，夜间明显，并感疲劳倦怠，乏力，舌质淡红，苔白厚，脉沉缓。去槟榔、藕节炭、白头翁、马齿苋，加益气养血之品：黄精 15 g，黄芪 30 g，仙鹤草 30 g。7 剂。服法同前。

六诊：诸症基本消失，患者自述近1个月来身体状况明显好，较之西医住院治疗效果明显，给予由半夏泻心汤、黄土汤、参苓白术散、芍药散、保和丸等方药加减制膏方善后。

按语：上述3例病案，可谓脾胃病之杂病，既属常见，又为疑难，辨证选方得当，则取效很快。3个病例在西医诊断当属3个不同的病，认为其发病机制也不同，在治疗上所采用的西药就更不同；但从中医辨证论治的观念出发，这3个病案的临床症状有着共同之处，就是恶心呕吐、脘腹痞满、肠鸣、腹泻，其病理机制共性在于寒热交错于脾胃之间，清浊失于升降之道，故就有了异病同治的特点。通过3个病例的辨证治疗，就不难理解应用半夏泻心汤的辨证思维。

半夏泻心汤在仲景《伤寒论》和《金匮要略》中都有记述。伤寒论第149条云："伤寒五六日，呕而发热者，柴胡汤证具，而以他药下之，柴胡证仍在者，复与柴胡汤。此虽已下之，不为逆，必蒸蒸而振，却发热汗出而解。若心下满而硬痛者，此为结胸也，大陷胸汤主之。但满而不痛者，此为痞，柴胡不中与之，宜半夏泻心汤。"本条以误治为起因，以结胸为对比，论述半夏泻心汤方证，所以原文只扼要地谈及"痞"的临床特征，即"但满而不痛"。《金匮要略》谓"呕而肠鸣，心下痞者，半夏泻心汤主之"，结合第157条生姜泻心汤证、第158条甘草泻心汤证，可知半夏泻心汤证除心下痞硬外，尚有呕吐、下利、肠鸣、嗳气诸症。仲景论痞之形成，皆为误治所致，尤其误下，易损伤脾胃。由此致脾胃失和，纳化失职，湿浊内生，阻滞气机，故心下痞硬；寒热交错于脾胃，胃热则呕，脾寒则肠鸣；清浊失于升降，《黄帝内经》有云"清气在下，则生飧泄；浊气在上，则生䐜胀"，湿浊中阻，则舌苔必腻。可见半夏泻心汤心下痞满、嗳气呕恶、肠鸣下利之症状与寒热交错于脾胃，清浊失于升降之道的病机相一致。

半夏泻心汤中干姜、半夏，其性辛热而祛寒，其用辛开而发散；黄连、黄芩其性苦寒而清热，其用苦降而燥湿；人参、大枣、甘草，其性甘温而补虚，其用健中而斡旋气机。尽管有的观点认为半夏泻心汤证的病机是寒热错杂，虚实夹杂；但从病脉证治理法方药一线相贯的角度看待半夏泻心汤证：病证—痞硬；治法—消痞；方剂—泻心；药物—半夏、干姜之辛开，黄芩、黄连之苦降，参、枣、草之运中，是通过辛开苦降以泻心，通过泻心以消痞，通过运中以调畅气机，在应用上应着眼于"泻"心下之邪，"消"心下之痞，"调"气机升降。

其实，半夏泻心汤在临床应用上不仅局限于心下痞之胃肠道疾病，凡符合与寒热交错，湿浊浸淫，气机失调之病机，大可异病同治。叶天士《临证指南医案》

“苦寒能清热除湿，辛通能开气泄浊”，并指出“湿热非苦辛寒不解”。半夏泻心汤可以广泛地应用于多科多中疾病，比如复发性口腔溃疡、失眠、耳鸣、结膜炎、呃逆、盆腔炎、湿疹等。

五 代表性成果

1. 英芪和胃丸

组成：蒲公英、黄芪、白花蛇舌草、白术、陈皮、厚朴、丹参、白芍、白芷、白及、海螵蛸、甘草等。

性状：为棕褐色浓缩水丸，气微香，味辛、微苦。

功效：清热解毒，扶正和胃。

主治：用于幽门螺杆菌感染所致的相关性胃炎、胃溃疡属邪毒内蕴，胃气失和患者。症见胃脘疼痛，痞满腹胀，嗳气反酸，胃中嘈杂等。

用法用量：每次 6 g，每日 3 次，饭后半小时温开水送服。

发明专利号：ZL 2013 1 0477696.2。

执行标准：鲁 ZBZ0112018。

批准文号：鲁药制字 Z20180013。

2. 葛根虎杖护肝丸

组成：葛根、葛花、虎杖、茵陈、党参、白术、丹参、枸杞子、砂仁、豆蔻、泽泻、茯苓、神曲等。

性状：为棕色至棕红色的浓缩水丸，气微香，味辛。

功效：解酒毒化瘀滞，健脾护肝。

主治：适用于酒精性肝病酒毒瘀滞证，症见右胁隐痛，烦躁易怒，食欲缺乏，乏力便滞等。

用法用量：每次 6 g，每日 3 次，饭后半小时温开水送服。

发明专利号：ZL 2015 1 0276750.6。

执行标准：鲁 ZBZ0052015。

批准文号：鲁药制字 Z20150006。

（整理者：于　欣）

李长生

一 医家简介

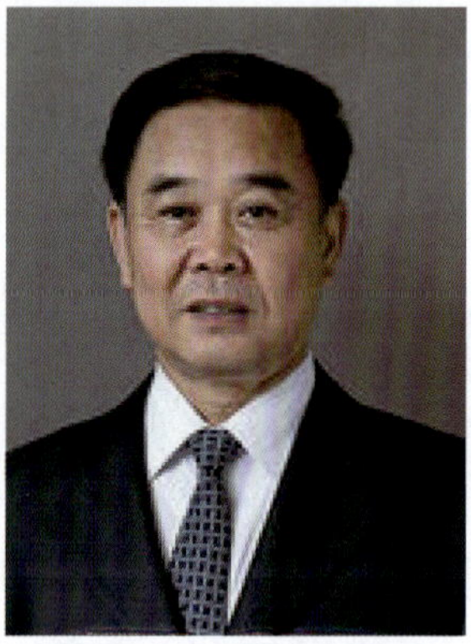
李长生

李长生，男，1949年7月出生，山东省莱芜区人，1975年7月毕业于山东医学院，同年分配到山东省千佛山医院（现山东第一医科大学第一附属医院）中医科工作。1975年7月—1986年12月任住院医师，1986年12月—1993年4月任主治医师,1993年4月—1999年4月任副主任医师，1999年4月至今任主任医师。2019年4月被国家中医药管理局批准成立全国名老中医药专家传承工作室，担任指导老师。

2001年担任山东大学、山东中医药大学硕士研究生导师，共培养硕士研究生25名，2006担任山东中医药大学博士研究生导师，先后培养博士研究生5人。2012年6月、2017年12月分别当选为全国第五批、第六批老中医药专家学术经验继承指导老师，2017年被聘为山东省五级中医药师承教育项目指导老师，先后培养继承人6名，其中2名已结业出徒。

2000年开始共主持国家级、省级课题11项，其中国家自然科学基金2项。获山东省科学技术进步奖三等奖2项，山东医学科技创新成果奖二等奖2项，获山东中医药科学技术奖三等奖3项。获国家发明专利4项。获山东省药品监督管理局医疗制剂注册批件5种。研发的新药已获国家市场监督管理总局药物临床试验批件。主编著作2部，发表论文80余篇。

2004年10月，山东省成立山东中医药学会老年病专业委员会，李长生担任主任委员，山东省千佛山医院为专业委员会为挂靠单位。从2004年起李长生先后担任中国老年学学会中医研究委员会副主任委员，中国特效医术专业委员会主任委员，山东中医药学会常务理事，山东中医药学会心脏病专业委员会、活血化瘀专业委员会副主任委员、山东省医师协会中西医结合医师分会副主任委员，《中国中西医结合影像杂志》编委等。

自从2012年起，李长生先后担任国家自然科学基金评审专家，山东省科学技术进步奖中医药组评审专家，山东中医药科学技术奖评审专家，山东中医药科技发展计划评审委员会专家，山东省高级专业技术职务评审专家。

李长生于2003年12月被评为山东省名中医药专家，同年获山东省中医工作先进个人并获三等功奖励，2004年5月被评为山东省科技创新人才，2017年6月被评为“山东名老中医”。1994年起李长生多次获省卫生厅及医院优秀共产党员称号，多次获医院先进个人等荣誉，多次获山东中医药大学、山东省千佛山医院优秀教师荣誉，获山东省千佛山医院建院50周年院庆“优秀贡献奖”（金奖），山东省千佛山医院科学技术贡献奖，山东省千佛山医院重大课题立项奖，2020年6月获山东省千佛山医院建院60周年院庆“千医功勋奖”。

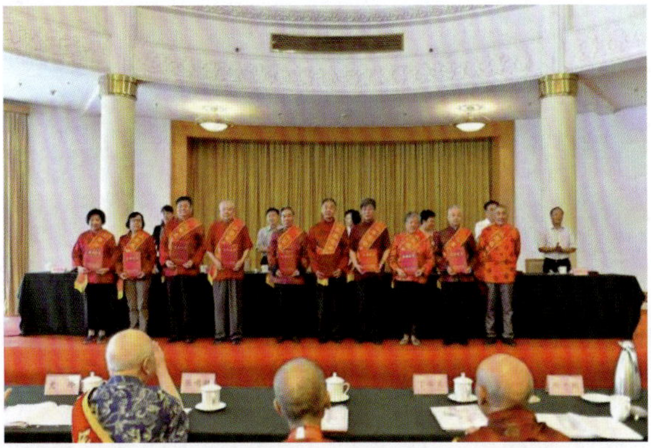

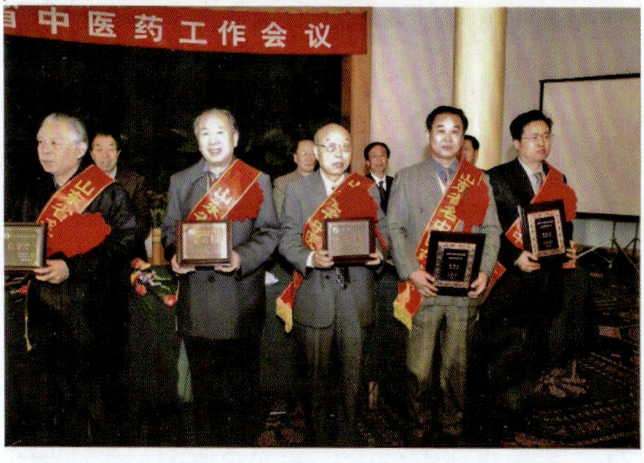

2003年12月李长生被评为山东省名中医药专家

二 成长之路

李长生教授幼承庭训，自幼诵读《药性赋》《伤寒论》《医宗金鉴》等中医经典名著，1975 年毕业于山东医学院，同年分配到山东省千佛山医院工作至今。1979 年李长生于山东中医学院进修学习中医基础、四大经典著作 1 年，使他的中医理论水平更加坚实，1982 年参加山东医学院“基础医学电视讲座”学习 3 年，1985 年于中国中医研究院西苑医院进修深造 1 年，除学习中医外，还较系统地学习了现代医学知识，这为他以后中西医结合的学术思想奠定了坚实的基础。20 世纪 80 年代李长生跟随国家著名中医周次清老师学习 10 余年，系统学习并传承周次清老师学术思想，并用 40 余年的临床经历实践着周次清老师的学术思想并进一步发扬提升。除临床实践外，李长生还进一步总结周次清老师在脑病方面的经验，结合经验医籍研究，提炼升华为中风病诊疗规范，开发系列院内制剂、院内协定方，并以此为支点成功申请国家自然科学基金等重大课题，取得丰硕研究成果。

历年来李长生教授对周次清老师脑病学术思想传承有序，并逐步发扬壮大，部分诊疗方案已入选国家“脑病”临床路径及诊疗规范。李长生教授主张“衷中参西、强调整体、病证结合”的学术思想，提出了“西为中用、优势结合、心脑同治”脑病诊疗核心原则，构建了以中风、痴呆、眩晕、胸痹、胃脘痛、咳喘病等为优势病种的疾病诊疗体系，创建了“内病外治、内外兼治”的特色疗法，除了传统的中药汤剂、中药静脉制剂、针灸治疗外，还充分发掘了中医内病外治内涵，整理形成内病外治体系，主要有“熏蒸外洗疗法”“中药蜡疗”“穴位贴敷”“高能生物离子治疗”等。经数十年流传发展，这些外治法已成为医院特色疗法推广应用，取得了显著临床效果并形成系列研究成果。李长生教授研发出一批临床疗效卓著的系列方药，例如：治疗缺血性中风、眩晕等疾病的芪丹化瘀胶囊，治疗慢性脑供血不足的化瘀通脉颗粒，治疗血管性痴呆和肾虚血瘀型中风病的首乌益智胶囊，治疗老年慢性心功能不全的生脉养心颗粒，治疗慢性咽炎的利咽袋泡剂等。上述制剂均已获山东省药品监督管理局医疗制剂注册批件，并均获国家发明专利，其中治疗血管性痴呆的首乌益智胶囊已获国家市场监督管理总局新药临床批件。此外，李长生研制的治疗颈、腰椎病、骨质增生、风湿等多种疼痛的中药敷贴、三九敷贴、熏洗等外治方药及治疗外感发热的退热合剂等，疗效独特，深受患者赞誉。

中医四大经典是中医学的根源与精髓，是中医精华所在，是继承和发展中医的主要内容，亦是中医教育的核心、主要内涵。它是衡量中医水平高低的一个标准。李长生教授学术造诣精深、德艺双馨，在山东省中医界具有很高声望，2012年成立了山东省名老中医工作室，工作室创建“与名中医面对面”沟通交流平台，邀请多位全国知名专家与学生一起分享名中医成长成才经历，研读名中医学医的心理路程，交流临诊学习中的心得与困惑，培养学生热爱中医，增强学习中医的信心和决心。

为加强李长生教授学术经验传承，2012 年 9 月山东省卫生厅（现山东省卫生健康委员会）批准成立“山东省名中医药专家传承工作室”。2017 年山东省中医药管理局批准成立“李长生山东省名中医药专家传承工作室”，2019 年国家中医药管理局批准成立“李长生全国名老中医药专家传承工作室”。李长生教授作为全国第五批、第六批老中医药专家学术指导老师，培养国家级师承学术继承人、师承弟子 4 名，培养山东省五级师承弟子 2 名。

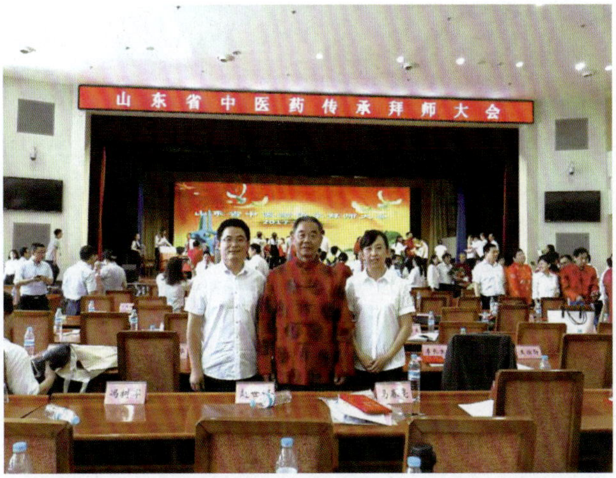

李长生教授与继承人在中医药传承拜师大会上

李长生教授自 1992 年担任千佛山医院中医科主任，重视学科建设，把脑病作为科室发展方向。经过积极建设，千佛山医院中医科 2007 年 7 月山东省重点中医专科中风病建设项目通过卫生厅组织的专家评审验收，同年 8 月被正式命名为山东省重点中医专科“中风病科”，李长生教授为学科带头人；2007 年 12 月被批准为国家中医药管理局“十一五”“十二五”重点专科中风病项目建设单位，李长生教授为项目负责人及学科带头人，并首次加入全国脑病协作组，正式迈入国家队方阵。2012 年 7 月被批准为国家卫生部中医脑病重点专科建设单位，李长生教授为学科带头人。同时中医科为山东中医药学会老年病专业委员会主任委员挂靠单位，团队多人分别为中华中医药学会脑病专业委员会、中国中西医结合神经内科专业委员会、山东省中西医结合学会神经内科专业委员会、山东省中医药学会脑病专业委员会委员等职务，奠定了该科在山东省乃至全国脑病领域的医疗学术地位。

科室每年接受部分山东中医药大学、山东大学、山东第一医科大学等医学院校实习学生、山东省各地方医院住院医师规培，以及进修医师学习深造。科室开设“中医经典小讲堂”，搭建中医经典自主研读交流平台，推动学习经典的实践探索，强化中医经典的学习。科室在中医教学传承、人才培养方面开设老中医传承带教门诊：以老中医接诊带教为主，案例式教学，由李长生教授现场对学生言传身教，传承带教学生。

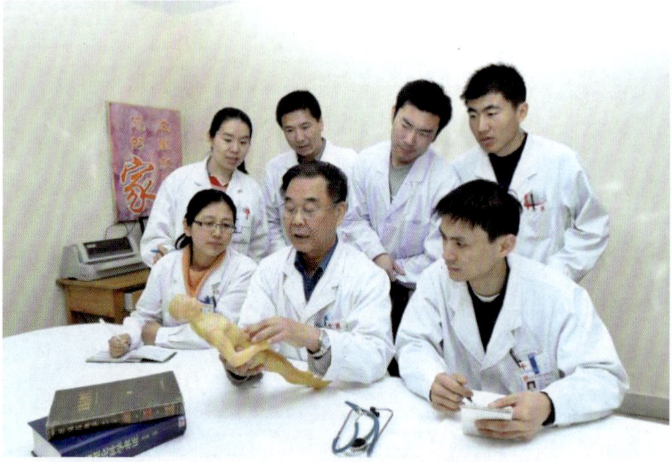

李长生教授在临床授课

三 学术思想

李长生教授数十年苦心钻研，勤求古训，博采众长，不偏执一家之说，善于综合各家之长。李长生教授在学术上提倡中西医结合，临证时主张辨证与辨病相结合，宏观辨证与微观辨证相结合。在处方用药方面，李长生教授注重辨证，立法严谨，遣方有道，用药精当，并参照现代药理研究而用药，临床疗效切实可靠。李长生教授临床擅于运用“精气血津液理论”“气机升降理论”辨识疾病根源，尤其在心脑血管疾病及脾胃病的诊治中，形成了自己独具特色的学术思想，并取得了显著的成绩。

（一）深谙精气血津液学说，重视调理精气血津液

1. 气血相关

《素问·调经论》：“人之所有者，血与气耳。”“气为血帅，血为气母”，气血相依，犹如阴阳相互维系，气血协调共同维持机体的生理活动。李长生教授认为，气对血具有统帅作用，凡遇血病，应先治气后治血，主张“调气为主，调血次之”，临证重视气血调治，其选方用药颇具特色。

（1）气能生血，补血当先益气：李长生教授认为脾为后天之本，气血生化之源，健脾益气、培补生血之源，是血证补血法之关键。对许多慢性病，表现气血两虚、血虚者，他强调以阳生阴、以气生血，每以健脾益气为主，佐以养血，倡用归脾汤、当归补血汤、人参养荣汤这类气血双补、益气生血的方剂，临证药用黄芪、当归、党参、白术、陈皮、龙眼肉、大枣、木香、山萸肉、黄精、麦芽等，而很少以阿胶、龟甲胶、熟地黄等滋腻碍胃、纯阴之品为主药，以防碍脾腻胃，中焦壅滞，反增腹胀纳呆之弊。

（2）气能行血，活血必先调气：气为血之帅，血为气之母，气行则血行，气盛则血行滑疾。气虚，则气的推动、温煦和气化功能减退，而致血流迟缓，运行涩滞，脉络瘀阻，形成血瘀。

李长生教授认为“气虚血瘀”是中风病主要病机特点，以益气活血化瘀为治法，益气以改善气虚状态，气行可消脉中之留瘀，气旺以资新血之化源。活血以畅通气血，化瘀以通达脉络；益气与活血化瘀相结合，可化瘀不伤正，使正复、脑清、神明。李长生教授治疗缺血性中风——气虚血瘀证，常用经验方芪丹化瘀方化裁，此方有生黄芪、丹参、川芎、黄连、地龙、水蛭、当归、骨碎补、三七等组成。方中丹参功善活血祛瘀，养血安神。生黄芪补气生阳，并可“逐五脏间恶血”，二者合用补而寓通，祛瘀而不伤正。水蛭、地龙，破血逐瘀通络，剔除脑络新旧瘀血。此方尤妙在黄连，黄连气薄味厚，降多升少，少佐之，既能“去

心窍恶血”，又可泻心火、清瘀热、除烦开郁，防黄芪甘温助热，一药而多用。川芎行散开郁，帅气而行血，为诸药之舟楫，其功甚宏。全方通补结合，补中寓通，补不壅滞。诸药合用，共收活血益气、化瘀通络之效。

2. 精血同源，精血不足，脑髓失养

肾为先天之本，藏精，并受后天之精而藏之以生髓充脑，肾中精气的盛衰直接关系到脑功能的正常发挥。血之源泉在于肾，精能生血，若肾精不足，血源亏乏则血少，血少则脉道枯涩，血行迟缓，进而形成血瘀。李长生教授认为，肾虚可导致血瘀，若瘀血停滞，脑络瘀阻，气血精气难以上输，导致脑乏清阳之助、津血之濡；瘀血浊气杂于脑髓，脑之元神不能与脏腑之气相接，使清窍失灵、元神失养、神机失用，灵机记性受损，出现神思迟钝、遇事善忘等呆傻之症状，即“呆证”。

李长生教授提出，肾精亏虚、瘀血阻络是血管性认知障碍的基本病机，其中肾精亏虚为本，瘀血阻络为标。根据这一认识，李长生确立了补肾填精、化瘀通窍的治法，临证常用首乌益智方加减。此方由制何首乌、生黄芪、益智仁、银杏叶、水蛭、天麻、丹参、地龙、川芎等药组成。方中制何首乌补养真阴、固精益肾，生黄芪“逐五脏间恶血”。益智仁温补肾阳，收敛固精，配伍制何首乌则鼓舞肾气以生精，助阳以化阴。银杏叶、水蛭、天麻、丹参、地龙化瘀通络、推陈致新、开窍聪智。川芎走而不守，为血中之气药，又可引诸药上行入脑。全方通补结合，补而不滞，诸药相合，滋补温养精血，益气通行血脉，祛瘀生新通络，共奏补肾填精，化瘀通窍之功。

3. 痰瘀同病

李长生教授认为，饮食不当、脾虚失运、肾气虚衰、肝胆失于疏泄均可导致津液运行、代谢发生障碍，可导致痰浊内生。一旦痰浊形成，伏于血脉之中，就会窒塞脉道，影响气机的运行。“气帅血行”，气机不利，不能正常推动血液在脉管中运行，导致血行迟滞而见瘀，痰凝则血瘀，血瘀则挟痰滞，痰瘀绞缠，形成恶性循环，胶结不解，形成痰瘀互结，从而影响气机升降出入而使病变更加深入。

李长生教授提出，“痰瘀同治”治疗动脉粥样硬化引起的慢性脑供血不足、冠心病的理论，在长期的临床实践中应用具有化瘀通脉、健脾祛痰作用的化瘀通脉颗粒治疗慢性脑供血不足取得了良好的治疗效果。其药物组成有丹参、党参、

黄连、天麻、薏苡仁、莪术、川芎、生山楂、海藻、郁金等。方中丹参为治瘀血阻滞之要药。党参健脾益气，脾气健旺，而痰自化。此方用黄连尤为精妙，黄连燥湿开郁，去心窍恶血，防党参甘温壅滞、生热，又可阻断痰瘀互结脉中日久化热之弊端。天麻、莪术、山楂化瘀通络，息风平肝、散结消积、推陈出新。川芎活血行气。全方通补兼施，痰瘀同治，治痰莫忘活血，活血勿忘治痰，健脾益气固本，以绝生痰之源。

（二）重视气机升降理论

气机升降是自然界的普遍规律，气的升降出入运动是人体生命活动的根本，气机升降理论是中医学最基本的理论之一。

1. 脾升胃降是气机升降之枢纽

李长生教授认为脾升胃降是阴阳升降、气机升降之枢纽。脾与胃同居中焦，二者以膜相连，在五行均属土。脾为脏属阴，胃为腑属阳，故脾气主升，胃气主降。脾胃位在中央，通上彻下，斡旋阴阳，升清降浊。气机升降一旦失常，轻则影响脏腑、经络、气血津液的功能活动，使五脏六腑、表里内外、四肢九窍发生多种病变，重则危及生命。胃气以通降为顺，胃失和降则出现脘胀、食少等症。胃气上逆可致嗳气、呃逆、恶心、呕吐。脾气以升清为职，脾气不升则运化无权，出现腹胀、肠鸣、便溏、泄泻。日久则气血生化无源，而出现面色少华、头昏眼花、耳鸣乏力等清阳不升之证。若脾气下陷，升举无力则见脏腑下垂、脱肛等症。

2. 调理脾胃升降是治病养生保健之根本

脾胃气机升降失调，可出现气逆、气滞、气陷、气虚等诸多气机紊乱的病证。李长生教授认为调理脾胃升降是治病养生保健之根本。他十分推崇金元四大家李东垣《脾胃论》“脾胃内伤，百病由生”的学术观点，面对错综复杂和上下掣肘的病机，采用“上下俱病当取中焦”“上下交损，当治其中”的治法，此可谓是应对多脏同病、证候纷繁的最佳选择。

（1）胃病气逆，燮理中焦、通降胃气：李长生教授集几十年临证经验，认为燮理中焦，通降胃气，乃治胃病之大法。中焦脾胃之气受损，致使腐熟运化功能失健，气机升降失和，则痰饮内生，胃虚气逆，从而出现嗳气、心下痞等症。李长生教授常用旋覆代赭汤化裁，以人参（可以党参代之）、大枣、甘草甘温以补脾胃之虚，旋覆花苦辛而咸，下气消痰，配以代赭石重镇降逆，使脾胃之气得降，肝胃气逆得平。降气与补气相合，使脾健胃充，气机通达。脾胃气机升降失调，胃气不降则见纳呆、腹胀、呃逆、呕吐等一系列临床症状。此时以降为顺，常用苦辛通降之剂，以顺其降，李长生教授常用半夏泻心汤、枳实导滞丸之类化裁，用药如姜半夏、黄连、苍术、陈皮、枳实、厚朴等，亦同时配伍健脾升清之药，如人参、白术、干姜、苏叶等。李长生教授认为脾病影响到胃之降浊时，升脾可降胃；胃病影响到脾之升清时，降胃可升脾。如此用药，可获相反相成之效。

（2）脾胃气滞，疏达肝气，肝脾同调：脾升胃降是脾胃气机的主要运动形式。但脾胃气机升降则有赖肝气疏泄条达。李长生教授十分注重疏肝气以调脾胃之气机，疏气令调，脾胃自安。但肝气不条有郁结、横逆之分，病情有虚实之辨，因此在临证时，主张审时度势，或疏肝，或平肝，或抑肝，或柔肝，或清肝，审证权宜而应变。肝郁土壅，胸胀胁满者，用疏肝解郁和胃，方以四逆散加减；肝气横逆犯胃，恶心呕吐者，用平肝降逆，方以旋覆代赭汤加减；治疗木郁证候时，尤要详辨土壅木郁与木不疏土，针对土壅木郁，常用苏叶代之于柴胡，取其既能舒肝郁又能和脾胃，脾胃健运则肝气自畅；而木不疏土，则用柴胡疏肝理气，直接治肝，在临床上屡见效验。肝阴不足，胃中痞满者，用柔肝和胃，方以一贯煎加减；脾虚木乘，大便溏薄者用抑肝扶脾，方以痛泻要方加减；肝火犯胃，胃脘灼痛者，用清肝和胃，方以左金丸、金铃子散加减，总以肝气条达，脾胃升降复常为度。

（3）脾虚气陷，培土补中、益气升阳：先天禀赋不足或久病体虚之人，中气亏损，脾不得健运，中阳不升反下陷。脾气下陷证包括了上气不足和中气下陷两方面。李东垣《脾胃论·饮食劳倦所伤始为热中论》说“脾胃之气下流，使谷气不得升浮”，并根据“补其中而升其阳”的原则，首创补中益气汤，为脾气下陷的辨治奠定了基础。李长生教授临床擅用补中益气汤加减治疗脾虚下陷之胃下垂、泻痢、脱肛、慢性尿路感染、白浊、遗精诸证，每收良效。

（三）提倡辨病辨证，中西互参

当前，我国医学已进入了中医、西医、中西医结合并存的时代。三种医学的相互影响、相互渗透，使中医辨证论治的理论有了新的发展。辨证论治的方法已由以宏观为主体，发展为宏观与微观并重，由单纯辨中医之证，发展到辨中医之证与西医之病并重。对此，李长生教授主张，临证时既要掌握用中医四诊辨中医之证，又要学会运用现代诊疗手段和技术辨西医之病，要善于取二者之长，为我所用，以扩大中医的研究范围，促进中医学术的发展。

1. 临床推崇辨证和辨病论治结合

辨病论治和辨证论治是两种不同的认识和治疗疾病的方法。辨证把握病的主要矛盾，辨病把握病的基本矛盾。二者相互联系、相互补充以臻完备。

李长生教授认为病证结合有助于明确诊断。在现代医学迅速普及的今天，人们已不满足那些内涵和外延较为模糊的病名，而是诊断基本明确，有一定病理、生理变化规律可循的现代医学疾病。如咳嗽，中医是以主诉症状为主而命名的，可见于现代医学肺结核、肺炎、肺癌、慢性支气管炎、感冒等多种疾病。如果仅诊断一个咳嗽既不太科学，也难以使病人满意，病证结合可以互补。辨病施治还可以弥补中医无证可辨的局限性。如有的脑梗死、无症状性心肌缺血病人平时无任何症状，但在 CT 检查发现梗死灶，心电图检查发现心肌缺血，帮助明确诊断。同样中医辨证可以弥补西医识病的不足。如平时表现口苦黏腻、渴不欲饮、恶心、苔黄腻的“湿阻”病人，感觉全身不适的“慢性疲劳综合征”“亚健康状态”等，经西医各项检查正常，诊断无病，若结合中医辨证便可辨证明确，并取得意想不到的效果。

李长生教授在多年的临床实践中认识到，病证结合能切实提高临床疗效。结合辨病论治，可为判定中医疗效增加一些客观指标，弥补传统中医视症状和体征消除为治愈的认识，提高中医治疗的水平。如病毒性肝炎，辨证治疗后腹胀、恶心、纳呆等症状虽然可减轻或消失，但肝细胞变性坏死、肝功能异常却可持续存在。若不与辨病结合，只满足于症状的改善，难以获得疾病的真正治愈。

2. 主张宏观辨证与微观辨证相结合

中医宏观辨证是认识疾病的基本原则，是中医学的主要特点和精华。微观辨证是以客观存在的实验指标为依据，并运用中医理论进行综合分析，从而明确诊断与证候。

传统的中医辨证缺少现代物理、化学指标等客观依据，而且辨证的过程又掺杂了个人的主观见解，因此对辨证论治的正确性和客观性不可避免地有偏颇的倾向。李长生教授通过多年的临床经验，总结出中医辨证应宏观辨证与微观辨证应相互印证。近几年李长生教授在寻找辨证规律方面做了大量的工作，取得了一定的成果。如对动脉硬化性脑梗死患者中医证型与 TCD、颈动脉超声及 CD62p 水平的相关性进行了观察，初步总结出动脉硬化性脑梗死各证型与 TCD、颈动脉超声各项检测指标及 CD62p 有一定的相关性，可以作为脑梗死中医辨证参考的客观依据。对冠心病中医证型和冠状动脉造影（CAG）的相关性研究，表明气虚血瘀证是冠心病的主要证型，在经介入治疗后血瘀症状缓解，临床表现为单纯心气虚的症状，对病机的演变规律做了有益的探索，为证的客观化研究和证候要素的研究奠定了基础。

（四）重视科研研究

李长生教授认为科研工作是发展中医学，提高其学术水平的重要途径，无论理论文献研究、临床研究，还是动物实验研究，都是使一门学科逐渐成熟起来不可或缺的内容。因此，他十分重视科研研究，以科研促临床发展，取得了显著的成绩。

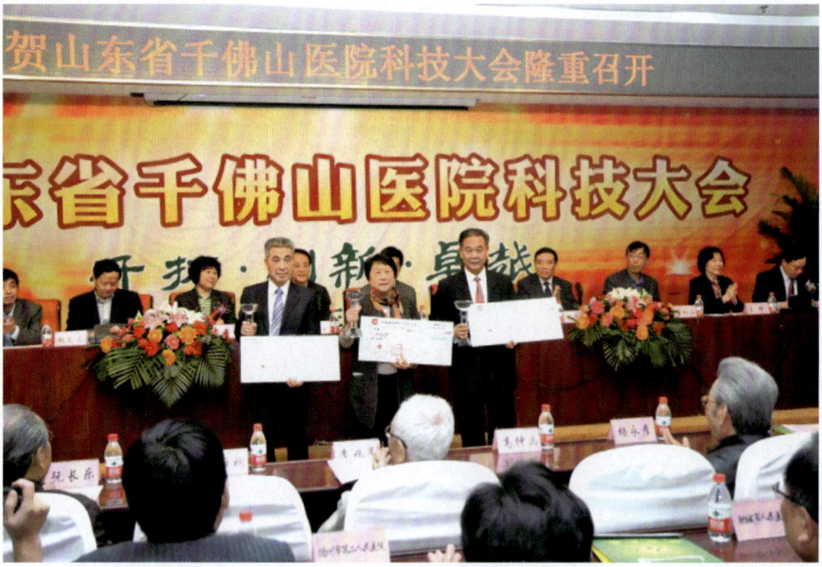

李长生教授获奖

1. 对血管性痴呆的研究

李长生教授依据多年临床经验，结合中西医学对该病的研究成果，提出肾精亏虚、瘀血阻络是血管性痴呆的基本病机，并确立了补肾填精、化瘀通窍的治法，总结出“首乌益智”方剂，并研制成胶囊制剂。首乌益智胶囊现已获国家发明专利，获山东省药品监督管理局医疗制剂注册批件，获国家市场监督管理总局药物临床试验批件。在此基础上进行了一系列的临床与实验研究，分别从临床疗效观察及药效学、药物作用靶点及毒理学等方面进行了深入的研究。该项目课题已分别获山东省科学技术进步奖三等奖1项，山东医学科技创新成果奖二等奖2项，获山东中医药科学技术奖三等奖2项；国家自然科学基金课题结题1项；在研国家自然基金资助项目一项。于国家核心期刊发表相关论文10余篇。

2. 对脑梗死的研究

李长生教授在实践中提出了脑梗死的主要病机为气虚血瘀，据此确立活血益气、化瘀通络为治法，精选药物，合理组方，研制出芪丹化瘀胶囊。该方药已获国家发明专利和山东省药品监督管理局医疗制剂注册批件，并获山东省自然科学基金项目一项，临床研究表明芪丹化瘀胶囊对脑梗死急性期、恢复期、后遗症期气虚血瘀证疗效确切；动物实验从该药对自由基、血管内皮功能（ET、NO）、血小板活化（P选择素）、炎症反应（ICAM-1、VCAM-1、）HSP、S100β 等作用机制的探讨，揭示了该药对脑梗死的多靶点、多环节、多部位联合作用机制。已于国家核心期刊发表论文4篇。目前，该课题已按照计划书内容顺利完成结题，并获山东中医药科学技术奖三等奖1项。

3. 对慢性脑供血不足的研究

李长生教授研制的化瘀通脉颗粒治疗慢性脑供血不足疗效显著，充分体现了“血瘀痰阻为该病病机，化瘀通脉、祛痰健脾为其治法”的正确性。该制剂已获国家发明专利、山东省药品监督管理局医疗制剂注册批件和山东省中医药科技发展计划项目。临床研究表明化瘀通脉颗粒对慢性脑供血不足的临床疗效显著，实验证明该药对细胞黏附分子、血管内皮功能、血小板活化水平有调节作用。已发表论文2篇。该课题已按照计划书内容顺利完成。

4. 慢性心功能不全的研究

李长生教授认为，慢性心功能不全的病机为本虚标实，气虚阴虚为本，血瘀水泛为标，据此确立益气养阴、活血利水为基本治法，以生脉散为基础，汲取现代最新科研成果，精心选择药物制成生脉养心颗粒，并获国家发明专利和山东省药品监督管理局医疗制剂注册批件。李长生教授完成的山东省保健委员会资助项目“老年充血性心力衰竭中医证型与心脏彩超相关性的研究”，首次将心脏彩超、BNP及六分钟步行试验等客观指标引入慢性心功能不全的宏观辨证中，验证了宏观辨证与微观指标的内在相关性，为临床中医辨证提供了新思路。研究生脉养心颗粒对慢性心功能不全气阴两虚型患者的临床疗效，再次印证了相关性研究的科学性、准确性。于核心期刊发表论文3篇。该课题已获山东省科学技术进步奖三等奖。

5. 证候要素的研究

李长生教授认为证候要素和应证组合理论为病证结合的证候规范化研究奠定了理论基础。证候要素辨证方法既便于临床研究实施，又充分体现中医辨证论治的圆机活法。缺血性脑卒中证候要素辨证应用与综合优化方案是提高疗效的前提，立题山东省中医药科技发展计划项目，已初步明确了缺血性脑卒中恢复期证候要素的应证组合规律，并筛选出治疗缺血性脑卒中的常用中药，为中风病优化治疗方案奠定了基础，显示出广阔的应用前景。

四 临证经验

李长生教授学识渊博，融汇中西，治学严谨，精勤不倦，经验丰富。其学术思想渊源灵素，秉承仲景，效法金元四大家，近取张锡纯等名家，广益众智。临证诊病，每起沉疴。其处方用药的主要特点是：注重辨证，立法严谨，遣方有道，用药精当。治内伤杂病，喜师法仲景，善用《伤寒论》经方，药简量大而效宏；治外感时病，则效法吴叶，多用温病时方，法活灵巧以取胜。李长生教授用药，理法方药，丝丝入扣，君臣佐使，布阵有序，药量视病情轻重有别。

1. 立法施方，辨证施治

李长生教授一贯倡导弘扬祖国医学之真谛，于临诊治病强调辨证施治，遣方用药则注重立法施方，即辨证而立法，依法而用方，方随法施。李长生教授认为，医门如法律，国以法治而天下安宁，医以法治于疗疾除病而不乱，立法不明，处方用药则杂乱无章。李长生教授在临诊遣方用药时，很注重立法而处方。对病人总是先耐心认真地听取其主诉，继而对主要脉症，经过四诊的综合分析和八纲辨证，针对病变之根本所在，确立治疗法则，然后依法施方。反对仅依靠问诊，望诊或切诊即草率处方。李长生教授用药法规严谨，医理明昭，颇有仲景风格。

2. 遣方有道，配伍精当

中医临证处方用药，如量体裁衣，要因人制宜，做到有的放矢。李长生教授遣方有道，根据辨证立法，以法统方；临证治病，制方严谨，加减化裁，独具匠心。

李长生教授认为，医之用药，犹将之用兵，不在多而贵在精。夫药多并非效大，药少并非效小。取效之关键在于辨证正确，治法明了，用药针对性强。若药对症用，“四两也能拨千斤”。反之，面面俱到，泛泛而用，药杂量重，只能是“广原搏兔”，网罗多而收获少。处方精当则药力专一，若面面俱到，反而相互牵制。故在临诊中，李长生教授力求辨证确切，组方精练，药少用精而疗效显然。李长生教授的处方精炼，法中有法，方中有方，方出有名，制方严谨，疗效显著。

药物用量，主张君臣有序，主次分明，药量随病情而变。主药量重、质重者量重、药性平和者量重，一般常用至 30 g；而佐使药中，毒性药副作用大的药用量宜轻，一般只用 6 g 或 3 g。因药有偏性，既可治病，也可致病，所以用药必须取其利而避其弊，不可过剂。急性病宜大剂猛投，中病即止或改用小量缓攻。

此外，其对一些慢性病的治疗，一经辨证明确，施治得效，就不轻易更方，常一方到底，略事加减，体现了“验不变法，效不更方，随证加减”这一治则。

3. 动静结合，通补兼施

李长生教授认为脾胃病证在治法可用通、补两个字概括。其所用药物的特性也可分为“动药”和“静药”。一般来说，补肾填精、滋阴养血之药谓之静药，调气活血药谓之动药。在组方中，用静药佐以动药，或用动药佐以静药，动静结合方可使阴阳相生相化。所谓动药，即为辛香走窜之品，药性活跃，功效理气调血，疏郁散滞，但久服易耗气伤阴，损伤正气，如柴胡、木香、枳壳、青皮、川芎、陈皮、砂仁、白蔻仁等，因此组方时多选用佛手、香橼、玫瑰花、白蒺藜等理气而不伤阴之品。静药多具补益滋润作用，久服易阻滞气机，碍脾腻胃，如党参、枸杞、熟地黄、阿胶、龙眼肉、黄精、山萸肉、炙甘草等。在一张处方中，一要动静药结合，二要寒热药相伍，古人用方，补剂必加疏导药，方能使其补而不滞，滋而不腻。如补中益气汤用陈皮、归脾汤用木香等配伍即体现了这一组方特点。切忌在临床上见虚尽用补药，有些确为虚证，但虚不受补，纯用补药，反而出现饮食大减、脘胁痞胀等证，使病情复杂化，欲速而不达。所以，组方用药要动静结合，补通适宜。

4. 顾护胃气，攻不伤正

李长生教授推崇李东垣的《脾胃论》，临证时时顾护脾胃之气。脾胃为后天之本，百病皆可以因脾胃虚而生。邪正交争，只要正气不败，就可以运转枢机，扭转病情。胃气败则为绝症。脾胃受损，则百药难以施用，五脏六腑难以荣养，诸病从生。因此，李长生教授临证用药极为重视“保胃气，存津液”“扶正祛邪”，指出“大病体虚，重在培中”“大病必顾护脾胃”。李长生教授的处方，经常有炒谷麦芽、焦神曲、焦山楂、砂仁、鸡内金、山药、炒莱菔子、百合、麦冬、西洋参、石斛、大枣、甘草等和中、养阴、益气之品。对于久病虚证及老年人的治疗，更强调顾护胃气即可扶正祛邪。扶正祛邪，勿攻伐无度，应注意顾护正气和胃气，“有胃气则生，无胃气则死”，胃气一败，生命衰竭。

五 典型医案

1. 中风（气虚血瘀证）

朱某，男，55岁，2019年11月18日初诊。

主诉：左侧肢体活动不灵3个月余。

现病史：患者诉3个月前因劳累过度突然出现口角㖞斜、流涎，头晕，继而左侧肢体活动不灵，经当地神经内科住院治疗好转后出院，遗留左侧肢体活动不灵，于当地医院康复科行每周3次康复锻炼，为求进一步治疗，遂求诊于我科。刻下见：左侧肢体活动不灵，伴左侧肢体麻木，言语謇涩，面色淡白，神疲乏力，行走欠稳，纳少，眠可，二便调。舌质暗，苔薄白，脉沉涩无力。神经科专科查体见：左手轮替试验笨拙，左上肢肢体肌力，左下肢肢体肌力Ⅲ（−），余无明显阳性体征。CT示（2019年8月10日于当地医院）：右侧基底节区腔隙性脑梗死。

诊断：中风（气虚血瘀证）。

治则：益气养血，活血化瘀通络。

处方：芪丹化瘀方合补阳还五汤加减。黄芪 20 g，川芎 9 g，丹参 15 g，水蛭 3 g，三七粉 9 g（冲服），黄连 5 g，骨碎补 9 g，地龙 9 g，当归 20 g，赤芍 10 g，炙甘草 6 g，莪术 10 g，炒谷麦芽各 20 g，紫河车 3 g，红景天 6 g。14 剂。水煎服，日 1 剂，分两次温服。

并施予Ⅰ号活血汤：红花 10 g，肉桂 10 g，花椒 10 g，苏木 10 g，艾叶 10 g，五加皮 20 g，川芎 20 g，当归 20 g，川牛膝 20 g，伸筋草 20 g，透骨草 20 g，骨碎补 20 g。14 剂。水煎外熏患肢，日 1 剂。

二诊：2019 年 12 月 3 日。服用上方及中药外熏洗配合康复治疗效果显著，自述左侧肢体活动较前好转，麻木感消失，力气转增，纳可，仍觉言语謇涩。舌质暗，苔薄白，脉沉涩。查体：左手轮替试验笨拙，左侧肢体肌力Ⅳ（－）。处方：2019 年 11 月 18 日方改黄芪 40 g，三七粉（冲服）5 g，丹参 30 g，去当归、赤芍、莪术。14 剂。水煎服，日 1 剂，分两次温服，并与Ⅰ号活血汤配合用之。

三诊：2019 年 12 月 16 日。左侧肢体活动不灵感基本消失，稍有言语不流利，舌质淡红，苔薄白，脉沉细。查体：左侧肢体肌力Ⅴ（－）。遵效不更方原则，继服上方 7 剂后患者未再来诊。电话随访知患者目前肢体活动和语言已无大碍，不影响日常生活，故未再诊。

按语：气乃血液运行的原动力，气虚则血行不畅、积而为瘀，瘀血不除则新血难生、血不养经，经脉失于濡养，血液无法正常循于周身，从而加重气虚血瘀的症状。肢体失养则见活动不灵、麻木，舌体失于濡养则言语謇涩。对于中风病人属气虚血瘀证者，李长生教授临床常应用芪丹化瘀方合补阳还五汤加减，并配合具有中医特色的外治疗法—Ⅰ号活血汤治疗。补阳还五汤出自王清任的《医林改错》，原书载“此方治半身不遂，口眼㖞斜症……遗尿不禁”，具有补气、活血、通络之效，是治疗气虚血瘀型中风之经典方剂。然而随着时代的变迁，机体亦在发生变化，单用一方恐难速效，李长生教授博古通今，创立芪丹化瘀方及Ⅰ号活血汤，临床与补阳还五汤配伍用之，获效明显。芪丹化瘀方以黄芪、地龙、丹参、当归、三七、骨碎补、黄连、川芎、水蛭为组方，黄芪为君药，大补后天之气，使气血生化有源；地龙为臣药，舒经通络之力尤甚，可祛脏腑、经络及脑窍之瘀血；三七扶正而不留瘀，活血散瘀而不伤正，当归、丹参养血活血，骨碎补活血补肾，水蛭攻逐瘀血，助君臣鼓动血脉、通行周身、剔除脑络新旧瘀血，黄连清心坚阴，共为佐药；川芎辛温香窜、走而不守，为使药，可引诸药直达病所。全方通补结合，补而不滞，诸药配合，共奏益气活血、化瘀通络之功。炒谷麦芽健胃消食、补脾益气，莪术破血逐瘀、消胃中积滞，红景天、紫河车为常用对药，二药合用，可增全方补气血、养血脉之效。外熏洗法作为具有中医特色的外治疗法之一，具有简便、安全、有效的特点，Ⅰ号活血汤乃李长生教授多年的经验方剂，对于属气虚血瘀证无明显热象者的患者，无论何种疾病，皆可辨证用之，且每收奇效。方中红花、当归、苏木活血化瘀止痛，可祛除病灶恶血，肉桂、花椒、艾叶温通经脉，使脉道滑畅则血易通行，伸筋草、透骨草舒经活络、散瘀消肿，配伍川芎活血行气、助血运行，五加皮、骨碎补、川芎合用可补肝肾、强筋骨。全方标本兼顾，扶正祛邪兼施，故能取效于临床。

2. 痴呆（肾虚血瘀证）

张某，女，76 岁。2019 年 4 月 30 日初诊。

主诉：记忆力减退 3 年，加重 1 个月。

现病史：患者 3 年前曾有 2 次脑梗死病史，于当地医院治疗好转后出院。出院后家属发现患者记忆力减退，主要表现为对回家的路线时有模糊、记不清做过的事，家属未予在意。近 1 个月来，家属发现患者记忆力下降明显，曾走失过一次，为求系统诊疗，遂就诊于我科。现症见记忆力减退，伴精神恍惚、懒言、头晕耳鸣、腰膝酸软、大便干结。舌质淡，苔薄白，脉沉细。神经科查体：神志清，精神不振，言语清晰流利，双侧肢体肌力、肌张力正常，病理征（–）。颅脑 MRI 示：①双侧多发性脑梗死；②小脑萎缩。MOCA 评分 20 分，MMSE 评分 16 分，ADL 评分 26 分。

诊断：痴呆（肾虚血瘀证）。

治则：补肾填精，化瘀通窍。

处方：首乌益智汤加减。制何首乌 20 g，益智仁 6 g，天麻 10 g，黄芪 20 g，丹参 15 g，水蛭 3 g，地龙 6 g，远志 12 g，银杏叶 10 g，川芎 12 g，炒谷麦芽各 20 g，炙甘草 6 g。14 剂。水煎服，日 1 剂，分两次温服。

二诊：2019 年 5 月 13 日。患者诉服药后身体较以前有力，未出现走失情况，遵效不更方原则，嘱患者再服 3 个月，诸症皆好转，MOCA 评分 23 分，MMSE 评分 20 分，ADL 评分 32 分，查肝肾功未见异常。

按语：痴呆是以呆傻愚笨、智能低下、善忘等为主要临床表现的神志异常的疾病。《景岳全书·杂症谟》有“癫狂痴呆专篇”，对痴呆的病位、病因做出了相关阐述。该患者年过七旬，肾气亏虚，身主骨生髓，髓海失养，神机失用，复加中风，血瘀形成，肾虚与血瘀相合而发病。首乌益智方乃李长生教授经多年临床经验总结所得，并经过课题立项研究发现对于肾虚血瘀型痴呆具有明显疗效，且安全、无不良反应。药用制何首乌、益智仁、天麻、黄芪、丹参、水蛭、地龙、远志、银杏叶、川芎等。方中制何首乌味甘、涩，性微温，阴不甚滞，阳不甚燥，补而不腻，为君药，功专补益肝肾、益精生髓。益智味辛性温，归肾、脾经，补肾阳，温肾经，收敛固精、醒脾益胃。黄芪味甘性微温，归脾、肺经，为补脾益气之良药，使运化功能重建，精髓化生有源。天麻味甘性平，助君药补益肝肾、生精填髓。以上三药为臣药。丹参味苦性微寒，活血祛瘀，养血安神，与臣药益智仁、黄芪相配，加强活血行气功能；水蛭味咸苦性平，入肝经，破血逐瘀、通络；地龙味咸性寒，通利经络、祛瘀生新，与水蛭合用疏通血脉、驱逐脏腑经络之瘀血；远志味辛苦性微温，宣泄通达，既能交通心肾又可豁痰开窍，还可助心气，开心郁；银杏叶味甘苦涩性平，活血通络、益气敛肺，共为佐药，与君臣药相合，共达益气活血、化瘀通络、填精生髓、开窍聪志之功。川芎为使药，味辛性温，为血中之气药，善于行散开郁，可使血活气顺，助诸药直达病所，发挥药效。

3. 胃痛

案 1：痰湿阻胃证

刘某，男，45 岁。2020 年 5 月 15 日初诊。

主诉：阵发性胃脘胀痛不适 3 个月余，加重 1 周。

现病史：患诉 3 个月前食午餐后无明显诱因出现胃脘胀痛不适，自服“奥美拉唑胶囊 20 mg bid”治疗，效可。近 1 周自觉胃脘胀痛较前加重，影响工作和睡眠，遂就诊。刻下见：胃脘胀痛不适，呈阵发性，每次持续 30 分钟左右，平均每日发作 4 ~ 6 次左右，伴恶心欲呕，晨起有痰，身体沉重乏力，纳少，眠可，大便黏腻不成形，日 2 ~ 3 次，小便可。舌体胖大有齿痕，苔白略厚，脉滑。胃镜示（2020 年 5 月 15 日于本院）：①慢性非萎缩性胃炎；② Hp（-）。

诊断：胃痛（痰湿阻胃证）。

治则：燥湿健脾，和胃降逆。

处方：平陈汤加减。苍术 15 g，厚朴 10 g，陈皮 10 g，清半夏 9 g，茯苓 30 g，炒谷麦芽各 20 g，鸡内金 20 g，神曲 20 g，藿香 12 g，白蔻仁 9 g，砂仁 6 g，紫苏叶 10 g。7 剂。水煎服，日 1 剂，分两次温服。

2020 年 5 月 22 日二诊：服 7 剂后胃脘胀痛、恶心欲呕、晨起有痰症减轻，身体力气转增，大便成形但仍黏腻。苔白，脉滑。处方：2020 年 5 月 15 日方去砂仁，继服 7 剂后诸症皆消，大便成形已如常人。嘱继服 5 月 22 日处方 7 剂以巩固，1 个月后电话随诊，患者自述上述情况未再发作。

按语：该患者就诊时诉平时喜食肥甘厚腻之品，且长于久坐而疏于运动，日久酿生痰湿，伤脾碍胃，运化失职，进而出现胃痛、纳少；胃失和降，胃气上逆，故见恶心欲呕；湿邪重浊黏腻，则见身体沉重乏力、大便黏腻不成形；舌体胖大有齿痕，苔白略厚，脉滑俱为痰湿犯胃之佐证。《素问·至真要大论》曰："湿淫所胜……民病饮积心痛"，最早提出痰湿所致胃痛之证，且《医学正传·胃脘痛》曾言"致病之由，多有纵恣口腹……日积月深……故胃脘疼痛"，加之现代生活水平提高、物质极大丰富，同时人们缺乏体育锻炼，因此李长生教授认为此类证型的胃痛多由饮食伤胃所致，治以平陈汤加减。平陈汤出自《病因脉治》，以平胃散和二陈汤为基础组成的名方，具有燥湿行气、健脾和胃之功。苍术芳香性燥，燥湿健脾，茯苓性味甘淡平，功专益心补脾、渗利水湿，二者相伍，健脾渗利，燥湿相和，使中州复常；厚朴、陈皮、紫苏叶味辛行散、疏利气机；半夏、藿香降逆和胃止呕；豆蔻、砂仁化湿行气、止呕止泻；甘草益气实脾，又可甘缓和中、调和诸药。炒谷芽、炒麦芽、鸡内金、神曲，运脾、健胃、消食，通过消化水谷，重在减轻脾胃负担，使脾胃逐步恢复运化功能，全方标本同治，故能取效于临床。

案 2：痰热中阻证

魏某，男，51 岁。2020 年 4 月 17 日初诊。

主诉：胃中灼热疼痛伴反酸 2 个月余，加重 3 天。

现病史：患者诉平素嗜食辛辣之品且饮酒较多,2 个月前出现胃中灼热疼痛感，并时有反酸，当时未予在意。近 3 天来自觉胃中灼热疼痛感、反酸较前明显，难以忍受，遂来我科就诊。现症见胃中灼热疼痛，饮凉饮觉舒，伴反酸，渴而不多饮，口干口苦，牙痛，纳呆泛呕，失眠，大便不畅，小便色黄。舌质红，苔黄腻，脉滑数。胃镜示（2020 年 4 月 17 日于本院）：①慢性萎缩性胃炎伴肠上皮化生；② Hp（+）。

诊断：胃痛（痰热中阻证）。

治则：清化痰热，理气和胃。

处方：温胆汤合左金丸加减。清半夏 9 g，茯苓 20 g，枳实 10 g，竹茹 12 g，黄连 9 g，吴茱萸 2 g，煅瓦楞 30 g，蒲公英 30 g，败酱草 20 g，蛇莓 15 g，蛇六谷 15 g，苍术 10 g，厚朴 10 g，紫苏叶 10 g，白芷 10 g，炙甘草 6 g。7 剂。水煎服，日 1 剂，分两次温服。

二诊：2020 年 4 月 24 日。胃中灼热疼痛感、纳呆泛呕症减，反酸、牙痛愈，睡眠好转，舌质淡红，苔黄，脉弦滑。处方：2020 年 4 月 17 日方去黄连、吴茱萸、煅瓦楞，加炒谷麦芽各 20 g，继服 7 剂后胃中灼热疼痛感、纳呆泛呕症消，二便如常，苔薄白，脉弦滑。嘱 4 月 24 日处方继服 7 剂以巩固疗效，1 个月后随访，患诉上述症状亦未再犯，嘱患者清淡饮食，以防复发。

按语：张景岳于《景岳全书》云“恣意饮酒、生冷、肥甘……耗损胃气”，《寿世保元》亦有“纵恣口腹，喜好辛辣……故胃脘疼痛”之说。该患者平素嗜食辛辣炙煿之品且饮酒较多，久之刺激脾胃，脾胃运化功能失司，聚湿生痰，痰湿内蕴，蕴而化热，痰热郁于脾胃，气机升降失职，故见胃中灼热疼痛、纳呆，阻胆分泌、逆行入胃，上泛于口则见口苦之象；胃腑失于通降，胃气上逆，则见恶心欲呕、反酸；机体津液充足，脾胃运化失职，津液无以上乘，故见口干、渴不多饮；《黄帝内经》言“胃足阳明之脉，起于鼻……入上齿中”，湿热循经上扰，故见牙痛；湿热下注大肠，大肠传导失司，故见大便不畅；痰热扰心则见失眠。对于痰热中阻所致胃痛者，李长生教授临床多处以温胆汤合左金丸加减治疗。温胆汤最早见于《外台秘要》，具有理气化痰、和胃利胆之功效，主治胆胃不和、痰热内扰证，左金丸出自《丹溪心法》，功专清肝泻火、开痞散结，主治肝火犯胃证。李长生教授熟读经典，博古通今，经多年临床经验总结，认为临证施用两方不必拘泥于证型，凡病因以痰热内蕴所致者，皆可应用温胆汤治疗而获奇效，且李长生教授认为左金丸作用病位不在肝而在胃，正如《谦斋医学讲稿》中所言“方中黄连入心，吴茱萸入肝……肝火证很少用温药反佐……主要作用应在于胃。黄连本能苦降和胃，吴茱萸亦散胃气郁结”，即临床倘若见反酸兼有痰湿之象者皆可施于组方之中而功效倍增。温胆汤以二陈汤为基础方，清半夏、陈皮、茯苓、炙甘草燥湿化痰、理气止痛，枳实理气化痰以复胃腑通降之性，竹茹可清化痰热，与半夏共用以增止呕之效；黄连、吴茱萸、煅瓦楞制酸止痛，辛开苦泻，助泻胃中湿热；加入苍术、厚朴、白芷、紫苏叶可使燥湿行气之力更强；蒲公英、败酱草可清胃中郁热。同时现代药理研究表明，二药具有消炎，杀灭幽门螺旋杆菌之功效；蛇莓、蛇六谷为李长生教授治疗萎缩性胃炎、肠上皮化生等胃炎癌前病变之经验对药，无论寒热虚实皆可用之，用量 10 ~ 15 g，对于阻止胃炎癌前病变进展以及向愈具有较好疗效。

案 3：气虚痰阻证

李某，女，66 岁。2020 年 5 月 15 日初诊。

主诉：胃脘胀痛反复发作 1 个月余，加重 3 天。

现病史：患者诉 1 个月前无明显诱因出现胃脘部胀痛不适，自己按摩胃脘部觉舒，但近 1 个月以来仍反复发作。3 天前因食用牛肉后自觉胃脘部胀痛较前加重，遂就诊于我科。刻下见：胃脘胀痛反复发作，持续时间较长，每次持续 2 小时左右，矢气、嗳气觉舒，伴稍食多即胃胀，眠可，二便调，舌质淡，苔薄白，脉沉细。胃镜示（2020 年 5 月 15 日于本院）：慢性非萎缩性胃炎。

诊断：胃痛（气虚痰阻证）。

治则：益气化痰，理气止痛。

处方：香砂六君子汤加减。党参 30 g，茯苓 30 g，炒白术 20 g，炙甘草 6 g，清半夏 9 g，陈皮 9 g，木香 6 g，砂仁 6 g，紫苏叶 10 g，白芷 12 g，炒谷麦芽各 20 g，鸡内金 15 g，花椒 2 g，厚朴 10 g。7 剂。水煎服，日 1 剂，分两次温服。

二诊：2020 年 5 月 22 日。胃脘胀未减轻，痛减轻，舌质淡，苔薄白，脉沉细。处方：2020 年 5 月 15 日方去陈皮，加佛手 10 g，柴胡 10 g，枳实 10 g，白芍 15 g，改厚朴 12 g。7 剂。水煎服，日 1 剂，分两次温服。

三诊：2020 年 5 月 29 日。胃脘胀痛感皆消，但稍食多会有轻微胃胀，舌质淡，苔薄白，脉沉细。处方：党参 20 g，茯苓 20 g，炒白术 20 g，炙甘草 6 g，紫苏叶 10 g，白芷 10 g，炒谷麦芽各 20 g，鸡内金 10 g，焦神曲 10 g。7 剂。水煎服，日 1 剂，分两次温服。服上方 7 剂后患者诉身体已无明显不适，继服 7 剂巩固。3 个月后随诊，病情未在复发。

按语：该患者为老年女性，且就诊时身体瘦弱、年老体虚，脾胃运化功能失司，水谷日久不化，聚湿生痰，痰阻气滞，不通则痛，遂而病发。《杂病源流犀烛·脏腑门·胃病源流》言："胃痛，邪干胃脘痛也。胃禀冲和之气，多气多血，壮者邪不能干，虚则着而为病。"因此李长生教授认为，脾胃虚弱乃胃痛的一个重要的病因病机，而临床发病往往病机复杂，该患者乃脾胃虚弱为本，痰阻气滞为标，因此施以香砂六君子汤加减。香砂六君子汤出自《古今名医方论》，功效益气健脾、行气化痰，主治脾胃气虚、痰阻气滞证。《黄帝内经》言：“壮者气行则愈，怯者着而为病。”李长生教授认为气的正常运行是保证机体不发病的根本，而脾胃之气的充足才能保证后天之气的充盈，因此倘若脾胃之气一有不足，则“生痰”“气滞”等诸证遂起。香砂六君子汤以四君子汤为基础方，“四君子乃气分之总方也”，方中参、苓、术、草可益气健脾、调和五脏，陈皮利肺金之逆气，半夏疏脾土之湿气，木香行三焦之滞气，砂仁通脾肾之元气，四君得四辅则健脾益气之效尤甚，四辅奉四君则利上培下之力倍增；痰饮为阴邪、非阳不运，李长生教授于原方中加入白芷、花椒意在取“病痰饮者当以温药和之”之意，温化痰饮；厚朴行气止痛，鸡内金、炒谷芽、炒麦芽可健胃消食、减轻脾胃负担。诸药共用，标本兼顾，补泻同施，效如桴鼓。

六 代表性成果

首乌益智胶囊是李长生教授在长期临床实践中总结出来的治疗血管性痴呆的有效经验方，曾在山东省千佛山医院承担省中医药管理局科研课题的研究期间以自配自用制剂的形式应用于医院临床。从 1990 年在山东省千佛山医院正式使用之际起，至今已有 30 年历史，获得了很好的疗效，且未见明显的不良反应，使用安全，得到广大患者和卫生有关部门的高度评价。首乌益智胶囊已获山东省药品监督管理局医疗制剂注册批件，并获国家市场监督管理总局药物临床试验批件。

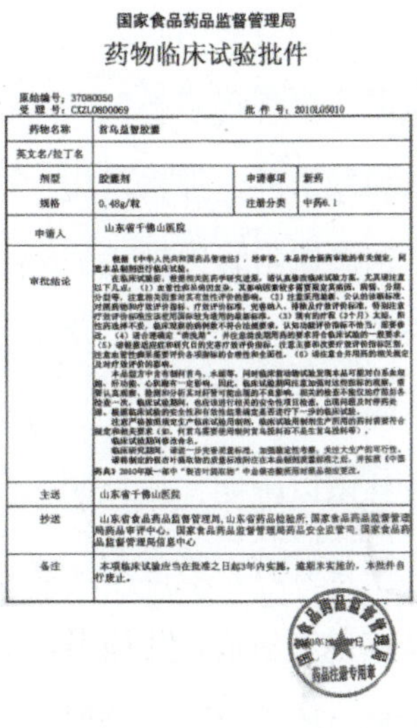

国家食品药品监督管理局

药物临床试验批件

原始编号：37080050

受理号：CXZL0800069　　批件号：2010L05010

药物名称	首乌益智胶囊		
英文名/拉丁名			
剂型	胶囊剂	申请事项	新药
规格	0.48g/粒	注册分类	中药6.1
申请人	山东省千佛山医院		
审批结论	根据《中华人民共和国药品管理法》，经审查，本品符合新药审批的有关规定，同意本品制剂进行临床试验。[illegible]		
主送	山东省千佛山医院		
抄送	山东省食品药品监督管理局，山东省药品检验所，国家食品药品监督管理局药品审评中心，国家食品药品监督管理局药品安全监管司，国家食品药品监督管理局信息中心		
备注	本项临床试验应当在批准之日起3年内实施，逾期未实施的，本批件自行废止。		

首乌益智胶囊临床试验批件

本方根据长期临床实践，以中医理论为指导，结合中西医对血管性痴呆的研究成果，提出肾精亏虚、瘀血阻络是血管性痴呆的发生基础，脑髓不足、神机失用为血管性痴呆的基本病机，据此确立补肾益精、活血化瘀为治法，精心选药配伍确定的。组方：制何首乌、益智仁、天麻、生水蛭、生地龙粉、银杏叶提取物、石菖蒲、川芎等。经临床病例的系统观察，表明采用本方剂治疗血管性痴呆具有补肾填精、化瘀通窍之功能，对血管性痴呆及由此而引起的智能减退、神情呆滞、性情孤僻、言语不利、愚笨迟钝等症具有较理想的治疗效果。

1. 脑髓不足、神机失用是 VD 基本病机

《素问·六节脏象论》曰："肾者，主蛰，封藏之本，精之处也。"《灵枢·本神》也指出："肾藏精。"故肾的主要生理功能是藏精。其来源有二：一是受之于先天，与生俱来。二是来源于后天的充养，水谷精微所化，受之于五脏，即所谓"肾者主水，受五脏六腑之精而藏之"(《素问·上古天真论》)。水谷（清气）在五脏功能作用下化为气血，气血周流五脏，化生五脏之精，其中肾气则化生为肾精。而肾气属脏腑之气的一部分，也可以由肾精所化生，即《素问·阴阳应象大论》所说"精化为气"。精足则气充，就可发挥其推动、固摄、营养、气化、温煦和防御的生理功能。《灵枢·经脉》中说："人始生，先成精，精成而脑髓生。"肾还有主骨生髓通脑的生理功能。肾藏精，精生髓，髓充养于骨而"诸髓者皆属于脑"(《素问·五脏生成》)。若后天脾胃不足，水谷不运，气血津液无以化生，或五脏功能失调，气机不利，清气不得上承，气不化精，无以滋养脑髓，神明不利则发为痴呆。正如《医学心悟》说："肾主智，肾虚则智不足。"

2. 补肾填精、化瘀通窍是治疗血管性痴呆的基本治法

肾精亏虚，则脑髓失充，心无所虑、精明失聪、神无所依而使理智活动、记忆性减退，出现迷惑愚钝，动作笨拙，反应迟钝，发为痴呆。瘀血阻络，血脉不畅，致脑髓失养，神机失用，亦可发为痴呆。血管性痴呆虚实兼夹多见，肾精亏虚为本，瘀血阻络为标。临床上治疗血管性痴呆（VD），当以标本兼治、攻补兼施为治则，以补肾填精、化瘀通窍为基本治法，并贯穿于治疗的始终。肾中精气为人体阴阳之本，精气不足常有阴阳之偏颇，故在治疗用药上应根据阴阳互根之理，或补阳以配阴，或补阴以配阳。肾为五脏之根，治他脏之虚时，当不离乎益肾，或温肾健脾，或滋水涵木、滋肾养心等。活血化瘀当辨其原因，灵活采用益气活血、理气活血、化痰活血等治法。治标不外行气、活血化瘀，由于本病虚实夹杂多见，所以临床用药时应注意补虚而不忘祛邪、祛邪而不忘扶正，可根据其虚实轻重缓急而有所侧重。

3. 按君、臣、佐、使分析处方配伍

本病的基本病机为脑髓不足，神机失用。其发病的基础是肾精亏虚，瘀血阻络。病理特征以虚为本，以实为标，且常见虚实夹杂，临床上变化复杂。其虚者，有因精而虚者，有精固气而虚者，又有阴阳相失不相济者，根据本病发病及病理机制特点，采用苦甘涩微温，阴不甚滞，阳不甚燥，得天地中和之气，专入肝肾的何首乌，补益肝肾、益精生髓为君药。《本草纲目》曰："此物气温味苦涩，苦补肾，温补肝，涩能收敛精气，所以能养血益肝、固精益肾、健筋骨、乌髭发，为滋补良药。"益智仁辛温醒脾益胃，使脾气升，胃气降。运化功能重建，使血脉充，精髓生。正如杨仁斋《直指方》"此为温煦以助阳和而斡旋大气，则能进食"。本方辅以益智仁补肾阳，温肾经，收敛固精，助君药补肾益精填髓。天麻甘平入脾肾肝胆经。《本经》曰："久服益气力、长阴、肥健、轻身、增年。"《日华子本草》曰："助阳气，补五劳七伤，通血脉，开窍。"助何首乌补益肝肾，生精填髓。水蛭味咸苦性平，破血逐瘀通络。《本草汇言》谓："水蛭逐恶血、瘀血之药也。"《本草经百种录》谓："水蛭最善食人之血，而性又迟缓善入，迟缓则生血不伤，善入则坚积易破，借其力以攻积久之滞，自有利而无害也。"所以水蛭特点是专入血分而药力迟缓，其入血分则长于逐瘀，性迟缓而不伤正气。因此借其破瘀而不伤气血之功，剔除脑络新旧瘀血，使瘀除络通，祛杂致纯，脑窍复开。地龙味咸、性寒，入肝、脾、膀胱经，既有息风止痉、通络止痛，又能治气虚血滞、经络不利，与水蛭合用疏通血脉、驱逐脏腑经络之瘀血，祛瘀生新。上三味共为佐药，助君药养血益精，配温肾升阳之臣药生血载气、活血化瘀，以促化源助生精填髓。石菖蒲、银杏叶亦为佐药，石菖蒲芳香气胜，辛温行散之力较强，为行气通窍之佳品，既能芳香化湿、醒脾健胃，又能理气活血、化浊祛痰、启闭开窍。银杏叶甘、苦、涩、平，据《食疗本草》记载银杏叶可用于心悸怔忡、肺虚咳喘等病症。近代用于痴呆有一定功效。川芎味辛性温，其气芳香走窜，能升能降，善于行散开郁，功擅通行血脉。金代张元素概括其功用特点"上行头目，下行血海"。《本草纲目·卷十四·川芎》称本品为"血中气药"。川芎在方中为使药，畅血中之元气。使气顺血活，助诸药发挥作用。

全方通补结合，补而不滞。诸药配合，滋补温养精血，通行血脉，共奏补肾填精、化瘀通窍之功能。

（整理者：陈　超）

陶 凯

一 医家简介

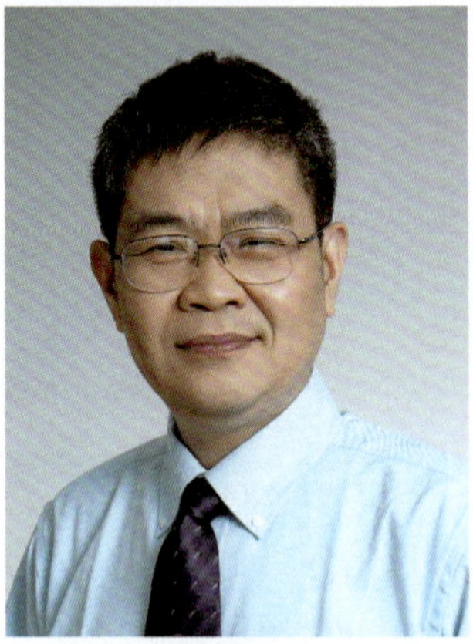

陶凯

陶凯（1953— ），男，山东济南人，国家名老中医药专家，主任医师，教授，山东中医药大学附属医院肺病科主任，全国第六批名老中医师承指导老师，山东省五级中医药师承指导老师。1982 年陶凯毕业于山东中医学院，就职于山东中医药大学附属医院至今，先后于大内科、急诊科工作，于 1994 年开始历任呼吸科副主任、主任。曾先后师从陆永昌、陈文孝等专家。自 1988 年始至今用中医药治疗万余例全国各地肺间质疾病患者，效果显著，居国内领先水平，得到患者的好评；对支气管哮喘进行中药阶梯性治疗配合吸入激素制剂使激素依赖型患者停用激素；对慢性阻塞性肺气肿患者进行缓解期的中药治疗使其肺功能得到显著改善，提高了患者的生活质量。每年收治来自全国各地的患者及国外患者。2003—2020 年在严重急性呼吸综合征（SARS）、禽流感、新冠肺炎防治工作中，提出疾病初期运用中医治疗瘟病经验，以及早予患者清热解毒中草药；重症患者予甲强龙、无创呼吸机辅助呼吸、益气养阴重用人参抢救患者；用益气活血化瘀法防止肺纤维化形成，有效挽救重症患者的生命。陶凯自 2004—2020 年先后被山东省卫生健康委员会聘为省 SARS、禽流感、H_1N_1 及 H_7N_9、新冠病毒肺炎防治专家组成员、副组长，多次参与重症患者中西医结合治疗抢救；参与制订山东省中医药 SARS、禽流感、H_7N_9 防治方案；去省地市进行防治工作的督察、会诊；在山东省卫生健康委员会组织培训班进行学术讲座；荣获山东省政府 SARS 防治工作三等功奖励。2001 年、2004 年两次应邀去韩国庆熙大学讲学、2010 年应邀去马来西亚中医药学会讲学。有许多国外学者专门前来跟其学习。2005—2019 年先后去全国各地会诊，成功治疗数百余例疑难病患者。陶凯采用中西医结合的方法对肺间质纤维化、支气管哮喘、慢性阻塞性肺疾病、肺结核、肺心病、迁延性肺炎、肺癌、肺结节病、支气管扩张及其他呼吸系统疑难杂症等疾病的治疗，疗效显著，在全国有较高的知名度。

陶凯曾任中华中医药学会老年医学会常务理事兼肺系专业委员会主任、中国老年医学学会中医研究会副主任委员、中国老年保健协会康复专业委员会副主任委员、中国中西医结合学会呼吸病专业委员会常务委员、中国中医药学会肺系病专业委员会委员、山东中西医结合学会呼吸病专业委员会主任委员、山东中西医结合学会职业病专业委员会副主任委员、山东老年医学会膏方分会主任委员。曾任香港中文大学客座教授、香港东华三院广华医院香港中文大学中医药研究服务中心顾问中医师。山东宏济堂中医药研究院名誉院长。

1994 年被山东省人事厅、省科委、省团委、省青联评为“省青年优秀知识分子”，1995 年被山东省卫生厅、省青联评为“优秀青年中医”，1998 年江西九江参加抗洪救灾，山东、江西卫生厅表彰。2005—2013 年连续 9 年获山东中医药大学附属医院“门诊、病房优质工作一、二等奖”。

陶凯主持《菖蒲雾化合剂治疗慢性呼吸衰竭》（国家中医药局青年基金课题）、《国家新药金贝口服液治疗间质性肺疾病的开发及研究》（山东省科委 95 攻关课题）、国家科委 863 计划科研课题 11 项。其中《氧气恒温湿化瓶治疗慢阻肺病临床研究》及《菖蒲致癌研究》获山东省科学技术进步奖三等奖；《肺通膏对老年慢阻肺合并肺纤维化患者保健作用的临床观察》《常见呼吸疾病临证解惑——陶凯教授 40 年经验总结》获省级科学技术奖二等奖；2004 年作为课题负责人承担“863”国家重点科研课题《新药肺痨片治疗肺结核的研制》国家科委 863 计划。发表论文 54 篇，出版著作 16 部。

二　成长之路

陶凯出生于医学世家，父母都是山东省立医院知名医生，小时候生活在山东省立医院家属院。幼年时期恰逢中国处于贫穷积弱的年代，科技兴国的目标在他幼小的心灵中生根发芽，但没有想过医生这个行业。怀揣着科技兴国的理想，陶凯完成了自己的小学课程，正当要进入初中的时候，无奈学校因“文革”全面停课，不得不暂时终止学业。等到 1969 年第一次复课，陶凯才得以进入中学再次学习。但是天不遂人愿，学校里面并没有想象中的课堂与知识，有的只是无尽的学工学农、批判教师，就这样过了不到 2 年，他便被分配到了服务公司，1 年之后又调到山东省中医院的中药房抓药。他在药房抓药期间，接触了许多山东省中医院老一辈的中医大家，他们医术精湛，却因为“文革”被安排到药房进行劳动改造。虽然是劳动改造的身份，他们却对中药的炮制一丝不苟，尽善尽美。其中有一位西学中的前辈，对《伤寒论》极有兴趣，398 条条文倒背如流，且对其内涵有许多深刻的见地。这些老先生遇到请教中医问题的后辈便会极为高兴，耐心详细地讲解自己的看法。长期耳濡目染之下，这些老先生不因处境变化而降低的要求、不因身份变化而丧失的气节、不因环境恶劣而丢失的学习与传承等品格，成了陶凯心中中医人必备的品格。受到这么多的中医大家的影响，不知不觉中中医的种子已种在了他的心里。陶凯在药房一干就是 7 年，直到 1977 年恢复高考的消息传来，在药房从事抓药工作的他利用空余时间突击学习了 3 个月的时间。关于报考专业，陶凯考虑到这几年一直在药房抓药，学到了不少中药知识，而且在这些中医大家的影响下他对中医的兴趣越来越浓，所以最终选择了到山东中医学院学习中医。高考成绩出来以后，陶凯如愿地考进了山东中医学院。在随后的 5 年大学生活中，他在学习之余也不断进行着中医实践。同学发热、腹泻了，他主动开方子帮同学熬药……就在这一次次的实践中，自己的临床能力得到了锻炼，而且赢得了乐于助人的赞誉。毕业之后，陶凯便进入山东省中医院的内科工作，后因为用雾化合剂治疗慢性阻塞性肺疾病的方法申请国家中医药管理局青年基金会课题成功，所以被调去了肺病科。在肺病科陶凯用中医药为主，西药为辅的方法，抢救了很多的哮喘重度发作病人。很多慢阻肺重症、自发性气胸的患者及各种呼吸科疑难及重症患者，大多都获得了成功。1988 年夏天，陶凯用中医药治愈了第一位间质性肺炎患者，从此一发不可阻挡，治疗了来自全省、全国各地数千多间质性肺疾病患者。在一次次的成功中，他变得越来越自信，医术也在这个过程中得到了不断的提升，获得了些许成就。而这些成绩的取得离不开以下老师们的指导和教诲。

陶凯中医路的第一位老师，是在他儿时生活的小院儿里的一位中医老先生。他是山东省立医院第一任中医科主任刘天章先生。小学三年级的夏天，陶凯的脖子后面上长疮，还没有破溃，奇痛无比（俗称对口疮）。刘老先生给他的处方是早上不说话，用口水涂抹。3 天以后，竟痊愈了。这个小院儿当时住的都是省立医院的著名教授，眼科教授尹珂讲，难治性的青光眼疼痛难忍，西药效果不好，刘天章先生的处方是最便宜的大黄茶；血液科教授徐功力讲，一位重症再障，高热不退，没有药物可以控制，生命垂危。刘先生的处方非常独特，中药汤剂用活黄鳝鱼做药引。1 周后，患者退热出院，状况良好。刘先生擅长妇科，西医治疗困难的难产、死胎不下，在刘先生的诊治下每每奏效。这使得在省立医院实习的山东大学医学院药理系主任赵树理教授 20 多年后还记忆犹新。

陶凯中医路的第二位老师有很多，那是 1970—1978 年陶凯在山东省中医院药剂科做中药调剂工作。其间有机会和韦继贤、杜德吾、陈文孝、胡玉书、吴天章、赵震京诸多老师学习，他们都是山东省著名中医药专家。在他们的指导之下，陶凯对中药材的识别、加工，有效的临床协定处方、制剂处方制备、解析，有了深刻的认识。那时间，只要瞄一眼调配好的中药，他便可说出这个处方是出于哪位名家之手。叶执中老大夫的甘麦大枣汤，常加百合、钩藤、莲子心、枸杞子、大青盐，五颜六色；李庭玉老师的温热药量大、药味极多，附子、油桂、高良姜、红豆蔻、炮干姜，几乎全用；刘惠民院长处方比较大，药味多，名贵药材多；韦继贤院长的薏苡仁、芡实米、淮山药、云苓片、莲子肉用药平和，等等。这对他后来行医的成绩，是无可代替的铺垫。

第三位老师是山东中医药大学的老师们。当时的中西医教材是油印版，但老师讲课的场景，刻印在脑子里，至今还在眼前。特别是最后一年的毕业实习，陶凯掌握了一个临床医学生所需要的一切。很多都是现在医学院校的学生没有机会亲手操作的。

第四位老师在山东省中医院的老师们。1982 年底陶凯进入内科病房，接触的第一位老师是武福刚教授。初到临床的 1 周，武老师支持陶凯作为执业医生的第一次处方，是为一位慢性阻塞性肺疾病并支气管扩张大咯血女性患者开中药汤剂。患者服用三剂药后，大咯血止住。3 个月后，陶凯进入呼吸、消化系统病房，跟呼吸科陈文孝教授学习，直到今天，陶凯经常用的止咳化痰汤就是陈文孝老师的常用处方。陈老师毕业于昌潍医学院（现潍坊医学院），因为喜爱中医，毕业后就在山东省中医院从事中西医结合呼吸病的临床工作。陈老师爱读书，特别爱读中医专著的小册子，如《笔花医镜》《医学传心录》等。陈老师汇通中西医、勤奋读书的结果，是艺高胆大，独创独门绝活，如割脂疗法治疗小儿哮喘，即掌面食指与中指之间五分处，麻醉，割开皮层，取一点点脂肪，缝合。经割脂疗法治疗后的患儿哮喘常不再发作。牵正穴贴敷治疗面瘫。即用斑蝥、巴豆各 3 粒，巴豆去皮，斑蝥去足翅，生姜去皮，1 大片，共捣成泥，置于胶布之上，在患侧的耳前凹陷处（牵正穴）贴敷 5 小时，起疱，1 周后疱自消，急性面瘫常常 1 周内痊愈。而遗留 2 年未愈的河南患者，两次敷贴加服汤剂，竟然痊愈。陈老师还有很多绝活，在此不一一赘述。跟陈文孝老师学到的更多精华，在于临症处方用药。陈老师对《伤寒论》开口即来，却不泥古。有时一张处方近 30 味，但疗效极佳。患者从全国四面八方，蜂拥而至。陈老师从不保守，总是详尽地结合西医的医理论据，讲课不仅中肯客观，而且总会独辟蹊径。

内科主任根据陶凯在临床的表现，很快将其调入急症科。急症科总是很缺人，当时的内科急症室是一个人值班，需要一个人独立处理急症患者，非常锻炼人。在急症科的 10 年里，陶凯跟了很多老师，学到了中医治疗急症的很多处方和方法。那时中风病发病率极高，陆永昌院长是全国中风学组顾问，卢尚岭老师是专家组成员，他们会常来急症科查房。1983 年陶凯有机会和两位老师一起去长春参加学术会议，并认识了王永炎教授。随后又跟随王教授参与了全国中风学组的活动。

在急症室工作的时候，陶凯每天都会早到，没有想到王教授更早就坐在当时极为窄小的诊室。随后整整一天，王教授和大家一起登记清开灵注射液治疗缺血性中风的临床观察表，晚上匆匆赶去火车站。夜车来、夜车走，白天满满的工作，中饭、晚饭都吃食堂。在急症科收获很多的原因，是医院的老专家都会来急诊室会诊重症、危症患者。吕同杰院长会诊的处方几乎影响了陶凯的一生。那是一位慢性阻塞性肺疾病并水电紊乱、肺性脑病、心功能不全重症患者，用了抗生素、激素、纠正水电解质紊乱及心功能不全的西医方法。但患者仍呼吸困难、精神萎靡、纳食极少，一直卧床不起。吕院长诊脉、看过患者，处方就 6 味中药，生脉散重用人参，加黄芪、菖蒲、郁金。太神奇的疗效，直到今天，记忆都非常清楚。患者服药后，好像一切都改变了！首先，患者吃饭、精神好了；发绀的口唇、脸色变得红润；可以下床行走。几天后患者就出院了。吕老师的处方，陶凯用其救治了百余例西医方法几乎无效的危重症患者，让非常多的人感受到中医药的神奇。还有神奇的就是王文正老师的感冒处方。那是一张王文正老师压在急症室医生办

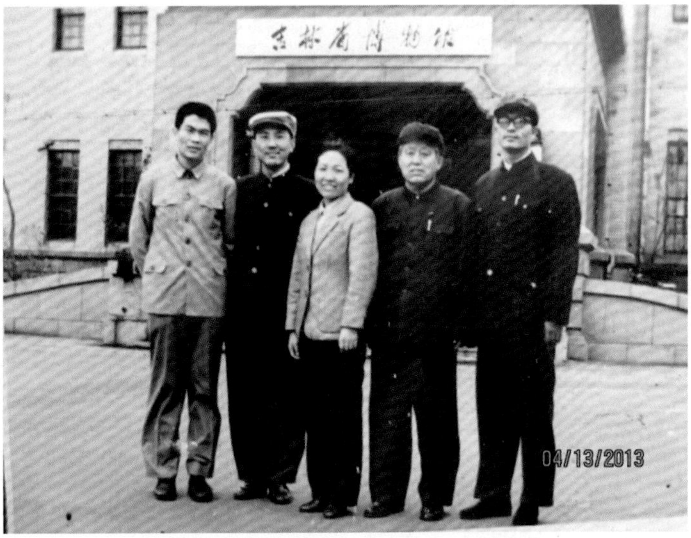

1984 年与陆永昌院长、卢尚岭教授等在一起

公桌玻璃板下的处方，是银翘散和柴葛解肌汤的合方。王老师以治疗肝病为长，内科杂症治疗也得心应手、出神入化。而王老师的这张处方用于外感高热伴有咽痛患者，一剂退热，几乎没有商量。所有在急诊室工作、学习过的，包括轮转的进修医生都有受益。

作为后来在山东省中医院从事呼吸科主任的陶凯，受益最大，在后来的临床之中常用此方，治疗外感高热鲜有不效者。特别在 SARS、禽流感、新冠病毒肺炎肆虐的关键时刻，早期用此方控制病情，可取得良好效果。

急诊工作需要迅速正确的诊断、果断的处理、指导中医药物的准确使用，否则，结果有很大的不同，这就要不断学习。出于这个原因，内科主任、急诊科主任都支持陶凯参加一些会议及学习班。最让他记忆深刻的是 1985 年 4 月去重庆参加黄星垣教授组织的全国中医急症学习班。他们改变了中药材数千年的给药方式，开天辟地，静脉给药。重庆中医药研究所（现重庆市中药研究院）研制的中药静脉注射液（参麦针、增液针、养阴针、清气解毒针），在国内首先成功用于临床，取得了非常好的效果。这让他眼界大开、内心深处受到触动。陶凯对中医学既要传承，又要创新的思路，在聆听黄星垣老师的授课时就萌发了。黄星垣老师事事谨慎、谦和、执着，又勤于创新的形象，深深地刻在了陶凯的心里。这对他后来在临床敢于挑战很多难治性疾病起到了非常重要的作用。急诊工作给陶凯提供了研究中风病的几乎所有必要条件。在王永炎、陆永昌、卢尚岭老师的指导下，陶

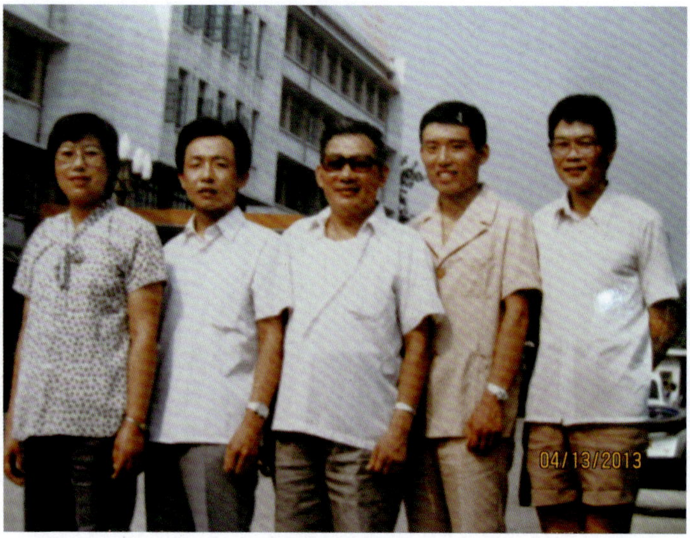

1984 与王文正老师（正中）等在一起

凯研究了中风病的中医辨证传变规律、出血性中风病中医药治疗规律、中风死亡病例详细分析等。在不断的学术交流中，陶凯有幸认识了傅仁杰、高辉远老师，两位老师平易近人、思路活跃，对陶凯的教导从不保留。认识两位老师后，他就开始挑战中医药治疗老年痴呆症、震颤麻痹症，直到今天还在继续。

给予陶凯临床指导的老师还有很多。有协和医院呼吸科前主任罗维慈、朱元珏、林耀广，中国医科大学呼吸病研究所于润江，上海中山医院呼吸科钮善福，天津医学院附院郭仓，等等。还有很多几乎不可能接触到的老师，总会有突来的机会，不仅让你请教，而且是近距离感受大师的风采，学到东西，终生受用。技术、窍门、甚至是处方，让人一辈子受益。

陶凯的第五位老师，是患者。患者助力了他的成长，也在决定性环节中成就了他。记得 1983 年陶凯第一次用中药治疗支气管扩张咯血的患者，治疗期间病情一直都很稳定，没有再发病，而患者身体恢复、病情控制的真实情况给了他极大的信心和宝贵的经验，使他在这个病的中医药治疗上走得比较远，有 40 位以上难治性患者，在中医药调理下，恢复正常生活，病情得到控制。急诊室的哮喘病重症发作患者很多。1984 年夏天有一位已经喘了 70 多个小时的患者，用了非常多的平喘及对症西药，如氨茶碱注射液、二羟丙茶碱注射液、呋塞米注射液、地塞米松磷酸钠注射液等，但病情都没有缓解。陶凯在病房看到老人深大急促喘息，双眼大睁，双手死死地抓住床单，大小便不知，脸、口唇发绀。从老人背部听诊，

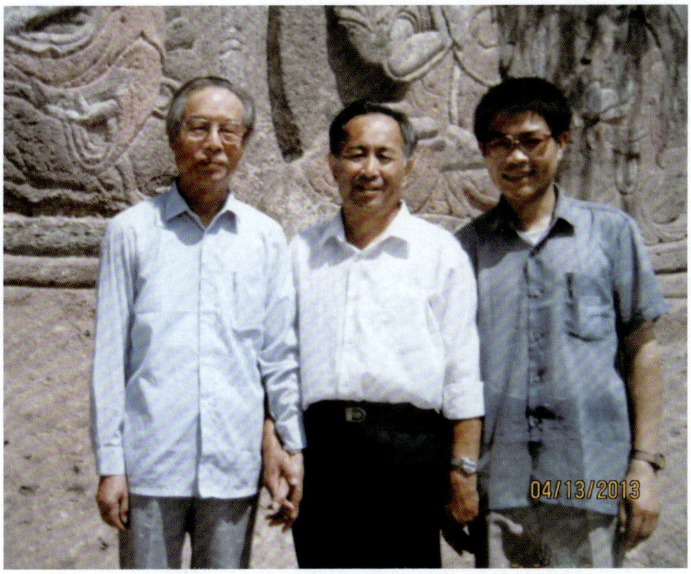

陶凯教授与高辉远、付仁杰教授在一起

从上到下，肺底部仍然呼吸音粗大伴有哮鸣音，这是无效的呼吸状态。在家属的信任及支持下，陶凯用 1 支 50 mg 盐酸异丙嗪注射液肌内注射，老人呼吸逐渐变缓，打着呼噜，那是一个有效的长时间睡眠。第 2 天醒来的老人神志变得清醒，呼吸和缓，完全变成另外一个人，发绀的脸色也改变了很多，经过 1 周左右的中药调理，患者正常出院。给这样危症的患者重用盐酸异丙嗪注射液是有很大风险的。是这位老人及家属的信任和支持，使得老人转危为安。而他在以后治疗重症哮喘的临床中，用此经验使几十位重症哮喘患者得到了成功救治。最令陶凯难忘的是 1 例 15 岁的难治性危重哮喘的女孩。那是 20 世纪 80 年代的一个夏天，患者嘴唇紫色，满脸通红，呈暗红色，神志不清，说胡话，呼吸急促而浅。患者在青岛发病后送回济南，经历两家大医院，10 多天的治疗。为了救孩子，医生用遍了所有平喘剂，最后建议孩子父亲找中医看看。就诊时患者呼吸浅促，用听诊器几乎听不到呼吸音，陶凯的判断就是气道痰栓阻塞。虽然知道效果不好，但只能采取气管插管，呼吸机支持呼吸。患者情况实在太差了，麻醉科医生坚决不同意插管。陶凯急中生智，想到参加全国呼吸学习班上海中山医院钮善福主任介绍对痰栓阻塞的危重患者可以用细管直接插入气管，注射生理盐水，可以润化及刺激排痰。没有细管，就用静脉注射的细管代替。没有想到的是，经会厌插入气管治疗，孩子竟异常平静！这是深度昏迷！陶凯一边进行胸部挤压，替代人工呼吸，一边不断往气管内注生理盐水，突然，患者剧烈呕吐，大量的胃内容物及黏涎、连同细管一起呕出来了！陶凯正紧张地准备重新插管时，发现患者有了神志的反应，呼吸缓和、深大！听诊也有了明显的呼吸音！孩子的父亲举着一个像支气管树样的痰栓给医生看，原来他去把孩子的呕吐物淘洗了！医生们惊奇地发现痰栓形成的支气管树，居然可以呕出！这对于参加抢救的每一个医务人员来说，是太大的奖赏了！

1988年的夏天，一位患者因发热住院，用药1周，没有任何效果，呼吸困难急剧进展，一动就气喘得不行。患者家属请到治疗间质性肺疾病最权威的南京鼓楼医院侯杰教授。侯教授看过患者，诊断为急性间质性肺炎。这是短期内就能致患者死亡且无药可医的疾患。患者求助医院对面中医诊所的名医，处方中用了大剂量雷公藤，患者服药后严重呕吐，呼吸困难继续加重，舌红少苔，脉沉微欲绝。陶凯治以益气养阴健脾化痰，处方六君子重用人参。没有想到的是，3剂汤剂后患者呼吸困难缓解，体质逐渐恢复。

这位患者就是陶凯进入中医药治疗间质性肺疾病领域的老师。假如没有她，他便很难了解这种疾病。即便在书中了解得再多，课堂上老师讲解得再清楚，他也不会有前所未有的自信和力量去研究和攻克这一难治性肺疾病，研制了金贝口服液、肺通膏这些有着神奇疗效的药物。陶凯还把这些经验用在了救治SARS、禽流感、新冠肺炎的患者中，成功救治了百余例重危患者。陶凯总结出急病急治，慢病缓治；间质性肺疾病分急、亚急、慢性3种临床类型，应该分型施治；益气

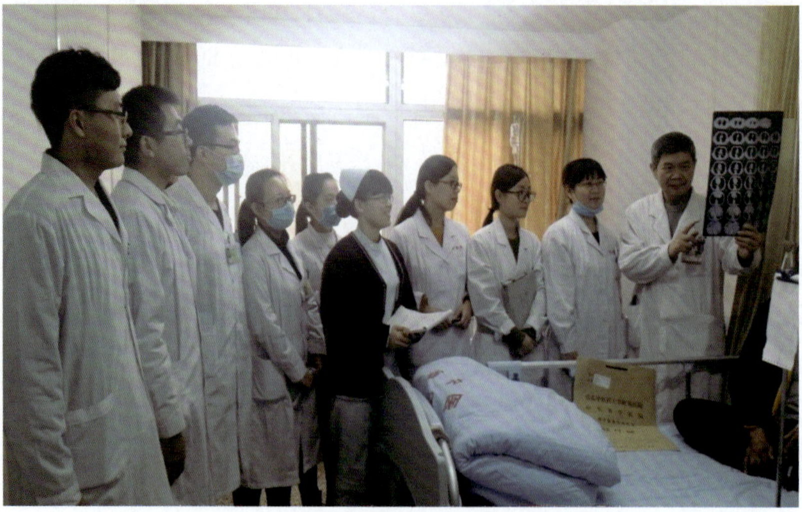

陶凯教授与学生马君教授查房

养阴、活血化瘀、清热化痰是主要治法。通过这些理念指导临床，陶凯治疗万余例患者，取得了带病生存、带病长寿的显著效果。

接触中医是机缘，也是命运的安排。救治成功的患者越多，就越能体会到陶凯对中医的热爱。

三 学术思想

陶凯对历代医书有涉猎而有得，衷中参西，为我所用；勤奋耕耘，方有收获；临症中西医互补、有机结合；专心致志，口诵心唯，融会贯通，从中“悟”道理，并付与临床实践。陶凯的从医之途，有幸得到名家指教，不断学习及实践，探索与创新，对中医治疗慢性肺系疾病积累了经验，形成了自己的辨证思路和诊疗特点。

1. 溯本求源，治病必求其根本

中医学常谓治必求于本。诸多慢性肺系疾病亦当从脾肾论治。治疗上须从整体上调和阴阳、溯本求源，谨察其所属，辨病辨证相结合；重视从肺、脾、肾三脏整体调节，兼顾润肺阴、健脾胃、温肾阳，扶正与祛邪并重，在疾病发作期祛邪兼顾扶正，缓解期扶正兼清余邪。

肺主一身之气，司呼吸，肾主纳气，二者在呼吸上有呼吸之气的出入功能协调关系。《景岳全书》云：“肺为气之主，肾为气之根。”肾主摄纳，有助于肺气肃降，若肾气亏虚，根本不固，不能助肺纳气，气失纳摄，上出于肺，肺气上逆或久咳不愈；肺气久虚，久病及肾，肾不纳气，可出现久咳。肾主水，肾气虚则水液代谢失调，易生痰湿，上渍于肺，出现咳嗽咳痰。肺金依赖于肾水的滋养，若肾阴不足，肺失濡养，阴虚火旺，燥热伤肺，肺失宣降而咳。因此，在辨证论治久咳时，一定不能忽略肾脏的作用。自拟肺肾固本止咳方滋补肾阴、润肺止咳。《古今名医汇粹》曰：“阴虚而火上刑肺金，金不能不伤。当先以壮水之主以补真阴，使水升而火降，随以参芪救肺之品，以补肾之母，使金水相生，则病易愈矣。”

2. 临床用药时特别重视顾护脾胃

陶凯擅长从四个方面达到健脾目的。一是补气健脾，患者若属脾虚，则于方中加入党参、白术、茯苓、甘草、芡实、山药等补气健脾之品；二是疏肝健脾，患者若属肝郁，则于方中加入香附、柴胡、厚朴等行气之品；三是祛湿健脾，患者若属湿阻，宜祛湿以健脾，宜在方中加入苍术、半夏、陈皮等燥湿健脾之品；四是消滞健脾，若患者属食滞，可用消导法，可于方中加入焦山楂、麸神曲、炒麦芽等消食之品。

脾胃对疾病的痊愈至重至要。临症健运脾胃。自拟健脾消痰饮益气健脾、燥湿化痰、宣肺止咳，使脾得健运，湿去痰消，气机通畅，诸症亦随之而解。

3. 急病急治，慢病缓治

急病或慢性病急性发作，重点中医药汤剂配合小剂量西药改善症状，控制疾病进展；慢性病患者体质虚弱，急性期用药尽量不用西药，中药用药亦要小剂量、无毒无害、长期调养，使其自身的抗炎抑炎机制恢复，带病生存、带病长寿。

慢性肺系疾病者，肺脾肾俱虚，肺气不足，脾气不健，无法运化体内津液，再加上肾虚无法蒸化水液，最终导致痰浊潴留；肺虚无力行血，脾虚无力统血，

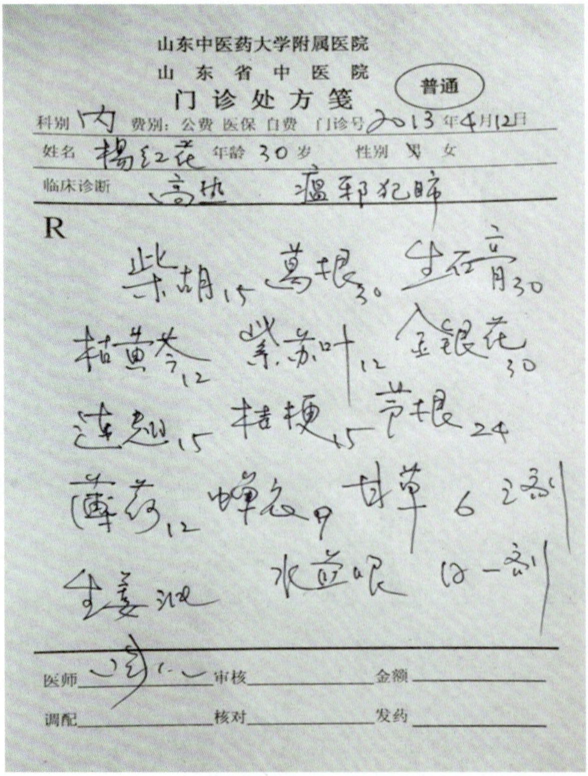
山东中医药大学附属医院
山 东 省 中 医 院
门 诊 处 方 笺
普通
科别 内 费别：公费 医保 自费 门诊号 2013年4月12日
姓名 杨红花 年龄 30岁 性别 男 女
临床诊断 高热 瘟邪犯肺
R
柴胡15 葛根30 生石膏30
枯黄芩12 紫苏叶12 金银花30
连翘15 桔梗15 芦根24
薄荷12 蝉衣9 甘草6 三剂
生姜汁 水煎服 日一剂
医师 陶凯 审核 金额
调配 核对 发药

陶凯教授处方手迹

肾虚无力温煦脉管，终致瘀滞残留、雪上加霜。陶凯运用益气养阴、清热化痰、活血化瘀药为治，并强调顾护脾胃和补虚药的运用，体现了攻补兼施的用药特点。肺系疾病疑难复杂，多合并其他脏的病变。临症以静脉针剂结合辨证施方以救急、缓急。后期以膏方、丸剂长期慢性调治，综合调理。

4. 整体调治，自我调整

重视心理因素、环境因素、生活习惯、营养状况、其他诸多因素对疾病的影响，综合调治，保护患者的自我调整机制。特别是保持良好心态，精神内守，喜怒有节，对疾病恢复具有重要意义。现代人生活压力较大，思虑过多，因气致病、思虑过度伤脾、暴怒则伤肝，影响气血运行的畅达，导致脾胃气机升降失调，痰瘀凝结于体内，会加重病情。因而临床上用药注意调整患者的心理状态，改善患者的不良情绪，有利于疾病向愈。

治病要结合发病的季节及地域性环境的影响，如过敏性哮喘易在冬季发病和加重；过敏性鼻炎多在8、9月份发病，10月份缓解；慢性阻塞性肺疾病、肺源性心脏病多在冬季发病或加重，每年天暖时减轻或缓解。秋末冬初寒冷属阳虚，在治疗时多用扶阳散寒之品，而且根据中医春夏养阳、秋冬养阴的说法，夏季给予三伏贴，可以扶助人体内本已亏虚但随季节热势诱导而亢越于外的虚阳，使其得以充养，到冬季不至于因阳气虚而发病。

5. 中西医治疗相结合，辨病辨证合参

中西医优势互补，相辅相成。西医优势在于对常见病、多发病的诊断，为整体治疗提供明确的方向；中医在于治病求本、辨证论治。陶凯掌握西医诊断，通过中医望闻问切、四诊合参、辨证准确疾病的本质，然后开具处方；擅长运用四诊中的望诊，善于透过患者神色和舌苔看疾病的本质；擅长运用体质学说，比如“肥人多为痰湿体质，瘦人多火多为阴虚体质，气怯声低者多为气虚体质，面白寒战者多为阳虚体质等”，通过四诊合参，明确个人体质的不同，在临床辨证时更加准确，用药更加精准，疗效更加显著；运用中医“中病即止”论点指导抗生素及糖皮质激素的应用，严格把握抗生素适应证、疗程短、足剂量、联合用药、短疗程，提高了疗效，降低了费用，而对支气管哮喘进行中药阶梯性治疗配合吸入激素制剂，使激素依赖型患者逐渐停用激素，对肺间质纤维化中医药治疗，逐渐减少及停用激素。

6. 大方复治呼吸疑难病

现代文献中认为，20 味以上药物组成的方剂称为大方或复方。复方是二方或多方组合的方剂，经方创始人仲景早开其先河，复方如柴胡桂枝汤、桂枝麻黄各半汤、桂枝去芍药加麻黄附子细辛汤等，大方如鳖甲煎丸等。《金匮要略》薯蓣丸治疗“虚劳诸不足，风气百疾”，药 21 味。可见对于顽疾、复杂疾病的治疗，《黄帝内经》与《伤寒杂病论》均“所治为主，适大小为制也”。唐代孙思邈《备急千金药方》提出“病重用药即多”的主张，书中针对疑难病症的大方频出，用药组方超过 20 味的药方者超过八十方。

疑难病的治疗不仅要重视主要矛盾，也不能忽视次要矛盾。慢性咳嗽、顽固性哮喘、慢性阻塞性肺疾病、肺纤维化、肺癌等疾病往往为气血同病、寒热错综、虚实夹杂、病邪深留的病证，临床表现复杂多样，单方、小方等药味少的方剂就很难全面兼顾。而大方、复方则更具优势，药味多而作用面广，针对多种病因、多个病理环节发生治疗作用，从而治疗疑难病时更为得心应手。制方特点辨病辨证相结合，在专病专方的基础上加减。常常由多个小方剂组成的复方，如治疗咳嗽最常用的陶凯止咳化痰汤是由麻杏石甘汤、银翘散、小陷胸汤加减组成的。三方合用，功能清热化痰、宣肺平喘。患者服用后痰自清，病自愈。陶凯肺通膏是治疗肺间质纤维化多年临床经验所得，由 30 余味药物组成，补虚为要，补益脾肺；清热化痰，活血通痹；天人相应，顾护体质；辨证为要，勿忘辨病；易敏特质，慎用虫药为其组方思路，健脾补肺、化痰活血、止咳平喘为其治则，经临床验证安全有效，而且具有患者易于接受，可以长期服用的优点，特别适合肺纤维化稳定期的患者。

7. 擅治病种：间质性肺病

首辨气阴亏虚、五脏气衰。急重型多以气阴两亏并见，阴亏甚者必耗其气，气虚者必伤其阴，益气养阴为急重型治疗大法，非益气不能统摄阴津，不保阴津血液而气无所主。病缓者应辨其五脏虚损，初病者胸闷、气短、咽干口燥、纳少腹胀、汗出量多，病属脾肺气虚。病久者胸闷如窒，胸痛彻背，胸胁疼痛，口苦烦躁，目眩耳鸣，心悸不寐，腰膝酸软，则以心、肝、肾亏虚多见。

明辨在气在血，掌握轻重缓急。本病虽与外感疾病不同，但多数也有先入气分，后入血分，新病在气，久病入血的规律。急重型发展迅速，胸闷如窒，动则气短，口干咽燥，乏力汗出，此时治疗关键，应早用大剂的益气养阴之品，有效地控制病情急剧恶化，避免脏器功能衰竭。而对缓进型患者，以养阴补血、滋填肝肾、化瘀祛痰为治疗大法，对中型、轻型患者，单纯中药治疗，但要以症状、体征、肺功能的客观指标为依据，密切观察病情。

急以养阴清热，缓以活血化瘀。重症患者以痰、瘀、热毒为标，以气阴两亏为本。邪毒甚者，可用金银花、连翘、蒲公英、生地黄、沙参、黄芩、丹参、栀子、芦根、玄参、柴胡、陈皮、川贝母、浙贝母、桔梗、甘草。气阴两亏为主者则投人参、西洋参、童参、麦冬、沙参、五味子、生地黄、川贝母、陈皮。缓进期气虚津亏血瘀，应重在益气活血化瘀，在辨证治疗基础上加入丹参、当归、生地黄、赤芍、桃仁、红花等。

核心治则以益气、化瘀、清热为三大原则。早期患者：清热、解毒；恢复期：益气化瘀。中药治疗并不能直接杀灭病毒，是通过调整患者体质达到祛邪外出的目的。正邪相争中产生的矛盾常常以毒邪、热邪、湿为主，当以祛邪为主，正虚为主时，当以扶正，这就是所谓甘温除大热。

体质是关键。中医药通过帮助患者体质恢复起到作用，更加重要的是患者的情绪、心理状态，而这常常是患者能否正常睡眠、饮食的关键所在。患者可以正常饮食、睡眠，保持一定的体力活动，早期患者结果就是自愈；重症的患者常常会随着体质的正常恢复而得到痊愈。

支气管哮喘“宗气虚，肺气宣降功能不利”。素体过敏体质，又遇特异之邪或烦躁恼怒、过劳等致本病的发作，宜补气化痰、宣肺平喘。病位在肺，与脾胃功能密切相关。顾护脾胃的功能，有助于本病痊愈。肺开窍于鼻，过敏性鼻炎多为本病的前驱，应以兼顾。

支气管扩张肺卫气虚，内有虚火，与瘀相互夹杂，贯穿于整个病程中。患者有恶热、喜凉的特质，忌用生痰或过热的药物，补益卫气，清肺抑火。痰中带血或咯血时，用凉血止血或化瘀止血。缓解期用清肺抑火、凉血化瘀止血之品，使其康复。

慢性阻塞性肺疾病长期接触刺激性因素、哮喘反复发作者多，多见于老年人。有病程长、病情易反复、脏腑功能衰弱、虚实错杂特点，以扶正祛邪为治。急性发作期祛邪为主，慢性缓解期扶正为主。祛邪为主者，以陶凯止咳化痰汤；扶正为主者，脾虚以陶凯健脾消痰饮，肾气虚以陶凯肺肾固本汤。经陶凯中医辨证治疗可以有效提高老年慢阻肺患者的生活质量，减少反复发作。

四 典型医案

1. 喘证

患者：刘某，女，61岁。2020年4月28日初诊。

主诉：憋喘、咳嗽4年余，加重1天。

现病史：患者4年余前无明显原因出现咳嗽、憋喘，当时未予重视，2015年6月17日因感冒后症状加重，于河北某医院住院，诊断为肺间质纤维化伴感染，予抗感染治疗，具体用药不详，好转后出院。患者因病情反复于我病区住院6次，住院期间给予“丹红注射液、参芪扶正注射液、苦参碱氯化钠注射液、左氧氟沙星氯化钠注射液、极化液、单硝酸异山梨酯注射液”，口服“百令胶囊、肺力咳胶囊、单硝酸异山梨酯片、阿司匹林肠溶片、芪苈强心胶囊”及中药治疗好转后出院。出院后患者仍时有憋喘、咳嗽，1天前患者无明显诱因出现憋喘加重，动则喘甚，伴有恶心呕吐、轻微腹泻，未予药物治疗，今于本院急诊就诊，急查B型钠尿肽前体示：1963 pg/mL，诊为“急性心力衰竭”，给予“丹参川芎嗪注射液、注射用二羟丙茶碱、去乙酰毛花苷注射液、极化液”治疗。患者憋喘稍好转，今为求进一步系统诊治，特由急诊收入我病区。入院症见：胸闷憋喘，动则喘甚，不能平卧，平卧即憋喘加重，夜间阵发性呼吸困难，时呈端坐呼吸，咳嗽不甚，无力咳嗽，干咳无痰，心前区及后背疼痛，恶心干呕食后明显，腹痛、无腹泻，全身乏力明显，说话无力感，手指末端发凉，纳眠差，大便调，小便少。

个人史、家族史：生于原籍，久居当地，生活居住条件可，无疫区、疫水接触史，无放射性物质、粉尘及有毒物质接触史，否认烟酒等不良嗜好，否认有家族性重大遗传病史。

中医望、闻、切诊：神志清，精神稍差，面色微黄，形体正常，语声低微，气息促，无异常气味，舌红，少苔，脉沉细。

体格检查：体温36.7 ℃，脉搏82次/分，呼吸20次/分，血压104/79 mmHg。

辨证思路：患者老年女性，发育正常，营养良好，体型正常，自主体位，平车推入病房，查体合作，对答切题。全身皮肤黏膜无黄染及出血点，未见皮疹，全身浅表淋巴结未触及肿大，头颅无畸形，无肿块、压痛、瘢痕，眼睑水肿、下垂，眼结膜无充血，巩膜无黄染，双侧瞳孔等大等圆，对光反射灵敏。耳鼻形态正常，无异常分泌物，听力正常。口唇发绀，伸舌居中，咽无充血，双侧扁桃体无肿大，表面未见脓性分泌物。颈软，无抵抗感，颈对称，无颈静脉怒张及颈动脉异常搏动，气管居中，甲状腺无肿大，未闻及血管杂音。胸廓对称无畸形，胸骨无压痛。呼吸动度一致，无吸气三凹征，语颤均等，无胸膜摩擦感。双肺呼吸音粗，可闻及哮鸣音及爆裂音，无胸膜摩擦音。心前区无隆起，心尖搏动位置正常，无弥散性搏动，心前区未及震颤，无心包摩擦感，心界不大，心音低，心率 82 次 / 分，律规整，各瓣膜听诊区未闻及病理性杂音。周围血管征阴性。腹部平坦，有压痛、无反跳痛，无腹壁静脉曲张，无胃肠蠕动波，肝脾肋下未触及肿大，无肝肾叩击痛，移动性浊音（ − ），肠鸣音正常 4 ~ 5 次 / 分，肛门外生殖器未查，脊柱无畸形，四肢关节屈曲变形，关节活动受限，无杵状指、趾，指端末梢发绀，双下肢轻度水肿。肱二头肌腱反射、肱三头肌腱反射、跟膝胫腱反射等叩（ + ），巴宾斯基征（ − ）、凯尔尼格征（ − ）。

中医诊断：喘证（肺肾两虚证）；西医诊断：心力衰竭，心功能Ⅳ级（NYHA 分级），冠状动脉粥样硬化性心病，肺动脉高压（重度），肺间质纤维化。

治则：补肺益肾，益气养阴。

处方：加味麦门冬饮子加减。人参 30 g，西洋参 9 g，五味子 9 g，麦冬 12 g，黄芪 30 g，当归 12 g，生地黄 18 g，砂仁 9 g，川贝母粉 3 g，黄连 3 g，木香 3 g，莲子 15 g。水煎服，日 1 剂，分早晚 2 次，饭后温服。

按语：患者为老年肺间质纤维化患者，年过半百，素体虚弱，久咳伤肺或久病脾虚使肺失充养，导致肺气阴不足，肺病日久及肾，终致肺肾两虚，肾不纳气，气失所主而作喘，舌脉俱为佐证。《证治准绳》谓：“麦门冬饮子治吐血久不愈，或肺气虚而短气不足以息，或肾虚发热，唾痰，皮毛枯燥。”患者以体弱久病、元气耗伤为基础，加之疾病反复发作耗伤气血，致使气耗津亏，气血津液代谢失调为其特点，加味麦门冬饮子是陶凯教授多年临床经验所得，以补肺益肾、益气养阴生津兼清肺活血为组方理法，经临床验证安全有效，特别适合危重症患者。方中重用黄芪大补元气，人参、麦冬、五味子合称生脉散，为急救之方剂，对于久咳肺伤、气阴两虚证，取其益气养阴，敛肺止咳，令气阴两复，肺润津生，诸症可平。五味子与生地黄、麦冬可酸甘化阴，养阴生津，加用莲子养心润肺，益气养阴功效更著。配以砂仁醒脾和胃，黄连与木香二药配伍，一寒一温，一苦一辛，辛开苦降，调畅气机使补而不滞，以防滋腻过重。众药相配相伍，益气养阴，重振心肺之心。

二诊：2020 年 5 月 5 日。患者平静状态下无明显憋喘，活动后稍感憋喘，可以平卧，平卧时无明显憋喘，夜间无阵发性呼吸困难，咳嗽，干咳无痰，心前区及后背疼痛减轻，无明显恶心干呕，无腹痛、腹泻，全身乏力较前好转，说话无力感较前好转，纳眠可，大使调，小便少，查体见双肺呼吸音粗，可闻及爆裂音，无胸膜摩擦音。心前区无隆起，心尖搏动位置正常，无弥散性搏动，心前区未及震颤，无心包摩擦感，心界不大，心音低，心率 69 次 / 分，律规整，各瓣膜听诊区未闻及病理性杂音。双下肢轻度水肿。

中医望、闻、切诊：神志清，精神可，面色微黄，形体正常，语声清，气息平，无异常气味，舌红，苔白腻，脉濡细。

治则：健脾益气，化痰消瘀。

处方：健脾消痰饮加减。黄芪 30 g，党参 12 g，苍术 9 g，茯苓 15 g，清半夏 10 g，枳壳 9 g，紫苏叶 9 g，厚朴 6 g，木香 6 g，藿香 9 g，沉香曲 6 g，当归 18 g，川芎 18 g，赤芍 15 g，白芍 15 g，三七粉 3 g，浙贝母 9 g，川贝母 1 g，焦栀子 9 g，连翘 9 g，酒黄芩 9 g，蒲公英 30 g，忍冬藤 30 g，黄连 6 g，干姜 6 g，葛根 24 g，焦山楂 15 g，焦神曲 15 g，焦麦芽 15 g。水煎服，日 1 剂，分早晚 2 次，饭后温服。

按语：患者久病，津乏气耗，服用加味麦门冬饮子 7 剂后，自身气血调和，精神、食欲较前好转。但是患者为久病，体内多痰多瘀，此时服用益气健脾的中药，可以化痰行瘀，利于疾病向愈。方中药以党参、黄芪、茯苓、苍术补益脾肺之气。其中，党参力专补益，“力能补脾益胃、润肺生津、鼓舞清阳、振动中气”，黄芪于补气之中又善升举，托举胸中下陷之大气。茯苓健脾渗湿，治在脾而助其升。清半夏和胃降逆，治在胃而助其降。二药和而调理后天之脾胃，助其气血生化之源，通其升降之气机，以扶正抑邪。厚朴、枳壳入气分，清肺、理气、降逆。忍冬藤、蒲公英、栀子、连翘、黄芩清热解毒，其中黄芩善清肺火及上焦实热，且清中有润。患者久病易生瘀滞，方中当归、川芎、赤芍、白芍、三七粉活血化瘀，行血补血，使血瘀得通，故可使肺气宣降复常，咳喘得平。配以焦三仙、沉香曲、藿香、黄连、木香，行气健脾之功更著。综上所述，以上药物均能健脾养胃，有“培土生金”之效，中气充盛，则津液自能上承于肺，肺金得肃，咳喘自平。

2. 肺胀

孙某，男，80 岁。2019 年 12 月 28 日初诊。

主诉：反复咳嗽、咯痰伴憋喘 8 年余，加重 3 天。

现病史：患者自述 8 年余前无明显诱因出现咳嗽，咳痰伴憋喘，每于秋冬季节病情加重，反复于社区诊所予抗生素输液治疗，具体治疗不详。2015 年因憋喘加重于济南市某医院确诊为“慢性支气管炎”，予头孢类抗生素静滴（具体不详）输液 7 天，效不佳，后每年反复多次住院治疗，具体治疗不详。2017 年 11 月因憋喘加重住院，其间给予“盐酸左氧氟沙星氯化钠注射液，注射用头孢呋辛、孟鲁斯特钠片”等治疗 9 天，效不佳，后改用“美罗培南与盐酸左氧氟沙星注射液、盐酸氨溴索注射液，二羟丙茶碱注射液、吸入用布地奈德混悬液、硫酸特布他林雾化液”，2017 年 12 月 28 日于本院呼吸内科以“慢性阻塞性肺疾病急性加重”收入院，住院期间予“注射用头孢米诺钠，左氧氟沙星氯化钠注射液、多索茶碱葡萄糖注射液，注射用盐酸溴己新、丹参川芎嗪注射液、呋塞米注射液”等对症治疗，予“甲泼尼龙琥珀酸钠”治疗，住院 11 天后好转后出院，出院后病情较稳定。2018 年 7 月患者因感冒引起病情反复于社区诊所给予抗炎、化痰平喘等治疗，具体治疗不详。输液 6 天，效不佳。2018 年 8 月 24 日、2018 年 12 月 22 日、2019 年 2 月 15 日、2019 年 7 月 16 日住院治疗，给予“人参多糖注射液、丹红注射液、甲磺酸左氧氟沙星氯化钠注射液、注射用哌拉西林钠他唑巴坦钠”静脉滴注及口服“肺力咳胶囊、金荞麦片、桉柠蒎肠溶软胶囊、三拗片、银黄含化片”及吸入“布地奈德福莫特罗粉吸入剂”治疗，后好转出院。后来患者自觉咳嗽伴憋喘加重，为求进一步中西医结合治疗，入院治疗。入院症见胸闷憋喘，活动后加重，咳嗽，咯大量白色泡沫样痰，痰不易咳出，自觉喉中有哮鸣音，咽干，咽痒，易汗出，全身乏力，纳眠可，二便调。

个人史、家族史：生于原籍，久居当地，生活居住条件可，无疫区疫水接触史，吸烟史 60 年，10 支 / 天，未戒烟。否认饮酒等不良嗜好，适龄婚育，育有 2 子 1 女，配偶及子女均体健，否认有家族性重大遗传病史。

中医望、闻、切诊：憋喘貌，面色黧黑，形体正常，动静姿态，语声粗，气息促，无异常气味，舌红，苔白腻，脉沉细。

体格检查：体温 36.6 ℃，脉搏 93 次 / 分，呼吸 20 次 / 分，血压 136/82 mmHg。

辨证思路：患者老年男性，发育正常，营养良好，体型正常，自主体位，查体合作，对答切题，全身皮肤黏膜无黄染及出血点，未见皮疹，全身浅表淋巴结未触及肿大，头颅无畸形，无肿块压痛、瘢痕，眼睑无水肿、无下垂，眼结膜无充血，巩膜无黄染，双侧瞳孔等大等圆，对光反射灵敏，耳鼻形态正常，无异常分泌物，听力正常，口唇无发绀，伸舌居中，咽无充血双侧扁桃体无肿大，表面未见脓性分泌物，颈软，无抵抗感，颈对称，无颈静脉怒张及颈脉异常搏动，气管居中，甲状腺无肿大，未闻及血管杂音，胸廓对称无畸形，胸骨无压痛呼吸动度一致，无吸气三凹征，语颤均等，无胸膜摩擦感。双肺呼吸音粗，双肺满布哮鸣音，无胸膜摩擦音。心前区无隆起，心尖搏动位置正常，无弥散性搏动，心前区未及震颤，无心包摩擦感，心界不大，心率 93 次 / 分，律规整，各瓣膜听诊区未闻及病理性杂音，周围血管征阴性，腹部平坦，无压痛及反跳痛，无腹壁静脉曲张，无胃肠蠕动波，肝脾肋下未触及肿大，无肝肾叩击痛，移动性浊音（－），肠鸣音正常。外生殖器未查。脊柱四肢无畸形，关节活动可，无杵状指、趾，双下肢无水肿。肱二头肌腱反射、肱三头肌腱反射、跟膝胫腱反射等叩（++），双侧巴氏征（－）、双侧克氏征（－），双侧布鲁津斯基征（－），双侧奥本海姆征（－）。

中医诊断：肺胀（痰瘀互结证）；西医诊断：慢性阻塞性肺疾病伴急性加重、冠状动脉粥样硬化性心脏病。

治则：宣肺化痰，止咳平喘。

处方：中药予止咳化痰汤加减。蜜麻黄 9 g，炒苦杏仁 9 g，炒桃仁 9 g，清半夏 10 g，瓜蒌 18 g，黄芩 12 g，桔梗 12 g，前胡 9 g，厚朴 6 g，金银花 24 g，连翘 12 g，丹参 12 g，川芎 18 g，藿香 12 g，柴胡 12 g，葛根 24 g，浙贝母 12 g，川贝母 1 g，桂枝 12 g，干姜 12 g，五味子 6 g，细辛 3 g，紫苏子 12 g，肉桂 6 g，紫菀 12 g，葶苈子 12 g，薏苡仁 30 g，云苓皮 24 g，紫苏叶 9 g，芦根 15 g，甘草 6 g。日 1 剂，水煎 300 mL，分早晚两次，饭后温服。

二诊：2020 年 1 月 5 日。患者咳嗽、胸闷憋喘减轻，活动后无明显憋喘，咳痰减少，痰较前易咳出，喉中无明显哮鸣音，咽干，咽痒，全身乏力好转，纳眠可，二便调。查体：双肺呼吸音粗，双肺可闻及少量哮鸣音，无胸膜摩擦音。心前区无隆起，心尖搏动位置正常，无弥散性搏动心前区未及震颤，无心包摩擦感，心界不大，心率 78 次 / 分，律规整，各瓣膜听诊区未闻及病理性杂音。中药上方加党参 18 g，黄芪 24 g，日 1 剂，水煎 300 mL，分早晚两次，饭后温服。

按语：患者为多年激素依赖性哮喘患者，肺功能受损，逐渐发展为慢性阻塞性肺疾病。患者为老年男性，面色黧黑，舌红，苔白腻，脉沉细。说明体内痰湿较重，病痰饮者，当以温药和之。故方中加用桂枝、干姜温化寒饮。葶苈子入肺、膀胱经，与紫苏子、肉桂、五味子同用，祛痰降气，泻肺平喘之功更著。清半夏辛温，归肺经，既可燥湿化痰，又可降逆，与厚朴、前胡同用，可奏下气止咳平喘之效；邪气久居，伤及正气，正虚卫外不固，故患者易自汗，久病易致瘀，瘀邪又可导致病情加重，故方中加用丹参、炒桃仁、川芎以活血化瘀，因痰瘀阻肺，肺气不宣，方中川贝母、浙贝母、桔梗宣肺化痰。痰阻气道故憋闷喘息，方中瓜蒌、紫苏行气宽中，苦杏仁止咳平喘，配以紫菀润肺化痰；痰可郁而化火，方中连翘、金银花、黄芩清热解毒，黄芩又能清上焦之肺热。患者体内痰湿较重，多源于脾虚湿盛，故方中清热解毒、祛邪外出的同时不忘补气健脾、扶正固本，加用薏苡仁、藿香、云苓皮补脾益肺，有“培土生金”之效。患者急性期以清热解毒、止咳平喘为主，缓解期以益气扶正为主。故在复诊上方中加用党参、黄芪大补元气、补脾益肺，共奏益气健脾、清热解毒、化痰行瘀之效。

3. 肺痿

张某，女，27 岁。2020 年 3 月 7 日初诊。

主诉：咳嗽伴活动后胸闷憋喘 3 年余，加重 1 天。

现病史：患者 2011 年外伤后致左膝关节硬结，伴有疼痛，于山东某医院就诊，怀疑“系统性硬皮病”，后于 2012 年北京某医院确诊“系统性硬皮病、肺间质纤维化”（未见检查报告），后开始服用“百令胶囊、复甦片、维生素 B_6 片”治疗，效可。治疗期间患者一般情况可，无明显咳嗽咯痰，2016 年 6 月无明显诱因出现咳嗽、咯痰，伴有活动后胸闷气短，未予治疗。2016 年 12 月患者因入住新房后咳嗽加重伴有胸闷憋喘，入住山东省某中医院，给予“参芪扶正注射液、丹红注射液、苦参碱注射液”等治疗，好转后出院，院外常规服用中药治疗。2 周前患者因服用中药后自觉胸闷心慌，故停服中药，于郓城县某医院行心电图示：窦性心动过速，未予治疗。后于山东某医院就诊，予以“琥珀酸美托洛尔缓释片”治疗，隔天就诊于省中医院，给予“血府逐瘀口服液、舒宁胶囊”治疗，效一般。1 天前患者无明显诱因自觉憋喘加重，动则喘甚，于郓城县某医院急诊输液，给予“氨溴索注射液、二羟丙茶碱注射液、注射用甲泼尼龙琥珀酸钠”治疗，现患者仍自觉憋喘较重，动则喘甚，今为求进一步中西医结合治疗，特收入病区。入院症见胸闷憋喘，动则喘甚，咳嗽，晨起咳重，咯大量白色黏痰，不易咯出，偶有心慌，双手指关节僵硬肿，遇冷变紫暗，纳眠差，二便调。

个人史、家族史：生于原籍，久居当地，生活居住条件可，无外地久居、疫区及相关人员接触史，无放射性物质、粉尘及有毒物质接触史，否认烟酒等不良嗜好，父亲有高血压病史，母亲有冠心病病史，否认有家族性重大遗传病史。

中医望、闻、切诊：表情自然，面色萎黄，形体正常，动静姿态，语声清，气息平，无异常气味，舌红，苔薄，脉滑数。

体格检查：体温 36.5 ℃，脉搏 108 次 / 分，呼吸 20 次 / 分，血压 130/84 mmHg。

辨证思路：患者青年女性，发育正常，营养良好，体型正常，自主体位，查体合作，对答切题，全身皮肤黏膜无黄染及出血点，未见皮疹，全身浅表淋巴结未触及肿大。头颅无畸形，无肿块压痛、瘢痕，眼睑无水肿、无下垂，眼结膜无充血，巩膜无黄染，双侧瞳孔等大等圆，对光射灵敏。耳鼻形态正常，无异常分泌物，听力正常，口唇无发绀，伸舌居中，咽无充血，双侧扁桃体无肿大，表面未见脓性分泌物。颈软，无抵抗感，颈对称，无颈静脉怒张及颈动脉异常搏动，气管居中，甲状腺无肿大。未闻及血管杂音。胸廓对称无畸形，胸骨无压痛。呼吸动度一致，无吸气三凹征，语颤均等，无胸膜摩擦感。听诊双肺呼吸音粗，未闻及明显干湿啰音，无胸膜摩擦音。心前区无隆起，心尖搏动位置正常，无弥散性搏动，心前区未及震颤，无心包摩擦感，心界不大，心率 108 次 / 分，律规整，各瓣膜听诊区未闻及病理性杂音。周围血管征阴性。腹部平坦，无压痛及反跳痛，无腹壁静脉曲张，无胃肠蠕动波，肝脾肋下未触及肿大，无肝、肾区叩击痛，移动性浊音（－），肠鸣音正常，4 ~ 5 次 / 分，肛门外生殖器未见异常。脊柱四肢无畸形，关节活动可，双手指雷诺现象，无杵状指、趾，双下肢无水肿。肱二头肌腱反射、肱三头肌腱反射、跟膝胫腱反射等叩（++），巴氏征（－），克氏征（－），布鲁津斯基征（－）。

中医诊断：肺痿（痰瘀互结证）；西医诊断：肺间质纤维化、系统性硬皮病。

治则：清热解毒，活血化瘀。

处方：止咳化痰汤加减。蜜麻黄 6 g，炒苦杏仁 9 g，炒桃仁 9 g，连翘 12 g，金银花 24 g，黄芩 12 g，蒲公英 24 g，清半夏 10 g，桔梗 12 g，浙贝母 12 g，川贝母 1 g，前胡 9 g，厚朴 6 g，党参 15 g，黄芪 24 g，葛根 18 g，川芎 15 g，丹参 12 g，薏苡仁 30 g，浮小麦 30 g，百合 15 g，五味子 6 g，羌活 12 g，独活 12 g，紫菀 9 g，紫花杜鹃 6 g，紫苏叶 9 g，芦根 15 g，甘草 6 g。中药每日 1 剂，水煎 300 mL，分早晚两次，饭后温服。

二诊：2020 年 3 月 13 日。患者胸闷憋喘较前减轻，咳嗽减轻，阵发性发作，咯少量白色黏痰，不易咯出，偶有心慌，双手指关节僵硬肿胀，遇冷变紫暗，纳眠差，二便调。查体：听诊双肺呼吸音粗，未闻及明显干湿啰音，无胸膜摩擦音。心前区无隆起，心尖搏动位置正常，无弥散性搏动，心前区未及震颤，无心包摩擦感，心界不大，心率 98 次 / 分，律规整，各瓣膜听诊区未闻及病理性杂音。中药上方加芡实 24 g，郁金 12 g。

按语：患者为青年女性，体质素虚，加之体型瘦小，营养不良，肺脏更易受外邪侵袭，肺功能受损，宣降功能失调，致津液无以输布，凝而为痰，气血运行不畅，滞而为瘀，痰瘀互结交阻于肺，加重肺之损伤，长此以往致肺络受损，肺叶枯萎，发为本病。舌脉俱为佐证。因风寒或热毒等邪侵袭肺卫，肺失宣散，营卫失和，气血运行不利，痹阻络脉，而见皮肤发硬、雷诺现象。故方中加用羌活、独活祛风湿止痛。患者入院后情绪不稳定，时感焦虑不安，方中浮小麦性味甘凉，甘能益气，凉可除热，善养心气，润燥除烦，百合养阴清肺、清心安神，五味子酸甘化阴、益气除烦，川芎、炒桃仁、丹参活血化瘀，厚朴行气助心行血。诸药合用，心气充养，心神得安。患者焦虑思绪过重，伤及脾胃，痰湿郁结，故方中用清半夏，既可燥湿化痰，又可降逆，与厚朴、前胡同用可奏下气止咳平喘之效；邪气久居，伤及正气，久病易致瘀，因痰瘀阻肺，肺气不宣，方中川贝母、浙贝母、桔梗宣肺化痰。痰阻气道故憋闷喘息，方中紫苏行气宽中，苦杏仁止咳平喘，紫花杜鹃止咳化痰，配以紫菀润肺化痰；痰可郁而化火，于方中加入浙贝母、桔梗、前胡等清热化痰之品，痰自清则肺气通畅，有利于肺气的宣发肃降。患者久病肺脾虚弱，故加用薏苡仁健脾益气，黄芪大补元气，复诊上方加用芡实平补肺脾之气，郁金行气解郁。诸药合用共奏清热解毒、益气健脾、活血化瘀之效。

4. 肺痿

王某，女，55 岁。2019 年 12 月 13 日初诊。

主诉：间断性咳嗽伴憋气 7 年余，加重 3 天。

现病史：患者自述7年余前无明显诱因出现咳嗽，无咯痰，于2012年6月29日因突发胸闷憋气加重，于山东省某医院急诊就诊，行胸部正侧位片检查示：双肺气胸：右肺组织压缩约50%，左肺组织压缩约30%。急诊以“双肺自发性气胸”收入院。在局麻下行“右侧胸腔闭式引流术”，手术顺利，CT示双肺弥漫性含气囊腔，考虑淋巴管肌瘤病。住院期间给予抗感染、化痰平喘、提高免疫力等治疗，5天后好转出院，出院后仍觉咳嗽，于2012年7月12日入住于山东省某医院，住院期间给予抗感染、活血化瘀、止咳平喘等治疗，住院12天好转后出院，出院后于门诊间断服用中药治疗，效可。2018年7月24日、2018年11月19日、2019年10月22日入住本病区，予“人参多糖注射液、参芎葡萄糖注射液、环磷腺苷葡胺注射液”等治疗，出院后服中药治疗，效可。5天前患者无明显诱因发热，伴有呕吐、腹泻，体温最高38 ℃，于社区诊所输液（具体不详）治疗，症状好转，3天前患者自觉咽痛伴咳嗽较前加重，今为求进一步中西医结合治疗，再次入住本病区。入院症见咳嗽，咯少量黄色黏痰，不易咯出，自觉咽痛，无明显胸闷憋气，偶嗝气，偶胃脘隐痛。余无明显不适，纳眠可，二便调。

个人史、家族史：生于原籍，久居当地，生活居住条件可，无疫区疫水接触史，无放射性物质、粉尘及有毒物质接触史，否认烟酒等不良嗜好，适龄婚育，育有2子，配偶及儿子均体健，否认有家族性重大遗传病史。

中医望、闻、切诊：表情自然，面色红润，形体偏胖，动静姿态，语声清，气息平，无异常气味，舌红，苔黄腻，脉滑数。

中医诊断：肺痿（痰瘀互结证）；西医诊断：淋巴管肌瘤病，高血压（2级，高危），甲状腺结节，脂肪肝（中度），胆囊结石。

治则：清热利湿，宣肺化痰。

处方：止咳化痰汤加减。蜜麻黄9 g，炒杏仁9 g，炒桃仁9 g，连翘12 g，金银花24 g，板蓝根18 g，半枝莲15 g，金莲花12 g，白花蛇舌草18 g，黄芩12 g，黄连6 g，清半夏10 g，瓜蒌18 g，浙贝母12 g，川贝母1 g，桔梗12 g，前胡9 g，厚朴6 g，木香6 g，干姜6 g，茵陈蒿6 g，芡实24 g，山药24 g，丹参12 g，紫苏叶9 g，云苓皮24 g，白茅根24芦根15 g，甘草6 g。日1剂，水煎300 mL，分早晚两次，饭后温服。

二诊：2019年12月20日。患者咳嗽减轻，咯少量黄色黏痰，不易咯出，咽痛好转，无明显胸闷憋气，无嗝气，无胃脘隐痛，余无明显不适，纳眠可，二便调。上方加猫眼草 9 g，夏枯草 9 g，生麦芽 30 g。

按语：患者体型偏胖，脾虚湿盛，内有壅塞之气，外有非时之感，膈有胶固之痰。方中麻黄辛甘而温，宣肺平喘，解表散邪，其辛散作用既兼治表邪未尽，又利于肺中热邪外达；杏仁味苦，善降利肺气而平喘咳。麻黄开宣肺气以平喘止咳；故杏仁与麻黄相配，一宣一降，则宣降相因。加用清半夏，既可燥湿化痰，又可降逆，与厚朴、前胡同用可奏下气止咳平喘之效；邪气久居，伤及正气，久病易致瘀，因痰瘀阻肺，肺气不宣，方中川贝母、浙贝母、桔梗宣肺化痰。痰阻气道故憋闷喘息，方中紫苏行气宽中，苦杏仁止咳平喘；痰可郁而化火，方中连翘、金银花、黄芩清热解毒，黄芩又能清上焦之肺热，痰自清则肺气通畅，有利于肺气的宣发肃降。加用板蓝根、金莲花解毒利咽，金银花、白花蛇舌草、半枝莲清热解毒、活血消瘀，配以云苓皮、山药、芡实平补肺脾之品，祛邪不忘扶正。加用黄连、木香行气健脾之功更甚。全方中清热解毒之品众多，加用茵陈蒿清利湿热，保肝护肝，使清热而不伤正气。复诊再加猫眼草、夏枯草清热解毒、散结化瘀，生麦芽行气健脾，药而效著。

5. 肺痿

患者崔某，女，72 岁。2012 年 10 月初诊。

主诉：憋喘进行性加重伴咳嗽 2 年。

现病史：患者两年前（2010 年）始渐出现咳嗽，活动后胸闷憋喘，初未重视，后逐渐加重，且有时伴发热。胸部 CT 示间质性肺炎。既往无结缔组织病史，无吸烟史，无相关药物史。于省级医院诊治后应用激素 3 个月。现服用泼尼松 20 mg/d，但症状未见明显好转。现症见胸闷憋喘，活动后加重，咳嗽，咳吐白黏痰，难咳，乏力，恶风出汗，易感冒；舌质暗淡，苔黄白厚腻，脉沉滑。

查体：双下肺可闻及爆裂音。

中医诊断：肺痿；西医诊断：间质性肺病。

辨证：肺脾亏虚，痰瘀热结。

治则：健脾补肺，清热活血化痰。

膏方处方：党参 60 g，红参 100 g，黄芪 180 g，北沙参 120 g，清半夏 120 g，茯苓 120 g，炒枳壳 90 g，厚朴 90 g，黄连 60 g，黄芩 100 g，蒲公英 120 g，金银花 180 g，忍冬藤 120 g，连翘 90 g，当归 100 g，川芎 120 g，丹参 120 g，葛根

90 g，麸炒苍术 120 g，白术 120 g，薏苡仁 180 g，山药 120 g，麸炒芡实 120 g，桔梗 120 g，川贝 60 g，浙贝母 120 g，芦根 120 g，甘草 60 g，另以红糖 100 g，阿胶 150 g，蜂蜜 150 g 收膏，冬季连服 3 料。

二诊：2013 年 11 月。泼尼松已减量至 5 mg/d，夏天病情控制较前好转，其间发热感冒 1 次，气短、咳嗽均较前减轻，汗出好转，舌暗淡，苔薄黄，脉滑。

处方：党参 60 g，红参 100 g，黄芪 180 g，北沙参 120 g，清半夏 120 g，茯苓 120 g，炒枳壳 90 g，黄连 60 g，黄芩 100 g，蒲公英 120 g，金银花 180 g，忍冬藤 120 g，连翘 90 g，猫眼草 90 g，当归 100 g，川芎 120 g，丹参 120 g，桔梗 120 g，川贝 60 g，浙贝母 120 g，芦根 120 g，陈皮 90 g，麸炒苍术 120 g，白术 120 g，薏苡仁 180 g，山药 120 g，麸炒芡实 120，厚朴 90 g，山萸肉 120 g，炒麦芽 180 g，甘草 60 g，另以红糖 150 g，阿胶 240 g，蜂蜜 180 g，三七粉 120 g 收膏。

随访至今，患者状况良好，泼尼松 2.5 mg/d，咳喘偶有，活动无明显受限，生活质量无影响。

五 经验方

1. 益气健脾解表法治感冒

临床诊治感冒时注重益气健脾。现代人生活方式导致患者多气虚脾虚，自拟加味参苏饮加减（党参、紫苏叶、炒枳壳、半夏、桔梗、连翘、蝉蜕、薄荷、芦根、浙贝母、前胡、厚朴、苍术、甘草）。

2. 解毒宣肺法治疗流行性感冒

自拟银柴退热汤用于流行性感冒早期，疫毒侵袭，邪在卫气，应辛凉透邪、清热解毒（银翘散和柴葛解肌汤加减）；至流行性感冒极期，疫毒犯肺，气营两燔，合清瘟泄热、宣肺平喘（麻杏石甘汤、白虎汤加减）。

3. 从痰瘀论治慢性咳嗽

遵循古训"五脏六腑皆令人咳，非独肺也"，慢性咳嗽也是"此痰夹瘀血碍气而病"。创立止咳化痰汤（炙麻黄、杏仁、桃仁、川贝母、浙贝母、瓜蒌、黄芩、金银花、连翘、厚朴、前胡、桔梗、半夏、丹参、芦根）加减（研制山东省中医院院内制剂止咳化痰合剂）。

4. 温化寒饮法治哮喘

治疗哮喘急性期，根据“病痰饮者当以温药和之”理论，善用温化痰饮法，自拟加味小青龙汤（半夏、细辛、桂枝、干姜等）。

5. 从肺肾论治稳定期慢性阻塞性肺疾病

以脏腑辨证理论为指导，治虚以补肺、健脾、纳肾为法，还参合通肺络、利肺气，创制肺肾固本汤（生地黄、熟地黄、党参、黄芪、白术、山茱萸、五味子、枸杞子、沙参、川贝母、桔梗、紫菀、款冬花、丹参、当归、砂仁、鹅管石）。

6. 中医治喘于缓解期，培土生金的治疗经验

“脾为生痰之源，肺为贮痰之器。”健脾化痰是基本治疗原则，活血化瘀是提高疗效的关键。创制健脾化痰汤（党参、白术、云苓、半夏、枳壳、桔梗、鸡内金、焦三仙、川贝母、黄芩、甘草）。

7. “肺痿”重症的治疗经验

根据“肺痿”重症“脏气虚衰”“耗气伤阴”的观点，制订了生脉散治本之法。《医方集解》说：“人有将死脉绝者，服此能复生之，其功甚大。”代表方剂加味麦门冬饮（红参、黄芪、麦冬、五味子、生地黄、川贝母、当归、砂仁）。方中人参性味甘温，若属阴虚有热者，合用西洋参；病情急重者全方用量宜重，临床多在 30 g。

8. 扶正化瘀法治疗肺结核

正虚痨虫为肺结核基本病机，治疗上扶正与杀虫相辅相成；久病必瘀，肺结核常伴有不可逆的纤维化，故治疗应补肺气、杀痨虫、清虚热、祛瘀生新。研制肺痨片（黄芪、党参、丹参、百部等）为国家 863 计划资助项目。

9. 金贝口服液，益气养阴、清瘀化痰治疗肺间质纤维化

间质性肺疾病主要病机为气虚、阴虚、痰瘀热交阻，虚实夹杂，使肺气不得宣发，脾气不得运化，而致气血痰瘀阻滞于肺。故治以益气养阴、清瘀化痰。金贝口服液（由黄芪、党参、麦冬、沙参、当归、金银花等组成）是陶凯教授用 40 多年的临床经验方，已应用于万余例患者，疗效可靠，无不良反应。金贝口服液已于 2001 年获得国家新药临床批件，现已被批准为山东省医疗机构制剂，2020

年2月被列入“疫情期间定点调剂使用品种”、《山东省新型冠状病毒肺炎中医药诊疗方案（第二版）》。

2004年经过国家药监局选定五家医院253例临床研究证实金贝口服液对特发性肺纤维化的治疗效果显著，圣乔治呼吸问卷及六分钟步行试验等临床观察项目均与对照组有明显差异，通过国家药监局组织的临床专家审批；2020年金贝口服液被用于近200例新型冠状病毒肺炎患者的治疗，治疗结果显示金贝口服液对于改善患者肺部炎症、乏力、咳嗽、发热等症状效果均较为确定。

10. 常用经验方

参苏加味饮（党参、紫苏叶、炒枳壳、半夏、桔梗、连翘、蝉蜕、薄荷、芦根、浙贝母、前胡、厚朴、苍术、甘草）。

银柴退热方（柴胡、金银花、葛根、生石膏、连翘、黄芩、紫苏叶、蝉蜕、薄荷、玄参、桔梗、芦根、竹叶）。

桔梗利咽汤（桔梗、紫苏叶、蝉蜕、薄荷、麦冬、沙参、玄参、芦根、木蝴蝶、胖大海、青果、挂金灯、金银花、赤芍、板蓝根、竹叶、甘草）。

支气管扩张咯血方（十大功劳叶、小蓟、墨旱莲、女贞子、山萸肉、藕节、白及、金银花、连翘、蒲公英、牡丹皮、生地黄、白茅根、黄芩、知母、紫草、黄柏、三七粉、羚羊角粉）。

止咳化痰汤（炙麻黄、杏仁、金银花、连翘、黄芩、瓜蒌、清半夏、川贝母、浙贝母、丹参、当归、厚朴、桔梗、芦根、薄荷、甘草）。

肺通膏（党参120 g，红参100 g，白术120 g，清半夏120 g，茯苓180 g，陈皮120 g，甘草60 g，黄芪240 g，北沙参120 g，麸炒苍术120 g，厚朴90 g，黄连60 g，黄芩100 g，蒲公英120 g，金银花180 g，连翘90 g，当归120 g，川芎120 g，丹参120 g，葛根90 g，赤芍120 g，桔梗120 g，川贝母30 g，浙贝母120 g，芦根120 g，阿胶180 g，鹿角胶180 g，蜂蜜180 g，收膏）。

金贝口服液（黄芪、党参、北沙参、金银花、连翘、黄芩、丹参、川芎、当归、半夏、川贝母、甘草）。

（整理者：张煜潇）

金 伟

一 医家简介

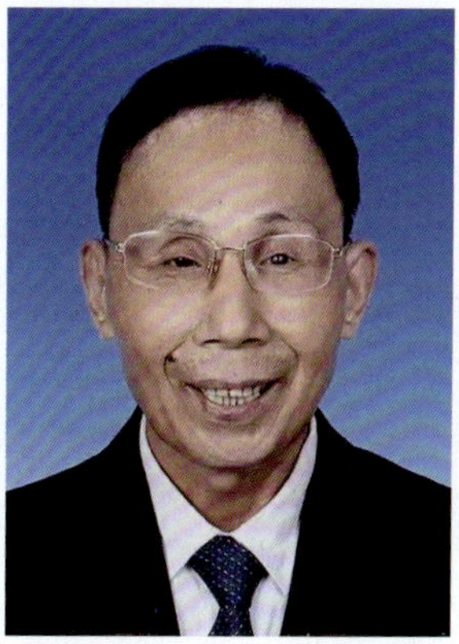

金伟

金伟，男，中国共产党党员，汉族，1950年生于山东淄博，为山东省中医药研究院二级研究员，第五批、第六批全国老中医药专家学术经验继承工作指导老师，全国名中医专家及山东省名中医专家，山东省名老中医，山东省中医药学会常务理事，滨州医学院及南京中医药大学客座教授，享受国务院政府特殊津贴。

金伟研究员自幼跟外祖父学习中医，一直想当一名像外祖父一样的好医生，但9岁时的一场大病导致他的眼睛失明了。眼睛失明之后，金伟没有颓丧，仍以惊人的毅力继续学习中医。虽然脉诊技术有了很大提高，可他始终找不到一种仅用脉诊就能诊断疾病的方法。

1972年金伟从青岛盲校毕业后，就去了东北。在东北工作期间，他在几位老教授的指导下系统学习了血流动力学、血液流变学、应用数学和模糊数学，之后他把数理知识跟脉学融合在一起进行了深入研究，历经40年不断努力，创立了独特的“金氏脉学”。

金氏脉学是以中医理论为基础，吸收和借鉴现代科学研究的成果与思想，以脉诊为手段，以数学为量化工具，按照血流动力学和血液流变学的基本规律建立发展起来的一种无损伤诊断理论。金氏脉学确定了198种常见疾病的脉象数学模型，提出了以特征定性、以脉点定位、以周程特征密度及离散系数定量的三定方法，解决了传统脉学无法精确定性、定位、定量诊断的难题，彻底改变了几千年来脉诊只能作为证候诊断参考依据的被动局面，基本实现了只用脉诊就能对疾病做出三定诊断的目标。吴阶平院士曾为“金氏脉学”题词：“积累经验，服务人民。”原国务委员王芳将这套理论誉为“医林奇葩”。中日友好医院主任医师王树岐也对“金氏脉学”寄予厚望：“用现代科学手段发扬祖国医学遗产，为人民健康服务。”全国人大教科文卫委员会主任范敬宜先生更是对金氏脉学给予了极高的评价：“仁心出仁术，脉理通哲理，杏林最难得，一炉融中西。”

截至目前，金伟研究员用金氏脉学诊治病人25万人次，诊断准确率和治疗有效率均在80%左右。2011年，金氏脉学的应用研究——“金氏脉诊仪的研制”被正式列入国家“十二五”支撑项目，金伟研究员被确认为课题负责人。

鉴于金伟在脉学研究方面取得的成绩，他先后被破格晋升为二级研究员，享受国务院政府特殊津贴，被国家人事部和中残联授予“全国自强模范”，被卫生部（现国家卫生健康委员会）和人力资源和社会保障部授予“全国卫生系统先进工作者”，被山东省卫生健康委员会评为全省卫生系统“服务好，质量好，群众满意质量明星”“全省卫生系统两好一满意示范标兵”和“全省卫生系统为民服务创先争优服务标兵”，被淄博市政府授予淄博市“专业技术拔尖人才”等荣誉，曾受到过党和国家领导人的亲切接见。

二 成长之路

对于大多数人来说，脉搏是什么？这还真是说不清道不明的事。而在我的心里，脉搏本身就是一个非常奇妙的、丰富的、有层次的、有色彩的，能以它独特的方式告诉人们多种多样信息的神奇境界，是人本身在进化过程中形成的反映自身健康状况的一面镜子。虽然直到现在，还没有人能够完全破解它那独特的语言，但在脉搏的世界里孜孜不倦地探幽发微，早已成了我四十多年来的最大乐趣。

说起我在脉搏世界里艰难跋涉的过程，一路走来，酸甜苦辣，什么滋味都尝过，真是一言难尽……

黑暗中的困惑

成为一名中医是我自幼的梦想，这来自我对外祖父的景仰。我的外祖父是乡村里有名的老中医，乡亲们有个大病小灾的都来找他诊病。外祖父诊病的情景深深地刻印在我幼小的心里。那时我常常缠着外祖父问这问那，问得最多的是为什么手指一搭就知道患者得了什么病，为什么一些草根、树皮就能治好病。每当这时，外祖父总是耐心地讲解脉诊及中药治病的原理。我虽然听得似懂非懂，但时间长了，也就对中医产生了浓厚的兴趣，并决心成为一名像外祖父一样的好中医。

不幸的是，9岁时的一场大病使我的双眼失明了。中医诊病讲的是望、闻、问、切，我已经失去了“望诊”的能力，还能当医生吗？

“哀莫大于心死”，一个9岁的孩子还不能完全体会这种痛苦。可日子怎么过，要在亲人无奈的眼神中永远做他们生活的累赘，抑或终日在有恶意或无恶意的闲人的嘲笑声里蹉跎，了此一生？在无边的黑暗里，我幼小的心灵曾试图逃避这些命运的诘问，但又每每被它们缠住，死死勒紧，日复一日，迷茫、痛苦、无措。

终于，老天眷顾了我这个苦命的孩子。

在民政部门的资助下，我进了淄博盲校。在盲校，我不仅学到了文化知识，还学会了一门按摩技术。

淄博盲校毕业后，在当地政府和学校的大力协助下，我进了离家不远的一家医院从事按摩工作。那时接待的大都是腰酸背痛的患者，我认真对待每位患者，每当被治愈的患者千恩万谢地离开医院的时候，我胸中的成就感和欢欣感仿佛要把我顶上天空。

治愈患者的欣喜过后是对未愈患者的牵挂。我冷静地认识到，许多患者腰酸背痛的病根不在体表，而是内脏病变的外在反映。有些内脏疾病单靠按摩疗效很慢，甚至无法治愈，配合中药治疗，效果会更好。可是，我虽然从小就跟外祖父学医，也懂得一点诊脉技术，却没有处方权，不能给患者开药。为此，我十分苦恼。

“医者父母心”是外祖父对我的谆谆教诲，也是我行医一贯秉承的信条。我不再满足于单一的按摩治疗方式，而是开始努力争取处方权！

当我向医院提出处方权问题时，院里的答复是盲人无法望诊，不能当处方医生。

难道不能望诊就真的不能当处方医生吗？既然单靠“脉诊”不能诊断疾病，为什么中国医学史上还有那么多著名医家为研究“脉诊”付出巨大的努力呢？还有，小时候偷吃黄瓜导致拉肚子，外祖父一摸脉，就知道我吃了凉东西。华佗单靠脉诊就能诊断出曹操脑子里有瘤子，这又是怎么回事呢？再说，在临床上我用外祖父教的脉诊技术给患者诊病，虽然不是百分之百正确，但正确的时候居多，这不正说明仅用“脉诊”也可以诊断疾病吗？我怀着这样的困惑，又踏上了艰难的求学之路。

我先跟着健全的孩子一起读完了高中，又去青岛盲校中医班学习。从 1969 年到 1972 年，我在青岛学习了整整三年。我不仅在青岛盲校系统学习了医学理论，还利用周末和节假日跟民间许多名老中医系统学习了《黄帝内经》和《伤寒论》，还学会了不少治疗疑难病的药方，在脉学上也得到了真传。应该说，这段经历为我以后走上脉学研究的道路奠定了坚实的基础。

拜访老教授

1972 年，我从青岛盲校毕业后，就去了东北，在朋友们的帮助下进了一家小医院从事中医工作。每天一上班，我就一丝不苟地摸脉，详尽地询问病情，然后开方、下药……为很多患者解除了痛苦。可随着门诊量的增大，接诊的病种也日趋复杂，我的诊断技术和医疗水平已渐渐跟不上了。

为尽快提高脉诊技术和医疗水平，我一如既往、如饥似渴地学习、钻研，请教他人。在一次朋友聚会时，我听说哈尔滨某大学有个老教授在心血管研究上造诣颇深。经多方打听，我好不容易打听到老教授的住址，历经 400 多公里的路程，费尽周折才赶到老教授家。老教授问明来意，说啥也不让进门。

缺陷引致成见，我早已习以为常。不过恰恰因为这些成见才筑就了我倔强的性格。

此后，每个周末我都会去老教授家，可老教授还是不让进门。我只好每次都站在门外苦等。这一等，就是几个月。那段时间我成了老教授家门外站着的常客。

一个清晨，雪花飘飘。我同以往一样披着一身雪花伫立在教授家的门口，倾听雪花轻落的声音。当教授的老伴打开门时，我已经在门外等了两个多小时了。

我的诚意和执着终于打动了教授。老教授是个理性的人，同意进门只是被我的诚意所感动，作为硕士研究生导师，教授很难接受一个只有高中文化程度的盲青年当学生。老教授没说什么，只是出了几道心血管方面的难题。机遇偏爱有准备的人，平日刻苦的学习和钻研使我能够对答如流。听了我的回答，老教授很惊讶，认真思考了一下，总算勉强答应我留下来试试。

20 世纪 70 年代的东北，天气比现在冷得多，一进十月，就经常下大雪。这时候，要是屋子里有火炉烤着，人还能坐下来安心学习，要是没火炉，甭说摸读，就是坐也很难坐住。即便如此，我依然按照老教授的要求，每天都在教授家的后阳台上摸读平时整理的盲文笔记。

后阳台虽然用塑料布封闭了起来，但凛冽的寒风还是从边边角角疯狂灌入。我在后阳台摸读了 3 天才被允许进屋。

终于，老教授承认了我这个学生。

通过几天的朝夕相处，我和老教授之间的距离拉近了，老教授再也不介意我是个盲人，有时甚至会忘记——讲课时常拿出图片，见我没反应，才记起我的眼睛看不见。

在老教授那里，我系统学习了与研究脉诊有关的高等数学和血流动力学，并在老教授的指导下试着用数学、血流动力学和血液流变学原理，从一个全新的角度认识脉诊，揭示脉理，从感性到理性，再从理性到感性，从实践到认识，再从认识回到实践。经过无数次的困惑与顿悟之后，我终于能把学到的血流动力学和血液流变学知识运用于临床和脉学研究。虽然刚刚起步，但我的思想却因此豁然开朗。路子对头了，知识充实了，此后，我天天有收获，时时有心得，研究速度也明显加快了。

艰辛的求索

我在老教授家时断时续地学习了半年多。由于医院领导不再准假，我就回医院了。回到伊春后，为了充分理解和掌握老教授传授的血流动力学和血液流变学知识，我仍然利用业余时间如饥似渴地学习相关内容，遇有解不开的疙瘩，还会利用周末跑去老教授家请教。

就这样，时间一天天流逝，我持续不断地学习，在苦难中感受那种无以言表的求知之乐。我很快胜任了自己的工作，而且成了当地小有名气的脉诊“名家”。

工作胜任了，名气也有了，可新的问题还有不少——临床中我发现，脉搏搏动虽然是弹指瞬间，但其中含有比中医脉诊教科书上讲到的信息更多、更细致。就脉象而言，除了中医脉诊的 28 种病脉之外，还有更多的病脉。

于是，我尝试着把自己结合现代医学理论参悟到的脉搏中的一些异于传统中医脉诊的内容带到临床实践中，小心翼翼地求证。

我和病人商量，他们先到大医院去做现代医学检验，确诊后再找我诊断，以验证我思索的结论。正是由于患者的善良和乐于助人，我才能在那个艰难的年代里一步一步地深入到脉诊的玄奥世界中。我开始寻找特定疾病在脉搏上的共性。

一开始，我研究的是肺结核患者的脉搏特性。我发现肺结核患者的脉搏都有脉条细而数的特点，一般在 90 ~ 100 次 / 分，而且病情越重的，脉搏就越快。我以为找到了肺结核患者的脉象的普遍性特征，但后来的经历却给了我当头一棒。

有一天门诊来了一位中年妇女。她的脉条很细，脉率很快，在 97 次 / 分左右，这应该是肺结核患者所显示的细数搏，我凭着经验告诉患者：你大概得了肺结核。患者一听很紧张，马上去做了胸透，结果却是“双肺未见异常”。不久又来了一个小伙子，脉搏显示也是细数搏，我仍诊断为肺结核，经医院检查确诊为“扁桃体发炎”，体温在 38 ℃左右……我自以为找到了肺结核的脉搏特征，可竟接连遭遇了两次失败！

后来的几天，我又试了 10 位患者的脉象，只有 2 例是肺结核，其他都不是。这 20% 的确诊率带有很大的偶然性，是不可靠的。我沮丧透了，心里开始打退堂鼓：这么多盲人都干不成处方医生，也许做个按摩医生才是唯一的出路……

我的颓丧被一直配合脉诊研究的王大爷发现了。大爷非常气愤地说：“自从你搞脉诊研究以来，那么多病人配合你，你说不干就不干了，你对得起我们吗？”

结核病防治所的医生也宽慰我说：“有 20% 的准确率已经不错了，连 X 线片的诊断结论也不是 100% 对呀！”

在众人的开导下，我重拾信心，鼓足勇气继续上路。经过一段时间的摸索，我又在肺结核患者的脉搏上发现了一种新的共性，就是在脉搏的起搏段有多个微弱冲击波动。我把这种散在性微弱波动和脉条细而数的特性结合起来诊断肺结核，准确率竟然提高到了 30% ~ 40%。

我在临床上研究着各种疾病的脉搏性状，并在临床中多方求证。脉诊诊断肿瘤的方法在那时已经有了雏形。虽然那时的脉搏整体和局部性状的结合诊病误差较大，还不能说是建立了脉形，只是建立了一些现在所谓的复合特征，但正是这些有益的尝试和探索，才有了今日的金氏脉学。

百尺竿头

1978 年，我怀着对伊春人的无限感激，携妻带子，恋恋不舍地离开伊春回到了山东。回到山东之后，我继续学习中西医理论，继续尝试着把脉诊的结论与现代医学的有关内容相结合。经过半年多的刻苦研究，我又确立了盲肠炎、胰腺炎和甲状腺肿的脉形。

自 1989 年以来，我先后在国内外学术会议和学术杂志上发表、宣读脉学方面的论文 69 篇，其中 19 篇获奖。我于 1990 年出版《脉诊新法》（盲文版，15 万字），1993 年出版《金氏实用脉学》（汉、盲、英三种版本 29 万字）。《金氏实用脉学》于 1996 年获世界传统医药突出贡献国际优秀成果奖、1999 年获山东省残疾人科学技术进步奖一等奖。我的第三部脉学专著《金氏脉学》（汉文版，130 万字）获“第五届世界传统医药国际优秀科技成果奖”，第四部脉学专著《我的脉学探索》（汉文版，36 万字）被列为“中医新课堂丛书”；2010 年，我的传记小说《执着光明》也已出版发行。

鉴于我在脉学研究方面取得的成绩，我先后被破格晋升为二级研究员，享受国务院政府特殊津贴，先后被国家人事部和中残联授予“全国自强模范”，被人力资源和社会保障部授予“全国卫生系统先进工作者”，被山东省卫生厅评为全省卫生系统“服务好，质量好，群众满意质量明星”“全省卫生系统两好一满意示范标兵”和“全省卫生系统为民服务创先争优服务标兵”，被淄博市政府授予淄博市“专业技术拔尖人才”等多项荣誉，曾受到过江泽民等党和国家领导人的亲切接见。

精心传承，精进创新

随着脉诊研究的步步深入，我的脉学研究成果得到了各级政府的充分肯定，金氏脉学的传承工作也被正式提上了议事日程。2009 年，山东省中医药研究院专门为我组建了脉学研究所；同年年底，国家中医药管理局也在山东省中医药研究院建立了“金氏脉学流派传承工作室”；2011 年，金氏脉学的应用研究——“金氏脉诊仪的研制”被列入“国家‘十二五’支撑项目”，我被确认为首席课题负责人；2013 年，国家中医药管理局又建立了“金伟全国名老中医传承工作室”，随后我又先后被评为第五、第六批全国老中医药专家学术经验继承工作指导老师，从而建立了以科研创新、传承条件、资金保障、人才配备、定期考核为主要内容的科学传承机制。这是国家对金氏脉学的充分肯定，也是金氏脉学向更高层次发展的契机。

目前，正式接受金氏脉学传承的专职人才共计 14 人，其中 5 人已基本掌握了金氏脉学的脉搏层位、点位和指法要领，能在患者脉搏上采集到相关特征，并开始学习脉搏特征筛选和评价、脉形构建及数学建模，为下一步的脉诊诊断打下了坚实的基础。

近几年来传承工作室先后面向社会举办了六期金氏脉诊培训班，目前已培训学员 250 名。这些学员遍布祖国大江南北，将金氏脉学的成果和理念带给更多的人。

为了让更多的人了解金氏脉学及其研究过程，我用了两年半的时间把自己的脉诊研究过程和人生经历写成了一部 55 万字的传记小说《执着光明》。在这部书里，我用通俗易懂的语言把脉诊研究过程的每一个细节都写得清清楚楚，把每一个脉搏特征的由来及其变化特点也写得明明白白。我希望把自己的医术传授给更多的人，造福更多的人。眼下，我正设想将脉诊理论与当代先进的电子技术相结合，将金氏脉诊技术物化为智能医用仪器（该仪器暂名为“金氏脉诊仪”），普及到医院和家庭，到那时，每一个会操作仪器的人都能轻而易举地完成诊断过程，得出准确结论……

我一直坚信，上天是公平的，当他拿走你一样东西时，会给予你更多，但只有执着追求的人才能得到。当光明离他远去时，执着和勇气成了命运的橄榄枝。对我而言，那是一种立于峭壁悬崖、一只脚已经踏空的人寻找生命最后一个支点的仅存的希冀，我牢牢地抓住并拼尽了全部的气力。

三 学术思想

金伟研究员自幼跟外祖父学习中医，立志成为一名好医生。9 岁时因病失明，这没有使他的梦想破灭，反而使他专注于脉诊。在坚持中医临床实践的基础上，他系统学习了血流动力学、血液流变学和应用数学等知识，开始从一个全新角度对脉学进行深入研究，经过近30年的不懈努力，最终创立并发展起来了一门全新的脉学理论——金氏脉学。

金氏脉学对传统脉学进行了大量的突破性的创新与发展，使得金氏脉学的内容非常广博。随着金氏脉学的发展，其内容还在不断丰富，这就使得对金伟研究员学术思想的总结难度相对较大。要全面总结金伟研究员的学术思想必须抓住纲领，执简驭繁。金氏脉学的内容虽然广博，但其理论框架可以高度精简地概括为一个基本原理、两个基本规律、三对基本概念、六个量化指标、五个量化诊断模型、二十一种诊脉方法和一百九十八种脉型。

一个基本原理即脉病统一原理，是指“有其病必有其脉，有其脉必有其病”这一客观现实。金氏脉学认为人体是一个有机的整体，机体内的组织、器官的功能状态或器质性改变都会在心血管系统得以体现并且通过脉搏波以脉形的形式反映出来。因此脉病统一原理是金氏脉学的基本原理。

二个基本规律即脉应和病理变化的对应规律、脉点与脏器的对应规律。脉应和单一病理变化之间存在着对应规律，这种对应的实质应该是脉应和某种病理变化对心血管系统产生的血流动力学和血液流变学改变的对应。脉点与脏器的对应规律是金氏脉学的独创性理论，正是由于有了脉点和脏器的对应关系，使用脉诊才能得出病变的具体部位，才使金氏脉学在中医和西医之间搭建起理念融合的桥梁。正是这两个基本规律的发现，使金氏脉学在脉诊的定性与定位诊断上取得了突破性的发展。

三对基本概念即脉应和脉相、脉动和脉点、特征与脉形。脉应是对单一的脉搏性状改变的概括，反映的是单一的生理状态或病理变化对脉搏性状造成的扰动。脉相是一个或多个整体脉应与一个或多个动点脉应按照其内在的联系和规律综合起来组成的抽象系统，反映机体一种确定的生理或病理状态。脉动，又称脉搏，是指在每一心动周期中，随着心脏的舒缩，动脉压力及容积产生周期性变化而引起动脉管壁周期性的搏动。每层脉动可细分为A、B、C三个动组，并进一步分为A1、A2、A3、B1、B2、B3、C1、C2共八个动点，点位和层面的结合即为脉点。脉应与脉动或脉点的结合称为特征，特征是对机体具体病理状态反应的最小形式，对应着机体的各种单一的变化。把脉相与脉动或脉点的结合称为脉形。脉形是对机体全面完整的反映，既反映了整体性，又反映了局部性，是按照特征的外在联系和内在规律进行的有机结合，不是特征之间的简单相加或总和，是机体内某一组织、器官的功能状态或器质改变在脉搏上的综合反映。这三对基本概念是金氏脉学的核心概念，是学习和掌握金氏脉学的基础。

这一个基本原理、两个基本规律、三对基本概念深刻揭示了脉和病之间存在的客观对应性，并且根据脉搏搏动的表现对人体生命状态进行了较为准确地定性、定位、定量描述。

六个量化指标即周期密度、周程密度、离散系数、理论确诊率、误差系数和脉形指数。其中前三个是特征的量化指标，其中周期密度是指同一特征在一个诊脉周期中的出现次数的百分比；周程密度是指一个诊脉周程中特征在所有周期中密度的算术平均数；离散系数是指一个诊脉周程中，某一特征信息的周期密度的均方差与其算术平均数之比。后三个是脉形的量化指标，其中理论确诊率是指由脉形对疾病进行诊断的理论确诊概率；误差系数则反映了在现有理论认识水平与实践经验条件下，对脉形特征采集、识别过程中可能出现的误差概率；脉形指数是通过脉形理论确诊率及误差系数来综合判断脉形临床价值，指导脉形分类的复合指标。这六个量化指标是金氏脉学定量诊断的基础。

五个量化诊断模型即疾病的预向度模型、疾病的实向度模型、占位病变的体积与面积计算模型、肿瘤的恶性度模型和肿瘤的转移性计算模型。其中疾病预向度是一个了解病情轻重、预测疾病发展趋向的脉诊指标。疾病的实向度是用来鉴定治疗效果及指导临床用药的指标。这五个诊断模型是金氏脉学定量诊断的具体应用，是金氏脉学将数学方法引入脉诊中，对传统脉学进行创新发展的高阶尝试。

二十一种诊脉方法，是在金氏脉学的基本原理、基本规律和基本概念的基础上，结合具体的疾病诊断过程中的实际情况总结发展出来的，其中很多方法是传统脉学中没有、由金氏脉学首创的，比如随测法、冲测法等，这些诊脉方法的提出是对中医脉诊的极大非富。

一百九十八种脉形是将金氏脉学的基本理论应用到临床实践中，进行临床疾病的诊断的具体应用，涵盖了循环、吸吸、消化、泌尿等九大系统的疾病，均实现了比较精确的定性、定位、定量诊断。

在金氏脉学的理论框架中，一个基本原理、两个基本规律和三对基本概念是其理论基础，是金氏脉学能够做到比较精确的定性与定位诊的理诊依据；六个量化指标、五个量化诊断模型是基础之上的高阶应用，是定量诊断的依据；二十一种诊脉方法和一百九十八种脉型则是由理论到临床实践的具体应用。

四 典型医案

1. 泄泻

孙某某，女，42岁。2014年9月15日初诊。

主诉：间歇性腹泻3个月。

现病史：患者3个月前出现间歇性腹泻，每日排便1～2次，大便质稀，白色鼻涕状，伴小腹坠胀疼痛，此情形持续5～6日，间隔6～7日，大便质地正常，每日1次。上述情况交替出现，迁延反复，于当地医院行结肠镜检查示“溃疡性结肠炎”。伴腹胀、腹痛、反酸、胃中灼热，进甜食后加重，兼有头晕、视物模糊。于当地医院行胃镜检查示“反流性食管炎”，自服“吗丁啉”等药物治疗，效不佳。舌红，苔白，脉濡。

既往史：既往体健，否认冠心病、高血压、糖尿病、高脂血症等疾病；否认重大外伤及手术史；否认肝炎、结核等传染病史；否认家族遗传病史。月经周期29天，每次持续2天，量少。

中医诊断：泄泻（脾虚湿热证）；西医诊断：溃疡性结肠炎，反流性食管炎。

治则：健脾，清热解毒。

处方：党参30 g，焦白术15 g，茯苓15 g，白头翁15 g，马齿苋15 g，白芍12 g，黄柏12 g，大血藤30 g，制半夏10 g，木香12 g，砂仁10 g（后下），焦山楂15 g，焦麦芽15 g，焦神曲15 g，炒扁豆30 g，蔓荆子12 g，石菖蒲10 g，枸杞子20 g，甘草9 g。10剂。水煎服，每剂煮取400 mL，早晚温服200 mL，日1剂。

二诊：上方服10剂后，活动期大便次数增加，性状无变化，腹胀、腹痛、反酸，胃中灼热减轻，仍时有头晕，头晕时伴视物模糊、恶心；面色正常，饮食不欲生冷、辛辣、油腻，自停阿普唑仑片，睡眠仍较差，小便正常，舌脉同前。

处方：上方加石榴皮15 g，莲子30 g，柏子仁20 g，炒酸枣仁30 g，去炒扁豆。10剂。煎服方法同前。

三诊：又服药10剂，活动期大便每日1～2次，较前成形，白色鼻涕状成分减少，小腹坠胀感减轻，腹胀、腹痛、反酸，胃中灼热近无，仍伴有轻微头晕、视物模糊，睡眠仍较差，小便正常，舌红，苔黄，脉细软。

处方：党参30 g，焦白术15 g，苍术12 g，茯苓15 g，白头翁20 g，马齿苋18 g，白芍15 g，石榴皮15 g，煅龙骨30 g（先煎），煅牡蛎30 g（先煎），制半夏10 g，木香12 g，砂仁10 g（后下），焦山楂15 g，焦麦芽15 g，焦神曲15 g，乌梅10 g，柏子仁20 g，炒酸枣仁30 g，石菖蒲10 g，甘草9 g。10剂。煎服方法同前。

按语：本例患者症状表现为典型溃疡性结肠炎。溃疡性结肠炎是一种常见的消化系统疑难疾病，表现为慢性或亚急性腹泻、黏液脓血便及腹痛等，西医治疗主要以控制炎症反应为主，调节免疫，进行对症治疗或手术治疗，治愈率低且易反复发作，效果并不理想。

本病病因尚未明确，目前认为是由环境、遗传、肠道微生态和免疫等多方面因素相互作用所致。可参考中医“泄泻”诊治，《黄帝内经》对本病的病机有较全面的论述，如《素问·生气通天论》曰：“因于露风，乃生寒热，是以春伤于风，邪气留连，乃为洞泄。”《素问·阴阳应象大论》曰：“清气在下，则生飧泄。”“湿胜则濡泻。”《素问·举痛论》曰：“寒气客于小肠，小肠不得成聚，故后泄腹痛矣。”《素问·至真要大论》曰：“诸呕吐酸，暴注下迫，皆属于热。”说明风、寒、热、湿均可引起泄泻。

该患者虽然大便不成形，有白色鼻涕状成分，似为寒象，但其舌脉表现为湿热之象，仍考虑为湿热所致，因此采用健脾益气、清热解毒之法，疗效尚可。这是中医辨证论治之优越性。患者未再复诊，鉴于本病易反复不易治愈的特点，如再坚持服药月余，疗效应会更好。

此外，《素问·太阴阳明论》指出：“饮食不节，起居不时者，阴受之……阴受之则入五脏……下为飧泄，久为肠澼。”《素问·举痛论》指出：“怒则气逆，甚则呕血及飧泄。”《三因极一病证方论·泄泻叙论》从三因学说角度分析认为情志失调亦可引起泄泻，说明饮食、起居、情志失宜，亦可发生泄泻，这点值得引起关注，在治疗时可因势利导，给予患者饮食起居指导及情志疏导，恐会增效。

2. 头晕

刘某某，女，56岁。2019年4月2日初诊。

主诉：发作性头晕、头痛2个月余。

现病史：患者近2个月无明显诱因出现发作性头晕、头痛，无恶心、呕吐，无耳鸣、耳聋，无一过性黑蒙及视物模糊，无意识及肢体活动障碍，胃脘怕凉，易呃气，无胸闷、胸痛。纳眠可，大便黏腻，小便正常，舌淡红，苔薄黄腻，脉濡，A3点波峰降低。

既往史：既往体健，否认冠心病、高血压、糖尿病、高脂血症等疾病；否认重大外伤及手术史；否认肝炎、结核等传染病史；否认药物及食物过敏史，否认家族遗传病史。

中医诊断：头晕（痰蒙清窍）；西医诊断：脑动脉供血不足。

治则：涤痰清窍。

处方：泽泻30 g，天麻20 g，僵蚕12 g，制半夏10 g，淡竹茹15 g，茵陈20 g，钩藤25 g（后入），白芷12 g，藁本12 g，木香12 g，砂仁10 g（后入），紫苏子12 g，柿蒂12 g，炙甘草9 g。10剂。水煎服，每剂煮取400 mL，早晚温服200 mL，日1剂。

二诊：上方服10剂后，头晕已缓解，述凌晨4点后背胀痛，无大汗及濒死感，无胸闷，胃脘怕凉较前好转，纳眠可，大便黏腻感减轻，小便正常，舌淡红，苔薄黄，脉小濡涩。

处方：上方去茵陈、泽泻、甘草，加羌活15 g，威灵仙15 g，姜黄12 g，延胡索10 g，菊花10 g。10剂。煎服方法同前。

服药10剂，患者上述症状均消失。

按语：本例患者中医诊断为头晕，辨证属痰蒙清窍，西医诊断为脑动脉供血不足，金氏脉学脉诊提示A3点波峰降低，脑供血不足是指人脑某一局部的血液供应不足而引起脑功能的障碍。脑供血不足的病因多与脑动脉硬化有关。脑供血不足发病率较高，据统计80岁以上人群中脑供血不足占80%，60岁以上人群中70%有不同程度的脑供血不足。其主要症状是反复出现头晕、头昏、头痛症状，常伴有心烦、耳鸣、烦躁易怒、失眠多梦、记忆力减退、注意力不集中、健忘等症状。研究认为，脑供血不足若不及时治疗，很可能引起脑梗死，甚至痴呆。

对于头晕的论述，《丹溪心法》说："此证属痰者多，盖无痰不能作眩也。"痰不单为病理产物，又是致病因素。痰随气机升降，肌肤、经络、皮里膜外、五脏六腑无处不到，故有"百病皆有痰作祟""怪病多痰"之论。

论及痰证作眩，则需简要论述痰证的病因病机。"脾为生痰之源，肺为贮痰之器，肾为生痰之本”，五脏的功能失调是痰涎，口中黏腻或渴而不欲饮，大便黏滞不爽，舌淡苔白腻，痰之生成的重要原因。《素问·经脉别论》云：“饮入于胃，游溢精气，上输于脾，脾气散精，上归于肺，通调水道。下输膀胱，水精四布，五经并行。”指出了水液输布运行与肺、脾、肾三脏密切相关。在临床实践中，除了肺、脾、肾三脏，医家还总结出肝气与痰证亦有密切联系。因肝主疏泄，故有“肝为生痰之枢纽”之说。针对痰证所致眩晕，临证从脏腑及风、火、痰、虚、瘀等病因病机方面进行辨证分析。本病案处方原则从上述几方面进行综合考虑，组方合理精当，疗效明确。

3. 胸痹

刘某某，男，65 岁。2019 年 6 月 19 日初诊。

主诉：患者心前区疼痛反复发作半月余。

现病史：患者于 3 年前查体发现高血压，收缩压最高到 150 mmHg，口服波依定、替米沙坦，具体用量不详，血压控制在 120/80 mmHg 左右。半月前生气后出现心前区疼痛反复发作，无压榨感，无背部反射痛，到当地医院检查，ECG 示：冠状动脉血供不足；血糖正常；血清总胆固醇 5.5 mmol/L，尿酸 570 μmol/L。刻下：心前区疼痛反复发作，平均每天 5 次，无压榨感，无背部反射痛，伴头晕，睡眠可，饮食可，二便正常。查体：心肺查体无明显阳性体征，全腹无压痛、无反跳痛。舌红，苔黄，脉弦。左手中层深层面 A1 点硬涩搏。

既往史：既往体健，否认糖尿病、高脂血症等疾病；否认重大外伤及手术史；否认肝炎、结核等传染病史；否认家族遗传病史。

中医诊断：胸痹（肝气郁滞证）；西医诊断：冠心病。

治则：疏肝理气，活血通络。

处方：柴胡 12 g，香附 15 g，赤芍 12 g，枳壳 15 g，薤白 12 g，延胡索 20 g，瓜蒌 20 g，木香 12 g，川楝子 12 g，川芎 15 g，羌活 12 g，桂枝 10 g，姜黄 12 g，桃仁 12 g，王不留行 10 g，甘草 9 g。10 剂。水煎服，每剂煮取 400 mL，早晚温服 200 mL，日 1 剂。

二诊：上方服 10 剂后，胸痛缓解，疼痛次数减少。血压基本正常：120/80 mmHg，纳可，大便不成形，日 1 次。舌脉同前。

处方：上方加丝瓜络 12 g，丹参 30 g。10 剂。煎服方法同前。

三诊：又服药10剂，胸痛减轻，疼痛次数由每天1次减少为每周1～2次，疼痛多在剧烈运动或劳累后加重，纳眠可，大便不成形。

处方：上方去桃仁。10剂。煎服方法同前。

按语：冠心病病位定于心脏，为左手中层深层面，脉象硬涩搏，考虑血管硬化。冠心病属于心脏与营养心脏之脉络的疾病。主要由于年老体衰，正气亏虚，脏腑功能损伤，阴阳气血失调，加上七情内伤、饮食不节、寒冷刺激、劳逸失度等因素的影响，导致气滞血瘀，胸阳不振，痰浊内生，使心脉痹阻而致病。其中，脏腑经络气血功能失调，人体阴平阳秘的平衡被破坏，是发病的内在原因。内因是发病的基础，外因是发病的条件。冠心病是"本虚标实"之证。在发病过程中，心、肝、脾、肺、肾五脏虚损是病之本；气滞、血瘀、痰浊、阴寒是病之标。标实本虚是冠心病的病机特点。其治疗原则应先治其标，后治其本，先从祛邪入手，然后予以扶正，必要时可根据虚实标本的主次，兼顾同治。

金老师治疗胸痹，在辨证论治的基础上多配合活血化瘀法治疗，且喜欢采用养血活血之品，如丹参、赤芍、川芎等。破血攻伐之品，虽有止痛作用，但易伤及正气，应慎用。

4. 耳鸣

刘某某，女，64岁。2019年12月4日初诊。

主诉：耳鸣眩晕10年余。

现病史：患者10年前无明显诱因出现耳鸣，声如蝉鸣，日夜不休，伴发眩晕，以坐位突站立时为甚，面色㿠白，声低懒言，纳食差，大便难出，睡眠差。查体：血压80/50 mmHg，咽部正常，双肺呼吸音清，未闻及干湿啰音，心律规整，心音低钝，各瓣膜听诊区未闻及病理性杂音。神经科查体：双耳听力下降，眼震未引出，四肢肌力肌张力正常，腱反射存在，病理反射未引出。闭目难立征（－）。金氏脉诊：深层深层面A3段弱搏。舌诊：舌质淡苔白，舌底脉络无迂曲。

既往史：否认慢性内科疾病史，否认重大外伤手术史，否认过敏史。

中医诊断：耳鸣（肾精亏虚证）；西医诊断：神经性耳鸣。

治则：补气养血，补肾益髓。

处方：黄芪60 g，当归9 g，熟地黄15 g，茯苓30 g，山茱萸15 g，枸杞子15 g，菟丝子15 g，白芍9 g，续断9 g，党参15 g，柴胡9 g，升麻10 g，桔梗15 g，珍珠母 30 g。10 剂。水煎服，每剂煮取 400 mL，早晚温服 200 mL，日 1 剂。

二诊：初诊 2 个月后复诊，耳鸣有所减轻，继服前方。

按语：耳鸣是听觉功能的紊乱现象，也是听觉分析器对适宜的和不适宜的刺激所产生的反应。耳鸣有间歇性，也有持续性。有单一频率窄带噪声或白噪声等多种表现。由耳部病变引起的耳鸣常与耳聋或眩晕同时存在。由其他因素引起的耳鸣，则可不伴有耳聋或眩晕。对于耳鸣，金氏脉学能够通过脉动感知，并鉴别不同情况的耳鸣。外耳在金氏脉学的脉位为深层浅层面 A3 前点位，内耳及听觉神经、神经核、听觉中枢则位于深层深层面 A3 段。而不同的疾病会出现不同的脉形特征，如炎症性病变，往往表现为脉来艰涩、涩点稠密，指下有轻刀刮竹之感，我们把它命名为致密软涩搏；而血管硬化、粥样硬化斑形成则表现为涩点致密而硬，如重刀刮竹之感，我们把它命名为致密硬涩搏；而血流动力不足时，则表现脉来虚弱，按之空虚，其原因中医认为是气不足则运血无力，血不足则脉道不充，我们把它命名为弱搏。金氏脉学通过把握不同脉位的不同特征，来辨别不同原因的耳鸣。

本例患者脉诊时呈现深层深层面 A3 段弱搏，深层深层面对应听觉神经及听觉中枢，弱搏为血流动力不足而致供血不足特征脉象，综合考虑本例患者为血压过低导致血流动力不足，无以充养脑窍，导致脑供血不足，最终出现听觉障碍。故中药偏重于补气养血、补肾益髓。黄芪、党参补气，当归补血活血，熟地黄、山茱萸、菟丝子、续断补肾益髓，柴胡、升麻升提清气，桔梗载药上行，珍珠母以除升提太过之虞。

5. 肠痈

吴某某，女，41 岁。2018 年 1 月 2 日初诊。

主诉：右下腹疼痛反复发作 10 年余，加重 1 周余。

现病史：10 年前无明显诱因出现转移性右下腹疼痛，赴当地医院就诊，经检查确诊“急性阑尾炎”，患者拒绝手术治疗，当地医院遂给予抗生素治疗后病情好转出院。患者反复发作右下腹疼痛，尤以饮食不慎或感受寒凉后病情反复，每次病情复发时给予抗生素治疗病情即有好转。近 1 周患者病情再次反复，右下腹疼痛，无恶心呕吐，无发热，无意识障碍，给予抗生素治疗后病情无明显好转。遂来就诊。发病后未进食，小便正常，大便量少，睡眠差。查体：双肺呼吸音清，未闻及干湿性啰音。心律规整，心音低钝，各瓣膜听诊区未闻及病理性杂音。右下腹麦氏点压痛，无反跳痛，全腹未触及包块，肠鸣音无亢进。舌质淡苔白，脉右侧中层浅层面 B2 点致密软涩搏。

既往史：否认慢性内科疾病史，否认重大疾病史，否认过敏史。

中医诊断：肠痈（气滞血瘀）。西医诊断：慢性阑尾炎急性发作。

治则：清热解毒。

处方：大黄 10 g，桃仁 9 g，白芍 20 g，赤芍 20 g，牡丹皮 10 g，薏苡仁 30 g，败酱草 20 g，穿山甲 12 g，蒲公英 60 g，黄芪 60 g，芒硝 9 g，白花蛇舌草 90 g，延胡索 10 g，金银花 30 g，冬瓜仁 30 g。10 剂。水煎服，每剂煮取 400 mL，早晚温服 200 mL，日 1 剂。

1 周后电话随访，症状已除。

按语：慢性阑尾炎是指阑尾急性炎症消退后遗留的阑尾慢性炎症病变，如管壁纤维结缔组织增生、管腔狭窄或闭塞、阑尾扭曲与周围组织粘连等。慢性阑尾炎分为原发性和继发性两种，原发性慢性阑尾炎起病隐匿，症状发展缓慢，间断发作，病程持续较长。中医学中的“肠痈”符合现代医学中阑尾炎的临床特征，“肠痈”出自《素问·厥论》，为肠痈之发于肠部者。本病多由进食不当，以致脾胃受损，胃肠传导不利，或因饱食后运动，或便秘，以致肠腑气滞闭塞，血瘀脉络，瘀而化热，瘀热互结，导致血败肉腐而成痈脓。这完全符合西医对此病的病因认识，也和临床观察相符合。

《金匮要略》言：“肠痈者，少腹肿痞，按之即痛，如淋，小便自调，时时发热，自汗出，复恶寒。其脉迟紧者，脓未成，可下之，当有血；脉洪数者，脓已成，大可下也。大黄牡丹汤主之。”

通过多年的临床经验，阑尾在金氏脉学理论的脉位为右侧中层浅层面 B2 点。炎症则表现为致密软涩搏，致密软涩搏脉象特征为脉来艰涩，涩点（指是构成涩搏的最小单位，即最小的阻力点）稠密、质软，指下有用刀刮竹之感。炎性病变多表现致密软涩搏，其发生机制为炎性病变由于局部充血、水肿，影响血液循环而在脉搏上表现为致密软涩搏。采集与识别方法：先用轻、中、重、超重四种指力对各层脉动分别感知。若发现某层脉动呈现涩搏，先用相应指力分辨涩点的疏密、质地的软硬。若涩点稠密、质地较硬者为致密硬涩搏；涩点稠密、质地较软者为致密软涩搏。致密硬涩搏多见于相应层位的深层面，其特点是增大指力后不变形；致密软涩搏多见于相应层位的浅层面，其特点是增大指力后极易变形或消失。

本例患者右侧中层浅层面B2点表现为致密软涩搏，故应定位为阑尾，定性为炎症，故中药给予大剂量清热解毒之品，方选大黄牡丹汤。

五 代表性成果

金伟研究员在中医传统脉学基础上，遵循血流动力学和血液流变学的基本规律，参考了诊断学、解剖学、生理学、病理学等现代科学的有关知识，以数学为量化工具，结合大量临床实践，建立发展起来了一种全新的脉学理论——金氏脉学。

金氏脉学是一种源于中医传统脉学，但又有突破性创新和发展的脉学理论，这主要表现在金氏脉学吸收和借鉴了大量现代科学的研究成果与学术思想，突破了传统脉学封闭的理论系统，为脉学添加了许多新的基本概念，引进了以数学为代表的现代研究方法，在定性、定位和定量诊断等方面均取得了重大突破，并且在临床应用中取得了良好的效果。

在脉象的描述方面，金氏脉学对传统脉学的位、数、形、势的概念进行了扩充和发展。在脉位上，金氏脉学将传统的浮沉扩展为四个层位，分别为浅层、中层、深层和底层，其中浅、中、深三个层位又分为深浅两个层面，加上底层共七个层面。在脉数上，金氏脉学将传统脉学的数脉进行了扩展分为疾搏、数搏、亚数搏，其中数搏和亚数搏又分为A、B两型；将传统脉学的迟脉进行了扩展分为超迟脉、迟脉和亚迟脉，其中迟脉和亚迟脉也分为A、B两型。在脉形上，金氏脉学提出了许多新的脉形，如冲搏、抖搏等；同时对原有一些脉形进行了概念的细化和扩展，如对涩脉进行了扩展并细化为致密涩搏、网状涩搏、松散涩搏、黏滞性涩搏、糖变涩搏和呼吸性涩搏，其中每一类涩搏又可分为若干亚型，以致密涩搏为例又可分为致密软涩搏和致密硬涩搏。在脉势上金伟也对传统脉学进行了扩展，提出了强搏、弱搏、微搏等新的脉象概念。

在脉象的描述上，金氏脉学除了对传统脉学原有的位、数、形、势概念进行扩展外还引进了新的客观量化指标，其中最重要的是脉点的概念。金氏脉学将每一次脉动按时间先后分为A、B、C三个动组，分别对应于心脏泵血的快速射血期、减慢射血期和舒张期，在脉搏波上表现为上升支、下降支的前段和下降支的后段。A 组又可分为 A1、A2、A3，B 组又可分为 B1、B2、B3，C 组可分为 C1、C2，点位与层位结合称为脉点。脉点概念的引入，解决了传统脉学无法精确定位的难题，是金氏脉学对传统脉学的开创性发展。

金氏脉学与传统脉学相比引进了数学的研究方法，在定量诊断方面取得了突破性的发展。数学方法引入的前提是脉象客观指标的量化，在金氏脉学中引入了六个量化指标，为别是周期密度、周程密度、离散系数、理论确诊率、误差系数和脉形指数。其中前三个是特征的量化指标、后三个是脉形的量化指标。仅有了量化指标还无法完成定量诊断，金氏脉学在此基础上通过大量临床实践总结了五个量化模型，并以此来实现定量诊断。

（整理者：罗腾月）

吕国清

一 医家简介

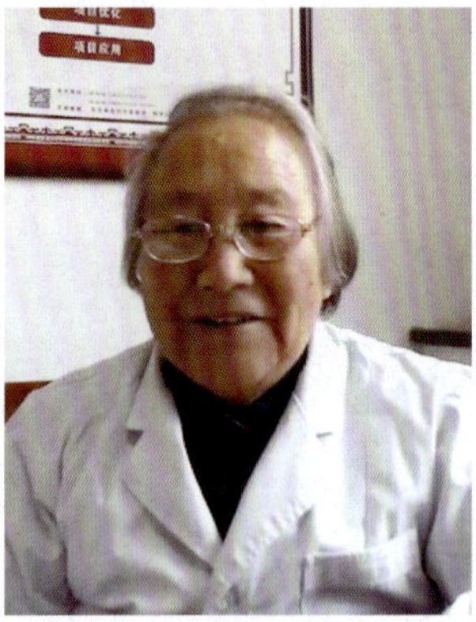
吕国清

吕国清，女，中国共产党党员，山东莱芜人，1944年3月出生。吕国清出身于中医世家，1969年毕业于山东中医学院（现为山东中医药大学）。山东省济南市中西医结合医院（原莱芜市中医医院）主任医师、山东中医药大学兼职教授、山东省中医药学会莱芜分会常务理事。2002年被确定为全国第三批老中医药专家学术继承指导老师。

吕国清从事中医临床工作五十余年，临床经验丰富，医理并举，善将传统中医药理论与现代医学理论结合进行中西医综合诊治，尤擅长脾胃病、恶性肿瘤、老年病等的辨证治疗。在临证治疗中，推崇“脾胃内伤，百病由生”，重视调理脾胃，善补后天之本，认为生化之源充盛，机体抗病能力增强，逐渐建立阴阳平衡，达到祛邪逐病目的；认为脾胃的生理功能主要是纳化升降功能，“纳”指胃的受纳功能，“化”指脾的运化功能，“升”指脾的升清功能，“降”指胃的降浊功能。在脾胃病的治疗中注重升清降浊，顾护中焦，对升降纳化诸方面同时进行调节，使中焦枢机得转，脾胃升降得复。处方用药根据脾胃各自的生理特点，方简药轻，刚柔相济，补中兼泻，寓泻于补，脾胃兼顾，补而不壅，滋而不腻；针对萎缩性胃炎瘀阻胃络，新血不生，胃黏膜失于濡养的病机，注重活血散结，从瘀论治，在使用健脾药的同时加用活血散结药，使脾胃得到濡养，又去腐生新，使瘀血去、新血生，有利于胃黏膜的再生；在恶性肿瘤的治疗中亦时时顾护脾胃之气，扶正培本，注重健脾补肾、调理脾胃，将健脾益气贯穿于治疗的各个阶段，并根据肿瘤不同阶段和病理变化配合祛邪药物，“扶正不忘祛邪”，缓解症状，提高生存质量，预防肿瘤的复发与转移，达到“养正积自除”；在治疗高血压、糖尿病、冠心病、中风等老年病方面，认为患者多恣食膏粱厚味，导致脾胃运化失司，水湿不运，痰湿停聚，阻滞气血，痰瘀交阻。在益气健脾基础上，加用醒脾化湿、活血祛瘀之药，使气血调和畅达，多获显效。结合临床经验吕国清研制了康复止痛膏、天龙桃红散、生血丸、蓝天丸等中药配方近10种，制成各种剂型推广应用，临床疗效显著。

吕国清撰写《脾胃升降与临床》《柴玉四金汤治疗胆系结石》等10余篇论文分别在国家级或省级杂志发表，主编或参编《新编内外治良方600首》《中西医肿瘤转移学》等多部著作。主持完成了“康复止痛膏治疗癌性疼痛的研究”获山东省医药卫生科学技术进步奖三等奖，主持或参与科研项目3项，其中获市科学技术进步奖二等奖1项，三等奖2项。

二 成长之路

吕国清出身于中医世家，父亲毕生行医。吕国清自幼目睹父亲用中药治病救人，故立志学习中医。1963年，吕国清高中毕业后进入山东中医学院医疗系学习。1969年大学毕业后，吕国清被组织分配到基层医院工作。那时，农村缺医少药，她利用在学校所学的知识，尝试为患者治病。例如：有一位偏头痛患者，每日早8点上班时痛，至上午11点才能渐渐缓解，痛有规律，病程达3个月之久。患者服药、打针不能控制其发作。当时的基层医院还没有人会针灸，患者便抱着试试看的想法，找年轻的吕国清进行针刺治疗。吕国清连续针了7天，患者竟然奇迹般地痊愈了，随访1年未发作。患者很高兴，见人便宣传，于是很多腰腿痛的患者也要求针灸治疗。当时的中医科门诊要求针灸的人特多，也反映出山区人民缺医少药，治病困难。

还有一位慢性腹泻的患者，病史长达10余年，一遇寒冷或进油腻之食即发。当时患者经常服用小檗碱、呋喃唑酮等药，但症状不能控制。吕国清用参苓白术散、附子理中丸加减运用，患者服药25剂，病情便得到了控制。

由于特殊历史原因，在大学期间，中医学校的学生应该学习的西医理论知识一再压缩，故大家的西医知识普遍欠缺。吕国清边工作边学习西医理论知识，白天看病，晚上看书。日积月累，她学会了西医辨病、中医辨证、病症结合，中西医结合，为临床服务大大提高了诊断符合率和治愈率，受到了患者的好评。

现代化的医疗设备，例如磁共振、CT、彩超、实验室的有关辅助检查等，从微观方面提供疾病的早期诊断依据，中医从宏观方面进行辨证早期治疗。这正是现代化科学手段为中医所用的具体体现。健康查体发现部分没有出现临床症状的结石病患者，例如肝内胆管结石、较小的肾结石，吕国清用自拟“柴玉四金汤”根据不同体质的患者加减运用，进行溶石、排石治疗，使患者得以早诊断、早治疗，且使很多患者免受手术治疗之苦，大大提高了社会效益。20 世纪 80 年代初，在基层医院工作了十余年的吕国清被调进了莱芜县中医院，在处理疾病时正式开始真正发挥中医的独特优势。中医院，一定要突出中医特色。在中医内科方面，从常见病、多发病的治疗，到疑难症、急危重症的抢救，吕国清开始独立思考如何用中医中药去抢救患者。这大大地提高了中医治愈率。

时代在发展，医学在飞跃，医学模式也逐步改变，继承和发扬中医学遗产，就必须勤求古训、博采众方，吸取前人的经验，学习现在同仁的专长，不断学习新知识，更新自己的头脑。吕国清在熟练处理中医内科疾病的基础上，由博反约，开始向专科方向发展。

癌症是当今世界上三大死亡疾病之一。消化道肿瘤近几年呈上升趋势，而且发病年龄提前。在济南市中西医结合医院肿瘤科病房中，25 ~ 35 岁出现胃癌、食管癌、结肠癌的患者日渐增多。其原因之一，正与李东垣所说的“内伤脾胃、百病由生”论点相符合。此部分青年人，烟酒无度，饮食无节，起居无常，到了疾病不能受之时，方到医院检查，已属癌症晚期，后悔晚矣。如何早期预防，治疗癌前病变，是极为重要的。在临床上，吕国清常用李东垣的补中益气汤随证加减，“有时师其法，而不拘其方”，来治疗消化道疾病，收到了良好的效果。脾为后天之本，人有胃气则生，无胃气则死。在治疗其他疾病时，吕国清也首先顺护脾胃，患者食欲好，疾病康复则快。

患者一旦查出癌症，就必须积极采取有效措施治疗。当前癌症手术后的放、化疗手段，给患者带来很大痛苦，有时可以说是破坏性治疗。放疗出现的副作用，中医辨证属热毒伤阴，配合清热解毒、养阴生津的方药口服，保证了放疗疗程的顺利进行。放疗、化疗出现的消化道症状及骨髓抑制，辨证为邪伤脾肾，用健脾补肾和胃降逆的方药治疗，均收到了良好的治疗效果。配合化疗的中医协定处方，是肿瘤科治疗肿瘤的综合疗法之一。济南市中西医结合医院肿瘤科是国家中医药管理局重点专科之一，吕国清曾是该院肿瘤重点专科的学术带头人。几十年来，肿瘤科在医疗、教学和科研方面取得了很大的成绩，受到了山东省中医药管理局的多次表扬。

晚期消化道肿瘤，失去了手术放、化疗的治疗机会。疾病传变到消化道以外的其他部位。为提高生存质量，使患者带病延年，吕国清常用李东垣的补中益气汤、王清仁的膈下逐瘀汤，攻补兼施，灵活变通，进行施治。患者用中药，能饮则饮，不能饮则用鼻饲法，或用中药保留灌肠，因人因病而异，效果很好。

现代医学家邓铁涛说："中医学的前途有如万里云天，远大光明，我们的责任，任重而道远。"自 1963 年吕国清步入山东中医药大学的那一天起，就立志为继承和发扬祖国医学遗产而奋斗终生。至今已近 60 年，吕国清为病人的健康，几十年如一日，以院为家，夜以继日地工作着。回想以往的工作，吕国清在医院里陪着病人度过了 23 个春节。

三 学术思想

吕国清行医五十余载，通晓古代医学著作，勤修现代医学原理，博采众家之长，理论联系实际，在不断实践、总结、学习、提高过程中，形成了重视脾胃，扶助正气，从痰瘀论治的学术思想，用药注意升清降浊，调肝理气，补泻兼施，善用对药，刚柔相济，疏敛并用。

1. 重视脾胃，扶助正气

吕国清强调调理脾胃在临床内科疾病中占很重要的地位。她认为脾胃病是覆盖较宽的体系性疾病群，由于中医学与西医学是不同的体系，对脾胃病的概念、内涵，尤其是脾概念并不相同。吕国清按脾胃与其他脏腑的关系分为两大类，一类是影响脾胃升降纳泄作用的，如嗳气、呃逆、呕恶、痞满、脘痛、吞酸、嘈杂、纳少、呕血等；另一类是由脾胃疾病而影响其他脏腑的疾病，如脾不统血之崩漏、便血，脾不化湿而出现水肿、痰饮，因湿热阻滞而出现黄疸，脾不健运而出现的虚劳等，均可通过治疗脾胃而收效。吕国清认为只有脾胃功能健运，后天之气才能不断充养先天，以维持机体生命活动所需的养料。她告诫学生"脾胃内伤，百病丛生""人以胃气为本，有胃气则生，无胃气则死""胃气一败，百药难施"。

治疗有脾胃证候者，调理脾胃；无脾胃证候者，选方用药随时顾护脾胃。

脾胃同居中州，互为表里，胃主受纳，脾主运化，升降相因，共同完成水谷的受纳、腐熟，以及营养物质的吸收、转输。故脾胃为水谷之海，为后天之本，气血生化之源，脾胃损伤则化物无所出焉。对于脾胃虚弱者，直接以理中、温中、四逆辈温补外，即使邪盛为主采用祛邪法时，也反对一味地攻伐而损伤胃气的做法，而是顾护好脾胃正气。

2. 老年病注重从痰瘀论治

吕国清认为老年病的特点是多虚、多瘀、多痰，虚指正气虚，以脾气不足为主，脾气不足，健运失司，水湿不化而成痰浊，盘踞于体内。气虚鼓动无力，七情所伤，气机运行不畅，气虚、气滞、血亏而致血行瘀滞，痰瘀交阻，流聚于血脉而出现高脂血症、高血压、冠心病等。

痰瘀是老年病发生的病理产物和病情发展变化的重要因素，痰浊和瘀血同为有形之致病因素。老年人群中常见的高脂血症、动脉硬化、脑血管病、心血管病、痴呆、糖尿病、前列腺增生、呼吸系统病、肿瘤等，大多与痰浊、瘀血有着密切的关系。老年疑难病患者多为形体肥胖之人，体现了老年多痰、肥人多痰的特点；且病程较长，体现了杂病多痰、久病多痰的特点。老年疑难病以虚、痰、瘀为主要病变特征，不仅病情复杂，而且以急症、难治病居多。在老年病急症病例中，以脑血管病变为最多，其次是呼吸系统病、心肌梗死等。生理上津血同源、气血相关，从而决定病机中因痰致瘀或因瘀致痰的相互交结为患的格局。此种格局的形成造成病程的反复迁延，经久不愈。

治疗上痰瘀同治。痰瘀二者同源而互衍，痰阻则血滞而瘀，血瘀则痰结难化，治疗时要治痰兼顾化瘀，治瘀不忘祛痰，及早地化解和防止痰瘀互化与互结，防止疾病向纵深发展。在单纯活血化瘀无效的“瘀证”中加化痰药，单纯化痰无效的“痰证”加用活血化瘀药，在活血化痰基础上再酌加行气之品，气行则血行，气顺则痰消，常能达到治证且治病的目的。临床实践证实，单祛痰则瘀血不化，单化瘀则痰浊不去，必须权衡痰浊、瘀血之轻重，并用化痰祛湿、活血化瘀之法才能获得较满意的效果。

3. 主张中西医结合，辨病辨证结合

吕国清结合胃镜下黏膜表现将胃炎分为脾虚、瘀血、痰阻型。针对幽门螺杆

菌感染，吕国清认为是邪气侵袭，正邪交争，攻击因子增强，结合中药体外抑菌试验，在辨证基础上选用蒲公英、黄连、吴茱萸、金银花等药；对日益增多的胃食管反流病、功能性消化不良、胆汁反流性胃炎等胃肠动力性疾病患者运用脾胃升降理论，选用辛开苦降药物治疗，取得显著疗效。吕国清善用枳实、枳壳、半夏、槟榔、生姜等具有促进胃肠动力药物，辛味药可刺激胃黏膜，促进消化液分泌，抑制肠内异常发酵，促进排气，消胀除痞。对恶性肿瘤的治疗，采用中西医结合的方法，癌症早期宜手术根治，中晚期宜姑息切除，为以后的继续治疗创造条件，术前调理脾胃以扶正，术后益气健脾，化疗中益气补血、滋补肝肾，中医中药始终参与恶性肿瘤的治疗过程，提高机体免疫力，促进造血功能，保护骨髓、心、肝、肾，增强消化吸收功能，激发和提高机体自动调节、自动控制的职能，减轻手术、放疗、化疗的不良反应并增加疗效。

中医诊疗始于辨病论治，必有其原因。辨病论治虽然有其不足之处，但对于初学者来说，其在临床诊断中更易掌握，且使用简单，易于复制，疗效明显。辨证论治需要有深厚的中医理论基础和丰富的临床经验。不同医家对同一病案辨证论治大相径庭。辨证论治需要全面详细了解病案信息。辨病论治方法容易掌握、运用方便、疗效确切、易于重复，不受中医证型缺乏规范化与标准化的困扰。当患者证候信息过少造成难以辨证时，可以针对主要证候辨病论治。对初学者及西学中人员更为简便，对于无证可辨的场合，辨病论治更有优势。

四 临证经验

1. 脾胃病辨治经验

（1）注重升清降浊：脾胃同居中州，互为表里，胃主受纳，脾主运化，升降相因，共同完成水谷的受纳、腐熟，以及营养物质的吸收、转输。在脾胃病治疗中注重升清与降浊同施，将生发阳气和降火、利水、消积、通下同时应用，不伤正气，常用党参、太子参、白术、柴胡、黄芪、葛根、升麻等清润之品以升其气，半夏、黄连、泽泻苦降之品降其阴，厚朴、枳实开胃气，山楂、神曲、麦芽化腐气，辛开苦降，开胃消食，化腐开痞。

脾胃是后天之本，是人体气机升降的枢纽，也是气血的生化之源。人体脾胃健运，可使人体吸收水谷精微。水谷精微为人体五脏六腑所必须的营养物质。人脾胃的升清降浊功能失常可影响其健康。《四圣心源》中记载："中气衰则升降室，肾水下寒而精病，心火上炎而神病，肝木左郁而血病，肺金右滞而气病。"通过调节患者脾胃升清降浊的功能，可使其病情得到改善。脾主升清，将水谷精微向上输于心、肺、头、目，向四周输布到全身经脉，起到营养五脏六腑、四肢百骸的作用。胃主降浊，可容纳、腐熟水谷，并将糟粕排出体外。脾胃之升清降浊理论是中医理论的基础。脾升胃降，则清浊升降有常。肝木在左，肺金居右。肝从左而升，肺从右而降，龙虎回环，清浊各遵其常。心火居上，肾水居下。升清降浊是人体进行一切生理活动的基础，人体内清浊相干是各种疾病发生的基本病机。人体脾胃功能的失调可引发多种疾病。通过调节患者脾胃升清降浊的功能，可使其五脏六腑各司其职，使清浊归其本位，从而恢复人体原有的生理状态。

（2）调肝理气，疏敛并用：吕国清认为从肝论治肝病不能单纯疏肝或敛肝，而应调肝之用，常以疏肝解郁与抑肝缓急两法先后或同时应用，常用郁金、延胡索、佛手、白芍，既辛散解郁，又酸柔敛肝，体现了对肝之病态的双向调节。

疏肝的同时注意顾护脾胃。肝主疏泄，脾主运化，脾得肝之疏泄，则升降协调，运化功能健旺，肝得脾所输布的水谷精微滋养，才能使疏泄功能正常运行。所以"木得土而达""木赖土以培之"。肝失疏泄会影响脾的运化功能，气血生化无源从而出现"肝脾不和"等病理表现，可见肝与脾在生理病理上是相互联系、密不可分的。

《金匮要略》云："见肝之病，知肝传脾，当先实脾。"肝实之证，为邪有余而必传脾，治当"实脾"，肝脾同治，即抑木培土之法最为常用。如芍药甘草汤调和肝脾，柔筋止痛，若肝郁气滞，木旺乘土之证又宜四逆散疏肝理脾，透邪解郁。枳实去湿痰宿食之互阻，柴胡疏肝解郁、透达阳气，芍药苦泄破结，通络止痛。《素问》云"肝苦急，急食甘以缓之"，又"甘入脾"。是以用甘草温补中州，调和诸药，使内无停阻之气，外无不达之气血，则肝脾自和矣。又有肝气横逆犯胃，脾胃气伤，运化腐熟功能失常而痰饮内阻之证，用旋覆代赭汤和胃化痰、镇肝降逆。因木虚土乘，肝胃气逆，故用旋覆花、代赭石下气消痰，镇肝胃之虚逆，半夏、生姜和胃降逆化痰。且胃气已虚，用人参、甘草、大枣补中益气，扶脾胃之虚。

临床善用黄芪、茯苓、白术健运脾胃，并能防止肝气进一步损伤脾气，达到健脾和胃之功，使中焦脾胃之气得补，气血得以生化，运化受纳功能恢复。临床多用此三药治疗慢性胃炎、功能性消化不良、消化性溃疡，见胃脘胀痛、脘腹痞满、不思饮食、消瘦倦怠、气虚肿满等，辨证为脾胃气虚的患者。

（3）扶正祛邪，刚柔相济：脾胃病多本虚标实，脾胃虚弱是发病的根本，气滞血瘀、湿热、痰浊为标，故在治疗中以不伤正气为要，补脾不可壅补、蛮补，宜气阴同补，脾胃兼顾；应用攻伐之品不宜过重、过猛，寓泻于补，温清并用，使祛邪不伤正。

《黄帝内经》中可见扶正祛邪的思想："正气存内，邪不可干，邪之所凑，其气必虚。"治疗脾胃病应在求本前提下治标，扶正基础上祛邪，即溯本求源、扶正固本。补气时多用黄芪、党参、白术等；补血时多用当归、川芎等养血行气；滋阴时常用生地黄、麦冬、五味子等。然祛邪必当固正，中病即止，切忌屡攻屡逐，否则必致正气愈虚而邪气愈实，治疗效果适得其反。中药治疗贵在权变，宁少勿杂、宁精勿滥，配伍相宜，有法有制。

（4）方简药精，善用对药：在组方用药时吕国清反对盲目堆砌药物，力倡用药少而精，效专力宏，且多用对药，认为药对是前人经验的总结，不是随意糅合而成的。药对在功能上相辅相成，药性上相左相制，可增强疗效，减低副作用。

选方精炼，必须识病机、抓主症。病机与症状紧密相连，有症状必有病机与之相关。抓主症就是抓疾病的主要矛盾或矛盾的主要方面，进行有针对性的治疗。用量轻巧，药物只是帮助治疗疾病的，帮助患者自身功能状态达到正常状态，调整的过程中重视人体的胃气。处方对药物的加减要精当，反复斟酌，精挑细选，精确合适。需要精通药物的作用，把握药物的方向。慢性病、疑难病，仅用几剂中药是很难奏效的，要把握疾病的规律，适时守方。

常用药对：海螵蛸与瓦楞子、柴胡与黄芩、陈皮与厚朴、旋覆花与代赭石、升麻与柴胡、黄连与吴茱萸（左金丸）、三棱与莪术、姜黄与桂枝、百合与乌药等。海螵蛸与瓦楞子伍用，即乌贝散，意在加强收敛止血、制酸止痛、敛疮生肌之效，治疗时应止酸取效。临床治疗伴有情志不畅，甚则气郁日久化热的脾胃疾病，常佐以柴胡、黄芩，收效良多。陈皮、厚朴伍用，见于平胃散，对于湿阻中焦、胃肠气滞所致的胃脘胀满疼痛、纳呆、舌体胖大、舌有齿痕者，疗效显著。旋覆花、代赭石同用，见于旋覆代赭汤，用于胃气上逆之呃逆嗳气、恶心呕吐等症。升麻与柴胡，临床常用于湿阻气机、清阳不升者，出现疲乏倦怠、头晕、记忆力减退、注意力不集中、胸闷、腹胀等症。黄连与吴茱萸，二者配伍，一寒一热，一升一降，黄连清肝之火，吴茱萸疏肝之气，用于肝胃不和、呕吐吞酸，见于左金丸。三棱、莪术为常用的特色药对。二者伍用气血双施，活血行气并举，化积消块，有增强胃肠动力之功，用于改善胃肠动力，增强胃肠功能，临床常用于慢性胃炎、萎缩性胃炎等见于胃痞、纳呆等。姜黄与桂枝，用于治疗寒凝血瘀气滞之心腹痛、胁痛、胃脘隐痛、畏寒、痞满不畅之患者；治疗痛性疾病，尤其是胁下痛。百合、乌药这一对药，百合清补肺胃之阴、清心安神，乌药上走肺脾、下达肾和膀胱而主一身之气。二者相伍，理气而不伤阴，临床因气滞、气机不畅所致的腹胀腹痛明显者，常伍用之以理气止痛之品；也多用于胃阴不足，虚火内生之胃痛、胃胀、夜间胃中灼热、消谷善饥等证。

药对是方剂配伍的体现。合理的药对配伍可起到良好效果。药对是医家根据多年临床实践总结出来的宝贵经验，临证用药时需注意随症加减、灵活化裁。做到因证选法、因法选方、因方加减，恰当使用药对，方能显效。临床运用灵活，不拘泥一法，结合辨证论治，多组合应用，随证加减，使用得当，收效明显。

2. 恶性肿瘤辨治经验

吕国清强调在恶性肿瘤的治疗中要注重顾护正气。她研制扶正化积汤（黄芪、山药、薏苡仁、太子参、苍术、莪术、半枝莲、白花蛇舌草、赤芍、甘草等）治疗消化系肿瘤，并根据不同部位加用药物：食管癌加用蜂蝎粉 3 g（露蜂房、全蝎）、壁虎粉 3 g 冲服；胃癌加浙贝母、甘松、枳实、川厚朴、山慈菇等；大肠癌加蒲公英、槐米、紫花地丁、马齿苋。她研制的“生血丸”由黄芪、党参、白术、茯苓、熟地黄、枸杞子、何首乌、黄精、女贞子、沙参、麦冬、鸡血藤、芡实、山药等组成，应用于化疗术后，调理胃肠功能，保护骨髓，保护心肝肾及内分泌系统少受药毒的损害。

正气不足在消化系肿瘤发病中起决定作用，以瘀血、痰浊、火毒、阴寒、癌毒为主的邪气内聚是发病诱因，病位在中焦脾胃，与肝、胆、肠、肾有关，晚期出现心肺异常，为本虚标实之证；辨证应先别寒热、虚实，分期治疗，强调“有是证便是方，有是症便是药”，以调肝脾、降胃气、和气血为主，化祛痰、解毒抗癌、酌加虫类药为辅，主张早诊早治。

吕国清在研读经典及复习历代文献的基础上，以“有故无殒”做理论支撑，大胆运用大剂量半夏治疗恶性肿瘤。由于手术、化疗、放疗的广泛引用，临床利用毒性中药治疗肿瘤的应用空间似乎越来越狭窄，化疗药物虽能遏制肿瘤细胞增殖，但毒性较大，患者容易出现气血耗伤、阳气阴液损伤，影响气机出入，导致气血亏虚，气滞血瘀。恶性肿瘤的扶正治疗也似乎已成为部分当代中西医工作者引以为豪的领域，这种倾向是不利于中医临床向前发展的，如果听之任之，中医肿瘤学科将永远处于辅助治疗的被动地位。从挖掘经典、正本澄源的角度，临床重视“祛邪”法的应用，更能体现中医治疗肿瘤的优势和精华所在。

3. 老年病辨治经验

老年病以多虚、多痰、多瘀为特点，治疗以补气益肾为本，以祛痰化瘀为标。吕国清认为老年病不仅有视之有形之痰，还有更多无形之痰，凡见舌胖齿痕，苔腻或滑，脉沉细缓或弦滑，形胖体丰，头昏神困，神志异常，昏厥抽搐，四肢沉重，肢体肿胀，胃脘痞闷，肠鸣腹泻，不欲多饮，或有痰涎，大便溏稀，或先干后稀，或黏滞不爽，毛发脂多，腋汗多，带下多，阴囊潮湿者，有一二项，即可参痰辨证。常用二陈汤、黄连温胆汤、陈平汤加减。

对于老年患者久病不愈，气血阴阳失衡，为使病变平复，从脾胃着手，以调补后天为法，如“病人脉已解，而日暮微烦，以病新差，人强与谷，脾胃气尚弱，不能消谷，故令微烦，损谷则愈”。久病之人，脾胃气弱，强食以谷，食入不化，是故当节制饮食，待脾胃恢复病即可愈。人体脏腑虚损，气血阴阳皆亏，抵抗能力低下，容易招致虚邪，邪气侵袭，内外俱病。扶助正气，既要补阳气，又要养阴血，然人之气血来源于“后天之本”的脾胃，故补虚之中，当以调补脾胃为先，脾气健运，化源充足，气血旺盛，五脏六腑四肢百骸得养，则“正气存内，邪不可干”，抗病祛邪之力便强。

五 典型医案

1. 天麻钩藤饮加减治疗肝阳上亢

王某某，男，61岁。2016年7月28日（大暑后6天）初诊。

主诉：头晕、头部昏沉感半年。

现病史：患者半年前出现头晕、头部昏沉感；偶有双上肢麻木，耳鸣，头痛且胀，急躁易怒，口苦眠差，头颈转动时上述诸症加重。现症见头晕、双上肢麻木，耳鸣，急躁易怒，口苦眠差，舌质红，苔薄黄，脉弦涩。CT检查未见明显异常。经颅多普勒显示双侧大脑中、后动脉血流速度增快。

中医诊断：头晕（肝阳上亢）。西医诊断：后循环缺血。

治则：平肝潜阳，滋养肝肾。

处方：天麻钩藤饮加减。山栀8 g，天麻15 g，半夏15 g，杜仲15 g，川牛膝15 g，石决明15 g（先煎），钩藤15 g（后下），当归15 g，白术15 g，陈皮15 g，茯苓15 g，地龙15 g，生龙骨、生牡蛎各30 g（先煎）。6剂，水煎500 mL，分两次服。

复诊：服药6剂后患者头晕、头痛、上肢麻木减轻，头颈能正常转动，加全蝎10 g，蜈蚣2条增强活血通络之功。10剂后，头晕诸症消失。

按语：后循环缺血所致眩晕属于中医"眩晕"范畴，常见于中老年患者，多因脏腑功能减退，阴阳失调，气血津液运行障碍，导致痰瘀内生，阻于脉络，脑失所养。本病病位在清窍，与肝、脾、肾三脏关系密切，病性以虚者居多。肝肾阴亏，肝阳上亢，气机不利，均可以导致血行迟滞，瘀血内生，痹阻脑脉，导致眩晕，故治疗应重视活血化瘀。

《素问·至真要大论》认为："诸风掉眩，皆属于肝。"中医历来认为"无风不作眩"，肝肾阴虚，肝阳上亢，则发眩晕，故治疗眩晕应平肝息风。中医称肝是"风木之脏"，血虚则生燥生风，故称肝风，亦称"内风"。《临证指南医案》华岫云说："经云诸风掉眩，皆属于肝，头为诸阳之首，耳目口鼻皆系清空之窍，所患眩晕者，非外来之邪，乃肝胆之风阳上冒耳，甚则有昏厥跌仆之虞。"

故用天麻钩藤饮为主方，以平肝息风、滋阴清热、补益肝肾。天麻钩藤饮出自《杂病证治新义》，是治疗眩晕之名方。方中天麻、钩藤、石决明均有平肝息风之效；配以山栀清热泻火，使肝经之热不致偏亢；牛膝引血下行；杜仲补益肝肾；茯神安神定志。合而用之可使肝热得清，肝风得息，诸证自愈。复诊在初诊的基础上，加用了活血通络之品，故疗效明显。

2. 附子理中汤合真武汤加减治疗脾肾阳虚

黄某某，男，65 岁。2017 年 10 月 21 日（大暑后 6 天）初诊。

主诉：咳嗽、喘息半年，加重伴痰中带血 1 个月。

现病史：患者半年前开始无明显原因出现咳嗽，有时伴喘息、呼吸困难，曾在本市医院行放、化疗，西药消炎治疗（药名不详），效果不佳。近 1 个月来上症逐渐加重，有时痰中带血，胸闷憋气，不能平卧及左侧卧位，卧则喘息咳嗽剧烈，只能右侧卧位。患者无发热、恶寒，出汗不多，面部及四肢水肿，以双下肢为重，大便偏稀，日 1 ~ 3 次，小便正常；纳差，食后脘腹胀满不适，口干不欲饮。现症见咳嗽，痰不多，为白黏痰，有时痰中带血；胸闷憋气，不能平卧及左侧卧位，卧则喘息咳嗽剧烈，只能右侧卧位。查体：精神萎靡，面色晦暗，口唇、指甲淡白，舌胖齿痕，苔白腻；腹部膨隆，双下肢凹陷性水肿，诊其脉沉细无力。检阅 CT 报告为右侧中心性肺癌并纵隔转移，右侧胸腔积液（大量）；腹部 B 超提示肝硬化腹水（大量）。

中医诊断：咳嗽、咳血、臌胀；辨证：脾肾阳虚，水逆犯肺。西医诊断：肺癌并纵隔转移、肝硬化（失代偿期）。

治则：温补脾肾，化痰利水。

处方：附子理中汤合真武汤加减。药用：附子 60 g（先煎 1 小时），白芍 15 g，炙甘草 30 g，红参 15 g（另炖），炒白术 20 g，云苓 30 g，干姜 60 g，干姜炭 60 g。3 剂。每日 1 剂，水煎，早晚分服。禁食辛辣、鱼虾、浓茶等。

二诊：2017 年 10 月 24 日。服用前方后，患者诉咳嗽减轻，未再咳血，已能平卧，余证仍在，此乃水逆减轻，脾甚仍虚，法当击鼓再进，上方附子加至 80g 仍先煎，干姜加至 80 g，余药不变，再进 3 剂。

处方：附子 80 g（先煎 1 小时），白芍 15 g，炙甘草 30 g，红参 15 g（另炖），炒白术 20 g，云苓 30 g，干姜 80 g，干姜炭 60 g。3 剂。每日 1 剂，水煎，早晚分服。禁食辛辣、鱼虾、浓茶等。

三诊：2010 年 10 月 27 日。病情续减轻，咳喘俱减，偶有咳血，血色暗，能胜任一般体力劳动。每次将附子用量加重 20 g 先煎，数诊后附子量达 200 g，干姜量达 100 g，余药量不变，患者自我感觉良好，咳喘俱轻，饮食可，体力恢复正常。经 CT 检查：胸腔积液少量，肺部肿块缩小。

按语：臌胀属重症之一，治疗难度较大，故前人有“臌胀一症，最为难痊”之说。关于臌胀病机，历代医家见地不同，仁智各见，有持湿热论者，如李杲与朱震亨等；有主下焦阳虚，甚至说是肾中之火衰使然，如赵养葵、孙一奎两大家；有倡水衰、气结、血凝者，如喻昌认为“臌胀病根在脾”者居多数。因腹为肝、脾、肾三阴聚集之地，而脾又为三阴之长，唯脾气虚寒，水邪方能窃踞腹中。如《黄帝内经》曰：“三阴结谓之水”“足太阴之别，虚则臌胀”。《中国医学大辞典》也说：“此症是由于脾土衰弱，正气虚馁，不能运化所致。”

本病治疗的关键是把握好标本缓急，气血虚实，从阴从阳，因人因证施治。对于辨证为“脾肾阳虚”的病例，要掌握好双补脾肾，因脾为土脏，肾为水脏；一个有“先天之本”之称，一个有“后天之本”之谓；脾胃为受纳运化水谷精微，升清降浊，充养全身，同时也济养肾阴。肾为水火之脏，肾以元阳之火，资生脾土，使之腐熟水谷，成为“气”之生源。所以李中梓在《医宗必读》中说：“肾为先天，脾为后天，脾有阳阴，肾分水火，宜平而不宜偏，宜交而不宜分。”许叔微在《伤寒发微论》中称：“脾为生气之源，肾为生气之根，气来源于脾肾。治气之变，责在脾肾。”又说：“命门之火，能生脾土”“水为阴邪，其本在肾，水唯畏土，其制在脾”。

《素问·五脏生成》也云：“肾之合骨也，其荣发也，其主脾也。”可见，脾肾在生理上的互济是客观的；在病理治疗上，按五行生克，土能克水，水也能侮土。清代陈士铎在《石室秘录》中有谓：“生中有克，克中有生，生不全生，克不全克，生畏克而不敢生，克畏生而不敢克，人未必尽知之也。”“何以见克中有生乎？……脾克水也，而脾土非水又何以生？然而脾土未尝不生水，水得土而蓄积，则水有根基矣。”由此可以看出，脾肾互济是治病养生之本。宋代孙兆在《鸡峰普济方·卷十二》中始提出“补肾不如补脾”说，唐代孙思邈也推崇此论，这是补肾顾及从脾论治的实践体验。宋代严用和在《济生方·五脏门·脾胃虚实论治》中提出“补脾不如补肾”论，许叔微大为赞赏，这也是补脾顾及从肾论治的实践体验。清代名医程钟龄提出：“脾肾两脏，皆为根本，不可偏废，古人或谓补脾不如补肾者，以命门之火，可生脾土也；或谓补肾不如补脾者，以饮食之精，自能下注于肾也。须知脾弱而肾不虚者，则补脾为亟；肾弱而脾不虚者，则补肾为先。”《素问·脏气法时论》有云：“脾病者，身重，善肌肉萎，足不收，行善瘛，脚下痛；虚则腹满肠鸣，飧食不化，取其经，太阴、阳明，少阴血者。”由此可见，脾病在治则上也是取“太阴、阳明、少阴”，即脾、胃、肾合参。又论：“肾病者，腹大，胫肿，喘咳，身重，寝汗出，憎风；虚则胸中痛，大腹、小腹痛，清厥，意不乐，取其经，少阴、太阴血者。”这也是肾病取脾、肾互济的治则。

本病例患者咳喘俱重，痰中带血，卧则咳喘剧烈，伴大量腹水、下肢水肿等，西医诊断右侧中心性肺癌并纵隔转移、右侧胸腔积液（大量）、肝硬化腹水（大量），当属中医难治之沉疴。辨证中抓住脾肾阳虚水泛、凌心犯肺的病机主线，果断用大剂姜、附，视患者反应逐渐加量，最大每剂附子用至 200 g，干姜用至 100 g。最终取得较好的效果。

何廉臣云：“虽属脾肾阳虚，亦必由阴浊填满，《黄帝内经》所谓‘浊气在上，则生䐜胀’也。所以直攻不可，蛮补不可，必须温补之中，佐以辛通，通补兼施，以渐取效，必俟阴散阳通，浊降清升。”本例患者以附子理中汤加减，虽取得良效，推测如在原方中再加车前子、防己等通利之品，可能疗效更佳。

3. 理中汤合枳实薤白桂枝汤加减治疗痰瘀痹阻

门某某，男，68 岁。2017 年 3 月 23 日初诊。

主诉：反复胸闷痛、憋气 5 年。

现病史：患者自 5 年前开始无明显原因出现胸闷痛，反复发作，心电图提示“心肌缺血”，曾用各种抗心肌缺血中西药物治疗效果不佳，服用活血化瘀中药月余无效而来诊。现症见患者胸闷痛、憋气，时轻时重，平静时亦感胸闷，活动后加重，不咳，痰黏，有时伴心悸。患者畏寒，述受凉时胸闷憋气加重，出汗不多，头身不痛，大便偏稀，小便正常，饮食一般，形体肥胖，舌略胖有齿痕，舌下络脉青紫迂曲，脉沉细。2004 年于油田某医院行冠状动脉造影并安装冠脉支架 2 个，病情无缓解。后分别于 2005 年、2007 年多次行冠状动脉造影并安装冠脉支架，前后共安装支架 7 个，并长期服用阿司匹林、氯吡格雷等抗心肌缺血药物，胸闷无缓解。

中医诊断：胸痹（心脾阳虚，痰瘀痹阻）；西医诊断：冠状动脉粥样硬化性心脏病。

治则：宣阳通痹，活血化瘀。

处方：理中汤合枳实薤白桂枝汤加减。药用：党参 15 g，干姜 15 g，炙甘草 15 g，生白术 15 g，瓜蒌 15 g，薤白 15 g，桂枝 15 g，厚朴 12 g，枳实 12 g，杏仁 12 g，桃仁 15 g，川芎 12 g，生姜 10 片。5 剂。水煎服。

二诊：2017 年 3 月 28 日。患者服用前方 3 剂后，诉胸闷憋气明显减轻，活动能力增加。药既对症，便需续进，拟上方续进 5 剂。

三诊：2017 年 4 月 3 日。病情持续减轻，胸闷憋气基本消失。药量不变续服。20 余剂后患者胸闷憋气消失而停药。3 个月后追访无复发。

按语：本病例患者中医诊断为胸痹，胸闷憋气反复发作，曾放置冠脉支架 7 个无缓解，造成患者很大的痛苦。曾用活血化瘀中药治疗无效，原因是未抓住胸痹的病机本质，落于冠心病为血脉痹阻的俗套。中医学认为：本病多属本虚标实，本虚是正气虚、胸阳不足，标实多为痰浊瘀血、脉络痹阻。《金匮要略·胸痹心痛短气病脉证并治第九》篇有“……夫脉当取太过不及，阳微阴弦，即胸痹而痛，所以然者，责其极虚也。今阳虚知在上焦……”的论述。该患者为老年人，宗气本虚，加之反复介入治疗、活血化瘀等再伤正气，致患者胸阳更虚，畏冷、短气、活动后加重、舌胖齿痕、脉沉细即为胸阳不足之反映。患者长期饮食肥美，体形丰腴，致痰浊内生，以致痹阻血脉而产生胸痹之病。其治疗当标本兼顾，温补胸阳，宣阳通痹，兼顾活血。方选理中汤温补脾阳，脾阳得温则胸阳振；以瓜蒌薤白桂枝汤宣阳通痹，加小量桃仁、川芎兼顾活血；上方以补为主，补泻兼施，而奏功效。《金匮要略·胸痹心痛短气病脉证并治第九》篇有“胸痹心中痞，留气结在胸，胸满……枳实薤白桂枝汤主之，人参汤亦主之”。本案用药正合此意。

4. 调营饮治疗肝脾血瘀

张某某，男，62 岁。2017 年 7 月 28 日初诊。

主诉：腹部胀满、疼痛半年，加重伴纳呆、黑便 1 周。

现病史：患者半年前突然出现腹部胀满、疼痛，于当地医院诊断为“肝硬化腹水”，给予保肝、抗感染等药物，疗效不佳。1 周前患者上述症状加重，出现纳呆、黑便，时有恶心，夜眠差，小便量少，舌质紫暗，有瘀斑，脉象弦涩；有乙型病毒性肝炎病史 13 年。查体：面色晦暗，腹膨大，按之硬，青筋怒张，叩诊鼓音，肝脾触诊不理想，移动性浊音（+）；腹部彩超示肝硬化、腹水；大便常规示潜血（+++）。

中医诊断：臌胀（肝脾血瘀）；西医诊断：乙型肝炎、肝硬化、腹水。

治则：活血化瘀止血，疏肝理气行水。

处方：调营饮合十灰散加减。药用：当归 15 g，赤芍 15 g，川芎 10 g，大黄 6 g，莪术 10 g，茯苓 15 g，桑白皮 15 g，大腹皮 15 g，葶苈子 10 g，陈皮 15 g，细辛 3 g，肉桂 10 g，水蛭 10 g，大蓟 10 g，茜草炭 10 g，侧柏叶 10 g，三七炭 15 g，山栀 15 g，延胡索 15 g，甘草 10 g。5 剂。水煎服，每天 1 剂，分两次服。

二诊：2017 年 8 月 2 日。服用前方后，腹胀痛减轻，腹部按之较前柔软，大便黄褐色，小便较前增多，余症同前，上方有效，效不更方，继用 5 剂。

三诊：2017 年 8 月 7 日。腹胀痛减轻，腹壁按之较前柔软，纳食稍好转，无恶心，黄便，小便量可，舌质较前变浅，此乃出血已止，仍有气血瘀阻之象，故前方去大蓟 10 g，茜草 10 g，侧柏叶 10 g，山栀 15 g，加用穿山甲 10 g，瞿麦 10 g，川楝子 10 g，柴胡 10 g；加大活血化瘀、行气疏肝之力。药用：当归 15 g，赤芍 15 g，川芎 10 g，大黄 6 g，莪术 10 g，茯苓 15 g，桑白皮 15 g，大腹皮 15 g，葶苈子 10 g，陈皮 15 g，细辛 3 g，肉桂 10 g，水蛭 10 g，三七炭 15 g，延胡索 15 g，甘草 10 g，穿山甲 10 g，瞿麦 10 g，川楝子 10 g，柴胡 10 g。嘱守方继服，共服用 20 余剂，病情稳定，未出现其他症状。

按语：患者腹胀大如鼓，青筋暴露，当属中医“臌胀”“单腹胀”“蜘蛛蛊”范畴无疑。本病当与水肿、痞满相鉴别。水肿病位多在肌肤，病变脏腑在肺、脾、肾，病机为肺失宣降、脾失健运、气化不行，临床表现初起从眼睑开始，继则延及头面四肢以至全身，亦有从下肢开始水肿，后及全身，皮色一般不变：臌胀病位在腹部，病变脏腑在肝、脾、肾，病机为肝脾肾功能失调，气血水互结于腹部；临床表现为腹部胀大如鼓，逐渐坚硬，四肢消瘦，皮色苍黄。痞满指腹中自觉有胀满之感，而无胀急之象，臌胀可兼有腹满，且有胀急之象，病程长且腹内有癥积等有形之物。本证属本虚标实，由于肝脾受损，疏泄运化失常，气血瘀阻致水气内停，法当活血化瘀止血、疏肝理气行水，标本兼治，故选用调营饮合十灰散加减取效。《灵枢·水胀》云：“臌胀何如？岐伯曰腹胀，身皆大，大于肤胀等也，色苍黄，腹筋起，此其候也。”《金匮要略·水气并脉证并治》云：“肝水者，其腹大，不能自转侧，胁下腹痛，时时津液微生，小便续通。”本病例本虚标实，虚实错杂，治疗中除了掌握扶正祛邪“虚则补之，实则泻之”的原则，还要注意“至虚有盛候，大实有羸状”的特点。

5. 茵陈蒿汤治疗脾虚湿热

赵某某，男，56岁。2016年7月28日（大暑后6天）初诊。

主诉：身目发黄1个月。

现病史：患者1个月前无明显诱因出现身目发黄，色如橘；就诊于当地医院，诊断为“原发性肝癌”。西医给予保肝降酶抗癌治疗，效差。现症见一身黄染，口苦，胸闷腹胀，胃纳减退，烦热，肝区时有疼痛，尿黄赤，舌质红，舌苔黄腻，脉弦滑。患者有慢性乙型病毒性肝炎病史十余年。查体：肝于肋下4 cm，剑突下3.5 cm，质硬，有结节感。肿瘤标志物：AFP 506 μg/L；腹部B超示肝右叶占位性病变。

中医诊断：黄疸（脾不化湿，湿郁化热）；西医诊断：原发性肝癌。

治则：清化湿热为主，兼以健脾疏肝。

处方：茵陈蒿汤加减。药用：茵陈蒿15 g，栀子9 g，茯苓15 g，金钱草12 g，郁金12 g，半夏9 g，橘皮12 g，炒白术15 g，甘草6 g。水煎500 mL，分早晚两次服用。服药期间，忌生冷辛辣、忌生气。

二诊：2016年7月31日。服用前方5剂后，身目黄、尿黄等症较前明显好转，胃纳可，无烦热，大便较稀，但较前有所好转。前方继服5剂。

三诊：诸症较前明显好转，仍胸胁疼痛，生气后加剧，大便略稀。舌苔厚微黄，脉弦。此乃湿热减轻，但是脾虚气滞仍在，故前方加枳实12 g，厚朴12 g，党参9 g，木香6 g，砂仁6 g，薏苡仁30 g以加强理气健脾之效。药用：茵陈蒿15 g，栀子9 g，茯苓15 g，金钱草12 g，郁金12 g，半夏9 g，橘皮12 g，炒白术15 g，甘草6 g，枳实12 g，厚朴12 g，党参9 g，木香6 g，砂仁6 g，薏苡仁30 g。水煎500 mL，分早晚两次服用。连服7剂，症状明显改善。

按语：该患者的临床表现为身目发黄，色如橘，口苦，胸闷腹胀，胃纳减退，烦热，胸胁时有疼痛，尿黄赤，舌质红，舌苔黄腻，脉弦滑。相当于中医“黄疸”范畴，《伤寒杂病论》将黄疸分为黄疸、谷疸、酒疸、女劳疸、黑疸五种。本患者证似“谷疸之为病，寒热不食，食即头眩，心胸不安，久久发黄，为谷疸，茵陈蒿汤主之。”吕师研习历代医家对黄疸的论述，结合篇目与原文，加以发挥；认为肝癌患者大都属中晚期，临床表现以脾虚为多见，兼见气滞、湿阻、湿热等症，治疗原则以健脾为主，兼理气消导、清湿热，可改善症状，近期疗效较好，个别患者可带病长期生存。

（医案由陈树泉整理）

六 经验方

应用大剂量半夏治疗肿瘤经验

吕国清以《素问·六元正纪大论》“有故无殒，亦无殒”为指导，药物合理配伍以增效减毒，控制剂量中病即止，保证用药的安全性与有效性。“有故无殒，亦无殒”，原文指在孕妇怀孕期间，若患大积大聚之证，可以适当地使用药物，尤其是某些峻烈有毒之品，既能祛除病邪，又能达到保证母子平安的目的。历代医家如唐代王冰，宋代陈自明，明代张景岳、李中梓，清代王孟英、张璐对此有详细注释，认为妇女孕期若患有积聚之病可以用“毒药”治疗疾病。王冰还特别强调“衰其大半而止”的重要性及用药剂量，原文中“有故无殒，亦无殒”主要是针对孕妇患有积聚病的用药原则。近年来随着中医中药治疗恶性肿瘤的经验不断积累，“有故无殒”也已成为一条重要的肿瘤治疗法则，对于积聚邪实者，可以使用有毒峻利药物进行治疗，但不可过用，应适可而止。

高锦庭指出：“癌瘤者，非阴阳正气所结聚，乃五脏瘀血浊气痰滞而成。”临床常用的以毒攻毒、化痰散结法就是针对肿瘤的痰邪而采取的治疗方法，常用方如二陈汤、瓜蒌薤白半夏汤等，但令我们长期困惑的是临床运用的这些方法很难达到理想的效果。因而在研读经典及复习历代文献的基础上，以“有故无殒”做理论支撑，大胆运用大剂量半夏治疗恶性肿瘤。

大剂量半夏治疗肿瘤的原则是：①所有病例均有细胞学、病理学或 CT、MRI 确诊的患者；②辨证为痰湿证或病机以痰湿为主者；③体质尚结实者；④单纯用中药治疗者。

由于半夏为超大剂量，应用方法如下。①药物选择：制半夏 30 g 为主入汤剂；②伍以生姜、大枣；③煎煮时间先煮 15 分钟，后纳他药煎煮；④每天 3 次服，饭前半小时温服；⑤连服 15 ~ 20 天为 1 个疗程。

10 余年来，临床共观察临床住院和门诊病人 370 余例，未发现肝肾功能损害者，红细胞、白细胞和心电图在治疗前后均无显著变化。治疗后患者的疼痛有不同程度缓解，甚至不痛，饮食增加、体力好转，舌苔由厚腻转为薄白。

（整理者：于华林）

左振素

一 医家简介

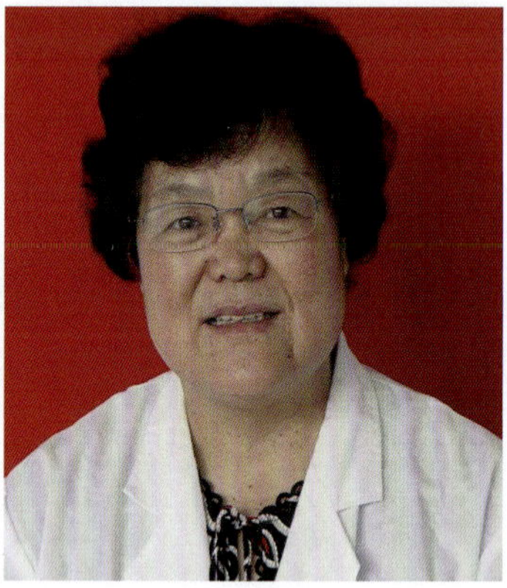
左振素

左振素，女，1951年3月生于山东省沂南县，山东省临沂市中医医院主任中医师，1976年毕业于山东中医学院，毕业后被分配到山东省临沂市中医医院工作。左振素从事中医临床工作四十多年，一直以“大医精诚”为座右铭指导自己的行医路。她工作兢兢业业，任劳任怨，刻苦学习，技术精湛，具有良好的医疗道德和医疗作风，全心全意为病人服务。得到患者的好评，同事的认可，在群众中具有很高的威信。多年来连续被医院评为先进工作者、医德高尚的医务工作者、十佳医生、优秀共产党员、劳动模范等。2000年被评为临沂市先进职工；连续数年被评为临沂市卫生系统优秀共产党员；2002年获临沂市振兴沂蒙劳动奖章；2003年被评为临沂市中医先进工作者及临沂市名中医；2004年曾参加山东省卫生厅组织的行风建设先模人物巡讲团全省巡回演讲；2005年获山东省行风建设先进个人；2007年被评为山东省名中医药专家；2009年被评为山东省中医先进工作者并立二等功；2015年被评为临沂市有突出贡献的老科技工作者；2016年获临沂市卫计委优秀共产党员称号；2019年12月获山东省医师协会颁发的“国医杰出贡献奖”。2020年7月被评为“山东名老中医”；2020年12月获“山东省中医药杰出贡献奖”。自2000年即为山东省及国家重点专科风湿病学科带头人；2004—2007年为临沂市首批中医师承指导老师；2008年12月—2011年12月为第四批全国中医师承指导老师；2012年8月—2015年8月为第五批全国中医师承指导老师；2016年12月开始第六批全国中医师承带教工作，并为全国中医临床优秀人才指导老师。2012年被确定为山东省名老中医药专家左振素传承工作室建设项目，2020年全国名老中医药专家左振素传承工作室建设项目通过国家中医药管理局验收。工作期间兼任山东中医药大学兼职教授；山东省中医药学会风湿病专业委员会第一届委员，第二届、第三届、第四届副主任委员；临沂市中医药学会理事；临沂市中西医结合学会常务理事、风湿病专业委员会主任委员；山东省首届名医联盟委员会委员。

发表学术论文40余篇，主编及参编医学专书20余部，主持及参与科研课题10项，分别获山东省科学技术进步奖三等奖，山东省医药科学技术进步奖二等奖、三等奖，临沂市科学技术进步奖一等奖、二等奖。

二 成长之路

缺医少药，立志习医

左振素与医之缘，缘于农村缺医少药的鞭策。1968年，左振素有幸到保健站做会计工作。一段时间内保建站只有一名医生和她这位会计。说是会计，但她对会计知识一无所知。在那位医生的指导下，左振素每天记着流水账，没有复杂的账目可做。保健站原本还有一位中医，中药也齐全，后来中医走了，但仍有一些带方前来抓药者，这项工作自然也就落到了左振素身上。在一无所知的情况下，她只有抓紧时间熟悉药橱上的药名，才能照着药名抓药，至于识药则无从谈起，抓错也全然不知。记得有一次，药方上有“滑石”，结果盛滑石的药斗是空的，左振素没见过滑石，当时也无人请教，她在库房看到一个木箱中有些石头样的东西，以为就是滑石，于是用斧子敲碎称给病人。病人再次来取药时说，他在别处取的药没有红色的，而是白色像面粉样的。后来才知道她把“赭石”当成“滑石”了。因不识药之性状而铸成错，幸好无碍，若是剧毒之品，后果不堪设想。在一无书、二无师的情况下，左振素耳濡目染学会了测体温、肌内注射及一般的外伤包扎等技术。后来左振素又成为一名民办教师。有一段时间，保健站因故停业，全村两千余村民头痛感冒者不断，找不到一个明白医理的，大家又把她当作医生来求治。当时左振素恨自己无能，不能为村民解决问题，自此便萌生了当一名医生的念头，为村民解决燃眉之急。

1973 年高校招生，左振素以优异的成绩考入山东中医学院中医系，实现了学医梦。入校后的学习可以用如饥似渴来形容。毕业后她被分配到临沂市中医医院工作至今。

医德垂范，大医精诚

左振素立志做一名好医生。好医生的标准，唐代名医孙思邈之《大医精诚》论述得至精至深、至全至细。《大医精诚》突出地强调了作为一位优秀医生，必须具备高尚的医疗道德修养和精辟的医学理论、医疗技术。左振素一直以“大医精诚”为座右铭指导自己的行医路。她首次接触“大医精诚”是在医古文的学习课程中。她在老师的讲解指导下，理解了其内容，并背诵全文，为其精辟而感叹。但当时的理解，只是文字的理解，行医过程中逐步使她理解得更深刻。其中的每一句都可以作为警句提醒指导医生，可以说是医生行动的指南、座右铭。实践证明，真正做到“大医精诚”所倡导的不是很容易的事。左振素体会到只要能践行“大医精诚”就是一位好医生。医为仁术，当有仁心。仁心包括善心、诚心和奉献之心。对病人应该“无微不至，细致入微”。对医术学习当“博极医源，精勤不倦，精益求精”。这些都是她在临床实践中逐渐理解和逐步落实的，并不是一步到位的。病人不仅仅要承受疾病折磨的痛苦，还要承担很多困难，如交通不便、经济困难等，这些都会使他们患病后不能得到及时治疗。为他们提供方便、体谅他们的难处，应该说是医生行医的内容。

提高医术造福病患，良好的医德必须以精湛的医术为载体。“精术”是“立德”的根本和基础。一位好的医生必须有精湛的技术，才能造福于病患。行医过程中有误诊时，也有束手无策之时，但成功救治病患给自己带来的喜悦和成就感则更多。这些都是激励左振素学习提高技能的动力。记得 1978 年初的一天下午，病房来了一位患者，入院诊断为“过敏性紫癜”，第二天早晨患者就死亡了。因为患者死亡很意外，科里准备病例讨论。当时左振素刚毕业一年多，是医生的小字辈；她为讨论发言赶紧查书、翻资料。当时已有“流行性出血热”的病例报道，她分析本病例的发病情况符合流行性出血热的诊断，大胆提出“过敏性紫癜”是误诊，得到大家的认同，由此增强了她学习钻研的兴趣，认真学习总结。自此以后流行性出血热很少有误诊，并积累了丰富的治疗经验。

在担任大内科主任的几年里，科室连年被评为先进，号称“七连冠”。也是在那时候（2000—2002 年），临沂市中医医院风湿科成为省重点专科、国家重点专科，并成立了临沂市中西医结合风湿病专业委员会。面对急危重患者的救治和疑难病症的确诊治疗以及其他医疗问题。左振素在积极发挥中医优势的基础上，全面学习西医诊断和救治方法。几年下来，她对内科各专业的急危重症及疑难病症使用中西医两法治疗得心应手，对诊疗疾病的范围和治疗方法达到了一定的广度。近几年来，她着重研究风湿病、肾病、胃肠病的中西医诊疗。对风湿病的类证鉴别和辨病治疗有自己的思路，对肾病、胃肠病中医治疗有自己的方法，其研究水平具有一定的深度。对病因的认识有自己的见解，临床重视湿痰瘀毒致病，内科杂病从湿痰瘀毒治疗有系列研究成果。

撰文著书，交流心得

1977 年，在上级大夫的指导下，左振素用小柴胡汤加减治愈了 2 例不明原因的发热患者。左振素对照学习、查找资料，写出了第一篇论文《小柴胡汤治疗无名高热两例》，发表在《沂蒙中医杂志》，通过这篇个案的总结，她牢牢记住了《伤寒论》101 条“伤寒中风，有柴胡证，但见一证便是，不必悉具”。此后左振素更加善于总结，注意发现问题，只要有新思路、新观点就写出来，予以发表。1992 年晋升副主任医师时主编了《中西医结合治疗内科疑难病》。那时没有电脑，只有用手写，写了改，改了抄，几经数十遍才完稿。1998 年左振素参加了全国中西医结合风湿病高研班，对风湿病有了更深的了解，在临床治疗风湿病的过程中，她发现这些病容易误诊、难治，由此她又写了《中西医结合治疗风湿病》，把临床疑惑的问题加以提示。这部书的亮点就是诊断提示和治疗难点，现在看还不过时。

随着临床水平的进一步提高，左振素发现风湿病都有骨、关节、肌肉改变，但又有不同的症状表现和特点。不同的疾病，特别是弥漫性结缔组织病，累及相同的脏器却有不同的病理改变和临床表现，致使临诊时容易混淆，难以确诊。由此她想到应该为从事风湿病专业的，特别是基层的同行们提供一点方便，使他们能在短时间内掌握风湿病的临床特点、诊治方法和发展现状。2004 年，左振素独立完成了《风湿病系统损害鉴别》，以风湿病关节病变、风湿病在各系统的表现为章节，突出两个特点，即对常见风湿病骨、关节、肌肉的表现特点，风湿病在各系统病变的表现特点，做一简明扼要的横向比较，加以鉴别，使读者一目了然，便于掌握其诊疗要点，利于明确诊断。2014 年左振素参与人民卫生出版社征稿出版的《风湿病名方验方》等一套共 8 本图书，主要总结古人、国医大师、现代名医治疗经验和方法。20 多年来，左振素共主编及参编医学类书 20 部，养生保健类 4 部。这些都是利用业余时间写的。写作过程是她学习别人、总结自己、借鉴前辈经验的过程，是在学习新理论、新技术。

重视传承，悉心带教

左振素对风湿病专业的学习和研究，得益于全国名老中医专家张鸣鹤。自 20 世纪 70 年代在大学学习期间左振素就知道张鸣鹤老师是治疗风湿病的专家，后来便有师从张老师的愿望，但由于种种原因，没有近距离跟师，但她对张老师的学术观点、临床经验、用药特点一直跟踪学习，临床践行。2014 年在《风湿病名医名方》一书中左振素总结了张老的学术观点和临床经验，师承了张老热毒致痹的学术观点。

多年来左振素一直承担着教学任务。自 2004 年担任临沂市首届师承导师，自 2008 年至今，为全国中医师承第四批、第五批、第六批指导老师，同时带教各级师承学生多批，其中确定师徒关系的有周明爱、于守杰、庄步辉、常冬梅、张晗、赵文毅、迟金亭、宋文采、王玲玲、易胜、葛瑞彩、朱迎春等。她对学生倾其所有，毫无保留，像对待自己的孩子一样。左振素自 1978 年即承担本地的中医教学任务，先后为山东中医药大学、光明函授大学、成人自学教育及本市中医界组织的各类学习班、中专班授课。授课内容有中医诊断、内经、中药方剂、中医内科、中医儿科等。她认真地带教和指导下级医师，帮助大家解决临床疑难问题。自 1996 年始被聘为山东中医药大学兼职副教授，2001 年被聘为教授，为山东中医药大学研究生班授课。每年都承担带教实习及进修人员的教学任务，多次被评为山东中医药大学优秀带教老师。

2012 年左振素正式退休，退休后一直未脱离临床，坚持门诊、查房、院内外会诊等工作，继续在临沂市中医医院为患者服务。她潜心科研，临床带教，著书立说，从未间断。她坚持参加国家、省、市级学术研讨会、新进展学习班，为各级学术会讲座授课；指导学生科研，撰写论文。

三 学术思想

1. 痰湿瘀致病

（1）痰湿瘀致病理论：左振素教授在多年的临床实践中，经过不断地观察探索，对痰瘀的形成机制、痰瘀致病特点有深入的研究，逐渐形成了自己独特的理论和治疗方法。

左振素教授认为，“痰瘀相关”源于中医学的“津血同源”理论。在生理上，津液可以转化为血，而在病理上则体现了痰饮和瘀血的相关性，津液停聚可以成痰，血行不畅可以成瘀，津血留滞则为痰、为瘀。痰饮与瘀血既是某些病证所形成的病理产物，又可以成为另外一些病证形成的病因基础。二者常常同源以生，合而致病，可使病情复杂，病程缠绵，以至于根深蒂固，盘根错节，治疗十分棘手。古人云：“怪病多由痰作祟。”《医学入门》谓：“人皆知百病生于气，而不知血为百病之始也。”如风寒袭肺，肺气郁闭，聚液成痰；湿困脾土，脾失健运，水液不能正常运化，停于体内，湿聚成痰；久病伤及肝肾，肾阳不足，气化无力，水道不通，水液上泛，聚而为痰；若肾阴不足，阴虚化火，虚火炼液成痰；气血不畅，肝气郁滞，气郁化火，炼液成痰；过食肥甘厚味，痰浊内生。由此可知，湿为痰之始，痰为湿之稠。风寒湿热之邪侵犯人体，使气血经脉运行不畅，而成瘀血；气机失畅，津液不归正化，水湿留滞，水化为饮，湿凝为痰，必然形成痰多津少，血枯流涩胶着而成瘀。痰浊与瘀血，相互影响，相互作用，互为因果，形成恶性循环，使痰瘀互结，而成顽疾。

左振素教授认为，湿痰瘀是当今致病的重要因素，临床治疗内科杂病重视从湿痰瘀论治，以健脾补肾、化湿降浊为原则组方制成合剂治疗慢性肾衰竭，取得很好的疗效。清肾合剂是左振素教授组方治疗红斑狼疮、狼疮肾炎的自制剂。红斑狼疮自始至终存在热证，由热致痰、致瘀是其最基本的病理改变。该制剂针对热痰瘀组方治疗取得疗效。痛风的发病多见于肥胖之人，胖人多痰多湿，多嗜食肥甘厚味，易生痰生湿，痰湿同源，日久必有瘀。

左振素教授强调，风寒湿热之邪气侵袭肌肤、经络、筋骨血脉，邪正相搏，气血痹阻，出现以肢体关节的疼痛、肿胀、重着、麻木、变形、僵直及活动受限等症状。《素问·痹论》云："其风气胜者为行痹，寒气胜者为痛痹，湿气胜者为著痹"，又"其热者，阳气多，阴气少，病气胜，阳遭阴，故为痹热"。此风湿病之病因及症状皆以风寒湿热分类，人皆知之。但痰、瘀、毒、虚在风湿病的发生发展过程中的作用却有些忽视。湿痰瘀同出一源，无湿则无痰，无痰则少瘀，痰瘀相关。痰瘀既成，则胶着于骨骱，闭阻经络，遂致关节肿大、变形、疼痛加剧，皮下结节，肢体僵硬，麻木不仁，其症多顽固难已。痰瘀作为病因，或偏于痰重，或偏于瘀重，或痰瘀并重，其临床表现亦不尽相同，但痰瘀痹阻是风湿病中的一个重要证候。正如清代董西园《医级·杂病》谓："痹非三气，患在痰瘀。"痰瘀之症多见于风湿病之中晚期及顽证痼疾。诸如类风湿关节炎、系统性红斑狼疮、皮肌炎、硬皮病、强直性脊柱炎、结节性动脉炎等均可见之。

（2）从痰湿瘀论治杂病：左振素教授针对内科杂病痰、湿、瘀者居多，改变思路、调整方法，形成一套自己的理论体系和独特的治疗方法，使治疗效果逐步提高。风湿病对病情活动与否以及病变过程中的痰瘀征象，以清热解毒、活血化瘀祛痰为主要治则治疗风湿系统疑难病症，每获捷效。在以上临床经验的基础上对此治法进行立题研究，主持的"从热痰瘀论治狼疮肾炎"获山东省科学技术进步奖三等奖、临沂市科学技术进步奖一等奖。针对痛风发病率逐年升高的状况，左振素分析当前对痛风诊断和治疗的误区，提出治疗痛风三部曲新思路，认为急性痛风关节炎实证多、热证多，虚证及寒证少，以经验方化湿解毒蠲痹汤用于临床获得很好的效果。

继承人周明爱毕业论文《左振素教授学术经验及从痰湿瘀论治痛风的临床研究》；庄步辉《左振素从痰湿论治脾胃病的临床研究》；常冬梅《左振素教授治疗风湿病经验及以"治未病"方式防治骨关节炎的临床研究》；张晗《左振素教授内科杂症从痰湿瘀论治及蠲脂汤治疗酒精性脂肪肝的临床研究》，从不同的方面总结左振素痰湿瘀致病理论，验证左振素教授的治疗法则，并以左振素教授之法及经验方立项研究，课题"健脾化痰法治疗慢性萎缩性胃炎的临床病理研究""养阴活血补肾法治疗干燥综合征肾损害观察对尿 NAG 酶的影响""化痰祛瘀利湿解毒法治疗类风湿关节炎及对患者生存质量影响的临床研究""从痰湿瘀论治痛风观察对血尿酸影响的研究"均获临沂市科学技术进步奖二等奖。

2. 风湿病病因新识

对风湿病的病因，左振素教授师古尊经，学习前人论述及经验，但有自己的新认识，现归纳成章指导临床。

（1）正气虚弱是根本：正气不足，包括先天禀赋不足，劳累过度或病后、产后体虚，精、气、血、津液等不足，或脏腑组织等功能低下致虚，是引起痹证的内在因素。

营卫气血失调。营行脉中，卫行脉外，阴阳贯通，气调血畅，濡养四肢百骸，脏腑经络。营卫和调，卫外御邪；营卫不和，邪气乘虚而入。《类证治裁·痹证》云："诸痹，良由营卫先虚，腠理不密，风寒湿乘虚内袭，正气为邪气所阻，不能宣行，因而留滞，气血凝涩，久而成痹。"《济生方·痹》亦曰："皆因体虚，腠理空，受风寒湿气而成痹也。"营卫与气血在生理功能上相互依存，气血不足风寒湿热之邪乘虚而入，流入筋骨血脉，搏结于关节；气血不足，不能濡养筋骨经脉、组织器官而出现疼痛，此为"不荣则痛"。故正气不足，营卫失调是风湿病发病的重要原因之一，是内因，是本。

脏腑阴阳内伤。《黄帝内经》云："五脏皆有所合，病久而不去者，内舍于其合也。"风湿病初期表现在筋脉皮骨，病久而不愈则可内传入脏，故古有脏腑痹之说。病邪入里一旦形成脏腑痹，则更伤五脏。临床所见，风湿病在脏主要肝、脾、肾亏损为主。脏腑内伤是风湿病发生、发展的重要原因，同时也是风湿病经久不愈，内传入里的结果。肾为先天之本，藏精生髓，在体为骨，为作强之官；肝为罢极之本，藏血主筋，统司筋骨关节；脾为后天之本，气血生化之源，主四肢肌肉，若禀赋不足、饮食劳倦、胎孕经产、情志刺激等原因致使三脏亏损，遂使营卫气血俱虚，阴阳失调，外邪则乘虚袭人，而发为风湿之病。

（2）外邪侵袭是条件：居处潮湿、涉水冒雨、气候剧变、冷热交错等原因，致风寒湿热之邪乘虚而入致痹。正如《素问·痹论》说："风寒湿三气杂至，合而为痹也。"风寒湿邪，闭阻经络、关节，使气血运行不畅，不通则痛，故而引起肢节疼痛。六淫外邪是风湿病的外因，但因受邪次序有先后，感邪程度有轻重不同，发病后的症状则不尽相同，其风气胜者为行痹，寒气胜者为痛痹，湿气胜者为着痹。即"所谓痹者，各以其时重感于风寒湿之气也""不与风寒湿气合，故不为痹"。

（3）痰湿瘀毒也为主因：左振素教授指出，目前临床对风湿病的病因仍拘泥于风寒湿之气者多，治疗局限于肢体、关节肌肉的疼痛，对痰、瘀、毒、虚之因所致，脏腑气血的病变考虑仍少。所以左振素教授提出“风湿病病因当重视痰瘀毒虚”。痰浊是人体在疾病过程中所产生的病理产物，多因饮食所伤、湿聚化痰、情志郁结、气滞血瘀或跌仆致瘀血阻滞。痰浊与瘀血既是机体在病邪作用下的病理产物，也可以作为病因作用于人体。风湿病大多为慢性，疾病既久，则病邪由表入里，由轻而重，导致脏腑的功能失调，而脏腑功能失调的结果之一就是产生痰浊与瘀血。如《医门法律》说：“风寒湿三痹之邪，每借人胸中之痰为相援。”

素体阳盛或阴虚有热，感受风寒湿邪，留滞经络，瘀久化热，或平日恣食膏甘厚味，致蕴热于中，热为阳邪，热盛化火，火热炽盛至极，聚而成毒，热毒交炽，阻于关节、经络、肌肤，此时“热”“毒”成为病因病机的焦点。《杂病源流犀烛·诸痹源流》对热毒致痹的表现描述：“或由风毒攻注皮肤骨髓之间，痛无定处，午静夜剧，筋脉拘挛，屈伸不得，则必解结疏坚，宜定痛散。或由痰注百节，痛无一定，久乃变成风毒，损骨入髓，反致不移其处，则必搜邪去毒，宜虎骨散。”痰瘀作为病理产物，其本身皆能化毒为害，形成痰毒、瘀毒。湿浊、痰瘀、热毒互结，形成风湿病之活动，出现关节肿痛，触之发热，关节僵硬明显，血沉增快，如《诸病源候论》云：“热毒从脏腑出，攻于手足，手足则焮热，赤、肿、疼痛也。”左振素教授认为，脏腑积热蕴毒是形成热痹的内在原因，治疗当着力清热解毒、活血通络。

由此，左振素教授提出，痰瘀毒较普遍地存在于风湿病中，即便是痰瘀毒不显著，经络痹阻是风湿病之基本病机，故祛痰活血通络之法，应贯穿风湿病之始终。

3. 践行治未病思想

（1）研究“治未病”理论，实践“治未病”思想：当今，医学科学的研究重点由治疗疾病转向预防为主，人们对医疗保健提出了更高的要求。面对医疗保健诸多问题，左振素教授深入学习解读“治未病”理论，以“治未病”思想为指导，理解并落实于临床实践中。在临床过程中，左振素教授以治未病思想处理临床问题。她提出：针对无病，应未病先防；针对病而未发，当防微杜渐；以病人的体质推测欲成之证，早期干预；从病着手，以病测证立法；针对已病，截传防变的临床防治思路。为人们防病治病、养生保健提供了理论基础和具体措施。

（2）以治未病的思想指导治疗风湿病：“治未病”的内容包括“治其未生、治其未成、治其未发”。左振素教授对增生性关节炎提出防治措施，并以“以治未病思想防治膝骨关节炎”立项研究。对类风湿关节炎的防治策略强调未病先防，注重养生；既病早治防变防传；愈后防复寓养于治。

4. 以人为本，擅用外治

左振素教授喜好外治，擅用外治之法于临床始于 20 世纪 70 年代。初涉医疗就喜欢搜集一些小方、简方、外治方，以简便之方惠及百姓。

中医外治历史悠久，源远流长，治疗方式灵活多样，自古以来由于疗效好、使用方便、副作用小而被人们所喜爱。左振素教授认为外治之法不但不良反应轻，能使药效直达病所，且节约药材，体现简、便、廉、验，适合于广大群众。临床自拟中药方制成合剂结肠滴注治疗慢性肾功能不全疗效确切，便于患者临床应用。该项研究获山东省医药科学技术进步奖三等奖。应用橡皮槌疗法治疗婴幼儿腹泻及消化系统疾病效如桴鼓。该项研究获临沂市科学技术进步奖三等奖。另外对风湿病、急慢性肠炎、遗尿等均善于用外治法取得很好的临床疗效。

对疑难病症根据病情选择多种方法，多种途径给药的综合治疗，体现简便、价廉、安全、有效，时刻想着惠及患者。善于吸收百家之长，不管是经方、时方，还是单方、验方，只要疗效好，有益于患者，就广为采纳。

左振素教授强调，随着时代要求，外治法也应该创新发展。既要全面继承传统之法，又要大胆探索和突破。她翻资料，查文献，总结古今之理论，参考历代之方法，验之临床，撰写了《外治法的临床应用》《外治法治疗内科疑难病》等论文，参加学术交流并予发表。文中介绍了使用较为普遍的外治之法，综述外治之法治疗内、外、妇、儿、五官各科疾病的现状，外治法治疗内科疑难病的状况及自己对外治法的应用和治疗经验，提出了中医药外治发展中的问题思考及技术要点，展示了外治的优势和前景。

常用外治法有：脐疗、外敷、橡胶锤疗法、肠道用药。

（1）脐疗：左振素教授擅用脐疗，对历代医家关于脐疗论述及发展概况颇有研究。她查阅资料，总结前人脐疗之理论和经验，取其精良，总结归类，临床验证。1989年综述《脐疗的临床应用》一文发表。文中对当今内、外、妇、儿各科应用脐疗的方与法及所治之病归类整理，吸取经验充实自己，为以后临床应用脐疗打下了好的基础。

左振素教授认为，脐疗的辨证立法、处方用药与内治法基本相同。《理瀹骈文》载："大凡上焦之病以药研细末，嗃鼻取嚏发散为第一捷法……中焦之病以药切粗末炒香，布包缚脐上为第一捷法……下焦之病以药或研或炒，或随症而制，布包坐于身下为第一捷法。"说明脐疗以治中焦病及脐周脏腑病为主。

左振素教授用脐疗之法治疗内外妇儿各科疾病，所用方药来源：一是左振素教授博览群书，注意积累，临床验证，取优淘劣；二是辨证组方治之。

（2）外敷、熏洗：外敷、熏洗在外治疗法中占有很重要的地位，具有简便易行、疗效确切、不良反应小等优势。因药物集中在病变部位，使药效直达病所。药力结合热力，可使药物作用发散，气血运行，经脉流畅，以祛邪外出，减轻症状，达到通则不痛和标本兼治的目的。左振素教授经常告诫我们：本法虽然简便廉验，无不良反应，使用得当，疗效肯定。但是由于疾病个体差异较大，即使同一患者，不同病期治疗也有所不同。所以应用本法要辨证使用，因人而异。她强调熏洗法的注意事项：①熏洗药不可内服，但内服药可以外用。②不要误认为外用不怕变质，其实透皮吸收与内服同样，只是不经胃肠，所以炎夏季节，熏洗药液不可过夜，不可变质使用。③外治消耗体力，特别是药浴及蒸馏，汗出伤津耗液，所以治疗结束后要补充水分，充分休息。④一般孕妇、产妇及女子经期，皆不宜坐浴熏洗，要避免烫伤，熏洗特别是药浴后要避风。

左振素教授应用外敷、熏洗的特点是：取材力求价廉，方法尽量简便。一是辨证配方水煎熏洗，二是内服药渣用于外敷。

（3）肠道给药：肠道给药，是临床上有效的给药途径之一。对某些疾病的治疗能取代内服或优于内服法。具有收效迅速、用药安全、操作简便之特点。

据研究，直肠给药比口服药生物利用度高，同样剂量的药物直肠给药的作用大于口服药物的作用。中药灌肠在吸收速度、显效速度上比丸、片、栓、汤剂均快，达峰浓度高，时间短。左振素教授临床善于应用该法治疗临床各科各系统疾病，尤其是肾功能不全、溃疡性结肠炎、妇科诸症、盆腔炎、男科疾病等均取得很好的疗效。

左振素教授强调，肠道给药适用于临床各科各系统疾病，但要根据病情和病位选择适应证和剂型，尤其适合有肠道症状，恶心呕吐，不能进食及结肠本身及脏器病变，如结肠炎、前列腺疾病、盆腔疾病等均适合肠道用药。若求全身治疗，适合汤剂高位灌肠，并要保留时间长，用药部位要深。

（4）橡胶锤疗法：橡胶锤疗法，原称橡皮锤疗法，是在梅花针疗法的基础上发展而来的。本疗法是用弹打人体体表经络循行线和特定穴位，使气血运行通畅，脏腑功能恢复正常的一种外治法。橡胶锤疗法具有疏通经络、协调脏腑、燮理阴阳、扶正祛邪等功能，在一定程度上既有针刺、点穴的作用，又有推拿按摩之功能，且比针刺、点穴、按摩简便易行。

左振素教授自 1978 年即将该法应用于临床治疗杂症，取得很好的效果，应用橡皮锤治疗腹泻千余例，均取得立竿见影的效果。1986 年左振素教授撰写《橡皮锤临床应用》一文，对橡皮锤治疗呃逆、尿频、腹泻、痛经等病的治疗情况加以分析，总结经验，于 1995 年橡皮锤治疗急性腹泻立项研究。1996 年该项研究通过专家鉴定，达国内领先水平，获临沂市科学技术进步奖三等奖。

四 典型医案

1. 肺风粉刺（痤疮）

于某，男，32 岁。2019 年 2 月 11 日初诊。

主诉：面部痤疮样皮疹 3 年余。

现病史：患者自 3 年前无明显诱因面部出现粉刺样皮疹，后逐渐明显并加重，部分呈丘疹样，少许有脓疱，曾于当地外用药物治疗改善不明显，症状时轻时重。大便干，每日 1 次。遂来我院门诊系统诊治。现症见面部粉刺样皮疹，呈丘疹样，少许有脓疱，无发热、瘙痒，饮食睡眠尚可，大便干，初头硬，小便正常。

既往体健。

个人史：出生于当地，无外地久居史，无吸烟饮酒不良嗜好，饮食无特殊偏嗜。否认家族遗传病史。

体格检查：面部散在丘疹样皮疹，个别呈脓疱样改变。浅表淋巴结未触及肿大。听诊双肺呼吸音清，无干、湿啰音。心率 76 次 / 分，律齐，各瓣膜区未闻及病理性杂音。腹平软，无压痛，肝脾肋下未及。四肢关节无肿胀、压痛，活动自如。

面色尚润，气息均匀，舌淡红，苔淡黄稍厚腻，脉滑数。

中医诊断：肺风粉刺（痰热瘀结证）；西医诊断：痤疮。

治则：清热解毒，祛湿化痰散结。

处方：防风 12 g，蒲公英 15 g，金银花 20 g，萆薢 15 g，马鞭草 15 g，土茯苓 15 g，苍术 15 g，水红花子 15 g，茯苓 15 g，浙贝母 15 g，夏枯草 12 g，野菊花 10 g，刺蒺藜 12 g，大黄 5 g。7 剂。日 1 剂，水煎早晚温服。

二诊：患者面部痤疮较前稍改善，脓疱逐渐消退，无发热、瘙痒，饮食睡眠可，大便规律。考虑大便已改善，上方去大黄，继服 14 剂以巩固疗效。

三诊：患者面部痤疮部分开始消退，上方加牡丹皮 15 g 以清热凉血，继服 14 剂。后随访痤疮基本消退，嘱注意饮食。

按语：痤疮是一种毛囊皮脂腺的慢性炎症，好发于男女青春期的颜面及胸背皮脂腺丰富的部位，临床上以面部的粉刺、丘疹、脓疱或结节囊肿为特征，易反复发作。西医认为内分泌失调、皮质分泌旺盛以及皮囊内微生物感染是痤疮发病的主要因素。中医将该病列为“肺风粉刺”“粉疵”“面疱”范畴，多认为由于先天素体之肾之阴阳平衡失调，肾阴不足，相火天癸过旺，加之饮食生活失调，肺胃火热上蒸头面、血热瘀滞而成。该患病程 3 年，肺胃血热、日久煎熬津液为痰，血行不畅为瘀，痰瘀互结面部而成丘疹样皮疹，热毒偏盛，部分呈脓疱改变。方中防风宣肺透疹，蒲公英、金银花、野菊花清热解毒，萆薢、土茯苓、刺蒺藜清热利湿，马鞭草、水红花子活血散瘀、解毒，浙贝母软坚散结，夏枯草清肝火、散瘀结，苍术、茯苓燥湿化湿，大便改善后减大黄，大黄除泻下外尚有以泻代清兼活血之效，三诊加牡丹皮清热凉血。合方清热解毒、利湿化痰散结，以改善病情。综上，痤疮多由于过食肥甘油腻辛辣，酿生湿热，湿热蕴结而致，治疗清热化湿、祛风止痒、软坚散结是常法。同时需调理饮食，生活规律很重要，要忌食辛辣，少食油腻之品。

2. 蝴蝶疮（系统性红斑狼疮）

李某，女，31 岁。2019 年 4 月 1 日初诊。

主诉：面部皮疹 4 个月。

现病史：患者自 4 个月前出现面颊部红色皮疹，偶有低热，37.5 ℃左右，伴偶有口腔溃疡，无关节疼痛，曾于本市人民院查 ANA 1 : 320，抗核抗体谱 DS-

DNA+，Sm+，诊为系统性红斑狼疮，应用激素、羟氯喹等免疫调节治疗，病情稍改善。患者欲求治于中医，遂来我院就诊。平素无脱发，无心慌、胸闷。现症见面颊部红色皮疹，低热，偶有口腔溃疡，无关节疼痛，无脱发，饮食睡眠尚可，大小便正常。

既往体健。

个人史：出生于当地，无外地久居史，无吸烟饮酒不良嗜好，饮食无特殊偏嗜。否认家族遗传病史。

体格检查：体温 37.3 ℃。面颊部斑疹，浅表淋巴结未触及肿大。听诊双肺呼吸音清，无干、湿啰音。心率 78 次 / 分，律齐，各瓣膜区未闻及病理性杂音。腹平软，无压痛，肝、脾肋下未及。四肢关节无肿胀、压痛，活动自如，双下肢无凹陷性水肿。

面色尚润，面部见红斑及丘疹，气息均匀，舌淡红，苔薄白，脉细数。

辅助检查：血常规：白细胞 8.9×10^9/L，中性粒细胞 0.711。红细胞沉降率 29 mm/h。ANA 1：320，抗 ENA 谱：Sm+，DS−DNA+。补体 C_3 0.54 g/L，补体 C_4 0.17 g/L，免疫球蛋白 G 13.68 g/L。尿常规：蛋白质（−）、潜血（−）。

中医诊断：蝴蝶疮（湿热蕴结证）；西医诊断：系统性红斑狼疮。

治则：清热利湿，祛风解毒。

处方：金银花20 g，连翘15 g，黄芩10 g，鬼箭羽10 g，荆芥15 g，防风15 g，白鲜皮 15 g，徐长卿 15 g，生地黄 15 g，茯苓 15 g，白术 12 g，蝉蜕 10 g。7 剂。日 1 剂，水煎早晚分服。

二诊：患者服药后，未再发热，面颊部皮疹稍减轻，饮食睡眠可，大小便正常。舌淡红，苔薄白，脉细数。上方加牡丹皮 12 g 以清热凉血，继服 14 剂。

三诊：患者面颊部皮疹逐渐消退，已无发热、口腔溃疡，饮食睡眠可，二便调。上方去荆芥、防风，继续巩固 2 周，嘱避免光晒，以防病情反复。

按语：系统性红斑狼疮是一种典型的系统性自身免疫性疾病，可引起皮肤、关节、浆膜、肾脏等多系统损害。中医多属“蝴蝶疮”“阴阳毒”范畴，病因为湿热毒邪内蕴，燔灼营血，血热妄行，风热相搏于肌肤而发疹。该患者以皮疹为主证，四诊合参，辨证湿热蕴结，治以清热利湿，兼祛风解毒。方以金银花、连翘疏风清热解毒，黄芩清上焦湿热；鬼箭羽解毒消肿；白鲜皮清热燥湿，祛风止痒；荆芥、防风、徐长卿、蝉蜕祛风透疹，生地黄清热凉血，茯苓、白术健脾燥湿，并顾护脾胃。二诊时加牡丹皮增强清热凉血之力。三诊时病情改善，减祛风之荆防。系统性红斑狼疮属临床疑难病，除面部皮疹外，易出现全身表现，应整体辨证，侧重于局部，清利调理是治疗该病的基本方法。该患者病情稳定后仍嘱其定期随诊，以防病情反复。

3. 水肿（肾病综合征）

姜某，男，71岁。2019年6月3日初诊。

主诉：双眼睑及双下肢水肿1年余。

现病史：患者1年前因双眼睑及双下肢水肿，于当地诊为“肾病综合征”，应用中西药物治疗，具体不详，蛋白尿一直存在。目前应用泼尼松每日用量10 mg。病程中无发热、皮疹、口腔溃疡，无关节疼痛。现症见双下肢浮肿，眼睑浮肿不明显，无发热、皮疹，偶有腰酸乏力，小便量可，纳眠可，大便调。

既往体健。

个人史：出生于当地，无外地久居史，无吸烟饮酒不良嗜好，饮食无特殊偏嗜。否认家族遗传病史。

体格检查：满月脸，浅表淋巴结未触及肿大。听诊双肺呼吸音清，无干、湿啰音。心率78次/分，律齐，各瓣膜区未闻及病理性杂音。腹软，无压痛，肝脾肋下未及。双下肢轻度凹陷性水肿。

面色淡润，气息均匀，舌质淡边有齿痕，苔薄白，脉沉。

辅助检查：尿常规：蛋白质（++），潜血（-）。血生化检查：白蛋白30.1 g/L，总胆固醇5.9 mmol/L，三酰甘油2.7 mmol/L。血常规正常。红细胞沉降率21 mm/h。

中医诊断：水肿（脾肾两虚证）；西医诊断：肾病综合征。

治则：健脾补肾，行气利水。

处方：茯苓皮30 g，桂枝15 g，白术15 g，猪苓10 g，泽泻15 g，桑白皮15 g，黄芪30 g，熟地黄15 g，三七粉3 g（冲），水蛭8 g，金樱子15 g，芡实30 g，郁金10 g，白茅根30 g。7剂。日1剂，水煎早晚分服。

二诊：患者服药后面睑部及双下肢水肿稍减轻，腰酸乏力有改善，复查尿常规示蛋白质（+），潜血（-）。上方金樱子加量至30 g，加党参15 g益气，补骨脂15 g益肾固摄，以改善病情，继服14剂。

三诊：患者症状已明显改善，水肿已不明显，腰酸乏力改善，饮食睡眠可，二便调。舌质淡，苔薄白，脉沉。复查尿常规阴性。上方继用，减桑白皮、白茅根，继服 2 周。

四诊：病情稳定，已无水肿，复查尿常规阴性。嘱定期随诊，中药间断应用以巩固疗效。

按语：水肿是肾脏病最常见的症状，其与肺、脾、肾皆有关。临床辨治皆以阳水、阴水之分，阳水多与肺、脾有关，阴水多与脾、肾有关。该患者年过七旬，脾肾亏虚，水液潴留泛溢肌肤而发病，病史 1 年多，当为阴水。治以健脾补肾，行气利水。应用五苓散行气利水，配黄芪益气健脾，熟地黄补肾，桑白皮、白茅根利水清热，三七、水蛭活血；金樱子、芡实收敛固肾，郁金行气活血。二诊时加党参益气健脾，补骨脂补肾收敛，以改善病情。病情改善后三诊时去利水清热之桑白皮、白茅根，继续以健脾固肾收敛之法治之。患病易反复，需巩固疗效以防复发。

4. 便血（溃疡性结肠炎）

夏某，男，49 岁。2019 年 6 月 17 日初诊。

主诉：间断大便稀带少量脓血 1 年余，加重 1 个月。

现病史：患者自 1 年前无明显诱因出现大便稀带少量脓血，无发热，曾于当地医院诊为“溃疡性结肠炎”，应用西药消炎等药物，症状时轻时重，情志不畅时明显。近 1 个月加重，逐来我院门诊就诊。现症见大便稀，日 2～3 次，带少量脓血，伴胃脘撑胀，嗳气，偶腹痛，无发热，饮食睡眠一般，小便量可。

既往体健。

个人史：出生于当地，无外地久居史，无吸烟饮酒不良嗜好，饮食偏嗜辛辣。否认家族遗传病史。

体格检查：全身皮肤无皮疹，浅表淋巴结未触及肿大。听诊双肺呼吸音清，无干、湿啰音。心率 72 次 / 分，律齐，各瓣膜区未闻及病理性杂音。腹软，下腹部有压痛，肝脾肋下未及。双下肢无凹陷性水肿。

面色尚润，气息均匀，舌质淡红，苔薄白腻，脉弦细。

辅助检查：血常规：白细胞 $9.6 \times 10^9/L$，中性粒细胞 0.787。红细胞沉降率 18 mm/h。大便潜血试验（+）。电子肠镜检查示溃疡性结肠炎。

中医诊断：便血（肝脾不和，湿热内阻证）；西医诊断：溃疡性结肠炎。

治则：疏肝健脾，清热燥湿。

处方：柴胡 12 g，郁金 10 g，香附 10 g，茯苓 15 g，苍术、白术各 15 g，地榆 15 g，马齿苋 15 g，革薢 15 g，肉桂 3 g，三七粉 3 g（冲），厚朴 15 g。7 剂。日 1 剂，水煎，早晚分服。

二诊：患者服药 1 周后，胃脘撑胀，嗳气及腹痛已缓解，大便带血稍改善，日 1 ~ 3 次。舌质淡红，苔薄白腻，脉弦细。上方加芡实 15 g 以收敛固涩，白及 12 g 以止血生肌，继服 14 剂。

三诊：患者大便脓血亦改善，量已很少，大便略稀，日 1 ~ 2 次，上方去革薢、三七粉，加豆蔻 9 g 以温中健脾，继服 7 剂。

四诊：患者大便规律，无已脓血，余无明显不适。复查大便潜血试验（-）。病情稳定，上方继服 2 周以巩固疗效。

按语：溃疡性结肠炎是一种直肠和结肠慢性非特异性炎症性疾病。其特点为腹泻，黏液脓血便，腹痛，病程长且反复发作，属中医“便血”范畴。该案以肝脾不和，内兼湿热为主。方以柴胡、郁金、香附疏肝理气；茯苓、苍术、白术健脾燥湿，渗湿止泻；地榆、马齿苋清热燥湿止血，革薢利湿；厚朴燥湿行气；肉桂温下焦；三七粉活血止血。二诊加芡实收敛止泻，白及止血生肌。三诊加豆蔻温中健脾。合方疏肝健脾，清热燥湿，止血生肌，切中病机，效果良好。综上，该病不同阶段有时病情变化较大，当辨证论治，同时该病肠道用药效果较好，可配合应用。

5. 燥痹（干燥综合征）

窦某，女，59 岁。2019 年 7 月 22 日初诊。

主诉：口干、眼干 1 年余。

现病史：患者自 1 年前无明显原因出现口干、眼干，无发热，渐进硬食需水送服，牙齿有脱落，皮肤干燥，曾于当地诊为“干燥综合征”，应用少量激素及羟氯喹等治疗，改善不明显，遂来我院门诊就诊。现症见口干，进干食困难，眼干，偶纳少，偶双手小关节疼痛，无发热、皮疹、口腔溃疡，睡眠一般，大便偏干，小便量可。

既往体健。

个人史：出生于当地，无外地久居史，无吸烟饮酒不良嗜好，饮食无不良偏嗜。否认家族遗传病史。

体格检查：全身皮肤无皮疹，浅表淋巴结未触及肿大。口内数个义齿。听诊双肺呼吸音清，无干、湿啰音。心率 69 次 / 分，律齐，各瓣膜区未闻及病理性杂音。腹软，无压痛，肝脾肋下未及。双手近端指间关节略有压痛，双膝浮髌试验阴性，双下肢无凹陷性水肿。

面色欠润，气急均匀，舌淡红少津，苔少，脉弱。

辅助检查：血常规：白细胞 5.8×10^9/L，中性粒细胞 0.698。红细胞沉降率 23 mm/h。ANA1 ∶ 320，抗 ENA 谱：抗 SSA+，抗 SSB+。补体 C_3 0.98 g/L，补体 C_4 0.21 g/L，免疫球蛋白 G 12.29 g/L。尿常规：蛋白质（－）、潜血（－）。

中医诊断：燥痹（阴虚津亏证）；西医诊断：干燥综合征。

治则：养阴生津，兼清热解毒。

处方：金银花 30 g，生地黄 15 g，玄参 15 g，麦冬 15 g，北沙参 15 g，玉竹 15 g，石斛 15 g，黄芩 15 g，丹参 15 g，乌梅 15 g，焦山楂 15 g，五味子 15 g，山药 15 g。7 剂。日 1 剂，水煎，早晚分服。

二诊：患者精神可，口干、眼干较前稍改善，饮食改善。舌淡红少津，苔少，脉弱。上方加百合 15 g，天花粉 15 g，继服 14 剂。

三诊：服药后口眼干及皮肤干燥已明显改善，无发热，进食情况改善。舌淡红，苔少，脉弱。上方继续 2 周以巩固疗效。后随访病情稳定。

按语：干燥综合征早期多是燥毒致病，湿热毒表现明显，故当清热解毒，配合润燥之治。久病患者阴津亏虚，舌红无苔，津亏致病后强调活血不可过燥，凉血活血为要。该患者中年女性，阴虚津亏，复感燥毒，痹阻经络，气血不行，脏腑失养，机体表里失润而发病。治以养阴生津，兼清热解毒。生地黄、玄参、北沙参、玉竹养阴增液生津；麦冬润肺养阴生津；石斛清热养阴；金银花、黄芩清热解毒；五味子、乌梅敛肺生津止渴；山药益气养脾肺；焦山楂消食和中；丹参活血化瘀。二诊时加百合、天花粉养阴生津止渴，以改善病情。该病以养阴生津活血为主法，配合清热解毒，切中病机，取得较好疗效。

五 经验方

1. 化湿解毒蠲痹汤

组成：忍冬藤 30 g，牡丹皮 12 g，土茯苓 30 g，络石藤 20 g，萆薢 15 g，白芥子 10 g，王不留行 15 g，威灵仙 12 g，苍术 15 g，薏苡仁 30 g，茯苓 15 g，秦艽 15 g。每日 1 剂，水煎，早晚分服。

功效：祛湿化痰，清热解毒，通经活络，蠲痹止痛。

主治：湿热痰瘀毒痹阻经络，壅遏气血，导致肌肉关节肿胀疼痛。

适应证：适用于急性痛风、类风湿关节炎急性活动期及其他风湿病属湿热证者。

方解：忍冬藤甘寒，络石藤苦、微寒，二者均能清热解毒，为治痹要药。藤走里，善清经络之热，专治热毒流注关节的热痹证。二者相配，效宏力专。土茯苓、苍术二药均健脾燥湿、除湿活络，用于风、寒、湿痹。薏苡仁、茯苓偏于健脾，增强化湿作用。萆薢能泄湿浊、利关节、止痛，与土茯苓相配伍主治湿毒郁结的关节肿痛。白芥子辛温，为化痰之要药，温能散寒除湿，化痰散结，用于久痹痰瘀痹阻、关节肿大、强直畸形、皮下结节等，能祛痰散结止痛。王不留行苦、平，善于通利血脉，行而不住，走而不守。牡丹皮苦、凉，功能清热凉血、活血散结，治疗风湿热痹。威灵仙辛咸、温，性猛善行，通行十二经，寓行散、软坚、温通于一体，有祛风湿、散痰结之功。秦艽祛风湿、清虚热，为“三痹必用之品”。全方共奏化痰祛湿，清热解毒，活血通络，蠲痹止痛之功。

加减：结节性红斑为主者，加浙贝母、夏枯草、牛膝。急性痛风发作者，加山慈菇、陈皮以加强清热化湿之力。热象明显者，加重土茯苓、忍冬藤的用量。红细胞沉降率增快者加豨莶草、生地黄。

临床应用：临床以本方主治热痹和急性痛风性关节炎、结节性红斑、类风湿关节炎、银屑病关节炎及其他风湿病的急性活动期。风湿病的活动期炎症表现突出。炎生热毒，湿聚痰凝。病机为湿、热、毒、痰、浊、瘀，壅遏气血，痹阻经络，致气血运行不畅，痹阻不通。筋脉、肌肉、关节因炎致痛，不通而痛，热灼疼痛，多属于热痹。然而并非全部风湿病活动期皆为热痹，有的表现关节肿痛而受凉后加重，但其共同特点是炎症性指标增高（如红细胞沉降率、C 反应蛋白均升高），应用此方法治之，均可取效。

2. 疏肝散结汤

组成：柴胡 15 g，郁金 12 g，香附 15 g，川芎 15 g，夏枯草 15 g，连翘 15 g，蒲公英 15 g，白芍 12 g，茯苓 15 g，水红花子 15 g，王不留行 15 g，牡蛎 30 g。每日 1 剂，水煎，早晚分服。

功效：疏肝解郁，理气活血，消肿散结。

主治：肝经郁滞，气滞血瘀所致结节肿块。如乳腺增生、乳房结节、乳痈、肿瘤等乳房疾病；甲状腺结节、甲状腺肿大等甲状腺疾病；肺结节等。

适应证：适用于不宁腿综合征及风湿病属气血虚或阳虚证型。

方解：柴胡疏肝升阳、和解表里，张锡纯认为柴胡为“少阳主药，兼治厥阴”，所有“肝气不舒者，此能舒之”。取其升发作用时，用量一般偏小，临床多用 9 g；取其疏肝作用时，用量一般偏大，多为 15 g。郁金活血止痛，行气解郁。香附疏肝解郁、调经止痛，《滇南本草》云其“调血中之气，开郁”。川芎活血行气，祛风止痛。夏枯草清肝火、散郁结，《本经》曰其“主寒热……散瘿结气，脚肿湿痹”。连翘清热解毒、散结消肿，《本经》曰其“主寒热，鼠瘘、瘰疬、痈肿、恶疮、瘿瘤、结热、蛊毒”。蒲公英清热解毒、疏肝利尿散结。白芍养血敛阴、柔肝止痛、平肝潜阳，《神农本草经》曰其“主邪气腹痛，……止痛，利小便，益气”。茯苓利水渗湿，健脾安神。水红花子功专散血消癥、消积止痛、利水消肿，《滇南本草》曰其“破血，治小儿痞块积聚，消年深坚积，疗妇人石瘕症”。王不留行活血通经、下乳消肿、利尿通淋，《神农本草经》曰其“主金疮，止血逐痛，出刺，除风痹内寒”。牡蛎平肝潜阳、重镇安神、软坚散结、收敛固涩，《本草备要》曰其“咸以软坚化痰，消瘰疬结核，老血瘕疝”。

柴胡、郁金、香附均入肝经，疏肝解郁、调达肝气为君药。郁金善行气分，柴胡善行血分，香附“专属开郁散气”。川芎为血中之气药，行气活血解郁；夏枯草、连翘、蒲公英疏肝清热，软坚散结，为臣药，共助君药行疏肝理气之功。白芍养血柔肝缓急；水红花子散结消癥，消积止痛；牡蛎软坚散结，平肝潜阳；王不留行活血通经，下乳消肿；茯苓健脾化湿，共为佐药。诸药相合，共奏疏肝解郁、理气散结之功，使肝气调达，血脉通畅。

临证加减：若心烦易怒，口干、口苦，舌红，苔黄或黄腻，脉弦数或滑者为肝火旺盛，加青黛、栀子清肝火；若结块较硬，舌黯红，有瘀斑瘀点，脉弦紧或涩者，加三棱、莪术、僵蚕、皂角刺以增强活血软坚、消肿散结的作用；如结块坚硬且移动性差者，加土贝母、莪术、山慈菇、半枝莲以化瘀通络，解毒消肿散结；伴随神疲倦怠、胸闷，舌体胖大，边有齿痕，舌淡苔薄，脉沉细或弱，加白术、山药益气健脾；体型偏胖，平素纳差乏力，胸闷胁胀，苔薄腻或黄，脉象弦滑者，为痰湿内蕴，加半夏、白芥子化痰散结；甲状腺结节及其他甲状腺疾病，去王不留行加昆布、海藻以消瘿散结；肺部结节加浙贝母、白芥子以化痰软坚散结。

按语：肝经起于足大趾上行抵少腹环阴器，布两胁，上喉咙，其支脉通过膈肌，向上流注于肺，与手太阴肺经相连，故甲状腺结节、肺结节、乳腺增生、乳腺结节均与肝经郁滞、气机不畅有关，应用疏肝散结汤治疗上述疾病，随证加减效果良好。

3. 芪归桂芍汤

组成：黄芪 30 g，当归 15 g，桂枝 15 g，白芍 20 g，熟地黄 15 g，川芎 15 g，茯苓 15 g，炒白术 15 g，牛膝 15 g，桑寄生 15 g，木瓜 15 g。

每日 1 剂，水煎，早晚分服。药渣加水 1500 mL，水煎 15 ~ 20 分钟，足浴。

功效：益气补血温阳，舒筋通经活络。

主治：气血虚痹及肝肾阳虚痹证。

适应证：适用于乳腺、肺部、甲状腺及妇科良性肿瘤及结节病变。

方解：本方由当归补血汤合黄芪桂枝五物汤加减而成。方中黄芪、当归合用是取“当归补血汤”益气补血之意，用量不同于芪归之 5 : 1，而是加大当归用量，以气血同补。桂枝温经散寒通痹，与黄芪配伍益气温阳，与当归配伍活血通经。白芍养血和营而通血痹，与桂枝配合调和营卫，与木瓜相伍柔筋缓急。川芎、熟地黄动静结合，补血行血。牛膝、桑寄生补肾温阳，强筋壮骨，疏通经络。木瓜舒筋活血止痛。茯苓、白术健脾益气化湿，以助气血之源。全方共奏益气血、补肝肾、温经散寒、舒筋活络、宣痹止痛之效。

临床应用：气血虚痹证，见关节肌肉酸痛无力，活动后加剧，或肢体麻木，筋惕肉瞤，肌肉萎缩，关节变形；少气乏力，自汗，心悸，头晕目眩等。肝肾阳虚痹证，见关节冷痛、肿胀，昼轻夜重，屈伸不利，腰膝酸软无力，足跟疼痛，畏寒喜暖，手足不温，面色㿠白，自汗，口淡不渴等。治疗益气养血温阳散寒。不宁腿综合征又称不安腿综合征，为临床常见病，主要症状为腿部强烈的不适感，以小腿为甚，有酸、胀、麻、灼、紧、痛感，或发凉，或有蚁行感，症状难以形容，也有累及大腿和足部。辨证为气血虚痹证。由于分诊护士和患者对此病认识不足，患者经常在骨科、风湿科、心理科等多个科室辗转就诊，易被误诊为心理病、腰椎病、下肢循环障碍、风湿病、缺钙等，导致误诊误治。该病适合应用芪归桂芍汤治疗。

加减应用：有畏寒、怕冷、恶风阳虚甚者，加续断 12 g，菟丝子 12 g，制附子 6 g；下肢凉甚、无力、足跟痛者，加五加皮 15 g，骨碎补 12 g。

（整理者：赵文毅）

田　文

一　医家简介

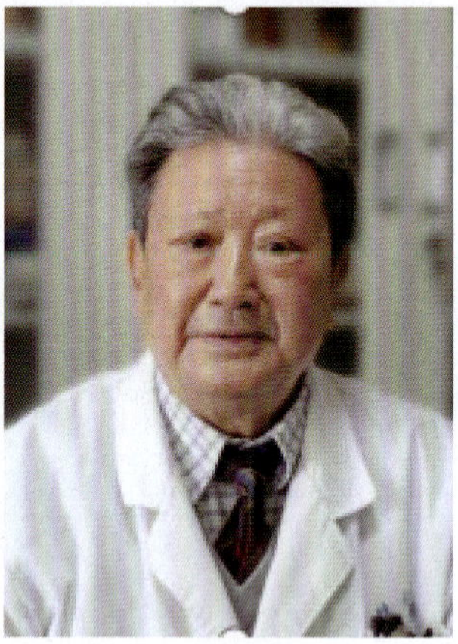
田文

田文，男，1933年8月出生于山东省荣成市。1954年毕业于山东医学院，1961年毕业于山东中医学院。主任医师，教授，山东省名老中医。曾任烟台毓璜顶医院院长兼党委书记，烟台市中西医结合研究所所长。曾任中国共产党山东省第一、二、三、五、六次代表大会的代表，烟台市第五、六届政协常委。国际时间生物学时间医学会会员，中国时间生物学时间医学会副理事长。第1～4届山东中西医结合研究会副理事长，第1～3届山东中医学会副理事长，第1～3届烟台市中医药学会会长，山东省科协委员，1991—1994年山东省卫生厅技术委员会委员，1992年首批享受国务院终身津贴。曾长期从事市、省、中央军政领导的保健工作，先后两次受到卫生部的通报表彰，两次被评为烟台市科技拔尖人才。1995年4月获第四届全国医院优秀院长称号。1995年4月14—18日在美国旧金山召开的第二届世界传统医学大会上发表《脑梗死发病运气节律与气象天文相关性分析》论文，获得金奖和超人杯，被授予“民族医学之星”称号。1995年于北京获得“中华魂”荣誉证书。1995年2月被山东省卫生厅、人事厅确定为山东省继承中医药专家学术经验指导老师，带徒1名。1998年评为山东省名中医。2002年被卫生部、人事部、国家中医药管理局确定为全国第三批老中医药专家学术经验继承工作的师承导师，带徒2名。2009年被评为烟台市十大医界名人。2012年被山东省中医药管理局批准成立省级名老中医工作室“田文工作室”。2013年被国家中医药管理局批准成立田文国家名老中医工作室。2014年评为山东省名老中医。

田文教授长期在烟台毓璜顶医院从事临床工作，曾担任中医科主任多年，后来即使担任医院院长的领导职务，也没有放弃临床工作，仍然看门诊，参加病房查房、疑难病例讨论等，经常给保健科住院患者及市领导、离休干部看病。自1998年1月离休后，返聘在烟台毓璜顶医院中医中西医结合科和烟台市直机关医院继续出专家门诊。一心为患者着想，治病救人，呕心沥血。因求治患者太多，为争取多看几个患者，常常加号，晚点下班，虽已耄耋，依然奋战在临床一线，受到患者的广泛赞誉。2020年被医院评为“双先”典型。

田文教授从事中西医结合临床实践工作60余载，中西医兼通，以中医为长，擅长经方，而不拘泥于传统的中医辨证论治，能结合现代医学的诊断及药理研究，体现较高层次的中西医结合水平，学验俱丰，临床疗效显著，曾获省市级科学技术进步奖4项，出版专著4部，发表论文20余篇。

二 成长之路

田文1954年毕业于山东医学院，在烟台毓璜顶医院经过4年临床实践，1958年又入山东中医学院“西学中”3年，是毛泽东主席倡导“中西医结合”的第二批学员，深刻体会了毛主席对中医药事业的支持和倡导中西医结合决策的伟大英明。通过3年的“西学中”学习，田文深深感受到我国中医药学博大精深。毕业那年，论文《暴盲症21例中医药治疗报告》获得国家卫生部优秀论文二等奖。

1966年，卫生部直属中医研究院充实科研人员时，田文成了山东省唯一人选。中医研究院的科研基地分布在西苑医院、广安门医院和东直门医院，田文被安排在东直门医院从事医学研究，选择了内科血液病的研究方向。导师朱颜系杭州人，一位著名的“中学西”专家。导师安排了两个科研课题，分别是再生障碍性贫血和结核病的中医治疗和方药筛选。那时田文仅有32岁，精力充沛，在导师朱颜的指导下，全身心扑在了所研究的课题上，除了看门诊，还要做实验研究，并且还带领3名助手，先后去河南新乡和山西杞县开展临床观察和验证。经过几年的实践和研究，确定了四物汤加菟丝子、金樱子、黑芝麻、马钱子等药物对再生障碍性贫血有效，尤其是马钱子能刺激神经和骨髓，有促进造血的功效。筛选出茜草根等对结核病有效的药物，圆满地完成了科研任务。有闲暇，田文就去秦伯未教授那儿陪诊、求教，并广泛收集京城其他名医经验，查阅中医经典，反复对照和琢磨，汲取各门精华，为日后的学术研究和临床经验的丰富，起到了重要作用。

1969 年田文重返烟台。这里有他行过拜师礼的著名中医仲少文先生。他认为在基层医疗实际工作中，更有利于发挥自己的才能。除了继续探索血液病的研究课题外，田文将更多的精力投入在中西医结合治疗常见病和疑难病的探索上。毕竟他对中西医学均有系统的学习，理论功底深厚，而且有在中医研究院跟随大师们学习的经历，因此，在临床实践中，他用药独到，疗效显著。由于在中西医结合治疗方面成绩显著，在 1982 年全国中西医结合工作会议上，田文受到国家卫生部的通报表彰。

三 学术思想

1. 五运六气是中医学术理论的核心

五运六气是我国古代研究气候变化对生物影响的一种学说。早在《黄帝内经》，就运用五运六气学说研究天文、气象、物候与人体生理、病理相关性，探讨五运六气节律变化来研究人体与气候的关系。

以《黄帝内经》理论为纲，遵循“天人相应”这一思想脉络，田文认为五运六气是中医基础理论的核心。天地之间，万物阴阳的运动变化，均按五行之数有规律地进行，故称五运。六气，就是风、寒、暑、湿、燥、火六种气候变化。五运六气与天体行星密切相关，五大行星是围绕太阳运转的行星，古人能够观察到的五大行星运转和围绕地球转的月亮对地球的影响最大，他们正常运转与大自然产生有规律的影响，应之以五运，因为有五运，才产生六气。五运六气的基础内容就是以五行、六气、三阴三阳为理论基础，依据《黄帝内经》五运六气医学天文历法，以五运阴阳为纲的天地日月星辰学说，运用天干地支为推演工具符号来预测气象变化、人体生理病理和疾病流行之间的相关性，即五运六气节律变化。

中医的“天人相应”思想，自然观、整体观、恒动观、气化学说、病因病机学说、治则治法、制方选药等均渊源于《黄帝内经》的五运六气七篇大论（“天元纪大论”“五运行大论”“六微旨大论”“气交变大论”“五常政大论”“六元正纪大论”“至真要大论”)。这七篇大论从辽阔的宇宙、周旋于天空上的日月星辰，到地面上的草木虫兽、谷肉果菜，从寒暑的往来更替到生命的生长壮老已，在如此广阔的背景上，《黄帝内经》揭示出了人体生命现象、病因病机、诊断治疗、遣方用药、养生防病等一系列规律，充分反映了中医理论体系的形成过程，是中医理论的基础和渊源。《黄帝内经》的精髓来之于古人进行“五运六气”的实践活动，是“五运六气”把整个中医理论与人体生理病理、与大自然紧密地联系在一起，运转了起来。五运六气是中医“天人相应”医学模式的运转机制。

五运六气具有实践性。以《黄帝内经》运气七篇大论有关天文气象变化与人体发病的方面为例，它指出了我们赖以生存的太阳系的物质发生发展变化总规律。地球自然界所以能产生万物，其根本原因在于“九星悬朗，七曜周旋”，相互运动所产生的阴阳五行之气(风火湿燥寒)的运行，而万物的正常变化又赖于五气的正常和协调。《素问·天元纪大论》曰：“考《太始天元册》文曰：太虚寥廓，肇基化元，万物资始，五运终天，布气真灵，总统坤元，九星悬朗，七曜周旋，曰阴曰阳，曰柔曰刚，幽显既位，寒暑弛张，生生化化，品物咸章”，充分表述了天文变化与地球气象及生物的关系。

《素问·五运行大论》曰：“览《太始天元册》文曰：丹天之气，经于牛女戊分；黅天之气，经于心尾己分；苍天之气，经于危室柳鬼；素天之气经于亢氐昴毕；玄天之气，经于张翼娄胃。所谓戊己分者，奎、壁、角、轸，则天地之门户也。夫候之所始，道之所生，不可不通也。”指出运气理论十干化运是由二十八宿在天体上的方位来决定的。据天文学家考证《黄帝内经》的“五天五运图”是公元前2000年左右夏朝冬至半夜正子时的天象。

《素问·气交变大论》曰：“其不及太过，而上应五星”“承天而行之，故无妄动，无不应也。”“以道留久，逆守而小，是谓省下。以道而去，去而速来，曲而过之，是谓省遗过也。久留而环，或离或附，是谓议灾与其德也。应近则小，应远则大。芒而大倍常之一，其化甚；大常之二，其眚即发也……”“亦各从其化也，故时至有盛衰，凌犯有逆顺，留守有多少，形见有善恶，宿属有胜负，征应有吉凶矣”。此段经文精辟地论述了五星运行轨迹变化与自然气化和物化现象的相应关系。“留”与“守”、“去”与“来”、“曲”与“环”、“离”与“附”、“大”与“小”、“近”与“远”均为五星运行轨迹的变化。“芒”是指行星的亮度，“大倍常之一”指亮度大于平常一倍。亮度大，行星离地球近。

《素问·气交变大论》又曰："岁木太过，风气流行，脾土受邪。民病飧泄，食减体重，烦冤肠鸣，腹支满，上应岁星（木星）。甚则忽忽善怒，眩冒颠疾，化气不政，生气独治，云物飞动，草木不宁，甚至摇落，反胁痛而吐甚，冲阳绝者死不治，上应太白星（金星、复气）""岁金不及，炎火乃行……上应荧惑星，民病肩背瞀重，鼽嚏血便注下，收气乃后，上应太白星（金星）"。《素问·六元正纪大论》曰："太阳司天之政……水土合德，上应辰星、镇星""少阴司天之政……金火同德，上应荧惑，太白"。此两篇大论详细论述了运气规律、气象、物候、民病的变化与五大行星之间的对应关系。

五运六气具有操作性。古人把观察到的天文气象变化影响生命活动（动物、植物及人体）的周期（5 年、6 年、12 年、30 年、60 年）规律与天干地支纪年统一起来，形成一套预测疾病、防治疾病的操作系统，用天干地支就可推算某年的气候特点、物候变化、人体发病的情况。这样就可将气候自然界变化与人体发病结合起来进行预防和诊治，从而达到"上工治病，治未病"的境界。

五运六气是中医理论的源泉，也是当今生物医学模式向生物心理社会医学模式转变所需要的框架结构。充分的事实证明了五运六气是古人长期对自然环境与人体发病相关性进行系统观察而总结出来的反映真实客观规律的医学体系，揭示了运气规律，气象、物候、民病的变化与五大行星之间的对应关系，集预防、诊断、治疗、选方用药于一体的整体医学体系，是中医学术理论的核心内容。

2. 重视中医时间医学临床研究

自然环境如天文气象、日月星辰的周旋、四季交替、昼夜日落星起的变化，这一切作用于人体使其生理病理表现出了各种节律，这就是时间医学要研究的内容。他认为研究时间医学不能形而上学地空谈时间，要研究某事物表现出的时间规律的物质基础。

《黄帝内经》是最早研究时间医学的专著，系统提出了中医时间医学基础理论，描述了人体多种节律，如人体阴阳昼夜节律、年节律，营卫之气运行的昼夜节律，五脏病慧静甚昼夜节律、脉象变动节律等，制订了时间治疗学的基本原则，如针刺补泻、因时随迎等，药物治疗讲究春夏养阳、秋冬养阴，用寒远寒、用热远热等。

《伤寒论》治病用药、诊病防病均注重时间性，全书 398 条与时间有关的就有 100 余条，其核心为六经辨证，并认为六经的实质是古人认识到的人体生理病理时间节律。六经的“六”是日、地、月及五大行星相互运动影响人体生理病理变化的常数。《伤寒论》54条“病人脏无他病，时发热、自汗出而不愈者，此卫气不和也，先其时发汗则愈，宜桂枝汤”。“时发热自汗出”是指有时间规律的发热自汗；“先其时发汗”是指在了解病人发热时间规律的前提下，在发热之先用药发汗治疗。157条十枣汤……平旦服；263条麻黄连翘赤小豆汤，温服三服半日服尽；310条猪肤汤温分六服；173条黄连汤昼三夜二服等，均是择时服药的例子。

田先生用了近20年的时间研究脑血管病的发病与自然环境的关系，课题“脑梗死发病运气节律与气象天文相关性分析”对1978—1989年12年间1927例脑梗死的发病时间规律进行统计分析，发现脑梗死发病具有五运六气节律（简称运气节律），与《黄帝内经》运气七篇大论中40余处的描述相吻合。采用目前国际时间生物医学通用的余弦法（Cosinor）检验表明，1978—1987年10年间各年脑梗死发病总数即大运具有生物节律性，$P<0.01$。峰值位于1984年和1985年，各年五运六气的发病均具有生物节律性，$P<0.01$。各年五运节律的峰值位于客运和主运为宫土的运步上，各年六气节律峰值分别位于三、四、五气，其中太阴湿土客气加临时发病最多，其次为厥阴风木和阳明燥金时，与《黄帝内经》运气七篇大论所述的中风发病时间规律基本吻合。研究表明脑梗死运气节律与气象变化及天文背景三者之间有对应关系。经烟台气象台气象资料分析显示，烟台市脑梗死发病与本地的气温、湿度、气压及大风暴雨等大气现象的变化均有相关性，与《黄帝内经》运气七篇大论所述的气象变化亦相吻合。对北京和紫金山天文台提供的天文资料进行分析，发现木火土金水五大行星视半径的变化与气象变化和脑梗死发病均具有对应关系，提示为形成运气节律的主要天文背景。如木星近则出现风暴，火星近则炎热、土星近则雨湿流行等，从而表明《黄帝内经》运气学说“上应五星”的观点是有天文学背景的。

对冠心病的时间医学规律亦进行了探索，1982年发表论文《时辰与心肌梗死发病关系的探讨》(《山东中医学院学报》1982年第4期)。其课题“正常人与心脏病人心功能的昼夜节律”“冠心病患者对中药‘时心灵’时辰敏感性的临床研究”发现冠心病患者24小时的心功能均比健康人低下，而且最佳心功能和最差心功能出现的时间，均比健康人落后了2小时。就是说，健康人最佳心功能出现在6时，最差出现在18时，而冠心病患者最佳心功能出现在8时，最差出现在20时。田文找出并确认冠心病患者服中药“时心灵”的最佳时间在7时30分，为最有效地改善心肌缺血、改善心功能的时间。同时发现在 9 时 30 分、13 时 30 分和 15 时 30 分服药为疗效相反时间，使心功能呈减弱趋势，这又是一个有意义的发现。经 15 年的临床实践证明，冠心病患者每天早晨 7 时 30 分服 1 剂“时心灵”均能收到满意的疗效。住院患者一般经过 1 个月（即 1 个疗程）治疗，各种症状如胸闷憋气、心律失常就会基本消失，心电图改善或恢复正常。治疗 2 ~ 3 个疗程，能使异常的心功能节律恢复或接近正常。可见，老年人冠心病多与心功能低下有关。该研究成果于 1994 年获山东省科学技术进步奖二等奖。

临床治疗各种疾病的具体处方用药也很注意时间问题，如脾肾阳虚的五更泻、肾阳虚的肾喘（哮喘）、表虚证的外感均应在早上或上午自然界阳气盛时服药治疗较佳。桂枝汤证若夜间服用发汗常伤阳气，造成感冒迁延不愈。肾阴虚宜夜间一次服六味地黄丸。患慢性胃炎或结肠炎为脾虚湿盛者，春季少佐以平肝药物，暑季雨水旺时则佐以芳香化湿之品，更能收到良效。

3. 崇尚中西医结合

中医和西医是世界上两大医学体系，虽然在他们之间的理论体系和指导思想中存在着许多根本不同的方面，但不是水火不相容的，二者都是对人体科学的研究，对象是一致的，在我国出现中西医结合具有必然性。其不仅促进了中医的发展，同时也促进了西医由“分析时代”向“系统时代”的发展。它是我国未来新医学的基础。

中医、西医存在很大的不同：从思想方法、医学理论及临床上来看，由于中医深受中国传统文化思想的影响，对人体始终以直观的方法、重在功能活动上的研究。中医强调对立统一、广泛联系、动态变化等，具有朴素的“系统论”思想。例如，“阴平阳秘”是对立统一观，“五行生克乘侮”是联系整体观，“天人合一”是人与环境统一观（人天观）等。因此中医认为对人体的健康和疾病的防治，首先重视调整人体生理和恢复自然功能及人与大自然的联系上，主张把治病的重点放在内因上的“扶正固本”，即提高机体的抵抗力，达到“正气存内、邪不可干”的目的。这对于许多由“内因”（先天素质、精神活动等）为主所致的疾病的治疗，确是一个根本的措施。西医在“实物中心论”的影响下，对人体研究的重点放在寻找最小的功能单位上，对疾病强调明确的定位，寻找病灶和特异性致病因素等。如：把人体分成器官、组织、细胞分子等形态结构。检查或寻找致病的病毒、细菌等和相应的抗病毒、抗生素等。这对于许多由“外因”为主所致的疾病的治疗（如传染病、感染性疾病）是十分有效的。但要意识到这些疾病有“内因”在起作用。

从目前科学的角度来看，西医用实验方法来研究人体的疾病，注重定性和定量，重视疾病准确定位及其与功能变化的关系，可重复性强。中医则注重整体功能变化，不着眼于具体的结构，有着灵活性和模糊性，这与现代科学的控制论的符号系统和模糊数学相似。因此这就造成了西医解剖概念和中医脏腑学说的全然不同。前者是具体的器官和功能，后者每个脏腑除了独有活动功能外都包含着多种功能，类似于西医的多种系统、多种组织器官的功能，是整体联系多功能趋向某方面的代名词，“客观无形”的客观实在。不认识到这一点，就难以理解中医。另外，中医还重视“悟性”，重视把抽象思维得出的结论与临床相验证。

在对患者的观察上，中医主要是靠人体的感官，依赖于长期积累的临床经验。虽然常有独到之处，有时凭敏锐的感觉和体会比西医诊断得快和全面。但要做到这一点要经长时间的观察和总结。如中医的脉诊主要凭经验，不同阅历的医生常常诊出的脉象不同。“心中了了，指下难明”正是一语道破了依赖感官的局限性。西医对人体的变化用定量和客观的标准测定。如：测体温用体温表，测血压用血压计，测脉搏用计时器等，从而很大程度上避免了依赖感官而造成的主观随意性。

以上可以看出，中西医之间存在着整体与局部、无形与有形、联系与孤立、运动与静止、模糊与精确、主观与客观、内因与外因等许多不同点。正是由这许多不同导致了二者体系的巨大差异。

中医和西医反映了客观实在的两个方面。由于二者似乎向着两极发展、双方都不能完整地认识客观实在，不能完整地认识人体和疾病，都有着一定的局限性。中西医结合是横架中医、西医之间的桥梁，历史的原因，西医传入了中国，并且迅速地发展壮大了起来，形成了一支与中医相并立的理论体系和队伍。由于医学发展的需要而产生了中西医结合，形成了一支起着平衡中西两医的理论体系和队伍。由于中医和西医都是以防治疾病、保障健康、延长寿命、维系种族繁衍为目的，都是研究人体的，有着共同基础。所以在某些方面是能够理解与合作的。30年的实践证明，中西医结合在中西医之间起着相互取长补短、互相引进理论和技术的桥梁作用，不仅促进了中医的发展，为中医现代化奠定了基础，而且对西医向整体化的深入发展也有促进作用。

对人体和疾病的认识上，西医和中医是具有很大差别的。前者以“还原论”的思路来认识人体，从局部或具体结构上来研究疾病，所以在治疗上是局部的。后者则以“系统论”为指导思想，从整体和功能状态上来研究人体和疾病，所以在治疗上是整体的。但当前学界必须尽快使中医现代化，对中医理论用现代科学的方法论（系统论、信息论、控制论、耗散结构理论等）进行深入的研究，赋予它新的内容。这样从中揭示出的规律定能填补世界医学的许多空白。不论是从哲学角度，还是从临床角度来看，西医只有同中医有机地结合起来，才能对人体和疾病有一个完整的认识，只有这样才是目前医学的出路。

4. 重视老年气衰

经多年的临床实践，田文在老年病方面形成了自己独特的思路，提出了新见解，指出老年人因为年老体衰，脏腑功能减退，而且老年人多合并有多种疾病，久则累及肾脏。另外，老年人常有食欲减退，脾胃虚弱，后天失养。故老年病主要为“气衰”，表现为脾肾气虚或阳虚。因气衰可导致痰湿瘀血寒凝等，故临床常见虚实夹杂证。以治病必求于本的原则，突出“固本培元”的传统中医学理论精髓，促使机体气血流畅，脏腑气机升降有序，气血恢复和维持正常，脏腑（生理）功能保持动态平稳，是益气抗衰的基本法则。在方剂配伍上他重点提高脏器的功能，参考现代医学已证明了的病因病机和中药药理，体现较高层次的中西医结合学术思想。如对慢性胃炎的认识，其病因不仅为西医目前认为的与饮食不节、胆汁反流、幽门螺杆菌等有关，也不仅仅是胃的受纳和消谷作用下降，而更重要的是全身机体功能低下所致的脾阳不足（或胃阴亏损），即胃肠功能低下，胃炎只是全身状态的局部表现。治疗时不能只进行局部治疗，如解痉抑酸、胃黏膜保护等，还应借鉴中医的整体观、辨证施治，以调整机体功能为主，如温中、补气、养阴等。田文强调慢性胃炎以中焦虚寒为多见，应用加味黄芪建中汤有很好疗效。又如高血压病，西医着重注意小动脉痉挛，治疗主要扩张血管以降血压，但不能消除导致血压升高的综合性因素，不能改善一系列引起小动脉痉挛产生高血压的整体的功能状态，如阴虚阳亢、脾肾阳虚等。田文在用中医药治疗 100 例中老年高血压患者的临床观察研究中发现：气血两虚、脾肾阳虚及阴虚阳亢型者占 90.2%，绝大多数属虚证，气衰是导致此病的重要原因。气衰时血压升高是机体的代偿反应，因而不能一味地降血压。因单纯降血压能引起脑的供血不足或全身功能下降，一旦停药反而血压会反跳得更高，所以应纠正气衰，即改善机体整体功能低下的问题，这样血压自然会趋向平稳的正常状态。每以重用黄芪、肉桂、附子之品治疗老年高血压病（气衰脾肾阳虚者）收到疗效巩固甚至痊愈的效果。田文认为2型糖尿病、冠心病及脑血管病也是机体脏器和全身功能衰退所致，临床亦多以气虚和痰湿多见，故治疗应以中医辨证施治来提高全身和脏器功能，辅以现代医学手段，或降血糖，或降血黏度，或扩张冠状动脉及促进脑血流等，从而达到标本兼治、治病求本的目的。

5. 对《伤寒论》证治规律的探讨

《伤寒论》以六经辨证为核心，总结典型的“证治规律”，这些规律是中医学运用辩证唯物观、整体恒动观、对立统一法则、时空观等认识疾病的典范。

六经病提纲是从典型的各经疾病中提炼出的每一经病所各有的具有特征性的脉证，是精髓，内含着每一经病的发病规律和总的病理病机。在六经病的辨证中起着主导作用。在学习方法上，如果只知桂枝汤、麻黄汤为太阳病的主方，白虎汤、三承气汤为阳明病主方，小柴胡汤为少阳病主方，理中汤为太阴病主方，四逆汤为少阴病主方，乌梅丸为厥阴病主方，是不能达到灵活运用的境界的。因为上述只是掌握了梗概，还必须抓住证治特点，才能方因病投、法随证转。六经病证的传变，在《伤寒论》中是一个重要问题。无论传经，或是直中，或是转属，都必须以临床现症为依据，按照证治规律来处理，决不能拘泥条文而单从发病日数来论治。所以明确各方所主的证治规律，这是辨证论治的基本法则。

误治条文表述的是临床治疗过程，对判定病机、选方用药有重要价值，应该重视。要注重《伤寒论》组方配伍特点。《伤寒论》中还有许多死症及难治案例，如吐利、喘冒、躁烦、厥逆等种种危象，如此亡阴亡阳或阴阳俱亡的险症，必须及时救治。

四 临证经验

1. 老年高血压病从气虚阳虚论治

高血压病是老年期常见病、多发病，西医着意于小动脉痉挛，治疗主要扩张血管以降低血压，但不能改善高血压患者的整体功能状态。中医临床通常以肝肾阴虚、肝阳上亢论治。在早年的临床实践中田文即发现老年高血压患者绝大多数属虚证，以气虚阳虚型为多，气衰是导致此病的重要原因。老年高血压病的病机为气虚、阳虚，血瘀、痰凝，以益气温阳、活血、化痰为治则，收到很好疗效。

（1）病机探讨：高血压患者多见气虚阳虚，因气虚鼓动无力则血瘀，阳虚气化失司则水湿为患，久则痰瘀互阻。气虚阳虚是原发性高血压的本虚，而血瘀痰凝为高血压的标实。之所以老年期常出现血压增高，正是老年人脏腑功能下降，气虚、阳虚，虚火（即浮越于外的虚阳）为患的结果。明代医家汪绮石有论“火者，虚火也。谓动于气而未着于形。其见于症，易升易降，倏有倏无。其发也，尽有燎原之势，或面红颊赤，或眩晕厥冒，种种不同……补之可也”，颇符合高血压病的表现和病机。

结合现代医学理论，气虚血瘀，气血运行受阻，可使外周血管阻力增加，引起高血压；水湿滞留血脉，则血容量增加，也可致血压增高。老年人的血压高，实际上是因脏腑功能衰退而代偿过度的结果。高血压患者常伴血黏度增高、高血脂，病情发展可并发心、脑、肾、眼底病变，这些合并症、并发症的发生也和气虚痰瘀密切相关。有研究认为，血液流变学异常和微循环障碍，血管内皮细胞损伤，血小板功能异常，红细胞变形力减弱，是原发性高血压血瘀证的病理基础，为治疗高血压提供了理论依据。

（2）治则方药：以益气活血为治疗大法，兼以温阳化痰。补阳还五汤加减，药用：黄芪 30 g，当归 12 g，川芎 10 ~ 12 g，桃仁 10 g，红花 10 g，益母草 20 ~ 30 g，炒地龙 10 ~ 20 g，葛根 20 g，炒杜仲 12 g，炒山楂 30 g。其中，黄芪必当重用 30 g 以上，为君药，益气则血行畅达。川芎、当归等温通血脉。地龙通络，杜仲补肾阳。对阳虚虚火明显者加肉桂引火归原；肾阴虚者加生地黄、女贞子、枸杞子；痰浊重者加茯苓、泽泻等；挟有肝火者可加夏枯草、黄芩、菊花。临床观察，患者服用大剂量黄芪、肉桂后血压不升反降，可见，只要辨证准确，可大胆处方用药。当然，对血压明显增高者也应配合波依定等降压西药，效果更理想。现代药理研究表明，山楂、益母草、川芎、泽泻、葛根等中药均具有降压作用，且它们还分别兼有镇静、利尿、降血糖、降血脂、抑制血小板凝聚、强心、扩张脑血管、增加脑血流量、增加氧供应等作用。临床证实，本方有稳定、良好的降压作用，还能改善微循环，增加血流量，改变血液黏稠度，改善脂质代谢等作用，可防治高血压的并发症。气衰时血压升高是机体的代偿反应，因而不能一味地降血压，因这样能引起脑的供血不足和全身功能下降，一旦停药血压会反跳得更高。所以应纠正气衰，改善机体整体功能低下的问题，这样血压自然会趋向平稳状态。该方降压作用明显，稳定血压效果好，可明显改善临床症状，能有效地提高患者的生活质量，副作用少，为中药治疗高血压提供了很好的方法。

2.“时心灵”治疗冠心病心功能不全

冠心病为老年常见病，而且老年冠心病患者常伴心功能不全，目前中医治疗冠心病多从“心主血脉”的理论出发，以活血化瘀为主，出现心衰水肿则配伍利水之剂，其实，心主血脉的功能主要靠阳气的温煦和推动，心肺位居上焦，以阳为要，心阳虚、阴邪上犯则出现胸闷、胸痛、喘促肿满等症状，当温阳活血利水。指出《金匮要略》中治疗胸痹就是以通阳散结为要，并不以活血化瘀为主。不过，枳实薤白桂枝汤等诸方补气通阳作用弱，临床用之疗效不高。根据多年临床实践，确定了治疗冠心病的经验方“时心灵”Ⅰ号、Ⅱ号方，经多年的临床验证，对冠心病心功能不全、心律失常、心绞痛均有明显疗效。

3. 慢性胃炎从中焦虚寒论治

慢性胃炎从中焦虚寒论治，以黄芪建中汤加减，疗效显著。

（1）明确病因，抓住病机根本：慢性胃炎多属中医“胃脘痛”范畴，中医认为与寒邪客胃、饮食所伤、脾胃虚弱、肝气犯胃等有关，临床辨证分型很多。田老认为脾胃虚寒是病机根本，强调中焦虚寒是慢性胃炎的关键。治疗时绝不仅仅拘泥于胃，而应补虚扶正调理阴阳，以调整全身功能状态为目的，才不失为上工治病。他认为近年来广泛研究的幽门螺杆菌（Hp）虽与慢性胃炎有关，但 Hp 未必是主要病因，可能只是结果。西药“根除”Hp 只是一时之效，很容易复发，并不能因此根治慢性胃炎。提高脾胃功能，增强胃的保护因子作用才是治本之治。

（2）治疗经验：西医治疗慢性胃炎有抑酸、促胃动力、根除 Hp、局部黏膜保护、解痉止痛等措施，均为对症治疗，往往停药后即复发。田老深得李东垣脾胃学说精髓，抓住慢性胃炎中焦虚寒根本，以黄芪建中汤为主，同时结合现代医学胃镜、病理检查及中药药理研究，辨证加减治疗，见效快，疗效稳固，体现了高层次的中西医结合治疗。秋天凉燥之气当令，秋分之后，阴阳之气失衡，阳气渐衰而阴气渐盛，人体若不能适应变化则易变生疾病，尤其脾胃虚寒之人对寒凉肃杀之气最为敏感故易患胃脘疼痛。李东垣之《脾胃论》有秋冬天气寒凉而腹痛加半夏，或益智仁，或草豆蔻之类的记载。

常用方药如下：黄芪、桂枝、生白芍、炮姜、川黄连、吴茱萸、生蒲黄、蒲公英、草豆蔻、海螵蛸、甘草。

4. 糖尿病从脾虚痰湿论治

糖尿病属中医“消渴”范畴。消渴是以多饮多尿、消瘦，或尿浊、尿有甜味为特征的病症，其病机为阴虚燥热。然而糖尿病与消渴并非等同，有些糖尿病患者往往并无明显消渴症状，而且肥胖者居多，但以阴虚燥热论治糖尿病有失偏颇。田老认为脾气虚、痰湿中阻为糖尿病的重要病机，以健脾温中化湿治疗收到很好疗效。

（1）从病因及疾病特点说明脾虚是致病原因：糖尿病的发病与过食、肥胖有直接关系。中医认为“饮食自倍，肠胃乃伤”“过食伤脾”。长期饮食不节，过食肥甘、醇酒厚味，致脾胃运化失司故而发病；2 型糖尿病患者形体特征是腹部胖而四肢肌肉萎弱，筋骨无力，脾主肌肉四肢，肌肉痿软不健反映脾病；2 型糖尿病好发于老年，与年老脾胃功能衰退不无关系。

（2）从病机探讨：糖尿病患者多食多饮，病从“口入”，《素问·奇病论》有脾瘅之论“夫五味入口，藏于胃，脾为之行其精气……此肥美之所发，此人必数食甘美而多肥也，肥者令人内热，甘者令人中满，故其气上溢，转为消渴”。胃主受纳腐熟水谷，脾主运化升清，糖尿病患者能食而怠惰嗜卧，四肢不健，为脾虚不能健运使然。脾虚则痰湿内生，气机阻滞，升清降浊失常，阴火上冲而发病；糖尿病主要表现为糖、脂肪、蛋白质等代谢紊乱，有的医者根据病理变化中所出现的痰浊、瘀血征象，认为高血糖、高血脂属于痰浊、瘀血或浊脂。其实不然，血中糖分及脂质是由饮食水谷所化，血中之物，为“营”的成分，属于精微物质的范畴。机体内的精微物质是在不断地化生、转运和代谢的，这一切均离不开脾的运化和升清。《素问·经脉别论》曰：“饮入于胃，游溢精气，上输于脾，脾气散精。”即论及此意。这一散精的功能发挥不及，使过多的血糖、血脂不能更进一步地传化故而发生糖尿病。不良的饮食习惯损伤脾的运化功能容易促发此病。因此，脾虚运化功能不足是糖尿病的重要病机。

（3）治疗：针对糖尿病脾虚湿盛病机，常用经验方，基本药物如下：苍术 25～30 g，黄芪 20 g，党参 20 g，葛根 20 g，黄连 6 g，泽泻 15 g，茯苓 20 g。方中以苍术健脾燥湿为君。党参健脾益气，黄芪补气升阳，二者共为臣药。葛根能升清，同时有活血之意。泽泻、茯苓健脾渗湿。佐黄连以泻阴火。该方深得脾喜燥恶湿之性。对湿浊明显者可遵《黄帝内经》“治之以兰，除陈气也”之法，重用苍术，加芳香醒脾之藿香、佩兰，或加厚朴、半夏。脾阳虚明显者可加炮姜。有十余例患者单纯经上述中药治疗即可较好稳定血糖，改善症状，甚至得到治愈。

脾虚运化失司可致后天失养、阴精不足，加之五味偏嗜、膏粱厚味、饮酒过多，蕴热化燥可伤阴。若有阴虚郁热者则上方加入山药、黄精、天花粉。现代药理研究证实，苍术、黄芪、黄精、黄连等均有降血糖作用。另外，据“脾苦湿，急食苦以燥之”的特性，嘱患者适当进食苦瓜对病情有利。

脾虚可以及肾，痰湿久可成瘀，故糖尿病日久可导致阴阳两虚、瘀血阻络，病变涉及诸脏，而使病情深重不愈，故要抓住早期脾虚湿盛病机，以健脾温中化湿法治疗。这部分患者常可收到较好疗效。

5. 从脾虚血散论治过敏性紫癜性肾炎

脾胃为气机升降的枢纽，人体气的升降运动赖脾胃的主宰。田老认为紫癜性肾炎属于血证，乃脾的升清作用失常所致，脾不统血为主要病机。

紫癜性肾炎主要病因是进食异体蛋白或感受湿热外邪。这类致病因素作用于机体必使脾胃先受其害。脾气虚不能统血，脾失统摄以致血溢于脉外。脾主四肢，故四肢见出血点。因此他认为脾不统血是该病主要病机。临床上有相当一部分是经激素或环磷酰胺治疗不效而就诊的患者，此类患者经激素治疗后不但原有病情无改善，反增加激素副作用，表现为面赤体胖、头面疮疖、多食善饥、脉洪大滑数等阳热亢盛之象，此为激素所致假象。激素乃阳热之品，该类患者用之能生热助浊，滋生湿热之邪，使病情复杂、病程延长。

过敏性紫癜性肾炎以脾不统血为主要环节，从脾论治，治疗抓住健脾益气摄血基本法则，根据余邪盛衰兼以清热利湿、凉血止血。基本方：黄芪 30 g，党参 20 g，白术 10 g，当归 10 g，茯苓 10 g，远志 10 g，炒酸枣仁 25 g，木香 10 g，龙眼肉 10 g，白茅根 30 g，益母草 30 g，墨旱莲 12 g，大枣 5 枚。该方有健脾益气、养血补血、清热利湿、凉血消斑之功。方中党参、白术、黄芪、甘草甘温补脾，茯苓、远志、炒酸枣仁、龙眼肉补心，当归养血。木香疏脾气，既行血之滞，又助参芪而补气，气壮则能摄血。加减：水肿明显加泽泻 10 g、车前子 30 g 利尿消肿。苔腻湿滞较重加苍术 15 g、砂仁 5 g。服用激素面赤舌红者，加黄芩、栀子、生地黄清热凉血。上感咽痛者加金银花、连翘。

五 典型医案

1. 瘿病

王某，女，40 岁，工人。2009 年 7 月 8 日初诊。

主诉：心悸失眠 10 余日。

现病史：患甲状腺功能亢进病史 10 余年，就诊时心悸不宁，心烦失眠，眼干目眩，出汗多，舌红少苔，脉细数。查 FT_3 22 pmol/L，FT_4 18 pmol/L，TSH 0.15 IU/mL。

中医诊断：瘿病；西医诊断：甲状腺功能亢进症。

辨证：心肝阴虚，肝郁气结，火盛阳亢，气痰瘀火互结。

处方：黄药子 20 g，夏枯草 20 g，黄精 20 g，生地黄 20 g，赤芍 20 g，白茅根 30 g，牡丹皮 10 g，栀子 10 g，珍珠母 30 g，桔梗 12 g，郁金 10 g，甘草 6 g。

二诊：各种症状明显减轻，舌淡红，舌体略胖，脉细数。原方改黄药子 15 g，加党参 20 g，继用 6 剂。

三诊：症状基本消失，FT_3、FT_4、TSH 恢复正常，继服 6 剂巩固。

按语：甲状腺功能亢进属中医瘿病范畴，多肝郁气结、火盛阳亢，为忧思恼怒，肝失条达，气机郁滞、失于疏泄，犯脾生湿，聚痰化火而成。其病机：①病位在颈前，与心、肝、脾相关。②病性为素体阳盛，心肝火旺。久病或阴虚而致心肝阴虚形成火旺证。以阴虚气虚为主，渐成虚实夹杂。③病理为气痰瘀火互结于颈前。以平肝息风、滋阴凉血、化痰解毒为治则。基本方：黄药子、夏枯草、黄精、生地黄、赤芍、白茅根、牡丹皮、栀子、郁金、桔梗。

方中黄药子苦平，入肝、胃、心、肺经，解毒软坚，凉血止血。此药苦平偏凉，方书谓能“凉血降火，消瘿解毒”，治“恶肿疮瘘”。近年用其治甲状腺肿，有一定疗效，但对肝脏有损害，脾虚便溏者慎用。夏枯草，苦辛寒，入肝胆经，清火散结（宣泄肝胆之郁火）。黄精、生地黄，前者可滋阴又能补中益气，后者滋阴清热，又能凉血生津止血。赤芍、白茅根，二药均为清热凉血药，前者活血化瘀清肝，后者生津利尿消肿。牡丹皮、栀子，前者清热凉血、活血消瘀，后者泻火除烦，泄热凉血利湿。郁金，疏肝理气。桔梗宣肺祛痰、排脓消痈，为引经药。气虚加党参，补中益气、养血生津。阴虚加女贞子、生地黄、黄精。血虚者，以四物汤为主，加黄药子、夏枯草、白茅根等。伴心悸者加珍珠母，平肝潜阳、镇心定惊。

甲亢心率快，有危象迹象者，黄药子可增量 18 ~ 20 g（15 g 为中等量），最多服 10 剂即减量。佐以维生素 C、肌苷以保肝。

2. 支气管哮喘

何某，女，48 岁。2009 年 9 月 3 日初诊。

主诉：反复气喘 20 余年。

现病史：喘息、气短，吸气不利，动则尤甚，劳累后哮喘易发，多在午后及夜间加重，来诊时哮喘急性发作，咳嗽、咳吐白痰，呼吸急促困难，发作时喉中哮鸣有声，舌赤少苔，脉细数。自诉常服氨茶碱治疗。查体：双肺呼吸音粗，可闻及哮鸣音，无湿性啰音，心率 80 次 / 分，节律齐。胸片示支气管感染。

中医诊断：喘证（肾虚喘）；西医诊断：支气管哮喘。

辨证：肺肾双虚，肾不纳气。

治则：补肾宣肺，纳气平喘。

处方：雪莲 25 g，当归 10 g，生地黄 20 g，赤芍 20 g，炙麻黄 8 g，杏仁 10 g，鱼腥草 30 g，黄芩 10 g，枸杞子 12 g，沙参 12 g，墨旱莲 20 g，地龙 20 g，女贞子 10 g，甘草 10 g。7 剂。水煎服。

二诊：服药有效，咳嗽、咳痰消失，仍下半夜喘重，舌淡红少苔，脉滑。上方去炙麻黄、鱼腥草，加巴戟肉 10 g，车前子 10 g，徐长卿 20 g。继服 10 剂，咳喘平，再服 6 剂，巩固疗效。

按语：喘证是气息迫促，呼吸困难，难以平卧的一种病证。病因常为外邪侵袭、内伤饮食、情志失调所致。病位主要在肺、肾。病机主要是气机升降出纳失常。肺气上逆，宣降失职或气无所主，肾失摄纳。肺主气，司呼吸，外合皮毛，为五脏之华盖。若外邪侵袭，使肺失宣肃，肺气胀满，壅阻气道，呼吸不利而致喘。肺虚气无所主，则少气不足以息而为喘。肾为气之根，肾元不固，摄纳失常则气不归元，阴阳不相接续，气逆于上而为喘。久病多肺虚及肾。治疗当分清虚实，实喘祛邪为先，采用温宣、清肃、化痰、降气等法，重在祛邪利气；虚喘治在肺、肾，以扶正为要，采用补肺、固肾、益气、养阴、温阳等法，重在培补摄纳。在反复发作过程中，每见邪气实而正气已虚，表现为肺实肾虚的“上盛下虚”证，当疏泄其上，培补其下，尤为重视治肾。本案选用枸杞子、女贞子、墨旱莲、雪莲、巴戟肉补肾纳气；沙参、生地黄养阴益气；鱼腥草降泄、清热解毒；黄芩善清泻肺火；赤芍清热凉血，与黄芩配伍善清肝经风热；炙麻黄宣肺气散邪以止咳平喘，与杏仁、甘草配伍即三拗汤；地龙、车前子寒凉入肺，清肺热平喘，配伍麻黄、杏仁等增强平喘之功。方中并无较多的化痰平喘止咳药物，而以宣肺补肾为主，使肺宣气、肾纳气，得到较好的疗效。

3. 胃脘痛

杨某，男，50 岁。2009 年 8 月 6 日初诊。

主诉：反复胃脘痛 2 年。

现病史：患者 2 年前生气后胃脘疼痛，做胃镜检查示慢性萎缩性胃炎，服多种西药治疗无效。近来胃脘时痛，进食后不舒，不耐生冷油腻等食物，频频呃气，体倦乏力。舌质淡苔薄白，脉缓。

中医诊断：胃脘痛；西医诊断：慢性萎缩性胃炎。

辨证：脾胃虚寒。

治则：健脾温中。

处方：生黄芪 25 g，桂枝 10 g，白芍 30 g，黄连 6 g，吴茱萸 8 g，海螵蛸 30 g，蒲公英 30 g，蒲黄 10 g（包煎），草豆蔻 10 g，炮姜 8 g，甘草 6 g，大枣 5 个。7 剂。水煎服。

二诊：服药后胃痛症状减轻，仍进食后胃脘不适。上方改黄芪 30 g 以加强益气建中之功，再服 7 剂。

三诊：诸症悉减，上方去海螵蛸、蒲公英、草豆蔻，加白术 12 g。再服 10 剂，患者感脘腹舒适，能进凉、甜、油腻食物。

按语：慢性胃炎多属中医“胃脘痛”范畴，中医认为与寒邪客胃、饮食所伤、脾胃虚弱、肝气犯胃等有关，临床辨证分型很多。通过多年临床认为，脾胃虚寒是病机根本。因为：①慢性胃炎迁延多年反复不愈，早期尚见实证，久病多虚，故以虚证为多。临床观察患者多表现胃脘时痛，不耐生冷饮食，喜温喜按，食欲缺乏，乏力，腹胀，舌质淡，脉缓等脾胃虚寒征象。②随着物质生活改善，社会竞争激烈，因饮食不节、劳倦过度、情志不调原因所致脾胃损伤、脾阳不足、中焦虚寒的患者增多。另外，痰湿、瘀血等病理产物也可损伤脾阳。③慢性胃炎以中老年患者为多，与老年脏器虚衰、功能下降，尤其脾气虚、脾阳不足有主要关系。人体的脾胃系统一般在40岁时已出现明显的自衰征象，表现食量渐减，对难消化的食物稍过量即脘腹胀满、嗳气、矢气增多。进入老年后，消化液分泌功能降低，如胃酸即是随年龄增长而降低，常伴胃黏膜萎缩。另外，一些慢性全身疾病及体质虚弱的人往往胃纳减少，脘腹胀满，容易罹患胃炎，表明因虚可致病。④总结大量临床报道可以得出，慢性胃炎分型中也以脾胃虚寒、脾气虚为多。总之，中焦虚寒是慢性胃炎的关键。治疗时绝不仅仅拘泥于胃，而应补虚扶正调理阴阳，以调整全身功能状态为目的，才不失为上工治病。

方中黄芪益气建中为君，常用量25～30 g；桂枝、白芍温阳益阴，并为臣药；佐以炮姜、吴茱萸、川黄连。其中桂枝有通阳行血之功，白芍（用至30 g）能破阴结，通脾络。白芍含有白芍总苷，药理研究有良好的解痉、止痛、抗炎、抗菌、免疫调节作用；炮姜入脾胃经，有温中燥湿之功；川黄连、吴茱萸调寒温，治疗呕吐吞酸效果很好，根据寒热轻重调整用量；生蒲黄（包煎）有活血消瘀止痛止血、修复黏膜的作用（久病入络，用之相宜）；海螵蛸含碳酸钙，为制酸剂，有除湿、止血、敛疮作用，对有黏膜糜烂、出血者适宜；草豆蔻理气、止痛、醒脾；蒲公英有清热解毒、燥湿散结作用，现代药理证实有较好的杀菌作用。

4. 紫癜性肾炎

陈某，男，27岁。2009年6月12日初诊。

主诉：皮肤紫癜、浮肿1年。

现病史：患者因皮肤紫癜，腹痛黑便，浮肿，在肾内科住院，确诊为紫癜性肾炎。给予泼尼松、肝素、尿激酶等治疗3个月，病情反复不愈，泼尼松用至60 mg/d。接诊见患者眼睑、下肢浮肿，头胀，腰痛乏力，面部痤疮。舌胖大有齿痕尖红，苔黄腻，脉滑数。化验尿蛋白（+++）、红细胞（+++）、潜血（+++）。

中医诊断：水肿；西医诊断：过敏性紫癜性肾炎。

辨证：脾气虚，脾不统血，湿热未清。

治则：健脾益气，清热利湿。

处方：黄芪30 g，党参20 g，白术10 g，当归10 g，茯苓10 g，远志10 g，炒酸枣仁25 g，木香10 g，龙眼肉10 g，白茅根30 g，益母草30 g，墨旱莲12 g，苍术 15 g，栀子 10 g，黄芩 10 g，大枣 5 枚。水煎服，日 1 剂，每 3 天减泼尼松 5 mg。

二诊：3 周后舌苔转为薄白，去苍术，减泼尼松为每日 25 mg，尿蛋白（++）、红细胞（++）。

三诊：服药 3 周后症状消失，尿蛋白（±）、红细胞少许。原方继续治疗。

四诊：服药 2 个月后，血压、尿液分析正常，血胆固醇、白蛋白均恢复正常。泼尼松停药后病情未反复。后予归脾丸巩固疗效，随访 1 年无复发。

按语：本案以归脾汤加减治疗过敏性紫癜性肾炎。方中党参、白术、黄芪、甘草甘温补脾。茯苓、远志、炒酸枣仁、龙眼肉补心，心者，脾之母也。当归养血。木香疏脾气，既行血之滞，又助参芪而补气，气壮则能摄血。全方共奏健脾益气、养血补血、清热利湿、凉血消斑之功。

归脾汤治疗紫癜性肾炎疗效满意，重复性强，易于掌握。施治用药与其他肾炎、肾病截然不同，治疗始终以健脾益气为纲，不用收敛固涩消蛋白药物，血尿愈、蛋白自消。

5. 糖尿病

郑某，男，54 岁。2009 年 10 月 30 日初诊。

主诉：口渴、乏力 3 个月。

现病史：患者因口渴，乏力 3 个月在某医院就诊，诊断为 2 型糖尿病。实验室检查：尿糖（+++），空腹血糖 12.3 mmol/L。用汤剂玉泉丸加减 2 周无效。来诊时见患者体型偏胖，口渴、乏力、口干，伴有脘闷不舒，大便不爽。舌质淡胖，舌苔白厚，脉濡缓。

中医诊断：消渴；西医诊断：2 型糖尿病。

辨证：湿浊困脾，脾虚不运。

治则：苦温燥湿，健脾和胃。

处方：苍术 15 g，厚朴 10 g，陈皮 10 g，藿香 10 g，半夏 10 g，茯苓 15 g。5 剂。水煎服。

二诊：服上药后患者口渴减轻，精神好转，苔转薄白。药已有效，再于前方去藿香，加白术 10 g，山药 15 g，连服 10 剂后诸症皆平。

三诊：复查尿糖（－），空腹血糖 6.8 mmol/L。嘱续服香砂六君子丸，并节制肥甘厚味饮食，以巩固疗效。

按语：消渴之名首见于《黄帝内经》，以多饮、多尿、多食、身体消瘦为特征。《素问·奇病论》篇说："此肥美之所发也，此人必数食甘美而多肥也，肥者令人内热，甘者令人中满，故其气上溢，转为消渴。"长期过食肥甘，醇酒厚味，导致脾胃运化失常，脾虚不能运化水湿，水湿内停困脾，积湿生热，化燥耗津，发为消渴。《丹溪心法·消渴》篇说："酒面无节……于是炎火上熏，腑脏生热，燥热炽盛，津液干焦，渴饮水浆而不能自禁。"病变的脏腑着重在肺、胃、肾三脏，饮食应以清淡为宜，不宜过饱。方中化湿浊治标为主，用苍术、厚朴、藿香之品燥湿，二陈汤化痰浊利湿气，配合白术、山药温中健脾气，使湿浊得化，脾气得升，口渴自消。

六 经验方

1. "时心灵" Ⅰ号

处方：红参、炮附子、川芎、丹参、降香、麦冬。

功效：温阳活血利水。

主治：冠心病心功能不全、心绞痛阳虚寒凝证。症见胸闷，胸痛，气短，动则喘憋。舌质淡暗，苔白，脉弱。

立方思路：冠心病为老年常见病，而且老年冠心病患者常伴心功能不全。目前中医治疗冠心病多从"心主血脉"的理论出发，以活血化瘀为主，出现心衰水肿则配伍利水之剂，其实心主血脉的功能主要靠阳气的温煦和推动，心肺位居上焦，以阳为要，心阳虚、阴邪上犯则出现胸闷、胸痛、喘促肿满等症状，当温阳活血利水。

时心灵方中红参、附子补气温阳，川芎、丹参、降香活血化瘀，麦冬养阴。若气喘、水肿明显者可配伍黄芪、车前子、益母草、葶苈子；胸闷胸痛重者配伍延胡索、鸡血藤、葛根等；心悸者可配伍五味子、炒酸枣仁、炒山楂、郁金等。现代药理研究证明，该方中多数药物可扩张冠状动脉，增加其血流量，改善心肌缺血缺氧状况，改善心肌代谢，增强心肌收缩力。

研究发现，冠心病患者最佳心功能出现在 8 时，最差出现在 20 时。冠心病患者服用“时心灵”最佳时间在7时30分，最为有效地改善心肌缺血，改善心功能。而9时30分，13时30分，15时30分服药为疗效相反时间，使心功能减弱趋势。因此，临床用此方水煎2次，每剂150 mL，早晨7时30分顿服。

2. 温中健胃汤

处方：黄芪、桂枝、白芍、炮姜、川黄连、吴茱萸、生蒲黄、蒲公英、草豆蔻、海螵蛸、甘草。

功效：温中健胃解毒。

主治：慢性胃炎脾胃虚寒证。症见胃脘痛，恶心，纳差，呃逆，反酸。舌质淡，苔薄白，脉沉弱。

立方思路：慢性胃炎多属中医“胃脘痛”范畴。中医认为与寒邪客胃、饮食所伤、脾胃虚弱、肝气犯胃等有关，临床辨证分型很多。田老通过多年临床认为脾胃虚寒是病机根本。方中黄芪益气建中为君，常用量25～30 g；桂枝、白芍温阳益阴，并为臣药；佐以炮姜、吴茱萸、川黄连。其中桂枝有通阳行血之功，白芍（用至30 g）能破阴结，散寒滞（《神农本草经》所言）。白芍含有白芍总苷，药理研究有良好的解痉、止痛、抗炎、抗菌、免疫调节作用。炮姜入脾胃经，有温中燥湿之功；川黄连、吴茱萸调寒温，治疗呕吐吞酸效果很好，根据寒热轻重调整用量，一般均为6～8 g；生蒲黄有活血消瘀止痛止血、修复黏膜的作用；海螵蛸含碳酸钙，为制酸剂，有除湿、止血、敛疮作用，对有黏膜糜烂、出血者适宜；草豆蔻理气、止痛、醒脾；蒲公英有清热解毒、燥湿散结作用，现代药理证实有较好的杀菌作用。

3. 消瘿方

处方：黄药子、夏枯草、白茅根、牡丹皮、栀子、桔梗、郁金。

功效：清肝凉血，化痰解毒。

主治：甲状腺功能亢进症肝郁气结证。症见心悸，出汗，烦躁，失眠。舌红少苔，脉细数。

立方思路：甲亢多肝郁气结，火盛阳亢。其病机：①病位在颈前，与心肝脾相关。②病性为素体阳盛，心肝火旺。久病或阴虚而致心肝阴虚形成火旺证。以阴虚气虚为主，渐成虚实夹杂。③病理为气痰瘀火互结于颈前。以清肝凉血、化痰解毒为治法。方中黄药子苦平，入肝胃心肺经，解毒软坚，凉血止血。此药苦平偏凉，方书谓能“凉血降火，消瘿解毒”治“恶肿疮瘘”，近年用治甲状腺肿，有一定疗效，但对肝脏有一定损害，脾虚便溏者慎用。夏枯草，苦辛寒入肝胆经，清火散结。黄精、生地黄，前者可滋阴又能补中益气，后者滋阴清热，又能凉血生津止血。赤芍、白茅根，二药均为清热凉血药，前者活血化瘀清肝，后者生津利尿消肿。牡丹皮、栀子，前者清热凉血、活血消瘀，后者泻火除烦，泄热凉血利湿。郁金，疏肝理气。桔梗，宣肺祛痰、排脓消痈，为引经药。气虚加党参，补中益气、养血生津。阴虚加女贞子、生地黄、黄精。血虚者，以四物汤为主。伴心悸者加珍珠母，平肝潜阳、镇心定惊。

4. 消渴方

处方：苍术、黄芪、党参、葛根、黄连、佩兰、泽泻、茯苓。

功效：健脾温中化湿。

主治：糖尿病脾气虚、痰湿中阻证。症见多饮、多尿、消瘦，乏力，尿浊、尿有甜味。舌质淡，苔腻，脉弱。

立方思路：糖尿病属中医“消渴”范畴。中医认为“饮食自倍，肠胃乃伤”“过食伤脾”，长期饮食不节，过食肥甘、醇酒厚味，致脾胃运化失职故而发病；2 型糖尿病患者形体特征是腹部胖而四肢肌肉萎弱，筋骨无力，脾主肌肉四肢，肌肉痿软不健反映脾病；2 型糖尿病好发于老年，与年老脾胃功能衰退不无关系。脾气虚、痰湿中阻为糖尿病的重要病机，以健脾温中化湿治疗收到很好疗效。

消渴方以苍术健脾燥湿为君，党参健脾益气，黄芪补气升阳，二者共为臣药。葛根能升清，同时有活血之意。泽泻、茯苓健脾渗湿。佐黄连以泻阴火。该方深得脾喜燥恶湿之性。对湿浊明显者可遵《黄帝内经》“治之以兰，除陈气也”之法，重用苍术，加芳香醒脾之藿香、佩兰，或加厚朴、半夏。脾阳虚明显者可加炮姜。

5. 痛经方

处方：当归、川芎、生地黄或熟地黄、桃仁、红花、三棱、莪术、香附、青皮、木香、小茴香等。

功效：活血行气。

主治：原发性或继发性痛经，月经不调，尤其是月经后期，经量减少，子宫腺肌症。

立方思路：痛经多是由于气滞血瘀所致，以偏虚寒型为多，胞宫脉络不通则痛。瘀血阻滞，气机逆乱，久则入络，当活血行气，推陈致新。待血瘀减轻，月经干净后，再议健脾益气扶正治疗。水煎服，分早晚两次，空腹或餐后 2 小时服用。一般在月经前 3～4 天开始服用，月经来的当日还可服用，如月经量多则停药。

（整理者：邵　丽）

于俊生

一 医家简介

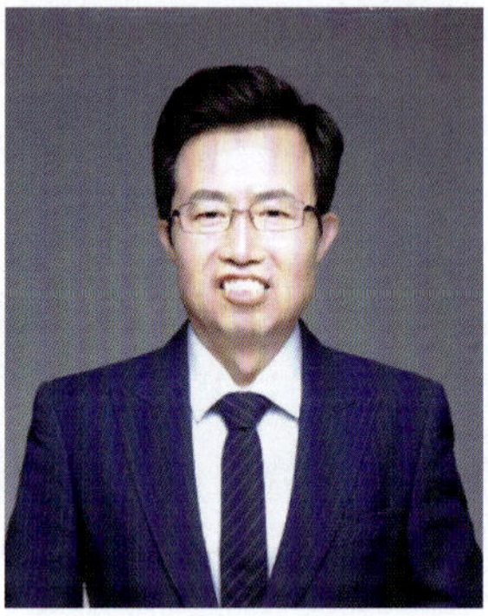
于俊生

于俊生，男，1958年8月出生，医学博士，主任医师。曾担任青岛市海慈医疗集团副总院长。担任《山东中医药大学学报》《山东中医杂志》常务编委，《青岛大学医学院学报》编委等职务。

享受国务院政府特殊津贴专家，全国第五批老中医药专家学术经验继承指导老师，全国优秀中医临床人才，全国优秀科技工作者，齐鲁伤寒流派代表性传承人。

出版《伤寒论方证辨析与应用》《中西医结合诊治水肿与积液》《毒邪学说与临床》《痰瘀相关学说与疑难病治疗》《专科专病经方论治丛书·肾脏病经方论治》《青岛名老中医学术经验》《〈金匮要略〉方证解析与应用》《青岛名老中医验方解析》等10余部著作。

发表了《论治痰饮水气需顾津养阴》《略论痰瘀同病的病证特点》《痰瘀相关学说的形成和发展》《慢性肾炎从毒论治》《痰瘀毒相关论》《动脉粥样硬化从痰瘀毒论治探讨》《和法治疗早中期慢性肾功衰竭的研究》《论慢性肾衰关乎少阳病变》《补肾排毒合剂对慢性肾衰竭大鼠瘦素受体及神经肽Y在脑组织表达的影响》《"和法"在慢性肾功能衰竭治疗中的应用》《和络泄浊方对肾纤维化大鼠肾组织α-SMA、Ⅳ型胶原表达的影响》《升降散对系膜增生性肾小球肾炎大鼠肾组织NF-κB表达的影响》《和肾络颗粒对慢性肾功能衰竭大鼠肾组织黏附分子-1表达的影响》等多篇论文在国内著名杂志上，拓宽了中医药在肾病治疗领域的理论和经验。

二 成长之路

于俊生于1977年考入山东中医学院中医系，1982年本科毕业后考取本校伤寒专业硕士研究生，师从著名经方大家，齐鲁伤寒流派创始人李克绍教授，专攻仲景学说。李克绍教授为山东中医药大学创建之初的八大元老之一，是1977年全国恢复高考后全国首批中医专业硕士研究生导师，担任全国仲景学说委员会专业顾问，并应聘为张仲景国医大学名誉教授。李克绍先生博览群书，研习经典，医理精湛，代表作《伤寒解惑论》见解独到，观点新颖，是当代《伤寒论》研究的突破性成果，确立了齐鲁伤寒的基本学术观点和研究特色。通过三年的刻苦攻读，跟师临证，于俊生对《伤寒论》六经辨证体系有了全新的理解，也为此后的仲景学说及经方应用的深入研究奠定了坚实的基础。

研究生毕业后，于俊生留校在伤寒教研室从事教学工作，后于山东中医学院附属医院心血管内科临床工作半年，1987年4月至青岛市中医医院工作至今。多年以来，他遵循"读书、临证、科研、写作"八字治学方针，潜心研究学问，努力临床实践，把研习经典和临证应用有机结合，悉心体会，不断揣摩，总结经验，临床疗效不断提高，得到广大患者认可。在经方应用过程中，他不断积累经验并加以总结，1993年编著出版了《〈伤寒论〉方证辨析与应用》，精选50首经方，在方证辨析和临床应用方面提出个人见解，对于经方的学习交流和临证参考起到一定作用。在此同时，于俊生通过科研立项，对于临床筛选出的有效方剂进行临床观察及实验研究，为临床应用提供参考依据。他根据经方"栝蒌瞿麦丸"组方"加味栝蒌瞿麦丸"治疗反复发作的尿路感染，相关科研课题"加味栝蒌瞿麦丸治疗慢性湿热淋证的临床及实验研究"获得2003年山东省科学技术进步奖三等奖，据此研制的院内制剂"尿感康（瞿麦清利）胶囊"应用至今，疗效肯定。

2001年于俊生考取山东中医药大学博士研究生，师从著名专家周次清教授，2004年获得中医学博士学位。2004年3月他作为全国首批中医优秀临床人才，参加了为期三年的研修学习，后遵循"读经典、做临床、拜名师"的宗旨，参加全国名老中医授课、跟师学习，拜师上海中医药大学教授、中华中医药学会肾病分会主任委员沈庆法教授，并与上海中医药大学、北京中医药大学等国内知名专家交流学习，与全国中医肾脏病专家共同编写了国家“十一五”重点出版物出版规划项目《实用中医肾脏病学》(2007年出版)。研修学习期间，于俊生撰写了大量的读书笔记和临床心得体会，对仲景学说及经方在相关专科专病中的灵活应用获得新的感悟，主持并组织相关专家编著了人民卫生出版社策划的《专科专病经方论治丛书》，并负责主编《肾脏病经方论治》分册，于2007年出版。该书重点探讨仲景病证结合的辨治体系在肾脏疾病中运用的理论基础，总结肾脏病论治中经方的运用规律和名医经验，突出经方治疗肾脏疾病的优势，以提升中医临床疗效和发展水平。该书的编著出版开启了作为运用经方治疗肾脏病学术研究的里程碑，此后的相关研究工作均在此基础上开展，逐步形成了完善的中医肾病研究学术体系。在此期间于俊生被推荐担任中华中医药学会肾病分会副主任委员，每年参与、主持学会组织的各项学术讨论、交流活动，参加完成了中华中医药学会肾脏病中医诊疗指南的编纂，在全国中医肾病专业领域奠定了学术地位。

于俊生不断地潜心学习和临证体会，促进了经典的继承和创新。多年以来，他在运用六经辨证理论治疗肾脏疾病过程中积累了丰富的临床经验。由于慢性肾衰的早、中期，病程绵长，病情相对的稳定，虚实互见、阴阳失调、寒热错杂的情况都可出现。一般而言，多以本虚为主，标实次之。本虚表现为脾肾气虚，或肝肾阴虚，或气阴两虚。但同时不同程度地存在着少阳枢机不利，三焦气化受阻，脾胃升降失常、气血运行受阻，从而导致水湿、瘀血等浊邪壅阻。但欲补其虚，但虚不受补，补而助邪。若单用攻法，又易克伐正气，易犯“虚虚之戒”。为了解决扶正与祛邪的矛盾，根据该病的病机特点，治疗上选用和法为治疗法则，在调补阴阳的基础上，重视枢解少阳，燮理升降，调和气血，缓慢地调整机体的阴阳失调、失降失常、气血失和证，不仅可避免大补大攻致矫枉过正现象，还可更好地稳定肾功能，保护残存肾单位之肾元的气化功能，延缓肾衰竭的病理进程，提高病者的生活质量。基于以上认识，2003—2004年于俊生在国内核心期刊发表了《和法治疗早中期慢性肾功衰竭的研究》《论慢性肾衰关乎少阳病变》，2007年发表了《“和法”在慢性肾功能衰竭治疗中的应用》等学术论文，首次提出应用和法治疗早、中期慢性肾衰的理论，并创立慢性肾衰和解三法，即和解少阳、泄浊解毒，燮理升降、和中解毒，和络渗湿、泄浊解毒。通过疏通调和的治法，来达到祛除病邪，扶助正气，从而延缓肾衰进展，丰富了慢性肾衰的治疗方法。同时于俊生带领肾病科学术团队，围绕相关理论研究完成多项国家、省、市级科研课题：包括“健脾补肾和解泄浊法治疗慢性肾功能衰竭营养不良的研究”“和络泄浊方对肾间质纤维化细胞外基质调控作用的研究”“健脾补肾、和解泄浊法对肾间质纤维化影响的研究”“慢性肾衰竭营养不良微观辨证的研究”“和肾络法对慢性肾衰竭干预效果评价的研究”“‘基于肾胃相关’对慢性肾衰竭脾胃证候治疗的研究”“基于 miRNA 调控肾间质纤维化探讨和肾络法干预慢性肾衰竭机制的研究”等，研究成果荣获中华中医药科学技术进步奖二等奖 1 项，山东省科学技术进步奖二等奖 1 项、三等奖 3 项，山东省中医药科学技术进步奖二等奖 2 项、三等奖 5 项，青岛市科学技术进步奖二等奖 3 项，在省级、国家级各类学术刊物上共发表学术论文 100 余篇。据研究成果他开发院内制剂“补肾排毒合剂”“和肾络颗粒”等制剂应用于临床治疗早中期慢性肾衰，可有效延缓慢性肾衰进展，改善患者营养不良状态及相关并发症，取得满意疗效。

作为青岛市中医医院肾病科学术带头人，于俊生引领学科建设不断完善，2003 年科室成为山东省中医重点专科，2005 年被评为山东省首批中医药优势专科，2014 年成为山东省首批中医重点学科，2014 年获批为青岛市医疗卫生 A 类重点学科，学科建设得到持续发展，专业技术及科研、教学水平居省内领先水平。

从 20 世纪 90 年代初期开始，于俊生通过研习经典和临床观察，致力于“痰瘀相关”学说的研究，提出“慢性肾炎从毒论治”“动脉粥样硬化从痰瘀毒论治”的学术观点，总结并在国内学术期刊发表了《略论痰瘀同病的病证特点》《略论痰瘀之间的相互转化关系》《痰瘀相关学说的形成和发展》《论痰瘀与五脏的关系》《痰瘀毒相关论》等学术论文。于俊生于 1995 年编著出版《痰瘀相关学说与临床》，中国科学院院士陈可冀教授为该书作序，并给予较高评价；2000 年编著出版《毒邪学说与临床》，2004 年编著出版《学说探讨与临证经验》，对于痰饮水气学说、痰瘀相关、毒邪学说进行系统阐述，并提出了“痰瘀毒相关”的病理新概念，结合临床经验介绍了方药运用心得及有效医案；2008 年编著出版了《痰瘀相关学说与疑难病治疗》，全面阐述了痰瘀相关学说理论、研究进展以及在疑难病方面的治疗经验，是集理论、临床和科研、文献价值为一体的痰瘀相关学专著，也代表了多年来痰瘀相关学说研究所取得的成果。

各种急、慢性肾脏病多属本虚标实证，急性期以标实证为主，慢性期以本虚证为主，多为虚实夹杂。其中实邪为热毒、湿浊、瘀血等，邪气壅滞日久，往往导致气机不畅，升降失常，邪浊毒邪胶着难祛，疾病迁延不愈，或进展迅速。鉴于治疗温病的名方升降散辛凉宣透、升清降浊，攻下逐瘀，正切合本病病机，因此以本方加减治疗各种急、慢性肾病，获效显著。课题“基于‘伏毒学说’—滋阴通络法对过敏性紫癜性肾炎干预效果的评价”获2017年山东省中医药科学技术奖二等奖。于俊生指导发表相关学术论文《从伏毒论治过敏性紫癜性肾炎初探》《加味升降散治疗阴虚热毒伏络型过敏性紫癜性肾炎疗效观察》《于俊生教授运用升降散治疗肾脏病经验》，以及《升降散对系膜增生性肾小球肾炎大鼠肾组织CTGF及α-SMA表达的影响》《升降散对系膜增生性肾小球肾炎大鼠肾组织NF-κB表达的影响》等。

长期以来，于俊生在研究仲景学说及经方的同时，亦注重广泛汲取各家学说经验，临证常以经方结合时方应用，而不拘泥于经方。他在研读《黄帝内经》、孙思邈《备急千金要方》、金元四大家学术思想及近现代医家学术观点的基础上，对“风邪学说”进行了一定探索，运用“风药”治疗肾脏病，临床取得良好疗效。相关课题“祛风通络虫类药对系膜增生性肾炎大鼠干预效果的比较研究”获2014年山东省中医药科学技术奖二等奖、“肾脏病从风论治与临床评价”获2016青岛市科学技术进步奖三等奖。他指导及撰写发表《论五脏虚损与风相关》《风药在肾脏病中的治疗作用探讨》《于俊生教授运用风药治疗肾病的经验》等多篇学术论文。

“名老中医”是将中医药学基本理论、前人经验与当今实践相结合、解决临床疑难问题的典范，他们的学术思想和临证经验是中医药学伟大宝库中的宝贵财富。开展名老中医学术思想、经验的挖掘整理、研究、以及传承发扬具有十分重要的意义。为系统传承青岛已故名老中医的学术思想和经验，自2008年开始，在青岛市卫生局的大力支持下，于俊生带领中医同道对青岛市建埠以来已故名老中医的医故旧事、学术思想、临证经验等进行征集、挖掘、整理和研究，历时三年，于2012年出版了《青岛市名老中医学术经验》，2016年又整理、编著出版了《青岛市名老中医验方解析》，为中医药的传承提供了良好的载体，也为青岛市中医药学史增添了重要内容，推动了岛城的中医药学术发展。

从经典到临床，再从临床到经典，不是简单地重复，每一次循环都是一次精华的积累和沉淀，乃至后来的学术思想的形成，才得以推动学术创新和实现真正意义上的传承，最终更好地服务于临床。在长期研究仲景学说以及临床实践中，于俊生深刻体会到加强经方方证研究的重要性，要领会经方方药配伍的内涵，更要读懂仲景运用经方的本义。这对于领悟和把握仲景的学术精髓和指导临床具有重要意义。基于此，于俊生于1993年编著出版《〈伤寒论〉方证辨析与应用》，结合临床应用体会，对精选其中的50首方剂进行方证辨析；2004年编著出版的《学说探讨与临证经验》，对于《伤寒论》和《金匮要略》中历代争议较多的20余个方证结合临床进行分析，提出个人见解；2014年精选《金匮要略》中的61个临床常用方证，针对历代医家的方证分析，结合相关文献应用，汲取精华，指导临床，编著出版了《〈金匮要略〉方证解析与应用》。2017年于俊生获邀参加中国医药科技出版社《中医古籍名家点评丛书》的编写，于2018年岁初迄今，先后出版了该套丛书之《〈金匮要略〉点评》《〈注解伤寒论〉点评》《〈伤寒明理论〉点评》，对于经典文献中的主旨精论、蕴含深义、疑惑谬误之处，予以点拨评议，或考证比堪，溯源寻流，有益于读者掌握、鉴识其学术精华，领会临床运用关键点，举一反三，不断创新，正如清代名医尤怡在《医学读书记》中所述“盖未有不师古而有济于今者，亦未有言之无文而行之远者”，其目的在于“师古而济今”。

1998年于俊生晋升主任中医师，2001年获聘为山东中医药大学硕士研究生导师、青岛大学中西医结合硕士研究生导师，2007年被聘为山东中医药大学博士研究生导师，共指导硕、博士研究生毕业50余名。2012年他被评为全国第五批名老中医学术经验继承指导老师，2018年成立国家级名老中医于俊生传承工作室、山东省于俊生领军人才创新工作室，2019年建立国家中医药管理局齐鲁伤寒流派传承工作室。继承人李建英目前为青岛市中医医院肾病科主任医师，山东中医药

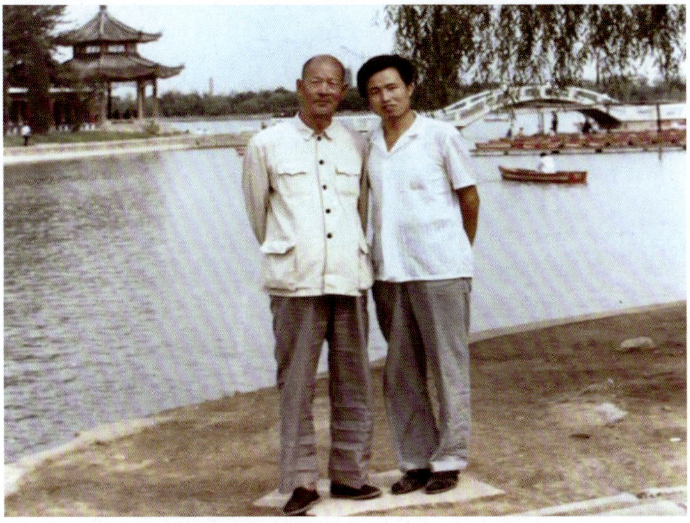

于俊生与李克绍教授（左）合影

大学硕士研究生导师，山东省中医药学会经方研究专业委员会副主任委员，山东省中医药学会肾病分会委员，国家级名老中医于俊生传承工作室负责人。

纵观学医、从医的40余载，于俊生在研究生时期跟随李克绍教授学习伤寒学，是研究仲景学说和经方之入门基础，参加全国中医优秀临床人才研修项目的三年期间，随着《专科专病经方论治丛书》的编著出版，开启了肾脏病经方论治学术体系的新里程。其学术思想的日益成熟和经验积累得益于始终坚持的“读书、临证、科研、写作”八字方针，对于后学者中医经典的学习建议也在于此。“书山有路勤为径”，只要用心去做，从点滴积累，必将不断收获。

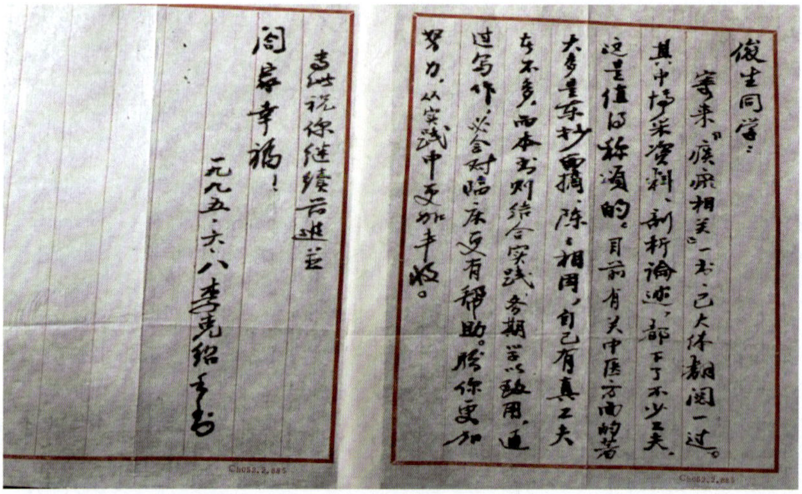
俊生同学：
寄来“痰病相关”一书，已大体翻阅一过。其中博采资料，剖析论述，都下了不少工夫，这是值得称颂的。目前有关中医方面的著作大多是东抄西摘，陈陈相因，自己有真工夫者不多，而本书则结合实践，务期学以致用，通过写作，必会对临床更有帮助。盼你更加努力，从实践中更加丰收。
书此祝你继续前进
阖家幸福！
一九九五·六·八 李克绍手书

李克绍教授书信

三 学术思想

（一）运用和法治疗早中期慢性肾衰

1. 和法的概念

和法的概念是随着认识的不断深入而确立的。和法始见于《黄帝内经》，《素问·生气通天论》说：“凡阴阳之要，阳密乃固，两者不和，若春无秋，若冬无夏，因而和之，是谓圣度。”可见，“和”主要是调和的意思。张仲景在《伤寒杂病论》中不但创制了后世称为和解剂的主方——小柴胡汤，而且另有“病痰饮者，当以温药和之”等有关“和”法的论述。明代张景岳对“和法”的认识又有所发挥《景岳全书·新方八阵》说：“和方之剂，和其不和者也。凡病兼虚者，补而和之；兼滞者，行而和之；兼寒者，温而和之；兼热者，凉而和之……务在调平元气，不失中和之为贵也。”使和法的应用范围进一步扩大。名医蒲辅周：“和法，和而勿泛。和解之法，具有缓和疏解之意。使表里寒热虚实的复杂证候，脏腑阴阳气血的偏盛偏衰，归于平复。寒热并用，补泻合剂，表里双解，苦辛分消，调和气血，皆谓和解。”总结了和法的深刻内涵。

2. 慢性肾衰治用和法的根

慢性肾衰的早、中期，病程绵长，病情相对的稳定，虚实互见、阴阳失调、寒热错杂的情况都可出现。一般而言，多以本虚为主，标实次之。本虚表现为脾肾气虚，或肝肾阴虚，或气阴两虚。但同时不同程度地存在着少阳枢机不利，三焦气化受阻，脾胃升降乖逆、气血运行失畅，从而导致浊邪（水湿、瘀血）壅阻。针对于此，治疗上要遵循在调补阴阳的基础上重视枢解少阳，燮理升降，调和气血，即运用“和法”，缓慢地调整机体的阴阳失调、升降失常、气血失和证，不仅可避免大补大攻致矫枉过正现象，还可更好地稳定肾功能，保护残存肾单位之肾元的气化功能，延缓肾衰竭的病理进程，提高病者的生活质量。

3. 辨证巧施和解三法

（1）和解少阳，泄浊解毒：慢性肾衰早、中期，不少患者病情处于稳定阶段，脏腑虚实症状表现不典型，寒热见证不突出，临床表现为轻度疲乏无力，或口干口苦，或口中黏腻不爽，或小便不利，或有浮肿，甚至有的无证可辨。对此，多从“和解少阳”以治之。少阳包括手、足少阳两大经系，少阳主枢，调畅气机，决渎水道。慢性肾衰，关乎少阳病变，少阳枢机不利，三焦气化功能障碍，治宜和解少阳，转运枢机，取小柴胡汤加减。若脾气虚，合四君子汤；肾阴虚，合六味地黄汤；浮肿、小便不利，合五苓散等。通过这种治疗方法，一则可使慢性肾衰竭长期处于稳定阶段，并可能使肾功能得到改善；二则由于调畅了少阳枢机，使得浊毒泛发五脏的病理进程减慢，延长了患者的寿命。

（2）燮理升降，和中解毒：慢性肾衰患者脾胃功能紊乱往往较为突出。由于脾肾虚衰，运纳失常，浊毒与水湿最易蕴结中焦，妨碍脾胃的升降功能，致升降失司，浊气不降，而见恶心呕吐，呃逆，口黏纳呆，脘闷腹胀，便秘或腹泻，舌苔黄腻或水滑等。对此，需用燮理升降、和中解毒法，临床常用黄连温胆汤、半夏泻心汤、旋覆代赭汤之类加减。通过燮理脾胃的升降功能，多可使浊毒得到不同程度降解。

（3）和络渗湿，泄浊解毒：慢性肾衰可由多种疾病迁延日久发展而来，中医学认为“久病多瘀”“久病入络”，此阶段多表现为“肾络瘀滞”证。临床观察到大部分病例有不同程度的血瘀表现，如面色晦黯或黧黑，肌肤甲错，腰部有固定痛，舌质紫黯有瘀点，舌下络脉粗隆迂曲，脉涩等，同时有面浮肢肿，小便不利，口黏不爽，舌苔白腻或浊腻等湿邪内阻的表现。湿滞血瘀于肾络，治需和络渗湿，泄浊解毒。慢性肾衰运用活血化瘀法，宜选择具有养血活血和络作用的药物，不宜破血攻伐。概其理由，一是慢性肾衰，多为本虚标实证，虚实夹杂，虽有“瘀血”“浊毒”等实邪的表现，但脾肾等脏腑亏虚是本，正气弱乏不耐攻伐；二是慢性肾衰多有贫血，贫血宜养血补血，则不宜破血攻伐。若过用活血破血逐瘀药，不但会伤血耗血，而且有导致出血倾向之弊。临床上，养血和络常选当归、白芍、川芎、丹参、鸡血藤等药；利水渗湿常选猪苓、茯苓、泽泻、薏苡仁、车前子、石韦、白术等药；泄浊解毒常选大黄、六月雪、土茯苓、胡芦巴等药。经过反复实践，以仲景当归芍药散加味组成和络渗湿泄浊方（当归、白芍、川芎、白术、泽泻、土茯苓、大黄、六月雪、胡芦巴）治疗慢性肾衰。

（二）运用痰瘀相关理论指导治疗内科杂症

“痰瘀相关”是基于中医学“津血同源”这一基本理论产生的。津液与血，异名同类，均属阴精。而阴精为病必然表现为津血的亏耗与留滞。津血留滞即为痰为瘀，痰水和瘀血作为阴精为病的两个不同方面的表现形式，成为一种病理产物和致病因子，在某些特定条件下，有分有合，相互转化。痰瘀相关的内涵，就是痰瘀同源、同病、同治。

痰瘀合邪为病，单祛痰则瘀血不化，单化瘀则痰浊不去。因此论治痰瘀同病，必须权衡痰、瘀之轻重，并用化痰祛瘀、活血化瘀之法，称谓痰瘀同治。痰瘀同治并不等于化痰与祛瘀等量堆砌，需根据不同的证候，恰当配伍。因为痰与瘀有不同的性质和种类，如痰由寒痰、热痰、风痰、老痰、顽痰、食痰等，瘀血也分络中之瘀与离经之血，不同的痰与瘀互结，就有不同的类型，并且痰瘀互结还有所在部位、病理属性、痰与瘀生成的因果关系和孰轻孰重等差异，组方遣药应根据这些复杂的情况，选择相应的祛痰化瘀药配伍，采用不同的治疗方法。治疗时要注意以下几个方面：痰瘀同治当以治气为先，分清标本虚实，辨病审因，若痰瘀入络治宜宣通。

四 典型医案

1. 慢性肾衰

郭某，女，46 岁。2015 年 3 月 1 日初诊。

主诉：乏力、恶心、纳差 1 年余。

现病史：患者 1 年前无明显诱因出现乏力、恶心、纳差，于当地医院查血肌酐升高（具体不详），诊为“慢性肾衰竭”。1 年来，患者多处求医，病情反复。于 2015 年 3 月 1 日前来就诊，症见乏力懒言，恶心纳差，怕冷，恶风，腰痛，面色晦黯，肌肤甲错，时有头晕、口干、口苦，眠可，二便调。舌质黯，苔白腻，脉沉弦。既往高血压病史 10 余年。

查体：血压 150/70 mmHg，神志清，慢性病容，贫血貌，睑结膜色淡，颜面无浮肿，双下肢无水肿。辅助检查：肝、肾功、电解质：血肌酐 474 μmol/L，尿酸 177 μmol/L，尿素氮 16.7 mmol/L，氯 19 mmol/L，钙 2.06 mmol/L，碳酸氢根 15.6 mmol/L，碱性磷酸酶 233 IU/L；尿常规：蛋白（+），潜血（+）；血常规：血红蛋白 90 g/L。

中医诊断：慢性肾衰（脾肾亏虚，肾络瘀阻，浊毒内蕴）；西医诊断：慢性肾衰竭、高血压病。

治则：和络泄浊解毒，健脾补肾。

处方：和络泄浊方加减。药用：当归 15 g，白芍 15 g，川芎 12 g，土茯苓 30 g，白术 15 g，六月雪 30 g，炙淫羊藿 15 g，紫苏叶 12 g，巴戟天 15 g，生地黄 15 g，炒山药 15 g，山萸肉 12 g，柴胡 12 g，黄芩 12 g，麦冬 15 g。14 剂。水煎服，日 1 剂。

二诊：2015 年 4 月 5 日。服药 14 剂后，患者恶心、纳差、恶风、怕冷减轻，口干、口苦基本好转，仍感乏力，二便调，舌质暗，苔白腻，脉沉。

复查肾功效：血肌酐 427 μmol/L；血常规：血红蛋白 100 g/L。

此乃三焦渐达，脾肾渐调，于原方中加黄芪 30 g，水蛭 9 g。继用 28 剂。

三诊：2015 年 5 月 8 日。服药 28 剂后，患者乏力减轻，恶心、纳差减轻，腰部有瘾疹，时有瘙痒，二便调。舌质暗，苔白微黄，苔腻较前减轻，脉沉细。

复查肾功：血肌酐 307 μmol/L，尿素 11.3 mmol/L；血常规：血红蛋白 101 g/L。

此乃肾络久瘀化热，灼伤阴分，故酌加清热解毒祛风、滋阴退热之品，仍以和络泄浊方加减：当归 15 g，白芍 15 g，川芎 12 g，土茯苓 30 g，白术 15 g，六月雪 30 g，炙淫羊藿 15 g，紫苏叶 12 g，水蛭 9 g，砂仁 6 g，黄芪 15 g，生地黄 15 g，银柴胡 15 g，防风 12 g，凌霄花 15 g，麦冬 15 g。28 剂。水煎服，日 1 剂。

四诊：2015 年 6 月 7 日。服上方 28 剂，瘾疹减轻，无瘙痒，病情平稳，诸症状改善明显。继续守方随证加减，患者无不良反应，血肌酐基本稳定在 300 μmol/L 左右。

2. 慢性肾衰

吴某，女，68 岁。2015 年 6 月 23 日初诊。

主诉：查体发现血肌酐升高 1 年余。

现病史：患者 1 年前经查体发现血肌酐高，诊为“慢性肾衰竭”。后进行中西医保肾排毒等对症治疗，病情控制不理想。于 2015 年 6 月 23 日前来就诊，症见腰痛固定，口黏不爽，眠可，大便偏干，3～4 天 1 次，时有口干，舌质黯淡有瘀点，苔白腻，脉沉弦。既往高血压病史 6 年余，现服用苯磺酸氨氯地平片（5 mg/天）降压，血压控制可。

查体：血压 130/80 mmHg，慢性病容，贫血貌，睑结膜色淡，双下肢无水肿。

肾功：血肌酐 248 μmol/L；尿常规：蛋白（±）；血常规：血红蛋白 101 g/L。

中医诊断：慢性肾衰（肾络瘀滞，湿浊中阻）；西医诊断：慢性肾衰竭、高血压病。

治则：和络渗湿，泄浊解毒。

处方：和络泄浊方加减。药用：当归 15 g，白芍 15 g，川芎 12 g，土茯苓 30 g，白术 15 g，六月雪 30 g，炙淫羊藿 15 g，紫苏叶 15 g，水蛭 6 g，砂仁 6 g，黄芪 15 g，生地黄 15 g，柴胡 12 g，黄芩 15 g，白花蛇舌草 30 g，酒大黄 6 g。14 剂。水煎服，日 1 剂。

二诊：2015 年 7 月 7 日。患者诉服药后大便较前通畅，口较前清爽许多，腰痛减轻，颈肩时不舒，无口干，时有恶心，舌质暗淡有瘀点，苔白腻，脉沉。

复查肾功：血肌酐 203 μmol/L，尿素 9.2 mmol/L；血常规：血红蛋白 109 g/L。

此乃中焦湿浊渐化，肾络瘀滞渐通，于上方去砂仁、白花蛇舌草，加葛根 15 g，片姜黄 12 g。继服 14 剂。

三诊：2015 年 7 月 21 日。继服中药 14 剂后，患者颈肩不适减轻，腰痛基本好转，大便通畅，但有恶心、呕吐，舌质暗淡，瘀点较前减少，苔白腻，脉沉弦。

复查肾功：血肌酐 185 μmol/L；血常规：血红蛋白 112 g/L。

此乃肾络渐次通达，但仍湿浊阻滞中焦，脾胃升降之枢机紊乱，仍以和络泄浊方为主，酌加降逆止呕清热之品，处方：当归 15 g，白芍 15 g，川芎 12 g，土茯苓 30 g，白术 15 g，六月雪 30 g，炙淫羊藿 15 g，紫苏叶 15 g，水蛭 6 g，砂仁 6 g，生黄芪 15 g，葛根 15 g，竹茹 12 g，柴胡 12 g，黄芩 12 g，姜半夏 12 g。14 剂。水煎服，日 1 剂。

四诊：2015 年 8 月 4 日。继服中药 14 剂后，患者恶心、呕吐症状基本好转，余症状持续改善。继续守方随证加减至今，患者无不良反应，血肌酐基本稳定在 160 μmol/L 左右。

按语：慢性肾衰竭是在各种原发或继发肾脏疾病的基础上，引起的肾脏损害和进行性恶化，是机体在排泄代谢产物，调节水、电解质、酸碱平衡以及分泌活性物质等方面出现紊乱的临床综合征。临床上常见乏力、呕恶、少尿、腹满、水肿等症状，属于中医学“水肿”“癃闭”“关格”“虚劳”“溺毒”等病范畴。

于俊生教授认为，“肾络瘀阻”贯穿于慢性肾衰竭的始终，其由于阴阳气血的不足，导致湿浊、痰瘀、浊毒等病理产物的蓄积，阻塞肾络，导致其瘀滞不通，是为“肾络瘀阻”。于俊生教授经过多年临床揣摩，以当归芍药散为基础方组成和络泄浊汤，成为治疗慢性肾衰竭的经验方，随证灵活加减，收效颇佳。方中当归性温，味甘微辛，能养血活血，又可宣通气分，使气血各有所归。川芎性温，味微苦、微甘，能够活血行气，无所不至。当归、川芎相配可养血通络、行气化瘀生新，共用为君。白术性温而燥，味苦微甘微辛，能健脾胃，消痰水，其具土德之性，可补益于后天。淫羊藿性温，味辛且甘，能温肾祛风除湿，二者共为臣药。佐以白芍之性凉，味苦微酸，能够养血滋阴，退热除烦。土茯苓、六月雪泄浊排毒通络。全方攻补兼施，以和为期，泄不伤正，补不滞邪。

于俊生教授论治慢性肾衰竭以和络泄浊方为主，常根据病情加减用药，综合以上两案，结合临床，加减用药特点总结如下。①肾阴阳并调：喜用生地黄、山药、山萸肉配辛温之淫羊藿、巴戟天，于阴中求阳，温而不燥，而不用大辛大热之附子、肉桂，所谓“少火生气，壮火食气”。其中淫羊藿味辛、甘，性温，归肝、肾经。《本草纲目》：“能益精气……真阳不足者宜之。”《本草经疏》：“辛以润肾，甘温益阳气。”慢性肾衰竭虽有湿热蕴阻，一味用清热利湿之品，难免过于寒凉，易致湿热之邪冰伏不化，淫羊藿温肾祛湿，温而不燥，有利于化湿祛浊，攻补兼施。②和解少阳，疏利三焦：慢性肾衰，关乎少阳病变，认为少阳枢机不利，浊邪壅塞三焦为慢性肾衰竭的重要病机之一。基于“肾胃相关”的理论，于俊生认为肾虚则水液代谢失常，湿浊丛生，壅塞三焦、脾胃，使其枢机不利而生恶心、呕吐、腹胀满闷、口黏腻不爽等症。故用柴胡升阳达表，黄芩燥湿清热，二者相伍，和解少阳，运转枢机，则呕恶止。③通络祛瘀化浊：喜用水蛭、砂仁、紫苏叶相伍祛瘀化浊，行气和胃。水蛭性平，味苦咸，有小毒，《神农本草经》谓其“主逐恶血、瘀血、月闭、破血癥积聚，无子，利水道”，有化瘀利水之功。砂仁味辛，气芳香，《药性论》谓之“化湿开胃，理气止痛”。紫苏叶味辛性温，行气宽中，化湿和胃。三药合用，祛瘀化浊之力增而不伤胃，效专力宏。④倡导用风药以祛风：注重风药在肾脏病治疗中的应用，如用麻黄加术汤、防己黄芪汤、麻黄连翘赤小豆汤加减以疏风利水；用藤类药如络石藤、青风藤、海风藤等祛风通络；用虫类药如土鳖虫、乌梢蛇、僵蚕等祛风活血；用凌霄花、白鲜皮、地肤子、荆芥、防风等祛风止痒。他认为“风气不足”在慢性肾脏病的迁延过程中起着重要的作用，临床可表现为水肿、蛋白尿、潜血等反复难消，治用“温风法”，用味薄之风药如柴胡、升麻、羌活、防风等宣通气化，鼓舞正气，使清阳自升，浊阴自降，疗效显著。

3. 慢性肾衰竭

秦某，女，71岁。2014年7月25日初诊。

主诉：乏力、纳差10余年加重1周。

现病史：患者10余年出现乏力、纳差就诊，查尿蛋白（++），潜血（+），肾功能异常，血肌酐160 μmol/L，诊为“慢性肾衰竭”，间断服用中西药物治疗，血肌酐逐渐上升，1周前出现纳食不佳，恶心欲呕，下肢浮肿，口苦咽干，眠差，大便略干。既往高血压病史20余年。

查体：血压150/70 mmHg，神志清，颜面无浮肿，双下肢轻度水肿。舌质暗，苔根部黄腻，脉沉细。辅助检查：肾功效：BUN 19.6 mmol/L，Scr 364 μmol/L。

中医诊断：慢性肾衰（少阳不利，肾络瘀滞）；西医诊断：慢性肾衰竭、高血压病。

治则：和解少阳，和络泄浊。

处方：小柴胡汤合当归芍药散加减。药用：柴胡12 g，黄芩9 g，姜半夏12 g，党参15 g，白术15 g，土茯苓30 g，炙甘草9 g，黄连9 g，紫苏叶15 g，当归15 g，白芍 15 g，川芎 12 g，水蛭 6 g，砂仁 6 g。7 剂。水煎服，日 1 剂。

二诊：服药 7 剂，患者口干口苦改善，恶心减轻，感下肢皮肤瘙痒明显，观其双下肢皮肤干燥起屑，舌质暗，苔根部薄白腻，脉沉细。前方去黄连，加防风 12 g，凌霄花 15 g，继服 7 剂。

三诊，纳食好转，水肿减轻，皮肤瘙痒得减，复查肾功能 BUN 10.1 mmol/L，Scr 290 μmol/L，继予前方巩固。

按语：慢性肾衰为本虚标实证，于俊生教授提出少阳不利、肾络瘀滞亦为其重要病机，少阳不利，邪无去处，蕴阻中焦，气机升降失常，故发作恶心欲呕；肾络瘀滞，湿浊毒邪留蓄，加剧病情进展。治疗以小柴胡汤和解少阳，当归芍药散祛瘀和络，同时联合对药，辨证施治。本例中水蛭化瘀利水，可增加肾脏血流量，改善肾功能。伍用砂仁，行气调中，醒脾开胃，制约水蛭之腥气。紫苏叶与砂仁配伍，醒脾开胃，芳香化湿，与黄连配伍，辛开苦降，使清升浊降，气机升降有常，脾胃症状改善。防风、凌霄花配伍祛风解毒，皮肤瘙痒得解。未用利尿剂而水肿减轻，得益于气机条畅，水湿自化，由此诸证好转，肾功能改善。

4. 肾风

王某，男，40 岁。2012 年 10 月 9 日初诊。

主诉：反复皮肤紫癜，尿检异常 3 年。

现病史：患者 3 年前因食海鲜后出现过敏，皮肤紫癜，查尿常规示血尿、蛋白尿，诊为“过敏性紫癜性肾炎”，此后下肢皮肤紫癜时有出现，尿检持续异常。目前口干咽燥，手足心热，眠差梦多，下肢皮肤散在紫癜，大便干结，小便调。既往体健。

查体：血压 120/80 mmHg，颜面无浮肿，咽无充血，双下肢无水肿，双下肢皮肤可见散在鲜红色紫癜，舌质红，苔薄白，脉细滑。尿常规：蛋白（++），潜血（+++）。

中医诊断：肾风（肾阴亏虚，热毒伤络）；西医诊断：过敏性紫癜性肾炎。

治则：滋阴补肾，清热凉血解毒。

处方：加味升降散加减。药用：女贞子 15 g，墨旱莲 30 g，紫草 15 g，茜草 15 g，仙鹤草 30 g，徐长卿 15 g，蝉蜕 15 g，僵蚕 15 g，姜黄 9 g，制大黄 6 g，防风 15 g，龙胆草 9 g，金银花 30 g，赤芍 15 g。7 剂。水煎服，日 1 剂。

二诊：服药 7 剂，患者皮肤紫癜基本消退，手足心热、口干咽燥、夜寐不佳均有减轻，舌质红，苔薄白，脉沉细。

复查尿常规：蛋白（+），潜血（+），前方去龙胆草、赤芍，加生地黄 15 g，加强养阴之力，12 剂。

三诊：服药 12 剂后来诊，诸证缓解，双下肢紫癜完全消退，复查尿常规潜血（+），间断以加味升降散配合益气养阴之剂巩固疗效，随访病情稳定。

按语：过敏性紫癜性肾炎临床表现除了有皮肤紫癜、关节疼痛、腹痛、便血等以外，主要为血尿和蛋白尿。本病多因先天禀赋不足或后天失养，或感受风、湿、热毒之邪，或过食肥甘厚味，或用药失当，药毒内侵，致邪郁于体内，久而生湿化热，热毒内蕴，灼伤血络，或外溢肌肤，或传入里，结于下焦，损伤肾络而引起。辨证可概括为风、热、毒、瘀、虚等方面，而毒、瘀贯穿于疾病之始终，其根本病机在于邪毒内伏血分，治疗上应清解伏毒，具体包括清热解毒、活血解毒、凉血解毒、扶正解毒等，急性期以清热凉血、活血解毒为主。

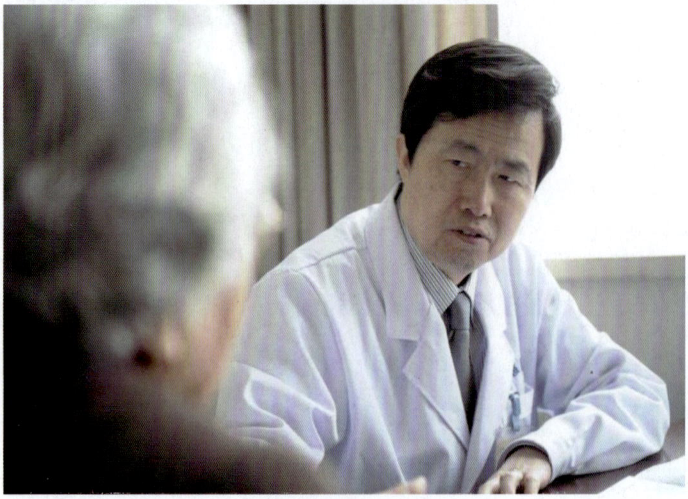

于俊生教授在门诊

于俊生教授在升降散的基础上加用女贞子、墨旱莲、紫草、茜草组成加味升降散，方中僵蚕味辛苦气薄，性轻浮，故能祛风除湿，清热解郁；蝉蜕气寒味甘咸，为清虚之品，能祛风湿，散风热，清解热毒；姜黄辛苦性温，行气散郁；大黄味苦性寒，泻热毒，行瘀血，通利二便。四药相合，共奏升清降浊、调理气机、宣畅郁热、涤邪解毒之功。女贞子配墨旱莲，滋补肾阴凉血止血；紫草配茜草，凉血活血解毒消斑。诸药合用，配伍严谨，解毒祛邪与扶正并举，"谨守病机"，从根本上治疗过敏性紫癜性肾炎，取得了较好疗效。

临床急性期风热偏盛者，可以加味升降散加金银花、连翘、防风、薄荷等疏风清热之品；热毒壅盛者，可加用大黄、黄连、黄芩、玄参等苦寒折热之品，并加牡丹皮、赤芍清热化瘀之品；迁延期表现气阴两虚夹瘀，治宜清解伏毒，兼益气养阴活血祛瘀，方用加味升降散加减，与六味地黄汤、生脉散等合用以加强益气养阴扶正之力，并以当归、丹参、鸡血藤等养血活血祛瘀。

5. 肾风

李某，女，26 岁。2009 年 4 月 18 日初诊。

主诉：尿检异常 1 年。

现病史：1 年前发现尿检异常，尿蛋白、潜血阳性，血压正常，当地医院诊断为"慢性肾炎"，经治疗病情不缓解，于 2008 年 10 月行肾穿刺病理结果为"轻度系膜增生性肾小球炎"，始服美卓乐 40 mg/d，其间尿蛋白转阴，激素逐渐减量，2009 年 2 月 24 日停用激素。1 天前患者外感后出现鼻流清涕，头痛、发热，体温未测，下肢浮肿，无咽痛，无恶寒，无咳嗽、咳痰，小便泡沫多，舌质红，苔薄腻，脉浮数。既往体健。

查体：体温 37.8 ℃，青年女性，颜面无浮肿，咽部充血，扁桃体无肿大，双肺呼吸音清，未闻及啰音，双下肢轻度水肿。尿常规：蛋白质（+++），潜血（++），镜检：红细胞（+）/ Hp。

中医诊断：肾风（风邪外袭，水湿内蕴）；西医诊断：慢性肾炎综合征、轻度系膜增生性肾小球炎。

治则：祛风解表，利水消肿。

处方：麻黄连翘赤小豆汤加减。药用：麻黄 10 g，连翘 15 g，赤小豆 30 g，桑白皮 15 g，炙甘草 10 g，柴胡 15 g，黄芩 10 g，蝉蜕 15 g，僵蚕 15 g，羌活 12 g，芦根 30 g，白茅根 30 g，车前草 30 g，石韦 20 g，益母草 30 g，穿山龙 30 g。4 剂。水煎服，每日 1 剂。嘱患者注意休息。

二诊：2009 年 4 月 21 日。外感已愈，下肢无浮肿，舌质红，苔薄腻，脉细。尿常规：蛋白转阴。外感虽愈，恐有余邪留恋，方以温肾阳、滋肾阴之品扶正，合祛风药扫荡余邪以巩固疗效，后多次复诊尿常规阴性。

按语：本案患者外感后没有明显的寒热症状，辨证上无从下手，但只需着眼于“风”证，外感必由风邪外袭，并且由外感引发的慢性肾病反复常表现为尿蛋白的重复出现，表现为尿中有大量泡沫，此为风邪鼓荡的典型表现，即叶桂所谓“风能流动鼓荡”(《临证指南医案》)，也有表现为原来尿常规正常者出现尿潜血，《诸病源候论・小便血候》有“风邪客于少阴则尿血”之说，由此得出，在由外感引发肾病反复的情况下，血尿或者显微镜下表现为潜血者，也可从风辨证。该方以麻黄连翘赤小豆汤为主，祛风解表、清热利湿，配伍柴胡、黄芩、蝉蜕、僵蚕，能升能降、畅达三焦，蝉蜕、僵蚕为虫类药，能入络搜风，芦根、白茅根为

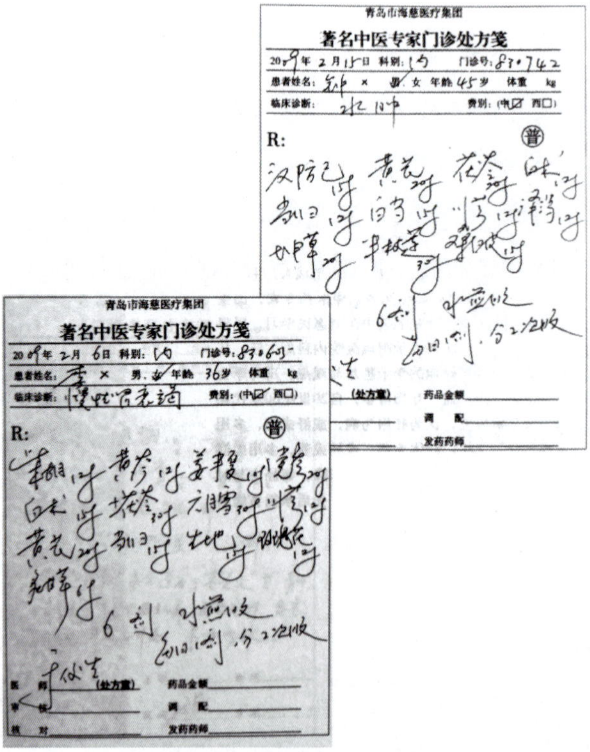

于俊生教授处方手迹

外感常用之对药，可解表清热生津亦可利尿，车前草、石韦利尿、减少尿蛋白，益母草可凉血止血，穿山龙通络消蛋白。药后外感症消，尿蛋白、潜血全消，可验其效。

慢性肾病容易由外感诱发病情反复，肾脏本脏虚弱是客观存在的病因，临床有慢性肾炎患者因劳累引发蛋白尿者，休息后好转；在长期的病程中，也会有风邪内伏于肾络，麻黄连翘赤小豆汤原方用于湿热蕴结于内，又兼表邪不解的阳黄症，可令邪气由皮毛和小便而出。风水病机与之有相似之处。纵观本方，麻黄辛温发汗逐邪，开提肺气，连翘疏风清热解毒，杏仁肃降肺气，通调水道，桑白皮能去肺中水气，赤小豆性善下行，通利水道，生姜、大枣健脾和胃。诸药共奏祛风解表，解毒利水消肿之效。究其原因，多数肾脏病患者有湿邪黏着，病程绵长，内伏之风邪与湿邪相搏结于肾络，而本方中风药居多，祛风之力强，且能祛湿，因此能除湿中之风，使风邪得以发散，湿邪由小便而出，故能显效。

五 经验方

1. 补肾排毒合剂

药物组成：柴胡、黄芩、太子参、白术、生地黄、山茱萸、制大黄、六月雪、土茯苓、淫羊藿、丹参。

主治：慢性肾衰竭，证属脾肾两虚、少阳不利、湿阻血瘀、浊毒留蓄者。可减轻患者临床症状，减缓肾衰竭的进展，改善营养不良。

组方分析：慢性肾衰竭，病程久，病机错综复杂，虚实并存。因此治疗上切忌专攻专补，需阴阳虚实兼顾，法于和解。补肾排毒合剂遵循这一原则，一是取柴胡、黄芩和解少阳，疏利三焦；二是用太子参、白术、生地黄、山茱萸、淫羊藿健脾补肾以扶正，大黄、土茯苓等以祛邪，标本兼顾，阴阳并补；三是用药柔和，不偏不倚：健补脾气选太子参、白术益气养阴；温补肾阳不用大温大热的肉桂、附子，而选温而不燥的淫羊藿；活血化瘀不用破血逐瘀攻伐之品，而选养血活血和络的丹参；通腑泄浊选大黄用制不用生，希冀扶正不恋邪，祛邪防伤正，以缓慢地调整机体的阴阳失调证，以平为期。

2. 和络泄浊方

药物组成：当归、川芎、赤芍、白术、制大黄、六月雪、土茯苓、海藻、胡芦巴。

主治：慢性肾衰竭，证见脾肾两虚、痰瘀郁阻肾络者。

组方分析：和络泄浊方由当归芍药散加减组成。当归芍药散源于仲景所著《伤寒杂病论》，所针对的病机是血虚肝郁、脾虚湿滞，为瘀水并治之方剂，且能养血和络、健脾扶正。结合肾络瘀滞的病机，颇相吻合，故以当归芍药散加减，用于治疗肾络病。方中以当归、川芎为君，养血活血，行气和络，疏通肾络，祛瘀生新。当归补血活血，为血中之气药，补而不腻；川芎活血祛瘀、行气开郁，二者配伍，可使络中新血生，瘀血去，瘀滞之络渐通，气血精微重新输布，濡养全身。以白术健补脾气，胡芦巴温肾祛湿，共为臣药，健脾化痰，温阳祛湿。佐以赤芍除血痹，破坚积；海藻消痰软坚；大黄、六月雪、土茯苓解毒排毒，泄浊通络。综观全方，扶正与祛邪并重，缓攻缓补，以通为用，以和为期，取其生生不息之意，使泄而不伤正，补而不滞邪。

3. 尿感康（瞿麦清利）胶囊

组成：瞿麦、鱼腥草、土茯苓、天花粉、山药、附子、百合、乌药、柴胡。

功效：清热，利湿，解毒，健脾助肾，疏肝。

主治：用于慢性湿热淋浊，包括慢性肾盂肾炎、膀胱炎、尿道炎等。症见尿频，小便涩痛，排尿不尽，腰部酸痛，午后低热，手足心热，口干舌燥，或小腹坠胀，面足轻度浮肿，大便溏薄。舌质红或淡红，苔薄白或薄黄，脉细数或滑数。

用法：胶囊剂 36 粒 / 盒，口服，每次 4 粒，每日 3 次。

注意事项：对上述诸药过敏者禁用。

组方分析：方中瞿麦、鱼腥草、土茯苓为君药，清热利湿解毒。柴胡、百合、山药、天花粉为臣药，疏肝清心，健脾利湿，解毒养阴。其中柴胡疏肝解郁，调达气机，以利于膀胱气化功能；百合清心安神，清热利尿解毒；山药健脾利湿；天花粉清热解毒，养阴生津。诸药合用，既能协助主药清热利湿解毒，又能兼顾肝、心、脾三脏，并有扶正作用。乌药、制附子为佐药，其中乌药通畅气机，温肾以通膀胱气化，制附子化气，有利于肾和膀胱的气化功能而达通淋之效，又可减轻瞿麦、土茯苓的苦寒败胃的副作用。

（整理者：孙云松）

王法德

一 医家简介

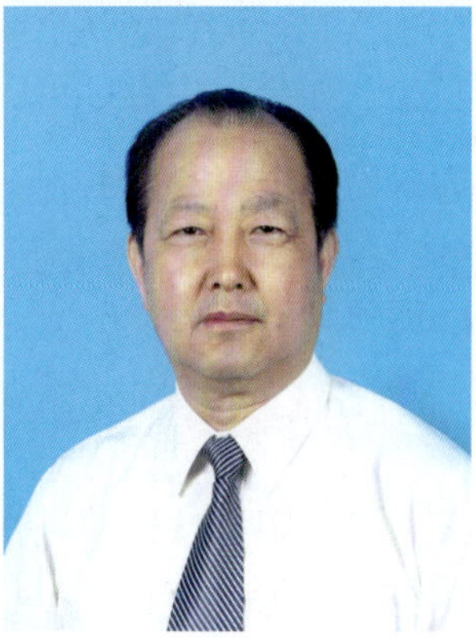

王法德

王法德，男，生于1948年4月7日，山东昌邑人。1984—1986年任潍坊市中医院院长，1991—2009年先后任潍坊市中医院内一科和脑病科主任。1964—1968年在山东省莱阳中医药学校（现山东中医药高等专科学校）中医64-1班学习，1979—1982年在山东中医药大学中医系研究生班学习，导师是周凤梧老师。1968年山东莱阳省中医药学校毕业分配到山东省平度县门村乡镇医院，1972年调至昌潍地区医学科学研究所，1982年研究生毕业后分配到潍坊市中医院工作，2009年退休并返聘至今。1987年主治医师，1993年副主任医师，1998年主任中医师。曾兼任山东中医药大学教授、硕士研究生导师，潍坊医学院教授，山东省中医药学会首届脑病专业委员会主任委员，山东省中医肾病专业委员会副主任委员，潍坊市中医药学会副会长，潍坊市肾病专业委员会副主任委员，潍坊市首届中风病专业委员会主任委员，潍坊市第四、第六批专业技术拔尖人才，潍坊资深名医，潍坊名老中医，潍坊市第一至三批名老中医学术经验继承指导老师，山东省名中医药专家，山东名老中医，全国第三批、四批老中医学术经验继承工作指导老师，全国中医脑病专业委员会委员，山东省五级师承指导老师，全国老中医学术经验传承工作室指导老师，山东省先进工作者，山东省卫生系统先进工作者，山东省卫生系统医德标兵，潍坊市建国60年百名时代功勋人物等荣誉称号。

二 成长之路

生活困苦，立志学医

王法德出生在山东省潍坊市昌邑县（现昌邑市）一个农民家庭里。因生活困难，在亲戚朋友的资助下完成初中学业。当时，方圆几十里，村无卫生室、无大夫，仅有一位半巫半医之人，以巫为主，老百姓生病只能等、靠，既无钱看病也无人看病。在这种情况下，他萌生了学医的想法。在1964年，能上得起高中的人很少，如果上中专，可以得到部分助学金，因此他报考了山东省中医药学校，成为村里第一位中专生。

中专四年，打好基础

进入中专，仿佛进入了中医知识的殿堂，踏入了中医之门。从经典理论、中医基础到临床实践，他对一切都充满好奇。这激发了王法德学习中医的浓厚兴趣，背经典，记方歌，认中药，因学习刻苦，曾担任数门课的课代表。在针灸学习中，主动担当模特，切身体会穴位、针感、得气，为以后的从医生涯打下了良好的基础。1966年后，学校原定一年的实习缩短为半年，但他还是利用一切可利用的时间学习。

全科医生，锻炼成长

1968年中专毕业后王法德响应毛主席的知识分子到农村去接受贫下中农再教育的号召，分配到平度县门村公社卫生院，成为该院第一个中医科班出身的全科医生。当时，该院无中医科，只有大内科，包括打针、清创、缝合等均要自己动手，接触的病种多，动手机会多，大大锻炼了他的工作能力。当时的农村合作医疗，强调中医中药的应用，因此经方、针灸及土单验方，都得到较好的应用，也因此积累了一定的临床经验。

遍访名医，积累资料

1972 年 5 月，王法德调到潍坊市医学科学研究所工作，主要参与编写《赤脚医生》杂志，一干就是 7 年。这 7 年的主要工作是到各医院、赤脚医生处约稿，实地调查病人，采集昌潍地区的老中医、赤脚医生的经验，因此有机会遍访名医。为了整理他们的经验，他不断翻阅大量文献资料，重温经典理论，对中医理论有了更深刻的理解和记忆。当时所里订有日文杂志，为了分门别类，开始自学日语，经过一年的学习，不仅能分类杂志，而且能阅读日文专业杂志，为以后考研打下了基础。其间他曾间断到昌潍地区人民医院中医科上班，与张子美、肖敬之、庄传芳、潘曰岭等名医共事，跟随他们学习，交流学习心得，丰富了自己的理论水平和实践经验。

硕士学习，登高望远

1979 年 9 月王法德考取了山东中医学院（山东中医药大学前身）中药方剂学专业硕士研究生，跟随周凤梧教授学习。可以说理论学习起点高，老师水平高，讲得透，学得扎实；学习内容全面，涉及医、药、史、伦理等，全面武装头脑；重点突出，突出了对中药、方剂代表性著作的系统学习。在经典的学习方面，他有幸聆听中医大家的精彩授课，如张珍玉教授讲《内经》，刘献琳讲《金匮要略》，李克绍讲《伤寒论》，徐国仟讲《温病学》。在中药的学习方面，他对药性、药理、功效进行了纵向、横向的比较，如黄芩、砂仁、紫苏梗均有安胎作用，但它们的性味、归经各不相同，又有其他不同的功效。学习期间，他撰写《中药纵横谈》，在学报及《赤脚医生》杂志连续发表。

认真学习，积极传授

王法德读研究生时，周凤梧教授已六十多岁。周老师知识渊博，治学严谨，善于总结，著述丰富。周老师医术精湛，在泉城享有很高的声誉，诊病不论病人职位高低与贫富均一视同仁，堪称中医之大师，后世之楷模。跟师三年，王法德侍诊左右，聆听教诲，学不知倦。周老师高超的医技和仁爱之心使王法德终生受益。通过三年的研究生学习，他的中医药理论水平和临床实践技能均得到很大提高。研究生毕业后他即到潍坊市中医院内科工作，中医老前辈郝怀清、王宝光等老主任具有丰富的临床经验，尤其是王宝光主任对中风病的治疗积累了较为成熟的经验，为以后脑病科的成立和发展奠定了良好基础。通过他们的传帮带，王法德的临床经验不断提高。作为一个中医工作者，他不仅把前辈的学术经验继承好，而且要认真传承好。2001 年王法德被评为山东中医药大学硕士研究生指导老师，2003 年、2008 年先后被评为全国第三、第四批老中医药专家学术经验继承工作指导老师，2011 年被评为全国老中医学术经验传承工作室指导老师，2014 年被评为山东省第二批五级中医药师承教育指导老师，潍坊市一至三批老中医学术经验继承指导老师，潍坊市第一、二批名老中医师带徒项目工程指导老师。教硕士研究生 4 人：牟新军、李琳、魏洪玉、王文明；全国第三、四批老中医药专家学术经验继承工作指导老师带教 3 人：姜林芳、卢正海、王朝霞；山东省五级中医药师承教育指导老师带教 2 人：牟新军、王玉勇；潍坊市一至三批老中医学术经验继承指导老师带教 5 人：牟新军、王玉勇、李亦文、张兰起、黎红；全国老中医学术经验传承工作室负责人：姜林芳，工作室成员：卢正海、王朝霞、牟新军、李亦文、王玉勇、魏红玉、张兰起、黎红；潍坊市第一、第二批名老中医师带徒项目工程带教 3 人：韩世安、王广东、刘凯年。在带教过程中，他以身示范，诲人不倦，提携新秀，甘为人梯。现在以上带教人员大都已成为大脑病科各个分科室的科主任，被评为省、市名中医，带领科室人员做出了优异的成绩。

对后辈学习中医经典的建议

1. 夯实基础

学好中医，打基础是关键。要打好基础，学好经典是首要。只有学好了经典，才算打下了中医学的理论基础。如何读经典？要读熟、嚼透、消化。读每一本书都要在弄清总的背景和前提下，一字字一句句地细抠，读懂。不可顺口读过，不求甚解，不了了之，也不能拿今天的意思硬套。如《金匮要略·痰饮咳嗽篇》中的“痰饮”有二层意思：篇名中之痰饮，是津液为病的总称；条文中的痰饮，是指水在肠间摇动有声之流饮。读书时若不细考究，把痰饮当作今义的“稠则为痰，淡则为饮”，就失去了经典的原意。

把经典著作读熟、背熟，是学医的基本功。俗话说：书读百遍其义自见。书读一遍有一遍的收获，背得熟和背不熟大不一样。比如对《金匮要略》《伤寒论》，能做到不假思索，张口就来，到临证时就成了有源头的活水，不但能触机即发，左右逢源，还会熟能生巧，别有会心。

读医书，要边读边记，勤于积累。可结合自己的研究方向，做专题摘抄。主要的加以标志，散漫的贯以调理，质疑的打上问号，领悟的做出分析，异议的附以己见。日积月累，这对今后的临证大有好处。王法德教授在多年的读书过程中，形成了边读边记的习惯，已积累了 1 万多张资料卡片，写下了 10 万多字的读书笔记。每次翻阅，体会良多。

2. 学有重点

中医学博大精深，医学著作浩如烟海，一个人的时间精力有限，欲有所成，就要学有重点。除学好经典外，还要重点学好中药、方剂、中医基础、中医诊断、中医内科等中医基础内容，做到一通百通。以中医学院教材为基础，按先基础，后临床的次序，逐章仔细阅读，同时参读历代名著有关部分，通读以后，反过来再从临床到基础进行复习，这样收获更大。不论经典和后世医著，在通读的基础上，应重点选择其主要部分加以熟读，后世的注释则以参阅为主。如《黄帝内经》的阅读，在通读的基础上，重点熟读和详读一些重要专论，如有关阴阳、脏腑、经络、诊法、病机等。临床之后，要多读一些医案医话，领会大师们的临床心得，将大受裨益，这也是提高中医临床水平的捷径。

3. 学海无涯

即要博学、勤学、善学。博学，要博采众家之长，汲取各家精华；勤学，要见缝插针，利用一切可以利用的时间学习，并持之以恒。王法德教授的做法是每天学习一两个小时，雷打不动，节假日也不例外。这种习惯一直坚持到现在。善学，即要主动学习，会学，结合自己的专业领域，结合临证所见，体会中医辨证施治的精妙。

4. 勤于临床

实践出真知。医学无论中西都是经验医学，即所谓见多识广。只有多临床，体会不同的证、舌象、脉象，才能辨证准确；患者是最好的老师，只有多临床，观察病人服药后的病情变化，才能验证理法方药的正确性。通过多临床，才能不断积累，不断总结，不断丰富自己的临床经验。对于典型病例、有效或无效的病例及疑难病例均要做好记录整理，查找有效或无效的原因，再带着问题读经典、查资料，常常有拨云见日、豁然开朗之感，久而久之，临床经验必将大幅度提升。

5. 中西互补

俗话说：他山之石，可以攻玉。中西医并不排斥，因诊疗的思路不同、体系不同，在许多方面是可以互补的。西医注重微观，注重解剖，诊断疾病主要依靠实验室检查结果。中医注重整体，注重功能，诊断疾病主要依靠辨证论治法则。西医靠望、触、叩、听、嗅了解病情。中医靠望、闻、问、切了解病情，采集证、舌、脉资料，进行辨证施治。仅凭实验室结果则不能辨证施治。治则上西医是对症处理，中医注重扶正祛邪，因势利导，使邪有出路，使阴阳平衡。在方药上，西药是化学合成，中药是大自然中采集，是天然的。西医重视人的病，中医重视得病的人，即把人作为一个有机的整体，并且天人相应。这些区别并不能说明中西医孰好孰劣，只是病人就医有了更多的选择。王法德教授认为，作为医生，对病人即要重视局部，又要重视整体。在医疗技术上，不能一条腿走路。中医要学习西医知识及现代诊疗技术，西医有必要学习一些中医理论及中药知识，互相扬长避短，以提高疗效为目的，更好地为病人服务。如急性脑出血，在出血量大的情况下，就要以西医为主，采取血肿清除、去骨瓣减压等措施，解除颅内高压，保全病人生命，为中医治疗留有机会。

6. 心细胆大

做医生，要有细致入微、明察秋毫的洞察力，更要有知难而上、勇于创新的魄力。即心细胆大。俗语说：心欲细而胆欲小。而医学的发展需要心细胆大，心细而不畏缩，胆大而不莽撞，心细与胆大互相扶持，才能取得医学的一个个成功。同样，心细胆大要建立在丰富的临床经验和精湛的医疗技术之上，以确保病人的生命安全。

7. 善于总结

做医生，要善于总结，且要不断总结。从一个有效方，一个病人，甚至是误诊病人，都要总结经验和教训，总结出一个病种的诊疗经验，不断积累临床资料；要寻找规律性的东西，如一个病的共性和特殊性，常见病因及预后转归，常见辨证分型及常用有效方药等，做到“见微知著”。这就需要多学习、勤临床、多思考、多动手。

8. 艺德并重

一个医生，仅有好的医术是不够的，必须有良好的医德。孙思邈说：凡大医治病，必当安神定志，无欲无求，先发大慈恻隐之心，誓愿普救含灵之苦，勿避艰险，昼夜、寒暑、饥渴、疲劳，一心赴救，无作功夫形迹之心，如此可为苍生大医。这是古人对医生的要求，也是做医生者的入门必修课。这就要求一个医生要有慈悲心、爱心、责任心和恒心，这是一个医生必备的医德。对病人如是，对同行如何？古人云：三人行必有我师。要不排斥、不贬低他人来抬高自己，要从别人的成功中学习经验，从别人的失败中汲取教训，互相学习，不耻下问，不断丰富自己的临床经验。一位明智的医生永远是一名学生。同样对年轻医生要不保守、不藐视，热心传、帮、带，教学相长，相得益彰。只有做到艺德并重，才能真正成为一代名医。

三 学术思想

王法德教授从医治学五十余载，对中医药学精研博采。早年师从著名中医药学家周凤梧教授，尽得真传，熟读经典，尤喜爱研究《伤寒论》《金匮要略》和《本草纲目》，精通方药。在长期的内科临床实践中，他注重辨证论治，尤擅用脏腑辨证和八纲辨证，强调四诊合参、据证立法、以法统方、依方遣药；重视西医学习，对每一疾病力求做到明确中西医双重诊断，推崇中西医结合治疗；既继承于古又不泥于古，并不断发扬创新，形成了独特的学术思想和理论体系。

1. 提出“中医特色卒中单元”理论，倡导“五个结合”

“中医特色的卒中单元”是王法德教授根据多年的中医治疗中风病的临床经验，结合现代卒中单元理论提出的，是在现代卒中单元的基础上，将中医的辨证施治和整体观念以及针灸、推拿、调节情志等措施融合在一起，为中风病人提供中西医结合的药物治疗、康复治疗、健康教育等综合措施，以降低死亡率、致残率，提高生活质量，缩短住院时间，降低住院费用，提高病人的满意度。在“中医特色的卒中单元”内，要坚持“五个”结合的诊治措施，才能达到最佳的治疗效果。

（1）中医与西医结合：治疗脑卒中，中医与西医均有各自的特长。在卒中急性期尤其是重症病人，要以西医为主，中医为辅。脑梗死不超过 4.5 小时者可静脉或动脉溶栓或取栓。大量脑出血可行开颅血肿清除术或微创血肿碎吸术，血肿破入脑室或原发性脑室出血以及小脑出血或梗死压迫第四脑室及导水管引起脑积水者，可行脑室外引流术及脑脊液置换术。大面积脑梗死可行去骨瓣减压术。以上手术均需神经外科大力支持和协助。昏迷及呼吸困难的病人要适时做气管插管或气管切开。昏迷病人要加强监护，尤其是有颅内压增高、肺部感染、消化道出血者，要酌情采取降颅压、抗感染及止血措施，以挽救病人的生命。中医可灌服安宫牛黄丸或静脉滴注清开灵、醒脑静，并配合针灸以醒神开窍。急性期中医辨证以肝阳暴亢、风火上扰型和风火痰瘀、痹阻脉络型多见，分别施以清热息风、活血通络和清热息风、化痰活血等法。

（2）中药与针灸推拿结合：对病情稳定或进入恢复期的病人，应以中医为主，西医为辅。要根据辨证分型的不同，施以不同的治疗与方药，主要分为风阳上扰、痰瘀阻络、气虚血瘀、阴虚风动等四个证型。在急性期，以前两型多见，在恢复期，以后两型居多。治疗则分别施以平肝息风、化痰通腑、补气化瘀和养阴息风等法。中风病变化快，即使一个病人在不同时期也表现不同的证型，因此，一型一方很难符合病情的需要，必须强调个体化原则。针灸和推拿是中医治疗中风的两大特色，尤其是针灸疗法，在治疗中风病中占有重要地位。

（3）治疗与康复结合：卒中的康复是卒中单元重要的组成部分。现在的观点趋向于生命体征稳定后即可开始康复治疗。神经康复效果取决于治疗开始的时间，开始越早效果越好。因此要加强现代康复的理念，病人在应用药物治疗的同时即开始康复治疗。康复医师应与临床医师一道查房，共同为病人制订药物和早期运动训练为一体的治疗方案，使康复治疗不仅贯彻于住院的始终，而且出院后也要予以康复指导，以降低卒中病人的致残率，提高生活质量。

（4）内治与外治结合：卒中病人常并发肩手综合征，表现肩、肘、腕、指肿胀、疼痛，有的因为活动过度而致膝关节疼痛、肿胀，不敢屈伸，严重妨碍了肢体运动功能的恢复，这时配合外治法常能提高疗效。外治法有多种，如中药擦剂、洗浴、熏蒸、泡足等，可适当选用。为此研制出具有活血化瘀、消肿止痛作用的活血通络擦剂治疗肩手综合征收到了良好效果。

（5）治疗与预防结合：降低脑卒中的发病率，预防是关键。医护人员要利用多种形式，多种渠道，开展中风病防治知识的宣传，如利用查房、印刷小册子、举办健康教育讲座、报纸、电台、电视等多种形式向群众宣传，对各种危险因素进行早期干预、长期干预，切实做好中风病的一级、二级预防。

2. 融会中西，总结出肾病、糖尿病诊治规律

（1）慢性肾病如慢性肾小球肾炎、肾病综合征等主要表现为水肿、蛋白尿、血尿及腰膝酸软、神疲体倦、面色萎黄等症，多属于中医学的“水肿”“虚劳”“腰痛”范畴。

长期以来，中医对慢性肾病的认识是以虚为主，尤与脾肾两脏功能失调最为相关，治疗则以补为主，非补肾即益脾，用药不外参芪地黄之类。王法德教授认为慢性肾病辨证并非单纯肾虚，而是本虚标实，以实证为主。疾病后期，邪侵日久，耗伤精气，损及阴阳气血，出现贫血等虚劳见证。总之，慢性肾病的病机是邪入营血，以湿、毒为主，多热多瘀，以实证为多。后期可因实致虚。最终出现肾阳虚或阴阳两虚。湿热伤肾型患者常以蛋白尿、血尿或兼而有之，或单独出现，或伴浮肿，舌红苔黄厚，脉滑或濡为主要表现。王法德教授认为，这是湿热下注伤肾所致，肾失固封，则精微必然下漏于尿中而表现为蛋白尿，迫血妄行或伤及血络则表现为血尿。正如《金匮要略》所说“热在下焦者，则尿血也”。应用泼尼松时，可出现医源性库欣综合征，表现为满月脸、水牛背、多毛、面色潮红、五心烦热、口干、痤疮、舌红苔黄腻、脉滑数等阴虚湿热见证，亦归属此型。治以清利湿热为主，佐以养阴补肾。阳虚水泛型常表现为低蛋白血症、浮肿、腰酸畏寒、纳呆、舌淡有齿痕苔白、脉沉细。此为脾肾阳虚水湿内停所致，治以温补脾肾为主。

（2）糖尿病属于中医“消渴”范畴，要抓住消渴的本质及其发展的不同阶段，辨清阴虚燥热或气阴两虚，或夹瘀、夹湿，或阴阳两虚。

消渴以肾脏气阴两虚为本，滋阴益肾、健脾益气是治疗本病的关键所在。若临床出现夹瘀证、夹湿证，可适当配伍活血化瘀、利湿而不伤阴之剂。另外，要

重视饮食治疗和适当体育运动疗法，预防并发症。若临床出现糖尿病酮症酸中毒、心、脑、肾损害、感染等并发症时，主张应用胰岛素治疗，因为中药治疗不足以代替胰岛素，也不足以代替某种降糖药，而是从整体出发进行辨证论治，让中药通过调整机体功能，逐步改善全身情况，使症状逐渐减轻，慢慢消除，以恢复健康。

四 典型医案

1. 顽痹

于某，女，45 岁，工人。2009 年 6 月 5 日初诊。

主诉：周身疼痛 10 余年。

现病史：10 余年前受寒引起周身疼痛，遇冷加重，曾多方求治均无明显效果来诊，就诊时已是夏天，仍穿毛衣毛裤，要求室内关闭风扇方进入，随身携带棉坐垫就座。自述在家裹棉被仍觉周身寒冷难忍，无汗，纳可，舌淡红苔薄白，脉沉细弦。

中医诊断：痹证。辨证为风寒湿痹，以寒痹为主。

治则：温经散寒，养血通脉。

处方：麻黄 10 g，桂枝 15 g，细辛 6 g，熟附子 15 g（先煎），羌活 12 g，独活 12 g，当归 15 g，川芎 12 g，秦艽 15 g，防风 12 g，苍术 15 g，薏苡仁 20 g，威灵仙 15 g，茯苓 15 g，白术 12 g，白芍 20 g，片姜黄 12g，牛膝 15 g，制川乌 15 g（先煎），甘草 6g。6 剂。水煎服，日 1 剂。

二诊：2009 年 6 月 12 日。自觉寒冷略减。效不更方，继服 14 剂。

三诊：2009 年 6 月 26 日。自觉寒冷、疼痛大减，舌暗红苔白，脉沉缓无力。上方加黄芪 15 g，鹿角胶 15 g（烊化），补骨脂 15g。

处方：麻黄 10 g，桂枝 15 g，细辛 6 g，熟附子 15 g（先煎），羌活 12 g，独活 12 g，当归 15 g，川芎 12 g，秦艽 15 g，防风 12 g，苍术 15 g，薏苡仁 20 g，威灵仙 15 g，茯苓 15 g，白术 12 g，白芍 20 g，片姜黄 12 g，牛膝 15 g，制川乌 15 g（先煎），黄芪 15 g，鹿角胶 15 g（烊化），补骨脂 15 g，甘草 6 g。14 剂。水煎服，日 1 剂。

四诊：2009 年 7 月 10 日。诉周身冷痛症状大减，伴腰酸膝软，舌脉同前。调方如下：黄芪 20 g，防风 12 g，白术 12 g，桂枝 12 g，熟地黄 20 g，鹿角胶 15 g（烊化），干姜 10 g，麻黄 6 g，熟附子 15 g（先煎），细辛 6 g，白芷 12 g，甘草 6 g，白芥子 12 g，肉苁蓉 20 g，巴戟天 15 g，仙茅 15 g，淫羊藿 15 g。14 剂。水煎服，日 1 剂。

五诊：2009 年 7 月 24 日。已穿夏衣来，诉病情明显好转，脉较前有力。以 7 月 10 日方为主加工为丸，服用 3 个月，多年顽症痊愈。随访半年无反复。

按语：本例患者为顽固痹证，病程长，症状重。曾查血沉、抗“O”等风湿指标均无异常，故西医无特效治疗。中医究其本质，认为本病为本虚标实，实为风寒湿痹，虚为气血阴阳亏虚。故先用麻黄、附子、细辛、川乌等辛热之品外散在表之风寒，内逐在里之寒湿，又峻补下焦之元阳，且附子、川乌的用量较大；后期外寒既去，以益气养血、温补真阳、填精补髓、温经散寒为主固其本，故疗效满意。

2. 眩晕

吕某，男，67 岁，居民。2009 年 10 月 9 日初诊。

主诉：头晕反复发作 4 ~ 5 年。

现病史：近 4 ~ 5 年来每因劳累后出现头晕，休息后减轻，近 2 年来逐渐频繁而成为持续性，晨轻暮重，并耳鸣如蝉，腰膝酸软，下肢肿胀，口干心烦，夜寐不安，健忘，在当地医院诊断为脑动脉硬化，静点盐酸倍他啶、尼莫地平、复方丹参、丁咯地尔等不效。舌质红苔薄黄，脉弦细。查血压 175/95 mmHg，神志清，两眼向各方向转动灵活，四肢肌力肌张力正常。共济运动无异常。

辨证为肾阴亏虚，风阳上扰。

治则：滋阴补肾，平肝息风，活血通络。

处方：补肾定眩汤方加减。熟地黄 20 g，山萸肉 12 g，枸杞子 12 g，杜仲 15 g，何首乌 20 g，菊花 12 g，天麻 12 g，钩藤 20 g，牛膝 15 g，丹参 20 g，葛根 20 g，甘草 5 g，川芎 15 g，当归 15 g。6 剂。水煎服，每日 1 剂。

二诊：2009 年 10 月 16 日。口干心烦减轻，睡眠较前好转，头晕亦有改善，但仍晨轻暮重，两膝无力，下肢肿胀，血压 160/90 mmHg，上方加泽泻 12 g、茯苓 12 g。

处方：熟地黄 20 g，山萸肉 12 g，枸杞子 12 g，杜仲 15 g，何首乌 20 g，菊花 12 g，天麻 12 g，钩藤 20 g，牛膝 15 g，丹参 20 g，葛根 20 g，甘草 5 g，川芎 15 g，当归 15 g，泽泻 12 g，茯苓 12 g。12 剂。水煎服，日 1 剂。

三诊：2009 年 10 月 30 日。头晕基本消失，睡眠好转。肢肿减轻，舌淡红，苔薄黄，脉细。守上方 10 剂，隔日 1 剂，巩固疗效。

按语：眩晕一证，历代医家论述颇多，如“诸风掉眩，皆属于肝”“无风不作眩”“无火不作眩”“无痰不作眩”“无虚不作眩”“髓海不足”“上气不足”等学说，归纳起来即是：以气血、阴阳虚为本，以风、火、痰、瘀为标，为虚实错杂之证。王法德教授认为本例为肝肾之阴渐亏，日久水不涵木，致肝阳上亢，甚则引动肝风，脏腑亏虚，阴阳失调，气血津液代谢紊乱，致痰瘀滞留，痰瘀互结，血脉不畅，脑失所荣，发为眩晕。方以熟地黄、山萸肉、枸杞子、杜仲、何首乌滋阴补肾，菊花、天麻、钩藤平肝息风，牛膝引血下行，丹参、甘草、川芎、当归养血活血通络。诸药合用，共奏滋阴补肾、平肝息风、活血通络之效。

3. 夜尿多

王某，男，65 岁，退休工人。2009 年 10 月 16 日初诊。

主诉：夜尿增多，腰酸乏力 3 个月。

现病史：3 个月前患者出现尿频，夜间为重，每晚起夜 5 ~ 6 次，伴腰酸膝软，乏力，出汗多，大便日 3 ~ 4 次，舌淡红，苔薄白，脉沉细弱。往有糖尿病史 10 年。前列腺 B 超示前列腺肥大。

中医辨证为脾肾阳虚。

治则：益气健脾，固肾涩精。

处方：益气固肾汤加减。人参 10 g，黄芪 15 g，茯苓 15 g，白术 12 g，薏苡仁 20 g，芡实 15 g，金樱子 15 g，诃子 12 g，莲子肉 15 g，肉豆蔻 15 g，乌梅 12 g，五味子 10 g，杜仲 15 g，牛膝 15 g。6 剂。水煎服，日 1 剂。

二诊：2009 年 10 月 23 日。自述乏力、出汗较前减轻，大便次数较前减少，日 2 次。仍尿频，时有尿滴沥不尽，考虑有瘀滞不通现象，予上方加穿山甲 6 g、肉桂 6 g，以通经散结，再予 6 剂。

处方：人参 10 g，黄芪 15 g，茯苓 15 g，白术 12 g，薏苡仁 20 g，芡实 15 g，金樱子 15 g，诃子 12 g，莲子肉 15 g，肉豆蔻 15 g，乌梅 12 g，五味子 10 g，杜

仲 15 g，牛膝 15 g，穿山甲 6 g，肉桂 6 g。

三诊：2009 年 10 月 30 日。尿频及尿滴沥均明显减轻，效不更方，继服 10 剂，以巩固疗效。

四诊：2009 年 11 月 11 日。上症基本消失，予五子衍宗丸善其后。随访 3 个月无反复。

按语：夜尿增多、出汗多、大便次数多是老年患者的常见症状，夜尿增多是肾气虚衰的特征性表现，出汗多、大便次数多是脾气虚弱的常见症状。但二者不是绝对分开的，临床上互相联系，互为因果。方中人参、黄芪、茯苓、白术健脾益气，以后天补先天，薏苡仁健脾祛湿止泻，诃子、肉豆蔻、乌梅涩肠止泻，芡实、金樱子、莲子、五味子既能补肾固精缩尿，又能健脾涩肠止泻，另五味子又能固表敛汗，诸药合用，共奏涩肠固精敛汗的功效。

加减：偏以夜尿增多为主，可加桑螵蛸、覆盆子；偏以出汗多为主者，可加浮小麦、麻黄根；偏以大便次数多者，可加化湿醒脾、开胃消食之品：白扁豆、焦三仙。

4. 糖尿病并发肠痹

王某，女，50 岁，工人。2009 年 6 月 5 日初诊。

主诉：大便困难 2 个月。

现病史：患者既往有糖尿病病史 10 余年。患者 2 个月前无明显诱因出现大便困难，3 ~ 5 天一行，后病情渐重至 10 余日一行，大便略干，曾在多家医院就诊均无效，后发展至每次大便须用手抠出，伴腹胀、纳呆、乏力，舌淡红苔薄白，脉沉细。

中医诊断：便秘（气虚秘）；西医诊断：糖尿病并发肠痹。

治则：益气健脾，润肠通便。

处方：补中益气汤合大承气汤加减。人参 15 g，白术 12 g，茯苓 15 g，黄芪 30 g，当归 15 g，柴胡 6 g，升麻 6 g，陈皮 12 g，厚朴 10 g，枳实 10 g，大黄 10 g（后入），芒硝 10 g（冲），甘草 6 g。6 剂。水煎服。

二诊：2009 年 6 月 12 日。病情好转，大便 3 日一行，能自行排便。继服上方 10 剂。

三诊：2009 年 6 月 22 日。大便已恢复正常，乏力、纳呆、腹胀症状均明显减轻。以上方为主加工为丸，每次服 10 g，每日 2 次。

按语：糖尿病并发肠瘫临床常见，但病情重者较少。中医认为此为气阴两虚，尤以气虚为主。气虚，肠道推动无力；阴虚，无水行舟，均致大便困难。浊阴不降，则清气不升，出现乏力、纳呆、腹胀等。处方中补中益气汤补气健脾升清，大承气汤行气消胀通便，用当归养血活血，润肠通便。全方补泻并用、升降并用，共奏益气健脾、润肠通便的作用。

5. 帕金森病

刘某，男，74 岁。2011 年 6 月 15 日初诊。

主诉：右手震颤 2 年余，伴反应迟钝半年。

现病史：患者来诊时右手不停震颤如搓丸状。平时不能持筷拿物，步态不稳，起步困难，2 年来逐渐加重。精神不振，反应迟钝，近事过目即忘。小便淋沥，夜尿增多，舌暗红苔薄黄，脉弦滑。脑 CT 示脑萎缩、腔隙性脑梗死。既往有高血压病、糖尿病数年。

辨证为肝肾亏虚，风痰阻络。

治则：培补肝肾，息风潜阳，化痰祛瘀。

处方：何首乌 15 g，生地黄 15 g，玄参 12 g，牛膝 15 g，黄精 15 g，钩藤 15 g，龟甲 15 g，鳖甲 15 g，生牡蛎 30 g，石决明 30 g，僵蚕 10 g，地龙 12 g，水蛭 6 g，菖蒲 12 g，竹茹 12 g，珍珠粉 0.3 g（冲）。7 剂。水煎服，日 1 剂。

二诊：2011 年 6 月 22 日。精神较前好转，自觉两腿有力，遂上方继服 2 个月。

三诊：2011 年 9 月 1 日。右手震颤较前减轻，但仍难控制，病情未进展。上方加枸杞子 20 g，加重培本之力。

处方：何首乌 15 g，生地黄 15 g，玄参 12 g，牛膝 15 g，黄精 15 g，钩藤 15 g，龟甲 15 g，鳖甲 15 g，生牡蛎 30 g，石决明 30 g，僵蚕 10 g，地龙 12 g，水蛭 6 g，枸杞子 20 g，菖蒲 12 g，竹茹 12 g，珍珠粉 0.3 g（冲）。水煎服，日 1 剂。

四诊：2011 年 10 月 10 日。精神好转，反应较前灵敏，震颤明显减轻，生活自理，二便正常。舌淡红苔薄白，脉弦。嘱上方加工为丸口服以巩固疗效。

按语：帕金森病属于老年变性病，多有手指、下颌、舌体震颤，属于中医之“颤证”，为难治之证。患者年逾七旬，肝肾不足，正气亏虚。肝主筋，肾主骨，肝肾不足则筋骨痿软；肾为作强之官，伎巧出焉，肾亏伎巧不能，故出现肢体震颤。正气亏虚，气血运行无力，痰瘀内生。治用培补肝肾，息风潜阳，化痰祛瘀之法。方中何首乌、生地黄、玄参、牛膝、黄精培补肝肾；龟甲、鳖甲、生牡蛎、石决明、僵蚕、珍珠粉潜阳息风；水蛭、地龙活血通络，菖蒲、竹茹化痰通络。对此难治之证，病情稳定后当以丸药缓图。

五 经验方

王法德教授在多年的临床实践中，精于辨证用药，并不断学习，善于探索，学古而不泥古，在前人组方的基础上，结合自己多年的临床经验，根据现代人的疾病特点，总结出治疗各种疾病的经效新方。临床若能择其要而用之，莫不应验。

1. 平肝息风方（中风 1 号）治疗中风

组成：天麻 12 g，钩藤 15 g，生石决明 30 g，黄芩 12 g，丹参 15 g，川牛膝 15 g，水蛭 10 g，白菊花 12 g，豨莶草 30 g，蜈蚣 2 条，生大黄 6 g（后入）。水煎服。

功效：平肝息风，活血通络。

主治：中风（风火上扰型）。症见头痛、眩晕、耳鸣，或发作性口舌㖞斜、偏身麻木；或半身不遂，口舌㖞斜，舌强语謇，面红目赤，心烦易怒，尿赤便干，舌红，苔薄黄，脉弦有力等。多见于高血压病、短暂性脑缺血发作（TIA）、小面积梗死和出血等属中风急性期而病情较轻者。

方解：方以天麻、钩藤平肝息风，配以生石决明潜阳，川牛膝、生大黄下行，使偏亢之阳气恢复平衡，黄芩、白菊花清肝火，使肝风肝火平息，丹参、水蛭、蜈蚣活血化瘀，通络息风，豨莶草补肾活血通络。诸药合用，以达清热息风、活血通络之目的。

2. 牛黄息风方（中风 2 号）治疗中风

组成：牛黄 3 g（冲），全蝎 10 g，蜈蚣 2 条，水蛭 10 g，胆南星 12 g，生大黄 6 g（后入），郁金 12 g，石菖蒲 15 g，白芍 12 g，羚羊角粉 0.5 g（冲）。水煎服。

功效：清热息风，涤痰通腑，活血通络。

主治：中风属风、火、痰、瘀闭阻络脉型。症见半身不遂，口舌㖞斜，舌强语謇或不语，偏身麻木，头晕目眩或神志不清，体胖多痰，大便干，舌质暗红，苔黄腻，脉弦滑。多见于中风急性期病情较重者。

方解：方中牛黄、胆南星苦寒，有清热息风、涤痰开窍之功；水蛭咸平，有破血化瘀之力。水蛭、生大黄两药相配，取其通腑攻下、活血祛瘀之效。全蝎、蜈蚣既能息风止痉，又能通络止痛，另外，大黄具有通腑泻下的作用，中风病急性期的患者，常有胃热积滞、腑气不通，若能及时通腑，则邪热下泄，风、火、痰奔迫之势亦随之渐衰，窍门渐开，病人常能豁然清醒，是上病下取，釜底抽薪之意。

3. 益气息风方（中风 3 号）治疗中风

组成：黄芪 30 g，丹参 15 g，当归 15 g，赤芍 12 g，红花 12 g，鸡血藤 30 g，地龙 12 g，蜈蚣 2 条，桃仁 12 g。水煎服。

功效：补气化瘀，活血通络。

主治：中风属气虚血瘀型。症见半身不遂，口舌㖞斜，舌謇不语，偏身麻木，神疲乏力，手足肿胀，肢体软瘫，汗多便溏，面白，舌质淡暗，苔薄白，脉沉细。多见于中风恢复期。

方解：方以黄芪益气，为方中君药。辅以丹参、当归、川芎、赤芍、红花、鸡血藤、桃仁活血化瘀，其中黄芪为补气要药，具有健脾益气通阳之功，现代药理研究具有扩张血管功能及显著的强心保肝等作用。地龙、蜈蚣息风通络，尤擅搜剔经脉瘀血而畅达血络。现代药理研究证实，这些药物具有扩张血管，增加心脑供血及抗凝作用，且能透过血脑屏障，对治疗急慢性脑血管病有肯定疗效。

4. 养阴息风方（中风 4 号）治疗中风

组成：生地黄 20 g，玄参 20 g，麦冬 12 g，何首乌 15 g，白菊花 12 g，山茱萸 12 g，丹参 15 g，地龙 12 g，白芍 20 g，怀牛膝 15 g，龟甲 30 g，枸杞子 15 g。水煎服。

功效：养阴息风，活血通络。

主治：中风属阴虚风动型。症见半身不遂，肢体拘急，口舌㖞斜，舌强语謇或不语，偏身麻木，烦躁不眠，眩晕耳鸣，手足心热，舌质红绛或暗红，少苔或无苔，脉弦细。多见于重症病人恢复期。

方解：方以生地黄、玄参、麦冬、何首乌、山茱萸、白芍、枸杞子滋补肝肾之阴，怀牛膝引血下行，白菊花平肝息风清热，龟甲滋阴潜阳，丹参、地龙活血通络。诸药合用，共奏养阴活血、通络息风之效。

5. 活血通络擦剂治疗中风后肩手综合征

组成：当归 1.2 g，川芎 0.8 g，白芍 0.8 g，桂枝 0.8 g，生草乌 0.8 g，红花 0.8 g，鸡血藤 1.6 g，生乳香 0.8 g，桑枝 2.4 g，防己 0.96 g，川牛膝 1.2 g，生南星 0.8 g，丹参 1.2 g，防风 0.8 g，生薏苡仁 1.6 g。

制法：按以上比例配药，用 75% 乙醇泡 15 天，粗过滤，含生药 0.83 g/mL，装瓶备用。

功效：活血通络，消肿止痛。

主治：用于中风后关节、肌肉肿胀或疼痛，筋肉拘挛，屈伸不利。多见于肩手综合征或训练过度导致肌肉关节劳损者。

用法：外擦患处，每日 3 次。若涂药后再配以物理治疗则效果更佳。

方解：方中当归、川芎、白芍养血活血为君药，红花、川牛膝、丹参、乳香活血化瘀，通行血脉，桂枝、生草乌温通经络，散寒通痹，防己、南星、薏苡仁祛痰逐湿消肿，桑枝、鸡血藤舒筋通络，防风祛风胜湿止痛，善行全身。诸药合用，共奏疏风散寒、祛痰化瘀、养血活血、消肿止痛的作用。外擦患处，使药物直达病所，更使药效增强。

王法德教授在多年的临床实践中观察到，中药汤剂的应用存在一定的局限性。如汤剂量大，且气味难闻，携带不便，病人难以接受。故从 1991 开始，他针对中风病临床常见证型，以临证验方组方为主，进一步提炼，先后研制了 5 种中风系列自制剂，即平肝息风胶囊、牛黄息风胶囊、益气息风胶囊、养阴息风胶囊、活血通络擦剂。每一种自制剂均在临床上立项观察，反复验证，不断总结与完善，分别获得了省、市科技成果奖与省级的院内自制剂批准文号。近 30 年来在临床上广泛应用，既方便了群众，又提高了疗效，获得了显著的社会效益和经济效益。

6. 补肾定眩汤治疗眩晕

组成：熟地黄 20 g，山萸肉 12 g，枸杞子 12 g，杜仲 15 g，何首乌 20 g，菊花 12 g，天麻 12 g，钩藤 20 g，牛膝 15 g，丹参 20 g，葛根 20 g，甘草 5 g，川芎 15 g，当归 15 g。

功效：滋阴补肾，平肝息风，活血通络。

主治：肝肾阴虚，风阳上扰引起的头晕头痛，耳鸣重听，口干心烦，两目干

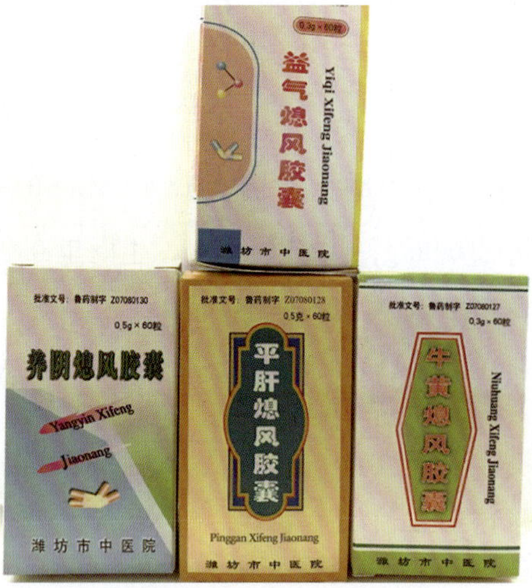

中风系列自制剂（内服制剂）

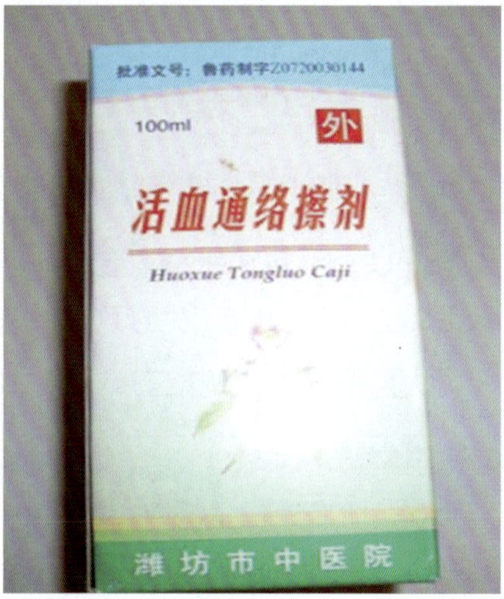

中风系列自制剂（外用制剂）

涩，视物昏花，腰膝酸软，舌质红，苔薄黄，脉弦细等症。

方解：方以熟地黄、山萸肉、枸杞子、杜仲、何首乌滋阴补肾，菊花、天麻、钩藤平肝息风，牛膝引血下行，丹参、甘草、川芎、当归养血活血通络。诸药合用，共奏滋阴补肾、平肝息风之效。

加减：伴项背强硬者，加葛根 20 g、防风 12 g；疼痛剧烈，舌有瘀斑者，加制乳香 10 g；伴面红目赤，烦躁易怒，苔薄黄者，加柴胡 10 g、黄芩 9 g、川楝子 9 g。

7. 温肾健脾汤治疗甲状腺功能减退

组成：人参 10 g，黄芪 15 g，茯苓 15 g，白术 12 g，杜仲 15 g，川续断 15 g，桑寄生 20 g，牛膝 15 g，菟丝子 20 g，仙茅 15 g，淫羊藿 15 g，巴戟天 15 g，肉苁蓉 20 g，熟地黄 20 g，甘草 6 g。

功效：健脾益气，温肾壮腰。

主治：甲状腺功能减退。症见乏力懒言，畏寒肢冷，腰膝酸软，头晕目眩，腹胀纳呆，大便不调。舌淡体胖，苔白，脉沉缓。

方解：甲状腺功能减退是老年患者的常见病。中医认为此为脾肾阳虚，不能温煦四肢百骸所致。方中人参、黄芪、茯苓、白术、甘草补气健脾，杜仲、川续断、桑寄生、牛膝补肝肾、强筋骨、壮腰膝，菟丝子、仙茅、淫羊藿、巴戟天、肉苁蓉温补肾阳，熟地黄填补肾阴，取阴中求阳之意。诸药合用，使气血旺，精髓充，四肢百骸得以荣养而病愈。

加减：伴眼睑及下肢浮肿者，加泽泻、车前子；伴纳少腹胀者，加陈皮、枳壳、焦三仙；伴心慌气短者，加柏子仁、炒酸枣仁；畏寒肢冷明显者，加桂枝、熟附子；腰酸乏力明显者，加鹿角胶、龟甲胶等血肉有情之品。

8. 清心安神方治疗失眠

组成：陈皮 12 g，清半夏 12 g，茯苓 15 g，白术 12 g，枳壳 10 g，胆南星 12 g，黄连 10 g，栀子 9 g，竹茹 10 g，远志 10 g，酸枣仁 30 g，合欢皮 30 g，生龙骨 30 g，郁金 12 g，甘草 6 g。水煎服。

功效：清心化痰，解郁安神。

主治：失眠，属痰火扰心者。

方解：痰火扰心证是指痰火扰乱心神所表现的证候，多由肝气郁滞化火，炼液成痰，痰火内盛，热邪灼液成痰，热痰内扰引起此证。临床症见心烦失眠，面红目赤，舌红苔黄腻，脉滑数等为主，可兼见高热，气粗，尿赤，便结，或喉中痰鸣等症。心主神明，心神为痰火所扰，心神不安则失眠心烦；热邪内结，上攻头面致面红目赤；热甚则见高热、尿赤便结；痰浊凝滞喉中，则致喉中痰鸣；肝主疏泄，肝与心的关系密切，心脉郁滞，往往可由肝气郁滞引起。临床可见胸闷心悸，胸胁胀满，善太息，易怒，舌质偏暗或有瘀点，脉多弦。王教授在治疗痰火扰心、肝气郁滞而致失眠时抓住痰、热、瘀三大病理特点，组成了清心安神的方药，以入心肝之经之栀子、黄连、合欢皮为主药，苦寒清热泻火宁心；以酸枣仁、茯苓、远志、白术、生龙骨为辅药，益气宁心安神；以清半夏、胆星、陈皮、枳壳、竹茹、郁金为佐使药，行气祛瘀化痰。诸药合用相辅相成，共奏清心安神之功。

安神剂尤其是镇心安神剂，方中多含有毒的矿石，贝壳类药物如朱砂、磁石、龙骨、牡蛎等，性寒凉不宜久服，易伤脾肾，只宜暂用，必要时结合健脾和胃药。

9. 补心安神方治疗失眠

组成：人参 10 g，茯苓 20 g，白术 12 g，熟地黄 20 g，白芍 20 g，川芎 10 g，何首乌 15 g，酸枣仁 30 g，五味子 10 g，柏子仁 30 g，远志 10 g，木香 9 g，甘草 6 g。水煎服。

功效：益气养血，宁心安神。

主治：失眠，属心脾两虚者。

方解：心脾两虚型失眠症主要表现为入睡困难、多梦易醒，并且醒后再难以入睡，多伴有心悸、心慌、乏力、精神疲惫、口淡无味，或伴有食后腹胀、不思饮食、面色萎黄。舌质浅淡，舌苔薄白，脉沉细缓弱。心脾两虚型失眠症产生可由心血虚滞、营血不足，或劳心过度、伤心耗血，或妇女崩漏日久、产后失血，病人体衰或行大手术后以及年老气虚血少等多种原因引起，均致气血不足，不能奉养心神，致使心神不安，从而产生失眠、多梦、醒后不易入睡、心悸、心慌、神疲、乏力等心神气血不足之象；又由于脾气虚弱则饮食无味，脾不健运则食后腹胀，胃气虚弱则不思饮食，或饮食减少、或舌淡、或脉缓弱，这些均为气虚、血少之征。正如《景岳全书·不寐》中说："无邪而不寐者，必营气之不足也，营主血，血虚则无以养心，心虚则神不守舍……"因此，补益心脾，养血安神是治疗本症之大法。方中人参补心脾之气；当归、川芎养心脾之血；茯苓、白术、木香健脾畅中；何首乌补肝肾，益气血，敛精气，安神；酸枣仁、五味子、柏子仁养心安神；熟地黄、白芍以养血。全方共奏补益心脾、养血安神之功效。

（整理者：姜林芳）

浦家祚

一 医家简介

浦家祚，男，1941年2月出生于山东蓬莱。1959年考入山东中医学院医疗系六年制本科，曾师从王万杰、张珍玉、刘献琳、张灿玾等老师；先后在淄博第一人民医院中医科、淄博市中医院儿科、省立医院针灸科实习。1965年8月分配到济南市中医医院，一直从事中医内科临床、教学、科研工作。

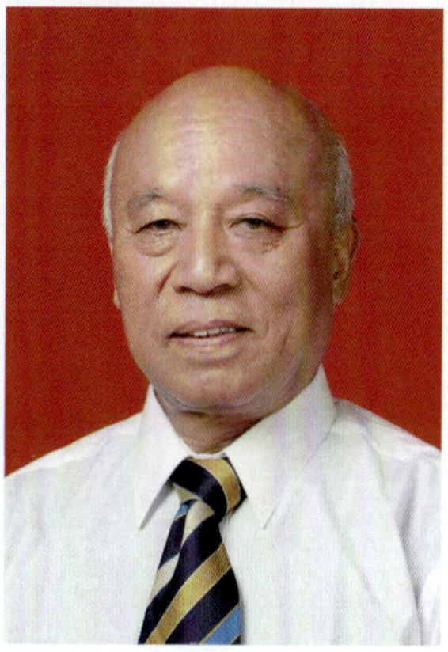

浦家祚

浦家祚教授先后获评全国名老中医传承工作室建设项目专家、第四批全国老中医药专家学术经验继承指导老师、山东省首批名老中医、山东省首批名老中医学术经验继承指导教师、山东省五级中医药师承教育项目指导老师、山东名中医药专家、济南市名老中医，曾获济南市卫生系统2014年十大新闻人物、山东省医师协会中医师协会“国医杰出贡献奖”等荣誉称号。曾兼任山东中医药大学兼职教授、博士研究生导师，济南市中医药研究所常务副所长，济南市中医医院内科主任，中华中医药学会延缓衰老专业委员会委员，山东省中医药学会常务理事，山东省中医药学会内科专业委员会副主任委员，济南市中医药学会副理事长，济南市中医药学会内科专业委员会主任委员，山东省及济南市高级职称评审委员会评委及中医专业组长，济南市卫生局医学专家咨询委员会委员，济南市科技成果评审委员会评委，山东省医疗事故鉴定专家库成员。

浦家祚教授临证擅长中医脑病、心病及疑难杂症的诊治，尤其在中风病、眩晕、头痛、不寐、痴呆、心悸、胸痹、胃脘痛等疾病的治疗方面造诣颇深，有独到的理论认识，并形成了一套完善的论治体系，临床疗效显著。

曾在省级或国家级学术会议及刊物交流发表《舌象变化在中风病临床的意义》《缺血性脑卒中的中医综合治疗》《好睡眠重在阴阳调合》等论文20余篇，主编教材《中医学教材》（上、下册）一部；主编《中医内科临证备要》《社区医生中医药防治手册》著作两部；主持研究课题六项，均达国内领先水平，荣获山东省卫生厅科学技术进步奖三等奖1项，济南市科学技术进步奖三等奖1项。

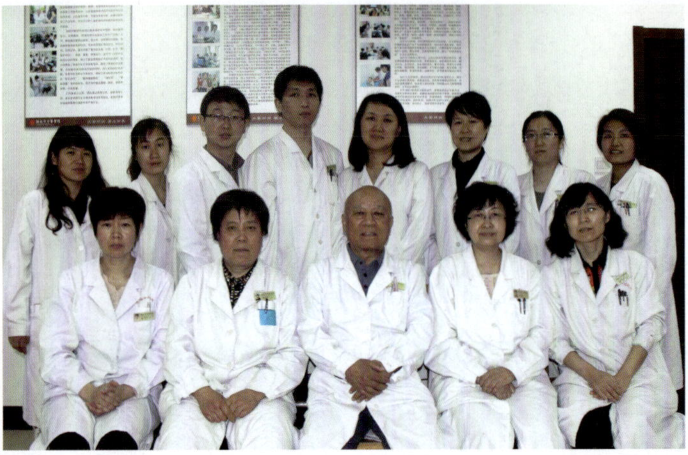

浦家祚传承工作室合影

二 成长之路

崇尚医学 矢志岐黄

1941年浦家祚初生于山东省蓬莱市的一个大家庭，爷爷、奶奶、大伯、大娘、姑姑都住在一起，同辈的兄弟姐妹十余人，经常嬉戏打闹，十分快乐。在他的记忆中，有一个弟弟，从小体弱多病，常常有位年长者到家中给弟弟扎针或开点药，有时也顺便给其他孩子摸摸头、看看手甚至于在他们的小手上扎几针。所以一听说这个人又要来家给弟弟看病时，其他兄弟姐妹都会躲藏起来。后来才知道这位长者是他们本家的一位会看病的长辈，因为名字中有一个“宝”字，所以被称为“宝爷爷”。在浦家祚记忆中，小时候他有时出现“积食”，这位“宝爷爷”就在手指关节上扎针（应该是现在针灸中所说的“四缝穴”，可以消食除疳积）。虽然扎针时很痛，但每次扎完针，都能在他幼小的心灵中萌生治病的奇妙感受。

浦家祚五岁时离开蓬莱来到青岛，六岁时被送入青岛市江苏路小学和黄台路小学读书。走在路上经常看见许多中药店，门面上挂着某某中医师牌子，偶尔带着好奇的想法走进中药店看看，闻到那些中药芳香气味，看到瓶瓶罐罐和很多有着小抽屉的橱子，上面都写着许多药名；看到医生在给病人“把脉”的场景时，他感到既新鲜又神秘，但大部分也只是好奇而已。上初中的时候，他的母亲由于操劳过度，常常睡不好觉、头晕、耳鸣。那个年代，医疗卫生条件很差，青岛只有两家公办医院，早晨要很早去排队挂号；当走进医院，陪母亲看了几次西医大夫，病情未见好转；后来母亲又常到中医那里去看病，中医把脉、看舌头然后开药方取药回家后，都是他给母亲煎药。母亲身体的症状有时轻有时又明显，始终不能完全缓解或消失。他当时想，这些花草植物根叶能治病吗？母亲身体患病的痛苦儿女不能代替，但心中常常感到不安与内疚，母亲也常常对他讲：“好好学习，将来去学医。”“学出医来给我治病，也能给别人治病，那多好啊！”那时的浦家祚虽然对医学还是很生疏，但从内心逐渐地有了追求的想法：好好学习，立身医道，服务病人。1959年浦家祚高中毕业了，他决心报考医药类专业，选择了山东中医学院，开始了岐黄之路。

系统学习　夯实基础

高考结束后，浦家祚幸运地考入了山东中医学院。高中的同学们在离别时，有的同学见了他，先伸出手，并说“给我摸摸脉看看病好吗？好好学习，以后我们有病就找你了。”亲戚、朋友、左邻右舍听到这一消息也前来祝贺。母亲的病痛、老师同学的期待、亲戚朋友的羡慕增加了浦家祚学习医学的信心。

山东中医学院的师资力量十分雄厚，来自全省及省外的诸多中医大师云集于此，在迈进中医学院的第一天起，浦家祚立志：要在这充满医学专业知识的殿堂里，刻苦学习，完成做医生的梦想。现在回想起来他还记得在中医学院上的第一堂课，是王万杰老师主讲的《医经》(即《内经》)。“阴阳者，天地之道也，万物之纲纪，变化之父母，生杀之本始，神明之府也……”，他听得是一头雾水，莫名其妙，与他在中学学习的内容一点关系都没有，同学们之间也都有这样的感觉，有的同学产生了退学想法。浦家祚当时想慢慢学学，适应一下可能会好些。第一学年第一学期只开了两门专业课即《医经》和《中药学》，另外还学习了《医古文》。随着时间的推移，他渐渐从中感悟出中医学的深奥及博大精深。《黄帝内经》是我国劳动人民长期与疾病作斗争的经验总结，开创了中医的独特理论体系，是中医基础理论的经典著作，通过对生命现象的观察，从医疗实践的反复验证，由感性到理性，由片段到综合，逐渐发展而形成的，是学习中医学的基础知识，需下苦功夫。在老师的谆谆教导与启发下，经过一学期的学习，浦家祚逐渐对中医学有了进一步理解和认识，开始入门并产生了极大兴趣，学习上也渐渐地找到了方法，期末考试的两门主课全部得了满分。

在校学习，是掌握中医基础理论知识最好的机会，是为将来临床实践打基础的过程。学习中医基础理论课，许多内容都需要死记硬背，把其中重要条文先记忆，再进一步去理解、去探索，从中悟出真谛。要想读懂古文的深奥理论，就需要提高对古文阅读和理解能力。浦家祚认为，学习古文语法虽然很苦，但苦中有乐，医古文是提高阅读中医古代经典及各家原著的最好工具。俗话说“医书一担，儒书一头”。掌握了古文知识，对学习中医经典能达到获益匪浅的效果。浦家祚在校期间对经典著作时，一字一句地细抠，做到读熟、消化，无论是字音、字义、词义，都要想方设法地弄明白，学院图书馆是他最常去的地方。在六年的学校学习期间，他结合教程学习了《黄帝内经》《伤寒论》《金匮要略》《温病条辨》《中药歌赋》《中药方剂》《中医诊断》以及内、外、妇、儿、针灸、推拿、眼科、喉科等十几门临床课，此外，他还学习了西医基础理论以及相关边缘学科知识。毕业实习放假回家探亲，乡亲们听说“在省城上学的中医大夫”回来了，纷纷来到家里找他看病。他记得看的第一例是一个胃脘痛的患者。刚开始心里很紧张，他按四诊先问了一下患者的自身不舒服的感觉，再仔细切脉、望舌，利用基础理论及实习经验首先要辨清虚实证，因为患者胃脘部以胀痛为主，且又走窜不定，伴嗝气，平时又经常好生气，诊断为“肝胃失和、气滞胃痛”，用柴胡疏肝散为主开了 3 剂药，患者用药后效果很好，高兴地对他赞扬了一番“学习得真不错，将来一定是一位好中医大夫”。后来浦家祚又治愈了几例眩晕、胸痹、痹证、皮肤疾病等患者，这对他是一个莫大的鼓舞。良好的临床效果，病人的喜悦和感谢，治愈病人的成就感，使浦家祚的心灵得到了满足，更加激发了他进一步深入学习中医的信心。他时常想：有来生还会选择学习中医。

虚心学习　勤于临床

1965 年浦家祚大学毕业，由国家分配到济南市中医医院内科工作。市中医院云集了济南地区诸多中医专家，如李乐园、张希伍、陈伯咸、钱翔卿、李廷来、刘东昇、焦勉斋等，是从事临床工作非常好的学习环境。其中，李乐园是中华全国中医学会第一届理事会常务理事，医术精湛、医德高尚，在省内外享有很高声誉。李乐园是浦家祚上班工作的第一位老师，对他要求十分严格，在业务上从不保守，精心传授，耳濡目染，受益终身。有名师的指点，加上工作中的不断实践和体验，在学校学习时得不到的知识通过临床得到进一步的完善补充，这激发了浦家祚对中医学的更大兴趣和热忱。李乐园主任每周查房二次，他都侍奉其左右，认真地记录，反复研究李老的处方，结合复诊患者反馈的结果，再重新分析辨证、对照学习过的理论和课本知识，总结心得体会，不断丰富自己的临床经验，做到理论与实践的真正结合，真正体味到要想成为群众信任、被病人认可的有真才实学的好医生，就要不断学习总结，不断提高。在李主任的三年精心带教过程中，其高精辨证思路和方法，深深地感染浦家祚，李老对《医宗金鉴》都能背诵，有很深的造诣，而且善于教授，中医大家的风度至今还在影响浦家祚，启迪他更加热爱中医事业，是他的难忘恩师。

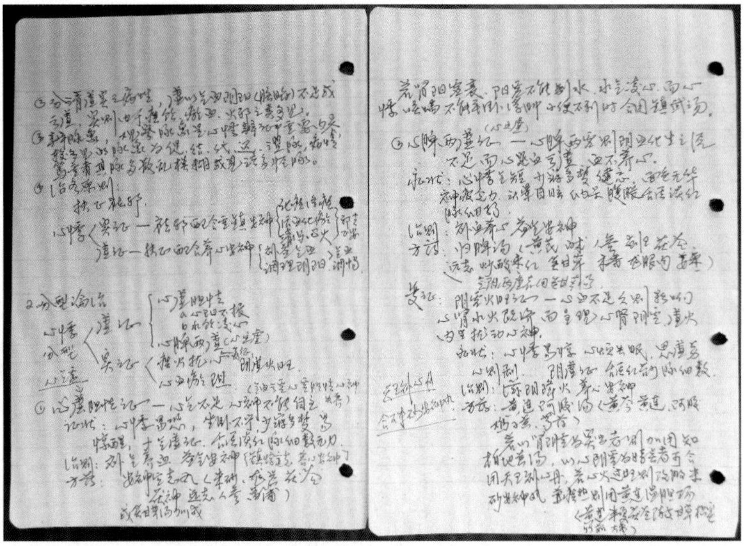

浦家祚教授手稿

“勤求古训，博采众方”。除了做好临床工作之外，浦家祚教授大部分时间都在读书中度过；他常说“要想学好中医，必须在中医经典著作上下功夫。”浦家祚教授学习经典著作讲究一是要“读”，要熟读、反复读，读一遍有一遍的收获，正所谓“读书百遍，其义自见”。二是要“写”，要边读边记，随时摘抄记录。三是要“背”，读熟了，很容易就背过了，临证时就得心应手；四是要“思”，勤学必须多思，既要领会其意，又要举一反三。工作后，浦家祚教授对《黄帝内经》《伤寒论》《金匮要略》《温辨条辨》《医宗金鉴》《寿世保元》《类证治裁》《频湖脉学》《本草纲目》等著作重新阅读，结合临床体会其中精华所在。在读书回味中，深刻体会到：学海无边，乐在其中；精研典籍，其乐无穷。

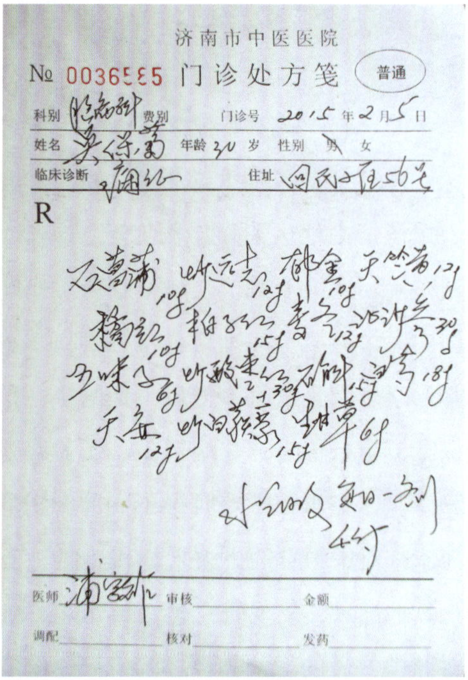

浦家祚教授处方手迹

浦家祚教授认为，医生职业是一种学到老、干到老的职业。知识要更新、书要不断读，做有作为的医生，知识面不能窄，要博学，对中医学更要在继承的基

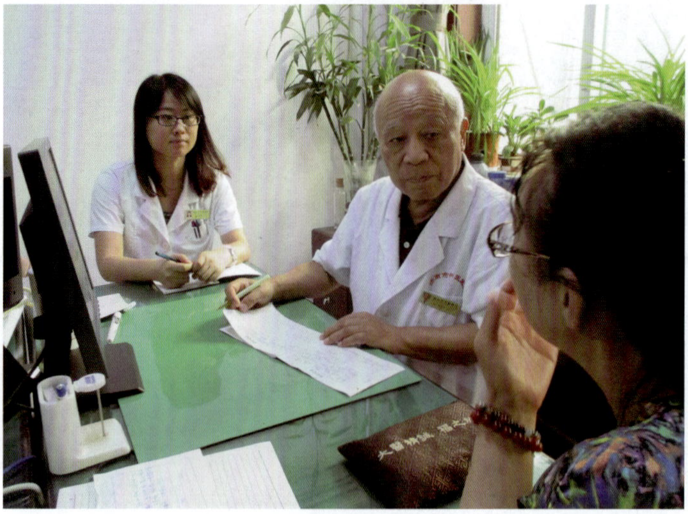
浦家祚教授诊治患者

础上通过临证实践去发扬光大、去提高，创出自己的独特理论和技术专长。学习西医知识是为中医所用，吸收西医学中的诊疗技术和临床治疗方法，以增加辨证的准确性和用药的有效性。中医的辨证论治一人一方、一证一方，是中医的专长特色。但是在当今社会，科技飞跃发达的客观环境中，适合病人的需要、吸收西医之长，也是相当重要的。

浦家祚教授工作后不断外出进修、学习、参加学术活动是拓宽知识，汲取同行中的精华，相互交流学术经验，沟通信息的方法。1984 年他去了北京，在中国中医研究院第一临床部——西苑医院进修学习。西苑医院聚集了全国各地的中医精英，设备先进齐全，医疗效果精湛，中医古典书籍非常丰富。他如饥似渴地认真学、聆听中医大师的精彩讲座、临证技巧、辨证妙法和精辟方药，令他大开眼界，丰富了自己的中医理论及临证实践能力，对今后的发展和提升增加了新的动力。1994 年 7 月参加了山东中医药管理局组织的“高级中医研讨班”，班上有来自全省各大医院的骨干，借助学术上的交流、临证心得的沟通、反复的切磋，达到取长补短效果。1995 年 5 月由济南市人大派往印度尼西亚进行为期 2 个半月的中医医疗教学及考察学习，期间诊治患者 3000 余人，与国外华人进行学术交流，在山东同乡会、福建同乡会、广东客家做中医药科普宣传，把博大精深的中医文化传播给国外友人，使中医药文化发扬光大。

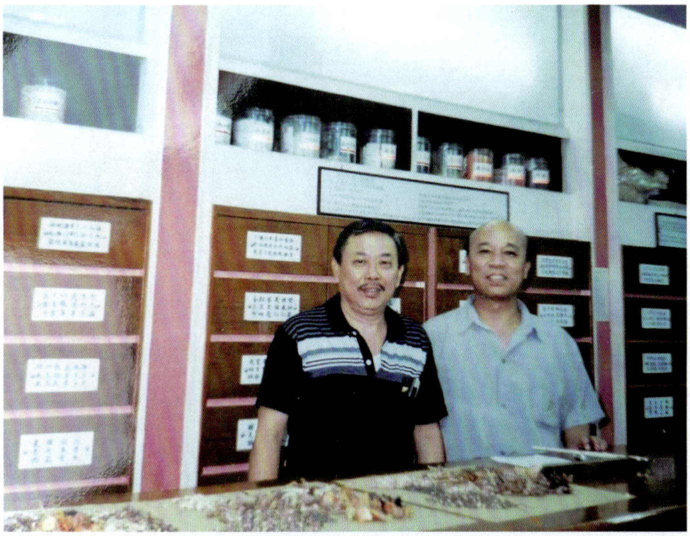

浦家祚教授在印度尼西亚华人药房考察

医德高尚　爱岗敬业

2001年退休后，浦家祚教授仍坚持门诊、带教及教学工作。每周一、四上午的专家门诊从未中断过，无论刮风下雨、严寒酷暑多么恶劣的天气，按时到诊室，认真为患者诊治疾病。许多患者很早来到医院排队候诊。医生不仅要有高超医术，更要有“大医精诚”的传统医德。“万事德为先”“百业术为重”，对于以济世活人为要务的中医行业来说，医德和医术同样重要。浦家祚教授经常告诫年轻医生必须本着“仁爱为怀，济世活人”的理念，以病人为中心，把病人的利益放在第一位，因人命攸关，一剂之药可治病，一剂之谬可送命，必须尽心尽力。浦家祚教授虽然年事已过古稀之年，坚持耐心细致地接诊每一位患者是他的工作原则，对病人提出的问题，都要耐心的回答；下班时间已经过了很久，没有看完的病人一定要耐心诊疗，达到病人满意而归。他多年养成了不管和患者说多少话，多么口干渴，上班时从不喝一口水的习惯，徒弟们总是劝他多喝点水（因浦家祚教授曾患有肾结石），他总是认为在患者面前喝水不好，是不礼貌的，要体会到病人焦急的心情，再者，水喝多了还要去厕所，耽误病人时间。许多病人把他当作知心的朋友、精神的寄托、康复的希望。浦家祚教授经常对我们说：“治愈病人的幸

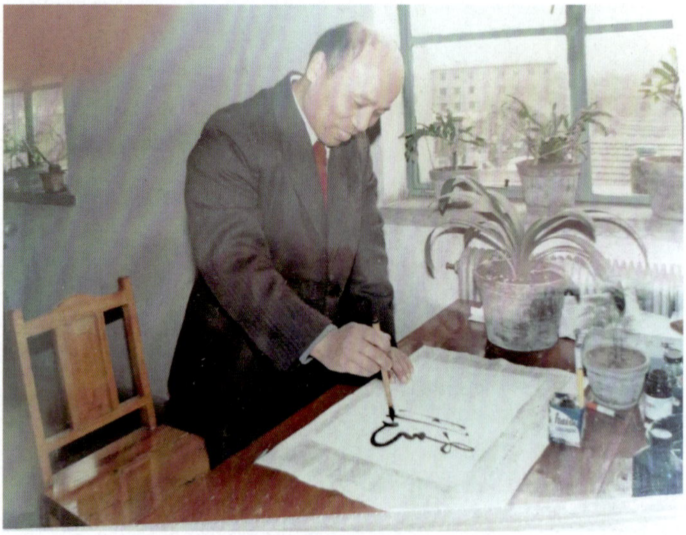

浦家祚教授练习书法

福感，比得到很多钱还满足。”病人高兴，他也高兴，“如果有来生还会选择做医生”。

浦家祚教授对任何来诊的患者都要认真周详地了解其主症，起病经过和其相关的病史，一丝不苟地运用辨证论治方法，去归纳分析，确定其病机、证型，遣方用药，环环相扣。只有这样才能有好的治疗效果。曾有一位 70 多岁的老大娘，因头晕数月来就诊，在其他医院都按“脑供血不足”治疗，而且做过很多检查，用过许多药物，花费上万元，效果不明显，故前来找浦家祚教授诊治。浦家祚教授详问病史再结合舌脉，辨证是脾胃亏虚、清阳不升证，经调理脾胃、升清降浊，服药数剂后症状逐渐缓解，最终痊愈。另有一名患者便秘数年，多家医院均给服通导泻下药，虽然大便通畅，其后大便仍难解甚至较前更甚，病人痛苦万分，情绪相当低落，常有放弃治疗的想法，后经别人介绍来到浦家祚教授的中医工作室。浦教授看到病人精神不振，面色苍白，言语低怯、气短无力，纳呆食少，腹部胀满，查看其以往病历多服用泻下通便、行气导滞等方药，经四诊辨证后，浦教授认为该病人的便秘证为气虚所致，与患者体质虚弱加之既往过用寒凉、泻下之品伤及正气有关。气虚不运，肠道缺乏推动之力致糟粕积滞不下故发生此症，当用补中益气汤加减治疗，告知患者要均衡饮食，避免生冷之品，适当增加户外活动，养成定时排便习惯。患者连续服用中药十余剂，大便通畅，且无反复，患者对浦家祚教授感激不尽。还有一例胃癌术后长期发热的患者，其体质非常虚弱，饮食

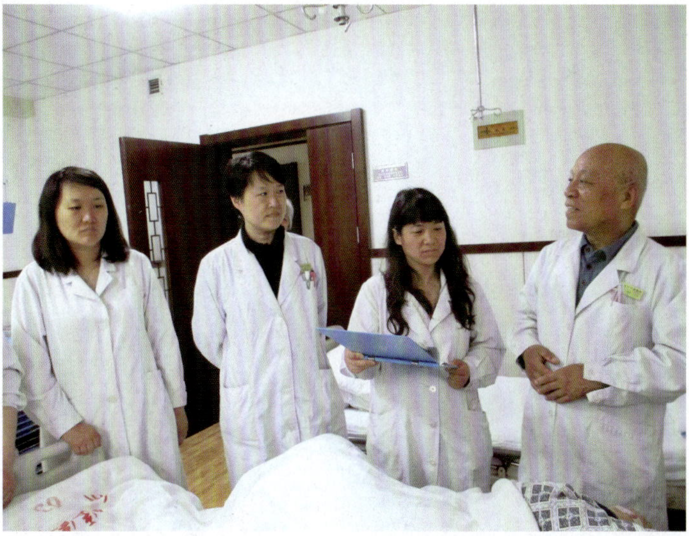

浦家祚教授临床查房

不下，精神不振，病人烦躁，拒绝任何治疗，家属多次劝说无效，一家人陷入痛苦之中，后经朋友引荐求救于浦家祚教授。首先浦教授先耐心做病人的思想工作，不厌其烦地与病人沟通交流，最终患者同意先服用中药三剂以观疗效。根据病史和临床实际情况，投以补中益气甘温除热方法治疗，病人三剂药后，发热退。最终患者饮食增加，精神、情绪好转，体质较前大有改善。如此病例不胜枚举。数十年的行医历程浦家祚赢得了广大患者的尊敬和爱戴，有的一家四代同堂均找浦家祚教授看过病。浦家祚教授经常说："医患之间的和谐关系，取决于医生的高尚医德和精湛医术，能够满足患者就医的需求，把病人当亲人，缓解乃至治愈病人的病痛是医生的良知与义务，一意赴救，恪尽职守，自然会赢得病人及家属的理解、信赖和尊重。孙思邈的《大医精诚》永远是医生的镜子，事事德为先，切记！切记！"

甘做人梯　精心育人

浦家祚教授一直认为，毫不保留地把自己的知识传授给年轻后学者是他的责任，鼓励年轻医师多学习，多看中医经典著作，多做临床，经常告诫学生，要打好中医基本功，根深方可叶茂，理论高强，临证方可运用自如。在传承教育上，浦家祚教授根据不同层次的人员，采取不同的对应性辅导，按时进行专题讲座，

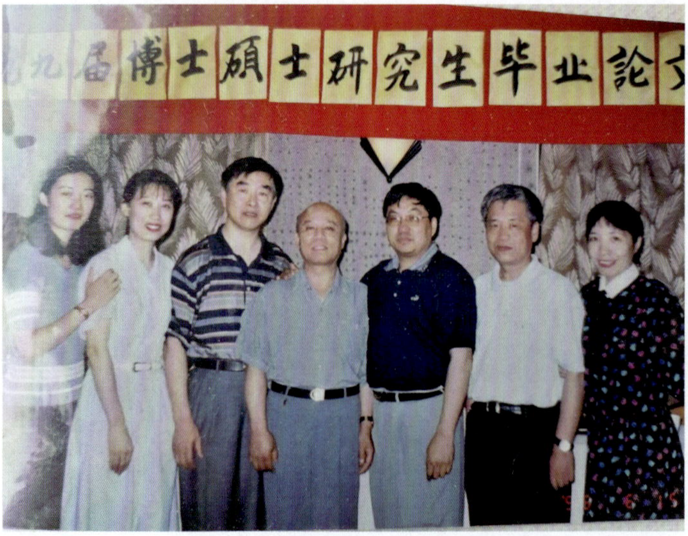

浦家祚为博士研究生论文答辩专家

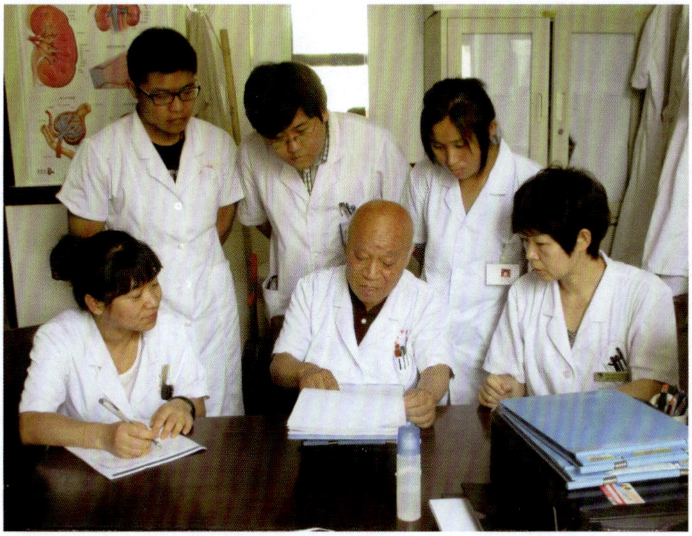

病例讨论

无论讲哪一个专题，他都特别重视三个结合，即古代与现代结合、理论与经验结合、自己与他人结合。言传身教，更重于身教。多年来他培养出博士生、硕士生多名，大专生、本科生数不胜数。他时常告诫学员，坚定的专业理想是学好中医学的根本，要想成为一名合格的中医，除学习好中医基础理论知识外，还要学会按中医理论的思维方式去探索中医学术，这样才能从传统的中医文献中汲取其精华，达到继承、发展、提高的目的，才有利于中医事业发展，才能成为一个合格的中医大师。

此外，浦家祚教授还常年承担着山东协和学院的部分中医教学任务。是山东协和学院中医精品教研室内科的主任，是该校学术委员会成员，负责对教学老师讲课的指导工作。

中医学是我国医学领域的瑰宝，有着几千年的历史，在古代及现今都有着重要的地位。传承与创新是培养优秀中医药人才的重要方法。浦家祚教授的学术思想和积累的实践经验，更具有现实指导性，有利于后学者尽快成才。几年来浦家祚教授带出的徒弟和研究生，有的是学科带头人，有的则是业务行政领导，都在不同的岗位为医院及中医药事业发展做贡献，浦家祚教授甘做人梯，精心育人的无私奉献精神值得人们尊敬。

三 学术思想

浦家祚教授在50余年的医疗、科研、教学中，精勤不倦，广收博采，不断探索，以"古为今用、西为中用"的原则，推陈出新，逐渐形成了自己独特的医学思想。

1. 注重整体观念

浦家祚教授认为人体是一个统一整体，虽内有五脏六腑和行诸于外的筋、肌肉、皮毛、脉、骨以及耳鼻口眼等外窍，但在经络的联系下形成了一个完整的机体。人体各个组成部分之间，在结构上是不可分割的，在生理上是相互联系、相互支持而又相互制约的，在病理上也是相互影响的。人体与自然界也是息息相通、相互关联的。正是由于人体本身的统一性及人与自然界之间存在着既对立又统一的关系，所以临证对待疾病就必须因时、因地、因人制宜，在对病人做诊断和决定治疗方案时，必须注意分析和考虑外，在环境与人体的有机联系以及人体局部病变与全身的有机联系。

2. 倡导"辨病与辨证相结合"的理念

浦家祚教授主张中医辨证论治与西医辨病诊治应很好地结合，既要为病做出明确的诊断，又要重视辨证论治。单纯强调"辨证"，只考虑了病的阶段性和类型性，忽略了病的全过程。同样，片面强调"辨病"，盲目丢掉辨证论治，是放弃了中医学精华，失掉了中医灵魂；辨病与辨证的有机结合更符合临床实践要求，做到整体认识明确诊断，又从局部和阶段去论证分析，诊疗会更全面，既保持了中医传统的辨证论治特色，又达到了辨病为我所用，有利于促进中医事业的发展，更符合病人的要求，保证了诊疗的安全。

3. 重视中医气机升降理论

中医学把脏腑的功能称之为脏腑之气，其运动形式概括为升降出入。"升降出入，无器不有。"气机的升降出入是人体气化功能活动的基本形式，有维持机体新陈代谢和生命活动的基本作用。脏腑通过气机升降出入运动表达着各自的功能，通过气机升降出入运动过程，完成精、血、气、津液等的化生和输布，同时气机升降出入运动还体现在脏腑之间的相互作用及密切配合方面，是维持人体各脏腑之间阴阳平衡的重要因素。脾居中焦，为后天之本，气血生化之源。脾升清，胃降浊，对气机升降起重要作用。脾胃升降正常，出入有序，可以维持“清阳出上窍，浊阴出下窍，清阳发腠理，浊阴走五脏，清阳实四肢，浊阴归六腑”的各种正常生理功能，维持气血津液正常的化生和输布，补益五脏，正气充实能祛邪外出，糟粕能正常排出体外，保持人体动态平衡。而肝主疏泄，肝的功能正常则气的升降出入平衡协调，精、血、津液等能正常输布，肝脏的正常疏泄调达是脾胃正常运转的先决条件。

浦家祚教授临证重视气机升降理论，注重调节脾升胃降功能、肝木疏泄功能以达到调节气机的目的。其认为气机紊乱是脏腑功能失调，精气血津液化生和输布障碍，病理产物产生的根本原因，疾病发生皆是气机升降出入运动失调表现于外的现象。五脏皆以各自不同的运动形式参与人体气机运动，各脏器互相依赖、互相制约。肝木自左升发，肺金从右肃降，心火下潜以温肾水，肾水上滋以济心火，而脾胃位居中州，脾升清、胃降浊对各脏之间气机的运转和协调，起着重要的中轴转枢作用。脾胃为后天之本，对疾病的恢复、固护和补益正气十分重要，临床中应放在首位。

4. 临证擅用“和法”治疗疾病

和法是通过调理人体，使患病机体恢复和谐状态的治疗法则。中医调和法则的哲学基础源于中国古代文化的合和思想，其涵盖了儒、道、墨各家各派的普遍文化精神，是几千年来中国文化绵延不绝的人文精神。中医理论体系根植于中国传统文化，是在中国传统文化背景下形成的，具有深厚文化、哲学底蕴的医学。中医学认为“和”是事物得以发生的基础，是事物得以健康发展的最佳状态，“和其不和”是其辨证论治的核心和灵魂，“和法”是中医学治则的总纲。

浦家祚教授认为“和法”的治病机制，是利用中医中药的治疗手段，以激发、推动人体机能，促使人之气由“不和”变为“合和”。和法的目的是恢复阴阳、气血、营卫之间的协同关系，平复表里、上下失和的关系，消除寒热错杂或格拒的状态，最终达到“阴平阳秘”的和谐状态。和法主要针对复杂病证的病机关系双方，所以在临床用药时，要同时兼顾到矛盾的双方，和方之制，多是复方，用药以“相反而相用”为配伍特点。浦家祚教授认为和法的制方用药必本升降浮沉之理，以升降出入、寒热温凉、相反（辅）相成的对药配伍为特点，采用性味、功效或作用趋向相反的药物互相配伍，利用其相反（辅）相成的作用以达到阴阳气血平和的目的。浦家祚教授临证擅用“和法”，其用药特点主要体现在两个方面。其一，用药平和，一般不用大补峻攻、大寒大热之品；其二，剂量适中，少有大方之用；其三，攻补兼施、寒热温凉并用。他认为和法即缓治之法，依据病人体质采用虚则补之、实则泻之、寒者温之、热者寒之之法，而毒药治病十去其七即可，不可用药过度，以免矫枉过正变生他病。

5. 注重先天之本“肾”的调节

浦家祚教授认为，人之生长壮老已整个生命过程的演变取决于肾气的盛衰和虚实。机体的形成首先源于肾气盛、天癸充、阴阳和而形成子代生命最原始的功能物质，即所谓精，精所藏在肾，肾精气化为肾气，在肾气的作用下机体才能发育生长，肾气的强弱盛衰变化决定机体功能由弱到强又由强到弱的演变过程。肾气为生命原动力，由肾精气化而来，是从父母禀赋而来的先天之精，经后天脾胃化生水谷之精的濡养补充，才能不断作用于机体完成生命生长壮老已的过程。机体的存在由肾精开始，在肾气的激发下，发育出了其他脏腑、经络、三焦、髓骨、筋肉皮肤等，同时肾气推动着机体各脏腑器官的功能活动。

浦家祚教授认为所谓“肾乃先天之本”，是因为肾阴、肾阳是全身阴阳的根本，五脏六腑的阴阳都离不开肾阴、肾阳的给养。对于各种慢性虚损性病证的治疗，浦家祚教授常予以补肾的方法，强调要分清肾阴虚、肾阳虚、肾阴阳两虚及肾精亏虚等许多复杂情况。临证常用知柏地黄丸、地黄饮子、金匮肾气丸、二仙汤等方剂。

6. 注重后天脾胃的调护

浦家祚教授一直强调：“脾胃为气机升降的枢纽，是心肺肝肾四脏生理活动的中心。一旦枢纽作用失常，脾胃生理功能即遭破坏，五脏六腑也受牵连，各种疾病即可发生。”“脾胃”为后天之本，气血生化之源。脾胃功能失调，一则不能运化水谷精微，气血化生乏源，二则水湿代谢不利，停聚为痰、为饮，进而影响血液运行，致瘀血内生，痰瘀交织为害，临床可出现多种病症，如中风偏瘫、眩晕、头痛、不寐、胸痹、心悸、痴呆等。浦家祚教授临证经常选用陈皮、半夏、白术、茯苓、黄芪、党参、石斛、砂仁、炒谷麦芽等健脾益气化湿药物。

7. 注重肝木的疏泄功能

浦家祚教授经过大量的临床实践证实，许多疾病的发生与肝失疏泄有着密切关系。他认为肝的疏泄功能正常则气的升降出入平衡协调，精、血、津液等则能正常输布，故而经络畅通，脏腑功能得以正常维系。若肝的疏泄功能失常，则可以导致多种疾病的产生。肝失疏泄，容易导致气机不畅，神志精神异常，藏血功能紊乱，三焦水道失调，肾脏封藏不密，脾胃运化失常等病变。浦家祚教授将肝的功能失常概括为两个方面：肝的疏泄功能亢进与肝的疏泄功能减退。肝的疏泄功能亢进，主要是肝用过强，亢进性的病理表现。肝主升、主动，肝的升发太过则气的升发就显现过亢，而气的下降则不及，从而形成肝气上逆的病理变化。肝的疏泄功能减退，主要是肝用不及，抑郁性的病理表现。表现为肝气呈抑郁状态，升发不足，导致气机不畅，从而形成气机不利、肝气郁滞的病理变化。

浦家祚教授临床上治疗疾病时刻考虑到肝疏泄正常与否，在治疗原则和方药上，若疏泄太过，宜柔肝降逆为主，若疏泄不及，宜疏肝达气为先。常用方剂柴胡疏肝散、逍遥散、一贯煎等。

四 典型医案

1. 中风

刘某，男，61 岁。2010 年 11 月 18 日初诊。

主诉：右侧肢体活动不利伴头痛 10 天。

现病史：患者 10 天前吵架时突然头痛、恶心，右口角㖞斜，言语欠流利，右侧肢体活动不利，遂于本院就诊。行颅脑 CT 示左侧脑梗死。给予促脑代谢、抗血小板凝集、活血化瘀等药物治疗，现患者仍右侧肢体活动不利，行走需有人搀扶，时有头痛，右口角㖞斜，言语欠流利，急躁易怒，咽干口苦，尿赤便干。舌质红绛，散在瘀点，苔厚腻，脉弦滑。既往患有高血压病史 10 余年，平素易怒。

中医诊断：中风—中经络（肝阳暴亢，风火上扰）。

治则：平肝泄火，活血化瘀。

处方：天麻钩藤饮加减。天麻 15 g，钩藤 15 g（后下），川牛膝 18 g，天冬 10 g，玄参 15 g，杭白芍 15 g，菊花 10 g，夏枯草 10 g，黄芩 10 g，丹参 20 g，郁金 10 g，桑寄生 15 g，川芎 12 g，生石决明 20 g。4 剂。水煎服，每日 1 剂，分 2 次温服。

二诊：2010 年 11 月 22 日。服上方后患者头痛减轻，仍时感心烦不安，咽干口苦，肢体活动不利，舌质红、苔黄、脉弦滑。上方加炒栀子 10 g，桔梗 10 g。7 剂。水煎服。

三诊：2010 年 11 月 29 日。服药平妥，肢体活动不利较前减轻，未述头痛，纳食佳，夜寐安，大便偏干,2 日一行，舌质红苔黄，脉滑。上方加瓜蒌 30 g。7 剂。水煎服。

四诊：2010 年 12 月 6 日。肢体活动不利明显改善，生活自理，无头晕头痛，大便 1 日一行，小便调，舌质红苔薄黄，脉弦。上方继服 7 剂。水煎服。

按语：患者年过六旬，肾阴亏虚，肝肾同源，肝肾阴虚，阴虚则阳亢，横逆乘脾，脾失健运，聚湿生痰，加之暴怒伤肝，肝阳暴动，风火挟痰浊，上扰清窍，发为本病；风阳痰火上扰，气血逆乱，痰浊瘀血内浊，横窜经络，发为偏瘫失语；风阳上扰清窍，故头痛；肝火上扰，则心烦易怒；火邪灼津，故尿赤便干；舌质红绛，苔厚腻，散在瘀点，脉弦滑，为风火上扰、痰瘀阻络之证。治以平肝泄火，活血化瘀，方用天麻钩藤饮加减。患者服用 4 剂后头痛、肢体活动不利改善，后感心烦不安、咽干口苦，考虑患者风阳扰动心火，肝火盛则疏泄太过，情志失调所致，故加入栀子以清热解毒，加桔梗以载药上行。本案临证能紧扣病机，辨证施治准确，故取得了良好效果。

2. 不寐

焦某某，女，60 岁。2010 年 10 月 25 日初诊。

主诉：寐差 5 年。

现病史：患者 5 年来，入睡困难，多梦，伴心慌、烦躁。平时服用安定类药物才能入睡，睡眠时间为 2 ~ 3 小时，纳食可，二便调。苔薄白，脉细滑。

中医诊断：不寐（心肾阴虚，心阳不潜）。

治则：滋阴潜阳，宁心安神。

处方：枕中丹加减。生龙齿 30 g，龟甲 10 g，益智仁 30 g，菖蒲 10 g，炒酸枣仁30 g，当归10 g，麦冬12 g，柏子仁12 g，炒远志12 g，丹参30 g，茯神30 g，五味子6 g，桔梗10 g，阿胶10 g（烊化），山萸肉12 g。7剂。水煎服，每日1剂，分2次温服。

后患者自感效果良好，院外继用本方7剂。

二诊：2010年11月28日。患者服上药后，症状明显减轻，睡眠较前改善，可以不服用安定类药物，每晚睡4～6小时，烦躁减轻，乏力，纳食可，二便调。苔白，脉弦滑。

考虑患者病久，气阴两虚明显，上方加当归10 g，台参15 g，北沙参30 g，沙苑子15 g，淫羊藿12 g，知母10 g。7剂。水煎服。

按语：不寐临床上最多见，其根本病机是阴阳失调，“阴不入阳”或“阴不敛阳”均可导致睡眠障碍。如《景岳全书·不寐》：“真阴精血不足，阴阳不交，而神有不安其室耳。”“无邪而不寐者，必营气之不足也，营主血，血虚则无以养心，心虚则神不守舍……”肾主封藏，受五脏六腑之精而藏为真阴，是人体阴精之本，故人体阴液不足、不受阳纳所导致失眠关键在于肾。肾阴亏虚，肾水不足，一不能滋养肝阴，使肝血不充，肝阳不制，扰动神魂；二不能上承于心，使心阳失潜，心火独亢上扰神明，均可导致失眠。

在不寐治疗方面，浦家祚教授一是从阳论治，采用调和方法或镇潜阳气手段；二是从阴论治，阴不敛阳多属阴虚为主，故滋阴、镇静、安眠药物则更为全面。

3. 眩晕

房某某，男，40岁。2010年4月16日初诊。

主诉：头晕反复发作5个月。

现病史：头晕反复发作，曾在某医院服中药治疗效不佳。现患者头晕，伴头痛，情绪波动时明显，头沉，走路不稳，多梦，睡眠浅，心烦，苔嫩，脉细涩。精神抑郁病史5年，现未服药。否认高血压、糖尿病等病史。

中医诊断：眩晕（瘀血阻络）。

治则：理气活血通络。

处方：葛根12 g，赤芍18 g，木瓜15 g，郁金10 g，牡丹皮18 g，全蝎10 g，土鳖虫10 g，鸡血藤30 g，天麻10 g，炒白蒺藜15 g，山萸肉15 g，羌活10 g，菊花15 g，炒蔓荆子10 g，炒酸枣仁30 g，炒远志12 g，菖蒲10 g，薏苡仁30 g。

4 剂。水煎服，每日 1 剂，分 2 次温服。

二诊：2010 年 5 月 20 日。头晕好转，精神恐惧，多梦，情绪低落，健忘，痰多，烦躁，大便偏稀。舌质嫩边有齿痕，脉细滑。

考虑患者存在肝肾亏虚，治以活血通络、滋补肝肾。

处方：葛根 12 g，桃仁 10 g，当归 10 g，天花粉 12 g，全蝎 6 g，胆南星 12 g，菖蒲 12 g，炒远志 15 g，郁金 10 g，柏子仁 15 g，醋柴胡 10 g，茯神 30 g，炒白术 10 g，益智仁 30 g，龟甲 12 g。7 剂。水煎服。

三诊：2010 年 5 月 27 日。头晕改善，精力不易集中，情绪低落，烦躁，多梦，大便稀，痰多。舌质嫩苔白，脉细滑。

仍以肝郁为主，治以疏肝解郁、育阴安神，方用逍遥散、枕中丹加减。

处方：云苓 30 g，炒白术 10 g，薄荷 10 g（后入），菖蒲 6 g，炒酸枣仁 30 g，生龙齿 30 g，龟甲 12 g，益智仁 30 g，知母 12 g，青皮 12 g，天竺黄 10 g，甘草 6 g。10 剂。水煎服。

四诊：2010 年 6 月 7 日。偶头晕，精力不易集中，情绪较前改善，烦躁，多梦，大便稀，痰多。舌质嫩，苔白，脉细滑。上方继服 3 剂。

按语：以往的文献中对眩晕多提出“无风不作眩”“无痰不作眩”“无虚不作眩”，浦家祚教授从实践中体会到，眩晕的主要病理环节应以“瘀”为要，提出“无瘀不作眩”，且临床并不少见，《医林改错》就有“元气既虚，必不能达于血管。血管无气，必停留而瘀”的描述。临床上致瘀因素诸多，如情志不遂，气机不畅，瘀血凝滞；痰涎阻滞气机，经络致瘀；风火伤络燥血，血脉失养干涩致瘀；劳损致气血亏虚，脉络失养，血行无力，郁滞成瘀。瘀血形成，经络阻塞，清窍不利，则作眩晕。治疗以活血通络为主，瘀血不去，则眩晕仍作。但血瘀每多与风邪相兼为患，息风不忘祛瘀，活血兼以息风，活血化瘀，平肝息风。用药宜凉不宜温，凉则瘀散热平，温则火上添薪。而息风之治又应以凉肝、滋肝、镇肝为宜。羚羊角、牡丹皮、龟甲、鳖甲、牡蛎、生地黄、白芍、女贞子、玄参、阿胶滋肝；石决明、代赭石、紫贝齿、磁石、龙骨、龙齿等镇肝药物，都应酌情选用，相伍为方。

4. 头痛

孟某，女，30 岁。2010 年 7 月 15 日初诊。

主诉：头痛反复发作1年。

现病史：近1年患者每遇劳累或休息不好时即发作头痛，以前额为主，紧皱感，月经期前后尤其明显，目干涩，眼胀，眠差。苔黄略厚，脉细弦。

中医诊断：头痛（风邪外袭，肝阳上亢）。

治则：疏风平肝止痛。

处方：川芎20 g，天麻15 g，荆芥10 g，葛根12 g，细辛3 g，白芷10 g，羌活6 g，炒白蒺藜15 g，橘红10 g，胆南星10 g，鸡血藤15 g，炒远志10 g，炒酸枣仁30 g，炒蔓荆子10 g，甘草6 g。4剂。水煎服，每日1剂，分2次温服。

二诊：2010年7月19日。头痛减轻，以双颞侧胀痛为主，颈项部不适，夜寐欠佳，大便干。苔薄黄略厚，脉细滑。

考虑肝火亢盛，加夏枯草10 g。7剂。水煎服。

三诊：2010年7月26日。无头痛，头沉，颈项部不适，眼胀减轻，睡眠好，纳可，二便调。苔黄，脉细弦。

方证相应，原方不变。上方继用3剂。水煎服。

按语：头痛属临床多发病。《素问·太阴阳明论》谓："高巅之上，唯风可到。"故外感者多以风邪侵袭为主，内伤者多与肝有关，肝主疏泄，主藏血，开窍于目，肝气易郁，肝血亏虚，肝阳亢盛，上扰清窍导致头痛。所以，风邪外袭，肝阳上扰是本病的主要病机特点。

浦家祚教授在治疗头痛时首分外感、内伤，再根据疼痛部位，辨清病位关系、合理应用传统治头痛引经药，临床取得了较好疗效。

5. 头痛

杜某某，女，46岁。2009年12月31日初诊。

主诉：头痛反复发作6年。

现病史：头痛，呈胀痛，头痛连及项背，伴恶心、呕吐，多与经期有关，乏力，情绪易激动，纳可，发作前后多有入睡困难，且多梦，二便正常。舌微紫，苔薄白，脉弦滑。

中医诊断：头痛（风邪上扰清窍）。

治则：疏风止痛，平肝。

处方：川芎茶调散加减。川芎18 g，荆芥6 g，防风6 g，白芷10 g，细辛3 g，羌活 10 g，炒蔓荆子 10 g，葛根 10 g，天麻 12 g，炒白蒺藜 15 g，僵蚕 10 g，炒酸枣仁 30 g，炒远志 12 g，当归 10 g，橘红 10 g，茯苓 20 g。10 剂。水煎服，每日 1 剂，分 2 次温服。

二诊：2010 年 1 月 11 日。头痛明显改善，耳鸣乏力，睡眠差，小便灼热感。舌苔黄，脉弦细。

考虑患者外风已去，阴虚阳亢，风阳上扰清窍为其主要病机，故目前治以滋阴补肾、清热息风。

处方：枸杞子 30 g，菊花 15 g，山萸肉 15 g，泽泻 20 g，云苓 30 g，牡丹皮 18 g，川芎 18 g，沙苑子 15 g，炒白蒺藜 10 g，天麻 12 g，杜仲 12 g，生山药 10 g，炒黄柏 6 g，竹叶 10 g。7 剂。水煎服。

三诊：2010 年 1 月 18 日。患者未述明显头痛，耳鸣减轻，睡眠好转，质量改善，纳可，二便调。舌苔薄黄，脉弦细。

方证相应，治以养阴清热、平肝息风。上方继服 6 剂，水煎服。

按语：头为诸阳之会，足厥阴肝经上达头目，其性刚烈，“体阴而用阳”，临床常见肝阴易损、肝阳偏亢，致阴阳失衡，内风生矣，头痛是其表现形式之一。本案开始以治标为主，继而转入滋补肝肾之阴，体现“急则治标，缓则治本”的原则。

浦家祚教授在治疗头痛时，多祛风药配合养血活血药。一方面，机体气血通畅，则风邪自可随血之运行而消散。疏散外风的方剂配伍活血药，不仅可以化瘀，更有助于祛风。另一方面，风邪侵袭肌肤，浸淫血脉，每易耗损津血，风盛津伤则血枯；祛风药本身亦多辛温香燥，易于耗伤人体的阴血。所以，治疗外风病证配伍养血药，可避免风邪和风药耗伤阴血；同时养血以活血，有利于风邪的疏散。

6. 不寐

闫某某，女，65 岁。2012 年 12 月 7 日初诊。

主诉：寐差伴口干 20 余天。

现病史：患者 20 余天无明显诱因出现寐差、入睡困难，易醒、醒后不易再入睡，口干、口苦，伴心烦急躁，无明显头晕头痛，纳一般，小便可，大便干。既往有高血压病史数年。查体：血压 120/75 mmHg，舌质暗红舌苔黄，脉弦细涩。

中医诊断：不寐（瘀血内阻）。

治则：活血化瘀，滋阴养血安神。

处方：血府逐瘀汤加减。当归 10 g，赤芍、白芍各 15 g，川芎 10 g，桃仁、红花各 10 g，桔梗 10 g，怀牛膝 10 g，炒酸枣仁 30 g，柴胡 6 g，黄连 10 g，麦冬 10 g，五味子 6 g，制香附 10 g。水煎服，4 剂。

二诊：2012 年 12 月 11 日。患者服药平妥，睡眠较前改善，口干、口苦亦较前减轻，时有饭后胃脘部饱胀感，伴反酸，纳可，二便调。舌质暗红，舌苔黄腻，脉弦细。

处方：中药上方去麦冬、五味子、黄连，加陈皮 10 g，清半夏 10 g，琥珀粉 3 g（冲），茯神 30 g，炒白术 10 g，白蔻仁 10 g 以健脾化痰安神。继服 5 剂。

三诊：2012 年 12 月 19 日。患者服药后睡眠较前好转，胃脘部饱胀感减轻，纳可，二便可。舌质略暗苔黄，脉弦细。

处方：按上方去生地黄，加川黄连 10 g，炒远志 6 g，竹茹 10 g。继服 5 剂。

四诊：2012 年 12 月 24 日。患者服药后诸症缓解，纳可，二便调。舌质淡红苔薄黄，脉弦细。

处方：按上方去炒酸枣仁，加黄芩 10 g。继服 6 剂。

此后原方加减，调理月余渐愈。

按语：血府逐瘀汤是清代王清任用于治疗胸中血瘀诸证之名方，由桃红四物汤合四逆散加桔梗、牛膝组成。方中桃红四物汤活血化瘀而养血，防单纯化瘀而伤证，四逆散疏肝理气，达到气行则血行，加桔梗引药上行而达胸中，牛膝能祛瘀血，通经脉，并有引瘀血下行作用，上药配伍达到“活血祛瘀，行气止痛”功效。

浦家祚教授认为，本例患者年过半百，气血失和，阴血亏虚，阴虚脉道不利，心脉瘀阻，心失所养，神不守舍，或瘀久化热，心神无以得宁而致不寐、心烦急躁；口干、大便干亦是阴血亏虚有郁热之象，治疗以活血化瘀、滋阴养血安神为法，方用血府逐瘀汤加减。其中当归、赤芍、桃红、川芎等行气活血化瘀；香附、桔梗、柴胡理气行滞；牛膝祛瘀通脉，引血下行；麦冬、五味子、炒酸枣仁滋阴安神。经治疗患者睡眠症状改善，但出现胃脘部饱胀感伴反酸等新情况，结合舌脉，考虑患者为脾胃升降、运化功能失常，加之患者气血运行不畅，脾胃功能失调加重。脾失健运，日久生痰，痰浊阻于中焦，此时病机侧重点较前轻微变化，治疗略作调整，故予祛瘀化痰、健脾安神为治则，中药按上方去麦冬、五味子以减轻滋腻之弊，去黄连以减苦寒对脾胃的损伤，加陈皮、清半夏、琥珀粉（冲）、茯神、炒白术、白蔻仁以健脾化痰安神。服药5剂后，患者睡眠较前好转，胃脘部饱胀感减轻，纳可，二便可，舌质略暗苔黄，脉弦细，说明患者经治疗，痰浊、瘀血之势渐减，但仍有郁热之象，故处方按上方去生地黄加川黄连、炒远志、竹茹以加强清热化痰安神之力；四诊，患者服药后诸症缓解，纳可，二便调，舌质淡红苔薄黄，脉弦细，说明患者经治疗，痰浊、瘀血、热邪之势渐减，病情渐愈，故治疗方案基本保持不变，原方略作调整，去炒酸枣仁加黄芩以清热安神。此后原方加减，调理月余渐愈。

浦家祚教授认为，失眠成因颇多，本例患者不寐与气血失和有关，治疗可以“行气和血”法达到安神入眠之效，血府逐瘀汤为上选，正如清代医家王清任在《医林改错》中说：“夜不能睡，用养血安神药治之不效者，此方若神。”

五 经验方或代表性成果

1. 消栓灵（院内制剂）

处方：水蛭120 g，地龙40 g，川芎40 g，西红花40 g。

制法：以上四味，粉碎成细粉，过筛，混匀，加入20%炼蜜做黏合剂，混匀，制成颗粒，干燥，压制成1000片，即得。

功能与主治：活（破）血逐瘀，息风通络，抗凝溶栓。

适应证：用于脑卒中引起的语言不利、半身不遂、口舌㖞斜等症。

立方思路：缺血性脑血管病属中医学“眩晕”“中风”等范畴，临床上多表现为突然发病、眩晕或/和语言不利、半身不遂、口舌㖞斜等症状。若治疗不及时往往形成后遗症而致残。本病发生，主要在于平素正气内虚，多因忧思恼怒、饮酒饱食、过度劳累或外邪侵袭而诱发。其病机虽有虚（阴虚、气虚）、火（肝火、心火）、风（肝风、外风）、气（气逆）、血（血瘀）、痰六端，但总以气血运行不畅、血脉瘀滞为发病之关键，而风火相煽、挟痰走窜，往往痰瘀互结更加重血脉瘀滞。

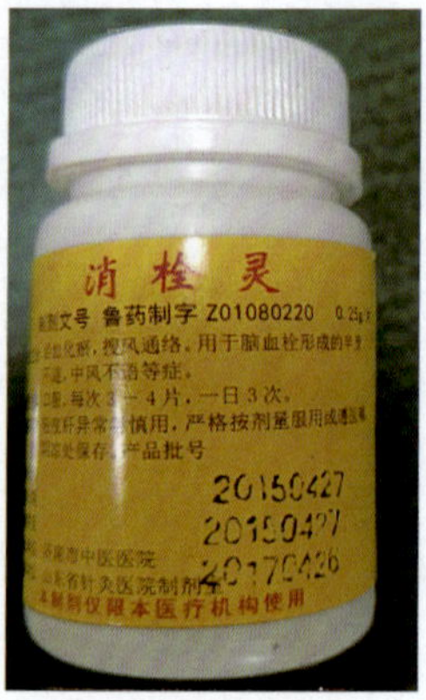

消栓灵

正如《诸病源候论》所言："血脉壅塞，饮水积聚而不消散故成痰也。"因此，浦家祚教授认为治疗缺血性脑血管病应以破血逐瘀为主，正所谓瘀血去，脉络通，痰可消，"治风先治血，血行风自灭"之义。消栓灵正是在上述理论指导下，据浦家祚教授多年临床经验而创立。

本方重用水蛭破血逐瘀、通利经隧，是为君药。《本草经百种录》称水蛭能"破瘀血而不伤新血，专入血分而不伤气分"且"水蛭最喜食人之血，其性又迟缓善入，迟缓则生血不伤，善入则坚积易破，借其力以攻积久之滞，自有利而无害也"。辅以西红花、川芎活血化瘀，增强疗效。《本草衍义补遗》称西红花"多用破留血，少用养血"，川芎为血中之气药，通达气血。另以地龙息风通络化瘀。诸药合用，共奏破血逐瘀、息风通络、抗凝消栓之功效。

注重虫类药应用是浦家祚教授治疗中风病的一大特色，其认为该病邪气留滞经络甚至深入血脉，虫类药可行走攻冲，通经达络、疏逐搜剔，以其摧枯拉朽之力驱顽风，畅久郁之气机，深入经络，攻逐经络脏腑深部之顽痰、浊瘀诸邪，诸邪辟易，气血调和，疾病向愈。

2. 通脉浸膏（院内制剂）

处方：丹参 150 g，降香 45 g，生蒲黄 22.5 g，三七 30 g，西红花 4.5 g，人参 22.5 g，冰片 7.5 g。

制法：以上七味，冰片、三七、西红花粉碎，过筛，备用；其余丹参等四味，加水煎煮二次，第一次 2 小时，第二次 1 小时，合并煎液，滤过，滤液浓缩至 300 mL 左右，加入蜂蜜 800 g，浓缩至 1 000 g，放冷至 50 ℃以下，加入三七、西红花、冰片细粉，搅匀，即得。

功能与主治：益气活血，逐瘀通脉。

适应证：用于胸痹病所致的胸闷、胸痛、心悸气短、唇舌紫暗、乏力等症。

立方思路：气血是构成人体的最基本物质，是脏腑经络等组织器官进行生理活动的物质基础，生命的本质在于气血，正如《黄帝内经》所说的"以奉生身，莫贵于此"。血液循行于脉管之中，流布全身，环周不休，而气则升降出入，无器不有，二者并行以供给人体各脏腑组织

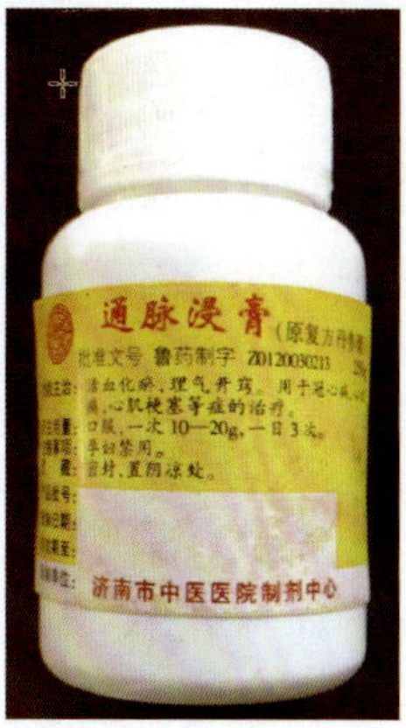

通脉浸膏

之营养需要。任何原因导致的疾病发生均是影响气血正常循行的结果，人体首先出现气血失衡，流通受阻，瘀血停滞。由于瘀血的产生和存在，使脏腑得不到正常濡养，出现脏腑虚衰，精气亏耗，造成气的生化作用减退。另一方面，人体随着年龄的增长，正气必然受到消耗，由于气虚推动血液无力，又加重了瘀血的阻滞，正如《医林改错》云："元气既虚，必不能达于血管，血管无气，必停留而瘀。"从而形成恶性循环。浦家祚教授认为，人体衰老的根本原因就在于"气血失调，气虚血瘀"。

对于胸痹病，浦家祚教授认为气虚血瘀、心脉瘀阻是其基本病机。其认为胸痹有着复杂的病理变化及临床表现，但究其特点为本虚标实。本虚指脏气亏虚，功能失调，标实为瘀血内停、心脉痹阻，标本之间相互影响、互为因果，最终形成气血同病。在治疗方面，浦家祚教授认为气血并治、益气活血是治疗胸痹的基本大法。通脉浸膏正是在上述理论指导下，据浦家祚教授多年临床经验而创立。

方中药物组成为丹参、降香、生蒲黄、三七、西红花、人参、冰片。

本方重用丹参，《神农本草经》谓其"味苦，微寒。主心腹邪气，肠鸣幽幽如走水，寒热积聚，破癥除瘕，止烦满，益气"。具有活血祛瘀止痛之效。人参大补元气，《本经》云："主补五脏，安精神，定魂魄，止惊悸，除邪气，明目，开心益智。"能改善脏腑功能状态，同时气行血旺，气行血行。三七散瘀止痛，《本草纲目拾遗》言："人参补气第一，三七补血第一。"人参、三七配合丹参加强活血祛瘀之效。降香行气祛瘀，生蒲黄、西红花活血化瘀，冰片通窍，性走而不守，共同加强祛瘀之效。诸药合用，共奏益气活血、祛瘀通脉之功。

（整理者：郭海峰）

赵学印

一 医家简介

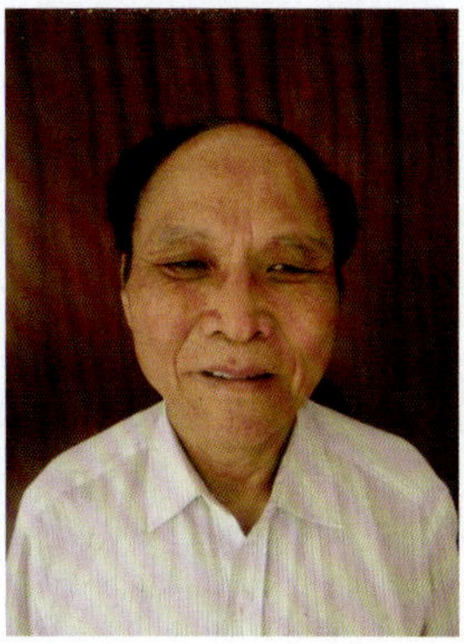
赵学印

赵学印，男，生于1956年，山东省肥城市边院镇人，曾担任泰安市中医医院副院长、肝病科主任。

1990年毕业于山东中医学院，师从山东省肝病专家王文正教授。1969—1979年在肥城市边院镇官庄村任乡村医生，期间在边缘镇卫生院进修1年，经过学习研制成功柴胡注射液、银黄注射液等，用之临床疗效确切，1979年国家招考闲散人员时，经考试合格后分配到肥城市中医医院，从事中医内科临床。1980年在泰安地区组织的中医提高培训班，学习1年，1981年在该班担任教师，讲授《伤寒论》1年，并自学中医药大学本科课程，至1987年考取山东中医学院消化专业研究生，在校上课及跟随导师王文正随诊3年，曾到武昌、福州、南京三城市参加学术会议。1990年毕业后分配到泰安市中医医院，1991年组建肝病门诊，1993年成立肝病科，担任肝病科主任，1995年建成肝病楼，1998—2002年将肝病科先后建成泰安市、山东省和国家国家中医药管理局重点中医专科。2002年选拔为泰安市中医医院副院长，2018年退休后返聘在肝病科上班，上班之余潜心总结经验，整理资料。

担任中国医师协会中西医结合分会肝病学专家委员会副主任委员，中国中医药信息学会脑针研究分会副会长，中国民族医药学会肝病分会副会长，中华中医药学会肝胆病分会常务委员，中国中西医结合学会肝病专业委员会委员，山东省中西医结合学会肝病专业委员会主任委员，山东省中医药学会肝病专业委员会副主任委员，兼职山东省人大代表，泰安市人大常委。1998年确定为泰安市跨世纪优秀青年科技人才，1999、2005、2010年三次评选为泰安市专业技术拔尖人才，2000年评为泰安市劳动模范，2001年评为山东省优秀共产党员，泰安市十大名中医，2002年获山东省“富民兴鲁”劳动奖章，2003年当选为山东省十届人大代表，2004年评为泰安市十大优秀科技人员，2005年获山东省卫生系统“廉洁行医”十大标兵称号，选拔为山东省中医优秀临床人才第一层次培养对象，2010被评为泰安市百姓知名中医，2011年被评为泰山医学家。

在省级以上刊物发表学术论文20余篇，出版著作4部，发明专利4项。

著作有：《中医临床诊疗思维》《临床中医诊疗精要》（吉林科学技术出版社出版）；《中医肝病诊疗常规》（上海科技教育出版社出版）；《常见内科老年病中西医治疗与保健》（中国科学技术出版社出版）；《辨证用药与饮食禁忌》（山西科学技术出版社出版）。

论文有：《软肝丸治疗慢性肝炎肝纤维化临床观察》发表于《中国消化病杂志》；《慢性肝病 治在肝体》发表于《中国现代临床杂志》；《从阳虚论治肝源性糖尿病的理论探讨》发表于《中西医结合肝病杂志》；《温阳通络法治疗肝源性糖尿病的体会》发表于《中华医学临床杂志》；《补肾通络法联合脐血干细胞治疗肝硬化的研究》发表于《中华实用医学研究》。

二 成长之路

学医、从医、成长历程

赵学印的医疗生涯，大体可分为三个阶段：①德医双修打基础，学习中医基础知识，开展基本的医疗活动，树立良好的医疗品德，是1969—1979年任乡村医生的10年；②边干边学求深造，学习中医理论，研究中医经典，结合临床丰富自己的中医知识和临床经验，是1979—1990年在肥城市中医院工作和山东中医药大学读书的11年；③潜心临床搞创新和传承，通过深入挖掘中医宝藏中的知识和经验，在理论和实践的结合中提高创新能力，将传统中医不断补充完善创新升华和传承，是1990年至今在泰安市中医医院工作的30年。其间，他通过不懈努力，实现了三个转变，从一个初中生考取研究生，从一个乡村医生晋升为主任医师、博导，从一个农民成长为副院长，走过了一段不平凡的路。

赵学印小时候因父母多病，逐渐对医学产生了浓厚的兴趣。他阅读了大量的医学书籍，尤其是孙思邈的《千金要方》，其中《大医精诚》对他的感染力特别强，“精”就是医术精湛、“诚”就是医德高尚，那时他就立志德医双修，决心做一个德高医精的好医生。在任乡村医生期间，他做到了早起晚睡，有求必应、随叫随到、分秒必争。很快，赵学印的医术吸引了十里八乡的各类病人，他的医德也感动了朝夕相处的父老乡亲。1979 年当他被肥城县中医院录用离开家乡时，数百名乡亲恋恋不舍地送到村口，流着泪说：“你走了我们以后有病可怎么办？找谁去看？你可要常回来啊！”此情此景，他记忆犹新，终生难忘，这也为他后来的成长奠定了坚实的基础。1977 年恢复高考以后，赵学印自学了高中的全部课程；1978 年参加高考，考了 309 分，过了分数线，经过了体检，但差一分未能录取；1979 年国家开始从闲散人员中招考有实践技能的医务人员，他报名参加了考试，在全肥城县近 300 名的考生中以第二名的成绩通过考试被录用到肥城县中医医院，开始成为一名符合国家标准的临床大夫。

咬定青山不放松，自学考取研究生。到肥城县中医医院后，他一干就是八年。当时他的进取心非常强，简直达到了“惜时如金、爱书如命”的忘我境地。八年间他仅仅回家过了一个春节，待了一天，没有和家人团圆，没有和亲朋相见，一心为了病人和事业而奉献。赵学印在日记中写到“年节戏影、从不问津”，八年没看过一次电视和电影。1980 年他到肥城的第一个春节假日期间，为节省时间，防止干扰，他把自己反锁在屋里，7 天吃了一箱子煎饼，读了《伤寒论》和《黄帝内经》，他称之为“开水煎饼、伤寒内经”。八年间他有七次回老家邻村看病，但都没有进家门。有一次妻子听说他回家了，在路边整整等了一下午，想见一面，没有等着，含泪而归。“过家不进家，方能成医家”啊！为了学习，避开干扰，赵学印在自己的宿舍里贴一字条，闲谈不过五分钟，来人看到字条，会很快离去。他每天 12 点睡觉，5 点起床，八年如一日，持之以恒。夏天，对于蚊虫叮咬全不在乎；冬天，累了躺下就睡，不脱衣服。1980 年 10 月，赵学印参加了一个在磁窑举办的泰安地区中医提高培训班，比较系统地学习了中医基础理论和经典，产生了报考研究生的念头。于是他立志考研究生，可是一个初中毕业生要考取研究生，谈何容易，尤其外语是最难的，没有老师，只能从 ABC 开始自学，不懂音标，全部是哑巴英语，单词一个个地死记硬背，真是蚂蚁啃骨头，其艰难程度可想而知。当时他只有一个念头，只要意志坚强，就没有战胜不了的困难，考不上研究生誓不罢休。就这样经过了八年的拼搏和奋斗，他用业余时间学完了大学的全部课程，最终，于 1987 年被山东中医药大学破格录取了，实现了从初中生到研究生的一次跨越，也圆了大学梦，闯出了一条自学的成功之路。

1987—1990 年，赵学印如鱼得水，如饥似渴，仿佛进入了知识的海洋，通过系统的学习，弥补了他的基础，开阔了视野，每天就是课堂—门诊—图书馆。在王文正老师的指导下，他认真学习了肝病的相关文献，打好了肝病治疗的理论基础，明确了肝病发生发展的机制和规律，熟练地掌握了肝病诊疗技术，学到了老师的用药思路和方法。尤其是王老师运用的外用膏剂治疗肝病的外治疗法，对他启发很大，后来肝病子母膏以及各种肝病外治疗法的研制，都源于王老师的启发。现在肝病子母膏已经成为疗效可靠，特色突出，在全国影响很大的治疗肝病的良方。

赵学印将全部心血都倾注在理论学习、研究、实践和中医的创新和传承上，主要开展了五方面的工作，一是努力学习中医经典理论，二是结合实践搞创新，三是培养人才做好传帮带，四是专科专病的建设专科优势的发挥，五是开展科学研究。

1. 努力学习中医经典理论

1990 年赵学印来到肥城市中医医院后，就把学习中医经典放在了重要地位，全文背诵《伤寒杂病论》和《黄帝内经》，认真研究《神农本草经》中涉及临床常用药物，系统学习温病学相关理论。他工作繁忙，时间不足，于是充分运用业余时间，学习古人马上、枕上、厕上的“三上”精神，利用在路上（行走和乘车）、会上、店上（理发店、商店、旅店）的“三上”时间，抓紧学习，“经典不离手，背诵不离口”，2005 年他在全省组织的中医经典考试中，以第二名的优异成绩被选拔为中医药优秀临床学科带头人培养对象，经过三年的学经典、做临床、跟名师的培养学习极大地提高了理论水平和临床技能。

2. 结合实践搞创新，不被传统的观念局限，敢于结合临床实际提出新观点

（1）总结提出肝气虚、肝阳虚证的理法方药，补充和完善了有关肝病的中医理论：过去普遍认为肝病虚证多阴虚血虚，教科书也是这样的观点，可临床上肝病经常见到气虚和阳虚的现象，但是没有治疗肝气虚和肝阳虚的理论和方药。赵

学印通过研究肝气虚和肝阳虚的理论渊源，论述了其存在的普遍性、客观性和应用的必要性及意义和价值，整理出它的病因病机、临床表现、治疗原则和代表方药。

（2）提出“脑为主宰论”，大力倡导和开展脑药研究：重视中医有关脑髓的研究，根据《黄帝内经》“脑为髓之海”，李时珍“脑为元神之府”，王清任“灵机记性不在心在脑”等论述，从理论和实践中悟出脑主宰一切的认识，从而提出“脑为主宰论”“脑主神明论”“脑主诸病论”“脑主健康论”等观点。脑为元神，统帅五脏之五神，从而管控全身各组织器官。赵学印结合古今文献论证了脑主神明的和理性，进而对脑药进行了初步的研究，认识到开窍药、醒神药、辛香药、化痰药、通络药、补益药等对脑髓都有明显的作用，适当应用能明显提高疗效，甚至有立竿见影的作用。

（3）学习和创制外治疗法：创新研制“肝病子母膏”“脐火疗法”“鼻炎贴膏”“痔疮疗法”等一系列行之有效的特色疗法，并对其作用机制、适应证、临床疗效进行了细致的观察和研究，促进了外治疗法的应用和推广，受到同行好评和患者的欢迎。

（4）提出“实证可补论”：赵学印认为在疾病的各期都存在着正气不足，可用补法。他改变了传统观点的“勿实实”的认识。这些认识和技术的创新，对于中医学的发展具有一定的推动作用。

3. 培养人才传帮带

（1）选人才，带弟子：赵学印认为自己的知识和经验要后继有人、发扬光大才是最有意义的，所以在人才梯队的建设上要下功夫。30 年来科室从开始的 3 个人发展到 60 余人，先后引进和培养博士研究生 4 名、硕士研究生 20 名，形成了合理的人才梯队，作为全国第四批、第五批老中医药专家学术继承人指导老师，选出蒋明芹、薛书奎、李妍和杜丽英为学术继承人，他们有两位成为博士，两位担任科主任，一位担任山东省中西医结合学会肝病专业委员会的副主委。

（2）成立全国名老中医传承工作室：2012 年，科室成立了赵学印名中医传承工作室，由蒋明芹任负责人，其他 20 余名医师、护士长、微机室主任为成员，制订研究方向，确立研究课题，开展专题学术讲座，将脐火疗法做成了国家标准，在全国推广运用。大家发表论文，写心得体会、总结病例、开展科研等，对科室的发展起了重要的作用。

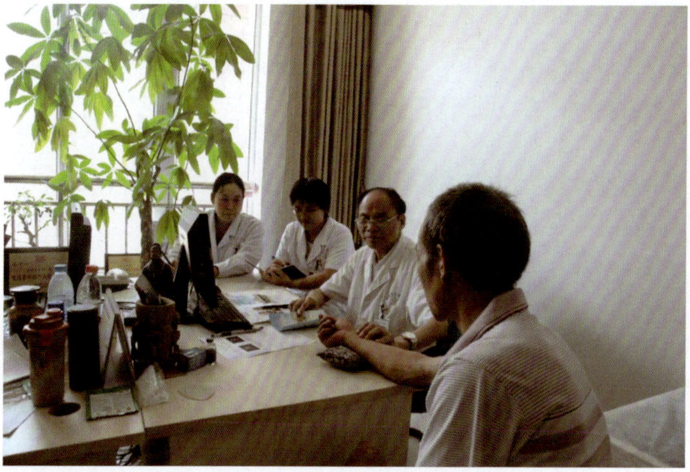

赵学印名老中医门诊

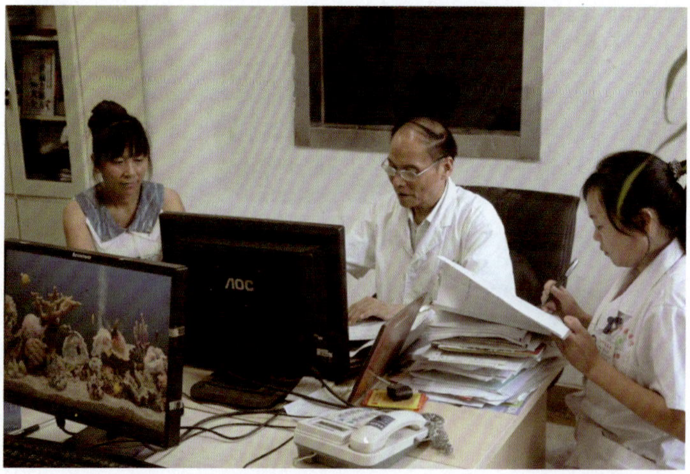

赵学印名老中医门诊

4. 专科专病的建设发挥专科优势

1991 年建科，1993 年发展为医院重点专科，1998 年为泰安市重点中医专科，2000 年为山东省重点中医专科，2002 年为国家级重点中医专科，2009 年为山东省优势专科，2011 年为国家卫生部临床重点专科，成为卫生部和国家中医药管理局的“双料国家重点专科”，2012 年为全国名中医传承工作室，2013 年为山东省重点学科。

赵学印一直注重发挥专科优势，突出专科特色。一方面继承和发扬传统医学的精华，结合临床，创新研制肝病系列中成药 15 种，倡导“内病外治”，开展贴敷、脐疗、拔罐等专科特色疗法 12 种；另一方面努力引进现代高新科技技术，在全市范围内率先引进人工肝、三氧治疗仪、腹水浓缩回输仪等先进仪器和技术，建设成了集预防、医疗、康复、保健为一体的，中西并重的肝胆病治疗中心，带动和促进了山东乃至全国的中医肝病事业的发展。

5. 开展科学研究

赵学印带领科室先后开展科研 16 项，已经获奖 12 项，其中《乙肝贴敷灵膏治疗乙肝的临床和实验研究》获山东省医学科学技术进步奖三等奖，泰安市科学技术进步奖二等奖，《软肝丸抗肝纤维化的临床新药前期研究》获泰安市科学技术进步奖三等奖，山东省中医药科学技术进步奖三等奖。《脐火疗法治疗脾虚型肝纤维化的研究》获山东省中医药科学技术进步奖二等奖、《降脂保肝丸治疗脂肪肝的研究》获山东省医学科学技术进步奖三等奖，《温阳益气法治疗肝源性糖代谢紊乱的研究》《温阳通络法治疗乙肝肝硬化腹水的研究》均获泰安市科学技术进步奖三等奖。在省级以上刊物发表学术论文 20 余篇，其中一文获得全国优秀学术成果一等奖，主持出版专著作 4 部，发明专利 4 项。

医德方面的成长

“爱岗敬业，默默耕耘；无私奉献，诚信待人。”十几年来，赵学印没有休过节假日和周末，五一、十一放长假，都没有。他常年坚持早上班晚下班，值了夜班上白班，通宵达旦，连续工作。大家都称他是“泡在医院里的人”。就这样，赵学印把全部的身心都用在了工作和病人身上，以苦为乐，以忙为荣，无怨无悔，忘我一生。这就是他一直追求的一个真正共产党员的人生观。

诚信待人，童叟无欺，赵学印时刻告诫自己，要做个诚信医生。他从不开大方、乱检查，“花钱少、疗效好”是他一直追求的目标。因为赵学印在农村行医多年，对农民的疾苦体会很深，他们省吃俭用，卖点粮食来看病，很不容易，有时稍不注意让病人多花了钱，他就感到内疚，非常自责。对于每一个病人，他都认真地分析病情，耐心解释，诚心说服，但绝无骗人之心，俗话说，骗人如骗己，欺骗病人就是毁坏自己。骗来骗去，只会落个众叛亲离，威信扫地，病人越来越少。而诚信则会使你的病人越来越多，能力越来越强，威信越来越高，影响越来越大。

赵学印把自己置身于病人之中，设身处地地为病人着想，病人的困难就是他的困难，病人的需要就是他的责任，很多病人患病日久，家境困难，无力继续治疗，他就尽力帮助。凡是遇到病情尚有希望，而病家又确实治不起而放弃的，他都尽自己所能帮助。十几年来，他帮助过的病人不计其数，为病人捐助的钱也记不清有多少。赵学印非常欣赏陈嘉庚先生的一句话："金钱如粪土，撒播才有用。"他总觉得人是社会的，钱也是社会的，把钱用在最需要的病人身上，才是最有意义的，他感到这才是最幸福的，才是真正实现了人生价值！

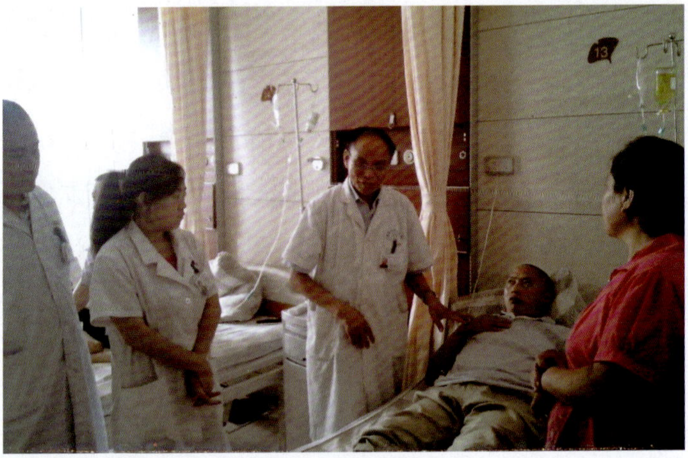

赵学印教授查房

为医一身清，坚持好行风。赵学印非常赞赏方之敏同志的"清贫"精神，两袖清风，一身傲骨。作为医院和科室的负责人，不少病人家属拿来红包、现金、礼品等，他都一一谢绝。只要你真心地为患者着想，实实在在地让患者省了钱、治了病，他们就会高兴、会感动。这就是爱心奉献的魅力。所以医生应把诚心交给病人，用真心说服病人，献爱心打动病人。

医家在齐鲁医派的传承脉络

赵学印师从山东中医药大学附属医院消化内科主任、肝病专家王文正教授。王老师出身于五代世医之家，家学渊源深厚，他的父亲王心铭先生为泰安地区四大名医之一。王文正先生幼承庭训，16 岁即随父行医，名闻乡里，1958 年参加山东省首届中医进修班，结业后分配至山东省中医院内科从事临床医疗工作，曾任山东中医药大学附属消化内科主任。王文正师从全国中医巨匠刘惠民先生，刘惠民先生曾跟随张锡纯先生学习和工作。赵学印于 1987 年 9 月考入王文正老师的门下，老师常说他在刘老那里学到了很多宝贵的经验，教导学生要好好学习刘惠民老先生的学术思想和治学精神，经常嘱咐大家一定要学好《黄帝内经》和《伤寒论》，认真读李克绍教授的《伤寒解惑论》。张锡纯、刘惠民、李克绍、王文正，是赵学印中医传承的四大基石。他们的相关著作对赵学印的成长起了决定性作用。作为第四批、第五批全国老中医药专家学术经验继承工作指导老师，赵学印于 2008 年 10 月至 2011 年 11 月培养学术继承人二人，其中蒋明芹已取得硕士研究生学历，晋升主任医师，担任山东省中西医结合学会肝病专业委员会副主任委员，肝病科主任；薛书奎已取得博士研究生学历，晋升副主任医师，担任山东省中西医结合学会肝病分会委员，肝病科副主任。2012 年 8 月至 2016 年 11 月培养学术继承人二人，其中李妍，医学博士、主治医师，山东省中西医结合学会肝病分会委员兼秘书，肝病科主任助理；杜丽英，主治医师，山东省中西医结合学会肝病专业委员会委员。2012 年 11 月成立赵学印全国名老中医传承工作室，培养传承人 20 余位，有博士 4 位，硕士 14 位。除以上四位学术继承人外，还有曹培行、亓勇、吴成胜、赵晓丽、李桂勇、李杨、肖卫平、赵振、魏文迪、邵中英等骨干，分别担任科室主任助理和住院总等职务。

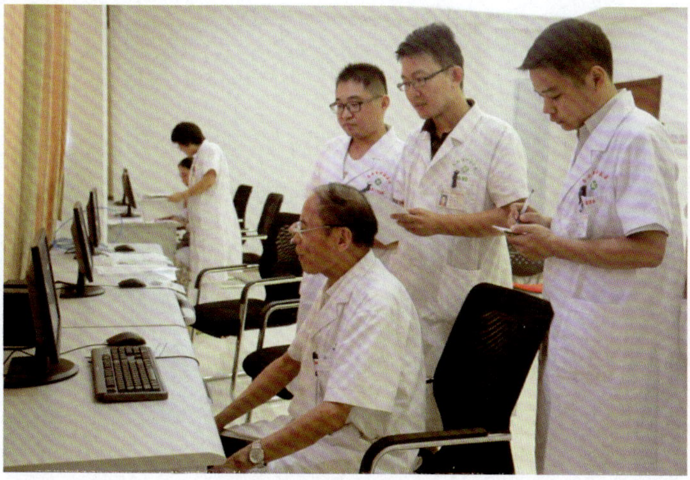

赵学印教授指导弟子

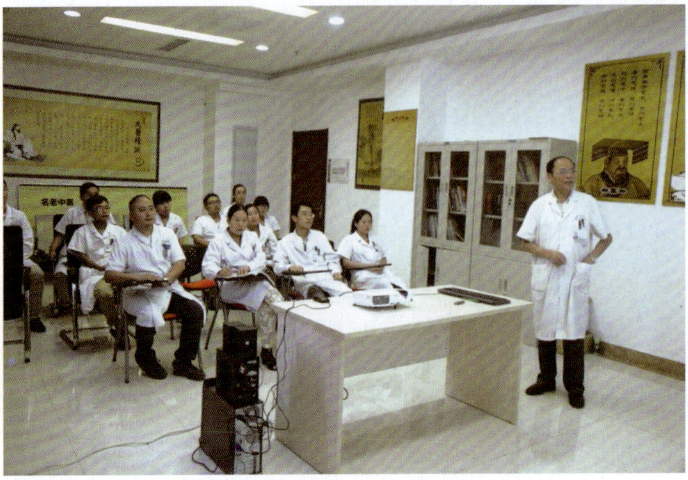

赵学印教授学术讲座

中医经典在成长中的影响作用

1. 医德

《伤寒论·序》中的一段话，对赵学印影响很深，批判一些人“但竞逐荣势，企踵权豪，孜孜汲汲，唯名利是务；崇饰其末，忽弃其本，华其外而悴其内”“而进不能爱人知人，退不能爱身知己，遇灾值祸，身居厄地，蒙蒙昧昧，蠢若游魂。哀乎！趋世之士，驰竞浮华，不固根本，忘躯徇物，危若冰谷，至于是也”。《素问·阴阳应象大论》载：“乐恬淡之能，从欲快志于虚无之守。”《素问·上古天真论》“高下不相慕”“嗜欲不能劳其目，淫邪不能惑其心”。孙思邈的“大医精诚”思想，对赵学印的医德修养起了重要的作用，《大医精诚》论述了有关医德的两个问题：第一是精，即医者要有精湛的医术，认为医道是“至精至微之事”，必须“博极医源，精勤不倦”。第二是诚，即医者要有高尚的品德修养，以“见彼苦恼，若己有之”，感同身受的心，策发“大慈恻隐之心”，进而发愿立誓“普救含灵之苦”，且不得“自逞俊快，邀射名誉”“恃己所长，经略财物”。“若有疾厄来求救者，不得问其贵贱贫富，长幼妍媸，怨亲善友，华夷愚智，普同一等，皆如至亲之想，亦不得瞻前顾后，自虑吉凶，护惜身命。见彼苦恼，若己有之，深心凄怆，勿避险巇、昼夜寒暑、饥渴疲劳，一心赴救，无作功夫形迹之心。如此可为苍生大医，反此则是含灵巨贼。”这些论述使赵学印下定决心，严格要求自己，决心要做一个苍生大医。

2. 对后辈学习经典的建议

读书从《伤寒论》《金匮要略》入手为好。开始先从学主要的有方有证的条文，以后逐渐地全文诵读，最好的方法是先背诵《伤寒论》全文，要仔细，既要记住方药组成，又要记住剂量和煎服法，态度要谨严。《伤寒论》和《金匮要略》是中医书籍的精髓，最宜反复钻研。先读原著，在学习参考书籍，《伤寒论》注释以柯韵伯《伤寒来苏集》、尤在泾《伤寒贯珠集》为最佳，《金匮要略》可看尤在泾《金匮心典》，刘力红的《思考中医》可作参考，祝味菊的《伤寒新义》和《伤寒方解》对温阳法有重要的指导价值。

读《黄帝内经》，其中的生字、难句首先得懂，才能读。这就牵涉到文史哲的修养，古汉语文化的功夫。最好先学习古汉语，边学《黄帝内经》边学古汉语，手头准备一本古汉语词典。

温病学方面，叶、薛、吴、王四家以吴鞠通的《温病条辨》为最好。该书比较细致，用于临床较多效验。王孟英的《温热经纬》和《王氏医案》都需要细读精研。其次，何廉臣的著作对温病也多发挥。他的《重订广温热论》和《重订感证宝阀》诊断确切，于舌诊尤其精到，用药熨帖，分析入微，文字清晰，是很好的参考书。

药物学方面，《神农本草经》文字古奥，但为本草之源。其意蕴精深，且简明易诵，是其长处，可以与《伤寒论》《金匮要略》《现代药物学》参考学习，对一些重要的药物要结合现代研究进行深入学习。

总之，学习经典要有恒心毅力，知难而进，要紧密结合临床，要敢于提出自己的观点，敢于怀疑，大胆创新，要有发展的眼光，通过学习形成自己的学术思想。

三 学术思想

1. 脑为主宰的思想

脑为主宰的思想源于《灵枢·海论》“脑为髓之海”，《素问·脉要精微论》“头者，精明之府，头倾视深，精神将夺矣”，张仲景《金匮玉函经·卷一》“头身者，身之元首，人神所注”。明代李时珍《本草纲目·辛夷条》明确提出“脑为元神之府”。清代王清任《医林改错·脑髓说》：“灵机记性不在心在脑。”赵学印在临床实践中也发现，思维意识心态对人体和疾病的影响非常大，而这些从根本上说是由大脑所决定的，从而提出“脑主诸病论”等观点，最后形成“脑为主宰论”的思想。

（1）脑统五脏论：在五脏之上还有一个统领五脏的脏器——大脑。五脏在大脑的统一指挥和调控下分工协作完成各自的功能活动，维持着身心的健康，防御和调治疾病。

自《黄帝内经》到历代医家对脑的功能及作用均有论述。脑的部位：《灵枢·海论》“脑为髓之海，其输上在于其盖，下在风府”；脑的生成：《灵枢·经脉》“人始生，先成精，精成而脑髓生”；脑的功效：《素问·脉要精微论》“头者，精明之府，头倾视深，精神将夺矣”；《灵枢·海论》“髓海有余，则轻劲有力，自过其度，髓海不足，则脑转耳鸣，胫酸眩冒，目无所见，懈怠安卧”。张仲景《金匮玉函经·卷一》：“头身者，身之元首，人神所注。”孙思邈《千金方·灸例》：“头者，身之元首，人身之所法。”隋代杨上善：“头是心神所居。”宋代陈无择《三因极一病证方论》：“头者……百神所聚。”明代李时珍《本草纲目·辛夷条》明确提出“脑为元神之府”。清代陈梦雷：“诸阳之神气，上会于头，诸髓之精，上聚于脑，故头为精髓神明之府。”清代王清任《医林改错·脑髓说》：“灵机记性不在心在脑。”论述了视、听、嗅觉、语言、记忆、思维与脑髓的关系。汪昂《本草备要·卷三·辛夷条》云：“吾乡金正希先生尝语余曰：人之记性皆在脑中。小儿善忘者，脑未满也，老人健忘者，脑渐空也。”《颅囟经》：“太乙元真在头，曰泥丸，总众神也。得诸百灵，以御邪气，陶甄万类，以静为源，是知慎于调护，即以守恬和，可以保长生耳。”

（2）脑神统率五神论：《素问·六节藏象论》“心者，生之本，神之变也”，《灵枢·邪客》“心者，五脏六腑之大主，精神之所舍也”，《灵枢·邪气脏腑病形》“愁忧恐惧则伤心”，《灵枢·口问》“悲哀愁忧则心动，心动则五脏六腑皆摇”。《黄帝内经》中这些关于心的作用论述，实际上都是脑的功能。人的精神、意识、感觉、认知运动，虽然在脏腑各有所主，但脑是最根本的物质基础和控制中枢。脑在脏腑中居首位，主宰全身。

五脏虽然各有所藏之神（心藏神、肺藏魄、肝藏魂、脾藏意、肾藏志），但这只是脑神在各脏的具体体现。脑为元神，统管五神，驾驭全身。沈自尹院士（1979年）提出：下丘脑—垂体—肾上腺轴（HPA），HPA直接作用和反馈互动的复杂集合，是神经内分泌系统的重要部分，参与控制应激的反应，调节许多身体活动，如消化、内分泌、免疫系统，心情和情绪，性行为，能量贮存和消耗等。这一个功能轴从另一个侧面脑主宰一切。

（3）药物归经入脑说：中药的归经历来只有入五脏六腑及六经，无入脑之说，实际上有许多药物直接作用于脑，应该归经于脑。归纳起来主要有以下几类：开窍醒脑，如冰片、麝香；辛味入脑，如细辛、辛夷；香味入脑，如丁香、檀香；风药入脑，如羌活、防风；升药入脑，如桔梗、升麻等。在传统方药中的引经药有一部分就是引经入脑的，如补中益气汤之升麻，逍遥散之薄荷，痛泻要方之防风，肾气丸之肉桂，大黄附子汤之细辛等。有一些中成药是直接入脑治病的，如苏合香丸、安宫牛黄丸、冰硼散等。

脑主宰一切，脑主诸病，从脑论治可以治疗各种疾病。在这一思想的指导下，赵学印团队创制了入脑的方剂。有代表性的是醒脑温阳汤、醒脑滋阴汤、醒脑化痰汤、醒脑活血汤、醒脑化气汤等，用之临床取得了较好的效果。

2. 扶阳思想

扶阳思想源于《黄帝内经》和《伤寒论》。《素问·生气通天论》“阳气者，若天与日，失其所则折寿而不彰，故天运当以日光明”“凡阴阳之要，阳密乃固”。这使赵学印认识到阳气温养人体是非常重要的，从而产生了人以阳气为本的扶阳思想。在医疗实践中他坚持扶阳法贯彻始终。

赵学印在实践中发现久病不愈者用老母鸡汤取效，慢性乙肝清热解毒不效，温补肝肾收功。小儿为纯阳之体，由于长期应用清热药和抗生素，面黄肌瘦，体质虚弱，用益气温阳法，又返新生。老慢性支气管炎反复发作，小青龙汤温肺阳用之稳定。慢性胆囊炎久治不愈，吴茱萸汤取效。教科书上没有肺阳虚肝阳虚证，临床无治疗的方法可寻，应该补充完善以满足临床需要。

赵学印首先提出肝气虚肝阳虚是肝病的重要病机，继之补充和完善肝气虚和肝阳虚的理法方药。①提出肝气肝阳易不足：素体肝阳（气）不足，寒邪直中足厥阴肝经；肝主疏泄主升发，易致阳气耗伤，动则气耗；各种慢性病，由气虚发展到阳虚，由他脏影响肝脏，或肝病日久导致肝阳（气）虚。②治疗不当：清泻通利，滋阴，抗生素及输液等过度损气伤阳。③劳逸过度：久行伤筋，久视伤血，久卧伤气。④情志失常：怒伤肝，精神抑郁，情志不畅，久则伤肝气。张景岳："阳气难得而易失，易损而难复"，《伤寒论》中肝阳虚证表现，形寒胆怯，四肢厥冷，头顶、胸胁、少腹胀满或冷痛，肢体挛急，面色苍白或滞黯，腹满下肢浮肿，舌质淡白或淡暗，苔薄白或白滑，脉沉迟无力或沉微弱等。

治则：温补肝阳，方药：吴茱萸温肝汤。吴茱萸 30 g，肉桂 15 g，附子 15 g，肉苁蓉 30 g，沙苑子 30 g，黄芪 30 g，细辛 15 g，生姜 30 g，大枣 12 枚。

四 典型医案

1. 泄泻（溃疡性结肠炎）

梁某某，男，33 岁。2015 年 4 月 21 日初诊。

主诉：腹泻 8 年。

现病史：8 年前因饮食不节导致腹泻，用抗生素治疗好转，反复发作，服葛根芩连汤、痛泻要方等，诊为溃疡性结肠炎。多方治疗，反复不愈，每日泄泻 7 ~ 8 次，为稀黄便，喜热饮，怕凉食，肠鸣辘辘，舌淡苔白厚，脉沉缓。

个人史：平素喜食冷饮。

家族史：家族中无同类疾病。

体格检查：腹软，左下腹部隐痛喜按。

辨证思路：患者腹泻 8 年，诊为溃疡性结肠炎。8 年前因患急性肠炎后，用多种抗生素治疗，好转后又复发，反复多次用抗生素治疗，半年后用任何抗生素都无效，之后改用中药治疗，也多是清热利湿之剂，初期有些效果，后来疗效不佳，用过灌肠疗法、针灸偏方等，均未取得好的疗效。

中医诊断：泄泻（肝肾阳虚）；西医诊断：慢性溃疡性结肠炎。

治则：温补肝肾，固肠止泻。

处方：四逆汤合四神丸加减。黑顺片 90 g（先煎），干姜 30 g，炙甘草 30 g，吴茱萸 45 g，补骨脂 30 g，肉豆蔻 30 g，五味子 30 g，山药 30 g，半夏 15 g，炒苍术 15 g，肉桂 10 g（后入）。6 剂。水煎服，每日 1 剂。

二诊：4 月 27 日。泄泻次数减少至 4 ~ 5 次，余证好转，黑顺片加至 120 g，继续服 10 剂。即已经取效，药已对路，不用顾忌，重加黑顺片。

三诊：5 月 6 日。泄泻减少日 2 ~ 3 次，小腹怕凉，黑顺片加至 135 g，川牛膝 30 g，继续服 10 剂。肚脐以下肾所主，加牛膝以增强补肾之力。

四诊：5 月 14 日。偶有腹泻，黑顺片加至 150 g 继续服 10 剂。

五诊：5 月 27 日。大便正常，时肠鸣，黑顺片加至 200 g，炒白术 30 g，继续服 5 剂。大便正常而肠鸣累累，是肝肾之阳已旺，脾气渐复之象，故加白术补脾。

六诊：6 月 1 日。效佳，继服继续服 10 剂。

七诊：6 月 11 日。大便二日一次，能进凉食，偶有肠鸣，黑顺片加至 240 g 继续服 10 剂。

以上治疗因病情稳定好转，所以效不更方，附子加量，在一定范围内（1 ~ 240 g）附子的效果和用量成正相关，加上病人感到效果好，药将附子量加至最大。8 年顽疾，月余治愈。

按语：患者病程已久，前期用抗生素，后来用中药清热利湿等，均伤阳气，先伤脾阳，继伤肝肾，致病情缠绵难愈，实际是治疗之误。《经》云：阳虚生内寒，阳气愈虚，阴寒愈盛，非温阳不能胜阴寒。故治疗以温补脾肝肾为法。为何说肝肾阳虚，不说脾肾阳虚呢？这里并不是脾阳不虚，而是泄泻初期是以脾阳虚为主，日久则逐渐伤及肝阳肾阳，四逆汤温补脾肾，四神丸温补肝肾，且能固涩止泻，方中重用黑顺片 90 g 温肾阳、吴茱萸 45 g 温肝阳，两个方是以温肝肾为主的。所以说是肝肾阳虚。临床体会：遇日久阳虚之人，多从肝肾入手，二药温肝肾，非重用难以收到良好效果，即所谓“重剂起沉疴”，重拳出击，一步到位。

2. 消渴（糖尿病）

张某某，女。2014 年 8 月 25 日初诊。

主诉：心悸消瘦半年余。

现病史：血糖高 2 年余，常服二甲双胍等降糖药，口不渴，怕进凉食，痛经，甲状腺结节，舌淡苔薄白，脉沉缓。

中医诊断：消渴（脾肾阳虚）；西医诊断：糖尿病。

治则：温补脾肾。

处方：温肝调糖方加减。附子 60 g，黄芪 100 g，人参 15 g，干姜 30 g，桂枝 30 g，茯苓 15 g，吴茱萸 15 g，丹参 15 g，炙甘草 15 g，砂仁 10 g，五味子 10 g，

补骨脂 15 g。10 剂。水煎服，每日 1 剂。

二诊：9 月 4 日。血糖正常，心悸减轻，停服降糖西药，附子 80 g，红花 6 g。继续服 10 剂。

三诊：9 月 15 日。大便稀，月经色黑。附子 100 g，人参 30 g。10 剂。

四诊：9 月 25 日。口干，大便干，有上火之征。加大黄 10 g，夏枯草 15 g，葛根 30 g，人参 45 g，黄芪 120 g。10 剂。

五诊：10 月 4 日。尿黄浊，颈椎痛。黄连 30 g，茵陈 30 g。10 剂。

后随访血糖正常，心悸消除，月经正常，甲状腺结节消失，体重增加，康复如常。

3. 呕吐（慢性胃炎）

梁某某，女，24 岁，长沙读研学生，新泰市楼德西村。2014 年 12 月 3 日初诊。

主诉：进食后恶心呕吐 4 个月余。

现病史：4 个月前因学习紧张，情绪不稳，进食后即恶心呕吐，饥不欲食，胃中反酸，喜进凉食，腹有热感，面黄肌瘦，舌尖红苔薄白，脉虚弱。曾赴长沙、武汉、济南诊治，均无效应。

辨证思路：患者平素饮食正常，本次因学习精神高度紧张，急躁焦虑，心情不畅，而后发生进食时恶心呕吐，导致不能进食，腹中饥饿，却不能是，是精神更加紧张，逐渐形体消瘦，到多家医院都诊断为慢性胃炎，西药以抗菌制酸之类，中药用疏肝和胃之品，4 个月来病情有增无减，长期休息治疗，无法上学，如再不愈，面临休学，更加顾虑重重，据其喜进凉食，腹有热感，舌尖红等，加之肝郁容易化火，肝气犯胃，致胃热气逆而恶心呕吐，故用清胃降逆法。

中医诊断：呕吐（胃热气逆）；西医诊断：慢性胃炎。

治则：清胃降逆。

处方：旋覆代赭汤加大黄枳实。

恶心呕吐，当责之中焦升降失调。胃气上逆是主要矛盾，降逆止呕是治疗胃气上逆的最主要法则。饥不欲食，反酸胃肝气犯胃，腹热喜凉，是胃热的表现。消瘦脉虚，是灼热耗伤气血所致。热清胃降气血自恢复，故用旋覆代赭汤降逆，大黄枳实血热调胃。

二诊：12 月 6 日。大便日行 2 次，腹热减轻，胃脘隐痛，恶心不减，心烦，舌红苔薄黄。考虑患者有肝郁化火，肝胃郁热，“胃脘隐痛，恶心不减，心烦”，证属少阳阳明合病，更据伤寒论“呕不止，心下急，郁郁微烦者，大柴胡汤主之”。故与大柴胡汤原方 3 剂。

三诊：12 月 9 日。尚进食恶心，但欲寐，口不渴，苔薄黄脉沉弦。与吴茱萸汤原方（吴茱萸 30 g，人参 20 g，生姜 45 g，大枣 20 g）3 剂。

上用两方清热降逆，恶心呕吐未能消除，且出现但欲寐，倦怠乏力，阳气不足之象显露。一见阳虚，恍然大悟，这不是肝胃虚寒，寒浊上逆吗？《伤寒论》：“食谷欲呕，属阳明也，……吴茱萸汤主之。”随书吴茱萸汤。

四诊：12 月 12 日。服 1 剂药后恶心基本消除，体力增，口渴，病人高兴，原方加量（吴茱萸 45 g，人参 30 g，生姜 60 g）继服 15 剂。痊愈。用药中的，一剂而愈，足见经方之妙。

按语：本案辨治初期，根据一派热象，诊为胃热上逆，给予清胃降逆之方药，未见效应。二诊按少阳阳明合病给予大柴胡汤，不但无效，反而出现阳虚现象，是因为本来阳虚，阴寒上逆，治疗反而清泻，使阳虚更甚，病情加重，及时醒悟，改变思路，及时更正，取得疗效。

纵观治疗过程有如下体会：首先不要被假象蒙蔽，本案患者初期虽有热象，但病程已经 4 个月，经多方治疗，正气势必耗伤，阳气受损，而其中的热象确是假热，其面黄肌瘦，脉虚弱，便是虚象，若能仔细分析便可发现真相；其次，学习经典不可断章取义，要结合实践反复推敲，方能不出差错，如二诊根据“呕不止，心下急，郁郁微烦者，大柴胡汤主之”。就只按照字面上去考虑，没有深入去分析，虽然有这些症状，但已经应用清热降逆之发未见疗效，应该仔细询问有无虚寒之象，如果仔细分析就会发现，用良药不解，有可能是寒。不至于到三诊才发现肝胃虚寒，“食谷欲呕，属阳明也……吴茱萸汤主之”。最后，经典方的组成都是经过多年的考验的，组成最好用原方、原量、原比例，不作加减，效果不佳时，再考虑加减。加减时要有依据，这样能保证疗效。如本案中的大柴胡汤、吴茱萸汤都是用的原方。

五 经验方

1. 糖尿病验方：温肝调糖方

组成：熟附子 60 ~ 100 g（先煎），黄芪 100 ~ 150 g，人参 30 ~ 60 g，炙甘草 30 g，茯苓 30 g，白术 30 g，肉桂 6 g（为细末冲服）。水煎服，每日 1 剂。

功效：温阳化气，引火归原。

主治：阳虚型肝源性糖尿病及各类糖尿病，以及其并发症，兼治复发性口腔溃疡、慢性咽炎等真寒假热证。

方解：附子、黄芪，温阳化气，为君。人参、肉桂，益气温阳，为臣。茯苓、白术，健脾除湿为佐。甘草调和为使。本方系由《伤寒论》真武汤和苓桂术甘汤加减而来，两个方均有温阳化气的作用，又加人参补元气，黄芪补肝气，加强化气之功，重用附子黄芪人参，力大效宏，鼓荡阳气，则气化有力，迅速恢复脏腑气化功能，是治疗本病的根本。

体会：糖尿病可分为实证和虚证。虚证又分为阳虚和阴虚，一般认为阴虚燥热多见，但是赵学印在临床上发现，阳虚多见，并认为无热便是寒，有热多假热，阳虚型糖尿病的重要病机为阳不化气、虚阳上越，其本质是真寒假热。口渴心烦，舌红而干，虚火上炎，假热；元阳虚极，虚阳上越，火不归原，真寒；滋阴清热，暂缓一时，损伤阳气，治标；温阳化气，引火归原，根本之法，治本。糖尿病的根本是肝脾肾阳气不足，不能蒸腾气化，寒湿停聚于体内，糖尿病本质“虚火上炎是现象，阳不化气是根本”，口渴并非都是燥热伤津，而多是由于阳虚气化无力，津不上乘的结果。真如赵献可所说：“盖因命门火衰，不能蒸腐水谷，水谷之气不能熏蒸上润乎肺，如釜底无薪，锅盖干燥，故渴……其所饮之水未经火化，直入膀胱，正谓饮一升溺一升……故用附子、肉桂之辛热，壮其少火，灶底加薪，枯笼蒸溽，稿禾得雨，生意维新。”抓住了阳气虚气化无能的这一关键病机，应用重剂温阳化气，则本病迎刃而解，

2. 醒脑半夏厚朴汤

组成：石菖蒲 60 g，生南星 30 g，生半夏 60 g，厚朴 30 g，茯苓 30 g，紫苏

叶 15 g，生姜 30 g。水煎服，每日 1 剂。

功效：醒脑化痰。

主治：痰湿型的各类疾病。如痰浊蒙蔽脑窍，中风，舌强不能言，癫狂痫证，抑郁症，眩晕，形体肥胖，头目昏沉，或形体消瘦，咳喘痰鸣，各类肿瘤，甲状腺肿大，咽痛不利，耳聋耳鸣等。

方解：石菖蒲、南星入脑醒脑为君。半夏化痰厚朴化湿为臣。茯苓益脾，紫苏叶和胃为佐。生姜和药为使。

体会：本方是由《金匮要略》治疗梅核气的半夏厚朴汤加上入脑化痰开窍的石菖蒲、生南星而成的，是在“脑为主宰论”的思想指导下组方的。半夏厚朴汤是一首治疗咽喉部位痰浊疾病的名方。但是赵学印在早期应用时，用的是教材上的药量，疗效不理想。他曾对经方产生怀疑，尤其是半夏的用量，仅用制半夏 10 g 左右。后来通过经方药量的学习，他明白了汉代一两等于 15.625 g，半夏用的是生半夏一升，约合 84 g，于是他在临床应用时开始加量，最后发现 30 g 有效，60 g 效佳，90 g 效奇，用生半夏比制半夏效果好。经查资料明白，半夏的毒素不溶于水，生半夏生吃散剂有毒，服其煎煮液毒性极微，可以放心大剂量应用。赵学印治疗肿瘤半夏常常用至 200 g，加上石菖蒲、生南星，疗效会进一步提高，而且治疗范围扩大。对许多难治疾病，石菖蒲具有很好的醒脑开窍作用，《药性赋》中说它更治耳聋。肾开窍于耳，主骨生髓通于脑，耳与脑的关系密切，用大剂量

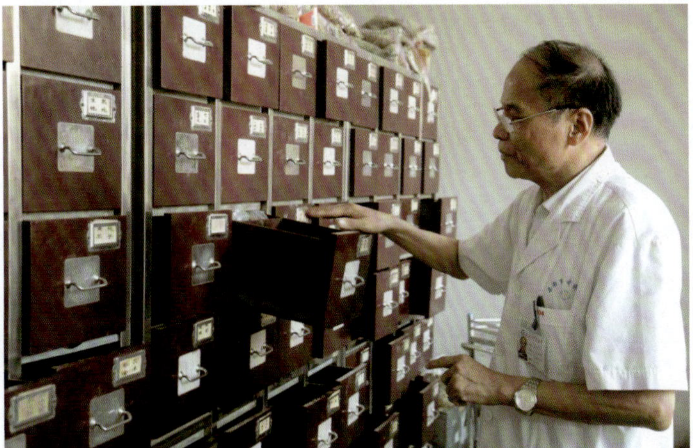

赵学印名老中医查验中药

石菖蒲可以入脑醒脑，治病的效果明显提高。久治不愈的咽喉疼痛、耳聋、脑瘫、中风、肿瘤等顽痼疾病，可以在三两天见效或痊愈，有时一剂药治愈十年顽疾。

赵学印名老中医在长期临床实践经验的基础上，积极研发自制制剂十余种，现临床广泛应用的有：治疗脂肪肝的降脂保肝丸，保肝降酶的丹参五黄胶囊，疏肝健脾丸，养肝解毒丸；改善肝纤维化的健脾养肝丸、软肝丸、缩脾膏；调节免疫的肝病子母膏等。经临床应用 20 余年，疗效显著，目前正在做临床推广应用。

（整理者：王德运）

刘启廷

一 医家简介

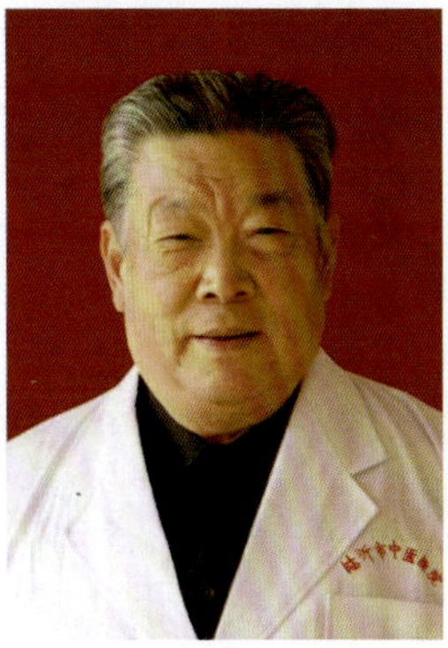

刘启廷

刘启廷，男，1933年10月，江苏铜山人，主任中医师。1950年10月参加工作，同年考入水利部“治淮委员会”医训班，师从当地名医，从事医疗卫生工作。1968年正式拜师沂蒙名医高金藩先生，后一直从事中医临床科研和教学工作，医学生涯近70载，以善治疑难杂症而闻名，在当地乃至全国都有一定的知名度。1999年正式退休，返聘在临沂市中医医院上班，坚持每周六天从事门诊诊疗、临床带教及病房会诊工作。历任临沂市人民医院医务科主任、临沂市中医医院副院长。兼任中华中医药学会理事、中华中医药学会内科学会消渴专业委员会委员、山东省中医药学会理事、临沂市中医药学会理事长。全国名老中医经验继承指导老师，全国名老中医传承工作室专家，全国第三批、第五批名老中医继承指导老师。山东省名中医，山东省首批名老中医药专家继承指导老师。1956年被评为安徽省先进卫生工作者，1991年评为临沂市科技拔尖人才，1995年评为山东省先进助学个人。2011年获全国名老中医药专家传承工作室建设项目，2015年3月通过验收合格，2013年被列入国医大师候选名单，中华中医药学会授予中医药学术发展成就奖，同时被山东省卫生健康委员会、山东省人力资源和社会保障厅授予“山东名老中医”称号。

刘启廷相继在国家级、省级医学刊物上发表学术论文136篇；编著出版医学专著14部；获得省、市级科学技术进步成果二、三等奖12项。其中有四部著作最具代表性，第一部《刘启廷医学经验荟萃》，主要从治学经验、医疗特点、经典阐发、诊疗新释、临证撷英、论文荟萃、疑难杂症治验、养生保健琐谈、科研成果评价、主编专著等 10 个方面，系统总结和介绍其学术思想、医疗观点及学习四部经典的经验。第二部《临证本草》对常用的 386 味药物，从性味归经、功效特点、功效主治、鉴别应用、配伍应用、应用注意事项及用法用量进行较为系统的介绍，特别是将同类药物的共性和每味药物的个性及鉴别应用作为重点，并结合个人临证经验组方选药经验，总结出 396 个病证组方选药。第三部《临症求真》以症为着眼点，识症定病，病症结合，以证立法，以法选方，以方组药，药随症选，结合临床经验，运用中医理论，从 284 病中确定 384 证，取得辨证精确、立法合理、组方严谨、用药得当、效高价廉的满意疗效。第四部《常见病一方通用经验方》及《刘启廷一方通用验案解读》，常见病一方通治，就是一种病，无论什么人得，都可以用一个方治疗，而且疗效快、方便、及时，能体现中医药简便验廉的优势。这是历代医家所倡导的，也是现代提倡的专病专方专药；这是中医临床经验的结晶，也是中医理论指导下辨病与辨证结合，以症为先导，以病为基础，以证定治，以治立方，以方组药，发挥药物专效的特殊效能。验案解读则是对 122 种常见病一病一方通用经验方进行解读，在一方通用经验方的基础上，增加了该病的基本概念、病因病机、典型病案、按语、调护和预防，为基层中医工作者指明了方向。一病一方通用辨证论治是刘启廷教授一生的经验精华。他力倡一病一方通用，并把辨证论治、随症化裁运用在治病的全过程，从而体现中医诊治疾病的统一性和规范化，更有利于中医学的传承和发展。为此，“刘启廷一病一方通用辨证施治中医学术流派”2020 年被山东省卫生健康委员会确定为“齐鲁医派中医学术流派传承项目”。

二 成长之路

干字当头，学字领先

刘启廷的成长经历，可总结为：干字当头，学字领先，定方向，打基础。

首先，刘启廷是一名中医药的酷爱者。因为早年父亲患慢性肝病，所以他有了长期和中医药接触的机会。父亲病故后，刘启廷就萌生了学医的念头。1950 年底治淮委员会医训班来学校招生，他毫不犹豫地报名参加了考试并被录用，如愿以偿地走上了从医的道路。在医训班学习半年后，刘启廷就被分配到治淮工地医院工作。当时，工地医院由三个人组成一个门诊，其中两名老医生，一名是西医，一名是中医，他是负责拿药和管理防疫的。两名医生，一名坐门诊，一名到工地上巡诊，他先跟着到工地巡诊。一开始什么都不懂，他就跟着巡诊学，利用在医训班所学的知识，在老师的指导下，接触到许多常见病和多发病。由于学习心切，时间长了，他就学会了一些简单的诊疗技能。当时的中医老先生曾是教私塾的，文学底子很深厚，看的书也多，医术高超，尤其是针刺技术很神，针到病除。老中医教他马丹阳十二神针，刘启廷反复练习，很快便熟练地掌握了神针的基本技能，临诊时运用自如，在工地上很受广大工友的欢迎，也得到各级领导的重视。在工地工作期间，他一直兢兢业业，恪尽职守，始终把病人的疾苦放在首位，1953 年 5 月，工地卫生局领导写了一篇名为《活跃在治淮工地上的模范小医生刘启廷》的文章，在《安徽日报》上发表了。工地上每年总结，他都被评为劳动模范。1955 年调整工资时，因他们那批学员都按防疫队员招的，没有正规学历，不能按医生定级，就给他报了一个护士长，定为医务 14 级。由于刘启廷出色的表现，1956 年又被推荐出席了安徽省卫生先进工作者代表大会，受到表彰和奖励，1957 年调到山东省临沂地区医院工作。

在治淮工地医院的六七年，刘启廷是初出茅庐不怕苦，在工地上病人的痛苦就像生在自己身上一样，急病人所急，想病人所想，通过自己不懈的努力，很快就掌握了一些中西医基本的诊疗技能。在这期间，他除了跟老师巡诊学习，就是在书本上学。他把西医的内科、外科一般知识背得很熟，又学习了中医学院的部分教材和简本的《内经摘要》《伤寒杂病论》《药性赋》《濒湖脉学》及《医学三字经》等，为下一步的学习和工作打下了良好的基础。

第二步，干字当头，勤学领先，多干勤学基础牢。1957 年 6 月，刘启廷调到山东省临沂地区医院，这个医院的前身是家美国建的教会医院，中华人民共和国成立后改名为临沂行政专属医院。当时医院没有中医，领导了解他的工作情况后，就将刘启廷安排到手术室当护士长。因为原先在治淮工地医院工作时身兼数职，什么都干，对手术室也有所了解，所以他到手术室后很快就适应了工作环境，干出了一些成绩，领导很满意。一年后刘启廷又被调到医务处工作，那时医务处只有一名主任，是由外科主任兼任的，许多工作都得刘启廷去做。由于经常去临床，他很快就和各科的医生熟悉了，特别是内科、儿科。刘启廷经常去内科、儿科跟着查病房，门诊忙了，他也去门诊。

1958年底，山东省中医进修班分到医院几位老中医，医院要成立中医科，院领导派刘启廷去组建中医科、中药房。以后中医科又成立党支部，由他担任党支部书记。后来，领导推荐说沂南县有名老中医，是县人大代表，威望很高，领导叫他去考察，并将其调来地区医院工作。老中医高金藩调来后，刘启廷就身影不离地跟着，后来领导就安排刘启廷以名师带高徒的形式拜高老为师，从此他就成了中医科的成员。除了跟师查房、门诊抄方外，刘启廷有空就到中药房帮助配方拿药。1959年地区选拔组建国庆10年大庆省观礼团，推选刘启廷出席，并受到省领导的接见。此后，除了工作，他就利用一切时间学习，又读了中医院校第二版教材和《内经》《伤寒论》《金匮要略》《温病学》及一些临床小书籍。以后他又把勤学转移到勤总结、勤撰写文章。1962年山东省中医药学会征集稿件，刘启廷总结了老师的经验6篇，其中4篇收集在1962年《山东省中医药学会论文集》中。1963年又总结了10篇，其中《小儿危重性肺炎救治》发表在国家级杂志《中医杂志》1964年第一期。1964年又撰写了2篇论文，被1964年山东省中医学会论集收录。

1965年，临沂地区召开全区中医工作会议，卫生局领导在会议上表扬了刘启廷学习中医有成绩，奖励了他一些中医名著，并给他定了中医师的职务。

之后，他的工作更忙了，门诊病人多，病房会诊多，其他琐事就少了。除了门诊、病房看病外，刘启廷大部分时间都用来学习，丰富临床知识，不断总结经验，撰写论文，积累了很多宝贵的经验，医疗水平有了较大的进步，在治疗内科、妇科、儿科等疑难杂症上有独特的见解。他在中医界也算稍有名气了。

第三步，孜孜不倦，实践出真知，传承促发展。1976年6月份，医院领导派刘启廷去筹建地区中医院。地区中医院是山东省1975年投建的，来时门诊楼基本竣工，卫生局又为医院分配一批毕业生。当时什么都没有，刘启廷一行人即刻筹划门诊、病房一切办公用品及一些常用的医疗器械，到10月份中医院就基本就绪了。上级领导又从各医院调来了一批医疗骨干，最终于12月30日完成中医院的建设工作，开始开展门诊各项诊疗工作及病房接收病人住院治疗。

按省里的要求，中医院要办成地区医疗、教学、科研的中心。为办好中医院，刘启廷又带领6名干部，到外地取经学习，从徐州到广州，一路参观了20多家医院，回来后，向大家汇报了办医院的经验。全院职工大受鼓舞，对医院今后的发展基本上做到了“方法清、方向明”。在中医院刘启廷主要主持业务工作，作为中医专业的领头人，除了做好门诊和病房工作外，为了提高全区中医药人员的医疗水平，他组织相关人员利用8年的时间，办了两期老中医经典温课班、两期西医学习中医班、两期基层中医骨干提高班、两期中医学徒理论学习班、两期针灸推拿学习班、一期中药人员学习提高班。同时，中医院接收各大中医学院校毕业生临床实习，为全区培养中医药骨干近千人次。现在全区各医院都有中医院培养的骨干，对全区中医事业的发展产生了很大的促进作用。

1979年地区中医药学会成立，选举刘启廷为秘书长，上级要求把中医药学会办成会员的家，成为学术交流的中心。学会创办了学术刊物《沂蒙中医》，每年4期，后改为2期，定时出版。主要是发动全区中医药人员总结临床经验，进行交流，此刊物被收编在《中医年鉴》，直到现在还每年刊出1期。学会要发展，学术交流不能少。在刘启廷担任中医学会领导工作期间，从1979年至1999年，他组织举办了省、地级学术经验交流会12次，皆邀请到国家、省级知名专家来讲学；到外地参加国家级、省级学术经验交流会议25次。另外，学会还督促全区各县成立县级中医药学会，每年召开学术经验交流会，促进了全区中医药学术水平的提高。1985年刘启廷主持全市自学高等考试辅导工作，让全市千余人得到了学历教育，被评为“山东省先进助学个人”。

在科研方面，刘启廷认为只有不断地研究提高，才能推动中医学的发展。自1985年地区科委首次立项中医科研项目以来，他先后在省、地级科研机构立项15项，均荣获科学技术进步奖。其中感冒系列药品及降脂稳压茶已在全国推广应用。刘启廷总结的攻补协调法治疗肝硬化腹水被多家医疗机构作为参考，并取得满意的疗效。他连续9年被评为市级科技拔尖人才。

医学论著方面，从中医院成立后，为了适应中医门诊急症工作的需要，刘启廷编写了《新编常见急症诊疗手册》《伤寒论方证现代应用》，以后又相继出版了14部专著，其中有两部重印，并在全国多家新华书店发行。为了促进中医学术在基层的普及和发展，刘启廷先后将《刘启廷医学经验荟萃》《临证本草》《临证求真》及《常见病一方通治经验方》等专著免费赠送给基层中医药从业人员，让他们在基层工作中利用中医药的优势，发挥更大的作用。从1962年起，刘启廷先后在省级以上学术期刊上发表医学论文百余篇，许多新观点被同道摘录引用。

在学术经验传承方面，刘启廷1993年被山东省人事厅、卫生厅聘为老中医经验继承指导老师，2003 年及 2012 年又被国家人事部、卫生部聘为第三批、第五批全国老中医经验继承指导老师，带教继承人 5 名。他们不负众望，学成发挥，现均为医院的技术骨干和学科带头人，有一名继承人顺利通过博士答辩，成为硕士研究生带教老师。多年来，为了响应政府的号召，弘扬传统医学，普及中医药在农村的推广使用，刘启廷相继举办全区基层全科中医传承学习班数十期，培训基层全科中医百人，他们回去后都能学有所用，受到了当地群众的好评。2011 年国家中医药管理局立项，成立了刘启廷全国名老中医药专家传承工作室，为他的经验发挥和学术传承搭建了平台。工作室建设得到了各级领导的关心、支持。工作室坚持以中医药技术服务为主要指导，以“弘扬中医文化，传承名医经验”为核心宗旨，以提高中医药服务能力为目标、为原则，传承人积极开展了学术经验的收集整理、传播交流及推广应用等工作。刘启廷通过门诊诊疗、病房查房和小讲座、大课堂等形式，毫无保留地将自己的临床实践经验、辨证论治方法，以及用药治方思路系统地传授给学生，多次为“山东省村卫生室中医药适宜技术推广培训班”授课，授课人数近 1 000 人次，每年还教授国内外的进修人员数十名，在真正意义上实现继承、创新、发展。由学术继承人在《中国中医药报》发表“刘启廷经验方解读”连载文章 80 余篇，受到广泛好评，许多外地患者寻报而来就诊，更加提高了知名度。

坚持创新，理论联系实际

刘启廷的工作之所以这样顺利，主要是在实际工作中始终坚持三种学术思想。这三种学术思想，是他一生事业成功的根源。

一是“倡导养生护正论，强调养生即是保护生命，护正就是提高抗病能力”。诊治疾病，治疗与预防密不可分。中医护正，重在调理阴阳，固护正气，畅达情志，调和气血，以维护人体的功能动态平衡，正所谓“正气存内，邪不可干”，保持阴平阳秘，精神乃治。在临诊时，刘启廷常把“上工治未病”思想放在第一位，未病先防，既病防变，指导病人把养生护正落实在日常生活中去。刘启廷利用业余时间为市老年大学讲了 30 多年的卫生保健课，并主编卫生保健知识书籍 5 部，分发给学员。目的就是教大家如何强身健体，抵抗疾病的发生，提高生活质量、预防疾病、延年益寿。应临沂市卫健委和电视台的邀请，做客《健康临沂》，多次为市民传授中医养生保健知识，提高市民对传统医学的认识。

二是“中医无病不治论”。按照中医的理论，人是一个有机整体，天、地、人合为一体，在正常的情况下，人的健康状态是均衡的，一旦发生了平衡失调就会得病。而中医治病是调整机体的平衡。刘启廷在临床中经常遇到许多现代医学诊断不明、无法治疗的疾病，在使用中药治疗后，病情都有明显改善，所以，他认为中医没有不能治的病，不管是什么样的病状，通过四诊合参，辨证论治，都能找到病根，明确治疗方向。现在刘启廷在治疗疑难杂症方面积累了很多的经验，在当地治疗疑难杂症方面知名度较高。

三是“感冒无热论”。本论原出于《黄帝内经》：“今夫热病者，皆伤寒之类也。”张介宾认为：“人伤于寒，而传为热者，寒胜则生热也，寒散则热退。”世人没有哪个说“我今天热感冒了”，经典里也没有热感冒的记载。刘启廷立法散寒透热、扶正祛邪，组方苏柴透解汤治疗感冒，一般 1 ~ 3 剂均可治愈。他用此法治疗了近万例感冒患者，疗效相当好。

治学经验保证事业成功

刘启廷总结的以下这三种治学经验，是他事业成功的基础。

一是书非深不能精，非熟不能用，非博不能广。书是人类进步的阶梯，是知识的宝库。“读书破万卷，下笔如有神。”中医理论博大精深，中医书籍浩如烟海，若想全面精通，必须系统学习。刘启廷养成了读书的好习惯，见有用的书刊就阅览。刘启廷家现有存书近千册，虽然不能本本熟读，但能需要什么读什么，有时间就系统地读，遇到问题随时读，各级中医杂志天天读，及时汲取先进的经验，丰富和提高他的治学能力。

二是学古不泥古，学中不弃西，实践创新知。中医经典理论及经方、时方都是前人经验的结晶，是继承的基础，发扬的途径，提高的手段，但要继承学习不是简单的重复，也不是思想的因循守旧和方法上的陈陈相因，要师古而不泥古。在临床治疗中，刘启廷始终坚持病症结合，不管是中医的病，还是西医的病，必须找出中医的证，有证才有治，有治才能有方和药。他诊病坚持中医的四诊合参和现代科学检查结合，能四诊合参诊断清楚的患者不做不必要的检查。他治病坚持方证结合，善用经方、验方、小方。根据几十年的临床经验，刘启廷创建了百余首一方通治经验方，其方味少、药力足，组方严谨，一般不超过 10 味药，充分发挥了专方专药的优势。

三是识病循因，治病求本，用药精炼。《黄帝内经》云："治病必求于本。"诊病必详审其因，辨明机制，识病循因，治病求本，这是中医各种辨证方法的共同目标。诊病要以症定病，病症结合定证，以证循因，通过治法以断根固本，在用药方面强调精炼而少，喜以味少而胜多，体现现代中医药简、便、廉的优势。

心系民众，大医精诚

只有心系民众，大医精诚，才能拉近医患关系，提高病人的信心和疗效。

一是心系病人。为医，不仅要具有精良的医术，还要具备高尚的医德，只有正确解决好医患关系，才能不断提高医疗水平。要处处以孙思邈为榜样，把大医精诚落实到行动上，每接诊一个病人，都要有"皆如至亲至善，一心赴救"的思想，只有心系病人，才能提高医术。

二是治病先安神，心安病自除。这个安神有两层意思：第一，医生无论遇到什么情况，都不能表现出任何为难情绪，亦不能瞻前顾后、自虑吉凶、护惜身命，要有信心，医生的一言一行都会极大地影响病人的情绪；其次，要给病人精神鼓励，识病、立法、用药时都要注意对病人精神的调养，只要病人精神支柱不倒，病就有好的希望。常言道："善言胜灵药。"

三是药食互补，减少痛苦。医者不要以为药是万能的，药食结合，诚为至稳至善之方，民间素有"三分治七分养"之论。饮食调养至关重要，无论用什么药都要以护胃为先，千方百计协调饮食和精神，这就是治"本"之意。

中医成才之路，刘启廷的经验是"师承加自学是一个很好的路子"。只有在干中学、学中干，才能不断提高临床技能。不是说正规院校培养不出名医，关键在个人的勤奋和努力。刘启廷年已八旬，仍坚持学习和工作，每天接诊五六十位病人，仍坚持国家级名医传承带教任务。他觉得为病人解决病痛，就是最大的安慰，所以，他晚年仍积极工作永向前，将自己一生的贡献给党的中医事业。

三 典型医案

1. 积聚

孙某某，男，47 岁，农民。2005 年 9 月 18 日初诊。

主诉：腹胀痞满、食欲缺乏加重。

现病史：患者腹胀脘痞渐加重 1 个月，伴见乏力、消瘦、恶心、食欲缺乏，食后腹部撑胀加重，小便短黄，大便稍干，舌质暗，舌边有齿痕及紫色瘀点，苔白厚，脉弦细。刻诊见患者面色晦暗，精神萎靡，腹部微隆起，右肋下叩击痛，胸部散在蜘蛛痣，手掌潮红，有嗜酒史 15 年，有乙型肝炎家族史，其兄、姐皆因肝癌病故。患者思想压力较大，整日卧床，唉声叹气。实验室检查乙肝五项显示：乙肝表面抗原（HBsAg）、乙肝 E 抗体（抗 -HBe）、乙肝核心抗体（抗 -HBc）三项阳性，血清谷丙转氨酶（ALT）284 U/L，谷草转氨酶（AST）149 U/L，谷氨酰转肽酶（GGT）67 U/L，腹部超声提示慢性肝病，门脉高压，脾稍大。

辨证思路：依据舌脉症状，辨证为肝郁脾虚，湿热熏蒸，痰浊内聚，气滞血瘀，络脉受阻，积聚肝脏。

中医诊断：积聚（肝郁脾虚、痰湿内结型）；西医诊断：慢性肝病。

治则：益气健脾，化瘀行滞，消癥散结。

处方：自拟益气活血化瘀汤化裁。黄芪 30 g，炒白术 30 g，党参 30 g，三七 6 g（研末冲服），赤芍 30 g，水蛭 10 g，土鳖虫 15 g，鳖甲 20 g，三棱 15 g，莪术 15 g，大黄 10 g，茵陈 30 g，五味子 15 g，炒鸡内金 30 g，砂仁 6 g。每日 1 剂，水煎二次混合，分 4 次温服，服药后以每日大便 2 ~ 3 次为宜。

嘱其戒酒戒烟，饮食清淡低盐，适当活动，保持心情舒畅，以消除心理压力。

二诊：2005 年 9 月 29 日。患者腹部撑胀明显减轻，食欲增加，食后仍脘痞不舒，精神改善，小便转清，大便日泻 5 ~ 6 次，腹痛即便，自觉因便稀而体力不支，舌质暗，苔白，脉弦细弱。

处方：前方大黄易熟大黄，继服。

熟大黄虽然泻下力缓，但泻火解毒不减。

三诊：2005 年 10 月 20 日。腹部撑胀基本消失，食欲增加，嗳气增多，腹部变软，每天大便2次，便稀通畅，精神改善，复查肝功能，ALT 123 U/L，AST 86 U/L，GGT 39 U/L，舌质暗，舌边尖散在瘀点，脉弦细。

效不更方，继续巩固治疗。

四诊：2005年11月29日。上方已连续服用70余剂，患者已能胜任正常工作，精神好转，体力增加，自觉腹部症状基本消失，复查肝功能，ALT 67 U/L，AST 59 U/L，GGT 35 U/L，病情趋于稳定。

处方：仍以上方，改为胶囊，巩固治疗。取上方30剂，焙干，轧成细末，装胶囊内，每粒胶囊含生药0.5 g，每次8粒，每日3次口服。

同时告知患者生活调理的重要性。肝病患者绝对禁饮酒，避免劳累，消除思想顾虑，定期复查肝功能和腹部超声。

五诊：2006年3月7日。来诊述近半年来一直服用胶囊，偶尔有因劳累、生气、过饱引起腹胀脘痞，可自行缓解。在当地复查肝功能提示均在正常范围，腹部超声提示慢性肝病、脾大。自觉一切恢复如常人，大便稍干，1～2日1次。舌质暗，苔白，脉弦细。

处方：予上方去茵陈、五味子，熟大黄易大黄，又取药30剂，研末装胶囊服。

按语：慢性肝病的病因病机复杂，多数学者将其概括为“湿热毒邪残留未尽，肝郁脾肾气血亏虚”。从临床所见，湿热为患是慢性肝病的重要致病原因，因湿热之邪易生痰浊，困扰伤脾，首犯脾阳，水谷失运，痰湿内停，蕴郁肝胆，出现腹痛腹胀、黄疸、乏力、纳呆等消化系统见证；湿性黏滞，郁久化热，气机被阻，络脉滞涩不畅，肝络瘀塞，出现腹内积聚；肝失疏泄，横逆伤脾，水湿停聚，血行瘀积，出现腹部胀大如鼓；脾运失常，升降失司，肾失开阖，水湿停聚，出现水肿现象。本病的病理性质属本虚标实，虚实夹杂，正气亏虚是发病的基础，湿热邪毒是致病的外因，肝脾肾气血虚为本，水湿瘀血邪实为标。

由于本病是一组循序渐进演变的疾病过程，是湿、毒、热、瘀、虚综合发展的结果，多种病机交织缠绵贯穿于全身，临床证候虚实相兼，错综复杂。在治疗上，要分析病因，判明病机关键，顾及整体，临机应变，确定治则，才能事半功倍，收到满意效果。方中重用黄芪、炒白术、党参，黄芪善补脾气，升阳固表，兼能利水，党参健脾补气，还能益气生津，炒白术益气健脾，燥湿利水。三药合用，健脾益气，燥湿化浊。佐以三七、赤芍养血活血，去瘀生新，祛瘀止痛。其中三七味甘、微苦，性温，归肝、胃经，既善于化瘀止血，消肿定痛，又能补虚强壮，《本草纲目拾遗》谓“三七补血第一”。近年来三七制剂被用来治疗各种肝病，包括急慢性肝炎、肝纤维化及肝硬化等，取得了较好的疗效。配伍水蛭、土鳖虫、三棱、莪术破癥祛瘀，消肿散结。现代药理实验已证明，活血化瘀类中药能扩张血管，减少血流阻力，增加肝血流灌注，改善肝细胞缺氧状态，调控机体免疫功能，从而达到改善肝功能、抗肝纤维化和抑制病毒复制的目的。用大黄通腑逐瘀，泻下热积，以排除体内毒素。炒鸡内金、砂仁健胃消食，理气化积，可以增加胃肠动力，改善纳呆脘痞等症状。诸药合用，共奏健脾益气、活血化瘀、解毒散结之功效。根据“急则治其标、缓则治其本”的原则，对病情较重的患者，多以汤药煎服，药效迅速，荡涤病邪，待病情稳定后改服丸药长期巩固，药力持久，临床效果理想。该例患者仍间断服益气养血化瘀丸多年，每半年复查1次，肝功能均在正常范围内，腹部超声提示慢性肝病样改变，工作生活如同健康人。

2. 滑胎

王某某，女，34岁，教师。2010年3月15日初诊。

主诉：多次自然流产。

现病史：患者自诉婚后7年，习惯性流产4次。结婚当年曾受孕，因其他因素在停经50余天人工终止妊娠，在其后的6年间，妊娠4次，均在受孕80多天后出现轻微腹部坠痛、胚胎自然流出，末次流产时间2009年5月中旬。来诊见患者形体消瘦，精神忧虑，述平时怕凉，容易感冒，不爱活动，月经周期正常，经量少、经色暗，经前头痛、心烦、小腹坠胀、腰骶酸楚，白带不多，纳食一般，大便稀不成形。3年前患者曾在当地服用中药近百剂治疗无效果。患者自信心不足，男方检查各项指标基本正常，受家庭和社会的影响，思想压力较大。舌质淡，苔薄白，脉沉缓。

辨证思路：依据舌脉证候，认为患者久病伤身，脏腑功能失调，脾气虚则见消瘦、乏力、精神忧虑、易患感冒，肝郁化火则见心烦、经前头痛，肾气亏虚则见腰骶酸楚、肢冷便稀。综合分析，辨证为脾肾虚损，气虚血亏，冲任不固。

中医诊断：滑胎（脾肾亏虚型）；西医：习惯性流产。

治则：健脾益气，益肾固冲，养血安胎。

处方：自拟益气固肾汤化裁。黄芪30 g，红参10 g，炒白术15 g，防风15 g，菟丝子30 g，炒杜仲15 g，桑寄生30 g，山萸肉15 g，当归15 g，炒白芍15 g，砂仁 6 g，甘草 10 g。每日 1 剂，水煎二次混合，分 2 次早晚温服。

并给予双方饮食起居调理指导，男方应戒烟酒、多运动、不熬夜、节制性生活等，女性要禁食生冷、少食辛辣刺激和油腻易生痰湿之食物、注意心理调节、适当户外运动、增强体质。

二诊：2010 年 3 月 25 日。上方服用 10 剂，自觉心情放松，体力渐增，畏寒减轻，大便成形，服药后无任何不适，舌脉同前。

效不更方，仍予上方取药 10 剂，依法继服。

三诊：2010 年 4 月 5 日。自述服药期间月经来潮，经量少，经色暗，有细碎瘀血块，经前头痛、腰腹坠痛略有减轻，未再感冒，能胜任正常工作，不觉疲乏。

处方：予上方去防风之发散，以免过用伤及阴血。

本着急病急治、慢病缓治的原则，给予中药汤剂 2 日服 1 剂，连续服用。

四诊：2010 年 6 月 30 日。上方间断服用 40 剂，体重增加 2 kg，体力、精神明显改善，末次月经 5 月 21 日，经期推迟 9 天。3 天前患者自测尿检呈妊娠阳性改变，身体尚无明显不适，但患者紧张情绪已外露，纳食不香，时有脘痞干哕感。经超声检查确诊子宫内妊娠。舌质红，苔薄白，脉滑数。

处方：予上方加紫苏梗 20 g，以宽中开胃、理气止呕，达肾气足、肝血充、冲任固、系胎牢之目的。仍隔日服 1 剂。

五诊：2010 年 8 月 7 日。已妊娠 2 个月余，产科检查提示各项指示均在正常范围，因患者数次流产均发生在此时间段，故心中惶恐不安，睡眠不宁。

处方：予上方加炒黄芩 15 g，以清热安胎，隔日 1 剂，水煎服。

此后每月复诊 1 次，跟踪产科检查，又连续服药 50 余剂，于 2011 年 2 月产一男婴，母子健康。

按语：习惯性流产属于中医学的“滑胎”“屡孕屡堕”或“数堕胎”范畴。中医学根据受孕时间的长短，又划分为“暗产”“堕胎”“小产”等，如对怀孕一月不知其已受孕而伤堕者，称为“暗产”，《叶氏女科证治·暗产须知》云：“唯一月堕胎，人皆不知有胎，但谓不孕，不知其受而堕也”；对妊娠 12 周内，胚胎自然殒堕者，称为“堕胎”；妊娠 12 ~ 28 周内，胎儿已成形而自然殒堕者，称为“小产”，亦称“半产”。《医宗金鉴·妇科心法要诀》云：“五七月已成形象者，名为小产；三月未成形象者，谓之堕胎。”即现代医学所称的“早期流产”“晚期流产”或“早产”等。

堕胎、滑胎、小产的发病机制基本与胎漏、胎动不安相同，常以胎漏、胎动不安发展而致，一般有先兆流产的临床表现，如阴道流血、腹痛、下坠感、腰痛等，继而胎堕而下。中医认为冲任不固、肾失封藏为本病的主要病机。肾气亏损，冲任不固，系胎无力；或气血两虚，冲任不足，胎失濡养；或阴虚内热，热扰冲任，结胎不实，如此不能载胎养胎，故屡孕屡堕而成滑胎。此外，与孕后起居不慎、房事不节、情志不调或跌仆损伤等亦有密切关系，使冲任二脉受损，气血不和，胎失所养，胞宫失固，滑堕而下。

本例患者屡孕数堕，益损胞宫，肾气倍伤，以致连续数年不能固胎成子。因此，健脾、补肾、养血、固冲是治疗本病的关键。在治疗时强调未孕先治，以固肾为本，所谓“肾旺自能萌胎也”，然肾气又赖后天脾胃水谷之精气以滋养，因女子以血为主，经、孕、产、乳都以血为用，治疗应该本着调先天补后天的原则，健脾补肾，益气固冲，养血安胎。药用黄芪、红参、炒白术健脾益气，以资化源，使血气流畅，胎有所养；菟丝子、炒杜仲、桑寄生、山萸肉补肝肾，益精血，固冲系胎；当归、炒白芍养血滋阴，以助胎生；砂仁温胃降逆，行气和中，安胎止呕；甘草调和药性。现代药理研究证明，菟丝子具有雌激素样活性，川续断含有大量的维生素 E，二者可促进子宫及胚胎发育；杜仲对子宫兴奋收缩有明显的拮抗作用，与黄芪、白芍、甘草等均有镇静解痉作用；当归能够轻度抑制子宫收缩，使子宫肌肉弛缓，血流通畅，局部营养改善，有利于胚胎的生长发育。本组药物经检测含有大量的人体必需的微量元素，故除具有安胎、保胎、护胎作用外，还有改善机体免疫功能、增强体质、调整微量元素失衡的综合作用。诸药合用，共奏健脾益气、益肾固冲、养血安胎之功效。经临床验证，本方通过对母体的整体调节，可以改善局部病态，从而达到壮母益胎的双重作用。

此外，对于求治者，首先要求夫妇双方注意调神养精，增加营养，节制房事，戒除烟酒，并采取先治疗后怀孕的方法，要求两次受孕的时间间隔 1 年以上，最好在堕胎后先避孕 1 年，这样对胞宫的修复和固护胎儿大有裨益。若胎元难保，则不宜强行保胎。

3. 脏躁

张某某，女，53 岁，个体经营者。2012 年 4 月 1 日初诊。

主诉：心烦意乱、彻夜不眠、烘热汗出。

现病史：患者近半年来心烦意乱逐渐加重，有时难以控制，骂人毁物，失眠，严重时彻夜不眠，伴见头晕耳鸣，头面阵发烘热出汗，汗出畏寒，纳食不馨，脘腹痞满不知饥，大便干结难解，体重减轻 5 kg，西医诊断为更年期综合征，对症治疗效果不理想，且出现口干、神志恍惚等现象，停药后求助中医。近 1 年月经衍期，经期短，经量少，经色暗。舌质红，舌尖赤，苔薄白，脉弦细弱。患者形体肥胖，体质认定为痰湿体质。

辨证思路：依据舌脉证候，辨证为肝郁脾虚，肾气亏虚，湿蒙清窍，虚火内扰，心神失养。

中医诊断：脏躁（肝郁脾虚型）；西医诊断：更年期综合征。

治则：宁心除烦，解郁安神，清热敛汗，平肝补肾，调和阴阳。

处方：自拟安神解郁汤加味。茯苓 30 g，九节菖蒲 30 g，郁金 15 g，牡丹皮 15 g，炒栀子 15 g，仙茅 15 g，淫羊藿 15 g，合欢皮 30 g，珍珠母 30 g，酸枣仁 30 g，五味子 15 g，女贞子 15 g，莲子心 10 g，大黄 5 g，甘草 10 g。取药 10 剂，水煎二次，取汁混合，分两次早晚分服。同时给予心理疏导。

二诊：2012 年 4 月 11 日。上方服用 10 剂后，自觉心烦意乱略有缓解，愤怒情绪能够克制，睡眠时间延长，睡中易醒，盗汗消失，精神改善，纳食增加，大便质稀，仍觉体倦乏力，动辄汗出，时时烘热自汗，汗出畏风。舌质红，苔薄白，脉细弱。考虑患者病程较长，服药后自觉身心轻松，症状也略有改善，唯汗出畏风不减。

处方：予上方加炒白芍 15 g，桂枝 15 g，以调和营卫、固表止汗，继续取药 10 剂，调护同前。

三诊：2012 年 4 月 22 日。患者自述失眠、头晕、耳鸣明显减轻，烘热汗出、畏寒、口干已消失，月经逾期 12 天而行，经期 3 天，量色如前。唯情绪不稳，遇事易懊恼，善太息。舌质红，苔薄白，脉沉细。效不更方，予上方继服 10 剂，同时加强心理调节，并嘱家人多给予关照。患者先后服药 30 剂，自觉症状基本消失，后随访 3 个月，告知恢复如常人。

按语：更年期综合征多见于更年期女性，是由雌激素水平下降而引起的一系列症状。随着生活环境的改变、饮食习惯的转变和社会压力的增大，更年期综合征的发病率越来越高，发病年龄有提前趋势，据统计，我国女性更年期年龄从 45 岁开始到 55 岁左右，个别可提前到 35 岁，或延期到 62 岁。现代医学认为，更年期综合征是女性在更年期由于生理和心理改变引起雌激素水平下降而出现的症状，如月经紊乱、面色潮红、烘热出汗、心烦心悸、头晕乏力、失眠多梦、健忘焦虑、抑郁多虑、情绪不稳、食欲缺乏、面肢浮肿等一系列表现，约75%的更年期妇女可有上述一类症状及不适，这些症状大多属自限性，少则一年半载，多则3～5年就可自行消失。但有些人症状表现比较明显，严重者影响生活和工作，需要通过药物治疗。

中医文献中没有更年期综合征这一病名，根据本病常见的一些症状表现，可归属于“脏躁”“百合病”“郁证”“经断前后诸症”等范畴。汉代张仲景《金匮要略·妇人杂病脉证并治》中论述了脏躁的证治，文曰：“妇人脏躁，喜悲伤欲哭，象如神灵所作，数欠伸，甘麦大枣汤主之。”认为肾气虚衰、阴阳失调是本病发生的主要机制。首先，肾有“先天之本”之称。肾的主要生理功能是藏精，主生殖与生长发育，主水，主纳气，主生髓，主骨，开窍于耳，其华在发。“肾精”是促进人体生长发育和生殖功能的物质基础，肾精盛衰关系到人的生殖和生长发育的能力。人从幼年开始，肾的精气逐渐充盛，就有齿更发长等变化；发育到青春时期，肾的精气充盛，就会产生一种叫“天癸”的物质，促进性功能逐渐成熟而产生生殖能力，待到更年期，肾的精气渐衰，天癸将尽，性功能和生殖能力也随之减退至消失，形体逐渐衰老。其次，女性更年期综合征的发病与肝郁亦密切相关。“女子以血为本，以肝为先天”，肝主疏泄，心理与情志状态赖肝气的调控，女性至更年期，由于肾气渐衰，天癸将竭，水亏折木，肝郁程度加重，机体适应能力下降，致脏腑、气血、阴阳失衡而发病。刘启廷教授认为，更年期综合征的发生，以肾精亏虚、天癸衰竭、精血不足、冲任不通为根本原因，而水不涵木（即肝肾不足）、肝郁火旺则是发病的常见诱因，脾虚痰湿阻滞常使病情加重或发展。通过多年的临床观察和个人的经验总结认为，该病以肾精亏损为本，以心肝火旺、脾湿痰瘀为标，治当标本兼治，标除本固，体自安宁。

治疗以宁心解郁治其标，安神固肾治其本，以调整脏腑阴阳平衡。首选茯苓健脾化痰、宁心安神，九节菖蒲化痰开窍、安神醒脾，郁金行气化瘀、清心解郁。三药合用，以宁心安神、行气解郁。由于女子以阴血为本，阴血的充盈和畅达是维持生理需要的基本条件，更年期造成机体气血失和，多表现为“阴常不足、阳常有余”之体，阴虚则阳亢，阳亢又伤阴液，出现颧红潮热、自汗盗汗、五心烦热、失眠多思等阴虚内热现象。方中牡丹皮、炒栀子相须为用，牡丹皮入血分除骨蒸，栀子主气分除烦热，合用以清心除烦、泻火解郁。仙茅、淫羊藿为益精补肾、温肾壮阳之品，现代药理研究表明，该类药物具有类激素样作用，但无类激素样副作用，可以调节卵巢功能，促进雌激素分泌，通过调整患者激素－内分泌系统功能，改善机体内外环境，从而缓解或减轻更年期综合征的各种症状。合欢皮、五味子、女贞子养心安神，益阴敛汗，又可制约仙茅、淫羊藿燥热伤阴；莲子心清心除热，泻火坚肾，固精强神，正如《温病条辨》谓之“由心走肾，能使心火下通于肾，又回环上升，能使肾水上潮于心”。甘草泻心火而和胃。诸药合用，共奏肝肾同调、阴阳互助之功效。

四 经验方

1. 辛透化湿解表汤

处方：紫苏叶 15 g，羌活 15 g，荆芥 15 g，柴胡 15 g，黄芩 15 g，太子参 15 g，甘草 10 g。

用法：上药浸泡 1 小时，武火煮开，文火再煮 15 ~ 20 分钟，取汁；加水再煎 15 ~ 20 分钟，取二汁。两煎混匀，分 2 次服。4 小时服药 1 次，取微汗。不愈再煎第 2 剂，仍间隔 4 小时服 1 次。一般 1 ~ 2 天即可痊愈。

功效：辛透散寒，化湿解表，扶正祛邪。

主治：普通感冒，症见发热恶寒，头身疼痛，鼻塞咽痛。

方解：药用紫苏叶、羌活、荆芥辛温散寒，化湿解表；柴胡、黄芩和解表里，清热解毒；太子参益气固表，扶正祛邪；甘草益气调药。药理研究表明，紫苏叶、羌活、荆芥、柴胡、黄芩均有解热镇痛、抗病原微生物和抗菌作用，对缓解感冒症状、消除炎症反应有明显的作用；太子参具有“适应原”样作用，有抗疲劳、抗应激、增强免疫的功能，提高病人的机体抗病能力，使“正气存内，邪不可干”，通过调整机体免疫，达到未病先防，既病防变的目的。诸药合用，共奏散寒化湿、透热解表、扶正祛邪之功效。

加减：若风寒化痰、壅塞咽喉，出现咽喉肿痛者，加板蓝根、牛蒡子以清热利咽，散结消肿；伴见寒热闭肺，出现咳嗽气喘者，加炙麻黄、苦杏仁以宣肺降气，平喘止咳；若为体虚感冒，或感冒失治、误治，日久不愈者，加黄芪、炒白术、防风以益气祛邪，固表止汗；伴见外邪犯鼻，鼻窍闭塞，出现遇寒即感、鼻流浊涕者，加苍耳子、鹅不食草以散风除湿，通利鼻窍；若为暑天感冒，出现头重身困、脘痞纳呆者，加藿香、陈皮、半夏以散寒化积，清热和胃；伴见大便干结者，加大黄以通腑泄热。

立方思路：感冒，早在《黄帝内经》已经认识到感冒主要是外感邪气所致，其中，风为百病之长，故多为风邪挟寒、热等邪而致病。如《素问·骨空论》曰："风从外入，令人振寒，汗出，头痛，身重，恶寒。"临床常见恶寒发热，鼻塞流涕，头痛，全身关节酸痛。病因为外邪乘虚侵袭人体，郁而生热。如《伤寒论》所言："今夫热病者，皆伤寒之类也。"张介宾认为："人伤于寒，而传为热者，寒盛则生热也，寒散则热退。"病邪之所以能够侵袭人体引起感冒，除与邪气盛有关外，还与人体的正气失调有关。或是由于正气素虚，或是素有肺系疾病，不能调节肺卫功能而感受外邪。即使体质素健，若因生活起居不慎，如疲劳、饥饿等使机体功能下降，或因汗出衣裹冷湿，或餐凉露宿，冒风沐雨，或气候变化时未及时加减衣服等，正气失调，腠理不密，邪气得以乘虚而入。正如《黄帝内经》所言："正气存内，邪不可干""邪之所凑，其气必虚"。因此，治疗感冒时，应着重于散寒透热和恢复机体功能。自拟组方辛透化湿解表汤即散寒透热兼以扶正，使寒散热退，正复邪除而病愈。

普通感冒是临床最常见的疾病，虽说是一种小病，但从发病到治疗还是比较复杂的，有些人稍微有点伤风受凉，就服药输液一起使用，结果使病情变得更加复杂。因此，刘启廷教授认为，对外感病治疗的正确与否，能反映医生水平的高低。他本着辨证论治的原则，以辛透化湿汤为基础方，针对不同的兼症，应用相应的药物。在疗程方面，凡疗程短者，说明辨证用药精确而合理。另外，还应本着邪去而正不伤的原则，不能感冒虽除，而人之正气亦伤，以致数天不能恢复。

中医药对普通感冒和时行感冒均有良好疗效，对已有流行趋势或流行可能的地区、单位，选用相应中药进行预防和治疗，可以收到显著的效果。辛透化湿汤是刘启廷教授在临床中使用率较高、疗效较佳的方剂，加减治疗普通感冒数千例，临床应用取效快、疗程短，各年龄段患者服用均有效。刘老认为，感冒始于风寒，终于热变，故本着急病急治的原则，治疗从速从急进药，不可拖延。服中药要急病急治，不能今天开方，明天服药，必须尽早及时服药，必要时连续 2 ~ 4 小时服药 1 次，取微汗，无汗不愈者再煎第 2 剂服，使机体恢复，病邪驱尽，切不可取汗太过，以图汗出病愈。本方剂已通过药效学实验证实，有显著的解热、镇痛、消炎、止咳和提高机体免疫功能的作用。

2. 宣肺止咳汤

处方：炙百部 15 g，白前 15 g，荆芥 15 g，桔梗 15 g，陈皮 15 g，紫菀 15 g，川贝母 10 g（研末冲服），太子参 15 g，甘草 10 g。

用法：上药浸泡 2 小时，武火煮开，文火再煮 25～30 分钟，取汁；加水再煎 30 分钟，取二汁。两煎混匀，纳川贝母末，煮沸。分 2～4 次饭后及睡前温服。

功效：宣肺止咳，清热化痰。

主治：感冒后咳嗽，或因接触某些刺激性气体诱发咳嗽，时发时止，或呈痉挛性咳嗽，早晚加重，经久不愈，一般不伴有发热和憋喘。

方解：药用炙百部、白前、荆芥润肺降气，化痰止咳；桔梗、陈皮宣肺利咽，下气化湿；紫菀、川贝母开肺宣郁，化痰止咳；太子参、甘草固摄肺气，调和药性。诸药合用，共奏润肺降气、化痰止咳之效。本方的巧妙之处还在于白前既长于祛痰，又能降气；桔梗开宣肺气，以利胸膈咽喉，二者协助，一宣一降，宣降并施，疏利肺气。紫菀性温，理肺化痰，川贝母性凉，润肺止咳，二者合用，一温一凉，相互制约，使其温而不燥，清不留湿。

加减：伴发热恶寒、咳声重浊等风寒表证者，加用防风、杏仁、羌活以疏风解表，散邪止咳；伴见身热咽痛、声音嘶哑等风热表证者，去陈皮、紫菀，加桑叶、薄荷、菊花以疏散风热，轻清止咳；伴见痰多、舌苔黏腻者，加二陈汤以化痰燥湿止咳；咽喉刺痒引起咳嗽者，加地骨皮、炙桑白皮以清泄肺热，润肺止咳；气虚者，加黄芪、炒白术以健脾益气，扶正祛邪；久咳不止者，加罂粟壳以敛肺止久咳；大便干结者，加大黄以通腑泄热，因肺与大肠相表里，治咳一定要保持大便通畅；有明显过敏者，加蝉蜕、防风以散风解痉，利咽止咳；感冒未愈、痰热咳喘者，加鱼腥草以清热解毒，化痰止咳。

立方思路：中医学认为，咳嗽既是一个独立性的疾病，又是肺系疾病的一个症状。咳嗽是由外感或内伤等多种病因，导致肺气失于宣发、肃降，使肺气上逆而引起的一种反射性行为。张介宾在《景岳全书》言：“咳嗽之要，止唯二证，何为二证？一曰外感，一曰内伤，而尽之矣。”在临床上把咳嗽分为外感咳嗽和内伤咳嗽，而治疗尤以前者为当务之急。因为外感不治，延久必致内伤，内伤复外感，又会加重病情，故不能轻视之。外感咳嗽一般多为邪实，因六淫外邪侵袭肺系，或脏腑功能失调，内伤及肺，肺失宣降，肺气上逆，冲击气道，导致肺气宣肃失调，肺气上逆而引起咳嗽。正如《景岳全书·咳嗽》所云："咳证虽多，无非肺病。"肺主气，司呼吸，其位最高，为五脏之华盖，肺又开窍于鼻，外合皮毛，故肺最宜受外邪，而肺又为娇脏，不耐寒热，体内寒热痰湿等上侵则肺气不清，失于肃降，迫气上逆而咳。古人对咳嗽的治疗多存戒惧之心。如张三锡言："百病为咳嗽难医。"徐灵胎亦有"咳嗽难治论"的著述。究其原因，肺为娇脏，太寒则邪气凝而不散，太热则火刑金而动血，太润则易生痰饮，太燥则耗津伤液，太泄则汗出而阳虚，太涩则气闭而邪结。在临床中，经常遇到因感冒后遗留下的顽固性咳嗽，给病人造成身心的伤害。

本方主要治疗以咳嗽为主的病症，多发生在感冒后，或因接触某些刺激性气体诱发，经久不愈，一般不伴有发热和憋喘。元代医家朱震亨《活法机要·咳嗽证》云："咳谓无痰而有声，肺气伤而不清也。嗽是无声而有痰，脾湿动而为痰也。咳嗽谓有痰而有声，盖因伤于肺气、动于脾湿，咳而为嗽也。""有声无痰为咳，有痰无声为嗽"，二者往往不能严格分开，故合称咳嗽。咳嗽的发生总由肺失肃降、痰湿内蕴、气机升降失调所致。主要表现为咳嗽，时发时止，或呈痉挛性咳嗽，早晚加重，多迁延数日。治疗以宣肺、清热、止咳为主。

咳嗽不仅是一个病症，也是人体祛邪外出的一种保护性病理反射，故在治疗时决不能见咳止咳，必须按不同的病因逐邪外出，邪去病除，咳嗽自止。早期治疗当以宣畅肺气、疏散外邪为主，因"上焦如羽，非轻不举"，故用药宜轻清灵，避免过早妄用酸敛收涩镇咳，闭门留寇。

宣肺止咳汤是在《医学心悟》止嗽散的基础上加减组方的。止嗽散是程仲龄所创订的一张经验方，对于多种咳嗽都有良效。程氏说："本方温润和平，不寒不热，既无攻击过当之虞，大有启门驱贼之势，是以客邪易散，肺气安宁，宜其投之有效欤！"该方无论老人孩童、久病新病、妊娠前后，皆可服用。

在临床上通过灵活加减，对上呼吸道感染、支气管炎、百日咳等表邪未尽、肺气失宣者所导致的咳嗽治疗作用最为显著。对于浙贝母和川贝母的使用，二者都有清肺、润肺止咳之功。但浙贝母性味偏辛，有宣散之功，故多用于外感咳嗽初期；川贝母苦甘微寒，滋润性强，多用于燥咳、久咳及外感咳嗽日久。

3. 益气定喘汤

处方：黄芪 30 g，炒白术 30 g，人参 10 g，蛤蚧 5 g，山萸肉 15 g，五味子 15 g，炙麻黄 10 g，紫苏子 10 g，炙桑白皮 15 g，炒白果仁 15 g，炙甘草 10 g。

用法：上药浸泡 2 小时，武火煮开，文火再煮 30 分钟，取汁；加水再煎 25 ~ 30 分钟，取二汁。两煎混匀，分 2 ~ 4 次服温服。

功效：补肺固表，益气健脾，纳气平喘。

主治：慢性咳喘，以咳、痰、喘为证候特点，症见咳喘反复发作，动辄气促，咯痰咳嗽，遇风寒、劳累或闻及异味则加重。

方解：方中黄芪补脾益气、补肺固表，炒白术补气健脾、燥湿化饮，人参补气救脱、补益脾肺。三药合用，健脾补肺，扶助正气，脾肺健则痰无所生。蛤蚧补肾阳、益精血、补肺气、定喘嗽，山萸肉补肾气、益元阳、固肾精，五味子滋肾阴、敛肺气、宁嗽定喘。三药均入肺、肾经，合用之则补肺气，助纳气功倍。炙麻黄辛散而微兼苦降之性，外开皮毛郁闭，使肺气宣畅，内降上逆之气，复肺之宣肃，善于平喘，为主治肺气壅遏所致喘咳之要药；紫苏子、炙桑白皮温肺降气、消痰平喘，主理肺气而止咳嗽；白果仁敛肺定喘，《本草便读》谓之“上敛肺金除咳逆，下行湿浊化痰涎”，为治咳喘必备之品；炙甘草益气和中，润肺解毒，调和药性。诸药合用，共奏肺气生、肾气固、咳喘平之功效。

加减：若痰涎壅盛、痰多黄稠难以咳出者，加葶苈子、鲜竹沥泻肺中痰火以化痰止咳；痰多清稀、咯吐不尽者，加炮姜、半夏以温肺化饮，燥湿化痰；若咳喘伴吐痰带鲜红血丝者，加藕节、侧柏叶、墨旱莲以凉血止血，养阴清热；咳喘见吐血暗红量多者，加三七粉、阿胶、血余炭以补血润燥，止血散瘀；咳喘日久损心，症见心悸、喘咳不得卧者，去炙麻黄之辛温升散，加麦冬、菖蒲、远志以养阴清心，安神止悸，开窍除烦；气虚肠燥、大便干结者，加肉苁蓉、核桃仁以温肺润肠，滋肾通便。

立方思路：咳喘，作为病名首见于《黄帝内经》。《灵枢・经脉》称：“是动则病肺胀满，膨膨而喘咳。”《素问・五常政大论》称：“从革之纪……其发咳喘。”根据其证候特点，相当于中医学的“喘证”“肺胀”“肺痿”“内伤咳嗽”“哮证”等范畴。因本病具备咳、痰、喘的证候特点，中医学认为发病与肺、脾、肾的功能失调密切相关。肺为娇脏，居胸中，为五脏六腑之华盖，主气、司呼吸，主宣发肃降，通调水道，许多因素均可导致肺失宣肃而发为咳喘；脾主运化，脾虚则运化水湿功能减退，津液代谢失调，痰浊内生，停聚于肺，有“脾为生痰之源，肺为储痰之器”之说；肾主纳气，为气之根，人体的呼吸功能虽为肺所主，其中呼气主要依赖肺气的宣发作用，吸气主要依赖肺气的肃降作用，但要维持这一正常的生理现象，还必须依赖肾的纳气功能，若肾气亏虚，摄纳失常，气不归元，阴阳不相接续，气逆于肺，出多入少则发为喘促。

本病的发生以肺脾肾亏虚为本，以外邪犯肺、引动伏邪为标。病机特点为本虚标实，急性期以标实致病为主，兼有本虚，如六淫之邪侵袭肌表，或从口鼻而入，或从皮毛而侵，内合于肺，肺失肃宣，痰浊滋生，阻塞于肺，引起咳喘、咳痰。稳定期以本虚致病为主，痰饮、寒邪为诱因，正如《黄帝内经》所云“正气存内，邪不可干”“邪之所凑，其气必虚”，久咳伤肺，肺气上逆，卫外不固，反复发作，脾肾受损，逐渐形成慢性咳喘；痰饮内聚，脾失健运，水湿留阻，上渍于肺，留滞肺络，阻塞气道，肺有停痰宿饮，易受外邪诱发，致使咳喘反复不愈；肺病经久，必累及肾，肾失摄纳，致肺气不能归根于肾，故气短而喘，动则尤甚。本病的发生与年老体弱、脏腑功能失调和外邪侵袭等因素有关。咳和喘是两种不同的临床表现，咳者不必皆喘，喘者也不必皆咳。慢性咳喘虽非同一病种，然均有咳、痰、喘的表现，均具肺失宣肃、脾失健运及肾不纳气等病理变化，具备了相同的病机、证候，故在治疗中遵从“异病同治”的原则，拟益气定喘汤，以补肺气、健脾运、固肾纳气、止咳平喘，治疗发作期的慢性咳喘，待病情稳定，再改用定喘丸长期服用，达扶正固本的作用。

慢性咳喘多发于少儿和老年人，此类患者往往一遇寒袭风吹则旧疾复发，咳、喘、痰日久不愈，使体内正气日益虚损，肺气虚弱不能固表抗邪，外邪致感频发，进而伤及脾、肾，导致咳喘加重，更进一步伤及三脏之气，形成恶性循环，这就是慢性咳喘易复发、难治愈的原因。若单纯注重急则治标之法，虽然咳喘暂愈，但正气未复、体力未康、抵抗力弱，仍易反复发作，因此，治疗慢性咳喘待症状缓解、标症消除后，不要急于停止治疗，还应遵照“缓则治其本”的原则，坚持服药巩固治疗，防止复发。为此，我们常用本方制成胶囊维持治疗，有些患者连续服用多年，经随访虽然个别病例一度反复，但较前为轻。

4. 调搏增率汤

处方：熟附子 10 g（先煎），人参 10 g（先煎），桂枝 15 g，茯苓 30 g，生麻黄 10 g，细辛 3 g，苦参 15 g，甘草 10 g。

用法：上药浸泡 2 小时，先煎附子、人参煮沸 1 小时，再加入其他药物，文火煎煮 25 ~ 30 分钟，取汁；加水再煎 30 分钟左右，取二汁。两煎混匀，分 4 次服，每饭后及睡前各服 1 次。

功效：益气健脾，温阳化湿。

主治：以胸闷、气短、心悸、畏寒怕冷、脉涩或结代等虚寒见证为主。

方解：附子善补命门，补火助阳，振奋心阳，以逐寒外出；人参大补元气，为益气养血之峻补药，使脾肺气足，则一身之气皆旺，心脉才能鼓动有力；桂枝、茯苓助阳化湿利水，专治水气凌心、湿阻心窍；麻黄、细辛为驱寒之要药，麻黄发表散寒，开泄皮毛，散邪于表，细辛散阴寒之邪，相伍为用，兼治表里之寒邪，以祛散久留之寒气，配合益气温阳化湿之剂，增强祛寒外出之力，并对血管有收缩作用，有助于提高心率，可谓相得益彰；苦参燥湿祛浊，善治心律失常；甘草调和药性。诸药合用，共奏益气健脾、温化水湿、鼓舞心阳之功效。

加减：心虚胆怯者，加酸枣仁、琥珀以养血安神，宁心定惊；心脾两虚者，加黄芪、龙眼肉以补益心脾，益气养血；心血瘀阻者，加川芎、丹参以活血止痛，化瘀通痹；水气凌心者，加干姜、白术以回阳通脉，燥湿消痰；心阳虚弱者，重用桂枝、附子以温经通脉，回阳救逆。

立方思路：心脏之跳动、脉搏之搏动、血液之运行，皆有赖于心阳心气之温煦和推动作用。正如《血证论》所云："气为血帅"，气行则血行，气滞则血瘀，而心阳根于肾，心阳之作用又必须受肾阳命门之火温煦才能发挥其"心主血脉"的作用。若心肾阳虚，阳虚则内寒；或素体虚弱，外感寒湿，寒为阴邪，易伤人体阳气；或阴盛阳衰，水气凌心；或素有痰瘀，闭塞心窍。正与邪内外相引，闭阻心窍，加之心气不足，行血无力，使气血运行更为迟缓而导致心动过缓、节律失常。慢心律并期前收缩为素体虚弱、寒湿侵袭、心窍闭塞，以致心阳不振，鼓动无力，心律失常，脉率缓慢。心肾阳虚为本，寒湿内盛为标，标本之间互为因果，阳虚生寒，寒盛伤阳。治宜温阳益气治其本，散寒利湿治其标，标本同治，以达回阳祛寒复脉之功效。

以本方加减治疗慢心律并期前收缩在临床上取得较好的疗效，尤其在缓解症状、改善预后以及安全用药方面，均有较好的表现，充分体现了中医药治疗本病的巨大潜力和独特优势。针对苦参治疗心律失常有人提出异议，组方依据来自药理实验和多年的临床经验。药理实验表明，苦参所含苦参碱有奎尼丁样作用，通过影响心肌细胞钾离子、钠离子转运系统，降低心肌应激性，从而可抗心律失常，对心动过速、过缓，房性期前收缩、室性期前收缩及心房颤动均有较好疗效。

在煎煮和服用方法上应加以注意，附子宜先煎，沸后慢火煮1小时，久煎一则可以降低其毒性，二则增加钙含量。药理研究证明，附子中的活性成分消旋去甲乌头碱，对缓慢心律失常有较快地提升心率及改善窦房结和房室传导作用，故有一定的强心作用。每剂药煎煮3次后混合，分4次温服，以保持药效的连续性。用药渣再煎煮睡前泡脚，可以充分发挥药物剩余有效成分的再利用作用，还可督促患者养成每晚睡前泡脚的习惯。因泡脚有舒经活络、改善血运、固本散寒、养肾护肾等多种作用。

（整理者：刘　荔）

张奇文

一 医家简介

张奇文，男，1935年农历十月十六日出生于山东省寿光县（现寿光市）。1957年7月参加工作，1959年3月加入中国共产党。

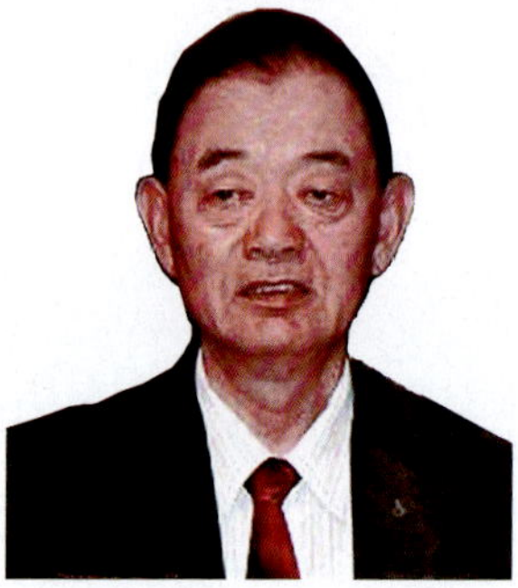

张奇文

历任潍坊市中医院院长（1966年3月—1975年9月）、山东中医学院中医系主任（1979—1980年）、山东省中医药研究所所长兼任省中医院副院长（1980年）、潍坊市卫生局副局长兼潍坊市中医院院长（1983年10月—1984年2月）、潍坊市卫生局党委书记兼局长（1984年2月—1984年9月）、山东中医学院党委书记（1984年9月—1986年10月）、山东省卫生厅副厅长（正厅级）（1986年10月—1993年2月）、潍坊市政协党组副书记、政协副主席兼任山东省红十字会主持工作副会长（1993年3月—1998年5月）等职；1998年5月中共山东省委组织部公布退休至今。

张奇文曾任山东省政协第四、五、六届委员会委员，文教卫生委员会副主任；中华全国中医药学会理事、常务理事、顾问、终身理事；自1983年9月先后兼任中华全国中医药学会儿科分会副主任委员、主任委员、会长、特聘会长、名誉会长；自1990年至2003年兼任山东省医学会会长，山东省中西医结合学会会长（至2004年12月），现任该会名誉会长；自1990年至今，兼任澳洲全国中医药针灸学会联合会名誉会长、学术顾问、澳洲中医学院客座教授；新加坡中医学院名誉教授至今；现任中国老年保健学会理事，中华中医药学会儿科分会、中国中医高等教育儿科分会、世界中医药学会联合会中医儿科分会、中国中医药研究促进会综合儿科分会、中国民族医药学会儿科分会名誉会长。

张奇文1959年被山东省共青团评为“五四青年奖章”获得者；1960年6月出席全国文教卫生“群英会”，被评为“全国劳模”；1963年出席山东省委、省政府联合召开的山东省先进工作者代表大会，荣获“先进工作者”称号；1978年被评为“全国医药卫生科技先进工作者”。自1958年始，张奇文先后撰写并在国内外期刊发表学术论文81篇，先后主编《幼科条辨》(1982年8月山东科学技术出版社出版)，获山东省科学技术进步奖一等奖；主编《实用中医保健学》(1989年9月人民卫生出版社出版，1990年12月再版)，获全国康莱特杯优秀中医药图书三等奖；与江育仁共同主编《实用中医儿科学》(1995年8月上海科学技术出版社出版，于2005年12月再版)，获全国康莱特杯优秀中医药图书一等奖；主编《儿科医籍辑要丛书》(共6册，1989年11月—1991年3月山东科学技术出版社出版，于2015年8月再版)，获北方十省市(区)优秀科技图书一等奖；主编《中国灸法大全》(1993年12月天津科学技术出版社出版，于2015年11月再版)，获北方十省市(区)优秀科技图书二等奖；与尹常健主编《中医养生法》(1990年11月山东大学出版社出版)，获全国中医药科普著作评选二等奖。另外，尚主编出版了《妇科医籍辑要丛书》(共分4册，1995年9月人民卫生出版社出版)、《温热病证治精华》(1998年6月人民卫生出版社出版)；与周凤梧、丛林等主编《名老中医之路》(一、二、三辑，1981—1985年山东科学技术出版社出版，分别于2005年7月、2015年1月两次再版)；与柳少逸、郑其国共同主编《名老中医之路续编》(一、二、三、四、五、六辑，

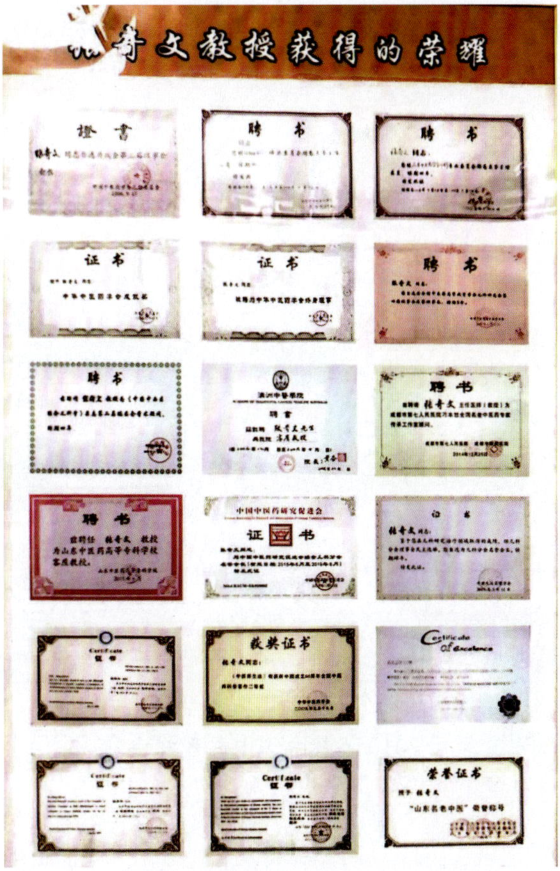

张奇文教授获得社会兼职及荣誉证书

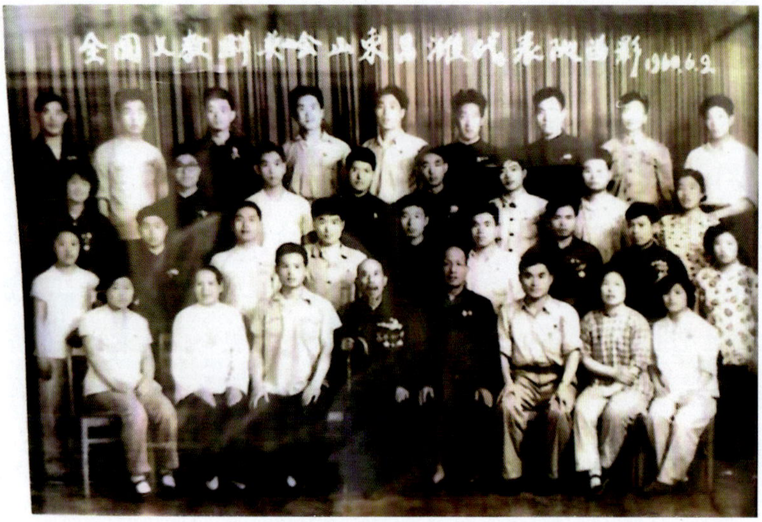

1960 年全国文教卫生群英会昌潍队（后排左三为张奇文）

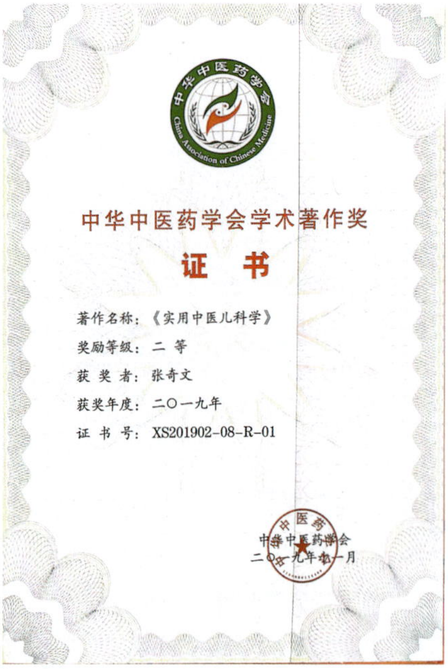

中华中医药学会

China Association of Chinese Medicine

中华中医药学会学术著作奖

证 书

著作名称：《实用中医儿科学》

奖励等级：二 等

获 奖 者：张奇文

获奖年度：二〇一九年

证 书 号：XS201902-08-R-01

中华中医药学会

二〇一九年

张奇文教授 2019 荣获中华中医药学会学术著作二等奖

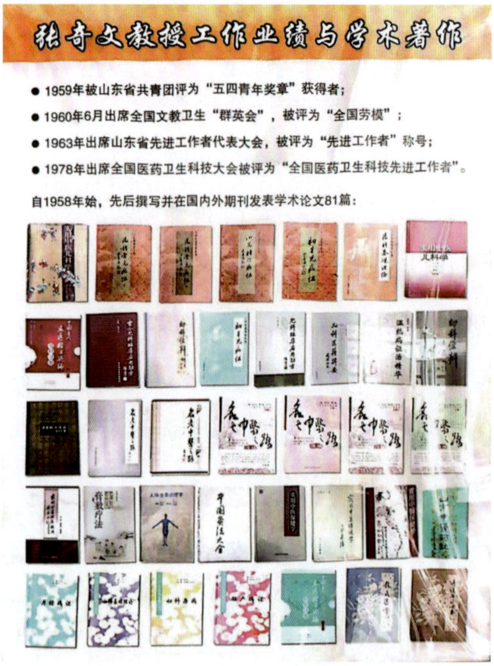

张奇文教授已出版的著作

2006—2015 年中国中医药出版社出版）；主编《古今儿科临床应用效方》（1992 年 1 月山东科学技术出版社出版，于 2015 年 8 月再版）；与朱鸿铭共同主编《农村中医临床顾问》（2009 年人民卫生出版社出版）；主编《中国当代名医验方选编》（由中国中医药出版社出版），分别于 2011 年 9 月、2013 年 5 月、2014 年 12 月出版儿科、妇科、内科分册；主编《中国膏敷疗法》（2013 年 5 月中国医药科技出版社出版）；2016 年 11 月与朱锦善教授共同主编《实用中医儿科学》319 万字，获得中华中医药学会 2019 年度优秀学术著作二等奖；2019 年 11 月与朱锦善王昌恩二位教授主编《明中医之路》第一辑，由中国中医药出版社出版发行，第二辑正付梓中，《明中医之路》放宽了年龄限制，让大家集思广益，为探索真正的"中西医结合之路"紧跟临床实践，畅所欲言，广开言路，充分调动中青年中医药人员积极性，填补了在发展创新中医药事业中的新人新事，大大丰富了中医药开拓前进的步伐。张奇文在任职山东中医学院党委书记期间提出创办全国第一个中医少年班，与南京中医学院结为姊妹友好学校，在全国颇有影响。为使中医药走向世界，先后七次应邀至澳洲讲学，并协助中医立法，被誉为"澳洲中医立法的有功之人"。其业绩于 1996 年 4 月被英国剑桥名人传记中心收入《世界名人词典》，2015 年被评为山东省十大名中医。

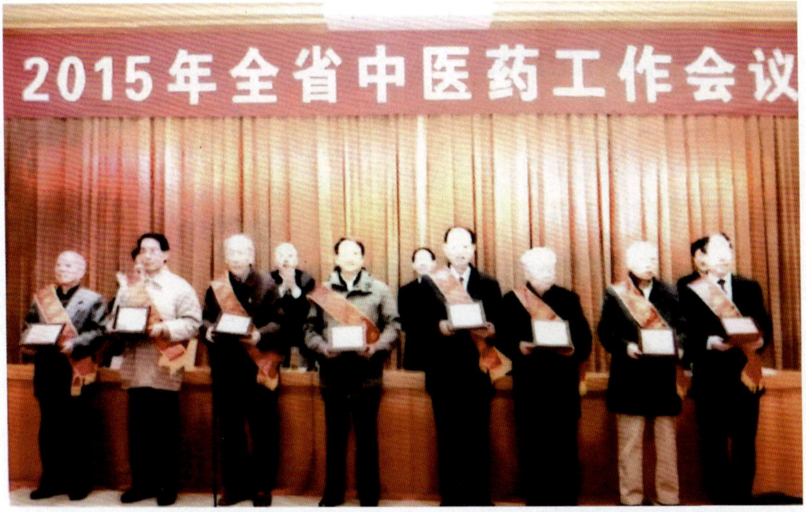

2015 年评定山东省 10 大名医（右起第四为张奇文教授）

二 成长之路

师承广泛，始终如一

张奇文出身于中医世家，10 岁跟四祖父张世恩在同德堂学徒 3 年。1954 年考入昌潍医校（今潍坊医学院的前身），于 1957 年 7 月获颁优等毕业生证书毕业，分配至潍坊市人民医院中医科工作，先后拜晚清秀才郄秋浦、曹同文、张子美，清代昌邑黄元御医学传人张江源、董子元 5 名在潍坊市人民医院工作的名老中医为师，朝夕相处跟师学习，先后拜擅用三部俱通之法治疗妇科病的娄星五、临朐县辛寨镇擅长治疗风湿病的吴启圣、青岛市胶县（今青岛胶州市）刘敬斋、潍坊市昌邑县（今潍坊昌邑市）清代昌邑黄元御医学传人王型先等 4 名民间名老中医跟师学习，因业绩突出，成绩优良，1960 年 6 月被评为“全国劳模”，出席全国文教卫生“群英会”，后又定为“高徒”，随调至潍坊市中医院继承儿科世医蒯仰山先生三代儿科学术经验，历时 5 年。“四清”运动后，留该院工作。

习医之初，张奇文教授之四祖父以范文正公“不为良相，即为良医”之言及“大丈夫不能为宰辅以善天下，即当为国医以济世人”之古训，朝夕诱掖。张奇

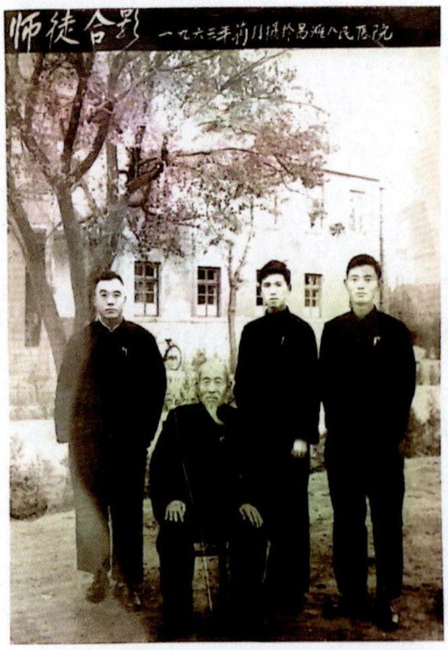

张奇文（右一）1963 年拜晚清秀才昌潍地区人民医院名老中医郄秋浦（左二）为师

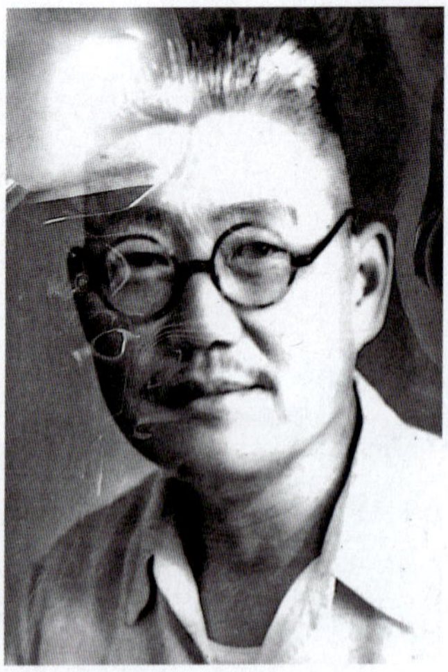

授业恩师潍坊市中医医院儿科三代传承名老中医蒯仰山

文深感“良相燮理阴阳，平治天下；良医燮理阴阳，挽回造化。故医为仁术，功与良相同”，并以龚信之语自勉：“为医者，当心存仁义，博览群书，精通医理，洞晓阴阳，明知运气，药辨温凉，脉分表里，治用补泻，病审虚实，因病制方，对证投剂，妙法在心，活变不滞，不炫虚名，唯期博济，不计其功，不谋其利，不论贫富，药施一例，救死回生，恩同天地。”张奇文教授师承广泛，始终如一，抱定转益多师为吾之理念逐步成长壮大，铸就一代宗师之丰功伟绩。

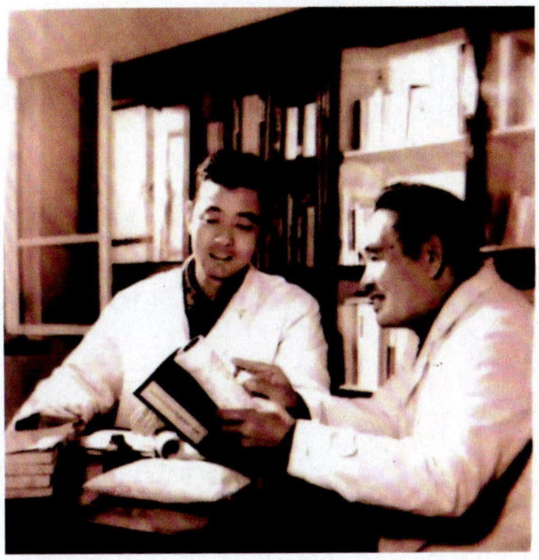

与潍坊市中医院三代传承外科名老中医黄德亭请教

张奇文教授从山东省卫生厅副厅长位置退休后，以“咬定青山不放松”的执着精神，在潍坊先后办起了本草阁大药店、百寿堂中医药人才培训中心，全国名老中医药专家张奇文传承工作室，齐鲁张氏医学流派传承工作室，用“师带徒”方法培养后继人才，先后有9批学员毕业，举行拜师仪式数次，既有全国高校的名师，也有中专毕业的学生，沉潜社区，服务百姓，造福一方。临证以十全计上律己，不以九折称良，深受人民群众的爱戴，被群众誉为“厅级郎中”。比纵古贤，正如晋代杨泉在《物理论》中所赞：“夫医者，非仁爱之士，不可托也；非聪明理达，不可任也；非廉洁淳良，不可信也。”据云，原山东省委书记苏毅然问张教授曰：“奇文同志，您退休后，有什么感想和转变？”张奇文教授风趣地向这位关爱他的老领导说：“有两大改变和感想，一是从坐‘奥迪’到‘打的’；二是从吃‘大酒店’到吃‘路边小店’，我与人民群众越来越近了，就是想为继承和发扬中医药事业做点实事！”

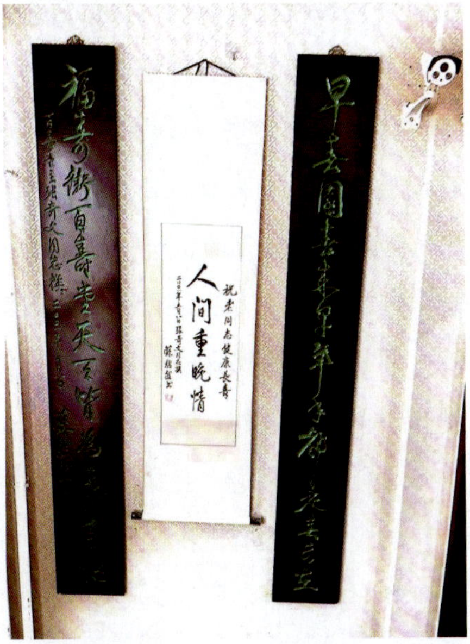

山东省省委原书记苏毅然于百寿堂为张奇文教授题词

张奇文教授之诊室，有其自撰几副对联悬壁，足以反映张老的从医理念：

“早春园春来早年年都是春长在；福寿街百寿堂天天皆为长寿忙。”

“医易相通义理燮阴阳救死扶伤为己任；药针结合精华含日月活人济世体天心。”

“医术亦天工应世以仁慈为本；药材原地宝救人唯危急当先。”

“大人物，小人物，性命不分大小；有钱的，无钱的，治病不以钱量。”

探索中医教育新模式，创立中医专业少年班

“术业有专攻”一语，出自唐代文学家、哲学家、教育家韩愈名篇《师说》。文章不长，但意义很大，阐明了学习的重要性和必要性，既是一篇很好的思想方法论，又是一篇很好的教与学工作方法论，以往的学者都把它列为必读篇章。韩愈为什么要提出这个问题呢？其实质又指的什么呢？这不能不加以分析。

“术”，系指技术、学术、数术，中国医药学是应用科学，其诊疗方法通称为医疗技术；“业”，系指所从事的专业、业务，医疗工作就是业务；“有”，系指要学习它、掌握它、应用它，而掌握的目的全在于应用；“专”，系指专心致志，只有对自己所从事的专业一心一意、聚精会神地学习和研究，才能够真正称其为“专业化”；“攻”，系指用功治学、贵学、勤学，攻破难关，攻破疑团，不断前进，必须具有坚韧不拔的坚强意志，只有这样才能学有所成，学以致用。以上仅是对辞义的一般理解，从“术业有专攻”全句的义理来看，重点在于“专”与“攻”这两个字。各行各业都有所长，各有所专。因为能专，才能用其所长全心全意地为人民服务。必须明确工作要点，如果学生专业掌握得不牢靠，就不能熟练地应用理法方药、辨证施治为病人解除疾苦，那就应该思考当今的教学思想、教学内容、教学方法是否有改进的必要。中医院校的主要任务是培养合格的中医药人才，在首先保证学好中医中药知识的前提下，学些必要的现代医学和现代科学知识也是应该的，这与西医院校的学生也应学些中医中药知识一样，在当前这个各学科互相渗透、互相促进的时代，要求学生的知识面越开阔越好，这是无可非议的，但必须有主次之分。那就是首先要学好中医中药专业课，否则，在教材分量和时间上不加限制，不但增加了学生的负担而且顾此失彼，影响了专业课的学习，也就培养不出“专业化”的人才了。此即宋代王安石《上皇帝万言书》中“人之才，成于专而毁于杂”之谓也。

“育才选士，为国之本”，中医人才的培养是解决“中医乏人”“乏术”问题的重要组成部分。“致天下之治者在人才，成天下之才者在教化，教化之所本者在学校”。1985 年张奇文教授任山东中医学院党委书记时，为中医人才的培养做了大量的工作。张奇文教授根据习医的体会以及诸名老在言传身教中成长的经历，倡议举办“中医专业少年班”，在山东省委和教育厅、卫生厅领导同志的关怀和支持下，山东中医学院中医专业少年班经过反复论证，经上级批准，于 1985 年开始招收第一届学员。少年班的学员是从 14 岁至 16 岁的应届初中毕业生中招收的，学制 8 年，包括 3 年预科和 5 年本科。预科学习阶段的主要课程设置有：高中的数、理、化，加文、史、哲和中医的启蒙著作，如《汤头歌诀》《药性赋》《濒湖脉诀》《医学三字经》《医宗必读》《医学心悟》等，学好古汉语和一门外国语。本科学习阶段，在继续学好古汉语及一门外国语的同时，主要攻读中医的四大经典著作，兼学习一些历代中医名著的原著，以及一些必要的现代医学知识，后期进行专业定向带教和培养。

创办“中医专业少年班”是中医高等教育改革的一个重要举措，得到国内兄弟院校的支持和拥护。本着改革的精神创办中医专业少年班，学员从少年时期就确定牢固的专业思想，培养其对中国医学这个伟大宝库的浓厚兴趣，使其立志在发掘这个宝库中贡献自己的毕生精力。毫无疑义，这是时代的需要，是振兴中医的需要；张老坚信经过 8 年的正规中医教育和进一步深造，这批年轻的学员将成为中医药战线上的生力军。《名老中医之路》一书主要内容为国内知名的老中医药专家著文谈自己的治学与成才之路。其中绝大多数的名老，都是靠自学、师承和家传这三条途径成才的，而绝大多数又是从少年甚至童年开始，受到家庭或亲朋的熏陶，先学文或医文并进，或先学中医启蒙著作、背诵歌诀及原文，后再拜师解惑，由浅入深而登堂入室的。事实说明，要想培养一代名医，必须从少年时期就打下牢固的基础。不少名老中医都体会到要学好中医，就必须学好古汉语，学好文、史、哲。在课程设置上，进行一些大胆的删繁就简的改革，才能真正解决中医后继乏人和素质下降的问题。这也是张奇文力挺创办中医专业少年班的缘起。

创办中医专业少年班，其目的在于从根本上扭转中医后继乏人和从业人士素质下降的被动局面。不抓紧培养专业人才，只在口头上说要扭转被动局面是不现实的。要把后继乏人转变为后继有人，把素质下降转变为素质提升，这是时代赋予的历史使命，所以，办好少年班责任重大，此即“功以才成，业由才广”之谓也。

中医专业少年班的特点是，这些青少年学员对于祖国医药学这门专业可以说是陌生的，所以必须了解中国医药学的基本知识，为进一步学习、掌握、应用、拓展我国的传统医药学奠定牢固的基础。宋代欧阳修在《吉州学记》中有“教学之法，本于人性，磨揉迁革使趋于善”的记载；宋代张载在《语录抄》中尚有“教人至难，必尽人之材，乃不误人”的论述。鉴于此，少年班在前期着重学习基本知识，后期进行定向培养。中医有分科，如内、外、妇、儿、骨伤、五官、痔瘘等专业，而其基本理论、治则、治法、方剂、药物等则是具有共性的。昔秦越人过邯郸，闻贵妇人即为带下医；过洛阳，闻周人爱老人即为耳目痹医；入咸阳，闻秦爱小儿即为小儿医，说明男妇老幼的患者，内外疾病的治法，既有它的特殊性，又有它的一般性，经过系统学习，全面掌握，就能得到确切的效果，体现中医“一专多能”的特色。这对于方便群众就医，特别是在荒山僻岭的农村，是有积极意义的。少年班的前期或后期都是打基础的，必须首先把中医的基本理论学深、学透，才能具备坚实的基础，过早地定向分科会使学习的内容片面。故课程的安排宜精不宜繁。在教学方法上多采用启发式而不是灌注式，循循善诱，热情爱护。此即颜渊评其师“夫子循循然善诱人”之教学方法。

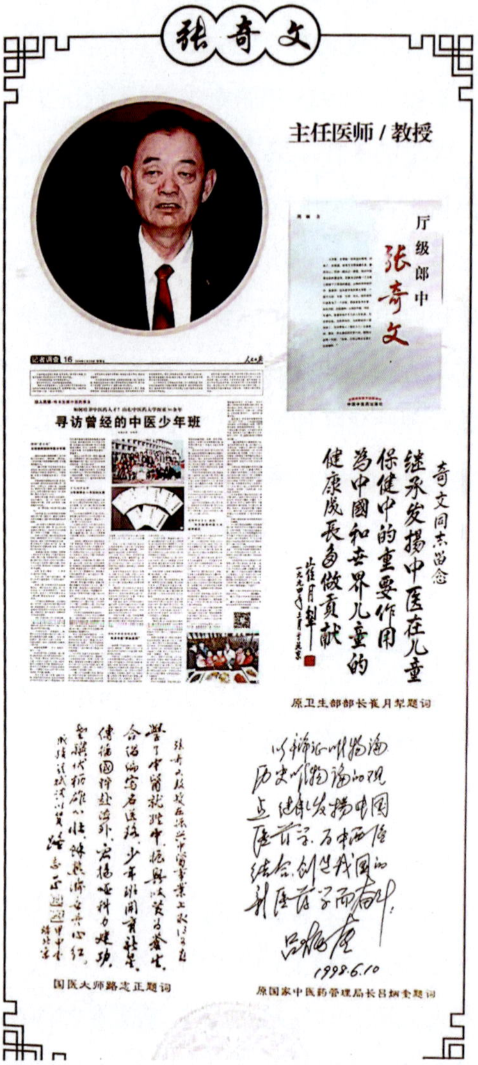

张奇文任山东中医学院党委书记举办少年班回顾

清代程文囿云：“夫医之为道大矣哉！体阴阳五行，与《周易》性理诸书通；辨五方风土，与官礼王制诸书通；察寒热虚实脉证，严于辨狱；立攻补和解方阵，重于行军，固难为浅见寡闻道也。”而清代刘奎又有“无岐黄而根底不植，无仲景而法方不立，无诸名家而千病万端药证不备”之论。由此可见，中医药学的内容十分丰富，故必须牢记其基本知识，方能运用自如，才不致临阵磨枪。如脉诀、汤头、药性、经络、穴位等都要熟记，甚至连《黄帝内经》《伤寒论》《金匮要略》等一些经典著作的条文也应该熟烂胸中。青少年杂念少，记忆力强，从幼年开始，用其所长，该熟记的要能背诵，才记得牢、用得上。人到中年，理解力强，而记忆力不如青少年，往往开卷了然，闭卷茫然，似有所知，而胸无定见。幼而学，长而行。但同时必须注意不能死背、死记。特别是那些启蒙书，都是用文言文或韵文写成，青少年刚入学，首先碰上的就是文字关，这一关过不了，会给学习带来很多困难，所以教学方法很重要。不管哪门课程，第一要先教他们识字、写字；第二要让学员懂得文义，这样才有助于理解。韩愈《师说》首先提出：“师者，所以传道授业解惑也。”就是要给学生传授知识，讲清道理，解除疑惑。汉代称“文字学”为“小学”，因儿童入学先学文字得名。隋唐以后，成为文字学、训诂学、音韵学的总称。故文字学、古汉语都是基础课。张奇文教授建议文字学、古汉语的课程应结合初学必读书讲授，并加以书法课，使学生真正理解中国字的创字内涵。对此，明代缪希雍在《本草经疏》中有精辟的见解：“凡为医师，当先读书，凡欲读书，当先识字。字者，文之始也，不识字义，宁解文理？文理不通，动成窒碍，虽诗书满目，于神不染，触途成滞，何由省入？譬诸石墙，亦同木偶，望其拯民之疾苦，顾不难哉？”

知行合一，重在实践，此乃古今贤哲之治学方法。如唐代韩愈在《复上宰相书》中有“愈之强学力行有年”句，“强学”即勉励学习，“力行”即努力实践。中国医药学是一门实用性很强的学科，单有书本知识不联系实际是不行的。古人说的“熟读王叔和，不如临证多”，确是千真万确的经验之谈。少年班的实习问题，一定要预为之谋。实习基地、带实习的老师、实习的方法等都要规划好。实习多采用以师带徒的办法，一位老师带几个学生，不宜过多。先让学生细心观察学习老师是如何诊病和立方遣药的，继而协助老师问病，代写简明病历，然后由老师诊断后代写处方，有哪些不明白的地方，等病家走后再问老师。这样边看边做，结合实践，亲身体会到书本知识是如何巧妙应用于临床的，才容易入门，才能学到技术。此即《医宗己任编》所云“学者善悟其妙，而以意通之”之谓。对此，民国中医教育家恽铁樵亦有精辟的论述：“治医必明病理，究药效。理论必与事实相符，如此然后有进步。”强调了理论与事实相符是进步原则，不合此原则者，不可为训。

同时，中医和中药向来是不分家的，知医必须懂药，学药也必须知医。少年班从一开始，就应该树立医药统一观。要教会学生认药、识药、鉴别药，还要教会学生切药、炒药、炮制药，既要熟记药性、汤头，又要会制膏丹丸散，方能医药一体，独立工作。

孔子提出的“学而时习之”，以及博学、审问、慎思、明辨、笃行和“温故知新”等传统的学习方法如能正确地掌握并结合应用，一定会取得好的效果。

重视文史哲基础的学习

历代德高望重有真才实学的名中医，都有雄厚的文史哲基础并精于医道，故有“文是基础医是楼”之说。这实际上形象地说明了医学巨匠的知识结构。张奇文教授力主学贯古今，术兼中西，精通经史，熟谙诸子百家，俾知识跨越专业界河，纵横捭阖于不同领域，治学力求以博取胜，以通成才，故在中医学术上有所建树。《黄帝内经》有“其知道者，法于阴阳，和于术数”和“夫道者，上知天文，下知地理，中知人事”之论。孔子称“通天地人曰儒”，医亦同之。《伤寒来苏集》季序对此则有精辟的论述：“世徒知通三才者为儒，而不知不通三才之理者，更不可言医。医也者，非从经史百家，探其源流，则勿能广其识；非参老庄之要，则勿能神其用；非彻三藏真谛，则勿能究其奥。故凡天以下，地以上，日月星辰，风雨寒暑，山川草木，鸟兽虫鱼，遐方异域之物，与夫人身之精气神形，脏腑阴阳，毛发皮肤，血脉筋骨，肌肉津液之属，必极其理，夫然后可以登岐伯之堂，入仲景之室耳。”此即“医易相通”之谓也。张奇文教授之启蒙师皆儒医，对其学术影响尤深，故常以“凡学医必须参透儒理，儒理一通，学医自易”之语晓喻后学。

三 学术思想

1. 注重中医思维的培养

张奇文教授对中医“整体观念”“天人合一”“辨证论治”“医药结合”“针药结合”“内治与外治结合”的观点，均有较深理解。他在南京第四次全国中医儿科学术会议上提出：“对小儿病的治疗，应采取上、中、下三部给药的途径”，得到了全国中医儿科界同仁的高度评价，引领了全国中医儿科外治法的广泛开展。膏敷疗法治疗小儿呼吸及消化系统疾病，小儿推拿疗法提高儿童的保健治疗，业已在全国城乡广泛展开，并介绍到了新加坡及澳大利亚，经皮给药治疗、非药物性自然疗法，受到了加拿大前总理克拉克夫人及加中儿童健康基金会执行主席谢华真教授的高度赞扬。在小儿腹泻、百日咳、麻疹肺炎、乙型脑炎、痢疾、婴儿瘫等疾病的治疗中，结合温病学说，循天之道，冶伤寒与温病于一炉，融扶阳气、存阴液于一体，取得显效。又如小儿扁桃体炎、上呼吸道感染，均结合时令，加减化裁，亦取得可喜疗效。张奇文教授专攻儿、妇科，对内、外科常见疾病也均曾拜名师求教。对扁桃体肿大、鼻息肉、肠息肉、胆囊息肉、妇科的子宫肌瘤、卵巢囊肿、子宫内膜异位症等疾病的临床研究亦颇多心得，先后在国内外期刊发表论文 80 余篇，受到了同道的关注。

2. 推崇“脏腑相关”学说

“脏腑相关”学说是我们祖先长期与疾病作斗争的实践经验总结，是祖国医学宝库中整体观念的精髓。经脉脏腑相通，脏腑表里相连，“司外揣内”知病，数千年来一直指导着中医临床的实践。张奇文教授在实践中体会到，“脏腑相关”学说的临床意义有三：一是经络与相关脏腑在生理上有密切联系；二是脏腑病理变化通过“有诸内，必形诸外”，出现相应部位临床表现，丰富了中医儿科临床诊断的内容和方法；三是经络脏腑相关论与“脏腑同治”是探索和提高中医疗效的途径。

首先应在确立中医辨证论治的前提下，本着“宣肺勿忘解表，清肺勿忘清肠，止咳勿忘化痰，化痰勿忘运脾，润肺勿忘养胃，标去勿忘培本”的治则，虚心借鉴古训和各名老中医的经验，在反复的临床实践中对比、观察、求索，方能根据患儿的不同情况，使理法方药结合的丝丝入扣，提高疾病的治愈率。如对上呼吸道感染等肺系疾病，由于胃肠功能失调而频繁发病的“复感儿”，在宣肺解表的同时，可加入消导助运之药，以其“表里双解”，使得退热更快，其他症状也随之消失，选方用药也根据地域、气候不同而灵活变通。如在冬末春初或气候交替之时，用张仲景的六经辨证结合脏腑辨证，治疗小儿肺胃肠相关疾病，往往取得满意疗效。对待便秘型“复感儿”，保持大便通畅，则是防止复发的关键所在。张奇文教授在“肺与大肠相表里”理论的指导下，采用“清肺与清肠并举”方法，通大肠，降肺火，利小肠，清心火，每每取效。

3. 推崇阳主阴从观，临床重视扶阳气壮少火

张奇文教授幼承祖训，酷爱中医，勤求古训，博采众方，精研医术，临证 70 余年，经验宏富，医术精湛。其在临床实践中，晚年精研清代潍坊市昌邑名医黄元御医学著作 13 种，对其扶阳抑阴、中气升降等精辟论断，同样用于小儿疾病的诊治之中。与卢崇汉、李可等“火神派”名家过从甚密，精研刘止唐、郑钦安、颜龙臣等学术著作，改变着对当前治疗小儿多用清热解毒与灭菌消炎画等号的、已经西化了的儿科治疗向“寒凉派”转化的倾向。对小儿的生理病理特点，结合自己的临床经验，提出“阳主阴从”的观点，并以此为指导思想，贯穿于自己的临床实践。张奇文教授重视阳气，在人身各种阳气中，又特别推重肾阳，认为元阳之气是人身立命之根本，这是就正常生理而言的。在病理状态下，自然也重视阳气，认为“万病皆损于阳气”“阳气无伤，百病自然不作。有阳则生，无阳则死”。也就是说，阳气衰弱与否是疾病善恶转化的关键。故其治病立法，首重扶阳，临证时首先考虑元气损伤情况，以辛热之药扶阳抑阴，擅用姜、附、四逆汤之类的药方，形成非常鲜明的用药风格，取得了显著的临床疗效。

（1）学宗“稚阴稚阳”的小儿体质特点：清代吴鞠通提出小儿“稚阳未充，稚阴未长”。张奇文教授从小儿肌体“肉脆，血少，气弱”的特点出发，认为小儿“阳为稚阳，阴为稚阴”，属“稚阳、稚阴”之体。他对《素问·生气通天论》所云“阳气者若天与日，失其所则折寿而不彰，故天运当以日光明”，《素问·阴阳应象大论》载“阳生阴长，阳杀阴藏，阳化气，阴成形”，以及张景岳《类经》所云“可见水之所以生，水之所以行，孰非阳气所主……得阳则生，失

阳则死”的论述有很深的体会，所以特别强调阳气对小儿的重要性。他主张治疗小儿疾患，唯以维护正气为第一要务。正气者即阳气也，可使营卫和平而常行，则客邪不攻而自散，使正气自行祛除贼邪，则邪气退而正气安，犹如浮云一过，天日昭明。通过长期临床实践，他强调阳气在人体中的重要性，认为体为阴、阳为用，阳气在生理状态下是全身动力，在病理状态下是抗病的主力，而在儿科尤为重要。

（2）注重扶阳，元气为本：张奇文教授注重阳气，无疑是传承火神派的理论思想。在人体患病时，他以元气为本，倡导扶阳，对扶阳抑阴有着深刻的认识，形成了独具特色的扶阳理论。他推崇黄元御扶阳抑阴学说，在儿科主张顾护中气，调理脾胃。赞扬郑钦安：“外感内伤，皆本此一元有损耳。”“病有万端，亦非数十条可尽，学者即在这点元气上探求盈虚出入消息，虽千万病情，亦不能出其范围”（《医法圆通・卷三》）。“仲景立法，只在这先天之元阴、元阳上探取盛衰，不专在后天之五行生克上追求。”（《医理真传・卷二》）。

举一反三，可悟郑氏推崇扶阳思想的真谛，即并非头痛医头、脚痛医脚的对症下药，而是“治之但扶其真元”，从扶阳着手，以元气为本，此乃“握要之法。”清代王昂曾云：“医以辅养元气，非与疾求胜也。夫与疾求胜者，非味杂辛烈，性极毒猛，则得效不速，务速效者隐祸亦深，吾宁持久缓而待其自愈也。”徐灵胎亦认为，“诊病决生死者，不视病之轻重。而视元气之存亡，则百不失一矣。”以上所论治疗病以元气为重的观点，与张老推重肾阳的观点可谓异曲同工。

（3）擅用姜附，独树一帜：理论上张奇文教授推崇扶阳原则，在具体遣方用药上，则以擅用附子、干姜、四逆汤等温热方药著称，道理何在？张奇文教授认为，“用药者须知立极之要而调之”“热不过附子，甜不过甘草，推其极也。古人以药性之至极，即以补人身立命之至极，二物相需并用，亦寓回阳之义”“非附子不能挽欲绝之真阳”。他反复提道：“附子大辛大热，足壮先天元阳”“能补坎中真阳，真阳为君火之种，补真火即是壮君火也”“肉桂、附子、干姜纯是一团烈火，火旺则阴自消。如日烈而片云无。况桂、附二物，力能补坎离中之阳，其性刚烈至极，足以消逆上之阴气，阴气消尽，太空为之廓廊，自然上下奠安，无偏盛也”。

四 临证经验

1. 重视灸法和小儿外治推拿的推广

清代郑世元在《感怀杂诗》中有云："他山有砺石，良璧逾晶莹。"故张奇文教授以海不辞水、山不辞土石之勤学精神，而兼诸针灸、推拿、气功等非药物疗法和外治法。针对时下国内、国外有"存针废灸"之倾向，张奇文老师集古今灸法之大成，主编出版了《中国灸法大全》一书，力求挽回"重针轻灸"的局面，步"扶阳学派"之后尘，阐发"阳主阴从"之道理，还其针与灸并施的本来面目，以救式微之元阳。孙思邈在《千金要方》中，开宗明义地说明了一个好医生不仅要懂医懂药，而且要懂得针灸、推拿等非药物疗法，非此者，非良医也。灸法是一种用火治病的方法，在中华大地上已流传达数千年之久，世代相传，为我国的医疗保健事业做出了卓越的贡献。灸法虽历经兴衰之变，但它的卓著疗效已被举世公认。它是中国医药学伟大宝库中的一颗晶莹璀璨的明珠，若认真发掘，定前景绚丽。

灸法在我国历史上曾有过显著地位，登过大雅之堂。《汉书·艺文志》中综合我国古代治病方法为"针、石、汤、火"，火灼是古代治病四法之一。宋太宗赵光义病笃，针汤不济，其兄太祖赵匡胤亲手为之施灸，太宗痛，太祖取艾自灼亲验，此事在《宋史》上有记载，被后世传为美谈。灸法在古代曾是帝王、诸侯、将相治病诸法之上乘。临床实践证明，灸效不亚针效，故灸法在历史上曾列箴、石、汤三法之前。古时以灸为主，以针为辅，嗣后灸针并重，相提并论。故明代高武《针灸聚英》云："针灸药三者须兼，而后可与言医，可与言医者，斯周官之十全者也。"而今则针兴灸衰，究其原因，在艾卷温和灸发明之前，盖用艾炷着肤灸为主，灼皮之痛，灸肉之苦，且灸后发灸疮，脓水淋漓，日久不愈，灸疮结瘢，终生烙印。此时，灸法犹若"夏日之日"，令人望而生畏。患者弗受，医者难施，故日渐湮没。自艾卷温和灸和隔物灸诸法问世后，灸疗已免烧灼之苦。此时，灸法犹若"冬日之日"，令人可亲可近。随着科学技术的发展，各种艾灸仪不断推出，临床使用可定时、定性、定量，灸温可按需调节且疗效显著，使灸法这古老又原始的疗法绽开了鲜艳的花蕾，结出了丰硕的果实。灸法的显著特点是应用广泛，疗效既迅速又持久。它广泛应用于内、外、妇、儿、五官等各科疾病的治疗，对急性病、慢性病、常见病、疑难病均可施治。临证中常有一炷着肤，疼痛立已，一次施灸，沉疴即起的案例。灸法简便、安全、经济，易于普及，已受到海内外医家的广泛重视，继世界性的“针刺热”之后，“灸疗热”必将很快兴起。《中国灸法大全》是一部灸疗专著，共分7章，即灸法总论、灸法的种类、经络、腧穴、临床各科疾病的灸法、现代灸论综述、灸法文献摘要，后附经穴索引及参考书目。该书内载590个腧穴、168种灸熨及90多种疾病的灸疗，可供临床、教学、科研工作者参考，也可作为家庭灸疗保健的指南。编写该书的目的在于唤醒当代业医者，勿将其视为“小伎”，并言及“重针废灸”之时弊。鉴于该书早已脱销，2016年春，张奇文教授又与几位同道在原版的基础上加以增删，由中国中医药出版社重新以《中国灸法》再版。

小儿推拿，在山东源远流长，受到了国内外儿科名家的高度重视。张奇文教授在担任山东省卫生厅领导及退休之后，一直对小儿推拿情有独钟，多次在儿科会上强调把山东各派别的小儿推拿认真地总结和传授。他要求大家克服门户之见，互相学习，互相借鉴，继承传统，创新发展。在2020年召开的中国中医药研究促进会儿科专业委员会成立大会上，他又与儿科界同仁一起，向总会负责人当面陈情建言，成立小儿推拿外治分会，得到了“促进会”领导的大力支持，很快批准成立小儿推拿外治分会，为该会下面的二级分会，于2015年11月份由张奇文、朱锦善、黄甡三人牵头，在潍坊市成立全国小儿推拿外治分会，全国到会代表300余人。

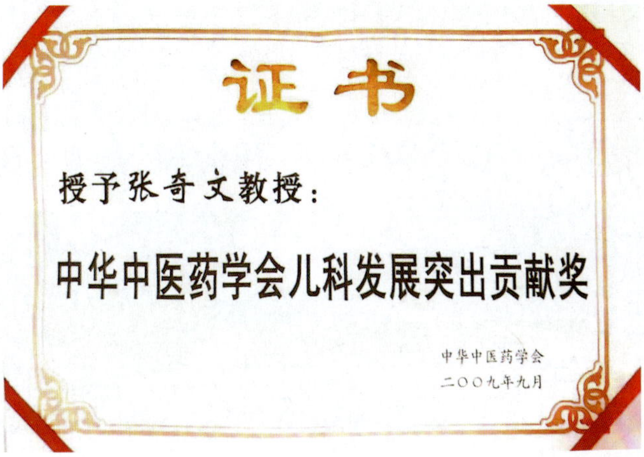

张奇文教授于2009年中华中医药学会授予儿科发展突出贡献奖

2. 重视“治未病”

养生保健，是中医药学宝库中的一块富矿，其中有许多珍贵的经验，对于建立社会—心理—生物医学模式的新构想，具有非常重要的理论意义和实践意义。1989年，张奇文教授主编的《实用中医保健学》一书，引领了中医“治未病”的方向。《实用中医保健学》一书发掘了中医几千年养生保健经验的各个方面，并使之条理化、系统化，使之成为一个独特的完整体系。它有理论，有临床，有方法和技术，分年龄和性别，涉及预防和康复，注重与治疗学相区别，又注重吸收当代的研究成果和突出实用性。《实用中医保健学》一书于2016年3月由中国中医药出版社再版。

3. 重视中药的真伪鉴别与炮制

自古以来医药不分家，临床疗效除取决于中医组方配伍要依据理法方药辨证论治外，中药的质量（包括产地、炮制、制剂等）问题，与疗效关系至关重要。如贝母有川贝、浙贝、伊贝之分，而川贝中又有松贝、炉贝、青贝、平贝之别。不但其形状、大小价格不同，而且其作用、味道均有明显差别。然而在一些论文报道组方中，凡用贝母者，仅有川贝和浙贝的限定，而很少有加其他不同产地的注解。不仅川贝母如此，其他如常用的麻黄、杏仁、枇杷叶、紫菀、冬花、百部、山楂、神曲、麦芽等，是生用还是炒用，是酒炒还是醋炒，是炙用还是焦用，作者或编者均省去注脚。桑叶、菊花、薄荷、生石膏是先煎，还是后入，不少论文

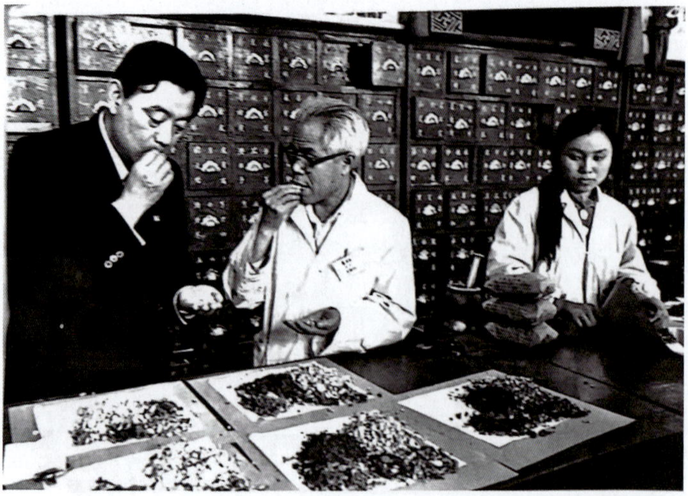

张奇文教授医药并重，请老中药专家为学生讲解“口尝”等传统方法鉴别中药

缺乏交代。中药制剂缺乏每支或每片内相当于生药的含量，如此介绍，难怪经不起重复。另外，药物的真伪鉴别，在儿科、妇科临床面临小儿脏腑娇嫩，易虚易实，服药困难等现实，张老对一些贵重药的使用如天然牛黄、羚羊角、麝香等必须亲自辨认，不可轻易应用。

五 典型医案

1. 腭扁桃体肿大

聂某某，男，12 岁，寿光市台头镇人。2013 年 7 月 19 日初诊。

主诉：患儿因声音嘶哑、偏食、体胖、睡觉打呼噜。

现病史：患者身高 150 cm，体重 50 kg，周身多肉。检查咽部，扁桃体左侧Ⅲ°大，右侧Ⅱ°大。小儿说话声音嘶哑、老声老气，似“倒仓”，睡觉磨牙，打呼噜。其母说，患儿为剖宫产，初生为 3.6 kg。因母亲时常发生乳腺炎，母乳喂养至 1 周岁而断奶。患儿小时喝水较少，喜食肉食，厌食蔬菜，爱吃鸡蛋，平均一天能吃五六个鸡蛋，饭量大。小时大便常干，经常感冒、发热、咳嗽。每次发热后即去打吊瓶，一个月中总有 1 ~ 2 次因发热、咳嗽入院治疗。稍长，经常流鼻血，6 岁前，一直尿床，睡觉不老实，蹬被子，吃自己的指甲，大便一直偏干。脉象右寸大，全身肌肉发达，结实。

辨证思路：患儿肥胖体质，胃纳较好，痰瘀结于喉中，时常发热、便秘，内热炽盛，上不得清，下不得泄，治以化痰散结利咽清腑泄热，必须缓下为先。

中医诊断：乳蛾（痰瘀热结型）；西医诊断：扁桃腺炎。

治则：化痰散结利咽，清腑泄热。

处方：①咽门缩桃丸 150 克 / 瓶 ×2，服法：每服 5 克（包样），日服二次，早晚饭后用蜂蜜水分多次冲下。②汤剂：玄参 15 g，太子参 10 g，炒牛子 10 g，射干 6 g，桔梗 6 g，桑椹子 10 g，鱼腥草 30 g，生石膏 30 g（袋装，先煎 10 分钟），马鞭草 15 g，僵蚕 10 g，乌梅 10 g，生牡蛎 30 g（袋装，先煎 10 分钟），炒象牙屑 10 g，浙贝母 10 g，炒筋脱 6 g，生鸡内金 20 g（捣），马勃 10 g（袋装），生甘草 6 g。10 剂。水煎服。水煎两次，得汁浓缩至 200 mL，加蜂蜜 2 ~ 3 汤匙，作 3 次饭后服。

二诊：2013 年 8 月 5 日。遵上医嘱服药后，扁桃体已回缩至正常，右仍可见。自服药后，没再流鼻血，喉咙发音已不再嘶哑，大便已转正常，每日 1 次。仍光想吃肉，饭量大，家长控制。为巩固治疗，以上处方本“效不更方”，继续服用，以观后效。

按语：腭扁桃体肿大相当于中医的乳蛾。其病因病机，起病急骤者，多为风热之邪乘虚外袭，火热邪毒搏结喉核而发病。若病久体弱，脏腑失调，邪毒羁留不去久滞喉核，易使病情迁延，反复发作。其病机涉及肺、胃、脾、肝、心、肾、大肠、三焦、任、督……诸经，可谓无处不联，相当广泛。张奇文教授研制了“咽门缩桃丸”治疗腭扁桃体肿大。方中乌梅、人指甲解毒利咽，去腐生肌，两药共为君药；用马鞭草、射干、马勃、挂金灯、木蝴蝶、炒牛子辅助乌梅清热解毒，利咽消肿；用炒象牙屑、麝香辅助人指甲清热拔毒，去腐生肌，上述药物共为臣药。用羚羊角粉、牛黄平肝息风，凉血解毒，桔梗载诸药上行以达病所。咽门缩桃丸不仅能改善腭扁桃体肿大，还能有效改善腭扁桃体肿大的兼症，如多动症、咬指甲、紫癜、大便干、流鼻血、癫痫、哮喘、反复感冒、心肌炎等。

本案患儿肥胖体型，喜吃肉食，厌食蔬菜，日久化痰生热，火热上攻，痰热互结，从而导致腭扁桃体肿大。腭扁桃体肿大引起声音嘶哑和睡眠时打呼噜。肺胃肠相关，肺火不降，挟胃火上冲则鼻衄。清阳出上窍，浊阴走下窍，清浊混淆，上下不通，痰湿内生，故成易感儿。本病核心为腭扁桃体肿大，服用咽门缩桃丸治本。同时服用汤剂清肺胃之热。方中太子参补气养阴，射干、马勃、牛蒡子、马鞭草、桔梗、生甘草清热利咽，乌梅、筋脱、象牙屑解毒利咽和去腐生肌，鱼腥草、生石膏清肺胃之热。汤剂和丸药共用，达到标本兼治的作用。

2. 五迟五软

郎某某，男，2 岁 6 个月。2014 年初初诊。

主诉：发育迟缓 2 年。

现病史：患儿生下来各方面正常，但坐晚、行迟、言语迟，小脑发育慢，下肢无力，能蹲下，头项软弱，老低头，无落日目。曾至北京儿童医院，各项检查未发现明显异常。

辨证思路：《保婴撮要》曰：“夫头软者，脏腑骨脉皆虚，诸阳之气不足也。乃天柱骨弱，肾主骨，足少阴太阳经虚也。手足软者，脾主四肢，乃中州之气不足，不能荣养四肢，故肉少皮宽，饮食不为肌肤也。”

中医诊断：五迟五软（肝肾亏损证）。

治则：扶正补虚，固本培元。

处方：鹿茸 10 g，补骨脂 15 g，菟丝子 15 g，鸡内金 15 g，川牛膝 6 g，生晒参 15 g，炒山药 30 g，炒谷麦芽各 15 g，菖蒲 10 g，全蝎 10 g，大蜈蚣 3 条，胡芦巴 10 g，鸡血藤 10 g，鹿角胶 15 g。共为极细末，每服 3 g，打入豆浆内服。

二诊：2014 年 4 月 21 日。患儿自己能扶着外物行走了，说话也多了，能说 1 ~ 2 个字，上方继服 2 剂。

三诊：2014 年 7 月 18 日。取上方 2 剂量，打粉，服法同前。

四诊：2014 年 10 月 17 日。经上述治疗，精神大见好转，说话较前增多，出虚汗，扶外物走路较前好转。

处方：上方加紫河车 20 g，砂仁 6 g，沙苑子 20 g，鹿茸加至 15 g，胡芦巴加至 30 g，2 剂，打细末，每服 5 g，日服 2 次，体重 40 斤。

五诊：2015 年 4 月 22 日。患儿腿软好了很多，说话发音清楚且连贯。

处方：在 10 月 17 号方基础上加骨碎补 20 g，炙僵蚕 20 g，益智仁 15 g，焦神曲 15 g，焦山楂 20 g，鹿茸加至 20 g，紫河车加至 35 g，节菖蒲加至 30 g。服法同上。

按语：五迟五软病症可同时兼有，也可以单独出现，属儿科临床疑难病症。究其病因病机多系孕期调护不当，饮食、精神、起居等因素损伤胎元之气或父母精血虚损等，致先天精髓不充，脏气虚弱，筋骨肌肉失养而出现五迟、五软。《张氏医通》谓其“皆胎弱也，良由父母精血不足，肾气虚弱，不能荣养而然”。也有后天喂哺失调，饮食不足，致脾胃虚弱，气血化生不足，筋骨肌肉失养而致生长发育障碍者。五迟五软以虚证多见，治疗大法以扶正补虚，固本培元为主。本案方中鹿茸归肝、肾经，壮肾阳，益精血，强筋骨；鹿角胶、菟丝子补肝肾，益精血；胡芦巴温肾助阳；补骨脂善壮肾阳，暖水脏，《本草经疏》言其“能暖水脏，阴中生阳，壮火益土之要药也”。川牛膝，活血通经，补肝肾，强筋骨；鸡血藤，行血散瘀，补血养血，舒筋活络。生晒参，大补元气，补脾益肺，安神益智；炒山药，益气养阴，补脾肺肾；鸡内金、炒谷麦芽健脾消食。菖蒲，开窍醒神，宁神益智。全蝎、蜈蚣舒筋通络。全方以补先天肾阳，壮水为主，更加健脾益气之品补后天之本，补后天亦有助于充养先天，并用活血通络开窍醒神之品，使补而不滞。

四诊方中紫河车与鹿茸皆为滋补强壮之要药，紫河车养阴力强，使阴长阳生，且大补气血，以血肉有情之品培补先天不足；砂仁化湿醒脾；沙苑子补肾固精，似菟丝子平补肝肾而以收涩见长。

五诊方中骨碎补温补肾阳，强筋健骨。加僵蚕以增强全蝎、蜈蚣通络力度。焦山楂、焦神曲消食和胃。益智仁与补骨脂同用，补肾助阳，温脾开胃。

3. 肾虚血瘀不孕症

案 1：张某，女，40 岁。2014 年 6 月 13 日初诊。

主诉：有正常性生活，未避孕未孕 2 年。

现病史：患者月经周期前后不定，20 ~ 40 天一行，量少，色黑，有血块，伴乳房胀痛，小腹坠痛，腰痛；带下量多，孕3产1流2；平素手脚凉，入冬尤甚，恶风怕冷，急躁易怒，面部色素沉着 4 年。舌质黯，苔薄白，脉沉细，左脉紧涩。

辨证思路：患者冲任气血不畅，血海不能按时满溢，瘀阻冲任，血不归经，故月经周期延后，量少，色黑，有血块。血瘀气滞，不通则痛。《诸病源候论》载："妇人夹疾无子，皆由劳伤气血，冷热不调，而受风寒，客于子宫，致使胞内生病，或月经涩闭，或崩血带下，致阴阳之气不和，经血之行乖候，故无子也。"舌质黯，苔薄白，脉沉细，左脉紧涩，皆为脾肾亏虚，气滞血瘀之象。

中医诊断：不孕症（气滞血瘀，脾肾亏虚）。

治则：活血化瘀，温补脾肾。

处方：当归30 g，川芎10 g，赤芍15 g，醋香附15 g，醋延胡索30 g，乌药15 g，生蒲黄 15 g（包），五灵脂 10 g，柴胡 10 g，炮姜 10 g，紫肉桂 10 g，益母草 30 g，炒桃仁 10 g，紫草 15 g，辽细辛 6 g，菖蒲 10 g，白僵蚕 10 g，炮山甲 6 g，小茴香 18 g，鹿角胶 15 g（烊化），炙甘草 6 g。10 剂，水煎服，姜 3 片，枣 3 枚。

二诊：2014 年 6 月 23 日。面色较前改善，乳房不胀，舌质淡黯，苔薄，脉沉细。

处方：当归 15 g，川芎 10 g，赤芍 15 g，小茴香 15 g，醋香附 15 g，醋延胡索 30 g，乌药 15 g，生蒲黄 10 g（包），五灵脂 15 g，炒桃仁 10 g，红花 6 g，青陈皮各 10 g，紫肉桂 10 g，炮姜 10 g，炒川续断 30 g，淫羊藿 15 g，炙蜂房 15 g，鹿角胶 15 g（烊化），紫草 15 g，白芷 15 g，辽细辛 6 g，炙甘草 6 g，紫河车 30 g。20 剂，水煎服，日 1 剂。

三诊：2014 年 7 月 25 日。患者述诸症减轻，末次月经 2014 年 7 月 8 日，周期 30 天，经期 5 天，量中，色红，血块较前减少。腰痛，阴雨天加重，其余诸症均明显减轻。

处方：柴胡 15 g，桂枝 15 g，干姜 15 g，附子 40 g（先煎），炙蜂房 15 g，淫羊藿 15 g，葫芦巴 30 g，枸杞子 20 g，鸡血藤 30 g，白芷 15 g，僵蚕 15 g，生龙骨、生牡蛎各 30 g，紫石英 30 g（先煎），炒苍术 15 g，砂仁 15 g（后入），炙甘草 6 g。15 剂。水煎服，生姜 3 片，大枣 3 枚。

2015 年 4 月 11 日电话随访，患者已怀孕 4 个月。

案 2：邢某，女，30 岁。2011 年 2 月 21 日初诊。

主诉：未避孕未孕 2 年。

现病史：患者经前经期小腹疼痛难忍十余年，伴肢冷、呕吐、便溏，经前乳房胀痛，经色紫暗有块，遇冷加重，在当地人民医院行妇科彩超示子宫腺肌病，内膜移位。舌质紫黯，苔白，脉沉细涩。

辨证思路：患者血瘀气滞，不通则痛，经前经期小腹疼痛。素体脾虚，则呕吐、便溏。瘀阻冲任，血不归经，经色紫暗有块。《医宗金鉴》载女子不孕之故，由伤其冲任也，皆当细审其因，按证调治。舌质紫黯，苔白，脉沉细涩，为脾肾亏虚，气滞血瘀之象。

中医诊断：不孕症（气滞血瘀，脾肾亏虚）。

治则：温经理气，活血化瘀。

处方：酒当归 30 g，川芎 10 g，赤芍 15 g，炒桃仁 10 g，炮山甲 6 g，醋香附 15 g，醋延胡索 30 g，青皮、陈皮各 10 g，辽细辛 3 g，白芷 15 g，益母草 30，炙甘草 6 g。10 剂，水煎服，日 1 剂。5 kg 大盐粒外用。

二诊：2011 年 3 月 4 日。患者自觉疲乏无力，嗜睡，已接近经前期，心慌，小腹坠胀，无其他不适。

处方：酒当归 30 g，怀牛膝 10 g，川芎 10 g，赤芍 15 g，炒桃仁 10 g，炮山甲 6 g，醋香附 15 g，醋延胡索 30 g，桂皮 10 g，乌药 15 g，淫羊藿 10 g，炙蜂房 15 g，白芷 15 g，小茴香 20 g，益母草 30，辽细辛 6 g，炙甘草 6 g。10 剂。水煎服，日 1 剂。

2012 年 12 月 4 日来诊始知，经治疗患者已于 2011 年 12 月顺产一女婴。

按语：不孕症指女子未避孕，性生活正常，与配偶同居 1 年而未孕者。《诸病源候论》载：月水不利无子、月水不通无子、子脏冷无子、带下无子、结积无子等夹疾无子病源。《圣济总录》载："妇人所以无子，由冲任不足，肾气虚寒故也。"《丹溪心法》载肥盛妇人痰湿闭塞子宫和怯瘦妇人子宫干涩不能妊娠。

张奇文教授认为，妇人先天肾气不足，或房事不节，反复流产损伤肾气，或寒湿伤肾，或久病伤阳，阳虚内寒，命门火衰，脏腑失于温养。阳虚气弱则生化失期，气血乏源，气虚血少，冲任不足，胞宫失于温煦，不能触发氤氲乐育之气，故不能摄精成孕。阳虚胞宫失于温煦，肾气渐虚，久病必瘀，肾虚日久或失治误治，脾肾亏虚，肝气郁结，气滞血瘀，导致虚瘀互结，本虚标实。

《景岳全书》载种子之方，本无定轨，因人而药，各有所宜。本病的主要病机为肾气不足，冲任气血失调。治疗以温养肾气，调理气血为主，调畅情志，利于受孕。以上述验案为例，方中当归配川芎和血调经，畅达血脉；赤芍配醋延胡索活血行气，散瘀止痛；醋香附配柴胡疏肝理气，调经止痛；生蒲黄配五灵脂增强活血化瘀之力；炮姜、紫肉桂、小茴香、乌药同用温通血脉，散寒止痛；益母草、炒桃仁、紫草同用活血调经，祛瘀通经；辽细辛配白芷、白僵蚕通阳散结，祛风止痛；菖蒲化湿和胃、宁神益智；炮山甲增强活血祛瘀，消癥通经；鹿角胶补肝肾，益精血，调冲任；炙甘草和中益气，调和诸药。诸药配伍，共奏活血化瘀、温补脾肾之效，结合临床随症加减，寓补于通，鼓舞阳气升发，促使气血调达，以期标本兼治，收效甚佳。张奇文教授学术上融汇古今，临床上辨证灵活，处方上用药精当，治疗不孕症疗效显著。

4. 颈肩腰腿痛

（1）痹证

孙某某，女，23 岁，工人。2006 年 12 月 6 日初诊。

主诉：全身关节疼痛 20 天。

现病史：患者 20 天前出现全身关节酸重疼痛。近一周疼痛加重，肩、肘、膝、指关节痛重，痛处固定不移，关节局部肿胀，不红不热，双足背及踝部浮肿较明显，活动不便，肢体困重，行走举动费力，犹带重物。晨起全身关节僵硬，活动后缓解，饮食睡眠大小便均正常，舌质淡，苔白腻，脉象濡缓。既往体健。

辨证思路：唐代孙思邈《备急千金要方·卷八·偏风第四》中说："治腰背痛，独活寄生汤。夫腰背痛者，皆由肾气虚弱，卧冷湿地当风所得也，不时速治，喜流入脚膝，为偏枯冷痹缓弱疼重，或腰痛挛脚重痹，宜急服此方……诸处风湿亦用此法。新产竟便患腹痛不得转动，及腰脚挛痛不得屈伸，痹弱者，宜服此汤，除风消血也。”此患者风寒湿三气杂至，湿淫邪偏胜所为，湿邪客留经脉、骨节，肩、肘、膝、指关节，痛处固定不移，关节局部肿胀，不红不热，双足背及踝部浮肿较明显，活动不便，肢体困重，行走举动费力，犹带重物。晨起全身关节僵硬，符合独活寄生汤方证。

中医诊断：痹证（湿痹）。

治则：除湿通络，祛风散寒。

处方：①独活寄生汤加味。独活 10 g，羌活 10 g，薏苡仁 60 g，茯苓 30 g，苍术 15 g，汉防己 10 g，秦艽 10 g，防风 10 g，黄芪 30 g，白术 15 g，甘草 10 g，党参 30 g，桂枝 15 g，姜黄 10 g，细辛 6 g，麻黄绒 10 g，川牛膝 10 g。10 剂水煎服，黄酒引。②百寿止痛散：马前子粉 6 g，地龙粉 2 g，土鳖虫粉 2 g，全蝎粉 2 g，混匀，每次 0.3 g，每日 2 次，用黄酒烧开冲服。

二诊：2006 年 12 月 17 日。全身关节疼痛减轻，关节肿胀稍有缓解，以足浮背部肿胀明显，守原方加减，酌加泽兰 30 g，赤小豆 30 g。10 剂，水煎服，黄酒引。

三诊：2006 年 12 月 28 日。全身关节疼痛明显减轻，关节肿胀明显缓解，调治一个月，关节疼痛、肿胀完全消失，活动如常。

按语：《素问 · 痹论》中说：“风寒湿三气杂至，合而为痹也。”此乃风寒湿三气杂至，湿淫邪偏胜所为，湿邪客留经脉、骨节，则痛处重滞，始终不移，复伴局部漫肿，一身重困，手足沉重。故选用独活寄生汤原方基础上加大茯苓用量，加大剂量薏苡仁、苍术、泽兰、赤小豆以加强祛湿之力，以麻黄绒解表祛寒。同时百寿止痛散活血化瘀止痛，加速血液循环，肌肉放松，皮肤毛细血管扩张，促进机体各种代谢。加速血液循环，缓解组织粘连，改善局部营养。张奇文教授认为：大凡关节痛症，多为风寒湿热“合而为痹”，必辨明风、寒、湿、热，逐邪务尽。痹证初起邪气方盛之际，务必遵循客邪所兴，逐之外达的基本原则，重在导邪外出，迅速消除病因病原，杜绝病邪深入和转化，临床投药施治，首当分清所凑之因，何邪为胜，然后着眼于祛风、散寒、除湿、泄热诸法，借以行皮通肉，透骨入节，畅通营卫气血，尽逐邪自肌腠、络道而去，复使经脉和利，痛止病痊。

（2）颈肩痛

韩某某，男，48 岁。2009 年 1 月 15 日初诊。

主诉：左肩痛伴左颈部疼痛 10 余天。

现病史：患者近十余天前出现左肩部及左颈部疼痛，呈酸重疼痛，逐渐加重，随到某中医院就诊，确诊颈肩综合征。服中药半月余，效果不显。近五天疼痛加剧，精神萎靡，左侧头部胀木感，左侧手麻木，肩关节抬举、后伸受限，稍一碰撞即疼痛难忍，入夜为甚，自觉肩部畏寒怕冷，口干，手足心热，晚上睡眠时出汗多，饮食睡眠大小便正常。舌质红，苔白腻，脉弦。

辨证思路：《金匮要略·血痹虚劳病脉证并治第六》说："血痹阴阳俱微，寸口关上微，尺中小紧，外证身体不仁，如风痹状，黄芪桂枝五物汤主之。黄芪桂枝五物汤方，黄芪三两，芍药三两，桂枝三两，生姜六两，大枣十二枚。上五味，以水六升，煮取二升，温服七合，日三服。一方有人参。"该患者左肩痛伴左颈部疼痛，精神萎靡，左侧头部胀木感，左侧手麻木，肩关节抬举、后伸受限，稍一碰撞即疼痛难忍，入夜为甚，自觉肩部畏寒怕冷，右手寸脉较大，符合黄芪桂枝五物汤方证。

中医诊断：痹证（颈肩综合征）。

治则：益气，温经，散寒；行气，活血，止痛。

处方：①桑枝 10 g，川羌 10 g，防风 10 g，葛根 30 g，夏枯叶 15 g，姜黄 10 g，醋延胡索 30 g，辽细辛 10 g，全蝎 10 g，蜈蚣 3 条，首乌藤 30 g，菊花 15 g（后入），黄芩 10 g，甘草 10 g。6 剂，水煎服。②百寿止痛散：马前子粉 6 g，地龙粉 2 g，土鳖虫粉 2 g，全蝎粉 2 g，混匀，每次 0.3 g，每日 2 次，用黄酒烧开冲服。

二诊：2009 年 1 月 22 日。服药后头胀木感好转，疼痛较前减轻，左侧肩部仍感不适。右手寸脉较大。

处方：黄芪桂枝五物汤加味。生黄芪 45 g，桂枝 10 g，白芍 30 g，川羌 10 g，防风 10 g，桑枝 10 g，葛根 30 g，姜黄 10 g，醋延胡索 30 g，辽细辛 10 g，全蝎 10 g，蜈蚣 3 条，菊花 15 g（后入），黄芩 10 g，甘草 10 g，生牡蛎 30 g（布包），川牛膝 10 g。8 剂。水煎服，每日 1 剂，分两次口服。

患者上药服完，左肩疼痛基本消失，嘱停止服药，坚持体育锻炼，一个月后随访，患者肩痛消失，颈肩活动自如。

按语：颈肩综合征是肩颈部关节肌肉劳损、退变、风寒湿等因素引起的关节周围软组织的一种慢性、无菌性炎症病变。张奇文教授认为，肩周炎、颈椎病多为 50 岁左右发病，老年气血虚弱，肝肾不足，风寒阻络、寒湿凝滞所致。张奇文教授在首诊时，首选颈肩疼痛专用药：桑枝、川羌、防风、葛根、姜黄、醋延胡索、辽细辛等，治疗效果不理想，后选用黄芪桂枝五物汤疗效甚佳，黄芪桂枝五物汤为治疗肢体麻木第一方，方中黄芪、甘草健脾胃补气；桂枝、姜黄、羌活、防风、桑枝、细辛以温散寒邪，祛风解表，化湿止痛；延胡索、全蝎、蜈蚣以活血、破瘀、通经、行气、止痛；葛根、菊花、黄芩以疏风清热，清利头目；葛根、羌活、桑枝为治疗颈肩痛之要药。方中芍药甘草汤为治疗肌肉痉挛和缓解疼痛第一方，加大白芍用量，进一步增强芍药甘草汤止痛疗效。同时百寿止痛散，活血化瘀止痛，加速血液循环，肌肉放松，皮肤毛细血管扩张，促进机体各种代谢，加速血液循环，缓解组织粘连，改善局部营养，从而取得理想的疗效。

（3）腰痛

王某某，女，42 岁，工人。1999 年 9 月 10 日初诊。

主诉：腰痛 3 个月，加重 10 天。

现病史：患者 3 个月前无明显诱因出现腰痛，逐渐加重，腰两侧痛重，腰部冷痛重着，遇阴雨天加重，卧床休息疼痛不减。近 10 天疼痛加重，夜间腰部板滞疼痛，影响睡眠，不能弯腰、后伸。翻身行走困难，全身困重乏力，活动时感觉胸闷，时有腹胀，口干，饮水不解，小便正常，大便时干时稀，没规律，舌质淡红，有齿印，苔白腻，有裂纹，舌下静脉瘀阻，咽部有痰，脉濡缓。

辨证思路：《金匮要略·五脏风寒积聚病脉证并治》说："肾著之病，其人身体重，腰中冷，如坐水中，形如水状，反不渴，小便自利，饮食如故，病属下焦，身劳汗出，衣里冷湿，久久得之，腰以下冷痛，腹重如带五千钱，甘姜苓术汤主之。甘草干姜茯苓白术汤方，甘草、白术各二两，干姜、茯苓各四两，上四味，以水五升，煮取三升，分温三服，腰中即温。"医圣张仲景将"身劳汗出，衣里冷湿，久久得之"的腰冷、腰痛，沉重难行归为肾着之病，以甘姜苓术汤治之。

中医诊断：痹证（腰痛）。

治则：健脾，祛湿，温中。

处方：肾着汤加味。黄芪 15 g，党参 15 g，白术 20 g，甘草 10 g，白蔻仁 10 g，延胡索 15 g，藿香 10 g，佩兰 10 g，陈皮 10 g，茯苓 20 g，干姜 10 g，防风 10 g，生薏苡仁 30 g。7 剂。水煎服。

二诊：1999 年 9 月 17 日。患者腰痛大减，全身乏力减轻，守原方续服 10 剂。

三诊：1999 年 9 月 25 日。腰痛基本缓解，活动自如，嘱停止服药，加强锻炼，忌生冷腥辣，节制房事，以健脾温肾养胃，巩固疗效。

按语：清代程林《金匮要略直解》说："此肾着于寒湿也。《黄帝内经》曰：

‘伤于湿者，下先受之。’寒湿着于下焦，故身体重，甚则冷痛腹重，如带五千钱也……此证因疲劳玄府开，汗出衣冷湿，久久则寒湿之气从而薄肾，故为肾着也。”湿性重着，寒性趋下，寒湿之邪侵犯体表，则着于下焦。清代沈明宗《张仲景金匮要略》说：“此寒湿浸淫，肾之经络病也。腰为肾府，寒湿浸淫于腰，痹着肾之经络，气血不得转运，故身体重，下连带脉，则腰中冷，如坐水中，形如水状，名曰肾着……病属下焦肾部，躯壳受邪也。”因寒湿浸淫于腰，腰为肾之府，故名肾着。腰痛之症，冷甚重甚，冷如坐水中，重如带五千钱，或伴腰部皮肤肿胀“形如水状”，当是寒湿为患之“肾着病”。

肾着汤似非治腰痛之方，其实治寒湿腰痛之妙剂，为治疗腰痛第一方。“病人腰痛，身重，转侧艰难，如有物击，天阴雨则更甚”。此腰痛，因脾胃虚弱，脾失健运，湿浊流注，流入腰之外府，阻滞气机，故作痛。

历代医家皆以为肾着之病，并非肾脏本病，而是寒湿浸淫。天冷之时，身着厚衣劳作，动作剧烈则大汗出，或体弱气虚，动则汗出者，衣湿不能解，日久则成寒湿邪气，浸淫皮肤，渐成腰部冷痛，沉重难行之症。方中甘草、干姜、茯苓、白术以温中健脾祛湿；茯苓、甘淡渗湿，化气行水，导水湿之气；干姜辛温以暖土气，甘草和中。加黄芪、党参加强补气健脾之功；配藿香、佩兰增强健脾燥湿之力，以利腰脐之气；本方重在祛湿，故虽全非治腰之品，对阳虚湿滞而冷感之腰痛卓有疗效。张奇文教授认为临床遣方用药，必察病之因，寻病之情，切不可见腰治腰，延误病情。

5. 循六经用经方治小儿病

（1）感冒发热

案1：李某，男，9个月。2015年6月9日初诊。

主诉：发热3天。

现病史：从前天下午发热，不流鼻涕，发热上午轻，下午3 ~ 5点时体温高，体温最高达39.7 ℃，今天上午38 ℃，呕吐，大便稀，指纹青紫。

辨证思路：阳明病，发潮热，大便溏，小便自可，胸胁满不去者，与小柴胡汤，呕而发热小柴胡汤主之，下午3 ~ 5点为阳明所主。纵观诸要点，该患儿发热为少阳阳明合病。

中医诊断：发热病（少阳阳明合病）。

处方：小柴胡汤加石膏汤加减。柴胡10 g，酒黄芩6 g，薄荷6 g（后下），法半夏6 g，焦山楂10 g，炒谷麦芽各10 g，生石膏25 g（先煎），甘草3 g，生姜2片，大枣2枚。水煎服，3剂而愈。

按语：此患儿发热，下午体温最高达39.7 ℃，呕吐，大便稀，此为少阳阳明合病。用小柴胡汤加石膏汤清除少阳、阳明之热。指纹青紫是患儿有食积之象，故用焦山楂、炒谷麦芽消食化积，生姜、大枣调和脾胃，因方与证合，故3剂而愈。临床运用关键在于明确辨证要点，同时辨证时当严格遵循先辨阴阳，再辨六经，最后方证对应的步骤，注重变通。对于出现兼证的情况，注重合方运用。

案2：王某，男，1岁4个月。2015年5月17日初诊。

主诉：反复发热1个月，腹泻3天。

现病史：2015年4月14日因咳嗽喘憋8天、发热1天到潍坊某医院住院，诊断为“支气管肺炎”。经美洛西林、热毒宁等输液药物治疗后，患儿咳嗽减轻，喘憋消失而出院，但患儿体温不稳定，反复发热，体温37.5 ~ 38 ℃，汗出。3天前出现腹泻，水样便，夹有不消化的食物，脸色发青，指纹青紫，患儿家长诉说患儿自出生以来反复感冒、反复输液。

辨证思路：患儿反复发热，汗出，此为太阳病不解；腹泻，水样便，夹有不消化的食物，此为太阴病；患儿自出生以来反复感冒、反复输液，脸色青，此为伤阳气，少阴病也。纵观诸要点，该患儿发热为太阳太阴少阴合病。

中医诊断：发热病（太阳太阴少阴合病）。

处方：生黄芪30 g，太子参15 g，桂枝6 g，白芍10 g，熟附子10 g（先煎15分钟），焦白术10 g，炒谷芽、炒麦芽各10 g，焦山楂7.5 g，干姜6 g，炙甘草6 g，生姜1片，大枣2枚。水煎服，8剂而愈。

按语：张奇文教授在临床实践中精研清代潍坊市昌邑名医黄元御医学著作13种，对其扶阳抑阴、中气升降等法则，同样用于小儿疾病的治疗之中。张老重视阳气，在人身各种阳气中，又特别推崇肾阳。此为太阳太阴少阴合病，故用桂枝汤合理中丸、四逆汤加减。桂枝解肌发表，助卫阳，通经络，芍药收敛固外泄之营阴，干姜温脾阳，去寒邪，配合太子参，温中健脾，患儿反复感冒，故加黄芪益气固表；指纹青紫，有食积，故用炒谷芽、炒麦芽、焦山楂消食化积，因方药对证，故8剂而愈。

（2）发热咳嗽

案1：侯某，女，4岁。2015年4月15日初诊。

主诉：发热、咳嗽1天。

现病史：患儿昨天下午开始发热，体温最高达 39 ℃，咳嗽，有白痰，咯痰困难。患儿家长诉说患儿自 1 岁以来经常反复咳嗽、发热，一发热就到 39 ℃。平时不欲饮食，大便干，2 ～ 3 天 1 次。舌质红，脉数。

辨证思路：《伤寒论》第 96 条小柴胡汤证方后注加减法曰："……若咳者，去人参、大枣、生姜，加五味子半升、干姜二两。"此患儿自 1 岁以来经常反复咳嗽、发热，平时不欲饮食，此为少阳病，大便干，2 ～ 3 天 1 次为阳明病。纵观诸要点，该患儿发热为少阳阳明合病。

中医诊断：咳嗽（少阳阳明合病）。

处方：小柴胡汤合调胃承气汤加减。柴胡 6 g，酒黄芩 10 g，法半夏 6 g，焦三仙各 15 g，炒杏仁 10 g，炙枇杷叶 10 g，炙款冬花 15 g，炙紫菀 10 g，酒大黄 9 g（后下），芒硝 3 g（分 2 次冲服），甘草 3 g。6 剂。日 1 剂，水煎服。

二诊：2015 年 4 月 19 日。药后体温在 37.5 ℃左右，咳嗽大减，大便每天 2 次，舌质红，脉缓。再以小柴胡汤加减。

处方：柴胡 15 g，酒黄芩 10 g，荆芥穗 10 g，炒杏仁 10 g，生石膏 30 g（先煎），小松贝 10 g，法半夏 6 g，青蒿 10 g，焦三仙各 15 g，甘草 3 g，生姜 3 片，大枣 2 枚。水煎服，服 5 剂而愈。

按语：咳嗽，是指肺失宣降，肺气上逆作声，咳吐痰液而言。有声无痰为咳，有痰无声为嗽，一般多为痰声并见，故称为咳嗽。咳嗽病变主要在肺，与肝、脾有关，主要病机为邪气犯肺，肺气上逆。主要有外感咳嗽、内伤咳嗽。本案小柴胡汤合调胃承气汤加减治之，加焦三仙增强消食之力。患儿反复咳嗽、发热，有白痰，咯痰困难，故用炒杏仁、炙枇杷叶、炙款冬花、炙紫菀来润肺化痰止咳。二诊后病大减，故用小柴胡汤去人参，加石膏清少阳阳明余热，加炒杏仁、小松贝止咳化痰，加青蒿、荆芥穗增强清透之力，再服 5 剂而愈。

案 2：徐某，女，5 岁。2013 年 5 月 16 日初诊。

主诉：咳嗽 20 天。

现病史：20 天前感冒后咳嗽，夜间躺下咳重，吐白黏痰，不易咯出，时时清嗓，睡觉蹬被子，大便有时干，舌淡苔白，脉浮弦数。查体：两侧扁桃体Ⅰ°，高低不平。

辨证思路：患者感冒、咳嗽 20 天，舌淡苔白，脉浮为太阳病，大便干、咽部两侧扁桃体Ⅰ°大，脉弦数为少阳阳明病。根据辨证要点，辨证为太阳少阳阳明合病。

中医诊断：咳嗽（太阳少阳阳明合病）。

处方：小柴胡汤合麻杏甘石汤加减。①咽门缩桃丸 150 g，每服 4 g，日服 2 次。②柴胡 10 g，酒黄芩 10 g，法半夏 6 g，炙麻黄 6 g，炒杏仁 10 g，生石膏 30 g（先煎），炙款冬花 12 g，炙紫菀 12 g，乌梅 9 g，炙甘草 3 g。水煎服，6 剂而愈。

按语：本案张奇文教授辨为太阳少阳阳明三阳合病，用小柴胡汤合麻杏甘石汤，清解三阳之邪。柴胡苦平，入肝胆经，疏畅气机郁滞；黄芩清泄少阳半里之邪气；半夏、生姜和胃止呕化痰散结；人参、大枣健脾益气；炙甘草调和诸药。加炙冬花、炙紫菀、乌梅润肺化痰止咳。方与证合，故 6 剂咳止而愈。

（3）泄泻腹痛

案 1：李某，男，8 个月。2013 年 5 月 4 日就诊。

主诉：泄泻 1 周。

现病史：大便先是绿色，后变黄，质黏，每天 6 ~ 7 遍，味臭。指纹青紫。

辨证思路：《伤寒论》第 34 条："太阳病，桂枝证，医反下之，利遂不止，脉促者，表未解也，喘而汗出者，葛根黄芩黄连汤主之。"表证未解，邪陷阳明而引起热利。根据泄泻 1 周，大便黄为热邪，邪热下利，指纹青紫，为食积之象。辨证为太阳阳明合病。

诊断：泄泻（太阳阳明合病）。

处方：葛根黄芩黄连汤加减。①小儿止泻暖脐贴 6 贴。②葛根 10 g，川黄连 4.5 g，酒黄芩 6 g，茯苓 10 g，焦山楂 6 g，炒谷芽 10 g，白芍 10 g，甘草 3 g。水煎服，3 剂泻止。

按语：泄泻是以排便次数增多，粪质稀溏或完谷不化，甚至泻出如水样，为主症的病症。泄泻治疗大法为运脾化湿。本案患者外邪内陷阳明而引起热利。张奇文教授辨为太阳阳明合病，用葛根黄芩黄连汤解表清热，重用葛根为君药，既能解表退热，又能升发脾胃清阳之气而治下利，以苦寒之黄连、黄芩清热燥湿，厚肠止利，加芍药调和营血，配甘草缓急止痛；指纹青紫可见食积之象，加茯苓、焦山楂、炒谷芽健脾消食化积。

案 2：于某某，男，14 岁。2015 年 8 月 31 日初诊。

主诉：腹痛 7 年，加重 4 个月。

现病史：7 年前从上小学后出现腹痛，今年 4 月份始腹痛比较频繁，穿衣不慎或进食凉物，即可引发腹痛，得暖缓解，大便正常，不思饮食。在医院检查示肠胃痉挛。舌淡苔腻微黄，脉缓。

辨证思路：《伤寒论》第 279 条："本太阳病，医反下之，因而腹满时痛者，属太阴也，桂枝加芍药汤主之；大实痛者，桂枝加大黄汤主之。”胡希恕胡老认为，此条所论为“本来是太阳病，误下引邪入里，这个腹满是实满，不是虚满；这个痛也是实痛，也不是虚痛……”总之为外邪内陷于里，故曰病属太阴。本患久泻痢加之热象张奇文教授辨为太阴厥阴合病，故曰病属太阴厥阴合病。

诊断：泄泻（太阴厥阴合病）。

处方：桂枝加芍药汤合乌梅丸法治疗。桂枝 10 g，白芍 30 g，炒苍术 10 g，姜厚朴 10 g，辽细辛 3 g，乌梅 10 g，川黄连 6 g，酒黄芩 10 g，干姜 10 g，焦山楂 15 g，炒谷芽、炒麦芽各 15 g，炒莱菔子 15 g，炙甘草 10 g，大枣 3 枚，生姜 3 片。水煎服，6 剂。

二诊：2015 年 9 月 14 日。腹痛止，舌淡苔薄，脉趋和缓，上方加太子参 15 g，继服 6 剂，以巩固疗效。

按语：张奇文教授辨为太阴厥阴合病，治用桂枝加芍药汤合乌梅丸法，以祛寒清热、缓急止痛。方中以桂枝汤重用白芍和中止痛；取乌梅丸部分药物酸温苦寒并用以调之；因苔腻，不思饮食，故用妙苍术、姜厚朴燥湿健脾，焦山楂、妙谷芽、妙麦芽、炒莱菔子消食化积。方与证合，故服药 6 剂腹痛止，二诊加太子参扶助正气以巩固疗效。

案 3：张某，男，11 岁。2015 年 6 月 28 日初诊。

主诉：腹泻腹痛 2 年。

现病史：2 年前出现腹泻腹痛，日 3 ~ 4 次，吃了凉物腹泻加重，晚上睡觉蹬被子，查咽部扁桃体 I° 大，左手脉大，舌光亮无苔。

辨证思路：乌梅丸在《伤寒论》第 338 条主治“蛔厥”“又主久利”。此患儿腹泻腹痛时日较久，吃凉物腹泻加重，属于久利，为寒象；咽部扁桃体大，左手脉大，则为热象。此为寒热错杂，根据病情，辨证属于太阴厥阴合病。

诊断：泄泻（太阴厥阴合病）。

处方：乌梅丸。乌梅 10 g，桂枝 10 g，白芍 20 g，干姜 6 g，焦三仙各 15 g，茯苓 15 g，鸡内金 15 g，酒黄芩 10 g，炙甘草 6 g，生姜 3 片，大枣 3 枚。

按语：患者为寒热错杂之久利，故用乌梅丸法清热祛寒止痢。乌梅，味酸止痛，为君药。桂枝，辛温祛寒；黄芩性味苦性寒、泄热，加白芍重用缓急止腹痛，干姜辛热，温脏祛寒，焦三仙、鸡内金消食化积，茯苓健脾祛湿。佐以姜枣草甘缓和中。方与证合，故 6 剂而愈。

（4）重听

王某，男，11 岁。2013 年 3 月 31 日初诊。

主诉：听力下降半年。

现病史：半年前感冒后引起“中耳炎”，两耳流水，曾服中西药无效，听力逐渐下降，老师讲课听不清楚。扁桃体已切除，咽后壁腺样体增生，无发热，食多则出现腹泻，舌红苔黄微腻，脉弦。

辨证思路：第264条曰：“少阳中风，两耳无所闻……”即外感“邪气因入”循经上扰于耳而致病。食多则出现腹泻，舌红苔黄微腻，脉弦，可辨证为湿热之象。患者中耳炎，为肝胆经循行经过之处，辨证为少阳病肝胆湿热。

诊断：重听（少阳病肝胆湿热）。

处方：①耳底散30 g，每用少许吹入两耳，日2次。②咽门缩桃丸150 g，每服5 g，日两次。③小柴胡汤合龙胆泻肝汤加减。柴胡10 g，酒黄芩10 g，法半夏10 g，葛根15 g，酒炒龙胆草7.5 g，生地黄15 g，川木通6 g，炒山栀10 g，泽泻15 g，石菖蒲15 g，车前草15 g，甘草6 g。水煎服，10剂。

2013年4月20日二诊：两耳不流水，已能听清楚老师讲课。原方继服6剂以巩固疗效。

按语：张奇文教授分析本案患儿两耳流水，听力逐渐下降，为少阳病肝胆温热证，用小柴胡汤以和解少阳，龙胆泻肝汤清泻肝胆湿热。柴胡苦平，入肝胆经，透泄少阳之邪气，疏泄气机之郁滞，使少阳半表之邪得以疏散。黄芩苦寒，清泄少阳半里之热，佐以半夏和胃降逆。龙胆草苦寒，清泄肝胆湿热；栀子燥湿清热；生地黄养血滋阴，加石菖蒲化湿开窍，葛根升清阳以开窍，甘草甘缓和中。方与证合，10剂而愈。

六 经验方和代表性成果

（一）经验方

扶阳益心汤

处方：黑附子10 g，黄芪30 g，桑寄生15 g，云茯苓10 g，桂枝尖10 g，生甘草6 g，枳实10 g，威灵仙10 g，郁金9 g，柏子仁10 g，菊花9 g，金银花10 g，川芎5 g，当归9 g。

功效：温阳补气，解毒化瘀，养血安神。

主治：心悸怔忡，胸闷气短，心痛胸痹，心肌炎。

方解：小儿病毒性心肌炎在古代医学文献中无专病记载，从属于“胸痹”“心悸”“怔忡”等范畴。张奇文教授在多年临床实践理论研究中发现，小儿病毒性心肌炎其病因病机，多为君火元阳不足、宗气内陷、毒邪外袭、心脉瘀阻。结合小儿脏器轻灵、纯阳稚阴、心常不足、脾常不足、易寒易热、易虚易实之特点，少用或不用苦寒伤脾败胃伤阳之品，如苦参、黄连等。在解毒化瘀上偏于用性平之药，如枳实、金银花、威灵仙、郁金等。固护小儿心阳之气，采用气血并治，扶阳升补胸中宗气的原则。如方黑附子、桑寄生、黄芪为此基本方的君药。黑附子回阳通脉、黄芪补气中之气，桑寄生补血中之气，气血兼顾，元阳可固，宗气可升可补，心脉可通。正如经言：“宗气乃胸中之大气，贯心脉，行气血，司呼吸焉。”黄芪还具有抗病毒和调节免疫等功能，对病毒性心肌炎患者，黄芪可阻止病毒在心肌细胞内进一步增殖，减轻病毒对心肌细胞结构的损伤，促使患者免疫功能趋向正常。与抗感染、营养心肌等西药合用，可促使受损心肌康复。根据临床分型，气虚血瘀型，加人参 10 g，川牛膝 10 g；阴虚血瘀型，加入麦冬 10 g，丹参 5 g；阳虚血瘀型，加干姜 6 g，肉桂 3 g；血虚血瘀型，加龙眼肉 20 g，川芎 6 g；痰火血瘀型，加瓜蒌 10 g，桑白皮 10 g，胆南星 6 g，天竺黄 3 g。年龄小于 3 岁，每日 1/3 剂，3 ~ 6 岁，每日 1/2 剂，6 岁以上每日 1 剂。煎前先用清水浸泡 2 小时，文火煎汁。分早中晚 3 次于饭后服。纵观本方，扶君火、升宗气、养心解毒，化瘀通脉，养血安神结合小儿辨证情况加减用药，补其不足、祛其有余、标本兼顾，必要时配合现代医学治疗，缓急有序，取中西之长，张奇文教授多年临床中收到了理想的疗效。

（二）代表性成果

1. 编著《名老中医之路》《名老中医之路续编》及《明中医之路》

“合抱之木，生于毫末；九层之台，起于累土；千里之行，始于足下”，通过对名老中医学术思想的研讨，展示了中医界的一座座丰碑。从每位医家的医学建树，可见其治学之艰辛。医不在高，技高则名。亦即荀子所云：“积土成山，风雨兴焉；积水成渊，蛟龙生焉；积善成德，而神明自得，圣心备焉。”张奇文教授认为，中医药之学术思想，必须具有鲜明的中医学术特点，且具有纵向继承、横向融合的特点，并有开放度、包容度极高的内涵，汲取同时代的科学知识并融合古今医药知识而形成了其学术思想。故而研究名老中医学术思想、学习其医疗经验、弘扬其医德医风，是全国中医界的一个重要课题。因此，张老与周凤梧、丛林主编了《名老中医之路》一书，共分三辑出版，后来又在邓铁涛、朱良春等老前辈支持下，主编出版了《名老中医之路续编》第一至第六辑，2019 年 11 月与朱锦善王昌恩二位教授主编《明中医之路》第一辑，由中国中医药出版社出版发行，第二辑正付梓中，先后共有 431 位名老中医介绍了自己的治学及成长经验，为诱掖一代名医成长及为有志学好中医的年轻一代指明了道路，坚定了信心，开阔了视野，受到了国内外读者的高度称赞。2015 年度《名老中医之路续编》第四辑被评为全国最受读者欢迎的中医药十大书目之一。

2. 编著《中国当代名医验方选编》

名老中医的经验效方是宝贵的财富，有的是今人应用古方和古方化裁的经验心得，有的来自师承和家传，更多的是通过临床实践研制的新方，均通过亲自应用，验证确有疗效。诚如清代王清任在《医林改错》中所云："医家立言著书……必须亲治其证，屡验方法，万无一失，方可传与后人。"每方按统一体例包括方剂来源、方药组成、使用方法、适应病证、注意事项、临床疗效、辑方人等内容，这一工作得到了全国儿科界名老中医的积极支持。《中国当代名医验方选编》是《名老中医之路》和《名老中医之路续编》的姊妹篇，张奇文教授带领工作室弟子花费业余时间进行了编辑，分别主编并已出版了《儿科分册》《妇科分册》《内科分册》《外科分册》。

3. 注重历代儿科医籍的整理

中医儿科，历史悠久，源远流长。据文字记载，扁鹊秦越人入咸阳，闻其爱小儿，即为小儿医。至宋代钱仲阳及其学生阎季中编撰《小儿药证直诀》一书，其间除《颅囟经》得以保存至今外，大部分儿科专著已历经沧桑，散佚无存。隋唐以降，《诸病源候论》《千金要方》《外台秘要》等书虽有小儿诸候及少小婴孺方诸门类，但也多属篇章概论，并非专著。钱乙以后，儿科专著渐多，至明清前，到目前仍保留者也屈指可数。凡论述小儿疾病因证脉治者，多散见历代医家的综合著述之中。宋以前医籍所引小儿书目，传世者甚少。从胎孕、蓐养、保育、生理、病理，到小儿诸病因、证、脉、治，有的见于妇科专著论述，有的见于外科专著专论，或见于其他医籍中（如小儿变蒸学说，始见于王叔和《脉经》），查阅起来很不方便，给临床、科研、教学带来了诸多困扰。明清以后，儿科专著虽多数得以保存，但由于历史条件所限，多数著作印数甚少，只国内几家大图书馆有此类书藏，多数医院、医学院校、医学科研机构的图书馆（室）仅有新中国成立后重印的少数中医儿科专著。至于古装线本、私人家藏，多焚于“文革”十年动乱，即使幸存，也因多数中医后代已改做他行，不知其应用价值，而被当作废物搁置，致虫叮鼠咬、潮湿霉烂。整理中医儿科医籍，已成燃眉之急！中华全国中医学会儿科专业委员会自1983年9月成立以来，始终把发掘和整理中医儿科医籍作为学会工作的重点之一，每次会议都有布置、有讨论，总想趁国内知名中医儿科老前辈还健在之际，完成这一历史赋予的重任，为子孙后代造福。在王伯岳、江育仁、王静安、王玉润、徐蔚霖、何世英、刘韵远、董廷瑶、刘弼臣等老前辈的具体指导下，自1987年4月始，儿科专业委员会与山东科学技术出版社一起，向全国中医儿科界发出了“关于编写《儿科医籍辑要丛书》的设想和意见”的通知，得到了全国各省、市、自治区中医儿科界同道们的积极响应与支持。同年12月，在山东潍坊市召开的全国中医儿科学术会议上确定本套丛书共分为6个分册，即《儿科基础理论》《初生儿病证》《儿科常见病证》（上、下册）、《小儿时行病证》和《小儿病证外治法》，张奇文教授任主编。该书对历代儿科医籍进行摘录辑要、采撷精华的重新编次，取其要义，删其重复，注释提要，博采众长，融各家学说及历代医家之经验于一炉，本着“全、精、信、准”的要求，既尊重古人的原著，防止断章取义，又比较鉴别，去粗存精。在方法和体例上，选录原文原则上按时代先后编次，注明原文出处，然后加校对和按语。校注主要是注解难识的字、词，以及校勘文字的谬误和疏漏，使读者不再为此查书、翻字典浪费时间。按语，主要是编者根据古人的论点和治法，结合临床应用体会，画龙点睛，昭其秘旨，让读者学有所得，给人以耳目一新之感，不做泛泛语释。该丛书于2015年10月由山东科学技术出版社再版。

4. 注重历代妇科医籍的整理

中医儿科与中医妇科有着血肉相连的关系。继《儿科医籍辑要》出版后，张老在阅读《千金要方》时，发现孙思邈在编著时先妇人后小儿，母子血肉相连，故又主持编写了《妇科医籍辑要丛书》。

中医妇科是中医学的重要组成部分，其历史悠久，源远流长，数千年来对中华民族的繁衍昌盛、保障妇女的身心健康，起到了巨大作用。据《史记·扁鹊仓公列传》载："扁鹊名闻天下，过邯郸，闻贵妇人，即为带下医。"在现存我国最早的医学典籍《黄帝内经》中，对妇女月经的生理、病理以及对妊娠诸疾的诊断、用药原则等，均做了较详尽的论述；汉代张仲景《金匮要略》，则有三篇专门论述妇科疾病；晋代王叔和《脉经》，提出了"居经""避年"之说；南齐褚澄《褚氏遗书》，设有"求嗣"专论；北齐徐之才《逐月养胎法》，对胎儿的逐月发育论述详尽；隋代巢元方《诸病源候论》则有八卷详述妇产科疾病的病因、病机与证候；唐代孙思邈著《千金要方》，独重妇人，列为卷首。此后，《经效产宝》《妇人大全良方》等妇产科专著相继问世，开创了中医妇产科的新局面。据《全国中医图书联合目录》统计，截至1949年，我国共有妇产科专著200种，存有妇产科内容的综合性医著及方书、类书、医案等，亦有200种。但由于历史所限，上述著作有的流传不广，有的缺乏系统条理，有的良莠不分，导致检阅不便。为此，系统整理妇科医籍刻不容缓。编写《妇科医籍辑要丛书》的目的，就是要以辩证唯物主义和历史唯物主义观点和方法，全面收集中医学有关妇产科方面的内容，进行系统整理和研究，去粗取精，去伪存真，选取精华，分类编纂，并加以校勘、注释和按语，为继承发扬中医学，更好地指导临床、科研、教学，保障妇女的身心健康，做出我们时代的贡献。该书对上至秦汉、下迄明清历代的妇产科资料（含妇产科专著、综合医籍中的妇产科内容、医案、杂志等）进行了摘录辑要，采撷精华，分妇科基础理论、月经病证、胎产病证、妇科杂病4个分册进行原文类编。每个分册均按编写要求，以时代先后选择原文，注明出处，原文后加作者校注和按语。校注主要是校勘原文谬误，注释难识字词。按语则是根据古代医家的论治，结合临床、教学和科研中的心得体会，昭其秘旨，阐发精义，旨在不断提高中医学术理论水平，使读者学有所得，用有所据，严防断章取义，用西医的观点异化中医理论，生吞活剥地走《讲义》编写之路。

（整理者：朱德友）

华明珍

一 医家简介

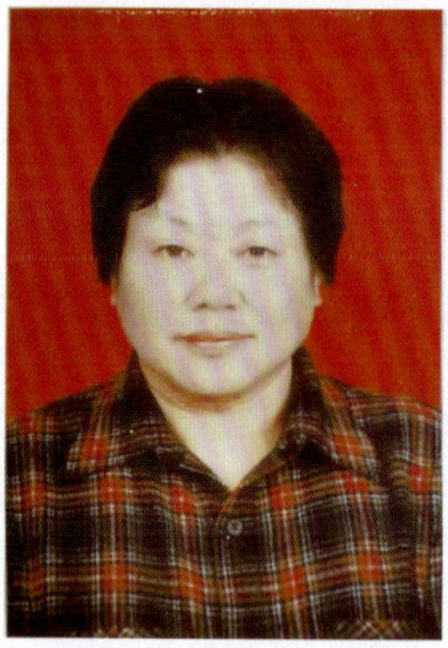
华明珍

华明珍，女，1942年2月生，籍贯天津市，主任中医师。享受国务院政府特殊津贴。曾任济南市中医医院急诊科主任，内科心血管病科主任，山东中医药大学兼职教授、博士研究生导师，国家中医药管理局医政司胸痹急症协作组山东分组副组长，山东省中医管理局首批师承学术指导老师，国家中医药管理局名老中医学术传承第四批、第五批学术指导老师，2012年被国家中医药管理局批准成立“华明珍国家级名老中医传承工作室”。

华明珍曾被评为山东省名老中医、山东省名老中医药专家、济南市名老中医、山东省名医联盟委员等。她任劳任怨，勤奋工作，不怕吃苦，不怕累的精神，曾被评为“优秀共产党员”，被市卫生系统评为“最佳医务工作者”“医界楷模”“百名巾帼杰出人物”“职业道德建设岗位标兵”，曾连续五年被授予“先进个人”及“科技兴医先进工作者”等光荣称号，2018年又被山东省医师协会授予“国医杰出贡献奖”等。

1965年华明珍毕业于山东中医学院医疗系本科（六年制），55年来一直从事中医内科的临床、教学及科研工作，踏踏实实地工作在临床第一线，服务病患，尤其在中医内科心血管疾病、内科杂病及开辟中医急症工作中，做出了卓越的成绩，为中医事业的发展作出贡献。

济南市中医医院虽历史悠久、名老中医荟萃、中医技术力量雄厚、传统的科室门类齐全，但医院一直未开辟急症方面工作。随群众的需求和中医事业的发展，要改变这种状况，院内组织外出参观学习，到全国的急症学习班进修，在此基础上决定成立急症室（科），由华明珍教授出任科室主任，并主持筹备组建科室。经过艰苦的工作，克服种种困难，她按实际需求规划了科室的规模、医疗设备及人员组成等，以不辞劳苦，敢为担当的精神，开创性地成立了济南市中医医院的第一个急诊室（科），并顺利地开辟了中医中药治疗急症的工作。她确定了中医急症的治疗方针是“能中不西，先中后西，中西医结合”，并规范了急症室（科）职责范围、工作制度、诊治流程、用药规范等。严格执行中医急症以中医中药为主，为提高中医参与率，提高急症的中医治疗率，研制了各种不同剂型的有效方剂，与临床治疗的新思路、新方法，为医院更好地开辟中医急症工作奠定了雄厚的基础，扩充了中医中药治疗急症的范围，扩大了社会的影响，增强了群众的信任度，逐步发展成为现在的急症中心，使中医药更好地服务百姓。

随着中医事业的发展，突出中医特色，发挥中医优势，临床治疗更加专业化、精细化。开展专科各病的治疗、组建中医心血管病科的门诊及病房工作，华明珍教授亲自主持开展专科门诊建立，担任科室主任主持工作，开展专科专病的治疗与研究，继而组建了内科心血管病房，独立开展以中医中药为主的临床治疗与研究工作。在全科医护人员的共同努力下，学科建设逐步完善，学术水平逐渐提高，不断总结经验，进一步制定心血管病科在心血管疾病的规范与防治措施，探讨心血管疾病的发病规律、辨证分析、据证遣药，将临床中行之有效的方法与方药系统总结，将其申报省市科委作为科研课题立项，进行临床及实验研究，探及机理，使中医中药在治疗心肌梗死、冠心病、心绞痛、心律失常等疾病的防治方法、方药及各种防治措施更加规范，且提高疗效，以便推广应用。

为了更加突出中医特色，突出中医优势，提高中医药的学术水平，做好继续教育与传承工作，华明珍在临床实践中学习，在科学研究与带教传承中，不断提高自己，以教带学，教学相长。她曾多次得到医院及山东中医药大学的带教先进个人称号及带教单项奖等荣誉。1995 年被评为山东省卫生厅、人事厅首批老中医继承工作指导老师，带徒2人（徐慧、戚宏），2003 年被评为山东省名中医药专家，2007 年被评为济南市名老中医，2008 年被国家两部（人事部、卫生部）一局（国家中医药管理局）及国家学位委员会批准为全国第四批名老中医药专家学术经验指导老师（聘为博士研究生导师，带博士研究生 2 人：李泉红、华愫），2012 年又被聘为全国第五批名老中医药专家学术继承指导老师，培养学术继承人何蕾、刘秀枝2人（聘为博士研究生导师，带博士1人：何蕾），同年被国家中医药管理局批准成立“华明珍国家级名老中医传承工作室”担任指导老师。2016年被聘为济南市卫生局231工程传承工作指导老师，带徒1名（牛英硕）等。华明珍认为传承精华、守正创新是今后传承的基石，是方向，是中医事业发展的动力，坚持就能发展，就能创新，青出于蓝而胜于蓝，一浪更比一浪高。

华明珍教授从医五十多年来，始终坚持在临床第一线，不断总结经验，以科研为动力，促临床疗效的提高。在中医急症、心血管疾病及疑似病的治疗上积累了丰富的经验，参与了有关疾病的诊断标准、用药规范及治疗方案的制定。在省级和国家级期刊发表论文及国际交流论文30余篇，主编及参编《华明珍临证辑要》《新编实用方剂学》《实用中医心病学》等6部著作，主持及参与研究课题《复律膏治疗缓慢性心律失常的临床与实验研究》《强心复脉饮治疗心律失常（缓慢性）临床应用研究》等7项，均达国内领先水平，曾获省级科学技术进步奖三等奖2项，山东医药管理局科技局二等奖1项，济南市科学技术进步奖二等奖2项、三等奖2项。

二 成长之路

华明珍教授出生在一个知识分子家庭，家境殷实、家风淳朴。自幼受到的良好教育，造就了她豁达乐观的品格和热情好学不畏艰难的向上精神。不论多么艰难的境况，她都会从容面对。她性格倔强，是一个巾帼不让须眉的女医生。慈心仁术是她一生的追求，并为此奋斗、奉献着。

1959年华明珍考入山东中医学院医疗专业本科（六年制），因学院刚成立不久，既无校舍也无设备，只能寄住在山东中医研究所的楼上，当时学生只有200人左右，但学制是省内大专院校中最长的（六年制）。伴随着学院诞生的中医专业，按照毛主席提出的“使受教育者在德育、智育、体育几方面都得到发展，成为有社会主义觉悟的有文化的劳动者”的教育方针，对学生进行马列主义、专业技能、身体素质的全面训练，以培养高级中医人才为目标，确定了中医专业本科的培养目标：“培养继承发扬祖国医学遗产，具有社会主义觉悟，经过劳动锻炼，体魄健全，系统掌握中医学理论和医疗技术的高级中医师。”虽然学校硬件条件差，但教师是从全省各地调来的在当地有一定影响的名老中医，如周凤梧老师、张珍玉老师、张志远老师（国医大师）、张灿玾老师（国医大师）等，组成强有力的中医教学队伍，西医课程的老师则是山东医学院各教研室的老师，教学水平也相当高。因为当时中医没有全国的统一教材，都是由老师编写的油印教材，如《伤寒论》就是由李克绍老师编写的《伤寒论串解》，医学史是由张志远老师自己编写的教材。华明珍跟随诸位老师，认真地学习中医四大经典著作和中医基础理论，刻苦钻研，从中医历代各名家流派浩如烟海的著作中淘其精华，挖掘宝贵的经验，充实自己，为扎实的专业技能奠定了雄厚基础，为从事中医临床积累了丰富的资源，达到了培养高级中医师的要求。同时她对西医课程也认真学习，完整地按培养目标达到了中西共事的要求，为搞好以中医中药为主，中西医结合的医学模式奠定了基础。在学习中医的初始阶段，因为其文字内容深奥，学起来有些枯燥。她想方设法不断探求，在学习中刻苦钻研、不断升华，利用唯物辩证法，在阴阳中求阴阳的相同与差异，在矛盾中不断总结对立和统一的关系；在五行生克中达到相互促进相互制约的目的，力求使所学之中医学知识融会贯通，达到天人相应的境界，以更好地促进人与自然的和谐。

自大学毕业后，华明珍教授一直在临床一线工作，能急病人之所急，痛病人之所痛，坚持门诊，坚持查房，定期参加各种会诊，以良好的医德医风为病患服务。诊室最显要的地方悬挂着孙思邈的“大医精诚”，她在从医之始就立志遵循古训，以“大医精诚”为立身之本、行为规范，严格要求自己，不断提高与完善技术水平，服务病患，培养自己的职业精神，视病人如亲人，耐心、细心、尽职尽责地解除病患之痛苦。为医者不应草率，不应逞能，不能沽名钓誉，无论是领导干部，还是平民百姓，都应一视同仁，尽心施治。将良好的服务态度和厉行宗旨的工作作风也传递给她的学生们。她上的第一堂课就是背诵《大医精诚》，要求学生们写出心得体会，之后落实到临床实践的每一个细节。以诚恳的态度接待病人，急其痛苦，思其治疗，心怀仁慈之心，乐善好施，详察病情，认真诊治，一丝不苟，对技术精益求精，不因经济利益而开具大处方及人情方，成为其行医的终生之道。

由于对中医事业的热爱与执着，华明珍在临床教学与科研活动中，不断提高自己的学术水平，不断地潜心研究，大量地阅读医学经典，继承历代医家及先辈的智慧及学术思想，慎重思考，汲其精华丰富自己，并在临床实践中探索与实施。“中医古籍，汗牛充栋”，在浩如烟海的医学书籍中，她要求自己熟读、深思，深刻理解，以达到应用自如的地步，并写下了许多心得体会，遵循“博极医源，精勤不倦”的治学精神，潜心钻研中医学五十余年，逐渐形成了自己独具卓识的理论见解和学术思想。

50多年来，华明珍教授一直在济南市中医医院工作。济南市中医医院是一个中医特色突出、医疗技术水平较高的综合性中医医院。其内科集济南地区的名老中医组成，名医荟萃，学术功底深厚，岐黄之术精湛。刚进入医院工作时，每一位老大夫都是她学习的榜样，尤其是科主任李乐园（时任副院长），是山东及全国知名的中医内科专家，在他的悉心照顾和关心下，华明珍教授的业务水平得到了很大提高。她珍惜这些学习机会，虚心向前辈学习，并总结其经验，对照病人认真体会，各位前辈们雄厚的经验理论、丰厚的临床经验及他们无私地“传、帮、带”对华明珍影响很大，使其迅速成长，受益匪浅，终生难忘。

在临床实践中学习，在实践中提高自己，“尊古不泥古，发扬不离宗”，只有不泥古才有创造性，要传承精华，守正创新，要不断地学习，充实自己。她曾到全国中医急症中心重庆中医研究所举办的“全国中医急症学习班”学习，认真研究中医急症的现状与未来，如何应用中医中药治疗急症、中药的剂型如何改革等，认真学习了全国急症的学科带头人黄星垣教授应用中医中药治疗急症的经验。学习完成后，回到医院组建了内科急症室，开展了中药剂型改革的试验。华明珍曾参加国家中医药管理局举办的“内经师资班”学习中医经典，为临床和中医教学打下了基础。她到山东大学齐鲁医院内科进修，系统全面地学习西医内科常见病、多发病的治疗及检测手段，尤其是心血管疾病，丰富了自己的西医临床水平，返院后组建了中医心血管专科与病房。在临床能融汇中西医，扬长避短，更好地开展诊疗工作。她完善了中医中药治疗急性心肌梗死、冠心病、心绞痛、心律失常的措施方法及方药，自拟了经验方“强心Ⅱ号”治疗心力衰竭、“定心片”治疗快速性心律失常、“强心复脉饮”治疗缓慢性心律失常等，都取得了确切疗效。

以科研促临床，在临床中不断总结，验证提高自己的专业水平，扩大治疗范围，总结新的治疗方法，提出新的思路，申报科研课题，进行临床及实验研究，先后系统全面总结了“强心复脉饮”“定心片”“复律片”及温通利胆法治疗急慢性胆囊炎的临床实验与研究，获山东省科学进步奖三等奖及济南市科学技术进步奖二等奖等多项奖项。

2000年华明珍受山东省卫生厅派遣赴瑞士传统医学中心开展中医医疗技术合作，进行临床服务，是济南市中医医院第一次走出国门，服务世界的先例，通过一年的临床及教学服务，体会到世界对中医药的需求，愿意接受中医药的医疗服务，提高了中医中药在国外的影响，临床治疗了数千例病人，有很好的疗效，受到了瑞士人民的好评。

回顾50多年来，华明珍教授以雄厚的中医基础理论，踏踏实实的临床实践，不断学习，深入研究，汇通诸家，尊重前贤，与众多同行齐心协力，继承不泥古，发扬不离宗，中西汇通，兼收各家之长，不断创新。“莫道桑榆晚，为霞尚满天”，华明珍现虽已古稀之年，仍坚持在临床一线，为振兴发展中医药事业勤奋地继续奉献着。

三 学术思想

（一）治疗胸痹心痛病经验

胸痹心痛病是威胁中老年人生命健康的重要心系病证，是中医心血管病科的常见疾病。华明珍教授在五十余年的理论探索和临床实践中，对本病诊疗积累了丰富的经验。

1. 华明珍教授辨治胸痹心痛病的学术思想

（1）治病必求于本，本于阴阳：华教授分析认为阴阳学说是中医理论的根基，明晰阴阳之间相对关系，分析疾病发展过程中的邪正交争，对于疾病的诊断治疗至关重要。

（2）明晰标本缓急，辨证论治：胸痹心痛病，其病性有虚、实两方面，常常为本虚标实、虚实夹杂，虚者尤以气虚、阳虚多见；实者以血瘀、痰浊多见。发作期以标实表现为主，血瘀、痰浊为突出，缓解期主要有心、脾、肾气血阴阳之亏虚，其中又以心气虚、心阳虚最为常见。华教授对于胸痹心痛病的辨证论治见于以下五点：①温阳益气除阴霾；②滋阴养血安心神；③行气解郁畅气机；④化浊宣痹祛痰湿；⑤活血祛瘀通经络。

2. 华明珍教授辨治胸痹心痛病的临床经验总结

华教授论治胸痹心痛病，当辨虚实，明轻重，调和气血；形神共治，尤重调神。

（1）调和气血以养形：

①活血化瘀，用药平和。华教授认为胸痹之形病，最主要为脉道不利，治疗当以活血化瘀为主。她认为胸痹多是长期渐进的疾病，治疗时需顾护正气。选用平和的药物，缓图其效，使病人可以耐受较长时间的治疗，且无药物增加的痛苦。

对于活血化瘀药的选择及用量，华教授用药忌过量猛攻，取量适中，多药联合，防药物偏性所带来不良反应。华教授主张根据辨证取药，如偏热证选郁金，偏寒证选用延胡索，或二者同用，使其药性归于平和等。

②理气行滞，尤重疏肝。华明珍教授临床上调肝药常用香附、柴胡、郁金、白芍等。若肝郁气滞较重加用枳壳、延胡索。尤其对于更年期、女性疾病，华明珍教授认为从肝论治对本病有更为重要的意义。华教授喜以疏肝名方逍遥散加减。病甚者，需要补益肾精以养肝血，同时散肝气郁结，益心安神药亦为佐助。

③祛痰化湿，调和脾胃。华明珍教授临证重视痰湿，四诊合参，必查舌苔之厚薄腐腻。具体治法上，一则入上焦心肺祛痰利气，代表方如《金匮要略》瓜蒌薤白组方；二则入中焦脾胃祛痰化积，除须调理中焦脾胃，清化痰源，另有消食化积，一为祛除食积之痹阻；二为他药佐助，或助行气，或助补益。二陈汤为代表方剂。

④益气养阴，顾护正气。本病患者多年老久病，而虚实夹杂者多见，不能耐受峻补之剂。华明珍教授认为治疗从补气活血立法，可用黄芪、炒白术、太子参、炙甘草等补气。华教授使用甘草的特点：对于无明显虚证者喜用生品，对有虚象、偏寒证者选用炙甘草。临床上华教授重视补肾固本，尤其是在本病缓解期，注重补肾以防复发。素体阴虚、血虚者，喜用枸杞子、当归、麦冬、沙参、葛根之类，对于较重者，在加养阴、养血药时避免使用温燥之品。

（2）形神共治：

①辨证用药以安神。华教授重视调和安神。临证见情志不遂、忿怒忧郁、烦躁失眠、心神不宁者，华教授喜用安神解郁的合欢皮、香附等；症见惊悸、心慌易恐、失眠者，喜用重镇安神类；症见汗多口渴、虚烦心悸、眠差、多梦者，喜用五味子、酸枣仁等；症见阴虚有热、情绪不能自主、口苦、小便赤、脉微数者，用基础方中丹参、酸枣仁合沙参、麦冬、百合等；对于无明显情志变化及睡眠障碍者，华教授常规使用基础方中的酸枣仁、远志安其神，防其变。华教授对于血压偏低及有房室传导阻滞的患者主张慎用炒酸枣仁。华教授用远志，不仅是因其有安神的作用，还取其通利气血、止痛之功；又因本品能祛痰止咳，故胸痹合并有外感风寒，咳嗽痰多者，亦常用之。但对于心血不足，以致神气虚怯，华教授认为宜忌用，因其气味辛散耗气更伤正，用量多在 10 g 以下。华教授分析认为朱砂对于常用安神药治疗无效者可选用。

②综合调理以安神。中医强调形神兼顾的治疗模式，尤其本病与患者的情绪、心理状态等有密切联系。华教授强调治疗过程中，在合理运用方药的同时，要特别重视精神治疗和心理开导，做到形神兼顾、心身兼顾。对于患者，特别应加强心理治疗，要帮助患者陶冶情操，培养爱好。

（二）治疗心悸经验

心悸病机总属本虚标实，正虚责之于心、脾、肝、肾，邪实责之于痰瘀及寒凝、气滞等。对心悸病证的辨治则尤其强调心与肾的关系，心血瘀阻是心悸的另一重要因素。肾虚为病，无论是肾阴虚还是肾阳虚，都将发生因虚致瘀的病理改变。脉络瘀阻，血行不畅，则有碍肾精的充养、肾气的化生，故补肾有助于血脉的流通，活血又有利于肾阴、肾阳的化生。所以华教授主张治疗心悸以补肾为本，活血治标，认为肾虚血瘀为心悸病证的病机关键，确立补肾活血之治疗大法。

1. 心悸从肾论治

华教授从肾论治心悸，是初源于《黄帝内经》而有所发挥。她认为治病必求于本，心悸病症本于心，但不止于心，肾虚乃其发病之本。华教授认为补肾应是心悸治疗的根本大法。她认为心与肾的关系首先是五行相克，其次二者在生理上水火既济，阴阳互根，关系密切；在病理上，心肾亦互相联系，互相影响。心为致病之标，肾为受病之本，故治上者必求其下，欲养心阴，必滋肾阴，欲温心阳，必助肾阳。华明珍教授临证治疗心悸病人以中老年人为多，年龄增长是本病的重要易患因素，其发病年龄与肾气衰弱的年龄是一致的，男性患者几乎在 40 岁以上，而女性则在绝经后发病率显著上升，符合《素问·上古天真论》所述肾虚发病的年龄规律。肾阳不足，命门火衰，心君失于温养则心阳不振、心神失守而发为惊悸怔忡、心中空虚、惕惕而动，此即《证治汇补·惊悸怔忡》所曰：“有阳气内虚，心下空豁，状如惊悸……”肾阴亏虚，虚火上扰，心阳独亢，则心失宁静，心悸动而烦，也如《素问玄机原病式·火类》所说：“水衰火旺而扰火之动也，故心胸躁动，谓之怔忡。”盖心为致病之标，肾为受病之本，故治上者必求其下，欲养心阴，必滋肾阴，欲温心阳，必助肾阳。

华明珍教授既沿习经旨，又于临证实践中，熔铸己身、推陈出新，逐渐形成了自己独具卓识的学术思想。

2. 心主血脉，强调瘀血致悸

华教授治病重视气血，常从气血立论。在心悸的辨治中尤其强调瘀血致悸的病机。华教授认为瘀血是在疾病过程中形成的病理产物，同时又是加重疾病和引起疾病转化的重要致病因素。由于血液循行于脉道中，内而脏腑组织，外而皮里膜外，无处不在。所阻之处，则易导致相应脏腑组织的病理改变，因此瘀血致病是广泛的。肾为血脉运行的原动力，肾阴亏虚，津液不足，脉络空虚，脉内有效血容量减少，血黏度增高，血流速减慢则血滞脉络；肾阳不足，温煦推动血行之力减弱，血流减慢，亦致瘀滞脉络；若肾中真阳衰竭，阳虚生内寒，寒则血凝，也将导致瘀阻脉络。可见肾虚为病，无论是肾阴虚还是肾阳虚，都将发生因虚致瘀的病理改变。由于血脉瘀阻，心失所养，神无所主，故见心悸、心痛、胸闷等症。脉络瘀阻，血行不畅，则有碍肾精的充养、肾气的化生，故补肾有助于血脉的流通，活血又有利于肾阴、肾阳的化生。

因此，对于心悸的治疗，华教授重视标本兼顾，主张补肾为本，活血治标。她认为肾虚血瘀为心悸病证的病机关键，确立补肾活血之治疗大法。华教授的学术思想宗经而不囿于经，师古而不泥于古，既深谙经典又能自辟蹊径，独成一家。

四 典型医案

1. 胸痹

沈某，男，48 岁。2013 年 4 月 8 日初诊。

主诉：胸痛，胸闷反复发作半个月。

现病史：患者半月前因劳累，出现心区疼痛及胸闷时作，休息后可缓解，未服药治疗。近日仍反复感胸痛，胸闷，乏力，无头晕及心慌，纳食一般，睡眠欠安，二便尚可。舌暗红，苔薄白，脉弦。既往体健。辅助检查：血压 130/70 mmHg 心电图示：心率平均 66 次 / 分，T 波低平。

辨证思路：患者因劳累发病，且年近半百，肝肾渐亏，正气不足，气血运行不利，心脉瘀阻，发为胸痹。故出现反复感胸痛、胸闷、心慌等瘀血阻滞之证，乏力为气虚之象。舌暗红，为瘀血之征，脉弦主痛。

中医诊断：胸痹（气虚血瘀）。

治则：益气活血，通络止痛。

处方：冠心通痹饮加减。黄芪 18 g，赤芍 12 g，白芍 12 g，川芎 10 g，桃仁 10 g，红花 10 g，延胡索 15 g，瓜蒌 15 g，茯苓 10 g，炒白术 10 g，枸杞子 12 g，丹参 15 g，炒酸枣仁 24 g，远志 10 g，甘草 6 g。水煎服，每日 1 剂。

二诊：2013 年 4 月 15 日。服药 7 剂，患者来诊，已无胸痛，仍时胸闷，乏力，纳食略少，睡眠较前改善，二便尚可。舌淡红，苔薄白，脉沉缓。查：心率 62 次 / 分。处方：原方加焦山楂 15 g。药用：黄芪 18 g，赤芍 12 g，白芍 12 g，川芎 10 g，桃仁 10 g，红花 10 g，延胡索 15 g，瓜蒌 15 g，茯苓 10 g，炒白术 10 g，枸杞子 12 g，丹参 15 g，炒酸枣仁 24 g，远志 10 g，焦山楂 15 g，甘草 6 g。水煎服，每日 1 剂。

三诊：2013 年 4 月 15 日。服药 7 剂，患者来诊，已无胸闷感，尚觉乏力，腰酸不适，纳食可，睡眠较前改善，二便尚可。舌淡红，苔薄白，脉沉细（尺脉尤弱）。原方中加入仙茅 12 g，淫羊藿 10 g。药用：黄芪 18 g，赤芍 12 g，白芍 12 g，川芎 10 g，桃仁 10 g，红花 10 g，延胡索 15 g，瓜蒌 15 g，茯苓 10 g，炒白术 10 g，枸杞子 12 g，丹参 15 g，炒酸枣仁 24 g，远志 10 g，焦山楂 15 g，仙茅 12 g，淫羊藿 10 g，甘草 6 g。水煎服，每日 1 剂。

四诊：2013 年 4 月 22 日。服药 7 剂，患者来诊，感乏力，腰酸减轻，纳食可，睡眠可，二便正常。舌淡红，苔薄白，脉沉细（尺脉较前略有力）。前方继服 10 剂巩固疗效。

按语：该病案采用了华明珍教授经验方冠心通痹饮加减治疗。方中黄芪补心益气，赤芍、川芎、丹参、桃仁、红花、延胡索通脉止痛；瓜蒌宽胸理气；茯苓、炒白术健脾益气；炒酸枣仁、远志养心安神，使神宁则痛止；枸杞子补肾养阴，白芍养阴柔肝，缓急止痛；甘草调和诸药。全方具有益气活血，通络止痛，养心安神的作用。二诊时患者瘀血之象减轻，仍气虚明显，脾失健运，原方加焦山楂，以增健脾消食之效，另焦山楂尚有活血化瘀功效。三诊，患者觉乏力，腰酸不适，考虑肝肾不足，气血郁滞得以疏解，正气亏虚明显，肝肾不足，因病情已缓和，故缓则固其本，加入仙茅、淫羊藿以温肾助阳。

华明珍教授在胸痹治疗中注重调理气血，标本兼顾，急则治其标，缓则治其本。病初血瘀脉络不通，“不通则痛”较重，以活血通络止痛为主，治其标，辅以扶正固本；待气血疏通，则兼以固本扶正治病之本源。该病例体现了华明珍教授论治胸痹心痛病，辨虚实，明轻重，轻重缓急的治疗策略。华明珍教授注重心的生理功能及心与五脏的关系，补养心气时兼以补脾，脾胃后天之本，补养心脾，则气血得固。同时注重心与肝肾的关系。肝养血，肾藏精，心与肾水火既济，阴阳互根，关系密切。该病案的治疗过程，体现了华明珍教授形神共治，注重五脏同调等学术思想。

2. 心悸

沙某某，女，56 岁。2014 年 10 月 13 日初诊。

主诉：心慌时作 1 个月。

现病史：1 个月前患者无明显诱因，感心慌时作，有时伴胸闷，胸痛，无头晕、头痛及眼前黑蒙，纳食尚可，睡眠欠安，大小便可。舌淡红，苔薄白，脉缓。

既往史：冠心病史 2 年。平时服用肠溶阿司匹林 100 mg，每日 1 次；单硝酸异山梨酯 20 mg，每日 2 次。辅助检查：24 小时动态心电图示窦性心律过缓并心律不齐，偶发室性期前收缩，有时成间位性，偶发多源房性期前收缩，有时成对出现，有时成短阵房性心动过速，全程 ST 段未见明显异常改变,HR>75 次 / 分时，T 波低平。最小心率 36 次 / 分。

辨证思路：患者年过半百，肝肾渐亏，心肾之阳不足，不能鼓舞气血运行，心脉失于温煦，心血瘀阻，则出现心慌、胸闷、胸痛。舌淡红，脉缓为阳气亏虚之象。

中医诊断：心悸（阳气亏虚，心脉瘀阻）。

处方：强心复脉饮加减。太子参 15 g，麻黄 6 g，附子 6 g，细辛 3 g，丹参 15 g，柏子仁 12 g，茯苓 12 g，川芎 12 g，延胡索 15 g，枸杞子 12 g，炙甘草 12 g。7 剂，水煎服，日 1 剂。

二诊：2014 年 10 月 21 日。心慌减轻，仍时胸闷，无胸痛，无头晕、头痛及眼前黑蒙，纳食尚可，睡眠较前好转，大小便可。舌红，苔薄白，脉缓。心率 62 次 / 分，心电图示无室早，房早减少，前方中加入香附 10 g，郁金 10 g，继服 7 剂。

三诊：2014 年 10 月 28 日。心慌明显减轻，无明显胸闷及胸痛，纳食尚可，睡眠好转，大小便可。舌红，苔薄白，脉缓。心率 66 次 / 分，心电图示无室早，偶发房早。心肾阳气补益增强，心脉得以疏通，但疗程尚浅，尚需继续巩固疗效。

效不更方，继服 7 剂，以固疗效。

四诊：2014 年 11 月 4 日。已无心慌及胸闷不适，纳、眠可，二便可。舌红，苔薄白，脉缓有力。心率 65 次 / 分。心肾之阳得复，血脉通畅，心神得养。停服汤剂，继服心宝丸，3 粒，日 2 次，以维持疗效。

按语：华明珍教授验方强心复脉饮临床疗效甚为满意，此病例病程、病势尚浅，用方精炼，起效迅速。方中太子参益气扶正；麻黄、附子、细辛温补阳气；丹参、川芎、延胡索活血通脉，止痛；柏子仁、茯苓安神宁心；枸杞子、炙甘草益肾养心。全方精小，但考虑全面，选药凝练颇深。二诊，心肾之阳得以补益，但心脉仍有郁结，尚需加强行气活血之效。前方中加入香附 10 g，郁金 10 g，以增行气解郁活血通脉之效。

《素问·生气通天论》云："阳气者，若天与日，失其所，则折寿而不彰，故天运当以日光明。"说明阳气温养，推动着人的生命活动。华明珍教授注重治疗疾病时阳气的主导地位，认为应在注重温补心阳时，不要忽视温补肾阳，如肾阳不足，命门火衰，心君将失于温养则心阳不振。所以，治疗时采用温补心肾的方法，同时注重心的生理功能，予以补气活血、安神宁心等，临床应用，得获良效。

3. 心悸

李某，女，66 岁。2015 年 3 月 19 日初诊。

主诉：反复阵发性心慌胸痛 13 年，加重 1 天。

现病史：患者近 13 年来，反复出现心慌、胸痛，时作时止，心烦躁扰，失眠多梦，纳食一般，小便调，大便干结。舌质暗红，苔少，脉促。

既往史：冠心病病史 13 年。辅助检查：心电图示心房纤颤、ST-T 波改变。

辨证思路：患者病程日久，加之年老体虚，心失所养，神无所主，故见心悸；气虚血脉瘀阻，"不通则痛"，故见心痛等症。年高肾阴亏虚不能上济心火，兼瘀而化热，扰动心神，故见心烦躁扰、失眠多梦、大便干结等症。舌质暗红，苔少，脉促为阴虚血瘀，心失所养之征。

中医诊断：心悸（肾阴亏虚，瘀血阻滞）。

治则：滋肾养阴，活血化瘀。

处方：定心饮加减。何首乌 15 g，黄精 10 g，延胡索 12 g，三七粉 3 g（冲），苦参 12 g，炒酸枣仁 18 g，珍珠粉 3 g（冲），淫羊藿 6 g，甘草 6 g。7 剂。水煎服，日 1 剂。

二诊：2015 年 3 月 26 日。患者心慌消失，胸痛减轻，自述仍感心烦失眠，纳食可，小便调，大便干结较前改善。舌质红，苔薄白，脉时有一结，心率 88 次 / 分，律不齐，偶可闻及期前收缩。电图示窦性心律，T 波改变，偶发房早。上方加五味子 10 g，莲子心 3 g，继服 7 剂。

三诊：2015 年 4 月 2 日。患者心烦消失，睡眠渐酣，嘱继续服药 7 剂，以善其后。

按语：定心饮是华明珍教授的经验方。方中何首乌滋阴补肾；延胡索、三七活血化瘀，通络止痛；苦参、珍珠母、炒酸枣仁清降心火，宁心安神。珍珠母具有重镇安神，并有滋阴之功，善疗心悸。佐以淫羊藿温补肾阳，以求“阳中求阴”之意。诸药配伍，育阴而无滋腻之弊，通降而无燥烈之偏。心主血脉，心失所养，瘀血阻滞，故方中加活血化瘀之品。

心悸病人以中老年人为多，年龄增长是本病的重要易患因素，其发病年龄与肾气衰弱的年龄是一致的。瘀血是在疾病过程中形成的病理产物，同时又是加重疾病和引起疾病转化的重要致病因素。由于血脉瘀阻，心失所养，神无所主，故见心悸、心痛、胸闷等症。脉络瘀阻，血行不畅，则有碍肾精的充养、肾气的化生，故补肾有助于血脉的流通，活血又有利于肾阴、肾阳的化生。华明珍教授治疗心悸，注重标本兼顾，主张补肾为本，活血治标。定心饮充分体现了华明珍教授治疗心悸的学术思想，同时切合该位病人的病机，故治疗效果满意。

五 经验方或代表性成果

1. 冠心通痹饮

处方：黄芪 15 g，赤芍 12 g，丹参 15 g，川芎 9 g，郁金 9 g，桃仁 9 g，红花 9 g，瓜蒌 12 g，香附 9 g，茯苓 12 g，炒酸枣仁 18 g，远志 9 g，甘草 6 g。

功效：补气活血，养心安神。

主治：胸痹心痛（气虚血瘀型）。

方解：方中用黄芪，补气以促血行，为君药。丹参为活血祛瘀之良药，其有活血通痹，推陈致新，清心凉血之用；赤芍清热凉血，散瘀止痛，二者共为臣药，一则防止久瘀生热，二则缓解理气活血药药性温燥伤阴，故选用凉血活血之品为臣药。红花、桃仁活血化瘀；川芎、郁金活血止痛，行气解郁；瓜蒌利气宽胸散结，为胸痹治疗之要药；香附理气宽中止痛；酸枣仁养心补肝、宁心安神，茯苓健脾宁心安神，远志安神益智，此三味药宁心安神。各药共为佐药。甘草为使，调和诸药。全方共奏补气活血，祛瘀止痛，养心安神之功。

立方思路：冠心通痹饮为治疗冠心病心绞痛之心气不足，瘀血阻络型所设。方中补中有通，通中有补，补而不助其邪，通而不伤其正，本方抓住冠心病的基本规律所在，实践证明临床屡获佳效。华明珍教授治疗心系疾病，注重心的生理功能，“心主血脉”“心主神志”。她主张治疗心系疾病，应“形神同治”。华明珍教授在临床实践中发现当“心”出现病变的时候，也常常最先出现“形”“神”这两方面的问题。“心主血脉”出现问题，常常是因为本虚和标实。本虚可因气血阴阳之不足，标实可因外感实邪，也可因瘀血、痰湿、水饮等。在胸痹心痛病中，气虚血瘀是临床较为常见的证型。华明珍教授在采用补气活血的治疗方案的同时，注重养心安神宁心，常常采用炒酸枣仁、远志、茯苓等。华明珍教授认为心病有无出现心神的改变常常预示着疾病的轻重程度。在“治形”的同时，不管患者有无明显的心神的改变，华明珍教授均使用“调神”之品，达到“未病先防，已病防变”的目的。该处方体现了华明珍教授的学术思想，用于临床，效果满意。

2. 强心复脉饮

处方：人参 10 g，炮附子 10 g，麻黄 6 g，细辛 3 g，川芎 12 g。

功效：温阳益气，活血通脉。

主治：心悸（阳虚血瘀型）。

方解：人参大补元气为君药；炮附子温补肾阳为臣药；麻黄性温，味辛，有散寒通痹之功效。由于阳虚鼓动无力，血液运行迟缓致血瘀，故用川芎活血化瘀。全方通过益气温阳，活血通脉，使肾阳得复，心气旺盛，气血流畅，心有所养，心脉得复。

立方思路：强心复脉饮是针对缓慢性心律失常所设的方剂，具有温阳益气、活血通脉之功。华明珍教授临证治疗心悸病人以中老年人为多，年龄增长是本病的重要易患因素，其发病年龄与肾气衰弱的年龄是一致的，男性患者几乎在 40 岁以上，而女性则在绝经后发病率显著上升，符合《素问·上古天真论》所述肾虚发病的年龄规律。肾阳不足，命门火衰，心君失于温养则心阳不振、心神失守而发为惊悸怔忡、心中空虚、惕惕而动，此即《证治汇补·惊悸怔忡》所曰："有阳气内虚，心下空豁，状如惊悸……"心动过缓的患者，华明珍教授认为与心气亏虚，甚则心阳亏虚密切相关，治疗当大补元气，温补心阳。由于患病者多是中老年人，华明珍教授认为补肾应是心悸治疗的根本大法。故治上者必求其下，欲温心阳，必助肾阳。另外，在心悸的辨治中，华明珍教授尤其强调瘀血致悸的病机。所以治疗缓慢性心律失常，华明珍教授主张益气温阳，补肾活血。强心复脉饮充分体现了华明珍教授治疗理念及学术思想。

3. 定心饮

处方：何首乌 12 g，枸杞子 10 g，延胡索 10 g，三七粉 3 g，苦参 15 g，珍珠母 18 g，炒酸枣仁 24 g，紫石英 3 g，珍珠粉 3 g（冲），淫羊藿 6 g。

功效：滋肾养阴，通脉活血。

主治：心悸（阴虚血瘀型）。

方解：方中何首乌、枸杞子滋阴补肾，延胡索、三七活血化瘀、通络止痛，共为君药。苦参、珍珠母、炒酸枣仁、紫石英清降心火、宁心安神，为臣药。紫石英具有重镇安神，并有滋阴之功，善疗心悸；佐以淫羊藿滋补肾阳，以求"阳中求阴"之意。诸药配伍，育阴而无滋腻之弊，通降而无燥烈之偏，补不助邪，补之能受。通过滋肾益心、祛瘀通络、宁心安神，使肾阴得复，心血渐充，则心能自守，神能自安。全方配伍合理，独具匠心。

立方思路：定心饮是华明珍教授创立的用于治疗快速性心律失常的经验方。华明珍教授治病重视标本虚实，主张五脏相关。在心悸病证的辨治中又尤其强调心与肾的关系，同时根据心的功能，强调瘀血致悸的病机。肾为血脉运行的原动力，肾阴亏虚，津液不足，脉络空虚，营阴不足，血流缓慢，则血滞脉络。她提出肾阴亏虚，脉络瘀滞是心悸的重要病因。阴虚易于化热化火，而出现心烦，心率加快的症状。因此，华明珍教授以滋补肾阴，活血清心立论，治疗心悸中快速性心律失常。定心饮滋补肾阴时并非纯用一派滋阴之品，遵循张介宾之理念"善补阴者，必欲阳中求阴，则阴得阳升而泉源不竭"，使用小剂量的温肾之品也是其组方特色之一。该方组方合理，契合病机，疗效满意。

（整理者：迟辰昱）

国家出版基金项目
NATIONAL PUBLICATION FOUNDATION

齐鲁医派文库

齐鲁当代名老中医学术经验辑要

下

总主编○王振国

庄严 主编

山东科学技术出版社
·济南·

谷越涛

一 医家简介

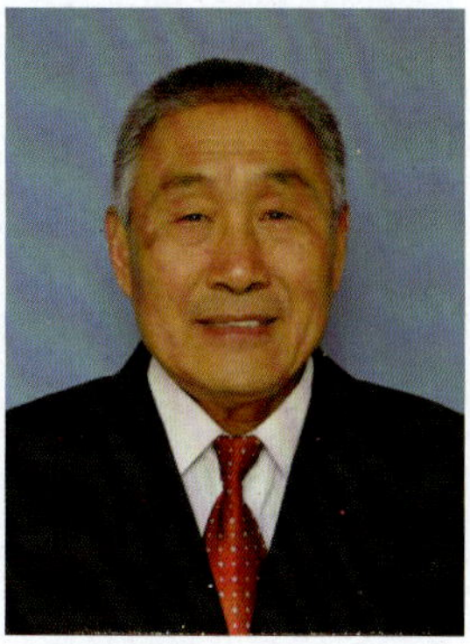

谷越涛

谷越涛，男，1943年2月出生，汉族，山东阳谷人。中国共产党党员，大学本科学历，主任医师，院长助理。

谷越涛主任医师从医50余年来，潜心研究《黄帝内经》《伤寒论》等经典文献，旁及中国传统文化的理论探讨，临床注重在理论指导下辨证论治，辨证求准，用药求精，疗效求速，选方用药不能模棱两可，方中药味不可多一味，也不可少一味，从而探索出用最少的药味、最小的剂量、最便宜的药物，达到最快、最高的疗效。他精于疑难杂症的辨证治疗，善于抓住病机，独辟蹊径，屡起沉疴；推崇仲景的辨证论治之道，擅用经方，却又不囿于经方、时方之争，根据病证，何方最佳，即选何方。正是由于他显著的临床疗效，良好的医德，得到了患者和社会公认的好评。慕名求诊者与日俱增，门诊爆满。面对超负荷的门诊量，医院先后采取了限量挂号、提高挂号费等措施，但求诊者依然盈门接踵，日门诊量仍在百人左右。求医者遍及省内外，还有经亲友介绍，从美国、英国、加拿大、印度尼西亚等地专程来聊城找他治病的国外患者。

1967年，还在山东中医学院就读的谷越涛参加了学校组织的巡回医疗队，来到临沂蒙阴山区的农村锻炼。农村落后的医疗设施条件，农民群众对“好医生”的热切期盼，让他陷入了深深的思索，使他坚定了要去基层“救死扶伤”的决心。1968年，谷越涛从山东中医学院毕业，留校任教，并在山东省中医院内科上班，但他认为自己所学的中医中药知识在基层可以更好地发挥作用，于是2年后他不顾学校的再三挽留，毅然与同样从事中医工作的妻子回到了阳谷老家，在阳谷县医院石门宋分院工作。当年基层医院医疗条件差，医生待遇低，但他从未后悔过。上班时，他为每位病人热心诊断，认真记下临床中遇到的疑难问题；下班后，和爱人一起钻研医学书籍，寻找解决患者病痛的方法。

9年多的基层从医经历为他积攒了宝贵的实践经验，并在患者中赢得了良好的口碑。1979年，原聊城地区中医院开诊，谷越涛作为业务骨干被调进来，从此，“谷医生”逐渐被越来越多的群众所熟知。几十年来，他多次谢绝院领导的行政工作，一心一意地扑在中医学术研究和临床实践中。2004年5月，谷越涛和其他医院十几位德高望重的医生，为了传统医道的圣洁和尊严，向全市医务工作者发出了廉洁行医的倡议书——从我做起，从身边小事做起，树立良好的职业道德；坚守正确的执业行为，恪尽职守、廉洁行医，绝不以医谋私；千方百计做到让患者满意，自觉接受群众监督；坚决抑制医药购销和医疗服务中的各种不正之风。就这样，谷越涛把“医术”上升到“医道”，把“医道”转化为“医术”，术道结合，既锤炼了他的医疗技术，又减轻了患者的经济负担。而最为关键的是，他把中药的毒副作用降到了最低。他的用药原则受到社会和同行的广泛好评，在医学界也产生了相当大的影响。

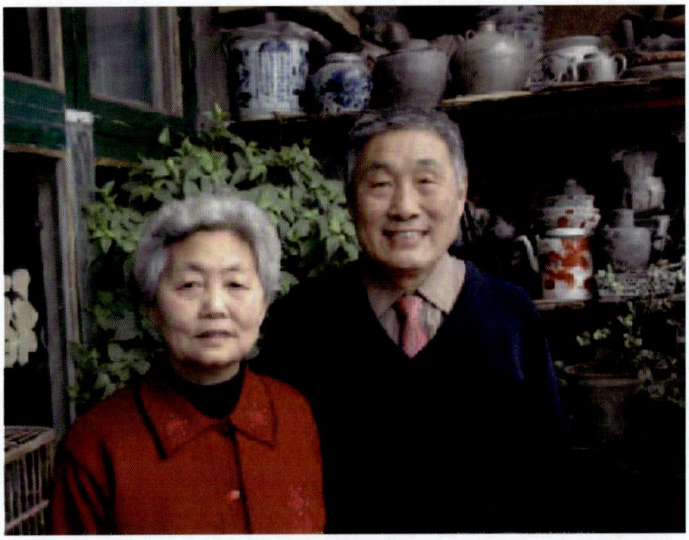

谷越涛夫妇

在50余年的临床实践中，他勤于笔耕，保留了大量宝贵的临床资料，并不断总结经验，先后在国家和省级学术刊物发表论文50余篇，所撰论文《热入血室证》发表后，又被选载于全国高等中医药院校教材第五版《伤寒论讲义》中；《略谈黄帝内经的恒动观与辨证论治》获山东省第二届优秀学术成果三等奖。他主编的《糖尿病独特秘方绝招》（中国医药科技出版社），已再版四次，被评为近年十大畅销书之一。1992年研制成功的中成药新品种“清中化湿丸”，经专家鉴定，填补了国内空白，取得了良好的社会和经济效益。2013年谷越涛指导的聊城市科技发展计划项目《通腑逐瘀合剂治疗骨折后腹胀的临床观察与应用》获聊城市科学技术进步奖一等奖。1995年第12期《山东中医杂志》“齐鲁医林人物”专栏以“疑难杂症辨治名家——谷越涛”为题，对其学术经验做了专篇介绍。1998年他因治疗肾病和泌尿系结石病的特色经验，被中央电视台《健康之路》栏目选中。2007年出版的影响国内外的《名老中医之路续编·第一辑》，收录了他的行医历程、临床经验和学术思想。其业绩先后被载入二十余部人物辞典。谷越涛是聊城市首届名老中医，长期担任聊城市中医药学会会长，山东省中医药学会理事，山东中医药大学兼职教授，多次担任山东省卫生系统高级技术职称评委会委员，曾两次荣获聊城地委、行署记功和记大功奖励，年年被评为医院先进工作者，卫生系统十佳个人，十佳白衣战士，市直机关“十佳公仆”，市人事局、市科协先进工作者，记功奖励。2000年聊城电视台“水城名医”首次开播，他是第一位被报道的聊城卫生系统德高望重的专家。他是聊城市第十届、第十一届党代会代表。1995年被山东省人事厅、卫生厅评定为“山东省老中医药专家学术经验

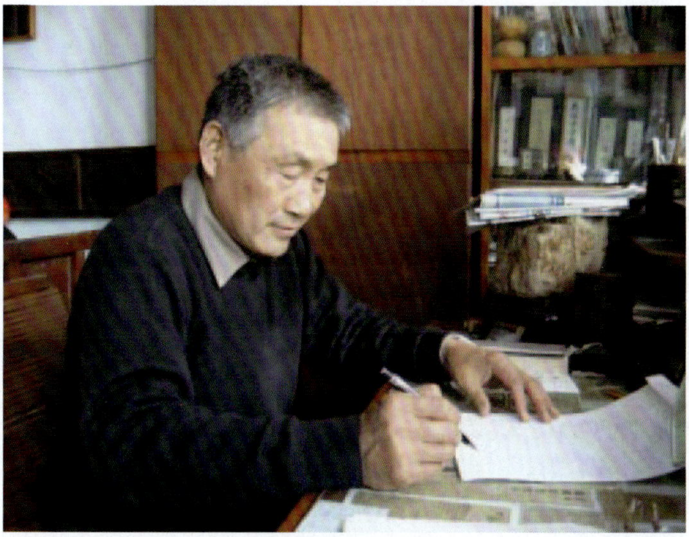

谷越涛在写作

继承工作导师”；2003年被山东省人事厅、卫生厅评定为首届“山东省名中医药专家”；2017年6月山东省卫生和计划生育委员会、山东省人力资源和社会保障厅、山东省中医药管理局评为“山东名老中医”。2002年、2008年、2018年先后三次被国家卫生部、人事部、国家中医药管理局评为第三、第四、第六批“全国老中医药专家学术经验继承工作导师”；2013年被山东省卫生厅、山东省中医药管理局选为“山东省五级中医药师承教育项目指导老师”；2011年由国家中医药管理局批准成立“全国名老中医药专家谷越涛传承工作室”，2019年由省中医药管理局批准成立“山东省名老中医药专家谷越涛传承工作室”，积极开展学术传承工作，其传承团队不断扩大，现已形成“四世同堂”的中医传承梯队，更为国家培养了多名高层次中医学术继承人才。2001年被山东省政府纠风办和山东省卫生厅评为“山东省卫生系统行风建设标兵”；2005年2月被山东省卫生厅评为“全省卫生系统廉洁行医树新风先进个人”。2007年3月又被聊城市委、市政府评为“十佳感动聊城文明市民”，聊城电视台、聊城日报、《法制瞭望》杂志、科技报等各种媒体都报道了他的感人事迹。正因为他在传承发展中医事业中做出的突出贡献，2018年3月被聊城市卫生和计划生育委员会、聊城市中医药管理局授予“医学学科发展贡献奖”；2018年5月被山东省医师协会中医医师分会授予2018年度“国医杰出贡献奖”，2020年11月被山东省人力资源和社会保障厅、山东省卫生健康委员会、山东省中医药管理局授予“山东省中医药杰出贡献奖”，成为聊城市人民的优秀代表。

二 成长之路

步入中医之门

1. 学好文理，练好身体，打下学好中医的基础

谷越涛在兄弟姐妹六人中排行最小，因此在家受到“特殊待遇”。为了培养他成才，在银行工作的大哥把他送到县城最好的小学读书，考中学时又要他报考地区最好的中学。谷越涛不负众望，学习成绩一直领先。他小学毕业的作文被老师推荐为备考文章，让全班同学背诵。此后，谷越涛还在《中国少年报》《中国

青年报》《大众日报》上发表过文章。20 世纪 50 ~ 60 年代，全国没几份报纸，可想而知，一名中小学生能在这些报纸上发表文章的难度和发表后在周围人群中的反响。尽管谷越涛文科学得不错，但那时流行的口号是“学会数理化，走遍天下都不怕”，所以哥哥们一再提醒他：不能偏科，一定要把数理化学好。

那时，毛主席“身体好、学习好、工作好”和“健康第一”的号召，是学校教育和学生追求的目标。所以在学好功课的同时，谷越涛很注重体育锻炼。1959 年，全国国防体育现场会在山东聊城召开，谷越涛先后被选拔为航海俱乐部和航空俱乐部学员，参加过摩托艇和滑翔机的飞行表演。在大学期间，他也多次参加高校运动会长跑赛和篮球赛。这些都为他以后能应付繁忙的诊务、刻苦钻研探究中医学术打下了良好的身体基础。

2. 兴趣是最好的老师

谷越涛的数理化成绩一直很优秀，但到临毕业报考志愿前，由于当时形势的变化，在短短半个月的时间里，他在志愿的选择上他却经历了一个大的波动。就在这个十字关头，谷越涛突然想到学医，学中医还是学西医？西医靠仪器检查，离开仪器就有困难；而中医可以用仪器，也可不用，独立自主性强，而且中医与文科有密切联系，他在文科方面又有较好的基础，最适合了。一想到这里，谷越涛的心里有一种异样的兴奋和惊喜，好像埋在心底里的自己最喜爱的东西一下子被发现了。就这样，他填入了第一志愿：山东中医学院。

接到录取通知书的第二天，谷越涛就到书店买了秦伯未编写的《中医入门》，这是他第一次接触中医，接触最喜爱的专业。从拿到书的这一天起，尽管还没有开学没有踏进中医学院的门槛，但他已经开始了对中医的学习。就这样，谷越涛一生的中医征程开始了，五十多年来，没有一天停止过。他竭尽毕生之力向着喜爱的专业的顶峰攀登！

3. 珍惜时间，埋头苦学

1962 年国家刚刚度过经济上最困难的时期，全国贯彻执行“调整、巩固、充实、提高”的八字方针，大批工厂、学校下马，中医院校几经周折才勉强被保留下来，但招生数量锐减，整个山东中医学院只允许招 50 名学生，录取分数线很高。因此，大家都深知学习机会来之不易。尽管当时还未摆脱饥饿的威胁，但 62 级学生都刻苦学习，从学校领导到各科老师都赞扬大家的刻苦学习精神，各年级同学也都称赞佩服62级学生的学习成绩。这一年，卫生部对中医院校特别提出“打好基本功”，强调对中医经典著作的学习，强调对经典著作的背诵记忆。在这样的氛围里，谷越涛除完成规定的学业外，还充分利用课余点点滴滴的时间扩充阅读范围。谷越涛经常约二三好友到附近山坡，或晚间在昏暗的路灯下，背诵中医经典。

4. 因祸得福，深研《伤寒论》

1963年春的一天夜晚，谷越涛因发高热被送往某省级医院急诊科观察，未查出明显病灶，输液后返回学校，夜间体温又升至40℃以上。同学请来给大家讲授《内经》的张珍玉教授，张老师观察谷越涛的腮黏膜后断定为“麻疹”，并立即将其送往省中医院住院。20岁的人患麻疹成了医院一大新闻，不少实习、进修大夫都去看。这一住院将近1个月，耽误了上课时间。这期间正赶上李克绍教授讲《伤寒论》，当时，全社会都在开展“向雷锋同志学习”的活动，学校更不例外，同学之情加上雷锋精神的鼓舞，同学们分工帮他抄写各科的学习笔记。出院后，谷越涛就抓紧时间补习功课。但《伤寒论》光看笔记弄不明白，问周围同学、看参考书，疑点仍解不开。他只好在课前、课后请教李克绍老师。但李老师从不轻易告诉答案，他总要问几个为什么，引导学生去思考，看你实在弄不明白了，才启发式地引导你一步一步找出答案。正因为李克绍老师的循循善诱，使他对《伤寒论》越来越感兴趣，对方证机制的认识越来越深入。直到毕业后留校任教，谷越涛在临床上每遇到疑难问题、疑难病症，都会随时请教李老师。在百思不得其解的疑似证面前，李老师只言片语的指点如同暗屋的窗纸被捅破，心中豁然开朗，那种触类旁通的体会和喜悦至今令人不忘。原来理论就是这样指导实践的！中医理论是把无形的钥匙，只要用准确了，什么疑难病症都能迎刃而解。

就这样，一个问道，一个授业、解惑，中医学术使谷越涛和李克绍老师心心相通，师生每次见面，三句话不离本行。谷越涛向他汇报经方运用的心得体会，他给谷越涛评判指点，谷越涛用事先准备好的小本子详细记录，回家后再整理。李老师对学生能成功的运用他的学术思想于临床，并取得立竿见影之效感到由衷的高兴。李克绍老师经常向其研究生讲起谷越涛及他治疗的那些典型病例。《伤寒论》是学好中医的必读之书，体现了中医辨证论治的精髓。“好书不厌百回读，熟读深思子自知”，谷越涛对《伤寒论》用功最深，至今仍珍藏着学生时的听课

笔记，在此后长期的临床工作中，结合实践经验和学习体会，又不断充实，笔记内容也越来越丰富。

20 世纪 70 年代中期，李克绍老师将能反映其主要学术观点的代表作《伤寒解惑论》初稿写完后交给了谷越涛，并谦虚地说："你给我看看，有不对的地方，尽可能地修改。"这是老师对他的极大信赖，是他进一步学习《伤寒论》，领悟老师学术观点的难得机会。谷越涛仔细阅读每句话，连标点符号都认真对待。最后，他在书中"古方今用"部分补充了几则扩大经方运用范围的病案，都被李老师收录书中并标注姓名。李老师提携后学的宽阔胸怀给了他极大鼓励。谷越涛在 1981 年第 1 期《山东中医学院学报》发表的《热入血室》一文，就是在李老师对于热入血室证的理论指导下进行临床辨证和治疗的，其立竿见影之效完全证实了李老师理论的正确性。该文曾被多家杂志引用，后来又被选载于全国高等医药院校教材第五版《伤寒论讲义》中。临床疗效是检验中医理论正确与否的唯一标准，对历代中医理论争论不休的观点学说，只有验之于临床实践才能判明真伪。李老师对《伤寒论》的解释经得起临床的检验，得到了大量临床验证。恩师仙逝时，谷越涛遥赴奔丧，更感恩师李克绍对《伤寒论》的精辟诠释将永放光芒，在仲景学说研究的历史长河里耸立起令世人瞩目的航标。

5. 名师指点，入道关键

三年的中医理论课结束后，大家有半年的临床实习时间。这是把理论应用到实践的第一步，这一步走得正或歪，对学中医的人在中医学上选择什么路，有至关重要的作用。

在中医理论指导下，辨证分析四诊所得，按理法方药的程序对患者进行治疗，这是中医入道的前提。中医的思维建立起来了，思想方法对了，便可步入中医学之堂宇。但真正能走此路者并不多，因为走这条路的前提是要学好中医理论，恰恰就在这最重要的一点上，很多人没有达到。因为要学好中医理论并非易事，不如走另一条道，似乎那是一条捷径：省力气、不用背经典、不用背药性、不用背方剂，只要根据西医诊断用中药就行；用药思路也是根据什么药能抗菌、抗病毒、能扩张血管，什么药能降血压、降血糖等等；根本用不着四气五味、升降浮沉、归经、君臣佐使配伍等等。可想而知，这样开出的方子能叫中药方吗？这顶多是植物药的大杂烩，谈何疗效？

在这重要的十字路口，周凤梧老师将差点迷失方向的谷越涛拉回正轨。他在“门诊试诊病历”上，用红笔三言两语点出了病机，抹去谷越涛根据化学成分加上去的那几味唯恐原方不杀菌、不消炎的药味。然而复诊时的显著疗效让谷越涛深刻体会到：辨证用药，就能杀菌、就能消炎，画蛇添足不仅无益，反而有害。

大学毕业后，根据组织安排，谷越涛被留校任教并在省中医院内科上班。宿舍被安排在学院唯一的一座条件相对好的二层教工宿舍楼（多年后，该楼又被改造成留学生宿舍楼）。那时，几位老教授都住在此楼，有张珍玉、张志远、叶执中、徐国仟、杨紫垣等诸位老师，还有住得稍远一点的李克绍老师、刘献琳老师。这为谷越涛随时请教诸位老师提供了极大的方便。每天晚饭后，他就带着白天门诊时遇到的问题、疑难病症，请教各位老师。这些老师在调入中医学院前，都是既有高深的理论又有多年实践的一方名医。他们的每一次点拨，都使谷越涛在理论与实践上提升了一步。有时，在老师那里遇见求诊的病人，他也切脉望舌，给老师抄方，并也把病情记录下来，病人走后再请老师分析病情、方药，回宿舍后再查找有关资料。

在谷越涛刚刚进入临床的关键时期，有幸得到这么多高水平老师的指点、教诲，受益终身，是这些名师的指导使他能够沿着中医的正道一直走到今天。

6. 看病不在多，贵在举一反三

实习时，学生的主要任务就是观摩老师看病，自己独立看病的机会不多。谷越涛也不例外，但他每遇到能独立诊治的机会，都会像对“上帝”那样认真对待患者，看病时不用说，看完病以后更不是万事大吉，谷越涛针对这个病复习课本、翻阅课堂笔记、看任课老师当时是如何讲的，再查找有关这个病的参考资料，把方剂配伍、药物性味、功效汇拢在一起，以备病人复诊时出现的各种变化，到时能从容处理。就这样，他由一个病人的诊疗经验拓展了更多的知识，温故知新，渐渐能够触类旁通，举一反三。如果不这样下功夫，即使看的病人再多，只要是辨证模糊，用药杂乱，看好了不知所以然，看不好也不知所以然，则虽多无益，害人误己，忙碌一生，终无所获。

7. 四诊不厌细，细中求真知

“天下大事必作于细”，从细小做起，是成就大事的根基；粗枝大叶可能贻误时机，功败垂成。“梧桐一叶落，天下尽知秋”“睹瓶中之冰，而知天下之寒”“审堂下之阴，而知日月之行、阴阳之变”，这些有益的格言，揭示了见微知著的道理，对中医四诊资料的收集很有借鉴意义。历代医家的著述中可找到不少这样的案例：面对疑难病症走投无路时，由于仔细观察病人，终于找到能反映病机真相的细微症状而收到药到病除的效果。现代的理化检查越来越细，但代替不了中医四诊对病人的仔细观察。

实习时，谷越涛在西医病房值班，遇到一些疾病特殊而愿意服用中药的病人，在征得主管老师同意后，他就仔细四诊、认真辨证，开方后用药后再分析推断：如果辨证准、用药对，服药后多少分钟能出现什么反应，哪个症状能先消失，哪个症状会随后消失。谷越涛把这些推断写在纸上，第二天起床后，就往病房跑，仔细询问病人服药后的反应，验证是否和自己推断一样。有些病例的反应恰如所料，可想而知，他当时的心情是多欣慰。因为这印证了中医的理论及辨证的准确性、方剂疗效的可靠性，由此获得的经验和体会，终身受用不尽。

体悟中医医道

1. 偏僻的山区农村，再现中医辉煌

1965 年，谷越涛参加山东省委社教工作团到日照县搞“四清”运动，当时工作团的纪律是：不能暴露个人原来身份，只有一个身份就是省委社教工作团团员。所以下到农村后，即使遇到病人也不能看病。但是有一次，一个贫农四清积极分子患肝硬化腹水，面色紫黑，无钱就医，时常出现鼻大量流血，每次鼻出血前先感头胀痛，一次流血一碗多。谷越涛就用最简单的偏方：当地盛产白萝卜，是主食“三合一饭”（地瓜、豆糁子、萝卜条）的成分之一，他让病人绞取鲜萝卜汁多半碗，加兑米酒（当地习俗，家家自酿米酒），一次顿服。翌日，病人告知服萝卜汁后，鼻血立止，并且感到全身舒适，面、唇黑紫色明显减轻。此后，该病人未再出鼻血。道理很简单，气为血之帅，血为气之母，气行则血行，气止则血止。萝卜降气，气一降，血不上行而鼻血止。病人没花一分钱就解决了问题。

1967 年冬，谷越涛在临沂地区蒙阴县搞教育革命探索时驻蒙阴县医院，并常

去各偏僻的公社医院巡回医疗。一次，一位四十多岁的男性病人小便癃闭，小腹鼓胀、疼痛难忍。谷越涛切其脉沉细弱，诊为气虚、气化不行，补中益气汤为的对之方。征得病人同意，急煎补中益气汤加桔梗 6 g 一剂，嘱若无效再行导尿。谷越涛为观察疗效，亲自去取药、煎药，尽快让病人喝下，十余分钟后，病人有尿滴出，急去厕所，尿渐排出。此即“提壶揭盖”法。

在农村开展医疗工作，所接触的患者多没有经过治疗或者没有条件到城里大医院治疗，因此可以更好地观察疾病的自然进程，充分发挥中医药简便验廉的独特优势。广泛接触农村患者的实践让谷越涛认识到，农村基层是中医药大有可为之地。

1970 年秋，谷越涛申请由山东中医学院调往阳谷县石门宋医院。石门宋乡因为养猪多受到毛主席的表彰而闻名全国，各省市参观者络绎不绝。一天傍晚，某粮所所长言其八十岁的老父亲发烧、神志不清已三天，虽经输液不见好转。谷越涛出诊，见病人意识不清，不能言其所苦，测体温 38.5 ℃，血压 240/140 mmHg，腹胀大，按之面有痛苦之色，以竹筷撬开口，见舌苔黄褐厚燥，舌质暗红。问其家属大便情况，言八十岁生日那天，进食油腻较多，至今已五天未大便。切其脉沉弦有力，一息近五至。诊断为燥屎内结、腑气不通，屎气上熏清窍而致昏迷。处以大承气汤原方。因其年事已高，剂量从中量开始，嘱病家服药后 2 小时若不大便，再来取药。2 小时后，其子言将药灌下后仍不大便也无其他不良反应。知病重药轻，遂加大剂量，再取一剂。翌日晨，其子到医院告知：第二次灌服中药后，至下半夜排出如算盘珠大小黑硬粪块五六枚，掉在地上，砸得地面咣咣响，脚踏之不变形。排便后，病人神志渐清醒。谷大夫再去出诊时，病人躺在床上已能打招呼，测其体温、血压均降至正常。

此例病人再一次验证了伤寒方的神奇疗效，再现了张仲景的如实描述：“阳明病，谵语，有潮热，反不能食者，胃中必有燥屎五六枚也……宜大承气汤下之。”

此后，谷越涛对这类急重危症纯用中药治疗多例，皆一剂转危为安。中医药不能治疗急危重症吗？中医药疗效慢吗？事实胜于雄辩。但这要有一个前提：病家信得过你。病家能否信任你，那要看你的中医真实水平、你的治疗信誉怎样了。另外，还有一个环境条件，这个“环境”不是卫生环境，而是治疗环境。这样的危重病人，在大城市，靠中医纯用中药治疗的已经很难见到了。久而久之，中医本身对这类急危重症也失去了治疗经验，即使遇到，恐怕也以西药为主，绝少再想到用中药了。

但这也非绝对，机会还是有的。一年前在省中医病房有一位尿毒症患者，年近七十岁，遍用西药、血液透析多次，渐出现深度昏迷，只待时日了。其女是医院护士，有人建议她让谷大夫开中药。会诊见患者全身浮肿、腹胀大，撬口观舌，舌苔黄褐腻厚而润，脉沉弦数而结代。导尿，日尿量不足 100 mL。辨证为湿热壅阻三焦，枢机不利，少阳生气被扼。应当治以清化疏利，助少阳枢转之机，使少阳之生气得萌，庶几可救。给予温胆汤合五苓散加减，先服一剂。翌日其女曰：昨晚 9 时许鼻饲中药后，至天明已排尿 2 000 mL，神志渐清。出院后坚持服中药，肾功能也渐至正常。

偏僻的山区农村中医固然可以发挥作用、显现威力，在大城市、大医院，在西药疗效不佳或无效的情况下，中医药仍然可以发挥作用，事在人为，关键看中医的水平和疗效。

2. 要学点金术，不要黄金山

大家都知道点金术的故事，这一点对学好中医尤为重要。中医理论中天人相应的整体观是涉及宇宙的高层次的思辨哲学，人们对宇宙万物、人体生理病理、药物等的认识都是在这一理论指导下进行的。在诊治疾病的过程中，如何把这一理论正确地运用到辨证论治的全过程，是中医登堂入室的关键。但不少初学中医者，往往只看重老师的一方一术，却忽视了如何运用中医理论进行辨证的思维方法。方法的学问是最根本的学问，学会了辨证思维方法，医者才能灵活地应对任何复杂的疾病，哪怕这个疑难怪症是第一次遇到，也能很有把握地进行治疗，收到预期的疗效。

常常有学生问谷教授有什么验方，他的回答是：离开辨证论治，从来没有什么验方、秘方，所有的方剂都是针对一定的病机的。没有说明病机的任何“验方”“秘方”都是不可信的，用起来都带有很大的盲目性。因此，他从不要求学生忙于抄方，而是时时提醒他们，这个证是如何辨出来的。“证”是整个诊治过程中画龙点睛的关键，“证”确立了，中医的诊断就完成了。“证”是客观的、唯一的，绝不是有人说的“一个先生一个样”。当然“证”是变化着的，虽然有相对的固定。“方”是对应“证”的，一个“证”只有一个方剂最对的、疗效最高。

高明的中医就在于他能迅速准确地把握住“证”，选准方剂，从而使疾病迎刃而解。只要中医的理论水平上去了，思维方法对头，要达到这一步就不难了。

3. 用药精专，体悟医道

《黄帝内经》对“大方”“小方”的定义是“大者数少，小则数多”。这和我们一般人的看法相反。那些药味少的方剂才叫大方。大就大在药力大、药简力专效宏，而非药味多、重量大。那些药味多、重量大的方剂，其实是小方，因为药味杂乱、貌似大，但其药力互相牵扯，作用已经很小了，所以是小方。

现在知道这个道理的不多。五十多年前，谷越涛给一位七十多岁的患者开了大承气汤加味，共五味药，其子去药房取药，稍倾返回诊室，责问道：“怎么就这点药，才四五角钱一付？”还未及回答，其父斥之曰：“你懂什么，这才叫大方哩。快去拿药！”谷越涛又惊又喜：“你怎么知道这个道理？”老者曰：“以前，东边沙河一带，有个河北来的游方医，找他看病的人很多，是听他说的。”这位游方医很可能是位高手，但后来不知下落了，实在可惜。

一次，谷越涛到外地市给一位干部看病。复诊时，患者说：“吃了你的药，我总结了三个字——少、贱、效。”谷大夫问：“稍见效，是效果不大好吧？”患者解释说：“少，是药味少，以前吃的方子，都是二三十味药，没有那么大的砂锅，就用大钢精锅煎药，熬得快干了，倒出来还有三大碗；你这方才十味药，量不及其三分之一。贱，是便宜，以前的药方都二三百元钱以上一付，你这方一付还不足十元。效，是疗效好，别看药味不多又便宜，还数你这方子效果好。”

多年来，谷越涛坚持用最少的药味、最小的剂量、最便宜的药物，达到最快、最高的疗效。这是他一生追求的目标，不但是为了病人，也是为了自己。只有把辨证用药升华到这个层次，才能更深刻的体悟中医医道。

把握中医学术特点

1. 经验须积累，辨证是关键

1979年谷越涛奉调新建的聊城地区（现聊城市）中医院，先后负责内科、医务科工作，虽从事了医疗行政工作，还兼任了一些社会职务，但他始终坚持临床，数十年如一日地积累临床病案，这些工作虽然琐碎辛苦，但宝贵的病案资料对总结临床经验必不可少。

在临床实践中，他对中医经典，特别是对《伤寒论》的研究和运用体会颇多。谷越涛推崇仲景的辨证论治之道，擅用经方，但不囿于经方、时方之争，根据证情何方最佳即选何方。对湿热病证注重舌诊，根据舌苔的厚薄、色泽，结合三焦辨证，或清热或泻热，或利湿或燥湿，随证佐以清透、疏理之品，如灵活运用蒿芩清胆汤治疗因三焦湿热而致少阳枢机失调为病机的多种病证，均获佳效。对内科疑难杂病的辨证治疗，他善于抓住病机，独辟蹊径，屡起沉疴。求诊者也逐渐由本地区扩大到来自省内外，许多患者是口碑相传，互相介绍，远道慕名而来，甚至经亲友介绍从国外专程前来求医者也屡见不鲜。无论雨雪天还是节假日，天不亮就有很多患者在排队挂号，他的门诊都需要限量挂号，为了照顾外地患者经常延迟下班。

2. 疗效是硬道理

多年来的基层中医临床实践，使谷越涛深深体会到临床疗效才是中医理论和实践的试金石。中医临床水平的高低体现在运用中医药治疗疾病的中医师身上，并不由医院级别的高低所决定。而西医诊疗水平的高低则主要体现在其所处医院层次级别的高低，这是由于对仪器设备条件越来越高的依赖性所致，正如老百姓所说的“一级医院一级水平”。因此，高水平的好中医不一定局限在高层次的医院，民间和基层医院常常埋藏有真正高水平的中医而不为大家所熟知。我们应认识到中西医学术的不同之处，中医学之所以历数千年而延续至今，为中华民族的繁衍昌盛作出了巨大贡献，靠的就是疗效，中医之生命在于疗效，因为“疗效是硬道理”。其“简、便、验、廉”在当今社会的农村基层和城市社区有着更强的生命力。中医师的成才和发展在广大的基层大有可为，各类疾病的广泛接触是锻炼青年一代中医临床人才成长的最佳土壤。而大城市医院的过细分科并不利于中医水平的真正全面提高。当前大型中医院的中医师多已成为专科医师，而历代中医大家有几个不是“全科医师”？因为过细的分科并不利于中医整体观念指导下的整体调治的实施，其实，当前西医中的有识之士也已认识到各顾自己一亩三分地所带来的弊端，开始提倡并实施全科医师的培养。

旁及传统文化

中国优秀的传统文化是中医学赖以产生、发展、壮大的土壤。天文、地理、人文、先秦诸子、儒释道家学说等均对中医学产生了深远的影响。如《周易》是儒家经典，被称为群经之首，对中医学产生过重大影响，中医学“气”的概念，起源可上溯周易。佛家、道家学说对中医思维、治则治则均产生过较大影响，至今读之仍常有启迪。中医学作为中国优秀传统文化的重要组成部分，不应该孤立的研究，而应注重其医学与人文的双重属性，让中医学回归其深厚的传统文化背景，有助于全面理解和继承、发展中医学。

在繁忙的诊务之余，谷越涛常常翻阅传统文化方面的书籍，这既是个人业余爱好，又能对学习中医有所裨益。一方面可增加知识，开阔视野，颐养性情，另一方面能追根溯源，加深对中医学理论的理解和认识，拓展辨证论治的思路，对提高自身修养会产生潜移默化的影响，在中医学与传统文化方面也陆续发表了一些研究文章。中医的真正发扬光大离不开中国文化复兴的大背景。近年来，谷教授对与中医学有关的历史文物进行了收集和整理，期待会对中医文化事业的发展有所帮助。

中医药学是一个伟大的宝库。谷越涛为人谦逊，虽已临床五十多年，然自感在中医学这个宝库前不过一只脚在门槛内，另一只脚还在门槛外，所知甚少，所学甚浅。仅凭在海滩上捡到的几个贝壳，就足以让人体会到中医药学的博大精深。他愿在原汁原味的中医学宝地里继续耕耘，在繁忙的诊务中不断锤炼、提高自己的辨证论治水平。

三　学术思想

谷越涛教授在临床中注重理论指导下的辨证论治，辨证求准，用药求精，疗效求速，选方用药不能模棱两可，方中药味不可多一味，也不可少一味，从而探索出用最少的药味、最小的剂量、最便宜的药物，达到最快、最高的疗效。这是他临床最大的特点。他精于疑难杂症的辨证治疗，善于抓住病机，独辟蹊径，屡起沉疴。他推崇仲景的辨证论治之道，擅用经方，却又不囿于经方、时方之争，根据病证，何方最佳，即选何方。

四 典型医案

1. 胸痹

王某，女，62岁。2004年7月6日初诊。

现病史：患者因心悸反复发作3年，伴胸闷3个月来诊。有高血压、冠心病史5年，多次心电图均示心肌缺血，常服阿司匹林、倍他乐克、异山梨酯、复方丹参片，疗效不佳。症见：形体肥胖，胸闷伴左胸隐痛，心悸、心烦，口苦，夜间口干但不欲饮水，纳差、胃脘痞满，乏力，大便溏薄，每日4次。舌质红苔黄厚腻，舌下络脉紫暗迂曲，右脉沉弦，左脉浮。

中医诊断：胸痹（湿热瘀阻）。

治则：清热化湿，宽胸活血。

处方：清化宽胸汤加减。药用：瓜蒌15 g，枳壳10 g，半夏10 g，陈皮10 g，茯苓20 g，苍术10 g，黄连5 g，丹参12 g，栀子10 g，川厚朴10 g，党参10 g，白术10 g，甘草6 g。每日1剂，水煎2次，早晚分服，共服10剂。

二诊：7月16日。胸闷减轻，左胸未痛，活动后心悸，口不干，脘痞症状消失，大便溏，每日减为2～3次，舌苔转薄，右脉渐起，左脉不若前浮大。上方去栀子，改白术12 g，继服10剂。

三诊：7月26日。上述症状基本消失，继以上方加减善后。

按语：这个案例患者属典型的冠心病湿热证，谷老予以清化宽胸汤为主方治疗，辨证准确，效如桴鼓。因患者湿重于热，并有大便溏薄、乏力、纳差等湿胜脾虚表现，乃加党参、白术健脾化湿，改茯苓为20 g，增加其健脾利湿之功，同时去黄芩，以免苦寒太过之弊；因其心烦明显，故加栀子清心除烦；药后症状逐渐减轻，且疗效巩固。清化宽胸汤中瓜蒌性味甘寒，有清热化痰、行气散结之功，《本草备要》谓其能清上焦之火，使痰气下降，又能洗涤胸膈中垢腻郁热，为治疗结胸胸痹的要药，合枳壳共奏宽胸化痰行气之功。半夏与陈皮皆为辛温苦燥之品，均能燥湿化痰散结，陈皮又能调理气机以除胸胁之痞，气顺则痰消，其行气之功亦有助于化痰湿，两药和用，含二陈方意；茯苓淡渗利湿，使邪有出路，并能调补心脾，苍术燥湿健脾，合用化湿运脾之功相得益彰；黄连苦寒清热燥湿，丹参气平性微寒而降，入心、心包、肝经，有凉血活血祛瘀、补心养神定志之功用。古有“一味丹参，功同四物”之说，加此兼能佐制黄连、夏陈之苦燥；甘草调和诸药。诸药合用，使湿浊得化，痰热得除，气机调畅，瘀血复行。因此，用清化宽胸汤治疗冠心病湿热证，方证相应，药中病机，疗效明显。化宽胸汤实为小陷胸汤合温胆汤加减变化而成，谷越涛教授强调，应用清化宽胸汤时需注意该方偏于苦寒辛燥，用之应据舌象变化，待厚腻舌苔退去后，适可而止。如兼虚者愈后还应注意扶正调养，饮食宜以清淡为主，少食辛辣油腻，忌烟酒。

2. 痹证

韩某，女，44 岁。2003 年 5 月 13 日初诊。

现病史：患者 20 天前因感受潮湿致四肢大小关节疼痛，且疼痛部位不固定。服用英太青治疗后出现面部浮肿，遂停药。目前患者仍然面部浮肿，双踝关节疼痛，双手指关节肿胀疼痛无灼热感，小腿肌肉疼痛。纳差、脘痞，二便调，舌质红、苔黄厚，脉弦。实验室检查：类风湿因子 28 IU/mL；红细胞沉降率 18 mm/h。

辨证：湿热痹阻，湿重于热。

治则：化湿、通络、清热。

处方：苍术 10 g，黄柏 10 g，川牛膝 25 g，薏苡仁 30 g，地龙 10 g，茯苓 20 g，猪苓 10 g，泽泻 10 g。7 剂。水煎服，每日 1 剂。

二诊：2003 年 5 月 20 日。患者膝关节疼痛明显减轻，踝关节疼痛消失，手指肿胀减轻，面部仍浮肿，舌苔黄，脉弦。上方继服 7 剂。

三诊：诸关节疼痛、面部浮肿及小腿肌肉疼痛消失。舌苔薄黄腻，脉弦。上方改苍术 12 g 以增化湿之力，继服 7 剂善后。

按语：谷老认为，痹证的病机复杂，对其治疗应明辨虚实、寒热。对虚实的辨别当从邪正标本缓急、病程新久着眼。新病以邪实为主，当以祛邪治标为先；久病正虚，气血、肝肾亏虚，当注重补虚培本。痹证急性期、活动期多实证、热证，慢性期多虚证、寒证。虚证中以虚寒证多见，虚热证少；实证中湿热证多见，寒实证少。该患者为典型的湿热痹阻，湿重于热，常见关节或肌肉局部红肿、灼热、疼痛、有重着感，伴有发热，口渴不欲饮，尿黄赤，舌质红、苔黄腻，脉濡数或滑数。见于痹证急性活动期，治宜清热利湿、宣痹通络，方用四妙散化裁。常用药物有苍术、黄柏、川牛膝、薏苡仁。对于湿重于热者，加茯苓、泽泻、猪苓、土茯苓、海桐皮渗湿消肿通利关节；热毒偏盛者，加赤芍、牡丹皮、栀子清热泻火凉血解毒；湿热毒瘀并见者则凉血活血药并用，加赤芍、牡丹皮、栀子、地龙、桃仁、红花、没药、五灵脂；湿热在上肢者，用羌活、桑枝、忍冬藤；在下肢者，用独活、木瓜、虎杖；手足小关节疼痛，加土贝母、漏芦；踝关节肿痛，加土茯苓、钻地风；膝关节肿胀者，加防己、猪苓。

3. 淋证

国某，男，36 岁。1994 年 7 月 26 日初诊。

现病史：患者 5 天前因劳累过度诱发小便频急而痛，尿色赤，可见血丝，小腹胀痛。伴发热，微恶寒，胃脘胀满，纳差，口苦黏，不欲饮水。舌质淡红，苔厚腻微黄，满布舌体，脉濡缓。体温 37.8 ℃，尿常规检查：蛋白（+++），红细胞（+++），白细胞少许，脓细胞（++）。

中医诊断：淋证。西医诊断：泌尿系感染。

治则：清热泻火，利水通淋。

处方：八正散加减。药用滑石 20 g，车前子 15 g（包煎），瞿麦 10 g，萹蓄 10 g，栀子 10 g，木通 6 g，大黄 6 g，灯心草 6 g，甘草各 6 g。水煎服，日 1 剂。

二诊：7 月 29 日。尿急，尿中血丝消失，但小便仍灼热疼痛，小腹坠胀，余症均在。考虑患者除下焦病证外，尚有上、中焦兼症，应属湿热内蕴，下注膀胱的三焦湿热证，故当清透三焦湿热，改用蒿芩清胆汤治疗：青蒿 15 g，茯苓 15 g，滑石 20 g，黄芩 10 g，枳实 10 g，竹茹 10 g，陈皮 10 g，半夏 10 g，青黛 2 g（冲服），甘草 6 g。水煎，日 1 剂，早、午、晚 3 次分服。

三诊：7 月 31 日。患者述小便灼热疼痛已除，尿色正常，其他症状亦大减。复查尿常规已正常。又予上方 2 剂善后获愈。

按语：该患者为湿热内郁、弥漫三焦之证。《难经》说：“三焦者，气之所始终也。”《素问》中也说：“三焦者，决渎之官，水道出焉。”三焦主持诸气，通行水道，若三焦气化功能失司，则气机不畅，湿遏热郁，湿热郁于上焦则头晕、口干、口苦；郁于中焦则纳差，脘痞、呕恶；郁下焦则腹痛、腰痛、尿黄、同时，三焦属少阳，是气机升降出入的枢纽，若湿热蕴结三焦，枢转失司，则见发热、恶寒时作。临床辨证的关键是分析是否有三焦的病症同在，若仅针对其一部而不及其余，往往使湿热留滞，不能尽除，导致缠绵难愈。从本案中始用八正散治疗不效可见一斑。故治疗抓住其共同的病机，皆以清透三焦湿热的蒿芩清胆汤主治，使湿热得除，气机条达而获佳效。

五 经验方

1. 清中化湿汤

临床中谷老创立清中化湿汤，其针对临床常见的中焦湿热证，融合了二陈汤、平胃散，并加清热燥湿、降气理气之品变化而成。方药组成：半夏 10 g，陈皮 10 g，茯苓 15 g，苍术 10 g，黄芩 10 g，栀子 10 g，厚朴 10 g，枳实 10 g，莱菔子 12 g，木香 10 g，炒麦芽 12 g，甘草 6 g。清化中焦湿热而不局限于中焦。其中，二陈汤是治疗痰湿的祖方，平胃散是治疗湿滞脾胃之主方，故以半夏、陈皮、茯苓、苍术、厚朴共奏燥湿运脾之功，为方中主药；黄芩、栀子皆为苦寒之品，黄芩清热燥湿，重在中上二焦，栀子清热利湿，善祛中焦湿热而兼顾三焦，导湿热下行，使湿热之邪由小便而去，共为臣药；中焦湿热阻滞气机，胃失和降，故佐以枳实、莱菔子、木香、炒麦芽降气理气；使以甘草，甘缓和中而益脾胃，并能调和诸药。诸药合用，有燥湿化痰，清热散结、理气和中之功。

2. 温肾化气丸

在临床中谷越涛教授以温肾健脾、化气行法治疗慢性肾小球肾炎，以二仙汤和四君子汤为基础，取其温肾健脾之要药，化裁出经验方——益肾汤（方药组成：仙茅 10 g，淫羊藿 12 g，巴戟天 12 g，山药 60 g，续断 12 g，狗脊 12 g，白术 12 g，茯苓 25 g，沙苑子 12 g，莲须 12 g，仙鹤草 25 g），进行临床应用，取得良好疗效。方中仙茅、淫羊藿、巴戟天温肾、助阳、化气，为君药；山药补脾养胃，补肾涩精为臣药；续断、狗脊补肾益气强筋骨，白术、茯苓渗湿利水，健脾，共为佐药。沙苑子补肾固精，莲须固护肾气以涩精，仙鹤草可补虚还取其收涩之性以止血，共为使药。上药同用，从而达到温肾化气、健脾行水、涩精止血的功效，使先天之精气得以固护和充养，从而恢复其蒸腾气化的功能，使后天之本得以补益，脾得健运肾得气化，复常膀胱之气化，水液代谢通调，气血津液各行其道，则诸症可除。

3. 补中益气汤

谷老认为近年来临床之糖尿病患者，特别是老年患者，大多无典型多饮、多食、多尿及形体消瘦之三多一少症，而多形体臃肿肥胖，少气懒言，形疲神倦，心悸脘痞，大便溏薄，小便清长多味，舌淡、质多胖大且润，苔薄白，脉象以虚缓濡为主。此乃素体阳虚，中州失煦；或痼疾日久，长服清热泻火之剂，使中阳受戕，中气虚馁，脾土困顿，健运失权，湿痰中生，致使血糖无以调节利用而积蓄，尿糖无以固摄而外泄。对于此类患者，重点应甘温益气养阳。益气者，益脾气助生化之源以固后天，痰湿得运；养阳者，阳振气化则浊散，血糖得以调节。方选补中益气汤加减常获佳效。

谷老认为，补中益气汤对于小儿气虚感冒疗效显著。小儿为稚阴稚阳之体，脏腑娇嫩，气血未充，肺脾薄弱，卫外不固，这是与成人不同的生理特点。特别是近代，有的小儿或先天不足，或后天失调，父母过于溺爱，进一步造成小儿体质虚弱，易感冒后容易迁延不愈，加之抗生素及清热解表等寒凉药的应用，伐正折阳，正气进一步损伤，而余毒并未解除，正气无力托毒外出。只有补益脾肺之气，采用扶正祛邪之法，方可助生发之气，祛毒外出。但需注意的是，小儿脏腑清灵，随拨随应，一要掌握有效剂量，二要中病即止，不可有过。

（整理者：谷万里）

孙　敏

一　医家简介

孙敏，生于1945年1月，中国共产党党员，本科学历，1970年8月—1972年8月在烟台市福山区张格乡医院任中医师，1972年9月—1978年8月在青岛医学院从事教学工作，1978年9月至今在烟台市中医医院从事临床及管理工作，退休后仍坚持每周四次门诊，从医40余年，学验俱丰，医德高尚，深受病家和同道好评。

孙敏历任烟台市中医医院副院长、烟台市中医药学会副会长，烟台市中医重点专科消化肿瘤科学术带头人，第三批国家名老中医传承工作室专家，国家临床重点专科烟台市中医医院肿瘤科学术带头人。

自2003年2月始作为国家第三批名老中医药专家中医师承工作指导老师，指导徒弟2名，分别为侯爱画、杜积慧两位主任医师。随着跟师学习、出师结业，作为科主任的两位继承人带领肿瘤科、糖尿病科工作有了飞跃发展。他们撰写了近5万字的指导老师经验总结结业论文。

二　学术思想

1. 熟读医学经典，融会贯通古今

孙敏历来主张为医必须先立“做大医”之志，治学应遵《论语》“学而不思则罔，思而不学则殆”之训，“熟读经典，开卷有益，边读边写”，养成写读书笔记的良好习惯，至老弥坚，面对浩如烟海的医学，总感到自己的知识不足，仍然勤读书、善思考、勇于实践，其学术经验，至老弥精；治疗效果，至老愈显。由于孙老师熟读经典，深得经旨，且能结合自己的临床体会融会贯通，功底扎实，

遣方用药得心应手，常常见“症”“方”出，并且不拘泥于时方、经方，不偏信流派，胆大心细，在实践中不断证实中医经典理论，渐渐形成了自己独特的风格。不但在治疗内科杂病方面颇有心得，而且在抢救内科急症方面也很有建树。

孙老师认为，《伤寒论》言“但见一症便是，不必悉俱”是给我们指出了一个总的治疗原则，这里所说的“一症”实际是指主症，比如小柴胡汤主治范围很广，只要抓住主症“往来寒热，胸胁苦满，脉弦”等，均可投以小柴胡汤。孙老师临床随症加减用于治疗慢性胆囊炎、慢性胃炎、胃溃疡、慢性肝炎等属少阳症者，皆有较好疗效。半夏泻心汤原治由少阳证因误下而成的痞证，病机为中阳亏虚，寒热互结，气机结滞，升降失常。以半夏泻心汤补其中虚，调其寒热，开其结滞，复其升降。孙老师对此方颇为赞许，认为临床用于治疗急慢性胃炎、胃及十二指肠溃疡、慢性肠炎、胆囊炎、功能性消化不良、慢性肝炎、肝硬化早期等但见“心下痞满、苔腻”均可以此方加减应用。若寒多热少重用干姜，腹鸣下利易以生姜，热多寒少重用黄芩、黄连；若气滞较甚，中气不虚者，则去人参，加厚朴、枳实，若兼食积，加山楂、神曲、焦槟榔；兼有痰浊，加佩兰、浙贝母。李东垣的当归六黄汤原为治阴虚盗汗而设，有滋阴清热、固表止汗之功，本方甘柔与苦寒并用，泻火和育阴并投，尤其黄芩、黄连、黄柏三味，既可泻火又可坚阴，可见全方实火、虚火兼清，益气、养阴并进，非仅治盗汗一症。孙老师临床用其加减治疗某些慢性肝炎、慢性肾炎、肝硬化症属阴虚火旺或阴虚湿热者，往往可收到较好疗效，不但能改善临床症状，而且可改善肝肾功能。曾治一阴虚湿热之肝硬化腹水患者，初以猪苓汤、五苓散等加减效不显，患者心烦口干，尿少舌红，苔黄腻而花剥，改用当归六黄汤、五皮饮加减，三剂尿量即增加，口干心烦腹胀俱减，守方化裁调治一月，病情好转，肝功亦有所改善。孙老师常教导我们，对那些历经数代名家检验的名方，我们要细心揣摩、用心体会其组方法则，奥妙所在及所主病机主症，临床要辨证准确，知常达变，以求取得更佳疗效。

2. 推崇东垣学说，重视叶氏理论

孙敏老师的学术思想主要源自东垣学说，曾对李东垣的学术著作做过系统的研究，认为脾胃学说是历代医家在对中医理论的研究与长期的医疗实践中逐步形成和发展起来的，早在春秋战国时代的《黄帝内经》《难经》两部经典著作中，

已对脾胃论的阐述提出了精辟的论点，如《灵枢·五味》云："五脏六腑皆禀气于胃"，《中藏经》曰："胃气壮，则五脏六腑皆壮也"，《金匮要略·脏腑经络先后病脉证治》亦早有"四季脾旺不受邪"的论点，历代医家也有"有胃气则生，无胃气则死"之说，李东垣的《脾胃论》则对脾胃学说做了更进一步和系统的论述，从而形成了"脾胃学说"这一中医重要的基础理论，脾胃学说认为，脾胃为后天之本，"胃为水谷之海，饮食入胃，游溢精气，上输于脾，脾气散精，上归于肺，通调水道，下输膀胱，水精四布，五经并行，合于四时五脏阴阳，揆度以为常也""元气之充足，皆由脾胃之气无所伤""内伤脾胃，百病由生"。因此，脾胃虚弱者，外邪可以乘虚而入，他脏可以乘虚侵侮而发生各种病症。临床诊治疾病时必须时时注意顾护脾胃，避免妄施克伐腻补之品，有碍脾胃运化功能。

以上论述也说明脾胃与其他脏腑皆有密切联系。孙老师认为，脾胃受纳运化水谷，为气血生化之源，居人体中央，连通上下，灌溉四旁，是生命活动即气机运转的"枢轴"，在协调五脏功能活动中，起着重要转输作用。五脏气机周流通畅，升降出入正常，人体则健康，若运转失调便出现病症。正如《素问·刺禁论》所云："肝升于左，肺藏于右，心部于表，肾治于里，脾为之使，胃为之市。"此即描述了人体肝心肺肾位于四旁，脾胃斡旋气机居中的形态。因此，五脏气机上下升降、内外出入均有赖于脾胃中焦枢纽转输。脾主升、胃主降，主导着肝之升发、肺之宣肃、肾之纳气、心火下降、肾水上升。"水精四布，五经并行"，脾升胃降相互协调，气机升降有序，从而保持了脏腑功能活动正常。若脾胃失健，气血匮乏、气机壅滞，五脏六腑皆失所养、气机不畅，便会变生诸症；同样，由于脾胃与周围脏腑联系甚密，他脏偏盛、偏衰亦很容易伤及脾胃，诸如"肝气乘脾、肾虚及脾、心脾两虚、肺虚及脾"等。临床常见肝病患者大多伴有胃脘胀闷、纳食减少，或恶心或便溏等脾胃病症，正如《金匮要略》所言："见肝之病，知肝传脾，当先实脾"。孙老师在治疗肝病包括肝癌时，常采用疏肝健脾为主的方法而见良效。脾胃为气血生化之源，肝主藏血，喜条达，肝脏的健康有赖于脾胃化生气血以滋荣肝脏，使肝体得养，肝用得平。脾胃与肾，一为后天之本，一为先天之本，肾脏的元阳有赖于后天的谷气以充实，肾病又可以用健脾制水之法以治疗；如慢性肾炎可用五苓散合补中益气汤加减治疗。脾胃与肺本属母子，肺病常可用健脾方法，使水谷精微上输于肺，肺气充沛，驱邪外出，以达治病目的，此所谓“培土生金”法，比如慢性咳嗽，常以六君子汤加减治疗。脾胃与心，孙老师认为心主神明，心是神志活动的重要脏器，必须依赖气血作为物质基础。脾胃提供心主神志活动所需的气血，脾胃化源充足，滋养心血，使心气上通于脑，滋养于脑，保证神志清晰，思维敏捷。《脾胃论》曰：“安养心神，调治脾胃”，意即心病可以用补脾生血之法，增加血源，使血液充足，循环通畅，心神得以安宁。孙老师临床治疗心脾两虚之失眠，常用归脾汤健脾补血以收功。而心火偏亢、心血偏虚之心烦失眠，则合李东垣之朱砂安神丸加减治疗。

在对李东垣脾胃学说进行学习与研究的过程中，孙老师也发现东垣学说重在补中益气、升阳益胃，用药偏于温补脾胃之阳，而对脾胃之阴较少论及，临床常见如慢性萎缩性胃炎患者出现的胃气失于和降、胃阴耗伤等现象，东垣论述不足。而清代叶天士关于“太阴湿土，得阳始运，阳明燥土，得阴自安，以脾喜刚燥，胃喜柔润”，以及“脾宜升则健，胃宜降则和”的理论，正好补充了李东垣学说的不足，指出了治脾与治胃的不同，后世医家有认为“脾胃之端莫详于东垣，盖东垣之法，不过详于治脾，略于治胃”。孙老师认为，李东垣长于以升为降，叶天士擅在以降为升，以通为补，在胃降方面独树一帜。因而孙老师在临床实践中，吸取李东垣、叶天士两家之长，遣方用药，灵活运用。在滋养胃阴时，慎用滋腻，调理脾胃时顾护胃阴。

3. 临证衷中参西，辨证辨病结合

孙老师在大学时即曾下功夫系统学习西医知识，工作后仍不间断学习吸取现代医学的新知识，每一套新版西医内科学、病理生理学、中药学、方剂学等，孙老师均细心研读，并随时关注胃肠肝胆疾病以及内分泌疾病的中西医最新研究成果，不断充实自己。孙老师认为，近代医家擅吸取西医之长应用于中医临床者，当首推张锡纯，《医学衷中参西录》开中西医结合诊治疾病之先河，张锡纯“衷中参西”的学术思想和思维方式值得我们学习和借鉴。孙老师常说，以中医传统辨证施治理论进行疾病治疗，必须明确西医诊断，辨证辨病相结合，才能最大限度地提高中医药疗效，不至延误病情。某些暂时无临床症状的疾病，诸如糖尿病早期、慢性肝炎肝硬化肝功代偿期、早期肿瘤、隐性冠心病、高脂血症、胃黏膜不典型增生之癌前病变等，必须依靠现代科学检测手段诊断疾病，并参照现代医学对疾病转归的认识来辨病治疗，以防止或延缓病症出现的时间，此亦中医“治

未病”学术思想的发展。

孙老师认为应从中西医结合的角度认识中医学的脏腑，中医学的脏腑既有解剖学的实体，又包含了功能集合体的概念。在治疗疾病时，既要中西医诊断明确，又要辨证准确，理法方药适度，最好还要结合现代药理、机制研究，三方合拍，相互支持，互相印证，才能取得最佳疗效，为医于现代之世，方能达到更高境界。此学术观点体现在孙老师对多数疾病的诊治过程中。

4. 强调医患相得，重视心理治疗

孙敏老师历来重视心理治疗，强调“治病先治心”，《灵枢·邪客》曰：“心者，五脏六腑之大主也，精神之所舍也”“心主血脉，藏神”“肝主谋略，藏魂”“脾为谏议之官”“在志为思”。所谓的“神、魂、思”是指人的精神意识和思维活动。肾主骨生髓，“诸髓者皆属于脑”“脑为原神之府”“人的记性皆在脑中”；脾胃为气血生化之源，脾统血，肝藏血，心行血，心血充盈，人的精力充沛、思维敏捷。故人的情志活动与五脏六腑息息相关，脏腑调和，气血充沛，精神乃治。反之，精神因素也会影响到脏腑气血的失调而致病。因此，医生治病，除了用药物外，还应重视对患者的精神心理治疗。

《素问·上古天真论》曰：“志闲而少欲，心安而不惧……内无思想之患，以恬愉为务，以自得为功”，保持良好的精神状态，就可以减少疾病的发生。《灵枢·师传》说：“告之以其败，语之以其善，导之以其所便，开之以其所苦。”就是告诫医生首先要使患者树立战胜疾病的信心，采用有针对性地语言疏导，多方设法解除病人心中的疑虑、顾忌、偏见、恐惧等心理状态，使其心神安定，泰然处之，激发其正气的抗病能力，发挥病人自身具有对疾病的调抗作用，才能使所予药物起到更好的作用。

曾治一安姓八旬老翁，患右大腿上段脂肪肉瘤二年余，多方求治不愈，逐渐增大，尚伴有快速心房颤动病史10余年，而且常有心脏症状发作。来诊时右大腿包块如儿头大小，胀痛较甚，不敢行走，疼痛常牵及右侧胸胁、上肢、颈部和耳朵，有时疼痛难忍，寸步难行。孙老师投以益气化痰、行气化瘀、软坚散结之品，内服兼外敷，鼓励病人坚定信心，病会治好，并嘱病人配合心理意念治疗，如此坚持两个月后，右大腿包块竟消一半，疼痛完全消失，老翁复诊时喜笑颜开，告曰：吾每天在家练书法美术，喝药时即默念：此药是美酒，是蜂蜜，比酒香，比

蜜甜，喝了就好，肿瘤立消。使得周围病人皆受感染，信心倍增。此即如《周易·系辞传上》所说："二人同心，其利断金。"医患双方的精神合二为一，互相信任，很好配合，将对治愈疾病，起重要作用。由于医生对病人有高度的同情心和责任感，从而使病人对治疗充满信心。

孙老师对孙思邈《千金方·大医精诚》倍加推崇，主张"凡大医治病，必当安神定志，无欲无求，先发大慈恻隐之心，誓愿普救含灵之苦"，对病家"普同一等，皆如至亲之想，不得问其贵贱贫富，长幼妍媸，怨亲善友，华夷愚智"，"见彼苦恼，若己有之，深心凄怆，勿避艰险，昼夜寒暑，饥渴疲劳，一心赴救"，努力做"苍生大医"，待病人如亲人，望闻问切细致入微，将心理治疗与药物治疗有机结合，从而使疗效得以提高。

5. 对"肝主藏血"与"肝不藏血"的生理病理的认识

孙老师认为，肝主藏血是指肝有储藏大量营血或血液的功能。它体现于肝脏组织中和门静脉系统以及脾脏所储藏的营血。肝藏血的功能其一是指肝有调节人体血流量的作用，如《素问·五脏生成》云："故人卧血归于肝。"现代研究表明，肝脏的血流量颇大，正常有每分钟 1 000 ~ 1 800 mL 的血流经肝脏，同时脾脏所储血液亦能直接通过脾静脉进入门静脉参与肝脏储血与调血功能，以备必要时动员至全身各重要脏器，维持生命活动。其二是指肝有防止出血的作用。肝有敛藏作用，肝体柔和，可使血不妄动而内藏。现代医学证实肝脏能合成凝血酶原和多种凝血因子，起到止血和防出血的作用。其三是指肝藏血功能可制约肝的疏泄功能。肝内有较多血量，可制约肝阳，使勿过亢，从而维护肝疏泄功能冲和条达。肝的藏血功能失常，称为肝不藏血，孙老师认为其主要临床表现有二：一是肝的藏血量不足，不能满足机体某些生理活动需要，而出现功能减退症状，如不能滋养于目，则两目昏花、干涩、夜盲等；不能濡养筋脉，则筋脉拘急，屈伸不利，肢体麻木；不能充盈冲任，则女子月经量少，甚则闭经等。称为"肝血虚"。二是指肝藏血功能减退，而发生出血如咯血、呕血、血崩、鼻衄、齿衄等，称为"肝不藏血"。此外，肝血不足，肝体失柔，还可导致升泄太过，甚或导致阳亢动风等病变。治疗当详查病因病机，若肝藏血功能减退，可选一贯煎、杞菊地黄汤等加减以养肝柔肝、改善肝脏功能。若肝藏血功能减退发生出血现象，孙老师则设地黄蓟茅汤加减以滋养肝肾、凉血止血，方药：生地黄 30 g，麦冬 15 g，石斛

10 g，山茱萸 10 g，枸杞子 10 g，山药 15 g，牡丹皮 10 g，墨旱莲 10 g，大小蓟各 30 g，白茅根 15 g，仙鹤草 45 g。曾治一患者曲某，男，56 岁，患弥漫性肝癌，查肝功能异常，凝血全套检查示血不凝。牙龈、鼻黏膜反复出血，服云南白药不效，查舌红苔少，脉细弦。证属肝肾阴虚，肝藏血功能减退，治以地黄蓟茅汤加减十余天。鼻衄、齿衄消失。

三 临证经验

（一）治疗肝胆胰病急证经验

1. 柔肝缓急、利胆通腑治疗胆石症急性发作

胆石症急性发作属中医学急性“胆胀”范畴，《灵枢·胀论》云：“胆胀者，胁下痛胀，口中苦，善太息。”急性胆胀病位在胆腑，但与肝胃关系密切，病性以里热沙石内结，胆道阻塞，胆汁瘀滞为主，故治疗常遵“六腑以通为用”“胆气以降为顺”之则，然而胆石症胆总管阻塞者若一味通降利胆，胆道内压力过高，恐生变证。孙老师认为，肝胆属木，性喜条达，而恶抑郁，肝为乙木，胆为甲木，肝为阴，胆为阳，肝气主升，胆气主降，一阴一阳，一升一降，共主疏泄。升降适度，肝胆无恙，若升之太过，降之不足，气机郁滞，胆泻不畅，久郁蕴热，煎熬胆汁，聚而为石，沙石盘踞于胆道，进一步阻塞胆腑气机，胆络瘀积不通，甚至完全闭阻，便成胆胀重症。临床可见右上腹胀满疼痛，如掣如绞，甚或胁腹拘挛，手不可近，面目深黄如橘，发热便秘或大便如陶土色等急迫重症表现。舌质红，舌苔多黄腻而少津或舌边少苔。孙老师认为，一方面，湿热毒邪最易伤阴，肝脏体阴用阳，喜柔恶燥，最怕伤阴，故治疗时宜养护肝阴；另一方面，足厥阴肝经之脉挟胃属肝络胆，行经胁腹，胁腹拘挛，为肝脉拘急之象。故孙老师认为治疗本病时，养阴柔肝、缓急止痛为第一要务，同时注重疏肝利胆，通利胆腑。常以大剂量芍药甘草汤合疏肝利胆、和胃通腑之剂而收奇功。常用方药：白芍 30 ~ 60 g，甘草 15 ~ 30 g，金钱草 30 ~ 45 g，延胡索 15 ~ 30 g，威灵仙 15 ~ 24 g，芒硝 3 ~ 9 g（冲服），柴胡 9 ~ 15 g，郁金 12 ~ 15 g，黄芩 9 ~ 12 g，姜半夏 9 g，陈皮 9 g，徐长卿 15 ~ 24 g，枳壳 9 ~ 15 g。若胆胃同病，恶心、呕吐较重，暂时

不能服药者，也可以此方合大承气汤重用芒硝保留灌肠，腑气一通，恶心即可大减，再予口服药物，一般服药后 1 ~ 2 小时胁腹痛便可明显减轻。其后，可根据气滞、湿热、瘀毒、正虚等的偏重及兼证的不同而灵活辨证加减。

2. 化瘀利胆、扶脾疏肝治疗急性戊型病毒性肝炎

急性戊型病毒性肝炎属于中医学“黄疸”范畴，《素问·平人气象论》曰：“溺黄赤安卧者……目黄者曰黄疸。”急性黄疸，病位在肝胆，但与脾胃关系密切。其病性以湿热互结、肝胆经络瘀阻为主，脾胃不足常见，故其治疗初期常遵“实则泻之”之则，以清热化湿、化瘀泻毒为法。然而急性戊型病毒性肝炎的病人，中老年人常见，就诊时往往已迁延数日，其黄疸虚实夹杂者多见。孙老师认为，肝胆与脾胃同居中焦，其位相邻，经脉相系，腑道相通。因此，肝胆与脾胃之间，如脾胃功能正常，饮食能纳能化，则营血生化有源，肝体得养，疏泄有能，营血能藏能调；中焦气机调畅，又有利于肝气之疏调，胆汁之储利，而无肝郁胆滞之弊，肝能藏血调血，脾主生化气血，脾又能统血，相互为助，则血脉畅利。若脾胃虚弱，食物中之湿热毒邪易损伤脾胃，阻滞中焦气机，从而有碍肝气之条达，影响肝胆的疏泄；另外，肝经经脉挟胃属肝络胆，若脾胃虚弱，不能与邪气抗争，脾胃中之湿热邪气极易循经入侵肝胆，直接伤肝滞胆，阻碍气机、壅塞脉络，导致肝脏水肿，气血瘀滞，胆腑阻塞，胆汁失利，瘀结肝胆，胆汁不循常道，泛溢肌肤，从而出现周身目黄染，胁部疼痛，脘腹胀满，大便色泽变浅，甚或发白等重度黄疸表现。舌质晦暗，舌苔多白腻或微黄厚腻，脉象弦缓或细弦。故孙老师认为，治疗本证当化瘀利胆为先，注重扶脾疏肝。常用方药：丹参 30 g，郁金 15 ~ 30 g，三七片 6 ~ 10 g，茵陈 30 g，金钱草 15 ~ 30 g，虎杖 15 ~ 30 g，紫苏梗 12 g，党参 15 g，白术 15 ~ 30 g，茯苓 15 ~ 24 g，黄芪 15 ~ 30 g，滑石 12 g，甘草 3 g，山楂 15 ~ 30 g。临床可根据湿阻、气滞、脾虚、瘀结等的偏重随症辨证加减治疗。孙老师用此方治疗急性戊型病毒性肝炎，往往效如桴鼓。

3. 清热攻下、行气消瘀治疗急性胰腺炎

急性胰腺炎属中医学急性“脾心痛”范畴，《灵枢·厥论》曰：“痛如椎针刺其心，心痛甚者，脾心痛也”。《圣济总录·卷第五十五·脾心痛》云：“脾者中州……脾气盛则四脏皆得所养，今脾虚受伤，气上乘心，故其为痛特甚……或绕脐绞痛，汗出……或痛则胀痛”，与本病相似。脾心者，散膏也。《难经汇注》认

为"散膏者，为胰。"本病病位在散膏（胰腺），与脾胃肝胆及小肠关系密切，病性为湿热火毒侵及胰腺，气滞不畅，津血内结，瘀阻脉络为主，治疗常以清热解毒、化瘀散结为基本大法。孙老师认为，急性脾心痛的发生，多因胆胰气化不足，饮食不节，酗酒无度，情志失调，或蛔虫内扰，或沙石阻聚等造成气机壅滞，湿热蕴结，火毒内迫营血，逆陷胰腺腠理，毒血相互瘀结，造成胰腺肿胀，甚则热盛肉腐为患。其病机关键为经络气机不利，血行不畅，胰液外泄受阻。临床可见上腹部持续剧烈的胀满疼痛，其痛如锥刺刀割，或钝痛、绞痛，甚则难以忍受，或波及全腹，多伴恶心、呕吐，矢气不通，大便不下，脘腹胀闷，病重者腹部膨满拒按，按之痛剧，甚或鼓胀形成，舌质红，苔多黄腻或黄燥，脉象弦紧或弦数。故孙老师认为，治疗本病，当清热攻下、行气化瘀为主，腑气一通，清气上升，中焦气机枢纽之功能复常，则胰腺经络气血畅利，胰液排泄通畅，诸恙随之可除。常用方药：大黄 10 ~ 30 g（后下），芒硝 10 ~ 20 g（冲服），白芍 20 ~ 30 g，枳实 10 ~ 20 g，丹参 20 ~ 30 g，乌药 12 ~ 20 g，黄芩 10 ~ 15 g。临证可根据气滞、湿热、瘀阻等的偏重辨证加减。若恶心呕吐较重，亦可以上方高位灌肠，每日 2 ~ 4 次，至大便通畅为度。

（二）应用鲜小蓟治疗血证经验

孙敏在血证治疗方面，颇具特色，尤擅用鲜小蓟治疗病机复杂难治之血证，屡验屡效，现将老师应用鲜药小蓟治疗血证经验介绍如下。

小蓟，俗称刺儿菜，全国大部分地区皆盛产，春夏秋季均可采集，但以夏秋为最好，田间地头路旁随处可见，因而鲜小蓟药源广大，效好价廉。孙老师常用一味鲜小蓟治疗血证（如咳血、呕血、便血、尿血等），每获良效。孙老师认为，小蓟味甘、微苦，性凉，主归心、肝经，凉血止血，散瘀消肿解毒。《食疗本草》曰："取菜煮食之，除风热，根主崩中，又女子月候伤过……金疮不止。……夏月热，烦闷不止。"《本草拾遗》曰："破宿血，止新血，暴下血，血痢……合金疮及蜘蛛蛇蝎毒。"《日华子本草》又曰："根，治热毒风并胸膈烦闷，开胃下气，退热，补虚损。"说明小蓟无毒，主要功效是凉血止血、活血化瘀、清热解毒，尚有补虚损、开胸顺气、开胃降气的作用。因而孙老师认为，小蓟对热证、实证出血及虚证出血皆可应用。《医学衷中参西录》更具体论述小蓟"最清血分热，凡咳血、吐血、衄血，二便下血之因热者，服之莫不立愈"。说明小蓟凉血止血效颇佳，而且治疗血证，适用范围广泛。小蓟单用捣汁服或干品研末服及水煎服、捣汁外敷等多种用法皆可奏效。用量：30 ~ 300 g，无明显毒性。

（三）治疗幽门螺杆菌相关性消化性溃疡的经验

孙老师认为，从现代医学的研究来看，消化性溃疡是一种慢性反复发作性多因素疾病，现代医学认为，该病主要是由于攻击因子与防御因子之间不平衡的结果，攻击因子主要包括胃酸、胃蛋白酶和幽门螺杆菌（Hp）感染及病变区域微循环障碍以及过多的自由基对胃、肠黏膜的损害。近年来认为 Hp 感染是引起消化性溃疡的重要病因。流行病学研究显示，95% 以上的十二指肠溃疡、75% 以上的胃溃疡患者存在 Hp 感染。经药物治疗痊愈的消化性溃疡病如不彻底根除 Hp，则溃疡的复发率极高。因此，根除 Hp 对消化性溃疡的治愈及预防复发十分重要。Hp 感染是胃炎的重要病因，是消化性溃疡的主要病因，是胃癌发生的促进因素，是黏膜相关性淋巴组织（MALT）淋巴瘤发生的危险因素。事实上，伴有 Hp 感染的消化性溃疡在进行 Hp 根除治疗后已改变了消化性溃疡的自然史。Hp 感染后临床结局的多样性提示了其致病机制的复杂性。Hp 致病机制涉及炎症、免疫、泌酸、氧化等多方面，有毒力因子、细胞因子、自由基、毒力基因等多种致病因子参与。Hp 呈螺旋形，具鞭毛结构，可在黏液层中自由活动，并与黏膜细胞紧密接触，直接侵犯胃黏膜，其所产生的各种有毒性作用的酶及代谢物可以破坏胃黏膜，造成胃黏膜屏障的损伤，Hp 感染增加了胃泌素的释放，刺激壁细胞产生胃酸，造成了消化系统的失调。因此也就造成了自身免疫的损伤。由于 Hp 感染导致了胃酸分泌的改变，打破了胃黏膜上保护因子与攻击因子之间的平衡，使攻击因子增强，保护因子减弱，从而导致 Hp 相关性溃疡的发生。目前认为，Hp 致病的基本过程是胃黏膜受到 Hp 感染后，在多种致病因子作用下出现局部炎症反应及高泌素血症，生长抑素合成，分泌水平降低，胃蛋白酶及胃酸水平升高，引起胃、十二指肠黏膜损伤，导致溃疡形成。抗 Hp 已成为消化性溃疡治疗的一个重要手段。Hp 易被抑制，但难以被根除，抗生素的耐药性问题已越来越突出，且部分患者对抗生素的依从性差，长期使用抗生素也存在安全隐患，使抗生素在抗 Hp 的应用方面存在一些问题。因此有必要从中医学探求新的治疗方法。

从临床上观察，Hp 相关性消化性溃疡当属中医学“胃脘痛”范畴。孙老师将本病根据其临床表现大致分为 5 型。①脾胃虚弱型：症见胃脘部隐痛绵绵，痛时喜温喜按，空腹为甚，得食则缓，遇劳则发，伴神疲乏力，面色萎黄，大便多溏，舌淡边有齿痕，脉沉细。②湿热蕴脾型：胃脘胀痛且有灼热感，口干口黏，吞酸嘈杂，烦躁易怒，便黏难解，舌红苔黄腻，脉滑数。③肝胃郁滞型：症见胃脘痞满，疼痛或攻窜胁背，嗳气频作，吐酸，易太息，遇情志不舒则加重，舌苔薄白，脉弦。④胃阴不足型：症见胃脘隐痛或灼痛，午后尤甚，嘈杂似饥，心中烦热，食少口干，手足心热，大便干燥，舌红少津，脉细数。⑤气滞血瘀型：症见胃脘刺痛，痛处固定拒按，食欲减退，或见黑便如柏油样，舌质紫暗或有瘀斑，脉弦细或细涩。

从中医病因学角度来看，Hp 当属“邪气”范畴。《素问·评热病论》指出“邪之所凑，其气必虚”。Hp 之所以能侵犯人体，多与正气不足有关。当人们正气虚弱时，此邪气会乘虚而入，导致溃疡的发生。正邪相争而导致的“正虚邪实”，较全面地反映了 Hp 相关性消化性溃疡的发病机制。

中医学认为本病是因饮食失宜、气候失调、情绪波动、精神紧张等因素导致了脾胃功能的失调，使人们抵御外邪的功能低下，因此，就易招致外邪 Hp 的入侵。由于情志失和，气郁伤肝，肝气不舒，横逆犯胃，胃失和降，而造成肝胃郁滞；由于湿热之邪侵入脾胃，肝气侮脾，脾不运化，湿浊内生，或湿浊化热而造成湿热蕴脾；由于脾胃功能失调，脾失健运，胃痛经久不愈，损伤脾胃之阳，中阳不振，造成脾胃虚寒；若肝郁不解，郁而化火，火劫胃阴，或湿热伤阴，造成胃阴不足；肝郁久病入络，络脉失养，可造成气滞血瘀，瘀血阻络。“不通则痛”，故本病的主要症状以胃脘痛为主，由于脾胃不和，湿热内蕴，或脾胃虚弱，不能运化，造成湿浊内生，浊气不降，随胃气而上逆，发为吐酸；湿热熏蒸，燥热内扰，故见嘈杂反酸。因此，临床上以胃脘疼痛、嗳气反酸、脘腹胀闷为本病的特点，外邪 Hp 的侵袭可导致脾胃正气不足，正气虚弱也易感染 Hp，Hp 的发病特点为激惹性、渐进性、反复性，均符合中医湿热邪气的临床表现，因此，湿热蕴脾、脾胃虚弱是本病的根本病机。

孙老师根据本病的病因病机，设立胃康宁基本方治疗 Hp 相关性消化性溃疡，由党参 10 g，黄芪 15 g，白术 10 g，黄连 10 g，黄芩 10 g，黄柏 10 g，吴茱萸 3 g，仙鹤草 15 g，陈皮 10 g，枳实 10 g，丹参 15 g，白芍 12 g，甘草 6 g，蒲黄 6 g，珍珠粉 2 g 组成。

方中黄芪、党参为甘温之品，补元健中，大剂量黄芪可以托疮生肌，使其疮面愈合，症状消失；白术健脾燥湿；甘草性味甘平，为缓和调补之要药，补益脾胃之功尤著。脾胃虚弱，可使木来乘侮，脾胃强健则不受肝木之横逆；盖脾主升清，胃主降浊；脾主运化，胃主受纳；脾喜燥恶湿，胃喜润恶燥，二者一升一降，共同完成消化功能。若脾寒则湿聚而清阳不升，胃热则浊邪失于和降，湿热蕴结而为痛、胀、呕逆，吞酸嘈杂等。治以黄连、黄芩、黄柏燥湿解毒，清泄胃热，胃清则气降而行；吴茱萸辛热温脾阳，脾气得温则恢复运化而升清，清升浊降则痛胀呕逆自除，此取寒热并用，相反相成之意。胃为水谷之腑，以通为用，以降为顺。降则和，不降则滞，反升则逆，“通降”是胃的生理特点的集中体现。叶天士认为：“脾宜升则健，胃宜降则和。”胃和的关键就在于胃气润降，降则生化有源，出入有序，不降则生化无由，壅滞成病。“降”是胃的生理特征，“滞”是胃的病理特点。寒则凝而不通，热则壅而失降，食滞、血瘀、气郁等邪皆可阻碍气机，导致胃失和降滞而为病，我们用一味枳实，苦而微寒，长于疏壅塞，消郁滞，使胃恢复其通降功能；白芍养阴润胃，缓急止痛。丹参、蒲黄活血理气、化瘀生新以止痛及改善胃黏膜血运；仙鹤草又名脱力草，健脾补中，活血缓急止痛；珍珠粉护膜生肌，促进溃疡愈合。

现代药理研究证实，黄芩、黄连、黄柏有明显的抑杀 Hp 作用。黄芪可增强胃黏液的屏障作用，减慢氢离子的逆向逆散，减少多种理化物质的损伤，还可以升高胃黏膜前列腺素（PG），PG 具有胃黏膜细胞保护作用，是胃黏膜一个极其重要的防御因子，能预防多种损伤因子造成的胃黏膜损伤。单味党参可增加幽门结扎大鼠的胃黏膜血流量。通过改善胃黏膜的血液循环，增强细胞代谢，促进胃肠运动，减轻黏膜炎症，加速黏膜的修复，从而促进溃疡的愈合；白及对炎症病变的黏膜有止血消炎的作用，有利于黏膜的修复和再生。通过临床观察，本方在直接抑制及杀灭 Hp 方面与抗生素大致相似，且作用持久，无不良反应。这可能是因为本方不仅能杀灭 Hp，而且主要是通过辨证施治的理论将整体到局部有机地结合在一起，既强调胃的局部治疗，同时也注意提高整个机体的免疫吞噬功能，使“正气存内，邪不可干”。

根据溃疡病发病的“平衡学说”理论，胃黏膜防御因子与损伤胃黏膜的攻击因子须保持相对的平衡状态，一旦防御因子减弱，或攻击因子增强，就可能产生胃黏膜的疾病。本方选用白及直接作用于胃黏膜，加强了对胃黏膜的保护和修复作用；黄芩、黄连、黄柏的杀菌、抑菌作用，以及黄芪、党参、白术的益气健脾作用，实际上达到了抑制胃黏膜上的攻击因子，增强防御因子的作用，从而使二者达到平衡，有利于黏膜细胞的更新和损伤后的修复。全方配伍，共奏健脾益气、化湿解毒、泄热和胃、活血止痛之功，不仅提高机体免疫力，促进机体自身修复功能，而且同时能杀灭 Hp，达到标本兼治。本方是治 Hp 相关性消化性溃疡的良方。

对中医药治疗本病的思考，目前，由于 Hp 根除疗法的推广应用，Hp 对抗生素的耐药问题可能变得日益严重，已经明显影响到 Hp 的根除率。他人研究及我们临床观察发现西药治疗副作用的发生率为 5% ~ 20%，停药后复发率高，长期应用的安全性存在问题。西药治疗的诸多困惑，给中医药在治疗上的发挥提供了广阔的空间，中医药扶正祛邪综合治疗本病的疗效确切可靠，如何运用发挥中医中药的辨证施治、综合治疗的优势，减少西药副作用、减少耐药的发生，降低 Hp 的复发率，应成为研究中医药治疗本病的一个方向。

（四）慢性胃炎的辨证辨病治疗

孙老师认为，慢性胃炎应属中医学“胃痛”“痞满”“嘈杂”等证候范围，临床多从湿热蕴脾、肝胃郁滞、脾胃虚弱、胃阴亏虚、气滞血瘀等方面辨证施治，在辨证基础上，应详察胃镜下黏膜变化：是否有点片状糜烂，或平坦或隆起，或出血，或萎缩，或胆汁反流等，辨证辨病相结合。其治疗大法：清热化湿，健脾和胃，行气化滞。基本方：党参 15 g，白术 12 g，制半夏 10 g，蒲公英 30 g，黄芩 10 g，陈皮 10 g，丹参 15 g，白芍 12 g，升麻 10 g，枳壳 10 g。本方特色在善用升麻，孙老师认为，升麻性味辛、微苦性寒，归肺、脾、胃、大肠经，既升散，又清泄，功善发表透疹、清热解毒、升提阳气，尤善清阳明热毒，李东垣《脾胃论》中的清胃散以之治阳明热盛，胃火上攻之牙龈肿痛、口舌生疮效佳。《本经》载升麻“主解百毒”“避瘟疫”，《本草汇言》谓“此升解之药，故风可散，寒可驱，热可清……下陷可举，内伏可托，诸毒可拔”。现代医学研究表明，升麻具有解热、抗炎、解痉、镇痛及抑制部分细菌、真菌的作用。本方以其配枳壳可升脾气、降胃气，调和气机，消除郁滞，是治胃炎良药。胃镜检查若以红斑渗出为主，则加清热解毒之品：蒲公英、败酱草、黄连等；若以糜烂为主，则加清热解毒、收敛生肌之品：蒲公英、三七粉、青黛、白及粉、海螵蛸粉、珍珠粉等；若伴疣状隆起，则加益气活血散结之品：黄芪、莪术、蒲黄、三七粉、薏苡仁等；

若见黏膜萎缩，则加益气活血养阴之品：黄芪、莪术、百合、石斛、三七粉、预知子等；若伴黏膜出血，则加化瘀收敛止血之品：三七粉、仙鹤草、白及、蒲黄等。若伴胆汁反流，则加疏肝利胆之品：郁金、茵陈、威灵仙、柴胡等。威灵仙气温，味微辛咸，辛泄气，咸泄水，《本草正义》谓：威灵仙，“以走窜消克为能事，积湿停滞，血凝气滞，诸实宜之。”民间有威灵仙 30 g 水煎服治疗急慢性胆囊炎之偏方，故凡遇此证，每奏捷效。胃气好逆，而每挟胆气上逆，《灵枢·四时气》曰：“邪在胆，逆在胃，胆液泄则口苦，胃气逆则呕苦，故曰呕胆。”气以降为和，若证见呕恶者，可选半夏、大黄、竹茹等；若证属热者，可选用黄连苏叶汤加减。

（五）胆石症的辨证辨病治疗

孙老师常用疏肝利胆排石、健脾益气排石、行气化瘀排石等法，基本方为：金钱草 24 g，海金沙 24 g，白芍 30 g，甘草 10 g，鸡内金 30 g，威灵仙 15 g，薏苡仁 15 g，冬瓜仁 10 g，延胡索 15 g，芒硝 3 ~ 9 g（冲服），白术 15 g。本方特点为运用大剂量白芍、威灵仙、芒硝。在此基础上根据胆结石的成分不同辨证辨病相结合。若为胆色素结石，密度较高，坚硬难溶，治当加软坚散结之品：生牡蛎、穿山甲、海浮石、山慈菇等。胆固醇结石，密度较低，较易溶解，当加化痰燥湿之品：半夏、黄芩、陈皮、决明子、夏枯草等。若为混合型结石，治疗当两法同用。

（六）治疗慢性乙肝、肝硬化经验

孙老师认为慢性乙型肝炎、肝硬化病因繁多、病机复杂、缠绵难愈。主要病因病机为湿热毒邪缠绵稽留，肝失调达，肝郁气滞，血行不畅，终致血瘀痰凝，结成癥积，造成肝脏气郁血虚，血虚则肝体不用，气郁则肝用不畅。湿热毒邪稽留和肝脏气郁血虚是造成慢性乙肝病情缠绵的主要因素和重要因素。正气亏损，气血失调，正虚邪恋，虚实夹杂为慢性乙型肝炎之病理特点。其正虚多为脾气虚、肝肾不足及肝血虚，气血失调多为肝气郁滞、脾气虚弱、肝脾血瘀及肝血不足，邪实则多为湿热毒邪内蕴及瘀血内停痰凝，故对慢性乙型肝炎的治疗。孙老师主张病杂法杂，治当兼顾。治疗中应强调整体观念，应疏肝健脾、补益肝肾、养血活血、化瘀解毒、利湿清热综合立法处方。基本方愈肝汤：黄芪 30 g，女贞子 15 g，茯苓 15 g，白术 15 g，丹参 20 g，昆布 20 g，桑白皮 12 g，黄芩 10 g，柴胡 10 g，当归 10 g，郁金 15 g，板蓝根 20 g，生甘草 6 g，鸡内金 15 g，垂盆草 20 g，随症加减。

方中黄芪、白术为益气健脾之圣药；柴胡归肝胆二经，气清味薄，具轻清升散、宣透疏泄之性，为疏肝解郁、宣畅气血的要药，《神农本草经》言其能促进人体新陈代谢，加快气机升降出入，而利于病体恢复；丹参归心肝二经，能养血活血，养肝之体，《本草汇言》谓："以丹参一味而有四物之功"，说明该药具有四物汤的养血活血之效；郁金活血通络，辛开苦降，性寒清热，入气分以行气解郁，入血分以凉血散瘀，为血中之气药，是以一药而兼理气、散瘀、止痛之长，且有健胃、利胆、利尿之功；女贞子、当归补益肝肾、补养肝血；茯苓健脾渗湿利湿清热；黄芩、板蓝根、生甘草清热解毒；垂盆草归心肝胆经，功能清热解毒、利湿退黄。桑白皮清热消肿，化瘀解毒，肃肺利水。昆布活血化瘀，软坚散结；鸡内金消食和胃。

现代药理研究认为，黄芪能促进肝细胞合成白蛋白，抑制间质细胞胶原合成，促进细胞免疫，增强网状内皮系统和巨噬细胞吞噬功能，提高淋巴细胞转化率，诱导干扰素生成增加，增强人体免疫力，保肝及防止肝糖原减少；白术能促进肝细胞合成白蛋白，抑制间质细胞胶原合成，促进血液循环，保肝及护肝；女贞子有较好的提高机体免疫功能作用，女贞子所含齐墩果酸还有非常好的保肝降酶、抗癌抗炎作用，醇提物尚有升高白细胞、抗衰老作用。垂盆草有保肝护肝、抗肝纤维化及脂肪变、调整血球蛋白比例及抑菌作用，是治慢性乙肝常用药。柴胡能降低谷丙转氨酶活性及血清总胆红素，缩短凝血酶原时间，纠正人血白蛋白、球蛋白的病理改变，减轻肝细胞病理变化，保肝护肝，清热抗病毒。板蓝根有抑制乙型肝炎病毒表面抗原的作用，增强白细胞吞噬功能，抑制炎症反应和免疫反应；昆布含多糖、氨基酸及多种微量元素，对机体免疫功能有明显促进作用，其所含的褐藻酸钠及褐藻淀粉能促进巨噬细胞的吞噬功能，增强体液免疫功能，促进淋巴细胞的转化，同时可改善微循环障碍，促进肝脏血液循环，增强肝脏解毒功能，对胃出血尚有物理止血作用，所含核酸类有良好的抗肿瘤活性。全方配伍，有疏肝健脾、补益肝肾、养血活血、化瘀利湿、清热解毒之功。本方从中医理论分析，方应病机，从现代药理来看，药对病症，故用治慢性乙肝、肝硬化确实能收良效。临床可根据正虚邪实的偏盛偏衰随症加减变化。

孙老师临床治疗慢性乙肝、肝硬化善用昆布及桑白皮，盖昆布亦药亦食，补益作用甚强，活血软坚亦佳，孙老师认为昆布具有益气活血、强壮滋补之功。有非常好的促进机体免疫功能，改善肝脏微循环，预防和治疗肝癌作用。桑白皮甘寒无毒，清热消肿，化瘀解毒，善肃降肺气并利水，以助肺之制节，使水湿下输膀胱而出。《神农本草经》将桑白皮列为中品，言其“主伤中，五劳六极羸瘦……补虚益气”，《本草纲目》言其“泻肺、降气、散血”，《本草求原》又提出桑白皮具有“治脚气痹挛，目昏，黄疸，通二便”的功效。因而桑白皮尚有益气活血、肃降肺气、利胆通便的作用。慢性乙型肝炎病情缠绵，湿邪为患，贯穿始终。佐一味桑白皮，肃降肺气，通调水道，肺主气，主皮毛，肺气宣降正常，既有利于肝之疏泄，排湿解毒，又可助湿邪从小便而出，还可助脾化湿，增强正气，提高机体免疫功能，抵御外邪入侵，从而减轻肝脏负担，以利肝脏健康。临床发现加用桑白皮后，面部皮肤黧黑、黄褐斑等亦会明显改善。善用此二药，故肝炎可愈，硬化可转。

（七）治疗肝硬化腹水经验

孙老师治疗肝硬化腹水常用自拟健脾养阴利水方：太子参 20 g，黄芪 30 g，白术 30 g，薏苡仁 30 g，茯苓 15 g，炙甘草 6 g，泽泻 15 g，白茅根 15 g，泽兰 12 g，鳖甲 15 g，阿胶 10 g，白芍 15 g，大腹皮 20 g，生地黄 12 g，桑白皮 12 g，陈皮 10 g。

孙老师认为，肝硬化腹水属中医“臌胀”范畴，发病多由五脏、三焦俱损，气结、水裹、血瘀而成，其中尤以脾虚阴亏、水湿内停为主，是由慢性乙肝逐渐发展而来的。因为肝硬化腹水主要由湿热疫毒引起，迁延日久，邪气盘根胶着，气机不畅，气郁易于化火，湿热也最易伤阴，临床上肝肾阴亏为其主要转归之一，一些无症状的慢性乙肝患者或慢性乙肝病毒携带者，肝组织活检也发现不同程度的肝损害。张景岳云：“故凡损在形质者，总曰阴虚，此为大目”，肝硬化腹水由于正虚邪恋日久，治疗往往是攻之不住、补之无效，颇为棘手。孙老师设健脾养阴利水方始终以调理脾胃、调补肝体为主，《金匮要略》谓：“见肝之病，知肝传脾，当先实脾”，方中六君子汤方贯穿始终，有补益中央、荣贯四旁、扶土荣木的作用，近代药理研究表明，白术能增加蛋白，纠正白、球蛋白比例，并有显著利尿作用，重证可用到 60g。鳖甲滋阴益肾、消癥散结，阿胶滋肝肾而清热，两味中药含动物胶质蛋白、角蛋白、胶原等，能降低球蛋白，抑制结缔组织增生；白芍敛阴柔肝养血、生地黄养阴生津，大腹皮行气宽中、利水消肿，泽泻、白茅根养阴利水、渗湿泄热，泽兰活血化瘀、利水消肿；薏苡仁健脾利湿，清热解毒；桑白皮肃降肺气，调和肝气，通调水道以利水。统观健脾养阴利水方，养中有散，泻中有补，养阴而不恋邪，利水不伤正，化瘀散结，且可清热养血而防突发血证之变，能改善肝功能，缓图可收功。与西药合用，疗效更著，远期疗效好，腹水的复发率低。

（八）治疗慢性腹泻经验

慢性腹泻是临床上常见的消化系统症状。临床上引起慢性腹泻的病种繁多，包括感染、肿瘤、各种炎症、小肠吸收不良和药源性因素，以及近年来明显增多的功能性腹泻等。

孙老师认为，慢性腹泻的病因虽较复杂，但其发病主要关键是因各种因素引起的脾胃失调。故张景岳有“泄泻之本，无不由于脾胃”的论述，然而“暴泻多实，久泻多虚”，故慢性腹泻多由于脾胃虚弱。此外，张景岳说“泄泻不愈，必自太阴传于少阴”，说明久泻不愈，必伤及肾，肾阳与脾阳关系密切，肾阳虚弱则不能温润脾土，从而影响胃对水谷的腐熟，亦能导致或加重腹泻。所以在慢性腹泻的病机上，除了脾胃虚弱之外，肾阳虚弱，命火不足也是一个重要因素。对于慢性腹泻的中医治疗，明代李中梓在《医宗必读》一书中总结为九法，曰淡渗、升提、清凉、疏利、甘缓、酸收、燥脾、温肾、固涩，基本上反映了中医治疗本病的概貌。孙老师根据张景岳“久泻无火，多因脾胃之虚弱”以及《济生方》治泻“补脾不如补肾，肾气若壮，丹田火经上蒸脾土，脾土温和中焦自治”的论述，设慢泻灵汤为主方治疗慢性腹泻，组成为黄芪 15 g，白术 10 g，山药 15 g，诃子 10 g，芡实 10 g，陈皮 10 g，白芍 12 g，扁豆 10 g，薏苡仁 15 g，白豆蔻 10 g，甘草 5 g，防风 10 g，桂枝 6 g，补骨脂 10 g，炒麦芽 10 g。

方中黄芪、白术、扁豆、薏苡仁健脾益气、祛湿和中、兼清湿热；桂枝、补骨脂温中助阳，张景岳说“脾胃者因虚所以易泻，因泻所以愈虚”，朱丹溪也有“脾泻日久，大肠失禁，此脾气已脱，宜急涩之”的主张，方中诃子、芡实涩肠固摄，《景岳全书》载“脾胃受伤则水反为湿、谷反为滞”“脾健胃和则水谷腐熟，而化生气血以行营卫”，可知腹泻多兼有滞，方中选陈皮、白豆蔻、炒麦芽等理气行滞、化湿和胃。吴昆云：“泻责之脾，痛责之肝，肝责之实，脾责之虚，脾虚肝实，故令痛泻。”防风、白芍与白术、陈皮组方为痛泻要方，以补脾柔肝，使肝脾调和，气机调畅。白芍、山药、扁豆、芡实还可益胃养阴，以治久泻伤阴。诸药配伍，健脾补肾，疏肝和胃，收敛止泻，祛邪不伤正，止泻不留邪。

总之，慢性腹泻主要与脾、肝、肾三脏有关，以脾虚多见，兼见肾虚肝郁，夹有湿滞。治当健脾益气为主，温肾疏肝为辅，兼以祛邪利湿。疏肝有助脾运，温肾有益脾健，急性发作，当祛邪而不伤正，久泻不止宜固涩而不留邪。

（九）亚甲炎治疗经验

亚急性甲状腺炎，目前认为与病毒感染有关，临床表现为反复发热，甚至高热、咽痛，颈部两侧可触及肿块，压痛明显，本病有自限性，但病程长，有的迁延不愈半年以上，西医治疗以激素、非甾体消炎药为主，但容易反复，不改变病程。

孙敏老中医认为此病属于外感风热毒邪，乘正气之虚直入少阳，三焦开阖失司，故表现为“往来寒热”；咽喉部两侧为少阳经所主，热毒上壅，表现为“咽喉两侧疼痛”；热壅血瘀，故可触及颈部包块，触痛明显。本病在中医治疗上，有独特的优势，可缩短病程，避免激素等药物的副作用，但在治疗上应把握住以下五点。

（1）早期诊断、早期治疗，可截断病程，抑制病势的发展。因疾病早期，虽然邪盛，但正气不虚，正邪交争激烈，故发热咽痛等症状较重，早期用药，可一鼓作气，使病邪从少阳而解。若病程过长，正气虚馁，无力祛邪，虽有药物相助，但缠绵难愈。

（2）注意用药的时机。亚甲炎轻者表现为下午或夜间发热，晨起汗出而解，重者表现为昼夜发热，故轻者应在发热前用药，以截断病势，重者则应所短服药间隔，白天每 4 小时服药 1 次，夜间加服 1 次，以保证药物持续时间。

（3）注意兼夹湿邪、食积、痰浊等，若不处理，则病亦难解。若夹有湿邪，则加用薏苡仁、滑石、通草等利湿之品，使湿邪从小便而解；若夹有食积，则加用焦四仙、莱菔子等消食导滞之品；若夹有痰浊，加用青陈皮、郁金等化痰。

（4）用药轻灵，不过病所，本病位于上焦，多使用温病中治疗上焦的药物，如薄荷、桑叶、菊花、桔梗、僵蚕、蝉蜕等。

（5）热毒盛者可使用“釜底抽薪”之法。若高热合并大便干结难解，根据情况使用大小承气汤，使热毒从大便而解。

四 典型医案

1. 腹痛（胆囊炎）

宋某，男，56岁。2003年5月23日初诊。

主诉：剑突下及右上腹疼痛反复发作10余年，加重2天。

现病史：10年前因剑突下及右上腹疼痛去某市级医院经B超肝功等检查诊为肝内胆管、胆囊及胆总管结石症。自述曾用偏方经霜之干无花果水煎服而排出结石两块，近年无严重急性发作，于2年半前因肺癌行根治术，化疗4周期，3天前食排骨汤后2小时突然出现剑突下及右上腹钝痛，阵发性绞痛，自行服用抗生素及以前之偏方无效，渐出现巩膜皮肤黄染，腹痛加剧，小便浓茶色，今日下午2时许来我院急诊，症见心下胁腹闷痛，阵发性加剧，巩膜深黄，小便红赤，伴发热，恶心，厌食油腻，口干口苦，大便干结。查体温37.8 ℃，剑突下及右上腹压痛，墨菲征阳性，B超提示胆总管下段结石，约14 mm × 11 mm大小，胆囊体积增大，其内见多个结石，血常规示白细胞14.5×10^9/L，肝功能：总胆红素178 μmol/L，直接胆红素116 μmol/L，谷丙转氨酶、碱性磷酸酶等轻度升高，舌质红，苔黄而干，脉象弦紧。

中医诊断：急性胆胀，西医诊断：胆道结石症急性发作并胆系感染。

中医辨证：湿热沙石内结肝胆，肝气不畅，胆腑瘀滞，清气不升，浊气不降。

治则：柔肝缓急，通利胆腑。

处方：白芍30 g，甘草15 g，金钱草45 g，延胡索30 g，威灵仙24 g，芒硝9 g（冲服），柴胡15 g，郁金15 g，黄芩12 g，姜半夏9 g，陈皮9 g，徐长卿15 g，枳实9 g，大黄9 g（后下），水煎服。同时以西药抗炎、补液、支持治疗。

患者服药1小时后即排出黏滞大便，胁腹痛明显减轻，晚上10点又解大便1次，至第2天腹绞痛未再发作，服药3天后自行从大便中淘出一枚小软木瓶塞形状的结石，用力捏之可变形，大小与B超所见相同，巩膜皮肤黄染明显减轻。继以疏肝和胃、健脾消导之剂治疗1周，诸症皆除，复查肝功各项指标恢复正常。B超示胆总管下段结石消失。

2. 黄疸

张某，男，56 岁。2004 年 6 月 12 日初诊。

主诉：上腹胀闷不适 10 余天，大便灰白 2 天。

现病史：患者十多天前始感上腹部胀闷不适，食欲减退，周身乏力，大便质稀，自以为工作劳累所致，并未在意，两天前发现大便灰白色，巩膜皮肤出现黄染，方来医院诊治，门诊查血 ALT 3 978 U/L，AST 2 356 U/L，TBIL 287 μmol/L；DBIL 165 μmol/L，ALB 37.5 g/L，GLB 37.8 g/L，HAV−IgM 阴性，HbsAg 阴性，抗 HCV 阴性，HEV−IgM 阳性，B 超示肝脏形态饱满，胆胰脾未见明显异常。来诊时症见厌食油腻，纳呆食少，脘腹痞满，周身乏力，巩膜皮肤深黄，大便偏稀，日行两次，小便浓茶色，舌质暗红，舌苔微黄腻，脉象弦缓。查体：肝脏肋下刚触及，质较软，轻度触痛，肝区叩痛阳性。

诊断：中医：黄疸；西医：急性戊型病毒性肝炎。

中医辨证：素体脾胃虚弱，感受湿热疫毒，阻滞中焦气机，伤肝滞胆，肝胆疏泄失职，气血瘀滞，胆泻不利，而成本病。

治则：化瘀利胆，扶脾疏肝，调气和胃。

处方：丹参 30 g，郁金 15 g，三七片 10 g，茵陈 30 g，金钱草 30 g，虎杖 30 g，紫苏梗 12 g，党参 15 g，白术 15 ~ 30 g，茯苓 24 g，黄芪 30 g，陈皮 12 g，车前草 30 g，炒山楂 30 g，垂盆草 30 g。西药以保肝支持对症治疗为主。

患者服药 2 天大便即转黄，纳呆腹胀等症均有所减轻，继续服药 5 天后复查，肝功各项指标均明显好转，腹胀基本消除，厌食纳呆减轻，黄疸衰其大半，大便恢复正常。继服此方 2 周，病情基本痊愈。

3. 急性脾心痛

王某，男，65 岁，工人。2005 年 5 月 12 日初诊。

主诉：上腹剧痛、恶心呕吐 6 小时。

现病史：6 小时前因饮酒暴食后出现上腹部刀割样疼痛，并呕吐大量胃内容物，腹部胀满，无排便排气，急查血淀粉酶 1 344 U/L，血糖 7.6 mmol/L，血脂：轻度升高，血 Ca^{2+} 1.72 g/L，B 超及 CT 示胰腺肿大，胰周脂肪间隙消失，周围渗出，少量腹水。刻下症见腹痛如绞，痛及腰背，恶心欲呕，腹部膨满，腹壁拘急，痛处拒按，发热烦渴，大便两日未行，舌质暗红，舌苔黄腻，脉象弦紧。

中医诊断：急性脾心痛；西医诊断：急性胰腺炎。

中医辨证：酒食无度，湿热蕴结，热毒内迫，逆陷胰腺，气机壅滞，血行不畅，湿热瘀血相互胶结，而成本病。

治则：清热攻下，行气消瘀。

处方：先以大黄 40 g，水煎 10 分钟，再冲入芒硝 60 g，取汁 300 mL，诱导灌肠，1 小时后排大便 1 次，继以下方水煎服：大黄 15 g（后下），芒硝 15 g（冲服），白芍 20 g，厚朴 15 g，枳实 20 g，丹参 30 g，当归尾 15 g，乌药 15 g，延胡索 30 g，黄芩 15 g，甘草 10 g，车前子 15 g。西药以支持对症治疗为主。

患者服药 2 小时后又解大便 1 次，量较多，即感腹胀痛有所缓解，继服上方每日 1 剂，5 天后腹部胀痛明显减轻，大便日行 2～3 次，质稀，量中等。腹痛范围仅限于脐上中腹部，原方去乌药，改大黄 9 g，芒硝 6 g，厚朴 9 g，枳实 12 g，嘱可进少量清淡流质饮食，又服 5 剂，诸症大减，上方去芒硝、车前子、厚朴，合二陈汤继服 5 剂，诸症基本消除，复查实验室检查各项指标均恢复正常，病情痊愈。

4. 血证

例 1：胃顽固性溃疡呕血

田某，男，65 岁，退休工人。2005 年 5 月 6 日初诊。

主诉：肺癌术后 2 年，胃体溃疡 1 年零 8 个月，呕血 1 小时。

现病史：患者于 2 年前行肺癌根治术，术后在黑龙江当地医院化疗 4 周期，自述化疗时胃痛及恶心呕吐反应很重，从第 1 周期化疗开始至第 4 周期化疗结束，胃痛一直未缓解，化疗停止 2 周后胃镜检查发现：胃体巨大溃疡 3 cm × 4 cm，长期口服西药质子泵抑制剂及胃黏膜保护剂治疗，分别于 1 年前、半年前及 1 个月前复查胃镜见溃疡一直未缩小。1 小时前因骑摩托车去市场买菜，下车后即感上腹痛重，继而呕血约 60 mL，患者随即骑摩托车来住院，入院后呕吐暗红色液约 300 mL，急予建立静脉通道后，急诊胃镜检查发现：胃内大量暗红至深咖啡样液，胃体后壁大弯侧见一 3 cm × 4.5 cm 巨大溃疡，周边呈较硬堤状，基底见以溃疡中心点向四周放射状撕裂，裂口深长而渗血，无法行局部注射止血，遂以去甲肾上腺素冰盐水局部喷洒止血，常规静脉足量应用洛赛、奥曲肽、巴曲酶、酚磺乙胺、维生素 K_1 等，口服凝血酶、去甲肾上腺素冰盐水等，当时查血红蛋白 71 g/L，肝肾功能、血小板及凝血功能正常，又予输浓缩红细胞。至第2天、第3天后患者出血未止，又呕吐暗红色液200 ~ 300 mL，伴头晕，心慌乏力，胃痛阵作，心情烦躁，口舌干燥，面色萎黄，低热37.6 ℃，血压尚正常，复查血红蛋白69 g/L，查舌淡边尖红，苔薄黄，脉细代数。

孙老师认为，患者溃疡病因为化疗毒邪损伤脾胃，湿热内生，阻滞中焦，气机不畅，瘀血阻络，瘀久化热，热盛肉腐，而成溃疡。此次出血，一为瘀血阻络，血不循经；二为瘀热迫血妄行所致。建议停用凝血酶和去甲肾上腺素冰盐水，改用鲜小蓟每天以适量洗后捣汁200 mL，分4次饮用。患者连续饮用3天，未再出现呕血，胃痛亦减轻，给予少量清淡流质饮食，继续饮药3天，病情稳定，又以健脾养血、化瘀止血治疗2周，好转出院。

孙老师认为，本例患者为典型的瘀血阻络、瘀热内结出血案，继续应用去甲肾上腺素冰盐水会使溃疡局部血管收缩，进一步加重瘀血症状，使出血更加不易止住。张锡纯在《医学衷中参西录》中总结小蓟“不但能凉血止血，兼能活血解毒”，用于此病，恰中病机，故能收良效。

例2：乳腺癌肺转移咳血

田某，女，66岁，退休工人。2004年4月22日初诊。

主诉：乳腺癌术后5年，胸膜及肺转移1年，反复咳血4个月。

现病史：患者于5年前行左乳腺癌根治手术，于1年前出现左侧胸膜及肺转移，经中西医结合治疗，胸腔积液明显减少，肺部病灶缩小并稳定，但于2个多月前始出现咳血，每天1 ~ 3次，每次0.5 ~ 1 mL，或痰中带血，血色暗红为主，有时鲜红，经常规应用西药抗生素、氨甲环酸、巴曲酶、卡巴克洛及云南白药、血宁胶囊等治疗均无效，咯血量及次数未见明显减少。

请孙老师诊视，症见阵发性呛咳，晨起及活动后易作，咳痰带血或咳出纯血，量少色暗红，轻度胸闷心慌，略感头晕乏力，心情烦躁，纳可，二便调，实验室检查凝血功能正常，血红蛋白105 g/L，血小板正常，查舌暗红有瘀斑，苔黄腻，脉弦细滑。辨证为痰瘀互结，阻滞肺络，血不循经，同时痰瘀郁而化热，灼伤肺络，而使咳血反复频作。治疗起初以清热化痰、凉血止血、化瘀止血、收敛止血等治疗1周效不显，仍时有咳出少量暗红色血或血块或痰中带血，遂改为单用鲜小蓟治疗，每日以鲜小蓟洗后捣汁空腹饮用，每次 40 mL，每日 3 次，服药 3 天咳血量即明显减少，咳嗽亦略有减轻，1 周后仅见咳痰带血或血丝，继服 1 周后痰带血量稍减，嘱小蓟汁减量为每次 30 mL，继服 2 周后，痰血明显减少，仅见痰带血丝，其后病人改为鲜小蓟做菜吃，1 周后痰血完全消失，而且数月来的黄腻苔也基本消除，继用 1 周巩固疗效。1 年后痰血仍未再出现。

孙老师认为，历代医家治咳血较少以小蓟为主药，然张锡纯早言“凡咳血、吐血、衄血……服之莫不立愈”“善治肺病结核，无论何期，用之皆益，即单用亦可奏效”。可见小蓟治疗肺部疾病效亦佳。小蓟治咳血鲜用或炒炭皆可。

例 3：肾癌尿血

沈某，女，64 岁，退休工人。2003 年 9 月 15 日初诊。

主诉：右肾癌（局部晚期）2 次肾动脉栓塞化疗术后 2 个月，持续尿血腰痛。

现病史：患者因腰痛及间断尿血逐渐加重诊断为右肾癌局部晚期，分别于 4 个月前及 2 个月前行 2 次肾动脉栓塞化疗术，术后以干扰素按疗程皮下注射，腰痛稍减，但尿血无缓解，持续尿潜血阳性，尿红细胞（+ ~ +++），频繁肉眼血尿，以西药巴曲酶、卡巴克洛、氨甲环酸、云南白药、抗感染等治疗，尿血稍减，效果不理想。

刻下：尿色暗红，右侧腰痛，腰腹部可触及包块，固定不移，伴腰膝酸软，动则汗出，口干不欲多饮，胃纳尚可，大便偏干，查舌暗红，苔薄黄，脉弦细。

孙老师认为，患者内因年老肾虚，外因湿热下注，阻滞气血，气虚气滞血瘀，瘀阻肾络，血不循经，渗于胞中而尿血。瘀久化热伤阴，造成气阴两虚。治疗仍以单药鲜小蓟化瘀解毒，凉血止血，用量：鲜小蓟洗后捣汁，每次 50 mL，每日 3 次空腹口服。另配以浮小麦 30 g 水煎服以益气养阴清热，固表实卫止汗。患者服药 1 周，尿血、汗出明显减少，大便通畅，改以鲜小蓟每次 30 mL，一日 3 次空腹口服。2 周后肉眼血尿基本消失，化验尿常规潜血及红细胞均阴性，继以中药补肾益气、化瘀解毒等抗肿瘤治疗。2 年后患者仍健在，病情稳定，无肉眼血尿。

孙老师认为，小蓟饮子是治疗尿血的常用有效方剂，单味小蓟治尿血效亦佳。

例 4：胆管癌姑息术后放疗后便血

郑某，男，70 岁，干部。2004 年 1 月 26 日初诊。

主诉：胆管癌姑息术后放疗后反复黑便 1 个月。

现病史：患者因黄疸 10 余天，查 CA199 明显升高，肝左叶胆管扩张，于 2003 年 11 月去北京某医院行胆管癌姑息性左半肝、部分右肝管切除术，术后局部放疗 1 个疗程，1 个月后开始反复出现黑便，大便潜血阳性，伴腹渐涨大，B 超示中量腹水，胃镜示胃体胃窦黏膜弥漫性毛细血管扩张，点片状糜烂出血，胃窦小弯侧黏膜见一 1 cm × 1.5 cm 活动性溃疡，少量渗血，胃镜诊断：放射性胃黏膜损伤伴出血，放疗相关性胃溃疡伴出血，以香菇多糖静脉及腹腔注射抗肿瘤，奥美拉唑、巴曲酶、云南白药止血为主，间断口服中药煎剂健脾益气、养血止血、凉血化瘀等治疗 2 个月，黑便次数及量减少 1/3，继续治疗 1 个月，不再好转，间断输血，血红蛋白勉强维持在 80 g/L 左右，复查 B 超、CT 未见新病灶，腹水量少，血 CA199 稳定，胃镜示胃角溃疡愈合，黏膜弥漫性毛细血管扩张，点片状糜烂出血无明显变化。

请孙老师诊治，症见反复黑便量不甚多，大便潜血持续阳性，面色萎黄无华，神疲消瘦乏力，间断低热，寐可，纳食减少，大便费力，2 ~ 3 日 1 行。查舌淡暗，苔薄白，脉细弦。

孙老师认为，患者经历大手术后元气大伤，脾气虚弱，气虚血瘀，复因放疗热毒损伤胃络，瘀毒互结，阻滞胃络，血不循经，而致出血，营血耗损，造成气血两虚，瘀毒内滞。治疗仍以鲜小蓟凉血止血、化瘀解毒，复方阿胶浆健脾益气养血。用法：鲜小蓟汁每次 50 ~ 80 mL，每次 3 次，空腹服后卧床半小时以上，西药对症治疗继用，服药 3 天后大便即 1 日一行，黑便量减少，1 周后明显减少，继以前法服用 2 个月，服药期间偶见少量黑便，平时大便潜血保持在弱阳性或阴性，停药 2 周后，黑便量及次数明显增加，大便潜血频繁阳性，又继续服用鲜小蓟汁半年余，服药期间黑便逐渐消失，大便潜血阴性或弱阳性。抗肿瘤治疗仍以香菇多糖静脉及腹腔注射为主，复查胃镜示胃黏膜弥漫性毛细血管扩张如前，点片状糜烂明显减少。输血量及次数已减大半，仅偶尔输血，血红蛋白稳定在 80 g/L 左右，时已近冬天，小蓟汁减量间断服用，至冬天停用，病情稳定。患者至今健在，已停止输血半年，饮食及体重均略有增加。仍以香菇多糖、爱迪注射液为主治疗。

孙老师认为本例患者为典型脾虚瘀热型，长期应用大剂量鲜小蓟治疗并未见脾虚症状加重，证明前人所云小蓟“养精保血、补虚开胃”之说言而有据。小蓟确实可用于体虚出血之人。

5. 胃癌

王某某，男，65岁。2005年9月3日初诊。

主诉：患胃低分化腺癌剖腹探查术后3个月余，食入即吐1周。

现病史：患者由于腹部包块，不能进食，依靠完全胃肠外营养维持生命，化疗后3天始能进流质饮食，但出现腹泻，每日7～8次，量不甚多，时有大便失禁，随小便而出，西药治疗十余日不止，查血红蛋白79 g/L，面色㿠白，神疲乏力，头晕纳少，察舌淡暗，苔少，脉细濡而数。患者胃癌日久，瘀毒内结，脾肾阳虚，又兼化疗，正气大伤，脾虚不运，肾虚不固，水谷不化，湿邪内生，气机郁滞，清气不升，随浊邪下泻，泻重伤阴。治当健脾补肾疏肝，收敛固涩止泻。

处方：炙黄芪15 g，炒白术10 g，山药15 g，诃子10 g，芡实10 g，陈皮10 g，炒白芍12 g，扁豆10 g，薏苡仁15 g，白豆蔻10 g，甘草5 g，防风10 g，桂枝6 g，补骨脂10 g，炒麦芽10 g，罂粟壳5 g。服药1剂，腹泻即止。

第2天改罂粟壳3 g，又服1剂，第3天去罂粟壳，连服5天，大便呈厚糊状，日行1～2次，病情稳定。

6. 瘿瘤（亚急性甲状腺炎）

例1：吕某，女，26岁。2017年11月20日初诊。

现病史：患者正处于哺乳期，突然出现寒战高热，颈项部疼痛，放射至同侧耳后、头部，因其有医学常识，遂至本院检查血常规、甲状腺彩超、甲功等，诊断为“亚甲炎”，予对乙酰氨基酚、新癀片对症治疗，发热反复10余天，不愿意使用激素，遂至我院，考虑中药治疗。查患者面色微黄，倦怠乏力，恶心不欲食，下午逐渐出现恶寒，继之出现发热，体温高达39.5 ℃，口服对乙酰氨基酚2小时后逐渐汗出退热，晨起则体温正常，周身时有微汗出，无明显怕风。自发病来纳眠差，大便略稀，小便黄。查颈项部右侧肿胀疼痛，可触及硬结，触痛明显，复诊胃脘部有触痛，胸胁苦满征阳性，舌质淡，苔白略腻，脉数无力。予以柴胡桂枝汤加石膏汤加减。处方：柴胡40 g，黄芩15 g，姜半夏15 g，党参25 g，甘草10 g，桂枝15 g，白芍15 g，石膏50 g，连翘60 g。3剂，水煎服600 mL，嘱咐患者煎好后先喝200 mL，2小时后若未出汗，则每2小时服用1次，3次后若仍未退热，再煎服1剂，汗出热退停服。

二诊：2017年11月23日。患者体温正常2天，昨晚无明显原因又出现高热，体温39.5℃，出现左侧颈前疼痛，考虑炎症累及左侧所致，查患者面色同前，舌苔白腻而厚，加用达原饮。处方：柴胡40 g，黄芩15 g，姜半夏15 g，红参20 g，甘草10 g，桂枝15 g，白芍15 g，草果6 g，槟榔10 g，厚朴10 g，石膏50 g，知母15 g，连翘50 g，苍术20 g。5剂，水煎服。

三诊：2017年11月27日。患者未再出现发热，颈部疼痛较前缓解，食欲较前好转，自述口干饮水多则胃部不适，查舌苔转薄，调整处方如下：柴胡24 g，黄芩10 g，姜半夏15 g，红参20 g，甘草10 g，石膏30 g，连翘30 g，桔梗10 g，桂枝15 g，白芍15 g，苍术15 g，茯苓30 g，生姜12 g，大枣15 g。5剂，水煎服。

5天后随访，患者无发热，进食较前好转，因哺乳未再服药，病情逐渐痊愈。

例2：唐某，女，27岁。博士研究生在读。2018年9月13日初诊。

现病史：因学习压力大不慎感冒后出现咽痛，颈部正中右侧疼痛，可触及一包块，触痛明显，下午至夜间发热，晨起自行热退，伴乏力纳差，因发热睡眠欠佳，至烟台某医院检查，甲状腺功能正常，甲状腺彩超示亚甲炎，建议服用激素治疗。患者担心激素副作用，遂来诊。观此人，面色白里透红，形体适中，因反复发热已经十天有余，一般发热在38℃以内，精神略不振，纳眠欠佳，恶寒怕冷，晨起口干口苦，无鼻塞流涕，咽痛，轻微咳嗽，少许白痰，查咽红充血双扁桃体不大，复诊剑突下压痛，舌质红，苔薄黄，脉弦滑数。患者怕风，剑突下压痛，符合柴胡桂枝汤“心下支结”，口苦不欲食，属于小柴胡汤证，予以小柴胡桂枝石膏汤加减：柴胡40 g，黄芩15 g，姜半夏10 g，党参15 g，生姜15 g，甘草10 g，大枣15 g，桂枝15 g，白芍15 g，石膏50 g，连翘50 g。5剂。水煎服，日1剂。若发热不退，可1天一剂半。

二诊：2018年9月18日。患者自述服药后发热渐退，右侧颈部肿痛明显好转，包块较前变小，触痛不明显，口干口苦好转，食欲较前好，患者很是高兴。亚甲炎也叫“移行性甲状腺炎”，也就是说，右侧逐渐好转后，经过短暂的好转然后出现左侧甲状腺的红肿疼痛，一般整个病程为2～3个月，甚至半年到1年，不要麻痹大意，嘱咐患者多休息，避免劳累受风，避免感冒。患者现在无怕冷怕风，无剑突下压痛，无发热，故调整药物剂量，处方如下：柴胡24 g，黄芩10 g，姜半夏10 g，党参15 g，生姜15 g，甘草10 g，大枣15 g，石膏30 g，连翘30 g。7剂，水煎服，日 1 剂。

患者因在青岛上学，故颗粒剂 7 剂。患者服药后一切症状消失，嘱停药观察，不到 2 天后患者微信回复左侧甲状腺又出现红肿疼痛，发热可达 38.7 ℃，仍有咽痛咳嗽，纳眠差，无恶寒怕冷，微信询问是否感冒，患者回复未曾感冒，建议仍服药治疗，因无恶寒怕冷，去掉桂枝汤，予以柴胡石膏汤，处方如下：柴胡 40 g，黄芩 15 g，姜半夏 10 g，党参 15 g，生姜 15 g，甘草 10 g，大枣 15 g，石膏 50 g，连翘 50 g。5 剂，嘱咐患者发热可 1 天 3 包，也就是一天一剂半药物。

三诊：2018 年 9 月 26 日。患者服药后无明显好转，仍发热，口干口苦，纳眠差，下午发热加重，可达到 38.7 ℃，白天则维持在 37.5 ℃，查舌质红苔薄黄，脉滑数，大小便正常，左侧可触及一鸽蛋大小包块，触痛明显，复查甲状腺彩超左侧甲状腺体积增大，左侧 25 mm，右侧 18 mm，左侧可见散在低回声区，考虑亚甲炎。患者热毒较盛，故予以小柴胡汤与升降散加减，处方如下：①柴胡 40 g，黄芩 15 g，姜半夏 10 g，党参 15 g，生姜 15 g，甘草 10 g，大枣 15 g，石膏 50 g，连翘 50 g，大黄 5 g，僵蚕 10 g，姜黄 10 g，蝉蜕 10 g。3 剂。颗粒剂，1 天 3 包。②柴胡 24 g，黄芩 10 g，姜半夏 10 g，党参 15 g，生姜 15 g，甘草 10 g，大枣 15 g，石膏 30 g，连翘 30 g。7 剂。颗粒剂，1 天 2 包。

患者因在外地上学，故开两方，1 天后微信回复夜间再无发热，体温 36.9 ℃，诸症缓解，嘱咐患者避免劳累，多休息，避免海鲜发物，3 天后若无发热，服用 2 方，1 天 2 包。患者服药后再无发热，肿块疼痛缓解缩小，故未再服药，停药观察，半月后随访，患者已痊愈。

（整理者：李丽芝）

冯建华

一 医家简介

冯建华，男，1950 年出生，山东省兰陵县人，教授、主任医师、博士生导师、中国中医科学院师承博士后合作导师。

冯建华教授毕业于山东中医学院（现山东中医药大学）中医专业，留校任中医内科学教研室临床教师，曾分别参加南京中医药大学举办的“国家中医药管理局中医内科高级师资培训班”和齐鲁医院举办的全省内分泌学习班学习，1984 年协助程益春、陈金锭教授成立了山东中医学院附属医院内分泌科，是当时全国为数不多的中医类内分泌科，全省首个中医内分泌专科。1985 年任山东中医学院附属医院医教科副科长、科教科科长，负责医院科研、教学管理工作；1994 年调任山东中医药大学科研处副处长、处长 / 党总支书记，2004 年任山东中医药大学党委 / 校长办公室主任，2005 年调任中共山东中医药大学第二附属医院党委书记。1994 年晋升副教授 / 副主任医师，1996 年被山东中医药大学聘为硕士研究生导师；1998 年晋升教授 / 主任医师，2005 年被聘为博士研究生导师，2018 年 10 月退休。兼任世界中医药学会联合会糖尿病分会副会长，中华中医药学会糖尿病专业委员会第三、四届副主任委员，中华中医药学会瘀血症专业委员会副主任委员，中华中医药学会甲状腺病专业委员会副主任委员，山东中西医结合学会副会长，山东中医药学会第三届常务理事兼副秘书长，山东中医药学会糖尿病专业委员会名誉主任委员，山东省医师协会中西医结合分会会长，山东中西医结合学会首届职业病专业委员会主任委员，山东中西医结合学会内分泌专业委员会第一、二届副主任委员，山东省健康促进会常务理事兼副秘书长，中华中医药学会名老中医药专家学术传承专业委员会常务委员，国家自然科学基金委员会评审委员，国家及省新药评审专家委员会委员，教育部学位论文评审专家，山东省科学技术成果评审专家，《中药新药临床研究指导原则》（第四辑）起草专家、《糖尿病中医防治指南》起草专家、《糖尿病之友》专家委员会委员，济南市老科协常务理事、山东省首届老专家咨询委员会委员等职。先后被国家和山东省中医药管理局聘为国家中医药管理局重点学科学术带头人、第三批国家中医药管理局名中医药工作室专家，全国第四、五批名老中医药专家学术经验传承工作指导老师，山东省五级师承指导老师、山东省首批名中医药专家传承工作室专家。已培养硕士、博士研究生和优秀人才及师带徒60余名，均已成长为中医临床骨干或学科负责人。先后获得山东省名中医药专家、山东省首届杰出医师、山东省千百万优秀人才、山东省高校科研先进个人、中国中西医结合学会先进个人等荣誉。从事中医、中西医结合临床、教学、科研及管理工作40余年，始终坚持临床一线工作，勤奋学习，刻苦钻研，先后承担国家"十五""十一五"重大科技专项课题，主持国家自然科学基金项目及省"十五""十一五"中医和中药现代化攻关课题，获省部级科技成果奖10余项，出版学术专著15部，发表学术论文90余篇。

二　成长之路

冯建华教授毕业于山东中医学院中医专业，大学期间勤奋学习，刻苦钻研，系统学习了中医基础理论和中医经典，打下了扎实深厚的中医基础，为以后形成自己的学术思想奠定了坚实的理论基础。冯建华教授留校后任中医内科学教研室临床教师，长期的教学工作进一步提高了中医内科理论水平。1984年协助程益春、陈金锭教授成立了山东中医学院附属医院内分泌科，是当时全国为数不多的中医类内分泌科，全省首个中医内分泌专科。在临床工作中，扎根于省中医浓郁的杏林沃土，平日跟程益春教授跟师门诊及查房，耳濡目染程教授的高超医术，获益匪浅。冯建华教授继承了程益春教授的学术思想，指出传统理论对糖尿病的治疗多从"三消"辨证，仅用三消分治已不完全适用于现代消渴病的治疗。在长期临床实践中发现具有脾虚症状的患者占糖尿病患者的70%~80%，《灵枢·五变》"五脏柔弱，善病消瘅"，是指五脏精气亏虚是糖尿病发病的内在基础，而在五脏中程教授尤其重视后天之本，他认为脾为后天之本、气血生化之源，脾胃升降是全身气机升降的枢纽。脾虚是糖尿病发病的病理基础，脾的气机升降失常是糖尿病的重要病理机制，糖尿病及其并发症正是在脾虚的基础上由脾及肺、肾、心、肝等五脏。正如近代医家张锡纯所述“消渴一证皆起于中焦而及于上下”。冯建华教授认为患者脾气亏虚，中焦气化不足，水谷入胃不能经脾运化，化生营养物质，不能输精于肺，故口渴多饮，不能输津于胃，故消谷善饥，精微物质不能充养四肢百骸，故乏力消瘦。脾虚不能升清反降，精微下渗膀胱，变为尿液从小便排出，故多尿。正如《素问·脏气法时论》所说“脾病者，身重善饥”。《医贯》曰：“盖胃不能食者，脾之病。脾主浇灌四旁，与胃行其津液也。脾胃既虚，则不能敷布其津液，故渴。”糖尿病的并发症也是在脾虚的基础上气虚血瘀累及其余五脏而变证丛生，瘀血阻于经脉之中则发生大血管病变，瘀血阻于周围络脉则发生微血管病变。其中糖尿病眼病涉及肝脾、糖尿病肾病涉及肺脾肾、糖尿病心脏病涉及心脾、糖尿病周围神经病变涉及心肝脾。最后气虚及阳，脾肾阳虚，至阴阳两虚。所以脾虚是糖尿病根本病机，其余病机演化均是在脾虚的基础上发展而来的，故健脾法是治疗糖尿病的基础。受程益春教授“从脾论治”糖尿病思想的影响，冯建华教授也初步形成了自己的学术思想。其间参加南京中医药大学举办的“国家中医药管理局中医内科高级师资培训班”和齐鲁医院举办的全省内分泌学习班学习，进一步确定了临床研究方向：中西医结合防治内分泌疾病。在临床工作中不断总结经验，逐渐形成了自己的学术思想，在糖尿病中医治疗上，在“从脾论治”糖尿病的基础上，提出清热解毒法防治糖尿病并发症，在甲状腺疾病的治疗上，提出分期论治甲状腺疾病，并提出甲状腺疾病的病性本虚标实，气阴两虚为本，痰、气、火郁为标。冯建华教授为全国第四、五批名老中医药专家学术经验传承工作指导老师、山东省五级师承指导老师、山东省首批名中医药工作室传承人。已培养硕士、博士研究生和优秀人才及师带徒60余名，均已成长为中医临床骨干或学科负责人。其中全国第四批名老中医药专家学术经验传承工作继承人为司廷林、张晓斌，司廷林为山东中医药大学第二附属医院肾病诊疗中心科室副主任，主任医师，硕士研究生导师，山东省名中医药专家，齐鲁程冯内科学术流派负责人，在临床上善于运用经方治疗内科杂症，在常见病、多发病及疑难杂症的中西医诊治方面有着丰富的临床经验。张晓斌为山东中医药大学第二附属医院风湿免疫科副主任，主任医师，山东中医药大学副教授，临床擅长化裁经方、时方治疗风湿免疫代谢病、慢性肾病等。徐灿坤为全国第五批名老中医药专家学术经验传承工作继承人，现为山东省妇幼保健院中医内科主任，副主任医师，山东中医药大学兼职副教授，硕士研究生导师，山东中医药大学第二附属医院冯建华名中医工作室负责人，从事内科、内分泌临床和教学工作10余年，在内分泌及代谢性疾病的诊治方面积累了丰富的临床经验，临床上充分继承了冯建华教授的学术思想，并加以发挥，临床擅长运用经方及五运六气思想治疗内分泌疾病。

三 学术思想

冯建华教授致力于中医药防治内分泌与代谢性疾病的临床研究，尤其擅长糖尿病及其并发症、各种甲状腺疾病的诊治，且对代谢综合征、单纯性肥胖、高脂血症、青年痤疮、月经病、多囊卵巢综合征、不孕不育、亚健康、老年病以及心脑血管疾病等均有独到经验。临床善用经方，从中医古籍中提取精炼古方验方，潜心钻研，形成了自己独特的学术见解和风格。

1. 强调四诊合参，尤重察舌

冯建华教授临床诊病尤重视辨证论治，强调四诊合参。在辨证论治方面，力主医之治病，首先在于认证，将证认清，治之则如同启锁，一推即开。认证之法，先辨阴阳，以求其本，病本既明，虚实寒热则迎刃而解。在诊断中，冯建华教授始终把四诊辨证放在首位，强调四诊合参。冯建华教授临证尤其注重舌诊。冯建华教授也认为四诊辨证也是一个去粗取精、去伪存真、由此及彼、由表及里的综合分析的过程。他指出：四诊要入微，辨证要精详，只有这样才能做到明察秋毫，切中要害。

2. 注重整体观念

冯建华教授临证注重“整体观念”，认为一种疾病的形成，无论是病因病理的简单或复杂，具体在生理上造成的病理影响本是机体生理的全面改变。因此在临床具体论治时，就必须从整体出发，永远不忘人体是一个有机联系的整体。一种病或某一个阶段或某一个症状，甚至在整个疾病发展过程中的病情变化，所影响的病机病理更是多方面的。不了解这一点，论治则只是主观愿望，就不能切合客观实际。把人看成一个有机的整体，决不被局部的表面现象所迷惑，确定治疗大法往往不只是考虑患者的局部症状，更不把改善症状作为治疗的出发点和归宿，而把调整机体的脏腑功能作为治疗的法则。

3. 处方用药首选经方

冯建华教授临床处方首推经方，立方遣药以仲景为经纬，治疗糖尿病常处方白虎汤、白虎加人参汤、白虎加桂枝汤、玉液汤、黄芪桂枝五物汤、承气汤等。桂枝加龙骨牡蛎汤、甘麦大枣汤、半夏厚朴汤治疗郁证，炙甘草汤、桂枝甘草汤治疗心悸，温经汤、桂枝茯苓丸治疗不孕症。临床处方方药简练，方小药重，力专效宏，效果卓捷，常常是小方治大病，简便廉效，有鲜明的独特风格。

4. 清热解毒法防治糖尿病

冯建华教授在“脾虚论治糖尿病”的基础上，总结临床经验，认为“热毒”是糖尿病及其并发症的重要原因，提出清热解毒法防治糖尿病及其并发症，取得了良好的临床疗效。冯老师认为中医学“毒”主要指病因及继发的病理产物、气味偏盛之药性或毒药，或丹毒、瘟毒、痈疽等部分病症。热毒内蕴既可以煎熬津液，炼液为痰，至痰瘀交阻，又可销铄五脏之阴，阴虚火旺，终至痰浊、瘀血、热毒交互为患，缠绵难愈，变证丛生。从发病原因来看，大多数糖尿病患者都有肥胖、高脂血症等易感因素。其平素多有嗜食肥甘、醇酒厚味、辛辣炙煿等不良饮食的习惯，致脾胃运化失职，水谷精微不归正化，停聚体内，反聚为湿、为痰，形成痰湿内聚，郁久化热，消谷耗液，发为消渴；或郁怒伤肝，肝气郁结，或劳心竭虑，营谋强思，致郁久化火，火热内燔，消灼肺胃津液发为消渴；或房事不节，劳欲过度，耗损肾精，虚火内生，火因水竭而愈烈，水因火竭而愈干，终至肾虚肺燥胃热俱现，发为消渴。

消渴既成，生理病理产物积而成毒。毒邪留积体内而损害脏腑，导致脏腑亏虚，脏腑亏虚，运化代谢不及，生理病理产物日益堆积，内毒更盛。热毒进一步损伤体内正气，导致变证丛生。灼伤肺津，肺失滋养，日久可并发肺痨；肾阴亏损，肝失濡养，肝肾精血不能上乘耳目，则可并发白内障、雀目、耳聋；燥热内结，营阴被灼，脉络瘀阻，蕴毒成脓，则发为疮疖痈疽。冯老师提出了炎症反应为中医学“内生之毒”的理论假说。毒邪内聚，热毒伤阴，是消渴病及各种变证发生的基本病机；治疗宜清热解毒为主，佐以养阴生津。

5. 首提“内生之毒”与糖“毒”、脂“毒”的关系

冯教授认为，内生之毒是由内、外之邪伤人，导致脏腑功能受损，气血津液

运行不畅，机体的生理病理产物代谢障碍，留积体内，日久化热，积热成毒。或为饮食不节，过食肥甘，脾胃受损，运化失常，痰湿壅结，胃肠积热为毒；或为情志刺激，肝气郁结，气滞血瘀化热成毒；或为消渴既成生理病理产物积而成毒。而毒邪伤人"其性烈善变"，损伤人体的气血津液，二者相合则因毒借火势，"热挟毒性"多直伤脏腑致变证丛生。这与现代医学中"糖毒性"和"脂毒性"有着极为密切的联系。糖毒、脂毒易阻滞气机，气机运行不畅，则血滞为瘀，气郁日久，郁而化热，积而成毒，渐致热毒互结，导致胰岛 β 细胞损伤，阻于经络，滞于脏腑，则变证丛生。

6. 甲状腺疾病病机：气阴两虚为本，痰气瘀阻滞为标

冯建华教授认为，甲状腺疾病病性以气阴两虚为本，以痰气瘀阻滞为标。病变初期多为气机郁滞，津凝痰聚，痰气搏结于颈前所致。日久可引起血脉瘀阻，气、痰、瘀三者合而为患。病位在颈部，与肝、脾、心相关。瘿病日久，在损伤肝阴的同时，也会伤及心阴。病理性质以实证居多，久病则由实致虚，可见气虚、阴虚等虚候或虚实夹杂之候。甲状腺功能亢进症病机气阴两虚为本，痰瘀阻滞为标，提出分期辨证论治，必须始终顾护脾土。甲状腺功能减退症治疗主张分期辨证论治，注重阳气，从脾肾论治。桥本氏甲状腺炎病机为脾肾亏虚为本，肝郁气滞为标，病性为本虚标实，主张分期辨证论治，注重肝脾肾。结节性甲状腺肿病位在肝脾，病性本虚标实，肝郁脾虚为本，气滞、痰凝、瘀血为标。治疗上标本同治，在理气解郁、益气健脾同时，佐以化痰活血、软坚散结之品。

四 典型医案

1. 桂枝汤治愈经年顽疾

侯某，男，55 岁，农民，山东平原人。

主诉：周身酸楚疼痛不适 3 年，加重 1 个月。

现病史：患者 3 年前不明原因出现全身疼痛，四肢酸软乏力，失去劳动能力，当地医院诊为风湿性关节炎，虽经多方治疗效果不明显；每次加重则给予抗生素输液、止痛药治疗方能暂时缓解疼痛，但全身乏力、酸楚不适等症状不能缓解，

不能干农活。来诊前1个月加重，经当地医院输液治疗不见好转，症见周身疼痛、酸楚不适，四肢乏力、不温，畏寒怕冷，舌淡、苔白、脉沉细。

既往史：既往否认“冠心病、高血压、慢性支气管炎”等慢性病史。否认“肝炎、结核”等传染病病史。否认手术、外伤及输血史。

过敏史：否认药物、食物过敏史。

体格检查：双侧胸廓对称，呼吸动度均等，语颤等同，双肺叩清，双肺呼吸音清，未闻及干湿性啰音。心前区未见异常波动，心界无扩大，心率74次/分，律齐，各瓣膜听诊区未闻及杂音。腹平坦，触软，无压痛及反跳痛，肝脾未触及，腹部叩鼓，肝肾区无叩痛，腹部未闻及血管性杂音，肠鸣音正常。脊柱四肢无畸形，双下肢无浮肿，四肢肌力、肌张力可，活动正常。

辅助检查：心电图示正常。血生化、血糖、血沉正常，类风湿因子正常。

中医诊断：感冒（营卫不和）；西医诊断：风湿性关节炎。

治则：调和营卫，温阳散寒。

处方：桂枝汤加味。桂枝12 g，炒白芍15 g，生姜3片，大枣7枚，川芎15 g，淫羊藿15 g，细辛5 g，桑枝30 g，羌活12 g，路路通15 g，甘草9 g。水煎服，日1剂，早晚2次分服。

二诊：2周后复诊，自诉周身疼痛、肌肉酸楚、畏寒怕冷基本消失，唯力气稍有不足，舌红，苔薄，脉有力，方以黄芪桂枝五物汤加减以巩固疗效：生黄芪30 g，桂枝10 g，炒白芍15 g，当归12 g，川芎15 g，防风9 g，炒白术15 g，淫羊藿15 g，鸡血藤15 g，大枣5枚，生姜3片，甘草9 g。每日1剂，水煎2次分服。服药2周，自觉症状消失，随访2年未复发。

治疗思路：桂枝汤是《伤寒论》第一方，原名阳旦汤，柯琴赞誉本方“此为仲景群方之魁，乃滋阴和阳，调和营卫，解肌发汗之总方也。”桂枝汤有解外和内之功，不论外感和内伤均有所宜，具有调和营卫，调和气血，调和脾胃，调和阴阳的作用，临床可用于多种疾病的施治。本案长年反复发作性周身肢节疼痛、肌肉酸楚、乏力等，当地医院误诊为风湿性关节炎，每给予抗生素输液治疗而不愈，致使长年不能从事农田劳作，甚是痛苦。冯教授详细追问病情时，患者自诉每发病有“类似感冒的感觉”，故辨证为太阳中风之营卫不和；又因每发病即给予抗生素输液治疗，导致误诊误治，阳气损伤，阴气内盛，故以桂枝汤调和营卫，加淫羊藿、细辛温阳散寒。用其治愈多年顽疾，验证了桂枝汤之神奇功效。

2. 黄芪桂枝五物汤治疗糖尿病周围神经病变

孙某，女，58岁，农民，山东日照市人。

主诉：口渴乏力15年，加重伴肢体麻木疼痛2年。

现病史：患者15年前无明显诱因出现口渴多饮、肢倦乏力症状，就诊于当地人民医院，确诊糖尿病，给予格列苯脲口服治疗，两年前出现四肢末端麻木、疼痛、发凉，以上肢为甚，不能干家务，就诊症见：肢体麻木疼痛，上肢麻木疼痛明显，肢体发凉，稍口干，乏力，舌淡紫、有瘀斑瘀点、舌下静脉怒张，苔厚，脉沉涩。

既往史：高血压病史5年，血压最高170/100 mmHg，口服代文治疗，否认“冠心病、慢性支气管炎”等慢性病史。否认“肝炎、结核”等传染病病史。否认手术、外伤及输血史。

过敏史：否认药物、食物过敏史。

体格检查：双侧胸廓对称，呼吸动度均等，语颤等同，双肺叩清，双肺呼吸音清，未闻及干湿性啰音。心前区未见异常波动，心界无扩大，心率80次/分，律齐，各瓣膜听诊区未闻及杂音。腹平坦，触软，无压痛及反跳痛，肝脾未触及，腹部叩鼓，肝肾区无叩痛，腹部未闻及血管性杂音，肠鸣音正常。脊柱四肢无畸形，双下肢无浮肿，四肢肌力、肌张力可，活动正常。双下肢浅感觉减退，足背动脉搏动正常。

辅助检查：肌电图检查提示四肢末端神经损害。

中医诊断：消渴痹证（气虚血瘀，筋脉失养）；西医诊断：糖尿病周围神经病变。

治则：脾肾双补，益气活血，通络止痛。

处方：黄芪桂枝五物汤加味。生黄芪60 g，桂枝12 g，川芎15 g，炒白芍15 g，当归15 g，细辛5 g，鸡血藤30 g，路路通15 g，片姜黄12 g，桑枝30 g，川牛膝30 g，淫羊藿15 g，蜈蚣2条，炒地龙15 g，生姜9 g，水蛭粉3 g（冲服），炙甘草9 g。每日1剂，水煎2次，早晚2次温服。

二诊：服药7剂后自觉四肢冷痛有减，前方加熟附片10 g、忍冬藤、络石藤、海风藤、威灵仙各30 g，继服30剂。

三诊：四肢疼痛基本消失，麻木感降至能忍受，可从事家务劳动。前方加党参、葛根、五味子、枸杞子、山茱萸、补骨脂、骨碎补、丹参、丝瓜络等，加工为水丸服用，随访7年，血糖、血脂等控制理想，四肢冷、麻、痛等诸症愈，且未再复发。

治疗思路：黄芪桂枝五物汤为主治血痹常用方剂。阴阳俱微，外证肌肤麻木不仁，如风痹状。寸口关上微，尺中小紧，脉微涩而紧。以四肢麻木，或身体不仁，微恶风寒，舌淡，脉无力为证治要点。本案因消渴日久，阴虚燥热，煎熬津液，血黏成瘀，阻止筋脉，或阴损及阳，寒凝血滞，气血不能通达四肢，肌肉筋脉失于濡养所致。故用黄芪桂枝五物汤加味治之，以达温补脾肾，益气活血，通络止痛之目的。方中黄芪为君，甘温益气，补在表之卫气；桂枝散风寒而温卫阳；黄芪得桂枝固表而不致留邪；炒白药养血和营而通血痹，与桂枝合用，调营卫而和表里，两药为臣；生姜辛温，疏散风邪，以助桂枝之力；大枣甘温，养血益气，以资黄芪、芍药之功；与生姜为伍，又能和营卫，调诸药，以为佐使。黄芪桂枝五物汤配伍精当，共奏益气温经、和血通痹之效。在此方的基础上加当归、鸡血藤、川芎养血活血通脉；细辛、片姜黄、路路通、鸡血藤温经散寒、通络止痛；更用水蛭、蜈蚣、地龙虫类之品，搜剔通达病所；更用祝谌予先生经验方“四藤一仙汤”祛风散寒、通络止痛。但应值得注意的是，治疗糖尿病并发症应始终重视患者血糖的控制，用大枣有升高血糖的作用，故应慎用。

3. 桂枝加龙骨牡蛎汤治疗多汗症

赵某，女，15岁，学生，济南市人。

主诉：自汗半年余。

现病史：患者半年前不明原因出现自汗症状，且呈进行性加重，每在进餐、活动、精神紧张时周身汗出，双手掌为甚，写作业时每每将纸张浸湿，因此常受到老师批评。就诊于齐鲁医院诊断为自主神经紊乱，给予谷维素等治疗无效。症见双手掌如从水中取出，整手掌湿漉漉状态，握拳时则汗水从手中不断滴下，心烦、心悸，怕热，汗出微恶寒，睡眠欠佳，噩梦易醒，舌红少苔，脉细数。

既往史：既往体健，否认“冠心病、慢性支气管炎、高血压”等慢性病史。否认“肝炎、结核”等传染病病史。否认手术、外伤及输血史。

过敏史：否认药物、食物过敏史。

体格检查：皮肤湿润，双肺呼吸音清，未闻及干湿啰音。心前区未见异常波动，心界无扩大，心率 65 次 / 分，律齐，各瓣膜听诊区未闻及杂音。腹平坦，触软，无压痛及反跳痛，肝脾未触及，腹部叩鼓，肝肾区无叩痛，腹部未闻及血管性杂音，肠鸣音正常。脊柱四肢无畸形，双下肢无浮肿，四肢肌力、肌张力可，活动正常。

辅助检查：甲状腺功能正常。

中医诊断：汗证（阴阳失调，营卫不和）；西医诊断：自主神经功能紊乱。

治则：调和阴阳，潜阳固涩。

处方：桂枝加龙骨牡蛎汤加减。桂枝 9 g，煅龙骨、牡蛎各 30 g（先煎），炒白芍 18 g，大枣 5 枚，淮小麦 30 g，浮小麦 30 g，糯稻根 12 g，瘪桃干 15 g，黄芩 12 g，莲子心 9 g，酸枣仁 20 g，麦冬 15 g，炙甘草 9 g。每日 1 剂，水煎 2 次，早晚分服。

二诊：服药 7 剂后出汗减少，心烦心悸、睡眠好转，诊察舌脉同前，原方继服 12 剂后，自汗诸症痊愈，随访 4 年未复发。

治疗思路：《王旭高医书六种》曰："此心肾不交，精伤气竭，身不敛藏之证。桂枝汤外感用之能祛邪和营卫，内伤用之能补虚调阴阳，加龙骨、牡蛎收敛其浮越之神，固摄其散亡之精。"用桂枝汤补虚以调和阴阳；龙骨、牡蛎既重镇安神宁心，以平冲逆，制悸动，缓急迫，又收敛止汗；合甘麦大枣汤合酸枣仁、麦冬补养心脾，养心安神；黄芩、莲子心以清心火；浮小麦、糯稻根、瘪桃干收敛止汗。全方共同起到调和阴阳、潜阳固涩之功效。现代药理研究证实，本方具有镇静作用，龙骨含碳酸钙、硫酸钙的成分，能促进血液凝固，降低骨骼肌兴奋，达到镇静、止血的作用。对有梦无梦之遗精、自汗、盗汗、偏汗等症，辨证属阴阳失调、不能阳固阴守所致者，有较好的疗效。冯教授亦常用此方化裁治疗妇女更年期综合征之烦热、自汗、不寐，尤其是上热下寒者加黄连、黄芩、墨旱莲、女贞子等治之，每收良效。

4. 甘麦大枣汤治疗妇女更年期综合征

刘某，女，49 岁，济南仲宫人。

主诉：悲伤欲哭反复发作 2 年，加重 3 天。

现病史：患者近两年来无明显原因出现多疑、焦虑，烦躁易激动，易悲伤欲哭，且反复发作，3 天前因与丈夫拌嘴而加重。来诊时由其子背来诊室。症见痛苦面容，神情恍惚，诉述病情时反复悲伤，时时痛哭流涕，不能自主，呃逆连连，胸胁胀满，不思饮食，心烦心悸，潮热自汗，四肢乏力，无力行走，月经紊乱，量少色暗，二便正常，舌暗红有瘀点，少苔，脉细数。

既往史：既往体健，否认“冠心病、慢性支气管炎、高血压”等慢性病史。否认“肝炎、结核”等传染病病史。否认手术、外伤及输血史。

过敏史：否认药物、食物过敏史。

体格检查：痛苦面容，神志恍惚，双肺呼吸音清，未闻及干湿啰音。心前区未见异常波动，心界无扩大，心率 72 次 / 分，律齐，各瓣膜听诊区未闻及杂音。腹平坦，触软，无压痛及反跳痛，肝脾未触及，腹部叩鼓，肝肾区无叩痛，腹部未闻及血管性杂音，肠鸣音正常。脊柱四肢无畸形，双下肢无浮肿，四肢肌力、肌张力可，活动正常。

辅助检查：暂无

中医诊断：郁证（肝郁气滞、心神不宁）；西医诊断：更年期综合征。

治则：疏肝解郁，养心安神。

处方：甘麦大枣汤合逍遥散加味。甘草 9 g，淮小麦 50 g，大枣 7 枚，薄荷 9 g（后入），柴胡 9 g，当归 12 g，白术 15 g，茯苓 15 g，生龙骨 30 g，生牡蛎 30 g，黄芩 12 g，枳壳 10 g，炒白芍 15 g，川芎 12 g。水煎 2 次，早晚分服。

二诊：连服 10 剂后复诊，患者自己前来，精神、言谈说笑判若两人，进得诊室就给冯教授鞠躬，连声称谢，说是不但救了她一条命也救了她们的家。因素有更年期综合征，月经紊乱，给予甘麦大枣汤合二至四物汤加味以善其后：淮小麦 30 g，大枣 7 枚，当归 15 g，炒白芍 15 g，生地黄 15 g，熟地黄 15 g，川芎 15 g，墨旱莲 15 g，女贞子 15 g，枸杞子 15 g，淫羊藿 15 g，益母草 30 g，薄荷 9 g（后入），甘草 9 g。每日 1 剂，水煎服。随访 2 年未复发。

治疗思路：甘麦大枣汤主治妇人脏阴不足，致患者脏躁，精神恍惚，悲伤欲哭，不能自主，哈欠频作，甚则言行失常。现常用于癔症、更年期综合征、神经衰弱，属心阴不足的患者。组方简单，药不似药，但效果确切，实为简、便、验、廉的好方子。清代徐彬曰：“淮小麦能和肝阴之客热，而养心液，且有消烦利溲止汗之功，故以为君；甘草泻心火而和胃，故以为臣；大枣调胃，而利其上壅之燥，故以为佐。盖病本于血，必为血主，肝之平也，心火泻而土气和，则胃气下达。肺脏润，肝气调，燥止而病自除也。”《金匮心典》曰：“血虚脏躁，则内火扰而神不宁，悲伤欲哭，有如神灵；而实为虚病……小麦为肝之谷，而善养心气，甘草、大枣甘润生阴，所以滋脏气而止其燥也。”心主神明，悲伤欲哭，象如神明所作，是病与心有关。但心与脾有密切关系，甘麦大枣汤所治的情志之病往往兼见脾虚之证。甘草、大枣、小麦三药确有补养心脾的作用。本案素有更年期症状，肝郁脾结，心脾两虚，复因情志所伤，以致肝郁气滞更甚，病在心、肝、脾三脏，故用甘麦大枣汤合逍遥散以疏肝解郁、养心安神。

5. 小青龙汤治疗过敏性哮喘

杨某，女，40 岁，省直某单位公务员。

主诉：哮喘反复发作 30 年，加重 1 天。

现病史：患者自幼患哮喘，近年来嗅到异味即发作，发作时须依赖支气管喷雾剂方可缓解。1 天前因办公楼粉刷墙壁嗅到涂料异味而引发，自诉胸闷憋气，气短气急，喉中痰鸣，咳吐少量白色泡沫样痰液，面色紫暗，微恶寒，背部发凉，无发烧，二便正常，舌质淡紫，舌前部无苔根部薄腻，脉滑。

既往史：既往否认“冠心病、高血压”等慢性病史。否认“肝炎、结核”等传染病病史。否认手术、外伤及输血史。

过敏史：否认药物过敏史，对花粉过敏。

体格检查：双肺呼吸音粗，双肺底可闻及湿啰音，双肺可闻及哮鸣音。

辅助检查：血常规示 WBC 11.0×10^9/L。

中医诊断：哮证（冷哮，寒饮伏肺）；西医诊断：支气管哮喘。

治则：温肺散寒，化痰平喘。

处方：小青龙汤加减。炙麻黄 9 g，炒杏仁 9 g，桂枝 10 g，细辛 5 g，干姜 9 g，清半夏 12 g，炒白芍 15 g，五味子 9 g，炒苏子 9 g，白芥子 9 g，炙白前 12 g，炙甘草 9 g。水煎 2 次，分早晚温服。

二诊：连服 7 剂后病情缓解，可以不用喷雾剂，但仍胸闷、痰多。前方加莱菔子 10 g，炙紫菀 15 g，川贝母 9 g。

三诊：服药 14 剂后症状消失，为提高机体抗病能力，巩固疗效，给予生黄芪、炒白术、防风、太子参、五味子、大枣、胡桃肉、当归、炙百合、阿胶、补骨脂、炙甘草水煎服。

治疗思路：小青龙汤具有外散风寒、内除水饮之功，重在温化寒饮，是表里双解之代表方剂。方中麻黄发汗平喘，兼能利水，桂枝解肌，调和营卫，麻黄配桂枝，增强通阳宣散之力；桂枝配芍药为外散风寒，内敛营阴，加强调和营卫之功；干姜、细辛之辛，温中散寒以化饮，半夏辛燥，降逆化痰以蠲饮；配五味子以敛肺止咳，以防肺气耗散；甘草和中，调和诸药，故本方有外散风寒，内除水饮之功。因本案自幼患哮喘，内有宿饮不去，遇寒及异味刺激，即引动饮邪上犯，故反复发作。“病痰饮者，当以温药和之”，非小青龙汤不可治也。

6. 炙甘草汤治疗冠心病频发室性期前收缩

张某，女，76 岁，济南铁路局退休职工。

主诉：阵发性心慌 10 天。

现病史：患者冠心病史 8 年，10 天前劳累后出现心慌、惊悸症状阵作，伴心烦不安，胸闷，自服倍他乐克不缓解，症状渐加重，就诊症见心慌阵作，心烦不安，胸闷气短，倦怠乏力，时时太息，眠差，入睡困难，多梦易醒，饮食正常，大便秘结，夜尿频，舌淡紫有瘀斑，苔薄白，脉结代无力。

既往史：既往慢性支气管炎病史 8 年，高血压病史 10 年，口服氨氯地平降压。否认“肝炎、结核”等传染病病史。否认手术、外伤及输血史。

过敏史：否认药物食物过敏史。

体格检查：BP 130/83 mmHg，双肺呼吸音清，未闻及干湿啰音。心前区未见异常波动，心界无扩大，心率 62 次 / 分，律不齐，可闻及期前收缩，各瓣膜听诊区未闻及杂音。腹平坦，触软，无压痛及反跳痛，肝脾未触及，腹部叩鼓，肝肾区无叩痛，腹部未闻及血管性杂音，肠鸣音正常。脊柱四肢无畸形，双下肢无浮肿，四肢肌力、肌张力可，活动正常。

辅助检查：心电图示冠状动脉供血不足、频发室性期前收缩、下壁心肌缺血、ST-T 轻度改变。

中医诊断：心悸（气虚血瘀、心失滋养）。西医诊断：①心律不齐，频发室早；②冠心病；③高血压病 3 级，极高危。

治则：益气通脉，养心安神。

处方：炙甘草汤加减。炙甘草 20 g，红参 10 g，桂枝 12 g，熟附片 9 g，麦冬 30 g，阿胶 10 g（烊化），生地黄 30 g，酸枣仁 30 g，火麻仁 15 g，柏子仁 15 g，黄芪 30 g，丹参 30 g，大枣 5 枚，生姜 9 g。每日 1 剂，水煎 2 次，早晚分服。

二诊：服药 7 剂后复诊，自诉心慌、胸闷、气短、便秘等症状缓解，期前收缩每分钟 10 次左右，前方去熟附片，加五味子 9 g。继服 7 剂。

三诊：复诊期前收缩 3 ~ 4 次 / 分，心率 76 次 / 分，ST-T 正常，原处方红参易党参 30 g，改炙甘草 12 g、桂枝 9 g，继服 7 剂善后。随访 1 年余未复发。

治疗思路：炙甘草汤主治气阴两虚，心悸，脉结代；肺痿，心中悸动者。方中重用炙甘草甘温益气，通经脉，利血气，缓急养心为君；红参、大枣益气补脾养心；生地黄、麦冬、火麻仁、阿胶滋阴养血为臣；桂枝、生姜、清酒（现很少用之）温阳通脉为佐。诸药合用，温而不燥，滋而不腻，共奏益气养血、滋阴复脉之功。现常用于病毒性心肌炎、风湿性心脏病、心律失常等病症。本案乃长年冠心病史，复因劳累而引发心律失常，患者年老久病体虚，心阳不振，心脏的搏动和血脉的营运，赖心阳以温煦和推动。患者因劳阳气更伤，心阳不振，搏动无制，鼓动无力，故出现心律失常，以致心慌、心悸、胸闷、气短诸症；故用炙甘草汤益气复脉、养心安神，加附子增强温振心阳之力，加黄芪益气升阳、活血，加酸枣仁养心安神。炙甘草汤使其心阳得振，心气得复，血运振奋，心脏搏动恢复常律，病情痊愈。

7. 温经汤治疗不孕症

李某，女，30 岁，济南市长清人。

主诉：不孕 4 年。

现病史：患者婚后 4 年不孕来诊，自诉婚后与丈夫同居，性生活正常，但从未受孕，形体肥胖，月经周期不规，多为月经延后，最长 2 个月，经量少、经色偏暗、血块较多，无痛经，白带偏多、清稀，经期腰部酸冷、沉重无力，少腹冷，二便正常，舌体偏胖、有齿印，舌质紫暗，苔厚，脉沉。

既往史：既往体健，否认“冠心病、高血压、慢性支气管炎”病史，否认“肝炎、结核”等传染病病史。否认手术、外伤及输血史。

过敏史：否认药物食物过敏史。

体格检查：双肺呼吸音清，未闻及干湿啰音。心前区未见异常波动，心界无扩大，心率 68 次 / 分，律齐，各瓣膜听诊区未闻及杂音。腹平坦，触软，无压痛及反跳痛，肝脾未触及，肝肾区无叩痛，腹部未闻及血管性杂音，肠鸣音正常。脊柱四肢无畸形，双下肢无浮肿，四肢肌力、肌张力可，活动正常。

辅助检查：检测性激素无异常；子宫、附件B型超声检查未发现异常；输卵管通水检查正常；甲状腺B型超声检查提示甲状腺结节；腹部B超提示轻度脂肪肝；甲状腺功能检查 FT_3、FT_4 正常，TSH 6.30 mU/L，TGAb 320.5 IU/mL；TPOAb 560.14 IU/mL；空腹血糖 5.3 mmol/L；三酰甘油 2.0 mmol/L。

中医诊断：不孕症（脾肾阳虚，痰凝血瘀）。西医诊断：①不孕症；②桥本甲状腺炎。

治则：温补脾肾，化痰活血。

处方：温经汤合桃红四物汤加减。党参 20 g，炙黄芪 30 g，肉桂 6 g，桂枝 10 g，吴茱萸 10 g，赤芍 15 g，当归 15 g，川芎 15 g，熟地黄 15 g，茯苓 15 g，白术 15 g，阿胶 12 g（烊化），制半夏 12 g，牡丹皮 15 g，桃仁 9 g，炙甘草 9 g，红花 9 g，益母草 30 g，淫羊藿 15 g，仙茅 15 g，生姜 9 g，大枣 5 枚。每日 1 剂，水煎 2 次，分早晚温服。

二诊：服药 18 剂后复诊，自诉月经来潮，经量较多，夹有血块，经色偏暗，经期腰部酸冷、少腹冷减轻，白带消失。上方去红花、益母草，加生牡蛎、浙贝母、玄参等继服。

三诊：服药 1 个月后复查甲状腺功能 FT_3、FT_4 正常，TSH 5.04 mU/L，因患者求孕心切，为尽快将促甲状腺素降低到有利于受孕水平，给予佐甲状腺素片每日 25 μg 口服，中药仍以温经汤加黄芪 50 g，菟丝子 30 g，淫羊藿 15 g，仙茅 15 g，肉苁蓉 15 g，覆盆子 15 g，车前子 30 g（包煎），枸杞子 15 g，五味子 9 g，紫河车粉 3 g（冲服），水煎服。

四诊：三诊1个月后前来复诊，自诉已怀孕，复查FT_3、FT_4正常，TSH 2.40 mU/L，TGAb 72.21 IU/mL，TPOAb 108.10 IU/mL 嘱其停药养胎。

治疗思路：温经汤主治冲任虚寒，瘀血阻滞证。漏下不止，月经不调，或前或后，或 1 个月再行，或经停不至，而见入暮发热，手心烦热，唇口干燥或带下。亦治妇人少腹寒，久不受孕。方中吴茱萸、桂枝温经散寒，通利血脉为君；当归、川芎、赤芍、牡丹皮养血祛瘀为臣；阿胶养阴润燥，党参、炙甘草益气健脾，半夏、生姜降逆温中为佐；甘草调和诸药为使。诸药相配，共奏温经散寒，养血祛瘀之功。"求子之道，莫如调经"，故用温经汤温经散寒，养血祛瘀调经，加黄芪健脾益气，因本案为桥本氏甲状腺炎、亚临床甲减，为甲状腺自身免疫性疾病，黄芪具有提高机体免疫功能作用，临床证实黄芪能纠正甲状腺自身抗体滴度增高，对桥本氏病确有治疗作用。加用桃仁、红花、益母草增强活血化瘀调经作用；“肥人多痰”“胖人多湿”“血不利，则为水”“去水，其经自下”，故加用车前子、益母草活血利水，加白术、茯苓健脾渗湿；加淫羊藿、仙茅温补肾阳。经治月经正常，又以温经汤合五子衍宗丸加二仙等以善后并促卵助孕，使其自然受孕。

8. 桂枝茯苓丸治疗多囊卵巢综合征

马某，女，31 岁，济南市人。

主诉：月经紊乱 20 年。

现病史：患者自幼月经不调，反复闭经，最长闭经 4 个月，且经量少，色暗有血块，无痛经，结婚 5 年未受孕，形体肥胖，多毛，白带多，倦怠乏力，懒动，心烦，舌体胖大有齿印，舌质偏暗有瘀点，苔厚，脉沉。

既往史：既往体健，否认“冠心病、高血压、慢性支气管炎”病史，否认“肝炎、结核”等传染病病史。否认手术、外伤及输血史。

过敏史：否认药物食物过敏史。

体格检查：双肺呼吸音清，未闻及干湿啰音。心前区未见异常波动，心界无扩大，心率 70 次 / 分，律齐，各瓣膜听诊区未闻及杂音。腹平坦，触软，无压痛及反跳痛，肝脾未触及，肝肾区无叩痛，腹部未闻及血管性杂音，肠鸣音正常。脊柱四肢无畸形，双下肢无浮肿，四肢肌力、肌张力可，活动正常。

辅助检查：妇科 B 超提示子宫发育正常，多囊卵巢；性激素检查：血睾酮 60.7 ng/dL，其他无异常；空腹血糖 6.4 mmol/L，血脂：三酰甘油 2.14 mmol/L，甲状腺功能正常。

中医诊断：闭经（气虚血瘀、痰湿壅盛）；西医诊断：多囊卵巢综合征。

治则：健脾益气，化痰活血，消癥调经。

处方：温经汤合桃红四物汤加减。桂枝 10 g，茯苓 30 g，牡丹皮 15 g，赤芍 15 g，桃仁 15 g，红花 9 g，当归 15 g，熟地黄 15 g，川芎 15 g，三棱 15 g，莪术 15 g，炙鳖甲 30 g（先煎），制半夏 12 g，浙贝母 15 g，土元 12 g，生牡蛎 30 g（先煎），炙甘草 6 g。每日 1 剂，水煎 2 次，早晚 2 次分服。

二诊：服药 7 剂后复诊，自诉无明显不适，诸症同前，上方加黄芪 30 g，白术 15 g，益母草 30 g。

三诊：连续服药 25 剂时月经来潮，量多，色偏暗，有血块，前方去三棱、莪术、土元，加菟丝子、淫羊藿、杜仲。

四诊：再次服药 1 个月后复诊，自诉第 2 个月经周期月经准时来潮，量中等，色偏暗，血块少，体重下降 2.5 kg，复查妇科 B 超提示卵巢囊肿变小、数量减少，空腹血糖 6.2 mmol/L，三酰甘油 1.90 mmol/L，性激素检查无异常。上方改成水丸，每次 9 g，每日 2 次温开水送服，并每天 1 剂自拟促孕方（制香附、益母草、当归、熟地黄、川芎、肉苁蓉、川续断、菟丝子、枸杞子、车前子、五味子、覆盆子、女贞子、紫石英、紫河车等）水煎服。服药一个半月后怀孕。

治疗思路：桂枝茯苓丸用于妇人宿有癥块，或血瘀经闭，行经腹痛，产后恶露不尽。现代研究证明本方主要有改善血液流变性，抗血小板聚集，调节内分泌功能，抗炎，镇痛，镇静，抗肿瘤等作用。《金匮要略方义》谓："本方为化瘀消癥之缓剂。方中以桃仁、丹皮活血化瘀；则等量之白芍，以养血和血，庶可去瘀养血，使瘀血去，新血生；加入桂枝，既可温通血脉以助桃仁之力，又可得白芍以调和气血；佐以茯苓之淡渗利湿，寓有湿祛血止之用。"《金匮玉函经二注》谓："桂枝、桃仁、丹皮、芍药能去恶血；茯苓亦利腰脐间血，即是破血。然有散有缓、有收有渗、结者散以桂枝之辛；肝藏血，血蓄者肝急，缓以桃仁、丹皮之甘；阴气桂枝茯苓丸之发动者，收以芍药之酸；恶血既破，佐以茯苓等之淡渗，利而行之。"综合全方，乃为化瘀生新、调和气血之剂。本案为多囊卵巢综合征，亦应属中医学血瘀癥瘕之疾，故选桂枝茯苓丸活血化瘀而消癥瘕，调和气血而通经，又合桃红四物汤以加强活血调经之力；并加用三棱、莪术、土鳖虫等破血消癥，鳖甲、牡蛎软坚散结，半夏、浙贝母化痰散结，以此治疗多囊卵巢综合征收到意想不到的效果。患者月经正常后给予调经促孕方药，使之自然受孕。

五 经验方

1. 柴香散结颗粒（院内制剂）

组成：柴胡、黄芪、木香、橘核、夏枯草、法半夏、穿山甲、莪术、生牡蛎、鳖甲、浙贝母、连翘、玄参、炙甘草。

功效：理气解郁，益气健脾，化痰活血，软坚散结。

主治：结节性甲状腺肿。

方解：结节性甲状腺肿属中医学“瘿病”范畴，病因多与情志失调、饮食失宜、正气不足及体质因素有关。病位在肝脾，病性本虚标实，肝郁脾虚为本，气滞、痰凝、瘀血为标。冯老认为，本病发病根源在于肝脾，肝气郁结，木郁乘土，脾失健运，或素体后天不足，脾气亏虚，土虚木乘。肝郁则气机不畅，脾虚则津液失运，痰湿自生。颈部为肝经所过部位，日久痰气交阻，经脉不畅，血行瘀滞，气痰瘀交阻颈前发为本病。正如《外科正宗》所言：“瘿瘤之证，非阴阳正气结肿，乃五脏瘀血浊气痰浊而成。”治疗上标本同治，在理气解郁、益气健脾同时，佐以化痰活血、软坚散结之品。冯老尤其注重益气健脾，认为脾胃居中焦，为全身之枢纽，有转枢全身气机、水液之力。脾旺则气机旺盛，水液代谢正常，无痰凝血瘀之忧。冯老总结多年临床经验，针对本病病因病机，研制柴香散结颗粒，方中柴胡、黄芪为君药以疏肝理气、益气健脾，治疗脾虚肝郁之本。木香、橘核、夏枯草为臣，以理气化痰散结。穿山甲、莪术活血散结，其中穿山甲善于走窜，性专行散，莪术入肝脾气分，为气中血药，善破气中之血，二药共达活血散结之功。法半夏善去脾胃湿痰，又能化痰散结；牡蛎味咸，鳖甲咸寒，二者皆能软坚散结。浙贝母、连翘、玄参皆有散结之力，共为佐药。炙甘草调和诸药为使药。综合全方，针对本病病机，诸味中药联合使用，共奏理气解郁、益气健脾、化痰活血、软坚散结之功，以达消瘿之效。

2. 益气通络方

组成：黄芪 30 g，党参 15 g，当归 12 g，丹参 15 g，桂枝 9 g，细辛 3 g，川芎 15 g，全蝎 9 g，蜈蚣 3 条（研末、冲服），水蛭粉 2 g（冲服）。

加减：上肢病重者，加桑枝 30 g；下肢病重者，加川牛膝 30 g。

用法：水煎 2 次共 500 mL，早晚 2 次温服。1 个月为 1 个疗程。

功效：益气温阳，活血通络。

主治：糖尿病周围神经病变之气虚血瘀证者，症见糖尿病日久，体重下降，倦怠乏力，四肢麻木、疼痛、发凉，感觉异常或减退，舌质暗淡或紫暗，脉沉细或细涩。

方解：糖尿病周围神经病变是糖尿病患者常见的慢性并发症之一，以对称性肢体麻木、疼痛、感觉异常、蚁行感、手套或袜套样感觉过敏，或感觉减退、消失等为主要临床特征，属于中医学痹证范畴。消渴日久，正气虚衰，气血亏虚则四肢麻木、感觉障碍，气虚无力行血而成瘀，瘀阻脉络则痛，气血不达四末则不温。方中黄芪味甘性微温，归脾、肺经，擅补脾肺之气，能“益气补虚损，止渴利阴气”，为治气虚津亏消渴之要药，配党参以助健脾益气，二者共为君药，以治病之本。桂枝性温味辛甘，功能温经通阳；细辛性味辛温，功能祛风，散寒止痛，二药温阳通脉止痛共为臣药。当归性温味甘辛，功能活血止痛；丹参性微寒味苦，功能破血祛瘀，行气止痛，有“一味丹参功同四物”之美誉；川芎辛散温通，既能活血，又能行气，为血中气药，能引诸药而达病所，方中三药为佐。蜈蚣性味辛温，性善走窜，通达内外；全蝎性味辛平，二药均有息风止痉，解毒散结，通络止痛之功；水蛭咸苦入血分，功擅破血逐瘀，力峻效宏，常用于治疗肢体瘀血肿痛，三药通络止痛为使。诸药合用，共奏益气温阳、活血通络之功效。

（整理者：滕　涛）

高建东

一 医家简介

高建东，女，山东泰安人，1957 年 6 月出生，1978—1982 年于山东中医学院中医系学习，1983 年进入山东中医药大学第二附属医院中西医结合科（原济南铁路局中心医院中医科）工作，于 2001 年晋升为主任医师。因工作能力突出，2004 年 11 月始担任山东中医药大学第二附属医院中西医结合科（原中医科，现肾病诊疗中心）主任医师、科主任。

工作期间，高建东深耕不辍、兢兢业业，被评为山东省首批中医优秀人才（学科带头人），山东省中医药特色专科学科带头人，山东省名中医药专家，国家中医药管理局“十二五”中医药重点学科学术带头人，国家级名中医药专家传承工作室指导老师，山东省五级中医药师承教育指导老师。兼任全国中西医结合学会肾脏病专业委员会委员，山东省中医学会肾脏病专业委员会副主任委员，山东省中西医结合学会肾脏病分会副主任委员，山东省中医药学会中医内科学会副主任委员，中华医学会肾脏病专业委员会山东分会委员等职务。2011 年被评为山东省卫生系统“两好一满意”示范标兵，并给予记三等功奖励，2016 年荣获山东省卫生计生系统医德标兵。常年承担大学本科及研究生授课任务，多次承担山东省中医药管理局组织的基层医师培训以及医院西学中培训、护理中医基础知识培训、社区病人培训授课任务，被山东中医药大学、山东中医药大学第二附属医院评为实习教学优秀教师、优秀工作者、优秀共产党员。

高建东教授学医从医近四十年，其专业方向为中医、中西医结合防治肾脏相关疾病的临床研究。在学术上，高建东教授主张中西医结合，倡导充分利用现代科技手段研究并发展中医药，认为中西医只有相互取长补短，扬长避短，才能充分发挥中西医结合的优势，从而提高疗效，并将中医理论与临床疗效提高到一个新的水平。在处方用药方面，高建东教授遵古而不泥，敢于创新，不仅在辨证原则下善用古方化裁治疗疾病，还参照现代药理研究而用药，使二者有机地结合起来，其方药既遵法度，又有新的内容和意义，临床疗效切实可靠，为中医的遣方用药增加了新的内涵，从而提高了中医辨证论治的水平。

在临床工作中，高教授注意理论与临床结合，遣方用药简洁精当，致力于中西医结合肾脏病及中医内科杂病诊疗，对中医、中西医结合治疗肾病有独到见解，尤其擅长糖尿病肾病、高血压肾损害、肥胖相关性肾病、急慢性肾炎、难治性肾病、泌尿系感染及结石、急慢性肾衰竭等疾病的治疗，并对高脂血症、乳腺小叶增生症有深入的研究。发表省级以上学术论文30余篇，主持、参加省级、厅局级科研项目4项，著书3部。主持完成的“温胆降脂口服液治疗高脂血症的临床与实验研究”于2001年获济南铁路局科学技术进步奖二等奖，研究成果“温胆降脂颗粒”作为院内制剂应用于临床，取得满意的临床疗效，实现了科研成果的转化。

二 成长之路

“一个人做点好事并不难，难的是一辈子做好事，不做坏事”，回首往昔，毛泽东同志的谆谆教导在高建东身上留下了深刻的烙印，也成为她走上从医之路的人生坚守。

生在新中国、长在红旗下的高建东，前半生有过坎坷，但更多的是幸运。

坎坷的是出生后没几年就经历了“三年困难时期”，继而1966年到来，精神与物质的双重匮乏使她一度对未来感到迷茫。

幸运的是，在那个年代，家庭给了她无比的温暖，也为高建东的成长树立了方向。高建东出生在一个革命家庭，曾经是一名抗战老兵的父亲虽不善言谈，但经常严格教育子女要“好好干活，少说话，多干事”，还要“干好事”，并身先示范。父亲的言行深深影响着高建东，使她受益终生。

高建东早年自立医学志向，原因非常简单，她认为医学为顾护生命之学，为自力更生之法，为求孝道之行，家人每逢身体稍有不适，中医大夫都能通过望闻问切，辨证施治，做到药到病除，防患于未然。每见此景，高建东的内心都感到一种前所未有的触动，“成为一名帮人远离病痛的医生”这颗理想的种子在心中悄悄萌芽。后来，在下乡当知青的日子里，高建东无数次目睹老乡们因疾病而消瘦的脸庞和佝偻的身形，使她从医的理想更加坚定。这些经历愈发激起了她对知识的渴求，父母也提醒她要抓紧一切时间和机会学习，将来做一个对社会、对国家有用的人。终于，在国家恢复高考后，高建东成为第一批进入大学的人，以较为优异的成绩考入山东中医学院，接受大学系统医学教育，勤求古训，博采众长，精研临床。在学医路上，高建东不断钻研中医知识，在中医药大师的指点下，系统深入地学习了《黄帝内经》《伤寒论》《温病学》《金匮要略》，为日后工作打下了理论基础。毕业后，高建东于1983年进入山东中医药大学第二附属医院（原济南市铁路中心医院）工作，成为一名中医内科大夫。初入医院，高建东就得到了我国著名“中西医结合专家”，即当时的老科室主任王显明教授的悉心指导与帮助。

多年来高建东立足中医经典论著，从历代先贤中汲取中医智慧，多读书，读好书。闲暇之余，她还阅读了当时最新的科研论文，不断丰富自己的临床经验。这些年的工作坚定了高建东在学术上坚持中西医结合，倡导充分利用现代科技手段研究并发展中医药的信念。中西医只有相互取长补短、扬长避短，提高疗效，才能将中医理论与临床疗效提高到一个新的水平，才能充分发挥中西医结合的优势。在处方用药方面，高建东敢于创新，在辨证原则下善用古方化裁治疗疾病，并参考现代药理研究用药，使二者有机地结合起来，这样方药既遵法度又有新的内容和意义，靶向准确，临床疗效切实可靠，提高了中医辨证论治的水平。高建东坚持把提高医疗服务质量放在至关重要的位置上，海纳百川，博采众长，接受科学的医学思想，应用先进的治疗手段。所在科室先后引进了磁热治疗仪、督灸疗法、经络导平等一系列的中西医治疗特色技术；开展了腹透、中药灌肠等具有本科室特色的技术疗法；创新应用中医中药改善和控制慢性肾脏病、成人斯蒂尔病等西医治疗不佳的疾病症状，各种创新与研究成果大大改善了患者的生活质量。

通过四十年的边学习边工作，高建东在中医、中西医结合治疗肾病方面积累了丰富的临床经验，尤其在糖尿病肾病、高血压肾损害、肥胖相关性肾病、急慢性肾炎、难治性肾病、泌尿系感染及结石、急慢性肾衰竭等疾病的治疗方面，取得了一定的成果，并对高脂血症、乳腺小叶增生症开展一系列深入研究，创立了温胆降脂颗粒、乳癖灵两个协定方，在临床治疗上取得显著良效。此外，发表省级以上学术论文30余篇，主持、参加省级、厅局级科研项目4项，著书3部，培养了研究生10余名；主持的“温胆降脂口服液治疗高脂血症的临床与实验研究”于2001年获济南铁路局科学技术进步奖二等奖；“桂附地黄液的临床与实验研究”获山东省科学技术进步奖二等奖；“虫草肾康胶囊的临床研究”获山东省科学技术进步奖二等奖。

中医经典不仅为我们提供了无数治病救人的良方，也深蕴行医处世哲学。唐代“药王”孙思邈在《大医精诚》中云：“凡大医治病，必当安神定志，无欲无求，先发大慈恻隐之心，誓愿普救含灵之苦”，多年来高建东始终坚持践行，勤勤恳恳，殷实治学，低调做人，高调做事，务以“淡泊明志，不计名利”要求自己。“想病人所想，急病人所急，做病人的贴心人”一直是她遵循的职业良知。对患者之言诲，滔滔不倦，从治疗到养护，无不细心叮嘱，不敢有丝毫怠慢，呵护生命健康，用真心、细心、耐心与患者交流，自能春风化雨，滋润患者心田，建立良好医患互信关系，药到自然病除。在高建东看来，“病人来就医就是对自己的信任”，就是家人，医生就要对他们负责。从医以来，在“见彼苦恼，若己有之”的信念影响下，高建东和许多患者成了朋友。有一位年逾七十的外地老人，患慢性肾病、冠心病多年，且对多种药物过敏，只要有事，第一时间会打电话询问高建东的意见，而且总能得到解决。一位来自宁阳的糖尿病肾病并发双目失明的患者，患病三十多年来，高建东一直与他一家保持联系，随时了解患者的病情变化，彼此成为异姓亲戚。一位82岁的老年患者，因呼吸道感染合并心脏、肾脏衰竭，入院时发生重症昏迷、心搏骤停，科室同事立即组织实施紧急抢救，连续10天，无论白天、黑夜，时刻关注病情，病人终于在入院的第10天撤掉了呼吸机，生命体征进入平稳状态。经过常年以心换心的诊疗，科室逐渐积累了一定的病人群，从威海、烟台、青岛、日照到菏泽、聊城、济宁、泰安，从黑龙江、内蒙古、新疆到四川、福建、安徽，慕名而来的病人越来越多。在高建东的日程表上，没有上下班和节假日之分，不管上班还是放假，白天还是黑夜，坚持天天查房，只要病人需要，她都会及时出现在患者面前。

《大医精诚》云：“若有疾厄来求救者，不得问其贵贱贫富，长幼妍蚩，怨亲善友，华夷愚智，普同一等，皆如至亲之想”“又不得以彼富贵，处以珍贵之药，令彼难求”。自古以来，医者都秉承“天下苍生，一视同仁”的原则进行施治，无论是汉族还是少数民族，是愚笨的人还是聪明的人，一律同样看待，都存有对待最亲近的人一样的想法；不能因为别人有钱有地位，就任意给他开珍贵的药物，待病人如亲人是医者一直坚持的行医准则。在病人的眼中，医者是他们求生的希望。和蔼可亲的态度、耐心细致的诊治、最快速度的诊断是与患者形成良好互动的必要手段。在日常诊疗活动中，我们致力于以最少的花费和最大的努力救治每一位患者，同时努力给予患者无微不至的关爱。冬天天冷时，给病人体检先把自己的手搓热，听诊器用自己的手捂热；当病人及家属对治疗不了解，心存疑虑和恐惧时，耐心解释并用通俗的语言使他们容易理解，接受并打消顾虑。正是这些看似不经意的小事，却往往对病人的康复起着意想不到的作用，只有病患愿意主动与医生配合了，才能实现真正的治疗。

“细节决定成败，细致才能精彩”，这是我们中医内科全体医护人员的科训。要想在全科室形成诊疗合力，必须团结一致，心往一处想，劲儿往一处使。作为科室主任，高建东时刻严以律己，身先士卒，以身作则。不但在医术上对下属进行传帮带，还要在医德医风上教育大家时时刻刻记住白衣天使“救死扶伤”的神圣职责，坚守白衣天使的良心底线，努力打造德才兼备的医疗团队。在科室严格执行“三不”原则，即不该做的检查坚决不做；不该用的药品坚决不开；不必要实行的治疗坚决不实施。在确定病人的治疗方案时，常要设身处地替病人着想，考虑病人的经济条件、交通是否方便等因素，尽量满足病人的需要。为了提高全科室整体业务能力，高建东每周定期带领全科医务人员进行业务学习，毫无保留地与大家分享最新的医学信息、最实用的医学内容、最宝贵的临床经验，严格要求科室医务人员做到用药规范、治疗规范、护理规范，不仅提高了科室人员的专业水平，而且为规范化的诊疗奠定了基础。全科医护人员在这种和谐的工作氛围中，发挥严谨、求实、自律、热情的敬业精神，团结一心，密切协调，精益求精，医疗服务水平不断提高，风清气正，患者服务满意度、医德医风测评、科室门诊病人量、住院床位周转率等各项指标均在全院名列前茅。与此同时，我们也收获了满墙的锦旗和一封封饱含病人及家属深情的感谢信、表扬信，给了我们莫大的精神鼓舞。

中医作为中国的传统医学，历经千年发展，给国人留下了巨大的医学财富。然而，随着近年来现代医学的发展，中医教学一度在国内受到了一定程度的弱化，研读中医经典、学习中医文献更是被部分人视为“复古”“守旧”。可喜的是，我们国家现在重视中医，在全国范围内推广中医，中医发展进入了一个新的阶段。中医经典作为中医之本、中医之根、中医之魂，在中医发展中起着至关重要的作用。学习中医经典就成为学习中医的基础与开端。只有读好经典著作，才能培养明辨是非的眼光，提升鉴别优劣的能力；只有读好经典著作，才能更好地运用中医的思维方法、结合临床经验，更准确地诊断病人，更有效地治疗病人。只有读好经典著作，才能修正思路，回归本源，提高临床疗效。

现代学校的中医学教科书还不是很成熟，其中有些内容与经典著作的理念有些偏移。所以，目前的教科书还无法替代经典著作，我们还要提倡读经典。学好经典，首先多诵读。“书读百遍其义自见”，诵熟读是学好中医经典的第一步。中医经典是古代医者的心血结晶，为我们提供了许多疾病的经典范例，为我们临床提供理论依据及经验。诵熟读主要有两层意义。一是诵读，通过诵读让中医学子了解全书的概貌和特色。二是背诵，即对所学内容中的关键或重点必须熟读牢记。著名老中医任应秋有学医背晚之憾。《医宗金鉴·凡例》中说：“医者书不熟则理不明，理不明则识不清，临证游移，漫无定见，药证分歧，难以奏效。”

其次，应深刻理解学习内容。经典著作的语言多晦涩、文理深奥，给初学者及临床工作者带来很大的障碍。可使用工具书如《辞源》《康熙字典》《古汉语词典》及有关方面编写的自学丛书或辅导资料，以及学术论文，深入地领会学习内容和中医四大经典古典医籍的精神实质，来充实中医学的根底。要注意收集有关研究资料，多向有经验的老师和同学请教，但一定养成独立思考的能力。

再次，不必在字句之争上过多纠缠，多与临床相结合，学以致用是学习目的，可以将经典中原文及医案配合当代名家医案看，甚至于配合现代医疗的内容。例子多了，理解就更容易深入，所获得的经验也就越多。

第四，宗一家至百家、保持思维清晰。我国医学典籍汗牛充栋，一个人的精力有限，想要有所成就，应择一而攻。弄懂、弄透再旁及他言。同一种疾病，不同的医家有不同的认识、不同的治疗方法，保持自己的思维清晰。

高建东常常告诫学生，作为中医大夫应该“和、诚、恒、精、勤”，修身之道在“和”，处世之道要“诚”，治学之道贵“精”、贵“恒”，行医之道重“勤”。“和”在于心态平和，对人谦和，对待病人耐心细致，如亲如友；“诚”为精诚做事，真诚做人，热爱本职工作，全心全意做好每一件该做的事；“精”是精一而博览群书，海纳百家，博中求精，旁通其余，精专有道，学以致用，持之以恒。“勤”指勤思、勤笔、勤手，多思考、多总结、多实践，勤勉自信，奋发有为。

三 学术思想

肾中精气（简称肾气）无论是先天的还是后天的，在人体中的作用至关重要。肾系疾病的诱因复杂，但发病的内因总不越肾气不足。因此，不论从预防、保健、延寿或治疗疾病来讲，维护肾气乃是求本之法，此乃高建东教授学术思想之精髓。本文主要从脾胃为本，兼及他脏；湿浊中阻，气机升降；毒瘀并存，解毒通络；和合平淡，以缓为重；施药多途，未病先治五个方面对高建东教授的学术思想加以论述。

1. 脾胃为本，兼及他脏

在内科杂病的诊治中，高建东教授提出脾胃为本，兼及他脏的学术观点。高建东教授认为，脾胃为后天之本，气血之化源，为人体正气化生提供物质基础；脾胃位于中焦，为一身气机升降运行之枢纽，生机所系，故脾胃调健则有生命良性循环的根基。故论治多从脾胃入手，兼及他脏，脾胃强健，则五脏元气亦充盛，生机活跃，脏腑各司其属；故在辨证与辨病相结合的原则指导下，以健脾益胃主要大法，结合他脏生理，辨治各种慢性顽症、疑难杂病及内科杂病。

临床内科杂病，因于脾胃气虚证候者，常选参苓白术散、保和丸加减治疗。同时，兼顾脾升胃降、脾喜燥恶湿、胃喜润恶燥的脏腑生理特点，调畅中焦气机，补气兼顾行气，化湿热以小陷胸、藿朴夏苓汤、三仁汤、甘露消毒丹见长，玄参、石斛、玉竹、芦根甘寒益胃阴，又于补气方中加陈皮、砂仁、枳壳、紫苏梗、玫瑰花等行气药。

2. 湿浊中阻，气机升降

高建东教授指出，人体是一个有机的整体，诸如卫气营血的运行、经络的贯通、胃肠的清浊分泌、津液的输布、脏腑的功能发挥要赖于人体之气的联系而互相依赖、协同作用配合。这种升降运动维护了人体的动态平衡，使生命活动有序进行。一切物质的转化，都是在气机升降过程中完成的。而任何引起气机升降出入运动异常的因素都会引起人体生理状态下的升降平衡紊乱，亦会伴随水液代谢失常，湿浊中阻，这是人体的基本病理变化之一，可出现各种病症。对于气机失常导致的湿浊中阻，高建东教授选开上源、启下源、畅中焦，使三焦气机通利之法。开上源之辛宣之品如荆芥、防风、紫苏、麻黄、桔梗、枳壳以调理肺气之宣肃，宣化湿浊气。启下源之甘淡之品如茯苓、玉米须、冬瓜皮、车前子、泽泻。畅中焦需结合脾的升清和胃的降浊之用治以升脾之清阳之气，降胃之浊阴之气升发清阳、补益中气、和胃降逆，或以辛开苦降之法，重在恢复中焦气机升降之枢纽，培土以治水。合而奏调理一身之气升降，清化湿浊之功。

3. 毒瘀并存，解毒通络

气、血、津液是组成人体生命结构和维持人体正常生命活动的基本物质，若脏腑功能和气血运行失常使机体内的生理产物或病理产物不能及时排出，蓄积体内而化生“内毒”即中医所提出之“毒”。高建东教授结合现代临床实践指出，中医的“毒”不仅体现在临床上的症状，如火热毒邪致病中而致咽喉部红肿、滤泡、脓疱、溃疡及假膜。血浆C反应蛋白、胱抑素C、β_2微球蛋白等微炎症指标、免疫复合物沉积等合并免疫损伤的证据指征，也归属于毒邪致病。

毒邪一旦生成，必有腐蚀血肉之弊，灼伤血络之中阴津，使血液黏稠而运行不畅，阴血凝结，血络瘀阻，而成毒瘀并存之证。为中医解毒、通络并用之法的应用奠定原则基础。在清热解毒方剂之时，又需标本兼顾，考虑周详，常用解热毒、散风热、发郁火、活血络之方药。

4. 和合平淡，以缓为重

高建东教授择费伯雄治学精髓，治宗和缓，根据标本的不同，部位的差别，患者之差异，择取适于临床选方用药之时，应具和合平淡之性，以缓为重，以缓图效。或标急之症，攻伐邪实之药用量宜轻投试药而渐增。如治疗上焦病证要以轻清升浮的药物为主，用药剂量要轻，煎煮时间也要少，不过用苦寒沉降之品。慢性胃炎之寒热错杂之证，高建东教授多选半夏泻心汤，用温清并用之法，以平衡胃腑调节功能，临证用之，疗效满意。同样治疗虚实错杂、升降错杂之证，总以平调为要。

对于肾科专病患者，常兼夹水湿之邪，以水湿潴留为标，脾肾气虚为本，病久伤阴及阳，瘀阻血络。治疗总以气化为先，利水湿，重脾肾。水湿渐除，肿势消退后，再侧重调整脏腑虚损，消蛋白尿，保护肾功能。如遇老年肾病者，则注重维护肾气，平衡阴阳，兼调理脾胃，顾护后天；注意和络，运行血气。着重补肾，维护肾气，加强其气化、封藏之功，是治疗老年肾病的根本原则。对今时壮年之人则根据病情变化情况，而按照“急则治其标，缓则治其本”和“间者并行甚者独行”的原则进行治疗。出现标本俱急的情况，则应采用标本同治。

5. 施药多途，未病先治

中医所说的肾，其生理功能包括主生长发育、主生殖、主水液代谢、主纳气、生髓化血和濡养脏腑等方面，决定了肾系疾病属顽疾，病程较长且难以治愈。

慢性肾衰竭是临床最常见的肾系疾病，常达不到预期效果，高建东教授在临床采用肾衰竭三联疗法，以静脉注射为主，辅以口服方药及中药灌肠，其疗效优于单纯口服方药。在各种肾脏疾病，均有本虚一面，以脾肾气虚、气阴两虚尤为多见，或以虚为主，或虚实夹杂。一般经三联疗法治疗后，临床症状明显改善，病情基本稳定，常结合病情和体质，单独或配合丸、散、膏、丹等剂型加以巩固。高建东教授主张宜缓图疗虚损。因冬夏之别，列膏丸之变。积极推广中医“治未病”理念，提高全民保健意识，主要体现在“未病先防”和“防微杜渐”两个方面，无病养生以治其未生，欲病救萌以治其未成。同时指导患者树立良好的生活习惯，来维系人体的阴阳平衡，提高机体内在的防病抗病能力。

四 临证经验

（一）疏肝健脾法治疗 2 型糖尿病

高建东教授根据现代人的生活习惯及体质特点，细致分析 2 型糖尿病的致病因素，从肝脾二脏论治糖尿病，对 2 型糖尿病重视疏肝健脾之法的应用。

1. 肝气郁结，疏泄不及导致消渴病

肝主疏泄，通畅气机，若肝疏泄不及，人体气机不畅，气血津液代谢紊乱，或肝气郁结而化火伤阴，进而引起消渴。《灵枢·五变》曰：“怒则气上逆，胸中蓄积，血气逆留，髋皮充肌，血脉不行，转而为热，热则消肌肤，故为消。”

2. 脾失运化，胃火亢盛导致消渴

脾为胃行其津液，脾主运化，胃主消磨。脾为坤土，居中央而溉四方，能将

食入之水谷化为精、气、血、津液等精微物质，并将精微物质转输至全身。脾为阴土胃为阳土，脾升胃降，脾燥胃润。《素问·奇病论》云：“此人必数食甘美而多肥也，肥者，令人内热；甘者，令人中满，故其气上溢，转为消渴”。

3. 土木不和，脾陷胃逆导致消渴病

唐容川之《血证论》：“木之性主乎疏泄……风火内生，耗伤津液，且肝气不升津液不能上输华盖则口渴，津液下趋州都则尿频，木不疏土则中满内热，引发消渴。”

根据以上，典型消渴阴虚为本，燥热为标的病机受到挑战。高教授将“脾虚致消”“肝郁致消”相结合，将现代生活改变和临床实际相结合，将经典中医理论与现代西医研究相结合，从肝脾调治糖尿病。

（二）方药纵横

临床诊治 2 型糖尿病时，对于肝郁脾虚型多采用基本方：生黄芪 15 g，山药 15 g，茯苓 15 g，生薏苡仁 30 g，柴胡 12 g，白芍 15 g，酸枣仁 30 g，山茱萸 15 g，葛根 15 g，黄连 10 g，玉竹 10 g，桑叶 12 g。水煎服。

本方以生黄芪、山药为君，黄芪大补脾肺之气，山药平补脾肺肾气阴，生黄芪、山药合用，能益气健脾滋阴，陈修园论述黄芪入少阳经，能助少阳生发之性，生黄芪加山药可健脾疏肝，滋阴益气。茯苓、薏苡仁因性甘淡，祛湿无燥烈之敝，另有健脾之功，薏苡仁可代白术与茯苓共用；柴胡、白芍是疏肝解郁养血的药对，可补肝体助肝用，四者用为臣药，山茱萸可敛欲脱之肝气元气，张锡纯用之于来复汤，临床应用以补益肝阴，收相火，使木根归水。山药与山茱萸可补肝脾之气阴，佐以辛热药物可阴中求阳，少火生气，酸枣仁收敛养阴安神，“卧则血归于肝”，睡眠安好，肝血得归，用为佐药，葛根为风药，助脾胃上承清气，用量宜小，桑叶轻灵透散，吴瑭曰“得箕风之精”入肝经，可去少阳气热又能升达清阳，二者为使药。

（三）组方特点

1. 辨病取方，善用援药

现代药理研究证实，援药对人体某些靶点有确切的作用，配伍到方中能明显

提高临床疗效，改善实验室异常指标，可与君、臣、佐、使并列成为制方之法。

2. 取象比类，风药引经

风药气轻味薄，具升散发越之性，在大队健脾益气药中，配伍少许风药，一则可以助脾以散精，二则可以防补药之滋腻。且含“肝欲补，急食辛以散之”之意。

3. 切中病机，已病防变

肝郁脾虚是本病发病的基本病机，是疾病的本质所在，但糖尿病患者证候演变多样，应兼顾各方面的虚实变化。

五 典型医案

1. 肾病综合征

王某某，男，75 岁，汉族，退休。2013 年 6 月 25 日初诊。

主诉：全身浮肿 5 个月，加重伴周身关节疼痛不适 7 天。

现病史：患者 5 个月前无明显诱因出现双下肢浮肿，下午为重，未予重视，也未服药，近 1 周来浮肿加重，伴周身关节疼痛不适，尿量减少，大便略干。

查体：B 超示肝囊肿，肝大，胆囊壁水肿，腹水。血生化：白蛋白（ALB）14.8 g/L，血肌酐（SCr）85 μmol/L，胆固醇（CHO）7.74 mmol/L。尿蛋白（UTP）5.2 g/24 h。双下肢重度浮肿，按之重度凹陷，不易恢复，腹部胀大，有腹水，舌质暗红，苔薄黄，脉弦细。

病因病机分析：气阴两虚，水气不运。

中医诊断：水肿（肾阳衰微证）；西医诊断：肾病综合征。

治则：补气养阴，淡渗利水。

处方：参芪地黄汤加减。生黄芪 50 g，太子参 40 g，茯苓皮 50 g，生地黄 15 g，杜仲 15 g，槲寄生 15 g，牛蒡子 15 g，南沙参 20 g，北沙参 20 g，僵蚕 15 g，蝉蜕 10 g，川石斛 20 g，川续断 20 g，石韦 15 g，怀牛膝 15 g，生薏苡仁 20 g，桃仁 10 g，红花 10 g，白茅根 30 g，车前子 30 g，泽泻 20 g。7 剂，每日 1 剂，水煎，分两次服（早晚各服一次）。

二诊：2013 年 7 月 2 日。全身浮肿明显减轻，腹部明显缩小，尿蛋白由 +++ 减少为 ++。舌质暗红，苔薄黄，脉弦细。服药症减，原方继服 7 剂。

三诊：2013 年 7 月 9 日。下肢水肿消退，唯足踝部水肿，脘胀缓解，尿蛋白减少为 +。舌质红，苔薄黄，脉细。服药症减，上方去生地黄，加枸杞 30 g，当归 20 g，赤白芍各 10 g，荷叶 10 g。继服 7 剂。

四诊：2013 年 7 月 16 日。症状继续减轻，原方继服，维持疗效。

按语：肾病综合征是由于肾小球基膜的损伤、肾小球滤过屏障破坏而引起血浆蛋白大量于尿中丢失所产生的病理生理状态。临床上以大量蛋白尿（尿蛋白 3.5 g/d 以上）、低蛋白血症（血浆总蛋白 60 g/L 以下、白蛋白 30 g/L 以下）、明显水肿和高脂血症为特征。其中大量蛋白尿和低蛋白血症为必需条件，水肿和高脂血症为诊断的参考。

本病在中医中多属“水肿”“虚劳”“腰痛”等范畴。本病相关的水肿、蛋白尿等均由水精输布失调所致。肺、脾、肾是水精输布过程中的主要脏器，其标在肺，其制在脾，其本在肾。肺主气，为水之上源，故有通调水道、输布精微的功能。如遇外邪侵袭，风水相搏，肺气壅滞，失去宣肃功能，则可导致水肿；脾胃为生化之源，主运化水谷，转输精微，上归于肺，利水生金；若脾不运化，水谷不归正化，水湿内停，泛溢肌肤，则为水肿；肾为水脏，司开合主而便，如肾气不足，则开合不利，水液代谢障碍，便可出现小便异常和水肿。若脾气下陷，肾气不固，升运封藏失职，则水谷精微随尿外泄。同时，在使用激素治疗过程中，可以出现气机逆乱，痰瘀交阻，阴虚阳亢，湿热内生诸证。若水病及血，久病入络，则又可见瘀血阻滞之证。水肿消退之后，脏腑虚损显露，可见肺脾气阴两虚、脾肾阳虚、肝肾阴虚等证。

中医对肾病综合征的辨证常以本虚标实，正虚邪实相结合的方法进行辨证分型。由于肾病综合征病程较长，可见到并发症或因西药导致临床症状的表现不太典型。中医辨证应根据患者的不同病理阶段，结合肾病综合征的基本病机，临床表现的标本缓急来进行辨证分型，本着先表后里，先急后缓的治疗原则指导临床辨证。应特别注意的是肾病综合征的辨证会随着治疗效果的出现而改变，开始以水肿为中心的辨证分型，可以转变为以蛋白尿为中心的辨证分型。肾病综合征的辨证应着眼于治疗当时的中心病证，即以阶段性的治疗目的作为中医辨证分型的基点。

本案为老年性肾病综合征病例，病位在肝脾肾。患者先天禀赋虚弱。肾藏先天之精，为先天之本，肾气主司和调节全身水液代谢，而今肾气亏虚，则气化功能失常，水泛肌肤，发为水肿。中医辨证属于气阴两虚，水气不运。治则为补气养阴，淡渗利水。方选参芪地黄汤加减。方中重用黄芪、太子参，取其补气健脾利水之能；茯苓皮用至 50 g，轻药重投，淡渗利湿；配伍生地黄、沙参、杜仲、川续断等益肾养阴。治疗月余，病情渐缓，且正气不伤，作用持久。

2. 急性肾小球肾炎

张某某，女，47 岁，汉族，工人，已婚。2015 年 2 月 28 日初诊。

现病史：患者无明显诱因出现持续低热，偶发咳嗽 1 个月余，加重伴乏力、身痛不适 10 天余，小便色深，大便可，舌淡红，苔薄白，脉细弱，寸脉弦数。

实验室检查：红细胞沉降率（ESR）68 mm/h，血肌酐（scr）150 μmol/L，尿潜血 +，抗中性粒细胞胞浆抗体（ANCA）+。

病因病机分析：气阴两虚，下元虚衰，邪热犯肺。

中医诊断：尿血；西医诊断：急性肾小球肾炎。

治则：益气养阴，培补下元，清泄肺热。

处方：黄芪 30 g，金银花 30 g，桑白皮 20 g，白花蛇舌草 20 g，生薏苡仁 20 g，生地黄 20 g，白茅根 20 g，桑寄生 15 g，当归 15 g，地骨皮 10 g，牡丹皮 10 g，淫羊藿 10 g。7 剂，每日 1 剂，水煎，分两次服（早晚各服一次）。

二诊：患者经服药治疗后，无明显不适，乏力、身痛较前减轻，仍出现低热，时有咳嗽，较前减轻，诊脉弦，舌淡红，苔薄腻。仍以前法进退，嘱患者适量运动，规律作息，低盐饮食，多吃蔬菜。

处方：黄芪 30 g，金银花 30 g，桑白皮 20 g，白花蛇舌草 20 g，生薏苡仁 20 g，生地黄 20 g，白茅根 20 g，茯苓 20 g，桑寄生 15 g，当归 15 g，仙鹤草 12 g，地骨皮 10 g，牡丹皮 10 g，淫羊藿 10 g，生甘草 5 g。7 剂，每日 1 剂，水煎，分两次服（早晚各服一次）。

三诊：患者经服药治疗后，病情稳定，无明显不适，仍感乏力，身痛较前减轻，低热较前减轻，咳嗽明显减轻，较前减轻，诊脉弦，舌淡红，苔薄腻，复查尿常规示潜血 +，继续以上方加减。

处方：黄芪 30 g，金银花 30 g，桑白皮 20 g，白花蛇舌草 20 g，生薏苡仁

20 g，生地黄 20 g，仙鹤草 12 g，淫羊藿 10 g，荷叶 10 g，地骨皮 10 g，牡丹皮 10 g，生甘草 5 g，大黄 2 g，地榆 20 g，当归 15 g，茯苓 20 g。7 剂，每日 1 剂，水煎，分两次服（早晚各服一次）。

四诊：患者经服药治疗后，精神状况较前明显好转，仍有低热，乏力、身痛较前减轻，咳嗽偶发，诊脉弦，舌淡红，苔薄腻。近日复查血肌酐（scr）95 μmoL/L，尿素氮（BUN）8.8 mmol/L。继续以上方加减。

处方：黄芪 30 g，金银花 30 g，桑白皮 20 g，白花蛇舌草 20 g，生薏苡仁 20 g，生地黄 20 g，白茅根 20 g，茯苓 20 g，地榆 20 g，当归 15 g，桑寄生 15 g，仙鹤草 12 g，淫羊藿 10 g，荷叶 10 g，地骨皮 10 g，牡丹皮 10 g，青蒿 10 g，生甘草 5 g，大黄 2 g。7 剂，每日 1 剂，水煎，分两次服（早晚各服一次）。

后以上方加减服用 2 个月余，患者精神状况佳，低热现象得以控制，各种不适症状基本消失，体力较前明显增强。尿检无异常。

按语：慢性肾小球肾炎（慢性肾炎）是由多种原因、多种类型组成原发于肾小球的一组疾病。临床表现为不同程度的蛋白尿及血尿，大多数患者有程度不等的高血压和肾功能损害，并引发一系列如毒素沉积、脏器损伤、电解质代谢紊乱、贫血、骨代谢紊乱等并发症。急性肾小球肾炎临床表现为血尿、蛋白尿、高血压、水肿、少尿及氮质血症，常见于感染之后，尤其是链球菌感染，大多为良性自限性疾病。

慢性肾小球肾炎属中医“水肿”“腰痛”等范畴，其发生主要由先天禀赋不足，久病体弱，过度辛劳，气机阻滞等所致。肾为先天之本，元阴元阳之根，肾元亏虚则外邪易于侵袭且不易被清除，日久发为本病。该病发病隐匿，进展较慢，病位在肾，涉及肺、脾。风、寒、湿、热及疮毒等外邪每易乘虚侵袭人体，内外相引，阻塞气机，障碍气化而发为水肿。水湿内蕴是本病发生的外因。慢性肾小球肾炎的辨证治疗要坚持扶正祛邪，标本兼顾，维护肾气的原则。其治疗常分急性期和恢复期两个阶段，前者以清利为主，后者以扶正为主，根据邪正的轻重而配合用药，其中根除感染病灶的治疗的关键。病机以虚为本，虚实夹杂。治则宜扶正固本，健脾补肾，滋补肝肾；清热解毒，利湿化痰，祛除外来之邪等。

高建东教授临证重视“辨证论治”“中西结合”。本例患者以低热、身痛不适，偶发咳嗽为主。化验检查：红细胞沉降率（ESR）66 ~ 68 mm/h，血肌酐（scr）150 μmol/L，尿潜血 +，ANCA+，与西医“抗中性粒细胞胞浆抗体相关性血管炎的肾损害”极为相似，高建东教授从中医理论出发，辨证论治，处以益气养阴、培补下元、清泄肺热的治则，并根据患者病情进展加减用药，得以取得良好效果。另外在治疗本病需要注意瘀血的情况，瘀血一旦形成，血涩水蓄，水瘀互结，可进一步阻碍气机，使升降出入乖戾，以致肺失通调，肝失疏泄，三焦决渎失职，水道为之不利，可致“血不利则为水”。水瘀互结，形成恶性循环，使病情日趋复杂危重，胶结难愈，正如唐容川所云“瘀血化水，亦发水肿”之意。故高建东教授强调活血化瘀在慢性肾炎临床上运用。临床对于瘀血之证突出者，面色黑或晦暗，腰痛固定，痛如针刺，肌肤甲错或肢体麻木，舌质紫暗有瘀斑点者；或在微观上血黏度升高，以及肾脏病理上的细胞增生、基质增多，肾小球毛细血管阻塞，肾小球及小管间质的硬化、纤维化等，高建东教授常加用全蝎、僵蚕等虫类药物，以加强活血化瘀力度等。

3. 慢性肾衰竭

张某某，女，63 岁，汉族，退休，已婚。2016 年 6 月 20 日初诊。

主诉：乏力腰痛，伴肾功异常 1 年余。

现病史：10 余年前查体尿中蛋白阳性，无明显症状，未引起重视，未治疗。1 年前乏力腰痛，查体时发现血尿，肌酐升高，前来就诊。

查体：咽充血（+），双下肢轻度凹陷性浮肿，面虚少华，血常规正常，尿蛋白（+～++），血尿素氮 8.6 mg/L，血肌酐 119 μmol/L。舌质暗红，苔薄黄，脉弦细。

病因病机分析：肝肾阴虚，气血亏虚，兼夹热瘀。

中医诊断：虚痨（肝肾阴虚，气血不足）；西医诊断：慢性肾衰竭。

治则：益气养阴，活血通络，清热解毒。

处方：补阳还汤加减。生黄芪 30 g，当归 20 g，牡丹皮 10 g，桑寄生 15 g，牛膝 10 g，茯苓 30 g，山药 20 g，山萸肉 10 g，菟丝子 15 g，桃仁 10 g，红花 6 g，金银花 20 g，桂枝 10 g。

二诊：2016 年 6 月 27 日。乏力好转，舌暗红，苔薄腻，脉弦细，咽充血（±）。原方桂枝改为 6 g，加桑叶 15 g，继服 10 剂。

三诊：2016 年 7 月 11 日。服后平妥，无明显不适，苔、脉如前。复查血尿素氮 6.7 mg/L，血肌酐 101 μmol/L。

按语：慢性肾衰竭是常见的以内环境稳定功能和内分泌功能障碍为特征的临床综合征，它是在各种慢性肾病的基础上，缓慢出现的肾功能进行性减退，最终转为不可逆的终末期肾脏疾病，导致肾衰竭。对于慢性肾衰竭而言，肾纤维化（包括肾小球硬化和肾间质纤维化）、血管内微血栓形成几乎是各种肾脏疾病进展到终末期的共同途径和主要病理基础，若可以延缓肾纤维化的进展，改善微血管内高凝状态，可以降低终末期肾脏疾病的发生率。

在古代中医文献中，慢性肾衰竭病机为本虚标实证，本虚为阴阳气血虚弱，临床常见本虚为脾肾气（阳）虚、脾肾气阴两虚、肝肾阴虚、阴阳两虚；标实为湿浊、湿热、水气、热毒、血瘀、风动症。

从微观辨证来说，慢性肾衰竭存在的肾小球硬化及间质纤维化，以及存在的高凝状态及血管内微血栓形成，均与中医的瘀血有关，高建东教授将慢性肾衰竭归属于肾络病，认为脾肾两虚为肾络发病之本，湿浊、瘀血、浊毒瘀滞肾络为发病之标，湿浊蕴阻，气化失职，升降失常，以致水湿邪浊潴留，阻塞络脉，不得排泄，而成浊毒，气血运行失衡，故百症丛生，也可使脾肾功能日渐衰退。活血品常能改善微循环，具有抗血凝作用，所以高建东教授常在辨证的基础上加用活血化瘀之品，每能提高疗效，这也是不可忽视的原则。

补阳还五汤出自清代王清任著《医林改错》一书，是体现王清任所创气虚血瘀的代表方剂。高建东教授取其补气活血行瘀之效，加减化裁治疗慢性肾衰竭等症，每取良效。本方重用生黄芪为主药，加用当归、牡丹皮、桃仁、红花，以活血通络，其中当归、桃仁兼具润肠通便之意，促其毒素排出；山萸肉、菟丝子、桑寄生、牛膝滋补肝肾之阴，使其肝肾旺，邪自去；茯苓、山药取其后天补先天之意，茯苓既能平淡补脾，又能淡渗利水，则脾旺而无顽痺；桂枝取其上，三焦气机不畅，当宣发肺气，取其“开鬼门”之意，而收良效。

4. 慢性肾衰竭

张某，女，20岁，汉族，学生，未婚。2016年3月2日初诊。

主诉：颜面、四肢浮肿，下肢紫癜10余天。

现病史：发病前曾感冒发热，热峰38.5 ℃，口服感冒药，热退，继之颜面、四肢浮肿，下肢发生紫斑，纳差心烦。

查体：舌暗红，苔薄白，脉小沉，咽充血（+），双侧扁桃体Ⅰ°肿大。尿蛋白

++，红细胞 ++。

病因病机分析：外感入里，引动湿热，肺肾同病，水气不化，湿热迫血旺行，故现水肿紫斑。

中医诊断：水肿（风水）；西医诊断：紫癜性肾炎。

治则：解表化湿，宣肺利水。

处方：麻黄连翘赤小豆汤加减。麻黄 10 g，连翘 20 g，赤小豆 30 g，桑白皮 15 g，炒杏仁 10 g，茯苓 20 g，白茅根 20 g，牡丹皮 10 g，金银花 30 g。3 剂。每日 1 剂，水煎，分两次服（早晚各服一次）。

二诊：2016 年 3 月 5 日。服药后浮肿全消，尿蛋白 +，红细胞 ±。继服 5 剂而愈。

按语：水肿多因风邪袭表、疮毒内犯、水湿浸渍、饮食劳倦、先天不足或久病体虚导致机体气化失司，肺、脾、肾等脏腑功能失调而致体内水液潴留，泛溢肌肤，表现以头面、眼睑、四肢、腹背，甚至全身浮肿为特点的一类病症。临床上“水肿”可见于肾液性水肿、肝液性水肿、心液性水肿，但也有一部分患者无明确的脏器病变而出现水肿。当代医学虽然有不少治疗手段，但对于一些较为顽固的肾病水肿常缺乏良效，而中医药辨证论治则在此有标本兼治之优势。

水肿治疗宗《素问·汤液醪醴论》中提到“平治于权衡，去菀陈莝、开鬼门、洁净腑”之法。此案即《黄帝内经》中的开鬼门，即是宣肺利水的方法，疏风宣肺，发表利水，借助宣调肺气、发汗的方法从而起到利水、消除水肿的作用，亦即仲景言“腰以上肿，当发其汗”，常被形象喻为“提壶揭盖法”。

麻黄连翘赤小豆汤出自张仲景著《伤寒论·辨阳明病脉证并治》，可以解表散邪，清热利水除湿。临床常用治疗急慢性荨麻疹，对急性肾炎及紫癜性肾炎的水肿亦有较好疗效。方中麻黄为君药，可发汗解表，宣肺平喘，利水消肿，“主治咳喘水气也”，与外感水肿的病机是最符合的，同时只要辨证确有外感，用麻黄也是安全的，一般可用 10 g。用麻黄后病人会出现心跳加快，但血压不升高，随着利尿作用的产生，原有血压高者会下降。如果病人本来有快速心律失常，则用麻黄应谨慎，此时可以用浮萍代麻黄，其用量为 30 g。连翘可清热解毒，散结消肿，疏散风热邪毒；赤小豆可以利水消肿，并有行血补血、健脾去湿之效，亦含丰富的蛋白质、维生素及其他营养成分，能提高机体的抗病能力，增强机体的免疫力；桑白皮替代麻黄连翘赤小豆汤中的梓白皮，有清肺热，降肺气，通调水道而利水之效，其中含有的桑素、桑皮烯素等成分有很好的抗菌消炎作用，同时含有的“甲壳素”还有降血压，控制血糖的作用。如果热象较重，则可合五味消毒饮。

5. 高脂血症

患者，女，55 岁，工人，已婚。2013 年 5 月 21 日初诊。

主诉：阵发性头晕、头痛 3 年余，加重伴乏力 2 个月就诊。

现病史：患者 3 年前无明显诱因出现阵发性头晕、头痛，无耳鸣，无恶心、呕吐，无心悸、胸闷，无意识障碍及肢体活动障碍，起坐变化体位时无明显加重。2 个月前感头晕、头痛加重，伴周身乏力、不适，夜寐不宁，口苦、口中黏腻，颜面、下肢浮肿，肥胖明显。

查体：血压 165/100 mmHg，眼睑浮肿，咽充血 –，心肺查体未见明显阳性体征，腹部膨隆，全腹无压痛、反跳痛，双下肢轻度浮肿。

辅助检查:TC 6.06 mmol/L，TG 2.81 mmol/L，HDL−C 0.99 mmol/L，LDL−C 4.04 mmol/L，肝功能、肾功能、血糖、血生化、眼底检查未见明显异常，B 超检查示中度脂肪肝。

中医诊断：眩晕（痰浊阻滞）；西医诊断：高血压病 2 级（高危组），高脂血症。

病机：脾虚湿盛、痰湿内阻型。

治则：健脾祛湿，化痰行瘀。

处方：治疗高血压以缬沙坦胶囊每日 1 片合并氨氯地平片每日 1 片联合降压；中药温胆降脂汤加味：半夏 10 g，茯苓 20 g，白术 20 g，生山楂 20 g，荷叶 10 g，绞股蓝 10 g，陈皮 15 g，泽泻 12 g，枳实 10 g，乌药 10 g，地龙 10 g，丹参 10 g，酸枣仁 30 g。15 剂，水煎服，日 1 剂。

二诊：头晕、头痛较前明显好转，偶感乏力，血压维持在 130/80 mmHg 左右，双下肢无明显浮肿，舌暗红，苔薄黄，脉弦。复查血 TC 5.05 mmol/L，TG 1.46 mmol/L，HDL−C 1.56 mmol/L，LDL−C 3.42 mmol/L。

按语：高脂血症是一种常见的代谢性疾病。中医学并无高脂血症的名称，根据其临床表现可归入“眩晕”“胸痹”“痰饮”“血瘀”等病证范畴。高建东教授认为，高脂血症多为正虚邪实之证。正虚即脏腑气血虚衰，主要责之于脾、肝、肾，邪实主要指湿浊、痰浊、瘀血内停。脾主运化，肝主疏泄，肾主水液，若脾失健运，肝失疏泄，肾失开合，气化不利，则津液代谢失常，导致水谷不能输布转化精微为人体所用，而酿生痰浊，膏脂浊化而变为高脂血症。外因多为过食肥甘厚味、嗜酒过度、劳逸失当、七情内伤等，致脾胃运化失调，酿湿成痰，痰瘀同源，痰浊阻于血脉日久则成瘀血。内因多为肝胆失疏，则脾胃升降失常，运化停滞，清浊难分，凝而为脂成痰；胆郁不畅则失其清净，脂浊难化，聚生痰浊；脾虚不运，难以升清化浊凝而为脂成痰；肾虚膏脂布化难成，聚久成痰等。其发病机制主要为脾虚、运化功能失常、津液运行不利，湿聚为痰，痰浊滞留体内，导致血瘀，瘀血日久，又可阻碍气机的升降出入功能，导致津液停滞成痰，痰瘀互为因果，相互转化，最终痰瘀，形成高脂血症，从而导致血浆中胆固醇、三酰甘油和（或）低密度脂蛋白过高而（或）高密度脂蛋白过低的一种疾病。

高教授根据多年临床经验，自拟温胆降脂汤并将其作为院内制剂治疗高脂血症及肥胖相关性肾病。本方具有益气健脾、燥湿化痰、活血化瘀之功，扶正与祛邪并施。本方肝脾兼顾，气血阴阳同调，补不足而泻有余，主治头痛头晕、胸闷呕恶、面浮肢肿、形体肥胖、肢体困重、麻木不遂等症，达到清阳复升，浊阴始降，气通血活，统摄有度，封藏有权之目的，增强脏腑功能，改善脂质代谢，能有效改善相关临床症状，并使脾肾功能恢复，浊泄毒祛，改善肾功能和肾血流，有效减缓肥胖相关性肾病患者的肾脏损害及向终末期进展的速度。

该方以二陈加味成温胆之势，半夏、茯苓健脾燥湿、化气行水为君；炒白术、山楂健脾化湿，兼以化瘀为臣药；荷叶、绞股蓝活血祛瘀，乌药、陈皮、枳实理气化痰，丹参、地龙活血祛瘀通络为佐；泽泻利水化湿为使。全方相辅为用，重在调理脾胃，共奏健脾燥湿、除痰化瘀、通络之功。方中山楂、泽泻、丹参、绞股蓝等通过减少胆固醇的吸收，抑制内源性脂质的合成，调节脂质代谢，促进体内脂质的转运和清除；或通过改善血液流变性抑制血小板聚集，防止脂质过氧化，保护血管内皮细胞；或通过提高脂类代谢相关基因水平等不同环节，起到治疗高脂血症的作用，能明显地降低血清胆固醇（TC）、血清三酰甘油（TG）、低密度脂蛋白胆固醇（LDL-C），升高高密度脂蛋白胆固醇（HDL-C）。从而有效改善患者高脂血症情况，临床效果显著。该方还可降低肾小球内“三高”状态，拮抗肾小球动脉硬化，改善胰岛素抵抗，调节脂代谢，调节机体免疫力，抗氧化等多途径降低蛋白尿，保护肾功能。

（整理者：王吉磊）

姚开炳

一 医家简介

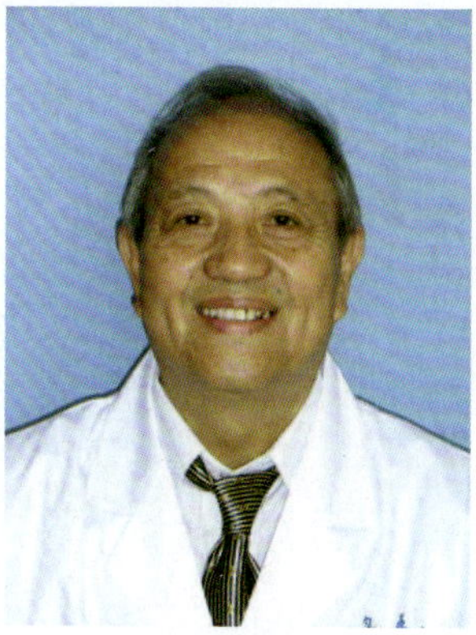

姚开炳

姚开炳（1937 年 1 月—2019 年 12 月），出生于浙江省定海县，主任医师，山东中医药大学兼职教授，中国共产党党员。先后担任山东青岛中西医结合医院外科主任、名誉主任、中西医结合技术顾问、中西医结合治疗急腹症研究室主任，国家中医药管理局“十一五”胆石症重点专科学科带头人。

姚开炳先后荣获“青岛市中医（中西医结合）专科专病优秀人才”“青岛市卫生局专业技术优秀人才”“青岛市中医药名家”称号。2000 年获“优秀中西医结合学会工作者”称号。2002 年被人力资源社会保障部、卫生部、国家中医药管理局确定为全国第三批全国老中医药专家学术经验继承指导老师。2006 年获“山东省名中医药专家”称号。

姚开炳从事中西医结合普外科临床、教学、科研工作 50 年，取得辉煌成果。历任中国中西医结合学会理事（第 2、3、4、5 届）、名誉理事、中国中西医结合普外科专业委员会理事、肝胆胰胃研究组组长、华东地区学组组长、第一届普通外科基层委员会顾问,《中国中西医结合外科杂志》常务编委。曾任山东省中西医结合学会常务理事、急腹症专业委员会主任委员、山东省急腹症学科带头人、山东省高级职称评审组中医（中西医结合）组长。2006 年获“中华中医药学会首届中医药传承特别贡献奖”。2007 年国家人事部、卫生部、中医管理局为其颁发“全国老中医药专家学术经验继承指导老师”特别贡献荣誉证书。

编撰著作 5 部，有《常见急腹症》(山东人民出版社,1973 年)、《新急腹症》

（天津出版社，1984 年）。编撰出版《青岛市医学科技资料》《急腹症中西医结合诊断、治疗、护理常规》《常见急腹症诊治手册》。

代表论文有《重症胰腺炎 45 例诊治体会》(《中医杂志》，1985.4）；《谈胆石症排石经验》(《中医急症通讯》，1986.1）；《中西医结合治疗急性梗阻性化脓性胆管炎 22 例临床观察》(《新医药杂志》，1976.6，《中医杂志》日本语版转载，1988.7）；《青岛地区胆石症特点及防治体会》(《青岛医药卫生》，1991.2）；(《论文汇编》华东地区第二届中西医结合治疗急腹症学术交流会，1989.11）；《186 例胆石症诊治体会及疗效报告》(《中国中西医结合外科杂志》，1999.1）；《急性出血性胰腺炎 92 例诊治分析》(《中国中西医结合外科杂志》，2001.3）

二 成长之路

姚开炳教授祖居浙江舟山群岛，生活环境恶劣，家境贫寒，家中孩子多，生活拮据。自小深知生活不易，所以养成坚毅自律勤奋的性格，后经过努力于 1956 年考入青岛医学院学习,1961 年以优异的成绩毕业，毕业后响应国家知识青年“上山下乡”号召，服从分配到临沂地区山区工作 10 年，从事外科临床工作。十年的基层临床工作，姚开炳教授接触了广泛的外科基础疾病，打下了坚实的外科技能功底，也锻炼了外科急症应对能力，建立了良好的外科处置思路。1971 年姚开炳调回青岛，分配在青岛市第五人民医院（即山东青岛中西医结合医院）外科工作。1976 年姚开炳参加山东省卫生厅“高级西医学习中医班”结业，自此开始了中西医结合外科临床工作。中医学习激发了姚开炳教授对中医学浓厚兴趣，并为之不断探寻。在临床科研学习中，他积极参与全国中西医结合急腹症、外科专业学术交流，不断地从中西医结合外科界如中西医结合外科界鼻祖吴咸中院士、天津的郑显理、北京的马必生、上海的施维锦、朱培庭、辽宁的贺瑞麟以及山东的夏宝枢等前辈们，汲取知识与营养。

在姚开炳教授撰写的材料中提到“苍生大医，世纪苦旅”。姚开炳教授坚持临床、科研工作，刻苦进取，认真带教，培养专业人才，正式授命师承带徒国家级 1 人，市级 2 人已出师。高徒不断进取，努力继承、创新，取得新成果，已承担院、科中西医结合工作重任，延壮波主任医师为业务副院长、青岛市结石病专业委员会主任委员；于德洋、赵茗副主任医师先后任医院国家级重点专科主任。他们医德高尚、努力工作，在继承创新专业技术的临床实践中取得可喜成果。国家级专科得到良好发展，并推动了青岛市中西医结合工作。医家带徒取得成功经验，可谓“苍生大医，世纪苦旅，终得高徒，后继有人”。

姚开炳教授在临床工作中倡导现代医学与中医辨证论治的结合，重视中医经典在临床的应用。如“六腑以通为用”“口苦，咽干，默默不欲饮食”柴胡汤证、“痞满，燥实”承气汤证，均贯穿于临床始终，在胆石症、肠梗阻、阑尾炎等外科急腹症诊疗中取得优良的临床疗效。临床带教传承中，他始终强调充分掌握利用现代医学先进的诊疗技术手段，如超声、X 线、CT、MR 等检查技术，穿刺置管引流技术、微创内镜技术等，充分运用中医辨证论治优势及中医药技术特色，将二者完美结合，发挥二者最大化的临床疗效。日常工作的人际交往中，姚教授把柴胡汤的“和”、承气汤的“通”应用到极致，打造了一支团结和谐的工作团队，营造了顺畅和谐的医患关系，得到了同事们的认可，后辈们的尊崇，以及患者的好评。

三 临证经验

1. 创中药排石、溶石、碎石、手术疗法的系列疗法治胆石症

姚开炳教授成立国家级胆石症重点专科。根据中国人胆石症的发病特点“多发结石，多发部位，胆色素为主的混合结石，手术不能取净，容易复发，手术不能防治结石复发”而创立排石、溶石、碎石、取石及手术疗法的系列治疗，符合国人胆石症的发病规律。几十年来该疗法已在全国开展应用，临床疗效验证约 50% 以上病例可行中药排石、溶石疗法，并取得良好效果。全国肝胆胰学术交流会上，普外科专业委员会主任委员崔乃强教授指出：姚开炳教授通过 5186 例诊疗报告，提示排石、溶石、碎石、手术疗法的系列治疗完全符合国人胆石症的发病规律，疗效好，为我国中西医结合治疗开创了新路径，值得推广应用。

“系列治疗”有明确适应证，对采用排石疗法的患者可实行“胆石症小总攻疗法”：上午 8 点口服“利胆排石汤”，同时针刺期门、日月、足三里，2 小时后口服 33% 硫酸镁溶液 20 ~ 40 mL。“小总攻疗法”能明显提高排石率及净石率。

根据对胆石症中医辨证论治，姚开炳教授研制“利胆排石汤Ⅰ号”“利胆排石汤Ⅱ号”“利胆冲剂”“利胆消炎片”“利胆排石片”及编撰《普外科疾病中医辨证分型处方手册》。

2. 开创性采用中西医结合治疗急腹症

自20世纪60年代开始青岛中西医结合医院收治胆石症、胆囊炎、胆道蛔虫、急性胰腺炎、胃十二指肠溃疡穿孔、肠梗阻、急性阑尾炎等急腹症，采用中西医结合治疗取得显著效果，中医药技术参与率100%，其中非手术疗法占69%，手术疗法占31%（术后中西医康复治疗），总治愈率为94%，好转占5%，死亡率0.5%，疗效达国内先进水平，曾先后获国家、省市科学技术进步成果奖。中西医结合治疗常见急腹症使约2/3的病人免除手术痛苦，体现了中西医结合的优越性，造福了人民。我国中西医结合治疗急腹症得到国际卫生组织的认可，是我国在世界医学上的五个领先之一。

（1）开创性开展急腹症围手术期中医药技术治疗。其中，腹部手术后“三步疗法”（针刺、中药灌肠、辨证施治口服中药）康复治疗的临床研究、“番泻叶浸剂”手术前后保留灌肠的临床研究，降低术后肠粘连发生率，降低腹腔感染率，减少或废除“二管一禁”常规，能早期恢复胃肠功能，具有早进饮食，减少补液，康复快的优点，为术后康复治疗提供良好的措施和有效途径，明显提高手术疗效。青岛医学院附属医院外科崔子介教授认为，腹部手术后“三步疗法”方法简单，切实可行，疗效确切，国内首创，值得推广。术后结肠吸收功能良好，已被现代医学证实为第三种补液途径。“中药灌肠”不仅适用于急腹症治疗，对内科昏迷、肺心病、脑中风、心肌梗死等病人临床上凡具有腹胀、便秘等腑实证，又不能服用中药者，也能进行广泛应用，是古今结合的创新疗法。

（2）摸清青岛地区常见急腹症发病规律，实行西医诊断、中医辨证、中西医结合分型及治疗。明确手术与非手术疗法适用证，掌握个体化治疗关键。《常见急腹症诊治手册》的研定及《急腹症护理常规》《急腹症单病种诊治常规及抢救程序》，为普及、提高、不断创新诊治水平提供理论依据，受到国内外来院参观交流的兄弟医院的良好评价。

（3）掌握中医辨证论治及西医高科技诊治技术，取得中西医结合治疗急腹症的高疗效。姚开炳开展了胆道疾病的联合诊断技术，如胃及十二指肠镜胰胆管造影术、纤维胆道镜在术中术后应用、经皮肝穿刺胆道造影、引流术等，结合常规肝胆胰B超及CT检查，明确疑难病例的结石部位、数量、形态、大小，以及肝胆胰的病理状态，并排除肿瘤疾病。明确诊断是中西医结合高疗效的前提，高科技诊治技术是中西医结合诊治的重要组成部分，从而创新了治疗手段：应用纤胆镜治疗术中、术后残留结石，应用十二指肠镜套取胆总管结石，腹腔镜胆囊微创切除术、保胆取石术，"青岛溶石液"、猪胆汁灌注治疗肝内多发结石及术后残留结石，肝脓肿（或囊肿）穿刺引流及注药治疗等。同时进行中医辨证论治，疏肝利胆、清热解毒，防治结石再生，对难治性结石病提供可操作性治疗手段。中西医结合创新性治疗途径明显降低手术痛苦，疗效好，根本改变单一手术的观点。

3. 开展"中药舌下含化麻醉"实验与临床应用

姚开炳早年间研制中药麻醉片剂（含乌头、川芎、洋金花等，含生物碱 28 mg/片）于手术前2小时舌下含化麻醉后开始腹部手术，胃肠、胆囊切除、阑尾切除等，手术完成成功率92%，基本实现口含一片中药能手术的愿望。《"中药舌下含化麻醉"实验与临床应用（附98例疗效分析）》于1978年发表于《中医杂志（日文版）》。该麻醉方法存在麻醉深度、肌紧张、尿潴留及术后视力影响等问题，有待研究改进，因历史原因未能进一步探索深入。

四 典型医案

1. 胁痛

李某，男，45岁。2001年7月5日初诊。

主诉：突发左上腹剧烈疼痛1天。

现病史：患者入院1天前饮用大量啤酒，进食大量油腻食物，夜间出现腹痛，自以为胃痛，未重视。入院当日中午腹痛明显加重，较剧烈，难以忍受，呕吐两次为胃内容物，无发热，食欲差，仅少量饮水，小便量不多，大便未解。既往体健。查体：痛苦表情，腹部膨隆，鼓胀感明显，左上腹部压痛明显，伴反跳痛，无肌紧张，莫氏征阴性，肝肾区无叩痛，肠鸣音稍弱。舌红，苔黄腻，脉滑数。血淀粉酶：1 385 U/L，血常规：白细胞 13.62×10^9/L，中性粒细胞 0.872。腹部CT提示胰腺水肿，周围渗出。遂以"急性胰腺炎"收住院。

中医辨证思路：患者素有内热，复又进食膏粱厚味，内积中焦，内生湿热之邪，不得宣泄，内壅脏腑，阻滞经络，经络不通，不通则痛；脾胃失和，故呕吐；热耗阴津，故大便未解；舌红，苔黄腻，脉滑数为热结阳明之象。

中医诊断：胁痛（热结阳明）（腹膜炎肠麻痹期）；西医诊断：急性胰腺炎（水肿型）。

治则：通腑泄热，行气止痛。

处方：复方大承气汤加减。炒莱菔子 30 g，厚朴、枳实各 15 g，木香 10 g，生大黄（后下）30 g，芒硝（冲服）15 g，蒲公英 15 g。水煎，保留灌肠，每日 2 次，每次 200 mL。

西医给予抗感染、解痉、抑制胰酶分泌及补液营养支持等对症支持治疗，禁饮食。

经过 3 天治疗患者腹痛减轻，仍有腹胀，饥饿感，腹中偶有肠鸣，排气排便好。查体：腹平，上腹局限性压痛，较前明显减轻，肠鸣音正常。舌红，苔厚，脉滑数。血淀粉酶下降至 138U/L，血常规：白细胞 10.62×10^9/L，中性粒细胞 0.732。给予患者改清流质饮食，继续抗炎补液治疗。

处方：柴胡汤合承气汤加减。黄芩 15 g，黄连 12 g，半夏 12 g，炒莱菔子 15 g，厚朴、枳实各 12 g，木香 10 g，生大黄（后下）15 g，芒硝（冲服）3 g，蒲公英 15 g，桃仁 9 g，赤芍 9 g。水煎服，每日两次，每次 150 mL。1 周后各项化验指标正常后调养数天治愈出院。

按语：通过对本病实行西医现代诊治手段及中医辨证论治相结合高层次中西医结合治疗，取得显著疗效，疗效达到国内先进水平，曾受到国内肝胆胰著名专家张圣道教授及日本同行肯定及好评，根本改变既往“早期手术的观点”。姚教授认为本病早期手术导致腹膜炎扩散，加重肠麻痹及休克，增加死亡率。如确需手术者，必须在综合有效的抗休克基础上进行必要简单的胆道、腹腔引流术，达到“祛邪扶正”的目的，使病情得到稳定，进一步实行中西医结合治疗。治疗要点如下：

（1）早期有效的抗休克措施是关键。本病为重症急性出血性胰腺炎，继发腹膜炎、肠麻痹、大量血性腹液、中毒性休克，为中医“热厥”“气血败乱亏损之证”。早期应用抗生素及大剂量激素、合理应用升压药物治疗中毒性休克；补充晶、胶体液、输入足量新鲜血液、增加血容量、维持有效的血液循环、纠正低血容量性休克；应用足量“西地兰”及能量合剂治疗本病继发的中毒性心肌炎、抵抗心肌抑制因素、防治心源性休克。及时纠正酸中毒，使用有效止痛剂。综合有效地抗休克措施，才能快速纠正本病多因素休克的危情。

（2）中医辨证治疗是本病重要组成部分。根据本病发病规律及中医辨证分三期治疗：休克期（气血败乱期）采用生脉散合增液承气汤、大陷胸汤合大柴胡汤或逍遥散为主方，随证加减，胃管内注入（先抽尽胃液）。在腹膜炎肠麻痹（热结阳明期）期治疗中应用大陷胸汤合大柴胡汤或复方大承气汤保留灌肠或胃管内注入，确保通腑泄下得力，及时纠正肠麻痹、排出肠道毒素、促进胆胰管排空减压、有利于本病进入恢复期。在恢复期或后遗症期（气滞血瘀期）采用治疗中药重用活血化瘀、利胆疏肝、健胃理气之剂辨证治疗。

（3）腹腔穿刺置管引流（在B超指引下进行）能替代腹部手术引流，排出含有大量胰酶及细菌毒素和血性腹液。根据血钙及血糖值，及时补充钙剂及胰岛素，早期应用胰酶抑制，保护胰腺功能。

（4）必要的手术指征。胆道梗阻（如胆总管结石、狭窄或肿瘤）、化脓性胆管炎、胰腺周围脓肿、胰腺部分坏死或大量血性腹液继发腹腔化脓、继发巨大胰腺囊肿等，多在抗休克后病情稳定后进行。根据病情分别行腐胰切除、胰床引流、胆道取石引流、假性胰腺囊肿切除引流、腹腔引流，术后继用中医辨证论治。

对本病实行中西医结合治疗，姚教授认为本病发病时处剧烈腹痛、腹膜炎休克之中，因胰酶刺激造成重度肠麻痹，引起腑气不通，气血败乱亏损的危症状态，如行急症手术不但不能奏效，反因手术刺激、出血、感染、腹膜炎扩散、中毒加重，肠麻痹更难纠正，使病情恶化而危及生命。早期采用静脉补液输血，通里攻下中药注入或灌肠符合中医“急下存阴”理论。在实行中西医结合治疗中要密切观察病情变化及治疗效果，及时调整治疗措施，对有明确手术指征者应及时手术。本疗法开创了重症胰腺炎中西医结合的广阔前景，认为本病能突破“必须早期手术”观点，提高疗效，降低死亡率，从而体现中西医结合治疗重症急腹症的明显优越性。充分发挥西医现代诊治技术与中医辨证论治相结合的中西医结合诊治途径，取得高于西医也高于中医的临床疗效，这是姚教授从医50年的临床医学理念。

2. 腹痛

段某某，男，39岁。1996年6月5日初诊。

主诉：突发上腹刀割样疼痛2小时。

现病史：患者入院2小时前空腹饮用白酒后，突发上腹剧烈疼痛，呈刀割样，难以忍受，呕吐一次为胃内容物，无发热，食欲差，小便量不多，大便未解。既往有十二指肠溃疡病史7年。查体：痛苦表情，腹部平坦，呈板状腹，上腹部压痛明显，伴反跳痛，以及肌紧张，肝肾区无叩痛，未及明显移动性浊音，肠鸣音较弱，2～3次/分。舌暗红，苔腻，脉弦细数。血常规、尿常规无异常，腹部X线片示膈下游离气体。遂以“上消化道穿孔”收住院。

辨证思路：患者素脾胃亏虚不和，复又饮用白酒，脾失升清、胃失和降，气机郁滞，阻滞经络，经络不通，不通则痛；气滞则血瘀，气血郁闭，腑气不畅，故呕吐、腹痛；舌暗红，苔腻，脉弦细数为气血骤闭、中焦闭塞之象。

中医诊断：腹痛（气血骤闭、中焦闭塞）（第一期，穿孔包绕闭合期）；西医诊断：急性十二指肠溃疡穿孔。

治则：清热通里攻下，理气开郁。

处方：复方大承气汤加减。炒莱菔子30 g，厚朴、枳实各15 g，木香10 g，生大黄（后下）30 g，芒硝（冲服）15 g，延胡索30 g。水煎，保留灌肠，每日两次，每次200 mL。

考虑因患者空腹饮酒出现上消化道穿孔，腹中漏液少，西医暂行保守治疗，给予快速输注葡萄糖，监测生命体征稳定，密切观察病情变化，禁饮食，持续胃肠减压。

3天后患者诸症缓，排气排便，睡眠佳。查体：腹平，上腹腹肌紧张，局限触痛，未及明显移动性浊音，肠鸣音正常存在。尝试予以中药胃管灌注，少量多次。其他治疗同前。

处方：平胃散、乌白汤合大承气汤加减。炒莱菔子、厚朴、枳实各12 g，木香10 g，生大黄（后下）9 g，延胡索30 g，姜半夏12 g，茯苓12 g，白及12 g，海螵蛸12 g，白芍9 g，炙甘草6 g。水煎，胃管灌注。

经治疗2天无不适，给予拔出胃管，口服流质饮食，继续中药内服调养数天痊愈出院。出院后系统服药治疗十二指肠溃疡3个月。

按语：上消化道穿孔采用中西医结合治疗。

（1）对本病明确诊断后要判明以下几个问题：①判断是单纯溃疡穿孔还是复杂性溃疡穿孔。单纯穿孔是溃疡唯一并发症，可参考既往病史及检查；复杂穿孔是指穿孔前有并发出血、幽门梗阻、复合性溃疡、原溃疡大于1～2 cm、有溃疡恶变、癌变的迹象，有消瘦、血便、贫血等并发症。②判断穿孔大小。大穿孔者病情急重，腹痛剧烈，有一过性休克，腹胀多明显、腹液多、肠麻痹明显、中毒症状重。反之腹痛较轻，腹胀不明显，肠麻痹轻、腹膜炎局限上腹部，为小穿孔。③判断是空腹穿孔还是饱腹穿孔。④判断穿孔前溃疡病腹痛发作轻重，间隔时间、溃疡病长短，是否有主要脏器合并病及治疗情况，并考虑年龄、服药效果。⑤确定手术与非手术疗法指征。对年龄在 50 岁以下的青壮年的单纯性溃疡穿孔、空腹穿孔，无主要脏器合并病，穿孔前溃疡内科治疗效果良好，发病后一般情况好，血压平稳者可实行中西医结合非手术疗法。如系复杂性溃疡穿孔需急症手术者，术前 4 小时内行快速“扶正治疗”。持续胃肠减压，针刺双侧足三里、合谷，补充液体、抗生素，必要时止痛、输液，改善一般情况后采用合理手术方式，术后继续中医辨证治疗。

（2）中药灌肠，入院后一般情况平稳好转下进行。应用“番泻叶浸剂”“复方大承气汤”保留灌肠，达到“通下、清热、化瘀、排毒”效果，促进胃肠排空，溃疡及早包绕愈合，防止肠粘连形成。穿孔 48 小时后可口服中药“乌白汤”或胃管注入。

（3）中医辨证，分期治疗。第一期，穿孔包绕闭合期。中医属气血骤闭、中焦闭塞不运。气血郁闭，腑气不畅，肢冷，气短，脉微细数乏力。相当于穿孔后 1 ~ 2 天，以腹膜炎、肠麻痹为主。此期应以中药清热通里攻下、理气开郁为组方行中药灌肠。第二期，消炎吸收期。中医属脾胃实热期。中焦郁而化热，腑气不通，仍有腹痛，发热，脘腹压痛，脉弦数，苔黄腻，持续 2 ~ 5 天。此期应予以通里攻下、清热解毒、活血化瘀为主法，口服中药或中药灌肠。第三期，消溃期（以治疗、根治溃疡为目的）。此期表现为脾胃不和，湿热残留，脾失健运，气血虚。对溃疡病的中医辨证可分为三型证治。①气瘀型：腹胀痛、嗳气、吐酸、口苦、易怒、脉弦紧、苔薄白，应予中药疏肝理气、健脾和胃法为治则，柴胡汤合逍遥散加减。②脾胃虚寒型：面黄体疲、上腹闷痛、空腹加重、便秘或稀便、喜按喜暖、吐清水、嗳气、脉沉细、无力、舌质淡、苔薄白，中药以温中散寒、健脾和胃、理气开瘀为主法进行施治。③郁热型：胃脘痛、有灼热感、进食加重、喜冷饮、口苦咽干、烦躁易怒、脉弦、舌苔黄腻，应予养胃和胃、泄热化瘀为主法施治。

对中西医结合治疗溃疡病穿孔治愈后进行跟踪治疗，应用中西药根治溃疡病，以防再穿孔复发。胃镜检查明确远期疗效，确定远期必要的治疗。

3. 肠痈

于某某，女，16岁。1999年9月27日初诊。

主诉：转移性右下腹疼痛3天。

现病史：患者3天前过饱后入睡，醒后上腹部疼痛，可忍受，以为胃部疼痛，未重视。之后腹部持续1天后转移至右下腹部，并有发热表现，体温38.6℃，呕吐一次为胃内容物，无发热，小便正常，大便未解，自行口服退热药物体温略有下降。既往月经正常。查体：痛苦表情，腹部平坦，无胃肠型及蠕动波，右下腹压痛明显，伴反跳痛，以及局部肌紧张，麦氏征阳性，肝肾区无叩痛，无移动性浊音，肠鸣音较弱，2～3次/分。舌红，苔黄腻，脉弦数。血常规：白细胞 15.6×10^9/L，中性粒细胞0.892。尿常规未见异常。腹部B超见阑尾水肿伴周围局限性包裹。

中医辨证思路：患者素脾胃虚弱，又大量进食，内生湿热，导致脾胃运化失司，脾失升清、胃失和降，气机郁滞，阻滞经络，经络不通，不通则痛；气滞则血瘀，气血郁闭，腑气不畅，不能传导，蓄结成痈，津液腐化，变为脓汁；舌暗红，苔黄腻，脉弦数，辨证为蕴热型。

中医诊断：肠痈（蕴热型）；西医诊断：急性化脓性阑尾炎伴阑尾周围脓肿。

治则：清热解毒，行气活血。

处方：阑尾解毒汤加减。大血藤、败酱草、金银花、蒲公英各30 g，冬瓜仁15 g，赤芍、大黄（后下）、木香各12 g，牡丹皮、黄芩、桃仁、川楝子各9 g。

水煎服，每日3次，每次120 mL。配合“硝蒜糊剂”局部外用，针刺双侧足三里、阑尾穴。

西医给予抗感染、解痉及对症支持治疗，流质饮食。

按语：中西医结合治疗急性阑尾炎。

（1）明确诊断。确定非手术与手术指征是前提。转移性右下腹痛为主症，伴发热（白细胞升高）等中毒症状、消化道症状、右下腹压痛或炎性包块，急症B超检查即可明确诊断，需与肾输尿管结石、妇科炎症、宫外孕、卵巢囊肿相鉴别。对急性单纯性阑尾炎、阑尾脓肿，均可行非手术疗法。而对坏疽性阑尾炎、穿孔后继发腹膜炎应予急症手术、术后用中医药康复治疗，提高手术成功率、降低术后各种并发症发生。

（2）中医辨证、分型治疗。①瘀滞型：相当于急性单纯性阑尾炎早期，热象不显著，无明显寒热。以气滞血瘀为主要病机，痛有定点，局部压痛，或可扪及包块，舌苔薄白、脉弦紧，口服阑尾消炎汤（片）。②蕴热型：本期相当于急性化脓性阑尾炎，或伴有局限性腹膜炎、阑尾脓肿。瘀久化热为病机，压痛明显、拒按、苔黄、脉弦数或滑数。白细胞在 15×10^9/L 以上。应以清热解毒为主法，以行气活血、通里攻下为辅。方用阑尾解毒汤或大黄牡丹皮汤加减。③毒热型：相当于坏疽性阑尾炎，穿孔后弥漫性腹膜炎，热久炽盛，热腐成脓，阳明腑实，脉洪大或滑数，毒热型容易出现变证、热厥、中毒性休克，高热、肢冷，脉转细数，白细胞在 2×10^9/L 以上，应及时急症手术、切除阑尾病灶，腹腔引流，术后扶正及中西医康复治疗，中药应以清热解毒、通里泄下为主法，以活血化瘀为辅，方用阑尾解毒汤。

（3）中药辨证治疗同时常规补液、抗生素应用、“硝蒜糊剂”“黄醋糊剂”交替应用，针刺双侧足三里、阑尾穴，高热配曲池、合谷，呕吐加内关。

（整理者：范文汇）

周兆山

一 医家简介

周兆山，男，1954年9月14日生，山东胶州人。1979年7月毕业于山东中医学院中医系，先后师承第一批全国老中医药专家孟铭三主任医师和国医大师晁恩祥教授。周兆山是青岛市海慈医疗集团、青岛市中医医院主任医师（二级），山东中医药大学兼职教授、博士研究生导师，国家临床重点专科——肺病科学术带头人，曾任青岛市中医医院肺病科主任、内科教研组主任。兼任中华中医药学会肺系病分会副主任委员，中华中医药学会内科分会常务委员，世界中医药学会联合会呼吸病专业委员会常务理事，中国中西医结合学会呼吸病专业委员会委员，山东省中医药学会理事，山东省中医药学会肺系病专业委员会副主任委员。享受国务院政府特殊津贴，山东省有突出贡献中青年专家，获第五届中国医师奖，全国首批中医临床优秀人才，山东省首批名中医药专家，全国第四、五批老中医药专家学术经验继承工作指导老师。周兆山所领导的肺病科被卫生部确定为国家临床重点专科（中医专业），国家中医药管理局“十一五”重点专科——肺病科，山东省中医名科。其工作室被国家中医药管理局确定为“全国名老中医药专家传承工作室”。

周兆山教授1969年5月—1970年12月在胶州马店公社周家河头做赤脚医生；1970年12月参加胶县（现胶州市）卫生局举办的中西医班学习；1972年12月—1976年9月调胶县人民医院胶莱分院工作；1979年7月—1993年3月任青岛市市北区医院医师、主治医师；1993年3月—1995年3月任青岛市市北区医院副主任医师；1995年3月至今在青岛市中医医院工作，现为肺病科学科带头人。

周兆山教授在学术上有独到的见解，在科研方面也取得了丰硕的成果。近年来，他先后完成科研课题11项（包括国家自然基金课题1项、省部级课题6项），其中《哮喘中医“证”的相关性及证治规律研究》获山东省科学技术进步奖二等奖、《大鱼际掌纹形态特征与哮喘的相关性研究》获山东省科学技术进步奖三等奖、《哮喘缓解期中医“证”的研究》获中华中医药学会科学技术奖三等奖、《防哮灵胶囊防治哮喘的临床与实验研究》获山东省中医药科学技术奖三等奖，《清肺渗湿法治疗哮喘（热哮）的研究》《中医药治疗甲型流感的证治研究》《兼施调血法治疗慢性支气管炎的临床与实验研究》等均获青岛市科学技术进步奖二等奖，《温肺膏外敷治疗慢性支气管炎的临床研究》获青岛市科学技术进步奖三等奖1项。由人民卫生出版社、中国中医药出版社等出版《呼吸病经方论治》《哮喘中医论治》《支气管哮喘临创新对策》等著作8部，其中编著2部、主编5部、副主编1部。在省级以上刊物上以第一作者发表论文30余篇。

二 成长之路

师　承

周兆山教授于1979年毕业于山东中医学院中医系，系第一批全国老中医药专家孟铭三主任医师的学术经验主要继承人。

孟老生于名医世家，幼读四书五经，少嗜岐黄之术，并以优异的成绩考取由政府颁发的中医师证书。始悬壶东北，后济世于岛城，业医近七十载，积累了丰富的临床实践经验，形成了独特的学术思想和见解，对内、外、妇、儿和皮肤等科疑难杂症皆有建树，屡起沉疴，救人无数。中华人民共和国成立后，孟老兼职于青岛中医学校并自编《内科讲义》《中医箴言》等教材，立说后人。数十年来，孟老为中医事业传道授业、教书育人，做出了杰出的贡献。其学生遍及全国各地，可谓桃李满天下。因此在孟老80岁生日庆典时，国家卫生部专文任命其为“全国第一批中医药学术经验继承工作指导导师”，并荣获“全国优秀中医导师”光荣称号，这是对孟老弘扬中医事业，培育中医后人的肯定和褒奖。孟老生前还荣获国家级名老中医称号，历任青岛市中医学会第一届至第四届理事会理事，副理事长，并曾任青岛市政协委员，人大代表等职务。

周兆山在跟师学习期间，通过孟老的言传身教、耳濡目染，掌握了孟铭三主任医师的主要学术思想以及临床经验，尤其是对肺系病、情志病、肝胆病的中医药治疗，尽得其传。在继承学习期间，周兆山对孟老治疗肺系疾病，尤其是慢性支气管炎善用侧柏叶、白茅根、虎杖等药物进行深入研究，提出了肺血失调是其发病的重要病机，在治疗上当重视调血的新观点，其中《兼施调血法治疗慢性支气管炎的临床与实验研究》等均获青岛市科学技术进步奖二等奖，发表论文 5 篇，其中《清肺调血汤治疗急慢性支气管炎的研究》一文于 1992 年获国家中医药管理局“全国老中医药专家学术经验继承工作有奖征文”优秀论文二等奖。他系统总结了孟老的学术思想和临床经验，于 1994 年以优秀的成绩结业出师。

2003 年，周兆山教授通过考试进入“全国中医优秀临床人才培养项目”，跟师晁恩祥教授。晁恩祥，1935 年出生，1962 年毕业于北京中医药大学，1993 年被国务院学位委员会授予博士研究生导师，被北京中医药大学、天津中医药学院聘为教授、博士研究生导师，被长春中医学院聘为教授，是全国老中医继承人指导教师，被国家中医药管理局、河南省中医药管理局、北京市中医管理局、浙江省中医院、广东省中医院、山东青岛中医院、河北省两所中医院聘为培养徒弟导师，1993 年始享受国务院突出贡献政府特殊津贴，2013 年被评为第二届“首都国医名师”，2014 年被评为第二届“国医大师”，2015 年获央视“最美医生”荣誉称号。

周兆山教授从医 50 余年，主要从事医疗、教学、科研工作，医疗任务主要有病房、门诊、科研及管理工作，先后承担中医内科、呼吸消化系统疾病及急症的临床研究，先后负责过“八五”“九五”攻关课题及省部级研究任务，对哮喘、咳嗽变异型哮喘（CVA）、慢性阻塞性肺疾病（COPD）、肺心病及并发症、肺纤维化等肺系疑难病和肺系感染性及传染性疾病、慢性胃炎、顽固性肠炎、溃疡病、老年性便秘等消化系统、肝胆系统、老年性疾病有较丰富的经验，并参与了 2003 年、2004 年重症急性呼吸综合征（SARS）及国家 2005 年人禽流感的防治方案研究与起草工作，以及肺系病的新药研究及开发，是全国中医内科肺系病的学术牵头人之一，曾在全国各地和海外讲学。

通过 3 年的跟师学习，周兆山在晁恩祥教授的关心和指导下，学术及临床水平进一步提高，尤其对中医经典的研究和运用日臻自如，其中 2006 年结业时发表策论《〈金匮要略方论〉支饮胸满证治探析》以优秀毕业论文通过答辩，受到同道的一致好评。其间完成科研课题“支气管哮喘中医证治规律的研究”，获得山东省科学技术进步奖二等奖，并深化了关于“大鱼际掌纹特应征”的研究与临床应用，在防治甲流感方面提出了“和解清透法”的治疗思路，取得了满意疗效，相关成果获得青岛市科学技术进步奖二等奖。

传　承

2005年周兆山教授被山东中医药大学及青岛大学医学院聘为硕士研究生导师。至今共培养硕士研究生26余人。2009年周兆山教授被确定为第四批全国老中医药专家学术经验继承指导老师，指导学生2人，其中青岛市第五人民医院呼吸科主任、副主任医师徐文刚顺利毕业，荣获博士学位；青岛市海慈医疗集团肺病科主治医师李莉莎获得全国“优秀学员”荣誉称号，并荣获硕士学位。2012年周兆山教授被确定为第五批全国老中医药专家学术经验继承指导老师、山东省名老中医学术经验继承指导老师，指导学生共3人，其中青岛市海慈医疗集团肺病科副主任医师陆学超、肿瘤科主治医师臧建华为第五批全国老中医药专家学术经验继承人，干部保健科主治医师胡勇为山东省名老中医学术经验继承人。2011年周兆山被山东中医药大学聘为博士生导师，共培养博士研究生3人。

三　学术思想

1. 遵循中医学证治规律

辨证论治是传统中医的特征与精髓，也是区别于现代医学的重要特征之一。周兆山教授在长期医疗实践中，坚持走传统中医道路。在西方医学的冲击下，他不受西方辨病与还原论之影响，重视气化、阴阳、尤擅寒热辨证，主张以辨证为主，辨证与辨病相结合；分清主次，善识寒热真假；尤其重视病人的主观感觉。如患者诉畏寒、背冷，哪怕其合并口干、痰黄、脉数等热象存在，均应辨为寒证，用温阳散寒法获取良效。周兆山教授深谙病机，善抓“兼证”论治，这里所说的“兼证”，是指患者出现主病以外的症状或症候群，能够构成一个独立的“证”（证候），这个“证”既不是主病的主症又不是主病疾病来诊，如慢性阻塞性肺疾病患者表现为咳嗽，喘息，咯白痰，畏寒，口渴，小便不利，少腹拘急不舒。

其中咳嗽、喘息、咯白痰、畏寒是主病的主症、次症。而口渴，小便不利，少腹拘急不舒，就不是慢性阻塞性肺疾病的主症、次症，而符合五苓散证。主证与兼证，是对于疾病的认知角度与程度而言的，其实并不代表疾病的主次，有时候兼证更反映了疾病的本质，这就需要对疾病本质有着精准的把握。

2. 以经典为主导，尤善于经方论治呼吸系统疾病

周兆山教授在长期临床工作中十分重视对经典的学习与研究，尤其重视《伤寒论》与《金匮要略》。经方以其临床卓著的疗效，无论古代名医还是现代医家均对其倍加推崇。他虽身为国家级名老中医，仍时时不忘背诵与研习经典，临床常以经方为主，加减论治，尤善于经方论治呼吸系统疾病。他认为《伤寒论》的许多方剂可治疗外感发热，适应于感冒、流行性感冒，包括肺炎在内的呼吸系统感染性疾病。诸多方剂可以治疗哮病、喘病、痰饮咳嗽等。

3. 倡导方剂辨证

周兆山教授临证思辨独特，善用方剂辨证，并认为方剂辨证是区别于如六经辨证、脏腑辨证等更加实用、简捷而有效的辨证方法。所谓方剂辨证，是根据某一方剂药物集合后所产生的综合效能及特定的适应证，针对患者所表现的症状和症候群，进行辨析、对应，从而以方识证或以方统证。

马王堆汉墓出土的帛书《五十二病方》，是我国现存最早的一部方书。该书既没有阴阳、五行学说的痕迹，也没有六经辨证、脏腑辨证等辨证方法，只记载了 52 例疾病的医方的组成特征及所治疾病，从而可以推知：在没有中医系统的理论指导，无辨证方法可资借鉴的情况下用方剂治病，是中医学最早的辨证方法，可谓原始的方剂辨证。至东汉张仲景所著《伤寒论》，所制 113 方，既有方名，又有病证，从中可以窥见以方识证、以方测证的方剂辨证，明确提出了“柴胡汤证”“桂枝证”等，这些从方识证的辨证的证名，即用柴胡汤、桂枝汤等来统识“证”。可见《伤寒论》一书奠定了以方识证、以方测证的基础，发展和完善了方剂辨证。

方剂辨证，从表面上看可能被理解为一种简单的方剂与症状对应的肤浅的辨证方法。其实不然，因中医学对疾病的认识，是通过投方施治，依据疗效，通过推理间接而获得的，故方剂辨证的本身具有病因病机的综合概念，内寓理法方药

的各个环节。另外，采用某一方剂来探测疾病的本质，亦为求本之道。

方剂辨证的特点：以选用有效方剂为前提，以丰富的临床经验为基础，以广博的知识信息为条件。纵观古今历代名医，其经验精华有相当一部分是体现于他们通过反复临床实践所创制的经验名方，这些名方验方一般是针对某一专病或某几个症状（或证），临床疗效确切，可谓毕生对疾病进行辨证论治的经验升华。所以说，方剂辨证是一种高层次的辨证方法。

现行的诸多辨证方法侧重于对病因、病位、病性、病势的辨析，而方剂辨证则不需要做繁杂的病机分析，因以上内容已潜藏于方剂辨证中，故可根据方剂的效能及特定适应证与患者的症候群进行对应，从而确诊为某方证，于是便有是证则用是方，证与方简捷而紧密地联系在一起，可缩短诊断处理程序，删繁就简。更重要的是方剂辨证是选择针对性强、久经考验、力专效宏的名方，这些名方（或经验方）具有特定适应证，它既包含着该方证的诊断标准，又是直接治疗疾病的方药，故方剂辨证所产生的疗效必定高于其他辨证方法。

在临床上运用方剂辨证时，应选择针对性强，久经考验，力专效宏，为医家所共识的名方。如《伤寒论》所制之方，药味少而配合奇，所统之证，简明扼要，被称为经方，故当属首选。书中大凡“……者……汤主之”，大都前者有证，后者有方，均可作为以方识证的内容加以运用。如“伤寒发热，汗出不解，心中痞硬，呕吐而下利者，大柴胡汤主之”，以上5个症状的出现则可辨识为大柴胡汤证。再如“太阳病，头痛、发热、汗出、恶风，桂枝汤主之”，以上4个症状则认定为桂枝汤证。《伤寒来苏集》在注释该条文时说：“此条是桂枝本证，辨证为主，合此证即用此汤，不必问其中风杂病也”，说明无论外感内伤，只要症状具备，便是桂枝汤证，不必采用六经辨证或脏腑辨证等加以辨析。这就是方剂辨证之妙。

4. 不赞成西化中医，西解中医

周兆山教授认为，虽然现代医学已经发展到分子、基因水平，但仍不能对中医传统理论进行有效地诠释。中西医结合还有很长一段路要走。在此基础上，周兆山反对过早的西化中医以及西解中医。中医辨证不受西医学指标及化验影响，并不是泥古，而是要认清中西医结合的本质，认清辨证论治在临床中的价值，目前大量的西化中医的道路已经证明是行不通的。在感染性疾病的临床诊疗中，周

教授不受抗感染及清热解毒等现代思想所干扰。如在肺炎的治疗中，仍遵从辨证论治的原则，而不是见了肺炎就用一派清热解毒药，或者用现代药理研究能够抗感染的药物累加治病。针对肺炎初期存在恶寒发热、头痛、身痛、口不干、舌淡、苔白等症，常采用麻黄汤或大青龙汤治疗，往往汗出热退，明显缩短炎症吸收时间。活血化瘀理论，若以现代中西医结合的观点，可为无病不瘀血，百病均要化瘀。以呼吸系统为例，大量的现代研究观点，无论肺炎、哮喘、支扩、肺心病、肺纤维化等常见病均存在瘀血。治疗均当以活血化瘀或兼以活血化瘀，这是传统中医理念所反对的，这并不是否认现代的研究结果，而是没有认清中医辨证论治精髓所致。

5. 对辨病与辨证论治的看法

疾病之说并非西医学独有的特征，中医自古就有病、证之分。马王堆出土的《五十二病方》记载了52种疾病的特征，《伤寒论》有太阳病、少阳病、桂枝证、柴胡证之说，隋代巢元方著有《诸病源候论》。从这些经典著作可以看出，在辨证论治的基础上，从病证结合来看待问题，是中医治疗学自古就具备的。然而，这里所说辨病是指现代医学之“病”，病证结合是现代中西医结合的特征。目前，临床将一个疾病分为若干证型，这种认识方法值得商榷。如当前诊疗方案的统一，诊疗常规的制定，将疾病分为5或6个证型，虽然便于临床操作，但传统中医却不认同。周兆山教授在临床实践中认识到中医的证候，当包括发病诱因、病因、时间、症状特征、体质等因素，另外尚有虚实、寒热错杂、真假寒热等不同类型的存在。如此诸多因素，很难用5～6个证型来完全覆盖。辨证论治是中医学的重要特色，对辨证分型的看法总离不了四诊八纲，应科学系统地对待。诊疗方案的机械统一，抹杀了传统中医的优势。中医自古有异法方宜论，辨证当因人、因地、因时制宜，应遵循个体化诊疗特色，不能机械分型。

6. 现代中医如何面对西医的检查指标

现代中医如何面对西医的实验室检查及影像检查指标，这是一个全新的问题，既不能视而不见，更不能盲目地演绎。无论中医的证候还是西医的指标，这均是疾病存在的不同特征，不应视而不见。如何合理面对，是中医界广泛争论的问题，也是目前亟待解决的难题。周兆山教授主张在中西医理念尚未完全结合之前，现代中医在面对西医的检查指标时，当遵循“有证治证，无证从权”的原则。例如，临床对于蛋白尿患者，合并一身面目悉肿，发热恶风。此时，患者有证可辨，有法可依，蛋白尿无法纳入中医辨证体系，当遵从“有证治证”的原则，不能受西医检查指标的影响，按中医“风水”治疗，处以越婢加术汤，在水肿消失的同时，蛋白尿随之消失。此即“有证治证”的原则。若患者镜下蛋白尿，其人无寒无热，无虚无实，自我感觉良好，无证可辨之时，当如何辨证如何施治。此时当遵从精微物质流失的角度来看待，蛋白可按精血对待，从固摄脾肾立法可获取良效，此即“无证从权”原则。当然，实验室及影像的指标在某些情况下可以作为中医视诊的延伸以及用于疗效判定，但切记不能盲目地演绎。如见了肿瘤不等于痰瘀，若其人纳差乏力，即可诊断为脾虚；若其人咳嗽，黄痰，喜冷恶热，即可断为痰热蕴肺。

除以上学术经验及思想外，周兆山教授还首次发现和提出了大鱼际掌纹形态特征是诊断哮喘的一个重要体征，提出了“肾虚质”是哮喘发病的内在因素，大鱼际掌纹形态特征是哮喘“肾虚质”外在体征的新概念（属于源头性创新）。大鱼际掌纹体征可作为哮喘、咳嗽变异性哮喘、慢性喘息性支气管炎的诊断以及鉴别诊断的客观指标，为哮喘病采用补肾法提供了立法的客观依据。对哮喘的辨治，周教授不囿于传统，提出“六证一体质”的辨证分型，并制定了对应的系列方剂，临床疗效显著。对慢性支气管炎、慢性阻塞性肺疾病的认识和辨治，周教授提出了肺血失调是其发病的重要病机，在治疗上当重视调血的新观点。对肺间质纤维化的治疗，周教授主张病位在肺、治在脾肾。对久治不愈的干咳，周教授在病机的认识上提出了风邪内潜为根本病机的新思路。这些新理论、新观点在指导临床诊治具有重大意义，受到国内同行专家的广泛认可和高度评价。在长期的临床实践中周兆山积累了治疗呼吸病的系列方药，这些方药应用于临床，取得了良好的疗效。

四 典型医案

1. 清肺渗湿汤治疗热哮

孙某某，女，81 岁。2012 年 7 月 2 日初诊。

主诉：反复发作性喘憋、胸闷 20 余年，加重 4 年，再发 1 周。

现病史：患者20年余前无明显诱因出现喘息，胸闷，咳嗽，痰少，尚易咳出，在当地诊所经抗感染、解痉平喘等对症治疗后（具体诊治用药不详）症状缓解。此后喘息，胸闷反复发作，时有加重，每因天气变化、情志、异味刺激及饮食等诱发或加重，晨间较重，开始夏季明显，自服“氨茶碱”“万托林”等药，症状可缓解，缓解期一如常人。近4年来，喘息、胸闷等症状发作频率明显增加，曾多次住院治疗，劳动耐量显著下降，缓解期亦感胸闷气促，活动明显加重，生活质量下降，发作亦无明显季节性。发作时咳嗽，喘憋胸闷重，自喷万托林后可缓解。1周前因感冒后出现喘憋，胸闷，喉中响鸣，活动后加重，咳嗽、咳吐黄黏痰，不易咳出，自服“氨茶碱”“速喘灵”等药，效不佳，今来我院就诊，刻下症：喘憋，喉中痰鸣如吼，胸闷，气喘息粗，活动后加重，咳嗽，咳吐黄黏痰，不易咳出，心烦、口渴欲饮水，纳尚可，眠差，小便短赤，大便干结。查体：双肺呼吸音粗，可及大量哮鸣音，未及湿啰音。舌质红，苔黄腻，脉洪滑。大鱼际掌纹特应征阳性。

中医诊断：哮病（热哮）；西医诊断：支气管哮喘急性发作期。

治则：清肺渗湿，宣肺平喘。

处方：清肺渗湿汤加减。麻黄6 g，杏仁10 g，石膏30 g，炙甘草10 g，冬瓜仁30 g，薏苡仁30 g，车前草15 g，浙贝母15 g，蝉蜕10 g，射干12 g，鱼腥草30 g，茯苓12 g，石韦12 g。7剂。水煎服，日1剂。

二诊：患者服用上方2剂后，喘憋、咳嗽均大减，黄痰减少。7剂服完，仅夜间少有胸闷，基本无咳，再与上方3剂调理善后。

按语：支气管哮喘急性发作期的热哮证，是临床常见的证型。通常对热哮证的治则多针对痰热壅肺，肺失清肃，肺气上逆的病机，而立足于清肺涤痰，降气平喘，或清热宣肺，化痰平喘。根据以上治则，常使用定喘汤、麻杏石甘汤加味等方药治疗。周兆山教授通过长期的临床实践认为：痰热壅肺虽然是热哮证的主要病机所在，但是，应究其痰之所由生“湿”“水”“饮”，在治疗时当以清肺渗湿为治则，先其痰而治之，才是溯源求本之道。

在治疗热哮证时，周兆山所采用的清肺渗湿法就是基于这种祛邪寻邪路，祛痰绝痰源的思路。这种思路体现了治病求本、因势利导的基本原则。前者属逐末之举，而后者才是求本之道。可以认为，就有形之寒痰而言，应遵循“病痰饮者当以温药和之”的古训；就有形之热痰而言，宜立足于“病热痰者当需渗利”的原则。清肺渗湿汤就是此原则的具体体现。所谓“渗”，即渗利，是运用功具淡渗利湿功效的药物，以去除因水液代谢功能障碍而产生的初始病理产物“湿”“水”“饮”，以绝痰源，即先其痰而治之，具体体现在茯苓、薏苡仁、车前草、石韦四味药物。在清肺的同时兼以淡渗利湿，则可使热邪从小便而出。著名医家汪昂所著《本草备要》云：“石韦，甘苦微寒，清肺金以资化源，凡行水之药，必皆能先清肺火，通膀胱而利水道。”在论述茯苓一药时又云“色白入肺泻热，而下通膀胱，然必其上行入肺，能清化源而后能下降利水也”。汪氏通过对石韦、茯苓二者的论述，说明了两个问题：一是凡具有淡渗利湿功效的药物都能够清肺热；二是利水而下通膀胱，使热邪从小便排出体外。

2. 和解少阳法治疗热哮

王某某，女，41 岁。2012 年 8 月 9 日初诊。

主诉：反复发作性喘鸣近 40 余年，再发 2 天来诊。

现病史：患者自幼患有哮喘，2 天前感冒后喘憋再发来诊。刻下症见：喘憋，喉中响鸣，晨起为重，伴胸闷，咳嗽，咳吐黄痰，不易咳出，心烦、口苦，咽干，胸胁苦满，口渴欲饮水，纳尚可，眠差，小便短赤，大便干。查体：双肺呼吸音粗，可及大量哮鸣音。舌质红，苔黄，脉弦滑。大鱼际掌纹特应征阳性。

治则：和解少阳，宣肺平喘。

处方：小柴胡汤加减。柴胡 15 g，黄芩 12 g，石膏 30 g，炙甘草 9 g，半夏 12 g，生姜 12 g，大枣 9 g，党参 15 g，茯苓 12 g，石韦 12 g，薏苡仁 30 g，茵陈 15 g，栀子 9 g。

复诊：服上方 2 剂后，喘憋明显缓解，嘱再服 2 剂调理善后。

按语：清代柯韵伯曰：“少阳处半表半里，司三焦相火之游行”，又曰：“少阳为游部，其气游行三焦，循两胁，输腠理，是先天真元之气，所以谓之正气”，故少阳得春升之气，胆腑与肝脏相表里而使疏机条达，肝之调气与肺之主气各得其宜，如是则肺气宣降自如，咳喘无由而生。反之，少阳之气，游行三焦，若因胁下之阻隔，令上焦之治节不行，水精不能四布，痰气交阻，内生郁热，由是而呼吸窘迫，咳喘作矣，此即哮病中少阳郁热证的形成。哮病少阳郁热证易发于寅至辰时，尤以凌晨 4 ~ 9 点为常见，多见口苦、咽干不适、胁肋或胸胁胀满不适。

哮病少阳郁热证，临床辨证时可不必悉具，参以其他脉证，并用小柴胡汤加味以为对治，本病患者表现为口苦，咽干，胸胁苦满，考虑存在少阳郁热证，以小柴胡汤为主方和解少阳，以复其少阳枢转气机的功能；加茵陈、栀子以清解郁热；湿阻则痰生，加薏苡仁、茯苓淡渗利湿，以为治痰之先机。如是则少阳郁热证之痰阻气闭的哮喘发作状态，可由逆而顺，痰气可由闭而开，俾肝主气而肺调气的功能各得其宜，肺气宣降自如，哮证无由作矣。

3. 补肾清肺法治疗热哮

周某某，女，57岁。

主诉：反复发作性喘鸣40余年，再发3天。

现病史：患者有40余年哮喘病史，每年发作1~2次。3天前，因劳累后夜间突感喘憋，至清晨喘憋能略缓解。近3天来，喘憋夜间加重，白天能减轻，口干，欲饮，舌红，苔少微黄，脉沉滑。

治则：补肾清肺。

处方：清肺渗湿汤和六味地黄汤加减。麻黄6 g，杏仁10 g，石膏30 g，炙甘草10 g，冬瓜仁30 g，薏苡仁30 g，车前草15 g，浙贝母15 g，蝉蜕10 g，射干12 g，鱼腥草30 g，茯苓12 g，石韦12 g，熟地黄30 g，山萸肉15 g，山药15 g，牡丹皮12 g，泽泻12 g。3剂。

二诊：3日后复诊，诉服上方1剂后喘憋明显好转，夜间发作减轻。3剂服完后诸症皆除。

按语：热哮是哮喘急性发作期的最常见证型，目前在临床上对其进行中医药治疗，多遵循传统的辨证论治方法，立足于祛邪治以清肺化痰。通过长期的临床实践发现，有些常在夜间发作哮喘的患者，单纯用上述方法却难以奏效，而加用补肾法，扶正与祛邪兼施，则疗效明显提高。

哮证之发作期多以标实分寒哮、热哮进行论治，热哮证以麻杏石甘汤、清肺渗湿汤等方治之，其疗效在中医临床中已得到认可。其中好发于夜间的哮喘患者，这种现象在临床中极为普遍，运用上法进行论治效果并不满意，而采用补虚攻实的方法，治以清肺渗湿汤合六味地黄汤可取得显著疗效。

从时间节律入手是中医辨证的一大特色，早在《灵枢》就已明确提出时间发病的规律如"夫百病者，多以旦慧、昼安、夕加、夜甚"，哮证何以好发于夜间？"伏痰"为哮病之夙根，故清代李用粹《证治汇补·哮病》中谓"哮即痰喘之久而常发者，因内有壅塞之气，外有非时之感，膈有胶固之痰，三者相合，闭拒气道，发为哮病”，以昼夜而论，昼为阳而夜为阴，伏痰亦属阴邪，二者同气相求，此其一也；哮证患者本在肾虚，以脏腑而论，腑属阳而脏属阴，此其二也；以六经辨证而论，《伤寒论》曰“少阴病，欲解时，从子至寅上”，盖六经解于所旺之时，而少阴独解于阳生之时，阳进则阴退，阳长则阴消，即所谓阴得阳则解也，故少阴得夜半之生阳而解之，子至寅时相当于夜间 11 时至凌晨 5 时，当此时，少阴经气所旺，正气起而与伏痰相争，闭拒气道，遂发齁喘，此其三也。

本虚中由于肾为先天之本，五脏之根，治疗时尤以补肾为要着，精气充足则根本得固，必无得哮病之理，此《黄帝内经》所谓“邪之所凑，其气必虚，正气内守，病安从来”。所以采用六味地黄汤为补虚之基础方，《成方便读》谓“此方大补肝、脾、肾三脏，真阴不足，精血亏损等证。古人用补，必兼泻邪，邪去则补乃得力。故以熟地大补肾脏之精血为君，必以泽泻分导肾与膀胱之邪浊为佐；山萸之补肝固精，即以丹皮能清泄厥阴、少阳血分相火者继之；山药养脾阴，茯苓渗脾湿，相和相济，不燥不寒，乃王道之方也”，合用清肺渗湿汤化痰渗湿、清解郁热。

4. 清肺调血法治疗肺胀

案 1：彭某某，男，78 岁。

主诉：反复咳喘 10 余年，加重半个月。

现病史：患者 10 年前受凉感冒并异味熏呛后出现咳嗽、咳痰，伴喘憋不适，于当地医院就诊，予以抗感染、抗炎平喘治疗（具体用药不详）后症状缓解。此后上症反复发作，每于冬天寒冷季节、受凉外感或异味、油烟等熏呛后发作或加重，至次年春季天气转暖后病情好转，间断服用“氨茶碱”及喷吸“万托林气雾剂”等药物治疗有效。近 2 年来上症加重，缓解期亦感活动后胸闷、气短，生活耐力逐渐下降，反复双下肢水肿，平时无规律用药。半月前患者无明显原因出现再次喘憋加重，尚能平卧，活动后尤甚，咳嗽，咳吐白痰，自服止咳药物（具体不详）及氧疗，症状缓解不明显，今为进一步治疗收入病房。刻下症见：喘憋、胸闷、气短，尚能平卧，活动后加重，咳嗽，咳吐白黏痰，痰量较多，不易咳出，口干欲饮，恶热，纳可，寐一般，小便短赤，大便偏干。发病以来无发热，无胸痛、咯血，无头痛，无鼻塞流涕，无恶心、呕吐，体重无明显减轻。

查体：听诊双肺呼吸音粗，可闻及散在哮鸣音及湿啰音。舌红有瘀斑，苔薄黄，脉数滑。大鱼际掌纹特应征阴性。

中医诊断：肺胀（痰热壅肺）。西医诊断：①慢性支气管炎急性加重期；②慢性阻塞性肺气肿。

治则：清热化痰，凉血化瘀。

处方：清肺调血汤加减。侧柏叶 12 g，白茅根 20 g，桃仁 10 g，虎杖 15 g，麻黄 10 g，杏仁 10 g，黄芩 12 g，金银花 20 g，鱼腥草 30 g，胆南星 10 g，蝉蜕 10 g，芦根 20 g。3 剂。

二诊：服上方后，患者喘息明显减轻，咳白痰量少。上方继服3剂，调理善后。

案 2：崔某某，女，73 岁。

主诉：反复咳嗽、咳痰 30 余年，伴喘憋 10 余年，加重 1 天。

现病史：患者 30 余年前无明显诱因出现咳嗽、咳吐白痰，自服消炎药等症状减轻。此后患者反复咳嗽、咳痰，症状逐年加重，冬季明显加重，至天气转暖后症状可减轻。近 10 余年出现喘憋、胸闷，间断出现双下肢水肿，日常活动及耐力进行性下降，曾因咳喘加重在院外住院治疗，间断服用阿莫西林、喘定等治疗，近期应用“舒利迭”吸入治疗。1 天前患者感冒后出现咳喘加重，痰黏不易咳出，喘憋重，自服清开灵等，效不佳，来诊。刻下症见：咳嗽，咳白色黏痰，难以咳出，喘憋，胸闷气促，活动时加重，尚能平卧，口干，头晕，纳一般，眠差，大便干，小便可。

查体：舌暗红，苔黄，脉弦滑。大鱼际掌纹特应征阴性。

中医诊断：肺胀（痰热壅肺）。西医诊断：①慢性支气管炎急性加重期；②慢性阻塞性肺气肿。

治则：清热化痰，凉血化瘀。

处方：清肺调血汤加减。侧柏叶 12 g，白茅根 20 g，桃仁 10 g，虎杖 15 g，麻黄10 g，杏仁10 g，黄芩15 g，蝉蜕12 g，芦根20 g，鱼腥草30 g。7剂。水煎服，日 1 剂。

二诊：服上方 7 剂后，目前咳嗽、喘憋明显减轻，痰微黄，饮食二便如常，口不干，舌质红，苔薄黄，脉滑略弦。嘱上方加减 7 剂调理善后。

按语：热喘、热痰型慢性支气管炎，由于邪热内炽于肺，不仅病及气分，也可灼及阴血而导致血热，同时有可因热致瘀，使血热与血瘀并存。所以，以清肺兼施凉血化瘀为法，使血热得清，瘀血消散，血液运行畅通，则有助于肺气的宣降调畅、邪热的祛除，咳喘症状才得以根本缓解。其自拟清肺调血汤就是在以上治则指导下拟方遣药的。方中除选麻黄、杏仁、黄芩、鱼腥草等药清热宣肺之外，更配侧柏叶、白茅根，旨在凉血清热，使血分热清，以杜瘀成。该二药为轻清之品，善入肺经，具有凉血而不留瘀的优点，为凉血药中的首选之味；参以桃仁、虎杖活血化瘀，使血活瘀散，以利于气畅而邪易祛。

5.“和解清透法”治疗甲型 H_1N_1 流感案

陆某某，男，21 岁，学生。2009 年 9 月 12 日初诊。

主诉：发热、咽痛、身痛 2 天。

现病史：2 天前，无明显诱因出现发热，体温 39.0 ℃，轻恶寒，无寒战，全身关节疼痛，咽痛，口干，欲饮，咳嗽轻，无喘憋胸闷，纳眠可，小便微黄，大便干。舌质淡红，苔薄黄，双寸脉浮。

查体：咽红，扁桃体 Ⅰ° 肿大，双肺无干湿啰音。实验室检测：后经咽拭子确诊为甲型 H_1N_1 病毒感染。

中医诊断：风温；西医诊断：甲型 H_1N_1 流感。

处方：和解清透饮。柴胡 30 g，黄芩 15 g，半夏 15 g，太子参 15 g，甘草 10 g，重楼 25 g，金银花 20 g，连翘 20 g，白茅根 20 g，生姜 10 g，大枣 10 g，生石膏 30 g。3 剂。

二诊：上方服用 2 天后，诸证悉除。

按语：《素问·刺法论》中说：“五疫之至，皆相染易，无问大小，病状相似”，明代吴又可《温疫论》乃第一部温病专著，不仅言及瘟疫的传染性，还强调“无老少强弱，触之者即病”，提到“夫温者热之始，热者温之终，温热首尾一体……又名疫也”，从发病特点及病性、病行对瘟疫进行了论述。综合上述临床特点，甲型 H_1N_1 流感的暴发当属中医“瘟疫”范畴。

从中医角度看，甲型 H_1N_1 流感的病因为时行疫邪，具有致病力强、传染力强、传变迅速的特性。病人的临床表现，初起以肺卫表证为主，叶天士将其概括为“温邪上受，首先犯肺”。但是如单纯进行解表，即便及时拟方、配药、煎药，待病人服药时的数小时中，可能表证就消失了，病邪迅速入里，变为里热证，而就诊时的处方也就“药不对证了”，这就很难取得应有的疗效。再者，在甲流聚集发病、暴发流行的情况下，不允许在有限的时间内对个体患者进行逐一的辨证论治、组方遣药。另外，甲流属于一种急性传染病，属于中医疫病的范畴，其所感的病邪相同，临床表现也大致相同，所以，对甲流的中医药治疗应立足于辨病论治。

这里所说的辨病论治，首先是针对西药所说的“病”，即甲型 H_1N_1 流感，辨病论治的原则应遵循中医学的基本理论和方法进行。临床流行病学研究表明，甲型 H_1N_1 流感以发热（或伴恶寒）为主要症状，或伴有咽痛、咽干，或伴有咳嗽，或伴有头痛、身痛，或伴有鼻塞、流涕等。其中发热是本病恒贯始终的主要症状，以上这些症状的发生规律与特点，属中医学外感热病的范畴。根据甲型 H_1N_1 流感发病快、变化迅速、聚集发病、暴发流行的特点和规律，宜采用六经辨证的方法，按照外感热病的六经传变（太阳、少阳、阳明）规律，以和解少阳为中心，外透太阳之邪，内清阳明里热的“和解清透法”。

《伤寒论》第 99 条说：“伤寒四五日，身热恶风，颈项强，胁下满，手足温而渴者，小柴胡汤主之。”这里所说的“伤寒四五日，身热恶风，颈项强”乃太阳表证未罢；“手足温而渴”是阳明里热渐炽，是三阳同病，治从少阳而用小柴胡汤的范例。《伤寒论》第 229 条说：“阳明病，发潮热，大便溏，小便自可，胸胁满不去者，与小柴胡汤。”可见阳明病之潮热也可用小柴胡汤治疗。《伤寒论》第 230 条说：“阳明病，胁下硬满，不大便而呕，舌上白苔者，可与小柴胡汤，上焦得通，津液得下，胃气因和，身濈然汗出而解。”说明了小柴胡汤治疗阳明病的机制。总之，少阳居半表半里，为三阳之枢，内合于阳明，外达于太阳，枢机宣畅，则内外畅通，表里可达。治在少阳，则枢机运转，使太阳之邪从外而解，阳明之热从里而消。小柴胡汤是和解剂的祖方，太阳得之则转少阳之枢，达太阳之气，以祛邪外出；阳明得之，则上焦得通，津液得下，胃气因和，身濈然汗出而解，表里之邪均可治愈。所以我们确立了以和解少阳为中心，外透太阳之邪，内清阳明里热的“和解清透法”。

周兆山教授在以上治则指导下拟成了和解清透饮：柴胡 30 g，黄芩 15 g，半夏 15 g，太子参 15 g，甘草 10 g，重楼 25 g，金银花 20 g，连翘 20 g，白茅根 20 g，生石膏 30 ~ 60 g，生姜 10 g，大枣 10 g。方中柴胡，味苦、辛，微寒，为辛凉解表药，既可疏解少阳热邪，配合生姜又可透邪外出；黄芩既可清解少阳又可内清阳明里热；半夏配生姜可调理胃气，又可佐柴、芩疏郁逐邪；太子参、大枣、甘草三药，一者扶正祛邪，二者防止病邪的向内传变。重用生石膏清解里热。再加重楼、金银花、连翘以清热解毒。方中白茅根性味甘寒，具有清热利尿的功效，伍于此方，旨在给邪以去路，使热邪从小便而解。诸药相合，可奏和解清透之效。组成了和解少阳为中心，外透太阳之邪，内清阳明里热的方剂。经过临床及实验证明，和解清透饮是治疗甲流的有效方药。

五 经验方和代表性成果

（一）经验方

1. 清肺渗湿汤

组成：麻黄 10 g，杏仁 10 g，石膏 30 g，炙甘草 10 g，薏苡仁 30 g，茯苓 20 g，车前草 10 g，冬瓜仁 30 g，蝉蜕 12 g，浙贝母 12 g，鱼腥草 30 g，石韦 12 g。

治则：清肺渗湿，宣肺平喘。

主治：哮病（支气管哮喘）热哮证。

方解：目前国内对热哮证的治疗多针对痰热壅肺，而立足于清肺化痰，降气平喘。周兆山教授通过长期的临床实践认为：痰热壅肺虽然是热哮证的主要病机所在，但是，尚应究其痰之所由生“湿”“水”“饮”这一病机环节，在治疗时以清肺渗湿法，先其痰而治之，才是溯源求本之道。为此，周兆山教授对其进行了临床与动物实验研究（《清肺渗湿法治疗哮喘〈热哮〉的研究》成果获 2007 年度青岛市科学技术进步奖二等奖），研究证实清肺渗湿法是治疗哮喘（热哮）的有效方法，对发作期哮喘热哮证患者其疗效优于传统的清肺化痰法，其起效的机制与促进炎症效应细胞的凋亡及调整失衡的细胞因子比例有关。

2. 清肺调血汤

组成：麻黄 10 g，侧柏叶 12 g，桃仁 10 g，白茅根 20 g，虎杖 15 g，杏仁 10 g，黄芩 12 g，金银花 20 g，鱼腥草 30 g，浙贝母 10 g，蝉蜕 12 g，芦根 20 g。

治则：清肺化痰，凉血化瘀。

主治：慢性支气管炎、慢性阻塞性肺疾病咳嗽或喘息，证属风热犯肺或痰热壅肺者。

方解：临床上中医药治疗慢性支气管炎、慢性阻塞性肺疾病在治则上多注重调气，或宣散肺气或肃降肺气等，多忽略调血之法。周兆山教授认为，肺血失常是慢性支气管炎、慢性阻塞性肺疾病的重要病机，并为此进行了临床与实验研究（《兼施调血法治疗慢性支气管炎的临床与实验研究》成果获2000年青岛市科学技术进步奖二等奖）。热喘、热痰型慢性支气管炎，由于邪热内炽于肺，不仅病及气分，也可灼及阴血而导致血热，同时有可因热致瘀，使血热与血瘀并存。所以，立法时宜在清肺的同时，兼施凉血化瘀法，使血热得清，瘀血消散，血液运行畅通，则有助于肺气的宣降调畅、邪热的祛除，咳喘症状才可得以根本缓解。

3. 防哮灵胶囊

组成：熟地黄、山萸肉、薏苡仁、茯苓、丹参、淫羊藿等。

制剂：上方药物共为细末，装入0.3 g大小的胶囊。

功效：补肾、渗湿、化瘀。

主治：用于预防和治疗哮喘。

用法：每日3次，每次6 ~ 8粒。

方解：中医药防治哮喘有着悠久的历史，根据中医“急则治其标，缓则治其本”的原则，或从辨病论治或从辨证论治，所拟方药针对哮喘病机的本质，大多是以扶正为主。周兆山教授通过长期的临床实践认为：肾虚是哮喘发病的根本病机，湿邪是肾虚的原始病理产物，并通过临床与实验研究予以证实（《防哮灵胶囊防治哮喘的临床与实验研究》成果获2009年度青岛市科学技术进步奖二等奖、山东省中医药科学技术三等奖）。所以，哮喘缓解期的防治应针对“肾虚”和形成“伏痰”的本源 -“湿邪”，立足于辨病论治（或“辨体质施治”），以补肾渗湿为治则。防哮灵胶囊能有效地减少哮喘发作次数，缓解或减轻咳嗽、喘息、胸闷等症状，可减少感冒及就医（门诊、住院）次数，能提高哮喘患者日常生活质量，可有效地减轻哮喘患者对刺激原及气候变化的反应，能够改善哮喘患者的肺功能，减轻气道阻塞程度，可调节免疫、纠正Th1/Th2类细胞因子失衡状态。防哮灵胶囊可从细胞因子水平控制哮喘患者的炎症反应，其防治哮喘是多层面、多靶点、高效的，值得临床推广应用。

（二）代表性成果

1. 首先发现大鱼际掌纹特应征

周兆山教授在长期的临床实践中发现，哮喘患者的大鱼际掌纹形态具有普遍粗糙的特征，与正常人比较有极为显著性差异，这种现象可作为哮喘的一个重要体征，并将其分为Ⅰ、Ⅱ、Ⅲ级，Ⅰ级为正常，被称为大鱼际掌纹特征阴性；Ⅱ级、Ⅲ级为异常为阳性，被称为大鱼际掌纹特应征阳性，而这种特应征的存在提示与哮喘病人“肾虚质”密切相关。通过课题立项青岛市科技发展计划项目、国家自然基金面上项目等，从临床和试验方面等方面进行深入研究，其中“大鱼际掌纹特应征与哮喘的相关性研究”科研成果获2004年度山东省科学技术进步奖三等奖、青岛市科学技术进步奖二等奖；“大鱼际掌纹特应征量化识别及在哮喘等疾病相关性与辅助诊断中的应用研究”获2013年度青岛市科学技术进步奖二等奖。

正常人的大鱼际表面皮肤润泽，纹理细腻、间隙密集，纹沟极浅，无特征性花纹分布，用手扪之柔软，反映了该部位皮肤的柔软致密。大鱼际掌纹特应征阳性者，大鱼际表面皮肤欠润泽甚至干而粗糙，用手扪之碍手，纹理清晰，明显可见，呈格子状分布，或呈鱼尾状，少数呈渠状分布，反映了该部位皮肤的粗糙与疏松。

大鱼际掌纹形态特征是人身整体的缩影，是哮喘现代医学过敏体质以及中医学“肾虚质”的外在体征，可为哮喘的诊断或鉴别诊断以及指导中医辨证立法提供线索或依据。即可作为外源性哮喘与内源性哮喘的鉴别体征，可作为早期诊断咳嗽变异型哮喘的体征，对哮喘有易患倾向者可提供早期干预的依据，可为补肾法治疗哮喘提供立法依据。

2. 哮喘肾虚质

哮喘缓解期，以正虚为主，治宜扶正，已成定论。如明代朱震亨《丹溪心法》一书，把哮喘的防治精辟地概括为：“未发以扶正气为主，既发以攻邪气为急”，强调了哮喘缓解期当采用补益法的治疗原则。其后历代医家均崇尚此说，将“未发时以扶正气为主”作为哮喘缓解期预防性治疗的准绳。但虚在何脏，应怎样施补，则众说纷纭，尚无定见。

目前，哮喘缓解期的中医药防治，多遵循肺虚、脾虚、肾虚的证候辨证来指导立法、遣药，即辨证论治。辨证论治是中医学的基本特点，此无可非议。但是，在临床上，多数不伴有并发症的哮喘病人在缓解期一如常人，无任何症状，或虽有某一症状或一个症状以上，但构不成肺虚、脾虚、肾虚证。还有一小部分患者，虽能构成肺、脾、肾虚“证”，但与正常组比较并无显著性差异。这就给有针对性的防治带来了困难。为了探讨哮喘缓解期的辨治规律，周兆山教授采用临床流行病学研究的方法，对哮喘缓解期患者和不患哮喘的正常人，进行了首次发病年龄、首次发病季节的相关性、昼夜节律的相关性、家族遗传性以及哮喘缓解期某些主要症状进行病例对照研究。通过上述研究提出，哮喘患者存在“肾虚质”。理由如下。

（1）哮喘为病其标在“肺”，其本在“肾”：在生理上，肺与肾有着密切的关系，“肾为先天之本”“元气之根”，肾对肺起着统帅的作用。如《灵枢·本枢》说：“少阴属肾，肾上连肺，故将两脏。”哮喘发作时，表现为喘、咳等肺系的症状，其病位在肺，此无可非议。但是，就整个的发病过程与发病规律而言，二者存在着标本的关系。即其标在肺，其本在肾。正如《素问·水热穴论》所说：“少阴者，冬脉也，故其本在肾，其末在肺。”

（2）哮喘的发病规律和特点与肾虚有关：哮喘发病多在幼年或童年且与家族遗传有关；哮喘发病季节多在冬季；哮喘多在夜间发作或加重；哮喘缓解期某些主要症状（畏寒，盗汗，平时易感冒、自汗、怕风）的出现与肾虚有关。

（3）大鱼际掌纹的形态特征是肾虚质的外在体征：在长期的临床实践中发现，哮喘患者普遍存在着大鱼际掌纹粗糙，呈格子状分布的现象，这种现象可作为哮喘的一个重要体征。为了证明这一点，周教授对哮喘患者以及正常人对照组进行了临床研究，通过对观察组、对照组大鱼际掌纹分级的对比分析表明：二者之间存在着极为显著性差异，哮喘病人大鱼际掌纹形态具有明显的特征性。研究认为，哮喘大鱼际掌纹形态特征的形成机制，从现代医学的角度来认识，是过敏性体质的遗传形成的；从中医学的角度来认识，是肾之精气亏乏，不能濡润肌肤、腠理所致。大鱼际掌纹形态特征是哮喘“肾虚质”的外在体征。

（4）证治效应亦充分说明了哮喘与肾虚相关：预防哮喘的急性发作是哮喘治疗的关键环节，也是中医药防治哮喘的优势所在。通过研究资料与临床实践证明，哮喘患者存在“肾虚质”，而应该从哮喘的发病规律与特点、证治效应以及特有的外在体征入手，立足于体质辨证，根据其体质特点——“肾虚质”，从补肾立法，进行“辨体质施治”，这才是哮喘缓解期中医药防治的上上之策。

3. 肺血失常是慢性支气管炎的重要病机

周兆山教授在慢性支气管炎、慢性阻塞性肺疾病诊治过程中，在辨证基础上常佐以活血之品，并提出了肺血失调是其发病的重要病机，在治疗上当重视调血的新观点。

《素问·经脉别论》说："肺朝百脉。盖以唯有血液充盈敷濡于肺，肃杀金性始得阴配而治节之令自调"，道出了肺血在肺脏中的重要性。肺一旦失调，则可产生诸多肺血失常的病机。就慢性支气管炎而言，主要为肺血热、肺血瘀、肺血虚。

（1）肺血热：气与血生理上相互联系、相互依存，病理上也必然相互影响，脏腑有热，多气血同燔。如清泻肺热的泻白散所用具有凉血清热功效的地骨皮，泻心火的导赤散、泻肝火的龙胆泻肝汤所用具有凉血功效的生地黄，清胃火的清胃散所用具有凉血功效的生地黄、牡丹皮等，以上方剂无不在清气的同时兼以凉血。可见古之医家对热邪作用于脏腑可灼及血分的病机已有所认识。若热邪作用于肺，不仅可使肺气宣降失常而病及气分，也可热灼阴液而殃及血分。《金匮要略·肺痿肺痈咳嗽上气病》云："风中于卫，呼气不入；热过于营，吸而不出。风伤皮毛，热伤血脉"，说明了风热犯肺可致血热而呼吸不利的病机。慢性支气管炎发病过程中，或因外感风热，或因寒郁化热，或因痰郁化热，或因瘀化热而致咳喘发作或加重，咯吐黄稠痰，甚或痰中带血，口干口渴之痰热塞肺证，其病机除肺气失于宣降外，热邪必灼肺之阴液。热邪既伤阴液，不唯独炼肺津，也可灼及阴血，而致血热津伤。血热于肺，血脉充盈扩张，进而影响肺气的宣降，使气道受阻而致咳喘加重；肺血炽热，血之流速加快，脉道充盈，可呈现数脉，同时可见舌质红，舌边尖有鲜红色点刺；若肺血热甚，迫血妄行，损伤血络，则可见痰中带血；热灼于肺，津液耗伤，则口干口渴。慢性支气管炎痰热壅肺所致血热表现特征为：多呈顿咳，咳时面赤，口干口渴而不思饮水，舌边尖可呈鲜红色点刺。值得提出的是，痰中带血虽可提示肺血炽热损伤血络，但不是反映肺血热病机的唯一指标。

（2）肺血虚：血液的生化过程也必须由肺脏的参与。《灵枢·营卫生会》云："中焦亦并胃中，出上焦之后，此所受气者，泌糟粕，蒸津液，化其精微，上注于肺，乃化而为血"，提出了肺具有生血的功能。慢性支气管炎患者病程日久而致肺气亏虚，不能将水谷精微及清气布散于全身以化营气，则血无以生而致血虚。另外，慢性支气管炎为患肺气郁闭，痰血内郁肺脉，脉络瘀阻，使肺脏本身流动着的新鲜血液减少而致肺血亏虚。肺血亏虚，肺失濡养，可使肺功能衰减，临床可见呼吸短促、咯痰多有咸味，同时可见面色不华、皮肤干枯粗糙、毛发欠光泽或泛黄、眩晕、心悸等其他血虚见证。

古之先贤对咳、痰、喘可致血虚，治当养血的观点也有所论述，如《医学入门》说："阴虚喘者，血虚则阳无依附而上奔，宜四物汤，倍芍药加入参、五味子以收之。"《名医杂著》云："若咳嗽久肺虚，滋气补血。"临床应用中发现，对肺肾亏虚型慢性支气管炎患者兼施养血法，在益气温阳的同时加用四物汤，可明显提高疗效。

（3）肺血瘀：血液的正常运行有赖于肺主气的功能，若因病邪作祟或肺气亏虚，致使肺主气的功能失调，则势必影响血液的正常运行，因之血滞于肺而产生肺血瘀阻。慢性支气管炎致血瘀的具体成因如下。

因热致瘀：慢性支气管炎在其不同阶段，可因痰郁化热或外感风热等，致使邪热壅肺，灼炼阴血，使血液黏稠度增高，运行不畅，从而因热致瘀，即《重订广温热论·清凉法》所谓："因伏火郁蒸血液，血被煎熬而成瘀。"

因寒致瘀：慢性支气管炎发病过程中，或内有痰饮复感风寒，或肺之阳气不足虚寒内生，寒邪客于肺则可影响肺气的宣降，使肺气郁闭，血行不畅而致瘀。另外，因寒性凝滞、收引，寒邪停于肺，可使肺血运行不畅而产生血瘀，此即《内经》所谓"血气者……寒则涩而不能流"。

因痰致瘀：咳痰为慢性支气管炎的主要表现，痰邪内停于肺则可阻塞气道，血行为之不畅而郁阻肺脉形成血瘀，终致痰瘀互结。如《血证论》所云"痰水之壅，瘀血使然"，说明痰邪郁肺可致肺血瘀阻的病机。

因虚致瘀：慢性支气管炎为患，常反复发作，缠绵难愈，久则导致肺气亏虚，肺气亏虚则无力推动血液的运行，血行不畅，瘀阻于肺而致血痰。

肺血瘀证见之于临床，除咳、喘、气短外，其主要表现特征为舌质紫暗或暗淡或青紫，舌边尖有底点或瘀斑，舌下静脉迂曲、怒张，面色暗淡，肌肤甲错，甚则口唇发绀，颈静脉怒张等。

慢性支气管炎发病过程中产生的血热、血瘀、血虚病机，在一定条件下可相互影响。如血热可导致或加重血瘀，而瘀血作为病理产物，久可瘀而化热，致使血热；血瘀于肺络使正常供血以濡养肺脏的有效脉络面积减少，则导致肺血亏虚，肺血不足肺失濡养，可致肺之主气功能衰减，气不行血可加重。另外，血分失常还可影响慢性支气管炎发病中的其他病机。如肺血瘀阻，可阻碍肺气的宣降，而加重肺气郁闭。肺血亏虚，血不濡气，可使肺气更虚。可见，血热、血瘀、血虚之间以及血分失常与气分失调之间可相互影响、互为因果。

（整理者：胡海波）

第二部分 外科

尚德俊

一 医家简介

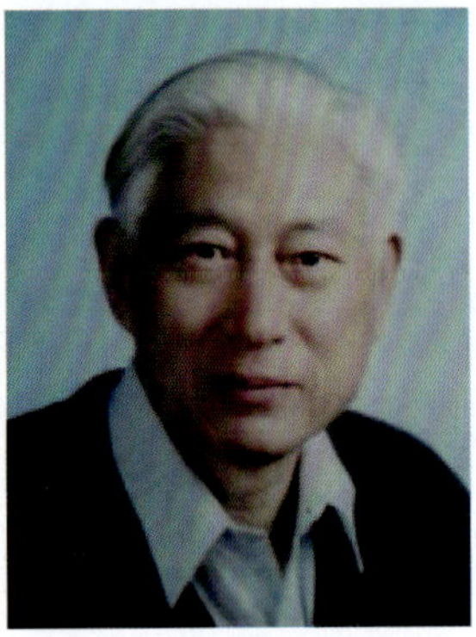

尚德俊

尚德俊（1932 年 3 月—2020 年 2 月），河南济源人，中国共产党党员，山东中医药大学教授。1955 年 9 月毕业于山东医学院医学专业，1956 年 9 月选调参加在天津举办的全国第一批西医学习中医离职班，以第一名优异成绩毕业，荣获国家卫生部颁发的金质奖章和证书。1962 年 4 月来山东中医学院工作，先后任讲师、副教授、教授，1979 年被聘为首届中医外科学硕士研究生导师。1981 年 12 月加入中国共产党，历任第五、第六、第七、第八届全国政协委员。

尚德俊教授创立了中西医结合治疗周围血管疾病理论体系，研制和创用四虫丸（虫类药物）、活血通脉片、通脉安等系列药品治疗血栓闭塞性脉管炎，临床疗效显著，主编的《血栓闭塞性脉管炎防治手册》对全国开展血栓闭塞性脉管炎治疗研究起到了推动作用。在 1978 年全国科学大会上，“中西医结合治疗血栓闭塞性脉管炎”荣获国家一级成果奖。1979 年，尚教授在我国首次编著出版《周围血管疾病证治》一书，总结周围血管疾病治疗法则和辨证论治规律，提出了中西医结合、血瘀证和活血化瘀疗法、辨病与辨证、微观与宏观辨证、同病异治和异病同治、临床观察和实验研究等观点、方法、理论，创立了我国中西医结合周围血管疾病学、中西医结合周围血管疾病辨证论治原则和整体疗法。他先后出版了《中西医结合周围血管疾病学》《实用中医外科学》《外科血瘀症学》等学术专著17 部，发表《中西医结合治疗血栓闭塞性脉管炎的几个问题》《活血化瘀法在周围血管疾病的应用》《中西医结合治疗闭塞性动脉硬化的几个问题》等学术论文近80篇，他曾任中华全国中医学会山东省外科学会主任委员、山东中医学会常务理事、《中国中西医结合外科杂志》编委会副主任等职。1980年尚德俊首先提出组建全国中西医结合周围血管疾病专业的学术组织设想，并在全国政协会议提案，积极参与创建全国周围血管疾病学会的工作，是中国中西医结合学会周围血管疾病专业委员会的创始人和领导人之一，担任全国专业委员会副主任和主任16年，为创建中西医结合周围血管疾病学科做出了突出贡献。

尚德俊从医、从教60余载，先后荣获“全国医学科研先进工作者”“山东省优秀科技工作者”“全国老中医药专家学术经验继承指导老师”“山东省有突出贡献的名老中医药专家”等奖励和荣誉称号；2014年8月被人力资源社会保障部、国家卫生和计划生育委员会、国家中医药管理局授予“国医大师”荣誉称号；2019年9月被人力资源社会保障部、国家卫生健康委员会、国家中医药管理局授予“全国中医药杰出贡献奖”。

二 成长之路

勤奋·实践·追求——我的中西医结合道路

我难以忘却走过的中西医结合道路，永远不能忘记敬爱的中医老师和老同学，永远不能忘记对我关怀、支持和帮助的真诚善良的人……

1. 闯进社会生活，迈出坚实的第一步

1955年夏季，我从山东医学院毕业。

我被祖国统一分配来到辽宁省锦西县卫生院（当时的县人民医院）。锦西县城狭小荒凉，但我没有忘记祖国和人民的培养，我以炽热的心和真诚，满怀激情，投身于紧张、繁重的临床外科工作，在实践中锻炼成长。在设备简陋的情况下，我开展普外、急腹症、肛肠疾病、创伤等的诊治和手术治疗，出诊到农村、矿区，为工人、农民诊治疾病。许杰院长的德行对我的一生有极大的影响，成为我所坚守的做人的品德和准则。

我深感知识贫乏，缺少临床经验，一边勤奋工作，一边发愤读书。我经常贪婪读书至深夜，想把白天遇到的疾病和难点，都能在夜读中消化吸收或得到解答。

在艰苦的环境里，广泛的临床外科实践，使我学到了许多知识，打下了比较好的临床外科基础，开阔了思路，受到了锻炼。这段充实、愉快、美好的生活，给我留下了终生难忘的印象。

2. 认真学习中医学是走上中西医结合研究道路的基础

由于我的勤奋和出色工作，1956 年夏季，我被选派参加全国第一批西医离职系统学习中医班（天津市中医研究班）。我是带着复杂、疑虑的心情去学习中医的。贯彻党的中医政策，按照“系统学习、全面掌握、整理提高”的方针，我虚心刻苦，努力钻研，经常凌晨三四点钟悄悄起床，系统地学习中医经典著作、中医基础理论以及临床各科诊断和治疗知识等。由于我从事外科专业，在学习班后期，到南京中医学院、江苏省中医院临证实习针灸、内科等，又特别到全国著名的苏州市中医院实习外科。我总是争取跟随多位著名老中医、中医专家临证实习，虚心学习他们的诊疗经验、用药规律和特长，以开阔思路，学到更多的知识。1958 年，我写出《学习针灸疗法的几点主要收获与体会》和《针灸疗法治愈扭伤病例介绍》两篇论文，被中医老师评为西医学习中医的最好论文，分别发表在北京《中医杂志》和《江苏中医》。这是我在学习中医班最先发表的论文，也是我第一次发表论文，引起了老师和同道的重视和反响。经过近三年的学习，我初步掌握了中医基本理论和辨证论治，认识到我国传统医学具有独特的理论体系和丰富的宝贵经验，的确是一个伟大的宝库，消除了我的疑虑。天津市卫生局哈荔田局长（著名中医专家兼中医研究班主任），很关心我，看重我，给我许多鼓励、支持和指导。1959 年，学习中医毕业时，我以优异的成绩被评为第一名优秀学员，获得国家卫生部颁发的唯一金质奖章和证书。这次新的令人难忘的学习，使我走进学习研究我国传统医学宝库的大门，走上中西医结合研究的道路。

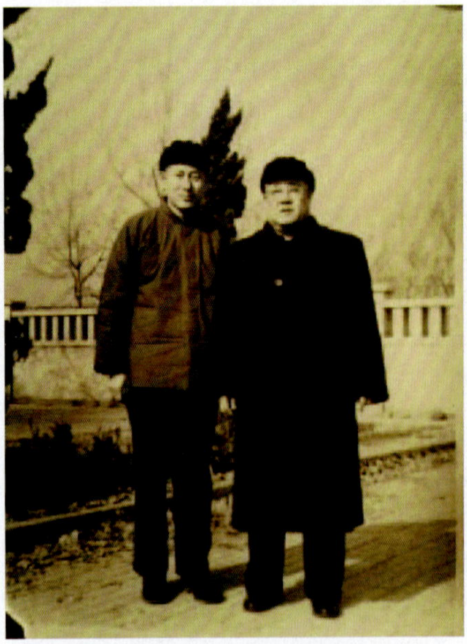
尚德俊与哈荔田合影

3. 潜心研究，第一部血栓闭塞性脉管炎研究专著诞生

临床实践是研究发展我国传统医学的基础，是形成中西医结合研究思路的源泉。我虽然担任繁忙的临床外科手术治疗工作，还是跟随著名外科专家张瑞丰和著名骨伤科专家梁铁民等广泛临证看病，积累了大量病例，很有启发，收获很大。临床实践中，我发现应用中药煎汤熏洗患处，对治疗外科疾病、骨伤科疾病和皮肤病有良好的效果，具有独特的治疗作用，现代医学外科则缺乏这方面的治疗经验。然而我国传统医学还缺少相关专著，中药熏洗只是散在于各种医学文献里。于是我决心研究我国传统医学在这方面的宝贵经验。我随身带着一个小本子，专门记录临床应用中药熏洗治疗的病例，以及治疗效果和反应等，了解熏洗治疗的病种和范围。同时，我广泛阅读历代医学名著和现代医学文献，摘录和积累了大量文献资料。那时，正是我国经济困难时期，我忍受着饥饿，饥肠辘辘，利用业余时间默默无闻撰写书稿，有时通宵达旦。1963 年初，我将撰著的《熏洗疗法》书稿投寄山东人民出版社，在当时艰难困苦的情况下，没有任何人给予关心和指点，只有妻子秦川秋同志给我很大支持和鼓励，使我有勇气，克服困难，完成撰写这部学术专著。对于这部专著，我下了很大功夫！ 1972 年和 1976 年，此书两次修订再版，对疾病的种类、作用原理等补充修改这是我学习中医后完成的第一个研究课题和收获，受到医学界的重视和国内外读者的欢迎。

2003 年，我撰著出版《外科熏洗疗法》专著（人民卫生出版社），根据临床实践，全面总结外科领域（外科、周围血管疾病、骨科等）的熏洗疗法的经验，使熏洗疗法更加完善。

4. 以血栓闭塞性脉管炎作为治疗研究的起点

著名外科专家张瑞丰主任，临床治疗血栓闭塞性脉管炎有丰富经验，辨证精当，用药少而量大，每获奇效，经过治疗使严重肢体坏疽患者保存了肢体，创口愈合。这是我从来没有见到过的取得的显著疗效。临床实践中，我虚心学习张主任治疗血栓闭塞性脉管炎的辨证经验、用药特点和应用外治疗法（熏洗疗法）的经验。后来，由于工作关系，我又学习著名外科专家、济南市立中医医院李廷来院长治疗血栓闭塞性脉管炎的经验。在学习和继承前辈张瑞丰、李廷来治疗血栓闭塞性脉管炎的经验基础上，从中医中药治疗血栓闭塞性脉管炎出发，辨病与辨证相结合，以病串证，同病异治，总结临床辨证论治经验。

临床治疗中，我仔细观察血栓闭塞性脉管炎肢体缺血性创口的特点及其愈合过程。经过思考，在中西医结合辨证论治整体治疗的基础上，改善肢体血液循环，我对肢体坏死组织施行手术切除，比坏死组织自然脱落，更能减轻患者痛苦，促进创口愈合，缩短疗程，提高疗效。我总结出肢体坏死组织手术切除的指征、时机和注意事项。同时，如饥似渴学习历代医学文献和广泛收集、学习有关治疗研究血栓闭塞性脉管炎的文献资料（包括很珍贵的内部文献），了解研究动态，开阔思路，吸收好的治疗方法和经验，应用于临床实践。这对于此后我撰写中西医结合治疗血栓闭塞性脉管炎发展史有很大帮助。

20 世纪 60 年代中期，我探索中西医结合治疗，应用现代科学知识和方法，根据中国传统医学理论，调整了原有治疗方剂；1964 年，在我国首先研制创用四虫丸（虫类药物），并相继创用活血通脉片、通脉安、活血通脉饮等著名有效的药品和方剂，治疗血栓闭塞性脉管炎等疾病取得良好疗效。

1966 年开始，各行各业出现了停顿，医院的工作秩序也出现了混乱。我坚持治疗研究工作，没有中断，冒着风险，偷偷总结临床资料，不敢让人知道。1969 年，我总结中西医结合治疗 221 例血栓闭塞性脉管炎经验（长篇论著，约 3 万字）。

1971 年春，卫生部委托山东中医学院在济南召开全国血栓闭塞性脉管炎经验交流会议，为开好这次全国性重要学术会议，山东省卫生厅向克厅长亲自主持召开筹备会议，对学术资料准备、学术交流、代表食宿等问题进行安排和指示，对我很多鼓励和寄予很大希望。这是我永远难以忘却的！

1971 年 10 月，在济南召开全国中西医结合治疗血栓闭塞性脉管炎经验交流会议，我和李廷来教授参与主持这次学术会议。这是新中国成立以来召开的首次全国中西医结合治疗血栓闭塞性脉管炎学术会议，全国各省、市、自治区的代表均出席会议，只有西藏和台湾的代表未能出席会议。

受会议委托，由我主编《血栓闭塞性脉管炎防治手册》一书（山东人民出版社，1972 年出版）。这是新中国成立以来，总结全国中西医结合治疗经验，撰著的我国第一部血栓闭塞性脉管炎研究专著。

这次会议广泛深入交流中西医结合治疗血栓闭塞性脉管炎经验。我在大会作了中心发言，报告《中西医结合治疗 221 例血栓闭塞性脉管炎》。经过充分讨论，明确临床辨证论治分型：①阴寒型：以温经散寒为主，佐以活血化瘀法。②血瘀型：活血化瘀法。③湿热型：以清热利湿为主，佐以活血化瘀法。④热毒型：以清热解毒为主，佐以活血化瘀法。⑤气血两虚型：以补气养血和活血化瘀法。

20世纪70年代末，我总结血栓闭塞性脉管炎中西医结合辨证论治规律，取得满意效果，使绝大多数病人避免了截肢，保存了肢体。从中医中药治疗发展到中西医结合治疗血栓闭塞性脉管炎经历了10年时间。

1978年全国科学大会，我的中西医结合治疗血栓闭塞性脉管炎研究荣获国家一级成果奖。同年，我被评为“全国医学科研先进工作者”。这是我学习中医后取得的中西医结合研究重要成果。

1983年，我撰著出版《中西医结合治疗血栓闭塞性脉管炎》一书（山东科学技术出版社），全面系统总结了我国中西医结合治疗血栓闭塞性脉管炎的经验和成就。

5. 突出重点，开拓周围血管疾病研究新领域

自1971年起，我对外科疾病、周围血管疾病等的活血化瘀疗法进行重点研究，无论理论探讨和临床实践都积累了宝贵的经验。由于中西医结合治疗血栓闭塞性脉管炎获得成功和受到启发，全国中西医结合脉管炎学术会议之后，我根据中医学血瘀证和异病同治的理论，以证带病，探索中西医结合治疗周围血管疾病。我在临床实践中发现，各种不同的周围血管疾病，虽然其发病原因和病理变化有所不同，但都可以出现血瘀共性——瘀血、缺血、瘀斑、肿胀、粥样斑块、血栓形成、血管狭窄或闭塞，引起肢体血液循环障碍和微循环障碍，甚至出现溃疡或坏疽。因此，各种不同的周围血管疾病，都可以应用中医辨证论治活血化瘀法治疗。这是中西医结合治疗周围血管疾病的重要特点。科学的春天到来了，在全国科学大会鼓舞下，我一鼓作气，总结临床治疗周围血管疾病的经验。1979年，我在国内首先撰著出版《周围血管疾病证治》一书，发展到中西医结合治疗周围血管疾病（血栓闭塞性脉管炎、闭塞性动脉硬化症、大动脉炎、雷诺病、下肢深静脉血栓形成、下肢静脉曲张等），总结周围血管疾病治疗法则和具有一定水平的辨证论治规律。从中医中药治疗血栓闭塞性脉管炎一个疾病，发展到中西医结合治疗周围血管疾病经历了20年时间。此后，我又总结周围血管疾病活血十法和治疗八法。为此，1980年10月，我国首先在济南召开山东省中西医结合治疗周围血管疾病学术会议，从而结束了我国经历20年血栓闭塞性脉管炎单病研究的时

代。此后，我积极参与创建全国周围血管疾病学会工作。1983 年 11 月，全国首届中西医结合治疗周围血管疾病学术会议暨全国首届周围血管疾病专业委员会成立，我被选为全国周围血管疾病专业委员会副主任委员，1989 年任主任委员。

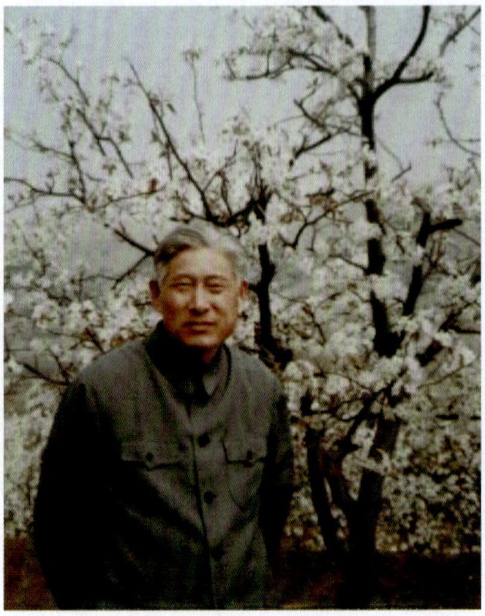
尚德俊生活照

1983—1988 年，我作为《山东医药》杂志的编委，由我邀请全国著名周围血管疾病专家、教授撰稿，并主编中西医结合治疗周围血管疾病笔谈，连续在《山东医药》发表，成为当时我国刊出的大型笔谈，实际上是中西医结合周围血管疾病学的雏形，受到全国读者的重视和好评，有很大影响。这对普及提高我国周围血管疾病防治研究具有重要作用。

20 世纪 80 年代初，我提出中西医结合辨证论治整体疗法，已成为我国治疗周围血管疾病的独特疗法，将宏观辨证与微观辨证相结合，更新了某些治疗学观念；在提高疗效和降低截肢率，以及促进肢体缺血性创口愈合等均取得重要研究成果。1989 年，我发表《中西医结合治疗血栓闭塞性脉管炎 387 例临床分析》重要论文，虽然大多数病例为坏死期，占了 71.06%，取得临床治愈率 44.44%，显著好转率 43.41%，共占 87.85%；施行趾部分切除缝合术，术后创口愈合优良率 81.25%，截肢率为 10.34%，使大多数病人避免截肢，保存了肢体。

中西医结合治疗周围血管疾病，是根据中医学的同病异治、异病同治的理论和血瘀证学说，结合现代医学的理论、观点和方法，不断得到提高和发展起来的。迈进 21 世纪之际，我总结了我国周围血管疾病治疗研究的经验和成就。为推动我国中西医结合周围血管疾病事业的发展，我组织全国著名周围血管外科专家、教授，结合多年临床经验和研究成果，将中国传统医学与现代医学的理论、诊断和治疗融为一体，撰著《中西医结合周围血管疾病学》一书（近百万字）。这是新中国成立以来，我国目前最完善的中西医结合周围血管疾病学权威性专著，对中西医结合医学的发展，对创立我国中西医结合周围血管疾病学，推动我国周围血管疾病事业的发展，做出了重要贡献。

6. 广泛临床实践，研究发展中国传统外科学

我 1986 年主编出版的《实用中医外科学》和 1995 年主编出版的《新编中医外科学》两部专著，就是在中西医结合思想指导下写成的，突破传统疮疡的范围，以现代外科疾病为纲，按照系统、部位总结常见外科疾病的诊断和治疗经验，发展了中国传统外科学的理论和丰富了临床内容。

临床外科实践中，我认真观察手术治疗的病人，应用中西医结合治疗方法，进行围手术期的处理。手术后病人恢复较快，创口愈合顺利，并发症减少。我还发现外科手术后病人多有阴虚血瘀表现，于 1976 年创用术后汤，广泛应用于外科手术后病人，具有明显的抗菌消炎、滋阴活血作用，对防止创口感染和手术并发症等，有显著效果。

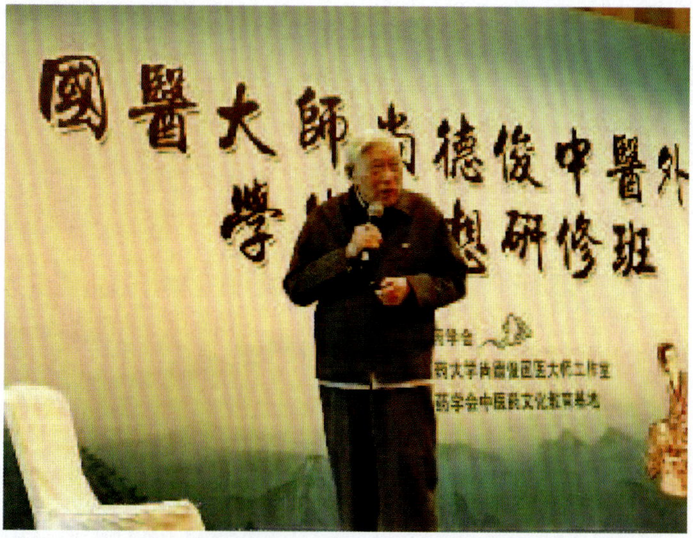

尚德俊传授学术经验

为了更好地开展中西医结合外科、周围血管疾病治疗研究工作，我根据临床实践，1964 年以来先后创用的治疗方剂有以下几种。①内服方剂：四妙勇安汤加味、活血通脉饮、丹参通脉汤、补肾活血汤等 28 首；②熏洗方剂：燥湿洗药、四黄洗药、活血消肿洗药、解毒散瘀洗药等 11 首；③外用方剂：丹参酊、消炎膏、润肌膏、生肌膏等 6 首。临床应用这些方剂治疗外科、周围血管疾病、骨科和皮肤科疾病等，可以取得显著疗效。如四虫片、活血通脉片等，治疗动脉硬化症、心脑血管疾病、结核病、肠粘连、关节炎等疾病，均有一定疗效。

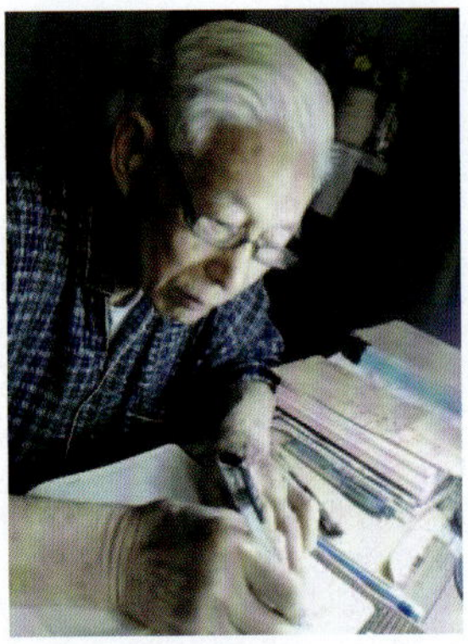

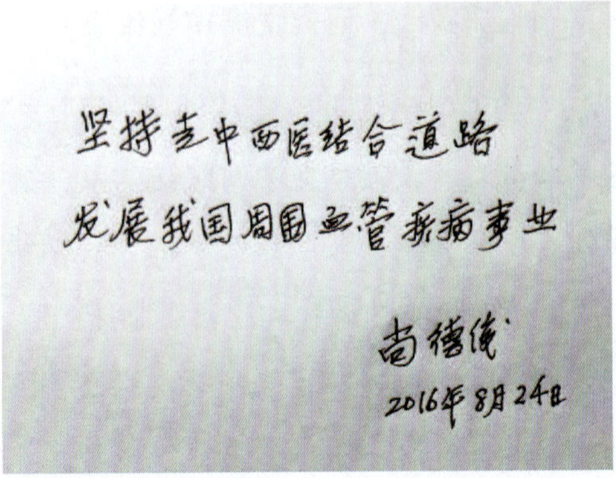

尚德俊晚年仍著书立说

外治疗法是治疗外科疾病的独特疗法，是学习中国传统外科学必须掌握的重要内容。当我广泛阅读我国传统医学文献时，深深被外治疗法宝贵的经验和突出成就所吸引，使我痴迷，并通过临床实践，不断积累应用外治疗法的经验，也创用一些外治方剂。经过 20 多年的学习、实践、积累，我从现代外科角度对我国传统医学外科领域的外治疗法进行系统的整理和研究，终于在 1992 年出版《外科外治疗法》一书（人民卫生出版社），既保持我国传统外治疗法经验，也吸收了现代外治疗法的新经验。

自 1971 年以来，我对外科血瘀症疾病及其活血化瘀疗法进行重点研究。经过 6 年的艰辛，数易其稿，1993 年出版《外科血瘀症学》，这是我国第一部外科血瘀症学专著，创立外科血瘀症学和外科疾病瘀血理论，总结外科（周围血管疾病）血瘀症及其活血化瘀法治疗经验，发展了中国传统外科学、传统“瘀血”理论和实践，而且丰富了现代外科学理论和临床内容。

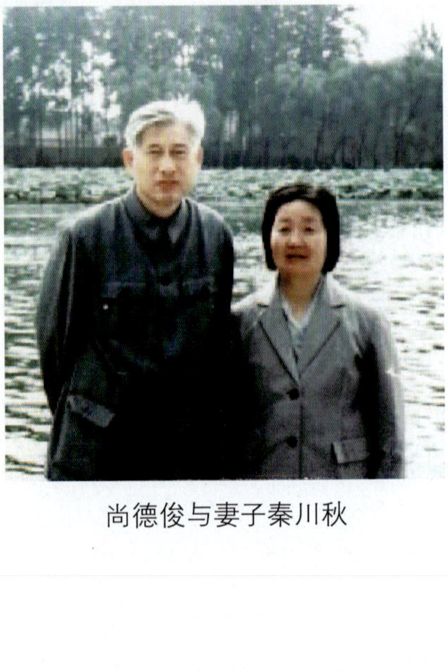

尚德俊与妻子秦川秋

60 年来，我坚持走中西医结合的道路，勤奋学习，执着追求，善于将普通临床治疗赋予研究的内涵，对外科领域的研究甚为广泛，论著颇多。我撰写出版 17 部学术专著，发表论文近 80 篇学术论文，还有学术散文、述评、讲话近 40 篇。

淡泊以明志，宁静以致远。我虽然经历了风吹雨打，艰难险阻，但我始终坚定信念，以顽强的毅力，终于实现了学习我国传统医学的诺言。

代表性传承人：

秦红松　山东中医药大学附属医院

陈柏楠　山东中医药大学附属医院

张恒龙　济南市中医院

金　星　山东省立医院

孙克元　齐鲁医院青岛院区

主要传承人情况

序号	姓名	性别	专业方向	职称	单位
1	刘　明	男	中医外科	主任医师	山东中医药大学附属医院
2	刘　政	男	中医外科	主任医师	山东中医药大学附属医院
3	张　玥	女	中医外科	主任医师	山东中医药大学附属医院
4	张大伟	男	中医外科	主任医师	山东中医药大学附属医院
5	王雁南	女	中医外科	副主任医师	山东中医药大学附属医院
6	刘春梅	女	中医外科	副主任医师	山东中医药大学附属医院
7	郝清智	男	中医外科	副主任医师	山东中医药大学附属医院
8	鞠　上	男	中医外科	副主任医师	北京中医药大学东直门医院
9	彭玮	女	中医外科	副主任医师	重庆市中医院
10	李浩杰	男	中医外科	副主任医师	石家庄市中医院
11	秦前刚	男	中医外科	副主任医师	开封市回族医院
12	徐正有	男	中医科	副主任医师	平度市人民医院
13	张立峰	男	中医科	副主任医师	广饶街道社区卫生服务中心
14	何春红	女	中医外科	主任医师	河南洛阳市第一中医院
15	刘惠洁	女	中医外科	副主任医师	河南洛阳市第一中医院
16	任青松	男	中医外科	主任医师	河南洛阳市第一中医院
17	周毅德	男	中医外科	主任医师	淄博万杰医院
18	董学刚	男	中医外科	副主任医师	青岛市南区人民医院
19	于方举	男	中医外科	副主任医师	青岛市南区人民医院

三 学术思想

1. 周围血管疾病都有血瘀证表现

尚老认为各种不同的周围血管疾病，虽然其发病原因和病理变化有所不同，但都可以出现血瘀共性——瘀血、缺血、瘀斑、肿胀、粥样斑块、血栓形成、血管狭窄或闭塞，引起肢体血液循环障碍和微循环障碍，甚至出现溃疡或坏疽。因此，各种不同的周围血管疾病，都可以应用中医辨证论治活血化瘀法治疗，这是中西医结合治疗周围血管疾病的重要特点。

2. 主张中医辨证论治活血化瘀法治疗周围血管疾病

尚老一生对活血化瘀法应用进行了重点研究，特别是对周围血管疾病的活血化瘀法的治疗有开创性研究和发展，详细总结和不断完善了活血化瘀十法在周围血管疾病中的应用，提出活血化瘀法是治疗周围血管疾病的重要治疗法则并得到同行的认可。

3. 重视中医外治疗法，内治疗法与外治疗法相结合

尚老对中医外治疗法进行了深入整理和研究，著有《中医外治疗法》，撰写了中医第一部《熏洗疗法》，同时创用了多种非常有效的中药外治剂型，如燥湿洗药、活血消肿洗药、四黄洗药、硝矾散、生肌玉红膏、润肌膏等。对外治疗法在下肢深静脉功能不全的熏洗疗法以及静脉性溃疡和缺血性溃疡的外用剂型的适应证和禁忌证都有系统论述并有许多开创性研究，比如对于溃疡创面的外用熏洗，颠覆了传统观念，对溃疡创面中医外治辨证用药、组方、临床实践，在国内学者中都是最早的。他还提出来内治疗法与外治疗法相结合治疗周围血管疾病的观点。

4. 中西医结合的全新整体观念

尚老对中西医结合在周围血管疾病方面提出了明确的论述，主要观点为重视临床诊断（现代医学），既要明确现代医学的诊断和分期，也要有中医的辨证论治，要充分发挥中医辨证的精华，辨别发病过程中不同阶段的病理变化特点，把现代医学诊断与传统医学的辨证相结合——病症合参。现代医学诊断和中医辨证

相结合，可以取长补短，明确疾病的发病原因、部位和性质，了解疾病发生的全部过程，既有整体观念、动态观念，又不忽视局部变化，这样才具备诊断的完整性（既有现代医学诊断又有中医辨证分型）和治疗的全面性（既有现代医学模式的治疗又有中医辨证论治）。具体体现在：

（1）辨病与辨证相结合，就是既明确现代医学的诊断，又不忽视中国传统医学的辨证，以病为纲，病症合参。有利于认识疾病和研究病与证的变化规律，有利于总结临床经验，提高疗效。

（2）宏观辨证与微观辨证相结合，就是中国传统医学宏观整体辨证，与现代科学有关检查相结合，深入了解疾病的微观变化，进行微观辨证，使疾病的辨证更深入、更准确、更具体，有利于疾病的早期诊断，更能发挥辨证论治的优势和疗效。

（3）内治疗法与外治疗法相结合，是在辨证论治内服中药的同时，结合应用外治疗法。外治疗法是在辨证论治的原则下，针对不同疾病的具体病情，应用熏洗疗法、贴敷疗法、掺药疗法等。

（4）临床辨证论治与药物静脉滴注相结合，促进侧支循环建立，使病情得到迅速缓解，预防和减少并发症或后遗症。

（5）活血化瘀法与莨菪药物疗法相结合，具有明显的扩张周围血管作用，可改善肢体血液循环和微循环，促进侧支循环建立；降低血液黏滞性，改变血液流变学性质，能够提高活血化瘀疗效。

（6）临床辨证论治与手术治疗相结合，可以取长补短，控制病情发展，巩固疗效，预防或减少复发，防治手术并发症，缩短疗程，提高疗效。上述中医辨证和西医辨病相结合的观点及全身和局部、药物和手术的临床治疗学的观点，尚老称之为中西医结合辨证论治整体疗法，这些学术观点已成为中西医结合周围血管病学的核心理论。

5. 善于将临床治疗工作赋予研究的内涵

尚老特别重视坚持临床实践，在实践中可以获得很多启发和珍贵的体验。他强调要勤奋读书，学习和重视的发表的论文，结合自己的临床实践，消化吸收别人的经验，形成自己的经验和理论。尚老认为中西医结合周围血管疾病的专业人才，既要掌握现代医学知识和手术技术，又具有丰富的中医理论和临床治疗经验，这是发展中西医结合周围血管疾病事业的关键。

四 典型医案

1. 动脉硬化闭塞症

高某某，女，67岁。2006年2月22日入院。

主诉：右足突然发凉、怕冷、疼痛40天，第2、3趾变黑30天。

现病史：患者40天前突然出现发凉、怕冷、疼痛，足趾变暗红，未引起重视。30天前右足第2趾变黑，疼痛加重，夜间明显，阵发性疼痛加剧。曾静滴头孢类抗生素、血塞通注射液，内服中成药七妙丸，效果不明显。5天前右足第3趾变黑，发凉感较前加重。为求系统治疗，于今日经门诊收入我病区，现病人右足发凉、怕冷、疼痛，第2、3趾变黑，右前半足紫暗，腰腹部、股部皮肤瘙痒，无头晕、头痛，无心慌、胸闷，纳眠差，二便可。

既往史：否认有高血压、心脏病、糖尿病等病史；否认有肝炎、结核等传染疾病史。

专科检查：右足第2、3趾干黑，其余3趾发绀，皮肤有瘀斑，趾间无糜烂，足背、足底前半部潮红，右小腿下1/3皮肤冰凉，足趾明显冰凉，足背压痛，皮肤压之褪色，皮肤感觉减退，肢体活动可，外踝皮肤有2处破溃（为热水袋所烫），已结痂，约0.3 cm×2 cm大小，泛红试验阳性。左下肢皮温可，皮肤干燥，趾甲增厚无光泽，浅静脉充盈欠佳，左足泛红试验阳性。

动脉搏动情况：

	足背	胫后	腘	股	尺	桡	肱	腋
左	+	±	+	+	+	++	++	++
右	−	−	−	+	+	++	++	++

动脉彩超示：右下肢动脉硬化，股浅动脉及腘动脉血栓形成，足末端缺血严重。

辅助检查：葡萄糖7.44 mmol/L，高密度脂蛋白1.73 mmol/L，低密度脂蛋白1.91 mmol/L，尿酸198 μmol/L，白蛋白34.5 g/L。

辨证思路：年老体弱，脏腑功能减弱，脾胃功能衰减，气血生化不足，运行不畅，血瘀脉络，血瘀日久，化生湿热生毒，热盛肉腐，发为本病，脉络不畅，不通则痛，血瘀阻络，阳气不能下达肢端，不能荣养，故肢体发凉、怕冷。皮肤紫暗，舌质暗红为血瘀阻络之象。本病属中医学“脱疽”范畴，证属湿热下注型。

西医诊断依据：老年女性，超过 50 岁，血压增高。右足突然发凉、怕冷、疼痛 40 天，第 2、3 趾干黑坏死，其余 3 趾发绀，有肢体动脉闭塞缺血的表现，肢体动脉搏动减弱或消失，动脉彩超结果示动脉闭塞。

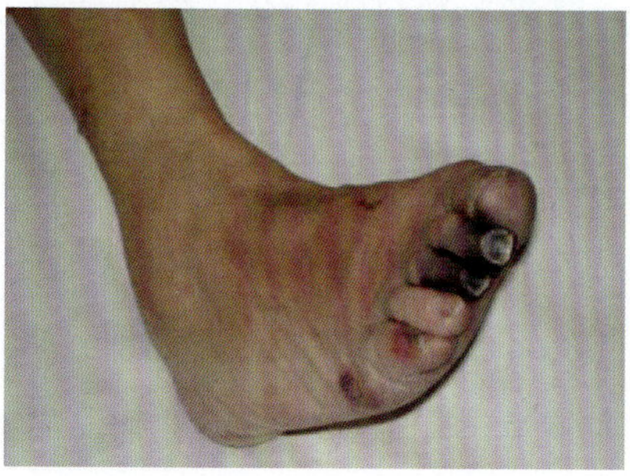

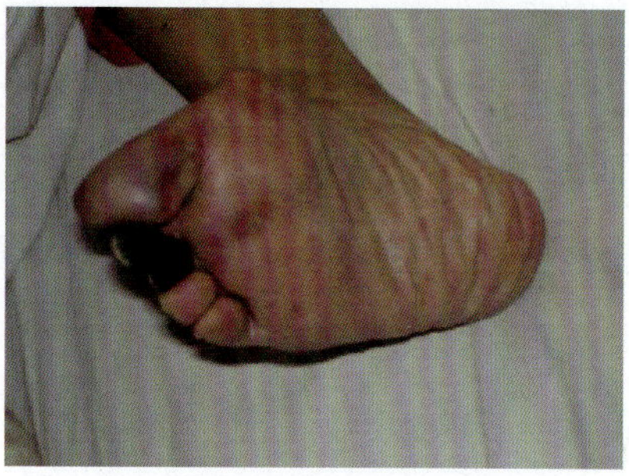

中医诊断：脱疽（湿热下注型）。西医诊断：①闭塞性动脉硬化症（三期 I 级）；②急性肢体动脉血栓形成（股浅动脉，腘动脉闭塞）。

治则：清热利湿，活血化瘀。

处方：四妙勇安汤加味。金银花 30 g，玄参 30 g，当归 15 g，赤芍 15 g，牛膝 15 g，黄柏 10 g，黄芩 10 g，山栀 10 g，连翘 10 g，苍术 10 g，防己 10 g，紫草 10 g，生甘草 10 g，红花 6 g。

其他治疗：黄马酊擦涂患处消肿止痛；同时给予清洁换药。

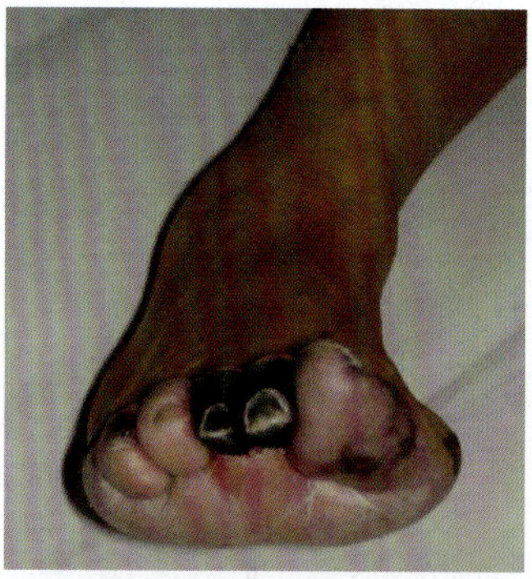

二诊：2006 年 3 月 9 日。病人患足发凉、麻木明显减轻，夜间患足疼痛消失，足部潮红色大部分减退，足趾坏疽没有进展，食欲较前见好，舌淡红，苔黄。继续服用四妙勇安汤加味，口服四虫片，每次 10 片，每天 3 次。

按语：闭塞性动脉硬化症为常见的慢性肢体动脉闭塞性疾病，是全身动脉粥样硬化在肢体动脉的局部表现，是动脉粥样硬化病变进一步发展的结果，主要发生在下肢，上肢比较少见。根据闭塞性动脉硬化症的临床表现，亦属中医学“脉痹”和“脱疽”的范畴。闭塞性动脉硬化症常累及肢体大、中型动脉，发生肢体动脉高位狭窄和闭塞，动脉粥样硬化病变广泛，常引起肢体严重缺血和坏疽，甚至发生广泛坏疽，致使病人丧失肢体。临床诊断时应根据发病年龄，详细询问病史，认真全面进行体格检查，并做血、尿常规化验及血糖检查，必要时再结合某些特殊检测，然后进行综合分析，则不难做出明确诊断。对闭塞性动脉硬化症患者，在临床上应重点了解以下情况：①发病年龄大多数为中老年（45 岁以上）；②常有高血压病、糖尿病、高脂血症、偏瘫和冠心病等既往病史；③多数患者发病表现为缓慢起病，出现下肢发凉、麻木、间歇性跛行等症状，逐渐加重，病程较长；④有肢体缺血性疼痛，肢体动脉搏动减弱或消失，肢端组织营养障碍，皮色、皮温改变，以及发生溃疡、坏疽等特点，大动脉区（如颈动脉、腹主动脉、股动脉等）可闻及血管杂音，这些临床表现特点对明确诊断此病很重要，与血栓闭塞性脉管炎显然不同；⑤实验室检查常有胆固醇、三酰甘油增高和（或）低密度脂蛋白、极低密度脂蛋白增高，而高密度脂蛋白降低，血液流变学、血液凝固性检测有异常；⑥超声多普勒血管检测、肢体光电容积、磁共振等检查，对诊断、鉴别诊断和判断病情具有一定价值。尚德俊教授认为临证首先明确该病诊断和分期分级，再根据临床证候明确辨证分型，施行以辨证论治为主的中西医结合整体治疗。闭塞性动脉硬化的演变过程不同，证也不同，可以出现阴寒证、血瘀证、湿热证和热毒证等，因此治疗法则和方药也就不同。总结其临床辨证分型主要如下。①阴寒型：肢体明显发凉，冰冷，呈苍白色，遇寒冷则症状加重，舌质淡，脉沉迟。应以温通活血法，内服阳和汤加味、当归四逆汤加减。②血瘀型：肢体发凉怕冷，疼痛，肢端、小腿有瘀斑，或足紫红色、青紫色，舌有瘀斑或舌质红绛，脉弦涩。应以活血化瘀法治疗。气虚血瘀者，应益气活血，内服丹参通脉汤、补阳还五汤；痰结血瘀者，应软坚活血，内服舒脉汤等。③湿热下注型：轻度肢体坏疽感染，发红、肿胀、疼痛，有低热，舌苔白腻或黄腻，脉滑数。应以清热利湿、活血化瘀法，内服四妙勇安汤加味。④热毒炽盛型：严重肢体坏疽感染，红肿热痛，高热，神志模糊、谵语，舌苔黄燥或黑苔，脉洪数。应以清热解毒、活血化瘀法，内服四妙活血汤、安宫牛黄丸等。⑤脾肾阳虚型：肢体发凉，乏力，全身畏寒怕冷，腰膝酸软，胃纳减退，舌质淡，脉沉细。应以温肾健脾、活血散寒法，内服补肾活血汤。治疗既要重视改善肢体血液循环障碍这个病的血瘀共性，又要注意解决证的个性。此病人下肢动脉闭塞肢端缺血性坏死，为瘀久化热的热盛期，尚德俊教授创用四妙勇安汤加味，是在四妙勇安汤原方的基础上，通过临床实践，总结了治疗血栓闭塞性脉管炎用药经验，在 1964 年形成此方的组成和用量，配伍加黄芩、黄柏、栀子、连翘取清热泻火之意，以加强清热解毒，加牛膝、赤芍、红花、紫草以化瘀通络，以加强当归疏通经络，阻断气血凝滞，苍术、防己燥湿健脾通络。本方药味寒温并用，以防寒凉之药有气血凝滞之弊，为尚德俊教授代表性经验方。

2. 下肢静脉曲张并发下肢慢性溃疡

李某某，女，45岁。以下肢静脉曲张并发小腿溃疡于2006年4月6日来我院就诊。

主诉：因双下肢青筋扩张10余年，右下肢肿胀疼痛10个月，右小腿反复溃破6个月。

现病史：患者长期从事站立性工作，10余年前双下肢出现青筋，起初无明显不适，逐渐隆起呈团块，局部偶有疼痛，10个月前右下肢出现肿胀疼痛，站立后加重，伴有小腿浮肿，以后小腿下1/3皮肤渐渐出现褐色，6个月前外伤后右小腿出现溃破，创面愈合缓慢，近10天又出现溃破。

刻下症见双下肢浅静脉曲张，右小腿广泛性粗肿，皮肤色素沉着，内踝上方见1.5 cm × 1.5 cm大小溃疡，肉芽不鲜，有少许渗液，周围皮肤韧硬，腓肠肌饱满紧韧，皮温可，霍夫曼征阴性，右小腿红肿，触痛。舌质红绛，苔薄白，脉滑。

超声多普勒检查：右下肢深静脉通畅，股静脉血液返流。

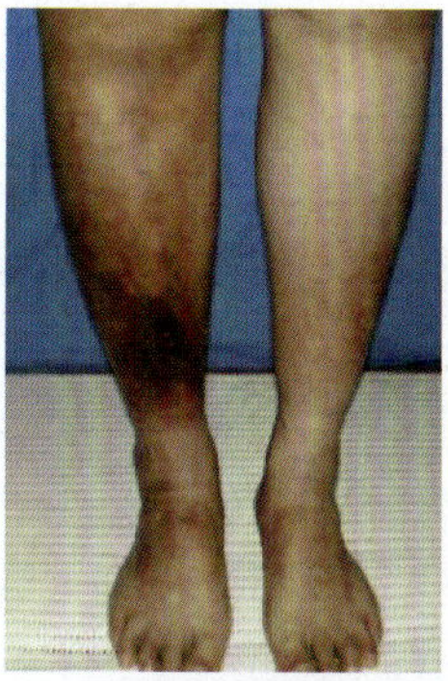

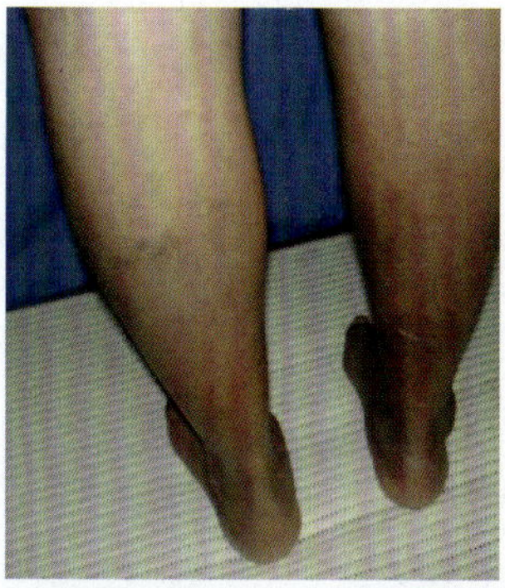

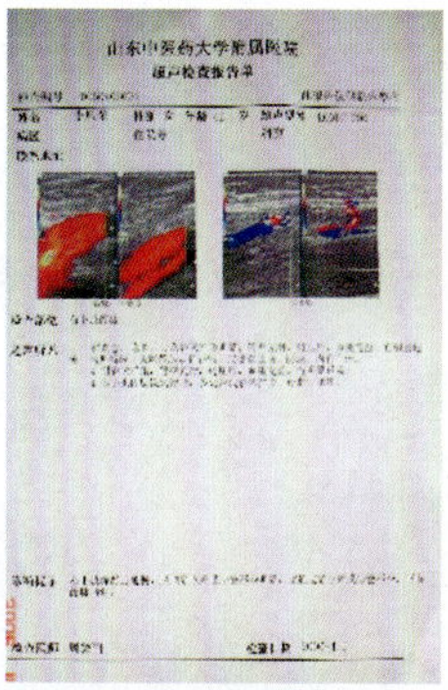

辨证思路：久站久立，加之先天筋脉薄弱，血流滞缓，瘀阻筋脉，发为筋瘤病。血壅脉中，故筋脉突出，局部疼痛，血瘀日久，瘀久化热，热盛肉腐，局部溃破。局部青筋，皮色褐色，皮肤韧硬均为血瘀之象。

中医诊断：筋瘤病（血瘀阻络，湿热蕴结证）。西医诊断：下肢静脉曲张，下肢静脉功能不全合并小腿溃疡。

治则：活血化瘀，清热利湿。

处方：活血通脉饮。丹参 30 g，金银花 30 g，赤芍 60 g，土茯苓 60 g，当归 15 g，川芎 15 g。6 剂，水煎服，日 1 剂。

其他治疗：同时应用活血通脉片，每次 10 片，每日 3 次，以活血化瘀，通脉止痛；配合应用熏洗疗法，以解毒洗药，水煎外洗患处，每日 1 次，以清热解毒，活血祛腐。嘱咐患者注意休息，避免久站久坐。

二诊：2006 年 4 月 13 日。经治疗后下肢沉胀感缓解，疼痛消失，两下肢肿胀减轻，右小腿溃疡结痂愈合。诸症仍为血瘀阻络之象，活血通脉饮继服 12 剂。活血通脉片，每次 10 片，每日 3 次；仍用解毒洗药外洗患处，以清热解毒，活血化瘀。嘱咐患者注意休息，避免久站久坐。

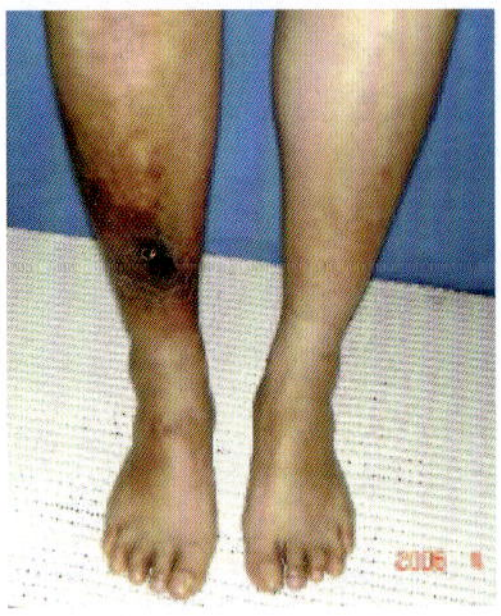

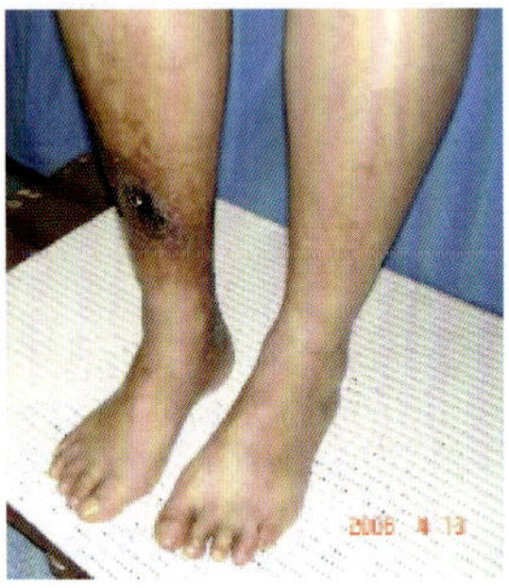

三诊：2006 年 4 月 27 日。经治疗后两下肢症状减轻，活动 1 天后小腿无明显浮肿，右侧皮肤色素沉着部皮肤瘙痒，右小腿溃疡完全愈合。舌质红，苔白，脉弦。诸证仍为血瘀阻络，瘀肿之象，活血通脉饮继服 15 剂。活血通脉片，每次 10 片，每日 3 次；改为燥湿洗药外洗患处，以清热燥湿、活血化瘀，巩固疗效，防止复发。

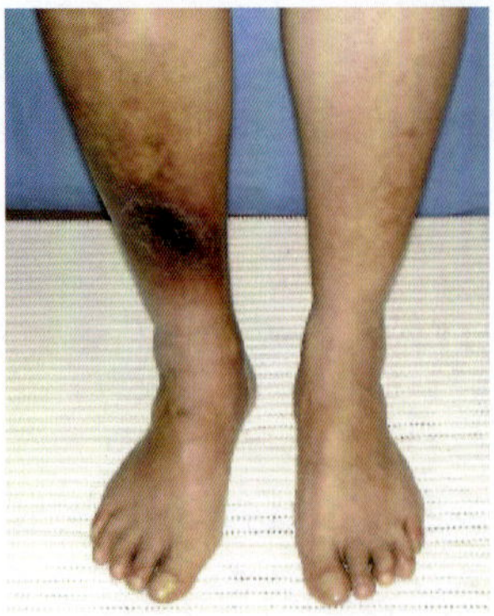

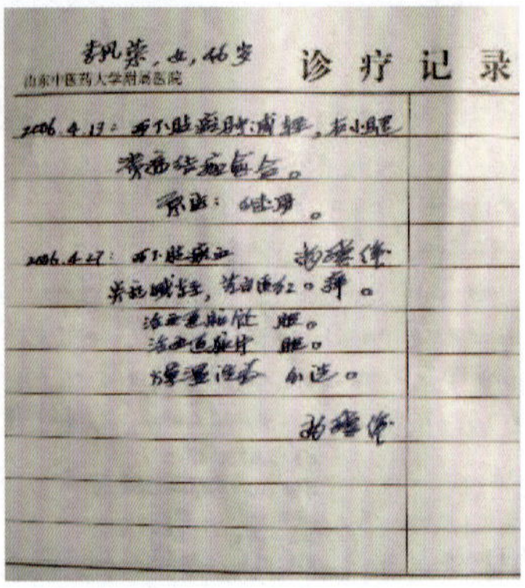
山东中医药大学附属医院

诊疗记录

2006.4.13：

2006.4.27：

按语：本病为下肢静脉曲张并发溃疡，属中医学筋瘤、臁疮。尚德俊教授认为慢性下肢静脉血瘀症包括下肢静脉回流障碍性疾病（深静脉血栓形成等）和静脉倒流性疾病（下肢静脉曲张、下肢深静脉瓣膜功能不全等），发病缓慢，由于静脉高压，下肢广泛性瘀血肿胀，胀痛，浅静脉怒张和曲张。下肢静脉瘀血性溃疡多因下肢深静脉瓣膜功能不全、下肢深静脉血栓形成，而使静脉高压、瘀滞、缺氧所致，其临床特点：慢性瘀血溃疡具有特定的部位，常发生于小腿下 1/3 内侧和外侧（臁疮），同时伴有皮肤色素沉着、瘀滞性皮炎等。主要病因病机为血瘀脉络，湿热蕴结所致。该案治以活血祛瘀、清热解毒，以活血化瘀法为主，尚德俊教授所创活血通脉饮，重用赤芍、土茯苓，量大宏效，活血散结通络为主，久瘀化热，热毒自生，通常配伍金银花等解毒清热之品，首选金银花甘寒不伤胃气。同时应用活血通脉片，以活血化瘀，通脉止痛，加强疗效。解毒洗药外洗以清热解毒，活血化瘀，直接作用于局部，加速创面愈合；皮肤瘙痒则改用燥湿洗药清热燥湿，软化韧硬的皮肤，取得临床显著好转之效。这体现了尚德俊教授对外科血瘀证辨病与辨证相结合，内治疗法与外治疗法相结合，活血化瘀法贯穿治疗始终的临床思辨特点。

尚德俊教授创用熏洗疗法，对下肢瘀血性溃疡具有抗感染、清洁创口、促进愈合，改善血液循环有显著疗效，是一种特殊疗法。慢性瘀血炎症时，出现小腿大片发红硬痛者，应清热解毒、活血散结，应用解毒洗药、四黄洗药、硝矾洗药煎汤趁热熏洗患处，洗后外涂黄马酊、丹参酊，也可外敷大青膏、消炎膏等。出现小腿湿疹样皮炎，瘙痒，渗液者，应清热燥湿，应用燥湿洗药、润肤洗药熏洗患处。洗后擦干，外敷黄柏散（或用香油调和涂搽）。小腿慢性溃疡继发感染，有脓性分泌物，或局部红肿热痛者，应清热解毒，应用解毒洗药、四黄洗药煎汤乘热浸洗患处，洗后外盖大黄油纱布。慢性溃疡干净时，应生肌敛口，则改用溃疡洗药、艾黄洗药或艾叶煎汤趁热熏洗患处和创口，然后创面撒生肌珍珠散或八宝丹，外盖玉红膏油纱布，直至溃疡愈合。下肢静脉曲张的外治疗法是很重要的治疗方法，具有独特的治疗作用，可以取得良好效果。

3. 下肢深静脉血栓形成

李某，男，80 岁。2006 年 2 月 16 日初诊。

主诉：双下肢粗肿 3 个月。

现病史：患者无明显诱因发病，3 个月前双下肢粗肿，无胀痛，伴久行久立后双下肢酸沉乏力不适，活动行走一天后下肢粗肿加重。未行系统诊治，病情始终未缓解。为求系统治疗，入我院治疗。现患者双下肢粗肿，行走站立时双下肢酸胀乏力，抬高休息时无缓解。自发病以来，无发热，胸痛，心悸，咳嗽、咯血等，纳食量少，睡眠尚可，大便略干，小便调。

既往史：左下肢静脉曲张 40 年；白内障病史 4 年。

专科检查：左侧小腿足靴区大片色素沉着，浅静脉迂曲扩张，双下肢皮色皮温可，足部皮温略低，双小腿胫前及足部明显凹陷性水肿，皮肤硬韧。双腘窝无压痛，腓肠肌紧韧，无挤压痛，霍夫曼征阳性。舌质红，苔黄腻，脉沉。

静脉彩超：下肢静脉瓣膜功能不全，腘静脉血栓形成，部分再通。

辨证思路：病人老年，营卫气血虚衰，血流滞缓，导致瘀血阻于下肢血脉，营血不能复返故肢体肿胀，血不利则为水，肢体水肿，久瘀新血不生，肌肤失养，故皮肤色素沉着，肌肤韧硬，皮肤褐色以及青筋突出皆为血瘀阻络之象。

中医诊断：股肿病（血瘀湿重证）。西医诊断：下肢深静脉血栓形成（慢性期）。

治则：清热利湿，活血化瘀。

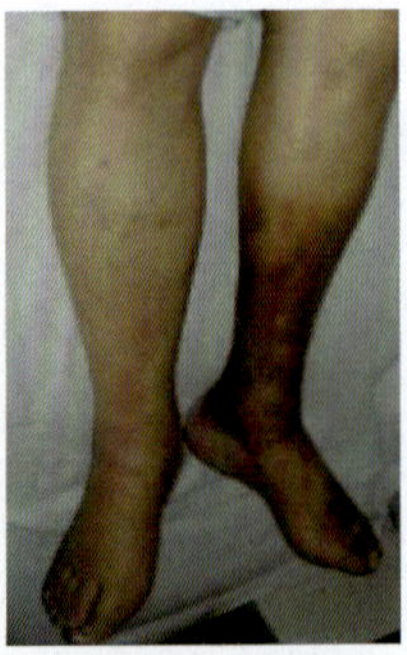

处方：四妙勇安汤加味。金银花 30 g，玄参 30 g，当归 15 g，赤芍 15 g，牛膝 15 g，黄柏 10 g，黄芩 10 g，山栀 10 g，连翘 10 g，苍术 10 g，防己 10 g，紫草 10 g，生甘草 10 g，红花 6 g，木通 6 g。水煎服，日 1 剂。

二诊：2006 年 3 月 2 日。下肢肿胀减轻，小腿松软，活动 1 天后小腿肿胀加重，舌质红苔黄。

仍治以清热利湿、活血化瘀，方选四妙勇安汤加味，药用金银花 30 g，玄参 30 g，当归 15 g，赤芍 15 g，牛膝各 15 g，黄柏 10 g，黄芩 10 g，山栀 10 g，连翘 10 g，苍术 10 g，防己 10 g，紫草 10 g，生甘草 10 g，红花 6 g。7 剂。口服活血通脉片，每次 10 片，每日 3 次。

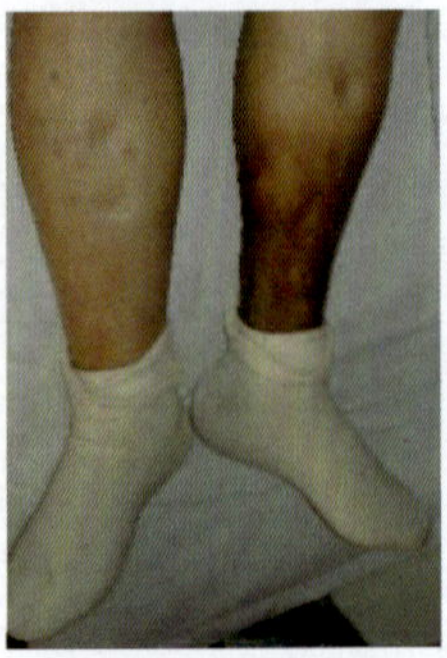

三诊：2006 年 3 月 9 日。四诊变化，下肢肿胀明显减轻，小腿松软，舌质淡苔白脉沉。

辨证为湿热下注，治以清热利湿、活血化瘀，方选四妙勇安汤加味，药用金银花、玄参各 30 g，当归、赤芍、牛膝各 15 g，黄柏、黄芩、山栀、连翘、苍术、防己、紫草、生甘草各 10 g，红花 6 g。7 剂。口服活血通脉片，每次 10 片，每日 3 次。

四诊：2006 年 3 月 16 日。四诊变化下肢肿胀基本消退，小腿松软，皮肤略有韧硬，舌质淡苔白脉沉。

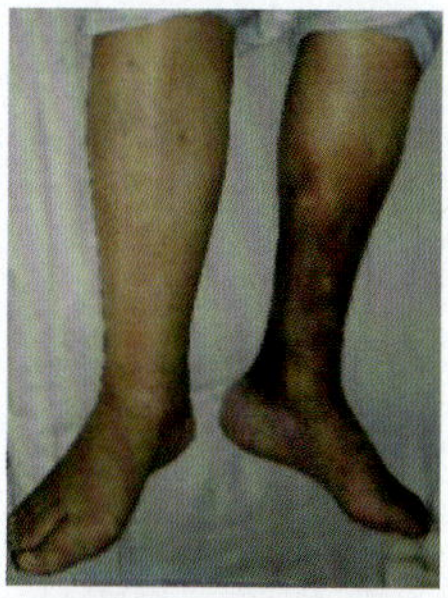

治以清热利湿、活血化瘀，方选四妙勇安汤加味，药用金银花、玄参各 30 g，当归、赤芍、牛膝各 15 g，黄柏、黄芩、山栀、连翘、苍术、防己、紫草、生甘草各 10 g，红花 6 g。7 剂。口服活血通脉片，每次 10 片，每日 3 次。

五诊：2006 年 3 月 23 日。四诊变化，下肢肿胀基本消退，小腿松软，皮肤褐色大部消退，舌质淡苔白脉沉。口服活血通脉片，每次 10 片，每日 3 次，巩固疗效。

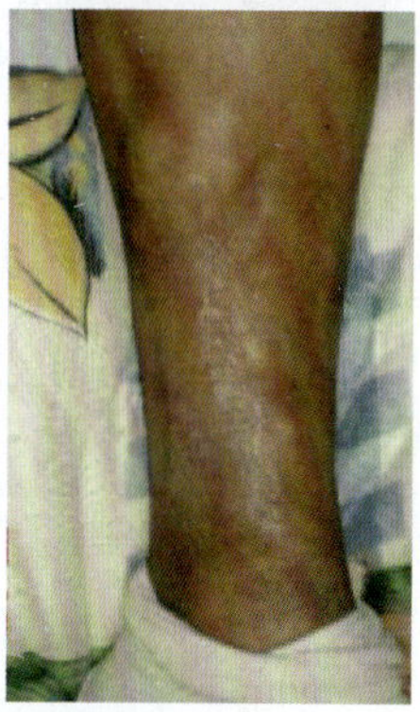

按语：尚德俊教授总结下肢深静脉血栓形成的辨证分型为：①湿热下注型，治以清热活血利湿法；②血瘀湿重型，治以活血利湿法；③脾肾阳虚型，治以温肾健脾、活血通络法。如发病后误诊，失去早期及时治疗，最后终于遗留下肢静脉功能不全——下肢静脉瘀血综合征，使肢体处于病废状态，治疗很困难。最常见的表现是下肢瘀血肿胀和皮肤营养障碍性改变：皮肤色素沉着，小腿中段和下段呈棕褐色；皮肤纤维性硬化，呈皮革状；湿疹样皮炎；慢性溃疡，不易愈合；最后累及淋巴管，发生淋巴水肿，与静脉水肿同存。临床上应掌握三个证型。①湿热证（急性期）：急性静脉血瘀症。发病早期，静脉炎症，患肢明显肿胀、灼热，胀痛较重，发热，浅静脉怒张。应清热利湿、活血化瘀，内服四妙勇安汤加味、抵挡汤加味，兼服安宫牛黄丸、大黄䗪虫丸、西黄丸、四虫片等。急性静脉炎症较重，患肢严重瘀肿，剧烈胀痛，发热，身体壮实者，应每日服用 2 剂：四妙勇安汤加味、活血通脉饮各 1 剂，可加用大黄、芒硝，每日通便 2 ~ 3 次，以通里攻下、泻热逐瘀，患肢瘀肿消退较快，连服 10 天。应用大剂量清热活血法治疗，可以增强清热活血、消瘀通络作用。在服用中药汤剂治疗时，应早期及时服用安宫牛黄丸（北京同仁堂，老字号），每次 1 丸，每日服 2 次，连服 10 天，可以增强清热解毒、宣通消瘀作用，有效控制血管炎症，减少并发症和后遗症。②瘀湿证（慢性期）：慢性静脉血瘀症。炎症消退，静脉阻塞，下肢明显肿胀，浅静脉曲张和毛细血管扩张（瘀血性肿胀）。应活血化瘀、利湿通络，内服活血通脉饮、丹参活血汤，兼服四虫片、大黄䗪虫丸等。③脾肾阳虚证（慢性期）：为慢性静脉瘀血综合征。患肢肿胀，沉重胀痛，腰酸畏寒，倦怠无力，纳少不渴。应温肾健脾、利湿通络，内服温阳健脾汤。

4. 血栓闭塞性脉管炎

王某某，男，30岁。以血栓闭塞性脉管炎于2005年9月29日来我院就诊。

主诉：因双足发凉、怕冷、麻木、疼痛，间歇性跛行2年。

现病史：患者自2年前开始双足发凉、怕冷，冬季症状加重。行走后双足麻木、疼痛，间歇性跛行，目前能行走200余米，以左足为重。半年前小腿曾发生游走性血栓性浅静脉炎。吸烟多年，每日20余支。

刻下症见双足皮色苍白，趾端皮肤发绀，双足皮温低，双侧足背动脉、胫后动脉搏动消失，两股动脉搏动清楚，肢体位置试验阳性，泛红试验阳性。舌质红绛，苔黄腻，脉弦涩。

CT动脉成像显示：腘动脉远端闭塞，有侧支循环形成。

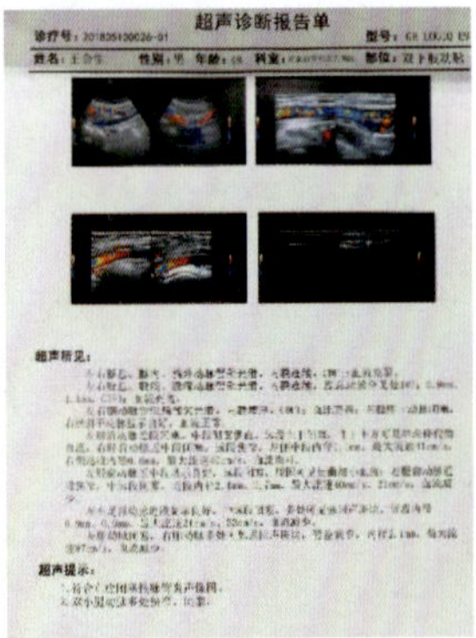
超声诊断报告单

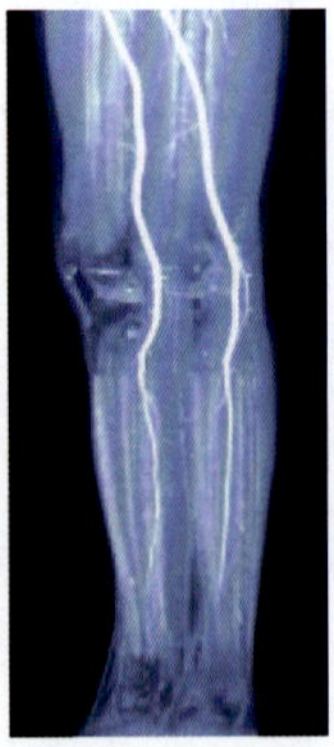

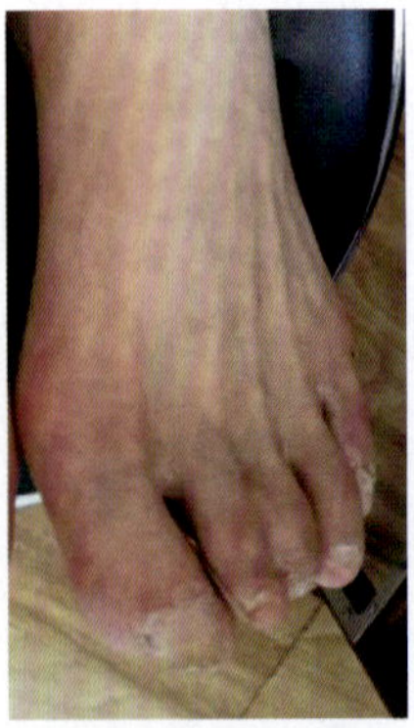

辨证思路：此为脏腑虚弱，阳气不足，又感受寒湿之邪，寒凝血脉，生成瘀血，脉络不畅，瘀久化热，湿热瘀结，阳气不达四末，失于濡养，不能温煦，故肢体发凉、麻木，发为本病。营卫循行不畅，故行走下肢疼痛，皮色紫暗则为脉络不畅，瘀血阻滞之象。

中医诊断：脉痹（湿热下注，脉络血瘀证）。西医诊断：血栓闭塞性脉管炎，缺血期。

治则：清热利湿，活血化瘀。

处方：四妙勇安汤加味。金银花、玄参各 30 g，当归、赤芍、牛膝各 15 g，黄柏、黄芩、山栀、连翘、苍术、防己、紫草、生甘草各 10 g，红花、木通各 6 g。10 剂，水煎服，日 1 剂。

其他治疗：同时应用四虫片，每次 10 片，每日 3 次；活血通脉片，每次 10 片，每日 3 次；通塞脉片，每次 5 片，每日 3 次；配合丹参注射液 20 mL，静脉点滴，每日 1 次，连用 10 次为 1 个疗程。应用中药活血止痛散，煎汤趁热熏洗患肢，每日 1 次。

二诊：2005 年 10 月 9 日。症见双足麻木减轻，疼痛消失，遇天冷左足发凉怕冷。舌质红绛，苔黄腻，脉弦涩。诸证为湿热渐解，瘀血欲散，阳气达于四末之象。效不更方，继治以清热利湿、活血化瘀法，方用四妙勇安汤加味治之。15 剂，水煎服，日 1 剂。

同时应用四虫片，每次 10 片，每日 3 次；活血通脉片，每次 10 片，每日 3 次；通塞脉片，每次 5 片，每日 3 次；配合丹参注射液 20 mL，静脉点滴，每日 1 次，连用 10 次，为第 2 个疗程。继续应用中药活血止痛散，煎汤趁热熏洗患肢，每日 1 次。

三诊：2005 年 10 月 27 日。症见双足麻木疼痛消失，左足仍有发凉。舌质红，苔黄，脉涩。诸证为湿热得解，瘀血得散，阳气达于四末之象。效不更方，继治以清热利湿、活血化瘀法，方用四妙勇安汤加味治之。15 剂，水煎服，日 1 剂。

同时，应用四虫片，每次 10 片，每日 3 次；活血通脉片，每次 10 片，每日 3 次；通塞脉片，每次 5 片，每日 3 次；配合丹参注射液 20 mL，静脉点滴，每日 1 次，连用 10 次，为第 3 个疗程。继续应用中药活血止痛散，煎汤趁热熏洗患肢，每日 1 次。以善其后。

按语：本病为血栓闭塞性脉管炎，属中医学脉痹，主要病因病机为寒湿之邪客于经脉，邪气郁久化热，湿热蕴结，脉络不畅，经脉瘀阻，阳气不达四末，失于濡养所致。该案初见患肢发凉、怕冷、疼痛等寒证，但结合发作过游走性血栓性浅静脉炎，以及瘀久化热，有热毒自生，以及舌象、脉象辨证实属热证，为湿热之邪下注，阻遏气血不达四末所致。治以清热利湿、活血化瘀之法，应用四妙勇安汤加味，并施以中药外治熏洗疗法，并配合中药丹参注射液静脉滴注。血栓闭塞性脉管炎，常累及肢体动脉和静脉，有 30% ~ 60% 的患者在肢体反复发作游走性血栓性浅静脉炎，皮肤上出现痛性发红的硬结、斑块及索条状物，灼热，压痛（瘀热证）。有的患者发病时，首先侵犯肢体静脉，发作游走性血栓性浅静脉炎，常间断反复发作数月、数年或十年之后，才累及肢体动脉，出现肢体缺血征象。这是具有诊断意义的一个特征。凡是青壮年男性，有长期吸烟嗜好，在肢体反复发作游走性血栓性浅静脉炎，还未出现肢体缺血症状，也应考虑血栓闭塞性脉管炎，积极进行治疗，控制疾病发展。血栓闭塞性脉管炎侵犯肢体动脉之后，在疾病演变过程中，常发生游走性血栓性浅静脉炎，呈间歇性持续性反复发作，说明肢体动脉和静脉病变处于发展阶段，在病情稳定后也可有急性发作，并具有周期性发作的特点。可以认为：凡是反复发作游走性血栓性浅静脉炎，常是病情发展加重，应加以注意，并积极进行治疗。血栓闭塞性脉管炎侵犯肢体动脉之后，发生肢体血液循环障碍。在发病的后期，才累及肢体静脉，发作游走性血栓性浅静脉炎，说明病情并不稳定。这种分期（型）的优点，除重视活血化瘀（改善血液循环）是主要治则外，如不给予相应的治疗方法，单纯应用活血化瘀疗法就难以获得良好的治疗效果。这种分期（型）方法，体现了辨病与辨证相结合，整体辨证论治与药物静脉滴注相结合，内治疗法与外治疗法相结合的临床思辨特点，强调中西医结合辨证论治整体疗法的思想。血栓闭塞性脉管炎辨证论治多不一致，有三种情况：①以中医理论为指导进行临床辨证论治；②以现代医学临床分期为基础，结合中医观点来治疗，即现代医学的某期相当于中医辨证的某型；③以固定某一方剂为基础，再随证加减治疗。尚德俊教授根据脉管炎的发病过程、证候（局部和全身）的变化，结合病人的体质强弱，将各期血栓闭塞性脉管炎的临床辨证分为五型。①阴寒型：寒凝血瘀，经络瘀阻。患肢喜暖怕冷，冰凉，皮肤苍白，苔薄白，舌质淡，脉沉细或迟。宜温经散寒，服用阳和汤加味为好。②血瘀型：气滞血瘀，瘀阻为重。患肢固定性疼痛，呈紫红或青紫色，或有瘀斑，苔薄白，舌质红绛或有瘀斑，脉沉细涩。宜活血化瘀，服用活血通脉饮。③湿热下注型：为寒湿郁久化热的初期阶段。肢体发红、肿胀、疼痛，或发作血栓性浅静脉炎，苔黄腻，舌质红，脉象弦数。宜清热利湿，服用四妙勇安汤加味为妥。④热毒炽盛型：为寒湿郁久化热的炽盛阶段。肢体溃烂、坏疽，红肿热痛，发热，喜凉怕热，苔黄燥，血质红绛，脉洪数。宜清热解毒，服用四妙活血汤较好。⑤气血两虚型：为正气不足，气血两亏。患者身体虚弱，面色萎黄，消瘦无力，或创口久不愈合，苔薄白，舌质淡，脉沉细无力。宜补气养血，服用顾步汤加减。这种辨证分型在临床治疗上不是孤立的，各型之间是既有区别又有联系的。

还应注意脏腑虚实，脾虚者应健脾和胃，肾虚者应温肾壮阳。并应分辨挟湿、挟湿热或虚实夹杂。

5. 动脉硬化闭塞症

樊某某，男，57 岁。2009 年 8 月 25 日就诊。

主诉：双下肢间歇性跛行 2 年。

现病史：患者 2 年前无明显诱因出现下肢间歇性跛行，行走约 200 米，双髋部出现酸痛不适，下肢沉胀不适，休息片刻可缓解，未行正规治疗。半月前于省某医院查体时，CTA 造影示：腹主动脉远端，双髂总动脉远端狭窄。为求系统治疗，于我院就诊。现患者双下肢发凉怕冷不明显，间歇性跛行，跛距约 200 米，纳眠可，二便调。

既往史：2 型糖尿病史 10 年，1 个月前患急性脑梗死，于当地治疗后遗留言语不清，否认高血压、冠心病史。

专科情况：双足皮色皮温可，脐左下方可闻及吹风样杂音，营养障碍征（+），泛红试验阳性。舌质暗红，脉涩。测肢体动脉搏动如下：

	足背 A	胫后 A	腘 A	股 A	桡 A	尺 A
左	−	+	+	+	++	++
右	−	+	+	+	++	++

踝肱比值：左侧 0.45，右侧 0.45。

血脂检查：TC 5.27 mmol/L，TG 2.30 mmol/L，HDL 0.93 mmol/L，LDL 3.19 mmol/L。

辨证思路：病人年过半百，肝气衰，筋不能动，加之久患消渴，气阴两伤，导致气虚血瘀，血脉结块形成，脉道阻滞，气血不能下达肢体，筋脉失养，故行走无力，不能远足，不通则痛，故肢体疼痛。舌质暗红，脉涩为血瘀之象。

中医诊断：脉痹（气虚血瘀证）。西医诊断：闭塞性动脉硬化症（髂股动脉闭塞型）。

治则：益气活血，祛瘀通络。

处方：丹参通脉汤。丹参、赤芍、黄芪、桑寄生、当归、鸡血藤各 30 g，郁金、川芎、川牛膝各 15 g。

其他治疗：口服活血通脉片 10 片，每日 3 次；血府逐瘀胶囊 6 粒，每日 3 次。静脉滴注疏血通注射液 6 mL，每天 1 次。用 10 天。

外治疗法：活血止痛散外洗。

经 4 周治疗后，双髋部酸胀不适感缓解，跛行距离明显改善，一般行走无明显不适，可以行走 800 米。

复查踝肱比值：左侧 0.45，右侧 0.56。较前提高。

复查血脂检查：TC 6.62 mmol/L，TG 2.61 mmol/L，HDL 0.84 mmol/L，LDL 0.80 mmol/L。

按语：闭塞性动脉硬化症是中老年常见的慢性肢体动脉闭塞性疾病，是全身性动脉粥样硬化在肢体局部的表现。近年来，随着我国人民生活不断提高和饮食结构的改变，进食过多的肉类和动物脂肪，此病日益增多，发病年龄提早，临床上常见到 40 岁左右的患者，出现明显肢体缺血表现，应当引起重视。闭塞性动脉硬化症主要累及大、中动脉，最常见于主动脉、髂总动脉、股动脉、腘动脉等，四肢发病，下肢病情较重，上肢病情轻，在发病早期，处于稳定状态，肢体缺血表现不明显，常被患者忽略。此后，逐渐出现肢体发凉、怕冷、麻木、疼痛、间歇性跛行，皮肤呈持续性苍白、紫红或青紫，肢体营养障碍改变逐渐加重。同时，常并发高血压病、冠心病、糖尿病和脑血管病等。这些临床表现特点，对明确诊断此病很重要，与血栓闭塞性脉管炎显然不同。观察皮肤颜色及温度可以估计肢体血液循环状况。慢性肢体动脉闭塞性疾病，肢体发凉、怕冷、疼痛，皮肤冰冷，呈现苍白色，为寒瘀；如为紫红色、青紫色，接近坏疽时皮肤呈黑青色，为血瘀重症。严重者肢体发凉至小腿下端或膝部。这都说明肢体明显血液循环障碍，动脉侧支循环建立不良，而血流量减少。临床见到的蓝指（趾）综合征，实为血瘀症。

闭塞性动脉硬化的中西医结合治疗，以中医辨证论治为主。目前此病的中医辨证分型尚未统一，尚德俊教授以中医理论和现代医学临床分期，结合实践经验，提出中医辨证分型及治疗。

（1）阴寒型：肢体明显发凉，冰冷，呈苍白色；舌苔薄白质淡，脉弦细或沉迟。为寒凝血瘀，宜温通活血，内服阳和汤加味：熟地黄、鸡血藤各 30 g，党参、当归、干姜、赤芍、怀牛膝各 15 g，肉桂、白芥子、熟附子、炙甘草、鹿角霜（冲）各 10 g，地龙 12 g，麻黄 6 g。

（2）血瘀型：肢体发凉怕冷，麻木，疼痛，肢端或肢体有瘀斑，或呈紫红色；舌有瘀点或舌质绛，脉弦涩。为气虚血瘀，宜益气活血，内服丹参通脉汤：丹参、赤芍、当归、鸡血藤、桑寄生各 30 g，黄芪、郁金、川芎、川牛膝各 15 g。

（3）湿热型：肢体轻度坏疽，红肿疼痛，舌苔白腻或黄腻，脉滑数或弦数。为寒凝郁久化热初期阶段，湿热蕴结，宜清热利湿、活血化瘀，内服四妙勇安汤加味：金银花、玄参各 30 g，当归、赤芍、川牛膝各 15 g，黄柏、黄芩、山栀子、连翘、苍术、防己、紫草、生甘草各 10 g，红花、木通各 6 g。

（4）热毒型：肢体严重坏疽继发感染，红肿热痛，高热，神志模糊，谵语，舌苔黄燥或有黑苔，脉弦数或洪数。为寒凝郁久化热炽盛阶段，热毒炽盛，宜清热解毒、活血化瘀，内服四妙活血汤：金银花、蒲公英、紫花地丁各 30 g，玄参、当归、黄芪、生地黄、丹参各 15 g，牛膝、连翘、漏芦、防己各 12 g，黄芩、黄柏、贯众、红花各 10 g，乳香、没药各 3 g。

四型均可同时兼服四虫片、活血通脉片、通脉安，尚德俊教授以临床分期提出中西医结合治疗原则：①改善血液循环，控制病情发展。此病是慢性动脉闭塞性疾病，表现为明显的气血瘀滞。因此，在发病早期（一、二期），应以益气活血法为主治疗，以及使用扩张血管药物、降血脂药物，低分子右旋糖酐静脉滴注等。②清热消炎，控制坏疽感染。肢体发生坏疽感染时，以清热解毒法为主，佐以滋阴、凉血、活血法治疗，以及选用抗生素，病情严重者输血输液，以控制坏疽继发感染，使坏疽感染停止发展。

由于闭塞性动脉硬化为血瘀症，瘀阻为重，气行则血行，气滞则血瘀，血瘀时，气必滞，所以益气活血法为重要的治疗法则，应贯穿在整个治疗过程中。

五 经验方

1. 四妙勇安汤加味

组成：金银花、玄参各 30 g，当归、赤芍、牛膝各 15 g，黄柏、黄芩、山栀、连翘、苍术、防己、紫草、生甘草各 10 g，红花、木通各 6 g。

用法：水煎服。

功效：清热利湿，活血化瘀。

主治：急性感染，如丹毒、急性蜂窝织炎、痈等，以及血栓性浅静脉炎、下肢深静脉血栓形成，血栓闭塞性脉管炎、急性肢体动脉栓塞、红斑性肢痛症和肢体缺血坏疽、糖尿病性坏疽，大动脉炎等。

组方依据：以传统名方四妙勇安汤为基础，结合传统医学疮疡治疗原则，疮疡皆有经络阻滞，气血凝滞，血栓闭塞性脉管炎主要是下肢动脉闭塞，尚德俊教授在四妙勇安汤的基础上，创新性增加赤芍、牛膝、红花、紫草加强活血通络的作用，和当归共同疏通经脉，以解寒凝火毒之滞，黄芩、黄柏、栀子、连翘、生甘草以清热泻火毒，防已有散痈肿恶结，通腠理，通行十二经，止肿痛的作用。苍术健脾燥湿，可用于下肢火毒肿痛。体现尚德俊教授解毒活血治疗血栓闭塞性脉管炎的思路。这种组方既有传统中医组方原则，有结合现代医学的认识，动脉闭塞，疏通病变动脉，增加侧支循环的建立，明确提出了活血化瘀法是治疗周围血管疾病新的途径，经过几十年应用得到时间的检验，成为治疗周围血管疾病公认的治则。

注：汉代华佗《神医秘传》和清代鲍相璈《验方新编》均载有四妙勇安汤（金银花、玄参、当归、甘草），用于治疗“脱疽”（肢体缺血坏疽等疾病）。1950 年，河北省沧州专区人民医院释宝山应用四妙勇安汤治疗肢体动脉闭塞性坏疽取得显著效果。尚德俊教授学习著名外科专家张瑞丰的临床经验和文献报道，结合外科临床实践，于 1964 年组成此方剂。临床上，应用此方剂对血栓闭塞性脉管炎、闭塞性动脉硬化症、糖尿病性坏疽、大动脉炎、红斑性肢痛症、痛风、下肢深静血栓形成下肢丹毒等属湿热下注性疾病有显著疗效，可以控制炎症和坏疽感染，促进坏疽分界线形成，成为我国治疗周围血管疾病的重要代表方剂，具有明显清热利湿、抗菌消炎、活血通脉作用。

2. 补肾活血汤

组成：熟地黄 30 g，川续断、怀牛膝、桑寄生、鸡血藤、山药、淫羊藿、补骨脂、云苓各 15 g，当归、川芎、威灵仙、丹参、赤芍各 12 g，白术 10 g。

用法：水煎服。

功效：补肾活血，通络止痛。

主治：颈椎病、增生性脊椎炎、增生性关节炎、肩关节周围炎，以及脑动脉硬化、闭塞性动脉粥样硬化等。

组方依据：尚德俊教授根据肾为先天之本，主骨生髓，老年肾气不足，气虚血亏，机体失于温煦，故肢体发凉、怕冷，同时肾气不足，精亏血虚，精血同源，导致血脉不畅，故滋补肾阴肾阳，营卫充盛，气血顺畅。在临床实践中，尚德俊教授发现不少动脉硬化闭塞症患者有肾虚的表现：肢体发凉、下肢肿胀、肢体麻木、耳聋、小便不畅等。推论肾气不足与血脉不畅有密切关系，在国内最早提出补肾活血法的理念，并付诸临床实践。本方阴阳双补，滋补肝肾，养血活血，补脾健胃，通络止痛。

注：此方剂是尚德俊教授根据中医学肾主骨和瘀血证的理论，于 1965 年所创用，由补肾药物和活血化瘀药物所组成，主要用于治疗增生性骨关节炎，以及闭塞性动脉粥样硬化、脑动脉硬化等，具有强壮身体、补肾健脾、活血止痛作用。经治疗，骨关节疼痛明显减轻或消失，恢复活动功能。补肾活血汤与四虫片结合应用，能增强活血止痛作用。治疗糖尿病并发肢体动脉闭塞症、周围神经炎也有显著效果。

3. 四虫片

组成：蜈蚣、全蝎、土鳖虫、地龙各等份。

制法：将上药共研为细末，水泛为丸，如绿豆大，晾干，备用（四虫丸）。或压制成 0.3 g 的片剂。

用法：每次服 1.5 ~ 3 g，或每次服 5 ~ 10 片，每日服 2 ~ 3 次。

功效：解毒镇痉，活血化瘀，通络止痛。

主治：血栓闭塞性脉管炎、闭塞性动脉粥样硬化、大动脉炎、血栓性静脉炎、增生性骨关节炎、淋巴结结核、骨与关节结核、肠粘连，以及各种慢性瘀血炎症、癌症等。

组方依据：尚德俊教授主张周围血管疾病是由于气血瘀滞，肢体动脉痉挛、闭塞，引起的血液循环障碍，常有肢体胀痛、剧痛和肌肉抽痛等。根据中医理论和现代医学的见解，尚德俊教授把血栓闭塞性脉管炎的“炎”与“热毒”、“缺血”与“血瘀”、“抽痛”与“风邪”联系起来思索，应用虫类药物来消除“毒”“瘀”“风”，创制成具有解毒镇痉、活血化瘀、通络止痛的四虫丸，方中全蝎、蜈蚣解毒散结，地龙祛瘀活血通络，土鳖虫活血祛瘀生新，临床应用取得满意效果。临床上，镇痉通络法与活血化瘀法、清热解毒法配合应用，可以增强其解毒、镇痉、通络、止痛作用。临床适用于：①血管炎症，血栓性浅静脉炎、下肢深静脉炎、血栓闭塞性脉管炎的血管急性炎变阶段，如动脉炎和游走性血栓性浅静脉炎以及大动脉炎等；②肢体瘀血重症，剧痛者；③肢体痰瘀者，软坚散结法与镇痉通络法配合应用，以提高疗效。

注：此方为尚德俊教授根据中医学理论和现代医学的见解于1964年所创用，是最早重视和提倡应用虫类药物的开创者，四虫片为虫类药物重要代表方剂，是尚德俊教授的代表方，广泛应用于临床治疗外科疾病有显著疗效，与清热解毒法、温经散寒法、软坚散结法等结合应用，可以增强其解毒镇痉、活血化瘀、通络止痛作用。如用黄酒、舒脉酒冲服四虫片，具有良好的活血止痛作用。

4. 活血消肿洗药

组成：刘寄奴、海桐皮、苏木、羌活、大黄、芒硝各30 g，当归、川芎、红花、白芷、丹参、鸡血藤、泽兰、甘草各10 g。

用法：将上药共为粗末，用纱布包扎好，加水煎煮后，过滤去渣，趁热熏洗或溻渍患处，每日1～2次，每次1小时。如有疮口，熏洗后，再常规换药。

功效：活血消肿，软坚散结。

主治：软组织损伤，局部瘀血肿痛；慢性瘀血炎症、复发性丹毒所致象皮肿；下肢深静脉血栓形成、下肢静脉曲张等肢体瘀血肿胀，血栓性浅静脉炎瘀血硬结。血栓闭塞性脉管炎、闭塞性动脉硬化症、糖尿病肢体动脉闭塞症、大动脉炎、雷诺综合征等肢体瘀血、缺血者。

组方依据：尚德俊教授学术成就开创了以活血化瘀法周围血管疾病，根据传统医学内治之理，也为外治之理，针对周围血管疾病主要表现为下肢肿胀，足部发凉、疼痛等表现，创用此方，刘寄奴破血通经、敛疮消肿，用于疮肿痈毒，《日华子本草》记载海桐皮“治血脉麻痹疼痛”，有解热祛瘀、解毒生肌的作用，苏木行血祛瘀、消肿止痛，用于外伤瘀血，痈肿。羌活散寒止痛，生大黄外用可行瘀破积、外敷清火消肿，用于痈肿疮毒，水火烫伤。芒硝可泻热逐瘀消肿，外用治痈肿疮毒，泽兰《本经》有“主身面四肢浮肿，骨节中水，金疮，痈肿疮脓”的记载。芒硝、大黄、泽兰尚德俊教授常用于治疗各种静脉性疾病。

注：此方尚德俊教授主要用于治疗下肢静脉性疾病，如下肢静脉曲张、下肢深静脉血栓形成慢性期出现皮肤色素沉着、皮肤韧硬、硬块等。外洗时水温不要过高。

5. 燥湿洗药

组成：白鲜皮、马齿苋、苦参各 30 g，黄柏、苍术各 15 g。

用法：加水煎汤，过滤去渣，趁热熏洗或溻渍患处，每日 1 ~ 2 次。

功效：清热燥湿。

主治：原发性下肢静脉瓣膜功能不全并发湿疹样皮炎，湿疹、皮脂溢性皮炎、神经性皮炎、足癣等。

组方依据：方中白鲜皮为治疗皮肤疾患的要药，《药性论》："治一切热毒风，恶风，风疮、疥癣赤烂"。马齿苋清热解毒，用于血热毒盛、丹毒肿痛；苦参具有清热燥湿、祛风止痒的作用；取黄柏清湿热，解疮毒作用，可治疗足膝肿痛，痈肿疮疡等症，《名医别录》记载其"疗惊气在皮间，肌肤热赤起……"；苍术《珍珠囊》谓："能健胃安脾，诸湿肿非此不能除"，尚德俊教授把苍术外用不多见，对于皮肤浸渍、瘙痒、渗水有较好疗效。

注：此方剂临床上很常用，具有清热解毒、消肿敛疮、燥湿止痒之功效。尚德俊教授在临床主要用于：①下肢静脉曲张、下肢深静脉血栓形成等并发瘀血性（湿疹样）皮炎或慢性溃疡，瘙痒，瘀肿，皮肤湿烂、渗液；②瘙痒性皮肤病，如湿疹、皮脂溢性皮炎等；③皮肤癣病，如手足癣、股癣等。临床治疗，可以取得良好效果。

（整理者：郝清智）

姜兆俊

一 医家简介

姜兆俊（1935—2016），男，山东潍坊人。15 岁起在伯父姜绍成创建的滋生堂学徒，20 岁随伯父在潍坊市立中医院临证，1958 年考入山东中医学院，以优异成绩毕业留校任教，曾随全国名医李廷来主任医师学习，受益匪浅。姜兆俊擅长诊治外科疾病，特别对乳腺疾病、甲状腺疾病、周围血管疾病、外科感染疾病、慢性溃疡、皮肤病、癌病术后诸证等有丰富的诊疗经验，临证时强调要明确诊断，重视整体观念，强调整体辨证与局部辨证相结合、辨病与辨证相结合，治疗时采取辨病论治（专方专药）辨证论治相结合、内治与外治相结合和扶正与祛邪相结合的方法。临证组方遣药遵古而不泥古，知常达变。1978 年姜兆俊参与“中西医结合治疗血栓闭塞性脉管炎的临床研究”，获全国科学大会一级成果奖。近 30 年来，他在乳腺病、甲状腺病的临床治疗和基础研究，做出了成绩，是山东中医药大学附属医院疮疡、乳腺、甲状腺科主要创建者之一。1998 年，《温阳散结法治疗乳腺增生病的临床及实验研究》获山东省教委应用成果三等奖。1997 年，《消瘿汤为主治疗甲状腺瘤 50 例》获国际优秀论文奖。2002 年，《理气散结法治疗甲状腺良性结节的临床及实验研究》获山东省高校自然科学二等奖。姜教授发表论文 30 篇，主编、副主编、参编《中医外科学》《中医外科经验集》《外科病中医外治则》《英汉实用中医药大全·外科学》等著作多部。

曾任主任医师、教授、硕士研究生导师，全国第二批老中医药专家学术经验继承工作指导老师，国家中医药管理局全国名老中医传承工作室专家，山东知名老中医专家，山东非物质文化遗产传统医药项目代表性传承人，山东中医学会外科专业委员会、中西医结合皮肤病性病专业委员会顾问。曾任原山东中医学院附属医院党委书记，原山东中医学院外科教研室、附属医院大外科副主任，国家自然科学基金委员会中医药评议专家，中华医学会山东分会理事，外科委员会副主任委员，中华全国中医外科学会乳腺病专业委员会委员，中西医结合学会疡科专业委员会委员，中华中医药学会外科学会外治则专业委员会委员，山东中医药高级职称评审委员会委员，国际交流系列特约顾问编委等职。

二 成长之路

不寻常原因，走上学医路

我出生于山东省潍坊市。祖父辈精通药性，经常采集当地出产的蒲公英、地丁、野菊花、车前子、萹蓄等，家园中种植瓜蒌、连翘、芍药、红花等，并自制刀伤药，经常用简便小方给乡邻家人治疗小伤小病，从小目睹中药能为人们治病，给我留下深刻的印象。我走上学医的道路是受到伯父姜绍成的影响。伯父年轻时得过一场病，这场病改变了伯父的一生，也影响了我的一生。

伯父少入私塾，继进中学，抱实业救国的理想，后因手患疔疮，在当地找一个中医外科大夫治疗，治疗很长时间，却时好时坏，不能彻底治愈。原来是这个大夫想多贪病人的钱，病人要是很快治好了，他就赚不到钱了，所以就故意拖着，最后导致 5 个手指第一节烂掉了。后来我爷爷把那个大夫请来家对他说："我孩子快结婚了，只要能尽快治好，你要什么我给你什么，花钱我不心疼。"结果那个大夫又开了 10 副药，伯父的疮口就逐渐痊愈了。这个大夫的无道加上自身的残疾，使伯父放弃了实业救国的志向，走上了学医的道路。多年以后在潍坊地区也就多了一位姜姓的中医外科名医，其创办的"滋生堂"在当地也闻名遐迩，人们只要一提到中医外科首先想到的就是姜绍成。"不为钱财，济世救人"是当初伯父行医时立下的誓言。而我从小跟伯父长大，亲聆教诲，耳濡目染，也坚定了学中医、爱中医、做中医的理想。当我正式踏上学医的道路时，伯父首先传授的就是这八个字。自此，伯父行医的八字誓言伴随了我的一生。

熟读医药典籍

我从15岁起开始在“滋生堂”学徒，从最基础的活开始干起，包括抓药，制膏、散、丸、捻剂等，并在伯父的指导下开始苦读一些中医学和中医外科的经典书籍，如《药性总赋》《外科正宗》《外科证治全生集》，其中《医宗金鉴·外科心法要诀》就读烂了2本。因为伯父常说：“熟读《金鉴》定出名医，你就把这本书读熟了、读好了，将来能成为一个好大夫。”在以后的临床实践中用《医宗金鉴》中的方剂确实治好了大量病人，充分验证了伯父以前说过的话。如对痄腮（流行性腮腺炎）用《医宗金鉴》中的柴胡葛根汤、乳痈（急性乳腺炎）用瓜蒌牛蒡汤都取得了良好的治疗效果。

跟伯父学徒5年，熟悉了中医外科学基本理论和常见外科病的治疗及外科常用药物的制作，为以后从事中医外科专业奠定了基础。尤其是对外用药物制作的熟练掌握，使我在临床上多了一个治疗的工具，一生受用无穷。曾经有个老年病人，由于小腿大面积溃烂治疗了很长时间都没有疗效，各种外用药物都快用遍了，溃烂不仅没好，还出现了严重的过敏反应。在走投无路的情况下病人找到了我，通过分析她的病情，我认为药物的过敏反应很可能是外用药中香油和蜂蜜的成分引起的。于是我突发奇想，决定用猪油、猪骨制成药物实施。因为过去我伯父在给病人治病时，对于那些家庭困难的病人，他都会用一些简便有效的方法，比如买块猪大油挂在墙上，随时割下一块给病人的疮口贴上，病人的疮口慢慢地就长起来了。我从那时就体会到，猪的油脂有生肌作用。我也曾看过英国的一个翻译材料，介绍猪骨头有再生作用。所以我就下定决心用猪骨头加中药煎汤来给这个病人治疗溃疡。每次煎出药后先对病人的疮面进行淋洗，然后慢慢地滴着洗，洗了以后再贴上用猪油熬的药膏。就这样治疗了近两个月，病人的疮口竟然就全部愈合了。《疡科纲要·论外治之药》说：“疮疡为病，发见于外，外治药物尤为重要。凡轻浅之证，专持外治，固可以收全功，而危险大疡，尤必赖外治得宜。”徐灵胎亦在《医学源流论》中说：“外科之法，最重外治”，代表了外科医家对外治则重要性的深刻认识，也就是说外治则在中医外科治疗中占有十分重要的地位，是中医外科的一大特色，外科之所以不同于其他临床学科，除其他特点外，重视和强调外治则是主要原因。临证时应注意充分发挥中医外科内、外结合治疗的特点。由于现今在外科临床上现成的外用制剂比较少，临证时常常根据病人的具体情况临时制作一些简单的各种剂型的外用药物如油膏、酊剂、熏洗剂等应用于临床，往往能起到意想不到疗效。如一名 30 岁陈性男子，因右前臂较大面积瘢痕并瘙痒来求诊，病人不愿行手术治疗，即选用验方“黑布膏加味”以收敛、止痒、软坚，药用五倍子 45 g，蜈蚣 5 条，威灵仙 15 g，甘草 10 g，上四味药共研细末，每次取少许与蜂蜜混合，将醋放热锅中煮浓，然后加入混合物中，边加边搅，混匀后摊于黑布上外敷患处。每日 1 次。很快局部瘙痒消失，两个多月后瘢痕亦消失，仅留下部分色素沉着。1991 年我应邀参加山东中医外治则大会，在会议上当场演示了“千锤膏”的制作，赢得了与会专家的一致赞扬。

求学深造，勤奋研读

1955 年我随伯父参加潍坊市立中医院临证。随着临诊病例的不断增多，自己却越来越感觉到以往所学知识的肤浅及不系统，比如写文章，人家很快就写出来了，我思想上想写，也付诸行动，但就是写不出，因为系统的医学知识太少。特别是由于一开始入门就将重点放在了中医外科这样一个临床学科，无论是掌握的基本理论还是临床技能，都是偏重于中医外科的，知识面比较局限、狭窄，对中医学传统的经典理论和其他学科知识的了解和掌握都不全面。学医的基础打不好，日后也很难在中医外科方面有大的发展。只有熟读中医经典，博览群书，掌握中西医外科知识，才能提高中医外科水平，于是我萌生了求学深造的念头。

1958 年经过努力，我顺利考入山东中医学院（即今山东中医药大学），在校期间学习了《黄帝内经》《伤寒论》《金匮要略》《温病条辨》等中医学经典著作及中医各临床学科知识，从而得以全面而系统地掌握了中医学的基本特点、基本理论和基本技能，并系统学习了现代医学的知识。从过去偏重中医外科一门临床学科到能窥见中医学的全貌，这对于自己的知识结构来说是一个质的飞跃，也为我以后在中医外科方面有所建树、有所成就打下了一个坚实的基础。4 年后，我以全班毕业考试第二名的优异成绩毕业留校，专门从事中医外科学临床和教学工作。当年学院派我去济南市中医医院，跟随德高望重、医术精湛的全国名医李廷来主任医师学习临床、教学、炼丹技能，尽得其传，并与恩师编著《英汉实用中医药大全·外科学》，获益匪浅。1964 年春，我回到山东中医学院附属医院上班，同年给业大班上课，1966年正式给本科生上课。为了胜任临床教学工作，我坚持勤奋学习，读经典，多临床，在学习过程中反复阅读《黄帝内经》《伤寒杂病论》《金匮要略》等典籍中有关中医外科内容的章节和中医外科古典医籍名著及阅读有关医学杂志，以开阔知识领域，启发思路，使医学知识水平不断提高。如果仅仅阅读几遍《中医外科学》，是不能掌握中医外科学的精髓及全部内容的，也不能适应临床教学及科研的需要。在20余年的教学中，我处处践行“循循善诱”“诲人不倦”“教书育人”的优良作风，深受同学们的欢迎，曾两次获中医学院教学优秀奖。1983年我获得了山东省优秀教师和全国卫生先进工作者荣誉称号。

在学习上，勤奋是中医大师共同的治学经验，只有通过勤奋努力，持之以恒，才能起到成效。除勤奋之外，积累知识的方法也很重要，我采用卡片积累知识是个十分有效的方法，收集现在和将来用的资料（报刊、书籍）以便应用。老前辈读书多，临床经验丰富，并有某种专长，应虚心学习他们的长处，这是克服知识局限取得不断进步的方法之一。在临床是实践中，通过每个病人的问诊，病历记录，从中找到为我所用的经验、知识和学问，这都是靠点点滴滴的经验积累起来的。只有熟练掌握中药归经、功效，现代药理研究知识和各家用药经验，临证时组方用药时才能得心应手，疗效突出。对常用有效方剂要背诵300首，这是几千年流传下来的经验总结，具有极高的临床应用价值。

修德敬业，术绍岐黄

在20世纪60～70年代，中医外科治疗的主要疾病是疮疡，即发生于体表的感染性疾病，包括疖、疔、痈、疽、发、丹毒、瘰疬、流痰、脱疽等，以及皮肤病及外科杂病。尤其是对体表感染性疾病的治疗，中医外科学积累了丰富的临床经验，体现了中医外科学的基本特点。在临床实践过程中，我不断地将跟随伯父临证中所学到的临床技能和在中医学院学到的系统理论有机结合起来，并且不断地进行总结和发挥，渐渐地形成了自己的治疗风格，也每每取得了良好的治疗效果。70年代，针对淋巴结炎、淋巴结核、乳房慢性炎块等炎性疾病，团队自行组方研制出的“散结片”作为山东中医药大学附属医院的院内制剂应用于临床，至今已经使用了40余年，具有疗效确切、效果显著、价格低廉等优点，治愈了众多病人，在广大病人心中具有良好的口碑。如今散结片适应证范围不断扩大，对于大多数体表可以触及的肿块，如急慢性淋巴结炎、淋巴结核、甲状腺瘤、甲状腺肿、桥本甲状腺炎、乳房慢性炎块、乳房纤维腺瘤、乳腺增生病、男性乳房发育症等，均有良好的止痛和消散肿块作用。

进入 20 世纪 80 年代，由于人们生活水平提高，体质得以改善，再加上卫生保健水平的提高，中医外科的疾病谱发生了改变，疮疡不再是主要的疾病，而乳腺疾病、甲状腺疾病的发病率越来越高，于是我开始致力于乳腺病、甲状腺疾病的临床和基础理论研究。在坚持中医基本原则下，我查阅古典医籍，结合现代医学知识和药理学研究，自拟“乳块消汤 1 ~ 2 号”治疗肝郁血瘀痰凝型、肾虚冲任失调型乳腺增生病取得了满意疗效，对提高乳腺增生病的治疗效果起到了一定的作用。此外，我在临床上看到有些病人属中医畏寒体质，表现为全身明显发凉怕冷，冬天手脚冰凉，乳房都嫌凉，愿意穿暖一些。这种病人中医辨证为肾阳虚，是阳虚寒痰凝结于乳房而成的。我选用清代王洪绪《外科证治全生集》中的“阳和汤”作为基础方，再加上一些消肿散结的药物取得了较好的疗效。根据大量临床病例的观察和总结，我于 1995 年提出乳腺增生还有阳虚寒痰凝结型，用“温阳散结法”治疗，为乳腺增生的治疗开辟了一条新的治疗思路和方法。1998 年“温阳散结法治疗乳腺增生病的临床和试验研究”获山东省教委应用成果三等奖。此外，2002 年所作“理气散结法治疗甲状腺良性结节的临床及实验研究”获山东省高校自然科学二等奖。1997—2000 年我成为全国第二批老中医药专家学术经验指导老师，2011 年经国家中医药管理局批准成立了“姜兆俊全国名老中医药专家传承工作室”，逐渐地将自己在几十年从事中医外科学临床、教学、科研工作中所取得的经验和教训进行整理、总结和提高，并悉心地传授给徒弟、研究生和其他年轻医生，力求使中医外科学的学术思想和临床技能原汁原味地传承下去，以促进中医外科学的丰富和发展。在此期间，我根据自己的临床经验主编了《中医外科经验集》《外科病中医外治则》等著作，出版后获得了广大读者的好评。

掌握中医外科学的特点

历经几十年的理论学习和临床实践，我感觉到中医外科学与其他中医临床学科既有相同之处又有不同之处，而这些不同之处也正是中医外科学的特色所在。

导致中医外科学不同于其他学科的最根本原因就是研究对象的不同。中医外科学研究对象主要是发生于人体体表的疾病，发病时临床上有形征可查，治疗后效果不须借助其他手段就可以观察到，因此导致了中医外科学在诊断和治疗上就有不同于其他学科特点。我认为主要应注意三个方面。①重视整体观念：外科疾病大都生于体表，既有全身表现又有局部表现，所以中医外科辨证特点是既要全身辨证又要局部辨证。中医外科学理论体系的特点就是强调用“有诸内必形诸外”“治外必本诸内”的人体内、外统一理论去认识疾病的发生和发展，从而指导临床辨证论治。因此，临证时中医强调要从整体观念出发，整体与局部辨证并重，并把二者结合起来综合分析，既重视全身脏腑、经络、气血功能失调在外科疾病发病中的作用，又注意局部病变对全身脏腑、经络、气血影响，从而达到辨证的完整性，以此观念来指导临床实践才能提高临床疗效。例如，体表的慢性皮肤溃疡疗效差的原因之一就是忽视了全身因素在本病发生发展中的重要作用。慢性溃疡的病理发展有其自身特点，“虚”和“瘀”为基本病理特点，治疗中强调要以内治为主，以益气活血为本，配合外治以提高疗效。②治疗的基本原则是以辨病论治为主，辨病与辨证论治相结合。中医外科学与其他学科的最大不同之处是，其研究对象是“病”而不是“证”，其整个理论体系都是以“病”为纲的。因此，中医外科自古以来就强调辨病。诊断时，先辨病后辨证，辨病与辨证相结合；治疗时以病为纲，据病立法，拟定专方专药，然后结合寒热虚实辨证加减用药，实现辨病论治与辨证论治的结合。在临床实践中，二者结合方式主要有两种：一种是分期论治，根据外科疾病发病过程中不同时期、不同阶段的病机变化特点进行辨证论治，主要适用于各种感染性疾病。此种方式的关键是病机辨证，重在详察各阶级的病理变化，从而确定相应的治疗原则。另外一种方式是以固定方加减论治，就是针对某病的病因病机固定一方为基础，再根据具体病情加减论治，通治一病。在治疗外科其他疾病时使用最多的就是这种方式，其核心和关键就是要谨守病机，详察变化，辨病与辨证相结合。这种学术思想集中体现于对乳腺增生病的病因病机分析和治疗方法的选择上。③突出内、外结合治疗的特色，如前所述，外科的治疗特点在于整体与局部相结合的内外合治则，这是整体观念在外科治疗学上的具体体现，体现了局部结合整体，治标结合治本的治疗思想，是提高临床疗效的关键。

良好的医德医风

高尚的医德医风是医务工作者的灵魂，历代名医没有一个不重视医德医风的修养，“医乃仁术”，要淡泊名利，济世救人，无偏对任何病人，要一视同仁，细心诊治，一丝不苟，要深知病人来医院就诊的不易，在不违反院规下尽量满足病人的要求。对科室同事，要相互包容，宽容大度，真心对人；对上级医师要尊重，虚心学习，同级别的医师要相互学习，取长补短；对下级医师要关心爱护，注重培养。

总之，我的学医道路是传统师承和现代正规教学方式的结合，通过50余年的实践，要成为一名好中医，必须熟读经典，博采众长，拜名师，多临床，善总结创新，刻苦勤奋，一世敬业。终会成为一名好医生。

三 学术思想

姜兆俊主任医师出身于中医外科世家，自幼学习中医外科典籍，后考入山东中医学院系统学习中医理论，从事中医外科医、教、研工作50余年，医德高尚、治学勤勉，勤求古训，博览群书，深究各家之说，撷取各家之长，在灵活变通古方、经方、验方基础上，用药广泛，配伍精当，具有精湛医疗技术，取得了显著的临床效果。姜兆俊在临床实践中不断探索、研究和总结新理论、新方法和新技术，丰富和发展了中医外科学的内容。姜兆俊擅长诊治外科疾病，同时对内、妇、儿、针灸、推拿等亦有较深体会，尤其对疮疡（外科感染）、甲状腺疾病、乳房疾病、周围血管疾病、皮肤病、慢性溃疡及部分疑难病的诊治，具有丰富临床经验和独到见解。姜兆俊主任医师学术思想基本特点：①辨证重视整体观念，强调诊断明确；②治疗主张辨病论治与辨证论治相结合；③突出中医外科内、外结合治疗的特色；④结合现代医学理论和研究用药；⑤通过临床实践，丰富和发展中医外科学。

1. 辨证重视整体观念，强调诊断明确

（1）从整体观念出发，整体与局部辨证并重：姜兆俊主任医师辨证时一直强

调要从整体观念出发，整体与局部辨证并重，并把二者结合起来综合分析，既重视全身脏腑、经络、气血功能失调在外科疾病发病中的作用，又注意局部病变对全身脏腑、经络、气血影响。

（2）诊疗疾病明确诊断为先：中医外科诊疗疾病的特点是明确诊断为先。因此姜兆俊主任医师在临床中特别强调要诊断明确，为今后治疗打下良好基础。尤其是临床容易误诊的疾病，如亚急性甲状腺炎，特别强调首先是要提高对本病的认识，其次要明确诊断。

2. 治疗主张辨病论治与辨证论治相结合

辨病论治和辨证论治都是中医学重要组成部分和基本特点，对临床实践有着重要的和规范性的指导作用。姜兆俊主任医师在治疗学上的基本学术思想就是以辨病论治为主，辨病与辨证论治相结合。诊断时，先辨病后辨证；治疗时以病为纲，据病立法，拟定专方专药，然后结合寒热虚实辨证加减用药，实现辨病论治与辨证论治的结合。相对于辨证论治，辨病论治更注重疾病的整体性和主要矛盾及自身发生发展规律，注意总结疾病的辨治规律，探索疾病演变过程中的突出表现，并且具有针对性的治疗方法，它有着辨证论治无法代替的诊治方法。正如徐灵胎在《兰台轨范》中指出的那样："欲治病者，必先识病之名，能识病之名，而后求其病所由生，知其所由生，又当辨其所生之因各不同，而病状所由异，然后考虑其治之法，一病必有主方，一病必有主药。"根据辨病论治和辨证论治的要求和中医外科疾病的特点，在临床实践中二者结合方式主要有两种。

（1）分期论治：根据外科疾病发病过程中不同时期、不同阶段的病机变化特点进行辨证论治。主要适用于各种感染性疾病。姜兆俊主任医师认为此种方式的关键是病机辨证，重在详察各阶级的病理变化，从而确定相应的治疗原则。姜兆俊主任医师根据乳痈发生发展的过程，详察其不同阶段的病理变化，在临床实践中将其分为六期进行辨证论治，包括瘀滞期、化热期、酿脓期、脓成期、溃脓期和收口期。

（2）以固定方加减论治：就是针对某病的病因病机固定一方为基础，再根据具体病情加减论治，通治一病。除感染性疾病，姜兆俊主任医师在治疗外科其他疾病时使用最多的就是这种方式，其核心和关键就是要谨守病机，详察变化，辨病与辨证相结合。姜兆俊主任医师认为肝郁肾虚同为乳腺增生病发病之根本，而由肝郁肾虚导致的气滞、血瘀、痰凝则为发病之标。临床上以疏肝补肾、理气活血、化痰散结为基本治疗原则。拟定基本方如下：柴胡、香附、夏枯草、淫羊藿、鹿角霜、三棱、莪术、海藻、昆布、浙贝母、生牡蛎。在此基础上根据病情变化随证加减。

3. 突出中医外科内、外结合治疗的特色

外科的治疗特点在于整体与局部相结合的内外合治则，这是整体观念在外科治疗学上的具体体现，是提高临床疗效的关键。姜兆俊主任医师在对慢性皮肤溃疡，除了全身以“气虚”“血瘀”为基本病因病机论治外，对其局部病理变化也做了详细分析，并确定了相应外治则则和方药。姜兆俊主任医师以明代陈实功《外科正宗·肿疡主治方》中的“生肌玉红膏”为基础进行了适当加减，组成了治疗慢性皮肤溃疡外用基本方：白芷、当归、紫草、儿茶、血竭、乳香、没药、大黄、黄连、黄柏、苦参、冰片、生甘草。诸药共研细末，撒于疮面，或制成软膏摊于疮面，或水煎外洗患部均可。

4. 结合现代医学理论和研究用药

在辨病和辨证论治前提下，结合现代药理研究成果辨证用药，是提高临床疗效的有效途径。姜兆俊主任医师在临床实践中非常重视这一点，不断吸收现代医学研究的新成果来指导临床。例如现代医学治疗乳腺增生病时使用温阳药中的鹿茸、仙茅、淫羊藿、巴戟天、肉苁蓉等对下丘脑－垂体－靶腺（肾上腺、甲状腺、性腺）轴各个环节都有明显的调整作用，调整内分泌，对乳腺增生病有直接防治作用。

5. 通过临床实践，丰富和发展中医外科学

（1）亚急性甲状腺炎：姜兆俊主任医师在亚急性甲状腺炎治疗中主要强调两点：①注重阴虚内热在发病中的作用；②重用虎杖、雷公藤。姜兆俊主任医师认为亚甲炎的病因可能与“风湿热毒”有关。用药时除疏肝清热、解毒散结外，还要祛风除湿，这样才能将病因完全消除，减少复发。

（2）乳腺增生的止痛措施：姜兆俊主任医师以疏肝理气、活血止痛为首选治疗方法。药物常选用柴胡、香附、青皮、陈皮、橘叶、延胡索、三棱、莪术、穿山甲等。对中度疼痛，可选用鹿角霜、淫羊藿、生麦芽、生山楂、鸡血藤等。重

度疼痛，选用含碘的海藻、昆布消肿止痛；山慈菇，内含秋水仙碱，故有明显的止痛效果和消肿散结作用。

四 典型医案

1. 急性乳腺炎（乳痈）

申某，女，26岁，1998年4月23日就诊。

现病史：患者产后哺乳3个月，乳汁分泌较多。无明显诱因于2天前出现发热（体温39.1 ℃），在外院给予抗生素及对症处理，病情未见好转，第2天出现左乳疼痛发胀，可触及硬块，伴发热、恶寒、头痛、纳减、二便尚可。查体：体温38.8 ℃，急性病容，左乳肿胀，皮色尚可，皮温高，外上象限可触及一约5 cm×3 cm肿块，质韧，压痛明显，无波动感，边界不清，左腋窝淋巴结肿大压痛，舌红、苔薄黄，脉弦数。

西医诊断：急性乳腺炎（郁乳期）。中医辨证属肝郁胃热乳滞。

治则：疏肝清热，和营通乳，消肿散结。

处方：金银花30 g，蒲公英30 g，连翘15 g，瓜蒌15 g，黄芩12 g，夏枯草12 g，赤芍12 g，漏芦12 g，柴胡9 g，郁金9 g，青皮9 g，陈皮9 g，浙贝母9 g，生甘草6 g，穿山甲3 g。水煎服，每天1剂。并用大青膏外敷。

服药3剂后体温降至38 ℃，乳房胀痛减轻，肿块较前缩小，压痛局限，腋窝淋巴结压痛，乳汁分泌通畅，大便稀。上方去黄芩、瓜蒌、漏芦，加紫苏梗9 g，僵蚕9 g，橘核12 g，生牡蛎15 g。连用6剂后，体温正常，肿块消失，有多个小结节，质韧，无压痛，患乳头轻度肿痛，腋窝淋巴结（−），上方加龙胆草6 g，穿山甲改6 g，继服6剂后痊愈。

按语：本病为哺乳期乳腺炎早期，属中医学“乳痈”范畴，重在早期治疗，以“通”为大法。中医辨证为肝郁胃热、乳汁郁积，治疗以疏肝清热、通乳散结为主要治则，内治以瓜蒌牛蒡汤为代表方加减，既能清热解毒，清散乳房中的热毒，又能疏通乳汁，促使郁积的乳汁得以排泄；同时配以本院自制大青膏外敷清热解毒，内外合治，热毒解，乳汁通，自然肿消痛减，身热减退，逐渐愈合。

2. 乳腺癌术后（乳岩）

张某某，女，48 岁，因左乳腺癌术后半年，于 2002 年 7 月 29 日初诊。

现病史：患者于 2002 年 1 月 20 日行左乳改良根治术。术后病理示左乳腺髓样癌，腋淋巴结转移（10/13），雌激素受体试验（++）。术后放化疗结束，已服用三苯氧胺治疗。现乏力，口干、腰痛，心前区有时刺痛，时有阵汗出，左上肢肿痛。苔白，脉沉细。白细胞总数 3.0×10^9/L。

辨证：气阴两虚。

治则：益气健脾，滋养肝肾，养阴解毒，活血通络。

处方：生黄芪 30 g，女贞子 15 g，枸杞子 15 g，山萸肉 15 g，党参 30 g，云苓 15 g，白术 15 g，天冬、麦冬各 15 g，葛根 18 g，半枝莲 15 g，薏苡仁 20 g，灵芝 15 g，猪苓 15 g，泽兰 15 g，山甲珠 3 g。水煎服。每周 6 剂。在治疗期间出现不适症状，根据乳腺癌术后辨证论治加减服用。

二诊：2004 年 7 月 31 日。患者连续服药 2 年，面色由灰暗转红润，食欲佳，便稀，体力可，坚持正常工作。查体未发现异常，左上肢仍轻度肿胀，苔白，脉沉细，上方去天冬、瓜蒌，加怀山药 20 g，原方白术改 20 g，继续每周 6 剂内服。

三诊：2005 年 5 月 15 日。患者白细胞总数升至 5.0×10^9/L，汗出，腰痛大减，纳呆，二便调，心前区痛止，当地医院常规查体未发现异常，左上肢轻度肿胀，苔白，脉沉细。上方加砂仁 9 g 以健脾醒胃，继续内服。

四诊：2006 年 6 月 21 日。患者近来干咳，喑哑，腹部检查无异常。胸片示肺门部密度增高影，考虑陈旧性放射性肺炎，上方加百合 15 g，木蝴蝶 12 g，配合百令胶囊内服，改每周中药 3 剂服。

五诊：2008 年 5 月 20 日。患者已经服中药 6 年，常规查体未发现异常，根据病情停药观察。

随访：2014 年 6 月 10 日患者陪女儿前来诊治乳腺增生病，顺便进行了查询病情。患者左乳腺癌经淋巴结转移术后 12 年，经中药治疗至今未见复发和转移，退休后忙于经商，一直保持良好的精神状态和工作状态。

按语：本病为乳腺癌经过手术、化疗、放疗及内分泌治疗等西医治疗后寻求中医药治疗，属于中医学“乳岩”范畴。中医学认为，乳腺癌发病本身就是“正虚邪盛”，正气虚在其中发挥着重要作为，所谓“正气存内，邪不可干”“邪之所凑，正气必虚”。病人又经过各种西医治疗手段，在抗肿瘤的同时，不可避免地使本已虚弱的人体正气更加严重。此时中医药治疗的主要原则就是“扶正”，并贯穿于治疗的始终。根据病人具体情况辨证为气阴两虚，以益气养阴为主，选方以八珍汤合二至丸加减。在益气养阴的同时，适当配以清热解毒药继续抗肿瘤，并配以活血利湿之品治疗上肢水肿。通过上述治疗，可以缓解病人术后并发症，并延长生存期。

3. 掌中间隙感染（托盘疔）

男，24 岁，手掌肿痛 5 天，于 1997 年 5 月 20 日就诊。

现病史：5 天前因木刺扎伤手掌，当时未处理，后渐感疼痛，且逐渐加重。就诊时见右手掌心肿胀，掌凹消失，压痛明显，手背水肿，第 3 ~ 5 指呈半屈位，伸指时疼痛。舌苔薄黄，脉弦数。体温 37.8 ℃，血白细胞 14×10^9/L。

诊断：右掌中间隙感染。证属热毒炽盛。

治则：清热解毒，消肿散结，行气祛瘀。

处方：五味消毒饮加味。金银花 30 g，蒲公英 30 g，紫花地丁 15 g，野菊花 15 g，连翘 15 g，板蓝根 15 g，赤芍 9 g，黄芩 9 g，天葵子 9 g，川芎 6 g，生甘草 6 g。水煎服，日 1 剂。外敷大青膏（本院制剂）。3 剂痛止肿消，体温正常，原方继服 3 剂病愈。

按语：本病属中医学的托盘疔范畴，多因外伤染毒或脏腑蕴热，复感火热邪毒所致。外感六淫邪毒侵袭机体，皆可化热化火。所以，阳证疮疡以火毒、热毒致病多见。其病理变化主要是经络阻塞、气血凝滞。如《医宗金鉴》说：“痈疽原是火毒生，经络阻隔气血凝。”气血凝滞日久则化热，故见红肿热痛、发热、口渴、苔薄黄、脉弦数，证属阳热实证。五味消毒饮可使经络疏通，气血流畅，热毒壅滞消散。配合连翘、黄芩、板蓝根加强清热解毒、消痈散结之功效；赤芍、川芎清热凉血、活血行气，有助于热毒消散。

4. 多发性疖（疖病）

王某某，男，27 岁。1996 年 6 月 14 日初诊。

现病史：患者头面、项后遍发疖肿，反复发作 4 年余。头面、项后散在多个疖肿，红肿热痛，部分可见脓头，均未溃破，颌下、耳后淋巴结肿大，发热，口渴，平素大便易干结，小便黄；舌质红，苔薄稍黄燥，脉弦滑。

证属湿热蕴结。

治则：清热利湿，祛风解毒消肿。

处方：防风通圣散加减。防风9 g，荆芥9 g，栀子9 g，赤芍9 g，生大黄9 g，天花粉9 g，黄芩9 g，白术9 g，滑石9 g，连翘9 g，当归9 g，金银花30 g，白芷6 g，皂角刺6 g。水煎服，每日1剂。配合马菊洗方（马齿苋30 g，野菊花30 g，生甘草10 g）外洗，紫金锭外涂。

二诊：服药6日后复诊，疖肿红热疼痛基本消失，色淡红，大便正常。处方：上方生大黄改6 g，加穿山甲珠、玄参各9 g。

三诊：服12剂后，疖肿基本消退，偶尔大便稀，每日1次。处方：此案内热已除，上方去生大黄，加麦冬9 g。

四诊：再服12剂，其后单纯用马菊洗方外洗，1个月余获愈。

按语：防风通圣散为治疗表里俱实的方剂。此案已无寒热，表证不明显，故去麻黄、薄荷之类发表药，以免发散太过；入天花粉、白芷、皂角刺以消肿散结排脓。由于本病顽固，极易复发，虽经药物治疗后，皮损不再新发，愈后仍须外用药洗方治疗，以巩固疗效。

5. 甲状腺瘤（肉瘿）

刘某，女，28岁。1984年5月28日初诊。

现病史：患者颈前区肿块20天。查见甲状腺右叶有1.5 cm × 1.5 cm圆形肿块，表面光滑，质韧，随吞咽动作上下活动。舌苔白，脉弦。甲状腺A型超声波检查：颈前偏右侧探及进0.5 cm出1.5 cm平段，内有微波反射，增益“10”后，波型上升完全，体表投影1.5 cm × 1.5 cm × 1 cm。提示颈前偏右实质性均质性肿块。同位素131I扫描检查为温结节。

诊断：甲状腺腺瘤。

治则：理气活血，化痰软坚。

处方：消瘿汤加减。海藻30 g，昆布30 g，生牡蛎30 g，夏枯草15 g，赤芍15 g，柴胡12 g，黄药子12 g，三棱10 g，莪术10 g，土贝母10 g，陈皮10 g，山慈菇10 g。每日1剂。

连服3剂后，肿块大小同前，但见头晕、恶心。原方减山慈菇、土贝母，加清半夏10 g，川芎10 g。继服6剂，头晕、恶心已除，肿块缩小至0.5 cm × 0.5 cm。

共服 18 剂，肿块完全消失。复经 A 型超声波检查，未探及肿块征。为巩固疗效，服散结片 1 周。随访至今未复发。

按语：本病为甲状腺瘤，属于中医学“肉瘿”范畴。中医学辨证为“气滞痰凝血瘀”，治疗以疏肝理气、活血化瘀、化痰散结为主要治则。在中医经典方海藻玉壶汤基础上，自拟“消瘿汤”治疗此类疾病取得良好疗效。方中以柴胡、陈皮、夏枯草疏肝理气，三棱、莪术、赤芍活血化瘀，半夏、土贝母、黄药子化痰散结，海藻、昆布、生牡蛎等软坚散结。诸药合用，共奏理气活血、化痰散结功效，使肿块得以消散。

6. 局限性硬皮病

患者，女，20 岁。1979 年 6 月 7 日初诊。

现病史：左肩两上肢局限性肌肉萎缩变硬 3 年。发病初期患部有淡红色而肿的丘疹，以后皮肤逐渐萎缩，光亮，不出汗。曾用激素治疗病情稳定，后因胃炎停药，病情又加重。查见左肩、左三角肌、右前臂分别有 10 cm×6 cm、6 cm×5 cm、4 cm×3 cm 斑片状皮损，边界清，皮肤萎缩变薄硬化，紧贴于深部组织，弹性消失，畏寒肢冷，酸麻痛痒，舌苔白，脉沉细，红细胞沉降率 30 mm/h。

诊断：局限性硬皮病。证属肾阳不足，寒凝瘀阻。

治则：温补肾阳，益气化瘀，散寒通络。

处方：鹿角霜 15 g，淫羊藿 15 g，熟地黄 15 g，鸡血藤 15 g，当归 15 g，丹参 15 g，莪术 12 g，片姜黄 12 g，熟附子 9 g，雷公藤 9 g，桂枝 9 g，麻黄 9 g，白芥子 9 g，生黄芪 30 g，生甘草 6 g。水煎服，日 1 剂。

外用活血止痛散：透骨草 30 g，川楝子 15 g，当归尾 15 g，姜黄 15 g，威灵仙 15 g，川牛膝 15 g，羌活 15 g，白芷 15 g，苏木 15 g，五加皮 15 g，红花 15 g，土茯苓 15 g，川椒 6 g，乳香 6 g。加水煮沸 20 分钟，取药液趁热先熏后洗患部，药液变凉时加温，日 1 次。

上法治疗 3 周后，皮肤萎缩变薄、硬化渐软，畏寒肢冷减轻，原方减雷公藤，外用药同前。药用 6 周后，见皮肤萎缩处明显变软，光亮消失，用手捏可捏起少许皮肤，唯口干，便秘，原方去白芥子，熟附子改 6 g，加肉苁蓉、女贞子各 15 g 继服。因天气渐热，停用熏洗法，改用当归 15 g，干姜、川椒、细辛、肉桂、甘草、红花、威灵仙各 9 g，放入 65 度白酒 750 mL 中浸泡 1 周，用纱布蘸药酒涂擦患处，日 2 次。用药 9 周后，大部分皮损萎缩硬化色泽接近正常，红细胞沉降率 20 mm/h，苔白，脉沉细有力。根据病情已基本痊愈，为彻底治愈，防止复发，用上内服药5剂，共研细末，水泛为丸，每次9 g，日服3次。1年后随访，病已痊愈，未复发。

按语：硬皮病是一种以皮肤肿胀硬化、后期发生萎缩为特征的结缔组织病，分局限性和系统性硬皮病两种。局限性硬皮病是一种自限性皮肤病，一般无自觉症状，不侵犯心脏；系统性硬皮病，可侵犯肺、心、肾等内脏，并出现累及相应脏器的症状。属于中医学皮痹的范畴。《素问·痹论》："风寒湿三气杂至，合而为痹也。""以秋遇此者为皮痹。"痹"在于皮则寒"，"皮痹不已，复感于邪，内舍于肺"。故其发病内因肺、脾、肾三脏气虚弱，外感风、寒、湿邪乘虚内侵，阻于皮肤肌肉之间，致营卫不和，经络阻塞，气血凝滞而成，重者内侵脏腑，可出现累及不同脏腑的症状。姜教授曾治疗局限性硬皮病多例，少数痊愈，有的虽未痊愈但病情长期稳定。本例为肾阳不足，寒凝瘀阻，故温补肾阳、益气化瘀是本病主要治则。因温阳益气可增强免疫活性，改善免疫异常；活血化瘀可改善微动脉的阻塞，以利于皮损部位的血管扩张和微循环的改善。病情进行期可适当短期配合激素治疗，多可较快控制病情的发展；病情稳定期，脾肾阳虚者，服金匮肾气丸；寒凝瘀阻者，服阳和丸（即阳和汤作蜜丸）；正气不足，风寒凝阻者，服大活络丹；脾气虚者，服人参健脾丸。总之，对本病的治疗，应根据临床症状和病机转化，辨病与辨证相结合，局部与整体并重，内治为主外治为辅，才能取得较为满意的疗效。

7. 小腿溃疡

患者，女，69 岁，于 2001 年 10 月 5 日因左小腿溃疡 70 天就诊。

现病史：自述今年 7 月初因腿痛理疗疗伤，当时皮肤红肿起疱，剪破水疱涂甲紫溶液，4 ~ 5 日后伤处表皮脱落，创面紫红，诊为烧伤浅Ⅱ度。先后用湿润烧伤膏、京万红、紫草油纱布、生肌玉红膏油纱布等屡治无效，创面逐渐扩大加深，创周丘疹渗液，糜烂瘙痒。9 月下旬，决定行植皮术治疗，行左小腿摄片胫腓骨未见异常。病理报告呈慢性肉芽肿，见大量嗜酸粒细胞和淋巴细胞浸润。红细胞沉降率正常，血常规见嗜酸粒细胞高于正常值。变态反应皮肤试验：芝麻（+）。停用中药治疗，改用氯已定、苯扎氯铵冲洗，喷金因肽，撒氯地粉，覆盖液状石蜡纱布，口服抗组胺药和过敏反应介质阻滞剂及肾上腺皮质激素类，经 1 周治疗仍不能控制溃疡的发展和创周的糜烂渗液，不具备行植皮术的条件，停用西药治疗。吾再邀诊治，查见左小腿前下 1/3 处有 8 cm × 5 cm 溃疡，创缘红亮隆起，形如缸口，创面肉芽苍白如刺状，浸及深筋膜，有大量分泌物，距溃疡上缘另有 2.5 cm × 1.5 cm 溃疡，二者未贯通，创周皮肤晦暗，丘疹糜烂，滋水淋漓，小腿轻度肿胀，沉重乏力，背部有大面积粟粒样红色丘疹，瘙痒。

诊断：药物过敏性溃疡，激素性皮炎。证属气虚血瘀，毒损肌肤。

治则：补气托疮，清热解毒，化瘀生肌。

处方：生黄芪、当归、蒲公英、生甘草、丹参、金银花各 15 g，炒乳香、炒没药各 9 g，鲜猪长管骨 100 g。

上药前八味放锅内，加水 1000 mL 浸泡 30 分钟。另将猪骨加水 1000 mL，煮沸 30 分钟，除去浮油，取 200 mL 放入浸泡中药的锅内同煎 30 分钟，过滤去渣，取温热药液淋洗创面 20 分钟（药液变凉时应加温）。

然后用无菌纱布蘸干创面，覆盖猪脂膏：药用当归、白芷、紫草各 12 g，生甘草、苦参、黄柏、防风各 9 g，血竭粉 4.5 g，珍珠粉 3 g，蜂蜡 15 g，猪脂 500 g。

上药前八味放猪脂锅内，文火炸枯去渣，次入蜂蜡溶化过滤，待油温后，再入血竭粉、珍珠粉搅匀，冷后成膏，加纱布高压灭菌制成油纱布。经过两周每天一次洗后换药，创面苍白如刺的腐败组织已全部脱落，基底部肉芽转红生长，创周丘疹糜烂，渗液瘙痒基本痊愈，继用上方治疗 6 周，创面全部愈合，无瘢痕形成。

按语：药物过敏性溃疡主要是正气与邪气共同作用的结果，此即《素问·刺法论》“正气存内，邪不可干”及《素问·评热病论》的“邪气所凑，其气必虚”，正气指正虚，邪气是指“药毒”所致，并与个体禀赋有关。该患者诊断明确后，在辨证和辨病的基础上，运用以往的临床经验，结合现代中药药理有效成分的研究组成本洗药方：方中生黄芪补中益气，托疮生肌，能扩张血管改善血运，增强抵抗力，使变性和已坏的肌细胞恢复活性，为治溃疡之要药；丹参、当归、炒乳香、炒没药活血祛瘀，消肿生肌；蒲公英、金银花、生甘草清热解毒，疗疮疡肿痛。少量甘草酸具有抗过敏及糖皮质激素样作用，对某些毒物有一定的解毒作用；猪骨汤中含钙、蛋白质、氨基酸及维生素 A、维生素 B、维生素 C、维生素 D 等营养成分。骨髓中的骨胶原类，骨髓肽是固钙成骨和参与造血的主要成分。故本方具有补气托疮、解毒生肌、活血祛瘀、改善血运、增强免疫、抗过敏、抗炎作用。本方煎汤直接淋洗患部，使药力直达病所，从细胞外液迅速地弥散入血液循环，既能清洁创面，又能解除局部和全身的药毒，使溃疡气血疏通，毒除瘀祛肌生。

猪骨膏是以生肌玉红膏方为基础，再根据本病证候，辨证选用苦参、黄柏、防风。故具有解毒止痛，清热燥湿，活血化瘀，生肌敛疮作用。因患者变态反应皮肤试验芝麻（+），停用麻油为基质制膏，改用猪脂为基质制膏，可解除麻油的副作用，有利于过敏性溃疡创面的愈合。

五 经验方

散结片（山东中医药大学附属医院院内制剂）

组成：柴胡、生牡蛎、猫爪草、玄参、香附、白芍、郁金、橘红、红花、川芎、黄芩、当归、昆布、海藻各 2 500 g，丹参 3 750 g，夏枯草 5 000 g，土贝母、山慈菇 1 250 g。上药共研细末，压片，每片 0.3 g。

用法：每次服 8 ~ 10 片，每日 3 次。

功效：疏肝理气，活血祛瘀，软坚散结，消肿止痛。

主治：瘰疬痰核、瘿瘤、乳腺增生等一切体表体内肿块性疾病。

方解：外科疾病的发生，是由于各种致病因素侵犯人体后，导致体内出现气血凝滞、经络阻塞和脏腑功能紊乱所致。《医宗金鉴·外科心法要诀》说："痈疽原是火毒生，经络阻隔气血凝。"气血不通，脾胃运化功能失常，水湿内生，聚湿生痰，气滞、痰凝、血瘀互结，阻塞经络，则形成肿块。若有火热之邪则出现患处肿胀疼痛。方中以猫爪草化痰散结，解毒消肿为主药，配以柴胡、香附、白芍、橘红疏肝理气；郁金、丹参、川芎、当归、红花活血化瘀；昆布、海藻、生牡蛎软坚散结；黄芩、玄参、夏枯草、山慈菇、土贝母清热散结、消肿止痛。临床上既可用于淋巴结核等慢性炎症导致的肿块，也可用于甲状腺瘤、甲状腺肿、乳腺增生、乳房纤维腺瘤等肿块性疾病。

（整理者：杨　毅）

宋爱莉

一 医家简介

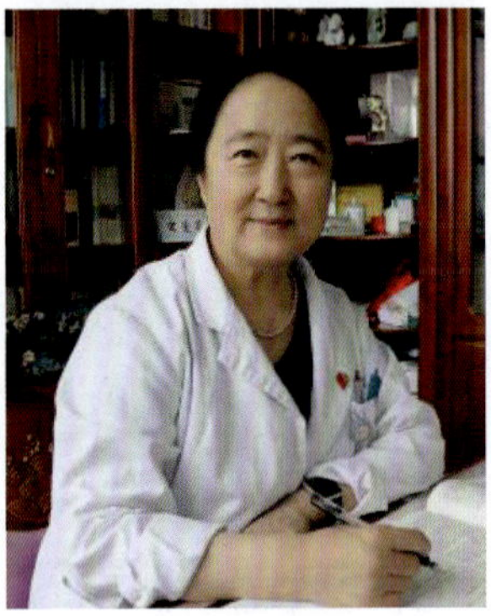
宋爱莉

宋爱莉，女，1952年11月出生，山东威海人。1975年考入山东中医学院（中医药大学前身），得授于张珍玉、李克绍、徐国仟、刘献林、周凤梧及张志远、周次清、张灿玾等一代大师，以及刘成才、迟华吉、刘持年、田代华等一代中医药名师的授业解惑。1978年毕业实习有幸随从山东省中医院外科主任、全国知名专家尚德俊教授，毕业后分配至山东中医学院及附属医院任助教、住院医师。1987—1993年任讲师、主治医师，1993—1998年任副教授、副主任医师，1994年至今任硕士研究生导师，1998年至今任教授、主任医师，2001年至今任博士研究生导师。宋爱莉曾任山东中医药大学附属医院外科教研室主任，乳腺、甲状腺及疮疡外科首届主任；山东省“九五”“十五”“十一五”“十二五”重点学科学科带头人、国家级精品课程《中医外科学》负责人、山东省优秀教学团队负责人，山东省重点专科乳腺甲状腺外科学术带头人。

自2003年起，宋爱莉先后荣获首届山东省名中医药专家（2003年12月）、山东省十大名医（2011年10月）、山东省千名知名技术专家（2003年3月）、山东省优秀学位论文指导教师（2005年11月）、山东省首届优秀研究生指导教师（2006年12月）、山东省优秀医务工作者（2007年7月）、国家精品课程负责人（2010年9月）、山东省“十一五”重点学科中医外科学学科带头人（2006年6月）、山东省“十二五”重点学科中医外科学学科带头人（2011年6月）、第六届山东省教学名师（2011年9月）、山东省教学团队负责人（2011年12月）、第五批全国老中医药专家学术经验继承指导老师（2012年6月）、第六批全国老中医药专家学术经验继承指导老师（2018年）等资质。自2005年起，宋爱莉先后担任中华中医药学会外科分会荣誉副主任委员、中华中医药学会乳腺病分会副主任委员、中国中医药协会中医药适宜技术专业委员会副主任委员、中国中西医结合学会疡科专业委员会顾问、山东中医药学会第五届理事会理事、山东中医药学会外科专业委员会主任委员、山东医师学会乳腺甲状腺医师分会顾问、山东医学会普外分会乳腺组顾问等。

作为20余年的学科带头人及负责人，宋爱莉承担完成了学科博士授权点、山东省4个五年计划重点学科、国家级精品课程、山东省优秀教学团队等教学重大工程申报与建设，在品牌学科及专科建设、学术发展、社会服务及促进经济发展等方面做出突出贡献。宋爱莉一直以来活跃在中医及中西医结合外科医教研、经验传承、人才培养等工作第一线，培养硕士研究生近60名，博士研究生16名，国家级师承徒弟4名。学生中两名获得山东省名中医称号，10余名研究生导师，4名博士研究生，大多分布在英国卡迪夫大学，以及我国北京、广州、南京、福建、天津等各地的中医药高等院校及医疗研究机构工作，为中医及中西医结合高层人才培养付出大量精力与心血。

宋爱莉承担国家科技部“十一五”支撑计划及自然科学基金面上项目、教育部博士基金等课题14项，获山东省科技厅科学技术进步奖二等奖2项（均为首位），山东省科技厅科学技术进步奖三等奖1项（首位），山东中医药科学技术奖一等奖等；获国家专利1项，取得医教研的共同发展。她同时承担多届国家中医药行业高等教育统编教材副主编及参编任务，完成“十一五”“十二五”等规划《中医外科学》及《中医外科学临床技能实训》等教材及专著30余部，编写科普书籍28部，发表学术论文约80篇。

自2000年起，宋爱莉先后担任《中医外科学》新版高等中医药类规划教材教与学参考丛书、《中医外科学》中国传统临床医学丛书、《中医外科学习题集》新世纪全国高等中医院校规划教材配套教学用书等统编教材编委。《山东中医杂志》《山东中医药大学学报》审稿专家、《中华中西医临床杂志》编委会编委、《家庭用药》乳腺健康专家委员会委员。

二 成长之路

尚德俊大师，中医外科的领路人——其德行毕生躬行

1975 年，在淄博第一人民医院外科工作的宋爱莉经考试选拔被推荐到山东中医学院（现山东中医药大学）中医系就读，成了一名中医高等院校大学生。令她非常荣幸的是中医基础理论课程得于张珍玉、李克绍、徐国仟、刘献琳、周凤梧及张志远、周次清、张灿玾等一代大师，以及刘成才、迟华吉、刘持年、田代华等一代中医药名师的授业解惑，奠定了其坚实的中医理论基础。毕业实习时宋爱莉师从山东省中医院外科主任、全国知名专家、“国医大师”尚德俊教授，尚老对弟子后生的关爱扶持有加，几十年以来坚持不懈地著书立传，并不断馈赠给宋爱莉；2011 年宋爱莉申报山东省十大名医，尚老写推荐评语道：“医疗技术精湛，医德高尚，全心全意为病人服务，顾全大局，同意推荐，符合条件为山东省十大

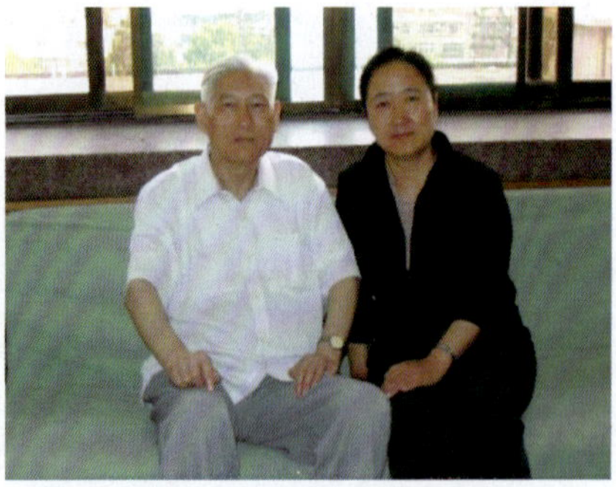

2008 年与尚德俊教授

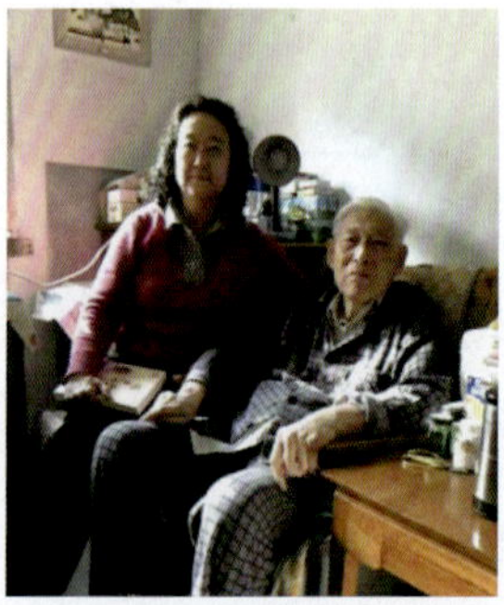

2017 年春节探望国医大师尚德俊

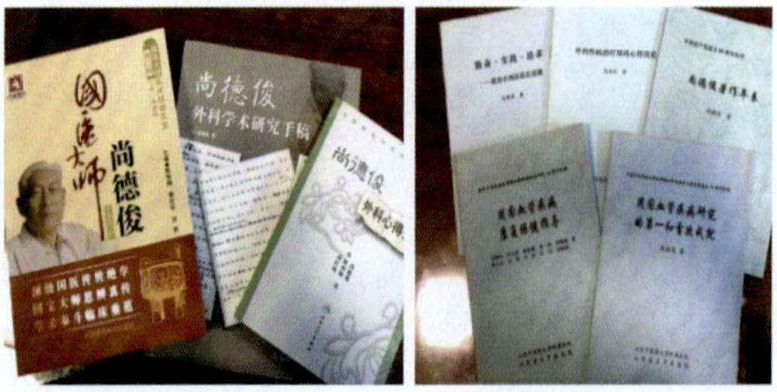

1989—2017 尚德俊赠宋爱莉部分著作

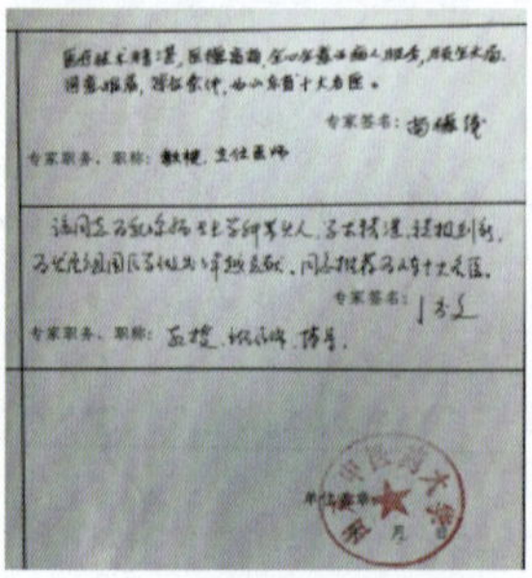

2011 年尚德俊教授亲笔评价

名医。”尚老为人师表的风范，执着的工作热情，学无静止的精神，不断地影响和鼓舞着宋爱莉，已成为她终生的楷模。尚老的德行和学术是她今生学之不完、用之不尽的精神食粮。

宋爱莉带领团队创建了山东省内首个中西医结合乳腺、甲状腺特色诊疗专科。团队注重中医理论的传承与创新，坚持中西医结合发展，拓展国际先进技术的引进与应用，形成了锐意进取、特色鲜明的风格。宋爱莉团队多次成功组办全国、省级大型学术研讨会议，奠定了学科在国内外的学术地位，成为国内为数不多的两腺专科博士研究生培养基地，为全国各地不断输送素质高、技术硬的人才。两腺专科整体实力跻身全国领先行列，在省内外享有很高的声誉。团队继承发扬中医药传统文化及特色优势，充分发挥中医药在乳腺、甲状腺常见病及疑难病防治作用，开展针对乳腺增生病、乳腺良性肿瘤、乳腺癌、甲状腺肿、甲状腺炎、甲状腺癌等疾病的干预、阻断、预防、康复等，积累了独到而丰富的经验，制定了一系列中医及中西医诊疗规范和特色治疗方案。

团队充分发挥中医中药的预防治疗特色及优势，组创了“抗增汤”“乳宁合剂”“乳宁霜”“开郁散颗粒”“阳和化岩汤”“乳腺癌康复方”“乳癌放化疗解毒汤”“消瘿汤”“消痈汤”“益气通乳方”等有效的院内制剂及协定方，既体现中医辨证论治的原则，又符合了中医“治未病”的思想。团队创新手术模式，制定了系列特色的诊疗规范，每年为医院创造上千万收益；开创“乳腺小口脓肿置管或搜刮瘘管引流术”“瘘管切除乳头一期矫形术”等传统延伸手术技术，在临床难治性体表感染疾患广泛推广应用，效益显著，广受同仁及患者认可。宋爱莉个人年均门诊量上万人次，受中医药治疗者每年近千人次，每年收治住院患者上千人次，手术约 400 台，所创科室规模发展迅速。团队注重学术交流和经验传承，多次承办国家及省级大型学术研讨会及新技术及中医药经验传承学习班，坚持连续九年于本院举行大型义诊医疗活动，并积极参与基层医院技术扶持及经验传授等工作，在省内及全国本学科领域享有较高声誉。

几十年来，宋爱莉教授坚持发挥中医及中西医结合诊治特点及优势，擅长乳腺增生症、乳腺纤维腺瘤、乳腺导管内乳头状瘤、乳腺癌、急性乳腺炎、浆细胞性乳腺炎、乳腺导管扩张症、乳房结核、肉芽肿性乳腺炎、男性乳房异常发育；甲状腺肿、甲状腺腺瘤、甲状腺癌、亚急性甲状腺炎、甲状肌功能亢进症及各类体表感染等疾病的中医诊治，治法独特，颇有建树。尤其对乳腺癌、甲状腺癌的早期诊断和手术治疗，手术娴熟，经验丰富。宋教授熟练承担乳腺癌根治术、乳腺癌保留乳房肿瘤切除术，以及各类甲状腺肿瘤切除手术；成功开展乳头及乳房矫形及肿瘤整形新型及疑难手术。她在省内最早开展乳腺彩超和钼靶介入微创定位，以及切割活检及治疗技术，最先开展甲状腺射频消融技术引用，不断丰富扩展医疗服务功能，营造搭建优秀学术研究平台，不断扩展学术团队在省内外同领域影响和学术地位。

宋爱莉教授自1990年后历任山东省中医院外科教研室副主任、主任，发挥学科负责人的学术带头作用，重视教研室基本建设和发展，加强学科构建优势，为促进学科发展、建立稳定的研究方向、保障中医外科学多层次教学及人才培养的

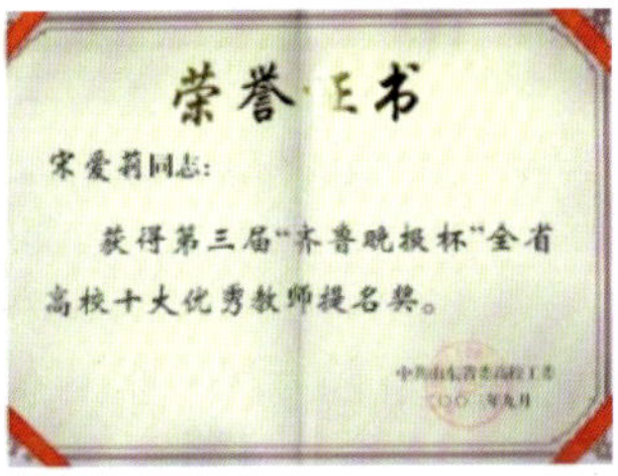

2003年获第一批山东省名中医药专家证书

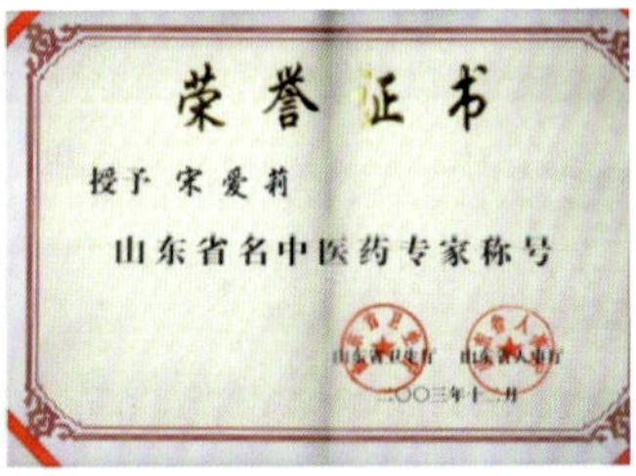

2007年获山东省优秀医务工作者证书

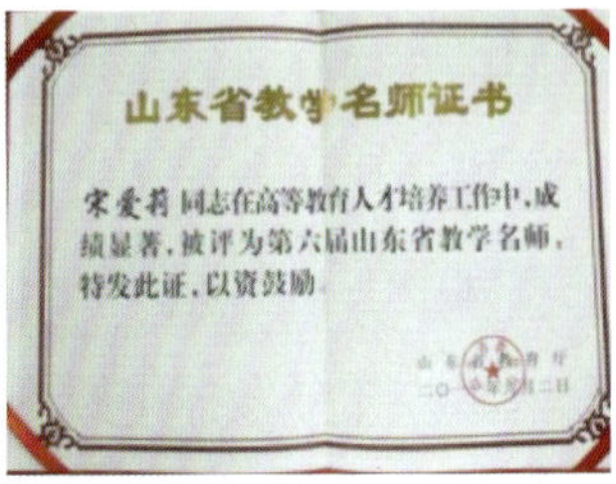

2011年获山东省十大名医

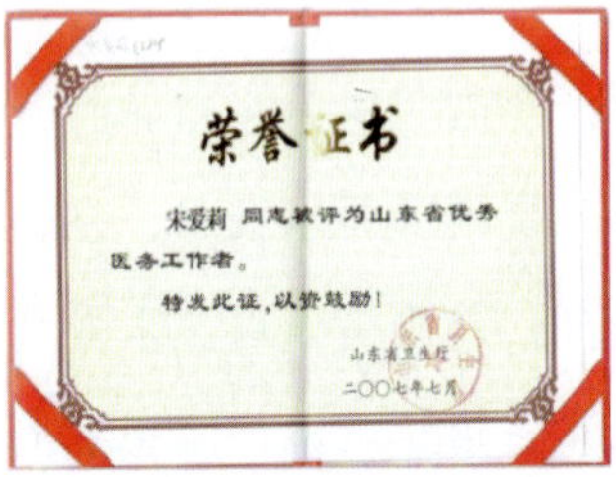

2006年宋爱莉获山东省首届优秀研究生导师证书

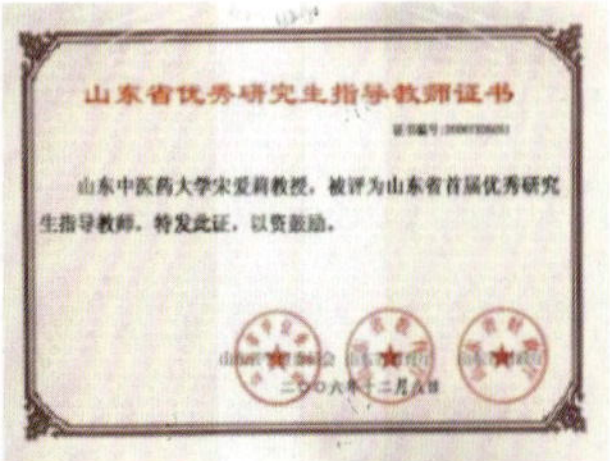

2011年宋爱莉获第六届山东省教学名师证书

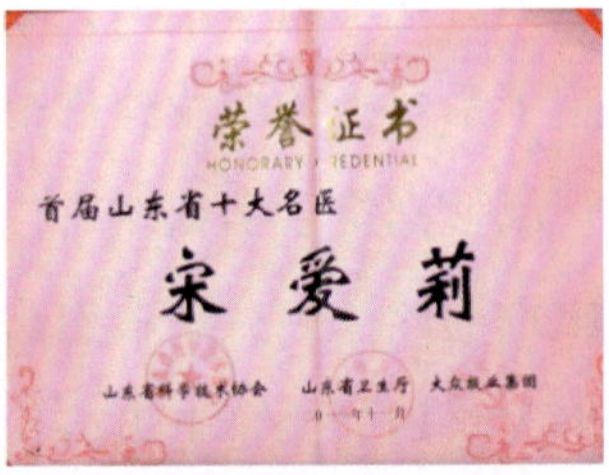

2003山东省高校十大优秀教师提名奖证书

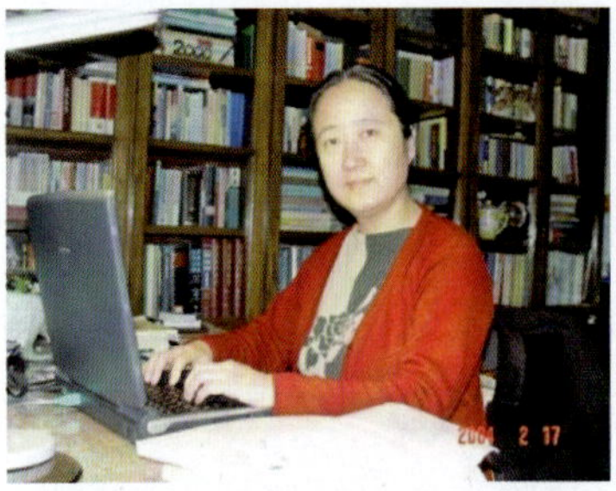

2004年工作之余完成讲稿、教材的编写及教研工作

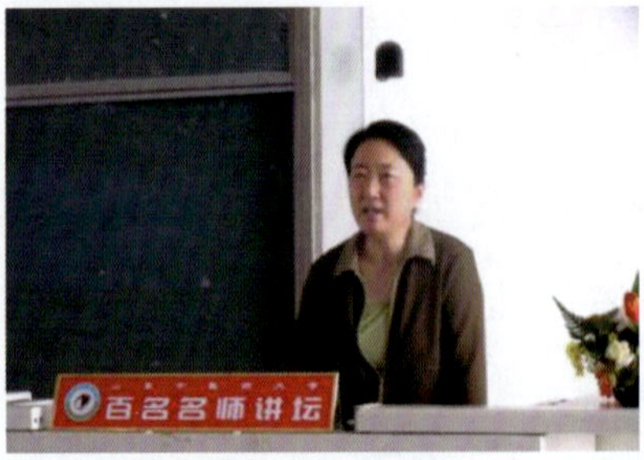

2008年全国教学迎评百名名师讲坛留影

需要做出了重要贡献。她承担国家科技部“十一五”支撑计划及自然科学基金面上项目、教育部博士基金等课题14项；获山东省科技厅科学技术进步奖二等奖2项（均为首位），山东省科技厅科学技术进步奖三等奖1项（首位），山东中医药科学技术奖一等奖等；获国家专利1项，取得医教研的共同发展。

宋爱莉教授作为中医药殿堂的领路者，做到了集临床尽责医师和学校良师益友的典范于一身，坚持不懈地活跃在中医及中西医结合外科医教研、经验传承、人才培养等工作第一线，致力于提升名老中医学术传承效益，培养更多高层次中医外科复合临床人才。宋爱莉名老中医工作室是在山东省中医药管理局批准下建立并逐步发展完善的专科类名医传帮带教研基地。

教书育人，桃李满园

宋爱莉1996年以优异业绩获得研究生导师资格，2002年获博士研究生导师资格；1978年学科第一任主任尚德俊教授率队获得全国第一批硕士授权点，20年后她接任的学科又获得当时全国少有的中医外科学博士授权点之一，她则幸运成为省内甲状腺乳腺专业首位博士生导师。几十年里她同样不懈地活跃在中医及中西医结合外科教学工作第一线，她培养了医学硕士研究生80余名，医学博士研究生18余名，全国中医药专家经验继承徒弟2人，医学博士生导师3名。经她培养的学生毕业后，大多分布在全国各地高校及省地市级单位，并受到普遍好评和重任，仅在山东中医药大学附属医院就有5位研究生承担科室负责人，其中她的3位博士分别成为“博士生导师”和“山东省名中医药专家”，6名博士成为国

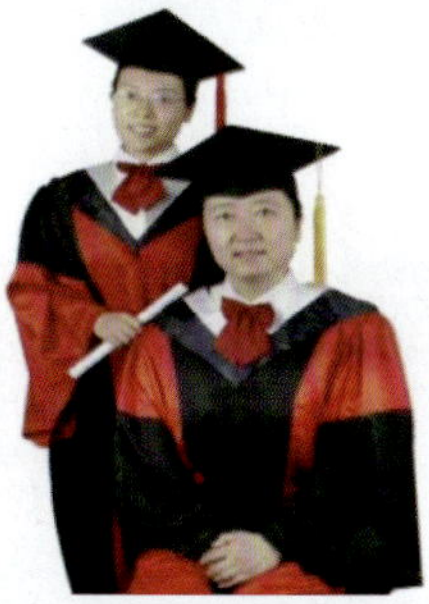

2005年宋爱莉与培养的首位医学博士李静蔚毕业合影

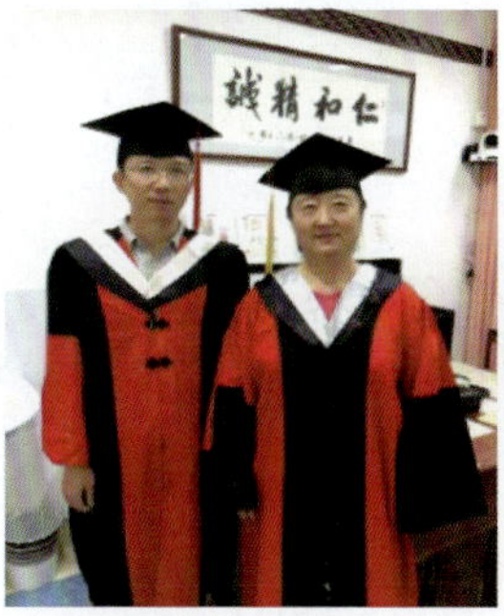

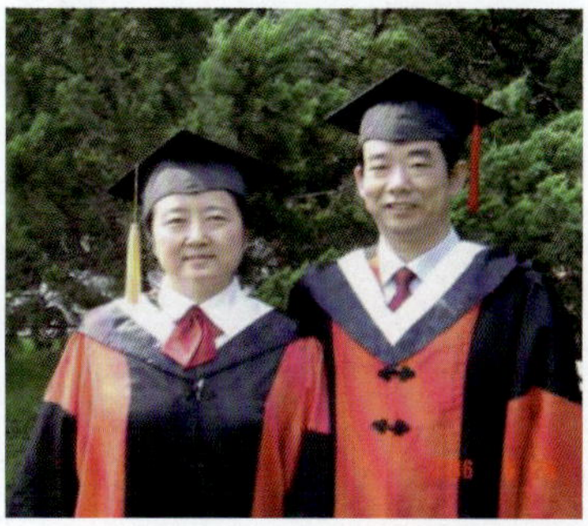

宋爱莉与她的两名博士周永坤、李湘奇（均为山东省名中医）

家自然基金委项目评审专家。她从内心为学生们取得的进步和发展感到无比欣慰和自豪。几十年来，她为中医药经验传承、高层医教研人才培养、医学及教育事业竭尽全力的付出得到了回报。

共建“一带一路”情——薪火相传，传承发展

宋爱莉教授非常珍视国家授予“全国名老中医药专家宋爱莉传承工作室”建设的荣誉和机遇，2013 年底工作室建设以来，她精心选拔骨干组成热心负责、技术过硬、爱岗勤学、医德高尚的工作室负责人及学术继承团队。自工作室成立以来，成员之间分工明确，工作室以“继承与弘扬”为宗旨，系统地将宋爱莉的学术思想和临证经验进行发掘、整理、总结、验证、推广，建室后整理急性乳腺炎、乳腺增生病、乳腺癌、肉芽肿性乳腺炎、化脓性甲状腺炎、亚急性甲状腺炎、结节性甲状腺炎、桥本氏病、甲状腺癌 9 大优势病种诊疗方案，整理宋教授经典案例 80 篇，编纂《前列腺炎中西医实用手册》《名老中医宋爱莉教授学术经验辑要：乳腺疾病临床案验》《中西医结合甲状腺疾病治疗学》三部著作，工作室团队申请国家自然科学基金面上项目《基于 ER/PI3K-AKT-mTOR 交互信号通路研究阳和化岩汤抑制乳腺癌内分泌耐药的机制》、国家自然科学基金青年科学基金项目

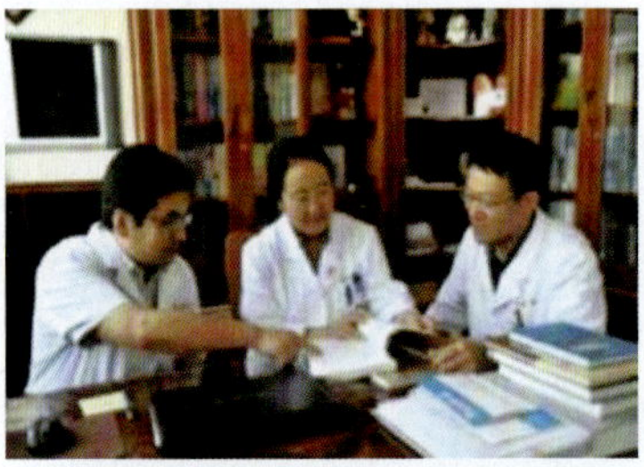

宋爱莉传承工作室成员合影

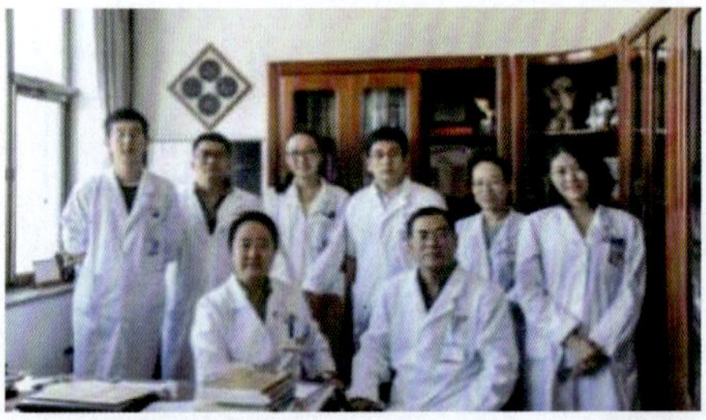

与孙子渊、陈洪延师承徒弟传承工作室留影

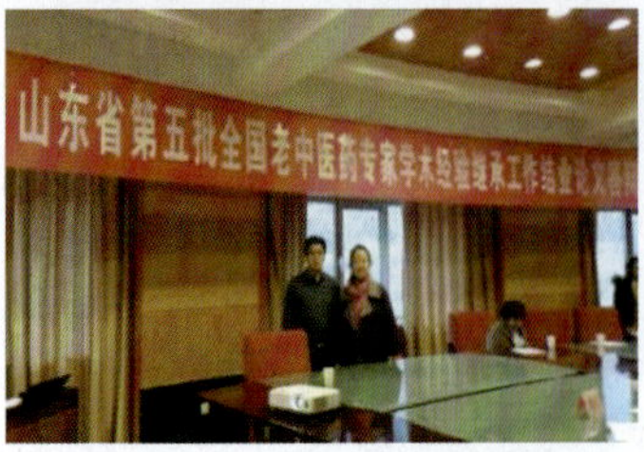

2015 年与第五批经验传承徒弟
孙子渊顺利结业答辩合影

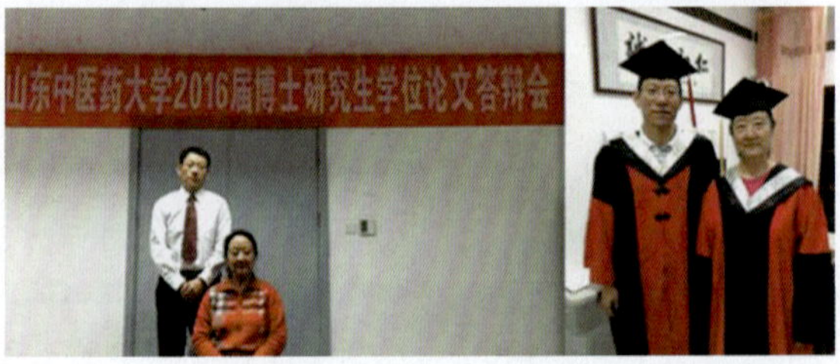

2016 年与第五批经验传承徒弟
陈洪延博士答辩及毕业合影

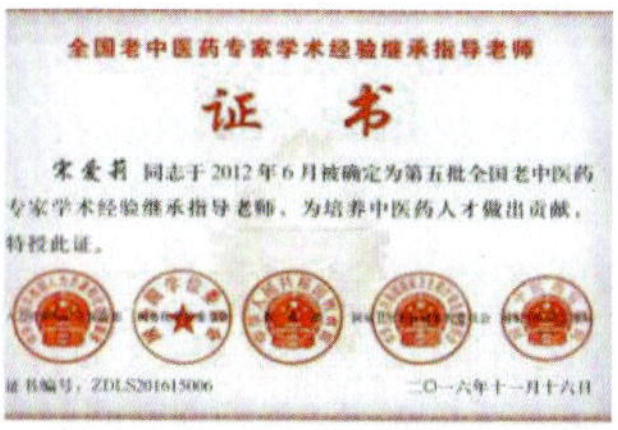
全国老中医药专家学术经验继承指导老师
证 书
宋爱莉 同志于2012年6月被确定为第五批全国老中医药专家学术经验继承指导老师，为培养中医药人才做出贡献，特授此证。
证书编号：ZDLS201615006
二〇一六年十一月十六日

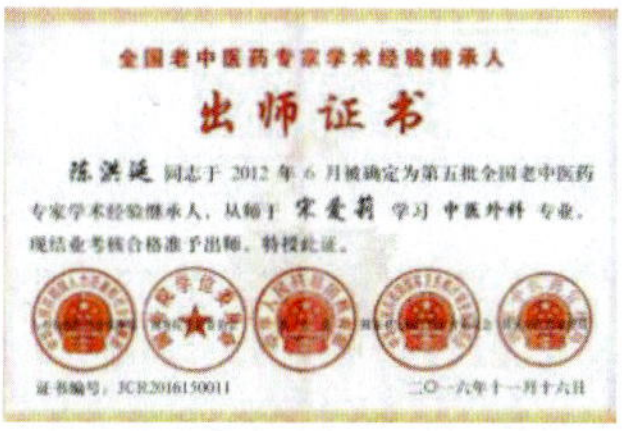
全国老中医药专家学术经验继承人
出师证书
陈洪涛 同志于2012年6月被确定为第五批全国老中医药专家学术经验继承人，从师于 宋爱莉 学习 中医外科 专业，现结业考核合格准予出师，特授此证。
证书编号：JCR2016150011
二〇一六年十一月十六日

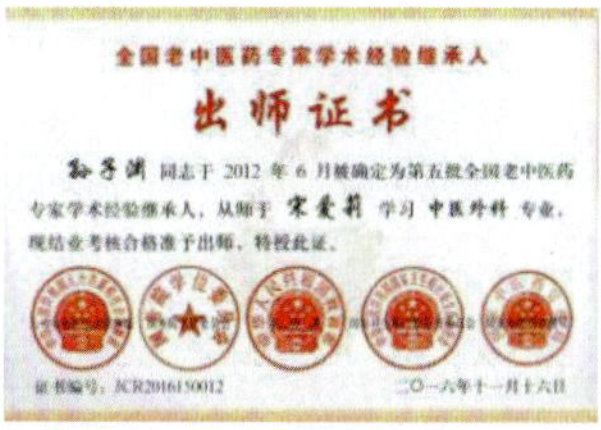
全国老中医药专家学术经验继承人
出师证书
孙子渊 同志于2012年6月被确定为第五批全国老中医药专家学术经验继承人，从师于 宋爱莉 学习 中医外科 专业，现结业考核合格准予出师，特授此证。
证书编号：JCR2016150012
二〇一六年十一月十六日

2016 年获全国老中医药专家学术经验继承指导老师证书及继承人出师证书

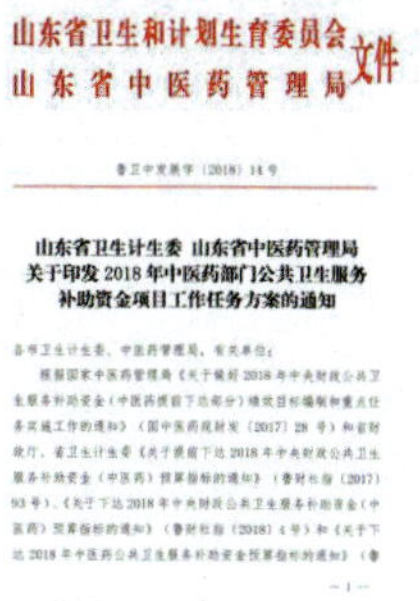
山东省卫生和计划生育委员会
山东省中医药管理局
文件

山东省卫生计生委 山东省中医药管理局
关于印发2018年中医药部门公共卫生服务补助资金项目工作任务方案的通知

— 1 —

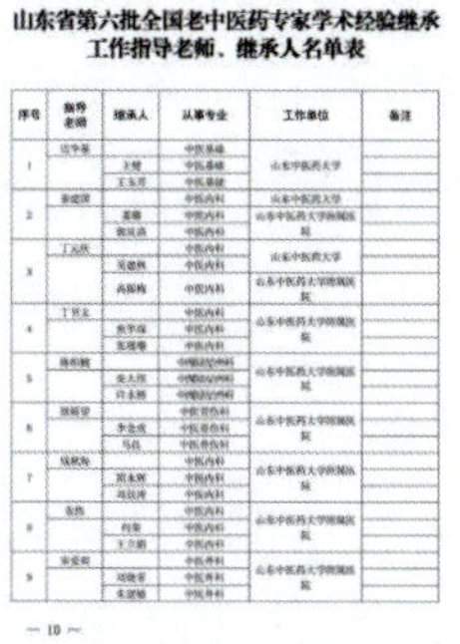
山东省第六批全国老中医药专家学术经验继承工作指导老师、继承人名单表

序号	指导老师	继承人	从事专业	工作单位	备注
[illegible]	[illegible]	[illegible]	[illegible]	[illegible]	

— 10 —

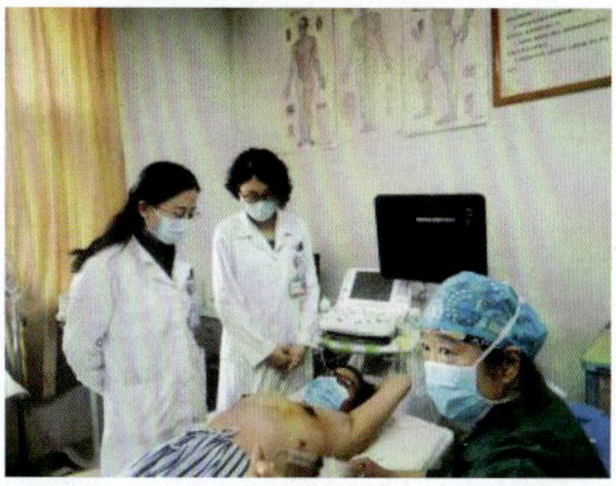

《从 COX-2/VEGF、PI3K/Akt 交互通路探讨温阳化痰中药干预乳腺癌脉管生成、侵袭机制研究》、山东省重点研发计划《乳腺癌内分泌治疗期中医辨证规律及阳和化岩汤减轻不良反应的作用研究》等课题七项。

宋爱莉传承工作室下一步将继续开展研究型继承工作，探索名老中医诊疗疾病经验和学术思想传承模式，发展创新，推广应用；薪火相传，提升名老中医学术传承效益，培养更多高层次中医外科复合临床人才。

三 学术思想

宋爱莉教授注重中医理论的传承创新与现代技术的引进应用，致力于中医药及中西医结合的理论和方法在外科疾病发生、发展及转变规律的研究，擅长乳腺、甲状腺肿瘤及癌前病变与难治性体表感染疾病的诊断防治和抗复发转移等临床实践，形成了“增殖性病变脏腑失调为本，痰瘀互结共存”“肿瘤性病变始末正气亏虚，痰瘀毒结转化”“难治性溃疡正气不足，痰湿瘀毒交杂”“手术后正气损伤、瘀热互结”等独到的创新理论和见解。她的学术思想主要体现在以下几个方面。

1. 痰瘀致病理论是中医外科疾病致病的核心机制

宋教授在多年的临床经验中，总结痰瘀为外科疾病发病的本源。痰饮和瘀血常相兼致病，互为因果，因此有“痰瘀相关”的说法，即痰瘀同源、同病、同治的理论。痰瘀相关理论起源于《黄帝内经》，历经两千多年，在病因、病理、诊断、治疗以及立法遣药等各个方面都有阐发，是对中医学理论的一个重大突破。痰瘀均是脏腑功能失调的病理产物，同一致病因素，既可生成痰饮，又可导致瘀血，如阳虚不能布化津液，津液停聚则成痰饮，阳虚无力行血，血行迟滞则形成瘀；在一定的条件下，痰瘀又能作用于某些脏腑器官导致新的病理变化，产生继发病证；痰瘀二者之间又可相互影响，交互为患，如痰饮内停阻滞气机可致血行不畅而成瘀，而瘀血阻滞津液输布障碍亦能导致津液停聚而成痰饮，所以说痰与瘀息息相关，共病共存。宋爱莉教授精准把握外科痰瘀病证特点，建立外科痰瘀病证血流动力学和形态学检测的目标，对增生性、肿瘤性、慢性炎性等难治性外科疾病痰瘀病证血流动力学和形态学检测的目的，主要应用现代理论与先进科技手段，合理运用多维超声、彩色多普勒检测仪及微循环检测仪等检测方法，进行有机病证结合，多角度、多层次探讨病证实质、总结辨证规律、验证有效治疗，建立反映不同外科痰瘀病证共性变化的便捷检测手段和逐步量化细化的观测指标，产生新的辨证要点，规范辨证体系和疗效评价指标，拓展痰瘀理论在中医外科诊治及研究中的应用。

2. 重视乳腺增生病、乳腺癌及癌前病变阶段中医辨证标准及疗效评价的客观化微观化

宋爱莉教授通过乳腺增生病中医体质调查，探讨不同类型在痰瘀互结证乳腺增生病患者中的分布情况及病 - 体 - 证的相关性，丰富中医证素，指导临床辨证及疾病预防，同时探讨在治疗过程中的应用价值，优化乳腺增生病治疗方案，为科学评价疗效提供新的依据。在中医客观辨证指标和诊疗标准方面，分别从彩色多普勒血流动力学量化指标角度、钼靶 BI-RADS 分级角度、新生血管和细胞凋亡角度上客观反映乳腺增生及非典型增生阶段中医辨证规律和病机演变特点。痰瘀互结为此阶段主要病机演变，但肝郁气滞与痰冲任失调始终贯穿于整个癌前病变阶段，故辨证为痰瘀互结偏肝郁气滞型与痰瘀互结偏冲任失调型。MVD、VEGF、FLK 面密度值作为新生血管增生的量化指标，可从新生血管的微观指标

角度上客观地反映出乳腺癌癌前病变阶段中医辨证特点和病机演变规律，可作为癌癌前病变阶段辨证规律的客观依据。

3. 气滞血瘀、痰浊结聚为乳腺增生病病机演变特点，并形成可供临床推广应用的治疗方案

基于国家“十一五”科技攻关课题“乳腺增生病辨证论治临床优化方案的研究”，宋爱莉教授发挥中医学整体特色，辨证和辨病相结合，多方面、多角度、多途径、多靶点整体调节、改善内环境，从循证医学角度出发，依据乳腺增生病临床发病特点，提出气滞血瘀、痰浊结聚为共有病理改变，兼有肝郁脾虚、肝肾不足、冲任失调为基础的病变特点，辨证为偏于肝郁气滞、冲任失调、肝郁脾虚、肝经火旺等不同证候，以行气活血、化痰散结治其标，疏肝理气、健脾胜湿、调摄冲任治其本的原则。宋爱莉团队与国内数家高等医学院校附属医院乳腺专科进行多中心联合研究，严格遵循 DME 原则，采用分层、随机、双盲、对照的方法，在现有标准的基础上引进影像学的客观功能性指标进行量化，将进一步体现中医药治疗乳腺增生病的优势，进而制订出相对客观、临床可操作性强、适于基层示范推广的乳腺增生病的疗效评价标准和中医药治疗方案。

4. 基于“既病防变”理论，认为 HER2 阳型乳腺癌高侵袭性特点是以“肾阳不足、痰瘀毒结”为病机，“温肾助阳、化痰散结”作为乳腺癌预防及抗复发转移的基本治则

首次开展温阳化痰中药阳和化岩汤与乳腺癌靶向治疗的协同增效作用及干预乳腺癌癌前病变研究，为中西医结合防治乳腺癌复发转移提供理论基础。

5. 基于“治病于未然”理论，提出“肾阳亏虚、痰瘀互结”为乳腺癌癌前病变病机的核心机制

宋爱莉教授从“温阳散结”论治乳腺癌癌前病变的思路，首次从与细胞凋亡、细胞增殖侵袭密切相关的从 caspase 途径膜受体通路和线粒体通路及 JNK/AP-1 信号通路探讨阳和化岩汤对乳腺癌癌前病变的影响，为中药作用机制研究及临床应用提供基础。她重点从细胞凋亡、细胞侵袭及其密切相关的调控基因角度，研究阳和化岩汤对乳腺癌癌前病变的调控作用，紧扼癌前病变病理变化特点及信号转

导的关键通路。

6. 建立围乳腺癌内分泌治疗期中医辨证规范，“温补肝肾”法拓展阳和化岩汤古方今用的临床应用范畴

中医药发挥整体治疗优势，显著减轻内分泌治疗不良反应，但目前试行的《乳腺癌分期辨证规范》限于围手术期、围化疗期、围放疗期和巩固期，独缺围内分泌治疗期内容，导致中医辨证分型和疗效判定标准不统一，治则治法和遣方用药差异较大，宋爱莉团队通过数据挖掘及聚类分析进行文献回顾，总结乳腺癌内分泌治疗期证型分布规律以及用药规律，建立围乳腺癌内分泌治疗期中医辨证规范，将“温补肝肾”法用于乳腺癌内分泌治疗期。

四 临证经验

宋爱莉教授长期从事中医外科乳腺甲状腺疾病的研究，临床经验丰富，尤其擅长乳腺疾病诊治。现将宋爱莉教授治疗乳腺增生病、肉芽肿性乳腺炎、乳腺癌前病变、乳腺癌等疾病临床经验总结如下。

1. 乳腺增生病

（1）以活血化瘀为核心辨证论治的思考：宋爱莉教授在多年的临床经验中，总结痰瘀为外科疾病发病的本源。痰瘀致病理论是中医外科疾病致病的核心机制。她认为乳腺增生病中医称为“乳癖”，肝郁脾虚、肝肾不足、冲任失调为病变基础，日久气滞痰凝，瘀血阻络，血脉不利，痰瘀互结于乳络。

宋爱莉教授依据乳腺增生病气滞痰瘀互结的病变共性，以及偏于肝郁气滞、冲任失调、肝郁脾虚、肝经火旺等不同证候，以“散瘀化痰”为基础，以“脏腑调理”为主的乳腺增生病辨证论治法则受到重视。她紧扣乳腺增生病气滞血瘀、痰浊结聚基本病机及局部病理特点，整体与局部合参、标本兼治，根据既往临床经验和研究基础，将乳腺增生病辨证分型为肝气郁滞型、脾虚湿盛型、冲任失调型，建立行气活血、化痰散结治其标，疏肝理气、健脾胜湿、调摄冲任治其本的辨证论治核心。

（2）乳腺增生病辨证论治研究：宋爱莉教授提出，在乳腺增生病中医辨证分型中增加脾虚型，以疏肝健脾、活血利湿为治法，在归纳传统方剂的基础上，制成了抗增汤。宋爱莉教授独创开郁散结颗粒，方药组成：香附、柴胡、瓜蒌、浙贝母、当归、郁金、白芍、延胡索、莪术。在此基础上，她根据病情变化随证加减：①偏肝郁气滞者，辅以疏肝理气，加青皮、枳壳；②偏脾虚湿盛者，辅以健脾胜湿，加猪苓、薏苡仁；③偏冲任失调者，辅以温补肝肾、调摄冲任，加鹿角霜、淫羊藿。通过上述治疗，既调整了肝、脾、冲任失调的全身因素，又消除了气滞、血瘀、痰凝的局部病理变化，整体与局部并重，标本兼治，故收到显著疗效。

（3）乳腺增生病中医外治特色治疗：关于乳腺增生病的中医外治方面，宋爱莉教授进行了治疗乳腺增生病外用剂型“乳宁霜”的制备工艺、药效学、毒理试验研究以及临床验证的研究，证实乳宁霜组方合理，临床验证具有明显的止痛散结、改善血液循环、调整内分泌等作用，从而抑制乳腺增生。相关成果获得 1998 年山东省科学技术进步奖二等奖。

（4）乳腺增生病的中医客观辨证指标和诊疗标准：宋爱莉教授的山东省科技攻关项目课题《中医体质及影像学在乳腺增生病痰瘀证诊治与疗效评价的研究》，通过乳腺增生病中医体质调查，探讨其不同类型在痰瘀互结证乳腺增生病患者中的分布情况及病—体—证的相关性，丰富中医证素，指导临床辨证及疾病预防，同时探讨在治疗过程中的应用价值，优化乳腺增生病治疗方案，为科学评价疗效提供新的依据。

宋爱莉教授在乳腺增生病中医微观辨证指标和诊疗标准方面的研究中，运用彩色多普勒血流显像在人体乳腺增生组织中明显探测到新生血管血流，CDFI 显示乳腺增生血流动力学改变能反映中医气滞血瘀、痰浊结聚的病机演变特点，可作为具有客观性诊断价值的彩色超声多普勒客观化量化技术指标，为建立乳腺增生病影像学和分子生物学中医客观化量化指标提供了可靠的依据和基础。

2. 肉芽肿性乳腺炎

（1）正气亏虚、气血失和是肉芽肿性乳腺炎发病之本：宋爱莉教授认为，肉芽肿性乳腺炎总属“正气亏虚、气血失和”病机范畴，先天禀赋不足、正气内虚为本，气血失和为标，气滞、痰凝、血瘀阻于经络而发病。宋爱莉教授认为肉芽肿性乳腺炎多因饮食不节，情志不畅，乳汁瘀积，外感六淫邪毒，冲任失调而发，肝郁气滞、热毒凝结、气阴亏虚是其主要病机。初起以肝郁脾虚痰凝为主要病机，女子乳头属足厥阴肝经，主疏泄，调节乳汁分泌，肝气郁结，失条达之性，气血津液输布失常，则化痰成湿；素体脾虚形肥，脾胃失于运化，痰湿内阻，结于乳络，则成乳房结块；肝郁日久，郁而化热，热毒凝结，或阴虚火旺，灼津成痰，痰火互结，热盛肉腐成脓，形成脓肿；日久灼津耗气，气阴亏虚，无力脱毒生肌，余毒留滞，则脓肿破溃，脓水淋漓，久难收口，形成乳漏，迁延难愈。其主要病理因素可归结为“虚、瘀、痰、湿、火”。宋爱莉教授认为，正气虚弱、脏腑失调是肉芽肿性乳腺炎的发病基础，痰瘀互结为该病发生的重要病因病机，总属本虚标实之证，证属半阴半阳证。

宋爱莉教授根据肉芽肿性乳腺炎的发病机制及特点，以扶正祛邪、化痰活血为治疗大法，初期以消为贵，中期以托为法，通过补益和透托的药物，扶助正气，托毒外出或使病灶趋于局限，不至毒邪内陷或旁窜深溃；后期以补为宜，通过补虚扶正，助肉新生，使疮口早日愈合。

（2）中医治疗及临床用药经验：宋爱莉教授认为本病初期痰瘀结聚，当重视箍围消散，中药佐以疏肝清热、化痰活血、消肿散结之方药，如柴胡、金银花、连翘、天花粉、桔梗、枳壳、虎杖、当归、川芎、赤芍、白芍等，以箍围消肿消散。在应用中药内治的同时，偏于阳证者，可局部应用大青膏贴敷治疗。大青膏是山东中医药大学附属医院院内制剂，具有清热解毒、消肿散结之功效，其为膏剂，可使药物直达患处，且由香油调和，具有油性湿润的特性，可长时间发挥药效，配合冰块冷敷，可使局部红肿症状迅速缓解。偏于阴证者，则可行红外线理疗，促进肿块消散。中期热盛成脓，以托里透脓为要，此期着重应用外治法，多加用蒲公英、黄芩、皂角刺等清热解毒、托里透脓之品辅助治疗。当患处脓液较少时，可于彩超引导下以空针穿刺抽吸脓液后局部加压包扎，脓液量稍多或局部溃破时，可行小创口或于溃破处刮匙锐性搜刮，再以大黄油纱填塞创口，促进创口愈合，当患处有大量脓液形成时，需选择脓肿波动最明显处做小切口，将输血器剪侧孔置入脓腔，外接 60 mL 空针，低负压引流，待引流液少于 5 mL 时拔除引流管，封闭创口，若仍有少量脓液残留，可继续与大黄油纱填塞加压包扎，直至创口愈合。后期乳房脓肿溃破，可形成窦道或瘘管。宋教授常在此期治疗时加用人参、黄芪、党参等益气扶正的药物，以提高机体免疫力，补益气血，去腐生肌。肿块破溃的患者需每日开放换药，以复方黄柏液冲洗脓腔，以庆大霉素纱布或大黄油纱填塞创口，待创口缩小后于创口及窦道涂抹创伤膏。创伤膏是山东中医药大学附属医院的传统中药制剂，其在治疗慢性感染性伤口方面有显著疗效。实验表明，其可以通过提高局部的免疫能力，增强抗炎作用，促进局部的血液循环，从而加速伤口愈合。对于不易溃脓，已形成慢性炎性僵块、偏于阴证的患者，宋教授采用温阳散结法，方中加用熟地黄、桂枝、白芥子以温阳补虚、软坚散结。

（3）分期论治法治疗肉芽肿性乳腺炎：宋教授倾向于将本病分为肿块期、脓肿期、窦道期三期。在临床中宋教授重视中西医结合的辨证施治，尤其强调中医外治法在治疗肉芽肿性乳腺炎等炎性疾病中的重要性。清代祁坤《外科大成·乳发乳漏》中记载“未成形者消之，已成形者托之，内有肿者针之。”针对肉芽肿性乳腺炎的微创搜刮法，可作用于乳腺炎性疾病发病的各阶段，是集彩超下引导穿刺抽吸、小切口锐性搜刮清创、小口置管引流等方法为一体的外治疗法。

中医治疗肉芽肿性小叶性乳腺炎具有鲜明特色和优势。《疡科纲要》提出：“治疡之要，未成者必求其消，治之于早，虽有大证，而可消散于无形。”中药内服联合外治疗法能起到事半功倍的效果。宋爱莉教授在40余年的临床实践中，根据肉芽肿性乳腺炎的发病特点与发展阶段，创立小口置管引流、锐性搜刮清创等外治法联合的微创搜刮法，配合中药内服，可作用于肉芽肿性乳腺炎发病的各个阶段，有效缩小肿块范围，减轻炎症反应，完美保持乳房外形，充分沿袭与创新中医治疗肉芽肿性小叶性乳腺炎的特色。

3. 乳腺癌癌前病变

（1）从经典理论到现代研究的整体把握：宋爱莉教授认为，乳腺癌癌前病变属“乳癖”范畴，病机为肝郁气滞、肾虚冲任失调，以致日久气滞痰凝，瘀血阻络、血脉不利，日久痰瘀互结乳络是乳腺癌癌前病变的最终病机，日久可化毒为岩。癌前病变阶段多辨证为痰瘀互结（偏肝郁气滞型、冲任失调型），主要表现为乳房固定性刺痛，腺体局限性或弥漫性增厚，日久有癌变倾向。加强对乳腺癌前病变阶段的辨证诊治有利于阻断和逆转癌变倾向，体现对乳腺癌Ⅱ级预防的意义和中医防治乳腺癌的优势。

（2）建立健全乳腺癌癌前病变中医辨证规律：肝郁气滞或冲任失调日久——痰瘀互结的病机演变进程能反映出“乳腺增生——乳腺癌前病变——癌变”的病理演变和癌变的倾向，MVD、VEGF及受体FLK从血管生成角度上能客观反映出乳腺癌癌前病变阶段中医辨证规律和病机演变特点；MVD、VEGF 及受体 FLK 与血流动力学指标、BI-RADS 分级和病理分级进一步丰富了乳腺癌前病变的中医辨证规律，初步为中医药治疗乳腺癌癌前病变提供相对客观的、规范的诊断、疗效评价标准及辨证施治规律，并为进一步延缓、阻断或逆转乳腺癌癌前病变奠定理论基础。

乳腺癌癌前病变是癌变的必经阶段已经得到公认，而且这一阶段是可逆的。这一理论为延缓、阻断、甚至逆转癌前期状态提供了依据，因此对癌前病变采取干预治疗手段，可以有效减小乳腺癌的发生率。乳腺癌流行病学研究结果表明，癌前病变的控制对乳腺癌的发病起到直接而关键的作用。加强对这一阶段的中西医认识，采取及时、有效措施干预、逆转其癌变是目前研究的重点。

宋爱莉教授采用中药有效成分莪术油干预乳腺癌癌前病变，阐明其干预癌前病变多靶点机制，是中医药基于“治未病”理论的具体体现，丰富中医理论体系，为临床推广应用提供理论依据，具有巨大社会效益和经济效益。

4. 乳腺癌

国家级名老中医宋爱莉教授根据多年临床经验提出：乳腺疾病的发生都是由脏腑失调、痰瘀互结导致的，内分泌治疗通过外界药物改变人体自身激素水平调节，必然损害先天之本，导致肾气亏虚，阴阳失衡，脏腑功能进一步失调，各种不适反应便接踵而来，临床常见类型有肝郁脾虚、血瘀痰凝等。现将治疗经验整理如下。

（1）提出“癌毒”思想：传统观念上乳腺癌基本病机为冲任不调、脏腑失和。宋教授在此基础上提出“癌毒”的思想，认为乳腺癌证属正虚邪实，但邪实必定夹杂邪毒方可致病，能导致癌症疾病的邪实加邪毒称为“癌毒”，其特点主要为：①癌毒性阴，难于根除；②癌毒为实邪，肿瘤的发生源于人体正气的虚损，但局部的癌块属邪实，是全身性疾病的局部表现，即全身属虚、局部属实，也称之为“本虚标实”；③易于耗散正气，导致正虚不固；④易于扩散，沿经脉、络脉流散到远处；⑤癌毒的产生与局部气滞、血瘀、痰凝有一定关系，而癌肿发生后，癌毒又进一步加重了气滞、血瘀、痰凝，所以二者互为因果；⑥癌毒的毒性是变化的，可以毒性低伏、相对平和，也可以毒性猛烈，进展迅速。

（2）脏腑失衡、癌毒互结为发病之本：针对乳腺癌、甲状腺癌类疾病，传统观念上乳腺癌基本病机为冲任不调、脏腑失和。同时乳房与各个脏腑联系密切，女子乳头属肝，乳房属胃，肝、胃、肾经及冲任二脉均走行乳房关系密切，若脏腑功能失司，经络气血运行异常则生痰浊、痰瘀等病理产物，从而作为致病因素影响乳房的健康。乳腺癌患者经手术、化疗、放疗及内分泌治疗的同时，亦耗伤气血，损伤脏腑功能，导致正气更虚，而余毒未清，正不抑邪，病邪由浅入深而变生百端。乳腺癌术后患者脉络气血进一步损伤，气不足以载血行，脉络进一步瘀阻，有些患者便会出现上肢水肿等现象；服用内分泌药物治疗，通过外界因素，改变自身激素水平，破坏卵巢功能，影响正常机体生理功能，损伤先天之本，是药物引起的“肾气衰、天癸竭”，阴虚天癸竭乏，不能制火，虚火旺盛上扰神魂而致。此类患者因肝肾阴虚，精髓不能上荣于头目，出现耳鸣眩晕；肾虚脾气亦虚，脾主四肢，脾虚运化无力，则出现乏力、纳差；阴液亏虚，阳气不能维系，虚阳外越，出现头面烘热、失眠多梦等；肝肾虚精血双亏，筋失所养，则腰膝酸软、肢体颤抖；阴虚内热，津液外泄致汗出。

（3）调和冲任、祛毒抗癌为主辨证用药：宋爱莉教授认为乳腺癌的中医治疗要审证求固，辨证施治，且用药一定要考虑顾护脾肾，避免苦寒药的大量使用。在温阳益气的同时，注重抑阴扶阳，痰湿之邪阻遏阳气最甚，痰湿既是阳虚的病理产物，又能进一步损伤阳气，因而在温阳益气的基础上，配合祛痰利湿之法，使阴去阳复。

宋教授认为，调和冲任、祛毒抗癌可以应用在乳腺癌的各个阶段，均能收到良好的效果，治疗时应配合活血化瘀、利水渗湿之品，使邪有出路，从下而解。根据临床经验，宋教授创立了“术后内分泌治疗方”，组方如下：生黄芪 30 g，党参 20 g，太子参 10 g，白芍 20 g，丹参 20 g，莪术 20 g，白花蛇舌草 20 g，郁金 20 g，香附 10 g，石斛 20 g，枸杞子 20 g，麦冬 20 g，女贞子 10 g，墨旱莲 30 g，补骨脂 10 g，山萸肉 20 g，佛手 10 g，甘草 6 g。肾虚—围绝经期综合征的发病根本在于卵巢功能的衰退、雌激素的减少。中医“肾”主生殖的理论，则认为肾虚是本病的发病关键。围绝经期综合征的病人中，常出现心悸失眠、心绪不宁、情绪不稳、记忆力减退、悲伤欲哭等精神情志症状，这些多与肝肾阴虚、血液化生不足及患者素日劳伤心神有关。如此，围绝经期综合征的发生与肾、肝、心三脏关系最为密切。全方以祛毒抗癌，调和冲任为治则，以补中益气汤加减化裁，生黄芪、党参健脾补气和中为君药；太子参性温补气生津，丹参通经活血，白芍通经养血，莪术破血祛瘀，三者合用清心除烦、敛阴止汗，白花蛇舌草抗癌解毒，枸杞子、女贞子、墨旱莲、补骨脂、山萸肉补阳益精、养肝益肾、补而不泻共为臣药，石斛、麦冬滋阴生津，香附、佛手、郁金疏肝解郁，除烦理气共为佐药；以甘草补脾和胃，益气复脉，是为使药。全方共奏滋补肝肾之阴，疏肝解郁之功。对失眠多梦，睡眠质量差加炒酸枣仁 20 g，远志 20 g；对食欲缺乏，加焦山楂 10 g，炒谷芽 30 g；对出汗过多，加浮小麦 30 g。

（4）手术治疗理念：宋爱莉教授一直承担大量的乳腺癌根治术、乳腺癌改良根治术、乳腺癌保留乳房肿瘤切除术、乳房及乳头矫形美容术等工作，并积极满足乳腺微创切割活检等患者需求手术。长期以来她特别注重手术操作技巧、切口设置、减少术后并发症、外形及功能恢复等技术要求，并围绕着减少术后并发症、促进围手术期康复愈合等方面，充分协同中医药独特功效，制订出一系列有效措施充实临床，受到广泛应用，深受广大患者信任和同仁认可。

“保住乳房，就保住女性之美”，宋爱莉始终还在坚持这一追求。近十几年来，她在熟练承担乳腺、甲状腺各类常规手术的基础上，2006 年始就独立承担起巨乳缩乳成型、假体植入乳腺成型、乳头矫正等高难度手术，在此基础上也开展了背阔肌翻转部分乳房缺损填充等矫形术。2016 年开始成功开展乳腺癌根治一期、二期扩张器植入成形术、背阔肌肌皮瓣乳房再造手术、带蒂腹直肌皮瓣手术，已成功独立完成近百例。她为了减少乳腺癌手术不必要的损害，提高患者生活质量和自信，满足不同病患的需求，目前还在为攻克“乳腺癌术后自体组织重建术”高难度手术目标做技术努力。

五 典型医案

1. 乳腺癌

华某，女，48 岁。2016 年 3 月 20 日初诊。

现病史：右乳癌改良根治术后 7 个月余，术后病理示：ER（+），PR（+），Cerb-2（+++），P53（+），Ki67（+）40%。术后行 CT+F 方案化疗 6 个周期，未行放疗，目前口服他莫昔芬治疗。现患者乏力，眠差，腰膝酸软，情绪不稳定，易低落，二便可，舌淡白，苔薄，脉细缓。

证属肝肾亏虚、冲任不调。

治则：补肾益气、调摄冲任。

处方：生黄芪30 g，党参20 g，太子参10 g，白芍20 g，丹参20 g，莪术20 g，白花蛇舌草 20 g，郁金 20 g，香附 10 g，石斛 20 g，枸杞子 20 g，麦冬 20 g，女贞子 10 g，墨旱莲 30 g，补骨脂 10 g，山萸肉 20 g，佛手 10 g，焦山楂 20 g，远志 10 g，炒麦芽 30 g，甘草 6 g。共 14 剂，水煎分早晚服，每日 1 剂。

半个月后门诊复查，患者自述，服上药无明显不适，乏力症状减轻，食欲好转，睡眠明显改善。嘱原方继续服用，不适随诊。

按语：该患者属乳腺癌术后内分泌治疗期，证属肝肾亏虚冲任失调。宋爱莉教授以补肾益气为纲，在内分泌方的基础上加之远志、麦芽助眠健脾。现代药理研究方中黄芪、甘草多糖有诱导干扰素、白介素的作用，介导肿瘤细胞凋亡；莪术能提高机体免疫功能，抑制肿瘤细胞生长；健脾药具有促进大脑皮层兴奋，增强垂体肾上腺皮质和交感肾上腺髓质系统的功能活动，增强细胞内 CAMP 含量，提高机体的耐寒、耐缺氧、耐疲劳能力，促进细胞的合成代谢，改善微循环，提高机体免疫功能和抑制肿瘤生长的作用；补肾中药对下丘脑—垂体—卵巢性腺轴功能有调节作用。

2. 肉芽肿乳腺炎

路某，女，29 岁，已婚。2016 年 9 月 24 日初诊。

主诉：因左乳肿块伴疼痛 9 天，破溃 2 天入院。

现病史：患者 9 天前无意触及左乳外上肿块，约“小枣”大小，无疼痛红肿等不适，未予治疗。2 天前肿块突然增大，触痛明显，伴双下肢散在结节性红斑，于当地医院静滴美洛西林舒巴坦钠及硫酸依替米星氯化钠 5 天，无明显效果，遂来我院就诊。查体：双侧乳房大致对称，双乳头无凹陷，左乳外上可触及 6 cm × 5 cm 大小肿块，质硬，边界不清，皮肤红肿，可见直径约 0.5 cm 溃口，皮温略高，压痛（+），挤压双乳头溢少量乳汁样液体，双腋下未触及肿大淋巴结，双下肢轻微浮肿，可见散在结节性红斑，色暗红。纳眠可，二便调，舌红，苔黄薄，脉弦滑。入院（2016 年 10 月 29 日）血常规：WBC　11.19×10^9/L，NETU 9.26×10^9/L，NETU%　82.8%，红细胞沉降率 74 mm/h，泌乳素 2 416 μU/mL，乳腺彩超示：①左侧乳房异常回声区，考虑炎性病变，建议治疗后复查；②双侧乳腺增生。脑垂体强化磁共振提示：符合左侧垂体微腺瘤 MR 表现，请结合临床。

中医诊断：乳痈（热毒壅盛证）；西医诊断：左乳肉芽肿性乳腺炎。

治疗：宋爱莉教授予以甲强龙静滴冲击治疗 3 天后，改口服美卓乐 20g，每 5 天减量 4 mg，直至减为 2 mg，口服 5 天后停药，口服雷公藤总苷片、辅酶 Q10 行免疫治疗，溴隐亭抑制泌乳素水平，并佐以疏肝清热、化痰散结中草药，处方：柴胡 10 g，金银花 30 g，连翘 10 g，赤芍、白芍各 30 g，天花粉 10 g，浙贝母 10 g，桔梗 10 g，当归 10 g，川芎 10 g，皂角刺 20 g，虎杖 30 g，蒲公英 30 g，徐长卿 10 g，枳壳 10 g，茯苓 20 g，黄芩 9 g，甘草 6 g。水煎服，每日 1 剂，连服 2 周。外治应用本院自制大青膏涂抹于乳房肿块及双下肢红斑处，冰块冷敷患处。

3 日后乳房肿硬范围明显缩小，双下肢红斑大部分消退。每日于彩超引导下行 20 mL 空针穿刺抽吸小脓肿，送检细菌培养显示无细菌生长。深部小脓腔小切口刮匙锐性搜刮，黄柏液冲洗创腔，大黄油纱填塞，每日或隔日换药。3 周后创口基本愈合，左乳无明显肿硬，彩超示左乳未见明显脓肿，遂予出院。院外继用美卓乐并逐渐减量至停用，溴隐亭抑制泌乳素水平，中药辅助治疗，定期门诊换药，复查泌乳素。5 周后创口完全愈合，乳房外观满意，随访 2 个月未见复发。

按语：本例患者就诊时已出现脓肿破溃，院外应用抗生素未见明显效果，并且伴有下肢结节性红斑，因此宋爱莉教授予以激素冲击治疗，内治应用疏肝清热、化痰散结中草药，佐以箍围消肿中药外敷，以软坚散结、消散红斑。后穿刺抽脓，刮匙搜刮脓腔，黄柏液冲洗使脓腐尽快排净，生肌收口。经内外合治，取得了满意疗效，在缩短病程的同时减轻了患者痛苦，维持了乳房的外观，从而提高了患者的生活质量。

3. 乳腺纤维囊性增生病

赵某，女，40 岁。

主诉：双侧乳房胀痛 3 个月。

现病史：患者自述 3 个月前无明显诱因出现双侧乳房胀痛，双乳无红肿，无畏寒发热。平素情绪急躁，生气后疼痛加重。月经规律，痛经明显，量中，色暗红，有血块，伴失眠多梦，胸胁胀痛。舌淡红，苔薄白腻，脉左弦细、右细涩。体格检查：双乳腺体增厚，外上象限可扪及散在片块样增厚，质地韧硬，边界清，表面呈颗粒状，活动度好，压痛。双侧乳头未见溢液。双侧腋下未扪及肿大淋巴结。

中医诊断：乳癖（肝郁气滞证）；西医诊断：双侧乳腺增生症。

治法：疏肝理气，散结止痛。

处方：逍遥蒌贝散加减。柴胡 12 g，白术 15 g，白芍 12 g，赤芍 12 g，当归 12 g，茯苓 12 g，夏枯草 15 g，陈皮 12 g，香附 9 g，竹茹 9 g，甘草 6 g。共 7 剂，水煎服，日 1 剂。

二诊：乳房胀痛明显减轻，舌淡红，苔薄白，脉弦细。因经期将至，平素经行腹痛，月经有瘀块，前方去白芍、陈皮，加瓜蒌 15 g。7 剂，水煎服，日 1 剂。

三诊：乳房胀痛消失，服药期间月经来潮，较前疼痛明显减轻，经血色暗，血块少。舌质淡，苔薄白，脉缓。嘱保持心情舒畅。下次月经前 7 天复诊。

4. 乳腺癌术后化疗

庄某，女，69 岁。

主诉：双乳腺癌术后 11 个月余，EC-T 方案化疗 8 个周期。

现病史：患者因“双乳肿块”于 2019 年 8 月 19 日在局麻下行双乳肿块弹力枪穿刺活检 + 双腋下肿块针吸细胞学检查，常规病理示：（左、右乳穿刺组织）乳腺浸润性癌，（左、右腋下 FNAC）查到大量瘤细胞，考虑转移癌。于 2019 年 8 月 20 日局麻下行右上臂植入式给药装置（手臂港）植入术，排除手术禁忌，2019 年 8 月 26 日全麻下行双乳腺癌改良根治术 + 任意皮瓣成形术，常规病理：（左）乳腺浸润性导管内癌，Ⅱ级，S 3 cm × 2 cm，左乳头、底切缘及其余乳腺组织未查到癌，左腋窝淋巴结查到转移癌（6/7 枚）。（右）乳腺浸润性导管癌，Ⅱ级，S 1.5 cm × 1.5 cm。右乳头、底切缘及其余乳腺组织未查到癌，右腋窝淋巴结查到转移癌（4/7 枚）。免疫组化：ER（+）90%，PR（-），Her2（-），D2-40（-），GCDFP-15（-），Ca1ponin（-），CgA（-），P53（-），SYN（-），E-cad（++），CK5/6（-），AR（±），GATA-3（+++），P120（++）胞膜，Ki-67（+）30%。已行 EC- 方案［多西他赛注射液（多帕菲）140 mg］化疗 8 周期，患者一般情况可，无发热、咳嗽，无腹泻，无恶心呕吐等不适，纳眠可，二便调。

中医诊断：乳岩（气血两亏证）；西医诊断：（双）乳腺癌。

治疗：化疗阶段可用保肝升白辅助药：天晴肝平 1 次 1 片，每天 2 片，或肌苷片 1 次 1 片，每天 3 次。利可君 1 次 1 片，每天 3 次；维生素 A 每次 2 片，每天3次；参芪莲扶正胶囊2粒，每天3次等。

化疗辅助方剂调理：生黄芪30 g，人参10 g，党参15 g，云苓30 g，黄精30 g，枸杞子15 g，焦山楂10 g，竹茹10 g，清半夏10 g，白芍30 g，当归10 g，丹参30 g，莪术15 g，枸杞子15 g，陈皮10 g，甘草6 g。水煎服，每日1剂，加圆大枣3枚，生姜3片为引。

有以下症状者可加减：失眠，加炒酸枣仁30 g，远志15 g，珍珠母30 g；口舌干燥，加麦冬30 g，石斛10 g；关节身痛，加鸡血藤30 g，川芎10 g；汗出，加五味子10 g，女贞子10 g，浮小麦30 g；大便秘结，加肉苁蓉15 g，瓜蒌15 g；手术近期局部肿痛，皮下积液，加泽泻15 g，桃仁10 g，土茯苓30 g，土鳖虫10 g等。

按语：化疗药物对肿瘤细胞发生细胞毒作用的同时，不可避免地损伤人体增殖活跃的正常细胞，如造血细胞、淋巴细胞、口腔及胃肠道黏膜上皮细胞、毛囊细胞及生殖细胞。中医药在抗放化疗不良反应方面有其多方位的治疗疗效。中医学认为，放化疗在"祛邪"的同时，损伤了人体的正气，常引起阴液耗伤，气血亏虚等表现，故被认为"毒邪""热毒"，因此产生一系列不良反应。中医学治疗以扶正培本法为主，运用补气养血、清热解毒、润燥生津、健脾和胃等药物，可提高机体免疫能力，清除体内自由基，防止放化疗所致的组织细胞损伤，刺激骨髓造血系统，增加白细胞，改善全身症状，能有效地减轻病人痛苦，增加病人对化疗不良反应的耐受性，大大提高了化疗疗效和适应范围。对消化道反应恶心、呕吐者，以健脾和胃、降逆止呕，常用旋覆代赭汤、香砂六君子汤、半夏泻心汤、小半夏加茯苓汤等；对骨髓抑制白细胞降低者，以益气补血、滋阴温阳，常用补中益气汤、十全大补汤等；对肝功能损害者，以舒肝利胆、健脾利湿，常用茵陈蒿汤、参苓白术散等。临床报道，应用活血化瘀、软坚散结、清热解毒中药，对化疗耐药及内分泌治疗无效的晚期乳腺癌，可缩小瘤体，缓解疼痛、抑制感染。研究证明，马蔺子甲素、粉防己碱、地龙提取液、枸杞多糖等，对放射有增敏作用。活血化瘀药物可增加血流量，促进瘤床血供，改善血液高凝状态，增加肿瘤组织对放射及化疗的敏感性。

5. 亚急性甲状腺炎

乔某，女，36岁，2015年3月6日来我院就诊。

主诉：颈前肿大疼痛半月余。

现病史：患者 20 余天前因感冒而出现咽痛，伴发热、恶寒、头痛等症状，自服感冒清热冲剂及消炎药物症状略有好转，但甲状腺的肿大及触痛明显增强，吞咽时疼痛加重，近期间歇性发热，最高体温 39.0℃。舌尖红，苔薄白，脉弦细数。检查：神志清晰，语声清晰，甲状腺Ⅱ°肿大，左侧触痛（+）。甲状腺彩超示：左叶甲状腺不规则性增大，可见 12.4 mm × 18.7 mm 低回声区，边界不清，回声欠均匀。甲功 5 项检查结果示：FT_3 8.6 pmol/L（3.1 ~ 6.8），FT_4 29.8 pmol/L（12 ~ 22），TSH 0.011 mU/L（0.27 ~ 4.2），Tg Ab 265.30 U/mL（2.1 ~ 115），TPO Ab 5.0 u/mL（0 ~ 34）。红细胞沉降率 95 mm/h。

中医诊断：瘿痈（风热外袭，肝郁化火，阻于瘿络）；西医诊断：亚急性甲状腺炎。

治法：疏风清热，清肝散结止痛。

处方：牛蒡子 12 g，夏枯草 12 g，连翘 12 g，金银花 15 g，生地黄 20 g，荆芥 12 g，黄芪 20 g，党参 10 g，玄参 10 g，麦冬 10 g，北沙参 10 g，柴胡 12 g，杏仁 10 g，木蝴蝶 10 g，浙贝母 9 g，僵蚕 10 g，陈皮 9 g，甘草 6 g，羚羊角粉 1 g。佐以布洛芬 1 片，每日 2 次。

二诊：服药 7 天后，患者颈前疼痛及肿大减轻，仍有低热，夜间体温最高为 37.1 ℃。舌红，苔白少津，脉浮数。上方去羚羊角粉，加皂角刺 12 g，布洛芬停药。

三诊：7 天后，患者颈前疼痛消失，体温恢复正常。舌尖红，苔白少津，脉弦细。上方加虎杖 20 g。

四诊：服药一个月，患者复诊时已无明显不适，检查甲状腺触痛消失，甲功 5 项检查结果示：FT_3 1.81 pmol/L（3.1 ~ 6.8），FT_4 6.34 pmol/L（12 ~ 22），TSH 36.550 mU/L（0.27 ~ 4.2），Tg Ab 5.93 U/mL（2.1 ~ 115），TPO Ab 11.73 U/mL（0 ~ 34），红细胞沉降率 19 mm/h。处方：玄参 20 g，丹参 20 g，党参 10 g，麦冬 10 g，连翘 10 g，牛蒡子 20 g，桔梗 10 g，北沙参 10 g，僵蚕 10 g，佛手 10 g，生黄芪 30 g，当归 10 g，白芍 30 g，香附 10 g，甘草 6 g。佐以优甲乐 25 μg，每日 1 次。继续应用中药治疗 1 个月，复查甲状腺功能恢复正常，颈部肿痛无复发。

按语：此患者属肝郁化火之体质，受外感风邪诱发而为病。糖皮质激素的效果虽佳，但减量时病情却加重。宋爱莉教授辨证其为外感风邪合并肝郁化火，内外合邪所致，治疗上以解肌清热、疏肝清火为主，方药采用牛蒡解肌汤合并丹栀逍遥散加减。牛蒡解肌汤出自《疡科心得集》，有疏风清热、凉血消肿之功效，主治颈项痰毒，外痈局部焮红肿痛，风热牙疔，头面风热，兼有表热证者。方中牛蒡子辛散风热，解毒消肿；连翘、夏枯草清热解毒，散结消痈；牡丹皮、玄参清热泻火，凉血散血，玄参与石斛、麦冬相配可滋阴清热。诸药相配共奏疏风清热，凉血消肿之功。丹栀逍遥散出自《内科摘要》，是在逍遥散的基础上加牡丹皮、栀子而成，有养血健脾、疏肝清热之功效，主治肝郁血虚内热证。方中柴胡疏肝解郁，退热；当归、白芍与柴胡同用，补肝体而调肝用。就其方药组成，牛蒡子能外散风热，内解热毒，有清热解毒，消肿利咽之效，《药品化义》："牛蒡子能升能降，力解热毒。味苦能清火，带辛能疏风，主治上部风痰，面目浮肿，咽喉不利，诸毒热壅，马刀瘰疬，颈项痰核，血热痘，时行疹子，皮肤瘾疹。凡肺经风热，悉宜用此"，《药性论》："除诸风，利腰脚，又散诸结节筋骨烦热毒"；夏枯草能清热泻火，散结消肿，《神农本草经》："主寒热、瘰疬、鼠瘘、头创，破癥，散瘿结气，脚肿湿痹"；栀子泻火除烦，清热利湿，凉血解毒，《神农本草经》："主治五内邪气，胃中热气，面赤酒渣鼻，白癞，赤癞，疮疡"；连翘清热解毒，消肿散结，疏散风热，《珍珠囊》："连翘之用有三：泻心经客热，一也；去上焦诸热，二也，为疮家圣药，三也"，《神农本草经》："主寒热，鼠瘘、瘰疬、痈肿、恶疮、瘿瘤、结热、蛊毒"；荆芥祛风解表，透疹消疮；石斛益胃生津，滋阴清热；玄参清热凉血，泻火解毒，软坚散结。

宋爱莉教授认为，中医药治疗亚急性甲状腺炎较现代医学优势明显，但是明确诊断必须借助现代医学的检查手段，提倡"辨病与辨证相结合"，即把现代医学诊断、治疗与传统中医的病因病机、辨证论治紧密结合，强调"西医诊断，中医辨证，中药为主，西药为辅"的中西医结合诊疗观点。在借助现代医学检查手段明确诊断的基础上，进行中医辨证论治，其疗效明显。在治疗亚急性甲状腺炎时，宋爱莉教授提倡以中医治疗为主，必要时可配合非甾体类抗炎药物消炎镇痛，但是尽量避免糖皮质激素对症治疗。若遇到已应用糖皮质激素治疗的患者，应在服用中药汤剂的同时，注意缓慢减少激素用量，直至停用。宋爱莉教授认为中医治疗亚急性甲状腺炎不是一日之功，也不是一成不变的，临床在辨证治疗时应兼顾表里，明辨虚实，对患者的体质因素也应加以考虑，注意随证应对，以变换方药，进而取得良好的临床疗效。

6. 浆细胞性乳腺炎

时某，女，37 岁。2014 年 7 月 4 日初诊。

主诉：乳房肿块半个月。

现病史：患者半月前无意中撞到右侧乳房后出现一肿块，质硬，疼痛明显，右侧乳头溢脓，无发热，使用抗生素有效，月经正常，急躁易怒，纳眠可，时有口干，喜冷饮，大便时干，小便调。舌尖红，脉弦。既往史：既往体健，无重大病史可载。已婚，无流产史。过敏史：否认食物及药物过敏史。体格检查：双乳外观饱满，皮肤、乳头无异常，皮色、皮温正常，腺体厚韧；右乳头凹陷，右乳外上象限可及 6 cm × 3 cm 大小肿块，质韧，表面不平，界清，活动，与皮肤、胸壁无粘连，轻度压痛；右乳外侧可触及一 2.0 cm × 2.0 cm 肿块，质韧，无压痛，左乳腺体未及明显肿块；左乳头未见溢液，双腋下未触及肿大淋巴结。辅助检查：B 超示右乳外上象限可探及数个低回声，大者 50 mm × 30 mm，内部回声均匀，边界清楚，形态规则，有包膜，有侧方声影，后方回声轻度增强。有多处低回声可互相连通。

中医诊断：粉刺性乳痈（肝经蕴热）；西医诊断：浆细胞性乳腺炎。

治法：疏肝清热，活血消肿。

处方：柴胡清肝散加减。柴胡 12 g，黄芩 9 g，栀子 9 g，知母 12 g，玄参 15 g，生地黄 15 g，鳖甲 15 g，生牡蛎 30 g，丹参 15 g，赤芍 15 g，天花粉 12 g，醋山甲 6 g，浙贝母 9 g，僵蚕 9 g，蒲公英 30 g，金银花 30 g，甘草 6 g。共 7 剂，水煎服，日 1 剂。

二诊：2014 年 7 月 11 日。肿块无明显变化，双乳疼痛减轻，纳食可，舌淡苔薄白，脉沉细。中药上方加青陈皮各 9 g，给予大青膏外敷。

三诊：2014 年 7 月 18 日。诸症减轻，纳食可，双乳无疼痛。右乳肿块稍减小，余无不适，嘱托患者随诊。

按语：本病症见患乳肿块或肿胀，皮肤微红或不红，压痛，排乳不畅，发热恶寒，其发病急，传变快，极易化脓溃破，损伤乳络，影响泌乳及哺乳。故其治疗关键在于早期发现、早期治疗、早期防变，“以消为贵”。早期治疗以“通”为主，切忌过用寒凉之药。“通”能排除瘀积乳汁，使邪热随乳排出，肿消痛止，疏肝理气以消肝气郁结，和营以散瘀滞，通下以泄胃热，以达肝疏郁散，胃热消除，气血调和，乳汁通畅，肿块消散而愈；化热期因邪热内蕴，正邪相搏，营卫失和，故红肿热痛，发热恶寒。胃经热盛，则口渴、便秘、苔黄。治疗宜以疏肝清胃、清热解毒、通乳消肿为主，内服药宜加大清热解毒之品，高热者倍加柴胡、黄芩，冲服清开灵颗粒，多能热退肿消，排乳通畅；成脓早期，如脓肿较深，范围较小，脓液较少时，内治宜清托为主，即清热解毒药加白芷、天花粉、桔梗、生小蓟、败酱草等清托药内服，结合穿刺抽脓，外敷大青膏，半数以上的病例可取得消散治愈的效果。如脓肿大，波动明显，应及时切开引流，以防传囊之变，或热毒内陷；溃后期宜用清热托毒或补养气血之品，以排脓生肌，促进疮口早日愈合；形成乳漏者，宜补气养血、回乳生肌，可用乳腺炎5号方加炒麦芽、生山楂、升麻。疮口换药后加压包扎；疮口愈合后遗留慢性炎块者，宜温通化瘀软坚法治疗，如鹿角霜、当归、桃仁、红花、生牡蛎、丹参、赤芍、三棱、莪术、川芎、皂角刺等煎服。

宋爱莉教授认为乳头内陷，乳管扩张为其基本病因，故单纯切开排脓并不能有效治疗，需要矫正内陷乳头，宋爱莉教授在传统中医外科学外治法的基础上，独创乳头外翻矫形+Ⅰ期缝合术，本病创伤小，痊愈率高，治愈时间短，仅7～10天拆线，术后乳房外观满意，具有独特优势。

7. 浆细胞性乳腺炎

李某，女，32岁。2015年2月16日初诊。

主诉：哺乳期1个月，右乳头皲裂伴右乳房疼痛2天。

现病史：患者自诉哺乳期1个月，昨日始乳汁排泄不畅，右乳头皲裂水肿，右侧乳房疼痛，有肿块，伴恶寒、发热，头身疼痛。现症见：面色赤红，痛苦病容，口干渴，喜饮，体温39.8℃，右乳房肿痛，以外上象限为重，肿块边界不清，皮色鲜红，灼热，触疼拒按。舌红，苔黄腻，脉数。体格检查：青年女性，神志清，精神差，痛苦面容。右乳头皲裂水肿，右乳房皮色鲜红，以外上、外下为甚，皮温高，压痛明显，舌质红，苔黄腻，脉数。辅助检查：血常规示白细胞15.6×10^9/L，中性粒细胞0.88。

中医诊断：乳痈（热毒炽盛证）；西医诊断：急性乳腺炎。

治法：清热解毒，通乳散结。

处方：瓜蒌牛蒡汤加减。瓜蒌仁12 g，牛蒡子12 g，天花粉12 g，黄芩9 g，栀子9 g，连翘12 g，皂角刺15 g，青皮12 g，柴胡9 g，路路通15 g，夏枯草15 g，浙贝母15 g，甘草6 g。3剂，水煎服，日1剂。

针对乳头皲裂，外洗方以清热利湿，润肤生肌收口为治则。处方：金银花30 g，蒲公英30 g，苦参15 g，石菖蒲12 g，白芷12 g，硼砂3 g。3剂。水煎外洗，日

1剂。禁食生冷、辛辣、油腻。

二诊：2015年2月19日。来诊时述1剂后身热已退，乳痛缓解，3剂后乳房红肿基本消失，唯触之仍痛。查体右乳皮色略红，触痛，波动感（-）。舌质淡红，苔薄黄，脉弦。处方：上方加金银花15 g，炮山甲5 g，丹参12 g，乳香9 g，没药9 g。3剂。水煎服，日1剂。并嘱定时哺乳，保持乳头卫生，每次哺乳时使乳汁吸尽。

按语：乳痈属现代医学急性乳腺炎，常发生于哺乳期妇女，发病急，易成脓，早期即伴有寒战高热。乳汁瘀积是发生乳腺炎的重要原因。造成本例病人乳汁瘀积的可能原因有4种。①乳头受损：患者在哺乳时有畏痛心理，使婴儿吮乳困难，不能将乳腺内乳汁吸尽；②输乳管阻塞：由于近日睡眠时不慎挤压左乳外侧，造成输乳管阻塞或乳汁排出不畅；③乳汁稠浓：初产妇不知调养，在腺管尚未通畅时过食滋腻饮食，乳汁稠浓，致使乳汁排泄不畅，乳络堵塞；④乳汁过多：婴儿吸饱后乳汁仍有盈余，或因初产妇哺乳方法不当，往往未让婴儿吸尽，致使乳汁在腺叶中积滞。瘀积的乳汁是细菌生长的良好培养基，有利于病原菌生长繁殖，也为发病提供了条件。

乳痈可分为急性炎症期、脓肿期、溃后期。初期未成脓时及时治疗可以避免脓肿形成，缩短病程，以免切开引流影响乳房外观，并可避免脓毒血症的发生。宋爱莉教授在此期常用除瓜蒌牛蒡汤外，还常用张锡纯的消乳汤。后者以知母、连翘、金银花清热解毒，穿山甲、丹参、乳香、没药活血通乳，对初期乳痈有非常好的疗效。且常外用本院制剂大青膏外敷患处，以加快炎症的消退。本医案特色是追本溯源，由于乳头皲裂导致乳络不通、乳汁不畅，外洗方能有效消除乳头皲裂及即发的炎症，是中医外治法的特色体现。

六 经验方

1. 开郁散结方

组成：香附10 g，莪术10 g，柴胡10 g，浙贝母10 g，郁金10 g，延胡索10 g，当归10 g，白芍30 g，瓜蒌10 g。

功效：疏肝理气，化痰散结。

方解：方中香附主行于肝、脾、三焦经，主行血分，又可开郁，为血中气药，调血中之气，且能消痞满、痰饮、积聚，功擅理气活血、散癖止痛，故为君药。莪术破血行气散结，消积止痛；瓜蒌行气宽胸、化痰散结；浙贝化痰散结通络，共为臣药。郁金理气解郁除热，延胡索活血行气、偏走血分，当归活血补血，白芍养阴柔肝，防止香附、瓜蒌之辛燥药物耗伤阴血，为佐药。柴胡走肝、脾经，条达一身之气机，引药直达病所，为使药。综观全方，祛邪扶正，攻补兼施，共奏行气活血、散瘀化痰之功。

2. 抗增汤

组成：香附 12 g，柴胡 10 g，橘叶 9 g，当归 12 g，白芍 12 g，茯苓 15 g，白术 9 g，车前草 15 g，薏苡仁 30 g，益母草 15 g，三棱 9 g，莪术 9 g，延胡索 15 g，甘草 6 g。

功效：疏肝健脾，活血利湿。

方解：全方以香附为君药，疏肝气、解郁滞；配合柴胡、橘叶加强疏肝理气、疏通乳络之力，茯苓、白术、薏苡仁健脾益气、渗湿利水，一方面培补中焦以制肝木，一方面资气血生化之源，共为臣药；当归、白芍养血柔肝，制约香附、柴胡等辛燥药物伤肝，三棱、莪术、延胡索行气活血止痛，配合车前草利湿消肿，益母草既活血又利水，以治其标，共为佐药；甘草和中缓急，调和诸药为使。

3. 开郁散结 Ⅰ 号方

组成：香附 10 g，柴胡 10 g，瓜蒌 10 g，浙贝母 10 g，当归 10 g，郁金 10 g，白芍 30 g，延胡索 10 g，莪术 10 g，青皮 10 g，枳壳 10 g。

功效：行气活血、化痰散结治其标，疏肝理气治其本。

方解：柴胡开郁散结，条达全身气机，浙贝母化痰散结通络，二者共为为君药；香附、郁金理气解郁，青皮功能破气消滞、解郁降逆，枳壳行气宽中、理气消胀，共为臣药；延胡索疏肝解郁，理气止痛，当归、白芍养血活血、柔肝止痛，瓜蒌化痰散结、宽胸理气，莪术活血散结，共为佐药。柴胡、香附既可加强莪术，浙贝母的散结力量，又可引药上行，直达病所。延胡索与香附合用，共助柴胡行气之功。白芍，能敛肝阳，补血养阴而柔肝，且能安脾，其性静而主守，与当归合用，可互纠其偏，互助其用，并能制约香附、柴胡等辛燥药物伤肝。诸药共奏疏肝解郁，化痰散结，活血通络止痛之功，使肝气疏，经络通，痰瘀消，从而肿块疼痛皆除。

4. 乳癌康复方

组成：黄芪 30 g，党参 15 g，当归 9 g，太子参 15 g，白芍 30 g，莪术 15 g，玄参 15 g，酸枣仁 30 g，丹参 30 g，半枝莲 30 g，甘草 6 g，制远志 12 g，合欢皮 30 g，蛇草 30 g，枳壳 9 g，柴胡 9 g，浙贝母 12 g，茯苓 15 g，猪苓 15 g，薏苡仁 30 g，郁金 12 g，瓜蒌 15 g。

功效：益气扶正，调补气血。

方解：方中黄芪、党参补气健脾，以固护后天之本；玄参滋阴清热，软坚散结既可配伍白芍补虚生新以退虚热，又可佐以浙贝母、瓜蒌化痰散结。丹参、当归一凉一热，质润不燥可活血养血，同时配伍柴胡、郁金、枳壳、合欢皮疏肝行气之药以助全身气血运行顺畅。太子参益气养阴，现代研究表明可调免疫、抗肿瘤配伍蛇舌草、半枝莲、莪术抗击癌毒同时不伤正气。茯苓健脾宁心、利水渗湿，既可配伍酸枣仁、远志养心安神，助睡眠以复正气又可健脾利湿与猪苓、薏苡仁共同消除水肿。

5. 骨转移协定方

组成：黄芪 30 g，党参 20 g，太子参 10 g，丹参 20 g，枸杞子 10 g，续断 10 g，杜仲 10 g，牛膝 10 g，补骨脂 10 g，菟丝子 10 g，枳壳 12 g，柴胡 12 g，郁金 10 g，当归 10g，白芍 10 g，莪术 10 g，杏仁 10 g，半枝莲 10 g，瓜蒌 10 g，薏苡仁 10 g，茯苓 10 g，浙贝 10 g，白花蛇舌草 30 g，甘草 6 g，三七 6 g。

功效：滋补肝肾，养阴益精。

方解：黄芪、党参补益脾气佐以茯苓、薏苡仁健脾祛湿以助脾胃运化。补骨脂、杜仲、续断、牛膝补肝肾，强筋骨可配伍益精之枸杞子、菟丝子以引精入骨，充养骨髓，增强骨质，同时太子参现代研究不仅可以抗肿瘤，还可防止癌毒转移共同作用对抗癌毒侵蚀。柴胡、白芍、枳壳、甘草为四逆散，使气机通行四末，佐以行气散瘀之郁金，增强疗效。三七《药性赋》有云“三七疗金疮之伤折”。可配伍丹参、当归散瘀止痛不伤正气。杏仁肃降肺气引药入肾以金水相生，补肾壮骨生髓。浙贝母、瓜蒌化痰散结，以清痰毒。莪术、白花蛇舌草、半枝莲清热解毒以消癌毒。

6. 赫赛汀协定方

组成：生地黄 20 g，麦冬 10 g，五味子 12 g，黄芪 30 g，红参 10 g，当归 9 g，白芍 15 g，郁金 6 g，炙甘草 18 g，柴胡 12 g，桂枝 9 g。

功效：益气养阴，调和营卫。

方解：该方主要治疗赫赛汀治疗过程中出现的心悸、胸闷、气短、自汗盗汗、焦虑烦躁的症状。辨证属于肝郁气滞，气阴两虚。方中红参、五味子、麦冬益气滋阴，养心除烦配伍生地黄滋养心肾之阴以达水火既济；配伍黄芪可补中升阳以生精神。柴胡、郁金疏肝行气解郁，配伍当归以养血活血，配伍白芍防疏泄伤阴。桂枝、炙甘草辛甘化阳，以助滋阴，“善补阴者亦可阳中求阴”。

7. 乳腺癌化疗方

组成：白芍 30 g，当归 9 g，黄芪 30 g，党参 15 g，枸杞子 12 g，北沙参 12 g，川芎 9 g，白术 9 g，薏苡仁 30 g，茯苓 15 g，竹茹 6 g，清半夏 9 g，陈皮 9 g，醋莪术 6 g，半枝莲 20 g，甘草 6 g。

功效：益气健脾，扶正抗癌。

方解：本方主要针对化疗后，气阴两虚的证候，乏力、不欲饮食、呕吐的症状。方中党参、白术、茯苓、甘草为“四君子汤”，可健脾补气，佐以黄芪既可健运中焦补而不滞，又可行痹通滞助精微物质濡养全身。白芍、当归、川芎养血柔肝，活血化瘀，既可缓解化疗后疼痛，又可在补气药的推动下化生气血滋养全身。沙参滋肺阴，枸杞子滋肾阴，二药配伍金水相生，滋补一身之阴。半夏、陈皮可理气化痰，增强食欲，佐以竹茹可降逆止呕。薏苡仁健脾渗湿，现代研究表明其对肿瘤有抑制作用，可佐以莪术、半枝莲共同抗击癌毒。

8. 乳腺癌术后上肢水肿方

组成：黄芪 30 g，防己 6 g，白术 30 g，茯苓 30 g，薏苡仁 30 g，猪苓 18 g，桂枝 6 g，天花粉 30 g，知母 9 g，炒桃仁 15 g，丹参 15 g，牡丹皮 12 g，仙鹤草 30 g，车前子 30 g，当归 10 g，炒冬瓜子 30 g，泽兰 15 g。

功效：活血通络，利湿消肿。

方解：防己祛风胜湿可止痛，黄芪益气固表可利水，二药相使而用，祛风除湿利水而不伤正，益气固表而不恋邪。白术、茯苓、薏苡仁补气健脾祛湿，既助防己祛湿行水之力，又增黄芪益气固表之功，同时佐以仙鹤草扶力固脱，更加增加扶正效果。猪苓、车前子、炒冬瓜子利水渗湿，同时配伍桂枝既可温通经脉，又可助阳化气以利水肿消除；“血不利则为水”，故加炒桃仁、丹参、当归、泽兰可化瘀血，帮助水肿消除。天花粉、牡丹皮、知母既可清因水湿内停而产生的郁热，又可滋阴以防利水药伤阴。

9. 术后内分泌治疗方

组成：生黄芪30 g，党参20 g，太子参10 g，白芍20 g，丹参20 g，莪术20 g，白花蛇舌草 20 g，郁金 20 g，香附 10 g，石斛 20 g，枸杞子 20 g，麦冬 20 g，女贞子 10 g，墨旱莲 30 g，补骨脂 10 g，山萸肉 20 g，佛手 10 g，甘草 6 g。

功效：祛毒抗癌，调和冲任。

方解：生黄芪、党参健脾补气和中为君药；太子参性温，可补气生津；丹参通经活血，白芍通经养血，三者合用可清心除烦、敛阴止汗；莪术破血祛瘀；白花蛇舌草抗癌解毒；枸杞子、女贞子、墨旱莲、补骨脂、山萸肉补阳益精、养肝益肾、补而不泻共为臣药；石斛、麦冬滋阴生津，香附、佛手、郁金疏肝解郁，除烦理气共为佐药；以甘草补脾和胃，益气复脉，是为使药。全方共奏滋补肝肾之阴、疏肝解郁之功。

10. 乳腺癌术后方

组成：黄芪 30 g，党参 15 g，丹参 30 g，赤芍 30 g，红花 10 g，炒桃仁 12 g，白术15 g，陈皮10 g，瓜蒌15 g，当归10 g，泽兰12 g，皂角刺10 g，土茯苓30 g，茯苓15 g，薏苡仁30 g，三七粉3 g，黄芩15 g，连翘15 g，甘草6 g，金银花30 g，柴胡 12 g，川芎 9 g。

功效：益气活血，利湿消肿。

方解：方中重用黄芪甘温益气托疮生肌。《珍珠囊》谓黄芪其“内托阴疽，为疮家圣药”，配伍健脾益气的党参，既可加速伤口愈合又可恢复手术损伤的元气；桃仁、红花、川芎活血祛瘀、消肿止痛；丹参、赤芍凉血化瘀，同时制约温燥之药，以防血热；当归、三七化瘀不伤正，又可养血通络，两药与黄芪、党参相伍，既补益气血，又活血通脉，血脉通畅，可生肌长肉，有利于伤口愈合；皂角刺通行经络，透脓溃坚，可使脓成即溃，配伍土茯苓、泽兰可解毒利湿使脓“未成者即散，已成者即溃”（《校注妇人良方》）；白术、薏苡仁、茯苓健脾化湿，金银花、连翘善清热解毒疗疮，乃“疮疡圣药”，可有效预防伤口感染和术后发热，乳房为肝经所过，柴胡疏肝行气，并可引诸药入肝经，以缓解疼痛，又可配伍黄芩和解少阳，疏利肝胆；甘草调和诸药。

11. 外用：乳宁霜

组成：丁香、延胡索、红花、王不留行、冰片、麝香等。

功效：理气活血，通络散结，消肿止痛。

方解：方选公丁香、延胡索为君药，公丁香温肾助阳，行气止痛；延胡索行血中气滞，气中血滞，二药同用，温经活血理气。红花、王不留行为臣药，红花活血祛瘀，通经止痛；王不留行活血通经，下乳消肿，乃阳明冲任之药。二药助君药以活血消肿止痛。冰片通诸窍，消肿止痛；麝香开窍止痛、活血散结。二药共为佐使药。诸药合用，温经活血，理气止痛，散结消肿。本方选用透皮性强的霜剂，既能使药物直接进入血液循环，作用于乳房局部，又能通过经络刺激调节全身气血运行，改善乳房微循环。

（整理者：宋爱莉　孙子渊）

曹贻训

一 医家简介

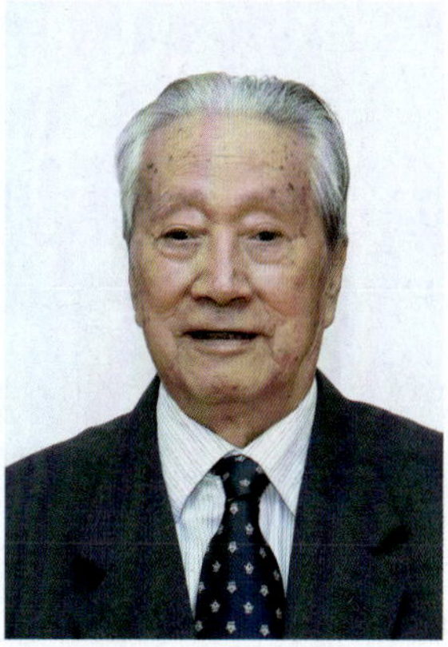
曹贻训

曹贻训，男，汉族，1935年生，山东龙口人。全国知名骨伤专家。1965年毕业于山东中医学院医疗本科，同年分配于山东省中医院骨科工作，师从梁铁民、杨锡嘏老师，从事临床教学科研工作，1980年任骨科副主任，1987年晋升副教授，1989年任山东中医学院骨伤系主任，1992年晋升教授，1993年评为享受国务院特殊津贴专家，1995年评为省级名老中医带徒指导老师，中医骨伤硕士生导师，2008年被国家批准为全国名老中医带徒指导老师，2018年经国家中医药管理局评为全国名老中医药专家传承工作室建设项目专家。曾任山东中医药学会骨伤分会会长，山东省医疗事故鉴定委员会委员，《中医正骨》《山东中医杂志》《山东中医学院学报》编委，多次参加山东省科技成果和省职称评审工作。在长达50余年医疗实践中，积累了丰富的临床经验，在学术上有较深造诣。多年来发表学术论文40余篇，主编和参编学术著作10余部，主持研究科研成果4项，均获得省级科学技术进步奖。曹老酷爱书法，是山东省书法家。

二 成长之路

曹老少年时由于医疗水平低，药物缺乏，经常看到村里小孩相继死去，一个家庭中父母生育六个孩子，但只有半数能活下来。而成年人能活到六七十岁就已算高寿。曹老的叔叔在四十岁时因咳血得不到及时救治而去世，类似于这种惨状在贫穷的农村太常见了。当时曹老所在的村里就只有一位老中医，把脉开中药，但有时疗效不大。曹老的母亲常年患有胃痛，多年治疗不好，痛苦了半辈子。这种情况促使曹老立志学医，将来治病祛疾挽救病人的生命。为此下定决心努力学习，在1959年高中毕业后考入山东中医学院。

大学艰苦的学习生活

20世纪60年代，山东中医学院学制为六年，课程较多。其教学计划为学中医三年，西医两年，第六年为临床实习。其中，中医基础理论课包括“黄帝内经”“伤寒论”“金匮要略”“本草”“温病条辨”“医学史”“各家学说”等，中医临床课程有内科、外科、妇科、儿科、骨伤科、针灸推拿科等。西医课程有“生理”“生化”“病理”“人体解剖”“微生物”“寄生虫”等以及西医主要临床各科。在五年学习中，各种学习书籍多达30余种。在学习中医时，曹老得到多位恩师真传。给曹老上课的老师都是在学术上有较深造诣的，对经典不但烂熟于心，而且都有独特的见解，理论联系临床，深入浅出，使学生容易记忆掌握；在授课时也非常认真，两节课下来都是满头大汗，弟子们无不感动。有这样的老师认真教学、指导，学不好功课，又如何对得起恩师们呢？当时学校领导及老师要求非常严格，中医四大经典及西医主要课程必须背诵；而且学籍管理也较严格，一门主课加两门副课不及格则留级，两门主课及一门副课不及格则要退学。曹老在五年的学习中，中西医基础理论课及主要临床课皆能熟练掌握，达到领会贯通的程度。30多门课程均达到四分以上（当时为五分制），最后两年学习成绩均是五分，是全年级前几名的优等生。第六年为临床实习，曹老被分到青岛纺织医院。该院是青岛医学院教学医院，医生水平较高，各科室均有青岛医学院教授定期来院查房。医院查房较严格，对分管的病人，查房时必须背诵病历，三大常规都是实习医生自己做。经过一年的临床实习，曹老收获较大。六年寒窗，他努力学习，勤奋读书，刻苦钻研，圆满地完成学业，以优异成绩毕业。

踏实认真的临床工作

1965年8月大学毕业后，曹老被分配到山东中医学院附属医院骨科，从事临床、教学、科研工作。当时师从全国著名骨伤科专家梁铁民、杨锡嘏老师，梁老于1956年在山东省中医研究班学习，1957年结业留校任教，1960年任山东中医学院骨科教研室主任、附属医院骨伤科主任。二老出生于中医世家，祖传正骨经验，自幼耳濡目染，立志继承家学，致力医学事业，为人民服务，从事骨伤临床、教学达40年之久，在长期医疗实践中，积累了大量的宝贵经验，形成了完整的学术思想，善于辨证用药，精于临床检查，正骨手法准确、灵巧、奏效，达到了“法使骤然人不觉，患如知也骨亦拢”的程度。梁老1959年编著《正骨学》一书，系统地阐述了他的学术理论和临床经验，深受医学界高度评价，1960年受卫生部委托，梁老在济南灵岩寺举办全国第一届骨伤学习班，为期一年，学员来自全国各地，为国家培养了急需的骨伤技术人才。学习班结束后，梁老编著《整骨经验荟萃》一书，介绍了全国名老中医的整骨经验，在全国影响很大，因而山东省中医院骨科名声在外，在国内名列前茅，病人来自全国各地。

曹老师从二老，传承了骨伤理论基础、治疗经验和宝贵的正骨手法，为今后临床工作奠定了坚实基础。曹老跟随二位老师学习有以下宝贵经验。①整体观念。人是一个有机的整体，肢体某处损伤，除了局部症状外，必然引起脏腑气血功能失调，“肢体损于外，则气血伤于内，营卫有所不贯，脏腑由之不和”，因而重视临床，全面检查，治疗局部时，还应重视调理整体，从而消除骨折后引起的全身症状，促进骨折愈合。②骨伤科用药重视调理气血，认为“跌打损伤专从血论”“内治之法必须以活血化瘀为先，血不活则瘀不去，瘀不去则骨不能接”，气为血之帅，活血化瘀又要兼顾调气，治疗骨折主张三期辨证用药。③在骨伤科检查时应重视望、问、切、触、量五诊结合，量诊，在没有X线情况下，对于检查骨折脱位非常重要。④学习很多的整骨理筋手法，如胸、腰椎小关节错位诊疗方法，关节内骨折整复方法；锁骨骨折整复固定方法，陈旧性骨折、脱位整复方法等。⑤学习了老师刻苦钻研，精益求精，兢兢业业，严谨负责的工作作风，传承了老师精、仁、德、勤、劳等优良品质。

1. 早期主要以中医传统方法为主治疗骨伤疾病（1965—1980 年）

这段时间骨科的治疗主要以中医为主，在梁、杨二老的指导下，骨折与筋伤靠的是技术精湛的正骨和理筋手法整复治疗，以硬纸壳、小压垫、小夹板夹缚固定，配合合理功能锻炼和精确的辨证用药，治疗筋骨损伤。以二老的验方配制膏、丹、丸、散，临床使用效果极佳，如 1 号接骨丹、2 号接骨丹、外用接骨丹、伸筋膏、化坚膏等。后期配合中药外洗，患者肢体功能很快得以恢复。住院病人大都为难以整复的复杂骨折，以牵引、支架为主治疗；腰椎骨折后在骨折部垫以软枕，以后逐步增高，锻炼挺腹动作或俯卧位练习飞燕点水动作，经过 1 ~ 2 个月治疗，拍片显示骨折复位良好；同时锻炼腰背肌肉，很少留下后遗症。极少数病人需要手术治疗。曹老在这段时间里跟随二老学习受益匪浅，临床许多复杂骨折亦可整复对位，如肘关节脱位合并肱骨内上髁三度骨折、肩关节脱位合并肱骨外科颈骨折。理筋手法也达到较高水平，如治疗腰椎小关节滑膜嵌顿症，通过理筋手法，一次治愈率可达 90% 以上，病人抬着来的，走着回去，取得立竿见影的效果。在老师的指导下，曹老辨证用药也较熟练，掌握了骨伤科三期辨证用药规律，临床效果较为满意。当时省中医骨伤科名声在外，病人来自全国各地，得到广大病人的信赖和赞誉。

2. 骨伤科必须走中西医结合之路（1980 年以后）

中医治疗骨伤固然有其优点和特色，但也有一定的不足之处，如股骨颈头下骨折、膝关节半月板破裂和交叉韧带断裂、腰椎间盘严重突出等症中医就难以治疗，要想完全解除病人的痛苦，就必须走中西医结合道路。1980 年院领导派曹老到天津骨科医院进修学习一年，在当时该院是全国著名的骨科医院，临床各科在全国都是领先水平。在一年的学习中，曹老得到了名师指导，基本掌握了骨病、小儿、创伤、结核等手术方法，聆听了各位老师讲课，记录了约 10 万字的学习笔记，往往深夜仍在刻苦研究学习。通过这一年的学习收获很大，回来后配合邵光湘主任开展了骨科疑难病的手术治疗，从而骨科发展如虎添翼、突飞猛进，在全国享有较高的威信，深受广大患者好评。

3. 任骨伤系主任，培养大量骨伤人才

1989 年曹老担任山东中医学院骨伤系主任，感到责任重大。如何才能培养

出高水平骨伤人才？经过认真研究，并得到学院领导同意后，他决定对骨伤系教学进行改革。如解剖课由原来教学计划 80 课时，改定为 120 课时，并增加 30 节局部解剖。曹老深知要想干好骨伤事业，必须能背熟掌握人体解剖，如神经、血管、肌肉、骨骼的具体位置和它们之间的毗邻关系，达不到这种程度，将来无法从事骨伤临床工作。增加了英语和临床骨科课程，骨伤专业课由原来 150 课时改为 300 课时；开设了骨科基础：骨折、伤筋、骨病及显微外科学，使同学们更多了解骨伤的基础知识。原学制为五年本科，临床实习为一年，决定调整课程设置，挤出时间增加临床学习，将实习时间改为一年半，而且要选择骨伤专业好的医院去实习。曹老深知要做好骨伤科工作，不但要有扎实的理论基础，同时还要加强临床操作，理论联系实践，缺一不可。要培养高水平人才，必须“严”字当头，治学严谨，纪律严明，奖罚分明，教育学生认真听课，主动自觉学习，尊重师长，遵纪守法。对于违反校纪者，以说服教育为主，不改者予以处分。身教重于言教，领导和老师必须以身作则，起到表率作用。记得有的班级晨起不上早操，在宿舍睡觉，曹老和系书记得知后，早晨六点半就到学生宿舍查看，叫醒同学，待他们洗漱完毕，和同学们一起出操。经过一段时间的感化，学生以后再也没有出现迟到早退的现象。每周抽出一定时间跟班级听课，发现问题及时纠正，学生学习成绩明显提高，得到任课老师和校领导一致好评，学生均以优秀成绩毕业。尤其是经过几年努力，1995 年中医骨伤专业被国家批准为硕士研究生培养点。已培养学生数以千计，他们已成为医疗界的骨干和栋梁，其中有的已是教授、主任医师，有的已成为硕士生或博士生导师，可谓桃李满天下。任系主任期间，虽然工作很忙，曹老仍挤出时间每周两次参加应诊，一直坚持至今。

4. 培养研究生及带徒工作

曹老在 1995 年被评为硕士研究生指导老师后，退休前连续带了两届硕士研究生，主要研究颈椎病发病机制和治疗手法、强直性脊柱炎的早期诊断及其治疗，均以优异成绩毕业通过答辩毕业，目前都是主任医师。1996 年曹老被山东省批准为带徒指导老师，当年带徒两名三年毕业，虽然他们不是本科毕业，但现在一名是骨科主任医师兼任骨科第一副主任，一名为手外科专家；2008 年被国家批准为全国名老中医带徒指导老师，同年收徒两名，三年毕业，目前已是主任、副主任医师。2018 年被国家中医药管理局评为全国名老中医药专家传承工作室建设项目专家，带教 10 余名中青年学生。

5. 不辞辛苦认真做科研工作，科研诚信，绝不弄虚作假

在 50 年行医路上，虽然没有多少重要科研成果，但曹老是认真求实地做科研，绝不是拼凑、借鉴的。本着无用则弃，有用则留的原则，经过独立思考、长期观察、埋头苦干才得来真实数据和材料。外用接骨膏是老师经验方药，主要用于治疗骨折迟延愈合和骨不连，临床效果较好。但是否有科学理论依据呢？在 20 世纪 80 年代中期，立题立项，在得到卫生厅批准后，便开始按计划进行，选择了 100 只重量相当的家兔进行试验。但当时医院条件差，没有实验室，便向院方借了两间老屋作为实验室；没有笼子，自己就到保温瓶厂买来下脚料找人加工；到饲料厂买来饲料。具体实验方法：将实验兔左前腿桡骨截去 1 cm 骨块，要求截下的骨块必须标准、整齐。为了做好这一步曹老便到医疗器械公司买来了口腔科用的电钻，又到钟表厂买来直径为 1 cm 的小齿轮，将其装在电钻一端，转速快又锋利，截下来的骨块达到实验要求。在桡骨截骨平面处用手法将尺骨折断，缝合包扎伤口。所有的实验家兔骨折处拍片一次，做原始材料。三天后以手法摇晃家兔左前肢，使其不愈合，连续三个月。造成动物模型后，再进行拍片，证实骨折不愈合，随机将家兔分成两组，50 只为实验组，50 只为对照组，实验组用制好的外用接骨膏外敷骨折处，对照组用纱布包扎。为了防止家兔啃咬，采用薄铝板制成适合家兔腿外形的夹板用纱布包扎药膏后，两组家兔前腿均以铝制夹板固定，有效地控制家兔啃咬。10 天换药一次，每周宰杀 8 只（每组 4 只），截下左前腿又拍片一次，观察有无骨痂形成，再将截下的左前腿送病理切片观察骨痂形成情况，两组进行对比。三个月全部杀完，根据 X 线片和病理切片对比分析，两组无明显差别，实验失败。曹老向院长报告，院长表态失败也是成果。在这长达近一年的实验过程中（准备和实验），他绞尽脑汁，不仅花费大量精力和体力，也对自己的身体造成了较大损伤。给 100 只实验兔做手术，都是利用晚上时间，两组同时进行，要求三天内做完，所以每晚都工作到 12 点；给实验家兔拍了那么多的 X 线片，又没有防护设备，但他没有任何怨言。这就是做科研的态度，没有这点牺牲精神，不可能做好科研工作。

6. 认真积累临床资料，写出有科学价值的文章

曹老的文章不多，但每一篇都真实可信，如《创伤膏治疗慢性感染 110 例总结》，从 1975—1990 年长达 15 年时间里治愈了 110 例慢性感染患者（包括慢性

表浅骨髓炎），同时每一例都有治疗前后照片，每一例均经较长时间治愈。为证实创伤膏的作用机制，他又进行了动物实验。于 1990 年 10—11 月之间，选择 14 只体重相当的公犬，造成动物模型，采用同体对照方法，系统观察创伤膏促进伤口愈合的过程。在每一只犬的前脊背两侧备皮，在无菌局麻下，切除直径为 3.5 cm 的皮肤，保留深筋膜，创口止血，将配制好的金黄色葡萄球菌和大肠埃希菌各 0.5 mL 滴入创口，无菌纱布敷盖创面固定。术后三天解除敷料观察，所有创面均呈现红肿渗液。对所有创面的分泌物进行培养，观察结果与接种的细菌相同。将 14 只犬随机编号为 1 ~ 14 号，1 ~ 7 号为Ⅰ组，8 ~ 14 号为Ⅱ组。所有右侧为实验组，均用创伤膏换药；左侧为对照组，其中Ⅰ组左侧用庆大霉素 4 滴换药，Ⅱ组使用凡士林纱布换药。均为术后三天换药，以后分别在第 5、7、10、14、18、21、24、28 天换药。每次换药时详细观察伤口情况，并做详细记录。换药后 5 天，实验组脓液增多而黄稠，第 7 天达到高峰，以后逐渐稀少；凡士林组较庆大霉素组增多。术后三天所有伤口肉芽组织均不新鲜，色泽灰暗水肿。实验组第 7 天所有肉芽组织明显好转，色泽鲜艳，易出血，其表面脓液稠厚；凡士林组水肿消退较慢，色泽灰暗；庆大霉素组稍好一些。实验组创面愈合较对照组提前 4.8 天。后 14 只犬 28 创面分别在 5、7、10、17 天换药后取脓液，送化验室检查，进行溶菌测定，观察其溶菌环的大小。术后第 17 天实验组溶菌环明显大于对照组，这说明使用创伤膏的局部伤口脓液的溶菌酶（溶菌酶是机体非特异性免疫物质，是由单核巨噬细胞分泌的一种稳定的溶解细菌的酶，它分布于具有吞噬作用的细胞中）含量多于对照组。创面中的溶菌酶增多，说明脓液中的中性白细胞、单核细胞、巨噬细胞的增多，特别与巨噬细胞增多有关。溶菌酶增多，又可刺激巨噬细胞的吞噬活性。溶菌酶具有溶解细菌的作用，巨噬细胞又具有吞噬细菌的功能，因而增加伤口的抗炎作用。但根据创伤膏的药敏实验表明，对以上细菌没有杀菌和抑菌作用，说明创伤膏主要作用机制是提高伤口局部免疫力，增强抗炎作用，促进局部血液循环，加速伤口愈合。而伤口愈合后，其瘢痕组织松软，一般不影响关节功能。总结这样一篇文章，从临床治疗到动物实验结束耗时长达 15 年之久，付出了大量的精力和劳动，而且资料完整、数据真实可靠，具有很高的实用性和科学价值。要想写出有价值的文章，必须下苦功夫，决不能东拼西凑，毫无真实内容，华而不实，滥竽充数。

7. 退休后发挥余热，返聘参加门诊工作

1998 年曹老退休后，有更多的时间研究骨伤科领域疑难杂症，如颈椎病、腰椎间盘突出症、强直性脊柱炎、骨缺血性坏死病、老年性关节炎、慢性骨髓炎、骨质疏松症等。这些都是临床常见病，但经久难治，长期困扰着病人，痛苦难忍，有的还会造成病人终身残疾。作为一名医生如何解除病人的痛苦呢？较重的病人西医均已手术治疗，但有的效果并不令人满意，病人也因惧怕难以接受，有的病例则无法手术。面对这些情况，曹老下定决心治愈这些疑难杂症，翻阅了大量有关资料，再加上过去积累的临床病例，对其发病原因、病理、临床症状进行了深入研究，采用辨病和辨证相结合的治疗方法，辨证施药。曹老对每一个病人都精心治疗，认真观察，如病人在服药后有哪些好转，或者有哪些异常病理变化，为什么有效，为什么无效等，回来后根据病人的症状和用药潜心研究，下次应诊时将方药进行调整，直到效果显著和病愈为止，最后将病人的姓名、地址、电话、处方用药、治疗过程均记录下来，以备信访总结出经验和规律。日久治愈的病例多了，他把治疗这种病的基本方药定下来，临床应用时根据病人病情辨证加减。为了研究方药有效性，他曾对颈痹汤和尪痹汤进行了半年多的动物实验，证实两方药具有抗炎镇痛、活血化瘀、改善血液流变学的作用，并能提高机体免疫力。经过多年临床使用，临床疗效满意，深受患者好评。这些宝贵经验已经汇集于 2021 年出版的《骨伤科名家曹贻训医案》中，为后学提供了很好的学习借鉴资料。

曹老五十余年行医体会：从医之路艰辛而光荣

从医之路非常艰苦，但又很光荣，肩负着人生命之托，责任重于泰山。在长达 50 年的从医路上，曹老有深刻体会，做医生太难了，做到老学到老。要想做一名好医生，必须做到勤、恒、精、仁、德、劳。

何为勤？就是当你进入医学大门之后，必须勤奋读书、背书，努力学习医学各门功课，为做医生打下坚实的基础。进入临床之后，更应勤奋工作，在老师的指导下做好每项工作，尽职尽责，同时还要博览群书，吸收各家之长。要刻苦钻研医学领域中的疑难问题，善于积累总结资料，多些思考，多做科研，写出有价值的科技文章。争取时间到外地进修学习，学习知名专家的宝贵经验及先进技术。医学无止境，要勤奋读书，多记笔记，多写心得体会，使自己的医学知识更加丰

富。即“书山有路勤为径，学海无涯苦作舟”。

何为恒？即要有持之以恒，专心致志之心。无论是读书还是做科研，都要有恒心，决不半途而废，荒废宝贵时间，一定要将事业做到底、做出成效。

何为精？医生的工作是关系到人的生命，决不能有丝毫马虎。无论是读书、临床技术操作还是处方用药等，都要精益求精、一丝不苟，否则必出差错，引起医疗纠纷！

何为仁？即仁爱、仁慈之意。对待病人要有仁慈之心，从接诊到临床检查治疗都要贯穿一个“仁”字。病人提出的问题要耐心解答并不厌其烦，直至病人满意为止。因为他是病人，他有痛苦，所以必须体谅他，帮助他解除疾病的痛苦折磨。能做到这一点，则病人心情舒畅，病情也随之好转，这也是心理治疗。取得病人信任，决不能训斥病人甚至吵架，否则会失去医生的威信。

何为德？即医德，医生的道德品行。做医生要遵守医德医风，只有全心全意为患者服务，绝不可有私心杂念、道德败坏之行为，否则必将会被社会所唾弃。

何为劳？即辛苦勤劳。做医生一生都是辛苦劳累的，特别是外科医生，一则应诊看病；二者要给病人做手术，不但要仔细考虑手术方案，手术中认真负责，还要担风险。手术顺利病人医生皆大欢喜，有时在手术过程中可能发生意外，甚至意想不到的疑难病情，那就麻烦了。手术不知拖到什么时间，是否能下台，皆是未知数。手外科医生更辛苦，经常连续手术长达 24 小时第 2 天又来了急诊，还须紧急处理。医生一生都处在紧张劳累之中，没有吃苦耐劳的精神是不能做好医生的。一个好医生，还要有不怕脏臭的作风。外科医生在工作中什么病人都能接触，如给患骨髓炎的病人换药时，病人伤口流出较多腥臭味脓液，也得认真给他换药，直至病愈为止。

三 学术思想

1. 突出整体观念

中医认为人体是一个完整的有机整体，五脏六腑、四肢百骸、气血经络、皮肤筋骨都有相应密切关系，构成人体各个部分之间，各脏腑形体之间，结构上不可分割，功能上相互协调、相互为用，病理上相互影响的整体观，局部病变是整体病理表现，从整体进行调理，这是中医治疗的精髓，所以主张在伤科发病、病理、临床表现、检查治疗中始终贯彻整体观念这一重要思想，否则会导致只顾局部，而忽略整体，会发生严重的诊断治疗错误。辨证用药也是如此，治病必求于本。

2. 重视临床物理检查

物理检查对疾病诊断具有重要的价值。随着科技发展，先进医疗设备（CT/MRI）已广泛应用于临床，对疾病诊断具有重要价值，但临床医生滥用，不但给病人造成经济负担，对身体也有损伤。近年来有些医生不详细询问病史，不认真具体分析，盲目做 MRI，结果报告病多且严重，即使与临床不符，也动员病人手术治疗，给病人造成极大的精神压力。这种现象极为常见，如膝关节慢性增生性关节炎，问其病史，病人必然有劳累受凉或轻微外伤史，临床检查，走路痛，下蹲亦痛，关节周围压痛或肿胀，关节活动可触及摩擦音（感），麦氏征阴性，抽屉试验阴性，内外侧韧带完好，再拍一张 CR 片，显示膝关节增生、退变，这些症状体征足以明确诊断，如果做 MRI 检查，报告有内外侧半月板损伤、交叉韧带撕裂等，医生建议手术，实则没有根据和必要。

3. 重视筋骨并重，动静结合

治骨伤强调肢体功能。骨是人体支架，筋附着于骨上，大筋络关节，小筋附骨外，共同完成肢体功能。筋骨相互依存、相互为用，当跌打外伤导致骨折后，必伤其筋，筋伤更难治疗，往往骨折愈合后，筋伤仍未治愈，影响肢体功能。所以在治伤时，不但要整骨复位，还要重视筋伤处理。例如，在治疗桡骨远端骨折时，骨已复位，同时需要利用理筋手法，捋顺掌背侧腕屈肌和伸腕肌，而后夹缚固定。在整个治疗过程中，要贯彻“筋骨并重”这一原则。整复固定后必须坚持动静结合，动即是肢体的功能活动，骨折局部要静（即局部外固定），固定后应在医生指导下进行合理的功能活动。动静结合有利于骨折的稳定和愈合，也有利于肢体的功能早日康复。肢体没有功能即失用。所以治疗骨折时必须强调恢复肢体功能。

4. 强调辨病与辨证相结合

治病首先要认识疾病，掌握疾病的发生、发展、病理、症状以及预后的基本规律，才能处方用药，这是辨病。不懂病又如何治疗呢？曹老在临床上强调辨病的重要性。同时治病还要掌握疾病的发展某一阶段的症状，这就需要辨症。只要能了解疾病及其发展过程中的“证”，就能实施合理有效的治疗方法。多年来临床工作中，曹老掌握骨伤科多种疑难杂症的治疗方法，又经过临床反复实践，拟定了相应有效的方剂。如治疗颈椎病的“颈痹汤”、腰椎间盘突出的“肾痹汤”、骨坏死的“骨蚀汤”等，其中应随着疾病的变化，辨证加减方可奏效。

5. 治疗骨伤科疾病应特别重视肾的补养

因为“肾主骨，肾藏精、主骨髓、精生髓，髓养骨”，精足则髓足，髓足则骨坚，所以肾精充足，则骨髓生化有源，骨骼得以滋养，骨坚有力。若肾精亏虚，骨滋养不足而萎弱，骨骼的强弱与肾有密切联系。如骨坏死、骨质疏松症，均与肾有关系。所以在治疗骨伤科疾病时，应调理肾阴肾阳，才能治病求本，取得良好效果。

6. 在治疗疾病时，应注意调护脾胃

脾胃为后天之本，气血生化之源，脾主运化五脏六腑之精气，又能化生血液营养骨骼，脾胃健运才能运化水谷，气血生化有源，先天之精又赖于后天脾胃化生水谷之精气不断充养。若脾胃衰败，则气血生化无源，也会导致肾虚。肾虚无髓养骨，则骨枯筋萎，所以治疗骨伤科疾病应注意脾胃调养，临床中不应过多用伐胃之品，否则伤及脾胃，气血生化无源，病难愈也。

四 典型医案

1. 腰椎间盘突出症

李某某，女，45 岁，济阳人。2008 年 2 月 19 日初诊。

主诉：腰痛并右下肢放射痛 2 个月余。

现病史：有扭伤史，夜静时间加重，右下肢麻木，在当地医院针灸，理疗不见好转，CT 检查，确诊腰椎间盘突出症，来济求医。

诊查：右侧腰部疼痛难忍，腰半屈位不能伸直，活动受限，行动困难，需人帮助，左直腿抬高试验阴性，右直腿抬高试验约 40° 阳性，下肢反射正常，无病

理征，阅其 CT 显示：L_5/S_1 椎间盘突出约 1 cm 左右。动员其手术治疗，患者家属拒绝手术。

诊断：腰椎间盘突出，压迫右侧神经根。

治则：补养肝肾，调和气血，活血化瘀，通络止痛。

处方：桑寄生 15 g，独活 9 g，当归 15 g，川芎 9 g，桂枝 9 g，丹参 15 g，川牛膝 9 g，葛根 15 g，全蝎 6 g，地龙 6 g，威灵仙 12 g，木瓜 12 g，川续断 15 g，延胡索 9 g，狗脊 15 g，杜仲 15 g，白芥子 6 g，生黄芪 15 g，党参 15 g，炒白术 15 g，甘草 6 g。7 剂，水煎两遍，去渣，早晚各服用 200 mL。嘱卧床休息 7 ~ 10 天，每次烤电 1 小时，每天两次。

二诊：2008 年 2 月 26 日。患者诉下肢疼痛减轻，夜间能入睡，饮食二便正常，效不改方，原方再服 12 剂。

三诊：2008 年 3 月 10 日。病情较前有好转，腰部可以活动，上下床不痛，下肢疼痛也减轻，胃纳不适，二便正常，原方加木香 6 g，再服 14 剂观察。

四诊：2008 年 3 月 27 日。查体基本正常，直腿抬高试验约 80°，饮食二便正常，再服 12 剂观察。

五诊：12 天后患者来复查。面带笑容，腰部活动自如，下肢麻木以及疼痛感消失，能干轻体力的活，嘱其保暖理疗，腰围保护，改为水丸内服，嘱其避风寒，避免劳累。

按语：本病病因主要为间盘退变，再加外伤劳损，感受风寒，使纤维环破裂髓核突出，中医认为肝肾亏损，先天不足，或劳役负重，久病体虚，肾精不足，故出现腰部酸软无力，病邪入侵，阻滞经络，则气血运行不畅，不通则痛，因而产生一系列症状和体征，所以以“补肝肾、养气血，活血化瘀，祛风散寒，通络止痛”为治疗大法，予以“肾痹汤”收到了较好的疗效。

2. 强直性脊柱炎

王某某，男，18 岁，章丘人。2000 年 5 月 31 日初诊。

主诉：患强直性脊柱炎 3 个月余。

现病史：曾在省级医院住院 1 个月治疗，不见好转，腰骶部疼痛，腰部活动受限，并有低热。

诊查：患者痛苦面容，行走跛行，右髋部、腰部活动受限、僵硬明显，“4”

字试验阳性。体温 37.5 ℃，血象偏高，红细胞沉降率 120 mm/h，HLA-B27 阳性，阅 CT 两骶髂关节模糊不清，间隙变窄。有明显受凉病史，舌赤，苔腻，脉濡数。

诊断：湿热瘀滞型强直性脊柱炎。

治则：清热解毒，祛风利湿，扶正祛邪，通络止痛。

处方：金银花 15 g，蒲公英 15 g，黄柏 9 g，牡丹皮 9 g，青蒿 15 g，知母 12 g，桑枝 15 g，连翘 15 g，当归 15 g，炒白芍 15 g，葛根 15 g，老鹳草 15 g，络石藤 15 g，延胡索 9 g，威灵仙 12 g，秦艽 10 g，狗脊 15 g，甘草 6 g，羚羊角粉 1 g（冲服）。7 剂，水煎两遍，去渣，400 mL 早晚各服 200 mL。

二诊：服药 7 剂效果很好，体温下降至 36.8℃，腰骶部疼痛减轻，饮食、二便正常，舌苔白略厚，再服 10 剂观察。

三诊：病人 6 月 19 日来诊，自诉病情好转，髋关节疼痛减轻，腰部功能好转，饮食、二便正常，体温 37 ℃，此方去羚羊角粉，再服 15 剂。

四诊：病人 7 月 5 日来复诊，检查腰部髋部活动正常，体温下降 36.6 ℃，红细胞沉降率下降至 15 mm/h，为防止复发，再服 7 剂，同时按此方配水丸，每次 5 g，每日 3 次，连服 2 个月，一年后随访已痊愈。

按语：该病属难治之病，至今病因不清楚。20 世纪 90 年代前，有些人对于此病认识不足，容易漏诊、误诊延误治疗，给病人造成极大痛苦，甚至终身残疾。曹老对本病研究治疗 30 余年之久，积累了丰富经验和大量病例，认为本病主要是正气亏损，肝肾不足，气血虚弱为内因。风寒湿热之邪入侵是发病的诱因，通过大量病例，观察都有受寒或者久居湿地而诱发本病。临床分型主要有风寒湿痹型、湿热瘀滞型、肝肾亏损型等。本例患者属于湿热瘀滞型，外邪入侵，日久郁而化热，所以治疗上应清热解毒，祛风胜湿，通络止痛，祛除虚热。病人发热一般为虚热，绝不能重用寒凉之品，过伐则伤正气，该方既不伤正气，又能去虚热，用于临床疗效满意。

3. 股骨头缺血性坏死

夏某某，男，62 岁，济南人。2008 年 7 月 20 日初诊。

病史：患者 3 年前曾因他病服过 1 个月的激素，半年前感到左髋部疼痛，走路困难且疼痛，在他院行 MRI 检查并且确诊左侧股骨头缺血性坏死。

诊查：左髋部疼痛半年余，左下肢大腿部前侧放射痛至膝关节，下蹲困难，走路跛行，“4”字试验阳性，阅 MRI 显示左侧股骨头缺血坏死，有囊性改变。血压略高，肝肾功能正常，饮食、二便正常。舌淡，苔薄白，脉弦。

诊断：左侧股骨头缺血性坏死（激素性中期）。

治则：补肝肾，强筋骨养气血，活血化瘀，通络止痛。

处方：当归 15 g，川芎 9 g，桂枝 9 g，丹参 15 g，川牛膝 9 g，鸡血藤 15 g，穿山甲 6 g，葛根 15 g，炒白术 15 g，全蝎 6 g，地龙 9 g，延胡索 9 g，熟地黄 15 g，狗脊 15 g，淫羊藿 15 g，炒杜仲 15 g，骨碎补 15 g，巴戟天 15 g，生黄芪 20 g，党参 15 g，炒白芍 15 g，白芥子 6 g，甘草 6 g。7 剂。水煎两遍，去渣，留药汁 400 mL，早晚各服 200 mL。

二诊：服药后，没有不良反应，饮食、二便正常，继续服 7 剂观察。

三诊：2008 年 8 月 6 日。服 14 剂，左髋部疼痛减轻，别无异常，又服 15 剂。

四诊：2008 年 8 月 22 日。病情好转，疼痛明显减轻，下肢不适感消失，拍片复查，坏死无扩大，走路有力，饮食增加，二便正常，效不更方，继续服药一年之久，走路正常不痛，拍片显示骨头坏死区轻度塌陷。按原方配成水丸，每次 4 g，每日 3 次，巩固疗效，两年后随访，再无复发，走路正常，病人康复。

按语：本病临床多见，中医称为“骨蚀”，属于“痹证”范畴，其病因多为先天不足，肝肾亏损，久病体虚，气血不足，经络受阻，跌打损伤，血不循经，瘀而不通导致，外邪入侵，久病失治而致骨缺血性坏死，临床治疗应该补肝肾、养气血、活血化瘀、通络止痛为治疗大法。曹老多年研究“骨蚀汤”治疗骨缺血性坏死，效果显著。本病属疑难病、慢性疾病，非短时间服药即能治愈，必须长期用药方可见功，同时还需配合休息、理疗、保温、忌烟忌酒等措施，后期练习髋关节活动，逐步恢复髋关节功能。

4. 颈椎病

石某某，男，48 岁，青岛人。2007 年 1 月 15 日初诊。

病史：患者于 1 个月前发病，初得时颈部疼痛，主要为右上肢麻木疼痛，夜不能寐，严重影响工作和休息，在青岛各家医院治疗无效，后来济南某中医院收入治疗，用针灸和扩张血管的药也未见效果，后邀我会诊。

诊查：患者面赤，痛苦面容，因为痛夜间睡觉很少，精神不振，颈部压痛，头偏向右侧则右上肢如放电一样疼痛，且麻木，肌力下降。患肢牵拉试验阳性，无病理反射，中轴锤其头顶则痛加重，诊脉弦而数，舌赤而厚。查血象均正常，阅 MRI 片显示 $C_{3/4}$ 间盘突出较大且偏右侧。

诊断：神经根型颈椎病。

治则：解痉止痛，活血化瘀，通阳祛邪，培补元气。

处方：丹参 20 g，赤芍 15 g，当归 15 g，川芎 10 g，桑枝 15 g，葛根 15 g，钩藤 15 g，川牛膝 10 g，炒白芍 15 g，全蝎 6 g，地龙 6 g，延胡索 10 g，木瓜 12 g，穿山甲 5 g，威灵仙 15 g，生黄芪 20 g，姜黄 12 g，甘草 6 g。水煎两遍，滤药液 400 mL，早晚饭后服 200 mL，先服用 3 剂，观察。

二诊：2007 年 1 月 18 日。病人痛苦面容已去，晚上能入睡，但能疼醒，上肢疼痛略有缓解，诊脉弦而平稳，饮食、二便正常。按原方，加炒酸枣仁 15g、远志 10 g，继服 5 剂。

三诊：2007 年 1 月 23 日。病人病情有好转，上肢疼痛轻多了，晚上能间断入睡，面赤消除且有笑容，病人家属十分高兴，饮食略欠佳不香，再按上方加砂仁 6 g、山楂 9 g，继服 7 剂。

四诊：2007 年 1 月 30 日。上肢疼痛明显缓解，夜睡平安，饮食可，大便正常。临近春节，病人要带药回家过年，同意按上方继服 15 剂，年三十、初一、初二停药，并交代注意事项，绝不能劳累，特别是长期低头操劳，每天颈部热敷两次，每次 1 小时，有异常情况及时电话沟通掌握病情进展情况，大年初三来电一切均好并谢之。

五诊：2008 年 2 月 22 日。病人劳累时上肢还有疼痛感，其他均正常，饮食略欠佳，舌苔白腻，脉平稳，上方去赤芍，加党参 15 g、炒白术 15 g，再服 15 剂，以后随访未再复发，后去广州工作，至今再来电话，告知一切很好。

按语：该案是较严重的神经根型颈椎病，由长期伏案工作，积累成疾，主要症状为上肢疼痛，所以方中重用活血化瘀、通络止痛之品，非虫类搜剔之品难以起效，但不能久用，凡药皆偏，久服必伤其脾胃，所以病人出现纳呆不香，在治疗过程中应注意保护后天，长期用药，以除顽疾。

5. 膝痛

刘某某，男，37 岁，齐河人。1994 年 5 月 20 日初诊。

病史：患者被汽车撞伤右膝关节当时疼痛肿胀，不能站立和行走。急来我院治疗。

诊查：右膝关节肿胀，压痛、功能障碍，X线片检查未见骨折，但胫骨有后移现象，侧副韧带完好，后抽屉试验征阳性，膝关节不稳。

诊断：右膝关节后十字韧带完全断裂。

治疗：于1994年5月26日行手术治疗。以半腱肌替代后十字韧带。手术顺利。膝关节半屈曲位，石膏托固定一个月，拆除石膏，逐步练习膝关节功能。同时配1号洗药熏洗，经过1年后复查膝关节功能恢复良好，走路下蹲正常，膝关节稳定，能参加劳动，抽屉试验征阴性，评价优。

五 经验方

多年临床工作，曹老积累了丰富的临床经验，治疗骨科疑难疾病很有研究，效果显著。他多年来研究很多有效的方剂，广泛用于临床，如治疗颈椎病的“颈痹汤”，治疗腰椎间盘突出的“肾痹汤”，治疗骨缺血性坏死的“骨蚀汤”等，这些方剂治疗专病有良好的临床效果。

（一）经验方

1. 颈痹汤

组成：葛根15 g，鸡血藤15 g，钩藤15 g，当归15 g，炒白芍15 g，丹参15 g，川牛膝10 g，全蝎6 g，地龙6 g，蜈蚣1条，延胡索10 g，桑寄生15 g，生黄芪20 g，补骨脂12 g，党参15 g，炒白术15 g，木瓜12 g，威灵仙12 g，姜黄9 g，天麻10 g，菊花6 g，甘草6 g。

功效：活血化瘀，解痉止痛，通阳祛邪，培补元气。

主治：神经根型、脊髓型等各型颈椎病。

2. 骨蚀汤

组成：当归15 g，熟地黄15 g，丹参15 g，川芎9 g，鸡血藤15 g，川牛膝9 g，穿山龙15 g，狗脊15 g，淫羊藿20 g，杜仲12 g，骨碎补15 g，白芥子6 g，地龙9 g，全蝎6 g，巴戟天15 g，炒白芍15 g，延胡索9 g，生黄芪20 g，炒白术15 g，茯苓15 g，党参15 g，葛根15 g，桂枝9 g，鹿角胶5 g（冲服），炙甘草6 g。

功效：补肝肾，强筋骨，养气血，活血化瘀，通络止痛。

主治：股骨头坏死、先天性髋关节发育不良等髋关节病变。

3. 肾痹汤

组成：桑寄生 15 g，独活 9 g，当归 15 g，川芎 9 g，桂枝 9 g，丹参 15 g，牛膝 9 g，葛根 15 g，白芍 15 g，全蝎 6 g，地龙 6 g，威灵仙 15 g，木瓜 9 g，延胡索 9 g，狗脊 15 g，川续断 15 g，杜仲 9 g，黄芪 20 g，党参 15 g，白术 15 g，白芥子 9 g，甘草 6 g。

功效：补养肝肾，调养气血，活血化瘀，祛风散寒，通络止痛。

主治：腰椎间盘突出症、腰椎椎管狭窄症等腰椎病。

（二）创新正骨手法

1. 传承创新治疗腰椎小关节滑膜嵌顿手法，方法简单，有效。其经验总结“手法治疗腰椎小关节滑膜嵌顿症 50 例”，1991 年在深圳中医骨伤科国际大会上做大会学术报告，得到参会同仁赞誉。

2. 膝关节后十字韧带在维持膝关节稳定起着重要作用，一旦断裂则必然发生膝关节不稳、无力，甚至摔倒，必须进行修复。以前有很多方法，但手术复杂，且效果也不满意。曹老 1986 年创立了“半腱肌替代治疗膝关节后十字韧带断裂”治疗方法。具体手术方法：硬膜外麻醉后，患者常规消毒，铺无菌单；在气性止血带控制下取膝关节内侧弧形切口，长约 15 ~ 18 cm，起于髌骨上 5 cm，沿股内侧肌向下经过膝关节内侧中点后再向前方止于胫骨结节内侧依次切开皮肤、皮下组织，沿切口向两侧游离皮瓣，先在膝关节后方分离出半腱肌，向远侧端游离至鹅足处，连同骨膜切断，远端系以 7 号丝线，提起远端向近侧游离至肌腹，以盐水纱布包扎备用。切开关节囊探查关节腔发现：后十字韧带实质断裂多为撕裂伤，陈旧性损伤多为磨损萎缩，膝关节腔狭窄，对端吻合或beenell吻合根本无法进行，也不可靠。于股骨内髁朝向股骨髁间窝（即后十字韧带起点处）以斯氏针钻孔，并以小刮匙稍加扩大骨孔，用带钩的导针将肌腱从股骨内髁之骨隧道拉向关节腔内并拉紧，将肌腱边缘固定于骨孔周围骨膜和软组织上，以防回缩。再由胫骨结节内上方朝向胫骨髁间隆突后方（后十字韧带止点处）做骨隧道，同法以倒钩针将肌腱从骨隧道拉出胫骨外，将膝关节屈曲 30° 左右，将肌腱拉紧后，牢固地固定在胫骨外孔周围。此时可做轻度的后抽屉试验，证实胫骨近端不向后方移位，肌腱紧张有力，即可松止血带，彻底止血关闭伤口，放置引流条，前后石膏固定。为防止胫骨近端后移，在小腿近端后侧放置较厚的棉垫，保持膝关节屈曲 30° 。术后三天换药并练习股四头肌以防萎缩粘连，四周解除固定，逐步锻炼膝关节功能，并配合中药熏洗，促进功能恢复。该方法手术切口设计合理实用，一切口多种用途，取半腱肌方便做骨隧道简单，肌腱引进引出顺利；同时可探查关节腔，一并处理其他损伤，如胫骨平台骨折、半月板损伤等。半肌腱柔韧而长，表面光滑，不需修整，取出后不影响膝关节功能，并且其力量胜于其他替代物，重建后未见有断裂现象。临床应用操作简单，临床效果可靠，优于其他手术方法，经过科研鉴定属全国内首创，国内领先，1992 年曹老受邀在天津国际骨科大会上做学术报告，得到参会者高度评价，并获得山东省科学技术进步奖三等奖。

（整理者：谭国庆　薛海鹏）

侯玉芬

一 医家简介

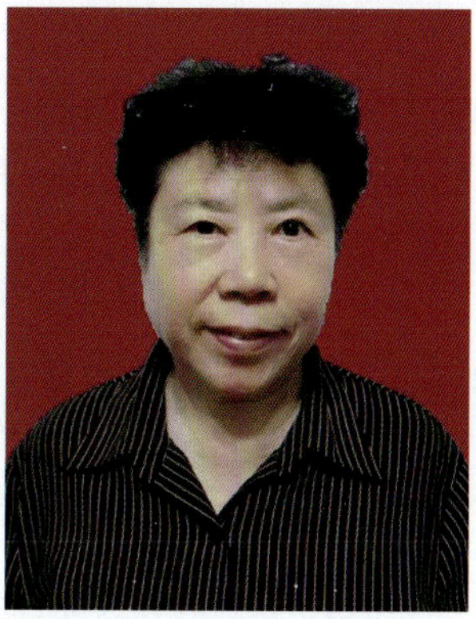

侯玉芬

侯玉芬，女，1949年1月出生于山东莱州，中国共产党党员。1974年8月毕业于山东医学院中医系，毕业后一直在山东中医药大学附属医院外科、周围血管病科工作，主任医师，山东中医药大学教授、博士生导师，曾任山东中医药大学附属医院周围血管病科主任，现为第四、五批全国老中医药专家学术经验继承工作指导老师，国家中医药管理局“侯玉芬全国名老中医药专家传承工作室”建设单位指导老师，山东省中医药杰出贡献奖获得者，山东省名老中医，山东省名中医药专家，山东省千名知名技术专家。兼任中华中医药学会周围血管病分会副主任委员，中国中西医结合学会周围血管疾病专业委员会副主任委员，山东中医药学会周围血管病专业委员会主任委员，中华中医学会外科分会常务理事、中华中医药学会科学技术奖评审专家库专家，国家中医类别医师资格考试命审题专家，中华医学会医疗事故技术鉴定专家库成员，山东省医疗事故鉴定专家库成员，《中国中西医结合外科杂志》副主编，《山东中医杂志》和《山东中医药大学学报》编审等职务。2007年荣获山东省优秀医务工作者称号，并荣立三等功。2008年荣获山东省高工委优秀共产党员称号，同年荣获山东省优秀医院管理工作者称号。2009年在“两好一满意”活动中荣获山东省示范标兵称号，并荣立二等功。侯玉芬从事中医外科临床、教学、科研工作40余年，培养博（硕）士研究生40余名，徒弟4名，其中医药基础理论和专业知识坚实、宽广，具有丰富的临床、教学及科学研究经验，在学术上有很高的造诣和全国影响力。

侯玉芬教授临床擅长治疗中医外科疾病，尤其对下肢深静脉血栓形成、闭塞性动脉硬化症、糖尿病性坏疽、血栓闭塞性脉管炎、多发性大动脉炎、雷诺综合征、下肢静脉曲张、血栓性浅静脉炎、肢体淋巴水肿、小腿慢性溃疡、丹毒、血管炎、痛风等深有经验。侯玉芬先后在省级及以上学术期刊发表学术论文 100 余篇，主编及参编学术专著 17 部。其研究成果获中国中西医结合学会二等奖 1 项，山东省科学技术进步奖三等奖 4 项，山东省教育委员会三等奖 2 项。

二 成长之路

幼时，因为家境贫寒，我一直到 9 岁时才得到渴望已久的入学机会。我非常珍惜这来之不易的学习机会。从入学后，我就认真听讲，刻苦学习，很快就成为班里的尖子生，各门功课成绩优异，很快引起班主任及各科任教老师的注意。1968 年，我以优异的成绩毕业于山东省莱州市第十一中学。当时正值“文革”，我回村参加农业劳动。在回村的 3 年中，我被村委会推荐为民办教师，教过一年级幼小的孩童，教过六年级茁壮成长的少年，也教过联中的学生。我对接手的班级认真负责，各项工作做得有声有色，给校领导和学生留下了深刻的印象，得到了校领导和广大学生的好评。1971 年 3 月，我被山东省莱州市第十一中学及山东省莱州市沙河镇路旺侯家村联合推荐为第一批工农兵学员，被分配至山东大学医学院（原山东医学院中医系）。在那个特殊的年代，我深知学习机会的来之不易，在校期间一直早起晚睡，勤学好问，认真攻读每门功课，为以后的从医生涯打下了坚实的基础。

1974 年 8 月，我以优异的成绩完成大学的学业，毕业后分配到山东省中医院（现山东中医药大学附属医院），从事中医外科、周围血管疾病的临床、教学和科研工作。怀揣着“悬壶济世”的理想，我精心钻研中医经典及外科专著，尊古而不泥古，吸收现代医学的研究精华，参西而不离中，在国医大师尚德俊教授的带领下开始走中西医结合之路。从医以来，我认真进行临床及科研研究，刻苦钻研业务，虚心向尚德俊、姜兆俊、赵纯修、赵绚德等老前辈学习，对病人服务周到、热情，对工作不怕苦、不怕累，各项工作都走在前面，很快引起医院领导及科室领导的注意及好评，并受到了患者的爱戴。1991 年，山东中医药大学附属医院周围血管病科成立，由于工作突出、认真负责，我被医院领导任命为科室副主任。此后，我深知责任的重大，积极配合科主任干好每一项工作，不管是分内的还是分外的，都会认真地做好。1996 年，我被任命为山东中医药大学附属医院周围血管病科科主任。在 1996—2009 年担任山东中医药大学附属医院周围血管病科科主任期间，我带领的团队和科室被评为山东省中医药管理局重点中医专科、山东省优势学科、山东省教育委员会重点学科、“十五”国家中医药管理局重点中医专科，使我院周围血管病科一直保持着周围血管疾病学术水平在全国的领先地位。2003 年，我被授予“山东省名中医药专家”（鲁卫中发［2003］5 号）、“山东省千名知名技术专家”。2008 年、2012 年，我分别当选为第四、五批全国老中医药学术经验继承工作指导老师。2020 年，我被授予“山东省名老中医”，荣获“山东省中医药杰出贡献奖”。

我历任第三、四届中华中医药学会周围血管病分会副主任委员，第六、七届中国中西医结合学会周围血管疾病专业委员会副主任委员。2008 年，我筹备、成立了山东中医药学会周围血管病专业委员会并担任首届专业委员会的主任委员，2011 年担任山东中医药学会周围血管病专业委员会名誉主任委员，为全国及山东省的周围血管病专业的发展尽职尽责，付出了巨大的心血。我还兼任中华中医药学会科学技术奖评审专家库专家，中华医学会医疗事故技术鉴定专家库成员，《中国中西医结合外科杂志》常务编委、副主编，《山东中医杂志》和《山东中医药大学学报》编审。

因为工作出色，党和政府给予我很多的荣誉，我曾荣获 2006—2007 年度“山东高等学校优秀共产党员”荣誉称号；2007 年被评为“山东省优秀医务工作者，记三等功”；2008 年被评为“全省优秀医院管理者”（鲁医协发［2008］25 号）；2009 年被评为“全省卫生系统‘两好一满意’示范标兵”，记二等功（鲁卫政发［2009］4 号）；多次荣获山东中医药大学附属医院先进工作者等荣誉称号。

荣誉的背后，是我四十多年来对中医临床、教学和科研工作中的辛勤付出。为了周围血管病科的建设，我可以说倾注了全部的心血，把自己的爱心无私地奉献给了周围血管病事业，奉献给了患者。1996 年以来，我做过两次大手术，而每次手术尚未痊愈，就拖着虚弱的身体回到心爱的岗位，回到日夜牵挂的患者身边。为了把科室的工作做好，为了完成领导交给的每一项工作，我总是早出晚归，认真对待科室的每一件事，热情地对待每一位患者，不厌其烦地对待每一位学生。我认为医院里的一切工作都是大事，解除患者的病痛是大事，教育好每一位学生的教学工作是大事。为了完成医院交给的第一批国家中医药管理局重点专科建设的任务，我曾带领科室人员通宵达旦地忘我工作，加班加点，度过了无数的日日夜夜。在我的心目中，医院的工作胜过一切。为了患者的抢救工作，我经常在医院到深夜，直到患者病情平稳后才离去；为了培养好学生，我总是手把手地教，一字一字地改写学生书写的病历及论文。在从医的四十多年里，我以科学严谨的态度，积极发掘祖国中医药理论的精华，精心设计科研方向，并不断创新。经过艰辛的探索和实践，我先后研究出了中药外敷疗法、中药外洗疗法、微创手术治疗下肢静脉曲张等治疗方法，并建成了集传统中华医药精华和现代技术为一体的中药熏洗室，其功效可使药物直接作用于病变部位，具有活血化瘀、通络止痛、清热解毒、利湿消肿、改善机体微循环等多种功能。这在国内独此一家，占据了国内这一学术领域里的领先水平。在运用中医药治疗外科疾病、周围血管疾病方面，我积累了丰富的经验，具有独到的见解，尤其擅长周围血管疾病的诊治，如对下肢深静脉血栓形成、闭塞性动脉硬化症、糖尿病性坏疽、血栓闭塞性脉管炎、多发性大动脉炎、雷诺综合征、下肢静脉曲张、血栓性浅静脉炎、肢体淋巴水肿、小腿慢性溃疡、丹毒、血管炎、痛风等均有丰富的治疗经验和深厚的造诣。

我主持和参与了“脉荣合剂治疗闭塞性动脉硬化症的基础与临床研究”“彩色多普勒在周围血管疾病检查及中医临床中的应用”“消栓通脉合剂治疗下肢深静脉血栓形成的临床及基础研究”“消栓通脉颗粒剂对深静脉血栓形成干预机制的研究”“凉血散瘀法治疗静脉性溃疡”“糖尿病肢体动脉闭塞症血管内皮相关张力因素变化规律及中医药干预研究”等课题的研究，获中国中西医结合学会科学技术二等奖 1 项，山东省科学技术进步奖 4 项，山东中医药科学技术进步奖二等奖 1 项，山东省教委科学技术进步三等奖 2 项，山东高等学校优秀科研成果三等奖 1 项，山东软科学优秀成果三等奖 1 项。

我不断总结，笔耕不辍，主编和副主编《新编中医外科学》《中医外科病名释义》《周围血管疾病中西医结合诊疗学》《实用周围血管病学》《周围血管疾病防治》《中西医结合周围血管疾病学》《周围静脉疾病学》《中西医结合治疗闭塞性动脉硬化症》《中西医结合血栓病学》《下肢静脉曲张防治答疑》《深静脉血栓形成防治答疑》《糖尿病足防治答疑》《血栓闭塞性脉管炎防治答疑》《实用老年中西医结合治疗学》《中医外科学·周围血管病》（全国高等中医药院校规划教材），参编《中医外科学·周围血管病（第2版）》等专著17余部，撰写学术论文100余篇，已先后在国家级、省级刊物上发表，均在本学科领域中产生较大的影响，其中主编的《中医外科病名释义》一书荣获1998年山东省教育委员会科学技术进步奖励著作三等奖；《中西医结合治疗下肢深静脉血栓形成311例分析》一文荣获1998年第二届华中地区科学技术推广大会优秀论文二等奖。借助媒体，我积极普及周围血管疾病防治知识，撰写并出版了《周围血管疾病防治答疑》丛书，提高了广大人民群众预防周围血管疾病的知识水平，深受读者欢迎。

我忠诚于中医事业，努力钻研，学为人师，以身作则，行为世范，因材施教，教学相长，别开生面的教学方法，平易近人的风格，深受学生的推崇与爱戴。在课堂授课和临床教学中，谈医理，讲文理，深入浅出，循循善诱，善于激发学生的积极思维，揭示知识的"未完性"，传递新信息，常常使学生产生探索问题和学习的兴趣。1995年我被山东中医药大学聘为硕士研究生导师，已培养的30余名硕士研究生，大多已经成为医疗战线上的业务技术骨干。2003年我又被山东中医药大学聘为博士研究生导师，已培养博士研究生12名。2008年，我被国家中医药管理局聘为全国老中医药专家学术经验继承工作指导老师，已培养高徒4名。我的大部分学生成为中医外科及周围血管疾病专业学术骨干，有的还成了学科带头人。其中，有2名学生（徒弟）成为第四批全国中医临床优秀人才（刘政、马民）,5名学生（徒弟）被聘为博士生导师（刘明、刘政、马民、毋中明、张玥），9名学生（徒弟）被聘为硕士生导师（刘明、刘政、张玥、王雁南、刘春梅、郝清智、王彬、马民、毋中明、张玉冬），2名学生成为齐鲁卫生与健康领军人才（刘政、王彬）。我十分重视中医学术的传承和发展，强调培养优秀的中医人才离不开"读经典、跟名师、做临床"。2012年国家中医药管理局批准成立"侯玉芬全国名老中医药专家传承工作室"，为更好地传承名老中医的学术思想和临证经验提供了高层次的研究平台。

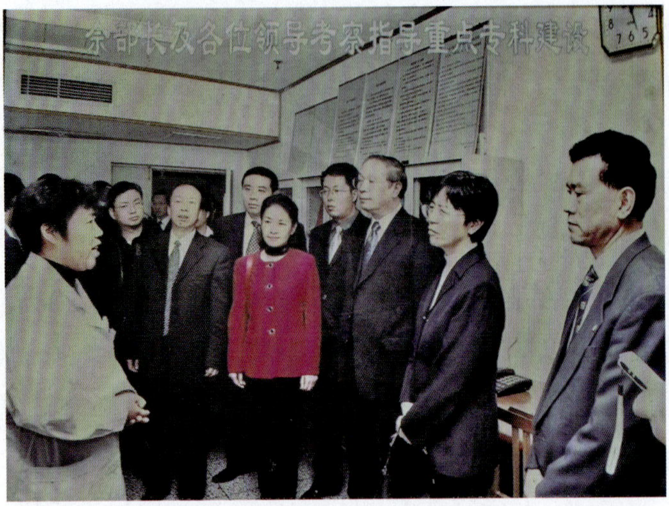

2004 年 10 月 29 日向时任国家中医药管理局部长佘静汇报

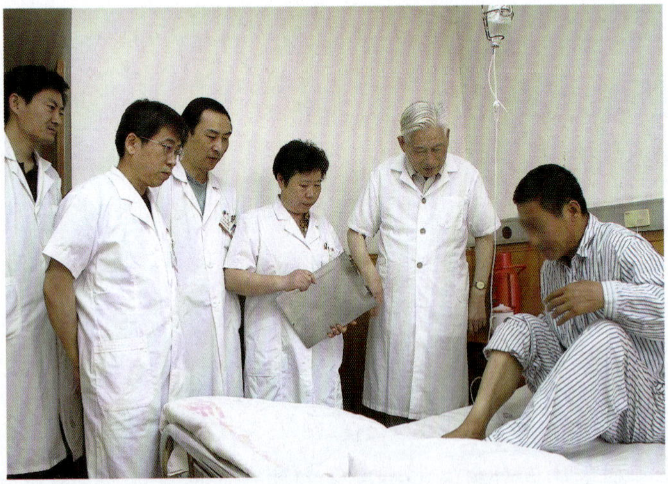

2005 年 7 月跟随国医大师尚德俊教授查房

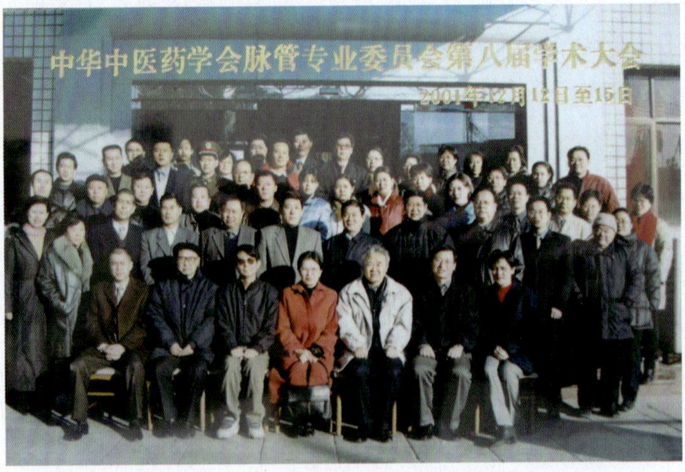

2001 年参加中华中医药学会脉管专业委员会学术大会

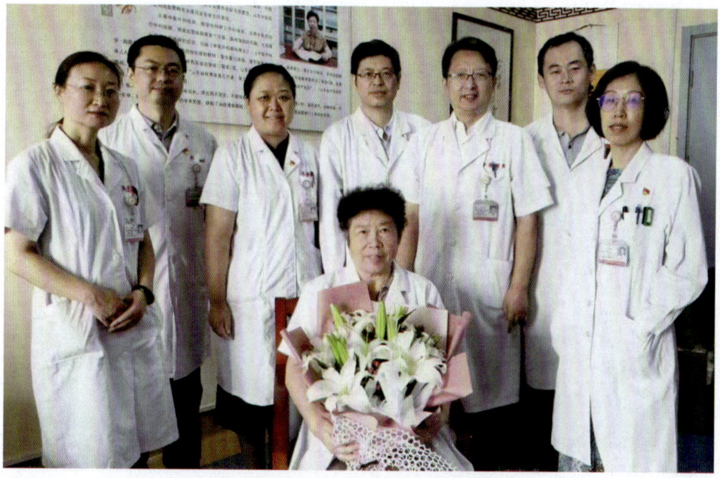

2013 年 9 月 10 日教师节与部分学生合影

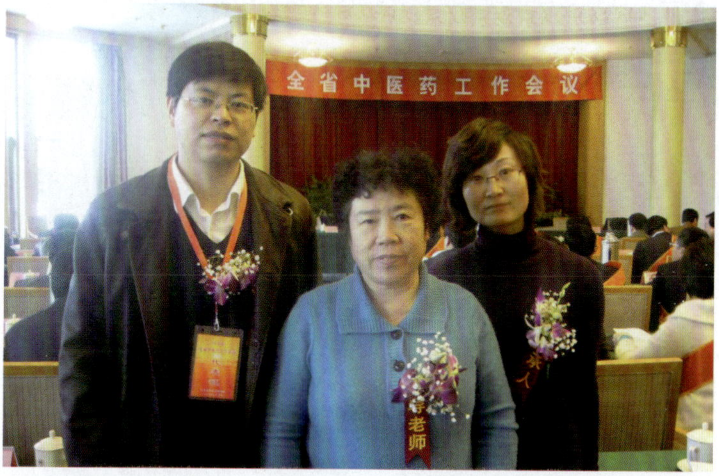

2010 年 3 月与第四批全国老中医药专家师承高徒刘政、刘春梅参加山东省中医药工作会议

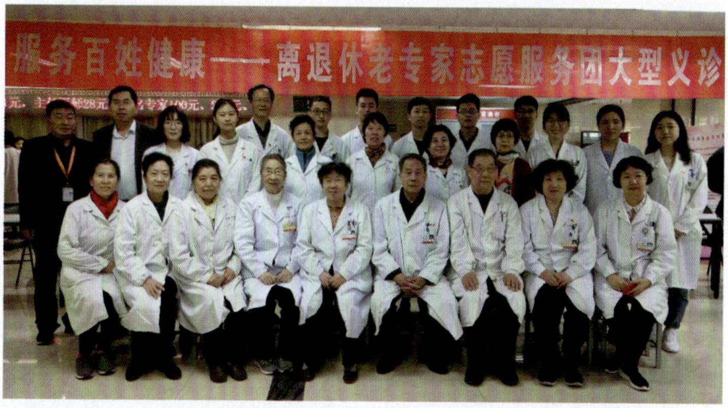

2019 年 3 月 26 日在山东中医药大学附属医院参加离退休专家义诊活动

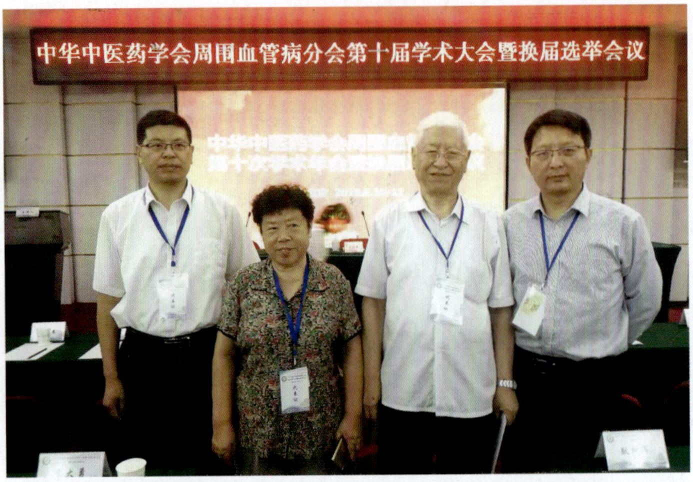

2018 年 8 月在中华中医药学会周围血管病分会第十届学术大会上与全国著名周围血管病专家迟景勋教授，学生刘明、刘政合影

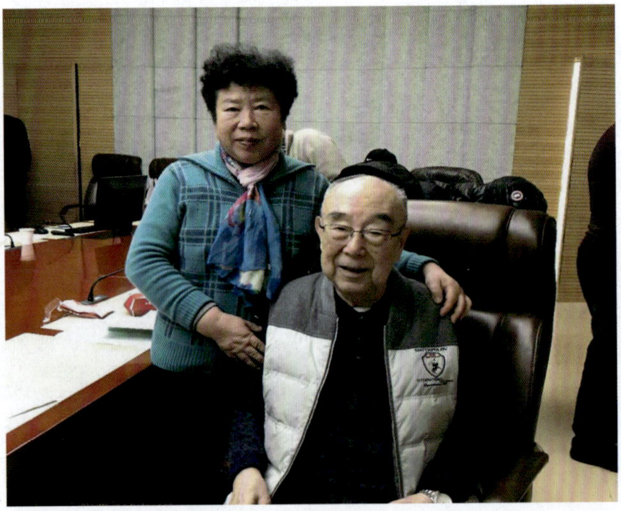

2018 年 1 月《中国中西医结合外科杂志》会议与全国著名外科专家吴咸忠院士合影留念

三 学术思想

我嗜好典籍，勤于钻研；重视临证，博采众长。在《黄帝内经》、张仲景《伤寒杂病论》、陈实功《外科正宗》、吴师机《理瀹骈文》、唐容川《血证论》、王清任《医林改错》等名家的影响下，我形成了“脾肾为本，兼调心肝；遣药组

方，治病求本；内外并举，辨证论治；治未病”等学术思想。临床实践中，我坚持中医整体观念、辨证论治的精髓，中西医汇参，形成辨病与辨证结合、宏观辨证与微观辨证、整体辨证与局部辨证结合的思辨规律，并研制了消栓通脉颗粒剂、花栀通脉片、冰硝散等治疗周围血管病行之有效的内服和外用药物。我运用中医药诊治周围血管病的独到见解和临证经验，主要有以下几个方面。

1. 辨病辨证，因人制宜

我诊治周围血管疾病时，首先辨病，明确疾病诊断，区分血管病变的性质。更重要的是注重疾病的复杂性，因人而异，辩证治疗，还要善于将辨病与辨证相结合，在明确疾病诊断的基础上，根据疾病分期、发病部位、病变性质、禀赋体质等因素，按照中医理论进行辨证论治。

2. 无创微创，病人至上

在诊治病人时，我首选彩色超声多普勒、节段动脉压测量、CT 等无创诊断措施，治疗上积极开展微创手术与中医药治疗相结合。如开展的下肢静脉曲张激光治疗术及中医药特色无创疗法，临床疗效非常突出。

3. 组方遣药，治病求本

在长期的临床实践中，我善于围绕周围血管疾病的主要病机，治病求本，并将自己的经验处方组成协定处方、科研处方或院内制剂，无私地在临床实践中推广应用，这既有利于总结临床经验，又便于深入探讨其药理机制。

4. 祛邪活血，紧密结合

我认为，周围血管疾病属于中医血瘀证范畴，在传承应用活血化瘀法治疗周围血管疾病的基础上，应根据致瘀的不同病理因素，采取清热解毒、利湿化湿等祛邪药物结合活血化瘀药物组方，标本兼治，方能取得良好的临床疗效。

5. 多途给药，力达病所

在治疗周围血管疾病时，我善于运用中医外科丰富的中药剂型，多途径给药，力促药力直达病所。例如在治疗急性下肢深静脉血栓形成时，强调内治的同时，十分重视中医药的外治疗法，自创冰硝散外敷患肢，擅用熏洗疗法等，取得满意疗效。

四 典型医案

1. 股肿

徐某某，女，54 岁。2009 年 5 月 14 日初诊。

主诉：左下肢广泛性粗肿、胀痛 5 天。

现病史：2 个月前，患者扭伤左足外踝致骨裂，卧床静养。5 天前，患者左小腿出现胀痛，未予重视，2 天前左下肢出现广泛性粗肿、胀痛，在当地医院药物治疗，疗效不佳。现患者左下肢广泛性粗肿、胀痛，无胸闷、胸痛、咯血，无发热、头晕，纳食可，夜寐安，二便调，舌暗红苔白，脉滑数。查体：左下肢广泛性粗肿，浅静脉扩张，皮色暗红，皮温高，腓肠肌饱满紧韧，挤压痛，霍夫曼征（+），胫前呈凹陷性水肿，股三角区压痛。测肢围周径如下：内踝上 5 cm、髌骨下缘下 15 cm、髌骨上缘上 15 cm，左侧肢体分别为 24 cm、42 cm、58 cm，右侧肢体分别为 22 cm、36 cm、50 cm。

辨证思路：患者外伤后，脉络损伤，气滞血瘀，加之长期卧床，耗伤气血，血行不畅，瘀久化生湿热，湿热下注，经脉痹阻，营血回流不畅，水湿泛溢肌肤，故肿胀。气滞血瘀，不通则痛，故胀痛。湿热熏蒸肌肤，故皮色暗红，皮温高。舌暗红苔白，脉滑数皆为湿热下注之征。

中医诊断：股肿（湿热壅盛型）；西医诊断：急性下肢深静脉血栓形成（中央型）。

治则：清热利湿，活血通络。

处方：消栓通脉汤。茵陈 30 g，赤小豆 30 g，赤芍 20 g，水蛭 10 g，黄柏 12 g，金银花 30 g，栀子 10 g，苍术 15 g，桃仁 10 g，红花 10 g，牛膝 15 g。水煎服，每日 1 剂。

复方消肿散（芒硝、冰片、红花等）外敷左下肢。

酌情配用尿激酶、低分子肝素、丹参注射液等药物治疗。

二诊：2009 年 5 月 25 日。治疗后患者左下肢肿痛减轻，纳食可，夜寐安，二便调，舌暗红苔薄黄，脉滑。查：左侧股三角区压痛，霍夫曼征（+）。同一平面两侧周径差最大为 5 cm。维生素 D_3（$D-D_3$）2.15 μg/L，纤维蛋白原（Fib）3.67 g/L。

处方：栓通脉汤加川牛膝 15 g。水煎服，每日 1 剂。外用复方消肿散。

三诊：2009 年 6 月 4 日。患肢轻度粗肿，皮色略暗，浅静脉扩张，纳可，眠安，二便调，舌质暗，苔薄白，脉弦。查：左侧髂股静脉行径无压痛，霍夫曼征（－）。

处方：栓通脉汤去栀子，加川牛膝 15 g，当归 15 g，茯苓 20 g。水煎服，每日 1 剂。

四诊：2009 年 7 月 5 日。患肢基本不肿，皮色略暗、皮温可，纳可，眠安，二便调，舌暗苔白，脉沉。

处方：血府逐瘀汤加减。当归 12 g，生地黄 12 g，桃仁 12 g，红花 9 g，水蛭 6 g，枳壳 9 g，赤芍 12 g，柴胡 10 g，甘草 6 g，川芎 10 g，怀牛膝 9 g，苍术 12 g，党参 15 g，鸡血藤 20 g。水煎服，每日 1 剂。

穿医用弹力袜。服 10 剂后，彩超示左下肢静脉血栓形成，部分再通。临床治愈。

按语：股肿主要因创伤、产后、长期卧床，致肢体气血运行不畅，瘀阻脉络，营血回流受阻，水津外溢，流注下肢而发病。“脾主四肢”“诸湿肿满，皆属于脾”（《素问·至真要大论》），故其与脾脏关系密切。《医宗金鉴》载：“产后闪挫，瘀血作肿者，瘀血久滞于经络，忽发则木硬不红微热。”该患者早期以“湿、热、瘀”之邪为主，急则治其标，治以清热利湿、活血通络；迁延期以“湿、瘀”之邪为主，宜标本兼顾，治以活血化瘀、健脾利湿通络；后期以“瘀”为主，以调理气血为主，治以行气活血、化瘀通络。古人云：“外科之法，最重外治。”复方消肿散外用具有消肿止痛，能快速改善患肢症状和体征，在急性期应有效果尤为明显。

2. 肿胀

牛某，男，40 岁。2008 年 5 月 22 日初诊。

主诉：左上肢广泛性粗肿、胀痛 25 天。

现病史：25 天前，患者左上肢突发广泛性肿胀，曾行药物治疗，效不佳。现患者左上肢肿胀，抬举肢体肿胀减轻，下垂则加重，无胸闷、胸痛、咯血，无发热、头晕，纳食可，夜寐安，二便调，舌暗苔薄黄，脉弦。既往胰腺炎病史 10 年，2002 年、2004 年先后复发。2000 年查出糖尿病，2003 年患高血压病，现血糖、血压控制较稳定。查体：左上肢广泛性粗肿，浅静脉扩张，皮色暗红，皮温高，沿锁骨下静脉行径无压痛。静脉彩超：左锁骨下静脉血栓形成，近端未通，远端小部分再通 25%。

辨证思路：患者消渴日久，加之饮食不节，损伤脾胃，痰湿内生，气血运行不畅，气滞血瘀，经脉痹阻，营血回流不畅，水湿泛溢肌肤，故肿胀。瘀久化热，湿热熏蒸肌肤，故皮色暗红，皮温高。舌暗苔薄黄，脉弦皆为血瘀日久，内有湿热之征。

中医诊断：肿胀（湿热壅盛型）；西医诊断：锁骨下静脉血栓形成（左）。

治则：清热利湿，活血通络。

处方：消栓通脉汤加减。茵陈 30 g，赤小豆 30 g，赤芍 20 g，水蛭 10 g，金银花 30 g，苍术 15 g，桃仁 10 g，红花 10 g，桑枝 30 g，黄芩 12 g，炒地龙 12 g。水煎服，每日 1 剂。

复方消肿散（芒硝、冰片、红花等）外敷患肢。

同时应用疏血通、低分子肝素等抗凝、活血化瘀药物以及降糖、降压、调脂药物。

二诊：2008 年 6 月 2 日。患者左上肢轻度粗肿，下垂后感坠胀，皮色略暗，肩部浅静脉扩张，纳可，眠安，二便调，舌质暗，苔薄白，脉弦。彩超：左锁骨下静脉血栓形成，近端微通，远端再通 50%。

处方：消栓通脉汤加减。茵陈 30g，赤小豆 30g，赤芍 20g，水蛭 10g，金银花 30g，苍术 15g，桃仁 10g，红花 10g，桑枝 30g，当归 12g，云茯苓 20g，炒地龙 12g。水煎服，每日 1 剂。

活血消肿洗药熏洗患肢，每日 1 次。

三诊：2008 年 6 月 16 日。服药 14 剂，患肢症状有明显改善，效不更方，继服上药。

四诊：2008 年 7 月 2 日。患肢下垂后略肿，舌暗苔白，脉弦。彩超：左锁骨下静脉血栓形成，近端再通 12%，远端再通 85%。

处方：血府逐瘀汤加减。当归 12 g，生地黄 12 g，桃仁 12 g，红花 9 g，枳壳 9 g，赤芍 12 g，柴胡 10 g，川芎 10 g，鸡血藤 20 g，水蛭 10 g，桑枝 30 g，浙贝母 10 g，甘草 6 g。水煎服，每日 1 剂。

五诊：2008 年 7 月 17 日。左上肢诸症状消失。临床治愈。

2009 年 3 月 16 日随访，彩超示左锁骨下静脉再通 40%，远端基本再通。

按语：本病属中医学“肿胀”“脉痹”“瘀血”“瘀血流注”等范畴。《备急千金要方》记载："气血瘀滞则痛，脉道阻塞则肿，久瘀而生热"，《血证论》描述更加详细，如"瘀血流注，四肢疼痛肿胀，宜化去瘀血，消利肿胀""瘀血消散，则痛肿自除"。"脾主四肢""诸湿肿满，皆属于脾"(《素问·至真要大论》)，故本与脾脏关系密切，病位在血脉。深静脉血栓形成下肢发病者居多，上肢发病者较少。本病的病机特点为"湿、热、瘀、虚（气虚、阳虚）"，其中瘀血既是病因又是病理产物。该患者早期，以"湿、热、瘀"之邪为主，急则治其标，治以清热利湿、活血通络；迁延期以"湿、瘀"之邪为主，宜标本兼顾，治以活血化瘀、健脾利湿通络；后期以"瘀"为主，以调理气血为主，治以活血化瘀、行气通络、软坚散结。

3. 脱疽

季某某，男，64岁。2009年2月10日初诊。

主诉：右足发凉、怕冷、疼痛半年，䠀趾切除术后1个月。

现病史：半年前，患者右足出现发凉、怕冷、疼痛，伴间歇性跛行，跛行距离约100米。3个月前右足趾出现干黑、坏死，疼痛剧烈，遂于当地医院诊为"脉管炎"，1个月前行右足䠀趾切除缝合术，拆线后局部渗液、疼痛，活动后加重。现患者右足背红肿，触痛，䠀趾缺如，切口处破溃、渗液，纳眠差，二便调，舌质红苔黄厚腻，脉弦滑。既往高血压、冠心病史5年，现口服卡托普利、硝苯地平，血压控制不理想。查体：右下肢皮色可，皮温低，胫前凹陷性水肿，足背红肿，触痛，䠀趾缺如，残端有0.5 cm×0.3 cm大小的坏死，有少量渗液，压痛。泛红试验（+），肢体位置试验（-）。左下肢皮色、皮温可。足背动脉、胫后动脉、腘动脉、股动脉 左侧（+）、（+）、（+）、（++），右侧（-）、（+）、（+）、（++）。股动脉听诊未闻及血管杂音。动脉彩超：右下肢动脉硬化并粥样斑块形成，股、腘、胫后动脉狭窄，血流尚可，足背动脉闭塞。

辨证思路：老年男性，肝肾亏虚，气血虚弱，加之病久耗气，气虚无力运血，瘀血阻于脉中，经脉痹阻，四末失于温煦濡养，故有肢体发凉、怕冷、间歇性跛行。气滞血瘀，不通则痛，故疼痛。术后，脉络损伤，血瘀日久化生湿热，湿热下注，热盛肉腐，故有坏死、渗液、疮周红肿。舌红苔黄厚腻，脉弦滑皆为湿热下注之征。

中医诊断：脱疽（湿热下注证）；西医诊断：闭塞性动脉硬化症、高血压。

治则：清热利湿，活血止痛。

处方：八妙通脉汤。金银花30 g，玄参30 g，当归20 g，甘草10 g，苍术15 g，黄柏12 g，怀牛膝10 g，薏苡仁30 g。水煎服，每日1剂。

配合静滴抗生素、活血化瘀中药制剂及口服解热镇痛药、降压药等药物治疗。

二诊：2009年2月17日。患者右足仍疼痛，但较前稍减轻，夜间加重，纳可眠差，二便调，舌质暗苔白，舌底脉络迂曲，脉弦结。查体：右足溃疡少量渗液，疮周皮色暗、皮温可，略肿，轻度压痛。

处方：效不更方，上方继服。

解毒洗药溻渍，每日1次。

马黄酊疮周外涂，每日3次。

三诊：2009年2月24日。患者右足疼痛，明显减轻，纳可眠安，二便调，舌质暗苔白，脉弦结。查体：右足大部分坏死痂皮脱落，溃疡结痂，无渗液，疮周皮色、皮温可，无浮肿，无压痛。

处方：血府逐瘀汤加减。当归12 g，生地黄12 g，桃仁12 g，红花9 g，枳壳9 g，赤芍12 g，柴胡10 g，甘草6 g，川芎10 g，怀牛膝9 g，苍术12 g，党参15 g，鸡血藤20 g，炒地龙12 g，金银花30 g。水煎服，每日1剂。

解毒洗药溻渍，每日1次。

马黄酊疮周外涂，每日3次。

四诊：2009年3月3日。患者右足溃疡面痂皮部分已脱掉，无渗液，纳可，眠安，二便调，舌质暗苔白，脉弦。

处方：血府逐瘀汤加炒地龙、金银花。当归12 g，生地黄12 g，桃仁12 g，红花9 g，枳壳9 g，赤芍12 g，柴胡10 g，甘草6 g，川芎10 g，怀牛膝9 g，苍术12 g，党参15 g，鸡血藤20 g，炒地龙12 g，金银花30 g。水煎服，每日1剂。

解毒洗药溻渍，每日1次。10日后，痂皮全部脱落，溃疡完全愈合。临床治愈。

按语："脱疽"最早见于《灵枢·痈疽》："发于足趾，名脱痈，其状赤黑，死不治；不赤黑，不死。治之不衰，急斩之，不则死矣。"通过本病案，体会到"脱疽"的手术治疗不能操之过急，若局部血运未得到明显改善，"急斩之"则导致术后病情恶化，切口不愈合。此患者的治疗体现了局部辨证和整体辨证、疾病分期与证候、内治和外治结合的整体治疗思路。

4. 脱疽

由某某，女，74 岁，退休。2008 年 1 月 25 日初诊。

主诉：右足发凉、怕冷、麻木 6 个月，破溃 1 个月余。

现病史：6 个月前，患者感右足发凉、怕冷、麻木，第 2 趾近中趾节关节处形成胼胝，此后胼胝增大、增厚。1 个月前，右足第 2 趾被磨破，胼胝周围起紫色水疱，继而破溃，疮周红肿、疼痛，曾于济南某医院以“糖尿病足”住院治疗，效不佳。现患者右足发凉、怕冷、麻木，第 2 趾破溃、渗液，疮周红肿、疼痛，伴口干、口渴、多饮、多尿，乏力，纳可，眠差，舌暗红少苔干燥，脉弦滑。既往有冠心病史 20 年；糖尿病病史 14 年，血糖控制不理想；糖尿病视网膜病变 1 年，右眼视力下降；偶有高血压史，最高达 150/90 mmHg；以上均未系统治疗。慢性胃炎病史 20 余年。否认药物过敏史。体格查体：右足第 2 趾紫暗、肿胀，近中趾节关节处背侧有 1.5 cm × 1.5 cm 的胼胝，其中央有 0.5 cm × 0.5 cm 的溃疡，较深，少量渗液，疮周触痛。双足趾畸形，营养障碍征（+），足背皮色、皮温可，泛红试验（−），右侧肢体位置试验（+），双足浅感觉减弱，运动功能可。测肢体动脉搏动情况：

	足背动脉	胫后动脉	腘动脉	股动脉	桡动脉	尺动脉	肱动脉	腋动脉
左	+	+	+	++	++	+	++	++
右	+	−	+	++	++	+	++	++

股动脉听诊区未闻及血管杂音。辅助检查：糖化血红蛋白 9%；空腹血糖 10.29 mmol/L。

辨证思路：老年女性，肝肾亏虚，气血俱弱，加之消渴日久不愈，伤及气血阴阳，气虚无力运血，瘀血阻于脉中，经脉痹阻，四末失于温煦濡养，故有肢体发凉、怕冷、麻木。血瘀日久化生湿热，湿热下注，热盛肉腐，故有溃破，渗液，疮周触痛。舌暗红少苔而燥，脉弦滑皆为血瘀日久，湿热下注之征。

中医诊断：脱疽（湿热下注）；消渴。西医诊断：糖尿病肢体动脉闭塞症、2 型糖尿病、冠心病。

治则：清热利湿，活血通络，兼顾益气扶正。

处方：脉苏散加减。玄参 30 g，黄芪 30 g，金银花 30 g，苍术 9 g，全蝎 9 g，蜈蚣 1 条，水蛭 9 g，石斛 20 g，牛膝 20 g，丹参 30 g，蒲公英 24 g，黄柏 12 g，

知母 12 g。水煎服，每日 1 剂。

配合胰岛素控制血糖、抗生素控制炎症、静滴血塞通、川芎嗪注射液等。

二诊：2009 年 2 月 11 日。服上药 15 剂，右足发凉、怕冷、麻木减轻，第 2 趾溃面结痂，无渗液，疮周皮色无暗红，无触痛，伴口干、口渴、多饮、多尿，乏力，纳可，眠安，舌暗红少苔略燥，脉弦涩。

处方：脉苏散加减。玄参 30 g，黄芪 30 g，金银花 30 g，苍术 9 g，全蝎 9 g，蜈蚣 1 条，水蛭 9 g，石斛 20 g，牛膝 20 g，丹参 30 g，沙参 15 g，麦冬 15 g，陈皮 9 g。水煎服，每日 1 剂。

愈疡灵软膏涂抹于痂皮周围以改善局部血运。

三诊：2009 年 2 月 26 日。服上药 15 剂，右足无发凉、怕冷、麻木，第 2 趾溃面结痂，部分痂皮渐裂开、翘起，无渗液，疮周皮色略深，无触痛，无口干、口渴、多饮、多尿，纳可，眠安，舌暗红，脉弦涩。

处方：效不更方，上方继服。玄参 30 g，黄芪 30 g，金银花 30 g，苍术 9 g，全蝎 9 g，蜈蚣 1 条，水蛭 9 g，石斛 20 g，牛膝 20 g，丹参 30 g，沙参 15 g，麦冬 15 g，陈皮 9 g。水煎服，每日 1 剂。愈疡灵软膏涂抹于痂皮周围以改善局部血运。

四诊：2009 年 3 月 9 日。服上药 10 剂，右足第 2 趾溃面痂皮部分脱掉，创面缩小，无口干、口渴、多饮、多尿，纳可，眠安，舌暗红，脉弦涩。

处方：脉苏散加减。玄参 30 g，黄芪 30 g，金银花 30 g，苍术 9 g，水蛭 9 g，石斛 20 g，牛膝 20 g，丹参 30 g，沙参 15 g，麦冬 15 g，陈皮 9 g。水煎服，每日 1 剂。愈疡灵软膏涂抹于痂皮周围以改善局部血运。临床好转。

按语：糖尿病肢体动脉闭塞症属于中医学"消渴""脱疽"范畴。古代医家早已认识到糖尿病易并发"痈疽"，如唐代孙思邈《千金方》载："消渴之人，愈与未愈，长需思虑有大痈"，明代陈实功《外科正宗》曰："未疮先渴，喜冷无度，昏睡舌干，小便频数……已成疮形枯瘪，肉黑皮焦，痛如九割，毒传足趾者。"消渴迁延日久，气阴大亏，气虚无力推动血运，脉道失充，肢体失于濡养，可致脱疽久不收口，新肉不生，缠绵难愈。该病乃是因虚致实，病久又转虚，本虚标实，虚实夹杂，错综复杂，本虚以阴阳气血不足为主，标实以瘀血、寒邪、湿热、火毒为主，病机关键为瘀阻经脉，血行不畅而导致本病的发生。本病的治疗体现了侯玉芬教授谨守病机，标本兼顾，内治与外治相结合的临证特点。

5. 痹证

王某某，男，64 岁，农民。2013 年 1 月 7 日初诊。

主诉：双足肿痛 4 天。

现病史：患者于 4 天前右足突然出现红肿疼痛，自服消炎痛类药物后，症状略好转。2 天前左足也出现红肿疼痛，不敢活动，无发热及恶寒，纳可，眠差，小便短赤，大便干。既往体健。发病前有食用大量海鲜史。体格检查：患者双足肿胀，左足背尤甚，左足第 1 跖趾关节处明显红肿，皮温略高，触痛明显。舌质暗红，苔黄，脉弦滑。辅助检查：尿酸 537 μmol/L（正常值 208 ~ 428 μmol/L）。

辨证思路：患者素有内热，复感风湿寒邪，致使风湿热邪留恋于肢体、经络、关节，闭阻不通而为热痛。朱丹溪《格至余论·痛风论》曰："彼痛风者，大率因血受热，已自沸腾，其后或涉冷水，或立湿地，或扇取凉，或卧当风，寒凉外搏，热血得寒，汗浊凝涩，所以作痛；夜则痛甚，行于阴也。"舌质暗红，苔黄，脉弦滑为湿热痹阻之象。

中医诊断：痹证（湿热痹阻型）；西医诊断：痛风。

治则：清热利湿，祛风消肿。

处方：痛风散加味。金果榄 6 g，山慈菇 6 g，大黄 9 g，两头尖 6 g，土茯苓 30 g，木瓜 15 g。水煎服，每日 1 剂。

马黄酊外涂局部，每日 3 次。

二诊：2013 年 1 月 14 日。服上药 7 剂，患者双足疼痛明显减轻，踝周略肿胀。纳眠可，大便可，小便调。舌红，苔薄黄，脉弦滑。复查尿酸：357 μmol/L。

处方：八妙通脉汤加减。玄参 30 g，当归 15 g，金银花 30 g，甘草 10 g，薏苡仁 30 g，牛膝 12 g，黄柏 15 g，苍术 15 g，桔梗 12 g，土茯苓 30 g，独活 12 g，羌活 12 g，丝瓜络 12 g。水煎服，每日 1 剂。

三诊：2013 年 1 月 21 日。服上药 7 剂，患者双足无疼痛及肿胀。舌暗红，苔白，脉滑。

处方：花栀通脉片 10 粒，口服，每日 3 次。临床治愈。

按语：痛风属中医学"痹证"范畴。中医学亦有"痛风"病名，且历代医家早有论述，如清代林佩琴《类症治裁》："痛风，痛痹之一症也……初因风寒湿郁闭阴分，久则化热致痛，至夜更剧。"本病足跖趾关节最易受累，特点是突然发病且无前兆，疼痛难忍，严重影响病人的生活和工作。其病机为风、寒、湿三气杂至，侵袭机体，痹阻经络，气血运行不畅，不通则痛，故见肢体、关节疼痛。风邪偏盛者则呈游走性疼痛；寒邪偏盛者则见关节剧痛，痛有定处；湿邪偏盛者则以关节重着肿痛，肌肤麻木为主，寒湿之邪均为阴邪，故见阴雨天加重。此患者双足肿痛，关节红肿热痛，舌红苔黄，属湿热痹阻证。痛风散中金果榄、山慈菇清热解毒，大黄清热利湿，两头尖祛风消肿，且两头尖性热，能防大黄等苦寒太过，甘草调和诸药。加土茯苓以解毒除湿利关节，木瓜舒筋通络。患者病证属实，服药后无腹泻之症。再诊时患者疼痛几乎消失，仍有肿胀，侯玉芬教授调整用药方案。以八妙通脉汤清解余热、利湿消肿。加桔梗上浮调畅气机，有提壶揭盖之意。用羌活散表寒，祛风湿，利关节，止痛。独活以祛风胜湿，散寒止痛。《本草汇言》："独活善行血分，祛风行湿散寒之药也。"丝瓜络以通络、活血、祛风、凉血、止血。共奏利湿解毒、祛风通络之效。临证时，侯玉芬教授反复叮嘱患者注意低嘌呤饮食，以免加重病情或痛风复发。本病案全面体现了侯玉芬教授治疗痛风的思辨特点。

五　经验方

1. 消栓通脉汤（消栓通脉颗粒剂）

组成：茵陈30 g，赤小豆30 g，赤芍20 g，水蛭10 g，黄柏12 g，金银花30 g，栀子 10g，苍术 15 g，桃仁 10 g，红花 10 g，牛膝 15 g。

功效：清热利湿，活血通络。

主治：深静脉血栓形成、下肢淋巴水肿等湿热下注证者。

加减：病位在上肢，去牛膝，加桑枝 30g；胀痛重，加延胡索 12 g；纳呆、腹胀，加川楝子 12 g，砂仁 10 g。

方解：茵陈味苦，性微寒，入脾、胃、肝、胆经，功善清热除湿；赤小豆甘酸偏凉，归脾、心、小肠经，性善下行，有清热利湿，行血消肿之功。两药合为君药，共奏清热利湿、行血消肿之功，使湿化、热清、瘀血消散，脉络通畅。黄柏味苦，性寒，归肾、膀胱、大肠经，功专清热燥湿、泻火解毒，尤善清下焦热，赤芍苦微寒，归肝、脾经，具有清热凉血、活血化瘀的功效。水蛭苦咸平，入肝经，功专破血逐瘀、通经消癥。以上三药相须配伍合而为臣，既助君祛湿、清热活血，又能凉血活血、破血祛瘀、软坚散结，使血脉通畅，水肿自消。金银花甘寒，能清热解毒、凉血消肿；栀子清热；苍术燥湿；桃仁苦甘平，活血散瘀之力较强，有推陈致新之功；红花活血通经；牛膝引药下行，活血通络，均为佐使药，诸药合用共奏清热利湿，祛瘀通络，消肿止痛之功效。

通过实验研究证实，由消栓通脉汤研制而成的消栓通脉颗粒剂具有显著抑制P-选择素、细胞间黏附分子-1、血管细胞间黏附分子-1等细胞黏附分子，降低NF-κB P65在血管内皮细胞的表达，抑制炎性细胞的浸润，促进纤溶活性，抑制血小板的黏附、聚集，调节血管张力，保护血管内皮细胞功能，抑制胶原纤维增生，维持静脉壁弹性等作用。

根据消栓通脉汤研制的消栓通脉合剂治疗深静脉血栓形成100例，临床治愈67例（67%），通塞脉片治疗50例，临床治愈19例（38%），两组比较有显著性差异，治疗组明显优于对照组（$P<0.01$）。说明消栓通脉合剂治疗深静脉血栓形成有较好的疗效，能消溶血栓，建立侧支循环，并可降低血液黏度，且无不良反应，安全、可靠。

2. 补阳还五汤加味

处方：生黄芪30 g，当归尾12 g，赤芍10 g，地龙10 g，川芎12 g，红花6 g，桃仁9 g，苍术12 g，党参12 g，鸡血藤15 g。

功效：补气活血，化瘀通络。

主治：闭塞性动脉硬化症、血栓闭塞性脉管炎、多发性大动脉炎、雷诺综合征、深静脉血栓形成后遗症、深静脉瓣膜功能不全等属气虚血瘀证者。

加减：病在上肢，加羌活10 g，桑枝30 g，姜黄10 g；伴腰腿痛、麻木，加独活12 g，桑寄生15 g，续断12 g，杜仲10 g；伴腰膝酸软，畏寒肢冷，加狗脊10 g，巴戟天10 g，补骨脂15 g。

方解：方中重用生黄芪取其大补脾胃之元气，使气旺以促血行，祛瘀而不伤正，并助诸药之力，为君药。配以归尾活血，有祛瘀而不伤好血之妙，是为臣药。川芎、赤芍、桃仁、红花助归尾活血祛瘀；地龙通经活络，均为佐使药。诸药合用，使气旺血行，瘀祛络通，诸证自可渐愈。

3. 脉苏散

组成：玄参30 g，黄芪30 g，金银花30 g，苍术15 g，全蝎6 g，蜈蚣1条，水蛭 9 g，石斛 20 g，牛膝 15 g，丹参 30 g。

功效：滋阴益气，清热解毒，活血通络。

主治：糖尿病足、闭塞性动脉硬化症、血栓闭塞性脉管炎等属气阴亏虚，脉络瘀阻者。

方解：玄参为君，清热凉血，滋阴降火，《本草正》曰："味苦而甘，苦能清火，甘能滋阴，故降性亦缓"；黄芪补气固表，利尿托毒、排脓敛疮生肌，《珍珠囊》谓之有"活血生血"之功；金银花清热解毒，《本草新编》谓其"少用则力单，多用则力厚，尤妙在补先于攻，消毒而不耗气血"，两药合用，量大力专，攻补兼施，共为臣药。蜈蚣、水蛭、丹参破血逐瘀，通络止痛。苍术味辛、苦，性温，归脾胃经，功效燥湿健脾，祛风湿。石斛益胃生津，滋阴清热。牛膝引药下行。诸药合用，共为佐使药。本方通过滋阴益气以治消渴之本，清热解毒、活血通络以治内燥、血瘀之标。本方加蒲公英以助清热解毒、祛湿，黄柏、知母滋阴降火。

实验研究：将健康纯种新西兰白兔 32 只，随机分为正常对照组（饲以普通饲料）、模型对照组（饲以高脂高糖饲料）、通心络组［饲以高脂高糖饲料 + 通心络 1 g/（kg·d）］和脉苏散组［饲以高脂高糖饲料 + 脉苏散 10 mL/（kg·d）］，每组 8 只。造模成功后分别在实验第 8、10、12 周末观察各组兔血浆内皮素 -1 和血清一氧化氮水平及其变化。结果：实验第 12 周末脉苏散组和通心络组血浆内皮素水平均明显低于模型对照组，而血清一氧化氮水平均明显高于模型对照组，结果有显著性差异（$P<0.05$）。结论：脉苏散可以有效改善糖尿病动脉硬化兔的血管内皮功能。

临床研究：60 例糖尿病肢体动脉闭塞症患者，随机分为两组，均常规应用降糖药物及丹参注射液治疗，治疗组予脉苏散治疗，对照组予通心络治疗，疗程 60 d。观察两组治疗前后症状体征、肝肾功能、血液流变学、血栓素 B_2、6- 酮 - 前列腺素 $F_{1\alpha}$、内皮素和一氧化氮变化情况，评价其综合疗效。结果：两组患者均未出现严重不良反应。治疗组和对照组愈显率分别为 43.3%、76.6%，两组比较有显著性差异（$P<0.05$）。治疗后两组血栓素 B_2、内皮素、血浆黏度、红细胞聚集指数及纤维蛋白原均较治疗前降低，有显著性差异（$P<0.05$）；6- 酮 - 前列腺素 $F_{1\alpha}$、一氧化氮较治疗前升高，有显著性差异（$P<0.05$）。结论：脉苏散组方符合糖尿病肢体动脉闭塞症中医辨病辨证规律，可有效改善患者的血液流变性和血

管内皮功能，疗效可靠，安全性良好。

4. 花栀通脉饮（花栀通脉片）

组成：金银花 30 g，山栀子 12 g，玄参 30 g，板蓝根 15 g，怀牛膝 12 g，苍术 15 g，黄柏 12 g，马齿苋 30 g，牡丹皮 12 g，白芷 12 g，丹参 15 g，砂仁 9 g，生甘草 10 g。

功效：清热解毒，凉血化瘀。

主治：血栓性浅静脉炎、下肢深静脉血栓形成、炎性肿块等证属湿热下注者。

方解：方中金银花、马齿苋、板蓝根、玄参清热解毒、凉血止痛；牡丹皮、丹参清热凉血、活血散瘀；栀子、黄柏清热燥湿，苍术、砂仁健脾燥湿，白芷祛风胜湿；怀牛膝活血化瘀，引药下行；生甘草清热解毒，调和诸药。以上诸药共奏清热解毒、凉血消肿、散瘀通脉之功效。

实验研究：将 96 只大鼠随机分为四组，即假手术组、血栓模型组、复方丹参片组和花栀通脉片组。采用下腔静脉结扎法造模，动态观测各组大鼠术后 1、3、7 天血清中的肿瘤细胞坏死因子 $-\alpha$（TNF-α）、白细胞介素 -6（IL-6）、白细胞介素 -8（IL-8）水平。结果显示：花栀通脉片药物治疗组的炎性细胞因子水平显著低于模型组（$P<0.05$）；各组 TNF-α、IL-6、IL-8 水平随手术天数延长多呈现先升高而后下降的趋势，第 3 天呈高表达（$P<0.05$，$P<0.01$），而花栀通脉片组除第 7 天 IL-6 水平与丹参组比较差异无统计学意义外，其余各时点各因子水平均显著低于丹参组（$P<0.01$）。结论：花栀通脉片可以显著抑制血栓形成引起的炎性介质释放，且在 DVT 急性期疗效显著。

临床研究：将 115 例血栓性浅静脉炎患者随机分为两组，治疗组 58 例，采用花栀通脉片内服；对照组 57 例，应用穿王消炎片内服，治疗组的临床治愈率及显效率 87.90%，对照组临床治愈率及显效率 77.20%，治疗组明显优于对照组（$P<0.05$）。结果表明，花栀通脉片治疗血栓性浅静脉炎有较好的疗效。

5. 八妙通脉汤

组成：金银花 30 g，玄参 30 g，当归 20 g，甘草 10 g，苍术 15 g，黄柏 12 g，怀牛膝 10 g，薏苡仁 30 g。

功效：清热利湿，解毒活血。

主治：一切外科疮疡，见有红、肿、热、痛或溃烂腐臭，疼痛剧烈，或见发热口渴，舌红脉数等。本方常用于动脉硬化闭塞症、血栓闭塞性脉管炎、糖尿病肢体动脉闭塞症、雷诺综合征等坏死期；深静脉血栓形成急性期、小腿溃疡伴感染；血栓性浅静脉炎，多发性大动脉炎、白塞病血管炎、变应性血管炎、结节性红斑活动期等。

方解：方中苍术燥湿健脾，黄柏清热燥湿，薏苡仁清利湿热，共奏清热利湿之功；金银花、玄参清热解毒，滋阴泻火；当归活血和营，牛膝活血祛瘀，补肝肾，强筋骨，引药下行；生甘草解毒，调和诸药。本方由四妙勇安汤和四妙散组成。四妙勇安汤原系治疗热毒内蕴、血行不畅所致脱疽的经典方，而四妙散是治疗湿热痿证之妙剂。诸药合用，共奏清热利湿、解毒活血之效，是临床治疗周围血管病证见湿热下注者的常用方剂证。

6. 血府逐瘀汤加减

组成：当归 12 g，生地黄 12 g，桃仁 12 g，红花 9 g，枳壳 9 g，赤芍 12 g，柴胡 10 g，甘草 6 g，川芎 10 g，牛膝 9 g，苍术 12 g，党参 15 g，鸡血藤 20 g。

功效：活血祛瘀，行气止痛。

主治：瘀血发热，舌质暗红，边有瘀斑或瘀点，唇暗或两目暗黑，脉涩或弦紧等瘀血证。本方常用于血栓性静脉炎、色素沉着、深静脉血栓形成、动脉硬化闭塞症、血栓闭塞性脉管炎、多发性大动脉炎、雷诺综合征等属瘀血内阻，日久不愈者。

方解：本方在血府逐瘀汤的基础上加鸡血藤、党参、苍术而成。血府逐瘀汤由桃红四物汤（桃仁、红花、当归、川芎、生地黄、赤芍）、四逆散（柴胡、枳壳、甘草、赤芍）加桔梗、牛膝组成。其中桃红四物汤活血化瘀而养血，防纯化瘀之伤正；四逆散疏理肝气，使气行则血行；桔梗引药上行达于胸中（血府）；牛膝引瘀血下行而通利血脉。加鸡血藤养血通络，党参健脾益气以扶正，苍术燥湿健脾、祛风散寒，为治疗风寒湿邪的要药。诸药相合，以活血化瘀通络而不伤正、疏肝理气而不耗气，兼以燥湿祛风散寒为特点，达到活血化瘀、行气止痛之功效。

7. 当归四逆汤加味

组成：当归 12 g，桂枝 10 g，杭芍 12 g，细辛 3 g，通草 6 g，大枣 8 枚，炙甘草 6 g，丹参 15 g，川芎 15 g，鸡血藤 30 g。

功效：温经散寒，养血通脉。

主治：手足厥寒，或腰、股、腿、足、肩臂疼痛，口不渴，舌淡苔白，脉沉细或细而欲绝。本方常用于血栓闭塞性脉管炎、动脉硬化闭塞症、多发性大动脉炎、雷诺综合征、手足冻疮等属血虚寒凝者。

方解：本方证由营血虚弱，寒凝经脉，血行不利所致。素体血虚而又经脉受寒，寒邪凝滞，血行不利，阳气不能达于四肢末端，营血不能充盈血脉，遂呈手足厥寒、脉细欲绝。此手足厥寒只是指掌至腕、踝不温，与四肢厥逆有别。治当温经散寒，养血通脉。本方以桂枝汤去生姜，倍大枣，加当归、通草、细辛组成。方中当归甘温，养血和血；桂枝辛温，温经散寒，温通血脉，为君药。细辛温经散寒，助桂枝温通血脉；白芍养血和营，助当归补益营血，共为臣药。通草通经脉，以畅血行；大枣、甘草，益气健脾养血，共为佐药。重用大枣，既合归、芍以补营血，又防桂枝、细辛燥烈太过，伤及阴血。甘草兼调药性而为使药。全方共奏温经散寒，养血通脉之效。本方的配伍特点是温阳与散寒并用，养血与通脉兼施，温而不燥，补而不滞。腰、股、腿、足疼痛属血虚寒凝者，酌加川续断、牛膝、鸡血藤、木瓜。

8. 五味消毒饮加味

组成：金银花 30 g，野菊花 12 g，蒲公英 30 g，紫花地丁 12 g，紫背天葵子 10 g，生地黄 15 g，生甘草 10 g。

功效：清热解毒，消散疔疮。

主治：疔疮初起，发热恶寒，疮形如粟，坚硬根深，状如铁钉，以及痈疡疖肿，红肿热痛，舌红苔黄，脉数。本方常用于体表急性感染性疾病如疔、疮、丹毒等。

方解：方中金银花、野菊花功擅清热解毒散结，金银花入肺胃，可解中上焦之热毒，野菊花入肝经，专清肝胆之火，二药相配，善清气分热结；蒲公英、紫花地丁均具清热解毒之功，为痈疮疔毒之要药；蒲公英兼能利水通淋，泻下焦之湿热，与紫花地丁相配，善清血分之热结；紫背天葵能入三焦，善除三焦之火。生地黄入血分，清热凉血，诸药合用，气血同清，三焦同治，兼能开三焦热结，利湿消肿。

9. 八珍汤

组成：当归（酒拌）12 g，川芎 12 g，白芍 12 g，熟地黄（酒拌）15 g，人参 3 g，白术（炒）10 g，茯苓 12 g，炙甘草 6g。

功效：补益气血。

主治：面色苍白或萎黄，头晕眼花，四肢倦怠，气短懒言，心悸怔忡，食欲减退，舌质淡，苔薄白，脉细虚。本方适用于闭塞性动脉硬化症、糖尿病足等肢体缺血性溃疡，证属气血两虚者。

方解：方用参、术、苓、草补脾益气；归、芍、地滋养心肝，加川芎入血分而理气，则归、地补而不滞。诸药配合，共收气血双补之功。

10. 冰硝散

组成：芒硝 1 000 g，冰片 10 g。

功效：清热软坚，消肿止痛。

主治：各种原因引起的肢体水肿，如下肢深静脉血栓形成、血栓性浅静脉炎、丹毒、淋巴水肿等导致的局部肿痛。

用法：芒硝、冰片内混匀，装入布袋内，外敷患肢，待布袋湿后，取下，将其晾干后再用。一般外敷 3 ~ 5 天后，患肢肿痛明显减轻，应用 10 天左右即可。

方解：芒硝外用具有清热软坚、消肿止痛之功；冰片气味芳香，穿透力强，能通诸窍、散郁火，外用有清热止痛、防腐止痒功效，正如《本草经疏》所言“芳香之气，能辟一切邪恶；辛热之性，能散一切风湿”。上药合用，外敷患肢，渗透到皮下，共奏清热软坚、消肿止痛之功。

临床研究：采用冰硝散局部外敷治疗急性下肢深静脉血栓形成 92 例，外敷 3 天后，患肢疼痛消失 42 例，肿胀减轻 83 例，外敷 5 ~ 7 天，92 例患者患肢疼痛完全消失，肿胀均有不同程度减轻。临床研究表明：冰硝散局部外敷方法简便、无痛苦、疗效好，是下肢深静脉血栓形成急性期的一种较好的辅助治疗方法。

11. 活血消肿洗药

组成：丹参 30 g，赤芍 30 g，红花 15 g，鸡血藤 15 g，苍术 15 g，延胡索 9 g，木瓜 9 g，冰片 3 g。

功效：活血化瘀，通络消肿。

主治：适用于下肢深静脉血栓形成急性期过后、下肢静脉曲张、深静脉瓣膜功能不全等所致的瘀血肿胀。

用法：将药物用纱布包扎好，加水煮沸后，先熏后洗或乘热将患部肢体浸泡于药液中，药液温度在 30 ℃~ 40 ℃或以皮肤能耐受为度，以免烫伤皮肤，浸泡 30 ~ 40 分钟，每日 1 ~ 2 次。药液冷后，可加热再浸泡；治疗后注意保暖避风寒。

（整理者：刘　政）

姜春英

一 医家简介

姜春英，女，汉族，1947年5月生，山东海阳人。曾任山东中医药大学附属医院肛肠科主任、第二党支部书记，山东中医药大学附属医院主任医师、教授，山东中医药大学硕士、博士研究生导师，第五批全国老中医药专家学术经验继承工作指导老师，全国老中医药专家姜春英传承工作室传承导师。

姜春英教授1973年毕业于莱阳医学专科学校，同年分配到山东中医药大学（原山东中医学院）附属医院工作至今。她先后师从山东痔瘘名家韩长泰老中医、全国知名专家黄乃健教授，并为黄乃健教授入室弟子。1979—1980年参加山东医学院（现山东大学齐鲁医学院）青年师资培训班，1985—1986年参加中国肛肠学会举办的全国首届肛肠专科医师提高班，均被评为优秀学员，得到全国肛肠名家丁泽民、李雨农、陆琦、喻德洪、曹吉勋等教授真传，并在山东发扬光大。姜春英教授从一名普通医师逐渐成长为全国知名、代表山东中医和中西医结合肛肠界的领军人物。

姜春英教授在抓科室建设的同时，注重个人修养的提高，为肛肠科建设成为山东省重点学科外科方向、国家中医药管理局“十二五”全国重点专科、中医外科博士点肛肠方向等做出巨大贡献。同时，她于1996年获山东省省直卫生系统“三学三创”标兵，2001年获院级优秀服务个人奖，2003年获山东省名中医药专家称号，山东省中医工作先进个人，并获记二等功奖励，2007年荣获“全国卫生系统先进工作者”称号。姜春英教授积极参与社会活动，兼任中华中医药学会肛肠分会副会长，中国中医药研究促进会肛肠分会副会长，中国医师协会女子分会荣誉主任委员，山东省中医药学会理事，山东中西医结合学会肛肠专业委员会主任委员，山东中医学会肛肠委员会副主任委员，中华中医药高等教育学会临床教育研究会肛肠分会名誉副主任委员等。

姜春英教授对个人经验的积累和整理，充分反映了她的学术思想和经验特色。她在国家级和省级杂志发表学术论文近30篇，参与主编著作多部。其中，论文《灵菇合剂治疗功能性便秘的临床研究》代表其中药治疗便秘的经验；参与执笔的《山东省各级中医医院工作人员三基训练标准·肛肠科》，使山东省对中医肛肠疾病的诊治有了统一的中医诊断治疗疗效标准，对中医肛肠规范化产生了积极推动作用；《普通外科手术规范及典型病例点评——外科手术规范及典型病例点评丛书》（肛肠部分）为中医现代手术方式作出凡例；反映其学术思想的专著《肛肠病新论》，获中华中医药学会科技著作类三等奖，多个病种在肛肠分会制定诊疗标准时得到转载应用；其他尚有《肛肠疾病研究进展》《中华痔漏病学（现代部分）》等。姜春英教授主持承担国家级、省级科研项目7项，其中1项获山东省医学科学技术进步奖二等奖，2项获山东省科学技术进步奖三等奖。

二 成长之路

我从小在农村长大，高中毕业后在家乡当民办教师，那时农村就医难的问题非常普遍，故而有了从医的念头。在推荐上大学的时代，我获得一个进大学学医的机会，经过层层选拔，终于进入莱阳医学专科学校医疗系学习，开启了我的学医之路。当时社会已开始有重视知识尊重教育的趋势，各科老师教学水平都非常高，讲课也非常生动，他们都想尽快地将自己的学术传授给学生，有时连板书也来不及写，学生们聚精会神地听老师讲的每一个字，甚至没有时间记笔记，下课后再根据听课记忆做笔记。我如饥似渴地学习，深知所有的课程都很有用，迫切地想全部掌握，实习时更是全身心投入，直到现在仍能清晰地回忆起当时的典型病例。那段时间的学习和实践为我今后的道路打下坚实的基础。

1973年我大学毕业后被分配到山东省中医院肛肠科工作，学校中西医并重的教学使我获益匪浅，但与前辈和同行相比，我深刻认识到自己对中医知识掌握得还很不足。于是我就利用繁忙的诊务间隙，向前辈学习，向古人学习。根据前辈的推荐，我系统研读了《医宗必读》《医宗金鉴》《名医类案》《临证指南医案》等书籍，进而学习到中医经典《黄帝内经》《伤寒论》等，深切感受到中医学的源远流长和博大精深。同时我将所学中医理论和技能及时运用于临床，反复体会和思考，积累了丰富的临床经验，并上升到理论，形成自己独具特色的中医、中西医结合肛肠学术体系，在肛肠科疑难病的治疗方面取得了良好的疗效。

最初，我是喜欢从事妇产科的，即使被分配到肛肠科，心里仍念念不忘到妇科去学习，韩老主任看在眼里，急在心里，多次找我谈心，用实际行动影响了我，使我改变想法，安心在肛肠科工作。老主任韩长泰祖上五世行医，家学渊源，为山东禹城痔瘘世家，他的祖父韩克昌、父亲韩友山均为痔瘘名医，其长子韩玉俊、次子韩玉杰，均继祖业，带着药物和治疗器械走村串巷，素有“痔瘘郎中”之誉。1955 年山东省中医院（山东中医药大学附属医院前身）成立后，韩老主任应召成立肛肠科并担任主任。其长子韩玉俊到德州市立医院开创痔瘘科，由于影响较大，发展成为德州市痔瘘医院（今德州市肛肠医院）；次子韩玉杰仍在山东禹城从事痔瘘医生工作。韩老主任无偿地将家传的治疗痔瘘技术和药物贡献出来，为山东省中医院肛肠科的奠基和发展做出了巨大贡献。他积极培养年轻医师，国医大师尚德俊教授曾向韩老主任学习坐浴治疗痔疮之法，黄乃健主任全面继承和发展韩老主任学术思想和经验。韩老主任将一生贡献给我院肛肠科，在他最后的时光，坚持要求住在肛肠科病房，直到生命的尽头，可见他对痔瘘事业的热爱。韩老的学术思想和临床经验主要总结在《中医治疗痔漏材料》和《痔漏病中医手术疗法》两书中。在与韩老主任的朝夕相处中，他经常手把手地指导我手术操作，记得有一次他发着高热还拉着我的手体会肛瘘瘘管的走行、挂线的位置和方法。他不仅将治疗痔瘘疾病的手术技巧倾囊相授，更重要的是他严谨的治学态度、广博的学

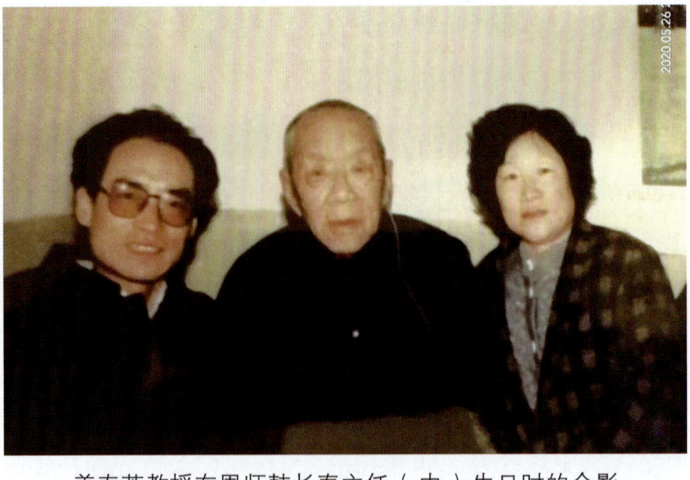

姜春英教授在恩师韩长泰主任（中）生日时的合影

识、高尚的医德，成为我终生受用的财富。我也会像韩老主任那样，传承后人。

对我学术影响巨大的是山东省中医院肛肠科第二代主任黄乃健教授。他五十多年来致力于肛肠病学的继承和发扬，在肛肠病的中西医结合方面做出了显著成绩，造诣颇深，在继承韩老主任临床经验的基础上，其主要学术思想受金元时期李东垣学术思想的影响，注重顾护脾胃、辨证论治的同时将病证结合，擅长内消外治，对便秘、溃疡性结肠炎、肛瘘、直肠脱垂的诊治有自己独特的理论和方法。黄乃健教授创用肛瘘复合触诊和加压触动法诊断肛瘘，研制成牵拉式内痔套扎器、新型痔钳、肛隐窝钩和肛隐窝刀，修订索哥规则，对肛瘘内口的定位更为准确，发现了高位肛瘘直肠环纤维化的特点，还研制了肛瘘膏治疗小儿肛瘘。黄老是全国著名肛肠病专家、山东省名老中医药专家、北京中医药大学博士研究生导师，兼任中华中医药学会肛肠分会常务委员、中国中西医结合学会大肠肛门病专业委员会副主任委员、山东中医药学会肛肠分会主任委员、《中国肛肠病杂志》编辑部主任、主编。他主编的《中国肛肠病学》，在国内外反响巨大，在多种文献中得到引用。我有幸成为他的入室弟子，得其真传，使具有山东特色的痔瘘诊治技术，如混合痔外剥内扎法、高位肛瘘切开挂线法、直肠脱垂硬化剂周围注射法、复方荆芥熏洗剂熏洗法等得到规范和传播，使当时的省中医在省内乃至全国都占有重要地位。

在工作期间，我曾多次拜访业界名师，如丁泽民、李雨农、陆琦、曹吉勋、

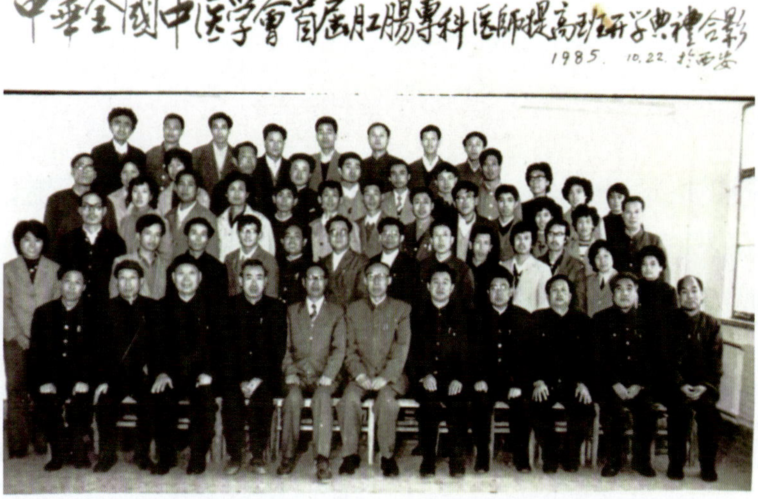

姜春英教授学习时与各地肛肠名家的合影

彭显光、史兆岐教授等，虚心向他们学习求教。他们给我极大的启发，开阔了视野，如丁泽民教授的环状混合痔齿形外剥内扎、李雨农教授的无砒枯痔法、陆琦教授的混合痔环切、曹吉勋教授的腰俞穴麻醉、史兆岐教授的消痔灵注射法等，为我后来在肛肠疾病诊治方面的成就和创新打下了坚实的基础。

成为第三代科主任后，我深感自己的重担，不断学习，努力进步。我一直坚持在临床一线工作，孜孜汲汲于肛肠病临床实践与理论探索，在学习前人及老师经验的同时，不断在临床实践中总结经验，探索常见肛肠病及疑难病的病因病机、辨治思路和手术方法，潜心研究并改良了肛肠科疑难病的手术方式。如根据“肛垫”理论提出环状混合痔“保留肛垫断桥缝合术”“痔点位外切内扎术”；认为肛瘘均有内口存在，高位肛瘘可由于肛周脓肿的脓液流注于肌间隙形成，可借助隐窝钩、瘘管染色、磁共振成像等方法确定内口及瘘管走行，治疗上则改良高位肛周脓肿和高位肛瘘的手术方式为“低位切开顶端旷置清创对顶开窗引流术”“浮线对口引流顶端挂线”；认为肛裂的疼痛及裂损不愈合是由于肛门括约肌痉挛所致，提出“肛裂定位扩切术”。这些改良手术方法明显提高了临床疗效，减轻了病人的痛苦，降低了疾病的复发率。我素爱向经典学习，重视理论的升华。在前人论述肛肠病病机转化规律的基础上，对溃疡性结肠炎、功能性便秘、肛门瘙痒症等疾病的病机进行了深入研究，探索其病因病机，总结临床辨证论治经验，形成了自己的学术思想，并应用到临床实践中，取得了显著疗效。我主持研发的“灵菇合剂”，具有补肾润肺、理气润肠之效，经十数年临床应用，疗效显著，未发现不良反应，得到患者的好评和临床的广泛使用。我深切体会到，要做一名好

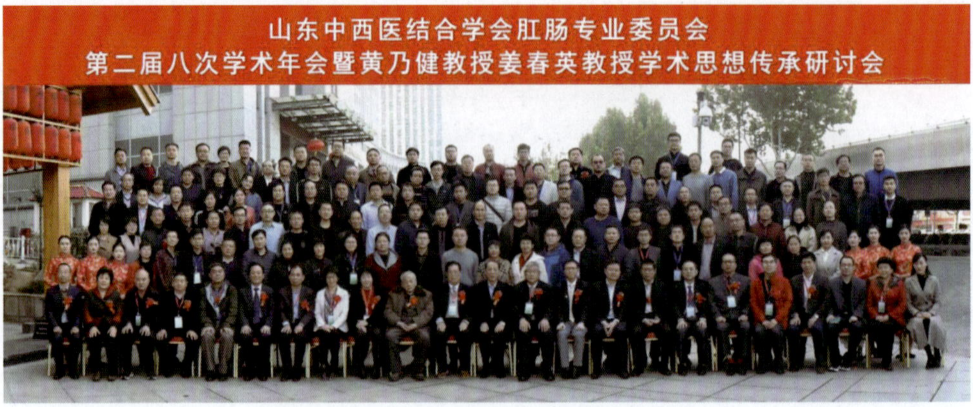

姜春英教授主持的学术思想传承研讨会

医生，特别是中医，应具备扎实的中西医理论基础、大量的临床实践、良好的悟性、不怕吃苦的精神。理论和临床实践是基础，要在此基础上全面分析思考、总结整理，用理论指导实践，再通过实践检验理论、发现问题并提出自己的观点和理论。

作为科室学术带头人，我致力于科室的整体发展，经医护的共同努力，科室于2006年成为山东省重点专科建设单位,2011年成为国家中医药管理局“十二五”重点专科建设单位。多年来我注重对下级医师的技术指导和学术培养，培养硕士研究生26名、博士研究生6名、省内外进修生100余名，如今他们已在各自岗位上成为骨干力量。在学生中，白克运成为山东省中医院肛肠科第四代主任，祝颂、管仲安、史学文作为副主任协助其工作；他们已作为硕士生导师桃李遍布省内外；管仲安已经成为博士研究生导师、山东省名中医药专家；管仲安、葛畅成为第五批全国老中医药专家姜春英教授的传承人并顺利出徒；管仲安、史学文、白克运等为全国老中医药专家姜春英传承工作室建设项目主要成员；博士生迟玉花已成为青岛医科大学附属医院肛肠科骨干，曹林峰到上海发展，葛畅成为济南市中心医院肛肠科骨干；阚卫兵、陈飞、刘云龙等考取9名外校博士；进修生分布在河北、河南、福建、四川、新疆、江苏、安徽等地。我与老师的感情可以称为师父，我与学生的关系，常被形容为亦师亦母。我坚信，师不必贤于弟子，青出于蓝而胜于蓝，希望他们在各自的岗位上为我国中医肛肠事业的发展贡献自己的力量。

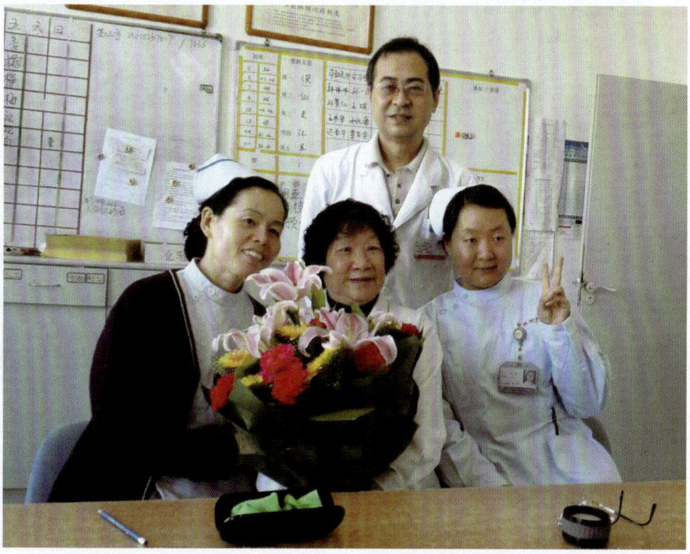

姜春英教授与医护在教师节合影

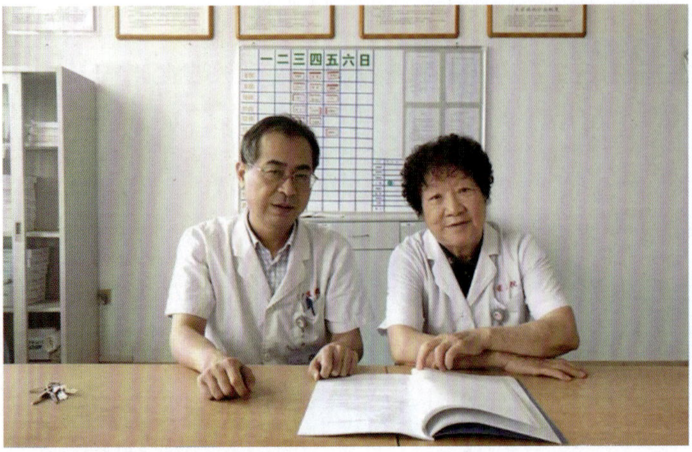

姜春英教授与弟子管仲安在研讨痔的诊疗方案

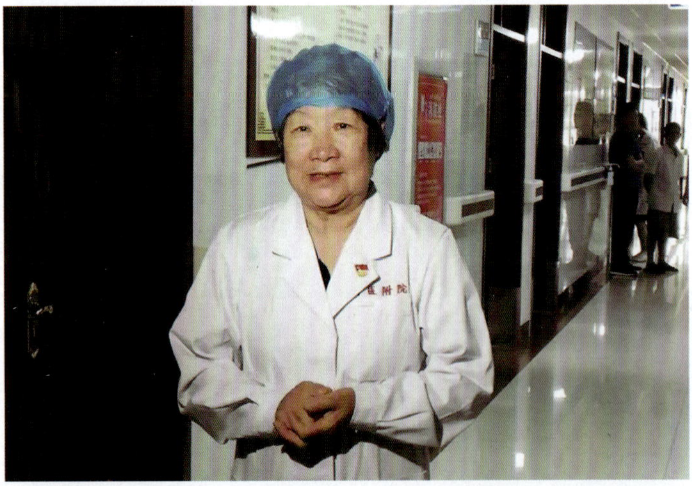

姜春英教授在查房的空隙接受《山东卫生健康》记者的采访

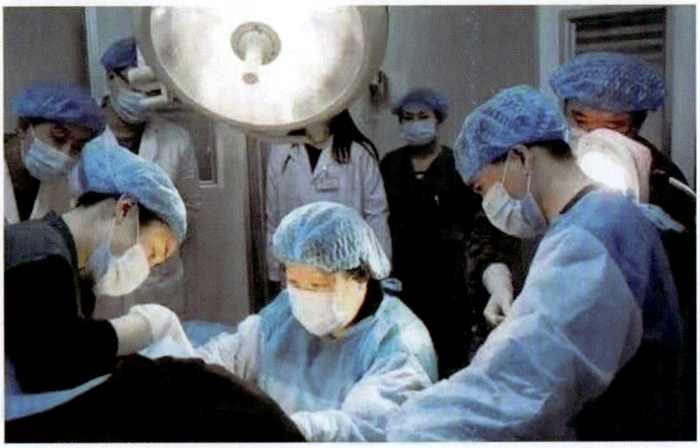

众弟子在认真观摩姜春英教授手术示范

三 学术思想

1. 立足阴阳学说，强调脏腑调摄

姜春英教授认为一切疾病的发生是人体阴阳失调的结果。从整体观念出发，强调局部辨证与整体辨证相结合的原则，认为魄门亦为五脏使，肛肠疾病的发生是阴阳失调导致的脏腑病理变化在肛门局部的反映。治疗肛肠疾病，应立足肛门为消化道末端特点的同时，合理运用药物升降浮沉的特性，以补为本泻为标，以升为主降为辅，通过调摄五脏，来达到治愈疾病的目的。同时她强调治疗肛肠疾病局部性，应该中西结合，内外并治，手术与辅助疗法多项并举。

2. 便秘为燥在大肠虚在五脏

便秘既可以是一组症状，又可以是一独立疾病。其核心病机是，燥在大肠，为腑气不通，其标实；虚在五脏，五脏虚而不调，魄门失司，开合不利，本在脏虚。在此理论指导下，姜春英教授创制出治疗功能性便秘的方剂灵菇合剂。方中含灵芝、香菇、肉苁蓉、生白术、生地黄、决明子等，可扶正固本、益气养血、润肠通便。其中肉苁蓉温肾益精、润肠通便，白术补气健脾，生地黄养阴生津、润肠通便，决明子清肝明目、润肠通便，灵芝、香菇为药食同源之品，富含多糖类物质及膳食纤维，可扶正固本。其组方严谨，选药精当，切中病机，为标本同治，平调阴阳之良方。灵菇合剂的组方治法，充分体现了《黄帝内经》治疗便秘“内补五脏、外泻六腑”的原则，是“开鬼门、洁净府，去菀陈莝，平治于权衡”的具体实施。灵菇合剂治疗小儿、中青年及老年人便秘均疗效显著，十余年来经广泛临床使用，未发现明显不良反应，用之安全可靠，可长期服用。

3. 痔疮的实质是筋脉横解

尽管痔疮的症状可能涵盖肛门病所有表现，文献和临床发现的直接原因和病因有多种，但痔疮的主要症状就是脱出与便血，要抓住这个核心，才能对痔疮的本质有所把握。虽然痔疮发病的学说较多，但近年来多倾向于痔的肛垫学说，痔疮发病的解剖学基础是肛垫这一功能器官，本身是一种复合体，主要包括微小血

管、Treisz 肌和结缔组织纤维等组织，由于遗传、年龄、饮食、环境等因素的变化，可导致单一的血管性、肌性、结缔组织性或复合性的病理改变，出现以便血、脱出为特征的症状，起初是可逆的，可从治未病的角度进行调理，最终形成痔疮，肛门不适、渗液、瘙痒、疼痛、便秘、大便不尽感等症状相继出现，有时不得不采用切除的方法。这与中医经典《黄帝内经》所描述的“筋脉横解”高度契合，因此认为痔疮的实质就是筋脉横解。

以此为基础，在临床上区分内痔、外痔、混合痔的前提下，提出血痔、脱痔、炎痔和混合痔的分类方法。血痔临床主要表现为大便前出血、便后手纸带血或便时带血、滴血、喷射状出血，便后出血可自行停止，无肿物脱出，有时会因为长期出血导致贫血、乏力、头晕、失眠多梦等全身症状的发生；肛门直肠镜下观察：齿状线附近肛管直肠皮肤黏膜有明显隆起、充血。根据镜下有无明显出血点分为轻重两型：未见明显出血点的为轻型血痔，有明显出血点的为重型血痔。轻型血痔可以采用一般治疗及非手术疗法即可达到治疗目的，治法是保持大便通畅、祛风凉血止血；重型血痔在上述方法无效时，可采用硬化剂注射或痔结扎的方法。血痔包括了Ⅰ度内痔、血管肿型内痔、出血性痔、内痔出血型等。脱痔临床主要表现为便时肛内有肿物脱出，轻者便后可以自行还纳，重者便后不能自行还纳，需帮助回纳，有时负重、久蹲、咳嗽、劳累时也能脱出，有时脱出物发生嵌顿、炎症；肛门直肠镜下观察：齿状线附近肛管直肠皮肤黏膜有明显的颗粒状隆起，表面紫红色或苍白色，隆起物可随直肠镜的退出而脱出肛外。根据病情及年龄不同，可分为青年脱痔、老年脱痔、妇女脱痔，治疗方法不同，治疗原则是消除脱出。青年脱痔应首先选择硬化剂注射，充分保留肛垫的功能；老年脱痔应首先采用胶圈套扎或结扎方法，若身体情况不允许，也可用硬化剂注射法，进行积极进行姑息治疗。若前法效果不佳时再选用不同方式的手术。脱痔包括Ⅱ、Ⅲ、Ⅳ度内痔、静脉瘤型内痔、纤维肿型内痔、内痔脱垂型、静脉曲张型混合痔等。炎痔临床主要表现为肛门局部疼痛、肿物，排便时加重甚至不敢排便，局部检查发现：肛门皮缘水肿、瘀血、血栓形成，或脱出物被覆的黏膜充血、溃疡、出血等。治疗原则是争取时间及早消肿止痛，控制炎症促进血液循环是最好的治疗方法。炎痔包括炎性外痔、血栓性外痔、结缔组织性外痔、外痔水肿、嵌顿痔、急性痔等。混合痔是痔疮的最终表现，包括环状痔、外痔合并内痔及以上三种类型相互合并的痔等，临床症状较复杂，常兼有三种类型痔的症状。应具体情况具体分析，确定主次，对证治疗。这种分类其优点是容易辨证区分、相对施治，符合痔疮的特点。

4. 肛痈是肠胃受损经络阻隔，治疗以消为贵

肛痈属痈的一种特殊形式，与体表之痈的关键区别在于其有明显内口，容易形成肛瘘。姜春英教授认为肛痈的产生是人体阴阳失调、肠胃受损，经络阻隔，气血凝滞所导致。治疗宜早，初期以消为贵，推崇方剂仙方活命饮，在此基础上，结合肛门局部特点，制成消痈汤。主要药物组成为金银花、红花、柴胡、当归、白芷、陈皮、防风、赤芍、浙贝母、天花粉、牡丹皮、乳香、没药、穿山甲、皂角刺、地龙、黄柏、甘草梢等。方中金银花味甘性寒，善清热解毒疗疮，为“疮疡圣药”，重用为君；当归、赤芍、乳香、没药、陈皮行气活血通络，消肿止痛，共为臣药；疮疡初起，邪留肌肤腠理之间，以白芷、防风相配可散结解毒，浙贝母、天花粉清热化痰散结，共奏消肿散结之功；穿山甲、皂角刺通行经络，透脓溃坚，可使脓成即溃；以上均为佐药。地龙味咸性寒，可清热通络，软坚散结，常将之用于肛痈的内服药物治疗；甘草梢清热解毒利尿。诸药合用，可清热解毒，消肿溃坚，活血止痛。全方具有清热解毒，散结消肿，活血止痛，药渣亦可煎煮后熏洗，内外合治。在肛痈未成脓时采取中药内服加外用治疗，使肿痛得消，患者可免于开刀之苦；将成脓时使用此方可使肛痈早溃，出脓则痛大减；溃后，此方加黄芪口服，可促进瘘口愈合，防止复发。

5. 高位肛瘘后位内口说

肛瘘是有内口的肛痈破溃后的遗留瘘管，由于不能自愈，可反复感染致病，这符合中医“痔久成瘘”的观点。一般而言，位置较低的脓肿破溃后形成的肛瘘管道明显，都能找到明显的内口，治疗并不困难。复杂的是高位肛瘘，由于现行的标准模糊，给临床诊治带来较大的困难和疑惑。经过长期临床实践和现代技术的介入，这一问题得到较好解决。其核心观点是，尽管肛周一个间隙的脓肿如果不及时治疗，可累及邻近的其他间隙，形成多间隙脓肿，但不像传统观念认为的坐骨直肠窝脓肿脓液可向上扩散到肛提肌上形成骨盆直肠间隙脓肿或直肠后间隙脓肿那样，而是骨盆直肠间隙的脓肿常见侵入坐骨直肠窝，反之，坐骨直肠窝脓肿难以累及骨盆直肠间隙形成脓肿。

从解剖上看，坐骨直肠间隙较大，与肛提肌上骨盆直肠间隙在水平位置上有

重叠部分。故不要以为探查时位置偏高或超过外科肛管水平就认为是骨盆直肠间隙脓肿或坐骨直肠间隙脓肿累及骨盆直肠间隙。坐骨直肠间隙脓肿范围较大时常常有累及耻骨直肠肌的现象，使之筋膜纤维化，变厚、变硬。而骨盆直肠间隙脓肿位于肛提肌以上，一般不会累及耻骨直肠肌。从临床上看，坐骨直肠间隙脓肿一旦形成，脓液由于重力作用常常是向下，最容易波及肛周皮肤。由于肛周皮下神经丰富，感觉灵敏，而出现明显的肿痛不适症状，使患者能够及时就医。相反，脓液向上穿越肛提肌这一天然屏障并不容易，因为肛提肌在肛管外与肠壁的纵肌结合形成联合纵肌，结缔组织纤维致密，且上下各有筋膜覆盖，客观上限制了脓液的上行。骨盆直肠间隙脓肿多为非漏管性脓肿，感染原因多是盆腔感染而致，如肠道手术、妇科手术、泌尿科手术感染等，不是真正意义上的肛周脓肿，治疗应按照普通外科治疗。因此，姜春英教授认为坐骨直肠间隙脓肿难以累及骨盆直肠间隙。

临床上常说的高位蹄铁形肛瘘发病之初，常常是内口在后位，首先形成肛管后深间隙的脓肿，由于临床症状不是十分明显，脓液积聚，可向一侧或两侧坐骨直肠窝蔓延，形成坐骨直肠窝脓肿，在体表破溃后形成肛瘘，在临床上这种情况常见，且多数诊断为高位肛瘘或蹄铁形肛瘘，容易被当成骨盆直肠窝脓肿或单纯坐骨直肠窝脓肿，应引起充分重视。当然还有一些肛管后浅间隙形成的低位蹄铁形肛瘘，治疗相对容易，切开瘘管即可。

6. 脱肛坍塌理论

脱肛是中医或民间的概念，其实包括了环状脱出的痔疮和直肠脱垂，其中又可以区分出显性脱出的外痔、内痔、肛管下移、直肠脱垂和黏膜脱垂，其解剖基础是盆底脏器组织的下移，其中医的实质是“中气下陷”。归纳解剖学观点，不外肛提肌分离、直肠膀胱或子宫凹加深、直肠与骶骨分离、乙状结肠过长、肛门括约肌松弛，结合临床观察和诊治，提出“脱肛坍塌理论”。

脱肛坍塌理论的核心是直肠周围支持组织变性是直肠脱垂的主要原因，即所谓“坍塌”现象，导致直肠周围支持组织变性的原因可以是先天遗传因素，也可以是长期便秘、腹泻，还有年龄增长、妇女多次妊娠分娩、精神刺激、外伤等。直肠周围支持组织实际上是指盆底以肌肉为主体的复合体，包括盆底横纹肌的部分纤维、内脏平滑肌迷离的部分纤维及筋膜－肌腱纤维在盆底不同平面相互交叉，构成若干具有一定形态和功能的复合体，如盆膈、尿生殖膈、肛尾韧带等。与脱肛关系最为密切的是肛提肌复合体，包括提肌脚、提肌裂隙、裂隙韧带、肛门悬带和提肌隧道五个组成部分。肛提肌复合体的变性或损害，可导致直肠脱垂的发生。由于盆底肌肉和肛管松弛，失去固定直肠的作用，当腹压增高时，直肠发生下移，导致直肠脱垂。老年人肌肉松弛，骨盆直肠窝和坐骨直肠窝中脂肪减少，不能支持直肠的正常位置，而发生直肠脱垂。女性生育过多或分娩时，造成会阴撕裂，不能支持直肠的正常位置，可发生直肠脱垂。直肠膀胱凹或直肠子宫陷凹过深是直肠脱垂的重要原因。在直肠前方，膀胱或子宫后方，盆底腹膜向下反折，形成直肠膀胱凹或直肠子宫陷凹。盆底支持结构松弛或受到损伤时，盆腔内容物经该陷窝从直肠疝出，形成直肠脱垂，也称盆底腹膜疝，该类患者常是以便秘症状就诊，应该属于便秘的范畴。骶骨位于脊柱的下端，有前后两面，底向前上，与第5腰椎之间形成一定的角度，称为腰骶角，尖与尾骨相连。骶骨的前面又称为盆面，光滑凹陷，上缘中部向前下有明显的突出，称为骶岬，中部两侧有四对骶前孔，与骶管相通，有骶神经前支及血管通过。乙状结肠借腹膜形成的乙状结肠系膜固定于骶骨前壁。小儿多是由于骶尾骨弯曲度较正常小，尚未完全形成骶骨凹，从而使直肠呈垂直状，当腹压增大时，直肠容易失去支持，发生脱垂。幼儿盆底肌肉发育不全，长期便秘或腹泻，不能支持直肠的正常位置，容易发生直肠脱垂。小儿直肠脱垂一般随着年龄的增加、骶骨曲度发育的完善，发病率也随之降低。在成年人直肠脱垂中，也发现部分骶骨凹发育不全的情况，故认为骶骨凹的缺失是直肠脱垂的原因之一。乙状结肠上端在左髂嵴处与降结肠相连，下端于第3骶椎水平与直肠接续。乙状结肠的发育程度及肠管的长度、形态和位置个体之间差异很大，一般将乙状结肠分为乙状形、直线形、右侧位形和过长形。乙状结肠的位置极不稳定，有时突向右方，达盲肠部位；有时可达肝下；有时降入盆腔；乙状结肠系膜过长，容易造成乙状结肠扭转。所以姜教授认为乙状结肠冗长是直肠脱垂的解剖因素之一。钡灌肠显示乙状结肠冗长，可以形成直肠内套叠型便秘，但是否导致直肠脱垂，尚不能充分肯定，因为剖腹的手术经验看到，有些直肠脱垂的患者乙状结肠并没有明显的冗长。肛门括约肌松弛是直肠脱垂的重要临床表现。临床发现，多数的直肠脱垂患者伴有肛门松弛的现象。肛肠解剖学证实，肛门的内外括约肌在肛门自制中起着重要作用，对肛管和直肠起着支持作用。究竟是肛门括约肌松弛导致直肠脱垂，还是直肠脱垂导致肛门括约肌松弛，目前尚不能确定，因为多数的直肠脱垂并没有明显的大便失禁现象。另外，三期内痔日久，可出现直肠黏膜松弛脱垂现象；肛门直肠部手术不当如痔环切术，导致的直肠黏膜脱垂后遗症等。手术损伤、外伤或肿瘤侵犯骶尾部神经，可使肛提肌麻痹，造成直肠脱垂。其他诱发因素，如长期便秘、慢性腹泻、直肠乙状结肠息肉、前列腺疾病、肺部疾病等因素，均可导致直肠脱垂的发生。不显性直肠脱垂或直肠内套叠，多发生于有便秘病史的老年人，经长期追踪观察，形成完全性直肠脱垂的极为少见，因而推断直肠内脱垂与直肠脱垂应视为两种疾病，临床诊断与治疗也应有所区别。

四 典型医案

1. 肛门瘙痒

赵某，男，61 岁。2014 年 7 月 18 日初诊。

主诉：肛周瘙痒反复发作半年余。

现病史：自述半年来肛门反复瘙痒，便后尤为剧烈，时有轻度触痛，偶有便血，时呈点滴状，时而手纸染血，自用治疗痔疮的多种膏剂（具体不详）外涂效果差。大便日 2 ~ 3 次，质软扁细，排出不畅，排便不尽感及肛门下坠感明显，时有胸闷心慌，无腹痛、腹胀，纳眠可，小便调。舌淡红，苔薄黄，脉细弦。

专科检查：骑俯位，肛门环周皮肤粗糙、增厚、散在粟粒状突起，色素缺失呈白色，触之韧硬无弹性，肛门挛缩紧闭状，示指尖尚可伸入，肛内平滑，肛镜不能进入。

辨证思路：肛门瘙痒是肛门病的主要症状之一，在排除痔疮、肛窦炎等有形之病外，多按肛周湿疹或肛门瘙痒症处理。在仔细询问患者痒和皮损出现的先后顺序后，诊断为肛门瘙痒症，中医称为肛痒风。肛门位于人体下部，极阴之处，湿邪常居，由于体胖、久坐、饮食不节而诱发。中医认为，无风不作痒，湿久化热，故其核心病机是风湿热，当从湿热风论治。急则治其标，缓则治其本。外治之法，效在能够迅速控制症状，故先主要采用局部洗浴法为主，按清热燥湿、祛风止痒、散结通络组方。

处方：秦艽 20 g，防风 20 g，苍术 15 g，白术 15 g，黄连 20 g，黄柏 20 g，

紫花地丁 15 g，百部 20 g，苦参 20 g，地肤子 30 g，补骨脂 30 g，花椒 20 g，细辛 9 g，甘草 6 g。

取 10 剂，每日 1 剂，水煎 1 000 mL 药液，温时坐浴外洗，每次 20 分钟，每日 2 次，浴后叮嘱患者软毛巾蘸干局部。盖肛门瘙痒，热水熏洗可短时止痒，常宜温水或冷热交替，取效较好；蘸干局部可防止湿水再次浸渍皮肤，形成恶性循环。

二诊：8 月 7 日。用上药后症状减轻，现肛门瘙痒，无肛门疼痛，未见肛门出血，大便日 2～3 次，质稍黏，不成形，排出欠通畅，肛门下坠感及排便不尽感减轻，纳眠可，小便调。舌淡，苔薄白，脉弦。专科检查：肛门皮肤色素大部修复，粟粒状突起物变小、减少，韧性，指诊肛门口较前松、软，示指尚可进入，肛门镜不能通过。细思患者体胖、臀沟较深，为湿热内蕴，而肠失肃降，当用祛湿泄热，宣肃之法，肺与大肠相表里，宜用防风通圣丸缓治其本，外洗药治疗效果好，可继续应用。

三诊：8 月 28 日。肛门基本不痒，大便通畅。专科检查：肛门皮肤色素基本修复，无突起物，肛门口无挛缩，肛门镜进入肛门检查未见异常。嘱其继续同前治疗，保持肛门局部干燥，慎食辛辣刺激之物，勿久坐。2 周后复诊已愈，后随访未再复发。

按语：肛门瘙痒症诊断与肛门湿疹临床很难鉴别，故多以肛门湿疹诊治，常效果不佳，原因在于肛门湿疹以湿、热为主，而肛门瘙痒症实是风、燥，局部表现为湿、热，治疗当区分湿热风燥孰重孰轻，不外开鬼门、洁净府、去菀陈莝原则。无风不作痒，方中以秦艽、防风主在祛风止痒；肛门居处下焦，湿邪长在，以苍术、白术健脾祛湿；辅以黄连、黄柏、紫地丁清热解毒利湿；用百部、苦参、地肤子加强止痒之功；补骨脂外用润燥为佐；花椒、细辛、甘草同为佐使之药。诸药同用，煎汤外洗，可使药力直达病所，去除湿热风燥而快速达到止痒的目的。用经典成药防风通圣丸通腑泄热、祛风除湿、润燥止痒。

2. 大肠肿瘤性腹痛

张某，男，42 岁。2013 年 11 月 28 日初诊。

主诉：结肠癌术后腹痛 2 个月。

现病史：患者 2013 年 9 月 14 日于某医院行腹腔镜右半结肠切除术，病理示（结肠）中低分化腺癌伴黏液腺癌，CT 示肝转移，术后化疗。自术后左腹部、背部隐隐疼痛不适，排便前加重，大便每日 1～2 次，排出不尽感，无黏液脓便血，偶尔腹胀，小便调，纳眠差。舌淡苔白，脉细弱。

体格检查：平卧位，腹部手术瘢痕，腹平软，未及包块，未见肠型蠕动波，上腹部明显压痛，无反跳痛，无板状腹征。辅助检查：2013 年 11 月 26 日某县人民医院腹部增强 CT 示结肠癌转移治疗后征象。

辨证思路：可按腹痛结肠癌术后诊断，肿瘤切除术后，体质本虚，经络受损，气血运行不畅，不通则痛，故将腹痛辨证为气虚血瘀证。由于其腹痛不甚，不是急腹症的肠梗阻、腹膜炎等，故宜培补元气为主，兼以活血通络。

处方：黄芪 30 g，枳壳 9 g，炒白术 20 g，灵芝 12 g，三七粉 3 g（冲），党参 12 g，砂仁 12 g，干姜 6 g，香附 12 g，甘草 6 g。12 剂。水煎 400 mL，日 1 剂，分 2 次服。

二诊：2013 年 12 月 23 日。服药后上述症状好转，左腹部隐痛不适，大便较前通畅，排便不尽感减轻，腹胀也明显减轻。舌淡苔薄黄，脉弦。上方加地龙 12 g，继用 16 剂，同时用参苓白术丸 9 g，每日 2 次，同中药送服。意在益气健脾，补后天培先天，扶正御邪。

三诊：2014 年 1 月 16 日。服药后上述症状继续好转，气力大好，左腹部隐痛不适明显减轻，只是偶有发作，1 月 9 日复查 CT 示肝实质内低密度灶明显变小。继用上法 16 日。所谓效不更方之意。

四诊：2014 年 2 月 17 日。服药后上述左腹部隐痛明显减轻，用药后在当地医院照方取药继续服用，现大便质软偏稀，每日 1 ~ 2 次。舌淡，苔薄白，脉细弦。上方继用，加白花蛇舌草 15 g，半枝莲 15g，僵蚕 6g，意在此类药物有明显证据有抗肿瘤之功效，攻补兼施。16 剂。水煎服，日 1 剂，仍用参苓白术丸送服。

五诊：2014 年 3 月 17 日。服药后上述左腹部隐痛已基本消失，用药后在当地医院取药继续服用，大便每日 1 ~ 2 次，成形，无便血，3 月 10 日复查 CT 示肝实质内低密度灶轻度增强，较 1 月 9 日明显变小。2 月 17 日方继服 16 剂中药后，改用我院自制中成药扶正消瘤片口服维持治疗。

按语：患者结肠癌腹腔镜术后伴有肝内转移灶，其腹痛、腹胀可先按肠粘连对待，若按转移性肿瘤，则会缩手缩脚，无从治疗，扶正祛邪是治疗的根本原则。肠粘连与中医“腹痛”“肠结”“关格”等相类似，多系手术损伤肠络，渗液为痰，溢血为瘀，痰瘀互结，阻碍腑气通降，不通则痛。方中重用黄芪、党参、灵芝补气以治术后元气大伤，白术、砂仁健脾益气，补后天培先天，枳壳、香附行气，三七粉活血，干姜、甘草温阳健脾。全方以膈下逐瘀汤之意化裁，加入擅长使用的灵芝，以加强扶助正气的功效，同时用参苓白术丸培补脾胃以益先天，意在益气、健脾、活血、祛瘀，效果明显。有些经过现代医学证明具有抗肿瘤的药物如白花蛇舌草、半枝莲、蛇莓等在不妨碍辨证组方的基础上可按祛邪药加入其中，以增加消瘤功效。

3. 高位肛痈

患者，男，40 岁。

主诉：初期肛门不适，有腹泻肛门下坠感发热 2 天。

现病史：患者曾到多家医院就诊，均按痔疮治疗，但症状不见减轻，又到某省级医院按肛周脓肿建议手术治疗。患者因惧怕手术来中医就诊。姜教授诊查发现肛门外观大致正常，直肠指诊，右后直肠环饱满、压痛，无明显波动感，认为是高位肛痈偏早期，尚未完全成脓。患者行 MR 盆底检查，疑似肌间脓肿，血象白细胞及中性分类明显升高。姜教授认为，尽管体表无中医所述的红肿热痛，但直肠内已有明显表现，归属阳证疮疡无疑，结合患者的体质、舌红苔白厚，脉滑，辨证为热毒蕴结。

处方：仙方活命饮加减。金银花 30 g，防风 12 g，白芷 9 g，当归 24 g，陈皮 12 g，赤芍 15 g，穿山甲 3 g，制乳没各 12 g，浙贝母 9 g，天花粉 12 g，泽泻 9 g，枳壳 9 g，车前草 12 g，葛根 12 g，皂角刺 9 g，甘草 6g。水煎服，日 1 剂。

服药 4 剂，发热、坠胀消失，直肠指诊，饱满减轻。共进药 10 剂，一年未再发作。

按语：仙方活命饮出自《校注妇人良方》，尽管《医宗金鉴》也有，《中医外科学》引此有些不妥。《灵枢·痈疡》说："营卫稽留于经脉之中，则血泣不行，不行则卫气从之而不通，壅遏不得行，故热。大热不止，热盛则肉腐，肉腐则为脓，故命曰痈。"热毒壅聚，营气郁滞，气滞血瘀，聚而成形，故见局部红肿热痛；邪正交争于表，故身热凛寒；正邪俱盛，相搏于经，则脉数有力。阳证痈疮初起，治宜清热解毒为主，配合理气活血、消肿散结为法。方中金银花性味甘寒，最善清热解毒疗疮，前人称之为"疮疡圣药"，故重用为君。然单用清热解毒，则气滞血瘀难消，肿结不散，又以当归、赤芍、乳香、没药、陈皮行气活血通络，消肿止痛，共为臣药。疮疡初起，其邪多羁留于肌肤腠理之间，更用辛散的白芷、防风相配，通滞而散其结，使热毒从外透解；气机阻滞每可导致液聚成痰，故配用浙贝母、天花粉清热化痰散结，可使脓未成即消；穿山甲、皂角刺通行经络，透脓溃坚，可使脓成即溃，均为佐药。甘草清热解毒，并调和诸药。煎药加酒者，借其通瘀而行周身，助药力直达病所，共为使药。诸药合用，共奏清热解毒，消肿溃坚，活血止痛之功。本方以清热解毒，活血化瘀，通经溃坚诸法为主，佐以透表。行气、化痰散结，其药物配伍较全面地体现了外科阳证疮疡内治消法的配伍特点。本方被称为“疮疡之圣药，外科之首方”，适用于阳证而体实的各类疮疡肿毒。若用之得当，则“脓未成者即消，已成者即溃”。罗谦辅曰：此疡门开手攻毒之第一方也。肛痈和肛瘘可以看作是同一疾病的两种不同阶段。姜教授认为大部分肛痈的结局形成肛瘘，但也未必尽然，如果在肛痈阶段进行正确的干预治疗，可不形成肛瘘。而肛瘘在形成之前，一定有肛周脓肿即肛痈的阶段。在这一过程中，中药治疗有重要的作用，可以治愈肛痈，防止成漏。从以前复诊和现在病例观察，肛痈得到正确治疗后，约半数可不形成肛瘘。

4. 直肠尿道瘘

齐某，男，30岁。2013年8月8日初诊。

主诉：肛瘘术后8个月，创口反复破溃不愈合。

现病史：患者2012年12月在某医院行肛瘘切开挂线术，创口不愈合，2013年2月、2013年6月以来进行2次清创术。现大便后有尿液从创口流出，量少，便后尿道疼痛，持续约1分钟，导尿管通畅。既往身体健康。全身一般状况可，形体偏胖。

专科检查：肛门前位创面较大，范围约55 cm，肉芽组织新鲜红润，中线偏右，齿线下可见约0.2 cm×0.2 cm范围的溃口。泌尿系彩超：膀胱内壁实性结节。

中医诊断：肛瘘术后（气血两虚证）。西医诊断：①肛瘘术后；②直肠尿道漏；③膀胱占位；④尿路感染。

治法：益气养血，活血化瘀。

处方：十全大补汤、血府逐瘀汤加减，辅助生肌玉红膏换药。川芎12 g，当归15 g，熟地黄9 g，浙贝母6 g，车前子12 g，肉桂6 g，黄芪30 g，白芍15 g，白术12 g，茯苓9 g，甘草6 g，泽泻9 g，天花粉9 g，丹参9 g，黄柏9 g，桔梗6 g，牛膝6 g，红花6 g。水煎服，日1剂。

二诊：8 月 17 日。溃口愈合 3 天，拔出尿管不漏尿 2 天。

8 月 23 日复诊，继续原中药口服，不再换药。9 月 23 日治愈。

按语：会阴包块，不一定都会形成肛瘘，有可能初起及与尿道相关，盲目手术，势必带来不好的结局。本例是中医所述的海底漏，终是虚证，宜以补气补血为主，辅以活血化瘀可达到预期目的。方中用四物汤的川芎、当归、熟地黄、白芍加丹参、红花补血活血，四君子汤的白术、茯苓、甘草健脾益气，肉桂、黄芪温阳益气，三组共奏补养气血以固本的目的，天花粉、浙贝母消肿散结，为外科治疗疮疡常用之药。海底漏病在肾与下焦，膀胱经所过之处，黄柏治下焦湿热之邪，车前子、泽泻使邪毒从小便而去，桔梗、牛膝上行下达，疏通经脉，为引经之药。诸药共用，达到扶正为主，兼以祛邪之目的，可治愈疾病而避免再次手术。

5. 直肠痛

患者，男，50 岁。

现病史：形体偏瘦，排便时直肠坠痛，小便次数增多，有失眠等精神神经症状，双下腹两侧隐痛。在神经内科治疗，无效，转肛肠科，治疗无效，转泌尿科，治疗无效。可以说是诸药治疗不能见效，仔细检查患者的病案发现，伴头痛，腰痛腹痛（精索静脉曲张），肛门疾病（痔、肛裂、肛乳头、肛窦炎、直肠炎），但都很轻。舌质红，苔白腻，脉沉。

中医诊断：直肠痛（气滞血瘀证）。

治法：活血化瘀，行气利湿。

处方：秦艽苍术汤合七圣丸加减。秦艽 9 g，苍术 9 g，泽泻 9 g，防风 12 g，皂角 10 g，当归 15 g，羌活 12 g，槟榔 9 g，木香 9 g，川芎 6 g，肉桂 3 g，大黄 3 g，郁李仁 12 g。水煎服，日 1 剂。

6 剂后加荔枝核 12 g。又 6 剂后加半夏 9 g、茯苓 12 g。18 剂症状基本消失。其后用秦艽片维持 1 ~ 2 个月。

按语：此为厥气在下，寒气上行受阻，日久化热，与风相合，风热下行，注于大肠，燥湿相合，出现坠痛直肠痛，所谓“大肠头成块者，湿也。作大痛者，风也。作大便燥结者，主病兼受火邪也”。治疗当以苦寒泻火，辛温润燥，疏风和血止痛为法。李东垣制作七圣丸本义就在治疗大肠疼痛。引王叔和《脉经》有“积气生于脾脏旁，大肠疼痛阵难当，只宜稍泻三焦火，莫谩多方立纪纲”。本方是秦艽苍术汤的加减，并有七圣丸之意。方中秦艽、当归和血润燥，皂角除风润燥，泽泻淡渗气归于下，羌活、防风祛风止痛，木香、槟榔行气活血以止肿坠，大黄、郁李仁泻腑通便，所谓“在下者引而竭之”。

因为直肠由自主神经支配，所以不存在直肠痛，因此现代医学认为此是肛门直肠神经官能症或称肛门直肠神经痛，日本大肠肛门病中心高野正博认为很多病例沿阴部神经可以摸到带有压痛感的硬结，并发现大多数的病例是伴有特有的迟钝性的会阴部痛，是阴部神经病变造成的。但功能性肛门直肠痛并非全部与神经病变有关，一般无器质性病变。因患者描述的症状与客观不符，常被医者认为无病，而拒之门外，患者自觉非常痛苦，常怀疑医生的检查结果而到处求医。有的患者常患有长期的慢性病，或由于长期的工作、学习过度紧张所致。所以要认真分析每一位就诊者的具体情况，辨证治疗，并认真做好说服解释工作，消除病人疑虑，不要用简单的方法来应付病人，这是治好本症的关键。

尾骨痛是指腰部下端及尾骨的疼痛，常见于妇女、老年人和过度疲劳的病人，疼痛会因为不当体位或长时间的站立、弯曲等姿势可能是肛门痛的一种表现，但疼痛主要在尾骨，可能由提肛肌的耻骨尾骨痉挛有关。还有一种遗传性肛门括约肌病，主要表现为严重的肛门部疼痛，肥大的肛门内括约肌，并伴随便秘，疼痛一般发生在夜间，肛内超声可以确诊肥大肛门内括约肌，厚度可达 7 mm，一般与先天性因素有关。

罗马Ⅲ中把功能性肛门直肠痛（functional anorectal pain，FAP）分为慢性肛门痛（ChroniC proctalgia）和痉挛性肛门痛（proctalgia fugax，PF），两种类型常同时存在，但可根据疼痛持续时间、频率和特征加以区分。其中慢性肛门痛有两种亚型：肛提肌综合征（levator ani syndrome，LAS）和非特异性功能性肛门直肠痛。本例主要讨论上述罗马Ⅲ中所定义的 FAP。

目前功能性肛门直肠痛发生率较高，很影响生活质量，此类疾病越来越受到国内外同行的关注。从目前的文献来看，肛门部疼痛在国外也很棘手，因为病因不明，其药物治疗效果不好，因此对功能性肛门直肠痛进一步研究，并寻求一种合理的治疗方法，并且可以从中发现用中医方法的优势是相当有意义的，也是肛肠专业工作者面临的重要课题。

6. 肛门常见病技术操作医案正误举例

（1）肛痈

患者，男，39 岁。肛旁肿痛 1 周，加重 3 天就诊。因过量饮酒后诱发。大便偏稀，日 1 ~ 2 次，无脓血，排便时肛门疼痛加重，发热（38.5 ℃），小便不畅。全身其他状况尚可。血常规白细胞升高（13.7×10^9/L），中性粒细胞升高（0.84）。局部检查：双臀不对称，肛门右侧距肛缘 2 cm 处红肿，范围 4 cm × 4 cm，压痛，肿块中心有明显波动感。直肠指诊，在直肠右后壁可触及肿块，压痛；肛管后位齿状线附近可触及凹陷性硬结。牵开肛管，钩探针于硬结处顺利探入 1 cm 以上。诊断为坐骨直肠间隙脓肿（右）。行坐骨直肠窝脓肿切开引流术。手术脓肿波动明显处的外括约肌外缘弧形切口，引出脓液约 30 mL。示指在分离坐骨直肠间隙内纤维间隔时，发现腔道向后向上行走。用小弯血管钳探入，至肛管后位齿状线处钩探针钩入的凹陷性硬结（原发内口）探出，切开。术后按肛门、直肠周围脓肿切开引流术后常规处理。25 天后创口愈合，症状消失，直肠指诊肛管内平滑，肛门功能无异常。2 年后随访无复发。

按语：该例患者属肛提肌下部脓肿之坐骨直间隙脓肿。手术中充分注意到坐骨直肠间隙与肛周其他间隙的交通，并明确找到原发内口，进行充分引流和内口及管道的切开，保证了手术的成功，防止了瘘管的形成和脓肿的复发。

（2）肛瘘

例 1：患者，男，37 岁。肛旁溃口，脓水溢出，反复发作 2 年。曾以“肛周脓肿”行切开引流术。2 年间每因劳累或饮食不慎而发作。发作时肛旁先生一肿块，轻度疼痛，六七天后肿块从原切口自行溃破，流出少量脓血水，疼痛缓解，创口逐渐闭合。全身一般状况可。局部检查：截石位肛门 7 点距肛缘 2 cm 处有 1 溃口，基本无脓液。从该溃口向肛门方向可触及明显条索状物。直肠指诊：在肛管与外口相应部位齿状线附近可触及凹陷性硬结。牵开肛管，钩探针于硬结处顺利探入 1 cm 以上。诊断为低位单纯性肛瘘（右前）。行肛瘘挂线术。术后第 8 天，橡皮筋脱落。其他按挂线疗法常规处理。术后 22 天创口愈合，症状消失，直肠指诊肛管内平滑，肛门功能无异常。2 年后随访无复发。

按语：该例患者瘘管外口距肛门较近，探针可以顺利经瘘管从内口探出，挂线位置容易掌握，瘘管所涉及的括约肌较少，从而保证了手术的成功。另外应该强调，换药也是保证手术成功不可忽视的重要方面。

例 2：患者，男，32 岁。肛旁溃口，时有脓水溢出，反复发作 8 年。全身一般状况可。局部检查：截石位肛门 2 点距肛缘 3 cm 处有 1 溃口。从该溃口向肛门方向可触及明显条索状物。直肠指诊：在肛管与外口相应部位齿状线附近可触及凹陷性硬结。牵开肛管，钩探针于硬结处顺利探入。诊断为低位单纯性肛瘘（左前）。行肛瘘切开术。术后每日便后中药坐浴，生肌玉红纱条换药，其他按肛瘘切除术常规处理。术后 26 天创口愈合，症状消失，直肠指诊肛管内平滑，肛门功能无异常。2 年后随访无复发。

按语：该例患者在正确行肛瘘切开术的同时，坚持每日术后换药是成功的关键。定期进行直肠指诊，遇有情况可以得到及时处理，保证了创口如期愈合。

例 3：患者，女，33 岁。肛旁溃口，反复发作 2 年。全身一般状况可。局部检查：截石位肛门 6 点距肛缘 1 cm 处有 1 溃口。从该溃口向肛门方向可触及明显条索状物。直肠指诊：在肛管与外口相应部位齿状线附近可触及凹陷性硬结。牵开肛管，钩探针于硬结处顺利探入。诊断为低位单纯性肛瘘（后位）。行肛瘘切除一期缝合术。术后口服洛哌丁胺 2 片，日 3 次，控制大便 6 天，拆线。术后其他按肛瘘切除术常规处理。10 天后创口愈合，症状消失，直肠指诊肛管内平滑，肛门无狭窄。2 年后随访无复发。

按语：保证肛瘘切除术一期愈合的关键首先是选择瘘管短小而直的肛瘘。操作中注意将瘘管全部切除，使创口为健康的组织。严格按无菌准备及操作，缝合创口，能够明显缩短疗程，减少患者的痛苦。

（3）痔

例 1：患者，男，70 岁。大便时肛内下血鲜红，点滴而出 1 周。有间断便血病史 3 年。大便成形，便时肛内无脱出物。既往有冠心病病史。直肠指诊无异常。肛门镜检查，3、7、11 点位内痔区黏膜隆起，突向镜内，3 点处内痔黏膜充血、紫暗，有明显出血点。诊断为 I 期内痔。行内痔消痔灵注射术。3、7、11 位点内痔按 4 步注射法进行，其他部位行痔块黏膜层注射。第一次排便未再出血，以后每日排便后九华膏换药，第 7 日直肠指诊无异常。

按语：该例患者为老年人，内痔又以便血为主，故选择了消痔灵注射疗法。术中注意无菌操作，对三“母痔”区按 4 步法注射，而“子痔”也进行了痔体注射，术后严防感染的发生，特别提醒患者注药当日不要排大便，达到预期目的。

说明消痔灵注射疗法治疗内痔出血效果可靠。

例 2：患者，男，45 岁。大便时肛内脱出物，便后可自行回纳 2 年。全身一般状况可。局部检查：截石位肛门 7 点结缔组织隆起。让患者蹲位做排便动作，可见脱出物，直肠指诊无异常。肛门镜检查，3、7、11 点内痔区黏膜隆起，突向镜内，7 点处突出最大，黏膜充血、紫暗。诊断为Ⅱ期内痔。用牵拉套扎器行内痔胶圈套扎疗法。术后肛门轻度坠胀，未特殊处理，24 小时消失。术后常规处理。第 7 日直肠指诊，胶圈脱落，指套有少量血迹。肛内放九华膏 1 周后，无临床症状，指诊及镜检，套扎区平坦。

按语：套扎疗法简便易行，一般在门诊就可进行，多数情况下不需麻醉。套扎时只要胶圈在齿状线以上，就能显著减少患者的疼痛等不适感，达到治疗内痔的目的。

例 3：患者，男，56 岁。大便时肛内脱出物，便后不能自行回纳 6 年。全身一般状况可。局部检查：截石位肛周皮肤隆起，以 11 点位明显。让患者蹲位做排便动作，可见肛门右侧内痔脱出，直肠指诊能触到柔软的包块，指套无脓血。肛门镜检查，3、7、11 点内痔区黏膜隆起，突向镜内，点处突出最大，黏膜充血、紫暗，并随肛门镜脱出肛外。诊断为混合痔Ⅲ期内痔（11 点位）。行痔外剥内扎术。术中将 3、7、11 点痔分别处理，切除痔间留充分的皮肤黏膜，伤口开放。每日排便后，中药熏洗，九华膏换药，第 9 日直肠指诊，结扎线全部脱落，肛管内平坦，指套蘸有少量暗红血迹。肛内继续放九华膏 1 周后，临床症状消失，指诊及镜检，手术区平坦。

按语：该例混合痔行外剥内扎术，手术中注意到外痔切除从肛门缘开始，向肛管内略切过齿状线，对内痔进行结扎，各切除结扎痔块间保留了充分的皮肤黏膜，减轻了术后疼痛，避免了肛门狭窄，手术获得成功。手术结束时指诊若感肛门狭窄，可从侧方行括约肌部分切开。若有条件，改用电刀或激光刀切开皮肤、一期缝合术等，使术后不良反应的发生也能明显减少。

例 4：患者，男，66 岁。间断性便血，大便时肛内脱出物，便后不能自行回纳 10 年。5 年前曾行痔注射治疗，半年后复发。全身一般状况可。局部检查：截石位肛周皮肤轻度隆起。让患者蹲位做排便动作，可见肛门内有环状脱出物，以 3、7、11 点隆起明显。直肠指诊：指套无脓血，排除下段直肠肿瘤性病变。肛门镜检查证实。诊断为混合痔Ⅲ期环状内痔。行肛门吻合器痔上黏膜环切术。术中将齿状线上

3 cm 处直肠黏膜环行切除 3 cm，检查切除黏膜环完整。术后控制排大便 3 天，因尿潴留给予导尿。3 日后第一次排便无异常，出院。第 7 日直肠指诊，无异常。

按语：用特制吻合器经肛门痔上黏膜环切术是近几年才兴起的治疗痔的方法。由于其克服了既往手术术后肛门疼痛时间长、创面愈合缓慢、容易出现肛门狭窄等并发症，而迅速得到推广。痔上黏膜环切术最大的优点是手术时间短，能够明显减少患者痛苦及住院时间，术后恢复快，没有严重的后遗症。

（4）肛裂

例 1：患者，女，30 岁。以肛门间歇性疼痛 2 年余，反复发作就诊。因妊娠分娩时大便干结，排出困难，用力排便而致。曾用中药外洗、药膏涂肛内等方法，症状可以缓解，但常因便秘而诱发，每年 7 ~ 8 次。发作时排便前后肛门疼痛剧烈，便后可持续 2 ~ 8 小时，偶有便纸带血。全身一般状况可。局部检查：截石位肛门 6 点处有结缔组织性外痔。涂止痛胶后牵开肛管见同方位肛管皮肤呈纵行裂口，创缘苍白，创底暗红色，近齿状线处有一肥大的肛乳头。诊断为慢性肛裂。行肛裂切除术。手术时充分扩肛，切除肛裂创面及并发的前哨痔、肥大肛乳头，切断部分肛门括约肌，开放创面。按肛裂术后常规处理。17 天后创口愈合，症状消失，直肠指诊无肛门狭窄。2 年后随访无复发。

按语：该例患者从症状、体征即能诊断为慢性肛裂，经过长期保守治疗效果不佳，手术将难以自愈的创口切除，变成新鲜的创面而容易愈合。同时适当行肛门括约肌部分切断，很快可以缓解肛裂导致的疼痛。消除肛裂所谓的“三联征”。手术后按常规处理，手术获得成功。

例 2：患者，女，26 岁。有肛裂病史 2 年，常因大便干结而发作。发作时肛门疼痛，惧怕排便。结合局部检查诊断为慢性肛裂。行肛裂侧切术。手术在肛门右侧沿外括约肌外缘做弧形切口，用小弯血管钳挑出部分肛门括约肌并切断，先贯穿创腔全层缝合 1 针，再缝合切口。术后按肛裂侧方内括约肌切断术后常规处理。第 7 天拆线，术后 20 天创口愈合，症状消失，直肠指诊无异常。

按语：该例手术成功的关键是切口在肛门的一侧，容易找到肛门内括约肌，并适当切断。同时手术中注意无菌操作和创口彻底止血，保证了切口一期愈合，缩短了疗程。

五 经验方和代表性成果

（一）经验方

1. 院内制剂——灵菇合剂

在临床实践中，功能性便秘是影响现代人生活质量的主要良性疾病之一，特别是老年人便秘，不但痛苦，甚者可引起心脑血管意外而引起严重的后果。针对于此，2000 年姜春英带领团队创制出灵菇合剂，临床取得良好的效果，受到患者的好评。便秘既是多种疾病的一个的症状，也是一种疾病，往往由多种因素引起，且同时存在，相互联系，相互影响，从而形成恶性循环，形成便秘，与五脏六腑密切相关，即五脏六腑失和，病在脾胃与大肠。

灵菇合剂主要药物组成：灵芝、香菇、白术、莱菔子、紫苏子、当归、生地黄、桃仁、杏仁、牛膝、半夏等。

肾主二阴，肾气不足，则温煦推动无力而致肾阴不足，肠道失于滑润而致虚秘，肾阴不足，命门火衰，阴寒内结，传导失司，引起便秘。肺与大肠相表里，肺生发肃降，肺燥则清肃之气不能下行于大肠而形成便秘。肝主疏泄，调畅体内气机，气机失常，使体内气血津液运行均不畅，而发大肠传导失司。方中用灵芝、香菇、牛膝以补肾；杏仁、紫苏子润肺，桃仁、生地黄补心；白术健脾；莱菔子、当归润肠，共补脏通便之功。

发表有关灵菇合剂论文有《灵菇合剂治疗功能性便秘的临床研究》《灵菇合剂治疗功能性便秘的实验研究》《灵菇合剂的制备工艺及临床应用》《灵菇合剂治疗慢性功能性便秘疗效及不良反应分析》《基于脑肠相关理论的灵菇合剂联合生物反馈治疗功能性便秘动力学的研究》《灵菇合剂口服加外用治疗老年便秘 1 则》《灵菇合剂联合隔姜灸治疗膝关节置换术后便秘临床观察》《灵菇合剂联合复方聚乙二醇电解质散剂用于慢性便秘患者肠道准备效果观察》《灵菇胶囊治疗功能性便秘的临床研究》等。

2. 治疗肛门疣病经验方

采用中西医结合之综合疗法治疗湿疣，以局部用药为主，消除病灶，配合全身疗法以提高机体抗病毒能力，减少复发。中西医结合治疗具有取效快、治愈率高、复发率低等优点。对单发或疣体数目较少者应首选手术切除之法，再以中药外洗止痛促愈；对疣体数目较多或拒绝手术者，可以5-氟尿嘧啶外涂、中药外洗宜清热解毒利湿，活血化瘀散结。

方药组成：白鲜皮50 g，地肤子20 g，紫花地丁15 g，艾叶20 g，蛇床子15 g，金银花15 g，赤芍15 g，白芍15 g，黄柏15 g，白术15 g，苍术15 g，防风20 g，地龙10 g，川椒30 g，甘草15 g。上药用纱布包好后加水4 000 mL，煎煮30分钟后先熏后洗，每日2～3次，每次15～30分钟。每剂药可重复煎煮3～4次。）

方用白鲜皮、苍术、白术祛风燥湿，紫花地丁、蛇床子、地肤子清热解毒止痒，金银花清热解毒，黄柏、白鲜皮、花椒、艾叶清热解毒燥湿，防风、金银花、赤芍、地龙清热解毒散结，白芍、补骨脂养血润肤防耗散太过。《本草汇言》："防风辛温轻散，润泽不燥，能发邪从毛窍出，故外科痈疮肿毒、疮痍风癞诸证，亦必需也。"

（二）代表性成果

1. 保留肛垫断桥缝合术

环状混合痔是痔发展的最严重阶段，这类病例最为难治。尽管近年来国内学者推出不少改良的术式，有外剥内扎潜行分离术、齿形分段结扎术、环状分段结扎法、环状痔改良分段结扎法等，但都存在不足。根据临床实践，结合现代理论，姜教授总结出环状混合痔断桥缝合肛垫保留术。其要点包括：①内痔处理：用肛门拉钩牵开肛管，暴露内痔，在右前、右后、左中等内痔隆起最大的部位，先用组织钳夹起，根据肛管黏膜隆起颜色的改变，为保留肛垫，从齿状线上0.5～1.0 cm处开始，用大弯血管钳向上钳夹，至黏膜呈粉红色处止，切除钳上痔组织。再用3～4把组织钳跨越血管钳夹持后，侧翻血管钳并撤除。用000肠线或可吸收线连续缝合或连续毯边式缝合，边缝合边撤组织钳，以防黏膜脱漏和出血。一般按上法处理3个内痔即可。若为Ⅲ期内痔或直肠黏膜下垂，可用7或10号丝线贯穿创面基底部向上作高位悬吊。②外痔处理：根据外痔在肛管隆起的程度和数目，在每个外痔（即隆起最明显处）两侧做纵向切口，上端至肌间沟或齿状线0.5 cm，下端至放射状皱襞消失处，长度2～3 cm，深度以切开皮肤为宜。在外痔体处，一般在肛管皮肤改变颜色处，横向切开皮肤，用组织钳牵起远近切端，剥离痔核组织至肌层。皮肤上下对合无张力的情况下，切除多余远端皮肤，用1或4号丝线对角缝合。纵向切口不予缝合，以利于引流。手术前后的处理同肛肠病其他手术。从而解决了环状混合痔一次难以治愈的难题。

发表相关论文《保留肛垫分瓣断桥缝合术治疗环状混合痔》《保留肛垫分瓣断桥缝合术治疗环状混合痔临床价值评述》。

2. 高位肛瘘低位切开顶端旷置清创对顶开窗引流术

高位肛周脓肿和高位肛瘘的手术治疗难点在于既要根治疾病，又要保留肛门的括约功能。姜教授认为提高高位肛周脓肿和高位肛瘘手术治愈率的关键是彻底去除病因，即内口和原发灶，并据此创“顶端旷置对口引流术”治疗高位肛周脓肿和高位肛瘘，临床上取得满意效果，后又在此基础上创用“低位切开顶端旷置清创对顶开窗引流术”。姜教授认为高位肛周脓肿和高位肛瘘形成的主要原因是腹腔内或盆腔内感染，部分是肛腺感染引起，还有很多是外伤挤压臀部和肛门部造成内部组织变性继发感染引起，因此高位肛周脓肿大部分没有内口，难以治愈，易形成肛瘘。术后复发的原因是引流不畅，采取放射状切口多口引流能较好地解决此问题。直肠后间隙是高位肛周脓肿和高位肛瘘复发的主要原因。手术方法是在肛门后位做放射状切口，深达肛尾韧带并纵向锐性切开，有内口者一并切除内口，再在两侧肛管后间隙与坐骨直肠窝相连的部位做引流切口，既避免了对肛尾韧带的过度损伤，又使高位漏管切开后引流通畅。挂线必须在脓腔最高点、黏膜最薄处，掌握好松紧度，使括约肌与周围组织发生粘连，边勒开边修复。

姜教授确立高位肛瘘手术的治疗原则是：

（1）找到内口并彻底切除。内口即肛瘘的感染源，多位于后正中肛窦或两侧，也可在肛管任何部位。内口由于炎症的不断刺激，常出现纤维变性，指诊常可触及结节或凹陷。切除内口则去除了漏管的感染源。在高位肛瘘的治疗中，内口的处理关系到手术的成败，如不彻底切除内口，术后刀口不易愈合，愈后也容易复发。

（2）漏管管腔及顶端充分引流。高位肛瘘漏管管腔的探查，尤其是支管的探查较为困难，肛瘘造影是临床较常用的检查方法，但是正确率只有16%。现常用磁共振进行漏管走行的探查，以期提高手术治愈率。清除漏管主、支管道及盲腔是提高手术治愈率的保证。有的高位肛瘘由于位置较深，管腔狭窄，术中未能发现主管顶端盲腔，术后分泌物不断外排，切口不能顺利愈合。一侧通向肛门后正中位的半马蹄型肛瘘，有的发病初期仅发现一侧外口，术后经久不愈，分泌物仍多，经仔细检查发现对侧支管盲腔，所以手术时要特别注意对侧有否支管存在。姜教授对漏管的处理采取近端切开引流，远端侧支搔刮引流，必要时挂线以消除无效腔，使引流更为通畅。

（3）正确处理漏管与括约肌和肛管直肠环的关系。高位肛瘘管腔较长，病变范围广，牵涉肌肉和肛周间隙较多，破坏过大会造成肛门畸形和失禁。由于肛管外括约肌在肛门节制功能中起主要作用，在治疗高位肛瘘时，应尽量保护外括约肌，以防肛门失禁。挂线疗法是中医治疗肛瘘的传统方法之一，以线或橡皮筋代刀起到慢性切割的作用，使括约肌随断随长，预防手术中切断括约肌造成肛门失禁。

（4）术后换药引流通畅。高位肛瘘术后因各种原因导致引流不畅，将影响创面愈合，故引流通畅是手术成功的要点。深部漏管切口应充分开放，内腔应小，外部伤口则相对较大，切口应足够长，深部伤口的外部面积大小应是深部面积的2倍，换药时不要遗漏盲端的清理，以使引流通畅、切口由深部向外生长，深部切口先行愈合。术后应防止浅部切口生长过速而深部尚遗留有无效腔，如外部切口生长过快应重新切开。

发表论文有《内口切除顶端清创开窗引流结合分期换药治疗高位肛瘘的临床研究》。

3. 简易复合注射法治疗脱肛

治疗直肠脱垂的注射类药物较多，大体可分为硬化剂、收敛剂、平滑肌兴奋剂等。常用药物有明矾、乙醇、石炭酸甘油或植物油、鱼肝油酸钠、盐酸、盐酸尿素、麦角、葡萄糖、中药复方制剂等。注射的途径大体分为直肠黏膜下注射和直肠周围注射。而直肠黏膜下注射又分为黏膜下点状注射和黏膜下柱状注射。姜教授认为，直肠黏膜下注射适用于直肠黏膜脱垂、Ⅰ度直肠脱垂；直肠周围注射适用于直肠全层脱垂。直肠周围注射特点是注射时针头不直接从直肠黏膜进针，而是从肛旁穿刺进入直肠周围，将药液注入直肠黏膜下层和肠壁周围，通过无菌性炎症，局部产生纤维化，使直肠壁与周围组织粘连，起到固定作用。针对有学者认为根据直肠脱垂的特性，该法不可能治愈成人完全性直肠脱垂的观点，姜教授认为可以治愈直肠脱垂，只是由于注射方法的不同而效果有明显差别，有时需要复合方法。

前期曾采用7%明矾液直肠周围注射术治疗直肠脱垂，后与中国中医科学院广安门医院史兆岐教授交流，目前以成功改用4%的消痔灵液。根据中医学“下者举之”“酸主收”“涩固脱”的理论及《三因极一病证方论》中“白矾，味酸，涩寒，收脱肛阴挺”的经验，制成明矾注射液，将药液注射到两侧坐骨直肠间隙和直肠后间隙，通过明矾注射液能使组织产生较强的无菌性炎症，使局部组织纤维化而粘连固定。原理是直肠壁与两侧的直肠侧韧带及后方的骶前筋膜牢固粘连固定，就像用缝线做固定缝合的原理一样，使直肠恢复原位，不再脱出。由于这种方法简便易行、疗程短、复发率低，并发症和后遗症少。方法如下，术前清洁肠道，臀高伏卧位，常规消毒，局麻。用2个注射器分别抽取7%明矾液各20 mL，配长约8 cm的封闭针头。先后于左、右中位两点距肛门缘1～2 cm处垂直刺入。针身应尽量与肛管平行。穿刺时用另一手示指伸入肛内作为引导，当针头穿过肛管直肠环后，调整针头方向，使针头斜向外侧且肛内示指能够感触到，继续进针，肛内示指与针身之间，感触到仅隔一层黏膜最为适宜。进针深度一般在4～7 cm。回抽无血时，缓慢注药3～4 mL，边退针边注药，至肛内示指不能感触针头时，停止注药。注意千万不能将药液注入括约肌内，以免引起疼痛及感染等并发症。一般总注药量为20～60 mL。注药完毕后，肛内示指按揉注射区，使药液均匀分布在黏膜下。最后用一裹有硬橡皮管的凡士林纱卷放入肛管中，压迫固定。必要时半月后可再注射1次。术后控制大便24～48小时，应用抗生素以防止感染，第1次排便宜灌肠排便。疗效标准：痊愈：Ⅰ度脱垂症状消失，直肠黏膜不再脱出肛外；Ⅱ、Ⅲ度脱垂，直肠全层不再脱出肛外。好转：症状基本消失，脱出显著减轻。无效：经治疗无明显变化。直肠脱垂术后反应观察指标：主要观察注射术后肛门的疼痛程度、全身有无发热、是否有排尿障碍及肛门直肠的坠胀感。同时观察直肠脱垂注射术后肛门括约肌功能：术前无肛门括约功能者变为括约功能不良或良好，术前括约功能不良者变为良好，视为肛门括约肌功能改善；术后肛门括约功能较术前减退，或术前肛门括约功能良好者变为不良或无括约功能，视为肛门括约功能变差。术后随访2～3年未见复发者为远期治愈。

（整理者：崔文文）

迟景勋

一 医家简介

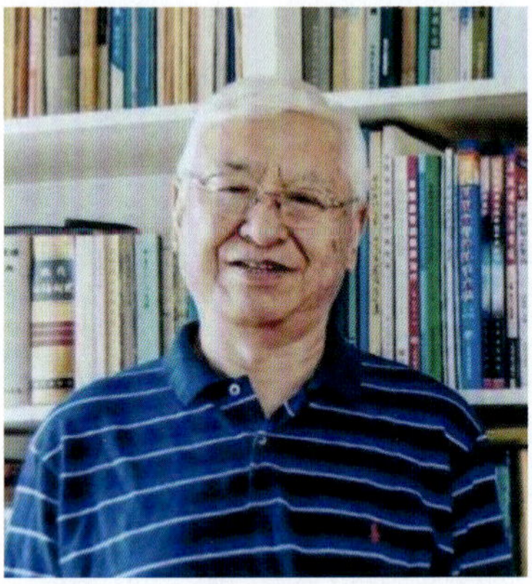
迟景勋

迟景勋，男，中国共产党党员，1938年4月出生于山东青岛，1965年毕业于山东中医学院（现为山东中医药大学），曾任济南市中医医院外科主任、党委书记、院长及市政协委员、科协常委，被国家“二部一局”确定为全国老中医药专家学术经验继承指导老师，获济南市人事局、卫生局“济南名老中医”称号，获山东省人事厅、卫生厅“山东省名中医药专家”称号，被省卫生厅、省中医局批准为“山东省名中医药专家传承工作室”，被国家中医药管理局批准为“全国名老中医药专家传承工作室”。曾兼任第二、三届中华中医药学会理事，中华中医药学会外科脉管专业委员会副主任委员，第八、九届济南市政治协商会议委员。现兼任山东中医药学会外科分会副主任委员，山东中医药学会外科分会顾问，山东中医药学会周围血管病分会顾问，中华中医药学会周围血管病分会顾问，济南市科学技术协会委员、常委，济南市老科技工作者协医药卫生组副组长、中医组组长、委员、常委，济南市中医药学会外科分会秘书、副理事长。从事中医外科临床教学、科研工作已五十余年，中医基础理论和专业知识坚实、宽广，在周围血管病、皮肤病、乳房病等方面的临床教学、科学研究经验丰富，学术造诣高，擅长诊疗与研究。

迟景勋教授临床擅长治疗下肢血栓闭塞性脉管炎、动脉硬化闭塞症、糖尿病足、乳腺增生、乳腺炎、乳腺小结、带状疱疹、蜂窝织炎、湿疹等。曾参编、主编《中医血管外科学》《中医外科康复疗法》《中国名医名方》《方药传真》等十余部著作，撰写发表论文有《茵陈赤小豆汤在外科临床应用》《补托法的临床应用》等。获得济南市科学技术进步奖二等奖3项。曾多次被评为济南市及山东省优秀科技工作者，2014年获中华中医药学会分会发的“周围血管病分会建设与学术发展突出贡献奖”，2018年获山东中医药学会外科分会“终身成就奖”。

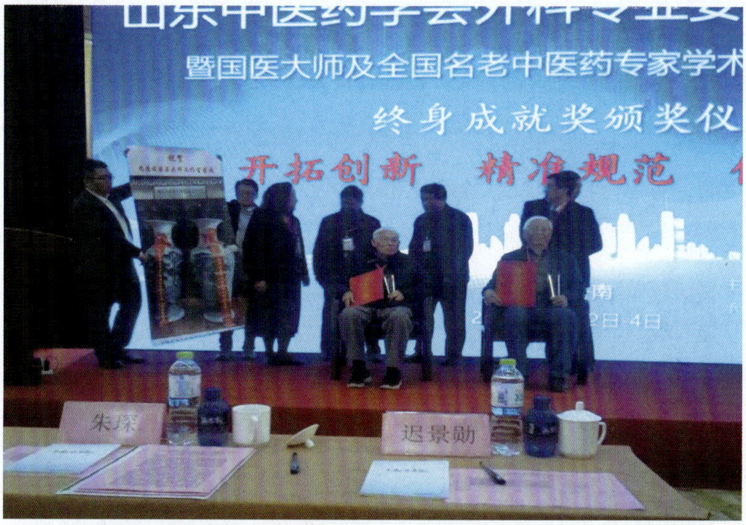

迟景勋教授获山东中医药学会外科分会“终身成就奖”

二 成长之路

1959年8月，一张大学录取通知书改变了我的一生，从此助我走上了学习中医、服务中医，为中医事业奋斗的历程。山东中医学院是1958年在党的中医政策感召下成立的。中医事业是一个历史悠久的传统医学，有几千年的历史，但作为学院教育是一个新兴的学科和新的办学方式。

因此办学初期学院条件差，既无专用的教室也无专业的老师，更无统一的教材；但由于党的政策，尤其中医政策的贯彻实施，上级领导及主管部门的关心，克服了种种困难，使中医学院教育逐步走上正轨，为完成培养高级中医师的目标而努力。我们这批中医学院的老师与学生在继承中创新，在困难中寻找中医“学院教育”的新思路、新思法。经过六年的培养，我们在1965年9月胜利完成教学大纲的各项要求，达到了培养的目标，胜利毕业出师啦！

1965年8月，我携带着毕业分配表，与其他同学被分配到济南市，经市人事局被分配到市卫生局，然后到济南市中医医院报到。自走进济南市中医医院的大门，我就一直服务在这个医院，直至退休，可谓是情定终身。

由学校门直接进入医院大门，从事中医外科，利用所学的专业知识与病人解除病痛。济南市中医医院的外科，当时集名老中医，荟各方中医的外科名士，在李廷来主任的带领下，临床教学、科研各项工作都取得了优良的成绩，尤其是血管闭塞性脉管炎及乳腺病的治疗在全国闻名，深受国内同行及中医主管部门的重视。我在此深受影响，不管是科协、学会还是协会中的学术活动，都由我院、我科主持及参加，使我们外科的知名度不断提高，影响深远。

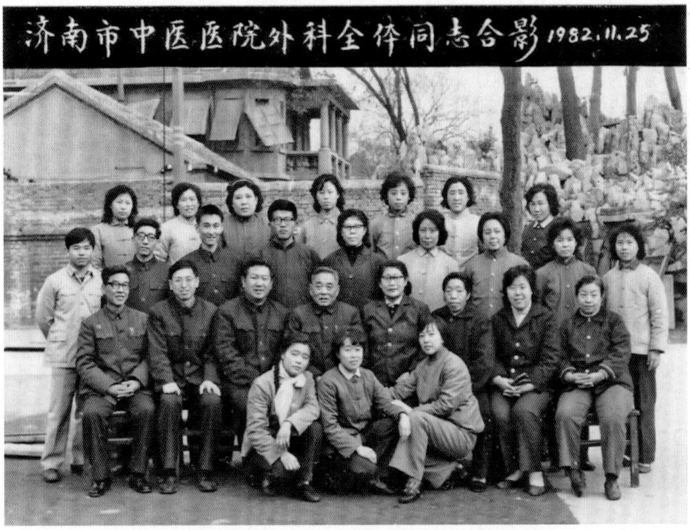

1952年济南市中医医院外科全体同志合影

自1984年元月，我受医院群众的推荐及上级领导的考察，被聘为医院的院长。新的岗位、新的任务，在领导的关怀下，在群众的支持下，我勇敢地挑起这副担子，努力工作，积极学习医院管理知识，曾在卫生部举办的全国院长学习班，学习有关医院管理的知识，积极探索，深入改革，实行院长任期目标制及院长责任制，经十几年的努力，医院的各项工作达到任期，受到群众的赞许及领导的表扬，使济南市中医医院的工作更上一层楼。

2000年前后，我开始参与济南市科协，山东省老干部作家协会及市委科协的学术及下乡活动，普及中医中药治病及防病的知识，到企业，到街道为工人及居民宣讲中医中药知识，宣讲治病的知识，为农民看病，使自己老有所得，老有所乐，为中医事业仍努力奋斗。

我从开始学习中医，到毕业后分配到济南市中医医院，由学校门直接到医院门，可以说济南市中医医院是我中医事业的成就地。我由一般的住院医师，经医院的培养、逐步成长，最后被聘为院长，应该报恩于济南市中医医院。虽然自己也付出过，但没有党的中医政策，党的知识分子政策及各级领导的培养以及中医界老前辈的支持，我不会成长为一名名副其实的高级中医医师。

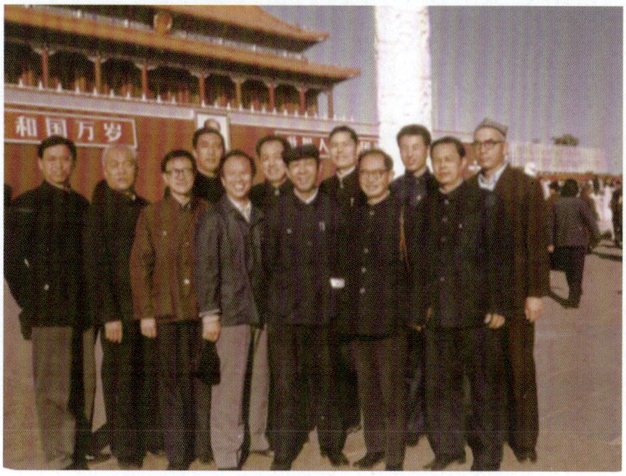

全国中医院院长学习班学员

虽耄耋之年，我仍心思中医，念念不忘，愿薪火传承，世代相传。中国中医药学历史悠久，源远流长，对人类的健康和中华民族的繁衍昌盛做出巨大的贡献。在中国中医研究院成立之时，毛泽东主席的题词“中国医药学是一个伟大的宝库，应当努力发掘，加以提高”。中医药事业迎来了大好的发展良机，从事中医药事业的工作者，纷纷组织起来，成立中医的联合诊所，改变了散在式的民间个体行医模式，有的各级综合性医院也开始吸收中医人员到医院工作，在 20 世纪 50 年代来，全国各地成立独立的中医医院，独立执业，中医药事业得到蓬勃的发展。

为适应中医事业的发展，中医教育，中医药人员的培养也需加快与提高，以适应事业的发展与广大人民群众的需求，因此也要改变过去单一的“师徒相授，父子相传”的传统培养人才的模式，成立高等教育的“中医学院”。1956 年国家先后在北京、上海、南京、成都、广场成立了“中医学院”（当时称中医的五大院校），山东于 1958 年建立中医学院，并扩收高中毕业生入学，共扩两个班，一个班是从高考生中录取，一个班（专科班）是从中医工作多年并具有一定文化水平的医务工作者中招收。

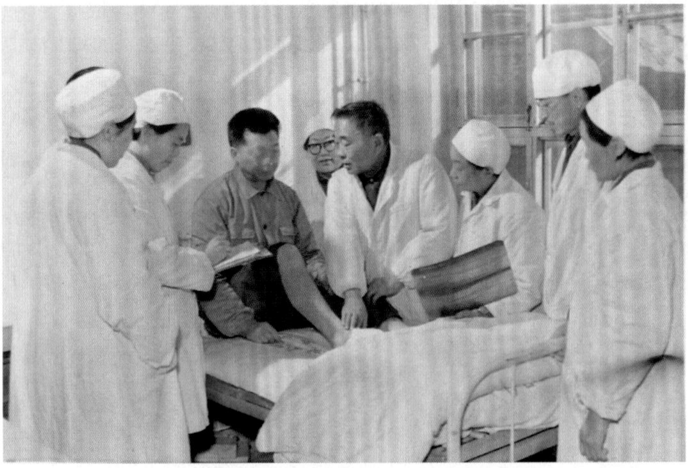

济南市中医医院外科教学查房

我是 1959 年经参加“高考”，被山东中医学院医疗系本科（六年制）录取，当年这个学院共招收 100 多名本科生，我被分配在五九级二班学习（全班 51 名，其中 31 名坚持到毕业）。当时的培养目标是“继承发扬，祖国医学遗产，具有社会主义觉悟，经过劳动锻炼，体魄健全，系统掌握，中医学理论和医疗技术的高级中医师”。

学院位于文化西路中段，与山东省中医院、山东中医研究所在同一院内，建院初期学生上课的教室就设在山东中医研究所的二层小楼上，教室设备简陋，房舍条件差，无课外活动的场地，教师是刚从山东中医进修学校及山东中医研究班及各地市的名医中选调而来的，西医学科教研组的老师从山东医学院的有关教研室抽调，由“山医”统一安排而山东中医学院还得按给予“山医”一定的设备补偿，因为这一阶段中医学院基本上没有自己的教学设备。

这个时期规定的学习课程，中医课程与西医课程的时教为 6 : 4；授课为传统的授课方式，教师班级讲课，学生集中学习，记好笔记，口传身教为中医授课的主要方式。中医的课程没有全国的统一教材，有的还是教师自编油印的教材，而且纸张很粗糙，如我们中医的《伤寒论》就是由李克绍老师自己写的《伤寒论串解》,《医学史》是由张志远老师自己编写的。总之我们没有正式的统一教材，学生们学习主要靠自己做好笔记，记好所学内容，有些学习内容就是靠死记硬背，虽然有些枯燥，但是大家学习起来，还是有一定的使命感和比学赶超的精神，互相督促，共同提高，因此在专业知识和技能的培养上，收获较大，而且有相当的兴趣感，愿意学、自觉学蔚然成风。西医课的学习是在山东医学院上大课，学习基础与临床知识，在山东医学院的实验室及解剖室进行各种实验研究，总之理论教学以课堂大满贯为主，西医课辅以实验教学为主。

学院的德育教育，除进行中医的专业思想教育，马列主义毛泽东思想教育及时政教育外，全心全意为人民服务的宗旨教育坚持不懈地抓，还经常参加各种劳动。20 世纪 60 年代初，恰是国家经济困难的时候，但作为在校大学生要定期参加各种劳动，每年都下乡参加秋收秋耕和秋季收割麦子的劳动。我们曾到西部的筐李、东郊的农科院及窑头等地参加劳动，有时在食不果腹的状态下仍积极地参加各种农业活动，而且态度也很积极。我是班委的军体委员，除参与劳动外，还要为班级劳动筹集工具、分配任务，收集工作后的一些事务，因此劳动锻炼了自己，提高了自己的组织管理能力。

1960 年，大学二年级，我参加省里组织的参与应急治疗和下乡巡回医疗的任务。那时候三大大疾病流行（水肿、干瘦、月经不调），我分配到惠民地区博兴县代卫生院的医疗队中，后又分配到纯化的窝刘村卫生室，与当地的卫生人员一起开展工作，因为生活条件困难，村里的老年人的死亡率较高，医疗任务繁重，主要还是因为生活困难而造成的各种疾病，而且当地的医疗环境很差，但对大学生来讲，接触社会提高诊疗水平也得到了应有的进步。

临床教学实习，是医学生的实践工程，接触临床，除从实践中学习老师的体验外，还能直接接触病人，认识疾病，提高临床水平。积累经验是非常必要的。1960 年 9—10 月间进行的以针灸实习为主的教学实习，我被分配到长清县（现长清区）万德公社长城大队，这个组由山东中医进修学校的仲老师带队（仲为山东莱阳人），同学们住在一起，一起做饭。这个地区是山区，主要的病种是风湿痹证和胃病，我们每天翻山越岭到各个村巡诊，利用在校学到的针灸技术为山区的农民解除病痛，受到群众的欢迎。实习教学虽只有一个多月的时间，但能把课堂上所学知识，在老师的指导下运用到临床，也取得了一些临床疗效，同学们都有一定的成就感。

1961 年 8—11 月的中医临床教学实习。我、杨相林、张伟、曹广镰等被分配到菏泽市立医院（又名北关医院）。这是一个综合性的县级医院，我们只实习中医病房，到中医科和公费医疗门诊的中医科工作，跟随老中医参与门诊工作。当时的菏泽名医刘冠一。

曹岚峰、王哲俊为指导老师，我跟随刘冠一老中医在门诊部学习。刘老师是当地名中医，求诊者络绎不绝。生活困难时期，各种疾病很多，尤其是肝病及胃病尤多，服用中药临床疗效又好，因此，刘老师在临床中不断地总结经验，教给了我们很多有效的方剂。我们学到了如何辨证施药，如何开方用药，如何调整病人的心理与各种复杂的思想问题，教病人如何防治各种常见病，为我们临床打下了良好的基础。虽然临床教学实习仅有 3 个多月，但我收获和丰富了自己的中医知识，也体会到刘老师带教的认真与辛苦。

1964 年 8 月—1965 年 7 月，中医临床毕业实习。

按照教学大纲的要求，我们分科重点实习，中医内科 22 周，针灸 6 周，外伤、妇、儿、眼、耳、推拿等选两科，每科 4 周，西医 8 周。我与两位华侨同学冯宜萱、郑其子内科实习分配在山东泰安专区人民医院中医科实习，我既是这个组的组长，又是两位华侨女同学的搬运工，因为她们随身带着好几个皮箱，我只能充当其搬运工，用地排车拉皮箱及行李。泰安专区医院是一所规模较大的综合性西医院，内设中医科，我们被分配到中医科实习。这个科的主任是王心铭（山东省省中医院王文正的父亲），王主任是泰安名医，也是当地的“御医”；还有一个当地也很有名老中医叫冯钦一，他们都带着自己的徒弟，并不愿意带教来院实习的学生。因此我当时的学院领导给教务长徐云请求，派一名带教老师来，徐教务长派了方剂教研组史慕山老师来带我们，这样史老师与我们共同生活，一起参与门诊，认真地教导我们，使我们在这半年多的内科实习中又系统全面地复习了内科常见病及多发病。史老师用药、辨证规范，对医案书写要求很严，在当地影响较大，知名度较高。实习结束后，医院领导给予赞扬，我们与科内同事、老师依依不舍地告别，进入下一阶段的实习。返回济南后，我到山东省中医院针灸科实习。该科是全省及全国著名的科室，师资力量雄厚，病人多，针刺手法、灸疗等有其独特的方法，我当时除全面学习各位老师的诊治方法外，主要跟随方吉庆老师学习。方老师对病人细心、耐心，有责任心，服务态度好，临床疗效高，教学能力也很强。方老师讲解如何辨证施针，使我们学到了如何利用针刺、灸疗治疗各种疾病，学习时间虽短，但收获很大。同时我针灸的临床疗效也进一步得到提高与升华。

后来我选择到中医外科实习，用了2个月的时间在济南市中医医院中医外科学习。因当时这个科室特色突出，中医疗效高，以李廷来主任老师为首的治疗团队，多由济南地区的名老中医汇集而来，有任金堂、高华亭、管庆峰等，他们在各自的领域内都有自己的治疗绝技，因此门诊病人络绎不绝。每个名医运用中医中药治疗各种外科疾病的疗效都非常高，而且在外用药剂型上膏、丹、丸、散大部分都是自制制剂，院方的经验配方可以说在全国中医外科领域都是屈指可数的，在省内绝对处于领先地位。在科室规模上，当时就设有病床50张，占全院床位的一半，使用率也很高。门诊病人每天每位医师都有40～60人次，相当繁忙，因为既有内治开方处药，还有辨证施治使用外治法，而且病种多，常见的疮疡、皮肤、肛肠、骨伤等，但最多的还是乳腺病及血栓闭塞性脉管炎、有头疽、骨病等。能到这种科室实习是非常荣幸的。既有名老中医的言传身教，又有多种病种及众多病人，使我对中医外科有了一个较全面的认识，尤其在急性化脓性乳腺炎（乳痈）、血栓闭塞性脉管炎（脱疽）、颈部及背部的蜂窝组织炎（颈痈及发背）和各种骨病（流痰及附骨疽）等的治疗方面，学习到了很多的治疗方法，为我从事中医外科临床工作奠定了基础。

我的西医内科学的实习是在泰安专区人民医院（现泰安市中心医院）内科完成的，两个多月的内科门诊及病房的实习，我较系统地学到了综合性医院内科病房的工作流程，从接收病人，系统查体，书写大病历及对病房的日常管理等都认真地去完成；因为该科的科主任史主任及带教老师郑老师对我们实习学生要求很严格，尤其是科主任（曾在部队医院工作过），查房时发现实习学生汇报病历不系统或书写潦草，曾把病历摔到地上，实习及进修医生都有点惧怕他，所以事事处处都注意自己的医疗行为。除写好病历外，查房时该站的位置，汇报病历突出重点，简明报告，口齿清楚等，总之要求很严格，实习进修生也佩服他的学术水平及医疗作风。我们这些中医学院的实习生通过训练，能力也不亚于医学院的实习生了，给我们掌握内科常见病的诊治打下了良好的基础。我在这实习时担任实习学生的组长，因此在病历的书写、管理病房的过程中，也曾被带教老师及科主任表扬过。实习仅2个月，时间短，但将学到的书本知识用于临床，诊治病人，可以说在老师的严格要求下，自己的学识水平、工作方法都得到了提高，并为今后临床积累了经验，受益匪浅。

总之，通过一年的临床实习，我将学校学到的书本知识运用到临床实习中，不断地提高自己学术知识与临床经验，在临床不断实践的过程中，总结提高，写好自己职业生涯的开篇。学习中医，更要以临床为主，靠传承不断地完善自我。虽实习完，毕业后我仍在不断地学习总结。

“师傅领进门，修行在个人”，要做一个好的中医，就要适应新形势、新要求，使自己成为一名名副其实且具有一定水平的高级中医师。

三 学术思想

迟景勋教授从医 50 多年，在临床实践中，潜以钻研，造诣颇深，学验俱丰，学风严谨，努力探讨，注重理论学习与研究并进，更强调临床与实践，具有开拓精神。他攻读经典，广采众议，取长补短，继承前辈经验，不断总结提高。迟景勋教授在中医外科临床治疗中重视“辨证施治”“治病求本”“内病外治”等法则，处方用药贵在精灵，加减得宜，辨证时强调辨证与辨病相结合，擅长治疗周围血管疾病、皮肤病、疮疡、乳房等疾病。他对下肢血栓性浅静脉炎、深静脉血栓形成的诊治有独特的经验，尤其对一些周围血管疾病的疑难病症的治疗见识卓越，屡起沉疴，确有卓效。

1. 溯源探流，医林寻踪

我国古代医籍浩如烟海，历代中医外科专著中对周围性静脉疾病的认识及症状描写、病因病机的分析均有不同的记载，在诊治方面积累了丰富的经验，对于后世的临床诊断施治做出了一定的贡献。早在两千多年以前，我国最早的巨著——《黄帝内经》对静脉性疾病颇有见解，《灵枢·刺节真邪》载：“虚邪之于身也深，寒与热相搏，久留而内著……有所疾前筋，筋屈不能伸，邪气居其间而不反，发为筋瘤。”筋瘤类似今之下肢静脉曲张、原发性下肢深静脉瓣膜功能不全、血管畸形等，肢体表现为青筋迂曲成团病症。《黄帝内经》认为“筋瘤”是由虚邪伤人所致，所谓“虚邪”即伤人筋骨之邪，往往兼有人之正气虚损及先天不足之因素，这与下肢静脉曲张、原发性下肢深静脉瓣膜功能不全等疾病多发于久立、久劳、伤气；静脉瓣膜先天缺失，静脉壁薄弱等先天虚弱之人相仿。正如《素问·评热病论》曰：“邪之所凑，其气必虚”，筋瘤病之成不外邪侵正虚，内外相合而成。这是中医学对静脉性疾病的初步认识。汉代张仲景创立了泻热通瘀的桃核承气汤、抵当汤；活血破瘀的虫类药物方剂鳖甲煎丸等，治疗下肢深静脉血栓形成获得满意效果。晋代，葛洪著《肘后备急方》在第五卷中记载的“恶脉病”颇似下肢血栓性浅静脉炎，其曰“恶脉病”，身中忽有赤络脉起，如蚯蚓，并详细记述了恶脉病的病因及治法。隋代巢元方著《诸病源候论》中对静脉性病变的临床表现描述更加形象，如《诸病源候论·恶脉候》曰：“恶脉者，身里忽有赤络，脉起虬纵，聚如死蚯蚓状，看如似有水在脉中，长短皆逐其络脉所生是也。”《诸病源候论·膈病候》载：“其状赤脉，起如编绳，急痛状热，其发于脚者，患从鼠膑起，至踝，赤如编绳，故为膈病也，发于臂者，喜腋下起，至手也。”这是典型的血栓性浅静脉炎和急性淋巴管炎的症状。唐代医学家孙思邈著《备急千金要方》认为，凡病“皆因久劳，热气盛为湿凉所折，气结筋中，成此病也”，这与下肢静脉曲张并血栓性浅静脉炎颇相似。人体久立久劳，正气受损，气伤则运行不畅，加之寒湿邪气所客，故易导致血脉瘀滞不通而患病。宋代，中国进入了一个新阶段，《圣济总录》指出“脉痹血道壅涩，治脉痹，通行血脉”。这对静脉炎的治疗具有一定的指导作用。明清时代，中医外科学的发展进入了全盛时期，中医对周围血管病的认识也进入了一个崭新的阶段。综上所述，中医学对下肢静脉系统疾病的认识是不断加深的，无论是对病种、病因、病机还是诊断及治疗方法，历代医籍都是在继承前人经验的基础上，不断发展和提高，创立了以辨证论治为主的整体疗法和外治疗法相结合，以及同病异治、异病同治的治疗方法，在中医外科领域里积累了丰富的经验，值得我们借鉴及深入探讨，并继承发扬光大。

2. 融汇古今，探索发展

迟老认为继承古代遗产，不断发扬丰富的经验和其精华部分，进一步充实中医血管外科的研究，努力探索总结，以求发展。中医对静脉性疾病的认识和研究是经历了不断深化发展的过程，其探讨主要是从三个方面进行的：一是继承古代的宝贵遗产，不断发掘丰富的临床经验和各种有效的治疗方药，进一步充实研究内容；二是加强临床实践，注意从中总结经验，探求规律，同时注重发挥名老中医的学术特色，不断提高中医对静脉性血管病的诊疗水平；三是重视中、西医结合，注意借鉴现代医学研究方法，吸取现代科学技术成果，以使本学科日臻完善，提高其研究的层次。其研究主要从病因病机入手，努力探求行之有效的治疗方法，以期不断提高诊疗水平，以求发展。

3. 病因病机，深研细究

中医辨证论治的前提，就是要“审证求因”，研究静脉疾病，同样也要从其病因病机入手，通过推求病因，分析病机，从而拟定正确的治疗法则，因此，只有熟悉静脉疾病的各种致病因素的性质、特点及其临床特征，掌握其发生、发展和转归的规律，以及功能活动的变化机制，才能在临床中准确辨证，恰当论治。迟老认为静脉疾病的病因无非是内因与外因两大类，但具有自身的特征。他强调内因占主导地位，外因是致病的条件，正如《黄帝内经》所述“邪之所凑，其气必虚”“正气存内，邪不可干”。病机是探讨疾病发生、发展和转归的规律以及脏腑功能活动的变化机制。血管疾病的发生、发展、变化过程是邪正相争的过程，但有其特点，一是周围血管病的发生变化过程。周围血管病是由于人体外感六淫，受外来伤害以及情志内伤等致病因素，造成营卫不和，阴阳失衡，破坏了人体正气的防御功能，形成了正不胜邪，邪气侵犯脉道而发生。二是周围血管病的病机特点。周围血管疾病病机特点是血瘀。血管是血液运行的管道、通路，必须保持畅通无阻，才能完成传输血液的任务，疾病病变过程中，不论是内因所致，还是外因引发，或迟或早地在不同的血管、不同的部位和不同的程度上出现血脉瘀滞。血脉瘀滞之后，破坏了人体气血正常循行，从而引发各种不同的病理变化。一般来说，病机共性是邪气致瘀，瘀阻伤正，从而出现各类不同的病证，形成了邪、虚、瘀三者相互作用、互为因果的变化。其中邪既可以是外因，又可以是血瘀后的病理产物,（如瘀血、痰浊、水湿）；虚既是复邪的条件，也可能是血瘀伤正的结果；瘀往往是因邪而致，也有的是因虚而成，所以在邪、瘀、虚的病理变化过程中出现了多种多样的组合，导致血管病变的发生和变化，形成了临床上的各种证候。

4. 辨证施治，衷中参西

在周围血管疾病中，静脉性疾病是临床常见病之一。静脉性疾病包括浅静脉疾病和深静脉疾病。浅静脉疾病临床常见有血栓性浅静脉炎、游走性浅静脉炎、下肢静脉曲张；深静脉疾病则有下肢深静脉血栓形成及血栓性深静脉炎，上、下腔静脉梗阻综合征，上肢深静脉血栓形成等。迟老在对血栓性浅静脉炎及深静脉血栓形成的治疗中积累了丰富的临床经验，如血栓性浅静脉炎，迟老认为该病多由湿热蕴结、寒湿凝滞、肝气郁滞、外伤血脉等因素致气血运行不畅，血滞脉中，瘀血内停。迟教授根据长期的临床实践，总结归纳将本病分为以下三型论治。

（1）湿热下注型。治则：清热利湿，解毒通络。治疗方法：湿热之邪蕴结，临证时要辨明湿与热的孰轻孰重，根据病情选择应用。湿重于热者，方选脉痹汤（迟教授经验方）：茵陈 20 g，赤小豆 18 g，生薏苡仁 30 g，苍术 10 g，黄柏 10 g，防己 12 g，佩兰 10 g，苦参 12 g，白豆蔻 12 g，木通 6 g，地龙 12 g，牛膝 12 g，滑石 10 g。水煎服。热重于湿者，方选用五神汤加味：金银花 20 g，茯苓 12 g，牛膝 12 g，车前子 10 g，当归 10 g，蒲公英 30 g，紫花地丁 12 g，地龙 12 g，生甘草 3 g。

（2）瘀血内阻型。治则：活血化瘀，行气散结。活血通脉汤加减：当归 30 g，赤芍 10 g，桃仁 10 g，红花 10 g，丹参 30 g，忍冬藤 30 g，牛膝 10 g，乳香 10 g，没药 6 g，炮山甲 10 g，蜈蚣 2 条，生甘草 3 g。水煎服。发于上肢者，加桑枝 10 g；硬块难消者，加鸡血藤 18 g，桃仁 10 g。

（3）肝经湿热型。治则：疏肝清热，理气止痛。龙胆泻肝汤加减：龙胆草 12 g，当归 10 g，白芍 10 g，柴胡 12 g，茯苓 12 g，白术 10 g，薄荷 12 g，栀子 10 g，黄芩 10 g，生地黄 18 g，金银花 30 g。此证以内治为主，但外治亦不能忽视，无论何证型，凡局部出现条索状硬块红肿灼热者，均可外敷自制消炎软膏或如意金黄软膏外敷，每日换药 1 次，或用大黄、黄连、苦参、黄柏各 30 g，水煎后熏洗患处，每日 1 次，每次 20 分钟。有溃疡者慎用或不用。

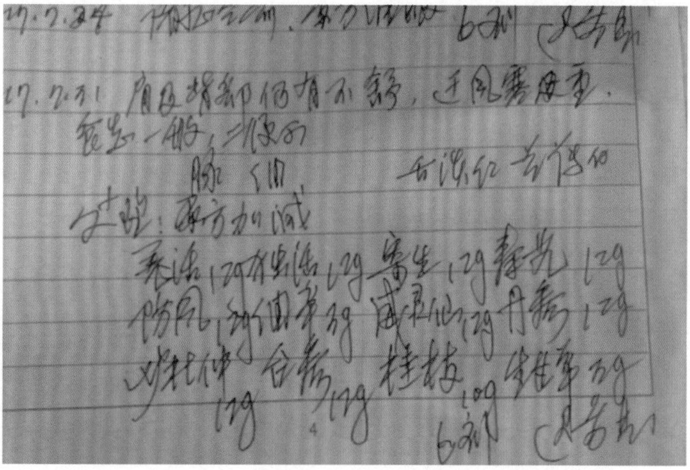

迟景勋教授手写病历

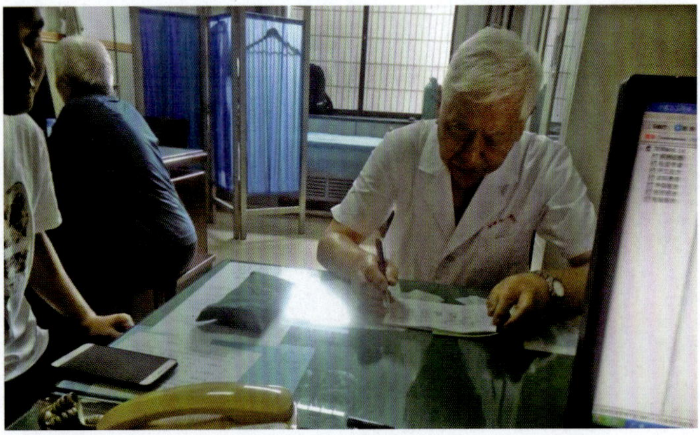

迟景勋教授坐诊

四 典型医案

（一）疮疡

1. 脑疽

金某某，男，64岁，退休工人。因“颈后疼痛肿胀7天，溃破2天”于1973年7月22日就诊。

初诊：患者颈后初起小疙瘩，瘙痒、疼痛、肿胀，发热，全身不舒；头痛、头晕，颈部转侧活动不利。曾在外院治疗，收效不大，病情继续漫延，酌情收入住院治疗。检查：颈后枕下肿胀，红润面积约6 cm×8 cm，顶部已溃破，排脓不畅，周围红肿触压痛，两脉细数，舌苔薄白。

辨证思路：年老体弱，外感风湿热之毒，凝聚肌表，气滞血凝，热盛肉腐。

中医诊断：有头疽；西医诊断：蜂窝组织炎。

治则：扶正托毒，清热解毒。

方剂：四妙汤加味（《外科精要》）。生黄芪24 g，沙参12 g，金银花30 g，连翘12 g，天花粉12 g，当归9 g，皂角刺9 g，炮山甲9 g，白芷6 g，桔梗9 g，生甘草3 g。水煎服，每日1剂。

二诊：服药6剂后，局部疮口呈蜂窝状，脓液稠厚，脓栓不易脱落，周围仍红肿胀。处方：做多个小“十”字形切口，继服原方去皂角刺 9 g，炮山甲 9 g。

三诊：继服 10 剂后，疮口分泌较前少，疼痛减轻，但其溃口周围仍起小肿疖、微痒。处方：给予原方加牡丹皮 9 g，防风 9 g，继服 6 剂后溃口小疖肿好转、无搔痒，仍以原方继服 3 剂后，溃后肉芽生长好，上皮逐渐生长，结痂而愈。于 1972 年 8 月 22 日痊愈出院。

按语：脑疽属于中医“有头疽”的范畴，是外科临床重症之一，多发于老年人。患者多体弱，故在治疗上待脓溃之后，需注意扶正祛邪、和营解毒，方中要重用生黄芪，因其能益气托毒，是固本的根本大法。脓之来，必有气血，气血不调，郁热化腐为脓。脓是气血所化生，故脓泄需益气补血，方能托毒生肌，促使溃口愈合。

2. 下肢溃疡（臁疮）

彭某某，女，25 岁，农民。因“左小腿溃疡 6 个月”于 1970 年 11 月 2 日住院。

初诊：患者因左腿膝下肿疡而诱发高热，在当地医院诊为“败血症”后，给予治疗，左膝关节下肿疡化脓，经局部切开排脓后，久不封口，疼痛，行走不利，低热，胃纳不佳，时有头晕，全身不舒，乏力。检查：面色萎黄，倦怠，左腿膝下外侧有一溃口约 3 cm × 2 cm，出稀水样分泌物，两脉细数，舌苔薄白，X 线片示符合软组织病变，侵及局部骨膜。

辨证思路：禀体素虚，复加染毒，久病气血受耗，毒邪留滞不去。

中医诊断：臁疮；西医诊断：下肢溃疡。

治则：扶正托毒，佐以清热凉血。

方剂：托里消毒散加减。北沙参 12 g，杭白芍 9 g，石斛 9 g，天花粉 12 g，肥玉竹 12 g，生黄芪 12 g，金银花 24 g，生地黄 22 g，川膝 9 g，蒲公英 12 g，生甘草 3 g。水煎服，每日 1 剂。

二诊：服上方 12 剂后，局部疼痛减轻，脓性分泌物减少，行动较前好，但胃纳仍不佳，夜眠不好。

处方：原方加当归 12 g，云茯苓 9 g，远志 6 g。

三诊：继服 10 剂后，患处脓性分泌物极少，周围溃口渐收缩有上皮爬行，肉芽生长好，但溃口周围仍有轻度浮肿，脉细、苔薄黄。

处方：改服四妙汤加味。生地黄 24 g，金银花 24 g，当归 9 g，鹿角霜 9 g，天花粉 12 g，石斛 15 g，蒲公英 30 g，玉竹 12 g，生甘草 3 g。水煎服，每日 1 剂。服药 10 剂后，溃口已结痂愈合，周围浮肿已消，于 12 月 8 日以痊愈出院。

按语：下肢溃疡是一种慢性顽固性疾病，多以湿热下注为病，但此病例系久病气血耗伤，阴液不足，故只能用扶正托毒，且不可误用内消泄气、寒凉克伐之品，致使脾胃受伤，气血生化无源。正气得复，才能鼓邪外出，达到治疗目的。

3. 发际疮

陈某某，28 岁，男，工人。因“颈后发际间感染生疮 1 个月”于 1982 年 4 月 10 日住院。

初诊：患者素有颈后发际疮病史，反复发作。自 1982 年 3 月份又复发作，瘙痒、疼痛、疖肿高起，颈项转侧不利，经用疏风清热之仙方活命饮后，局部仍继续蔓延，发热、疼痛加重，跳痛，食欲缺乏。检查：颈项后右侧起多个粟粒样脓头、肿胀，红肿面积 4 cm × 3 cm，按之顶端有波动感，两脉细数，舌苔薄黄。

辨证思路：风热之邪，瘀久化热，热盛肉腐。

中医诊断：疖；西医诊断：发际疮。

治则：托里排脓。

处方：住院后即切开排脓，体温已不高，故给予四妙汤加味。生黄芪 15 g，金银花 30 g，当归 9 g，桔梗 9 g，天花粉 9 g，生甘草 3 g。水煎服，每日 1 剂。连服 12 剂后，溃口愈合，症状消失，痊愈后于 4 月 28 日出院。

按语：发际疮是中医“疖病”范畴，多由风热或风寒郁久化热，此病反复发作，此起彼愈，故病之初应用疏风清热、解毒之品，但溃后化脓气血受耗，应扶正托毒，方能收效快，临床上不应以炎症而过多用寒凉之药，以免寒邪凝滞而使局部瘀滞而延长病程，且遗留硬块。

按语：①托法是中医学外科治疗独特的治法之一，据文献记载可分为透托法与补托法两大法，正气不足，不能化毒成脓，有脓亦不易速溃的疮疡皆可用之。透托法用于脓肿消之不可又不适宜切开或惧怕开刀的患者；补托法应用范围广泛，时间也较长，凡溃后及正气虚者皆用之，此法有收效快、溃口愈合好、后遗症少的优点。②疮疡一般以热毒为病，故治疗上在初期多用清热解毒之品，溃后就不适宜，但有的医生虑其热毒，忽视益气托毒、温阳化滞使气血滋茂而流畅，而过用寒凉克伐之品，致使局部寒邪凝滞，气血受阻，延误病程。③疮疡溃口虽是局部病变，但与整体是有关系的，溃口的局部可以反映整体情况，脾胃为后天之本，气血来源于饮食物的精微物质，精微物质依靠脾胃的吸收与游溢，溃口的愈合靠气血的生化，故临床用药时，应照顾脾胃，使气血生化有源，溃口愈合快。④以上仅举托法在疮疡部分疾病中的应用，笔者想依次说明托法的重要性，告诫同道，治疗“疮疡不可一日无托里之法”。

（二）乳腺病

1. 乳痈（急性乳腺炎）

张某某，女,27岁，工人。因“左乳肿痛，发热20天”于1980年6月30日住院。

初诊：患者产后10天，由于生气情绪不佳，乳头泌乳不畅，先右乳房肿胀、疼痛，全身发热经治疗好转，随后左乳房肿胀疼痛，发热虽经抗生素及理疗效果不显。检查：左乳房内上象限皮色红焮，约有7 cm × 8 cm的肿硬块，触之疼痛加重，无波动感。化验：白细胞总数 1.6×10^9/L，中性粒细胞比率78%，脉细数，舌苔发黄。

中医诊断：乳痈；西医诊断：急性乳腺炎。

治则：疏肝清胃，清热散结通络。

处方：瓜蒌牛蒡汤加减。瓜蒌30 g，天花粉12 g，黄芪9 g，柴胡9 g，当归9 g，川芎6 g，陈皮9 g，穿山甲9 g，皂角刺9 g，浙贝9 g，金银花30 g，板蓝根30 g，生甘草3 g。水煎服，每日1剂。

外敷消炎软膏，每日3次。

二诊：服药3剂后面，患乳胀痛减轻，乳头泌乳较前好。

处方：原方加漏芦9 g。

三诊：继服6剂，左乳房肿块局限，疼痛明应减轻，压痛不明显。

处方：不更方，原方继服6剂后面，表皮红润好转，肿块疼痛消失，于7月18日痊愈出院。

按语：欲成之脓，慎用苦寒之品。乳痈多由于热毒或郁滞化热而成，在治疗初期多用寒凉或苦寒之清热解毒药，以达“热者清之”意，但经7～10天的治疗后，局部肿块仍不缩小，皮色红润，高凸，时有跳痛，按之有热感或痛重，说明是瘀滞太重，此时不可再过用苦寒之品，使寒凝热伏，形成难溃、难敛之肿疡，进而造成较大之乳房硬块，使病程拖长。在治疗上往往由于肌内注射大量的抗生素及过用苦寒之品而形成的乳房部较大的肿硬块，此乃寒凉而致瘀滞，故应用活血祛瘀、散风消肿、清热通络的仙方活命饮加减，用于脓将成或成脓防变之初期，可以使其内消。

2. 乳痈（急性乳腺炎）

李某某，女，33 岁，工人。因“左乳红肿热痛 25 天”于 1874 年 11 月 7 日住院。

初诊：患者自产后第 10 天开始，左乳头疼痛，哺乳时疼甚，乳晕上方生肿块，恶寒发热，先后肌内注射青霉素、链霉素及口服中药苦寒清热治疗无效，而来就诊。检查：左乳房肿块，漫及整个乳房，肿块面约 24 cm × 19 cm，乳房上方按之痛重，腋下淋巴结肿大。

辨证思路：此乃由于乳汁瘀积，过用苦寒之剂而使寒凝营卫，肿块扩大。

中医诊断：乳痈；西医诊断：急性乳腺炎

处方：仙方活命饮加减。当归尾 9 g，皂角刺 9 g，赤芍 9 g，穿山甲 9 g，制没药 9 g，天花粉 12 g，防风 9 g，金银花 30 g，浙贝母 9 g，陈皮 9 g，白芷 45 g，蒲公英 20 g，生甘草 3 g。水煎服，每日 1 剂。

二诊：服上方 10 剂后，左乳房肿块渐消，胀痛减轻，但仍时有刺痛，乳头处可流出少量的乳汁，二便可。

处方：原方加红花，服药 28 剂后，疼痛肿块皆消失，于 12 月 30 日痊愈出院。

按语：溃后当以补托之法。乳痈脓成不论自溃或切开排脓，毒随脓泄是好的转归。但由于乳痈患者多产后血虚，复加疾病的折磨，气血不足，因此不能及时地化腐外溃。脓液由气血所化，故在溃后应以补益气血，抵毒外出为治，以利溃口的愈合，方宜托里消毒散加减治之。此时，医生虑其“炎症”而仍用行气或苦寒解毒之剂，使溃口收敛迟缓，延误病程，甚至在溃口周围遗留较大的肿硬块，甚至愈合后面仍不消失，影响乳腺的功能。

3. 乳痈（急性乳腺炎）

刘某某，女，26 岁，保育员。系“左乳房肿痛溃破 1 个月”于 1964 年 10 月 31 日住院。

初诊：患者因左乳房乳晕上生肿块后发热恶寒、疼痛，左乳房乳晕上红肿尤重，后自行溃破，流脓性分泌物，经屡治收效不大，脉细数，舌质红润苔薄白。

辨证思路：此乃病久体虚，不能托毒外出，毒邪未尽，故给予托毒排脓。

中医诊断：乳痈；西医诊断：急性乳腺炎。

处方：托里消毒散加减。北沙参 9 g，桔梗 9 g，天花粉 9 g，杭白芍 9 g，金银花 15 g，连翘 9 g，生黄芪 9 g，当归 9 g，川芎 4.5 g，浙贝母 9 g，陈皮 9 g，生甘草 3 g。水煎服，每日 1 剂。

二诊：经服 4 剂药后，溃口分泌物少，疼痛减轻，疮口生长情况良好。

处方：改以补益心脾的归脾汤加减经 10 剂后，溃口逐渐封合，于 1964 年 11 月 30 日出院。

【体会】

（1）通络药与回乳药的合理应用：

1）通乳药应用：乳痈初起以瘀滞证为重者，一般乳房形成肿块，不停乳，继续给小儿哺乳，可用瓜蒌牛蒡汤加漏芦、王不留、皂角刺、穿山甲，以疏通瘀滞之邪。产后乳房胀痛，乳汁郁而不宣，或小儿吸乳无力，或吮乳不多，且母乳旺盛者，致乳汁的壅滞，故应以通乳为主，以疏泄乳汁。

2）回乳药的应用：乳头皲裂、感染、陷凹，乳头过小吸不着，影响哺乳，可考虑用回乳四物汤加神曲、山楂、炒麦芽。溃口流乳汁，形成乳漏，经外治后，仍流乳不止，影响溃口愈合者应回乳，否则溃口不易收敛。但欲给患儿停乳，而乳房胀痛者，不应给予停乳。

3）通乳药与回乳药的合并使用：患者乳房有肿块瘀滞，发热疼痛，虽经乳儿吸乳仍不能排尽者，应用通乳药与回乳药合并应用，以漏芦、王不留、丝瓜络、穿山甲、皂角刺以加速乳汁的疏泄，使瘀滞之肿块疏通，同时加用炒麦芽（重用 60 g）、山楂核、神曲等使乳汁的生成受到抑制，减少郁结的来源。

（2）外治法：

1）按摩：本病初起乳房肿胀、疼痛，但肿块不甚明显，皮色不红，因乳汁郁滞不畅，可采用洗敷乳头后，顺乳腺方向并放射状按摩，手法应该轻揉，由表及里，不能过于粗暴用力，否则加重乳汁瘀滞，促使化热成脓。

2）脓成后根据脓肿的大小，施行不同的治疗。若脓疡在浅表 1 ~ 2 cm 范围可用力挑破，药线引流（化腐散药捻），用朱砂膏外敷。若脓疡范围较大，部位较深，应该顺乳腺放射状切开，但切口不宜过大，以引流通畅为目的。油纱布引流条不应填塞太紧，引流条放置更换不应填塞时间太长，以防碍肉芽的生长和溃口的愈合。

（三）周围血管病

1. 髂股静脉血栓性静脉炎

王某某，男，26岁，工人。1978年4月7日因“左下肢肿痛、活动受限9天”入院。

初诊：查体温39 ℃，左股部至左踝关节均肿胀、疼痛，左大腿内侧压痛，左踝上明显凹陷性水肿，皮色变深。周径：左踝关节上24 cm，左小腿中部39 cm，膝上10 cm处58 cm，右踝关节上20 cm，右小腿中部33 cm，膝上10 cm处46 cm。脉滑数，舌苔黄腻。

辨证思路：此为湿热之邪下注，瘀阻经脉，气血失调，脉络受阻所致。

中医诊断：青蛇毒；西医诊断：髂股静脉血栓性静脉炎。

治则：清热利湿，芳香化浊，佐以活血通络。

处方：以茵陈赤小豆汤加金银花30 g，蒲公英30 g，炒地龙9 g，牛膝9 g。水煎服。茵陈赤小豆汤组成：茵陈21 g，赤小豆18 g，生薏苡仁30 g，炒苍术9 g，黄柏9 g，苦参12 g，防己9 g，泽泻9 g，佩兰9 g，白豆蔻9 g，木通6 g，生甘草3 g。水煎服。

青霉素40万单位，每日2次，肌内注射。

二诊：服药5剂后，患肢疼痛明显减轻，左大腿内侧压痛消失，左内踝上水肿消退，皮色好转，可以下地活动。

处方：继用上方去苦寒之木通，加牡丹皮9 g，丹参30 g。服药一个月后，除患肢活动后仍有酸胀感外，肿痛全消，皮色恢复正常，无其他不适。于1978年5月25日临床治愈出院。

按语：下肢血栓性静脉炎，属中医学湿热下注及血瘀的范畴，多由湿邪或湿热之邪下注，脉络瘀阻，气血凝滞不通而致病；湿为阴邪，其性黏腻呆滞，故多缠绵难愈；湿热下注为患，病程较长，历来为医家所注意。茵陈赤小豆汤中以茵陈、黄柏、苦参、苍术燥湿清热，泽泻、防己、木通利水渗湿，生薏苡仁、赤小豆健脾行湿，佩兰、白豆蔻化湿醒脾、芳香化浊。诸药合用，共奏利湿清热、芳香化浊、通络祛瘀之功。因湿祛热自清，瘀滞之邪得以疏泄，经络疏通，气血流畅而收效。

2. 血栓性浅静脉炎

罗某某，男，37岁，干部。因“左小腿肿痛2年余，加重20天”于1976年

6 月 29 日收院治疗。

初诊：患者于 2 年前，左小腿被车碰伤，局部肿胀疼痛，左足麻木疼痛，行走不利，数天后左下肢内侧起一条索状硬块，触压痛，发热，小腿肿胀痛，经当地医院治疗后好转。但于 1976 年 6 月 9 日因劳累后又复发作，左足及小腿部肿胀，内踝上肿甚，脚麻木胀重，行走受限，行后及午后患肢肿胀甚。查体：左小腿部粗肿，小腿腨部压痛有紧韧感，按之有条索状硬块，内踝上按之有明显的陷凹性水肿，皮色暗淡，小腿内侧及股内侧有条索状色素沉着。周径：左膝下 37 cm，腨中 34 cm，踝上 24 cm；右膝下 34 cm，腨中 29 cm，踝上 21 cm。

辨证思路：此乃外伤后脉络受阻，气血运行失调，瘀久生湿化热，湿热之邪瘀滞所致。

中医诊断：筋瘤；西医诊断：左小腿血栓性浅静脉炎。

治则：利湿清热，活血通络，芳香化浊。

处方：茵陈赤小豆汤加忍冬花 30 g，忍冬藤 24 g，炒地龙 12 g。水煎服，日 1 剂。

二诊：服 10 剂后，左小腿肿胀、疼痛、发热均明显减轻，但行走仍不利，小腿部仍有浅静脉炎。

处方：于 7 月 9 日又继服原方加鸡血藤 30 g。连服 20 余剂后，患肢肿消，行走尚好，已无疼痛，两下肢等粗，但内踝上皮色有色素瘀积现象，活动甚后左小腿仍有酸胀现象，但压陷性水肿不明显，于 1976 年 8 月 6 日以临床治愈出院。

按语：血栓性静脉炎是临床常见病，是由于静脉发炎，同时又有血栓形成，多发生于下肢，其发病多由外伤、感染、手术、产后等引起。中医学认为，下肢血栓性静脉炎多为湿热下注或寒湿侵袭，郁久化热，成脾虚湿盛，湿热瘀积下趋而致脉络阻塞。其症状除局部有变化外，往往伴有明显的全身症状，故应用茵陈赤小豆汤时，应酌加清热解毒之药如金银花、蒲公英等，并佐以活血通络之品如牛膝、地龙、忍冬藤等，以加强行瘀活血之力。总之，茵陈赤小豆汤以祛湿为主，使湿祛热无所附，热清而湿退，湿热退又利于瘀去而脉通，气血流畅而诸症消去。

3. 小腿丹毒

马某某，女，39 岁，工人。因“右腿红肿热痛 1 天”诊为“小腿丹毒”于 1975 年 4 月 24 日住院。

初诊：患者3个多月前曾有右小腿突然发热，红肿疼痛的病史，经治疗好转。自昨日起，右小腿又复红肿胀痛，略高出皮面，形如云片，色如涂丹，发热38 ℃，头痛、口干、食欲缺乏等。查体：右小腿内踝上肿胀，皮色光亮焮红，面积约10 cm × 15 cm，边缘不齐，抚之痛甚，按之有陷凹，腹股沟淋巴结肿大。化验：白细胞总数15.1 × 10^9/L，中性粒细胞比率83%，淋巴细胞比率17%。两脉洪数，舌质淡红苔薄黄。

辨证思路：此乃湿热之邪郁瘀肌肤，气血凝滞，经络不通所致。

中医诊断：丹毒。

处方：以茵陈赤小豆汤加金银花30 g，青蒿15 g，大青叶24 g，蒲公英30 g，竹叶9 g。水煎服，日1剂。

二诊：经服6剂后，体温降至正常，局部皮色变淡，肿胀渐消，皮肤开始有皱褶，但仍有游走性浅静脉炎的条索状改变。

处方：故宜上方加牛膝15 g，鸡血藤12 g，以加强行瘀活血之力。又服10剂后，局部肿胀消失，皮色恢复正常，但皮肤较粗糙，痊愈出院，共住院20天。

按语：小腿丹毒，亦叫“流火”“火丹”，是一种急性的局限性皮肤病，常因脚癣、溃疡及外伤而诱发，多发生于内踝上，发病来势急骤，局部症状与全身症状同时发生。中医学认为，此乃火邪侵袭，血分有湿热，郁于肌肤，故宜茵陈赤小豆汤加清热解毒之品，以利湿清热、疏通经络、行瘀活血。临床应用时，若热毒之邪盛，可与五神汤（金银花、云茯苓、车前子、紫花地丁、牛膝）合用，以清利血分之湿热，效果更好。

4. 湿热型血栓闭塞性脉管炎

于某某，男，53岁，干部。因“患血栓闭塞性脉管炎已数年，反复发作，因右脚麻木酸痛重、跛行，脚趾溃烂坏死10余天”于1979年2月13日住院。

初诊：查体示右足背动脉搏动消失，右脚末端色晦暗不泽，趾端瘦削，甲垢增厚，下肢皮肤粗糙脱屑，有散在的瘀斑及游走性浅静脉炎，小腿部粗肿，按之有明显的陷凹，右足四趾紫暗，末端溃烂坏死约2 cm × 2 cm溃面，前端有坏死黑痂，脓性分泌物较多；左小腿亦肿胀，身倦乏力。脉缓，苔黄腻。

辨证思路：此乃湿热之邪下注，瘀于经脉，阻塞不通，瘀久化热肉腐所致。

中医诊断：脱疽；西医诊断：血栓闭塞性脉管炎（湿热型、三期一级）。

治则：利湿清热，芳香化湿浊，行瘀滞。

处方：以茵陈赤小豆汤加金银花 30 g，蒲公英 30 g，大青叶 18 g。水煎服，日 1 剂。

配合使用抗生素。

二诊：治疗月余，诸症好转。

处方：去抗生素，继用茵陈赤小豆汤加减治疗 10 个月，局部肿胀消失，不痛，溃烂坏死局限，经清除术后，溃面逐渐缩小，上皮渐生，溃口结痂愈合，可以行走自如，能参加正常工作，以临床治愈于 1979 年 12 月 7 日出院。

按语：湿热型血栓闭塞性脉管炎是血栓闭塞性脉管炎的辨证分型之一，其主要症状为患肢怕热喜凉，小腿酸沉，胀重乏力，足背及小腿出现条索状肿块，踝上按之有陷凹，朝轻暮重，身倦、口渴不欲饮，脉数，苔黄腻。此例实质是除有中小动脉的血栓形成外，还有明显的静脉回流障碍。以此方利湿清热，芳香化湿浊，行瘀滞，可使气血流畅。因湿邪为病，缠绵难愈，故此例治疗达 10 个月方取效。此方被 1971 年全国中西医结合治疗血栓闭塞性脉管炎经验交流会选为湿热型血栓闭塞性脉管炎的首选之一。

【体会】

（1）茵陈赤小豆汤是济南市中医医院外科常用方剂之一，经多年来用于治疗湿邪及湿热下注所致的血栓性静脉炎、小腿丹毒、下肢溃疡、湿热型血栓闭塞性脉管炎、脚癣感染等疾病，临床效果是满意的，值得推广。

（2）中医学认为，湿为六淫之一，湿为阴邪，其性黏腻呆滞而重浊，其病多缠绵而难愈，病程较长，治疗比较困难，为历代医家所重视。茵陈赤小豆汤集各家之长，取其燥湿与渗湿、健脾与利湿、芳香以化独气，诸药合奏，力攘其湿，使湿热之邪得以清解，气血通畅，而诸症悉退。

（3）临床应用茵陈赤小豆汤时，不宜过多地加用活血药及滋腻之品，以免喧宾夺主。此方临床应用，一些比较难治的疾患可以久服，而未见有任何不良反应。如文中提及湿热型血栓闭塞性脉管炎病人，只要有“湿热”症状存在，就坚持应用近 10 个月，而无任何不良反应，最后取得良效。

（4）茵陈赤小豆汤虽用于临床多年，但由于条件限制，对其作用的原理今后应结合现代知识做进一步研究。

五 经验方

1. 茵陈赤小豆汤

组成：茵陈 21 g，赤小豆 18 g，生薏苡仁 30 g，炒苍术 9 g，黄柏 9 g，苦参 12 g，防己 9 g，泽泻 9 g，佩兰 9 g，白豆蔻 9 g，木通 6 g，生甘草 3 g。

功效：清热利湿，行血消肿。

主治：湿邪及湿热下注。

方解：方中以茵陈、苍术、黄柏、苦参燥湿清热，泽泻、防己、木通利水渗湿、清热、宜通血脉；生薏苡仁、赤小豆健脾利湿，行血消肿；佩兰、白豆蔻醒脾化湿、芳香化浊。诸药合用共奏清热利湿、芳香化浊、行血消肿之功效。

2. 四虫丸（经验方）

组成：蜈蚣、全蝎、土鳖、地龙各等分，共研细末，水泛为丸，如绿豆大小。

功效：解毒镇痉，通络止痛。

主治：闭塞性动脉硬化症早期、中期及溃后的恢复期。

方解：蜈蚣息风镇痉，通络止痛，攻毒散结；全蝎息风镇痉，通络止痛，攻毒散结；土鳖虫破血逐瘀，续筋接骨；地龙清热息风，舒筋活络。四药合用，共奏解毒镇痉、通络止痛之功。

3. 仙方活命饮

组成：金银花 18 g，防风 10 g，白芷 10 g，当归 12 g，陈皮 12 g，赤芍 12 g，浙贝母 12 g，天花粉 12 g，乳香 10 g，没药 10 g，穿山甲 10 g，皂角刺 10 g，生甘草 3 g。

功效：解毒消肿，活血止痛。

主治：肿疡初起，脑疽，发背，颈痈，乳腺肿疡。

方解：方中金银花性味甘寒，清热解毒疗疮，故重用为君。当归、赤芍、乳香、没药、陈皮行气活血通络，消肿止痛，共为臣药。疮疡初起，其邪多羁留于肌肤腠理之间，与白芷、防风相配，通滞散结，热毒外透；浙贝母、天花粉清热化痰散结，消未成之脓；穿山甲、皂角刺通行经络，透脓溃坚，可使脓成即溃，均为佐药。甘草清热解毒，并调和诸药。诸药合用，共奏清热解毒，消肿溃坚，活血止痛之功。

禁忌：溃疡形成，脓液已泄不宜再用；阴疽亦禁用。

4. 龙胆泻肝汤

组成：龙胆草 12 g，栀子 12 g，黄芩 10 g，柴胡 12 g，生地黄 12 g，木通 10 g，泽泻 10 g，车前子（布包）12 g，当归 12 g，生甘草 3 g。

功效：清泻肝胆实火，清利肝经湿热。

主治：耳鸣、耳聋，肋间神经痛，阴囊湿疹，阴囊肿胀，乳头炎。

方解：方中龙胆草大苦大寒，既能清利肝胆实火，又能清利肝经湿热，为君药。黄芩、栀子苦寒泻火，燥湿清热，共为臣药。泽泻、木通、车前子渗湿泄热，导热下行；实火所伤，损伤阴血，当归、生地黄养血滋阴，邪去而不伤阴血；共为佐药。柴胡疏畅肝经之气，引诸药归肝经；甘草调和诸药，共为佐使药。

禁忌：本方药物多苦寒，脾胃虚弱者不用，方中多清利之品，故津液不足或亏虚者慎用。

体会：临床只要符合肝胆实火及湿热下注之病机，且体质壮实者均可应用本方。可视病情配伍金银花、萆薢、生薏苡仁等。

5. 益气托毒汤（经验方）

组成：生黄芪 24 g，金银花 24 g，当归 12 g，赤芍 12 g，党参 12 g，蒲公英 18 g，生甘草 10 g。

功效：扶正祛邪，托毒外出。

主治：脑疽溃后或已成脓，不能排脓外出者；化脓性乳腺炎溃后久不收口，或体虚不能托毒外出者；各种褥疮及久不收口的溃疡。

方解：黄芪益气固表、托毒排脓，为君药；金银花、蒲公英清热解毒，消肿止痛；当归补血活血，赤芍散瘀止痛，党参益气健脾，甘草调和诸药，补益气血，扶正祛邪，托毒外出。

禁忌：感染的急性期，血象、体温均较高者不宜用此方，以免“闭门留寇”之误。

体会：本方用于肿疡，旨在扶正祛邪、托毒外出，用于身体虚弱，正不胜邪，以溃疡久不收口为辨证要点，肿疡初起，热毒炽盛禁用。

（整理者：孙　波）

朱惠芳

一 医家简介

朱惠芳，男，1934年8月生，山东省蓬莱市人。朱惠芳1948年参军入伍，历任卫生员、医助、军医。1958年转业到刚刚成立的文登整骨医院，师从骨伤科名医孙竹庭，学习并整理其医疗经验，是文登整骨医院的主要创始人之一。1960年在职入学河南正骨学院专科。1973—1974年在上海第一医学院附属中山医院骨科、华山医院手外科学习。1985—1994年任文登整骨医院院长，曾荣获“全国优秀院长”“全国卫生精神文明先进工作者”“山东省劳动模范”“山东省卫生先进工作者”“山东省文明市民”“威海市十佳市民”等称号。曾当选为烟台市人大代表、威海市人大代表、山东省人大代表、中国共产党山东省第五届党代表。曾任中华中医药学会第三届理事会理事，中华中医药学会骨伤分会第一、二届委员，《中国骨伤》《中医骨伤科》《中医正骨》杂志编委。山东省有突出贡献的名老中医药专家，第二、三届全国老中医药专家学术继承指导老师，2006年获得中华中医药学会“中医药传承特别贡献奖”，享受国务院政府特殊津贴。共获得省级科学技术进步奖8项。主编专著2部，《整骨手册》由山东科学技术出版社出版，《合理用药问答》由人民卫生出版社出版。发表论文30余篇。

朱惠芳主任医师从事中医骨伤科临床工作50年，在继承传统中医骨伤科手法复位小夹板固定治疗四肢骨折的基础上，综合中西医两种方法治疗骨折的长处，采用中药三期分治、“文登整骨十二法”、闭合复位经皮穿针等微创技术治疗四肢骨与关节损伤，大大提高了临床疗效，产生了良好的社会效益和经济效益。

朱惠芳任院长期间，除坚持每日接诊病人，每周至少上一次手术台外，把主要精力放在了医院发展上，脚踏实地，励精图治，锐意进取。在专科建设上与时俱进，将大骨科各专业进一步分化成四肢创伤、创伤整复、脊柱外科、关节外科、显微外科、小儿骨科、骨病科、筋伤康复科等专业，促进了中医骨伤科的现代化。他重视人才培养，大兴科研之风，使医院的医、教、研水平登上了一个新台阶，医院年门诊量由1985年的14万人次增加到1994年的24万人次，年住院病人由1985年的4 000人次增加到1994年的6 000人次，创全国专科医院记录。医院每年拿出纯收入的6%作为科研经费，选派业务技术骨干外出进修学习，支持在职职工开展科研活动，使医院的科研成果跃入全国同行业前列。经过10年拼搏，他带领一班人建成了全国骨伤专科医疗中心，使文登整骨医院成为饮誉海内外的著名骨伤专科医院。

二 成长之路

1948年10月，三大战役前夕，在毛泽东主席“打过长江去，解放全中国”的号召下，年仅14岁的初中一年级学生朱惠芳毅然穿上军装，成为人民解放军的一名小兵。入伍后，由于有一定的文化基础，朱惠芳通过了选拔考试，经过9个月的全面培训，他初步掌握了生理、病理、解剖、药理、创伤救护等基本医学知识，被分配到连队任卫生员。由于工作努力、成绩突出，他又被选送学习，之后升任“医助”“军医”。任军医期间，其文化水平进一步提高，吸收掌握医学知识的能力进一步增强。由于废寝忘食地刻苦工作学习，朱惠芳不幸染上肺结核，不得不中断鞍马劳顿的军旅生涯，转业到地方。脱下军装的朱惠芳服从组织安排，转业到整骨医院，师从祖传整骨名中医孙竹庭老先生，学习整理其临床经验。

朱惠芳每日认真地跟随老师检查治疗骨伤患者，虚心学习，白天从事诊疗工作，夜间读书，撰写学习心得，认真地记下孙师的一招一方。对于疑难复杂的病人，朱惠芳结合孙师的经验与书籍的记载，分析成败的原因，日积月累，获得了较全面的临床知识。

在老师口传手授的基础上，朱惠芳深刻认识到学好手法的重要性，反复揣摩整骨手法，为其后来熟练的手法技术创造了条件，打下了良好的基础。孙师强调手法与固定为骨折治疗之首务，应素知其体相，识其部位，要心明手巧，虽在肉里，手触于外，自悉其情，全赖功夫；强调手法的辨证，通过触摸台阶感、稳定感、骨端摩擦感，以了解骨折的基本情况、骨折的类型、骨折的移位情况、骨折复位的程度；其对髋、肩、肘关节脱位复位技术颇多独到经验；骨折治疗重视功能锻炼，强调肢体功能恢复是治疗目的。这些学术思想至今仍不失为骨折治疗所必须遵循的原则。

药物是治疗骨伤疾病不可或缺的重要手段。孙师有十几个祖传验方，朱惠芳在系统学习中药学的基础上，将这些验方整理出来，分期应用于跌打损伤的初、中、后期，取得了显著的疗效。在应用孙师祖传验方的基础上，朱惠芳不断对其进行改进，1960 年，孙师祖传验方“接骨药”的主要成分虎骨来源匮乏，朱惠芳进行了反复的临床试验，先后用狗骨、鸡爪骨等替代虎骨，经过双盲对照试验，结论是以鸡爪骨替代虎骨可以取得近似的疗效。当时每斤虎骨 164 元，相当昂贵，用鸡爪骨替代虎骨后，每付接骨药的价钱由 1.5 元降为 0.5 元。朱惠芳对孙师的其他祖传验方进行了类似的改进，并制成了院内中成药制剂，使患者服用更加方便。

经过两年的刻苦学习，1960 年底，朱惠芳整理撰写了《孙氏整骨》草稿，6 万余字，系统总结阐述了孙竹庭老中医的整骨经验。1964 年，他在《山东医刊》撰文介绍了孙氏整骨经验。

由于表现优秀，才干突出，1960 年底，朱惠芳被单位推荐去河南正骨学院学习。他抓住这一宝贵的学习机会，全面学习了解剖学、生理学、病理学、药理学、中药方剂学、骨科学等中西医课程，以优异成绩获得专科文凭。

经过实践—理论—再实践—再理论……这样一个螺旋式上升的符合辩证法的过程，朱惠芳骨伤科学术思想初步形成了。

1968 年，朱惠芳开展了肱骨外髁翻转骨折手法复位、闭合穿针内固定。翻转型肱骨外髁骨折的治疗，经过了手法复位失败—切开复位—手法复位成功的过程。开始时对翻转移位肱骨外髁骨折手法复不上位，不得不采取切开复位的方法，从手术中弄清骨折移位的解剖病理改变，以及复不上位的原因。他认识到肱骨外髁骨折后，由于前臂伸肌群的强力牵拉，使骨折发生 2 个或 3 个轴的旋转移位，有 2 个移位方向，向前翻转移位，即骨折块沿矢状轴向外翻，外上髁端转向外上方，滑车转向外下方。向后翻转移位，肱骨外髁后外侧移向内下方，滑车端由内下方移位到外上方偏前方，形成骨折块沿矢状轴的逆时针方向旋转，再沿轴纵顺时针方向旋转。有了切开复位的感性认识，再采取闭合复位旋转推挤手法，98% 的患者得到满意复位。

1972 年，朱惠芳开展了股四头肌替代术、先天性髋脱位切开复位术、脊柱结核病灶清除术等新技术。

1973—1974 年，朱惠芳去上海第一医学院附属中山医院骨科、华山医院手外科学习，技术水平进一步提高。

1975 年，朱惠芳对踝关节骨折、尺桡骨干骨折等手法复位小夹板固定失败的病例采取闭合穿针的方法固定。

这一历史时期，朱惠芳在特殊的环境中，克服重重困难，丰富和发展了中医骨伤科理论和技术。

1976 年 8 月，医院收治唐山大地震伤员 33 人，全部治愈，河北省委赠送锦旗致谢。时值“文革”后期，医院科研活动活跃，朱惠芳参与研制了接骨 1 号、健骨片、复方狗骨针等，收到了可喜的临床疗效。

1977 年，朱惠芳成功开展了断指、断肢再植和异体半关节移植术，参与研制成功平衡牵引固定器治疗股骨干骨折，使一般病人在 1 周内即可扶拐下地活动，把病人从牵引架上解放出来，使骨折平均提前 7 天愈合。

1979 年，朱惠芳升任骨科主任，先后出席了在北京召开的全国中西医结合治疗骨折学术会议和在贵阳召开的全国中草药促进骨折愈合会议，学术水平进一步提高。是年，他成功开展了股骨下段骨肿瘤的瘤段切除同种异体半膝关节移植术。

1980 年，朱惠芳成功完成了人工全髋关节置换 3 例；断肢再植 4 例 14 指，成功率 93%。是年，朱惠芳主编的《整骨手册》由山东科学技术出版社出版。

1983 年 5 月，朱惠芳参加了在上海召开的全国显微外科会议。是年，他研制的中成药“伸筋丹”获山东省中医药管理局科研奖。

这一历史时期，朱惠芳巩固提高了中医手法复位小夹板外固定的骨折治疗技术，将孙氏整骨的整骨八法发展为十法，创造了骨折的手法复位经皮穿针内固定术，初步开展了骨折的切开复位内固定术以及矫形外科、显微外科、关节外科、脊柱外科手术，完成了传统中医骨伤科医生向中西医结合骨伤科医生的转变，在山东省享有很高的声誉，在全国也拥有了一定的学术地位。

1985 年 4 月，朱惠芳被聘为全国骨伤科学会委员；5 月，他被任命为文登整骨医院院长，同月，被光明中医函授大学骨伤学院山东分院聘为副院长。

1987 年 3 月，朱惠芳出席了在山西太原召开的全国中医专科工作经验交流会，在会上做了“立足中医优势，发展专科医院”的发言。其参与研究的科研成果“SW-1 型平衡牵引固定器治疗不稳定性胫腓骨干骨折的研究”获山东省科学技术进步奖二等奖。是年，其主编的《整骨手册》第3次印刷发行。

1990年4月，文登整骨医院新病房楼投入使用，设四肢创伤、创伤整复、显微外科等专业科室，医院的专科建设初具规模。国家中医药管理局领导来院检查工作，鼓励医院走科技兴院和医教研综合体的路子。7月1日，国家中医药管理局委托文登整骨医院举办县级中医院骨伤科医师提高班。7月23日，山东省卫生厅来医院录制“发挥专科特长”资料，在华东地区卫生厅、局长座谈会上宣传使用。7月27日，朱惠芳被评为威海市“优秀共产党员”。7月30日，文登整骨医院的事迹被选登在亚运会画报上对外宣传。9月，医院的“充气式弹性脊柱牵引固定器治疗胸腰椎骨折”“平衡牵引固定架治疗股骨干骨折”“钳持端提回旋手法复位经皮逆行穿针内固定治疗锁骨骨折”“尺骨鹰嘴固定器治疗尺骨鹰嘴骨折”等四项科研成果被国家中医药管理局在北京主办的中国医药文化博览会选为参展内容。

1991年1月，朱惠芳被评为威海市第二批“专业技术拔尖人才”。2月，山东省中医药管理局将文登整骨医院定为山东省中医院骨伤科医师进修基地。3月，朱惠芳被评为文登市（现文登区）优秀共产党员、威海市优秀共产党员。6月，医院被山东中医学院（现山东中医药大学）确定为教学医院。11月，医院成立脊柱脊髓病区，专科建设更加全面。

1992年1月，医院被评为“1991年度省级文明单位”，朱惠芳被授予“山东省劳动模范”称号。6月，朱惠芳被选为山东省党代表。同月，时任国家中医药管理局的田景福副局长来院视察，为医院题词“发挥中医专科优势，造福人民”。同月，医院获“山东省卫生系统先进集体”称号。7月《威海日报》以整版篇幅刊登《唤回活力与青春——文登整骨医院纪实》，报道了整骨医院的事迹。8月，《中国中医药报》刊登了其副社长王华章的文章，题为《以特色求发展，以疗效促效益——文登市整骨医院跨上新台阶》。9月，医院成立小儿骨科、筋伤康复科，专科建设进一步完善。10月，国务院批准朱惠芳享受政府特殊津贴。同月，朱惠芳赴俄罗斯进行工作访问及临床示范。

1993年1月，朱惠芳晋升主任医师。2月，国家中医药管理局确定文登整骨医院为“全国中医骨伤医疗中心建设单位”。3月，朱惠芳当选为山东中医学会骨伤专业委员会副主任委员。4月，解斌、朱惠芳主编的《合理用药问答》由人民卫生出版社出版。同月，朱惠芳当选为山东省人大代表，出席山东省第八届人民代表大会。同月，医院成立髋关节科，专科建设更加完善。7 月，朱惠芳等人的科研成果“中药水蛭汤防治微血管术后血管危象的应用研究”“钳持端提回旋手法复位经皮逆行穿针内固定治疗锁骨骨折”通过省级鉴定。同月，朱惠芳参加了国家卫生部组织的全国优秀院长赴美培训团。10 月，医院被山东省精神文明建设委员会评为“山东省文明单位”，同月，医院被评为山东省“三项康复工作先进单位”。

1994 年 10 月，朱惠芳参与研究的科研成果“钳持端提回旋手法复位经皮逆行穿针内固定治疗锁骨骨折”“中药水蛭汤防治微血管术后血管危象的应用研究”分别获得山东省科学技术进步奖二、三等奖，并于同年 12 月双双获得国家中医药科学技术进步奖二等奖。

这一历史时期，值得浓墨重彩大书特书的是朱惠芳杰出的领导艺术。朱惠芳任院长期间，除坚持每日接诊病人，每周至少上一次手术台外，把主要精力放在了医院发展上，脚踏实地，励精图治，锐意进取。选派业务技术骨干外出进修学习，支持在职职工开展科研活动，使医院的科研成果跃入全国同行业前列。经过 10 年拼搏，他带领一班人建成了全国骨伤专科医疗中心，使文登整骨医院成为饮誉海内外的著名骨伤专科医院。

早在任院长期间，朱惠芳就毫无保留地把自己腹中所学传授给年轻医生，希望他们发扬光大中医骨伤科学术思想。谭远超、黄相杰、杨茂清等人就是他的得意门生。他们进一步发扬光大了朱老的学术思想，在脊柱、关节、创伤整复等领域做出了突出贡献，均是国务院政府特殊津贴获得者，使文登整骨医院蒸蒸日上，达到了更高的层次。从这些学生的成就，可以进一步佐证朱老的学术造诣。

正是这些得意门生以及众多优秀的文登整骨人，继承了朱老的临床经验，并和他一起，肇始、丰富和发展了朱惠芳学术思想。可以说，朱惠芳学术思想也就是文登整骨学术思想，朱惠芳为文登整骨医院的发展做出了巨大贡献，同样，文登整骨医院也把朱惠芳从一个普通卫生员打造成了一代骨伤科名医。

在 20 世纪 50 ~ 60 年代，骨科书籍不多，朱惠芳想方设法买到了中医《仙授理伤续断秘方》《医宗金鉴·正骨心法要旨》《肘后备急方》《伤科补要》《伤科大成》《正体类要》《血证论》，西医朱通伯译《骨折疗法》、过邦辅译《骨与关节损伤》、范国声《临床骨科学》等书籍潜心研读。在这些专业书籍中，朱惠芳有的精读，甚至达到背诵的程度，比如《医宗金鉴·正骨心法要旨》等；有的则泛读，如《肘后备急方》《伤科补要》《伤科大成》《正体类要》《血证论》等。如此精读、泛读结合，进一步丰富了自己的骨伤科理论知识。

这一时期，由于病人多，医生少，工作非常累，到了晚上已是疲惫不堪，朱惠芳是以古人“头悬梁、锥刺股”的精神去读书的。朱惠芳认为学习的成功，不只是智慧，重要在于坚持、耐久，永不满足。朱老每次外出，都必到书店，以能购买到几本新书为快事。他常讲鲁迅先生的名言“时间就像海绵里的水，只要愿挤，总还是有的”。不管工作怎样忙，他几乎每天都挤出一些时间，坚持阅读前人的、今人的医学著作和有关的杂志，几十年如一日，养成了一种习惯。

老骥伏枥，志在千里，烈士暮年，壮心不已。朱老从医50余载，从军队卫生员成长为名扬全国的中医骨伤科专家，走过的是一条刻苦学习、孜孜追求、博览群书、广采众长的奋斗之路，“古人学问无遗力，少壮工夫老始成”。抚今追昔，朱老寄语后学：书山有路勤为径，学海无涯苦作舟。继承和发扬祖国医药学，走中医骨伤科学现代化道路，更好地为人类健康服务！

三 学术思想

1. 厘清现代骨伤科学的定义

中医骨伤科是祖国医学的重要组成部分，是在中医整体观念和辨证论治理论指导下，研究防治人体皮肉筋骨、脏腑经络损伤疾患的一门学科，它既有悠久的历史和丰富的经验积累，又随着现代科学的发展而不断衍化发展。朱老认为作为一门临床学科，传统中医骨伤科学的主要内容包括整骨学、筋伤学、骨病学等，随着现代科学的发展，它又细分为四肢创伤、创伤整复、脊柱脊髓科、骨关节科、显微骨科、小儿骨科、筋伤康复等专业，是祖国医学中与现代医学结合最紧密的一门学科。现代中医骨伤科学其实就是中西医结合骨伤科学。具有文登特色的中医骨伤科学属于现代中西医结合骨伤科学的范畴，凝聚了几代整骨人的不懈努力。

2. 优化整骨手法，展开中西医结合骨伤治疗

手法是医者用指、掌、腕、臂的劲力结合身功或辅以器械随证运用各种技巧，作用于筋骨，以及通过经络、穴位由表入里，从而达到整复疗伤、祛病强身效果

的一种治疗方法。它是中医骨伤科的精华，是前辈们数千年经验的积累。但手法并非一成不变，法无定法，一切以骨折复位为目的。朱惠芳将孙氏“整骨八法”发展为“整骨十法”，后又将朱氏“整骨十法”发展为“整骨十二法”，使各种骨折的闭合复位成功率大大提高。传统中医手法复位外固定有固定效果不可靠的缺点，现代医学切开复位内固定有创伤痛苦大、治疗费用高、并发症后遗症多等缺点，文登整骨结合中西医的优点，采用手法闭合复位经皮穿针内固定治疗四肢骨与关节损伤，提高了临床治愈率，且并发症少，功能恢复好，充分发挥了中医“动静结合”治疗骨伤的优点。

手术不是西医的专利，中医也开刀。据《韩非子》记载，早在公元前16世纪—公元前1066年的商代，古人“以刀刺骨”，说明“刀”已经作为骨伤疾患的手术工具了。此后，春秋战国扁鹊“剖胸探心”、西汉医家华佗使用麻沸散作为麻醉剂开展“死骨剔除术”、东汉关云长被“刮骨疗毒”、唐代蔺道人以快刀“取开”复位骨折等，说明手术治疗是我国历代骨伤科的重要治疗手段之一。把“手术”归属为西医、一提手术就认为是“西化”的观点是极其错误的，不利于中医骨伤科学的现代化。从某种意义上说，手术是手法的延伸，手法有闭合的手法，也有切开的手法，手术就是切开的手法。

3. 大胆采用微创手术技术，促进中医骨伤现代化

随着人类社会的进步，现代交通、高层建筑业的发展，农业机械化程度的提高，车祸伤、压砸伤、坠落伤、机器损伤……多发骨与关节损伤越来越多，骨伤科的疾病谱发生了重大变化，单纯手法复位夹板外固定已很难适应临床需要，骨伤的诊断和治疗出现了新的机遇和挑战。适应社会发展的需要，走出中医不开刀的误区，大胆采用微创手术技术，是中医骨伤科现代化的重要标志之一。

晚近，朱老对现代骨科在计算机导航系统辅助下经皮或小切口置入内固定物治疗肢体各部位骨折褒奖有加，认为计算机导航较之电视X线机更进一步降低了对人体的辐射损伤，具有明显的优越性。

朱老说，中医学是一门科学，而创新是科学的灵魂。固守传统中医疗法不变更，绝对不是科学。中医骨伤科学是一个开放系统，必须在临床实践、研究、探索中不断得到发展和完善。中医骨伤科工作者应当尊师不泥古，创新不离宗，既要跟上现代科学的步伐，又不能丧失中医特色，既不能“左”，也不能“右”。

在当代社会中，值得注意的是背离中医特色，开刀过度，滥用昂贵的内固定材料，盲目追求经济效益的错误行为。朱老鼓励我们，作为现代中医骨伤科工作者，要衷中参西，以中医为本，站在现代科学的平台上，整合现代科技要素，提高整骨疗伤水平。

四 临证经验

1. 钳持端提回旋手法复位经皮穿针内固定治疗锁骨骨折

锁骨骨折是临床常见的损伤之一，约占全身骨折的 6.8%。其好发于中 1/3 段，治疗上目前常用的外固定方法如单“∞”字绷带固定法、双圈固定法、胶布加“∞”字绷带固定法等，因难以掌握固定的松紧度，很难维持对骨折端的恒定压力，往往整复固定后，开始尚有一定的维持作用，但几经起卧活动使绷带松动或挤成一股绳时即失去固定作用，最后还是在重叠旋转位中畸形愈合。这不仅影响美观，而且因锁骨短缩和锁骨旋转轴的改变，必然影响肩关节的正常功能。日久，肩锁关节和胸锁关节在非解剖位置上磨损，关节增生、软组织损伤、创伤性关节炎等并发症在所难免。再者，因这种长期强迫姿势的外固定较痛苦，使病人往往在固定的中途而自行解除，势必造成畸形不愈合。

手术治疗虽然可获得解剖对位和牢固的内固定，但切开复位不仅切口瘢痕影响美观，而且由于软组织及骨膜损伤大，势必影响骨折愈合，增加了创伤性无菌性炎症的发生率。

端提回旋复位经皮逆行穿针内固定法是在上述疗法的基础上提出的，扬长避短。本法不仅具有穿针内固定法所具有的：①钢针能可靠地对抗各方面再移位的应力，减少了折端剪力，从而保证了骨折在正常位置上愈合；②能早期进行功能锻炼，加速骨折愈合速度，有效地防止肩周炎的发生。且操作简便，安全可靠，创伤小，痛苦少，疗效好。尤其是对粉碎性骨折的治疗具有更明显的优越性。通过尸体解剖及手术中了解到，粉碎性骨折的较大的骨片都与骨膜及周围软组织相连。骨端提钳夹持锁骨远段沿锁骨的纵轴向外牵拉时，一般均可归回原位。比切开复位，用钢丝或缝线捆绑碎骨片容易得多。

无论何种骨折，治疗的最终目的是要恢复其功能及正常解剖形态。过去只是认为锁骨是连接肩胸的桥梁，骨折后畸形愈合对肩部功能影响不大，现在看来这种认识是肤浅的、缺乏科学性的。通过对肩部功能解剖及锁骨生物力学分析，发现锁骨不仅是连接肩胛骨与躯干的桥梁，而且是人体重要承载之一，在肩关节活动中起着十分重要的作用。若锁骨成角 10°、重叠移位 1 cm 者，除幼儿通过塑造能自行矫正外，成人将遗留永久性畸形。这不但造成锁骨缩短，也改变了锁骨本身的旋转轴，使肩锁、胸锁关节面上受力分布发生改变，产生过大的局部应力，造成关节软骨损伤，最终导致创伤性关节炎。我们曾对 200 余例锁骨骨折畸形愈合的病人进行长期随访，发现有 30% 的从事体力劳动者 5 年内出现不同程度的肩部功能障碍，如肩锁关节处疼痛、胸锁关节锁骨端高起、压痛、肩关节外展受限、患侧侧卧局部疼痛不适及继发肩关节周围炎等。有鉴于此，我们认为对锁骨骨折的治疗，亦必须力求良好的对位，并维持使其在解剖对位下愈合。这不仅是为了美观，更重要的是为了恢复其功能。实践证明采用本法可以达到这一目的。

2. 手法复位经皮弓形钉内固定治疗肱骨外科颈骨折

肱骨外科颈位于肱骨解剖颈下 2 ~ 3 cm，相当于大、小结节下缘与肱骨干的交界处，又是松质骨和密质骨交界处，易发生骨折。成人肱骨外科颈骨折内收型多有关节囊或肱二头肌腱等软组织夹在中间，阻碍复位；青少年，肱骨颈部为肱骨上端的骨骺板，容易发生骨骺分离，几乎都属内收型，若有软组织夹在断端间，则难以复位。而斜型骨折，虽经手法复位可以成功，但因骨折断端缺乏支点，难以维持复位，多再次移位造成治疗不理想或失败，故临床将肱骨外科颈内收型骨折及斜形骨折称为不稳定型骨折，列为手术适应证。但不稳定型肱骨外科颈骨折用手术治疗，常需切断三角肌，切开关节囊，剥离骨折断端周围软组织与骨膜，必将造成新的创伤并影响局部血液供应，成人及老年人可能引起骨折迟延愈合，青少年、儿童则可能因骨骺损伤日久引起骨骼发育异常，并因局部粘连继发肩关节僵直等手术后遗症。

闭合复位经皮弓形钉内固定治疗肱骨外科颈骨折，操作过程中弓形钉比直形钢针更容易穿过骨折线达骨折近端，手术操作简单；闭合复位可以减少软组织损伤及过多剥离两骨折端的骨膜，使两骨折端能得到充足的血供及营养物质的吸收，有利于骨折愈合，外加铁丝托固定肩关节，这样可增加骨折端的稳定性，防止产生骨不连现象，肘关节及前臂未固定处可早期活动，有利于骨折愈合，一个月拆除铁丝托，仍有克氏针作内固定，故可做肩关节小范围功能锻炼，防止关节粘连，2个月左右经X线摄片，见骨折端愈合，从皮外直接拔除克氏针，既简单又方便，减少了病人痛苦及经济负担。

3. 闭合复位经皮穿针内固定治疗肱骨髁上骨折

肱骨髁上骨折是正在发育的骨骼中最常见的肘部损伤，占此部位损伤的50%～60%，伸直型骨折常见，约占肱骨髁上骨折的96%。GartLand将伸直型肱骨髁上骨折分为3型。①Ⅰ型：骨折断端无移位；②Ⅱ型：骨折向前成角，后侧皮质仍连续；③Ⅲ型：骨折断端完全移位。我们主要对GartLand Ⅱ、Ⅲ型给予穿针治疗。由于肱骨的解剖特点，肱骨髁上骨折多发生于鹰嘴窝和冠突窝之间的肱骨远端组织薄弱之处，骨质较薄，复位后维持位置较困难。

儿童肱骨髁上骨折的治疗主要是及时准确复位，合理固定，恢复肘关节屈伸功能，预防并发症，特别是肘内翻和缺血性挛缩。关于肘内翻的发病机制，已趋向于远侧骨折端整复后即有尺偏或尺侧倾斜成角的一次发生学说。因此，在治疗中特别注意尺偏倾斜的纠正及穿固定针后骨折的稳定性，特别强调须有1枚克氏针进入对侧皮质，穿针力求一次成功，避免反复拔出打入。对于缺血性肌挛缩，主要是由于血管损伤，组织肿胀或多次整复，骨折处肿胀较重，导致前臂缺血性坏死。在治疗中强调尽量一次复位成功，避免多次粗暴复位，术后根据病情应用消肿止痛药。对于肘关节功能恢复，强调根据患儿年龄，术后2～3周检查肘部有无压痛及X线片情况，一般3～4周拔克氏针，行肘关节功能锻炼。以往整复后采用石膏托固定，发现骨折常发生再次移位，需再次整复，从而加重肢体肿胀，增加病人痛苦，病程延长，易造成关节强直。采用闭合整复肘关节外侧经皮穿针内固定，既避免了肘内侧穿针损伤尺神经的危险，又使肱骨髁上骨折有良好的稳定性，且具有创伤小、手术时间短、操作简单、并发症少的优点。

4. 闭合复位钢针空心钉联合固定治疗三踝骨折

踝关节骨折属关节内骨折，治疗中应使骨折解剖复位，可靠固定，如关节面对位不良，踝穴增宽或变窄都会引起负重疼痛，关节不稳、松动或运动受限，日久发生创伤性关节炎。对于踝关节骨折脱位的治疗以往诸多学者皆以内踝为中心，忽视外踝的重要性，在治疗中把内踝的复位固定视为重点，强调恢复内踝与距骨的解剖关系，恢复距骨与胫骨远端关节面的关系，而忽视了外踝与距骨的关系。朱老经过长期临床观察认为，外踝骨折的治疗是踝关节骨折损伤的关键。因此在整复及固定时遵循以下原则：① 先整复外踝骨折并以 1 枚钢针髓内固定，再以 1 枚空心钉固定下胫腓联合，奠定踝穴稳定的基础。② 外踝复位后，向内侧推挤距骨复位，再复位内踝骨折，以空心钉和钢针联合固定，恢复踝穴和距骨的解剖关系。③ 三踝骨折使踝穴破坏、距骨脱位及相关韧带损伤。恢复踝穴的稳定性，是保证距骨复位的稳定性及损伤韧带修复的基础。

5. 闭合复位弓形钉内固定治疗儿童股骨干骨折

儿童骨折的特点是愈合快，塑型能力强，故以保守治疗为主，治疗原则是以简单的方法达到并维持骨的正常排列。儿童股骨干骨折治疗方法众多，其中目前使用较为普遍的方法是早期牵引治疗，后期骨折相对稳定后去牵引应用夹板外固定，但此法存在着患儿卧床时间长，较难护理，且易出现皮肤并发症、维持位置难的弊病，骨折也难以达到解剖复位。单纯夹板外固定不能有效地维持复位，易致骨折再移位。而切开复位创伤大，费用高，儿童不宜采用。近年来，我们普遍采用弓形钉内固定结合外固定治疗儿童股骨干骨折，本法符合“动静结合”的骨折治疗原则，方法简便，痛苦小，复位好，固定可靠，临床上管理容易，能早期进行功能锻炼而不易发生再移位，住院时间缩短，对骨骺的影响小。

五 典型医案

1. 钳持端提回旋手法复位经皮穿针内固定治疗锁骨骨折

患者，男，54 岁。山东烟台人。2006 年 5 月 8 日初诊。

主诉：摔伤左肩肿痛、活动受限 2 小时。

现病史：患者 2 小时前骑摩托车摔伤左肩部，当即肿痛、活动受限，未处理急来诊。患者伤后无昏迷呕吐，无胸腹痛，无寒热，纳眠可，二便调。

既往史：无特殊。

其他情况：无特殊。

体格检查：T 36.5 ℃，P 80 次 / 分，R18 次 / 分，BP 130/90 mmHg。一般情况

可，左肩部肿胀、畸形、压痛（+），可触及骨擦感及异常活动，左桡动脉搏动好，左手指活动及血运好，其余肢体正常。

舌诊：舌淡苔薄白。脉诊：脉弦。

辅助检查：X线片示左锁骨粉碎骨折。

中医诊断：左锁骨粉碎骨折（气滞血瘀）；西医诊断：左锁骨粉碎骨折。

治疗：

（1）中药辨证论治：

治则：活血化瘀，消肿止痛。

方药：口服消肿止痛胶囊（本院院内制剂），每次6粒，每日3次。

（2）手法（手术）治疗（住院）：

①围手术期处理：术前查血尿常规、凝血试验、肝功能、心电图等，排除手术禁忌，术后拍X线片、换药、酌情使用抗生素、出院前拍X线片、带接骨药（口服，每次6 g，每日1次）。

②操作要点：臂丛神经阻滞麻醉；患者坐位，常规消毒铺巾，无菌操作；以锁骨钳（本院自制）夹持锁骨远折端，端提回旋至近折端前上方，经皮可扪及远折端断面，以直径2.5 mm钢针经皮刺入断面髓腔，锤击针尾证实钢针在骨髓腔内并前进少许，改用骨钻将钢针顺髓腔方向钻入，于锁骨外端突破骨皮质穿出皮外约数厘米，将钢针针尖剪成钝面，针尾剪成锐利面，用骨钻在皮外将钢针向外退出直至锐利面与远折端断面平齐。术者一手握持锁骨钳控制远折端，一手五指捏持近折端，两手对抗牵引回旋，使骨折复位；一助手将钢针顺髓腔方向敲击直至钢针在锁骨内端突破骨皮质。手提X线机透视证实骨折复位满意，钢针在骨髓腔内预定位置；钢针尾端折弯剪短埋于皮下，针孔无菌包扎；腕颈带悬吊患肢于屈肘90º位。术毕。

二诊时间：2006年6月8日。处理要点：①查体示局部无肿胀、无压痛，无纵向叩击痛，无异常活动。②拍X线片示骨折对位好，骨痂近中量，内有钢针固定。③去除外固定，指导功能锻炼。④口服接骨药每次6 g，每日1次。⑤1个月后复诊。

按语：①根据X线片显示髓腔粗细而选择直径2 ~ 2.5 mm克氏针，过粗进针困难，过细抗应力差，易成角及旋转移位。②钢针刺入皮肤时，应严格控制其深度，防止发生意外。选定髓腔时，应用针在骨折端滑触法，如果针尖触及髓腔的周壁均有阻力时，方可进行。进针深度以超过骨折线 3 ~ 4 cm 并进入骨皮质为宜。过浅固定不牢，过深穿破骨皮质时易损伤其他组织。③在操作中应防止端提钳夹持过深，以免误伤锁骨下的重要神经和血管，一般夹持锁骨前后缘上下径的 1/2 ~ 2/3 为宜。④手法理顺碎骨片时不要用力按压，以免损伤骨膜及其周围的软组织。⑥使用本法的有关问题：首先应严格掌握适应证。凡新鲜的锁骨骨折，只要皮肤完好，均是本法的适应证。实施闭合穿针之前，一般不需要特殊准备，但对多发骨折及有颅脑、胸腹外伤史的患者，应详细检查以防漏诊。对于伤后超过 2 周的锁骨骨折，用此法要慎重，因锁骨处血运丰富，骨痂新生快，2 周时折端瘢痕粘连已有骨痂形成，远折端不易提起，会造成手法复位和穿针的困难。所以对锁骨骨折应及时采用本法处理，而且处理得越早越好。术后，为了防止肩周炎的发生（尤其对老年患者），要加强功能锻炼。但内固定钢针不能去得过早。

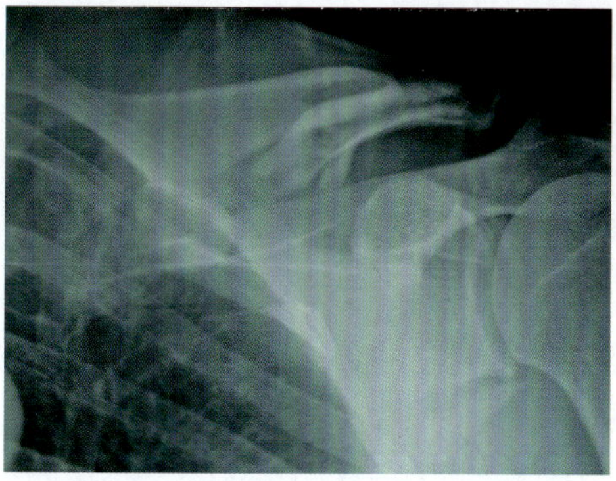

术前 X 线片

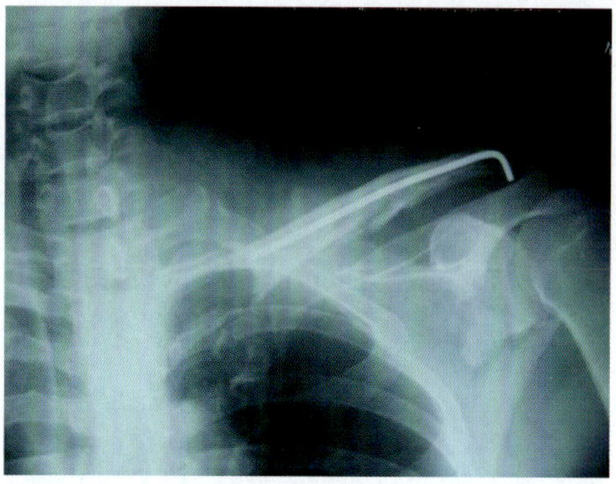

术后 X 线片

2. 手法复位经皮弓形钉内固定治疗肱骨外科颈骨折

患者，女，84 岁，农民。2006 年 4 月 25 日初诊。

主诉：跌伤左肩部肿痛、活动受限 3 小时。

现病史：患者于 3 小时前跌伤左肩部，当即肿痛，活动受限，未处理急来诊。患者受伤以来，无寒热，纳眠可，二便调。

既往史：无特殊。

其他情况：无特殊。

体格检查：T 36.7 ℃，P 84 次 / 分，R 20 次 / 分，BP 130/80 mmHg。一般情况可，左肩部重度肿胀，有瘀斑，压痛（+），可触及骨擦感及异常活动，桡动脉搏动好，手指活动及血运好。其余肢体正常。

舌诊：舌淡苔薄白。脉诊：脉弦。

辅助检查：X 线片示左肱骨外科颈骨折，向前成角 10°。

中医诊断：左肱骨外科颈骨折（气滞血瘀）；西医诊断：左肱骨外科颈骨折。

治疗：

（1）中药辨证论治：

治则：活血化瘀，消肿止痛。

方药：口服消肿止痛胶囊（本院院内制剂），每次 6 粒，每日 3 次。

（2）手法（手术）治疗（住院）：

①围手术期处理：术前查血尿常规、凝血试验、肝功能、心电图等，排除手术禁忌，术后拍 X 线片、换药、酌情使用抗生素、出院前拍片、带接骨药（口服，每次 6g，每日 1 次）。

②操作要点：臂丛神经阻滞麻醉；患者坐位，常规消毒铺巾，无菌操作。一助手以无菌巾绕过患侧腋下，另一助手握持肘部，两助手对抗拔伸牵引，术者先扪摸骨折端，结合 X 线片，了解骨折移位情况，然后双手四指环抱骨折远端向外侧端提，远侧助手同时配和将上肢外展，术者双拇指将近折端向内侧挤按，纠正骨折内外侧移位及近折端肱骨头的旋转，助手放松牵引，术者以摇摆触碰手法检查骨折端嵌插稳定，维持复位，取 1 枚直径 3.0 mm 钢针，针尖弯成弓形，先用一枚普通钢针于肱骨外上髁最高点下方经皮穿入骨髓腔，制造一条隧道，然后将预制弓形钉顺隧道插入，敲击针尾使之顺髓腔滑行至骨折端，调整弓形钉使之进入肱骨头软骨下。手提 X 线机透视证实骨折复位满意，钢针位置好；针尾折弯剪短埋于皮下，针孔无菌包扎；肩关节中立位铁丝托及夹板外固定，腕颈带悬吊患肢于屈肘 90° 位。术毕。

二诊时间：2006 年 6 月 12 日。

处理要点：①查体示局部无肿胀、无压痛，无纵向叩击痛，无异常活动。② X 线片示骨折对位对线好，骨痂少量，内有钢针固定。③口服接骨药，每次 6 g，每日 1 次。④ 1 个月后复诊。

按语：在临床应用本法时，操作中应注意以下几点。①手法整复应在 X 线机监视下进行，复位务必精益求精，需不断调整体位或 X 线机球管，确证实复位达解剖或近解剖复位后，再行穿针固定，以避免软组织夹在骨折间隙中。②弓形钉由普通克氏针尖端折弯制成，根据骨折类型，随用随制，方便实用。③嘱病人按时复查，条件允许时及早拔针并指导患者进行患肩功能锻炼，以期早日恢复患肩功能。

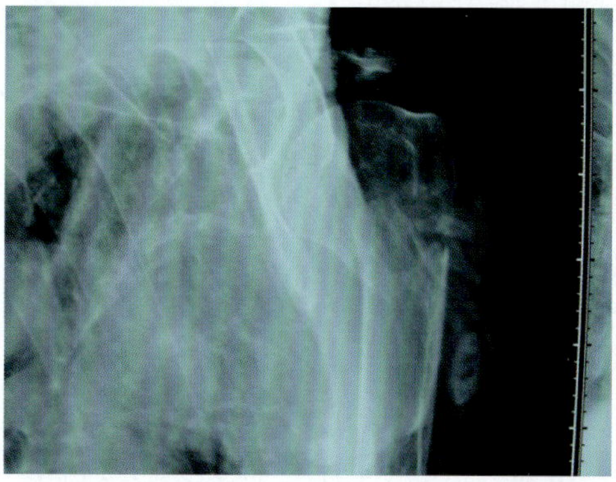
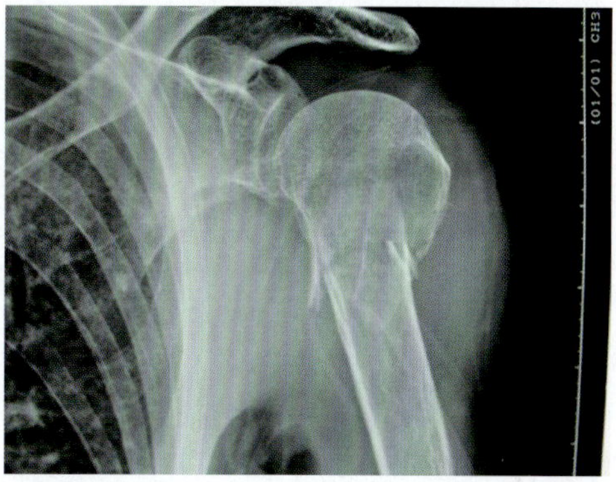

术前 X 线片

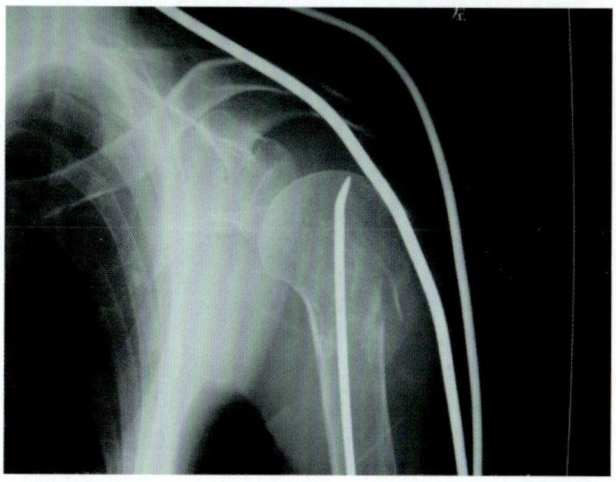
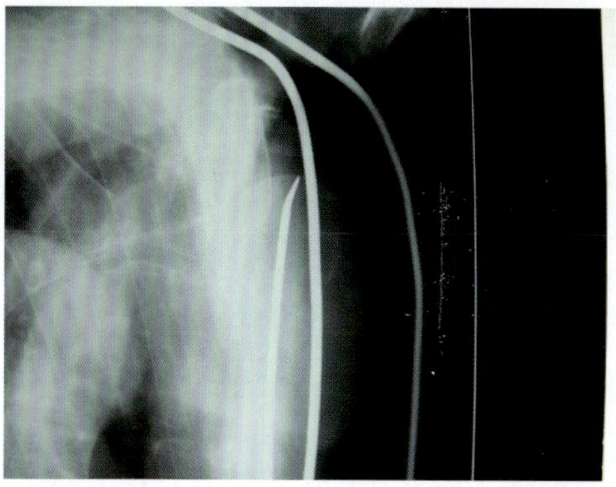

术后 X 线片

3. 闭合复位经皮穿针内固定治疗肱骨髁上骨折

患者，男，12 岁。2006 年 5 月 5 日初诊。

主诉：摔伤右肘部肿痛，活动受限 1 周。

现病史：患者 1 周前不慎从高约 2 m 处摔下伤及右肘部，当即肿痛，活动受限，于当地医院诊为“骨折”，未行任何处理来诊，急诊拍片以“右肱骨髁上骨折”收入院。患者伤后无寒热，纳眠可，二便调。

既往史：无特殊。

其他情况：无特殊。

体格检查：T 36.8 ℃，P 96 次 / 分，R 22 次 / 分，BP 110/70 mmHg。一般情况可，

右肘部肿胀、压痛（+）、畸形，可扪及骨擦感，右桡动脉搏动好，指动血运好。

舌诊：舌淡苔薄白。脉诊：脉弦

辅助检查：X 线片示右肱骨髁上骨折，有错位。

中医诊断：右肱骨髁上骨折（气滞血瘀）；西医诊断：右肱骨髁上骨折。

治疗：

（1）中药辨证论治：

治则：活血化瘀，消肿止痛。

方药：口服消肿止痛胶囊（本院院内制剂），每次 3 粒，每日 3 次。

（2）手法（手术）治疗（住院）：

①围手术期处理：术前查血尿常规、凝血试验、肝功能、心电图等，排除手术禁忌，术后拍 X 线片、换药、酌情使用抗生素、出院前拍片、带接骨药（口服，每次 3 g，每日 1 次）。

②操作要点：麻醉成功后，患者取端坐位，常规消毒铺巾，两助手分别握持骨折远近端，术者站于患侧端挤提按，纠正掌背侧移位，术中透视骨折远端略桡偏，选择 1 枚直径 2 mm 钢针于外髁斜向上穿入固定骨折远近端直至对侧骨皮质，将钢针剪短折弯留皮外，无菌包扎，铁丝托外固定。术毕。

二诊时间：2006 年 6 月 6 日。

处理要点：①查体示局部无肿胀、无压痛，无纵向叩击痛，无异常活动。② X 线片示骨折对位对线好，骨痂少量，内有钢针固定。③去除外固定，指导功能锻炼。④口服接骨药每次 3 g，每日一次。⑤ 1 个月后复诊。

按语：①早诊断早治疗：患儿伤后早期肘部肿胀轻，畸形明显，骨性标志易触及；经过早期手法整复，较早解除骨折端对血管神经的刺激能防止 Volkmann 挛缩的发生。②处理完全移位的肱骨髁上骨折：骨折嵌入软组织，以往需行切开复位，我们采用屈肘 30° ~ 50° 位牵引，减轻肘前组织的紧张状态，使骨折端向后移位，退出肘前组织束缚而使骨折复位。③肘内翻的预防：肘内翻是肱骨髁上骨折中最常见的并发症，形成肘内翻的主要原因是复位时骨折远端的尺偏移位矫正不完全，以及整复后位置丢失，产生尺侧的再移位。我们注意了以上两点，充分矫正尺偏移位，乃至“矫枉过正”，使远折端轻度桡偏约 2 mm，同时对骨折端行坚强穿针内固定，然后行石膏外固定，防止骨折端再移位，避免了肘内翻的发生。

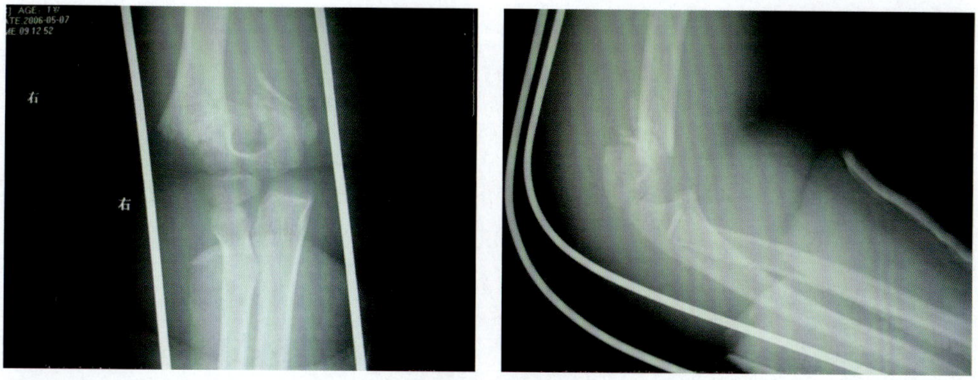

术前 X 线片

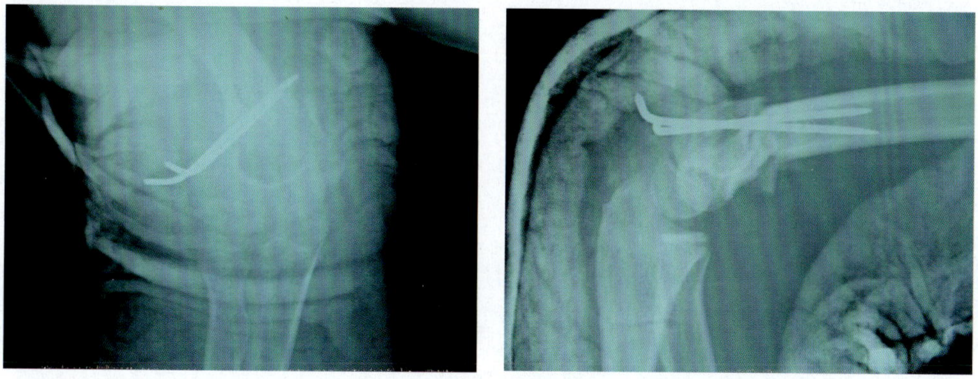

术后 X 线片

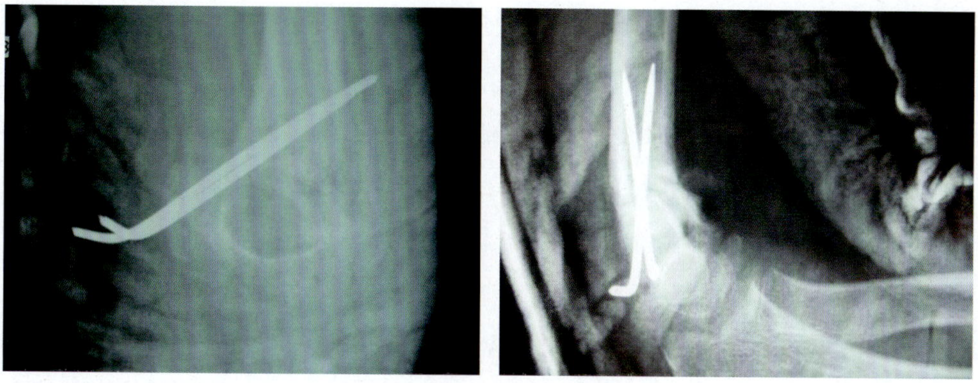

术后 1 个月复诊拍 X 线片

4. 闭合复位钢针空心钉联合固定治疗三踝骨折

患者，男，37 岁，已婚。2006 年 4 月 6 日初诊。

主诉：摔伤右踝部肿痛，活动受限 7 小时。

现病史：患者于 7 小时前摔倒在地伤及右踝部，当即肿痛，活动受限，在当地医院拍X线片示“骨折”，未予特殊处理，今来诊。患者受伤以来，无寒热，纳眠可，二便调。

既往史：无特殊。

其他情况：无特殊。

体格检查：T 37.3 ℃，P 80 次 / 分，R 20 次 / 分，BP 130/70 mmHg。一般情况可，右踝部肿胀明显，可见畸形，内踝处有 1 cm × 2 cm 的擦伤，压痛（+），可触及明显的异常活动，右足背动脉搏动好，右足趾活动及血运好。其余肢体正常。

舌诊：舌淡苔薄白。脉诊：脉弦。

辅助检查：X线片示右三踝骨折，内踝骨块前外移 0.3 cm，外踝骨折块外移 1/3，后踝无明显移位。

中医诊断：右三踝骨折（气滞血瘀）；西医诊断：右三踝骨折。

治疗：

（1）中药辨证论治：

治则：活血化瘀，消肿止痛。

方药：口服消肿止痛胶囊（本院院内制剂），每次 6 粒，每日 3 次。

（2）手法（手术）治疗（住院）：

①围手术期处理：术前查血尿常规、凝血试验、肝功能、心电图等，排除手术禁忌，术后拍X线片、换药、酌情使用抗生素、出院前拍X线片、带接骨药（口服，每次 6 g，每日 1 次）。

②操作要点：股神经加坐骨神经阻滞麻醉；患者仰卧位，常规消毒铺巾，无菌操作；远近端两助手行对抗拔伸牵引。术者自外踝后外方向前内侧推挤复位，复位成功后，取直径 2.5 mm 克氏针自外踝尖端打入腓骨髓腔内固定，另取一 4.5 mm × 4.5 mm 钛制空心钉，自外踝骨块后外侧向前上方通过下胫腓联合拧入胫骨内固定外踝骨块，取 1 枚直径 2.5 cm 克氏针自内踝尖处钻入内踝骨块，骨块复位后，克氏针进入胫骨远端固定；另取一 3.5 mm × 4.0 mm 钛制空心钉自内踝尖处打入加压固定。X线透视下复位固定满意，针尾折弯剪短埋入皮下。针孔无菌纱布包扎，石膏外固定。术毕。

二诊时间：2006 年 5 月 14 日。

处理要点：①查体示局部无肿胀、无压痛，无纵向叩击痛，无异常活动。②X线片示骨折对位好，骨痂近中量，内有钢针固定。③去除外固定，指导功能锻炼。④口服接骨药，每次 6 g，每日 1 次；洗药外用。⑤ 1 个月后复诊。

三诊时间：2006 年 6 月 18 日。①查体示局部无肿胀、无压痛，无纵向叩击痛，无异常活动。② X 线片示骨折对位好，折线模糊，内有钢针及螺钉固定。③指导功能锻炼。④ 2 个月后复诊。

按语：本法除具备闭合穿针的一般优点外，如损伤性小、感染率低等，又通过空心钉经皮加压固定，较一般穿针方法的固定力量增强，使踝关节抗旋转、侧方移位能力提高，便于早日下床行康复锻炼；本法对踝部小骨折块可减少克氏针的固定数量，并易与石膏外固定相配合，增强疗效。通过早期功能锻炼，可有效促进三踝骨折的愈合，踝关节功能的恢复，远期效果满意，适宜推广。本例后踝骨块较小，对踝穴的稳定性无明显影响，不予处理，如骨块较大，超过了胫骨下端关节面的 1/3，则以钢针经皮固定。

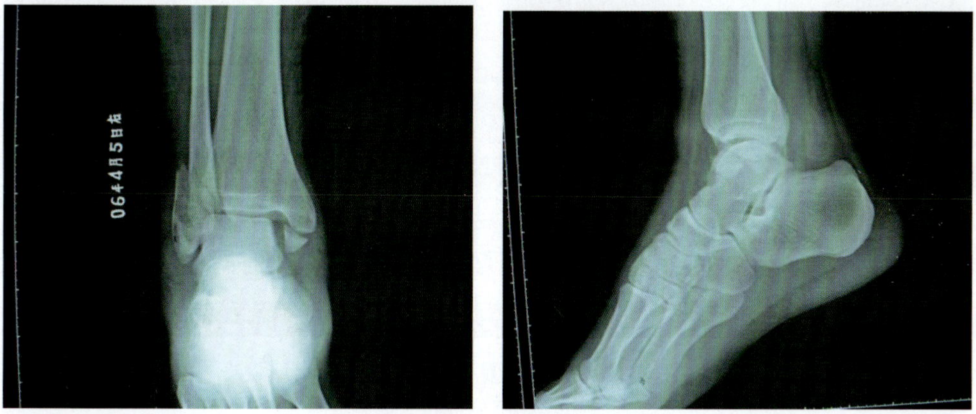

术前 X 线片

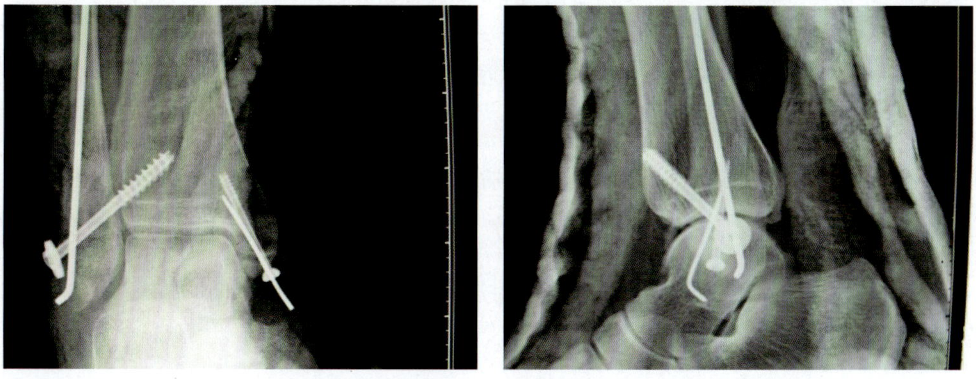

术后 X 线片

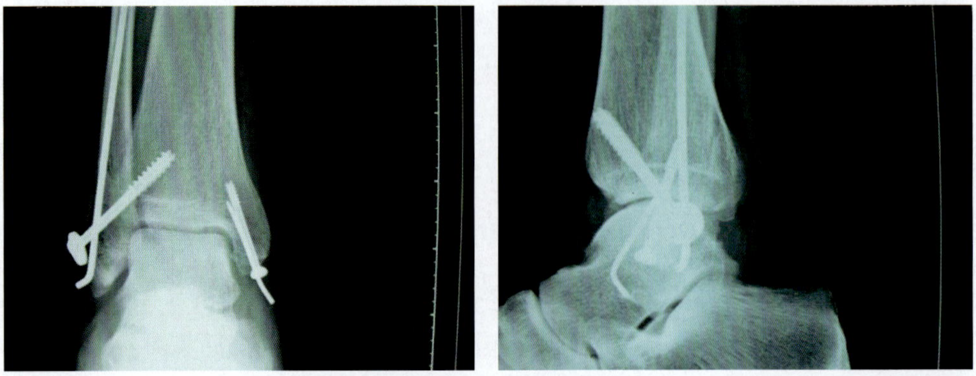

术后 1 个月复诊拍 X 线片

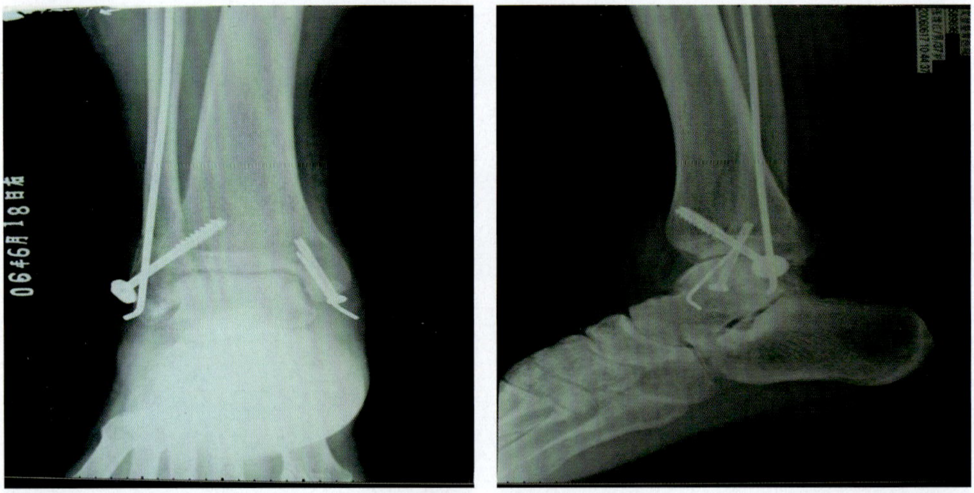

术后 2 个月复诊拍 X 线片

5. 闭合复位弓形钉内固定治疗儿童股骨干骨折

患者，男，5 岁。2006 年 4 月 6 日初诊。

主诉：摔伤右大腿术后 14 天。

现病史：患儿于 14 天前不慎从约半米高处摔下，伤及右大腿，即感肿痛活动受限，去当地医院就诊，诊为“骨折”，行闭合复位穿针内固定术（术后具体用药不祥），为求进一步治疗来诊。患者自伤后以来无寒热，纳眠可，二便调。

既往史：无特殊。

其他情况：无特殊。

体格检查：T 37.5 ℃，P 88 次 / 分，R 21 次 / 分，BP 100/60 mmHg。一般情况可，

右大腿无明显肿胀，外侧有一长约 3 cm 针尾外露，针尾略红肿，压痛，可触及骨异常活动，足背动脉搏动有力，足趾活动及血运好。

舌诊：舌淡，苔薄白。脉诊：脉弦。

辅助检查：X 线片示右股骨下段骨折术后，折端明显成角。

中医诊断：右股骨干骨折术后（气滞血瘀）；西医诊断：右股骨干骨折术后。

治疗：

（1）中药辨证论治：

治则：活血化瘀，消肿止痛。

方药：口服消肿止痛胶囊（本院院内制剂），每次 3 粒，每日 3 次。

（2）手法（手术）治疗（住院）：

①围手术期处理：术前查血尿常规、凝血试验、肝功能、心电图等，排除手术禁忌，术后拍 X 线片、换药、酌情使用抗生素、出院前拍 X 线片、带接骨药（口服，每次 3 g，每日 1 次）。

②操作要点：股神经 + 坐骨神经阻滞麻醉；患者取仰卧位；常规消毒铺巾，无菌操作。两助手对抗牵引，术者手法矫正骨折端侧方成角，当对位良好后，用直径 2.5 mm 的克氏针自股骨外侧髁进针，避开骨骺，斜向近端进入髓腔内固定，同法自内侧进入 1 枚克氏针固定，X 线透视下骨折对位好，针尾折弯，剪短留皮外，包扎，石膏夹固定，查足背动脉搏动有力，术毕。

二诊时间：2006 年 6 月 12 日。

处理要点：①查体示局部无肿胀、无压痛，无纵向叩击痛，无异常活动。② X 线片示骨折对位好，骨痂少量，内有钢针固定。③去除外固定，指导功能锻炼。④口服接骨药，每次 3 g，每日 1 次。⑤ 1 个月后复诊。

三诊时间：2006 年 8 月 10 日。

处理要点：①查体示局部无肿胀、无压痛，无纵向叩击痛，无异常活动。② X 线片示骨折对位好，骨痂大量。③再 1 个月后复诊。

按语：运用此法在操作时需注意以下几个方面。①严格执行无菌操作原则，以免发生感染。②手术时麻醉要满意，否则大腿肌肉丰满复位困难。③骨折复位要满意，如不满意则弓形针不能通过骨折端骨髓腔或打到骨质外，达不到固定目的。④弓形针的长度必须自股骨两髁向上通过骨折线 10 cm 以上，短于股骨干全长。⑤穿针方向要尽量与髓腔平行，否则易致穿针后骨折对位不良或无法进入远端位腔。⑥手术时弓形针不能损伤股骨下端膝关节面，以免造成膝关节活动受限。⑦本方法最适用于股骨中、上段横形骨折，对于股骨下段以及斜形、粉碎型等骨折不宜采用。

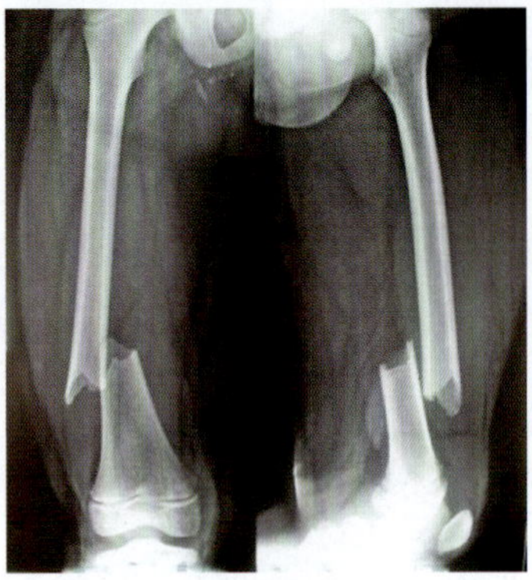

术前 X 线片

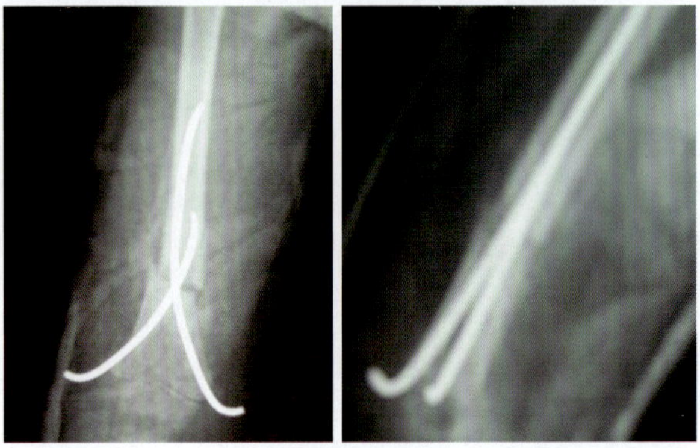

术后 X 线片

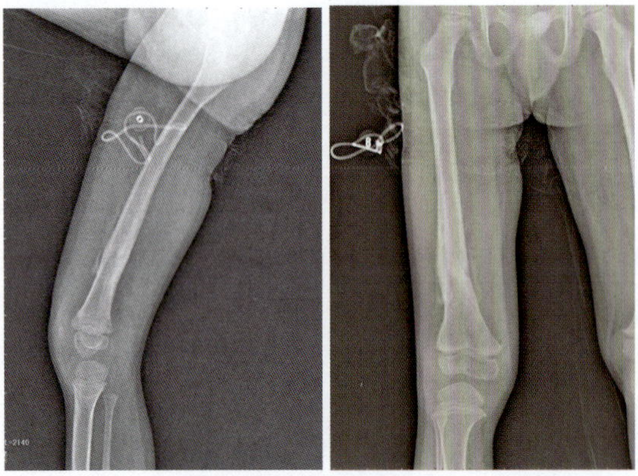

术后 2 个月复诊拍 X 线片

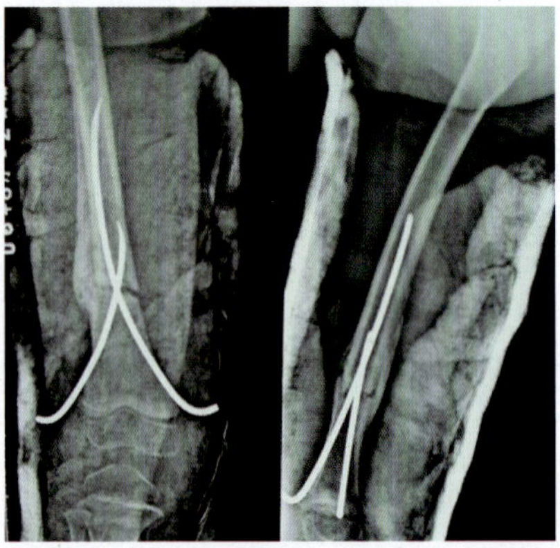

术后 4 个月 X 线片

六 经验方

1. 接骨药丸

接骨药丸是朱惠芳经过几十年临床经验总结，且汲取中医治疗骨伤病理论精髓，精心研制而成。专为骨伤中期一般伤后 3 ~ 6 周，虽损伤症状改善，肿改善，肿胀瘀阻渐消退，骨位已正，筋骨已有连接但未坚实，需接骨续筋而设。适用于各类骨折。

方药组成：续断、骨碎补、土鳖虫、甜瓜子、丹参、自然铜。其中续断辛甘温，入肝肾经，朱老认为，肾主骨生髓，肝藏血主筋，骨折后骨损筋伤，用补肝肾药物能加速骨折愈合，筋伤复原，续断正合其用，《本经》云续断“主补不足，金疮，痈疡，折跌，续筋骨”，《本草汇言》云续断“补续血脉之药也。大抵所断之血脉非此不续，所伤之筋骨非此不养，所滞之关节非此不利”，《本草正义》云续断“通行百脉，能续绝伤而调气血”，故用续断补肝肾，强筋骨，疗伤续折；骨碎补性苦温，亦归肝肾经，有补肾强骨，续折疗伤之功，《开宝本草》云其“主破血止血，补伤折”，二者共为君药。土鳖虫咸寒，归肝经，能破血逐瘀，续筋接骨，《长沙药解》云其“善化瘀血，最补损伤”，其特点是破而不峻，能行能和，虚实证候皆可用之，张仲景之大黄䗪虫丸、下瘀血汤等都用之；自然铜辛平，归肝经，能够散瘀止痛，接骨疗伤，《日华子本草》云其“消瘀血，续筋骨，安心，止惊悸”，故自然铜亦能起到重镇安神，镇静止痛之效，二者为臣药，共助君药加强续筋接骨之功。骨折筋伤导致局部气滞血瘀，瘀血不去，新血不生，《妇人明理论》云：一味丹参散，功同四物汤，故用丹参既能活血又能养血，功效卓著；甜瓜子活血化瘀，消肿散结，二者共为佐使药。全方共奏补益肝肾，活血化瘀，续筋接骨之功效，使骨折合，筋伤愈，气血和。

2. 正骨伸筋胶囊

正骨伸筋胶囊是朱惠芳经过几十年临床实践，根据中医理论研发而成，专为骨伤后期一般在伤后 7 周以后，瘀肿已消但筋骨尚未坚实，功能尚未恢复而设。后经朱老不断改进，现广泛应用于骨折后遗症以及跌打损伤后引起的局部疼痛，拘急不舒和慢性劳损性疾病。

方药组成：炒地龙、马钱子、防己、五加皮、乳香、没药、红花、骨碎补。其中以马钱子为君药，性苦温，归肝脾经，能散结消肿，通络止痛。《医学衷中参西录》云其“开通经络，透达关节之力，远胜于他药”，本品有较强的通络止痛之功，现代药理研究，其所含马钱子碱有较强的镇痛作用，不过此药有大毒，中毒可引起肢体颤动、惊厥、呼吸困难、甚至昏迷，需严格按照炮制方法及服用方法使用，能发挥巨大的消肿通络止痛的作用。经云：“有所堕坠，恶血留之”，跌打损伤后，患处必有气血瘀滞，不通则痛，故用红花、乳香、没药活血行气止痛；血瘀之处，必有伏阳，地龙咸寒，善清热通络止痛，上四味药共为臣药。骨碎补和五加皮能够补肝肾，强筋骨，祛风湿止痛；防己性苦寒，祛风湿消肿止痛，现代药理研究，防己具有较强的镇痛、解热、消炎等作用，上三味共为佐使药。全方共奏舒筋通络，活血祛瘀，消肿止痛之功效。

此方后又经过朱老长期临床观察研究摸索，用木瓜代替防己，桑寄生代替五加皮，增强了舒筋活络、补肾壮骨之功，使临床疗效更佳，适用范围更广泛。现广泛应用于血瘀络阻引起的各种骨折后遗症、慢性劳损性疾病及颈椎病、肥大性脊柱炎、慢性关节炎、坐骨神经痛、肩周炎等。

朱惠芳是我院的骨伤科元老，虽早已退休，但仍然工作在临床一线，心系广大骨伤患者，成立了朱惠芳名老中医工作室，不断摸索新技术，研究新成药，正在研制的滑膜炎冲剂正处于临床试验阶段，相信也终将成为关节病患者的治病良药。

（整理者：王　亮）

孙文学

一 医家简介

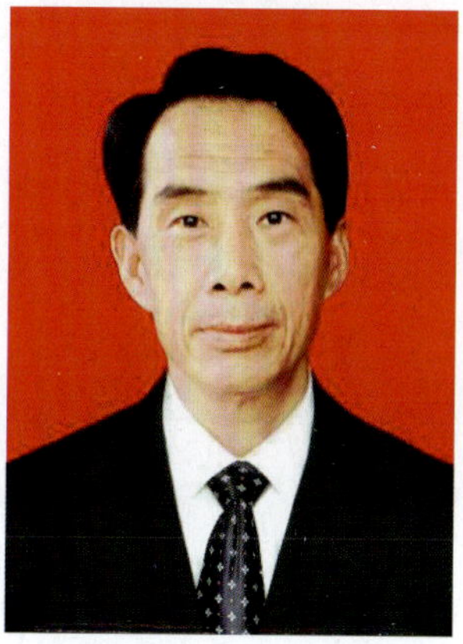

孙文学

孙文学，男，1939年11月出生于山东省莱西市武备镇敬庄村，1959年9月毕业于昌潍医学院（现潍坊医学院），毕业后分配到山东省文登整骨医院工作，中国共产党党员，主任医师，教授。1994—2000年任文登整骨医院院长。曾担任《中医正骨》杂志副主编，中华中医药学会骨伤科分会第二届理事会常务理事，中国脊柱脊髓损伤研究会第二届理事会副秘书长。1988年被授予威海市劳动模范，1992年被授予山东省富民兴鲁劳动奖章，1999年被授予威海市科技拔尖人才，1993年被授予国务院政府特殊津贴。2000年山东省人事厅卫生厅联合授予3等功。2003年国家人事部、卫生部、中医药管理局联合授予第三批全国明老中医骨伤科带徒专家。孙文学教授从事中医骨伤科临床、教学、科研工作40余年，中医药基础理论和专业知识坚实、宽广，具有丰富的临床、教学及科学研究经验，有较高的学术造诣。

孙文学教授擅长骨关节损伤手法整复，在中药内治、脊柱脊髓损伤及疾病诊疗方面有专长，对骨显微外科、骨愈合不良，有丰富临床经验，能达到良好临床效果。先后编著有《整骨手册》《实用脊柱病学》《实用骨科临床》，发表在省级以上的学术论文30余篇。获国家科学技术进步奖三等奖12项，国家中医药科学技术进步奖二等奖1项，山东省科学技术进步奖二等奖4项，山东省科学技术进步奖三等奖2项。

二 成长之路

1939年11月，孙文学出生于山东省莱西市武备镇敬庄村。年轻时的孙文学目睹了太多的人间疾苦，他暗下决心，要成为一名优秀的医生，为乡里百姓减轻疾病的痛苦。通过他的刻苦努力，顺利考取了昌潍医学院，1959年9月毕业后分配到山东省文登整骨医院工作，自此走上从医之路，但稳定的工作并未让年轻的孙文学放弃对自己的加持和提升。为了练就一身过硬本领，他到处学习、进修，遍访全国各地名医学者，汲取各家所长，自己医院可以学习的书籍少，他就利用外出学习的机会，经常一头扎在进修医院的图书馆里，研读至深夜，眼睛发炎是常有的事。多年的知识储备，使得他的临床工作很快得以开展起来。他开玩笑说，自己的特长就是汲取行业内各家医院骨科专家之所长。

成长起来的孙文学，成为医院里的中流砥柱，整骨上骱，手法娴熟，常能解除患者的痛苦于须臾之间，妙手回春。许多搬运工人出现骨折、损伤等，大多都来找他诊治。他尤其擅长治开放损伤、胸肋外伤、大血管破裂，环环相扣，常能将危重损伤化险为夷。从简单的骨折，到严重的开放性损伤等，每开展一项工作，孙文学教授都能总结出一套精准的操作方法。正骨十法、经皮穿针内固定技术结合小夹板外固定、骨伤科三期辨证施治、充气弹性系列复位固定等一系列优秀治疗方法，均出自孙文学教授之手。这些凝聚了孙文学教授一生心血的治疗方法，被现代临床沿用至今。孙文学教授一生将自己所学的理论知识与实践相结合，在传承中医的道路上，充分发挥所学，勤恳奉献直到60岁退休。由于其医术高超、医德高尚，任职期间慕名前来的患者始终络绎不绝，他的诊室每天都人满为患。

几十年如一日的奉献，孙文学教授始终铭记“悬壶济世”的训诫。在看诊过程中，他不计报酬，视病人为亲人，对待病人态度和蔼，以治病救人为己任，一心将自己付出心血的中医精神发扬光大。他以自己的精湛医术和低调谦和的人格魅力赢得了患者、同事和领导的交口称赞。

中医对于孙文学教授的影响是非常大的。很多人在一个行业做久了可能会产生疲劳和厌烦，但是他却对中医情有独钟，历久弥新。60年来孙文学教授始终致力于中医典籍的研究。中医典籍中孙老尤其推崇《黄帝内经》，“不读《内经》，则不知有慈悲喜舍之德”，这是孙老教导徒弟们最常说的话，可见《黄帝内经》在孙老心目中的学术地位。这部中国最早的医学典籍，中国传统医学四大经典之首的书，已经被孙老翻阅了无数遍，甚至可以用倒背如流来形容。结合实际临床实践，孙文学在积累大量中医经方活用的同时，根据现代人体质的变化，改进、修正了一系列古方。复元活血汤、消肿止痛散、接骨药、正骨伸筋丹、赤木洗剂、复方蜈蚣散、复方黄连合剂、军术膏等方剂正是对传统、对经典的再次创新。

退休可能对于有些人是职业生涯的结束，从此过上另一种不同的人生。而对于孙文学教授来说，退休却是全新的开端，“以前能用自己毕生所学回馈给社会，体现自己价值，帮助更多的病人，是我从医的初衷。但退休我更愿意教学生，年轻人愿意学，我就愿意教。中医博大精深，学问永无止境，事物始终在变化，我要学的东西还很多，和年轻人在一起，教学相长，我也有进步”。在他的精心培养下，一大批整骨人成长起来，他们不仅是各级医院的中坚力量、学科带头人，也不乏国务院特殊津贴专家、国家科学技术进步奖获得者、泰山学者获得者。

三 学术思想

1. 从痰论治下肢骨折后肿胀

孙文学教授在从事显微外科期间通过应用自拟“水蛭汤”，大大降低了血管危象的发生。对于外伤后尤其是股骨干、胫腓骨干骨折引起的下肢顽固性肿胀，更是提出了“从痰论治法”，自拟“化痰祛瘀方”。

方名：化痰祛瘀方。

处方：胆南星 12 g，地龙 12 g，丹参 15 g，枳壳 12 g，陈皮 15 g，桃红 6 g，蜈蚣 9 g，薏苡仁 12 g，乳香 9 g，没药 9 g，甘草 6 g。

功效：豁痰散结，活血祛瘀。

主治：外伤后下肢顽固性肿胀。

方解：方中蜈蚣、地龙豁痰散结，专开痰瘀化聚之处；丹参、桃红破瘀血，行血活血；胆南星、薏苡仁涤化痰涎，松坚散结，功专力强；枳壳、陈皮理气化痰，通行十二经络，佐乳香、没药以助祛瘀活血，并防痰瘀交凝；陈皮、薏苡仁尚可健脾，益脾运化水湿，诸药同用，既可解痰瘀互结之垒，又可消痰除瘀，使邪无遁处，经络通，肿胀自消。应用时当据寒热虚实，脉证合参。对顽固性肢体肿胀当痰瘀并治，祛瘀勿忘化痰，化痰勿忘活血。

2. 分型论治骨折

据中医学理论，“肾主藏精、主骨”“脾为百骸之母”“瘀祛、新生、骨合”“治病必求于本”，孙文学教授在治疗骨折时，随患者的体质、发病时间、临床症状，灵活施治，而用补肾壮骨、健脾益气、活血化瘀、续筋接骨、祛寒化湿、清热解毒等法。但对骨折后久治不愈的患者，补气活血、祛瘀生新大法贯穿各型之中，以改善血液循环，局部消肿止痛、舒筋活络，从而消除症状，恢复功能。为此孙文学教授将迟缓愈合进行了详细分型，临床应用起来得心应手。具体分型如下。

（1）寒湿侵袭型：在冬春季节发生骨折，表现骨折按期不愈，局部严重肿胀，有寒冷感，皮温低，疼痛夜间尤甚，遇冷加剧，并见四肢沉重、麻木、倦怠乏力、舌苔白厚腻，脉濡。

方名：阳和汤加味。

处方：熟地黄 15 g，鹿角胶 10 g（烊化），麻黄 6 g，桂枝 8 g，白芥子 10 g，炮姜 6 g，田三七 6 g（冲服），木瓜 15 g，桑枝 15 g，土鳖虫 8 g，牛膝 15 g，白术 10 g，骨碎补 15 g，自然铜 60 g。

功效：祛寒化湿，活血化瘀。

主治：骨折不愈合之寒湿侵袭证。

（2）热毒壅结型：多见于开放性骨折后，骨折按期不愈，局部焮赤红肿，皮温高，化验白细胞数增高，并口干、舌红、脉弦数等。

方名：五味消毒饮加味。

处方：金银花 15 g，野菊花 10 g，蒲公英 15 g，紫花地丁 15 g，穿山甲 15 g，土鳖虫 6 g，田三七 6 g（冲服），牡丹皮 10 g，自然铜 30 g，皂角刺 5 g，制乳香 6 g，制没药 6 g，骨碎补 15 g。

功效：清热解毒，活血化瘀。

主治：骨折不愈合之热毒壅结证。

（3）脾虚湿重型：骨折按期不愈，手足关节酸痛沉重乏力，屈伸不利，局部肿胀较为严重，面色不华，口唇淡白，胃纳呆滞，大便溏泄，舌胖大，苔厚腻，脉濡或沉细。

方名：六君子汤加味。

处方：党参 15 g，黄芪 30 g，茯苓 10 g，白术 10 g，法半夏 10 g，陈皮 10 g，泽兰叶 10 g，龙骨 18 g，牡蛎 15 g，薏苡仁 15 g，砂仁 8 g，川芎 10 g，土鳖虫 6 g，田三七 4 g（冲服），自然铜 30 g，地龙 10 g。

功效：健脾化湿，活血通瘀。

主治：骨折不愈合之脾虚湿重证。

（4）肾精亏虚型：多见老年人及经绝期妇女骨折后长期不愈，关节隐痛，活动受限，并见腰膝酸痛无力，头与眼花或畏寒肢冷，舌淡红，苔薄少或无苔，脉沉细，X 线片见局部骨质疏松者。

方名：右归丸加味。

处方：熟地黄 30 g，山药 15 g，山萸肉 12 g，枸杞子 10 g，桂枝 5 g，川续断 15 g，当归 10 g，菟丝子 15 g，龙骨 18 g，牡蛎 15 g，骨碎补 15 g，益母草 15 g，田三七 6 g（冲服），自然铜 30 g，补骨脂 10 g。

功效：补肾益精，活血行气。

主治：骨折不愈合之肾精亏虚证。

（5）气血两虚型：多见体虚羸弱之人骨折后长期不愈，局部肿胀，疼痛，手足关节活动受限，并见头晕眼花，肢体麻木，倦怠乏力，面色苍黄，口唇淡白，舌淡、苔薄白，脉沉细涩。

方名：八珍汤加味。

处方：黄芪 15 g，当归 10 g，川芎 10 g，熟地黄 20 g，白芍 10 g，枸杞子 10 g，山药 10 g，川续断 15 g，砂仁 8 g，补骨脂 10 g，骨碎补 15 g，木瓜 10 g，红花 8 g，甘草 6 g。

功效：益气补血，活血通络。

主治：骨折不愈合之气血两虚证。

在内服中药的同时，调整局部固定，加强功能锻炼，以期动静结合，促进骨折愈合。经过上述治疗，临床观察疗效满意。

四 临证经验

1. 创新正骨方法

孙文学教授对传统的正骨八法进行深入研究，发展为正骨十法，其中的旋转按捏和钢针拨法，使关节内骨折的复位成功率达到了 95% 以上，免除了病人切开复位的痛苦。对于四肢骨折愈合缓慢甚至不愈合，根据临床特点，设计了早、中、晚三期内服中药的治疗方法，取得了很好的治疗效果。将中医的手法复位和西医的内固定结合起来一手法复位、闭式内固定技术，使骨伤科的治疗技术提高了一大步，特别对关节内骨折和小儿骨折非常适用。治疗特发性股骨头无菌坏死，根据不同情况，采用局部钻孔减压植骨、口服自行研制的“骨萎康”，取得良好的效果。脊柱骨折和脊髓损伤是骨伤科的难症，早期正确的骨折复位、可靠的外固定，早期活动是提高治疗效果的关键，“系列充气弹统”使此类病人得到了很好的治疗效果。

2. 注重手法复位技巧

孙文学教授十分重视骨折手法复位的技巧性，主张以柔克刚、刚柔相济。手法是“正骨之首务”，医者实行手法前，要对骨折局部解剖有清楚地认识，以免造成损伤，施术时头脑中必须对骨折移位的方向有立体的印象，即“知其体相”，回旋折顶是他临床中应用最多的复位手法，且每每奏效。整复中没有太多大幅度动作，轻而不浮，重而不烈，表情悠然，下指绵绵，但患者总感力大千钧，很多移位严重的骨折，尤其是肘部骨折及尺桡骨骨折，在他手中旋即可达到良好复位。对翻转型肱骨外髁骨折发明了“两指翻转法”，通过拇示指翻转将骨块嵌入关节间隙，尔后屈肘内翻使肘关节外侧间隙增大，通过关节负压及拇指推顶使骨块还纳，该法操作简单，损伤轻，骨折愈合后关节功能恢复良好。对不稳定型本奈氏骨折、桡骨小头歪戴帽及 Pilon 骨折等采用针撬复位加闭合穿针内固定术取得了良好效果。他力倡无痛复位法，反对粗暴复位。他认为臂丛神经、股神经、坐骨神经阻滞麻醉最安全可靠，无不良反应。他采用“一钉法”治疗胫腓骨干长斜型及螺旋型骨折。该方法是采用手法复位，透视见骨折复位满意后，于骨折处做 0.3cm 切口，骨钻于远近二折端贯穿钻孔，旋即拧入 1 枚加压螺钉，固定牢靠后患肢直接行小夹板固定，此法大大减少了患者住院时间及费用。近年来他致力于肱骨髁上骨折并发肘内翻原因的探讨。通过国内外现有资料分析，他认为肘内翻的发生虽与肢体固定位置等有一定联系，但根本原因是原始复位不当，即复位不够、尺偏矫正不充分所致，在我院提出了“过度复位法”，即适当桡偏，结合闭合穿针术，将肘内翻的发生率降低至 3% 左右。

3. 发明术后器械

孙文学教授认为“行不动则精不流，精不流则气郁”，动静结合是中医骨伤科四大治疗原则之一。为此，他在临床实践中进行了不断地探索。1990 年发明了充气式弹性脊柱固定牵引器，该固定器使用方便、操作简单，患者可根据体位自行调节充气垫的充盈度，使脊柱骨折及脊柱手术患者能及早下床活动，大大减少了坠积性肺炎、压疮、泌尿系感染等并发症。该成果荣获省及国家中医局科技成果二等奖。对于儿童股骨干上 1/3 骨折，尤其是转子下骨折，由于髂腰肌及臀肌的牵拉，易出现近端向前远端向后移位，是临床上较难解决的问题，为此研制了“柔性复位固定器”，有效地对抗髂腰肌的牵拉，维持手法复位后的位置，使很多患儿在伤后两周即可下地活动。此项成果获省科学技术进步奖三等奖。

五 典型医案

1. Pilon 骨折

陈某某，男，46 岁，工人。因“撞伤致左小腿疼痛、畸形、活动障碍 4 小时”于 2018 年 7 月 23 日就诊。

初诊：患者于 4 小时前因被汽车撞倒致左小腿疼痛、畸形、活动障碍。急诊拍片示“左踝 Pilon 骨折”。伤后无恶寒发热、恶心呕吐、头晕头痛等，未纳眠，二便未解。

既往史：既往体健。对青霉素过敏。过敏反应为皮疹。

中医检查：面色红润，语音高亢，气息平和，舌红，舌苔厚腻，脉弦滑。

体格检查：T 36.6 ℃，P 60 次 / 分，R 16 次 / 分，BP 142/70 mmHg。左踝畸形、广泛压痛（+）、叩痛（+）、活动障碍，足背动脉可触及，趾动及感觉可。

辅助检查：2018 年 7 月 23 日 X 线（左踝正侧位）片示左踝 Pilon 骨折。

中医诊断：骨折（血瘀气滞证）；西医诊断：左踝 Pilon 骨折。

治法：入院后急诊行“闭合手法复位、骨穿针外固定术”，股神经及坐骨神经阻滞麻醉生效后，手术在 C 型臂 X 线透视监视下进行，手法充分复位后，采用拔伸、端、挤、提、按等手法复位移位较大的胫骨下端骨折，骨折整复基本对位后，于胫骨结节下缘平行膝关节在胫骨内穿入 1 枚直径 3 mm 的克氏针，同样方法在内踝下 3.5 cm，后下 2 cm 处水平穿入跟骨内 1 枚 3 mm 的克氏针，安装好反牵引复位固定支架，维持复位后位置，而后以 1 枚斯氏针根据骨折移位情况，分别于踝前、后、内、外等处插入断端，将塌陷部分撬起，若内踝、前踝、后踝折块较大者，撬拨成功后，在撬拨针未拔出前，直接以直径 2 ~ 2.5 mm 克氏针闭合穿针内固定，透视见复位满意后，包扎针眼，整个施术过程需在无菌下进行。术后 2 周扶双拐患肢免负重下地行走，并继续调整外架纠正骨折残余移位。

二诊：术后 8 周骨折愈合，拆除外架并拔除 2 枚骨圆针。术后 4 个月扶双拐患肢部分负重行走锻炼，术后 5 个月可弃拐负全重步行，左踝关节活动度恢复，步行 1 000 m 后左踝略感不适及轻度疼痛。

按语：Pilon 骨折Ⅰ型一般行石膏固定或跟骨牵引，Ⅱ、Ⅲ型多行切开复位内固定术。按 AO 推荐的手术方法主张胫腓骨坚强内固定，尤其胫骨粉碎骨块逐一固定，手术剥离广泛损伤较大，同时皮肤张力较高，一期植骨内固定后皮肤很难严密缝合，极易出现浅表感染、深部感染及骨髓炎，晚期出现骨不连、踝强直等严重不良后果。为此孙文学教授设计了反牵引复位固定器，以手法复位结合针拨、闭合穿针等方法，既可通过闭合钻孔减低局部软组织压力，又不剥离骨膜。骨愈合良好，3 ~ 4 周即可行踝关节功能锻炼，减少踝关节强直的发生率，“早活动晚负重”亦可降低创伤关节炎的发生率。孙文学教授认为只要撬拨后关节面平整，踝穴无内、外翻者，功能恢复均良好，故恢复关节面平整是治疗的关键所在，至于胫骨下段一些骨折的适当移位，只要不影响肢体力线，均很少影响患肢功能。

反牵引复位固定的注意事项：①肢体肿甚，张力水泡多，皮肤条件差者，宜在伤后 4 ~ 5 日复位；②对本症要求由有经验的医师操作，力求穿针一次成功，避免反复撬拨造成骨折块游离难以复位；③注意血管神经走向，尤其后内侧撬拨时，一定勿伤胫后动静脉及神经。

2. 陈旧性孟氏骨折的手术治疗

李某某，男性，10 岁，学生。因“摔伤致左前臂畸形、活动障碍 2 个月”于 2016 年 7 月 23 日就诊。

初诊：患者于 2 个月前因跑步摔伤致左前臂疼痛、畸形、活动障碍。急诊拍片示“左孟氏骨折”，伤后无恶寒发热、恶心呕吐、头晕头痛等，纳可眠差，二便调。

中医检查：面色红润，语音高亢，气息平和，舌红，舌苔薄白，脉数。

体格检查：T 36.6 ℃，P 98 次 / 分，R 16 次 / 分，BP 110/70 mmHg。专科检查：左前臂畸形、广泛压痛（+）、叩痛（+）、活动障碍，桡尺动脉可触及，指动及感觉可。

辅助检查：2016 年 7 月 23 日 X 线（左尺桡骨正侧位）片示左侧陈旧性孟氏骨折。

中医诊断：骨折（血瘀气滞证）；西医诊断：左侧陈旧性孟氏骨折。

治疗：采用臂丛神经阻滞麻醉，止血带下肘后 Boyd 氏切口进入，剥离肘后肌，尺骨斜形截骨延长，三棱针内固定，桡骨小头复位，环状韧带修补。桡骨小头复位后，作肱桡关节克氏针（1 ~ 1.5 mm）固定，术后肘屈 90° 前臂中立位石膏固定。

二诊：2 周后拔除钢针，无压痛及叩痛，关节活动度良好。评定分优

按语：孟氏骨折在小儿前臂损伤中较为常见，对于新鲜骨折，大部分复位后均较稳定，预后良好，但对陈旧性孟氏骨折，有人主张畸形严重或功能障碍时才考虑手术，有人主张成人后为改善功能或增进美观而采用桡骨小头切除术。孙文学教授通过百余例孟氏骨折手术治疗分析，认为切开复位仍是治疗陈旧孟氏骨折的首选方法，手术可大大减少因桡骨小头脱位而致肘外翻畸形及桡骨小头切除术后创伤性关节炎的发生。

3. 充气式弹性脊柱固定牵引器治疗屈曲型胸腰椎脊柱骨折

王某某，男，52 岁，农民。因“因摔伤致腰部疼痛 3 小时”于 2019 年 9 月 9 日就诊。

初诊：患者 3 小时前因摔伤致腰部疼痛，急诊行 X 线检查示“L_1 压缩性骨折”。伤后无恶寒发热、恶心呕吐、头晕头痛等，纳可，眠差，二便调。

既往史：既往体健。面色红润，语音高亢，气息平和，舌红，舌苔厚腻，脉弦滑。专科检查：L_1 棘突压痛（+），叩痛（+），脊旁压痛（+），直腿抬高试验（-），左下肢肌力可，感觉可，足背动脉可触及。

辅助检查：2018 年 9 月 9 日 X 线（腰椎正侧位）片示 L_1 压缩性骨折。

中医诊断：骨折（血瘀气滞）；西医诊断：L_1 压缩性骨折。

方法：病人仰卧硬板床。以伤椎后突畸形处为中心，放置 60 cm × 30 cm 氧气袋并充气，使伤椎离床面 10 ~ 15 cm。伤后 1 ~ 2 天开始逐步进行四步练功。2 ~ 3 周后佩戴充气弹性外固定支架下床活动。支架腰背侧气囊充气，以保持胸腰段脊柱处于背伸状态。

二诊：保守治疗 1 个月后，患者 L_1 棘突稍有压痛，无明显叩痛，下肢感觉、活动、血运可。

保守治疗 3 个月后解除外固定，复查 X 线示骨折愈合，患者无明显压痛及叩痛，脊柱活动范围可。

按语：该固定器的使用原理是采用过伸体位复位法，这是中医学治疗脊柱骨折历史悠久的方法。气囊枕垫能起到一般垫枕的作用，又具有压力均匀、质柔软，可随时调节的优点。病人比较舒适，乐于接受。在压缩椎体基本膨胀复位后，佩戴充气弹性支架下床，使上半身的重力作用，通过支架的支撑杆转移至骨盆上，减轻了受压椎体的负荷，又利用腰背侧的充气垫给伤椎以适当的横向挤力，将脊柱胸腰段控制在过伸位，维持前纵韧带和椎间盘维环的轴向牵张应力。而且弹性支架对站立时身体姿势间性微小摆动干扰少，有利于保持脊柱静态、动态平衡时腰背的活动，促进功能的恢复，又减轻了护理工作量，是治疗胸腰椎压骨折理想方法之一。本法主要适应于胸腰椎稳定性压缩骨折，不定性压缩骨折脱位伴不全截瘫及腰椎间盘突出症、腰椎管狭窄症、脊柱滑脱症术后。对查实有前后纵韧带、椎关节严重损伤的不稳定性骨折，合并胸腹腔内脏器官损伤，及查实髓腔存在机械性压迫者，均宜选择手术治疗。

（整理者：李　磊）

董建文

一 医家简介

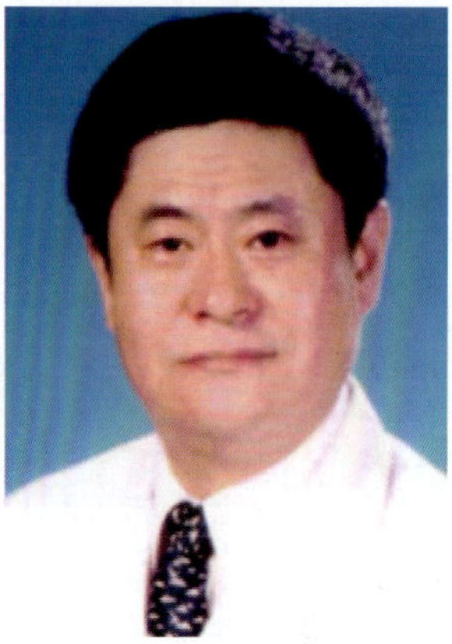

董建文

董建文，男，1955年3月出生于潍坊安丘市，1970年就职于山东省安丘县人民医院并师从原山东省立中医院第一任外科主任张瑞丰老先生，开始学习中医理论和临床坐诊，学习中药饮片炮制、膏丹丸散制作、中医炼丹技术（四升丹、五升丹、红升丹、白降丹等）。1972年4月进入山东医学院中医系学习，1975年8月毕业并分派到青岛医学院附属医院（北镇）外科工作，1984年8月调入山东中医学院附属医院骨科工作，并于1994年12月—1999年11月任副主任医师、骨科副主任、中医骨伤教研室副主任；1999年12月—2006年6月任骨科主任、主任医师、硕士研究生导师、骨伤科教研室主任。2006年7月至今任山东中医药大学第二附属医院骨科主任、大外科主任。

董建文教授擅长以中西医结合诊治骨伤科常见病、疑难病，主要以中医的传统理论为指导治疗颈椎病、腰椎间盘突出症、腰椎管狭窄症、腰椎滑脱症、脊柱骨折脱位、脊髓损伤、强直性脊柱炎、骨关节病、股骨头无菌性坏死，手法整复治疗四肢骨折脱位和中药内服外洗相结合治疗软组织疾病，并在山东省内率先开展了多种先进手术技术，均取得满意疗效，得到广大伤病员的认可和赞誉。

他重视医疗教育工作，担任山东中医药大学硕士、博士研究生导师，骨伤科教研室主任，至今累计培养硕士、博士研究生50余人。作为全国老中医药专家学术经验指导老师和全省中医五级师承指导老师，培养学术继承人4人。所指导、培养的学生均已成长为各单位专业技术骨干。

在从事诊疗工作同时，他积极开展临床科研工作，承担省部级课题12项，国家自然科学基金2项，国家中管局课题4项；获山东省科学技术进步奖3次，山东省厅局级进步奖3次。出版学术著作、高教材等7部，在国家级刊物，发表医学论文58篇，学术会议交流论文20多篇，其中SCI收录34篇。其中国家自然科学基金项目："从内质网应激信号通路研究加味阳和汤对骨性关节炎的早期作用机制"获得山东省中医药科学技术进步奖一等奖。

董建文先后被评为享受国务院政府特殊津贴专家，全国中医药系统创先争优先进个人，全国老中医药专家学术经验继承指导老师；被中华中医药学会评为全国第二届"中医骨伤名师""首届郭春园式好医生"；被山东省医学会、山东省中医药学会评为首届齐鲁名医；被山东省人事厅、卫生厅评为首届"山东省名中医药专家"，山东省第二届名老中医药专家、"山东省中医工作先进个人"并记三等功；被山东省人社厅、公务员局、卫计委、中管局评为"全省卫生计生工作突出贡献"并记二等功，被山东省科学技术协会、山东省卫生厅评为首届山东省杰出医师；被山东省卫生厅评为"两好一满意质量明星"并记三等功；被山东省健康管理协会评为山东省健康卫士；被山东省医药卫生系统创先争优活动指导小组；评为全省卫生系统为民服务创先争优服务标兵；被"十一运会组委会"评为"十一运会济南赛区医疗卫生保障先进个人"；省卫生厅及《大众日报》评为"新中国成立60年卫生事业发展新闻人物"。

董建文现任国际华裔骨科学会理事、世界中医药联合会骨伤专业委员会常务委员、全国高等中医院校骨伤研究会副会长、中国中西医结合骨科学会常务委员、中国生物工程学会骨库专业委员会委员、中华中医骨伤科专业委员会常务委员、山东中医药学会常务委员、山东中西医结合学会常务委员、山东中医骨伤学会副会长、山东中医骨伤脊柱专业委员会主任委员、山东中西医结合学会骨科专业委员会首任主任委员、山东医学会骨科专业委员会副主任委员、山东省创伤外科学会副主任委员、山东省脊柱脊髓损伤专业委员会副主任委员，山东省罕见病专业委员会常务委员等。《中国中医骨伤科杂志》《中国中医正骨杂志》编委。

二 成长之路

医学启蒙

董建文教授自幼酷爱中医，自 14 岁起跟随山东名医张瑞丰先生习医（张瑞丰先生曾于 1955 年山东省中医院成立时，任第一任外科主任），两年如一日，跟随于张先生左右，白天跟随张先生诊治患者，积累了大量的临床经验；夜间研习医理，熟读经典，背诵《药性赋》《汤头歌诀》，至今仍能朗朗上口，打下了扎实的中医功底。张瑞丰先生善于运用自制丹药治疗外科疾病，董建文跟随张先生炼制丹药，尽得真传。虽然现代丹药制备多为自动化大批量生产，但通过丹药手工加工过程，更可深谙药性、药味。对中医经典的参悟，以及临证经验的增加，为名医的成才之路打下坚实的基础，博大精深的中医学知识，是董建文成为一代名医大家的知识源泉和得以发展的巨大推动力。

院校学习

董建文 1972 年考入山东医学院中医系，进行了系统的中医理论学习，学习成绩优异。在校期间，董建文对中医经典又有了更高的认识，对《黄帝内经》《难经》《伤寒论》等中医经典著作的认识，有了进一步提高，而且他涉猎更加广泛，对历代医家的学说有所研究，扩大了认识空间。通过对西医课程的学习，特别是解剖、生理、病理课程，为以后医疗、教学及科研工作奠定了基础。

理论形成

董建文自山东医学院毕业后，分配至滨州医学院附属医院，从事骨科工作，先后开展了骨折创伤、关节疾病、脊髓灰质炎后遗症矫形等手术治疗，总结了丰富的手术经验。他调入山东省中医院后，运用中西医结合方法治疗骨科疾病，包括各种骨折的手法复位、小夹板外固定、复杂骨折的切开复位内固定、脊柱疾患的手术治疗、髋膝人工关节置换等。对小儿髋关节脱位、股骨头坏死的手术治疗反复研究，形成了行之有效的治疗方案，至今仍应用于临床。通过对临床经验的不断积累，形成了自己独特的中西医结合理论体系。

三 学术思想

1. 注重整体观念，四诊合参

（1）整体观念：董建文坚持中医对人体的整体认识，认为人体是一个有机结合的整体。在形体结构上，人体是由各个脏腑、组织、器官组成的，各个脏腑、组织、器官都是其中的一个有机成分，和整体的形态结构有着密切的联系。人体从形体结构上，相互联系，是有机的整体；在物质基础上，精、气、血、津液是组成人体的基本物质；在机体功能上，共同作用、相互联系、相互影响；在病理变化上，相互反应，相互制约。故中医认为机体的生理功能、病理变化，诊断和治疗，不是片面的，而是相互联系的。骨科疾病的诊治也不能只重视局部，而忽略了整体，要有整体的观念。

（2）四诊合参：望、闻、问、切是中医采集病史的四种基本手段，每种方法都有不同的特点及重点，不可互相代替，故在了解病情时，要将它们有机地结合起来，即所谓的“四诊合参”。只有如此才能从不同的角度全面了解疾病的本质，从而作出准确的诊断。望、闻、问、切，是在长期的医疗实践中，逐步形成和发展起来的，它通过采集机体表现于外客观体征，进行综合的分析，来了解机体内在的病理变化。

2. 注重补益肝肾

肾主骨，肾主生髓长骨，主要是通过肾精的调节起作用的。肾所藏的精，是先天之精，是生长、繁殖的基本物质。人类胚胎的形成，是生命之精的作用。有了生命之精，开始发育骨髓、脑髓，然后发育成骨骼、筋、肌肉、皮肤、毛发等。《灵枢·经脉》说：“人始生，先成精，精成而脑髓生。骨为干，脉为营，筋为刚，肉为墙，皮肤坚而毛发长。谷入于胃，脉道以通，血气乃行。”可见，肾精既是人体生长、繁殖的物质，也是生长发育骨髓的物质。骨髓健康，骨骼健壮。人到壮年肾精发展也到了高峰，40 岁以后，肾精逐渐衰减，骨髓也逐渐虚减，骨骼也逐步退化而衰老。董建文教授治疗骨科疾病时运用补益肝肾药物，常取得良好疗效。

四 典型医案

1. 神经根型颈椎病

初诊：患者老年男性，颈肩部疼痛并放射至左上肢 2 个月。患者自 2 个月前始无明显诱因地出现颈肩部疼痛、僵硬，活动不利，经口服药物及理疗治疗后症状缓解，后病情加重，颈肩部疼痛明显，并放射至左前臂尺侧，在我院行颈椎 CT 示：颈 5/6，6/7 椎间盘突出，神经根受压。经口服扶他林、颈痛颗粒治疗后，症状无明显缓解。体格检查：颈部生理曲度变直，局部肌紧张，颈部及肩周广泛压痛（+），并放射至左上肢，椎间孔挤压实验（+），放射至左前臂尺侧，拔伸实验（+），左侧臂丛牵拉试验（+），肌腱反射左正常，双上肢肌力及感觉正常，双侧霍夫曼征（–）。舌质红，苔薄白，脉弦涩。

辨证：寒湿阻络。

处方：独活寄生汤加减治疗。当归 30 g，白芍 15 g，威灵仙 15 g，炒川楝子 15 g，天麻 15 g，独活 15 g，桑寄生 15 g，羌活 15 g，川芎 15 g，桂枝 15 g，制川乌 6 g，制草乌 6 g，五加皮 15 g，片姜黄 15 g，大腹皮 18 g。7 剂，水煎服，日 1 剂。

二诊：患者经治疗后，颈肩部及左上肢疼痛明显减轻，颈肩部疼痛范围及程度较前减轻，左上肢疼痛基本消失，舌质红，苔薄白，脉弦涩较前好转。继续给予中药治疗，调整为：当归 30 g，白芍 15 g，威灵仙 15 g，独活 15 g，桑寄生 15 g，延胡索 15 g，川芎 15 g，桂枝 15 g，葛根 18 g，五加皮 15 g，地龙 12 g，五灵脂 15 g，炒香附 15 g，大腹皮 20 g，车前子 18 g。经 7 剂治疗后，患者原症状消失。

按语：患者神经根型颈椎病诊断明确，根据临床表现及舌脉，辨证为寒湿阻络。方中当归、白芍、川芎活血止痛；威灵仙、五加皮、独活、寄生补肝肾，强筋骨；川楝子、天麻行气止痛，制川乌、制草乌散寒止痛；大腹皮、车前子行气兼利水消肿；桂枝、羌活、片姜黄理气散瘀止痹痛。全方组合，共奏活血化瘀，祛风胜湿，散寒止痛作用。经治疗后，患者症状明显减轻，效不更方，继续前方，减去烈性药物川楝子、制川乌、制草乌，以减少副作用，增加延胡索、炒香附理气散结止痹痛，地龙、五加皮、五灵脂除痹散瘀止痛，大腹皮、车前子利水，以减轻神经根水肿，经治疗后原症状消失。

颈椎病治疗应首先辨证准确，只有在辨证精确的基础上，才能准确处方用药。董教授行医 50 余年，临床经验丰富。颈椎病主要表现为颈肩部的疼痛，痛则不通，故治疗上以通为用，主要应用活血化瘀、行气止痛的药物，根据辨证具体证型加减应用，并注重经络辨证，兼表证者，多属膀胱经，给予祛风散寒类药物；肝肾亏虚属督脉虚弱、经气不利，应用补益肝肾药物。虫类中药具有活血化瘀、攻坚破积、搜风解毒、消痈散肿、息风定惊、补虚固本等作用，历代医家多有精辟的论述，在治疗各种疾病中多有应用，疗效确切。董教授治疗神经根型颈椎病，喜佐用少量虫类药，并指出使用虫类药时，要辨证明确，选药确当。注意配伍、剂量、疗程，特别是对毒性较大药物，使用应当谨慎，掌握邪去而不伤正，以免产生较大副作用。现代医学认为，当神经根受压时有神经根水肿的情况，应用利水药物，减轻神经根水肿。这扩展了思路，体现了中西结合的思想。他还强调病因治疗，引起青年人颈椎病的主要病因是现代生活节奏快，工作压力大，长期伏案工作，时间较久，致使局部气血凝滞，运行不畅所致。嘱咐患者要注意工作姿势的正确，并每隔一定的时间适当调节，可活动颈椎，加强气血循环，还应加强体育锻炼，增强体质。

2. 腰椎间盘突出并椎管狭窄

初诊：患者老年女性，腰腿部疼痛并放射至双下肢，间歇性跛行 2 年，加重 2 个月。患者自 2 年前始腰部疼痛，酸软无力，并间歇性跛行，行走约 500 米后腰部疼痛，双下肢酸软无力，需休息后方能再次行走，病情时轻时重，劳累及受凉后加重，休息后减轻。曾在外院口服药物及理疗治疗，效果不佳。近 2 个月来症状明显加重，腰腿部疼痛明显，行走距离约 200 米。体格检查：腰部生理曲度变直，椎旁肌紧张、广泛压痛，并放射至双下肢；双下肢直腿抬高实验及加强实验（+），膝腱反射及跟腱反射减弱，双下肢肌力正常，肢体远端血运及感觉正常。舌质淡，苔薄白，脉象弦细。腰椎 CT 示腰 4/5 椎间盘脱出并椎管狭窄。

辨证：气滞血瘀，肝肾亏虚。

处方：独活寄生汤加减。独活 15 g，桑寄生 15 g，当归 20 g，赤芍、白芍各 15 g，鸡血藤 20 g，威灵仙 15 g，白芥子 15 g，川续断 15 g，炒杜仲 30 g，五加皮 15 g，制川乌 6 g，制草乌 6 g，广木香 15 g，狗脊 15 g，车前草 30 g，生地黄 30 g，大腹皮 18 g，茯苓皮 15 g，秦艽 15 g，甘草 12 g。7 剂。水煎服，日 1 剂。

二诊：患者用药后，腰疼痛明显减轻，行走距离较前增加。舌质淡，苔薄白，脉象弦细。继续上方加减治疗。药用：当归 20 g，赤芍、白芍各 15 g，威灵仙 15 g，桑寄生 20 g，川续断 15 g，独活 15 g，炒杜仲 18 g，五加皮 15 g，骨碎补 20 g，菟丝子 18 g，广木香 15 g，胡芦巴 15 g，鹿角胶 10 g，甘草 12 g。服用 20 余剂后症状消失。

按语：本病例辨证为气滞血瘀，肝肾亏虚，以肾阳虚为主。方中威灵仙、桑寄生、川续断、杜仲、五加皮、骨碎补、菟丝子以补肝肾；当归、赤芍、白芍、鸡血藤以补血活血，加强气血运行；广木香、独活以行气止痛；制川乌、制草乌、白芥子散寒止痛效佳。全方共起以活血化瘀，滋补肝肾，强筋壮骨，消肿止痛作用。治疗后患者腰腿疼痛明显减轻，继续上方加减治疗，减去川草乌、白芥子，加强滋补肝肾药物骨碎补、胡芦巴、菟丝子，补阴药与补阳药共同应用，以免偏颇，以图长期应用。续断为治疗腰痛之引经药，性温，味苦、甘、辛，归肝肾经，能补肝肾，又能行血脉，有补而不滞的优点，正符合腰痛病机。《扶寿精方》续断丸专治腰痛脚弱；《本草求真》谓其“续断，实疏通气血筋骨第一药也”。董教授认为腰椎间盘突出症为现代常见病、多发病，常反复发作，此与现代生活、工作方式有关，患者平时应加强体育锻炼，增强体质，复发与受凉与劳累有关，应注意局部保暖，避免受伤。

3. 强直性脊柱炎

初诊：患者青年男性，腰背部疼痛 1 年，加重 1 个月。1 年前始患者因受凉后感腰背部疼痛，僵硬，活动不利，夜间尤甚，能疼痛致醒，晨僵。遇凉后加重，得温后减轻。曾在当地医院就诊，给予消炎止痛药物治疗后，疼痛减轻，后每因劳累及受凉后加重，病情反复发作。1个月前因劳累后病情加重，腰背部疼痛明显，并僵硬，活动不利，夜间尤甚。X 线片：骶髂关节关节面模糊，腰椎及胸椎未见明显改变。检验：HLA-b27（+）。体格检查：患者青年男性，颈椎活动部分受限，下颌不能触及胸骨，腰背部无明显畸形，活动范围减小，局部肌紧张，广泛压痛，骶髂关节叩击痛（+），髋关节“4”字实验（-）。舌质淡红，苔薄白，脉弦细。

辨证：肝肾亏虚。

处方：雷公藤 15 g，青风藤 15 g，络石藤 15 g，黄芪 30 g，川续断 15 g，狗脊 15 g，独活 15 g，桑寄生 15 g，姜黄 15 g，地枫 15 g，千年健 15 g，制川草乌各 6 g，威灵仙 15 g，木香 15 g，甘草 12 g。7 剂。水煎服，日 1 剂。

二诊：经 7 剂治疗后，患者腰背部疼痛及僵硬减轻，夜间疼痛及晨僵减轻，腰部活动增加。舌质红，苔薄白，脉弦细。药用后诸症减轻，继续给予中药治疗，药用：黄芪 30 g，当归 21 g，青风藤 15 g，络石藤 15 g，秦艽 15 g，豨莶草 15 g，桑寄生 15 g，独活 15 g，狗脊 15 g，地枫 15 g，千年健 15 g，川草乌 6 g，木香 15 g，防己 15 g。药用 1 个月后诸症消失，随访 1 年未再复发。

按语：本证辨证为肝肾亏虚，故方中应用川续断、狗脊、桑寄生、威灵仙益肾通督；藤类药物雷公藤、青风藤、络石藤及川乌、草乌、独活、姜黄、地枫、千年健祛风除湿；黄芪补气，促进气血及药力运行；木香行气。全方共起益肾通督、祛邪止痛之效。对于强直性脊柱炎的治疗，急则治其标，发作期患者疼痛明显，在补益肝肾基础上，大量应用祛风湿、止痹痛药物，加强止痛作用，缓解期则以补肝肾为主。患者亦有时发热，可给予清热解毒药物，如金银花、忍冬藤、连翘等。该病患者应注意避免受伤，以免加重病情。董教授还常嘱咐患者加强功能锻炼，夜间可行“打坐”，加强关节的活动范围，避免关节强直。

4. 骨质增生

初诊：老年女性，左膝关节肿痛半个月。患者自半个月前始无明显诱因地出现左膝关节肿胀、疼痛，蹲起时明显，行走不利，晨起时加重，活动后减轻。曾在当地医院就诊，拍 X 线片示：左膝关节骨质增生，给予口服药物治疗，效果不佳。体格检查：左膝关节稍肿胀，皮肤色正常，浮髌试验（+），髌骨研磨征（+），关节间隙压痛（+），以胫骨平台内侧明显。左膝关节穿刺，抽出色黄，黏性液体约 200 mL。左膝 X 线片示：左膝关节骨质增生，关节间隙变窄。舌质暗，苔薄白，脉弦细。

辨证：气滞血瘀。

治则：活血化瘀，行气止痛。

处方：黄芪 30 g，连翘 15 g，桂枝 18 g，牡丹皮 18 g，地骨皮 18 g，柴胡

15 g，黄芩 15 g，虎杖 15 g，青皮 15 g，防风 15 g，皂角刺 15 g，土鳖虫 15 g，大腹皮 20 g，车前草 15 g，川牛膝 15 g，甘草 12 g。7 剂。水煎服。

二诊：患者经 7 剂治疗后，左膝关节疼痛明显缓解，未再肿胀，仍疼痛，蹲起时疼痛较前明显减轻。继续给予中药治疗，药用黄芪 30 g，当归 30 g，牡丹皮 18 g，赤芍 15 g，虎杖 15 g，三棱 15 g，莪术 15 g，皂角刺 15 g，川牛膝 15 g，土鳖虫 15 g，大腹皮 20 g，车前草 15 g，青皮 15 g，甘草 12 g。药用 20 余剂后疼痛消失。

按语：本证辨证为气滞血瘀，故方中牡丹皮、川牛膝、虎杖、土鳖虫、皂角刺活血化瘀止痛；连翘、防风搜风止痛；大腹皮、车前草利水消肿；黄芪、青皮补气行气，气行则血行；因行关节穿刺，故给予黄芩、柴胡、地骨皮清热解毒。全方共起活血化瘀，行气止痛，利水消肿作用。经治疗后或者疼痛减轻，继续给予上方加减治疗，减去清热解毒之品，加用活血化瘀之药，加强活血止痛作用，疗效佳。对于膝关节骨性关节炎的治疗，最终根治方法是全膝关节置换术，因其关节软骨、关节面的器质性改变无法得到修复。所有的保守治疗，包括关节腔注射、小针刀治疗，都是暂时缓解疼痛症状。本病为渐进性加重，平时应注意保护，肥胖者减轻体重，避免受凉及半蹲位动作，避免爬山；可进行股四头肌训练，加强膝周肌肉力量。

五 经验方

骨疽消颗粒（自制剂）

组成：黄芪、熟地黄、白芷、防风、穿山甲、皂角刺、浙贝母、川芎、制乳香、制没药、大黄、桔梗、黄芩、云茯苓等。

主治：神疲乏力，心悸气短，面容憔悴，或五心烦热，或畏寒肢冷。窦道形成，有脓排出，长期不愈合，有时还可排出小块死骨，反复发作，时有红肿热痛；或筋肉缺损，骨质外露，疮面久不愈合。舌苔淡白，脉沉细或弦细。

功效：益气养血，祛风解毒。

方解：方中生黄芪为主药，有益气升阳、托毒生肌之功，有疮家圣药之誉，常用于疮痈属气血不足证者。熟地黄补血滋阴、填精补髓，防风祛风散表、胜湿止痛；白芷治痈疽疮肿，取其辛以散结，消肿排脓之功，白芷、防风合用以疏散外邪，使热毒从外透解。穿山甲，因其走窜之性无所不至，用于宣通脏腑，疏畅经络，透达关窍，开血凝，散血聚，消肿排脓。皂角刺可活血消肿排脓，用于痈肿疮毒初起或脓成不溃。浙贝可清热化痰、开郁散结。川芎活血行气，祛风止痛。川芎辛散温通，既能活血，又能行气，从而达到止痛之效，为血中气药。制乳香、制没药功效同为活血止痛，消肿生肌，善治跌打损伤瘀滞肿痛，外科痈疽肿痛，疮疡溃后久不收口及一切瘀滞心腹诸痛。大黄泻火祛瘀解毒；桔梗解毒排脓；黄芩清热泻火，燥湿解毒，可治痈肿疔疮，可清三焦之火，能加强桔梗解毒功用，且可燥湿。方中虚实兼顾，益气养血托毒与消散清热解毒并用，使毒随脓泄，腐去新生，最终达到扶正祛邪之目的。

（整理者：刘文斌）

王景彦

一 医家简介

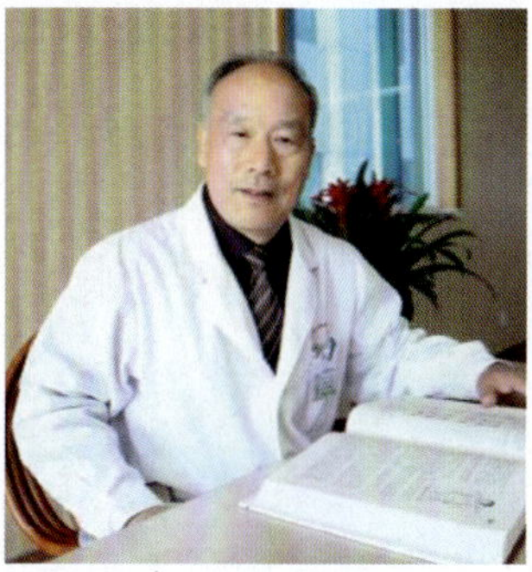
王景彦

王景彦，男，1950年10月出生于山东寿光。1976年毕业于潍坊医学院。主任医师，硕士生导师。全国老中医药专家学术经验工作室传承指导老师，山东省名中医，潍坊市资深名医，山东中医药大学、潍坊医学院兼职教授。曾任潍坊市中医院骨伤科副主任、主任，现任潍坊市中医院国家名中医工作室传承指导老师、潍坊市中医院骨科教研室主任。山东中医药学会理事，山东省中医药学会四肢创伤专业委员会主任委员，《中国中医骨科杂志》编委，潍坊市中医药学会骨伤专业委员会主任委员，潍坊市保健委员会专家组成员，潍坊市伤残鉴定委员会委员。

王景彦教授从医40余年，主要从事骨伤、脊柱与关节疾患及骨科疑难杂症的临床医疗、科研与教学。王教授对四肢骨折，在传承中医“正骨八法”的基础上，于20世纪70年代率先提出了经皮细针撬拨复位、穿针内固定的骨伤治疗理念，并在临床上进行了广泛的应用，先后在《中国中医骨伤杂志》发表论文多篇，技术推广应用到全国。

王景彦教授勤于思考，善于总结，在兢兢业业干好临床医疗工作的同时，带领骨科团队不断探索，进行新技术引进、临床经验总结和推广应用。王教授的主要科研成果近30年来一直临床上广泛应用，引导着骨科临床前进的步伐，例如跟骨反牵复位固定器的研制及临床应用、带旋髂深血管加骨膜联合移植治疗青壮年股骨颈骨折、肱骨自锁髓内钉的研制及临床应用、自锁钉治疗四肢长管骨骨折、声控磁导航定位系统在交锁髓内钉的应用等十几项重要课题分获山东省科技厅、省卫生厅（现山东省卫健委）及市科学技术进步奖。其中声控磁导航定位系统在交锁髓内钉的应用，入选2011年度省中医管理局十大重大科技重点推广项目。王景彦教授先后有7项科研获山东省科学技术进步奖二、三等奖，14项获省厅中管局、市科学技术进步奖二、三等奖。王教授先后在国家级刊物发表论文30余篇，主编骨科专著一部 。王教授曾先后到莫斯科、美国参加国际大型骨科会议，在认真学习借鉴国外经验技术的基础上继承中医骨伤的宝贵遗产，坚定地走中西医结合骨伤发展之路。王景彦主任先后主持举办了省市级20余届大型骨伤科新技术、新业务会议及学习班，有力地推动了中医骨伤事业的发展，扩大了潍坊市中医院骨科在省内外的影响力。

王景彦教授先后培育硕士研究生5名，中医带徒4名，现有孙鲁伟、张振鹏主任等全国名医工作室团队成员8名。

二 成长之路

王教授1970年毕业于寿光一中，回乡后走上了乡村医生之路。此时大学早已停止招生多年，他对人生前途一片迷茫。回乡后老村支部书记语重心长地对他讲述家乡的现状，乡村教育缺人，村卫生室后继乏人，王教授再三考虑，根据尧水村卫生室现状，走出了人生中的重要一步，响应主席将“医疗卫生重点”放到农村去的号召，从此开始了乡村医生之路。

1970—1973年就职于尧水村卫生室。

1973—1976年就读于潍坊医学院临床专业。

1976—1985年就职于潍坊市中医院，住院医师。

1985—1988年就职于潍坊市中医院，主治医师。

1988—1993年就职于潍坊市中医院，副主任医师，担任骨伤科副主任。

1998年就职于潍坊市中医院，主任医师，担任骨伤科大主任。省卫生厅重点专科学术带头人。

1996—2010年，国家重点专科学术带头人。

2003—2010年担任山东中医药大学教授，中医骨伤专业研究硕士生导师。潍坊医学院教授，山东省名中医。

2008 年至今担任国家重点专科学术带头人。

2003 年中医业绩突出，获省人事局、卫生厅二等功。

2009 年中医骨伤业绩，获潍坊市人事局、卫生局三等功。

2014 年至今，国家中医药管理局颁发国家级名中医工作室名中医。

三 学术思想

王景彦教授既善于挖掘继承老一辈骨伤治疗大家传统中医正骨手法，又不断融合国内外骨伤治疗新技术，坚持走中西医结合治疗骨伤的路子。王教授精究医学、博览群书、虚怀深求，治病注重整体观念，强调辨证施治，他常取《黄帝内经》《难经》而读之数年，以为医学一道，非《黄帝内经》不足以明其理。熟读《黄帝内经》以后，继以《神农本草经》《伤寒论》《金匮要略》，均能熟读甚至背诵，经典条文信手拈来。他认为熟读经典可让人融会贯通，熟读《黄帝内经》于病于理可左右逢源，熟读《神农本草经》则方自我出，不受古方局限，熟读《伤寒论》《金匮要略》则辨证施治有法可循。正如朱丹溪所说非《素问》无以立论，非《神农本草经》无以立方，有方无论，无以识病，有论无方，何以模仿。又说："仲景之书详于外感，东垣之书详于内伤，医之为书至是始备，医之为道至是始明"(《格致余论》)。

王教授复习唐代蔺道人《仙授理伤续断秘方》正骨五法，清代吴谦《医宗金鉴·正骨心法要旨》正骨八法，依据受伤力学分析，结合现代医学手法和自己的临床实践经验，总结出自己独特的手法治疗体系，即正骨九法：经皮钢针撬拨复位法，某些骨折移位由于肌肉丰厚或位属关节内，传统八法难以解决问题，采用九法可以使之复位，不稳定者遗留克氏针临时固定，待骨折不再错位拔出细针即可。他倡导明代薛养斋"十三科一理贯之"的整体观念，强调气血兼顾，内外结合，这与现代伤科骨伤流派相符合。在筋骨损伤诊治上，提倡三期治疗，内伤症治明辨脏腑气血，陈伤劳损审因度势，在治疗立法上注重随证施治，形成了治疗各种骨伤疾病的治疗原则。

四 临证经验

（一）骨伤科临床辨证用药心得

中医骨伤四大治疗原则：整复、固定、药物、功能锻炼，其中药物治疗是最重要方法之一。

中医学证明了骨伤患者必须遵循的“内外兼治”，即内治法和外治法。王教授认为，骨伤的内治和中医各科一样，同样以八纲、脏腑、经络、卫气营血及三焦辨证为根本，中医骨科又分骨伤内治、骨病内治、伤科杂病内治法。

临床上经治最多、最常见的是骨伤内治法，骨折愈合过程可分为祛瘀、生新、骨折愈合三期。一期：伤后 1～2 周，本期为血瘀气滞期，伤后可有肿胀、疼痛，功能活动受限，故早期给以活血化瘀、消肿止痛为主，宜采用消法下法为主的治疗。二期：伤后 3～4 周，此时肿胀大部分已消，尚未尽；筋已连，尚未坚，该期的治疗以和营生新、接骨续筋为主。三期：5～7 周后骨伤以元气大伤，身体虚弱为主，治疗以补气养血、滋补肝肾兼调补脾胃为主，部分病人尚需以温经通络，多施以温补两法。

1. 一期治疗

一期是伤后 1～2 周，骨断筋伤，血瘀气滞，伤后可有肿胀、疼痛，功能活动受限。治则活血化瘀、消肿止痛为主，宜采用消法下法为主的治疗治法。

（1）攻下逐瘀法：该法适用于损伤早期，以血瘀为主证的证候。临床可见：腹部胀满拒按，大便不通，舌红苔黄，脉洪大的实证者。该类病人多见于胸腰椎伤、骨盆伤、粗隆部损伤，伤后一周具有上述典型症状。现代医学认为，支配胃肠活动功能的腹腔神经丛受到椎体外伤血肿的直接压迫或剧烈的震荡刺激，胃肠功能处于半休克或麻痹状态。促进胃肠功能快速恢复是当务之急，治疗当以攻下逐瘀为法，常用苦寒泻下药物如大黄、芒硝等药，药性峻猛，但体弱气虚患者慎用或禁用。王教授常用大承气汤、桃核承气汤等加减治疗。

（2）行气祛瘀法：该法应用于外伤后气滞血瘀，仅局部软组织肿胀，无里实热证，或因某些原因不适于采用峻猛下法时。本法为消散法，拟方中有一些消散扩散的药物，对于体质虚弱、妊娠经期、幼儿当慎用。王景彦教授善用消瘀活血方剂桃红四物汤、复元活血汤临证加减。

（3）清热凉血法：该法适用于伤后热毒蕴结入内，血热错经妄行或局部创伤感染，邪毒侵袭，火毒内攻之症，治以清热凉血，宜用苦寒药物。凡身体虚弱、脏腑虚寒、食少纳呆、脉象虚滑者宜慎用之。王教授多用清热凉血之五味消毒饮、龙胆泻肝汤等加减调治。

（4）醒窍活血法：该法适用于伤后气血紊乱、气滞血瘀、瘀血攻心、神昏窍闭等危重症，比如头部跌撞、打击伤致伤后昏迷，或重度损伤多发骨折，病人同时发生了神志昏迷，皆用醒窍活血法。王教授多用苏合香丸、羚角钩藤汤加减治之；恢复期则用平肝息风汤、吴茱萸汤随症加减调治。开塞醒窍药物如麝香、苏合香等具有走窜性，该类药物易导致早产滑胎，故孕妇慎用。

另外，昏迷除有闭证外，还有脱证（少见），如大出血昏迷则属脱证，治疗禁用醒窍活血，而应结合现代医学对症止血、输血，中医药治疗则先固脱止血，后益气养血，固脱用独参汤、参附汤之类，止血宜加三七、刘寄奴、仙鹤草、茜草、血余炭等止血而不留瘀之品；益气养血则用八珍汤、十全大补汤、当归补血汤等经典方剂。

2. 二期治疗

二期是伤后 3 ~ 4 周，瘀肿仍未消尽，新骨初生，断骨未坚，故仍需舒筋活血，接骨续损，有内伤者仍以和营血为主，外伤则以接骨续筋为要。该期在活血祛瘀的基础上加补益气血和强筋壮骨药物。该期又可细分为活血养血、接骨续筋，舒筋活络。

（1）活血养血法：该法适用于伤后气滞血瘀，瘀肿尚未尽除，若继续应用攻下法可伤正气，故采用活血养血法为宜。内伤气血尤为适合此方，即活血药的同时加用补益气血的药物，如当归、熟地黄、鹿角胶一类。补气药加黄芪、人参等，此期慎用攻下药物。

（2）接骨续筋法：该法适用于正骨后筋已理顺，骨连未坚，即原始骨痂期：骨折端已形成部分纤维连接和骨性连接，但筋骨连而未坚，故用药在活血化瘀的基础上加入接骨续筋、强筋壮骨药物，共奏祛瘀生新、接骨续筋之效。王教授善用续筋活血汤、接骨紫金丹随症加减。

（3）舒筋活络法：该法适用于伤后肿痛消去而有瘀血凝滞或伴有筋膜粘连，此时骨折基本愈合，但关节活动仍受限，此为筋伤的中期。此期可伴有风湿筋膜挛缩导致的关节屈伸不利。如四肢干骺端关节骨折基本愈合，关节活动受限，如肱骨外科颈骨折常见的并发肩关节粘连，此类活动障碍即为舒筋活络治疗的适应证。

王教授治疗的经验是：应用活血药物的同时加通络药物、祛风通络药物，如羌活、独活、海风藤、络石藤等，并佐以理气药物，以宣通气血，消除凝滞，增强舒筋通络之功效，药如青皮、枳壳、川楝子等，若伴遇寒痉挛、疼痛者，酌加细辛、葛根、威灵仙之药，则疗效更佳。

3. 三期治疗

三期是伤后 5～7 周及以上，损伤日久，其气必虚。该期尤为强调的是补益气血、调节脏腑功能，加快损伤恢复过程。王教授认为应注意的是：后期部分患者仍存有凝血瘀滞、筋膜粘连挛缩或遇风寒湿邪关节疼痛，屈伸活动部分受限等情况，此时治疗需因人、因时、因骨折部位不同而辨证应用补气养血法、补益肝肾法、补益脾胃法、温经通络法等。

（1）补气养血法：该法适用于外伤筋骨、内伤气血，或卧床日久而致气血双亏、筋骨萎缩诸症者，宜用补气养血。气虚常用四君子汤；血瘀常用四物汤；气血双补常用八珍汤或十全大补汤。此外，瘀血未尽出，于补虚之中仍需巧用祛瘀药，防止留邪损正，积瘀为患。王教授常提醒注意的是：补血药物多滋腻，素体脾胃虚弱者易致纳呆、便溏泻，故在补血药物中兼用健脾和胃气药物，如白术、青皮、焦三仙类和胃助消化之剂；有阴虚内热、肝阳上亢者，应忌用辛温补血药，如鹿角胶类。

（2）补益肝肾法：该法适用于损伤后期，年老体弱，肢体关节活动不利，骨折延迟愈合，骨质疏松等肝肾亏损者。中医学认为“肝主筋，肾主骨”，骨伤内动于肾，筋伤内动于肝，故筋骨损伤，治则动求于肝肾。王教授临床非常重视肝肾关系：肝为肾之子，肾为肝之母，虚则补其母。肝虚者宜同时补肾，养肝也，要补肾阴；同时注意肾的阴阳是否偏胜，肾阴虚当用滋阴药物，肾阳虚当用壮阳药物，伴肾阴虚者常用四物汤加左归丸加减调之，伴肾阳虚者多用四物汤加右归丸加减治之，肝肾亏虚，腰膝酸软者则用健步虎潜丸、接骨片等疗之。

（3）补养脾胃法：该法适用于骨伤后期，正气耗伤，气血亏损，脏腑功能失调，或肌肉有失濡养，四肢无力，长期卧床，无法下床活动，导致脾胃虚弱。脾主肌肉四肢，脾虚则四肢荣养不足，肌肉萎缩乏力。王教授善用健脾养胃汤加减以健脾养胃而壮生化之源。

（4）温经通络法：该法适用于后期气血运行不畅，瘀血未尽，或阳气不足，导致风寒湿邪入侵，每遇气候变化，而见症状加重或旧疾复发。血喜温恶寒，寒则凝，凝则不通，温则通，通则利。温性热性药宜选麻黄、桂枝类。王教授常用方剂为麻桂温经汤。

综上王景彦教授所有治法，均有一定规律，如骨折整复后夹板固定的同时，内服药物早期以活血化瘀、理气止痛为主；中期以接骨续筋为主；后期以补养气血、强筋壮骨、滋补肝肾、舒筋活络为主。同样，伤筋类（如软组织损伤）治疗，初期多用活血化瘀、消肿止痛之法，中期常用舒筋活络之法，后期善用温经通络之法，并可适当加用强筋健骨药物。创伤出血的治疗，在对症止血的基础上，多随症运用补气摄血、益气养血、化瘀补血之法；创伤感染则合用清热解毒、清热凉血之药。

王教授强调：辨证施治是中医活的灵魂。对骨伤治疗，在掌握活血化瘀（去瘀生新）、接骨续筋、舒筋活络、强筋壮骨的基本顺序和原则下，更当因人（年龄）、因时（四季）、因受伤部位与损伤轻重不同而灵活运用治法与方药，万不可机械分期或拘泥于传统法则。

4. 三焦辨证体会

王景彦教授还善于三焦辨证，部位不同，用方不同，如高处坠落伤心胸腹中停积瘀血不散，则以传统上、中、下三焦分之别其部位。上焦常用犀角地黄汤加减；中焦多用大承气汤或桃核承气汤加减；下焦则用抵挡汤加减治之。

王教授更善用引经药：上肢加桑枝、桂枝、羌活、防风；头部加藁本、细辛、白芷、羌活；颈肩部加葛根、姜黄；胸部加柴胡、郁金、香附、瓜蒌；两胁肋加用柴胡、青皮、延胡索；腰部加杜仲、补骨脂、川续断、狗脊、枸杞子、桑寄生、山茱萸；腹部加枳壳、槟榔、厚朴、木香；下腹、少腹部加小茴香、乌药；下肢加牛膝、木瓜、独活、千年健、泽泻。

（二）小夹板外固定应用的临床心得

小夹板外固定是中医骨伤治疗的重要组成部分，传统的小夹板固定方法，是中医学的宝贵遗产，时至今日，仍具有其无可替代的简便廉验的传统优势。近40年来在中西医结合骨科发展壮大的同时，小夹板外固定同样得到了发扬光大，并不断地发展完善。

王景彦教授指导学员小夹板固定治疗骨折时，一再强调要把握其生物力学原理：①绷带对夹板的约束力；②压垫对骨折断端纠正力；③必要的牵引力来拮抗骨折重叠移位的肌张力；④充分发挥肢体内在的肌肉收缩动力，使因骨折造成的肌体内在的动力不平衡重新恢复到平衡。总之，小夹板外固定从肢体功能要求出发，根据肢体运动学的特点，通过适当的牵引力和反牵引力将骨折复位，加以小夹板的固定包扎的外固定力来克服骨折再移位的倾向力，达到骨折端复位、制动和解除肌肉痉挛等作用，重新恢复肢体内部动力的平衡。

王教授还非常重视骨伤治疗中的“动静结合”治疗原则，一直要求我们要深谙其中作用机制：①有效地控制骨折不再移位（静）；②肌群能比较生理性地收缩（动）；③把内在的或外来的旋转或成角的动力减少到不再阻碍或影响骨痂的生长和会师（静）；④促进血肿的消散、水肿的吸收和早期功恢复（动）；⑤保证骨折修复密切相关的神经元与肌肉间的相互促进作用（动）。这些理论科学地阐明了中医学的原有认识，同时也进一步有力地补充了现代医学对骨折愈合的观点。

王教授在带领大家大量使用小夹板固定过程中，根据临床实践，在夹板取材方面，除了应用柳木板、杉皮板及竹板等材料外，创新性地应用硬纸壳、塑料板、铝塑板，单用或组合式应用，并依照形体及不同的骨折部位设计了形式不一，形状各异的固定器具，诸如内外翻夹板、弹力塑料夹板、超关节夹板等。其中治疗股骨粗隆间骨折的活动式腰髋外展活动夹板，很好地解决了骨折愈合过程中的髋内翻畸形愈合问题；肱骨近端骨折外展架的研制及临床应用解决了内收型外科颈骨折的治疗难题。针对第一掌骨基底部骨折并半脱位（本奈骨折）复位后不稳这一难点，研制了简易而又可靠的拇指反向桡背侧牵引法加外固定治疗，很好地解决了这一困扰临床多年的治疗难题。总之，使手法整复、小夹板外固定或加以必要的牵引、功能锻炼活动于一体，以达到筋骨并重的治疗效果。在夹板基础上的各种固定器具的研制和临床运用，把骨折整复、固定、功能活动三个步骤有机地结合在一起，这充分体现了中医学的整体观念，较好地解决了单纯用夹板加压垫固定关节内骨折、不稳定性骨折所存在的不足和问题，从而扩大了保守（非手术）治疗的范围，真正体现了中医骨伤“能中不西”“先中后西”的传统正骨优势。

（三）外固定架的发展及临床应用心得

早在一千多年前我国古代就有“金针拔骨”的记载，要比近代骨穿针外固定技术超前一千年。近代随着工业革命的迅速发展，西方才报道了经皮穿针外固定技术，最具代表的当属苏联著名骨科医生 Ilizarov，他使用外固定架的针道和外固定稳固性得到了良好的推广。

目前应用的外固定架种类较多，但基本结构就是三大部件：固定针（螺纹针）固定针夹块和体外连接杆三部分。近几年能透过 X 线的碳纤维杆和夹块已得到临床的广泛应用。新材料的应用和革新，极大地方便了重度复合伤病人的手术前后的磁共振检查、诊断和治疗。

在继承和发扬小夹板治疗四肢骨折过程中，临床工作者同时发现了某些开放性多段、伴有严重软组织损伤或伴有神经血管损伤的高能量外伤患者（即 AO 分型的Ⅲ型患者），无法用传统的小夹板外固定治疗，也无法行现代的骨折切开内固定治疗。对于此类患者，早在 20 世纪 70 ~ 80 年代，王景彦教授就常规开展了普通外固定架治疗，即 C 型臂 X 线机透视下先行手法复位，经皮闭合穿针外固定架固定；对于手法复位困难，可能有软组织嵌顿骨断端者牵引以自制撬拨器复位，若撬拨器复位仍有困难者，则加用补充小切口，牵引手法加撬拨复位或辅以克氏针、螺钉固定加外固定架外固定。在当时许多基层医院转来的有截肢危险的重症患者，应用以上方法治疗，不但保全了肢体，而且骨折愈合快，病人康复快。长期临床实践证明，外固定架对某些复杂骨折并软组织损伤具有无可比拟的、无可替代的独特优势，在骨伤科临床实践中具有永恒的生命力。

胫骨平台骨折临床常见，由于波及关节面故治疗要求较高，一般多采用手术治疗，部分胫骨平台骨折病人由于合并伤或其他原因不能进行切开复位手术，解剖原因胫骨近段骨折愈合较快，二期手术困难。王教授针对此问题与三维医疗器械公司的专家交流，设计了半环式外固定架治疗胫骨平台骨折，主要方法是根据影像资料判断平台骨折需要复位的部分，在 C 型臂 X 线机透视下手法或经皮克氏针撬拨复位，再根据骨折的具体情况经皮穿两枚或多枚克氏针穿过骨折块维持复位情况，最后将多枚克氏针尾部用专用锁定卡块固定于半环式外固定支架上，可以早期康复锻炼受伤的膝关节，取得了良好的临床效果。针对临床遇到的复杂病例，王教授认真查找国内外相关资料，大胆设想构思，个体化制作各种不同的外固定支架用于临床骨折治疗，疗效优良。可调式骨盆外固定支架还专门实施标本和动物生物力学试验，并与上海交大生物力学实验室合作，进行可靠的生物力学数据测试实验，然后不断改进支架的设计，取得了更好的临床效果。

如针对跟骨骨折病人骨折后跟骨高度变矮、贝雷氏角变小（或为负值）、宽度变宽等改变，王教授带领团队创新设计了可调性跟距反牵复位固定器。对跟骨骨折先以手法初步整复，再经皮向跟骨（跟腱附着侧骨折块）与距骨分别穿克氏针，继而与可调性反牵复位外固定器联结，调节可调螺栓行跟、距骨反向牵引以恢复跟骨高度及贝雷氏角，再手法挤压恢复跟骨宽度。可调性跟距反牵复位固定器很好地恢复了骨折跟骨的高度、宽度和角度，并且可根据复查情况随意调节牵引力大小与整复调整，避免了切开复位钢板内固定手术所带来的皮肤感染、钢板外露、骨感染的后果，从而使骨折治疗集手法、撬拨、外固定架固定、功能锻炼于一体，大大加快了骨折愈合时间，加快了康复过程。二十多年来，该项技术已在各地基层骨科医院得到了广泛的推广应用，使数以万计的患者受惠，免除了手术治疗带来的并发症。该项成果已获 1992 年山东省科学技术进步奖三等奖。

锁骨骨折是临床常见骨折，现各医院仍多采用切开钢板内固定术。王景彦教授早在 1987 年就开展了手法加钳夹复位闭合经皮穿针内固定术。该方法最大优势在于不留手术瘢痕，骨折愈合快，无须二次切开手术，广受伤者欢迎。

对于靠近关节或关节内骨折，这是保守和手术争论的焦点。对于移位大于 3 mm 关节内骨折多主张手术治疗，王教授则另辟蹊径，如胫骨平台骨折 AO Ⅱ ~ Ⅲ型骨折，他带领我们开展了 C 型臂 X 线机透视下的经皮撬拨微创植骨加 T 型外固定架固定新方法。该法具有粉碎骨折复位可靠、隧道植骨预防后期关节面塌陷、“T”型外固定架固定牢固等特点，骨折愈合快，术后即可扶拐下地锻炼，无须二次手术，住院花费少，功能恢复快。

对于老年股骨粗隆骨折病人，特别是体质虚弱合并多种基础病的患者，历来是骨科医师的一大难题。尽管目前现代骨科技术有了很大发展，PFNA 技术几乎可以解决所有的老年股骨粗隆间骨折，但 PFNA 实施的前提是有一个完善的硬膜外或全身麻醉，而有部分老年人连最基本的腰麻也承受不了，再长期卧床牵引，多会因并发症而出现危及生命的证候。王景彦教授独创妙思改良了三维公司单臂外固定架，将螺纹针与金属单臂固定卡块做了改进，股骨近端部分可以可调式钝角锁定，这样在局麻下即可手法整复，经皮股骨颈穿入 2 ~ 3 枚螺纹钉，远端经皮局麻下经皮穿针股骨干，复位后锁定螺纹钉与单臂支架，较好地解决了粗隆间骨折愈合过程中发生的断端上移和髋内翻畸形，解决了高龄老年骨折患者长期骨牵引卧床所带来的一系列并发症和病人长期牵引的不便。

对于不稳定型骨盆骨折的病人，现代骨科多主张切开内固定手术，骨盆骨折的手术对临床骨科医生要求极高、且手术难度大，临床手术并发症也多，除了国内极少数专科医院，众多医院对此类损伤没有更好的办法，王教授根据骨盆解剖的特殊性，提出了可调式骨盆支架的设想构思，在两侧髂骨各穿钉两枚，用短螺纹杆并锁定卡块固定，双手可以进行挤压分离复位，最后固定于“井”型可调支架，两横杆中间均有双螺纹螺栓可以进行加压或分离而调节支架位置，这样可以有效地复位固定不稳定骨盆骨折。后来又用改良碳纤维材料骨盆外固定架用于临床，同样取得了良好的临床效果。对于高能量创伤伴耻骨联合分离的病人，盆腔损伤大，常危及生命体征，不允许手术处理。改进的骨盆外固定架技术急诊室床边就可以进行骨盆支架的安装治疗，操作简单创伤小，不耽误其他治疗，骨盆环经支架固定即时获得了稳定，也就即刻解决了活动不稳带来的持续出血，取得了令人满意的临床效果，同时对于抢救生命，维持生命体征也是至关重要的一步。

对于陈旧性重度耻骨联合分离的病人，切开复位术中发现复位困难，原因是骶髂后侧陈旧损伤所致，不进行骶髂后侧截骨很难复位，我们用可调式骨盆复位架进行持续缓慢的机械加压，可以获得单纯手法根本无法达到的复位效果。这是我们用改良的骨盆架治疗陈旧性难复位的耻骨联合分离手术的绝妙设想，并取得了意想不到的效果。

（四）骨科微创治疗心得

骨科微创技术是指以最小的侵袭及生理干扰达到治疗骨科疾病最佳疗效的一种新技术。随着医学科技的快速发展和社会的不断进步，广大人民群众对微创治疗的需求也越来越大，骨科微创技术得到了进一步发展和完善。王景彦教授审时度势，积极运用中西医结合治疗方法，将骨科微创技术临床骨科治疗中得到了很好的创新和发挥，按骨科辨证分型，因病施治，因伤施治，取得满意的临床效果。

1. 微创技术在四肢骨折治疗中的应用

与传统的开放手术相比，微创技术可减少对骨折局部软组织和骨膜血供的破坏，也不干扰髓腔内的血液循环，提供了较理想的骨折修复的生物学环境，缩短了手术时间，降低了骨不连和感染的发生率，从而更有利于患者术后的功能康复。对于跟骨骨折的距下关节内骨折，舌状骨折一般两骨折块比较大，关节面塌陷不甚严重，王景彦教授常应用跟骨撬拨法，可将钢针直接打入距骨固定，加用自己研制的跟骨反牵器治疗；对于粉碎型骨折，跟骨明显压缩，撬拨法撬拨的骨折块相对较小，因而稳定性较差，此时采用切开复位则能直视下撬起塌陷的跟骨距下关节面，使之平整，减少创伤性关节炎的发生。对于桡骨远端不稳定骨折，王景彦教授常采用微创撬拨复位植骨联合外固定术治疗：以中医整骨手法为主，以“韧带整复”生物力学原理作为基础，使得骨折在持续生物力学作用下完成复位，减少创伤，采取外固定架处理，根据骨折情况调整张力，保持前臂尺偏角与掌倾角，加速骨折愈合；采取克氏针经皮撬拨复位使得创伤更小，并增加尺骨稳定，降低周围关节组织损伤，缩短康复时间，取得满意的效果，复位效果与腕关节恢复良好，而且用时短，安全性高，值得广为借鉴。

2. 微创技术在关节外科中的应用

关节镜手术是20世纪骨科技术的重大进步之一。目前从膝关节到全身各关节，不仅可以检查诊断，而且能进行镜下的手术治疗。关节镜下手术通过很小的皮肤切口，在轻微的组织侵袭下进行，减少了手术创伤和并发症，明显缩短了治疗时间，降低了医疗费用，成为骨科领域发展最快的微创技术。针对胫骨平台骨折，王景彦教授运用膝关节镜技术探查，以明确诊断，对于中部的塌陷骨折无法用手直接触及或通过软组织间接牵拉复位；此时可在胫骨平台下方的皮质骨上开一个骨窗，以骨捣棒冲击塌陷骨折块进行复位，运用关节镜观察关节面恢复程度。该技术充分体现了骨科微创理念，有机结合了关节镜、撬拨等骨科微创技术。由于恢复了患肢的正常力线及膝关节关节面的平整，手术切口小，可获得满意的疗效。同时由于该种治疗方法避免了广泛软组织切开剥离，使感染等并发症显著减少。此外由于术中不剥离骨膜，保存了骨折块的血供，有利于骨折愈合。

五 典型医案

1. 右股骨骨折术后胸胁疼痛

张某某，女，49 岁，教师。因“右股骨骨折术后胸胁疼痛”于 2013 年 2 月 22 日就诊。

初诊：患者 3 个月前突发右股骨骨折，经手术治疗后平地行走及上下楼梯尚可，胸胁痛，纳食如常，夜寐可，二便调。舌紫暗，边有瘀斑，脉弦涩。

辨证思路：患者骨折术后，恢复欠佳，有离经之血瘀积，证属气滞血瘀。女子七七而天癸竭，精血本当不足，又逢骨折筋伤，血液离经，耗气伤血，肝肾同损。

中医诊断：胁痛（气滞血瘀）；西医诊断：骨折术后。

治则：疏肝通络，活血祛瘀。

处方：复元活血汤。柴胡 15 g，天花粉 9 g，当归 9 g，红花 6 g，穿山甲 6 g，大黄（酒浸）12 g，桃仁（酒浸）9 g，甘草 6 g。5 剂。水煎服。

5 天后复诊，胸胁疼痛消失。

按语：本方证系外伤损络，血离经脉，停滞于胁肋所致。胁肋是肝经循行的部位，跌打损伤，瘀血停滞于胁下，血瘀气滞，以致胁肋疼痛。甚则痛不可忍。治当活血祛瘀为主，兼以疏肝行气通络。方中重用酒制大黄荡涤留瘀败血，引瘀血下行；柴胡疏肝理气，使气行血活，兼能引诸药入肝经，穿山甲通经破瘀。诸药共奏逐瘀通经之效，通则不痛。

2. 膝骨性关节炎

刘某某，女，57 岁，农民。因“左膝关节疼痛 2 个月”于 2011 年 1 月 12 日就诊。

初诊：病人无外伤史，3 个月前开始出现左膝关节疼痛，走行稍多则酸痛。胃纳尚可，夜寐欠安，二便调，绝经已 8 年。舌淡胖大，苔微黄，脉沉微弦。

辨证思路：女子七七而天癸绝，地道不通。肝肾渐亏，气血失和，筋骨失养，关节濡润失常，故觉疼痛。

中医诊断：痹证（肝肾亏虚）；西医诊断：膝骨性关节炎。

治则：补益肝肾，舒筋活络。

处方：独活寄生汤加减。独活 20 g，桑寄生 12 g，秦艽 12 g，防风 12 g，细辛 3 g，黄芩 6 g，熟地黄 12 g，白芍 12 g，茯苓 20 g，肉桂 6 g，干姜 6 g，桂枝 6 g，杜仲 12 g，首乌藤 14 g，牛膝 9 g，党参 12 g，补骨脂 12 g。7 剂。水煎服，日 1 剂。

复诊：2001 年 1 月 20 日。服用上述药物 1 周后，诉右膝痛明显减轻，关节时有痛感，原方加鹿角胶 10 g，取 12 剂为水丸，每次 6 g，日 3 次。

随访：3 个月后回访，患者症状消失，无不适，嘱调养身体，避风寒，畅情志，保暖。

按语：膝骨性关节炎属于中医学“痹证”范畴，风寒湿合之为痹。膝痹多与肝肾虚衰有关，肝主筋、肾主骨，肝肾亏虚则筋骨不坚。病人年老体衰，气血失和则营卫不固，风寒湿邪易侵之。采用独活寄生汤，以祛风除湿、补肝肾、养血通经为法，方中重用独活祛风除湿，桑寄生、杜仲、补骨脂补益肝肾，防风固表，党参健脾理气。诸药同奏攻补兼施、蠲痹止痛，彰显良效。

3. 腓肠肌痉挛

邱某某，女 55 岁，教师。因“右膝关节置换手术 5 天后，右小腿部位痉挛疼痛难忍，夜重”就诊。

初诊：给予止痛药口服，效不佳，仍时有抽搐，化验血钙，大致正常范围，病人痛苦异常。病人面色略青，舌质紫暗，脉弦细弱。

辨证思路：术后营血大亏，不能濡养筋脉，故见筋脉拘急。肝藏血，主筋，面色略青，舌质紫暗，脉弦细弱皆一派营血亏虚之象，治以调营和血、濡养筋脉。

中医诊断：瘛疭（肝血失养）；西医诊断：肌痉挛。

治则：益气养血，濡养筋脉。

处方：芍药甘草汤加减。白芍 40 g，丹参 40 g，炙甘草 40 g。水煎服。

2 剂药之后痉挛现象明显减缓，痛感减轻，可以行走；5 剂药之后基本症状完全消失，随访一年之久，未有复发。

按语：芍药甘草汤出自张仲景所著《伤寒论》，原文谓：“伤寒脉浮，自汗出，小便数，心烦，微恶寒，脚挛急，反与桂枝欲攻其表，此误也，得之便厥，咽中干，烦躁吐逆者，作甘草干姜汤与之，以复其阳，若厥愈足温者，更作芍药甘草汤与之，其脚即伸。”本方能酸甘化阴、调营和血、濡养筋脉。抽筋多发于夜间，夜为阴，夜间发病多阴血不足，不能濡养筋脉，故筋挛急。芍药酸苦微寒，养营和血，善缓拘急之功，炙甘草甘温，补中缓急，用丹参意在血亏即存瘀滞之念，酸甘化阴，血活则筋脉既得所养，筋挛自伸。

4. 椎管内肿瘤术后复发

刘某某，女，48 岁。因“左股、膝及腰、臀部疼痛”于 2015 年 8 月 5 日就诊。

初诊：5 年前患者在某医院行“椎管内肿瘤”手术，现左臀、腰、股、膝部疼痛难忍，给予 MRI 检查，见第 3 腰椎椎体平面椎管内（靠近左侧椎间孔）肿物，大小约 2.7 cm ×3.6 cm×4.1 cm。考虑肿瘤复发。舌质红，边有瘀点，舌苔黄腻，左关弦，左尺脉虚大，右脉缓。

辨证思路：术后肿瘤复发，压迫经脉，致使经脉痹阻，不通则痛，故见左股膝及臀腰疼痛难忍；术后体弱，气血亏虚，运行不畅，虚中夹瘀。治以蠲痹止痛，活血化瘀。

中医诊断：痹证（瘀阻脉络）；西医诊断：椎管内肿瘤。

治则：补益肝肾，舒筋活络。

处方：独活寄生汤加减。独活 12 g，当归 12 g，苍术 12 g，赤芍 15 g，炒白芍 15 g，生地黄 15 g，桑寄生 15 g，茯苓 30 g，炒川续断 12 g，炒杜仲 12 g，牛膝 12 g，肉桂 3 g，川芎 6 g，防风 6 g，秦艽 6 g，薏苡仁 30 g，白花蛇舌草 30 g，半枝莲 30 g，丹参 20 g，太子参 20 g，生甘草 9 g。18 剂。日 1 剂，水煎，分 2 次服。

二诊：2015 年 8 月 30 日。诉腰臀股膝疼痛减轻，已能轻松上楼，舌边有瘀点，舌苔薄黄腻，左关弦，两尺虚大，再守前方出入。再方：独活 6 g，桑寄生 15 g，赤芍 15 g，炒白芍 15 g，茯苓 15 g，炒川续断 12 g，炒杜仲 10 g，怀牛膝 12 g，炒当归 10 g，苍术 10 g，肉桂 3 g，川芎 6 g，防风 6 g，秦艽 6 g，川黄柏 6 g，薏苡仁 30 g，白花蛇舌草 30 g，半枝莲 30 g，丹参 20 g，太子参 20 g，生甘草 6 g。21 剂。日 1 剂，水煎服。

三诊：2015 年 11 月 20 日。主诉腰臀股膝疼痛基本消失，已能爬山，左关弦，右关缓，舌红苔根薄腻。效不更方，再投 21 剂。此后患者每月来诊 1 次，迄今坚持巩固治疗，行动微受限，生活完全可以自理。

按语：独活寄生汤出自唐代著名医家孙思邈所著的《备急千金要方》。原文卷八治诸风方偏风第四中记载了独活寄生汤的适应证及组方。“夫腰背痛者，皆由肾气虚弱、卧冷湿地当风得之，不时速治，喜流入脚膝为偏枯冷痹缓弱疼重、或腰痛挛脚重痹，宜急服此方。”本方是治疗痹证的传统方剂之一，具有祛风湿、止痹痛、益肝肾、补气血之功。本案患者椎管术后肿瘤复发，左股及臀股疼痛难忍，属于中医学“痹证”范畴。《黄帝内经》云：“夫百病之生也，皆生于风寒暑湿燥火，以之化之变也。”痹证乃风寒湿三气杂合而至，治之以五味。《黄帝内经》云：“夫五味入胃，各归所喜，攻酸先入肝，苦先入心，甘先入脾，辛先入肺，咸先入肾，久而增气，物化之常也。”其“辛甘发散为阳，酸苦涌泻为阴，咸味涌泻为阴，淡味渗泄为阳”，而治则在于“从内之外者调其内；从外之内者治其外；从内之外而盛于外者，先调其内而后治其外；从外之内而盛于内者，先治其外，而后调其内；中外不相及，则治主病。”独活寄生汤方中药物内外同调，标本兼治，是治疗中医风寒湿“痹证”行之有效的方剂之一。本证虚中夹瘀，独活寄生汤加用丹参、半边莲等活血之品，共奏补虚祛瘀、蠲痹止痛之功。

5. 左股骨转子间骨折内固定术后发热

田某某，男，65 岁，退休。因“左股骨转子间骨折”于 2014 年 2 月 22 日于我院行切开复位内固定术。

初诊：术后第 3 天出现低热，夜间尤甚。神疲乏力、懒言，面色淡白，头晕目眩，唇甲色淡，眠差，舌淡脉弱。

辨证思路：气为血之帅，血为气之母。术后营血大亏，血不能载气，气无所依，浮散于表故为热。有形之血不能速生，无形之气所当急固。治以气血双补、活血化瘀。

中医诊断：内伤发热（气血亏虚）；西医诊断：术后发热。

治则：益气养血，甘温除热。

处方：八珍汤合当归补血汤。黄芪 60 g，当归 10 g，党参 20 g，茯苓 10 g，白术 15 g，川芎 9 g，熟地黄 15 g，白芍 12 g，阿胶 20 g（烊化），甘草 6 g，鹿角胶 10 g（烊化），补骨脂 20 g。3 剂药之后热退身安，随访 7 天，未有复发。

按语：创伤导致骨折筋伤，使气血失其常道，加之手术损伤，血脉受损，血液骤然失其所统。而且气随血脱，浮散于表故为热，阳气损伤，出现神疲乏力、气短懒言、面色淡白或萎黄、头晕目眩、唇甲色淡、心悸失眠、舌淡脉弱等症状，属气血两虚证。治疗需气血标本兼顾，益气养血为主，活血化瘀为辅。选用八珍汤加当归补血汤为基础方。方中用人参和熟地黄相配伍，甘温益气补血；当归协熟地黄补益阴血，白术助人参益气补脾；白芍养血滋阴，川芎行气活血，使补而不滞，合当归、熟地黄共显补血之效；茯苓渗湿健脾，炙甘草补中益气。《名医方论》说："有形之血不能自生，生于无形之气。"故重用黄芪以大补脾肺之气，以滋生血之源。《黄帝内经》言"形不足者，温之以气；精不足者，补之以味"，血肉有情之品与有形之精血有"声气相应"之优点，故加用阿胶、鹿角胶等血肉有情之品，补益气血有事半功倍的作用。诸药合用，共奏气血双补、活血化瘀之效。

六 代表性成果

王景彦教授研制的可调性跟距反牵复位固定器治疗各种类型的跟骨骨折、可调式骨盆复位器治疗骨盆骨折、肱骨自锁钉治疗肱骨骨折等 20 余项科研成果，使整复、固定功能锻炼骨折愈合于一体，具有创伤小，复位精确，功能恢复快，突出了中医治疗骨伤的优势，部分成果已在全国进行了推广应用，得到社会的公认和广泛的好评。

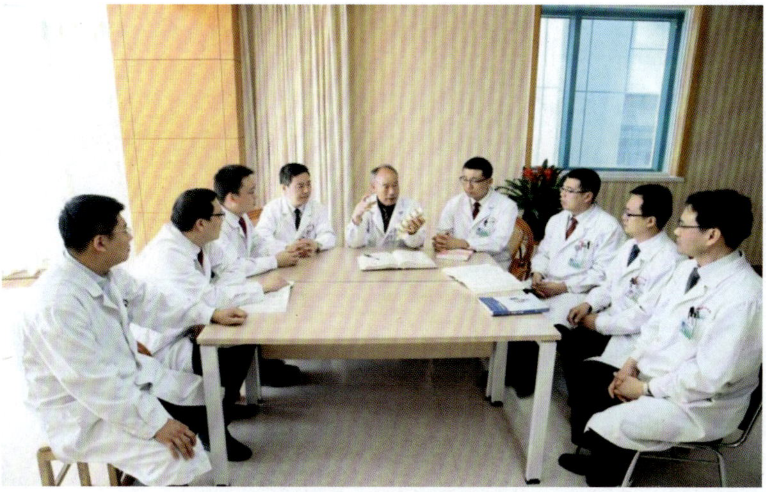

王景彦国家名医工作室成员

（整理者：孙嘉俊）

第三部分　妇科

郑惠芳

一 医家简介

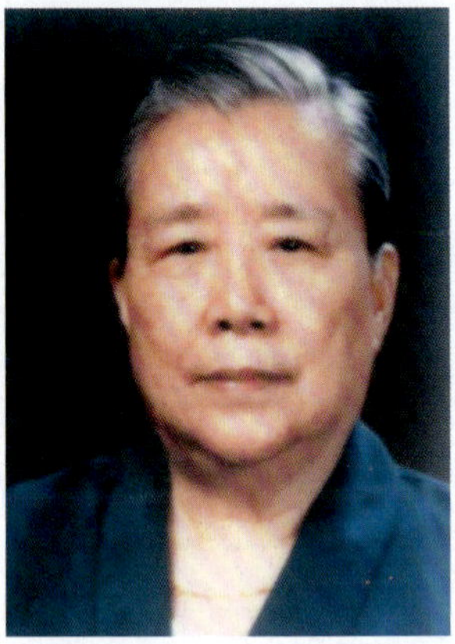

郑惠芳

郑惠芳，女，生于1926年，从医70年，原籍河北，祖居济南，出身于中医世家。受家庭环境的影响，她早年随父学习中医，深得其传，后承父志以医为业。1950年，郑惠芳进修西医，学习并掌握了现代医学知识。1952年起，她在工作中又承蒙山东名医王玉符先生教诲，深得其益。曾任山东省立医院中医科医师兼妇产科会诊医师，后以妇科为主攻方向。1963年调山东中医学院附属医院（即山东省中医院，现称山东中医药大学附属医院）妇科工作，历任主治医师、讲师、副主任医师、主任医师。她以善治各种妇科疑难病症著称，医术精湛，医德高尚，在省内外享有很高的声誉。多年来，郑惠芳治疗无数病人，疗效显著，受到广大患者的爱戴。

郑惠芳1983年5月获山东省科学技术协会自然科学优秀学术论文三等奖；1985年获山东中医学院附属医院先进工作者称号及山东中医学院从事中医事业40年贡献荣誉证书；1988年获山东省教育厅教学工作三十年荣誉证书；1989年获山东中医学院附属医院优秀共产党员称号；1991年被国家人事部、卫生部、国家中医药管理局授名为首批全国名老中医之一，并为其配备学术继承人2名，传授临床医疗经验；1992年获中华人民共和国国务院政府特殊津贴；1994年获全国老中医药专家学术经验继承指导老师荣誉证书；1995年，获老中医药专家学术经验继承工作优秀指导老师。

在临床教学中，她教授过中医学院学生、各医院的西医学习中医的大夫及全国各地的进修医师等，尤其是带出了一批山东省中医院妇科中青年医师，其中先后有十余人跟随其抄方学习 3 个月到 5 年不等，培养出了多位中医及中西医结合学术骨干人才，对妇科专业队伍业务水平的提升起到了至关重要的影响，奠定了山东省中医妇科在全国的学术地位，为使中医事业继续发扬，更好地服务于人民做出了卓越贡献。1991 年国家中医药管理局正式授予郑惠芳教授首届全国名老中医称号，为其配备两名学术继承人（叶青、李凤兰）作为第三代传承人继承其衣钵，2011 年国家中医药管理局授予“郑惠芳名老中医工作室”建设点，叶青为负责人，郭瑞华、张建伟、刘卉、张萌等参加了工作室建设工作，形成了流派的第四代传承人，发展了江银、师伟、王玉超、侯晓等年轻力量的加入，使第五代传承人茁壮成长。

二 成长之路

秉承家学 矢志岐黄

1. 随父学医

郑惠芳教授出身于中医世家，其父郑晋卿老先生以儒通医，悬壶于济南。郑晋卿老先生注重经典理论的学习，善用经方，临床精于内、妇、儿科，在病家中声名鹊起，享誉泉城。受张元素的影响，术承易水学派，法多温补。郑惠芳在 1940 年就读中学期间即随父待诊，父亲是她的第一位老师。这段时期，郑惠芳边学文化知识边随父学医，以临床为主，兼通读经典书籍。郑惠芳教授曾说：“父亲对待病人和蔼，百问不厌，在诊疗时细心、耐心，并让我一同待诊、抄方，督促学习经典医书，并讲述治愈的疑难病例。如此多年，我学到许多难得的宝贵经验，也增加了学习中医的信心，受益终生。”父亲的临床诊治对她起到了耳濡目染、潜移默化的作用。当她亲眼看到父辈平日诊务繁忙，医人无数，逐渐认识到中医药能够为人们解除疾苦，并能够得到乡邻、同道的尊敬。这为她此后 70 年的从医之路奠定了基础。1949 年父亲去世后，郑惠芳承继父业，悬壶于济南经七纬九路诊所，独立应诊，求诊者络绎不绝。

2. 师从名医

随着应诊病人的增多，郑惠芳积累了一定的临床经验，并在济南建立了一定的知名度，但在临证中发现的许多疑点和困惑，愈发困扰着她，这坚定了她继续拜师学医的决心。1950 年，郑惠芳与泉城四大名医之一的王玉符老先生同诊室对桌诊病，王玉符老先生医德高尚，对病人和蔼，平易近人，精湛的医术饮誉省城，病人病种之广，在当时是绝无仅有的，慕名求诊者络绎不绝。无论官民贫富，他一律精心诊治，且不附权贵，尤恤贫病，常送诊于寒家，赠药于赤贫。郑惠芳教授回忆当年的情景，说："王玉符老先生在每天忙碌应诊之外还坚持学习，广泛涉猎各种医籍书刊，坚持不懈。"郑惠芳教授参与他对病人的诊治过程，并受他学无止境的学术精神影响深远，受益匪浅。王玉符老先生治学精研《金匮要略方论》，善于应用仲景妇人三篇诸方，对桂枝茯苓丸、胶艾汤、温经汤的运用得心应手，效如桴鼓。王玉符老先生内外妇儿各科皆通，尤以妇科见长。郑惠芳在先生的影响下，重视《金匮要略方论》《医学启源》《景岳全书·妇人规》等经典医籍和历代名著的学习体悟，临床应诊时亦多用桂枝茯苓丸、胶艾汤、温经汤等经方和补中益气汤、左归丸、右归丸、举元煎、大补元煎等名方。用药方面善用肉桂、人参、阿胶、鹿角胶、艾叶等温养之品，对于温补治法的应用颇有心得，积累了丰富的临床经验。

3. 系统学习

1952 年，郑惠芳和王玉符老先生同桌诊病的同时，进入济南市医务进修学校（中医学习西医班）学习，系统学习中医及西医专业知识，学习解剖学、组织胚胎学、生理、病理等基础课及内科，妇科、儿科等临床课程。在学习中，郑惠芳发现中西医各有所长，必须兼收并蓄，才能取长补短，这为她日后在综合医院工作打下了坚实的基础。两年后，郑惠芳以优异的成绩获得医务进修学校的毕业证书。郑惠芳教授出身于中医世家，又就读于医务进修学校，综合两种教育方式的优势，使她既有扎实的理论基础，又有丰富的临床经验。

4. 学有专长

1952 年 7 月，郑惠芳进入济南市槐荫区联合医院工作，任中医师，结束了个体行医生涯，成为一名国家正式的医务工作者，这是她行医生涯的转折。1958 年

1月至1963年5月，郑惠芳任山东省立医院中医部中医师，并兼任妇产科长期会诊医师。山东省立医院是一所综合性医院，妇产科病人非常多，当时只有郑惠芳是会诊中医师，许多妇产科疑难杂症经她诊治后，疗效十分显著。从此，郑惠芳声名鹊起，也使得许多西医对中医中药刮目相看。这段经历使郑惠芳教授认识到，中医妇科在治疗一些常见病、多发病方面独具特色，为她日后专攻妇科奠定了基础，同时也积累了丰富的经验。1963年6月，因工作需要，郑惠芳调至山东中医学院附属医院（即山东省中医院，现称山东中医药大学附属医院）妇科，历任主治医师、讲师、副主任医师、主任医师。从那时算起至今，郑惠芳已在中医妇科这块园地里辛勤耕耘了数十载，她始终勤于妇科临床、教学、科研工作，为无数患者解除了病痛。

5. 诲人不倦

自调入山东中医学院附属医院以来，新入妇科的医师根据医院安排大多都曾跟诊郑惠芳教授学习侍诊。郑惠芳教授为医院的中医妇科发展培养了大量人才。1981年，山东中医药大学附属医院妇科为郑惠芳教授配备了助手叶青、孙少霞等人相继跟诊。1991年，人事部、卫生部、国家中医药管理局正式授予郑惠芳教授首届全国名老中医称号，为其配备两名学术继承人（叶青、李凤兰），作为第三代传承人继承其衣钵，传承发扬了山东郑氏妇科学术思想。2009年，科技部立项“十一五支撑计划名老中医经验继承”，郑惠芳教授再次入选。叶青、郭瑞华、张建伟、刘卉、张萌等参与传承研究，已顺利结题。2011年国家中医药管理局授予“郑惠芳名老中医工作室”建设点，叶青为负责人，郭瑞华、张建伟、刘卉、张萌等参加了工作室建设工作，形成了流派的第四代传承人。工作室发展了江银、师伟、王玉超、侯晓等年轻力量的加入，使第五代传承人茁壮成长。在以上历次传承研究工作及临床带教中，郑惠芳教授诲人不倦，将毕生所学倾囊相授，培养出温补学派传承人十余人，为山东省妇科温补学派的传承及山东省中医妇科发展奠定了坚实的基础。传承人在各自的临床工作中应用妇科温补流派的学术思想及临床经验，取得了显著的疗效。在学术期刊发表郑惠芳教授学术经验总结论文多篇，出版郑惠芳学术思想及临证经验专著两部，山东省卫生厅科学技术成果鉴定1项，申请山东省中医药科技发展计划项目1项。

熟读经典　博采众长

中医古籍浩如烟海，经典著作是中医理论的源泉，有了熟读乃至能够背诵重点篇章的基本功，加上博览各家学说，才能抓住重点。郑惠芳教授认为，对经典著作的学习，就是要抓住一个“背”字。她的学医之路，确实也是由背诵入门的。她常说：“熟背才能得心应手，口到笔到，熟能生巧。”背诵开始要少，由少而多，积沙成塔。郑惠芳教授早年随父出诊时，即在父亲的讲解督促下熟背《汤头歌诀》《药性赋》《医学三字经》《濒湖脉学》等中医入门书籍，至今虽八十多岁高龄，仍能倒背如流。郑惠芳教授将中医妇科经典著作分为两类，第一类她认为应当按照朱熹的读书方法去读，即“熟读精思”，这一类书以《妇人大全良方》《妇人规》《傅青主女科》《医宗金鉴·妇科心法要诀》为代表；另外一类书可以参照诸葛亮的“观其大略”去读，如《妇科玉尺》《女科要旨》《女科百问》等。郑惠芳教授时常告诫后辈，对经典的学习，须要终身研读，《黄帝内经》《伤寒论》《金匮要略》这些经典名著尤为重要，“经典不厌百回读”，常读常新，要在每次研读之后，不断指导临床，在运用中加以印证，从而发现问题，再“回”到经典温习揣摩理论，这样“反复研读”的过程，才能达到不断提高的效果，广采博闻，多读名著，虚心勤学，精思善化，是成为一名好的中医师的前提。

临证务实　精术济民

中医学最主要的特点是实践性，在实践中总结经验，将其升华成理论，反过来又指导临床实践。郑惠芳教授在不断实践与反复总结方面体会颇深，她虚怀若谷，治学严谨，医德高尚，在医疗工作中对待病人热情和蔼，诊查疾病细致认真，力求西医诊断明确，中医辨证正确，用药灵活准确。多年来虽然工作忙碌，头绪繁多，但不论在门诊、病房，还是家中、路途中，求诊者络绎不绝，郑惠芳教授总是来者不拒，对此她无任何厌倦之情，反而乐此不疲。她常说：“病人找我求诊就是对我的信任。”她在空余时间博览全书，为医清廉，对待病人一视同仁，对待病情严肃认真，对待医术精益求精，将自己毕生所学最大限度地回馈于社会，服务于人民。这种认真求实、不断进取、精益求精的学术作风堪称后学典范。

严于修德　德艺双馨

医乃仁术，以德至上。“仁者寿”是郑惠芳教授精神调摄的座右铭，也是她崇高境界和良好心态的反映。“仁”即“仁爱”“仁厚”“仁义”，这是成为合格医生的前提。作为一个系病人安危苦乐于一身的医生，对待工作和病人要有高度的责任感，既要兢兢业业、勤勤恳恳，更要谨慎细心、认真负责。郑惠芳教授常说：“两眼只盯着患者钱包的医生，绝不是一个好医生。”门诊上不时呈现这么一幕，当年的患者带着自己的儿女，来到和蔼可亲、鹤发童颜的郑惠芳教授面前，争着让郑奶奶看看。郑惠芳教授把“业精德诚”作为一生的奋斗目标，所谓“业精”，即医疗技术要精湛，钻研技术要精益求精；所谓“德诚”，即为病人服务要诚心诚意，要守诚信。

融古通今　中西并举

郑惠芳教授宗《黄帝内经》，法仲景，崇景岳，博采众家之长、无门户之见，师古不泥，敢于创新。如治疗瘀血阻滞之闭经，法遵抵当汤以破血逐瘀，药不用水蛭、虻虫之峻猛，改以活血化瘀之桃仁、红花之类，佐以扶正，收到良好的临床疗效。如以仲景甘麦大枣汤加以补肾益阴、安神宁志之品，治疗绝经前后诸证，疗效则更加显著。郑惠芳教授以扶正固本为主，尤擅健脾益气。宗东垣“土为万物之母，善治病者，唯在调和脾胃，滋其化源”之说，未病先防，谨慎护养，既病治疗，补脾为要。对妇科经、带、胎、产诸疾时时注意固护脾胃，总结健脾法在妇科的广泛应用，对研究补益脾胃在妇科的防病治病作用，具有重要的学术价值。郑惠芳教授倡导调经助孕，补益肾气为先。肾藏精，主生殖，肾中精气亏虚，冲任不足，则不能摄精成孕，治疗以补肾调经为主，辨证时要分清属阴属阳，有所侧重。重视阴阳互根，调整阴阳消长。治疗肾阳虚崩漏，首选景岳右归丸，佐以养血益阴之品，滋补肾水以助肾气生化。创立温阳行瘀，善治崩漏痼疾。温阳行瘀法应用于寒凝血瘀之崩漏，以桂枝茯苓丸加味，古方新用，改丸为汤，疗效颇佳。

郑惠芳教授认为，学好中医妇科，除了要具有扎实的中医功底外，还要有广博的现代解剖、生理、病理知识。她主张中医辨证与西医辨病相结合，分期与分型相结合，中医病因病机与西医病理变化相结合，药物传统效用与现代实验研究相结合。20 世纪 50 年代初，郑惠芳教授即进入济南市医务进修学校中医学习西医班学习，系统学习了西医专业知识。在 70 年的从医之路中，中医与西医书籍同为她的案头摆放书。在协调两类书籍间的关系上，郑惠芳教授认为应衷中参西，要坚持中医姓“中”，学习西医知识是为我所用，决不能忘却了中医的内涵，成为“异化了的中医”“忘本的中医”；另一方面中医妇科常见的一些疾病结合西医的相关检查如妇科检查、超声检查、性激素检查等，能更详细地了解病人生理病理，因此不能故步自封，要兼收并蓄。

善思明辨　终身好学

古谚云：“成才之道，读书为要。”郑惠芳教授一生的爱好就是读书，特别爱读古书及名人史册中的医林人物，对文学书籍亦非常喜爱。在就读中学前，郑惠芳教授曾在私塾中学习三年，奠定了扎实的古文功底。几千年来中医医籍浩如烟海，郑惠芳教授认为有些具体的内容和经验未必全盘拿来，要去粗取精，去伪存真，切忌生吞活剥，按图索骥。郑惠芳教授读书，常常是带着问题去读，善思养志，明德修身，精读的书籍须反复揣摩，务求烂熟于胸。读书过程中，还要注意与临床印证，在临证中发现疑问，再返回头来到书中去寻找答案，才能真正理解和掌握经典的含义。郑惠芳教授非常赞同作为一个中医工作者，要树立终身好学的思想。她常说：“选择了医学，就是选择了一条终身学习的道路。”而她本人也确实是如此率先垂范的。尽管年事已高，近年来又为病痛所折磨，但郑惠芳教授没有一天是不读书的，当她与学生们探讨起最新的医学进展时，学生们也常常被她的广闻博学所折服。

师古不泥　勇于创新

“师古而不泥古”，即继承是基础，要察之于古，验之于今，取前人的经验，又不落前人窠臼，方能创新发展。但“出新”不是指推翻传统中医的基本原理和基本方法，一味地标新立异。对于经典的学习，郑惠芳教授强调要择善而从。历代的中医医籍各有独到之处，亦各有其不足的地方，古人也要受时代局限，不可能对任何问题都能圆满解决，尤其是医学，还有很多难题没有破解。如何汲取其所长，并摒弃其所短，这就需要在读书临证中练就一双慧眼，同时下一番研究工夫，不囿于一偏之见，不执着于一家之言，在博采百家之长，融会剖析的基础上，善于化裁，敢于闯出一条路来。临证时方能融会贯通，辨证准确，用药精当，往往以平淡之剂挽沉疴重疾。

三 学术思想

郑惠芳教授从医数十载，临床妇、儿兼擅，尤以善用经方治疗妇科疑难重症著称。她的许多观点对中医诊治疾病的思路确有启示，值得后学借鉴，现将其临证思想总结如下。

（一）重视益肾，善用温补

1. 温肾养血，益气行瘀

临床表现为月经后期，逐渐稀少，乃至闭经者，伴腰膝酸软，性欲淡漠，小腹冷痛，多属肾阳不足，治以温肾助阳、调经助孕，用右归丸、大营煎加减治疗。这是郑惠芳教授在诊疗实践中的一条重要经验。她认为，此方组方严谨合理，使用恰当则疗效可靠。方中当归、熟地黄、杜仲、牛膝补肝肾，强腰膝，通经活血；肉桂大热，振奋命门之阳。她对肉桂的用法颇有见地，认为对于月经后期、闭经者用肉桂应从小剂量开始，根据病人具体情况酌情加量，一般用量在 3 ~ 9g。若个别病人服用肉桂后出现皮肤瘙痒、头晕、恶心等反应，可将肉桂减去，换成少量桂心以温通经脉，酌情加用淫羊藿、续断、红花等温肾活血之品，促使月经来潮。

2. 温阳化瘀，健脾除湿

对于月经后期、稀发、闭经伴有卵巢囊肿者，郑惠芳教授认为多属阳虚湿聚血瘀。脾主运化，脾阳虚弱，则无力运化，水湿停聚为肿，反而进一步阻滞经络，气血运行受阻，瘀滞不通，与湿互结为囊肿。因此，治疗应以温阳化瘀，健脾除湿为主。方用右归饮合当归芍药散加减。

（二）重视健脾，培补后天之本

1. 健脾益气，滋补化源

郑惠芳教授认为，脾胃与妇女的生理、病理关系极为密切。经带胎产乳无不以血为本，以气为用，而气血的化生则依赖脾胃的运化功能。脾胃运化功能强健，则水谷之精微源源不断地化生为气血，方能平时月经如期，孕后胎有所养，产后乳源充沛。若脾胃失于健运，气血化源不足，则血海匮乏，月经不调，或久不受孕，或孕后胎元不固，胎萎不长，或产后体虚缺乳。因此，临证应时时注意健脾益气，滋补化源。

2. 益气摄血，升阳举陷

郑惠芳教授认为，脾气的统摄升举作用，在妇科有十分重要的意义。脾统血与升清的功能依赖于脾胃之气来维持，若脾不统血则血液不循常道而妄行，可造成月经先期、量多、崩漏；若中气不足，不能升清，则血随气陷而久崩久漏不止。故郑惠芳教授多以补气摄血，升阳举陷之法治疗。她说，月经量多，虽以阴虚者多，但流血日久，气随血泄，结果可致气血俱不足，故治疗不可忽视补气。至于妊娠中、后期需保胎治疗时，郑惠芳教授主张健脾益气，升提以固涩，常用补中益气汤治疗宫颈松弛的患者，并以升麻为首选药物，用量较大。对胎盘低置者，认为属脾肾双虚，采用补气益肾升提法，临床治疗多例，效果甚好。

3. 调和脾胃，表里兼顾

调和脾胃亦是郑惠芳教授常用治法之一。如治疗痛经，她认为，经期腹痛伴恶心呕吐者，多是脾胃素虚，故先以经前经期治疗痛经，后调和脾胃为主，常用香砂六君子丸和人参健脾丸治疗。妊娠恶阻一证，她认为亦属脾胃素虚，脾虚不运致痰湿内停，阻滞中脘，胃气不畅，夹冲气上逆产生恶阻之证。若胃气较盛，虽有呕吐，一般不重；胃气较虚者，呕吐往往较重。治疗以降为补，寓补于降之中，用香砂六君子汤加竹茹、紫苏梗等；若呕吐剧烈者，则以降为主，于上方中加代赭石、旋覆花、炙枇杷叶等疏通气机，降逆止呕，每可取效。若患者脉虚细，又有堕胎史，则主张不用石类沉降之药，如代赭石，恐其沉降太过，损伤胎气，可用竹茹、陈皮清降胃气。

4. 健脾益气，除湿消肿

脾胃为气机升降之枢纽，主运化水湿。若脾胃气虚，一则外湿易客于人体，再则人体水液代谢障碍，痰湿内停，在妇科则易发生经期浮肿、妊娠水肿、带下等疾病。因此郑惠芳教授认为，恢复脾胃正常功能，是治疗妇科疾病的重要环节。经行泄泻、经行水肿，她善用健固汤加白扁豆及少量肉桂健脾除湿，温肾扶阳，治疗脾虚带下则推崇傅氏完带汤加芡实、莲子、龙骨等健脾固涩之品。

5. 健脾益肾，生血养心

脾与肾在生理上是后天与先天的关系，相互资助，相互促进。治疗妇科疾病，郑惠芳教授非常重视脾与肾的关系，如崩漏一证，穷必及肾，治疗在益肾基础上亦不忘健脾。郑惠芳教授常说若单用益肾药如熟地黄之类，使肾水泛滥，反侮脾土，易致水肿。若崩漏兼有水肿者，更应注意健脾，可在益肾药中配以茯苓、白术等健脾利湿之品。对属肾虚型胎漏、胎动不安者，在寿胎丸基础上加入健脾益气之品，如白术、党参、山药、茯苓等，取其补后天以养先天之意。

脾与心的关系亦非常密切，常互为影响。如思虑过度，不仅暗耗心血，且可影响脾的运化功能，若脾气虚弱，运化失职，则气血生化无源致血虚而心失所养，脾不统血，血液妄行，也会造成心血不足。在临证中对此类病人，郑惠芳教授多采用健脾益气、养心生血之法治之。

（三）补肾疏肝，提倡助孕调经为先

1. 补肾益气，调经助孕

肾为先天之本，元气之根，主藏精，主生殖。先天禀赋不足，肾气未充，后天诸虚劳损，杀伐肾气，均可导致肾中精气亏虚，冲任不足，不能摄精成孕。郑惠芳教授认为，古代医家多强调治不孕以“男精”“女血”为主，是很有道理的。女子月经不调，往往是不孕的重要病因。对于闭经导致的不孕，郑惠芳教授强调原因颇为复杂，在不孕症伴有闭经的治疗中，首先应以调经为主。月经如期，才能有受孕之条件。闭经又分虚实。实有血瘀、痰浊闭塞胞宫者；虚有肝肾亏虚，心脾血虚，生化之源不足者。不孕患者之闭经，多以虚证常见。治疗时应视病人具体情况，结合西医相关检查，综合考虑。或先补后通，或先通后补，或补通兼施。郑惠芳教授认为，大量滋肾养血之品治疗闭经患者，往往有不效者，犹如血

海中一潭死水，这时于方中加入活血通经之品，就像往一潭死水中投入一石，可掀起浪花，使其振动，则月经得通。多囊卵巢闭经者，郑惠芳教授多按肾虚、冲任瘀阻辨治。若体不虚者，可先以通为主，虚者则宜先补益气血，然后通经，若伴肝郁明显者，则宜先疏肝，后益肾，不可过早益肾。

2. 疏肝理气，调经助孕

郑惠芳教授认为少腹属于肝，输卵管位居少腹，以肝论治。月经后期伴输卵管炎症、积水导致输卵管不通者，多表现为乳房胀痛、少腹胀痛等。胀痛属于气滞，不通从瘀辨治，故以疏肝解郁、理气化瘀为主。方用逍遥散或柴胡疏肝散合桂枝茯苓丸加王不留、丝瓜络等活血通经之品治之。若盆腔炎症明显者，可加金银花、连翘，少腹疼痛明显者，加丹参、五灵脂、香附、延胡索。

总之，郑惠芳教授治疗女性不孕，重在调经，调经之时又分虚实，或补肾，或疏肝，或化瘀，结合患者体质，制定攻补之法，用药中允，灵活化裁，疗效显著。

（四）温阳行瘀，化裁古方，推陈出新

桂枝茯苓丸出自《金匮要略》，为“治妇人宿有癥痼害，合并妊娠漏下不止”而设。其由桂枝、茯苓、桃仁、牡丹皮、赤芍组成。郑惠芳教授在临证实践中，应用该方治疗瘀血所致的崩漏下血（包括自然流产、人工流产后的崩漏），或经期淋雨、感寒、涉水而致的经水不断、痛经等症，以及西医学中的妇科疾病，如慢性附件炎、盆腔慢性炎块、输卵管积液、子宫内膜炎、痛经、子宫肌瘤等，属于血瘀而又兼月经后期者，效果良好。

（五）益气养阴，软坚固涩以疗石瘕

子宫肌瘤为妇科癥瘕疾病，古人对肿块生于胞宫者称为“石瘕”，属于难治之症。此病多由于新产，经行不慎、寒邪凝泣不行或热邪煎熬成块，或气滞日久，由气及血，致腹中之血积结成块。石瘕患者，多数伴有月经先期、量多，日积月累，阴血虚亏，气随血泄，导致气阴两伤，正气渐衰，故在治疗中，郑惠芳教授强调不能单纯使用活血祛瘀之品，而采用益气养阴，软坚固涩之法，取得了较好的疗效。

（六）生胎死胎，芎归平胃导利下行

妊娠足月逾期半月不产，为过期不产，亦称过期妊娠。如逾期日久，恐有难产及胎盘老化致胎儿死亡之危，在此之际急需催生。逾期不产的机制不外乎气血为病，气足则胎转自顺，易于送胎外出，血足则胎滑易产。若气不足则送胎无力，血虚气滞则胎儿运行受阻。再如孕妇贪逸多卧，气机失畅，亦可碍胎下行。故郑惠芳教授认为催生重在补气养血，理气降气，佐以宣导下行法。郑惠芳教授常用方剂为芎归汤加味。方中归芎养血，参芪补气，厚朴、橘皮、枳壳顺气降气，牛膝宣导下行，共奏催生下胎之效。

胎死子宫之内，不能自行产出，称为胎死不下。胎死可发生于妊娠任何时期，亦可发生于产时。临产时胎死又称死产。胎死过久不下，可危及孕妇的生命，因此确诊为胎死后应急下之，采用运脾祛湿、温阳活血法，佐以补气养血、软坚下行之品。

四 典型医案

1. 崩漏（脾虚证）

顾某，女，24岁。2008年7月5日初诊。

主诉：月经紊乱多年，阴道流血淋漓不尽22天。

现病史：月经不调多年，既往月经周期15天~3个月，经期15~30天，平素月经周期多数提前，多为10余天量少后再量多，淋漓不断数年，时轻时重。末次月经（Lmp）：6月14日，现量少，至今22天仍未净。2008年7月1日，查血常规示：白细胞3.39×10^9/L，血红蛋白51 g/L。B超示：对称性多囊卵巢（PCO）?。脉细，舌淡红少苔。已婚，G0。既往体健。父母身体健康，否认家族遗传病史。T 36.8 ℃，P 80次/分，R 17次/分，BP 95/65 mmHg。发育正常，营养中等，神志清楚，贫血貌。全身皮肤黏膜无黄染及瘀斑瘀点。全身浅表淋巴结未触及肿大。头颅大小正常，无畸形。眼结膜色淡，双瞳孔等大等圆，对光反射及调节反射正常，视野无缺损。颈软，无颈静脉怒张，气管居中，甲状腺不肿大。胸廓对称，无畸形。两侧乳房未触及包块。两肺呼吸音清晰，未闻及干、湿性啰音及胸膜摩

擦音。心界不大，心率 80 次 / 分，心律齐，各瓣膜听诊区未闻及杂音及心包摩擦音。腹软，无压痛及反跳痛，未触及肝、脾、肾及其他包块，无移动性浊音。肝脾肋下未触及，双肾区无叩痛。肠鸣音正常。脊柱四肢无畸形。生理反射正常存在，病理反射未引出。

中医诊断：崩漏（脾虚）；西医诊断：功能失调性子宫出血，继发性贫血。

治则：健脾益气，固冲止血。

分析：此为患者流血日久气随血泄，冲任不固，不能制约经血，子宫藏泄失常，故发为崩漏；脾主中气而统血，脾气虚弱统血无权，冲任不固故见月经周期提前、淋漓不尽；流血日久，血液大量耗失，故见重度贫血；脉细、舌淡少苔均为气血双亏之征。治宜健脾益气，固冲止血。拟方举元煎加减。处方：黄芪 40 g，西洋参 10 g，炒白术 16 g，炙升麻 9 g，三七 6 g，赤石脂 18 g，阿胶珠 15 g。4 剂。水煎服，日 1 剂。

二诊：2008 年 7 月 9 日。现阴道流血 26 天，量已减少，自觉头晕乏力。纳可，二便调。脉细，舌淡。拟方举元煎加味：高丽参 12 g，黄芪 40 g，炙升麻 12 g，白术 18 g，甘草 6 g，五味子 12 g，山萸肉 18 g，生龙骨 30 g，赤石脂 20 g，阿胶珠 15 g，棕榈炭 15 g，三七 6 g。3 剂。水煎服，日 1 剂。

三诊：2008 年 8 月 2 日。现阴道流血至今未净，血块多，乏力。昨日因血块多，于门诊肌内注射黄体酮 1 支（20 mg/ 支），连用 3 天。脉细，舌淡。处方：高丽参粉 50 g，每日 9 g 冲服。郑惠芳教授因其肌注黄体酮故暂不服中药，待月经干净后再服中药调经善后。

四诊：2008 年 8 月 9 日。用黄体酮后血止 3 天，又于 7 日来血，血块多，无腹痛。脉略芤，舌淡。处方：马齿苋 30 g，高丽参 12 g，益母草 30 g，茜草 12 g，当归 12 g，仙鹤草 30 g，三七 6 g，甘草 9 g，黄芪 40 g，桃仁 10 g。4 剂。水煎服，日 1 剂。

五诊：2008 年 8 月 20 日。现血净 6 天，无明显不适。自诉白带量多，B 超示：PCO?。脉细，舌红少苔。血止后循澄源复旧之法，治以益肾温阳调经，拟方右归丸加减：熟地黄 15 g，炒山药 30 g，山萸肉 15 g，鹿角胶 6 g，菟丝子 20 g，枸杞子 15 g，杜仲 18 g，当归 10 g，阿胶珠 12 g，黄芪 30 g，西洋参 9 g，甘草 6 g。8 剂。水煎服，日 1 剂。

六诊：2008 年 9 月 6 日。无不适，纳眠可，二便调。白带色黄棕，脉沉细。

同 8 月 20 日方。8 剂。水煎服，日 1 剂。

七诊：2008 年 9 月 27 日。Lmp：9 月 11 日（MC：28 天），前 3 天量多，后 3 天量少，色红，6 天净。脉沉细。现月经周期第 17 天，予 8 月 20 日方去阿胶珠改为阿胶 12 g，鹿角胶为 9 g。8 剂。水煎服，日 1 剂。

八诊：2008 年 10 月 8 日。现月经周期第 28 天，无不适，脉较前有力，舌淡。现为经前期，9 月 27 日方加川牛膝 15g 以引血下行。6 剂。水煎服，日 1 剂。

九诊：2008 年 11 月 22 日。前次月经（Pmp）：10 月 12 日（MC：32 天），量同上月经量，色红，无经行不适，5 天净。Lmp: 11 月 6 日，量中，色红，6 天净。现月经周期第 17 天，纳眠可，二便调，脉沉，9 月 27 日方继服以巩固药效。8 剂。水煎服，日 1 剂。

十诊：2008 年 12 月 27 日。停经 52 天，12 月 25 日于当地医院 B 超示：早孕，已探及胎芽及胎心搏动。现自觉腰酸，余无明显不适。纳眠可，二便调。腰酸仍为肾虚之象，治则以补肾安胎为主，自拟方：熟地黄 15 g，山药 20 g，山萸肉 15 g，白术 12 g，炒杜仲 15 g，川续断 18 g，枸杞子 16 g，菟丝子 18 g，甘草 6 g。4 剂。水煎服，日 1 剂

按语：本案患者为崩漏，证属脾虚。初诊方选健脾益气、固冲止血的举元煎加减。参、芪、术益气固冲，炙升麻升举下陷之中气，三七化瘀止血；加入阿胶珠养血止血，赤石脂收敛止血。二诊时患者阴道流血量少，仍用举元煎加味以升阳举陷，固涩止血。三诊时患者自行肌注黄体酮，郑惠芳教授嘱其中药暂不服，以高丽参粉冲服大补元气以摄血，待其经净后再调经善后。四诊时阴道流血第 3 天，血块多，应趁势化瘀止血。自拟方中马齿苋、益母草、茜草、仙鹤草凉血止血；三七化瘀止血；高丽参大补元气以固摄止血；黄芪与当归含“当归补血汤”之意，功能补气生血；桃仁活血化瘀。全方共奏益气化瘀止血之功。五诊时血已净，循澄源、复旧之法，以右归丸加减调理，患者连续复诊，十诊时 B 超示早孕，因有肾虚之象，故治则转为补肾安胎，自拟方中熟地黄、山药、山萸肉肝脾肾三脏并补，杜仲、川续断、枸杞子、菟丝子补肝肾益精血，白术健脾益气安胎。全方共奏补肾健脾、固冲安胎之功。

2. 痛经（寒凝血瘀，胃气偏虚证）

郭某，女，20 岁。2008 年 11 月 5 日初诊。

主诉：经行腹痛 4 年。

现病史：月经 14 岁初潮，周期 28 ~ 30 天，经期 7 天，量中，有血块。4 年前因涉凉水后，经行腹痛甚，须服止痛药方止，伴恶心呕吐，热敷后缓解，遇凉水加重。Lmp：2008 年 10 月 23 日（MC：30 天）。大便干，1 ~ 2 日一行。舌红，苔白，脉弦。未婚，否认性生活史。患者既往体健。父母体健，否认家族遗传病史。T 36.5℃，P 70 次 / 分，R 17 次 / 分，BP 100/75 mmHg，发育正常，营养中等，神志清楚，精神良好，自主体位，查体合作。全身皮肤黏膜无黄染及瘀斑瘀点。全身浅表淋巴结未触及肿大。头颅大小正常，无畸形。双瞳孔等大等圆，对光反射及调节反射正常，视野无缺损。颈软，无颈静脉怒张，气管居中，甲状腺不肿大。胸廓对称，无畸形。两侧乳房未触及包块。两肺呼吸音清晰，未闻及干、湿性啰音及胸膜摩擦音。心界不大，心率 70 次 / 分，心律齐，各瓣膜听诊区未闻及杂音及心包摩擦音。腹软，无压痛及反跳痛，未触及肝、脾、肾及其他包块，无移动性浊音。肝脾肋下未触及，双肾区无叩痛。肠鸣音正常。脊柱四肢无畸形。生理反射正常存在，病理反射未引出。

中医诊断：痛经，证属寒凝血瘀，胃气偏虚；西医诊断：痛经。

治则：温经散寒，化瘀止痛，佐以健脾和胃。

分析：本案患者涉凉水后出现经行腹痛，乃寒客冲任，与血相搏，使子宫、冲任气血瘀滞，经期气血下注，“不通则痛”，故经行腹痛；寒得热化，瘀滞暂通，故而腹痛得热缓解，遇凉加重。经行伴恶心呕吐乃寒湿犯胃，胃气上逆所致。治宜温经散寒，化瘀止痛，佐以健脾和胃。拟方桂枝茯苓丸合二陈汤加味。处方：桂枝 6 g，当归 12 g，川芎 6 g，赤芍、白芍各 10 g，桃仁 10 g，红花 6 g，延胡索 15 g，半夏 9 g，橘皮 12 g，广木香 9 g，砂仁 10 g，甘草 9 g。4 剂。日 1 剂。

二诊：2008 年 11 月 19 日。无不适，大便干，日一行。舌红干，无苔，脉弦滑。月经将至，加大温经活血止痛之力，故上方加炒乌药 9 g，三七 3 g，赤芍、白芍加至 12 g。5 剂。日 1 剂。

三诊：2008 年 12 月 6 日。Lmp：2008 年 11 月 24 日（MC：32 天），腹痛缓解，仅感坠痛，小腹发凉缓解，颈部淋巴结略肿大，舌红，苔少，脉略数。去桂枝、当归、川芎、半夏，以恐过用活血化瘀之药，影响月经周期；二因患者颈部淋巴结肿大，脉略数，舌红，为有热象，上述药物皆有温热之性，故去之，加连翘 15 g，金银花 18 g 以清热。4 剂。日 1 剂。

四诊：2009 年 1 月 31 日。守二诊方共 20 余剂，经来两次均无腹痛。Lmp：2009 年 1 月 21 日（MC：27 天），小腹微凉，舌略暗红，苔薄白，脉弦。血瘀之证已除，故无腹痛，但小腹觉凉，仍有寒邪未尽除，可守方继服。4 剂。日 1 剂。

按语：痛经是妇科常见病，本病例诊以寒凝血瘀为主症，患者有经期受凉史，经色暗、有块，得热痛缓解，遇冷则加剧，为寒凝子宫、冲任，血行不畅所致；经行伴恶心呕吐乃寒湿犯胃，胃气上逆所致。痛经在辨证上还应注意伴随症状，如经行腹痛常伴有恶心呕吐者，多为平素脾胃偏虚，治疗上应佐以健脾和胃。用药要注意两点：一是注意掌握药性。本病以痛经为主，但郑惠芳教授用药时注重兼顾月经周期，以免过用活血温经药物以致月经先期。如在三诊时去掉温性活血化瘀药正是此意。二是注重气血关系。气为血之帅，血为气之母，气滞则血滞，气行则血行，在活血化瘀药里少佐理气药可直达病所。

用药时间：痛经的治疗要注重未痛先防，以经前 1 周服药为最佳。平时则注重调理脾胃功能。同时，痛经的养生调摄也很关键，如经前、经期切勿受凉及饮冷。

3. 月经后期（肝郁血瘀证）

克某某，女，23 岁。2008 年 12 月 3 日初诊。

主诉：月经后期半年，停经 39 天。

现病史：既往月经 28 ~ 30 天一行，近半年月经 45 ~ 60 天一行，量色可，5 ~ 6 天净。现停经 39 天。感乳房胀痛，偶有小腹隐隐不适，心烦易怒，近几日面部痤疮较明显。自测尿 HCG：阴性。纳眠可，二便调，舌质暗苔白，脉沉弦。未婚，有性生活史。既往体健。父母健在，否认家族遗传病史。T 36.3 ℃，P 75 次 / 分，R 17 次 / 分，BP 95/65 mmHg。发育正常，营养中等，神志清楚，精神良好，自主体位，查体合作。全身皮肤黏膜无黄染及瘀斑瘀点。全身浅表淋巴结未触及肿大。头颅大小正常，无畸形。双瞳孔等大等圆，对光反射及调节反射正常，视野无缺损。颈软，无颈静脉怒张，气管居中，甲状腺不肿大。胸廓对称，无畸形。两侧乳房未触及包块。两肺呼吸音清晰，未闻及干、湿性啰音及胸膜摩擦音。心界不大，心率 75 次 / 分，心律齐，各瓣膜听诊区未闻及杂音及心包摩擦音。腹软，无压痛及反跳痛，未触及肝、脾、肾及其他包块，无移动性浊音。肝脾肋下未触及，双肾区无叩痛。肠鸣音正常。脊柱四肢无畸形。生理反射正常存在，病理反射未引出。

中医诊断：月经后期，证属肝郁血瘀；西医诊断：月经失调。

治则：养血活血，理气调经。

分析：月经后期，应从经色、经量、经质及全身的证候辨其寒热虚实。患者平素情志抑郁则易伤肝，疏泄不及，气机不畅，血为气滞，血海不能按时满溢，则月经后期；肝气郁滞，经脉壅滞，不通则痛，故乳房胀、小腹痛。肝郁化火，热扰心神，则心烦易怒，热邪循经上壅胸面部，日久气滞血瘀痰凝而成痤疮。舌脉亦为气滞血瘀之象。治宜养血活血，理气调经。自拟方：川芎 6 g，当归 12 g，香附 10 g，熟地黄 15 g，茺蔚子 10 g，丹参 12 g，甘草 6 g，川贝母 9 g，蝉蜕 9 g，白芷 9 g，桑白皮 12 g。6 剂。日 1 剂。嘱水煎 3 遍，前两遍口服，第 3 遍洗脸。

二诊：2008 年 12 月 10 日。现停经 46 天，今晨自测尿 HCC 阴性，小腹不适，乳胀，痤疮较前缓解。昨晚见少许血性分泌物，点滴即净，纳眠可，二便调，脉滑数。脉有滑象，提示月经欲潮，然苦有瘀滞，故而淋漓不下，上方基础上稍加大行气活血之力，以使气血下行畅通无阻，故改川芎为 9 g，香附为 15 g，茺蔚子为 12 g。3 剂。日 1 剂。

三诊：2008 年 12 月 17 日。Lmp：12 月 10 日，量中，色红，有血块，6 天净。现手足不温，怕冷，纳眠可，二便调，脉沉。经后子宫冲任亏虚，阳气偏虚，不能温煦四肢，故手足不温，怕冷，肝郁之象已不甚明显，治疗原则为养血行气，温经活血。过期饮加减：川芎 10 g，当归 12 g，桃仁 9 g，红花 6 g，香附 12 g，莪术 9 g，桂心 6 g，甘草 6 g，广木香 9 g，川牛膝 15 g，鸡血藤 20 g，赤芍、白芍各 9 g，熟地黄 15 g，茺蔚子 15 g，连翘 15 g。8 剂。日 1 剂。

四诊：2008 年 12 月 24 日。服药后仍感腹胀，腰酸怕冷，手脚不温。纳眠可，小便调，大便质可，面部痤疮明显。腰酸怕冷为肾阳虚之象；面部痤疮明显，为气滞血瘀之象，上方温经行血的基础上加用川贝母 9 g，橘叶 15 g 以疏肝、散结、化瘀。6 剂。日 1 剂。

五诊：2008 年 12 月 31 日。现月经周期第 22 天，诉服中药后仍感腹胀，手脚发凉，纳眠可，小便调，大便稀，1 日 1 ~ 2 次，脉象细数。上方加用泽兰 12 g 活血调经。10 剂，日 1 剂。

六诊：2009 年 2 月 11 日。服上药 4 剂后停药。间隔半月服上药 2 剂。Pmp：2009 年 1 月 7 日（MC：28 天），Lmp：2009 年 2 月 5 日（MC：29 天），量不多，

色暗红，有少量血块，6 天净。纳可，多梦，二便调，脉象沉左稍滑。月经按正常周期来潮两次，疾病基本痊愈。现应继续温经养血，以巩固治疗，上方去连翘，加锁阳 10 g。8 剂。日 1 剂。

按语：本案患者因情志因素或工作压力过大，影响肝气的舒畅条达，肝气郁滞，气不行血，经脉滞涩，久必成瘀，遂致月经后期；瘀血内阻，日久化热，上犯头面，则易生痤疮。秦天一在“调经”案总结中说：“其次最重调肝，因女子以肝为先天，阴性凝结，易于怫郁，郁则气滞血亦滞。”患者肝郁血瘀之象明显，治疗以养血疏肝为主，方中当归、川芎、熟地黄取四物汤之义养血活血，理气调经。香附与川芎、当归合用疏肝解郁，行气活血；丹参活血调经，能祛瘀生新而不伤正；白芷消肿排脓；桑白皮清肺热，泄肺火，二药与蝉蜕、川贝母合用可消血瘀日久渐成之痤疮；甘草调和诸药。全方养肝体补肝用，配伍清泻肝热之品，使肝之疏泄功能正常，气行则血行，月经很快来潮。经后则处以养血行气、温经活血之过期饮加减，使血海充盈，气血畅通，月经能按期而来。

4. 不孕症（肾虚血亏证）

徐某，女，29 岁。2009 年 8 月 19 日初诊。

主诉：结婚 5 年，未避孕未孕两年。

现病史：既往月经周期 28～29 天，经期 7 天，量色可，经行腰痛明显。近两年来经量较前减少 1/3，伴经前头晕、恶心。G0（已婚）。白带量偏少。近 1 年来同房后疼痛，无出血。Lmp：8 月 17 日（MC：28 天）现月经周期第 3 天。纳眠可，二便调。舌干红，少苔，脉沉缓。2008 年、2009 年于当地医院多次 B 超示：子宫体积偏小（4.3 cm × 3.5 cm × 3.0 cm），子宫内膜薄弱，最厚为 0.7 cm。2009 年 2 月，子宫输卵管造影示：通畅。内分泌：基本正常。男方精液：A 级：11.42%，B 级：11.42%。患者既往体健。父母健在，否认家族遗传病史。T 36.3 ℃，P 76 次 / 分，R 18 次 / 分，BP 99/67 mmHg。发育正常，营养中等，神志清楚，精神良好，自主体位，查体合作。全身皮肤黏膜无黄染及瘀斑瘀点。全身浅表淋巴结未触及肿大。头颅大小正常，无畸形。双瞳孔等大等圆，对光反射及调节反射正常，视野无缺损。颈软，无颈静脉怒张，气管居中，甲状腺不肿大。胸廓对称，无畸形。两侧乳房未触及包块。两肺呼吸音清晰，未闻及干、湿性啰音及胸膜摩擦音。心界不大，心率 76 次 / 分，心律齐，各瓣膜听诊区未闻及杂音及心包摩擦音。腹软，无压痛及反跳痛，未触及肝、脾、肾及其他包块，无移动性浊音。肝脾肋下未触及，双肾区无叩痛。肠鸣音正常。脊柱四肢无畸形。生理反射正常存在，病理反射未引出。

中医诊断：不孕症，证属肾虚血亏；西医诊断：原发性不孕。

治则：补肾养血，温补冲任。

分析：本案患者多次B超示子宫体积偏小，内膜薄弱，可知先天肾气不足，冲任虚衰，故不能摄精成孕；肾气不足，精亏血少，冲任血海亏虚致经行量少，肾虚外府失荣，发为经行腰痛；经前阴血下注冲任、胞宫，阴血相对不足，故见头晕；经前血聚胞宫，冲气较盛，循经上逆犯胃，胃失和降，而致经前恶心；带下量少、同房后疼痛皆为肾精亏损之征。脉沉缓，舌干红少苔均为肾虚血亏之象。治宜补肾养血，温补冲任，拟方毓麟珠加减：白芍 9 g，当归 10 g，熟地黄 15 g，川芎 6 g，甘草 6 g，菟丝子 20 g，杜仲 20 g，川续断 18 g，枸杞子 15 g，柏子仁 15 g，楮实子 10 g，紫河车 6 g，黄芪 20 g，紫苏梗 9 g，橘皮 15 g。8 剂。水煎服，日 1 剂。

二诊：2009 年 8 月 29 日。Lmp：8 月 17 日（MC：28 天），现月经周期第 13 天，近两日感下腹胀，白带不多。纳眠可，二便调，脉沉缓。上方加西洋参 9g 以增强补气养阴之力。6 剂。水煎服，日 1 剂。

三诊：2009 年 9 月 12 日。近几日手脚发凉，面部偶有痤疮，现近经期，无明显不适。手脚发凉说明肾阳不足，不能温煦四肢，气虚不能推动血行，脉络瘀滞，故面部偶有痤疮。8 月 29 日方加鹿角霜 9 g、淫羊藿 20 g 以补肾温阳，黄芪加至 30 g 以增强补气升阳之力。10 剂。水煎服，日 1 剂。嘱其经行第 5 天开始服氯米芬，连服 5 天。

四诊：2009 年 9 月 16 日。上药未服经至。Lmp：9 月 12 日（MC：26 天），量略增多，色可，经前不适症状消失，今日月经第 5 天，未净，量已少，余无不适。纳眠可，二便调。患者上药未服月经来潮，量较前略多，经前不适症状消失，说明方药对证，9 月 12 日方去降逆和胃之紫苏梗。6 剂。水煎服，日 1 剂。

五诊：2009 年 10 月 14 日。Lmp：10 月 10 日（MC：28 天）量中，今日经行第 5 天，量少，经前略乳痛。平素仍手足发凉，纳眠可，二便调。患者手足发凉仍为肾阳虚之象，9 月 16 日方加巴戟天 12 g 以补肾温阳。8 剂。水煎服，日 1 剂。

六诊：2009 年 10 月 31 日。Lmp：10 月 10 日（MC：28 天），5 天净，量可。本月服用氯米芬，现为周期第 22 天，手足发凉症状较前明显减轻，纳眠可，二便调。10 月 14 日方加山萸肉 12 g 以补益肝肾。8 剂。水煎服，日 1 剂。

七诊：2009 年 11 月 14 日。Lmp：11 月 11 日（MC：32 天），量较上月略少，色暗，有少许血块，今日经行第 4 天，已基本干净。今晨自测尿 HCG 阴性，自诉腰酸，余无明显不适。纳眠可，二便调。予 10 月 14 日方川续断加至 20 g 增强补益肝肾之力。10 剂。水煎服，日 1 剂。

八诊：2009 年 12 月 16 日。停经 36 天，自测尿 HCG 阳性，现自觉腰酸，无腹痛及阴道流血，纳少，晨起恶心明显，眠可，二便调。腰酸仍为肾虚之象，故治则转为补肾安胎，自拟方：熟地黄 15 g，山药 20 g，山萸肉 15 g，白术 12 g，炒杜仲 15 g，川续断 18 g，枸杞子 15 g，菟丝子 18 g，竹茹 9 g，陈皮 6 g，砂仁 3 g。4 剂。水煎服，日 1 剂。

九诊：2009 年 12 月 23 日。停经 43 天，昨日于当地医院 B 超示早孕。现自诉大便略稀，日 1 次，余无不适。恶心较前减轻，纳眠可，小便调。12 月 16 日方加炒白扁豆 15 g。6 剂。水煎服，日 1 剂。

按语：本案患者诊为不孕症，证属肾虚血亏。肾藏精，主生殖，肾中精气的盛衰主宰着人体的生殖功能。患者先天肾气不足，冲任虚衰不能摄精成孕。肾虚精亏血少，天癸乏源，冲任血海空虚致经行量少。治宜补肾养血，温补冲任。拟方毓麟珠加减，黄芪、当归、川芎、熟地黄、白芍益气养血调经，菟丝子、杜仲、楮实子、柏子仁、川续断、枸杞子补肝肾益精血，调补冲任，并配以紫河车血肉有情之品大补精血，佐以紫苏梗、橘皮以降逆化痰止呕。三诊时患者有手脚发凉之肾阳虚表现，故加入鹿角霜、淫羊藿等温肾助阳之品。患者连续复诊，八诊时自测尿 HCG 阳性，仍有肾虚之象，治则转为补肾安胎，自拟方中熟地黄、山药、山萸肉肝脾肾三脏并补，杜仲、川续断、枸杞子、菟丝子补肝肾益精血，白术健脾益气安胎，竹茹、砂仁、陈皮理气和胃，清热止呕。全方肾脾合治，先天后天双补，共奏固肾健脾安胎之功。

五 经验方

1. 舒经汤

来源：郑惠芳教授自拟方。由《金匮要略》“桂枝茯苓丸”和《太平惠民和

剂局方》"二陈汤"化裁而来。

组成：桂枝 9 g，茯苓 9 g，桃仁 9 g，牡丹皮 9 g，赤芍 9 g，半夏 9 g，陈皮 15 g，香附 12 g，延胡索 15 g，甘草 9 g。

功用：化瘀消癥，温经止痛。

主治：适用于瘀血内阻、寒凝、痰湿阻滞之证。症见经行小腹冷痛拒按，喜暖，血色晦暗而夹瘀块，或漏下不止，或产后恶露不尽，色暗有块，小腹疼痛拒按，血块排出后其痛稍减，或月经停闭，伴形体肥胖，胸闷泛恶，带下量多，或下腹结块，触之不坚，伴带下量多，舌边紫暗，苔白腻，脉涩或脉沉滑等。

方解：本方为桂枝茯苓丸合二陈汤加减而成。桂枝茯苓丸原方即有活血化瘀，缓消癥块之功，然癥瘕之形成，与气、血、痰、湿密切相关，机体正气不足，或外感、内伤之邪致脏腑功能失调，气机阻滞，瘀血、痰饮、湿浊等有形之邪凝结不散，久而成癥瘕之证。而气、血、痰、湿互相影响，多有兼夹、偏重。《黄帝内经》有云："气行则血行，气滞则血瘀。"在活血化瘀药里少佐理气药可直达病所。故而本方在桂枝茯苓丸的基础上，加强了燥湿化痰、理气和中、行气止痛之功。正如《医学入门·妇人门》指出："善治癥瘕者，调其气而破其血，消其食而豁其痰，衰其大半而止，不可猛攻峻施，以伤元气。宁扶脾胃正气，待其自化。"方中桂枝辛甘而温，温通血脉，以行瘀滞，为君药。桃仁味苦甘平，活血祛瘀，助君药以化瘀消癥；茯苓消痰利水，渗湿健脾，以助消癥之力，用之为臣。半夏性辛温而燥，善燥湿化痰，和胃降逆止呕；陈皮理气燥湿，使气顺痰消，化痰消癥；牡丹皮、赤芍味苦而微寒，既可活血以散瘀，又能凉血以清退瘀久所化之热；香附、延胡索则有理气止痛之功，共为佐药。甘草既能缓急止痛，又可调和诸药，为使药。本方中桂枝温通血脉，半夏、陈皮辛温燥湿化痰，而牡丹皮、赤芍凉血散瘀，寒温并用，活血化瘀与燥湿化痰同用，而以活血化瘀为主，且避免耗伤阴血之弊。而茯苓、陈皮、半夏合用，可健脾、调中、和胃、止呕。

2. 举元煎加味（郑惠芳经验方）

来源：《景岳全书》。

组成：黄芪 15 ~ 30 g，党参 15 ~ 30 g，白术 15 g，炙甘草 6 g，炒升麻 6 g，酒萸肉 15 ~ 18 g，川续断 15 g，煅龙骨 30 g，煅牡蛎 30 g，棕榈炭 15 g。

功用：补虚塞流，引血归经。

主治：崩漏脾虚型。症见经血非时而至，量多，淋漓不断，血色淡而质稀，气短神疲，面色晄白或面浮肢肿，手足不温，或饮食不佳，舌质淡，苔薄白，脉弱或沉弱。

方解：巢氏《诸病源候论》有“劳伤冲任”之说。劳累伤脾耗气，脾虚不摄，冲任失固，血不循经，可致脾虚崩漏。方中黄芪补中益气、升阳固表为方中之君药。党参益气健脾为臣。白术苦温，补气健脾；甘草健脾和中，共为佐药。升麻升举脾胃清阳之气为使。诸药以甘味之品为主，甘味药补脾以益生发之气，甘能生血养营，使脾胃气强，则阳长阴长，血自归经。该方短小精悍，补气升阳，力专效宏，对由脾虚气陷不能摄血而出血不止者，速用此方能立竿见影。

（整理者：江　银）

刘瑞芬

一 医家简介

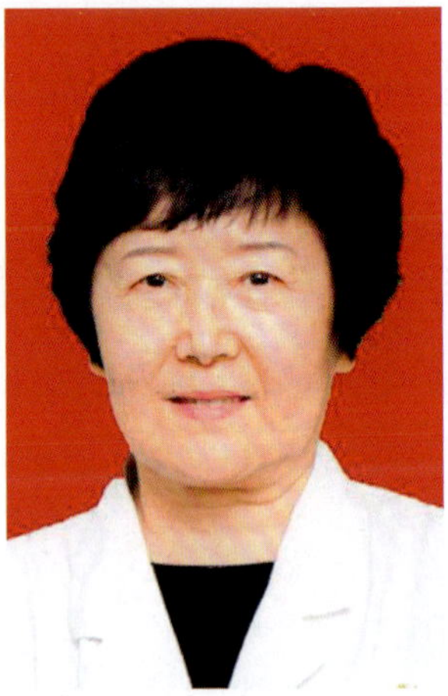

刘瑞芬

刘瑞芬，女，1950年5月出生于山东省招远市，1976年毕业于山东中医学院（现为山东中医药大学），毕业后留校任教。教授，主任医师，山东中医药大学博士研究生导师。曾任山东中医药大学附属医院妇科主任、妇科教研室主任，山东中医药学会妇科专业委员会第三、第四届主任委员。现为国家中医药管理局重点学科、重点专科学术带头人，山东中医药学会妇科专业委员会第三、四届主任委员，第五批全国名老中医药专家学术经验继承工作指导老师，国家中医药管理局“刘瑞芬全国名老中医药专家传承工作室”建设单位指导老师。兼任世界中医药学会联合会妇科专业委员会副会长，中华中医药学会妇科分会常务委员，国家自然科学基金评审专家，国家食品药品监督管理总局中药新药、医疗器械评审专家，国家科技奖励评审专家等职务。从事中医妇产科临床、教学、科研工作40余年，中医药基础理论和专业知识坚实、宽广，具有丰富的临床、教学及科学研究经验，有较高的学术造诣。

刘瑞芬教授临床擅长治疗妇科炎症、痛经、月经失调、不孕症、节育措施并发症及不良反应、妇产科血症、子宫内膜异位症、绝经综合征、子宫肌瘤、各种流产等。先后在省级以上学术期刊发表学术论文70余篇，撰写著作12部。承担科研课题17项，其中国家级课题5项，曾获省部级科学技术进步奖二等奖、三等奖4项，省中医药科学技术一等奖1项，教育部多媒体课件大赛高教医学组三等奖1项，申报国家新药2项，发明专利6项，培养博（硕）士研究生60余名，徒弟2名。

二 成长之路

家学渊源　中医启蒙

刘瑞芬的父亲是当地有名的中医大夫，她从小跟从父亲出诊为乡亲们看病，耳濡目染，父亲对她的言传身教成为开启她步入中医药之门的钥匙。从小父亲要求她背诵《黄帝内经》《汤头歌诀》等中医书籍，初步奠定了她学习中医的基础。在那个特殊的年代，遭受饥饿的人们给她幼小的心灵留下了深刻的印象，艰苦的生活培养了她坚韧不拔、吃苦耐劳的品质和沉稳踏实的个性。1970 年她成为《大众日报》《烟台日报》的兼职通讯员，常要写文章、整材料，很多人视为单调乏味的事情，刘瑞芬却是调动其全身心的力量认认真真地准备，养成字斟句酌、严谨细致的习惯，为后来编写中医妇科教材以及发表相关学术论文打下了坚实的文字基础。

精勤不倦　博采众长

1973年刘瑞芬考试并被推荐进入山东中医药大学系统学习中医。在大学期间，师从徐国仟、张珍玉、周凤梧等学术元老，学习《伤寒论》《中医基础理论》《中药学》等中医基础知识，浩如烟海的中医古籍让刘瑞芬目不暇接，一下子点燃了她强烈的求知欲。三年时间，她如饥似渴地汲取中医药学知识，打下了扎实的中医基本功，受中医文化的启迪形成了她高尚的医德、求实的精神。周凤梧先生是著名的方剂学家，对中药方剂学有较深研究，并擅长治疗内、妇、小儿诸科疾病，受其影响，刘瑞芬不仅详尽学习了中药学知识，还初步对中医妇科学产生了浓厚的兴趣。当时已经具有比较完备的中医教学体系，全面系统的院校学习开拓了她的视野，特别是西医课程的学习为她以后综合运用中西医手段诊疗妇科疾病奠定了基础。毕业后她留校任教，同时从事中医妇科的教学、临床和科研工作，跟随郑慧芳、贾东鲁等妇科名老专家跟诊抄方。她在临床之余，不忘刻苦学习，熟读《景岳全书·妇人规》《医宗金鉴》《妇人大全良方》《济阴纲目》《傅青主女科》等妇科经典著作，一些重要章节熟谙于心，为以后的临床、教学打下了坚实的基础。

1978年刘瑞芬参加山东中医药大学举办的“四大经典培训班”，聆听李克绍、张珍玉、刘献琳、徐国仟、周次清、张洪彩等名师大家的讲课，再次深入学习《金匮要略》《温病学》《伤寒论》等经典著作。熟读四大经典，把名师大家的讲解与自己的领悟融会贯通，得到新的理解和启发，同时古代医家的“精勤不倦，大医精诚”的思想也让刘瑞芬感悟到医者的责任与义务，决心用自己精湛的医术全心全意为患者服务，为病人解除疾病困扰。

1981年，刘瑞芬在济南市中心医院进修学习西医妇产科，师从王宗莹主任医师，为将来中西医结合治疗妇产科疾病打下了坚实的西医学理论基础，提高了实际操作能力。1986年刘瑞芬于上海中医学院参加“全国中医妇科高师班”，学习了由蔡小荪、朱南孙、沈仲理等教授讲述的中医妇科学。通过学习，广泛涉猎了各流派的学术思想，明确了辨证审因、结合女子生理特点而用药治病的原则，治法视证情转变，用药须根据疾病的不同阶段灵活应用。由此，刘瑞芬教授的学术思想开始萌芽。

守正创新　硕果累累

1985—1990年，刘瑞芬多次参加全国西医妇产科培训班，在这里受到苏应宽先生、江森先生等人的熏陶。刘瑞芬认为临床医师应充分发挥中西医优势，不应有门户之见，提倡衷中参西，中西医结合。自此，她更加深入投身于临床实践中，不断在实践中丰富自身经验和完善自己的中医妇科学术思想。

刘瑞芬还善于通过科学研究来验证自己的诊疗经验，在中医妇科疾病，尤其在慢性盆腔炎、功能性子宫出血等领域取得了累累硕果。1994年，她主持了国家计生委（现国家卫生健康委员会）、山东省科研计划课题“宫宁颗粒剂防治宫内节育器出血副反应的临床及实验研究”，1999年苏应宽教授、郭志强教授为该项目鉴定委员会主任委员及副主任委员对该项目进行评价：“在同类研究中居国际先进水平。”获得1998年度山东省科学技术进步二等奖，同时创制研发了国家准字号新药宫宁颗粒，该制剂以祛瘀清热补虚为其治疗大法，以祛瘀清热为治疗关键，后期兼顾补益气血，具有活血止血、标本兼顾、通涩并用的作用，在临床取得了良好的疗效并得到广泛推广。2006 年她主持的课题“盆腔炎颗粒治疗慢性盆腔炎免疫学及上皮细胞生物学的研究”，获山东省科学技术进步奖三等奖；2008 年她主持负责的国家自然基金课题“宫清颗粒诱导药物流产后出血人绒毛细胞凋亡的研究”结题，并证实宫清颗粒对药流后出血防治机制与其诱导绒毛、蜕膜细胞凋亡作用有关；2010 年她主持的“十一五”国家科技部支撑计划课题“慢性盆腔炎中医四联疗法的优化及诊疗规范研究——慢性盆腔炎中医综合疗法的优化研究”明确了慢性盆腔炎综合治疗方案为主的临床治疗方向，规范了本病的临床治疗，创制了慢性盆腔炎中医综合治疗方案。

刘瑞芬教授融古通今，在临床实践及科研工作中努力创新，不断提出自己的新观点，其学术思想逐步走向成熟。

注重经典　薪火相传

勤耕不辍，孜孜以求，始终坚持奋斗在一线的刘瑞芬于 1997 年被评为硕士研究生导师，2004 年被评为博士研究生导师，现如今，刘瑞芬已培养学生 60 余名，徒弟两名。刘瑞芬认为“读经典，做临床”是中医成才的基本道路，是提高中医医务人员专业素质，培养优秀中医临床人才的重要途径。经典者，原为“举一纲而万目张，解一卷而众篇明”之作。经典是中医的精华，背诵经典是基本功。她要求学生必须背诵经典，常读常新。她强调研读经典，需注意 3 个问题：①经典距今年代久远，学习不易，需要借鉴古人读书方法，分类比对，逐一考证，各个

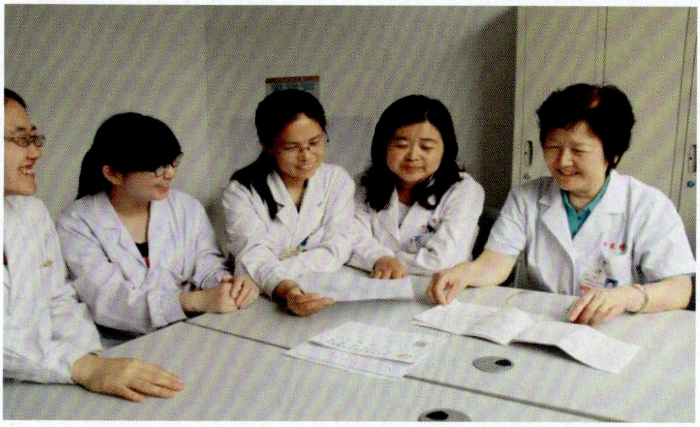

刘瑞芬教授为徒弟及研究生讲解病案

击破。②在回归经典过程中，加强对中医各家学说的研究，广闻博采，取前人经验，师古而不泥古，方能在临床实践中闯出自己的路来。③经典之中，精华固多，但糟粕亦不少，鉴读之际，去伪存真，不宜盲从。刘瑞芬教授要求学生要多临证，勤临床，通过临床实践，将传统中医思维落地生根，在实践中将理论予以印证，发现规律和新问题，提出新想法，使理论得以升华。

刘瑞芬的学生都在自己所从事的妇科领域有所成就。她的学生史云现为主任医师、硕士研究生导师，北京中医药大学东直门医院妇科主任，承担国家级科研课题多项；赵瑞华，博士研究生导师，中国中医科学院广安门医院妇科主任，主持国家及省部级科研课题多项；刘新敏，博士研究生导师，中国中医科学院广安门医院妇科副主任，主持国家自然科学基金等各项课题9项；李霞，山东第一医科大学基础医学院副院长，研究员，博士生导师，泰山学者青年专家；师伟，博士生导师，山东中医药大学附属医院妇科主任、泰山学者青年专家，主持国家自然科学基金课题3项，山东省重大科技创新工程等省部级课题4项。李霞、师伟被评为泰山学者青年专家，刘静君、王哲、刘文琼、张丽娟如今都是硕士研究生导师……岳恒学被国务院授予“全国自强模范”光荣称号，被世界华人医学联合总会授予“百名推动中华医学走向世界领军人物”称号和“中华东方国际名医勋章”。授人以鱼不如授人以渔，刘瑞芬用自己精深的学识与医术让中医学术得以薪火相传。

为了系统整理总结刘瑞芬的学术思想和临证经验，2014年国家中医药管理局批准于山东中医药大学附属医院成立刘瑞芬名老中医工作室。其中主任医师2名，

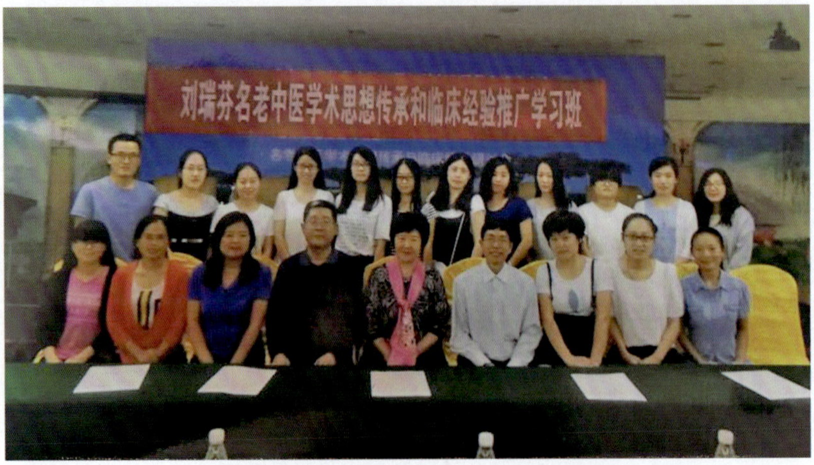

刘瑞芬教授与工作室成员及研究生合影

副主任医师 3 名，主治医师 3 名，住院医师及研究生 10 余名，学术传承梯队组成合理，工作室对刘瑞芬教授的学术成果与临床经验进行了系统整理，工作室从 600 余份原始病案中筛选出 120 份整理建档，其中典型医案 60 例。这些病例治疗经过相对完整，治疗特点突出，治疗效果满意，基本上可以反映刘瑞芬中西医结合治疗妇科疾病临床诊疗特色和辨证用药规律。

三 学术思想

刘瑞芬教授勤耕杏林四十余载，既遥承经旨，又善于临证发挥，法古而不拘泥于古，不断进行理论探索及临床实践，理论上颇有建树。

1. 谨守病机，补肾活血并用

刘瑞芬教授认为，诸多妇科疾病均与“肾虚血瘀”相关，按照“异病同治”的原则补肾与活血并用治疗妇科病症。根据侧重点的不同，又分为补肾活血法与活血补肾法。补肾活血法是以补肾为主，辅以活血化瘀的一种治法，适用于肾虚血瘀证，即疾病的证候以本虚为主的本虚标实证，如绝经前后综合征、月经后期、月经过少、闭经、多囊卵巢综合征、免疫性不孕、排卵功能障碍性不孕、功能失调性子宫出血等疾病。而活血补肾法则是以活血化瘀为主，兼以补肾的一种治法，适用于血瘀肾虚证，即疾病的本质以标实为主的标实本虚证，如慢性盆腔炎、子宫内膜异位症等疾病。根据具体情况，又酌用舒肝、健脾、利湿、化痰之品。

2. 病症结合，中西互参

刘瑞芬教授从四十余年的临床经验中深刻体会到，采用中西医手段诊疗疾病相互取长补短，对于认识和治疗疾病大有裨益。她主张借助西医的诊疗技术和中医药现代化的研究成果为中医临床服务，从而对整个病情有更为全面的了解，开拓辨证论治、遣方用药的思路。首先，她提倡用现代医学的检查手段明确诊断，例如，对闭经的诊治，除辨证用药外，结合必要西医检查，如激素测定、影像学检查（B 超、CT 或磁共振检查）、基础体温（BBT）测定等，除此之外，还可以做孕激素试验、雌孕激素序贯实验、垂体兴奋试验来明确诊断。对先兆流产的患者，刘瑞芬教授除使用中药对症治疗外，还进行血黄体酮、雌二醇、绒毛膜促性腺激素的测定，黄体功能不全者加用黄体酮或地屈孕酮。如因恶性肿瘤所致的带下异常或子宫异常出血的患者，则以西医治疗为主，以免延误病情。其次在无证可辨的情况下，通过西医的检查手段发现阳性体征而为中医辨证提供依据。她还主张结合现代药理研究筛选加减用药，如子宫发育不良，常选用具有性激素样作用的胎盘粉、鹿角胶等以促进子宫发育；子宫收缩不良常选用马齿苋、益母草等以加强子宫收缩；凝血功能异常多选用三七、茜草、仙鹤草等以缩短出凝血时间，使出血自止。总之，病证结合绝非西化，刘瑞芬教授立足于中医理论，强调辨证论治，能中不西，先中后西，衷中参西。

3. 分清标本缓急，注重分期用药

“急则治其标，缓则治其本”为中医辨证施治的重要原则之一，在妇科领域中亦常崇用。在治疗子宫内膜异位症方面，刘瑞芬教授主张依据标本缓急原则采用周期序贯疗法。经期以化瘀止痛为先以治其标，自拟经痛停方，而非经期以活血化瘀、祛痰健脾补肾为主以治其本，常采用止痛调血方。方中选用益母草、生牡蛎等活血化瘀、软坚散结药物而不选用三棱、莪术、水蛭等破血逐瘀药物。益母草、生牡蛎既能化瘀，又不增加离经之血的血量。

对于体外受精—胚胎移植反复失败的患者注重分期用药。调理期辨病与辨证相结合，重在补肾活血。移植前期顺应促排方案，根据IVF-ET促排方案，长方案降调节以补肾滋阴为主，调经1号方去菟丝子、紫石英、淫羊藿、续断等温补肾阳之品，加阿胶、胎盘粉等养血滋阴之品以促进卵泡发育，提高超促排卵中卵子质量；短方案、自然周期者可继续服用调经1号方至胚胎移植前4～5天。移植后以补肾健脾，温经助孕为主，根据调理期其肾虚兼血瘀的特点，移植后当以肾虚为主要病机，自拟补肾助孕方加减。妊娠后积极保胎治疗，以补肾健脾，益气固胎为主，参考张锡纯《医学衷中参西录》中寿胎丸加味，形成自拟方补肾安胎方。

4. 移情易性重视调畅情志

七情内伤致病是七情学说的重要内容之一，重视精神因素与脏腑功能活动以及形体变化之间的关系，是中医“身心统一观”的具体体现，是中医心理学的基础。刘瑞芬注重“善医者，必先医其心，而后医其身”，指出七情所致之妇科疾病，精神心理调治比之药物治疗更为重要。治疗上除了疏肝解郁的柴胡类方剂，

还应运用以情移情，以情激情等心理疗法。

5. 注重脾胃，辨证用药以顾护脾胃为先

《黄帝内经》强调“人以胃气为本”，张仲景在《伤寒杂病论》中虽然没有对脾胃学说做专门论述，在立法遣药上始终以顾护脾胃为先，李东垣更是强调“土为万物之母”。受历代医家“保胃气存津液”思想的影响，刘瑞芬撷取众家之长，融会贯通，冶于一炉，逐渐形成了以“注重脾胃，辨证用药以顾护脾胃为先”的学术思想。在临床用药时注重对脾胃的调护，用药首当注意升降，次当防过偏，勿过用寒凉之品以免损伤脾胃；不可过用香燥之品，以免伤津耗液，影响气血生化；补肾不可过用滋腻碍胃之物，以免造成胃气呆滞；对于素体脾胃虚弱的病人，药量宜轻，“宁可再剂，不可重剂，用之欲速不达，反伤中气”。

四 典型医案

1. 不孕症

例 1：苗某某，女，40 岁。因“已婚 10 余年未孕，欲行第 11 次胚胎移植，要求中药调理”于 2013 年 5 月 6 日就诊。

初诊：患者因双侧输卵管不通于 2001—2003 年行 3 次试管婴儿均未成功。2009 年行宫腔镜检查示：宫腔粘连、多发性子宫内膜息肉，行“宫腔粘连分离术及子宫内膜息肉摘除术”。术后至 2013 年 5 月共行 7 次胚胎移植均未成功。既往月经 20 余天一行,6 天净。末次月经（LMP）: 2013 年 4 月 21 日,5 天净，量少色暗，经行腰酸，经前乳胀。孕 0。现月经第 16 天，白带量少，纳眠可，二便调。舌红苔薄黄，脉沉细。本月月经第 4 天查血：促卵泡激素（FSH）7.12 mIU/mL，黄体生成素（LH）5.69 mIU/mL，泌乳素（PRL）7.13 ng/mL，睾酮（T）63.88 ng/mL，雌二醇（E_2）43.0 pg/mL。

辨证思路：患者高龄女性，素有血瘀，冲任阻滞不通，精卵不能结合，加之久病肾虚，精血不足，不能摄精成孕，故不孕；瘀血阻滞，故经色暗；瘀血阻滞，日久成癥，故有子宫内膜息肉。《医宗金鉴·妇科心法要诀》曰：“女子不孕之故，由伤其任冲也。或因宿血积于胞中，新血不能成孕。”脉沉细亦为肾虚之象。

中医诊断：不孕症（肾虚血瘀型）；西医诊断：不孕症，体外受精和胚胎移植技术（IVF）前调治。

治则：补肾活血，养血助孕。

处方：调经1号方加减。当归12 g，熟地黄18 g，山药12 g，川续断30 g，菟丝子18 g，淫羊藿18 g，紫石英45 g（先煎），川牛膝15 g，牡丹皮9 g，红花12 g，柴胡12 g，茯苓15 g，陈皮9 g，炙甘草6 g，麦冬12 g，桑椹子12 g，黄芩12 g，木香12 g，百合15 g，石斛12 g。7剂。水煎服，每日1剂，早晚分服。

二诊：2013年5月16日。LMP：2013年5月15日，周期25天，现月经第2天，量少，色暗。舌淡红苔薄白，脉沉细。患者自服上药后大便稀，1日3次，矢气频。

处方：①经期桂枝茯苓胶囊3粒，每日3次，口服。②经后继予上方加阿胶10 g（烊化），鹿角胶12 g（烊化），胎盘粉3 g（冲服），丹参18 g，增强填补精血之力，山药改炒山药30 g，加炒白术18 g，以健脾止泻。7剂。水煎服。

三诊：2013年6月27日。LMP：2013年6月16日，周期30天，5天净，经量较前增多，色改善。现月经第13天，外院B超监测已有成熟卵泡，欲行体外受精、胚胎移植。

处方：嘱其原方去阿胶、鹿角胶，继服3剂，移植后改服补肾安胎方加减。菟丝子15 g，川续断18 g，槲寄生15 g，杜仲12 g，党参30 g，炙黄芪30 g，炒白术12 g，炒白芍15 g，黄芩9 g，麦冬12 g，砂仁9 g（后入），柏子仁12 g，百合12 g，柴胡9 g，苎麻根9 g。水煎服，日1剂。

四诊：2013年7月18日。胚胎移植后14天，阴道少量咖啡色分泌物7天，无腹痛，无恶心、呕吐。舌红苔白厚，脉细沉。2013年7月16日查血：E_2 249.7 Pg/mL，P 14.81 ng/mL，绒毛膜促性腺激素（HCG）276.30 mIU/mL，提示已经受孕。

处方：上方去柴胡，改苎麻根15 g，加墨旱莲18 g，炒山药30 g，以补肾健脾，止血安胎。同时给予黄体酮60 mg，肌注，1日1次；补佳乐1 mg，口服，1日2次；达芙通20 mg，口服，1日2次，以补充雌孕激素。

五诊：2013年7月19日。查血：E_2 411.1 pg/mL，P 18.83 ng/mL，HCG 873.90 mIU/mL。

处方：HCG 2 000 U，肌内注射，隔日1次，以促进卵巢黄体功能。余治疗同前。

六诊：2013年8月1日。胚胎移植后28天，近5日阴道少量咖啡色分泌物，无腹痛，无腰酸，恶心，无呕吐。2013年7月31日，查血：E_2 1098 Pg/mL，P

45.32 ng/mL，HCG 36332 mIU/mL。

处方：中药上方将苎麻根改为 18 g，加莲房炭 12 g，以加强安胎止血之力，加山萸肉 12 g，竹茹 12 g，以和胃降逆。7 剂，水煎服。余治疗同前。

七诊：2013 年 8 月 9 日。患者服药 3 天后血止，现胚胎移植后 35 天，纳眠可，大便不成形，1 日 1 次，小便调。舌红苔白厚，脉细滑。2013 年 8 月 6 日 B 超：早孕（双胎，均符合 7 周妊娠）。

处方：因阴道流血止，故中药去莲房炭，苎麻根改 12g，墨旱莲改 15 g，炒白术改 18 g 健脾止泻，菟丝子改 30 g 继服。停补佳乐。余治疗同前。次日查血：E_2 1630 Pg/mL，P 47.96 ng/mL，HCG 91410 mIU/mL。后继续治疗调理至 12 周妊娠。患者后因产后前来复诊，得知其已平安产下一对男婴。

按语：近年来，体外受精—胚胎移植技术（IVF-ET）广泛应用于不孕患者，但其临床妊娠率却仅徘徊于 30% ~ 40%，许多专家越来越关注反复着床失败的机制及治疗，以期提高辅助生殖成功率。刘瑞芬教授运用中药，分期论治：调理期辨病与辨证相结合，重在补肾活血；移植前期顺应促排方案，补肾养血，活血化瘀；移植后及妊娠后补肾健脾、固冲安胎，以提高辅助生殖的成功率。该患者调理期方选调经 1 号方加减：当归、熟地黄、山药补肾滋阴养血；紫石英温补肾阳，暖子宫促进生育；菟丝子、川续断平补肾阴肾阳；川牛膝、柴胡、香附、红花、牡丹皮疏肝理气，活血通络，引血下行；其中牡丹皮还可凉血活血消癥；陈皮、茯苓理气和胃，健脾除湿。全方肾阴阳双补，养血活血，滋而不腻，温而不燥，补通兼施。因月经是下一个周期的开始，子宫内膜脱落后，新生的内膜得以修复，留得一分瘀，便影响一分新生，所以月经期当以祛瘀生新为主。故该病人经期给予桂枝茯苓丸，以温经散寒，活血化瘀生新，为阴长打好基础。因该病人阴虚较重，故进入胚胎移植周期后在调经 1 号方中加入阿胶、鹿角胶、胎盘粉等血肉有情之品以大补阴血，促进卵泡发育及内膜生长。同时加丹参、通草以活血通络，百合、麦冬以滋阴清热，养心安神。根据病情加入炒白术、炒山药等健脾益肾之品。肾虚冲任损伤，则胎元不固，易导致流产的发生。在胚胎移植后给予补肾安胎方加减。其中菟丝子、川续断、桑寄生、枸杞子补益肝肾，党参、白术、甘草，益气健脾安胎；黄芩、麦冬滋阴清热，凉血安胎。由于不孕及 IVF-ET 失败，患者精神压力大，致气血失和，肝郁化火，心肝火旺。所以刘瑞芬教授对待该病人在补肾化瘀的同时，注重疏肝理气，养心安神，调理冲任。在其胚胎移植

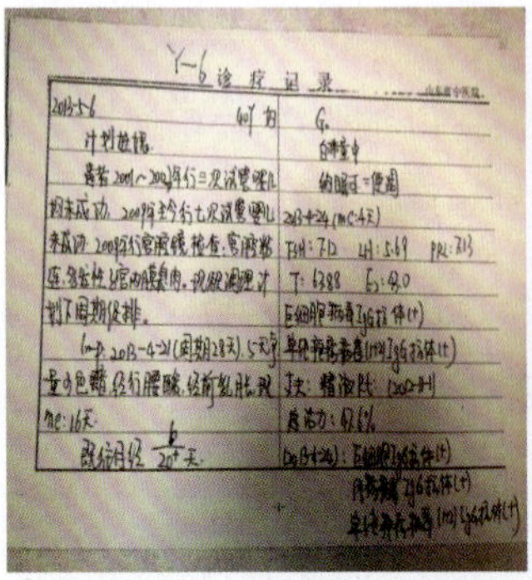

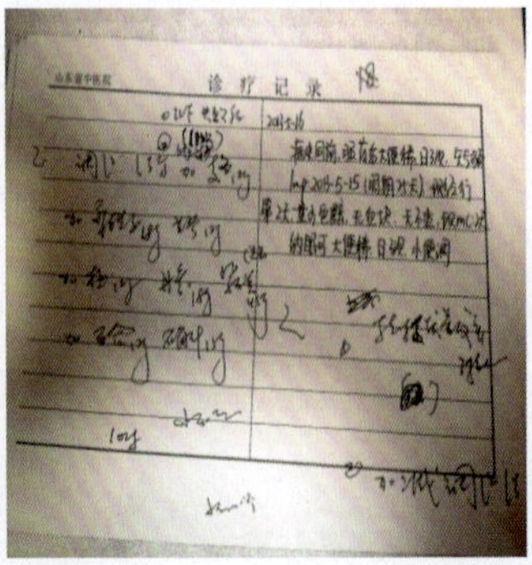

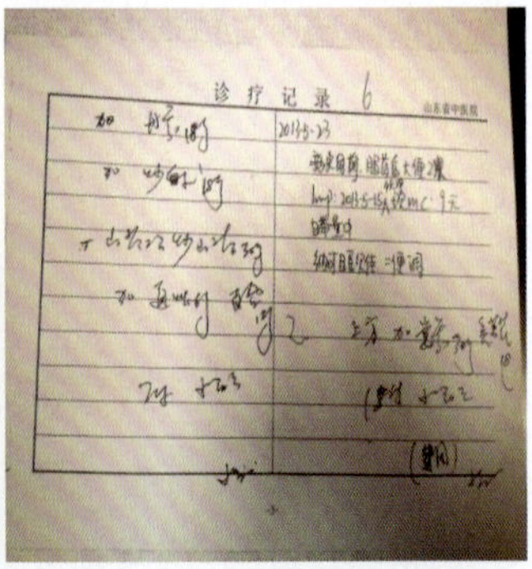

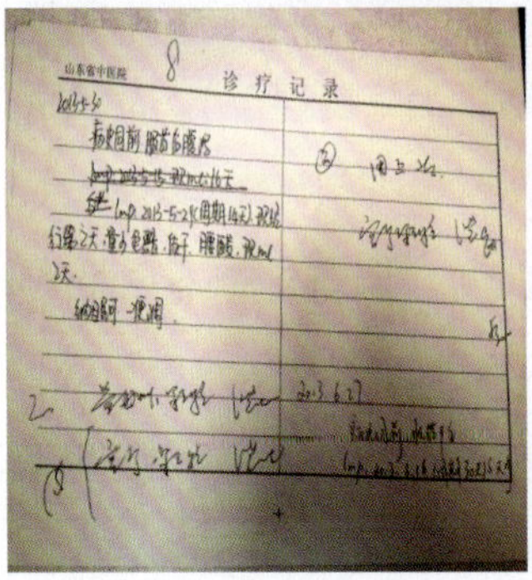

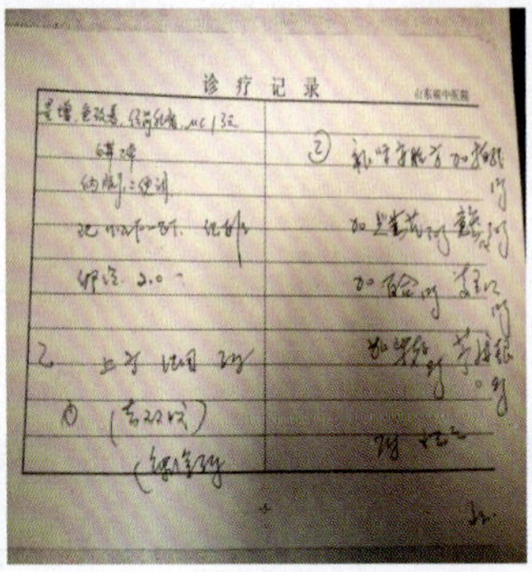

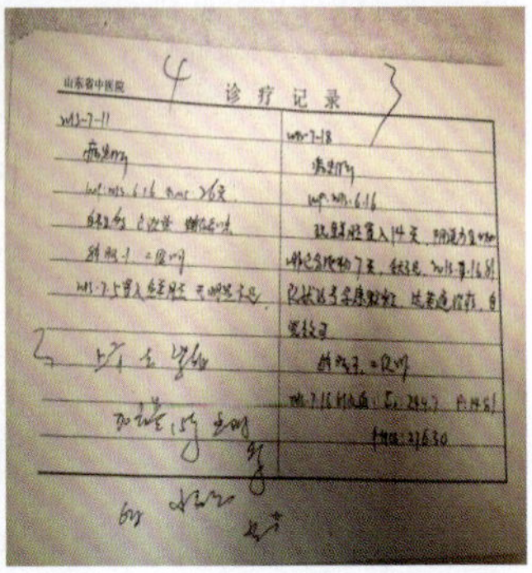

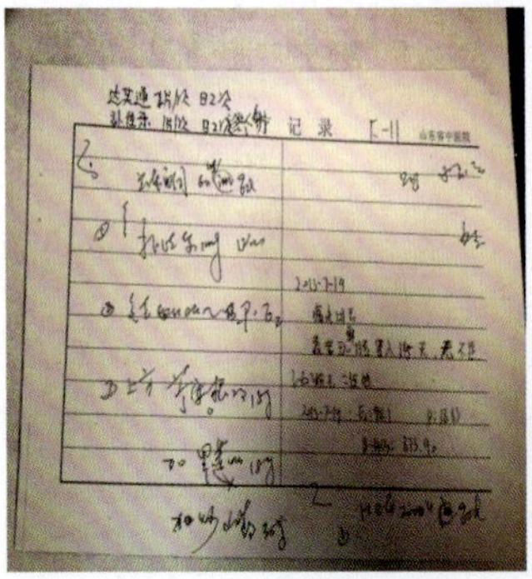

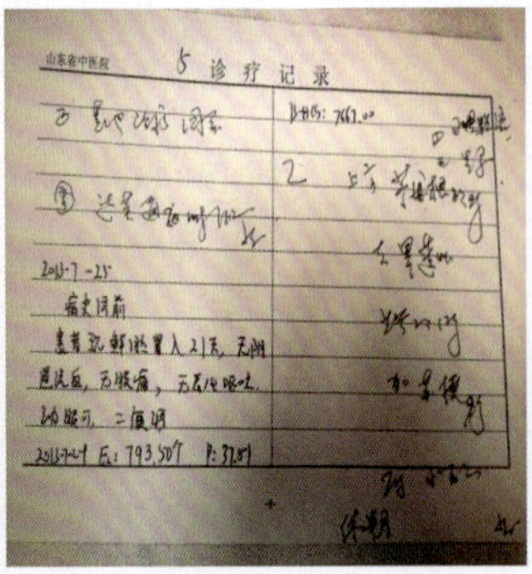

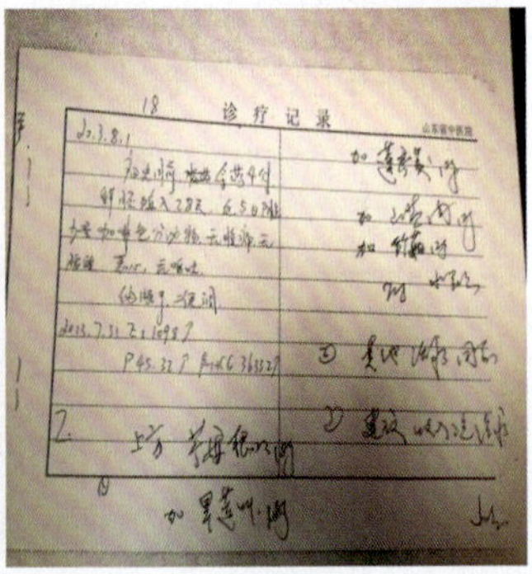

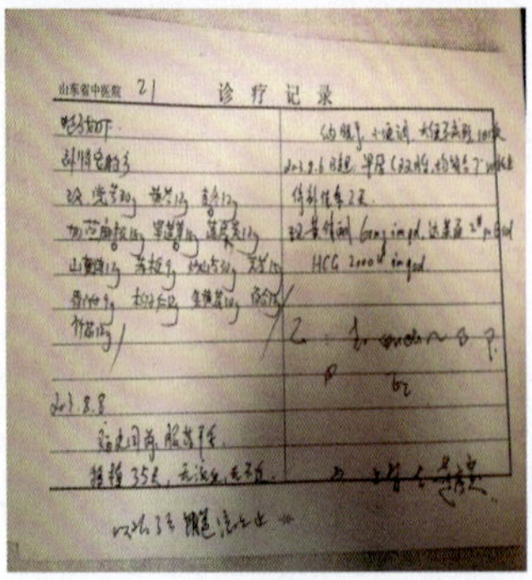

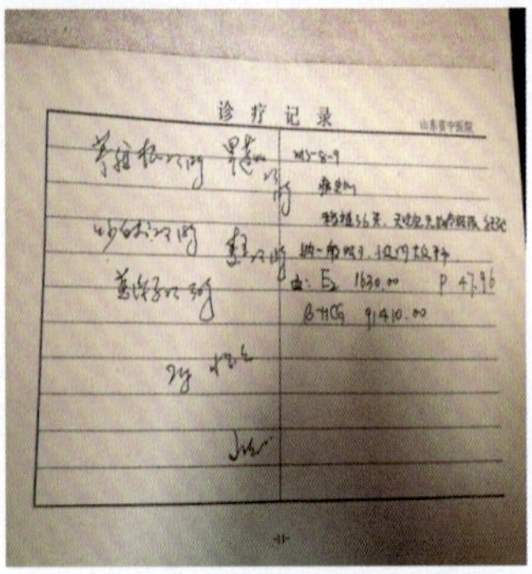

苗某病历

后，除对其进行语言开导、用若干成功病例现身说法增强其信心外，在补肾安胎方中注意加入百合、柏子仁以滋阴清热，养心安神。该病案全面体现了刘瑞芬教授采用中药分期论治辅助提高 IVF-ET 成功率的经验和思辨特点。

例 2：李某，女，26 岁。因“未避孕未孕 1 年余”于 2010 年 11 月 7 日就诊。

初诊：患者自 2009 年 4 月开始夫妻同居性生活正常，未避孕未孕至今。2010 年 8 月外院子宫输卵管造影术示：左侧输卵管末端增粗，伞部无弥散；右侧输卵管走行迂曲，伞部上举，部分弥散。既往月经：5/30 天，量色质可，偶有血块，经行无明显不适。平素经净后偶小腹左侧隐痛。LMP：2010 年 10 月 25 日，5 天净，余同上。白带正常。孕 0。纳眠可，二便调。2010 年 7 月 5 日外院 B 超示：左侧卵巢囊肿（2.7 cm × 3.0 cm）。男方精液常规正常。舌暗红，脉弦细。

辨证思路：患者经行前后感受外邪，邪与血结，瘀滞冲任，胞络阻滞不通，精卵不能结合致不孕。瘀血内阻，冲任气血不畅，故经来有血块。瘀血阻滞，不通则痛，故小腹左侧隐痛。久病伤肾，舌暗，脉弦细，为血瘀肾虚之象。

中医诊断：不孕症（血瘀肾虚证）。西医诊断：①不孕症；②左侧输卵管不通、右侧输卵管远端粘连。

治则：活血化瘀，补肾通络

处方：①祛瘀种子汤加味。当归 12 g，丹参 30 g，盐续断 18 g，菟丝子 15 g，连翘 12 g，赤芍 12 g，白芍 12 g，香附 12 g，皂角刺 12 g，败酱草 18 g，蒲黄 12 g，延胡索 12 g，柴胡 12 g，王不留行 12 g，路路通 12 g，蜈蚣 1 条，木香 12 g，鸡内金 12 g，穿山甲 3 g（冲服），茜草 12 g，茯苓 18 g，炙甘草 6 g。12 剂。水煎服，日 1 剂。②康妇消炎栓，1 枚，肛门用药，每日 1 次。③宫腔注药：缓慢注入 0.9% 氯化钠注射液，地塞米松 5 mg，庆大霉素 8 万 U 共 20 mL。推注过程中稍有阻力，无腹痛，有溢液约 2 mL，无阴道流血。保留 30 分钟。

术后嘱：①奥硝唑分散片 0.5 g，早晚口服；②宫宁颗粒 1 袋，日 3 次口服；③禁房事、盆浴 2 周。

二诊：2010 年 11 月 21 日。病史同前。LMP：10 月 25 日，5 天净，现月经第 28 天，近期无不适。白带正常。纳眠可，二便调。舌脉同前。

处方：因患者已临近月经，故上方加炒小茴香 12 g、丹参 18 g、败酱草改 15 g，去茜草、加益母草 12 g，以活血化瘀痛经。6 剂。水煎服。

三诊：2010 年 12 月 5 日。病史同前。LMP：11 月 26 日，5 天净，量色质可，无腹痛，现月经第10天。近期无不适。白带正常。纳眠可，二便调。舌暗红脉弦细。

处方：①宫腔注药：推注0.9%氯化钠注射液、地塞米松5 mg、庆大霉素8万U共20 mL，推注过程中无阻力，无腹痛，无溢出，无出血。并保留30分钟。②奥硝唑分散片0.5 g，口服，日2次。③宫宁颗粒1袋，口服，日3次。④上方去炒小茴香，加白茅根12 g凉血止血。12剂。水煎服。⑤禁房事、盆浴2周。

四诊：2010年12月19日。病史同前。LMP：11月26日，5天净。现月经第24天。近期无明显不适。白带正常。纳眠可，二便调。舌脉同前。

处方：上方改败酱草18 g，加炙枇杷叶9 g。6剂。水煎服。

五诊：2011年1月2日。病史同前。LMP：12月25日，4天净，量色质可，经行无腹痛，现月经第9天。近期无明显不适，时有左侧少腹隐痛。白带正常。纳眠可，二便调。舌脉同前。宫腔注药记录：推注0.9%氯化钠注射液、庆大霉素、地塞米松共20 mL。推注过程中稍有阻力，无腹痛，无溢出，无出血。并保留20分钟。处方：中药上方继用12剂。

六诊：2011年1月16日。病史同前。LMP：12月25日，4天净，现月经第22天。患者自述宫腔注药后小腹有刺痛感，持续3天，症状好转。现无明显不适。白带正常。纳眠可，二便调。脉弦细。

处方：盆腔炎方加减。当归12 g，丹参15 g，盐续断30 g，菟丝子15 g，连翘12 g，赤芍12 g，白芍12 g，香附12 g，皂角刺12 g，败酱草18 g，蒲黄12 g，延胡索12 g，茯苓18 g，木香12 g，鸡内金12 g，炙甘草6 g。7剂。水煎服。

七诊：2011年1月30日。病史同前。LMP：1月25日，4天净，量色质可，现月经第6天。患者现无明显不适。白带正常。纳眠可，二便调。舌脉同前。上月基础体温呈双相。

处方：① 2011年1月2日方，续断改30 g。12剂。水煎服。②康妇消炎栓继续用。

八诊：2011年2月13日。病史同前。LMP：1月25日，4天净，现月经第20天。患者近5天时有小腹发胀，左侧少腹明显。白带正常。纳眠可，小便可，大便质稀，一天2～3行。舌暗红苔白，脉弦细。自测基础体温呈双相。

处方：①上方去炙枇杷叶，加山药15 g、柴胡12 g，延胡索改为18 g。10剂。水煎服。②月经干净3～7天行子宫输卵管造影术。术后予盆腔炎方加减，整方如下：当归 12 g，丹参 18 g，盐续断 30 g，菟丝子 15 g，连翘 12 g，赤芍 12 g，白芍 12 g，香附 12 g，皂角刺 12 g，败酱草 18 g，蒲黄 12 g，延胡索 18 g，茯苓 18 g，木香 12 g，鸡内金 12 g，炙甘草 6 g，山药 15 g，柴胡 12 g，白茅根 12 g，益母草 12 g，炮山甲 3 g（冲服），蜈蚣 1 条（研末冲服），路路通 12 g，王不留行 12 g。

九诊：2011 年 3 月 7 日。病史同前。LMP：2 月 22 日，5 天净，现月经第 14 天。现无明显不适。白带正常。纳眠可，二便调。舌脉同前。2011 年 3 月 2 日于章丘市人民医院（现章丘区人民医院）行子宫输卵管造影示：双侧输卵管通畅。

处方：① 2011 年 1 月 16 日方加紫石英 45 g（先煎），续断改为 30 g，加茜草 12 g、炮山甲 3 g（冲服）。10 剂。水煎服。②测基础体温。

十诊：2011 年 4 月 3 日。病史同前，服药平妥。LMP：3 月 24 日，5 天净，现月经第 11 天。白带正常。纳眠可，二便调。B 超监测排卵：右侧发育中卵泡（1.1 cm × 0.8 cm）；左侧卵巢囊肿（5.4 cm × 3.8 cm）。

处方：调经 1 号方紫石英改为 45 g（先煎），加炮山甲 3 g（冲服），蜈蚣 1 条（冲服），路路通 12 g，连翘 12 g，茜草 12 g，茯苓改为 18 g。8 剂。水煎服，补肾活血，化瘀通络。3 天后 B 超监测排卵。

十一诊：2011 年 4 月 10 日。病史同前，服药平妥。LMP：3 月 24 日，5 天净，现月经第 17 天。白带正常。纳眠可，二便调。舌脉同前。

处方：续断 18 g，菟丝子 15 g，桑寄生 15 g，茯苓 18 g，枸杞子 12 g，炒白术 12g，党参 18 g，黄芩 9 g，五味子 12 g，柴胡 12 g，炒杜仲 12 g，当归 12 g，皂角刺 6g。7 剂。水煎服，补肾健脾，通络助孕。

十二诊：2011 年 5 月 15 日。病史同前，自测尿 HCG（+）。LMP：3 月 24 日，停经 53 天。现无阴道流血，无小腹坠胀、腰酸，自觉乏力，偶感恶心。2011 年 5 月 7 日 B 超示：早孕，符合 6 孕周。宫腔内探及妊娠囊 2.1 cm × 1.5 cm × 1.3 cm；左侧附件区囊性包块 5.1 cm × 3.2 cm × 2.9 cm。纳眠可，二便调。舌淡苔白，脉弦滑。

处方：①维生素 E 100 mg，口服，日 1 次；②叶酸（自备）；③黄体酮胶丸 0.1 g，口服，日 1 次；④固肾安胎丸 6 g，日 3 次。

按语：刘瑞芬教授分析，血瘀是输卵管阻塞性不孕症的核心病机，瘀血形成之后阻滞于局部，影响气机运行，气机不畅，气不行则湿不易去而热不易清，久病入络，冲任不畅，而瘀血不去，日久损伤肾气，表现为血瘀兼有肾虚证候。临床表现除不孕外，可有腰酸小腹疼痛不适，劳则加重，带下量多或乏力等。治疗上给予经验方祛瘀种子汤，方中以当归、丹参、赤芍、皂角刺活血祛瘀，败酱草、连翘清解血中之余毒，合鸡内金能清热散结。菟丝子与续断，补益肝肾，蒲黄、香附、延胡索疏肝理气、活血止痛；王不留行、路路通、蜈蚣、穿山甲祛瘀通络；白芍、甘草缓急止痛。诸药合用，补肾化瘀、清热利湿、行气通络。临床上常常配合综合疗法如中药保留灌肠、盆腔理疗、宫腔注药等多途径等以提高疗效，缩短疗程。

该患者行子宫输卵管造影术示左侧输卵管不通，右侧输卵管远端粘连，给予中药祛瘀种子汤加减化瘀通络，并配合宫腔注药 3 次，后复查造影双侧输卵管通畅。其后又给予调经 1 号方补肾养血化瘀，促进卵泡发育，排卵后继续补肾助孕，获宫内妊娠。

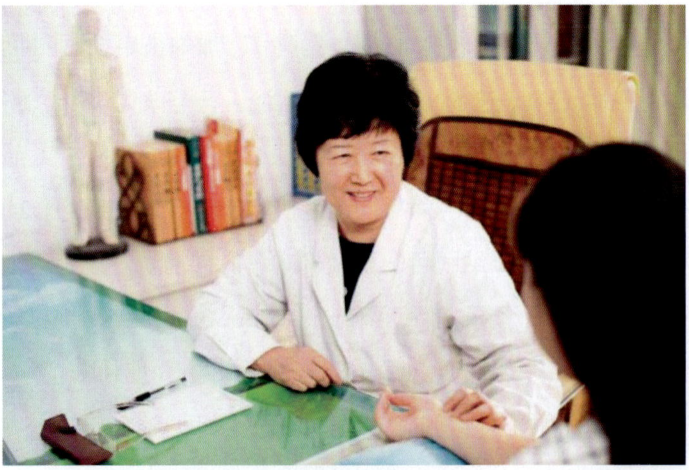

刘瑞芬教授为病人诊脉

2. 癥瘕

李某，女，33 岁。因“卵巢巧克力囊肿术后半年复发”于 2003 年 10 月 31 日就诊。

初诊：半年前于外院行卵巢巧克力囊肿剥除术、子宫肌瘤摘除术，术后停经 3 个月。近 3 个月来月经 31 天一行，量中，色深红，无血块，腹痛较前减轻。LMP：10 月 8 日，量色质同前。既往月经 8/31 天，量中，色深红，无血块，腹痛。现无明显不适，纳眠可，二便调。孕 0。妇科 B 超：子宫内膜异位症；双侧卵巢巧克力囊肿？（左侧 4.4 cm × 3.5 cm、右侧 4.9 cm × 3.2 cm）。舌暗红苔白，脉沉细。

辨证思路：患者素有癥瘕，瘀血阻滞，加之手术伤肾，肾气虚无力行血加重血瘀，血不利则为水，水聚成痰，痰瘀互结，致癥瘕复发。瘀血阻滞，不通则痛，故经来腹痛。《景岳全书·妇人规》："瘀血留滞作癥，唯妇人有之。其证则或由经期，或有产后，凡内伤生冷，或外受风寒，或恚怒伤肝，气而血留，或忧思伤脾，气虚则血滞，或积劳积弱，气弱而不行，总由血动之时，余血未尽，而一有所逆，则留滞日积而渐以成癥矣。"舌暗，脉沉细，亦为肾虚血瘀之象。

中医诊断：癥瘕（血瘀肾虚证）。西医诊断：①子宫内膜异位症；②双侧卵巢巧克力囊肿。

治则：补肾化瘀，化痰散结。

处方：止痛调血方加减。益母草 15 g，炙鳖甲（先煎）12 g，生牡蛎（先煎）18 g，生蒲黄 15 g（包煎），血竭粉 3 g（冲服），茜草 12 g，海藻 12 g，莪术 9 g，党参 18 g，山萸肉 12 g，鸡内金 9 g，延胡索 12 g。5 剂。水煎服。

二诊：2003 年 11 月 5 日。病史同前，LMP：11 月 4 日，量少，色暗，感恶心，面部痤疮，余无不适，纳眠可，二便调。舌脉同前。

处方：①上方莪术改 6 g，加赤芍 9 g，云茯苓 12 g。6 剂。水煎服，经后服用，活血化瘀、健脾利湿。②妇珍片，4 片，1 日 3 次，经期服用，逐瘀生新。

三诊：2003 年 11 月 21 日。病史同前，LMP：11 月 7 日，量较前为多，色暗红，有血块，经行稍有腹痛。白带正常。纳眠可。二便调。舌脉同前。

处方：上方鸡内金改 12 g，健胃消食，加浙贝母 12 g，软坚散结。6 剂。水煎服。

四诊：2003 年 11 月 28 日。病史同前，LMP：11 月 7 日，现无明显不适，饮食较前明显增强，眠可，二便调。舌暗红苔白，脉沉细。

处方：①上方加川续断 18 g，水煎服。②妇珍片，4 片，1 日 3 次。

五诊：2004 年 1 月 14 日。病史同前，服上方加减调理月余。LMP：1 月 2 日，量同前，色深红，无血块，无腹痛，经期无明显不适，8 天净。纳眠可，二便调。B 超：子宫前位，8.1 cm × 4.8 cm × 3.5 cm，反射欠均质，左卵泡 2.3 cm × 2.0 cm，子宫内膜厚 0.8 cm。异常：宫体右侧后方探及 1.7 cm × 1.3 cm 囊性包块，边界欠清晰，内见隔状反射。超声印象：右侧卵巢囊肿。舌脉同前。

处方：上方继服 12 剂。水煎服。

继续用上方加减调理半年余，2004 年 7 月 7 日复查 B 超示卵巢囊肿消失。

按语：中医古籍无“子宫内膜异位症”病名记载，根据其临床表现，可归属于“痛经”“癥瘕”范畴。该患者为子宫内膜异位症术后复发，痛经较前减轻，以包块为主，且术后损伤先天肾气，故治疗重在化瘀消癥兼补肾，选用经验方止痛调血方加减，加血竭粉、莪术、茜草、党参、山茱萸，以增强化瘀止痛、补肾益气之力。血竭，活血散瘀，止血定痛，主内伤瘀痛。唯血竭粉气味恶，临床用量不宜太大，1～3 g，药汤冲服或装胶囊，若畏其气味，也可用三七代替。《医学衷中西录》谓“三七善化瘀血，又善止血妄行，病愈后不至瘀血留于经络。”“血不利则为水”。对于卵巢巧克力囊肿患者，刘瑞芬常加生薏苡仁、茯苓利湿健脾、渗湿利水。诸药合用，活血而不破血，祛瘀而不伤正，补虚而不留滞，共奏补肾化瘀，化痰散结，行气止痛之功。该患者经调治 2 个月后，包块明显缩小，痛经消失，又调治半年后，囊肿消失，疗效较好。

五 代表性成果

（一）创制慢性盆腔炎中医综合疗法

1. 内服方药“盆腔炎方”（研发为院内制剂并临床长期应用）

组成：丹参 30 g，赤芍 12 g，生蒲黄 12 g（包煎），五灵脂 15 g，连翘 12 g，白芍 12 g，菟丝子 15 g，续断 12 g，香附 12 g，当归 12 g，炙甘草 6 g。

功用：活血化瘀，补肾培元。

主治：血瘀肾虚证。

方解：方中以丹参、赤芍为君药，以活血化瘀，清热凉血，调畅冲任气血。连翘、生蒲黄、五灵脂三药共为臣药，连翘味淡，微苦，性凉，功善清热解毒，散结消肿；生蒲黄与五灵脂相须为用，具有化瘀止痛之功，寓含失笑散之义，增强君药活血祛瘀之效。菟丝子、续断平补肝肾，与君臣药相伍扶正祛邪。气为血之帅，气行则血行，气滞则血瘀，故又以香附疏肝理气，以增活血祛瘀之力。上三味药共为佐药。炙甘草调和诸药，为使药。诸药合用，平补阴阳，气血同治，寒热平调，攻补兼施，使本方充分体现扶正而不敛邪，祛瘀而不伤正，虚实、气血兼顾的配伍特点。

2. 外用灌肠方药“参连灌肠方”

组成：丹参 30 g，赤芍 15 g，连翘 15 g，皂角刺 15 g，大血藤 30 g，败酱草 18 g，制乳香 12 g，制没药 12 g，土鳖虫 12 g，醋延胡索 18 g，当归 12 g，续断 30 g，炒山药 30 g，薏苡仁 30 g，生黄芪 30 g，透骨草 12 g。

功用：活血化瘀，清热解毒，散结消肿。

主治：湿热瘀结证。

方解：方中丹参、赤芍为君，活血化瘀，又清血中郁热。连翘、皂角刺、大血藤、败酱草清热解毒，散结消肿，共为臣药。制乳香、制没药、土鳖虫、醋延胡索行气活血止痛；当归补血行血，补而不滞；续断补肾培元；炒山药、薏苡仁、生黄芪健脾利湿，扶正祛邪，诸药为佐药。透骨草为使药，辛温善走，活血利气，引诸药直达病所。

（二）提出节育措施致异常子宫出血者，治以祛瘀清热补虚法并开发了中药新药

1. 宫环出血方药“宫宁方”（研发国家中药新药并上市）

组成：茜草炭 15 g，生蒲黄 15 g（包煎），三七粉 3 g（冲服），海螵蛸 30 g，黄芩 9 g，党参 18 g，生地黄 12 g，白芍 15 g，炒川续断 18 g，炙甘草 6 g。

功效：祛瘀清热，止血调经。

主治：瘀热互结证。

方解：方中茜草凉血止血，《本草汇言》谓“茜草治血，能行能止”，其对血热瘀滞之证最为相宜。蒲黄活血止血，《本草汇言》言生蒲黄“性凉而利，血之滞者可行，血之行者可止”，两药合用，祛瘀清热，凉血止血，共为君药。三七止血祛瘀，消肿止痛；海螵蛸收涩止血，与茜草合用称“四海螵蛸一芦茹丸”，二药相配，既能行血通经，又能止血固经；黄芩性寒味苦，清热燥湿止血，共为臣药。“气能摄血”“气能生血”，故用党参健脾益气，兼顾其机体之虚。生地黄清热凉血，养阴生津，既补已失之血，又防阴血进一步耗伤。白芍养血柔肝敛阴，盐续断补肝肾，调血脉。甘草调和诸药，共为佐使药。诸药合用，使瘀血得化，邪热得清，胞脉通畅，血能归经，冲任乃固。此方化瘀清热之中兼有益气滋阴养血之功，且具有止血不留瘀，清热不伤阴，祛瘀不伤正之特点。

2. 药流后异常子宫出血方药“宫清方”（研发国家中药新药获Ⅱ期临床研究批件）

组成：益母草30 g，马齿苋30 g，当归9 g，川芎9 g，枳壳18 g，川牛膝18 g，蒲黄18 g（包煎），仙鹤草15 g，党参30 g，甘草6 g。

功效：活血祛瘀，益气清热。

主治：气虚血瘀兼血热证。

方解：由《傅青主女科》中的生化汤化裁而来。益母草活血祛瘀，为调经要药，为君。马齿苋、仙鹤草活血祛瘀，清热止血；蒲黄凉血止血，活血祛瘀，三者共为臣药，凉血止血。川牛膝、川芎行气活血，再加入枳壳行气效果更佳，引瘀血下行以排出；当归补血和血，调经止痛；党参健脾益气，以补气生血，以上共为佐药，使得祛瘀而不伤正，加强活血之力。再加入使药炙甘草，诸药合用，使瘀血得化，邪热得清，血能归经，共奏活血祛瘀、益气清热之功。

（整理者：张丽娟）

李广文

一 医家简介

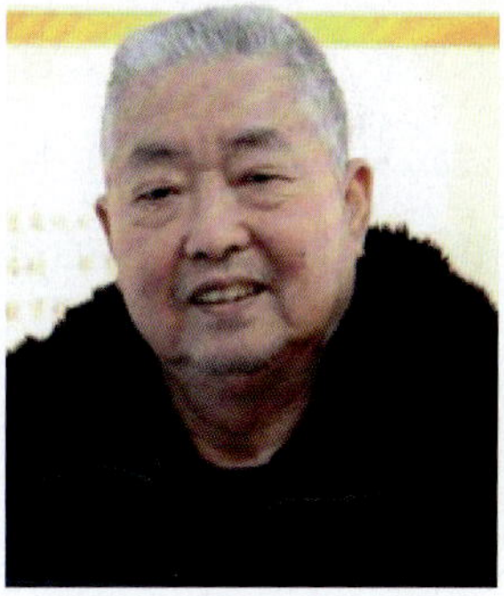

李广文

李广文，男，1936年出生，山东聊城人。山东中医药大学教授、主任医师、硕士研究生导师，享受国务院政府特殊津贴。人事部、卫生部、国家中医药管理局“九五”期间全国老中医药专家学术经验继承工作指导老师。1964年毕业于山东医学院（现山东大学齐鲁医学院）医疗系，毕业后留附院妇科工作。20世纪70年代初参加山东省西学中班，结业后留中医系妇科教研室任教。1976年到山东中医学院中医妇科教研室工作。曾任山东中医药大学妇科教研室主任，山东中医药大学附属医院妇科主任，中华中医药学会男科分会理事，中华中医药学会男科学会不育症专业委员会副主任委员，山东中医药学会第二届妇科专业委员会副主任委员，山东中医药学会第三届妇科专业委员会名誉顾问。

李广文教授中西汇通，精于妇科，兼善男科，尤其在以中医中药为主治疗不孕症方面有很高的造诣，是全国知名专家。他严谨的治学态度，踏实的工作作风，精湛的医疗技术，为广大不孕患者解除了痛苦，为不孕家庭带来了幸福，深受患者的赞誉。出版学术专著十余部，发表学术论文60余篇。参加科研3项，其中获山东省科学技术进步奖二等奖2项，获山东省科学技术进步奖三等奖1项。

二 成长之路

受益名师　奠定基础

李广文教授20世纪70年代初参加山东省西医离职学习中医研究班，从此加入了中医的行列，踏上了用中医研究妇科疾病的道路。李教授认为，以往中医学院的学生在校学习中医五年，而中医研究班只学习一年，二者相比差距太大了，这就是他人之长，为己之短，要迎头赶上，非下苦功不可。在中西医结合的道路上要想取得好成绩，首先要学好中医基础理论课，打好坚实的中医根基，否则就会成为无源之水，无本之木。常言道："工欲善其事，必先利其器，器利而后工乃精。"为此，他到数百公里之外的楼德分院，与学生一起系统地听张珍玉教授的中医基础课，白天在课堂上听讲，晚上再单独向张珍玉教授请教，寻根问底，这段时间收获甚大，为他打下了坚实的中医理论基础。李广文教授在以后的临床教学中也常强调首先要学好中医基础理论，结合临床实践打好坚实的中医根基。

衷中参西　博采众长

李广文教授在学习中医基础理论的同时，还下苦功夫博览群书，埋头钻研中医古典医籍，博采众长，精勤不倦。他阅读了300多部中医药书籍，如《素问》《灵枢》《金匮要略》《诸病源候论》《神农本草经》《千金要方》《妇人大全良方》《景岳全书》《证治准绳女科》《医宗金鉴》《世医得效方》《济阴纲目》《妇科玉尺》《沈氏女科辑要》《傅青主女科》等，其中包括一些鲜为人知的古籍珍本，如《秘本种子金丹》《广生编》等，在浩如烟海的古代医籍中学到了丰富的知识，去粗取精，去伪存真，彻底消化吸收。在系统学习中医理论，埋头苦读中医古籍的同时，他还认真阅读现代中医文献，学习当代中医妇科名家的学术思想与经验。进入中医附院妇科临床后，李广文跟随当时的中医妇科郑惠芳、宫鲁泉两位老中医门诊抄方，虚心学习他们的临床经验，对每个病例详细记录，不懂之处随时请教，逐渐掌握了中西医两套理论和技术，熔中西于一炉，成为中西医结合的高级专门人才。

倾囊相授　传承经验

李广文教授不仅临床经验丰富，还注重对中医人才的培养，除多年承担山东中医药大学本科、研究生的教学工作外，在临床中无论是对年轻医师，还是进修、实习医师均悉心指导。他培养的3名硕士研究生，毕业后分别考取北京中医药大学、成都中医药大学、山东中医大学博士研究生，现均在各自的工作岗位做出了成绩。很多跟李广文教授进修学习的基层医生也成为当地的学术骨干。

1997年，李广文教授成为人事部、卫生部、国家中医药管理局“九五”期间全国老中医药专家学术经验继承工作指导老师，学术继承人王东梅、刘静君。两名继承人跟师病房、门诊3年，老师严格要求，谆谆教诲，毫无保留地将自己的学术思想和临床经验传授给继承人，使其深得真传，以优异的成绩完成继承工作。由于患者多，每半天门诊常有80余人，虽身心疲惫，但李广文教授对患者永远都和蔼可亲，耐心听取患者的诉求，不开大处方，不开贵重药，处处为患者着想，其高尚的医德也深深感染着学术继承人。两名继承人均成为医学博士，主任医师、教授。其中一人担任了山东中医药大学附属医院妇科主任，国家中医药管理局重点学科中医妇科学学科带头人及国家临床重点专科的负责人，博士研究生导师，省级名中医药专家。

2018年，李广文被国家中医药管理局确定为全国名老中医药专家李广文传承工作室建设项目。工作室有初、中、高职医师11人。传承工作室通过临床带教、典籍研读、临证思辨探讨等方式，培养中医妇科专门人才，使李广文教授的学术思想和临床经验得以更好地传承。

三　学术思想

不孕症病因复杂，多种疾病均可影响患者的生育功能，导致不孕不育。李广文教授治病强调临床中既要遵循中医四诊八纲、辨证施治的原则，明确中医的证，又要结合现代医学检查手段，明确西医的病，辨证与辨病相结合，查明病因。他主张尽可能地利用现代检查手段发展中医，在临床工作中将中医的辨证论治与西医的识病求因和局部分析结合起来，相互印证，取长补短。

（一）明辨不孕病因

女性不孕症的原因很多，一般可概括为两大类：一是先天性生理缺陷（如螺、纹、鼓、角、脉五不女），一是因后天疾病切除子宫、卵巢，此类非药物所能奏效；另一类是后天病理变化而致功能失常，如下丘脑—垂体—卵巢轴功能失调导致卵巢排卵功能障碍，输卵管炎致输卵管阻塞，免疫功能失调产生抗精子抗体等，均是导致不孕的重要原因。临床一定要结合现代检测手段，如妇科检查、内分泌检查、输卵管通液术、子宫输卵管碘油造影、免疫学检查、B型超声检查等，综合分析，只有找到不孕的原因，治疗才能有的放矢。中医对不孕症的病因分类也非常复杂，肾虚、肝郁气滞、血瘀、痰湿等均是导致不孕的原因，诸因可单独为患，也可相兼为病，要通过望、闻、问、切四诊确定病因、病机、病位、所及脏腑及辨证类型。李广文教授将西医的识病明因与中医的辨证求因有机结合起来，经多年临床实践，针对女性不孕的排卵功能障碍、输卵管阻塞、免疫功能异常三大病因，提出了肾虚不孕、血瘀不孕、肾虚血瘀不孕三大辨证类型，提纲挈领，抓住了不孕的主要环节，临床治疗常获事半功倍之效。

中西医虽从不同角度认识不孕症，但这两种理论是可以相互印证的。李广文教授认为，女性不孕主要因肾气不足、冲任失调所致，血瘀胞脉受阻，冲任不能相资也是女性不孕的重要因素，所以，李广文教授辨治女性不孕主要从肾虚、血瘀两大方面入手，根据“虚则补之”“血实者宜决之”的原则，设立补肾调冲、行滞化瘀、补肾活血的主要治法。

1. 排卵障碍性不孕治以补肾为主

排卵障碍性不孕症主要表现为不孕和月经失调。经本于肾，肾气旺盛，任通冲盛，月事如期，两精相搏，方能成孕。肾气盛是卵巢功能正常的基础，故李广文教授认为排卵障碍不孕症属肾虚不孕。肾虚不孕属阳虚者多，临床及实验研究也证明补肾阳药如紫石英、淫羊藿、菟丝子可明显提高卵巢功能，具有促排卵、健黄体的作用，所以，李广文教授治疗以温补肾阳为主，据此创立了石英毓麟汤补肾调经促孕，多年来用于治疗排卵障碍性不孕及月经失调，获得佳效。

2. 输卵管阻塞性不孕治以行滞化瘀

李广文教授将输卵管阻塞性不孕症归属于血瘀不孕。根据输卵管阻塞的患者多有少腹痛的症状，以及妇科检查附件区有增厚、增粗的体征，李广文教授认为输卵管阻塞符合任脉瘀阻不通的特点，属少腹血瘀之实证，治疗当以活血化瘀通络为大法，在少腹逐瘀汤的基础上创立了通任种子汤，用于治疗盆腔炎性疾病后遗症导致的输卵管阻塞。输卵管阻塞多因输卵管炎所致，属“炎性”病变，李广文教授施治不为炎症所惑，反对一见炎症便滥用清热泻火之品，根据血得寒则凝，得温则通的特点，活血化瘀的同时酌配炒小茴香等温通之品，以助血行，增强化瘀通络之力。另外，输卵管阻塞因内异症所致者，加用软坚散结药，瘀块易于消散；因结核所致者，又常加用夏枯草、百部等，这充分体现了李广文教授辨证与辨病相结合的学术思想。

3. 免疫性不孕补肾活血

李广文教授认为免疫性不孕症与肾虚、血瘀均有密切关系，为虚实夹杂之证。李广文教授根据肾主生殖的理论及现代医学对中医肾的研究，认为肾虚是免疫性不孕的根本原因。肾气不足，外邪乘虚而入，正邪交争，损伤冲任，精血凝聚，血瘀胞宫，则难于摄精成孕，血瘀是本病的最终病理机转。故治疗以补肾活血祛瘀为主，标本兼顾，攻补兼施，因证施药，并针对其主要病机特点设立了种子转阴汤。

李广文教授治疗不孕症，善抓主要矛盾，去繁就简，找出不孕的主要原因，病证结合，一方为主，加减治疗，但也不墨守成规。他常言，不孕症证情复杂，非一方一法所能尽治，临证时一定要灵活应用，辨证用药，只要辨证准确，用药得当，就会取得理想疗效。

（二）重视男女同治及心理调治

1. 男女同治

孕育乃夫妇双方之事，《灵枢》曰“人之始生，以母为基，以父为楯”“两神相搏，合而成形”，所以，不孕症患者应夫妇同诊，查明原因在何一方。由于长期临床经验的积累，李广文教授不但精于妇科，还兼善男科，在治疗男性不育症方面也颇有建树，根据男性不育症的特点，提出了辨证与辨精相结合、宏观辨证与微观辨证相结合的辨证观点，为男性不育症的治疗开辟了新思路。

2. 调治心理

李广文教授对不孕症患者除药物治疗外，还注重心理调治。情志活动是一个整体，相互制约，相互协调，以维持脏腑功能的正常活动，受孕必须以脏腑功能正常为前提，故情志与受孕有着十分密切的关系，而不孕症患者由于来自社会、家庭的压力较大，盼子心切，夫妻双方常有焦虑不安、精神紧张、过度抑郁等情志问题，这些情志因素可以直接影响夫妻性生活的和谐，并影响精子的产生和排卵功能，导致不孕。而精神愉快、心情舒畅、情绪高涨则容易受孕。所以李广文教授临证时非常重视心理调治，通过交谈和耐心细致的讲解有关知识，使患者消除思想压力，增强自信心，保持乐观的心情，从而提高药物的治疗效果，收到满意疗效。

四 典型医案

1. 原发性不孕

患者，女，28 岁。1997 年 11 月 17 日初诊。

主诉：结婚 4 年半，未避孕未孕。

现病史：结婚 4 年半，夫妻同居，性生活正常，未避孕未孕，性欲低。月经 15 岁初潮，30 天一行，经期 4 天，量中等，色红，有少量血块，伴小腹隐痛。末次月经 1997 年 11 月 9 日。平素时有腰痛，白带少，色白。纳眠可，小便正常，大便日 2 ~ 3 次，不稀。舌质暗淡，苔薄白，脉细。

既往史：曾在山东某医院治疗 2 年，用枸橼酸氯米芬、己烯雌酚、绒促性素仍未妊娠。1995 年诊断性刮宫：子宫内膜大致呈分泌期图像，腺体分泌不足，间质细胞反应差。

妇科检查：外阴正常，阴道畅，宫颈光滑，子宫体后位，正常大小，双侧附件未及异常。

中医诊断：不孕症（肾气亏虚）；西医诊断：原发性不孕。

治则：补肾益气，调冲助孕。

处方：毓麟珠加味。当归 12 g，熟地黄 9 g，白芍 9 g，川芎 6 g，菟丝子 9 g，炒杜仲 12 g，鹿角胶 6 g（烊化），党参 18 g，白术 12 g，茯苓 9 g，炙甘草 6 g，花椒 1.5 g，紫石英 18 g，淫羊藿 18 g，香附 9 g，赤芍 9 g。6 剂。水煎服，日 1 剂。

当日行输卵管通液：宫腔深 8 cm，注入生理盐水 25 mL，无阻力，无外溢，无胀痛。

辨证思路：根据患者平素腰痛，性欲低等症状，辨证为肾气亏虚，治以补肾益气，调冲助孕，方剂选用毓麟珠加味。毓麟珠出自明代张介宾《景岳全书》，原方治妇人血气俱虚，经脉不调而不受孕。方中八珍双补气血，温养冲任；菟丝子、杜仲温养肝肾，调补冲任；鹿角胶、花椒温肾助阳。诸药合用，既能温补先天肾气以生精，又能培补后天脾胃以生血，使精血充足，冲任得养，胎孕可成。该患者月经正常，诊断性刮宫虽显示黄体功能不良，但有排卵，说明不孕可能还有其他原因。而西医学不孕症最常见的因素除排卵障碍外，还有输卵管因素。患者未做过输卵管通畅性检查，初诊当日正值月经干净 5 天，故行输卵管通液术，即可检查输卵管的通畅性，又有一定的疏通作用。

二诊：1997 年 12 月 15 日。服上方 6 剂平妥。现停经 37 天，12 月 12 日阴道点滴流血，咖啡色。刻下症：小腹隐痛，乳房胀，无呕恶。纳眠可，二便调。舌质淡，苔薄黄，脉细滑。尿 hCG 阳性。

中医诊断：胎动不安（肾气亏虚，冲任不固）；西医诊断：先兆流产。

治则：补肾益气固冲。

处方：寿胎丸加减。续断 30 g，炒杜仲 12 g，菟丝子 9 g，桑寄生 12 g，阿胶 11 g（烊化），黄芩 9 g，炒白术 12 g，砂仁 9 g（后入），紫苏梗 9 g，陈皮 9 g，香附 9 g。6 剂。水煎服，日 1 剂。

辨证思路：因患者素有肾虚之证，故孕后出现阴道流血，乃肾虚导致冲任不固，治以补肾益气固冲，方选张锡纯（《医学衷中参西录》）寿胎丸加味。方中菟丝子补肾益精，固摄冲任，肾旺自能荫胎，重用菟丝子为君；桑寄生、续断补益肝肾，养血安胎为臣；阿胶补血为佐使。诸药合用，共奏补肾养血，固摄安胎之效。李广文教授用此方常加用被朱震亨誉为保胎妙药的黄芩、白术二味。黄芩味苦，性寒，有清热止血安胎之效；党参伍白术健脾益气，是以后天养先天，生化气血以化精。先后天同补，加强安胎之功。

三诊：1997 年 12 月 22 日。近 2 天阴道少量咖啡色分泌物，小腹胀痛不甚，恶心轻。纳可，乏力，时有头晕。舌脉同上。

上方加莲房炭 15 g，生地炭 15 g。6 剂。水煎服，日 1 剂。

辨证思路：因仍有阴道流血，加莲房炭和生地炭。莲房炭功专止血，生地用炭，养阴清热，凉血止血。

四诊：1998 年 1 月 5 日。停经 57 天。近 12 天无流血，无腹痛。自 12 月 27 日恶心呕吐加重，呕吐物为食物，纳差，近 2 日稍减。舌淡红，苔白，脉细滑。

中医诊断：妊娠恶阻（脾胃虚弱）；西医诊断：妊娠剧吐。

治则：健脾和胃，降逆止呕，佐以补肾安胎。

处方：香砂六君子汤加减。砂仁 9 g（后入），木香 9 g，姜半夏 12 g，陈皮 9 g，炒白术 12 g，续断 18 g，紫苏梗 9 g，党参 18 g，焦三仙（焦山楂、焦神曲、焦麦芽）各 9 g，炒杜仲 12 g，菟丝子 9 g，香附 9 g，竹茹 9 g，生姜为引。6 剂。水煎服，日 1 剂。

当日行 B 超检查，符合孕周。

辨证思路：患者已孕近两个月，阴道出血已止，胎渐牢固，而恶心呕吐加重。此乃孕后阴血聚下养胎，冲气上逆犯胃，胃失和降，属妊娠恶阻之病。治疗重在健脾和胃，降逆止呕。因前有流产先兆，仍需兼顾安胎，故选用香砂六君子汤加补肾安胎之品。

1998 年 8 月 17 日足月顺产一男孩，体重 3 150 g，Apgar 评分 10 分。

按语：患者未避孕 4 年余未孕，在西医院治疗两年，虽月经正常，却反复应用促排卵西药无效，李广文教授仅诊 1 次即解患者 4 余年之苦。初诊时辨证属肾虚之证，而孕后出现阴道流血，亦为肾虚导致冲任不固，可谓辨证准确。谨守病机，以补肾为基本治法，贯穿受孕前后。随着孕周增加，患者恶心呕吐加重，病机出现转变，因证施治，但仍佐以补肾安胎。

2. 原发性不孕

患者，女，28 岁。1997 年 4 月 28 日初诊。

主诉：月经紊乱多年，结婚 2 年未孕，阴道流血 20 余天未净。

现病史：月经 16 岁初潮，1 ~ 3 个月一行，经期 7 ~ 8 天，有时流血 15 ~ 70 天，经量多，色红，有较多血块，伴小腹疼痛。末次月经 1997 年 4 月 2 日，距上次月经 3 个月，量不多，每日换纸 2 ~ 3 次，已 20 余天未净。夫妻同居，性生活正常，未避孕 2 年未孕。刻下症：乏力，纳眠好，小便正常，大便偏干。舌质淡红，苔薄黄，脉细数。

妇科检查：外阴正常，阴道有少量血，宫颈光滑，子宫体前位，正常大小，双侧附件区未及异常。

中医诊断：①不孕症；②崩漏。西医诊断：①原发性不孕；②功能失调性子宫出血（无排卵）。

辨证：气阴亏虚兼血瘀。

治则：益气升提，清热化瘀止血。

处方：崩漏通用止血方加减。党参 30 g，炒白术 12 g，升麻 9 g，炙黄芪 30 g，益母草 30 g，马齿苋 30 g，生地炭 30 g，黑芥穗 6 g，仙鹤草 30 g，小蓟 9 g，生蒲黄 9 g（包），炙甘草 6 g。6 剂。水煎服，日 1 剂。

嘱测基础体温。

辨证思路：患者月经紊乱多年，或数月不至，或数日不止。其不孕与月经失调密切相关。《诸病源候论》谓："妇人挟疾无子，皆由劳伤血气，冷热不调，而受风寒，客于子宫，致使胞内生病，或月经涩闭，或崩血带下，致阴阳之气不和，经血之行乖候，故无子也。"初诊时患者月经 20 余天不止，属中医学崩漏，据患者乏力，月经血块较多，大便偏干，苔薄黄，脉细数，辨证为气阴亏虚兼血瘀。气虚血失固摄；阴虚则血热，热迫血行；瘀血不去血不归经。故月经数日不止。治宜益气升提，化瘀清热止血。方药为李广文教授创制的崩漏通用止血方。该方在明代张介宾《景岳全书》举元煎原方基础上加味，对妇科月经病中的出血性疾病有良好的疗效。

二诊：1997 年 5 月 5 日。服上方后，流血减少，色暗红，腰酸。舌暗红，苔白，脉细。上方加三七粉 3 g（冲）。6 剂。水煎服，日 1 剂。

三诊：1997 年 6 月 22 日。服上方血止。5 月 20 日行经，7 天干净，现周期 33 天，基础体温单相，近几日白带多。舌质淡红，苔白，脉细。

治则：温肾调经助孕。

处方：石英毓麟汤。紫石英 30 g，淫羊藿 30 g，川芎 6 g，续断 15 g，香附 9 g，菟丝子 9 g，枸杞子 9 g，当归 9 g，川牛膝 15 g，肉桂 6 g，花椒 1.5 g，赤芍 9 g，白芍 9 g。6 剂。水煎服，日 1 剂。

辨证思路：经治疗，患者流血停止，黄苔转白，脉已不数，说明热象已去。因肾主生殖，血止后，李广文教授用自拟石英毓麟汤，温肾调经，以期恢复排卵功能。

四诊：1997 年 7 月 7 日。月经 50 天未至，基础体温单相，白带较多，近 3 天有血丝。纳可，二便调。舌脉同上。上方 6 剂，继服。

辨证思路：月经近两月未至，基础体温单相，可见尚未排卵，继用补肾之法，原方不变。因白带增多，有血丝，有氤氲期出血可能，故仅续 6 剂。

五诊：1997 年 8 月 8 日。停经 80 天，恶心 1 天，纳一般，余无明显不适。基础体温已升高 30 天。舌质淡红，苔薄白，脉细滑。辅助检查：尿 HCG 阳性。

诊断：早孕。

处方：寿胎丸加减。续断 30 g，杜仲 12 g，菟丝子 9 g，桑寄生 12 g，砂仁 9 g，香附 9 g，紫苏梗 9 g，黄芩 9 g，炒白术 9 g，竹茹 9 g，陈皮 9 g，党参 18 g。6 剂。水煎服。

辨证思路：患者停经 80 天，从基础体温高温相 30 天，初现恶心，可知已孕 45 天左右，且查尿 hCG 阳性，诊断当明。遂用寿胎丸加减，以补肾安胎。

六诊：1997 年 8 月 18 日（代述）。空腹时恶心，呕吐，纳可。白带黄，量中，外阴不痒，二便正常。近 5～6 天咳嗽，流涕，无发热。

上方去党参，加大青叶 30 g，前胡 9 g，白前 9 g，沙参 9 g，麦冬 9 g。6 剂。水煎服，日 1 剂。

1998 年 2 月 27 日早产一女孩，体重 2 500 g，健康。

按语：崩漏是月经周期、经期和经量均严重紊乱的疾病，乃妇科疑难病，以往属西医学无排卵性功能失调性子宫出血范畴，近年西医学废用功能失调性子宫出血一词，目前中医学崩漏属西医学无排卵性异常子宫出血一病。因排卵障碍，所以不能受孕。初诊时患者已流血 20 天，当以止血为要。出血既止，当补肾调周促孕。患者虽月经周期没有恢复正常，但于周期 50 天左右排卵，两精相合而成胎孕。

3. 继发性不孕

患者，女，28 岁。1998 年 3 月 20 日初诊。

主诉：自然流产清宫术后近 2 年未再孕。

现病史：结婚 3 年，夫妻同居，性生活正常。曾人工流产 1 次，1996 年 6 月孕 3 个月时自然流产清宫。术后未避孕未再孕。月经 14 岁初潮，36～38 天一行，经期 5 ~ 6 天。自术后月经 31 ~ 32 天一行，量中等，色红，少量血块，经行无腹痛。末次月经 1998 年 3 月 13 日。近半年腰痛，白带正常，纳眠好，二便调。舌质淡红，苔薄白，脉细。

妇科检查：外阴正常，阴道通畅，宫颈Ⅰ°糜烂，子宫体前位，正常大小，双侧附件区未及异常。

辅助检查：1997 年 8 月通水示“通而不畅”。

中医诊断：不孕症（气滞血瘀）；西医诊断：继发性不孕。

治则：活血化瘀，理气通络。

处方：通任种子汤。当归 12 g，川芎 6 g，赤芍 9 g，白芍 9 g，丹参 30 g，桃仁 9 g，莪术 9 g，香附 9 g，延胡索 9 g，皂角刺 9 g，穿山甲 3 g，连翘 12 g，炙甘草 6 g，小茴香 6 g。6 剂。水煎服，日 1 剂。

辨证思路：患者有 1 次人工流产和自然流产清宫史，金刃损伤冲任胞脉，瘀血阻滞，两精不能相合，故不孕。通任种子汤是李广文教授为输卵管梗阻性不孕所拟专方，方中丹参、桃仁、赤芍活血祛瘀止痛，当归活血补血；川芎活血行气；香附理气止痛，助活血祛瘀之力；白芍补血敛阴，缓急止痛；连翘清热解毒散结；小茴香入肝经，理气止痛；延胡索活血祛瘀，行气止痛；莪术行气破血止痛；皂角刺攻走血脉，直达病所，具消肿排脓之功；穿山甲性善走窜，可透达经络直达病所，功能消肿排脓；炙甘草既能缓急止痛，又可清热解毒。

二诊：1998 年 3 月 31 日。服药平妥，纳眠可，二便调，无明显不适。舌脉同上。上方加紫石英 18 g，淫羊藿 18 g。12 剂。水煎服，日 1 剂。

三诊：1998 年 4 月 18 日。服药平妥，末次月经 4 月 11 日，量少，色红，有血块，3 天干净，无明显不适。舌脉同上。上方 12 剂，继服。

四诊：1998 年 5 月 19 日。末次月经 5 月 11 日，量较前多，有少量血块，腰痛，6 天干净。现经净 3 天。舌淡，苔白，脉细。上方 6 剂，继服。

五诊：1998 年 5 月 30 日。腰腹痛，白带不多，余无明显不适。舌脉同上。上方改香附 12 g，延胡索 12 g，加桑寄生 12 g。12 剂。水煎服，日 1 剂。

六诊：1998 年 6 月 27 日。服药平妥，末次月经 6 月 13 日，量多，色红，无块，腰痛，无腹痛，小腹凉，纳眠可，二便调。基础体温不典型双相（高温相偏低）。舌脉同上。上方改紫石英 30 g，淫羊藿 30 g。6 剂。水煎服，日 1 剂。

七诊：1998 年 7 月 18 日。患者服药平妥，小腹凉，余无明显不适。基础体温升高 13 天。舌淡，苔白，脉细。予寿胎丸加味：菟丝子 9 g，续断 12 g，阿胶 9 g（烊化），桑寄生 12 g，炒杜仲 12 g，香附 9 g，陈皮 9 g，炒白术 9 g。4 剂。水煎服，日 1 剂。

辨证思路：患者服用活血化瘀，理气通络中药已 6 个月经周期，期间加用补肾之紫石英、淫羊藿、桑寄生。七诊时因基础体温已升高 13 天，有怀孕可能，故改方寿胎丸加味，以补肾固冲。

八诊：1998 年 7 月 22 日。停经 40 天，基础体温升高 15 天，无呕恶，白带中等。舌脉同上。上方 4 剂。继服。

九诊：1998 年 7 月 27 日。月经 45 天未至，25 日体温 39.1℃，流涕，轻咳，未用药，昨日体温 37.4℃，今早 36.7℃。尿 HCG 阳性。

诊断：早孕合并上感。

处方：上方去阿胶，加黄芩 9 g，大青叶 30 g，金银花 15 g，麦冬 9 g。6 剂。水煎服，日 1 剂。

十诊：1998 年 8 月 12 日。服药平妥，感冒已愈，晨起恶心。舌淡红，苔白，脉滑。7 月 18 日方去阿胶，加竹茹 9 g。6 剂。水煎服，日 1 剂。

十一诊：1998 年 9 月 12 日。停经 3 个月，一般情况可，无呕恶，无阴道流血及腹痛。9 月 8 日 B 超示：头臀长 4.3 cm，胎心好，符合 11^{+4} 周妊。上方 6 剂，继服。

随访：剖宫产一女孩，体重 4 700 g，健康。

按语：中医学认为，“任脉通，太冲脉盛，月事以时下，故有子”，输卵管阻塞患者多有盆腔炎病史，有少腹疼痛的症状，据“不通则痛”的机制，输卵管阻塞符合任脉瘀阻不通的特点，证属血瘀。瘀血阻滞，精卵不能相合，而致不孕。故治疗应以活血化瘀为主。活血化瘀可促进全身血液循环，改善输卵管及其周围组织的血液循环障碍，有利于炎症的吸收，促使粘连缓解，使病灶瘀血水肿得以消散，从而使输卵管复通。孕后以补肾安胎为治，适逢上感发热咳嗽，故去滋腻之阿胶，加用清热解毒之品，体现了孕期补肾为主，同时据证加减的特点。可见李广文教授用药如用兵。

4. 原发性不孕

患者女，31 岁。1999 年 7 月 4 日初诊。

主诉：未避孕4年未孕。

现病史：患者结婚5年，避孕套避孕1年，近4年未避孕未孕。月经26天一至，经期、经量均正常，经血色红，无块，经行腰痛，无腹痛。平素白带正常，纳眠可，二便调。舌质淡红，苔薄白，脉沉细。

妇科检查：无异常。

辅助检查：曾查血抗精子抗体（AsAb）阳性，用泼尼松治疗1个月后转阴性，后又呈阳性。1周前查血AsAb阳性。

中医诊断：不孕症（肾气亏虚，邪气内侵）；西医诊断：原发性不孕（免疫性）。

治则：补肾益气，化瘀祛邪。

处方：种子转阴汤。紫石英15 g，党参15 g，续断30 g，淫羊藿15 g，黄芩9 g，徐长卿9 g，菟丝子12 g，当归12 g，白芍9 g，白术9 g，茯苓9 g，熟地黄12 g，花椒1.5 g，鹿角霜6 g，川芎6 g，炙甘草9 g。水煎服，日1剂，连服3天停1天，经期停药。

嘱避孕套避孕。

辨证思路：该患者属免疫性不孕。免疫性不孕患者多无明显临床症状，主要以抗精子抗体试验阳性为诊断依据，临证中常有无证可辨、治疗无从下手之惑。西医常采用免疫抑制疗法来治疗，主要采用肾上腺皮质激素类药物（如泼尼松等）。李广文教授根据肾主生殖的基本理论及现代对中医学“肾”的研究，并结合自身多年临证经验，认为本病与肾虚有关，其本为正气虚，外邪内侵则是本病发生的诱因。肾气虚弱，外邪乘虚而入，正邪交争，损伤冲任，精血凝聚，血瘀胞宫，故不能摄精成孕。基于此李广文教授拟种子转阴汤以补益肾气，化瘀祛邪抑抗。该方是毓麟珠以续断易杜仲，加黄芩、徐长卿、紫石英、淫羊藿四味而成，故又名四新毓麟汤。毓麟珠乃治疗肾虚不孕症之要方，加紫石英、淫羊藿使肾气更足；徐长卿解毒祛邪，现代药理研究发现，徐长卿中的多糖成分和丹皮酚成分能对抗免疫分子及炎症介质；黄芩具有抗免疫反应作用，提高机体免疫功能。

二诊：1997年10月29日。患者服上方3个月，平妥，3天前复查血AsAb阴性。舌脉同前。上方继服，连服2天停1天，排卵期不避孕。

辨证思路：经治疗，患者血AsAb已转阴性，守方继服，只为巩固疗效，故减少服药次数，服两天停1天。嘱患者在排卵期不避孕，非排卵期依然用避孕套避孕。

三诊：12 月 17 日。月经已 40 天未至，无呕恶，查尿 hCG 阳性，B 超符合 6 孕周。予寿胎丸加味以固冲安胎，以防堕胎。

按语：肾为先天之本，主生殖，藏精，肾中精气的盛衰主宰着人体的生长发育以及生育功能的成熟与衰退。肾又主骨生髓，中医学的“髓”包括了骨髓和脊髓。现代研究骨髓是免疫系统的中枢免疫器官，是免疫活性细胞的发源地及分化成熟的微环境，在免疫应答及免疫调节过程起重要作用。只有在“先天之本”肾的涵养下免疫系统才能发挥正常免疫功能，因而认为肾为免疫之本，肾除对生殖系统有主导作用外，对免疫系统亦有稳定和调节作用。因西医的器官是解剖单位，而中医的脏腑是功能单位，西医的肾就是泌尿系统的一个器官，而中医的肾就其功能而论，既包括了西医学的泌尿系统，又包括了生殖系统、免疫系统、内分泌系统、神经系统等。实验研究发现，肾阳虚者细胞免疫或体液免疫都很低下，T 细胞平均值显著低于正常人，通过补肾药可使低值升高或正常，同时细胞免疫得以改善。因此，李教授认为免疫性不孕症的病因之本在肾，而外邪内侵则是本病发生的诱因。古云：“正气存内，邪不可干”“邪之所凑，其气必虚”，故免疫性不孕症肾虚是本，邪实是标，虚实夹杂是其特点。

五 经验方

1. 石英毓麟汤

组成：紫石英 15 ~ 30 g，淫羊藿 15 ~ 30 g，菟丝子 9 g，肉桂 6 g，续断 15 g，当归 12 ~ 15 g，白芍 9 g，川芎 6 g，枸杞子 9 g，赤芍 9 g，川牛膝 15 g，香附 9 g，牡丹皮 9 g，花椒 1.5 g。

功效：温补肾阳，调经助孕。

主治：月经后期或闭经，排卵障碍性不孕。

2. 通任种子汤

组成：延胡索 12 g，香附 12 g，连翘 15 g，丹参 30 g，当归 9 g，川芎 6 g，白芍 9 g，赤芍 9 g，三棱 9 g，莪术 9 g，桃仁 9 g，红花 9 g，炮山甲 9 g，皂角刺

9 g，小茴香 6 g，炙甘草 6 g。

功效：活血祛瘀，通络止痛。

主治：输卵管阻塞性不孕及子宫内膜异位症导致的不孕。

3. 四新毓麟汤（又名种子转阴汤）

组成：紫石英、党参、续断各 15 g，淫羊藿 9 ~ 15 g，黄芩 9 g，徐长卿 9 g，菟丝子 9 g，当归 9 g，熟地黄 12 g，鹿角霜 6 g，川芎 6 g，花椒 1.5 g。

功效：补肾益气，化瘀祛邪。

主治：免疫性不孕。

（整理者：刘静君）

王光辉

一 医家简介

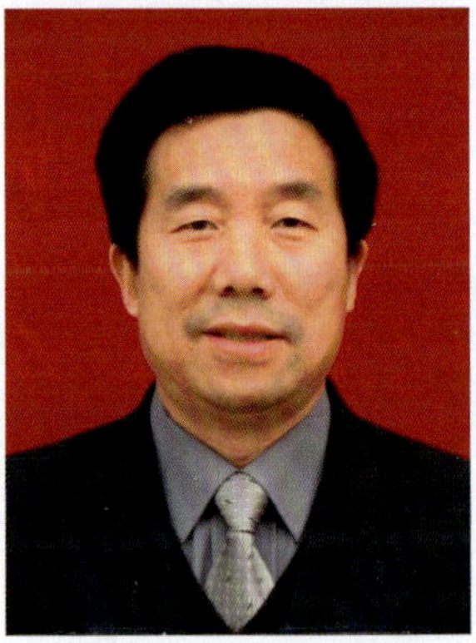
王光辉

王光辉，男，出生于1955年12月，泰安市满庄镇人，中国共产党党员，主任医师，第四批、第五批全国老中医药专家学术经验继承工作指导老师、山东中医药大学兼职教授、博士研究生导师。历任泰安市中医医院门诊部主任，院长助理，业务副院长等。

王光辉从医近50年，16岁时开始在泰安县（现泰安市）满庄公社辛庄大队担任赤脚医生（现称乡村医生），高考制度恢复后，他于1977年考入泰安卫校，毕业后分配到位于黄前镇的泰安县第二人民医院工作。1985年又考入山东中医学院，1991年他被遴选为全国首批老中医药专家学术经验指导老师刘洪祥先生的学术继承人，同年调至泰安市中医医院工作至今。

王光辉主持的工作室被国家中医药管理局确定为全国名老中医药专家传承工作室，其领衔的泰安市中医预防保健中心被确定为全国中医重点专科。他担任中华中医药学会妇科分会常委、中国中医药促进会妇产科与辅助生育分会常委、中华中医药学会亚健康分会常委、山东中医药学会不孕不育专业委员会副主委、山东中西医结合学会男科分会副主委、山东中医药学会亚健康分会副主委等。被评为山东省名中医、山东省优秀科技工作者、泰安市十大名中医、泰安市专业技术拔尖人才、泰安市优秀共产党员、百姓心中的知名中医，获泰安市五一劳动奖章等。

他博采众家之长，崇古而不泥古，善于变通和创新，在治疗妇科、男科疾病以及亚健康调理等方面取得显著疗效。他先后取得国家专利10项，其中发明专利5项，实用新型专利3项，外观设计专利2项。与此同时，他还取得中华中医药科学技术三等奖2项，中华中医药科普著作奖1项，山东省优秀专利三等奖1项，山东中医药科学技术三等奖5项，泰安市科学技术进步二等奖6项、三等奖多项，市社科优秀成果二等奖1项，主编著作8部，发表论文70余篇。目前已有16个纯中药制剂取得了山东省药品监督管理局批准文号，这16个制剂分别是：治疗不孕症系列中成药地精调经丸、参鹿的侯丸、芪续理任丸；治疗妇科炎症的清热祛浊丸；治疗子宫异常出血的功血丸、芪术宁宫止血丸、凉血调经丸；治疗子宫肌瘤、卵巢囊肿、多囊卵巢综合征、输卵管阻塞、子宫内膜异位症的桂苓消癥丸；治疗原发和继发性闭经、月经过少、月经延迟的活血促经丸；治疗原发和继发性痛经的痛经丸；治疗胚胎发育迟缓、黄体酮偏低、先兆流产、习惯性流产的安胎丸；治疗卵巢功能早衰、更年期综合征的经断调理丸；治疗男性不育、性功能障碍的男科生精胶囊、男科清热胶囊；调理亚健康的强身益体胶囊；治疗内外妇儿各科疾病普遍存在的气虚血瘀状态的药物复方水蛭胶囊等。这些制剂或已取得国家专利，或取得省市科技奖，或被评为医院十大名方。上述自制制剂，由医院药厂常年生产，疗效确实，深受群众欢迎，产生了很好的社会效益和经济效益。

二 成长之路

出身医学世家

王光辉出身于医学世家，祖上三代行医，医学家传渊源可以追溯到他的曾祖父。其祖父王兴钲早年曾在大汶口开“滋生堂”药店，中华人民共和国成立后无偿奉献给国家；父亲王瑞岳，在治疗内科与妇科疾病方面有很多良方，现已八十多岁仍然不辞劳苦地为当地群众诊病处方。王光辉系医学世家，毕业于正规院校，早年曾长期从事中医内科工作，为后来从事中医妇科与男科治疗打下较为坚实的专业基础。他的行医足迹遍布泰山脚下民间乡里，具有丰富的临证经验，医风淳朴，医术精湛，特别擅长中医治疗不孕不育症，人称“送子观音”。

师从名医

1991年，王光辉被遴选为全国首批老中医药专家学术经验指导老师刘洪祥先生的学术继承人。他认真总结刘洪祥先生的学术思想，结合自己的临床经验，潜心研究，精于创新，在中医妇科学术界独树一帜。2007 年，王光辉获“全国首届中医药传承高徒奖”。

博览群书

王光辉勤于思考，注重实践，继承不泥古，创新不离宗。他研读《黄帝内经》并结合历代养生学说，指出历代医家对《黄帝内经》论述的“七损八益”的理解多着重于阐述男女生长发育以至衰老的生理过程，并以此同预防早衰相联系，并借此告诫人们在膳食、呼吸和吐纳等方面的养生之道，以及房事中应注意的事项。他总结《金匮要略》妇人病三篇皆有腹痛，其中妊娠病篇 6 种，产后病篇 6 种，杂病篇 8 种，总计 20 种妇人腹痛。为利于急难症的证治参考与研究，他将其病因病机、主要脉证、治法方药等做了归纳、分析，并教授给学生掌握。对于仲景所著《伤寒论》，他提出“经”在《伤寒论》中有四种含义，即经络、经脉、月经和时间，教育学生应正确区分，不可混淆，弄清其确切含义，对于准确理解“六经”实质，深入研究仲景学说有着重要意义。对于妇科名著《妇人大全良方》，他反复研读，总结该书的主要学术成就有：确立了妇产科疾病的证治纲领；阐发冲任二脉在妇科的重要作用；揭示了妇科用药的特有规律；记载和汇集了一些有科学价值和临床应用价值的经验和方剂；具有初步的晚婚晚育、少生优生学术思想。他还对泰安名医高莲溪（1853—1913）及其所著《胎产方案》一书进行了挖掘整理，认为该书论妇女胎前、产后及临产诸疾证治，颇有独到见解，总结其学术思想主要体现为：崇尚补土，注重脾胃；博采众长，立意创新；尊古而不泥古，重在权变；用药主张宜精，不宜繁。评价该书对中医妇科学从理论到方药多有发挥，对充实中医妇科学的内容，保障妇女的健康有其卓越的贡献，并誉之为“女界慈航”。

诲人不倦

王光辉不但学而不厌，业有所长，更是勤于育人，诲人不倦，他先后担任第四批、第五批全国老中医药专家学术经验指导教师、博士研究生导师、山东中医药大学兼职教授，精心培养了多名中青年骨干中医师，并牵头建立了当地国家级名中医工作室和国家级重点中医专科。在他的带领下，学科流派不断发展壮大，培养出博士、硕士多名，带教实习生、进修生、规培生等上千名。他的第三代、第四代学术继承人已成长为独当一面、能力突出的当地知名中医。

三 学术思想

1. 崩漏——健脾补肾

王光辉教授认为崩漏的病因病机有虚有实，或虚实杂见，但以虚证为多，主要责之于“脾肾亏虚、冲任不固”。脾主统摄，肾主闭藏，冲任之本在肾，脾肾功能失常，冲任不固，血脉失于统摄和闭藏，则经血妄行。故治法以补虚为主，明代方约之对崩漏的治疗提出“塞流、澄源、复旧”的三步治法，急则治其标，缓则治其本，他总结前人经验，提出治疗崩漏分两期，出血期及缓解期。出血期暴崩之际，塞流、澄源相结合，不是单纯止血。采用健脾补肾、摄血止血之法，方用经验方功血丸。

2. 慢性盆腔炎——清热化湿

对于慢性盆腔炎，他认为多由湿热下注或湿浊邪毒未尽，瘀阻胞宫，以致脏腑功能失常，气血失调，冲任受损，迁延不愈，瘀滞日久，经脉不通所致，本病临床证候复杂，但湿、热、瘀三个方面为其主要病因，治疗采用清热化湿、活血化瘀之法，方用自创妇炎丸。

3. 子宫内膜异位症——活血化瘀，化痰散结

对于子宫内膜异位症，他认为瘀血阻络，痰凝气聚是其发生发展的病理基础，多数病人由于瘀血日久，影响到气机的运行及津液的输布，转而形成痰瘀互结的病理机制，在腹腔内形成癥瘕包块，是影响本病治疗和康复的关键因素。虽然临床上常见病人兼有气虚、肾虚等征象，但多数是因实致虚，实邪不去，则虚证更虚，唯有在活血化瘀的基础上，加用软坚化痰之药，才能祛邪逐瘀，消癥散结，使气血津液的运行输布恢复平畅，病情方能趋于康复。所以在治疗上以活血逐瘀，化痰散结作为本病的治疗大法，自拟桂苓消癥丸用于治疗子宫内膜异位症，在临

床推广使用中其临床疗效得到了充分验证。

4. 原发性不孕症——分期辨证

王光辉特别擅长治疗女性不孕症，在不孕症中，持续性不排卵为常见的原因之一，针对这种情况，他采用四期调经补肾法：经后期（卵泡期），通过调节脏腑气血功能，使冲任气血渐渐充盈，下注胞宫，治以滋肾填精、健脾养血，方用自拟地精调经丸；经间期（排卵期），此期属于阴转于阳，即将进入阴阳转化的氤氲期，治疗宜益气活血、补肾通阳，以助冲任气血旺盛，胞脉通畅，促进排卵，总的指导思想是突出一个“通”字，方用自拟参鹿的候丸；经前期（黄体期），此期是阴已转阳，肾气旺盛，冲任精血旺盛，许多排卵功能障碍性不孕症患者于此期多有肝肾不和的表现，症见面部或肢体浮肿，烦躁易怒，乳房胀痛，纳呆食少，多因肝血不足在先，复由情怀不畅，肝气郁结，疏泄失常，脾失健运，冲任不得相资，难以摄精成孕，故治宜补肾益气、调肝和脾，促进黄体正常发育和功能健全，方用自拟芪续理任丸；行经期，此期经血外流，阴阳转化，若排经不畅，瘀血不去，新血不生，则影响下一周期月经，行经期胞宫经血外泄，不一味攻伐，也不滥用滋腻之品，以补肾活血通经为主，方用自拟活血促经丸。

5. 继发性不孕——区别病因

对于输卵管炎性不孕，多见于继发性不孕，关于其病因病机，王光辉认为，无论是湿热蕴结，寒湿凝结，还是气滞血瘀或气虚血瘀，瘀血阻滞冲任为其主要病机，故而采用活血祛瘀消癥散结治疗，方用自拟桂苓消癥丸加减。

对于免疫性不孕，他认为属于肾虚日久，气虚无力运血，瘀血阻滞或房事不节，余血未净即合，经血相搏，致气滞血瘀，阻碍精卵结合最终导致不孕。肾虚是免疫性不孕的主要因素，血瘀湿热是免疫性不孕致病因素。法宜补肾益气，活血化瘀佐以清热，方用自拟抑抗促孕方。

6. 男性不育——扶正祛邪

王光辉在治疗男性不育症时，强调固护肾气，扶助后天。在辨证施治过程中，他十分重视清热、利湿、祛瘀与扶正并存，使邪毒尽去而不伤正。他认为生殖功能与人体“精血”盛衰有密切关系，脾肾两脏分别为先天之本和后天之本，是精血化生之源，与男性不育症的发生密切相关；肾精化生肾气，肾精亏虚加之各种因素导致肾气耗伤，男性不育病人常常表现为肾气不足的证候；现代人饮食起居失调，脾胃功能受损，部分男性不育症病人表现为脾气亏虚甚至脾虚湿盛证候；精液不液化在标实方面主要与湿、热、瘀三种致病因素有关，在本虚方面主要与阴虚、气虚有关；男性不育症常常表现出久病成瘀、久病入络的证候，在治疗时应注意祛瘀通络与扶正祛邪同时兼顾。他总结多年临床经验，结合时代生活方式的转变以及现代医学研究进展，把男性不育症临床上最常见的证型概括为：肾气不足、脾气亏虚、湿热瘀阻、瘀血阻络四个证型，他认为每个证型并不是孤立存在的，常常互为因果，交互影响，表现为本虚标实、虚虚实实、久病成瘀等病理变化。在此基础上，他提出男性不育症的基本病机是肾精亏虚、气血阴阳失调为本，湿热下注、瘀血阻络为标。针对疾病的以上临床特点和辨证分型，他研制出了男科生精胶囊、强身益体胶囊、男科清热胶囊、蛭芪胶囊，用于治疗各种不同类型的患者，投入临床使用以来，取得了显著的临床疗效。

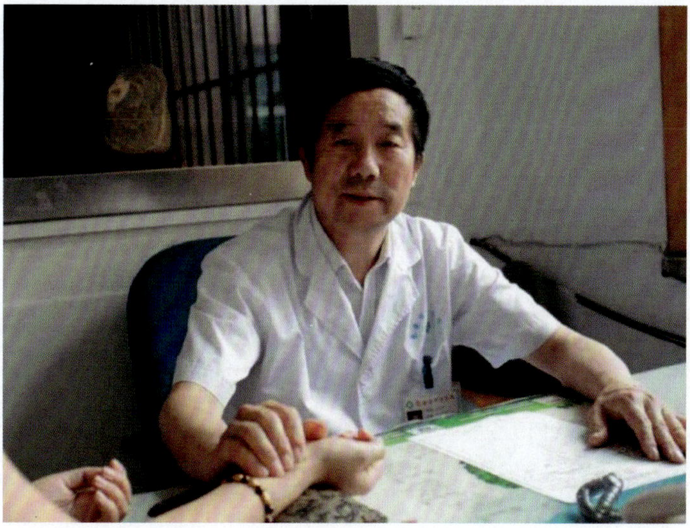

王光辉教授坐诊照

四 典型医案

1. 月经先期——阴虚肝旺血热证，治以滋阴养血、柔肝息风

马某某，女，30 岁。2011 年 9 月 8 日初诊。

主诉：月经经常提前，反复发作 12 年。

现病史：患者婚后12年未孕，月经时常超前而至，经色紫而量少，乳胁时胀，腰坠胀，夜时盗汗，两颧发赤，头昏痛，小腹部时有经脉掣动，夜寐不安。舌质红无苔，脉象弦软而数。

中医诊断：月经先期。

辨证思路：阴虚水不涵木，肝阳过旺，虚火灼血。

治则：滋阴养血，柔肝息风。

处方：一贯煎合二至丸加减。生地黄15 g，白芍15 g，墨旱莲15 g，钩藤15 g，龟板（先煎）15 g，当归10 g，女贞子10 g，山萸肉10 g，枸杞子10 g，川楝子10 g。21剂。水煎服，日1剂。

二诊：2011年10月2日。病史变化：月经较上次晚1周，症状较前有所好转。处方：上方续服5剂。

三诊：2011年11月6日。病史变化：月经按期而潮，量少色红，余症已愈。唯觉腹胀下坠。

处方：上方去钩藤、龟甲，加阿胶、龟甲胶、鹿胶（烊化）各10 g，以滋补肾精，并嘱其长服六味地黄丸。

诊疗效果评价：后月经按期而至，随访至今，病未复发。

按语：《傅青主女科》曰："先期而来多者，火热而水有余也；先期而来少者，火热而水不足也。倘一见先期之来，俱以为有余之热，但泄火而不补水，或水火两泄之，有不更增其病者乎！"本例属肝肾阴虚，血热肝旺。虚热迫血先行，故经期超前而至；肝肾阴虚，源泉不充，故量少；阴虚生内热，内扰心神，故睡眠不安，夜间盗汗，两颧发赤；水不涵木，经脉失养，虚风内动，故头昏痛，小腹经脉掣动；腰胀下坠是为肾虚所致。舌质红无苔，脉象弦数而软，是肝肾阴虚血热之象。治以滋阴养血、柔肝息风之法。选用一贯煎合二至丸加减，肝肾得补，虚热自清，水能涵木，则风自灭，病祛则经自调。月经后改用三胶四物汤及六味地黄丸以滋补肾精，善其后以巩固疗效。

2. 崩漏——脾肾两虚，冲任不固证，治以益脾肾，固冲任

冯某某，女，46岁。2012年12月13日初诊。

主诉：阴道不规则出血，反复发作3年。

现病史：患者于2009年行负压吸宫术后出现阴道不规则出血，行激素周期治

疗未效。于当地医院行诊断性刮宫，病理检查结果示：子宫内膜单纯增生型改变。刻诊：月经淋漓不断 21 天，经量已不多，色红；腰酸，头晕，心悸；舌淡、苔薄白，脉沉弱。

既往史：既往体健，无重大病史可查。

过敏史：否认药物食物过敏史。

体格检查：体温 36.0 ℃，血压 100/60 mmHg。心肺听诊无异常，腹软，肝脾未及，全腹无压痛及反跳痛，移动性浊音阴性，肠鸣音正常。

妇检：未查。

辅助检查：12 月 5 日行彩超检查示：子宫内膜增厚达 1.2 cm。

中医诊断：崩漏；西医诊断：功能失调性子宫出血。

证候诊断：脾肾两虚，冲任不固。

治则：益脾肾，固冲任。

处方：自拟芪术宁宫止血汤加减。生黄芪 15 g，炒白术 30 g，桑寄生 30 g，阿胶 30 g（烊化），炒杜仲 15 g，海螵蛸 30 g，赤石脂 30 g，太子参 30 g，砂仁 9 g，麦冬 30 g，五味子 6 g，仙鹤草 30 g，刘寄奴 10 g，黄芩 6 g，黄连 6 g。7 剂。水煎服，日 1 剂。

二诊：2012 年 12 月 20 日。服药 2 剂后血止经净；白带色淡黄、量少，腰酸痛，下颌疖疮多；舌淡红、苔薄白，脉沉细略滑。辨为肾虚血瘀、痰热互结；治以益肾化瘀、化痰清热。

处方：桑寄生 30 g，炒杜仲 15 g，金狗脊 15 g，全当归 15 g，紫丹参 20 g，牡丹皮 15 g，净桃仁 15 g，白芥子 15 g，浙贝母 15 g，制香附 9 g，五灵脂 15 g，川黄柏 15 g，炒蒲黄 30 g（包煎）。14 剂。水煎服，日 1 剂。

三诊：2013 年 1 月 7 日。诉 1 月 4 日经潮，量少色暗，胸闷、心悸，舌淡红、苔薄白腻，脉沉细。治以益脾肾固冲。

处方：女贞子 15 g，墨旱莲 15 g，生黄芪 15 g，炒白术 30 g，太子参 30 g，桑寄生 30 g，海螵蛸 30 g，赤石脂 30 g，砂仁 9 g，麦冬 30 g，五味子 6 g，仙鹤草 30 g，黄芩 6 g，黄连 6 g，炒蒲黄 30 g（包煎），东阿胶 30 g（烊化）。7 剂。水煎服，日 1 剂。

四诊：2013 年 1 月 14 日。月经 5 日即净。刻诊：胸闷心悸，带下多质稠，下颌小疖；舌淡红、苔白厚腻。治以除湿清热、宣痹消癥。

处方：刘寄奴 15 g，生薏苡仁 30 g，瞿麦 30 g，川黄柏 15 g，薤白头 15 g，柏子仁 30 g，全当归 15 g，紫丹参 20 g，牡丹皮 15 g，白芥子 15 g，浙贝母 15 g，制香附 9 g，川续断 15 g。14 剂。水煎服，日 1 剂。

五诊：2013 年 2 月 5 日。2 月 3 日经潮，量可色红。

处方：继以益肾健脾消瘀为法，调理 4 个月。

诊疗效果评价：随访至今未再复发。

按语：此例患者病已 3 年，虚实夹杂，辨其脾肾两虚，冲任不调。脾肾不足，则冲任不固，使经血淋漓不断；肾虚则腰痛，脾虚则气血乏源，故见头晕、心悸等症。故拟益脾肾固冲之法，用生黄芪、炒白术、太子参、砂仁健脾益气，桑寄生、炒杜仲、麦冬补肾滋阴；阿胶养血止血，与海螵蛸、赤石脂、仙鹤草相伍，使止血之力更强；刘寄奴活血化瘀，与众收涩药相配，使止血不留瘀；五味子养心补心，亦有收敛止血之效；黄芩、黄连清热解毒，热清则血不妄行。此为塞流之法。二诊时患者出血已止，根据久漏多瘀和腰酸带黄等症状，辨为肾虚血瘀、痰热互结，用澄源之法。方中桑寄生、炒杜仲、金狗脊补肾固冲；当归、丹参、牡丹皮、桃仁化瘀消癥散结，失笑散化瘀止血，佐化瘀消癥诸药，防其祛邪伤正；白芥子、浙贝母、制香附、川黄柏化痰散结，理气清热。全方共奏益肾化瘀、化痰清热之效。三诊时患者月经来潮，仍用初诊方加女贞子、墨旱莲补肾滋阴固冲，健脾益气，是塞流与复旧并用。现代药理学研究证实，女贞子、墨旱莲有调节卵巢功能的作用。四诊仍予化痰散结、活血消癥法，加薏苡仁、瞿麦清利湿热；患者有胸闷、心悸症状，王老师加薤白、柏子仁宽胸理气养心。五诊时患者月经按期来潮，预示周期已经建立，仍遵从前法，予益肾健脾、化瘀调冲，治疗 4 个月，患者月经周期恢复正常。

3. 胎动不安——肝郁化火，血虚有热证，治以清热除烦，养血安胎

时某，女，27 岁。2009 年 11 月 26 日初诊。

主诉：停经 6 个月余，不规律性腹痛 1 个月。

现病史：患者以往月经规律，现停经 6 个月。因工作繁忙，休息不足，劳力过度，停经 4 个月时，即感胎儿在腹内躁动不安，常因此夜不能寐或夜半惊醒，伴有盗汗，心烦急躁，胃中嘈杂，纳差，口黏无味，头昏乏力。停经 5 个月时，始有不规则宫缩，每次约持续 10 秒，间隔十几分钟至数小时不等。经外院妇产科

检查，诊为“先兆晚期流产”。口服苯巴比妥及沙丁胺醇，症状少缓，但停药后复作，故来求诊。现除上述症状外，面色浮红，舌质淡红，苔薄腻，脉滑数。

既往史：素体健康，12 岁月经初潮，经期 3 ~ 6 天，周期 30 ~ 33 天，Lmp：2009 年 4 月 29 日。

辅助检查：腹部超声检查提示单活胎宫妊娠，符合 25 周妊娠。

中医诊断：胎动不安。

辨证思路：血虚有热，不能养胎，肝郁化火，心君被扰。

治则：清热除烦，养血安胎。

处方：紫苏梗 10 g（后下），竹茹 12 g，黄芩 9 g，炒白术 10 g，砂仁 3 g（后下），丹参 12 g，炒枳壳 12 g，白芍 15 g，炒酸枣仁 10 g，茵陈 10 g，玉蝴蝶 6 g，甘草 3 g，黄连 1.5 g。4 剂。水煎服，日 1 剂。

二诊：2009 年 12 月 1 日。诉药后心烦得解，夜寐改善，但胎动仍较多，宫缩次数减少。面色浮红见退，舌质淡红，苔薄根腻，脉滑数。

处方：竹茹 12 g，紫苏叶 3 g（后下），黄芩 9 g，炒白术 10 g，黄连 1.5 g，砂仁 4 g（后下），丹参 15 g，炒枳壳 10 g，白芍 15 g，炒酸枣仁 10 g，佛手 9 g，生山药 15 g，甘草 3 g。6 剂。水煎服，日 1 剂。

三诊：2009 年 12 月 7 日。诉药后胎动不安及宫缩等症明显减少。

处方：嘱暂停服药，适当进行户外运动，以提高机体防御能力。

四诊：2009 年 12 月 23 日。孕 7 个月后，因工作较忙，肢倦神疲，夜寐不安，胎动及宫缩又逐渐增多，心烦易怒，鼻塞咽痒，胃脘不适，嗳气反酸。经检查诊为胎儿臀位，已入盆腔，有早产之征，舌淡红，苔薄白，脉大关部弦滑。

处方：太子参 10 g，沙参 12 g，麦冬 10 g，丹参 15 g，白芍 15 g，炒白术 12 g，黄芩 10 g，砂仁 1.5 g（后下），紫苏梗 9 g，竹茹 12 g，炒枳壳 12 g，甘草 6 g。5 剂。水煎服，日 1 剂。

诊疗效果评价：服药后未再复发，定期产检，足月时产一男婴，体重 3 kg，母子安康。治愈。

按语：患者年近“四七”，肾气盛而怀子。胎动不安多为阴虚血热，阳气内盛，肝郁化火，热扰心神则心烦，夜不能寐，夜半惊醒；阴液被灼，虚热内生则虚烦盗汗；气壅血热，经脉不利，水津不布，聚热生痰，升降失司，故纳差、胃中嘈杂、口黏无味、头昏乏力；苔腻、脉滑数为中焦痰热之征。遂立清热化痰，养血安胎法调治之。以枳壳汤、竹茹温胆汤、芩术汤化裁。方中竹茹、茵陈、黄连、黄芩清热化痰，温胆宁心为君，白术、砂仁健脾和胃，枳壳行气通滞，玉蝴蝶疏肝解郁为臣，丹参、白芍、酸枣仁养血和营，安神除烦为佐，甘草调和诸药为使。本方尊河间、丹溪产前宜清热之训而立，但不拘芩、术之属，而以化痰清热为主，调气养血为辅，收调气不伤阴、滋养而不壅滞之效。又妙用砂仁少量，辛温为反佐，以醒脾行气除壅，安胎止痛。丹溪云："人之怀孕，如钟悬在梁，梁软则钟坠，用白术以培万物之母，黄芩固中气以泻火，滋子户之阴，以制相火，与其利而除其害，其胎自安。"

4. 不孕症——肾阴阳两虚，冲任虚损，治以补肾养血益气

刘某某，女，34岁。2011年3月4日初诊。

主诉：未避孕未孕2年余。

现病史：结婚9年未孕，Lmp 2011年2月28日，现正值经期。舌尖红，苔薄白，脉沉细。

既往史：结婚9年，曾做4次人工流产，此后未避孕，未孕2年余。末次妊娠2000年6月，于怀孕85天时B超示"胎停育"，行人工流产术，术后基础体温单相，月经周期3～6/60～90天，量中色红，有少量血块，经期腰痛、腹痛。

中医诊断：继发性不孕症。

辨证思路：肾阴阳两虚，冲任虚损。

治则：补肾养血益气。

处方：肉苁蓉10 g，山药30 g，淫羊藿10 g，巴戟天10 g，枸杞子20 g，女贞子20 g，菟丝子25 g，覆盆子10 g，紫河车10 g，熟地黄20 g，当归10 g，白芍10 g，黄芪20 g。

加减：经前加阿胶10 g，鹿角胶10 g，熟地黄10 g，泽兰15 g；排卵期加穿山甲10 g，王不留行10 g，龟甲15 g，改黄芪为30 g。

二诊：2011年6月4日。经间出现清亮白带，基础体温仍为单相，月经周期缩短为40～50天。处方：续原方。

三诊：2011年7月22日。7月21日月经来潮，基础体温升高，呈双相向。

处方：7月29日以养血补肾促排卵为立法，方药：当归10 g，白芍10 g，熟地黄20 g，川芎10 g，淫羊藿20 g，鹿角胶15 g，枸杞子20 g，柴胡10 g，王不

留行 10 g，穿山甲 10 g，紫河车 10 g，黄芪 40 g。

四诊：2011 年 9 月 2 日。病史变化：查尿妊娠试验（+），晨起恶心欲吐，早餐后好转，余无明显不适，舌苔薄白，脉滑。

处方：黄芪 10 g，炒白术 15 g，菟丝子 20 g，川续断 10 g，杜仲 10 g，枸杞子 20 g，竹茹 6 g，陈皮 10 g，砂仁 6 g，黄芩 6 g。

此方加减服药至 11 月中旬，已孕 16 周，产前检查胎心好，胎儿与孕月相符而停药。

按语：本例患者治疗分为三步。第一步：补肾之阴阳，佐以养血益气。方用：肉苁蓉、淫羊藿、巴戟天、枸杞子、菟丝子、女贞子、紫河车等调补肾之阴阳；山药、黄芪补脾益气；当归、白芍养血。第二步：月经周期近于正常，上方加行气活血助排卵之药：柴胡、穿山甲、王不留行，致基础体温出现双相而受孕。第三步：怀孕后以益气补肾，培补胎元，使胎儿发育正常。坚持服药至孕 4 个月，产前检查胎心好，胎儿发育与孕月相符故停药。

该患者反复人流损伤肾气，久之肾阴阳两虚，血海不充，经血不足，故月经不能按时来潮。肾虚、冲任二脉不能聚血养胎，以致“胎停育”。冲任空虚，不能凝精成孕，以致不孕。服药后患者精血充盛，肾气转盛，以致周期改善，经色鲜红，经治 3 个月经周期后，给予行气活血助排卵之剂，药后基础体温呈双相而妊娠。因患者有胎停育病史，孕期给予益气补肾、培补胎元之剂，使其肾气充盛，脾气健运，冲任二脉得以聚血养胎，则胎元健固，胎儿正常生长。

五 经验方

1. 功血丸

组成：党参 15 g，炒白术 12 g，茯苓 12 g，陈皮 12 g，炙黄芪 15 g，炮附子 9 g，山萸肉 12 g，淫羊藿 12 g，海螵蛸 30 g，煅龙骨 30 g，煅牡蛎 30 g，棕榈炭 15 g，仙鹤草 15 g，三七粉 2 g，枳实 12 g，乌梅 15 g，茜草 15 g，炙甘草 10 g。

功效：健脾补肾，摄血止血。

主治：崩漏（功血）——脾肾亏虚型。

方解：方中淫羊藿温补肾阳，山萸肉滋补肾阴，再加炮附子温里散寒，三者合而为君；党参、白术、茯苓、陈皮健脾益气，炙黄芪、炙甘草补气养血；仙鹤草、三七粉、茜草摄血止血，海螵蛸、煅龙牡、棕榈炭、乌梅收敛止血，用以为臣；佐以枳实破气消积，使其止血而不留瘀。诸药合用，全方共奏健脾补肾，摄血止血之功。

2. 清热祛浊丸

组成：金银花 60 g，连翘 24 g，苦参 60 g，黄柏 60 g，大血藤 60 g，栀子 30 g，陈皮 30 g，牡丹皮 30 g，土茯苓 60 g，败酱草 60 g，蒲公英 60 g，椿皮 60 g，荆芥穗 30 g，薏苡仁 60 g，车前子 60 g，甘草 20 g，萆薢 60 g，紫花地丁 60 g，白花蛇舌草 60 g。

功效：清热凉血，解毒祛湿。

主治：子宫内膜宫颈炎、附件炎及盆腔炎等。

方解：方中白花蛇舌草清热利湿通淋，用以为君；再加苦参清热燥湿，栀子、牡丹皮、紫花地丁清热凉血，金银花、连翘、土茯苓、败酱草、蒲公英、荆芥穗清热解毒；黄柏、椿根皮、萆薢、薏苡仁利湿祛邪，车前子利尿通淋，共为臣药；陈皮理气燥湿，大血藤活血祛瘀，通络散结，佐以甘草调和诸药。全方共奏清热凉血，解毒祛湿之功。

3. 男科生精胶

组成：淫羊藿 71.7 g，巴戟天 71.7 g，水蛭 28.7 g，枸杞子 71.7 g，黑蚂蚁 71.7 g，人参 28.7 g，黄芪 71.7 g，制何首乌 57.4 g，鹿角胶 47.8 g，车前草 71.7 g，酒黄精 71.7 g，当归 47.8 g，金银花 71.7 g，绞股蓝 71.7 g，知母 43 g，丹参 71.7 g，甘草 28.7 g。

功效：补肾益阳，滋阴填精，降火散结。

主治：主症：不育，性欲淡薄，精子稀少，精子活动率低下，精子活动力低下，死、畸形精子增多。次症：腰膝酸软，夜尿增多，舌淡苔白，脉沉细弱。

方解：方中淫羊藿、巴戟天补肾壮阳，用以为君；枸杞子、制何首乌补肝肾、益筋骨，鹿角胶、黑蚂蚁、酒黄精补肾阳、益精血，人参大补元气，黄芪补气升阳，绞股蓝补气养阴，知母滋阴润燥，共以为臣；佐以当归活血止血，丹参味苦，性微寒，用其活血通经之功，水蛭活血通经，使此方补而不滞，金银花、车前草清热通淋。综观全方，阴阳双补，标本兼顾以补阳为主，兼以益气活血，再加甘草，调和诸药，全方共奏补肾生精益髓之功。

4. 参鹿的侯丸

组成：鹿角胶 38 g，菟丝子 114 g，杜仲 38 g，枸杞子 57 g，巴戟天 38 g，紫石英 114 g，花椒 19 g，大黄 23 g，山茱萸 38 g，黑蚂蚁 57 g，人参 38 g，红花 38 g，桑椹子 57 g，黄芪 57 g，当归 76 g，川芎 38 g，淫羊藿 114 g，水蛭 46 g。

用法：于月经周期第 5 天开始服用，1 次 1 袋，1 日 3 次，连服 14 天。

功效：补肾益脾，活血通经。

主治：用于排卵功能障碍兼肾虚或兼脾虚气血不足而运行无力者。

方解：方中淫羊藿、巴戟天补肾壮阳，人参健脾益气，用以为君；菟丝子、枸杞子、山茱萸补肝肾、益筋骨，鹿角胶、黑蚂蚁补肾阳、益精血，杜仲补肝肾，强筋骨；桑椹子滋肾养阴，茯苓健脾渗湿，协助人参益气补脾，黄芪助人参大补肺脾之气，当归养血和营，大黄、水蛭逐瘀通经，川芎、红花活血通经，使补而不滞，共以为臣；佐以紫石英暖宫，花椒温中。全方共奏补肾益脾、活血通经之功。

5. 强身胶囊益体

组成：人参果 47.2 g，人参 47.2 g，白术 47.2 g，当归 56.6 g，桑椹子 70.5 g，白芍 56.6 g，川芎 47.2 g，肉桂 56.6 g，炙黄芪 70.8 g，熟地黄 56.6 g，酒黄精 70.8 g，肉苁蓉 70.8 g，茯苓 56.6 g，阿胶 70.8 g，枸杞子 70.8 g，麦冬 56.6 g，炙甘草 47.2 g。

功效：健脾补肾，益气养血。

主治：亚健康状态属脾肾亏损，气血不足者。或病后康复，或欲强身益体，延年益寿者。

方解：方中人参与熟地黄相配，前者大补元气，后者味厚养血，合用气血双补，共为君药；白术、茯苓健脾渗湿，协助人参益气补脾，黄芪助人参大补肺脾之气，人参果味甘性温，具有补肾、补脾健胃，酒黄精益肾填精，枸杞子、麦冬、桑椹子滋肾养阴，阿胶补血滋阴，当归、白芍养血和营，助熟地黄补益阴血，川芎活血行气，使补而不滞，肉桂、肉苁蓉温肾散寒，扶助元气，共为臣药；佐以炙甘草和中益气，调和诸药。全方共奏健脾补肾，益气养血之功。

6. 男科清热胶囊

组成：忍冬藤 77 g，败酱草 77 g，蒲公英 154 g，冬葵子 62 g，萆薢 77 g，炮山甲 77 g，醋三棱 52 g，麸炒苍术 52 g，泽兰 52 g，石见穿 52 g，黄芪 77 g，炒王不留行 62 g，菟丝子 77 g，肉苁蓉 52 g。

功效：清热利湿，活血化瘀。

主治：精液液化异常及性腺炎症，如前列腺炎、精囊炎、睾丸炎、附睾丸等性腺或副性腺器官炎症。

方解：方中重用蒲公英清热解毒，利湿通淋，用以为君；冬葵子利尿通淋，萆薢利湿祛浊，忍冬藤、败酱草清热解毒，石见穿清热活血，黄芪补气养血，菟丝子补益肝肾，肉苁蓉补肾阳益精血，炮山甲、泽兰、炒王不留行活血通经，用以为臣；佐以醋三棱行气消积，麸炒苍术燥湿健脾，固护脾胃，以防药邪伤胃。全方共奏清热利湿，活血化瘀之效。

（整理者：王荣华）

第四部分 儿科

孟宪兰

一 医家简介

孟宪兰，女，1946年生，河南原阳人。济南市中医医院主任中医师，山东中医药大学兼职教授。1970年毕业于河南中医学院中医系，毕业后分配至河南省原阳县医院工作，1978年2月调入济南市中医医院，正式踏入了中医儿科领域。为第三批全国老中医药专家学术经验继承工作指导老师，孟宪兰全国名老中医药专家传承工作室专家，山东省知名专家，济南市名老中医。曾荣获济南市“医界女杰”称号。

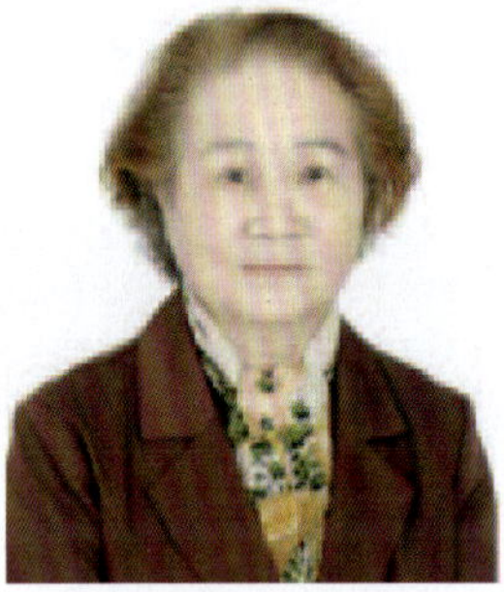

孟宪兰

主研山东省卫生厅（现山东省卫生健康委员会）1996年医药科技发展及“九五”医药科技攻关项目“宣肺饮的临床与实验研究”通过专家鉴定，达国内领先水平，1998年获山东省卫生科学技术进步奖二等奖，2000年获济南市科学技术进步奖三等奖。据此开发研制 的“宣肺合剂”作为院内制剂应用于临床，受到患儿及家长们的广泛好评，创造了良好的社会效益。主持编审《孟宪兰儿科经验集》《方证相应——济南中医儿科方证流派传承辑要》著作2部，曾在《中医杂志》等学术期刊发表论文20余篇。

二 成长之路

成长历程

1. 求学之路

孟宪兰教授出生在一个普通农户家庭，自小吃苦耐劳、踏实肯干。进入公立学堂后她刻苦求学，小学和中学阶段学习成绩皆名列前茅，课余时间阅读了《三字经》《古文观止》《论语》《孟子》《史记》等儒家著作，打下了坚实的儒学基础。1965 年孟宪兰考入河南中医学院，起初三年，除正常上课之外，经常借阅读书，涉猎了许多名医著作，如《医宗金鉴》《景岳全书》等，有了扎实的理论功底；后两年进入了临床课及实习阶段，充分利用河南中医学院的优势，求教于李振华、吕承全、郑颉云等众多名师，临床水平得以提高。

2. 行医之路

大学毕业后孟宪兰被分配到河南省原阳县医院工作，为全科中医大夫，内外妇儿皆看，有幸临诊大量急症、重症病人，运用中医药疗法，取得了不错的临床疗效，走出了行医路上坚实的一步。

1978 年 2 月孟宪兰调入济南市中医医院儿科，从此正式踏入了中医儿科领域。济南市中医医院儿科在临床疗效方面很有名气，70 年代末有刘东昇、侯汉忱、傅纯瑜等著名中医专家坐诊，孟宪兰虚心向这些老专家求教，同时研读《小儿药证直诀》《活幼心书》《幼科发挥》《幼幼集成》等儿科专著，业务水平进一步提高。1979—1980 年她在济南市儿童医院进修一年余，认真学习了西医儿科常见病及急重症处理规范，常常值急症或夜班，心衰、呼衰、惊厥等儿科急重症皆能沉着应对，为以后创建中医儿科病房打下坚实基础。进修期间，孟宪兰曾中西结合，大展身手，效如桴鼓。如治疗毛细支气管炎，遇到喘憋、腹胀、大便不通者，用麻杏石甘汤、葶苈大枣泻肺汤、三子养亲汤加减；治疗迁延性、慢性肺炎、肺炎啰音久不消失者，用扶正祛邪法；治疗贫血基础上的肺炎，加用补气养血法；治疗素体脾虚湿盛的肺炎患儿，用健脾祛湿、培土生金法。

1984年孟宪兰参加济南市卫生局举办的“中医经典著作学习班”，研修经典著作一年，使经典著作理论水平得到进一步提高。她系统温习了《黄帝内经》《难经》《伤寒论》《金匮要略》《温病条辨》等经典著作，撰写了诸多学习心得，如伤寒论厥逆辨治、论阳气者烦劳则张、论聚于胃关于肺等。

1987年孟宪兰参与创办了儿科病房，使得中医药疗法的效果得到系统观察，中西医结合两条腿走路。1993—2004年孟宪兰任济南市中医医院儿科副主任，主持儿科工作期间又相继开设了儿科门诊输液室，壮大了儿科队伍，拓展了儿科业务，为发展市中医儿科事业做出了贡献。科室先后被卫生局评为济南市“科教兴医集体”及“巾帼建功立业集体”等荣誉称号。

传承脉络

大学期间孟宪兰在河南中医学院系统学习了中医基础和临床各科，并跟随李振华、吕承全、郑颉云等诸多名师临证学习。进入济南市中医医院儿科以来，她虚心求教于刘东昇、侯汉忱、傅纯瑜等著名中医专家，临床技术得到了进一步提高。

孟宪兰2001年承担了医院内“薪火传承工程”的带教工作，历时3年，被评为优秀带教老师；2002年底被遴选为全国第三批老中医药专家学术经验继承指导老师，2005年完成带教，现在学术继承人孙娟医师已成长为主任中医师、全国优秀中医临床人才、山东名中医药专家；2012年9月成为全国名老中医药专家传承工作室建设项目专家，进行11名工作室成员（孙娟、崔文成、宋春霞、张慧敏、郑三霞、任雪、张敏青、葛慧、王艳、吴继芳、卢秀艳）的带教工作。孟宪兰教授因人施教，倾囊相授，工作室各位成员经过跟师学习，业务上有了很大提高，还编写了《孟宪兰儿科经验集》一书由山东科学技术出版社出版发行。

经典体悟

“旧书不厌百回读，熟读深思子自知”，经典著作是中医学的源头，历代名医大家的成就都离不开经典。

1. 治学有道，先学做人

孟宪兰教授结合四十余年业医经验，认为要懂得“为学之道，贵在勤奋；苦学奠基，持之以恒；戒骄戒躁，术博术深；锲而不舍，终能有成”的道理。孟宪兰除了攻读《黄帝内经》《难经》《伤寒论》等经典书籍外，还要旁猎历代名家著作，如金元四大医家的著述。尤其尊崇叶天士，研读其《温热论》《临证指南医案》，体会到叶天士的学术特点是“论理渊深，经验丰富，不囿古学，勇于创新，不拘一格，独树医帜”。

“医乃仁术”，孔子主张“仁者爱人”，要求“泛爱众而亲仁”(《论语·学而》)。孟子提出“亲亲而仁民，仁民而爱物”。宋代儒者张载在《西铭》提出：“民吾同胞，物吾与也。”提示人民都是我们的同胞，万物都是我们的同类，要泛爱众人和一切物类。《本草纲目》云：“医之为道，若子用之以卫生，而推之以济世，故称仁术。”卫生，意思就是护卫生灵。尊重生命、心怀仁爱、普通一等是一名医者必须具备的品格。

尊重生命表现为人命至重、有贵千金的人文价值观。《论语·乡党》曰：“厩焚，子退朝曰：‘伤人乎？’不问马。”马厩失火，孔子退朝赶回来问“可有人受伤？”却不问马的死伤情况。以人为本、尊重生命是中医学医德最重要的思想基础和最突出的人文特征。《黄帝内经》指出：“天覆地载，万物备悉，莫贵于人。”张景岳《类经图翼·自序》曰：“医之为道，性命判于呼吸，祸福决自指端，诚不可猜摸尝试，以误生灵。”在这里，大家都反复强调作为医生一定要对人对生命高度尊重和倍加珍惜，须知人命关天和责任重大，决不可草率从事和等闲视之。

人是万物之灵，人的生命尤显尊贵，而“医乃生死所托，责任非轻。至重唯人命，最难却是医”，只有懂得珍惜生命的医生，才会体验到自己身上的责任。

《物理论·论医》指出：“夫医者，非仁爱之士，不可托也。”《医门法律》亦指出：“医，仁术也。仁人君子必笃于情，笃于情，则视人犹己，问其所苦，自无不到之处。”“医乃仁术”应该作为医生思想道德规范。唐代孙思邈《千金要方·大医精诚》中曰：“见彼烦恼，若己有之。”要求医者对患者的痛苦应感同身受。在中医学的发展历程中，儒家的思想哺育了中医学。

所以，孟宪兰教授时时教导弟子要先学做人，再学治学，于治病救人之中体会做人之道，践行君子之道，推己及人，普济天下。

2. 学以致用，指导临床

庄子曰：“巧者劳而智者忧，无能者无所求，饱食而遨游，泛若不系之舟，虚而遨游者也。”孟宪兰教授认为作为一名儿科医师，要成为巧者、智者。巧者，指要多看病人看好病人；智者，就要多替病人考虑，心系病人，不能只作愚者无所追求。想成为巧者、智者就要有坚实的理论基础，就要经常不断地学习。虽然大学里很多人都通读经典，但临床以后，会发现应该有目的地去学，并熟背能指导临床的一些经典条文。如看到每当过节后儿童发热生病的就会增多，孟宪兰便会给弟子讲“阳气者，烦劳则张”（《素问·生气通天论》）的临床意义：小儿阳盛体质，过节拼命玩、出大汗、起居无常，使阳气鸱张亢盛，消耗阴液，阳气受邪，则受邪为病；考试期间，儿童压力增大，情志、劳力等因素过于强烈而持久地作用于小儿，就会抵抗力下降发生疾病，即曰“起病生于过用”（《素问·经脉别论》）。所以，《黄帝内经》中的阴阳五行、五运六气、脏腑经络辨证、病因病机治法等学说对临床有纲领性的指导意义。

儿科大夫还是要熟读《小儿药证直诀》。宋代儿科名医钱乙在这部著作中对小儿的生理病理特点阐述比较详细，指出小儿病自有特点，与成人不同，治疗亦不一样，并指出面部望诊及五脏虚实辨证方药，特别是五脏病的症状表现提纲挈领。如一见“哭叫、目直、呵欠、顿闷、项急”就是肝脏病，一见“闷乱哽气、长出气、气短喘息”就是肺脏病。而且对每个脏的症状都描写形象，如肝热“手寻衣领及乱捻物，泻青圆主之。壮热饮水，喘闷，泻白散主之。”心实“心气实则气上下行涩，合卧则气不得通，故喜仰卧，则气得上下通也。泻心汤主之。”这些对目前的临证和指导用药都有意义。

儿科大夫必须熟读温病学著作，如《温热论》《温病条辨》《温热经纬》等。因小儿时病多、热病多，一些传染病和四时感冒基本都是卫气营血传变规律。所以叶天士的名言“在卫汗之可也，到气才可清气，入营尤可透热转气……入血就恐耗血动血，直须凉血散血”，始终是儿科应遵守的治疗原则和大法。吴鞠通所言“治上焦如羽（非轻不举），治中焦如衡（非平不安），治下焦如权（非重不沉）”，也明确指出温热病上中下三焦的治疗大法。熟记这些经文，临证就能辨清病的在卫、在气、在营、在血，在上焦、中焦或下焦。你就能很明确用什么方，遣什么药，而禁用什么药。

综上所述，学经典就要学以致用，“读经典、做临床”是培养名医的必经途径。孟宪兰教授的治学体会可以归纳为：明于辨证习《伤寒论》，根深基牢学《黄帝内经》，疑难杂病读《金匮要略》，儿科尤须通温病，用药精当中药学，组方合理《方剂》明。

三 学术思想

1. 小儿肺炎的三期九法论治

总结肺炎的病势发展规律，分炎症期、排痰期、恢复期三期进行辨证论治，临证多有效验。

（1）炎症期：凡具有咳嗽、喘憋、发热（或不发热），双肺听诊闻及小水泡音或捻发音，或仅有咳嗽、发热，拍片示肺炎者，均可诊断为小儿肺炎炎症期。炎症期是肺炎的典型表现期，是正邪交争最为剧烈的时期，也是决定病势变化的关键期。临床治疗应根据临床表现不同而采用不同的治法。其典型的病理机制为肺闭、痰阻、血瘀，治疗宜泻肺清热、宣肺化痰兼活血化瘀，通过一宣一泻来调节肺泡的开合功能，以消除肺部啰音。拟方常用麻杏石甘汤加减。

（2）排痰期：炎症期后为排痰期。一般不再发热，以咳嗽痰多为主要症状，肺部听诊由原来的小水泡音变为大中水泡音或痰鸣音。治疗以排痰为重点。若热邪炽盛，灼津炼液成痰，痰热交结者，宜清热涤痰、开肺平喘，以麻杏石甘汤加苏葶丸、浙贝母、瓜蒌加减；若患儿素体痰湿，以咳嗽痰多色白为主症，听诊以痰鸣音为主者，用麻杏石甘汤合二陈汤加减。

（3）恢复期：肺炎后期多为恢复期。肺炎多属温热病，日久伤阴耗气，证型以肺阴虚者多见，治宜滋阴清热敛肺，以沙参麦冬汤合泻白散加味。

由于小儿体质各异，感受病邪有风寒、风热、毒热之差别，临床症状有轻、重、危不同，所以临床治疗根据每个患儿的具体情况而采用不同治法，体现了中医个性化治疗特色。临床多辨证使用九种治疗法则：辛温开闭法、宣肺豁痰平喘法、清营解毒法、扶正祛邪法、养心理肺法、养血清肺法、养阴润肺法、健脾理肺法、泻腑导痰法。

2. 宣泻并用清化同施治疗小儿肺炎

在“三期九法治疗小儿肺炎”的基础上，孟宪兰针对肺炎炎症期最多见的风热闭肺、痰热闭肺证型，提出了“宣泻并用，清化同使”治疗小儿肺炎的方法：注重宣泻并用，来调节肺泡自身的开合功能；用清化同使，通过清热化痰来消除肺部啰音。她强调调节肺脏本身的功能，顺应肺脏宣发肃降的生理特点，通过宣泻并用，清化同使，使郁闭者宣通，气逆者下行，痰热得以清化，气机得以通调，呼吸得以顺畅而咳喘平复，治疗小儿肺炎，效果卓著。

3. 辨病结合辨证论治小儿咳

治疗小儿咳嗽，孟宪兰主张辨病与辨证相结合，凡是咳嗽一定要找到病灶所在，然后再辨证、立法、处方、用药。

一则以中医辨证论治为纲，辨风寒、风热、燥热、暑热、痰热、痰湿、肺气虚、肺阴虚等，一则以西医辨病为目，分为上呼吸道感染引起的咳嗽、下呼吸道感染引起的咳嗽，其中上呼吸道感染咳嗽又根据部位不同分为咽炎咳嗽、喉炎咳嗽、扁桃体炎咳嗽、鼻炎咳嗽等，因鼻、咽、喉、扁桃体位近而相通，以上咳嗽常相兼而致病，如鼻咽炎咳嗽、咽喉炎咳嗽等，下呼吸道感染咳嗽又包括气管炎咳嗽、支气管炎咳嗽、肺炎咳嗽等。如此汇通中西，临床诊治以咳嗽为主症的患儿，常先定病位而后辨证施治，此法删繁就简，条分缕析，临证用之，每获良效。

4. 小儿哮喘重在缓解期调理

根治哮喘反复发作，缓解期治疗是关键，宜补肺健脾化痰，从本论治。

哮喘缓解期，哮喘已平，痰阻气机的病理已除或渐除，邪实已衰，正虚显现，其正虚主要涉及肺、脾、肾三脏。小儿肺脏娇嫩，脾常不足，肾常虚，人体水液的正常代谢为肺、脾、肾三脏所司，若三脏功能失调，则水液代谢失调，痰浊内生，成为哮喘的宿根。所以历代医家多从肺、脾、肾着手，以消除伏痰宿根。

孟宪兰教授独重肺、脾二脏。从脾而言，健脾以杜生痰之源，养后天以助先天，且运脾可条达气机使伏痰得化；从肺而言，补肺可御邪，防感即可防喘，肺的宣肃功能正常，可行华盖之职，宣降肺气以治痰。所用哮喘调理方，不仅补肺健脾，又疏理肺脾气机，不敛不涩，药性灵动，有助于化痰。她认为若长期大量应用补肾药物，特别是蛤蚧、紫河车等血肉有情之品，容易助火而致性早熟，反倒妨碍了肺脾功能的调理，且小儿生长发育迅速，肾气常随年龄增长渐充，多不需大补。而补肺健脾化痰法，用药平和，有微微生火之义，合“少火生气”之经旨，可扶正固本，提高机体免疫力，减少发作次数，减轻发作程度，提高生活质量，远期疗效好。

5. 治疗厌食分型论治与时俱进

厌食症证型常规有五：一为食热积滞、胃络受阻，二为湿热蕴蒸、气机不利，三为中焦虚弱、胃不受纳，四为脾阴虚、运化无源，五为胃阴虚、升降无力。而近年来随着时代发展出现了一种新证型：胃热脾虚证，采用清胃健脾汤治疗甚有效验。

胃热脾虚证病理机制：某些家长缺乏育婴保健知识，片面强调高营养，进食以高热量、高蛋白为主，积食化热，胃络受阻，故而饮食难进，同时小儿时期脾常不足，食欲不能自调，食物不知自制，一旦胃热积滞超出了脾脏本身的承受能力，脾气渐虚，运化乏力，脾胃不和而致较长时间的食欲缺乏。食积化热致胃热，脾运不及致脾虚，二者交互影响，就形成了胃热脾虚型厌食症。

6. 脾胃阴虚有别论

脾阴虚与胃阴虚同属阴伤，存在某些共同症状，但也各有其个性。

（1）胃阴虚证治特点：小儿为纯阳之体，且肝常有余易患热病，火热之邪可急劫胃阴；或小儿饮食不节恣食辛辣炙烤食物，使胃中津液受灼。其病位较浅，病理变化过程较短。常表现为不愿进食，口渴多饮，大便干结。较大儿童可自述胃中不适，有嘈杂感。唇红口干，舌质红，苔少无津或舌光无苔，脉细数。治宜益胃生津，可用养胃增液汤。

（2）脾阴虚证治特点：小儿脾常不足，运化力弱，且饮食不能自控自节，容易出现喂养失调；或先天禀赋不足，长期患慢性疾病等可引起脾阴虚。其病位较深，病变过程较长。常表现为食少无味，形体消瘦，乏力肢懒，手足心热，面色无华，皮肤干燥不润泽，大便时干时稀，出汗多，口干不喜饮，舌质红嫩，苔少或花剥，脉细无力。治宜滋阴健脾，可用补脾阴方。

胃阴与脾阴为脾胃阳气的物质基础，胃阴指胃中特有的津液，为人体本阴。胃阴充足，胃才能发挥其消化濡润食物的功能。如果胃阴被劫或受灼，胃消磨食物的功能就减弱而出现厌食。胃阴虚多为外邪引起，其病位较浅，病变过程亦短，症状比较明显易辨，治疗亦不困难。脾阴是脾脏运化功能的物质基础，是胃对食物经过腐熟、消磨以后转化生成的阴液，其阴液的分布位置较胃阴为深。外邪不易直接伤及脾阴，往往与长期的慢性消耗过程并存，所以其病变过程亦长，且常会伴有不同程度的脾阳虚及全身性虚弱现象。

脾胃阴虚联系密切，胃阴虚若治疗不及时可以转化为脾阴虚，脾阴虚患者也可同时兼有胃阴虚或脾阳虚，治疗用药当随证变化，机圆法活。

7. 抽动－秽语综合征治从肝胆

多发性抽动症又名抽动－秽语综合征，简称抽动症，以表情肌、颈肌或肢体肌肉波动性、多发性、反复性、不规则性的运动性抽搐或发声性抽动为主要临床特征，大多表现为眨眼、皱额、缩鼻、咧嘴、耸肩、摇头、扭颈、肢体或躯干扭动、口中怪叫等，并多伴有多动、注意力不集中及情绪障碍。治疗本病，宜把发作时多变、频繁的抽动症状归类于肝胆，再根据临床不同的表现分为肝胆郁热型、胆虚痰阻型、阴虚肝旺型，应用平肝清热、温胆化痰、滋阴平肝法进行治疗，使枢机调达、肝平风息则抽动自止，临床观察疗效颇佳。

四 典型医案

1. 肺炎喘嗽

曹某某，男，11 岁，学生。2013 年 10 月 7 日初诊。

主诉：发热咳嗽 7 天。

现病史：患儿 7 天前受风后引起发热，初始体温 38 ℃左右，伴轻咳，流清涕，在家自服小儿速效感冒颗粒无效，次日就诊于某医院，诊为“上呼吸道感染”，予头孢曲松、热毒宁静脉滴注 4 天，患儿体温不降，每以退热药降温，且咳嗽逐渐加重，影响睡眠，即来我院就诊。来诊时高热，咳嗽声重，呈阵发性刺激性咳嗽，有痰色黄，伴流黄涕，鼻塞，纳呆，眠差，阵咳即醒，二便尚可。体格检查：精神欠佳，面红目赤，咽充血，双肺呼吸音粗，未闻及啰音，心率 94 次 / 分，律齐，心音有力，舌质红，苔薄黄，脉浮滑数。辅助检查：白细胞 7.65×10^9/L，中性粒细胞百分比 54.17%，淋巴细胞百分比 37.15%；肺炎支原体（MP-IgM）（+）；

胸片：双肺纹理增多、紊乱，左肺上野肺门外上可见片状高密度影，左肺门影略大。结论：左肺炎症。

辨证思路：发热、咳嗽，拍片示肺炎，故可诊断为小儿肺炎炎症期。风热之邪由口鼻而入，“温邪上受，首先犯肺”，邪正交争于肺卫，故见发热流涕鼻塞；热邪闭肺，肺气闭郁，失于宣肃，而致高热咳嗽；温邪烁津炼液而咳痰。舌质红，苔薄黄，脉浮滑数为风热闭肺之象。

中医诊断：肺炎喘嗽（风热闭肺证）；西医诊断：支原体肺炎。

治则：辛凉宣肺，清热止咳。

处方：麻杏石甘汤合银翘散加减。炙麻黄 6 g，杏仁 10 g，石膏 20 g，黄芩 10 g，鱼腥草 20 g，金银花 20 g，青蒿 20 g，连翘 10 g，桑叶 15 g，桔梗 9 g，射干 9 g，僵蚕 10 g，川贝母 6 g，苍耳子（包）10 g，炙杷叶 6 g，生甘草 3 g。3 剂。水煎服，每日 1 剂。

二诊：2013 年 10 月 10 日。时有低热，近两日最高体温 37.5 ℃，阵咳，夜咳减轻，有痰色黄，不流涕，纳食欠佳，睡眠可，二便调。查其精神可，咽红，双肺呼吸音粗，未及啰音，舌质红苔薄黄，脉微数。查心肌酶谱、抗“O”、红细胞沉降率均在正常范围。此为肺炎之排痰期，此时表证渐解，肺热壅盛、痰瘀互结，宜清泻肺热、化痰祛瘀、解痉止咳。

处方：泻白散加减。桑白皮 20 g，地骨皮 15 g，黄芩 20 g，知母 15 g，葶苈子 10 g，紫苏子 15 g，桃仁 9 g，虎杖 15 g，川贝母 5 g，炙百部 10 g，炙杷叶 9 g，金银花 20 g，僵蚕 10 g，地龙 15 g，生甘草 6 g。4 剂。水煎服，日 1 剂。

三诊：2013 年 10 月 14 日。热退 2 天，咳轻，痰量减少，纳可，二便调。查：精神可，咽淡红，双肺呼吸音粗，舌质红，苔薄少，脉平。此为肺炎之恢复期，此时肺热仍炽，阴液已伤，当清泻肺热，兼益肺阴。上方去紫苏子、金银花，加沙参、麦冬、玉竹各 10 g。取 3 剂。

四诊：2013 年 10 月 17 日。现无发热，偶咳，舌质红，苔薄白，脉平。仍为肺炎恢复期，患儿肺热渐息，阴液未复。上方去黄芩、知母、葶苈子，加五味子 6 g。取 7 剂。服后病愈。

按语：孟宪兰教授通过大量临床实践，发现小儿肺炎可分为炎症期、排痰期、恢复期三期进行辨治。这种辨证治疗方法，临床上非常实用，较之单纯辨风寒、风热、痰热、毒热之法，思路明晰，执简驭繁。具体临证之时可根据患儿的临床症状、肺部听诊及肺部 X 线表现综合判断为肺炎何期及哪种证治类型，从而进行有的放矢地处方用药。如本案患儿因发热咳嗽 7 天就诊，来诊时高热，咳嗽呈阵发刺激性、影响睡眠，痰色黄，伴鼻塞、流涕，查体精神欠佳，面红目赤，咽充血，舌红苔薄黄，脉浮滑数。病程阶段属小儿肺炎之炎症期，辨证为风热闭肺证，此时急宜辛凉宣肺、清热止咳，方拟麻杏石甘汤合银翘散加减以治之；治疗后患儿表证渐解，热退，鼻窍通畅，以咳嗽痰多为主要表现时，病程进入排痰期，治宜清泻肺热、化痰祛瘀、解痉止咳，予泻白散加减；三诊四诊时患儿热退、咳减、苔少，此时肺热仍存、阴液已伤，为肺炎之恢复期，当清泻肺热、兼益肺阴。本病案较为全面体现了孟宪兰教授治疗肺炎的思辨特点。

2. 厌食

王某某，男，2 岁 6 个月。2003 年 3 月 29 日初诊。

主诉：不思饮食 2 年。

现病史：患儿 6 个月时因过多添加蛋黄等辅食引起吐泻、腹痛，此后便不思饮食、食量减少，家长恐其营养不良，遂强喂虾仁、鱼肉等食物，反而更不思饮食，曾服儿康宁、小儿消食片等无效。现症：食欲缺乏，甚则拒食，时有口臭及恶心，乏力懒动，手足心热，大便时干时稀，小便调。体格检查：神志清，精神可，形体微瘦，体重 14 kg，面黄少泽，舌淡红，苔黄中部厚腻，指纹紫滞在风关。

辨证思路：此为喂养不当所致，片面强调高营养饮食，过食膏粱厚味炙煿，致使胃中积食化热，胃络受阻，超越了小儿脾胃的正常纳化功能，损脾伤胃，产生厌食。口臭、恶心、手足心热为胃热见证，面黄少泽、乏力懒动、大便时干时稀为脾虚见证，舌淡红，苔黄中部厚腻，指纹紫滞在风关亦为胃热脾虚之象。

中医诊断：厌食（胃热脾虚证）；西医诊断：小儿厌食症。

治则：清胃健脾化食。

处方：清胃健脾汤加减。忍冬藤 9 g，连翘 6 g，竹茹 3 g，茯苓 12 g，白扁豆 12 g，陈皮 6 g，砂仁 3 g，薏苡仁 12 g，鸡内金 6 g，神曲 9 g。3 剂。水煎服，日 1 剂。

二诊：2003 年 4 月 2 日。食欲明显好转，口臭消失，无恶心，手足心热减轻，但仍有面黄乏力，大便偏稀，日两次，舌质淡红苔黄。说明胃热渐消，脾气未复。上方去连翘，加炒麦芽 9 g、蝉蜕 3 g。继进 3 剂。

三诊：2003 年 4 月 5 日。食欲食量正常，无手足心热，面色转红，神情活泼，大便日 1 次，质中，舌质红苔薄黄。上方去竹茹。继服 6 剂，症状消失，疾病痊愈。随访 1 个月无复发，面色红润，体重增加。

按语：小儿厌食症，古称“恶食”，是小儿时期的一种常见病证，因可影响其生长发育而备受社会各界关注。随着时代的发展、生活条件的改善，有些家长缺乏育婴保健知识，片面强调高营养，进食以高热量、高蛋白为主，因而积食化热，胃络受阻，同时小儿时期脾常不足，食欲不能自调，食物不知自制，一俟胃热积滞超出了脾脏本身的承受能力，脾气渐虚，运化乏力，脾胃不和而致较长时间的食欲缺乏。临床上这种胃热脾虚型小儿厌食症非常常见，采用清胃健脾汤治之，效果良好。《黄帝内经》有“生病起于过用”的观点，胃热脾虚证正是由于饮食过用所致。若暴饮暴食、饥饱失常，则构成过用。故《素问·痹论》言：“饮食自倍，肠胃乃伤”，《素问·生气通天论》亦说“高粱之变，足生大丁，受如持虚。”预防本病的发生，亦从防止饮食过度入手。

本案病机特点为积食化热，胃络受阻，胃失受纳；脾气受伤，运化乏力，脾胃不和，为虚实夹杂之证。首诊见口臭、恶心、手足心热、苔黄中部厚腻等胃热证，亦见面黄少泽、乏力懒动、大便时干时稀等脾虚证，故拟清胃健脾汤以清胃健脾，二诊、三诊胃热渐消、脾气渐复，故减清胃热之品，重在健脾助运，恢复脾气。特别需要指出：小儿厌食辨证需要重点望舌质舌苔及其部位变化。

清胃健脾汤主要由忍冬藤、竹茹、茯苓、白扁豆、薏苡仁、鸡内金、神曲等组成。其中忍冬藤为忍冬的茎叶，可去忍冬花轻宣疏解之效，入胃经而甘寒清热，《重庆堂随笔》记载该药可“清络中风火实热，解温疫秽恶浊邪”，故用之清胃经胃络之邪热，为主药。竹茹助忍冬藤清解胃热，又可降逆止呕；茯苓、薏苡仁、白扁豆健脾利湿益胃，固护中州，以滋气血生化之源；鸡内金、神曲消肉面食积而和胃。全方共奏清胃健脾、和胃消食之效。

3. 遗尿

郭某某，男，8 岁，学生。2010 年 8 月 10 日初诊。

主诉：遗尿 5 年。

现病史：患儿 3 岁以后仍每夜遗尿 1 ~ 3 次，醒后不自知，家长不以为病，未曾治疗，上小学后感到自卑，家长方才感到事情严重，遂每睡前让患儿少喝水，每夜叫其起床排尿，仍每夜遗尿 1 次，遂辗转来诊。自述学习成绩一般，上课时难以专心听讲。家族史：否认家族性遗传病史。体格检查：精神可，发育正常，形体偏瘦，面色暗黄，舌质淡红，苔淡白，脉沉细。辅助检查：尿常规（-），腰骶正位 X 线片（-）。

辨证思路：肾司开阖，开窍于二阴。肾气不足，下元虚冷，气化失调，闭藏失职，膀胱失约而出现遗尿。《古今医统大全·幼汇集》："小儿遗尿，此由膀胱有冷，不能约于水故也。夫肾主水，肾气下通于阴。小便，津液之余也。"夜尿不自知，形瘦，注意力不集中面暗黄，舌质淡红，苔淡白，脉沉细皆合肾虚下元不固辨证。

中医诊断：遗尿（肾虚下元不固证）；西医诊断：小儿遗尿病。

治则：补肾固摄。

处方：遗尿方加减。熟地黄 20 g，山萸肉 10 g，山药 20 g，五味子 6 g，益智仁 15 g，桑椹子 10 g，枸杞子 10 g，诃子 3 g，肉桂 5 g，桑螵蛸 10 g，远志 12 g，石菖蒲 10 g，生龙骨 15 g，甘草 3 g。7 剂。水煎服，日 1 剂。

二诊：用药后，遗尿大减，1 周只有 1 次遗尿。守方再服 6 剂告愈。

按语：遗尿，俗称尿床，是指 3 岁以上的小儿睡中尿床，醒后方知的一种病证。轻者数夜尿床 1 次，重者每夜尿床 1 ~ 2 次，甚或更多。许多遗尿的患儿尿常规检查正常，部分 X 线摄片有隐性脊柱裂。遗尿必须及早治疗，如果迁延日久，会妨碍小儿的身心健康，影响发育。遗尿的发生主要和肾、脾、肺三脏功能不完善有关，尤其和肾脏关系密切，肾为先天之本，主水，职司二便，和膀胱互为表里，肾气虚弱，膀胱虚冷，不能制约，产生遗尿，故常以补肾固摄为治。本案遗尿，夜尿不自知，形瘦，面暗黄，舌淡红，苔淡白，脉沉细，上课注意力不集中。诊为肾虚遗尿，治以补肾固摄。处方为遗尿方去覆盆子、金樱子加肉桂、诃子、菖蒲、远志、生龙骨、甘草。以熟地黄、山萸肉、山药补肾健脾，益智仁温肾纳气、固涩缩尿为主药；加少量肉桂温补下元、微微生火，体现了阴阳相助、少火生气之义；加诃子合五味子、枸杞子、桑椹子、益智仁补肾固涩缩尿，涩以止遗，临床实践中补肾固涩诸子常交替使用，用药宜灵活变通；石菖蒲、远志化痰开窍，善疗睡眠深沉、夜尿不能自知；生龙骨敛心神而涩精气；甘草调和诸药。药证相符，收效甚佳。

遗尿方由六味地黄丸合缩泉丸加减化裁而成，主要由益智仁、熟地黄、山药、山萸肉、桑螵蛸、覆盆子、五味子、金樱子、桑椹子组成。方中桑螵蛸、覆盆子、金樱子固精缩尿，益肝肾；熟地黄、桑椹子补血养阴，填精益髓，山萸肉补益肝肾，收敛固涩，益智仁暖脾温肾，固精缩尿，山药补益肺脾肾三脏，五味子敛肺滋肾，涩精止泻，安心宁神。诸药配伍，能补肾益精、固涩缩尿，用于遗尿证属肾虚下元不固者。以上诸药皆入肾经，有的兼入肺、脾经，是治疗遗尿的主要药物，临证时，可根据患者的具体情况，经辨证在此方基础上加减。若患儿平素痰湿内蕴，合用温胆汤；脾肺气虚，上虚不能制下者，加党参、黄芪、白术、茯苓等药；肝胆湿热较重，合用龙胆泻肝汤。遗尿的患儿一般睡觉较沉，难以唤醒，常加石菖蒲、远志以化痰开窍。现代药理研究亦证实，石菖蒲、远志对中枢神经有调节作用。

4. 抽动症

孙某某，男，7 岁，学生。2013 年 4 月 8 日初诊。

主诉：不自主眨眼、耸肩 1 个月余。

现病史：家长述患儿平素脾气急，易怒，发病前曾受责备，出现频繁眨眼，滴眼药水效果不明显，之后又出现耸肩，在外院确诊为“抽动症”，治疗效果不理想，遂来我院就诊。刻下症见：不自主地频繁眨眼，耸肩，纳呆。自述睡中多梦，大便干。体格检查：舌质红，苔黄厚腻，脉弦滑。

辨证思路：本案患儿形体偏胖，平素急躁易怒，发病前曾受责备，考虑有一定的精神因素致肝郁化热，日久则湿热蕴蒸。肝经湿热阻滞，则疏泄无权，湿热循经上扰，肝热升动太过，故见不自主抽动、眨眼等。《小儿药证直诀·肝有风甚》：“凡病或新或久，皆引肝风，风动而上于头目，目属肝，肝风入于目，上下左右如风吹，不轻不重，儿不能任，故目连劄也。”湿热酿痰、蒙蔽清窍可见睡中多梦。舌质红、苔黄厚腻，脉弦滑，属湿热蕴肝之象。

中医诊断：抽动症（湿热蕴肝证）；西医诊断：抽动障碍。

治则：清肝泄热，利湿止抽。

处方：自拟清热平肝方加减。龙胆草 12 g，柴胡 9 g，栀子 9 g，黄芩 10 g，郁金 9 g，茯苓 10 g，石决明 12 g，钩藤 12 g，龙齿 15 g，白芍 10 g，甘草 5 g，大枣 3 枚。7 剂。水煎服，日 1 剂。嘱清淡饮食，调畅情志。

二诊：2013 年 4 月 15 日。症状大减，患儿自述能控制抽动，仍不自主眨眼，舌质仍红，舌苔白稍厚，脉弦。上方去郁金，白芍加夏枯草 12 g，石菖蒲 12 g。再服 12 剂告愈。

按语：儿童抽动症以表情肌、颈肌或肢体肌肉波动性、多发性、反复性、不规则性的运动性抽搐或发声性抽动为主要临床特征，大多表现为眨眼、皱额、缩鼻、歪嘴、耸肩、摇头、扭颈、肢体或躯干扭动、口中怪叫等，并多伴有多动、注意力不集中及情绪障碍。根据其发病特征及临床症状，属中医“肝风”范畴。随着现代社会生活方式及饮食结构的改变，该病的发病率有日渐增多的趋势，引起家长及社会的广泛关注。如《素问·阴阳应象大论》“风胜则动”，《素问·至真要大论》“诸风掉眩，皆属于肝”。故凡一切抽动、抽搐、震颤、痉挛，都为风邪偏盛之象，多属于肝风内动之证。肝为风木之脏，主动，主升，胆为肝之余气，肝胆互为表里，通过观察抽动症的临床表现，取类比象，其症归于肝胆；肝主筋，为罢极之本，全身筋腱关节运动功能，需赖肝的精气滋养；肝主疏泄，性喜条达，若气机不畅，郁久化火，可引动肝风，上扰清窍或气郁化火，耗伤阴精肝血，虚风内动，皆可致抽动诸症；肝胆皆和情志有关，《素问·灵兰秘典论》“肝者，将军之官，谋虑出焉”“胆者，中正之官，决断出焉”，《类经·藏象论》“肝胆相济，勇敢乃成”。可见本病急躁易怒、神情呆滞、脾气乖戾、口中秽语、胆小怯懦、夜眠不安等症皆是情志病变，与肝胆密切相关。故孟宪兰教授根据多年临床经验并结合儿童抽动症发作时多变、频繁抽动的发病特点将其归结于肝胆，再根据不同的临床表现细分为湿热蕴肝型、胆郁痰阻型、脾虚肝旺型，相应采用平肝清热、温胆化痰、健脾平肝法进行治疗，以使枢机调达、肝风平息而抽动自止。本案辨证属湿热蕴肝证，故用清热平肝方加减以清泻肝胆湿热。处方以龙胆草、栀子、黄芩以清肝经湿热、泄三焦火热；龙齿、石决明、钩藤镇肝息风止痉；白芍柔肝平肝；郁金、石菖蒲清热化痰以利湿；茯苓、大枣顾护脾胃使热泄而不伤脾胃之气。此外，该患儿的发病原因以心理因素为主，通过药物治疗和心理疏导，标本同治而病愈。

5. 肌衄

王某某，男，4 岁 8 月，幼儿园学生。2011 年 12 月 3 日初诊。

主诉：双下肢紫癜半月余。

现病史：半月前患儿无明显诱因出现双下肢皮肤密集瘀点瘀斑，色红，高出皮肤，压之不褪色，就诊于某省级医院，当时查尿常规阴性，血常规：白细胞 8.77×10^9/L，红细胞 5.66×10^{12}/L，血红蛋白 125 g/L，血小板 235×10^9/L，中性粒细胞百分比 53.60%，淋巴细胞百分比 32.80%，诊断为过敏性紫癜，予青霉素、维生素 C 静滴，氯雷他定口服，紫癜消退后复现。来诊时症见：双下肢脚腕处见皮下出血点，色鲜红，对称分布，皮肤瘙痒，无腹痛及关节痛，纳差，睡眠安，大便偏干，小便黄。头孢皮试有时阳性，否认其他食物药物过敏史。体格检查：面色暗，咽部充血，双下肢皮肤瘀点瘀斑大小不一，略高出皮面，压之不褪色，舌质红，苔黄，脉浮数。

辨证思路：风热之邪从口鼻而入，内伏血分，郁蒸于肌肤，与气血相搏，灼伤脉络，血不循经，渗于脉外，出现紫癜。皮疹色鲜红，局部瘙痒，舌质红，苔黄，脉浮数为风热伤络之象。

中医诊断：肌衄（风热伤络型）；西医诊断：过敏性紫癜。

治则：祛风清热，凉血安络。

处方：金银花 18 g，蒲公英 15 g，紫草 12 g，牡丹皮 10 g，茯苓 15 g，白扁豆 15 g，黄芪 15 g，防风 6 g，白芍 12 g，墨旱莲 15 g，地肤子 9 g，白鲜皮 9 g，田三七 3 g，白茅根 10 g，大小蓟各 10 g，甘草 3 g。7 剂。水煎服，日 1 剂。

二诊：2011 年 12 月 10 日。皮疹明显减少，瘙痒减轻，查体可见脚踝处少量紫癜，色暗红，舌淡苔少，脉浮数。辨证属风热伤络、热毒已轻、气阴已伤，治以益气养阴、清热解毒、凉血祛风。

处方：生地黄 10 g，白芍 10 g，川芎 6 g，何首乌 10 g，当归 6 g，牡丹皮 6 g，白术 9 g，茯苓 10 g，西洋参 1 g，金银花 10 g，白蒺藜 10 g，紫草 10 g，连翘 10 g，蝉蜕 6 g。6 剂。水煎服，日 1 剂。

三诊：2011 年 12 月 17 日。未再出紫癜，纳可，二便调，舌质淡，苔白，脉弱。辨证属肺脾气虚、气不摄血，治以健脾养血、益气摄血。

处方：紫癜方加减。黄芪 15 g，防风 9 g，白术 9 g，茯苓 9 g，当归 6 g，白芍 10 g，山药 12 g，川芎 6 g，何首乌 9 g，西洋参 1 g，白蒺藜 10 g，墨旱莲 15 g，枸杞子 9 g。以本方守方 14 剂后病瘥。

按语：孟宪兰教授治疗紫癜类出血性疾病，非常重视观察病情缓急、邪正关系，常将凉血不忘摄血、健脾益气之法贯穿治疗之始终，体现了祛邪不忘扶正的治疗思路。

本案首诊虽以祛风清热、凉血安络为主，但佐茯苓、白扁豆、黄芪健脾益气，使气能摄血；二诊热毒已轻，气阴已伤，故加用了益气养阴的药物，如用西洋参等药，充分考虑了热病后期易伤阴的特点，顾护气阴为本，消除紫癜为标，体现了标本同治；后期以扶正为主、祛邪为辅，予紫癜方加减，体现了扶正祛邪、益气摄血的治疗思路。

过敏性紫癜气不摄血证，常见于反复发作的过敏性紫癜及过敏性紫癜恢复期。以病程较长，皮肤紫斑反复发作，色暗或色淡，面色㿠白，神倦乏力，气短懒言，头晕目眩，舌淡，苔薄白，脉细弱为常见症状。孟宪兰教授常予紫癜方治之。紫癜方由归脾汤加减而来，由黄芪、白术、党参、茯苓、当归、龙眼肉、生地黄、牡丹皮、白芍、阿胶、墨旱莲、仙鹤草、丝瓜络、炙甘草组成。方中党参、黄芪、白术、甘草、茯苓益气补脾以生血，当归、龙眼肉补血养心，意在心脾双补，复二脏生血、统血之职，共为君臣之药；生地黄、牡丹皮、白芍、阿胶养血补血凉血，墨旱莲、仙鹤草凉血止血，丝瓜络通经活络、凉血止血，可防止君药臣药甘温动血之虞，共为佐使之用。全方配伍补气健脾，养血以摄血，共奏健脾益气、养血止血之效。临证之时，可根据气虚兼夹阴虚、瘀血、湿热的多少增损用药。

五 代表性成果

宣肺合剂

宣肺合剂为孟宪兰教授科研成果，最初是山东省卫生厅 1996 年医药发展“九五”医药科技攻关项目“宣肺饮的临床与实验研究”，荣获省卫生厅科学技术进步奖二等奖及济南市科学技术进步奖三等奖，后成为院内自制剂。该药应用于临床 20 余年，创造了较好的经济效益及社会效益，深受患者欢迎。

宣肺合剂是针对儿童肺炎炎症期而设的。“肺炎喘嗽”，是中医儿科肺部疾患最常见的病症，以发热咳嗽、气急鼻煽、喘憋为主要症状。肺炎喘嗽的最早命名首见于谢玉琼《麻科活人全书》，但追溯文献记载早在《素问·通评虚实论》中即有“乳子中风热，喘鸣肩息者”类似肺炎症状的描述。之后的《医宗金鉴·幼科心法》有“火热喘急”和“马脾风”的论述都类似现代医学对小儿肺炎的描述，肺炎喘嗽的发病机制：小儿肺脏娇嫩，不耐寒热，其位最高，外邪侵袭，首当其冲。温病大家叶天士曾说“温邪上受，首先犯肺”。不论外邪从皮毛或口鼻而入，侵犯肺卫，肺失宣降，布津无权，凝滞为痰，阻于气道则咳嗽，喘促痰鸣，出现肺闭—痰阻—血瘀的病理机制。孟宪兰教授根据肺炎咳嗽的发病机制而设计处方宣肺平喘、化痰止咳。处方组成：炙麻黄 3 g，杏仁 6 g，生石膏 15 g，桑白皮 15 g，黄芩 10 g，金银花 15g，鱼腥草 15 g，葶苈子 9 g，川贝母 6 g，桃仁 6 g，地龙 9 g，甘草 3 g。

方中麻杏石甘汤来源于《伤寒论·太阳病变论篇》“发汗若下后，不可更行桂枝汤，汗出而喘，无大热者，可与麻黄杏仁甘草石膏汤”。麻杏石甘汤加桑白皮、黄芩、金银花、鱼腥草、葶苈子、川贝母、桃仁、地龙、甘草。麻黄宣肺配杏仁辛开苦降；黄芩、桑白皮、生石膏清泻肺热；葶苈子、鱼腥草、川贝母清肺化痰；地龙解痉平喘；桃仁活血化瘀。全方共奏宣肺平喘、化痰止咳之功效。方中麻黄宣肺，桑白皮、葶苈子泻肺、宣肺并用，通过一宣一泻来恢复肺泡开合功能解除肺闭；黄芩、生石膏、金银花清肺热；葶苈子、川贝母化痰，清化同使，清肺化痰来消除肺部啰音，显示了清肺化痰与抗菌消炎的转化关系。有痰阻就有血瘀，用桃仁活血化瘀促使气行血畅瘀去络通。全方合之则使郁闭者宣通，气逆者下行，使痰热得以清化，气机得以通畅，呼吸顺畅则喘平咳止。

宣肺合剂治疗肺炎、气管炎引起的咳嗽，经过 20 多年的临床观察，有效率 98%，住院病人观察一般用药 3 ~ 4 天湿啰音消失转为排痰期痰鸣音增多，可去川贝母加浙贝母 10 g、紫苏子 10 g。

宣肺合剂适用于最常见的发热咳嗽喘的肺炎炎症期。孟宪兰教授在临床治疗中把肺炎分为三期：炎症期、排痰期、恢复期。炎症期用宣肺合剂，排痰期加祛痰药浙贝母、紫苏子，恢复期加补肺养阴的沙参、麦冬、五味子。临床所见小儿肺炎，由于体质不同，感邪轻重各异，临床表现症状差异很大，属于特殊类型肺炎。孟宪兰教授在“三期九法论治小儿肺炎”里已有详细论述。

（整理者：孙　娟　葛　慧）

刘清贞

一 医家简介

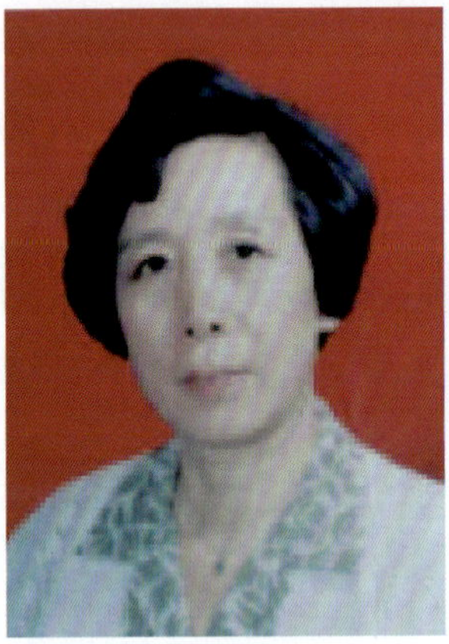
刘清贞

刘清贞，女，1939年生，山东省济南市人，主任中医师，山东省知名专家，2012年山东省名老中医药专家传承工作室建设项目专家，2014年第三批全国名老中医药专家传承工作室建设项目专家。

刘清贞1959年考入山东中医学院，1965年毕业后分配到济南市中医医院儿科，从事临床、科研、教学工作，至今已五十余年，擅长诊疗儿童扁桃体炎、发热、厌食、心肌炎、肺炎、哮喘、咳嗽等病症。

曾任济南市中医医院儿科主任，济南中医药学会常务理事兼儿科委员会主任委员，山东中医药大学兼职教授。1997年1月被确定为全国老中医药专家学术经验继承指导老师（继承人崔文成），2004年任首批全国优秀中医临床人才崔文成的指导老师，2007年2月被命名为济南市名老中医，2007年9月荣获山东省名中医药专家称号。

主编《刘清贞儿科学术经验传承辑要》《中医儿科薪火传承辑要》，选编《名老中医之路续编（第五辑）·刘清贞》《方药传真》《婴童金方》《方证相应——济南中医儿科方证流派传承辑要》等著作。

撰写发表论文三十余篇。其中《中医对小儿哮喘发病的认识》获同行专家高度评价，《乳蛾一号治疗小儿急性扁桃体炎84例》在《山东中医杂志》发表后、被《中国医学文摘·耳鼻咽喉科学》摘录，又被编入《实用中医儿科学》扁桃体炎篇，《益胃汤加减治疗小儿厌食证的体会》《论小儿惊热与惊风》获济南中医学会优秀论文奖，《对儿科用药剂改的管见》获济南市科学技术协会论文二等奖，

《小儿止汗粉外扑治疗小儿盗汗32例》获济南市科学技术协会论文三等奖。

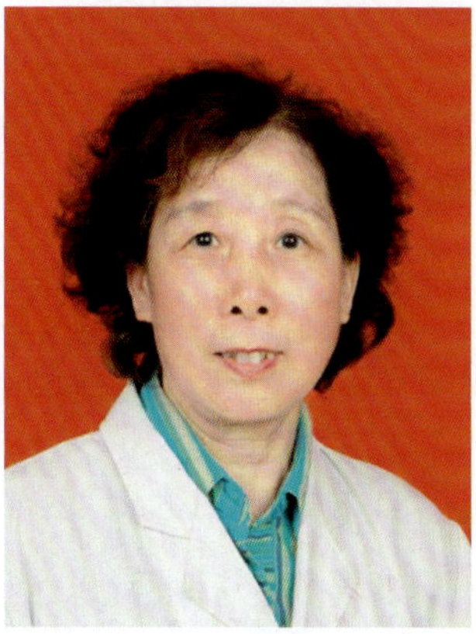

刘清贞 1993 年晋升主任中医师留影

主研项目“乳蛾解毒合剂治疗小儿扁桃体炎的临床及实验研究”1996年10月获济南市科学技术进步奖二等奖（第1位），“泻肺止咳合剂治疗小儿痰热咳嗽的临床及实验研究”2000年9月获济南市科学技术进步奖三等奖（第5位）；参研项目“黄牛角代替犀牛角药用”获省卫生厅科技成果三等奖，“小儿消食片的研究”获山东省科学技术进步奖二等奖。

刘清贞治学孜孜不倦，集古今医家学术之长，见解精辟独特；诊察仔细认真，四诊及辅助检查合参，务求诊断明确；治疗随证制宜，用药奇巧而有章法，价廉安全有效，医嘱耐心周到。因疗效颇高且待人热忱，深受患儿及其家长们的信赖而誉满泉城。1992年曾获山东中医学院单项教学优秀奖。2009年庆祝中华人民共和国成立六十周年时，荣获济南市卫生系统医界楷模称号。2010年3月纪念“三八”国际劳动妇女节100周年之际，喜获济南市卫生系统百名巾帼杰出人物“医界女杰”称号。

刘清贞乐于提携后学，通过言传身教把自己丰富的临证经验传授给中青年医生，让中青年医生在医教研活动中锻炼成长，使儿科人才济济，名医辈出，人有专长，科有特色，事业发达，享有盛誉。

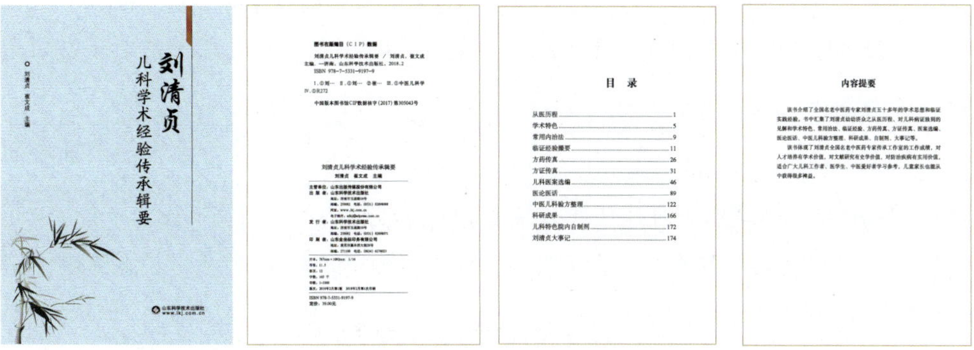

《刘清贞儿科学术经验传承辑要》

二 成长之路

杏林梦　少时萌

我自幼体弱多病，有一次发高热，嗓子肿痛化脓，多处寻医，好几天仍高烧不退，昏睡。后来听母亲说她当时都吓坏了，因为早先有一个大我两岁的姐姐就是高热昏迷，不几天就没了。最后父母带我找到了城里有名的中医儿科大夫，他开了一剂中药，说："喝了药，明天早上八点就退热了。"父亲半信半疑，按照医嘱给我喂药，果然第二天就退热了。我记得醒来时眼前突然明亮，头脑很清爽，嗓子不痛了。父母惊喜若狂，连说："这个大夫真是神医也！"我问："哪个神医？"父亲说："刘东昇！"从此，刘东昇这个名字就深深地印在了我的脑海里。

我上初中时，每天经过人民公园，都看见公园对面墙上有"中医师陈伯咸"几个大字，每个字都有两米多高，醒目、气派，有一天我问："陈伯咸是谁？"父亲竖起大拇指说："是很有名望的中医，国医学校毕业的，医道高明！"我又问："国医是什么？"父亲说："就是咱中国的医学。"从那时起，我就萌生了学中医的念头，后来就考上了山东中医学院。

父之愿　女儿圆

我父亲原是农村人，读过几年私塾，十几岁时跟老乡闯关东，三十多岁回山东在济南落户定居。父亲从亲身经历中悟出一个道理："想有作为必须要有文化，有文化就能改变人的命运。"所以父亲非常羡慕有学问的人，希望儿女们都有知识，于是就把上大学的梦寄托在儿女身上。父亲对我们几个姐妹们说："我不给你们什么陪嫁，就给你们学问，学问就是一辈子用不完的陪嫁。"我生长在济南，记得六七岁要上学的时候，父亲让母亲在我的毛背心上绣了"学不厌"三个大字，后来我慢慢懂得了这是父母对我的期望，以后竟成为我终生学习的座右铭。我考上山东中医学院时，嫌学制六年太长了，父亲却高兴地连声说："好！好！好！学制再长，我也要供你读完，上学的年限越长，学的东西越多！”

工作后，我深刻体会到中医药学的博大精深，书到用时方恨少，活到老学到老，学无止境。

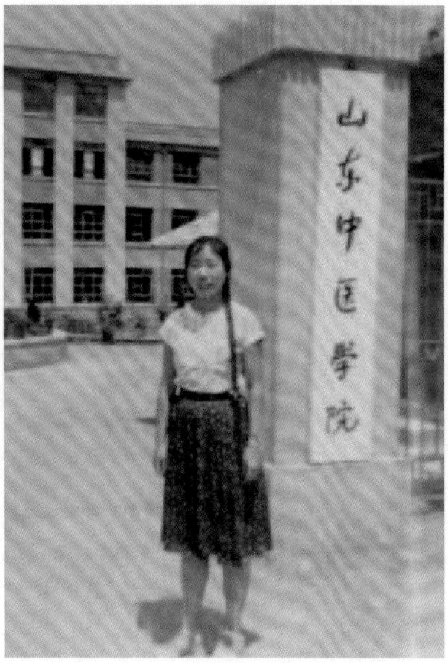

刘清贞考上山东中医学院留影

路之遥　恩师导

我心目中最崇拜和敬仰的有两位恩师。

第一位恩师是王传吉老师。王传吉老师是山东省著名中医儿科专家，享有“王一付”“小儿王”的盛誉。初到山东省立医院中医科实习，我很紧张又胆怵。王传吉老师和蔼可亲，鼓励我说：“不要紧张，只要谨慎行事，认真观察，灵活辨证，大胆用药，就能收到好的效果！”王老师不善言谈，但熟读经典，背诵如流，令我敬佩不已，是我学习经典的楷模。王老师谦虚谨慎，不夸功自大，尊重同行。还时常对我讲一些临床教训，让我引以为戒，少走弯路。在跟王老师的实习过程中，我学到了老师的一些医术，更学到了老师的崇高医德，为以后独立工作打下了良好的基础。

第二位恩师是刘东昇老师。我大学毕业分配到济南市中医医院儿科工作，仰慕已久的刘东昇老师竟成了我的同事和老师。他一生中专攻中医儿科，医术非凡，誉满泉城，大多一剂药见效，再诊者极少。刘东昇老师整理的小儿常见病验方有几十个，疗效显著，深得同道的好评。我刚参加工作就遇到了名医刘东昇老师，真是万幸！刘东昇老师言传身教，我就刻苦学，用心记，仔细揣摩。在初用刘东昇老师验方时心里没底，下班后就到患儿家里走访，了解病情变化，观察疗效。亲自体察到老师的验方名不虚传，辨证细腻，用药有据，选方有度，灵活有序的诊疗风范。

俗话说得好：“师傅领进门，修行在个人。”走好自己的路，须刻苦努力，付出代价。不但要向老师学，还要向同道学，向书籍杂志学。为了参加在上海中医学院举办的全国中医儿科高级师资培训班，我把两岁的女儿留在家里由她父亲带着，结业回家时女儿竟不认识我了，心里难免有些酸楚。我无怨无悔，有得必有

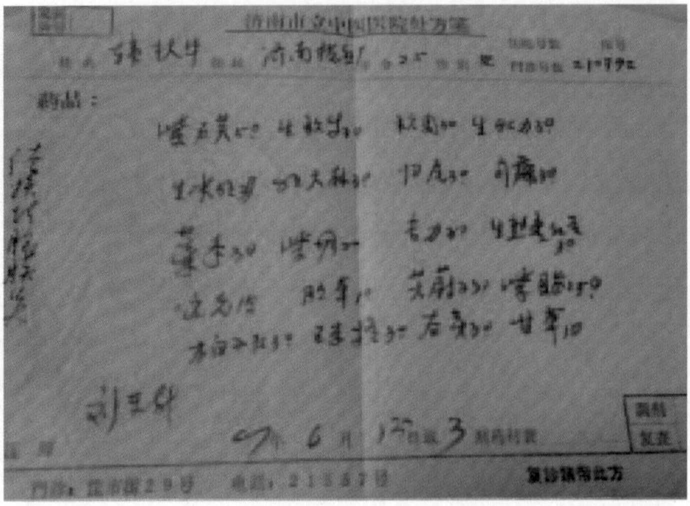

刘东昇 1967 年处方手稿

失。此次培训使我眼界开阔，思路明晰，结识了许多良师益友，为行医之路增加了新的动力！

医之经　学不厌

入学后，老师讲的第一部经典就是《黄帝内经》，初学时像听天书一样，字义词句、古典术语太难理解，只有硬着头皮往里“闯”，理解的要背，不理解的也要背诵，没有捷径可走，就是一个字：“背”。只有熟练背诵，才能在临床上进一步认识、理解和运用。如病机十九条，文简意深，概括性强，实用性广。至今在临床实践中，还有着重要的指导意义。

《伤寒杂病论》是我国第一部理论与实践相结合的理法方药比较完善的临床著作，特色是辨病脉症并治，对外感热病特别是伤寒的病因病机、诊断、治疗较详，为后世奠定了坚实的基础。

《诸病源候论》《备急千金要方》《小儿药证直诀》《脾胃论》《景岳全书》《医宗金鉴》等著作依据不同的时代、地理位置、社会环境等各有其精，各具其长。

清代叶天士等温病学家以卫气营血、三焦辨证为中心，继承了热病理论，发展、丰富了外感热病的诊断治疗方药，至今对临床外感热病诊疗工作有较高的价值。

在临床工作过程中，我又重新阅读了这些著作，从中有了更深刻的理解，反复阅读，反复验证，中医理论水平提高了，临床疗效也会提高，这是当好医生必需的基础。

薪火传　多贡献

回顾五十多年的杏林之路，我诊治过的孩子一批又一批、一代又一代，有的已长大成人，或已为父母，当他们领着自己的孩子来看病时，总会对孩子讲："这就是当年给你爸爸妈妈看病的那位医生，她的药可管用呵！"当我听到这些话时心里有说不出的高兴，这并不是欣慰自己的医术高明，而是看到了中医药在人们心中的威望根深蒂固。诊病之余，回忆自己诊疗过的病案时，我总有一种愉悦的心情，有时尽管因工作繁忙而感到疲劳，或者碰到疑难病症而苦思冥想，总觉得有一股力量在推动我，用中医药这一技术专长能让孩子们健康成长，我就感到全身有了力量，为自己能成为国粹的继承人而感到骄傲与自豪，感谢先贤们留下的经典医籍等宝贵财富。

我有幸成为第二批全国老中医药专家学术经验继承指导老师，第三批全国名老中医药专家传承工作室建设项目专家，要为中国医学的传承、发扬做出新的贡献！师承教育是中医事业能够生生不息的有效方法，我培养的徒弟崔文成，现任主任中医师、山东省事业单位专业技术二级岗位，是全国优秀中医临床人才、山东省名中医药专家，山东省名老中医药专家传承工作室建设项目专家，济南市中医医院儿科主任，山东省首批中医药重点学科建设项目中医儿科学学科带头人，山东省第四批中医药重点专科儿科带头人，山东中医药大学兼职教授、硕士研究生导师，山东省西医学习中医高端培训班临床指导教师，山东省名医联盟第一届委员会委员，第十届济南中医药学会儿科专业委员会主任委员，山东中医药学会第五届儿科专业委员会副主任委员，中华中医药学会儿科分会第八届委员会常务委员。我要把这项工作继续做好，培养优秀的中医人才是我终生的责任和理想。

真知出于实践，医理贵在躬行，锲而不舍，勇于进取，切忌满足，以实事求是的科学态度，全心全意为人民服务是我从医的准则。

刘清贞全国名老中医药专家传承工作室（国中医药人教发〔2014〕20号）于2014年9月成立，崔文成主任中医师为负责人，根据有关要求开展工作，培养优秀中医临床人才，已取得丰硕成果，经过三年的建设，达到了建设目标，2018 年 5 月已通过验收。

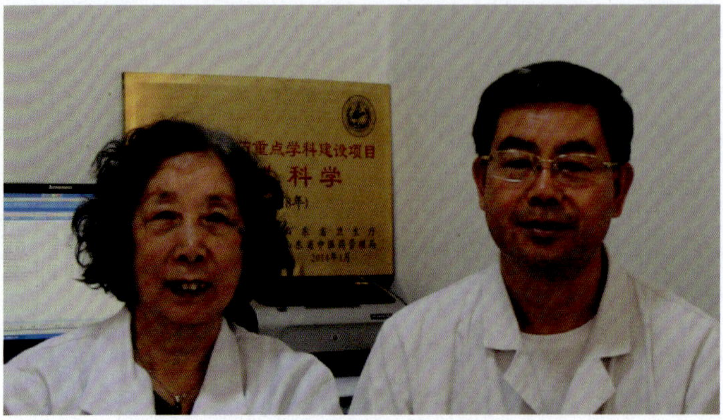

全国名老中医药专家刘清贞与工作室负责人崔文成

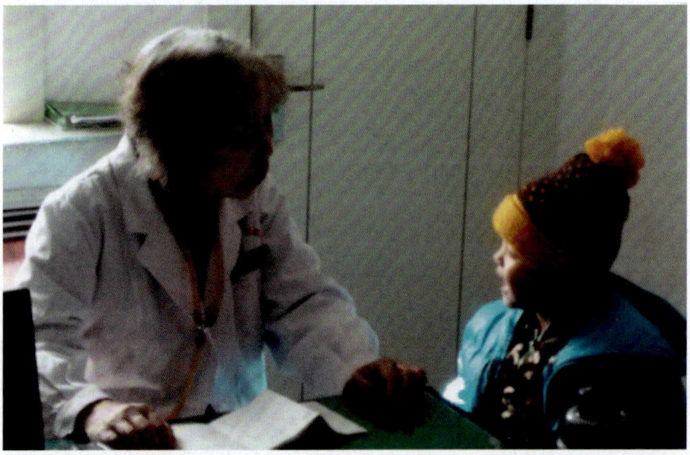

刘清贞全国名老中医药专家 2015 年工作照

2014 年 9 月 25 日—27 日，山东省中医药继续教育项目“中医理论在儿童心肝疾病中的应用暨老中医学术经验传承学习班”成功举办，来自全省 12 个地市 260 名中医药专业技术人员参加了此次培训。王俊宏、李新民、阎兆君、孟宪兰、刘清贞、崔文成、孙娟、张慧敏等专家分别就“儿童注意力缺陷多动障碍的中医临床思辨”“小儿癫痫的辨证和辨病治疗”“儿童抽动症诊疗进展”等中医儿科心肝系疾病的临床诊疗、名老中医学术经验的传承等做了专题讲座，对临床实践具有较强的指导意义。

2015年9月17日—19日，国家级继续教育项目“《内经》理论与儿科临床暨名老中医学术经验传承学习班”于济南市吉华大厦成功举办，来自国内的150余位医务工作者参加了培训。张安玲、李安源、刘清贞、孟宪兰、崔文成、孙娟、宋春霞、张慧敏等专家学者分别做了“从卫气失常探讨肥胖病机”“经典理论指导下的抽动症诊治”“五脏六腑皆令人咳运用经验”“聚于胃关于肺与儿科临床”“气化理论与儿科临床”“经典与儿科临床的几点体会”“治未病理论在儿科的应用”“疱疹性咽峡炎中医药治疗进展”专题报告，对提高各级中医师的专业素养起到了积极的作用。

2016年9月26日—28日山东省继续教育项目“方证理论与儿科临床暨名老中医学术经验传承学习班”于济南市吉华大厦成功举办，刘持年、丁元庆、刘清贞、孟宪兰、崔文成、孙娟、宋春霞、张慧敏等专家学者，以方证流派的新进展、新理论、新技术、新方法、新信息为主要内容做了专题报告。

2017年9月26日—28日国家级继续教育项目“温病经典理论与名老中医经验传承学习班”于济南市吉华大厦成功举办，由马融、张葆青、刘清贞、孟宪兰、崔文成、孙娟、宋春霞、张慧敏等专家学者，以温病理论指导治疗儿科疾病的新进展、新理论、新技术、新方法、新信息为主要内容做了专题报告，以经典与经验传承密切结合，理论与临床实践密切结合，中医与西医实践密切结合为特色。

2018年10月17日—19日，山东省中医药继续教育项目“本草经典理论与名老中医经验传承学习班”于济南市中医医院会议室成功举办，来自重庆等地的150余位医务工作者参加了培训。浦家祚、张红星、崔文成、孙娟、宋春霞、张慧敏、郑三霞、王霞、杨晶、许旻等知名专家学者，以本草经典理论指导治疗儿科疾病的新进展、新理论、新技术、新方法、新信息为主要内容，以经典与经验传承密切结合，理论与临床实践密切结合，中医与西医实践密切结合为特色，对名老中医学术经验的传承等做了专题讲座，对临床实践具有较强的指导意义。

2019年12月20日—22日在济南吉华大厦成功举办了“五运六气理论与名老中医经验传承学习班”。培训班为山东省中医药继续教育项目（项目编号2019290），由济南中西医结合学会儿科专业委员会、济南中医药学会儿科专业委员会、刘清贞全国名老中医传承工作室、孟宪兰全国名老中医传承工作室、崔文成山东省名老中医药专家传承工作室承办。孟宪兰、赵桂琴、阎兆君、王金荣、崔文成、孙娟、万红棉、张慧敏、郑三霞等知名专家学者，以五运六气理论指导治疗疾病的新进展、新理论、新技术、新方法、新信息为主要内容做了专题报告，以经典与经验传承密切结合，理论与临床实践密切结合，中医与西医实践密切结合为特色。

三 学术思想

1. 热爱儿童

刘清贞强调从事儿科临床工作，首先要充满爱心，同时要熟练运用中西医儿科基础知识和临床应用技术。掌握婴幼儿和儿童的生理特点，病理变化快以及诊疗的特殊性。

2. 精益求精

刘清贞对技术要精益求精，活到老，学到老，向文献资料学，向同行学，向患儿及其家长学，在科研中学，在培训中学，以及“功夫在诗外”，利用一切机会学习，在实践中不断总结经验，提高技术水平。

3. 善于学习

刘清贞的治学格言是：学习态度要认真，善于运用新科技；学习精神要刻苦，善于取精华去糟粕；学习方法要严谨，善于及时总结新经验；学习成绩要扎实，善于取长来补短。要求熟知儿科学发展简史，掌握小儿脏腑娇嫩、形气未充，生机蓬勃、发育迅速的生理特点和发病容易、传变迅速，脏气清灵、易趋康复的病理特点。

4. 讲究艺术

刘清贞在服务中要讲究艺术，千方百计地满足患儿及其家长们合情合理合法的需求，使他们放心满意。她的行医准则是：以实事求是的科学态度，全心全意地为人民服务。

5. 治病求本

诊断小儿疾病务求明确，治疗小儿疾病要求抓住主要矛盾，治病必求其本，及时、准确、恰当地选用中西医疗法，本着能调不药、能外不内、能中不西、先中后西、中西结合的原则，谨慎治疗。

（1）对外感热病主张祛邪解毒为主：从温热与湿热着眼，兼顾体质禀赋及有无积滞湿阻痰瘀脓，宗卫气营血辨证与三焦辨证，立清热解毒护阴与化湿清热解毒两大法门，用药以轻疏灵透为主。临床宜灵活施治，用药应审慎果敢，以中病为准，一般不宜久攻或峻补。

刘清贞认为“毒”是发热的主要原因，外感六淫、内伤七情、饮食劳倦是其主要诱因，积、滞、湿、饮、痰、瘀、脓等既是病理产物，又可成为发热的原因，对小儿呼吸道感染性疾病多按温热病论治，宗钱乙《小儿药证直诀》“小儿纯阳，无须益火”及叶天士“襁褓小儿，体禀纯阳，所患热病居多”之说，多采用卫气营血辨证；对小儿消化道感染性疾病多按湿热病论治，宗薛生白“太阴内湿，湿饮停聚，客邪再至，内外相引，故病湿热”之说，多采用三焦辨证。

（2）对外感六淫为病主张表里双解：据表证里证孰轻孰重而选方用药。六淫中以小儿穿着过暖，汗出感受风寒者居多，刘清贞教授多宗张仲景《伤寒论》立法用药，但她强调小儿体禀纯阳，易于化热，即使感受风寒，每易郁而化热，多成外寒里热、表里并见之证，治宜表里双解、解表清里，应据表证里证孰轻孰重，慎重选方，斟酌用药。推崇刘完素《宣明论方·儿科论》谓小儿为纯阳，其病“热多寒少”，主张用辛凉苦寒、泻热养阴以治疗小儿火热病证的方法，认为非常切合实际。风热者仍按温热病论治，湿热者仍按湿热病论治。燥者多宗喻嘉言清燥救肺治法。寒湿、阴暑则多宗《局方》芳香温通，行气化湿。

（3）对气血痰食为病，推崇张从正的攻邪论：主张重在防治乳食积滞，祛除湿阻痰饮，主张小儿慎用补法，以期邪去正安。小儿气血痰食为病，重在乳食积滞。小儿生机蓬勃，发育迅速，需大量的水谷精气来供养，但又脾常不足，运化能力差，神机未全，乳食不知自节。若纵恣口腹，超过脾胃的承受能力，即可发生伤食、积滞。伤食积滞不仅是胃脘痛、腹痛、呕吐、泄泻、湿热、湿阻、痰饮、血瘀、气滞、厌食、疳证、肥胖症等病症的主要原因，而且还是感冒、咳嗽、肺炎、哮喘、癫痫、惊风、夜啼、疮疖等病症的常见诱因。因此，刘清贞教授在临床诊疗过程中，经常向家长们宣传科学喂养知识，常说“若要小儿安，需耐三分饥与寒”，强调要小儿忍三分饥，吃七分饱。处方用药也常用消食化乳、平胃化积、健脾助运之品。对素体阳旺、胃热偏盛、肠胃积滞者，刘清贞教授常常告诫患儿要纠正饮食偏嗜的习惯，多进食含纤维多的食物，常说“粗茶淡饭最养人”“膏粱厚味，足生大疔”，临床常用导滞通腑或通腑泄热法治之。

痰饮是病理产物，又可成为致病的原因，发病极其广泛复杂。正如王隐君云：“痰之为物，随气升降，无处不到，为喘为嗽、为呕为泻、为眩晕、或身中结核、或臂肿肢硬、麻木瘫痪、或小儿惊风、抽搐，或癫痫。”刘清贞教授强调辨证时必须探本求原：由于湿困脾阳、脾失健运而生成的，为“湿痰”或“痰饮”；因肺阴不足、津液被灼的，为“燥痰”；因热而成的，为“热痰”；因寒而成的，为“寒痰”或为“寒饮”；因风而成的，为“风痰”；因食滞不化而成的，为“食痰”；因气郁不畅而成的，为“郁痰”等，治疗多宗张仲景《金匮要略》“病痰饮者，当以温药和之”的原则，多予二陈汤类方，并据痰饮的成因进行加减变化以治之。

（4）对小儿脏腑功能失调为病，常讲“三不足二有余”：主张脾以健运为贵，重在醒脾化湿；肺以宣畅清肃为要，重在祛痰顺气；肾常虚，宜补不宜泻；心肝常有余，宜泻不宜补。

小儿肺脾不足，易感外邪而成温病；胃强脾弱，易积滞湿阻为痰为瘀；心肝有余，易惊风拘挛夜啼不安。刘清贞教授推崇钱乙《小儿药证直诀》、万密斋《育婴家秘·五脏证治总论》等医家著述中倡导的五脏辨证和根据五脏寒热虚实证候而建立的五脏之方。常讲五脏中是“三不足二有余”：脾常不足，易生湿，主困，以健运为贵；肺常不足，主咳喘，为娇脏，易伤而难调；肾常虚，易虚寒，宜补不宜泻；神明之心常有余，主惊悸，为热为火，宜同肝论；肝常有余，主风、惊、抽搐，宜泻不宜补。刘清贞教授宗万密斋“心热为火同肝论”之说，认为小儿心肝常有余，在病理状态下多用泻法，宜清心宁肝、镇肝息风；在生理状态下切不可泻，以防伤伐生气，亦不用补，以防助火生风。正如万密斋所说“虽然泻之无用补，少阳生气与春同”。治疗小儿夜啼、惊悸、惊风、抽搐、痉挛等病证之时，多用泻肝、镇肝、平肝及镇心宁神等法。

（5）主张脾以健运为贵：重视醒脾之法，用以治疗脾运失健而脾气不虚者。运用各种方法以祛除积滞湿阻、痰饮血瘀等实邪之困遏，恢复脾气健运之功能，即为醒脾。刘清贞教授谓脾居中州，喜燥恶湿、喜芳香而恶秽恶、喜清淡而恶腻浊，喜灵动畅达而恶实邪困遏，临床常用消食导滞、化湿祛湿、祛痰化饮、利湿化瘀、理气行滞等法来醒脾。

《幼幼集成·伤湿证治》谓“脾虚多病湿”，而“内外所感，皆由脾气虚弱，而湿邪乘而袭之”。湿邪的成因，不仅与气候潮湿、饮食生冷、素嗜肥甘有关，更与脾运不及、水湿内生密切相关。湿邪阻滞脾胃，素体虚寒者，则易于寒化而更伤脾阳，表现为寒湿证候；素体阳旺、肠胃积热，或阴虚内热者，则易热化而更伤胃阴，多表现为湿热证候或湿热伤阴证候。在治疗上强调以祛湿醒脾为主，用药以轻疏灵动为贵，使湿邪得以从上焦宣化、从中焦运化、从下焦渗利；寒化伤阳者，可配合温运脾阳之品；热化者，多配合燥湿清热之品；热化伤阴者，则配合养阴之品，以清热燥湿不伤阴、生津养阴不助湿为原则。

四 临证经验

1. 最擅长应用的药物

（1）黄连

主治：急性热病，心肌炎心律失常，呕吐，腹痛泄泻，扁桃体炎，口舌生疮，鼻出血、目赤肿痛等属湿热实火者。

配伍：黄连 6 g，配黄芩、栀子等，治高热烦躁，扁桃体炎；黄连 6 g，配葛根、黄芩等，治湿热泄泻、痢疾；黄连 6 g，配白茅根、代赭石、牛膝，治鼻衄；黄连 6 g，配蝉蜕、菊花、龙胆草，治目赤肿痛；黄连 6 g，配紫苏叶、藿香、半夏、竹茹，治恶心呕吐；黄连 6 g，配竹叶、生地黄等，治口疮、小便淋痛；黄连 9 g，配金银花、连翘、马勃，治乳蛾；黄连 6 g，配焦三仙、鸡内金等，治食积化热；配麻油等，治唇风；黄连 3 ~ 6 g，配人参、西洋参等，治心肌炎、心律失常。

用量：3 ~ 9 g。

体会：黄连少用则健胃，过用则伤脾，重用则泻火，不可久用。脾虚寒者不宜单用，误用则伤脾阳。若需使用，定要配合参、芪、术、草等补脾益气之品。

（2）柴胡

主治：外感发热，郁证，心肌炎，腮腺炎，淋巴结炎，久泄不止。

指征：寒热往来，胸胁苦满，气短乏力。

禁忌：阴虚火旺者不宜。

配伍：柴胡 10 ~ 15 g，配石膏、金银花、黄芩、半夏，退热；柴胡 6 ~ 9 g，配白芍、香附、茯苓等，疏肝；柴胡 3 ~ 6 g，配夏枯草、连翘、浙贝母、黄芩、半夏，清肝化痰，治淋巴结炎；柴胡 9 ~ 12 g，配黄连、黄芩、牛蒡子、板蓝根、僵蚕等，治腮腺炎；柴胡 3 ~ 6 g，配升麻、黄芪、人参、党参、白术，治心肌炎属气虚心血不足者；柴胡 3 ~ 6 g，配白术、葛根、茯苓、黄芪、白芍，治久泄不止。

用量：3 ~ 15 g。

体会：柴胡应用以半表半里、体侧肝胆经循行部位的病证及气虚下陷、清阳不升者为要。

（3）葶苈子

主治：咳嗽，哮喘，食积。

指征：咳嗽、哮喘见痰鸣气促、胸腹胀满，食积苔白厚者，尤以肉食积为宜。

禁忌：大便稀者慎用。

配伍：葶苈子 10 g，配瓜蒌、胆南星、牛蒡子等，治痰喘咳；葶苈子 6 g，配炒莱菔子、焦三仙、槟榔、连翘、胡黄连等，治食积化热。

用量：6 ~ 10 g。

（4）白豆蔻

主治：湿温病，厌食症，肺炎，扁桃体炎，上呼吸道感染。

指征：舌苔白腻或黄腻，病位在上、中二焦者。

禁忌：非湿阻气机者不宜。

配伍：白豆蔻 3 ~ 6 g，配藿香、厚朴、杏仁、薏苡仁、滑石等，治湿温病属上、中二焦者，如上呼吸道感染、扁桃体炎、肺炎等；白豆蔻 1 ~ 3 g，配炒三仙（炒山楂、炒神曲、炒麦芽）、厚朴、木香、陈皮、藿香等，治湿阻，如厌食、恶心呕吐等。

用量：1 ~ 6 g。

（5）茵陈

主治：新生儿黄疸，湿温，暑湿。

指征：黄疸，苔腻。

禁忌：寒湿证宜配伍温热药。

配伍：茵陈 10 g，配栀子、大黄、黄芩、枳壳、郁金、威灵仙，治黄疸便秘；茵陈 10 g，配党参、白术、茯苓、干姜，治黄疸便稀；茵陈 10 g，配猪苓、泽泻、桂枝、茯苓、白术，治小便不利；茵陈 6 g，配川芎、赤芍、猪苓、泽泻、天花粉、生地黄、知母，治瘀热黄疸；茵陈 15 g，配滑石、藿香、木通、黄芩、浙贝母、薄荷、白豆蔻，治湿温、暑湿发热；茵陈 6 g，配代赭石、龙骨、牡蛎、麦芽、白芍，治肝郁化热。

用量：6 ~ 15 g。

体会：茵陈总以湿热证为要。

2. 常用的内治法

（1）疏风解表法：用于外邪侵袭所致的表证，以辛凉解表为多用，方如银翘散、桑菊饮、感冒一号、辛凉通方、柴葛解肌汤等，辛温解表法较少用，方如荆防败毒散等。

（2）清热解毒法：用于邪毒所致的实热证，方如乳蛾解毒汤、黄连解毒汤、普济消毒饮、葛根芩连汤、龙胆泻肝汤等。

（3）通腑泄热法：用于肠胃积热证。方如凉膈散、牛蒡瓜蒌汤等。

（4）和解法：用于邪在半表半里证及肠胃不和证。方如小柴胡汤、半夏泻心汤等。

（5）清热养阴法：用于热毒伤阴证。方如青蒿鳖甲汤、秦艽鳖甲汤、银翘汤、益胃汤、竹叶石膏汤、沙参麦冬汤、生脉散、加减葳蕤汤等。

（6）止咳法：用于咳喘证，有宣肺止咳、清肺止咳、泻肺止咳、通腑止咳、利湿止咳、利咽止咳、润燥止咳、化积止咳、祛痰止咳、清热祛痰、养阴止咳、敛肺止咳等法。

（7）定哮平喘法：用于哮喘。散寒定喘用小青龙汤、射干麻黄汤等；清热定喘用厚朴麻黄汤、定喘汤等；补肺健脾纳气用固本咳喘片、玉屏风散、六君子汤等。

（8）消食导滞法：用于乳食积滞。方如保和丸、枳术丸、香砂平胃散等。

（9）祛湿法：用于湿邪所致诸证。方如藿香正气散、平胃散、胃苓汤、理苓汤等。

（10）健脾益气法：用于脾胃气虚证。方如七味白术散、参苓白术散、补中益气汤。

（11）镇肝定惊法：用于抽搐、惊厥、夜啼。方如羚羊钩藤汤、天竺黄散、清热定惊汤、镇肝息风汤、人参黄连散等。

（12）凉血化瘀法：用于血热血瘀证。药如牡丹皮、赤芍、桃仁、白茅根、地榆、生地黄等。

五 典型医案

1. 惊厥（湿热蒙窍）

杨某，女，2岁6个月。1999年8月12日初诊。

主诉：发热3天。

现病史：初起发热（体温38.9 ℃），惊厥抽搐，在某医院查血象不高，诊为急性呼吸道感染、高热惊厥，予阿尼利定、苯巴比妥钠肌内注射，头孢菌素V、利巴韦林、地塞米松等静滴至今。现仍发热，神疲，纳尚好，嚏涕。查体：咽红，双肺呼吸音粗，心率144次/分，舌红苔黄厚腻，脉滑数。

中医诊断：惊厥（湿热蒙窍）。

治则：急当化浊开窍，清心防痉，解毒退热。

处方：羚羊角粉0.5 g（冲服），大青叶15 g，金银花15 g，连翘10 g，黄芩10 g，栀子6 g，柴胡6 g，郁金6 g，菖蒲6 g，生石膏20 g，钩藤10 g，僵蚕10 g，竹叶6 g，荆芥6 g，薄荷10 g，牡丹皮10 g，甘草6 g，水煎服。药后热退，未再惊厥抽搐。3剂愈。

按语：湿热痰浊、蒙蔽心包，身热不甚、神昏谵语，急当化浊开窍，清心防痉，解毒退热。菖蒲、郁金、栀子、竹叶为必用之品。湿热蒙窍证的证候：温病发热起伏，胸腹灼热，烦躁不寐，神志时昏时清，或有谵语，舌红，苔黄腻，脉滑数。处方由菖蒲郁金汤合羚角钩藤汤化裁而成。方中君以菖蒲化浊开窍；辅以郁金、牡丹皮清心凉血，大青叶、金银花、连翘、黄芩清解热毒，生石膏大清气热，柴胡、荆芥、薄荷疏外达表解热，竹叶、栀子利水清心；佐以羚羊角粉、钩藤、僵蚕解热平肝防痉；使以甘草调和诸药。共奏化浊开窍，清心防痉，解毒退热之功。

2. 发热食（郁湿热伤阴）

黄某，男，10岁。1999年3月11日初诊。

主诉：低热2个月余。

现病史：初起发热，体温 37.1 ~ 37.5 ℃，难以入寐，烦躁不安，尿频口渴，饮多尿多，伴夜汗多、身热，21 时到凌晨 1 时汗出，1 时后汗止身凉，大便如常，不泻不干。曾在当地医院及山东省立医院查血常规示正常范围，尿沉渣见白细胞少许 / 高，心电图示正常范围，心肌酶谱示 CKMB 增高，心脏彩超示心内结构无异常，胸片示支气管感染，鼻窦片示副鼻窦炎，曾予多种抗生素及中西药物治疗未效。既往有心肌炎史，扁桃体已于 1998 年 6 月摘除。否认药物过敏史。患儿形丰体胖，神清，精神好，咽红，双肺呼吸音粗，心率 96 次 / 分，舌红苔黄厚腻、尖边赤剥，脉滑。

中医诊断：发热（食郁湿热伤阴）。

治则：清热化湿，行气祛痰，和胃健脾。

处方：陈皮 10 g，茯苓 10 g，半夏 6 g，黄芩 10 g，黄连 10 g，菖蒲 10 g，郁金 10 g，柴胡 10 g，茵陈 10 g，牡丹皮 10 g，浙贝母 10 g，栀子 10 g，车前子 10 g，青蒿 10 g，甘草 6 g。5 剂后症状消失。

按语：目前生活水平普遍提高，供给小儿的饮食物日渐丰盛，家长们唯恐孩子吃不饱而影响生长发育，故多采取勉强孩子进食、填鸭式进食等方式，加上小儿胃强，乳食不知自节，故每易过食，然小儿脾弱，运化不及，水湿易停止于内，而体属纯阳，易于化热，多成食郁湿热证。在治疗过程中，首先告诫患儿及其家长要节食，以复脾胃运化之机，其次从芳香化浊、行气化湿、苦寒清热着手，或消食导滞，或化湿祛痰，或利湿行瘀，若见表证且苔薄黄腻者，每予菖蒲郁金汤合平胃散、二陈汤；见里证且苔黄厚腻者，多予芩连二陈汤合蒿芩清胆汤化裁；即使见有花剥舌、地图舌或苔黄燥者，初期也不予滋阴之品，而是径清湿热，湿热一去则阴可自复。

食郁湿热证的证候：患儿多表现为长期发热，低热起伏，午后较著，形丰体胖，舌红苔厚黄腻或花剥，脉滑或数。处方以清热化湿、行气祛痰、和胃健脾为法。方中黄连清中焦湿热为主药，辅以黄芩清上焦热、栀子清解三焦郁热、柴胡解半表邪热、青蒿透达里热、牡丹皮凉血透热、浙贝母化痰解上焦郁热、茵陈化浊清中焦湿热、车前子利水清下焦湿热，佐以郁金行气凉血解郁、菖蒲芳香化浊通窍、半夏燥湿降气和胃、陈皮行气燥湿健脾、茯苓健脾益气渗湿，使以甘草调和诸药，共奏清利三焦、达里透表、行气凉血、化痰开郁、和胃健脾，疏解湿热之功。

3. 心气不足复感风痰

张某某，女，5岁8个月，2016年5月20日初诊。

主诉：乏力1年，加重伴咳嗽4天。

现病史：患儿1年前活动后出现乏力不适，未予治疗，4天前出现咳嗽，鼻塞流涕，发热38 ℃左右，自服小儿解表颗粒、利巴韦林、阿奇霉素4天，咳嗽未见好转，发热减轻，伴有乏力不适。现患儿咳嗽阵作，痰多，时有黄黏痰咳出，鼻塞流黏涕，活动后乏力，汗多，无发热，无明显喘憋气促，纳可，二便调，夜寐安。既往有心肌损害史，曾静点炎琥宁时有轻微过敏，表现为脸部出现少许皮疹，自行消退。

查体：神志清，精神可，语言清晰，咽红，双肺呼吸音粗，未闻及明显干湿性啰音，心率98次/分，律不齐，心尖部可闻及期前收缩、5～8次/分，心音有力，各瓣膜听诊区未及病理性杂音。腹平坦，腹软，无压痛，无反跳痛。舌质红、苔白厚中黄，脉结代。今日查心肌酶谱示肌酸激酶同工酶MB（CK-MB）25 U/L，肌酸激酶（CK）85.4U/L，乳酸脱氢酶（LDH）255.6 U/L，α-羟基丁酸脱氢酶（HBDH）223.7 U/L，谷草转氨酶（AST）24.4U/L。血常规示：血红蛋白135 g/L，淋巴细胞40.6%，单核细胞5.0%。肝功能示AST/ALT 2.3，碱性磷酸酶192.9 U/L，白蛋白44.2 g/L，球蛋白15.9 g/L。肌钙蛋白示肌红蛋白10.8 g/L。

中医诊断：心悸（邪热内陷证），咳嗽（风热夹痰证）。西医诊断：心肌炎，支气管炎。

治则：托毒外出，益气养心，疏风清热，化痰止咳。

处方：生脉保元败毒散加减。沙参10 g，党参10 g，黄芪10 g，炒白术6 g，杏仁6 g，桔梗10 g，前胡10 g，枇杷叶10 g，紫菀10 g，大贝母10g，白芍10 g，五味子6 g，甘草4 g。取中药免煎颗粒5剂。日1剂，早晚各1次，水冲100 mL温服。西洋参10 g，另炖兑服。

另予痰热清静脉点滴以解毒清热化痰；阿莫西林舒巴坦钠抗感染；维生素C、磷酸肌酸钠静脉点滴，果糖二磷酸钠片口服以营养心肌。

二诊：2016年5月27日。患儿体温稳定，无发热，昨晚偶咳1次，3～4声，鼻塞流黏涕较前减轻，无恶心呕吐，活动后仍感乏力，无明显喘憋气促，未诉咽痛，无腹痛，纳可，二便调，夜寐安。查体：患儿咽部充血稍有减轻，双侧扁桃体无肿大。颈软，无抵抗，双肺呼吸音粗，未闻及明显干湿性啰音，心率95次/分，律不齐，可闻及期前收缩，6 ~ 7 次 / 分，心音有力，各瓣膜听诊区未及病理性杂音。腹平坦，腹软，无压痛，无反跳痛。舌质红，苔黄，脉结代。

处方：黄芪 10 g，党参 10 g，沙参 10 g，五味子 6 g，紫菀 10 g，辛夷 10 g，枇杷叶 10 g，大贝母 10 g，杏仁 6 g，苍术 10 g，焦山楂 10g，白芍 10 g，甘草 4 g，藿香 10 g，佩兰 10 g。取中药免煎颗粒 6 剂，日 1 剂，早晚各 1 次，水冲 100 mL 温服。西洋参 3 g，另炖兑服。另予丹参注射液静脉点滴以活血通脉。

三诊：2016 年 6 月 2 日。无咳嗽，无痰，无鼻塞，乏力感减轻，纳可，眠安，二便调，拟于明日出院。查体：神志清，精神好，咽部微红，双肺呼吸音粗，未闻及明显干湿性湿啰音，心率 92 次 / 分，律不齐，可闻及期前收缩 2 ~ 3 次 / 分，舌质红，苔薄白，脉结代。因外感已除，气阴未复，治宜益气养阴、养心复脉。

处方：炙甘草汤加味。炙甘草 12 g，生地黄 10 g，麦冬 10 g，北沙参 10 g，党参 10 g，当归 6 g，黄芪 10 g，五味子 6 g，白芍 10 g，陈皮 10 g，茯苓 10 g，炒白术 6 g。取中药免煎颗粒 6 剂。日 1 剂，早晚各 1 次，水冲 100 mL 温服。另每日予西洋参 3 g，煎汤代茶饮。同时继续给予果糖二磷酸钠片口服以营养心肌。

按语：刘清贞教授认为，小儿心肌炎治疗核心是处理好祛邪与扶正的关系。

心气不足复感风痰证的证候：有心肌炎或心肌酶谱异常病史，乏力、气短、易疲劳，复有涕嚏、咳嗽、发热等，眼睑色暗，面色少华，舌淡红，苔白或厚，脉细数。

该患儿有心肌损害史，复感风热之邪，损伤心脉，心气不足，难以鼓动血脉，血流不畅，气机不利而现诸症。初诊时因外感风热邪毒，客于肺卫而加重，治当扶正祛邪兼顾。宜疏风清热，化痰止咳，益气养心，托毒外出。处方由生脉散、保元汤、败毒散，加减复脉汤化裁而来。方中君以党参益气守中；辅以黄芪补气固表，白术健脾益气；佐以北沙参、麦冬、五味子、炙甘草、白芍养阴和营，杏仁、前胡、枇杷叶、紫菀、大贝止咳化痰；使以桔梗载药上行，达邪外出。诸药合用，共奏扶正达邪，托毒外出，养阴和营，疏风化痰之功。二诊时痰热已清，故去前胡、白术、桔梗，风邪未解，食积未消，故加辛夷、藿香、佩兰、苍术、焦山楂以健脾祛湿，开胃消食。三诊时患儿外感已除，气阴未复，治当扶正，故以炙甘草汤加味益气养阴，养心复脉。

4. 痰包（舌下囊肿）心脾积热

赵某，男，4岁。1983年5月6日初诊。

主诉：舌下出现肿块3个月。

现病史：舌体转动受限，语言不流利，纳差，手足心热，小便黄赤，大便干燥。曾在省级某医院诊为舌下囊肿，建议手术，患儿因畏惧手术而来我院就诊。查见舌下肿块约3 cm×2.5 cm×2 cm，表面光滑，色淡红，按之绵软，稍有痛感，舌质红苔黄厚，脉滑数。

中医诊断：痰包；西医诊断：舌下囊肿。

辨证：心脾积热，循经上行，与痰涎结聚于舌下。

治则：清泻心脾积热，佐以燥湿化痰。

处方：泻心导赤汤合清热泻脾散加味。生地黄10 g，竹叶10 g，甘草梢5 g，木通5 g，黄连6 g，黄芩10 g，炒栀子10 g，茯苓10 g，泽泻10 g，生石膏15 g，车前子10 g。水煎服。

二诊：1983年6月12日。服6剂后，舌下囊肿明显缩小，如拇指指甲大，约1 cm×1 cm×1 cm，其位置偏于舌下左侧，大便已通畅。按上方再加苍术10 g，陈皮6 g，半夏6 g，以燥湿化痰。继进4剂，囊肿消散。后经随访未再复发。

按语：明代陈实功的《外科正宗》中已有“痰包”证的记载，现代医学称为“舌下囊肿”，好发生于舌下腺的导管处。由于导管炎症或涎腺结石阻塞，使导管的分泌物潴留，继而膨胀形成囊肿。《外科正宗》曰：“痰包乃痰饮乘火流行凝注于舌下。”舌为心之外窍，心脉系于舌根，脾之络脉抵舌本、散舌下，故舌病多与心脾二脏有密切联系。脾主运化，其性喜燥恶湿，但由于邪热蕴于脾，致使脾运化无权，水湿停聚而成痰饮。积热与痰饮循经聚于舌下乃成痰包。本案清泻心脾积热，佐以化痰散结，方证相应，十剂收功。

心脾积热胃火证的证候：口舌疮赤糜烂，口出气臭，小便短赤，舌红，唇红。

口舌生疮糜烂，名曰口糜，乃心、脾二经蕴热深也。口出气臭为胃热，小便短赤为小肠火热，舌红乃心经蕴热，唇红乃脾经蕴热。处方由《医宗金鉴》治疗口腔诸证的泻心导赤汤、清热泻脾散二方化裁而成，可直泻心脾胃经蕴积之热邪。方中生地黄甘寒而润，入心肾经，凉心血而能补，滋阴利小肠以制心火为主药；辅以黄连直泻其心热，黄芩清肺热，生石膏清胃热，栀子通水道泻三焦湿热，木通上清心经之火、下导小肠之热，竹叶、车前子、赤茯苓、泽泻淡渗泻脾，导心火下行；佐以生甘草梢清热解毒，调和诸药，还防木通、生地等寒凉伤胃。诸药相合，滋阴利水为主，滋阴而不恋邪，利水而不伤阴，泻火而不伐胃。

5. 抽动症（阴虚肝旺筋挛证）

盛某某，女，5 岁。1998 年 1 月 5 日初诊。

主诉：2 个月前左眼外侧轻微撞伤，皮下出血成斑。

现病史：自觉眼部不适，时有眨眼、目痛，有时耳鸣头晕，曾查脑电图、CT、出凝血时间均正常。予抗生素眼药水、B 族维生素、吡硫醇等治疗未效，眨眼更加频繁，左睑跳动。现频繁眨眼，左眼干涩微痛，眼睑抽动时作，夜寐梦多。眼结膜充血，舌红嫩、苔少、中部稍黄燥，脉细。

辨证：伤后气郁，日久化热，损伤肝阴，筋肉失养。

诊断：抽动症。

治则：滋阴柔肝，条达肝气法。

处方：生白芍 10 g，全蝎 6 g，蝉蜕 10 g，菊花 10 g，牡丹皮 10 g，枸杞子 10 g，生地黄 10 g，车前子 10 g，柴胡 6 g，栀子 6 g，龙胆草 6 g，当归 10 g，川楝子 6 g，甘草 6 g。水煎服，每日 1 剂。

二诊：1998 年 1 月 8 日。眼不痛，眨眼次数少，睑跳不明显，寐安，眼结膜充血不明显，苔少、中部稍黄不厚，脉细滑。上方去全蝎、龙胆草、川楝子，加沙参、生麦芽各 10 g。

三诊：1998 年 1 月 12 日。已不眨眼，无睑跳，眼部无明显不适，舌略红、无苔，上方继用 3 剂，后服用杞菊地黄丸 2 盒，以资巩固。

1998 年 3 月 13 日因咳嗽来诊，家长述眨眼睑跳等未再复发。

按语：先天不足，或久病耗阴，肝经失于濡养而筋肉拘挛。肝心失调，虚中夹实，治当益阴营筋、清火止痉。

阴虚肝旺筋挛证的证候：眨眼、目涩，目赤或痛，寐少梦多，烦躁不宁，可伴睑部抽动，口舌生疮，或胁胀太息，或手足抖动等。舌质红或嫩、苔少或花剥，或呈地图舌状，脉细或细滑。

处方由芍药甘草汤、杞菊地黄汤、一贯煎化裁而成。方中君以生白芍益阴营筋，缓急止挛；辅以全蝎、蝉蜕息风止痉，菊花、牡丹皮清热凉肝，柴胡、龙胆草疏肝泻火，栀子、车前子利湿泻火；佐以枸杞子、生地黄、当归滋肾养血，川楝子泻肝理气；使以甘草调和诸药。全方共奏益阴营筋、清火止痉之功。

六 经验方

1. 乳蛾解毒汤、乳蛾解毒合剂

组成：金银花 15 g，大青叶 15 g，板蓝根 15 g，锦灯笼 6 g，桔梗 9 g，甘草 6 g，牛蒡子 6 g，玄参 6 g，牡丹皮 6 g，赤芍 9 g，马勃 6 g，青蒿 15 g，薄荷 6 g，蒲公英 15 g，黄芩 6 g。

主治：扁桃体炎（乳蛾热毒证）。本方在扁桃体肿大充血、血象正常或偏高，发热（≤ 38.5 ℃）舌苔黄而不腻，扁桃体上有少许分泌物或脓点时使用，必定有效。本方使用贵在早期大剂清解，毒热乃除。若毒热不除，则热盛肉腐，蕴结成脓。

将本方进行剂型改革研制成医院自制制剂——乳蛾解毒合剂［批准文号济卫药制（91）Z0807-17］，由济南市中医医院制剂室生产，每次 10 ~ 30 mL，口服，日 3 次，连用 3 ~ 7 天。在组方设计中，重用蒲公英、锦灯笼等解毒退热，辅以赤芍、马勃等凉血消肿，青蒿等芳香清透，佐用玄参、甘草等滋阴解毒，使以桔梗引药直达病所。诸药相伍，在注重解毒的同时，采用凉血滋阴先证而治，使毒解热退，瘀散肿消，共奏其效。

禁忌：舌苔黄腻或黄厚时不宜；血象白细胞 $>20.0\times10^9$/L 时不宜单独使用。

2. 麻杏石甘汤

组成：炙麻黄 6 g，杏仁 9 g，石膏 24 g，甘草 6 g。

主治：肺热郁闭证。凡呼吸道感染所致炎性咳嗽、发热，两肺呼吸音粗，或有痰鸣音，或有水泡音，或有哮鸣音，舌质红，苔黄或厚，用之必效。

加减：如表邪未尽，咳重则加桑菊饮，热重则加银翘散；如里热偏盛，肺热重则加桑白皮、黄芩；痰热重则加紫苏子、葶苈子、桑白皮、黄芩；湿热重则加厚朴、车前子、黄连；兼食积则加焦三仙、炒莱菔子；大便干则加瓜蒌、槟榔、牛蒡子；伤阴则加川贝母、知母、芦根、麦冬；喘重加地龙、厚朴等。

禁忌：舌苔腻不宜，误用伤阳助湿。

3. 龙胆泻肝汤加减

组成：龙胆草 6 g，柴胡 6 g，栀子 6 g，黄芩 6 g，牡丹皮 9 g，蝉蜕 9 g，僵蚕 9 g，桔梗 9 g，车前子 9 g，菊花 9 g，白芍 9 g，甘草 6 g。

主治：肝郁火旺证。反复地、不自主地眨眼，不自主的刻板动作，如弄鼻、张嘴、做怪脸、摇头、耸肩、作咳嗽等。自己不易控制，神经系统检查多无阳性体征，反射、肌力、精细动作、共济运动等均正常。

在治疗同时需配合心理疏导及家长配合，要求家长不要粗暴对待孩子，不要过多的责备，避免家庭内的争执，避免过高的学习要求，引导孩子乐观地生活学习。

禁忌：体质虚弱者、胃纳不佳者不宜，误用碍胃伤阳，易致食欲缺乏、呕吐等症。

4. 益胃汤加减

组成：沙参 9 g，生地黄 9 g，麦冬 9 g，玉竹 9 g，陈皮 6 g，胡黄连 6 g，炒莱菔子 9 g，焦三仙各 6 g，甘草 3 g，冰糖为引。

主治：小儿厌食症。见纳呆，烦躁，手足心发热，口渴而不欲饮水，或口舌干燥，或口疮，夜寐不宁，盗汗，大便干燥，小便短少，舌质红或绛，苔薄或剥脱或无苔者用之必效。运用益胃汤需随证加减，阴复即止，不可过用甘寒滋阴之品，以防阻遏脾阳。

禁忌：苔黄腻时不宜使用，用后易助湿生热。

5. 芩连二陈汤

组成：黄芩 6 g，黄连 3 g，陈皮 6 g，半夏 6 g，茯苓 6 g，竹茹 6 g，枳实 6 g，滑石 9 g，薄荷 6 g，甘草 3 g。

主治：湿热郁阻气机证。咳嗽痰鸣，双肺或有痰鸣音、水泡音，脘胀纳呆，呕恶头晕，苔黄腻。

加减：热重加板蓝根 20 g；便稀加车前子 9 g；便软加桑白皮 9 g；便秘加葶苈子 9 g，瓜蒌 9 g；纳呆加焦三仙、炒莱菔子、槟榔等。

禁忌：无湿热证者不宜使用。

（整理者：张敏青）

第五部分　针灸推拿

张素芳

——灵素一路辟蹊径，芳树万锦报春晖

一 医家简介

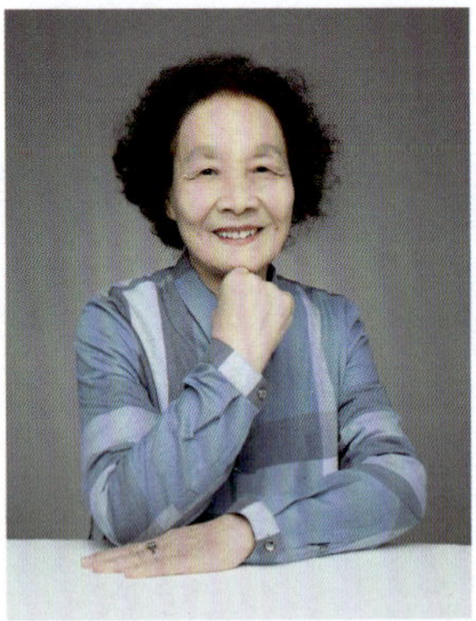
张素芳

张素芳，女，1940年12月出生于上海市。曾任山东中医药大学推拿教研室主任兼附院推拿科主任，山东中医药大学教授，主任医师。现任第五批全国老中医药专家经验传承指导老师，全国名老中医药专家传承工作室指导专家，山东中医药大学针灸推拿学博士生导师。

1958年进入上海中医学院附属推拿学校学习，成为新中国培养的第一批推拿专业学员，师从推拿名家朱春霆、王纪松、钱福卿，后又跟随山东小儿推拿名医孙重三先生学习实践。自1961年毕业工作至今已近60年。从医以来，张素芳教授一直从事中医推拿的教学和临床工作，擅长运用推拿手法治疗小儿消化和呼吸系统疾病，尤其在诊治小儿腹泻、厌食、腹痛、便秘、感冒、发热、咳嗽、夜啼等方面颇有心得，对小儿脑瘫、先天性巨结肠、小儿抽动症、遗尿、肾病、血液病、腺样体肥大、生长发育迟缓等儿科疑难杂病也积累了丰富的临床经验。工作之余，她记载了大量的珍贵病案，涉及病种达60余种。先后在省及国家级核心期刊发表学术论文16篇，主持并参与科研课题10余项，主编、参编、点校著作10部，参与拍摄《齐鲁推拿》科教片1部。

在临床实践中张素芳教授勤于思考、大胆探索，深入学习了《黄帝内经》《伤寒杂病论》《难经》《温病条辨》等经典著作，小儿推拿类专著更是她几十年来案头必备的书籍。为了探索推拿学的机制，她还阅读了机械、电子等方面的书籍，逐渐形成了独具特色的推拿理论和方法。张素芳教授认为，小儿推拿应以“法于阴阳，调和五脏”为治疗大法，以“八卦为体，五行为用”为推拿处方选穴重点，以“阴平阳秘”为治疗终极目标。

小儿推拿有着“便、廉、验”的优势，是不可多得的绿色疗法。要使这门学科发扬光大，造福更多的人，就需要有人去传播它。从医60年来，张素芳教授在全国各地及日本、新加坡的华人聚集地讲授小儿推拿学，参与国家、省、市级的教育培训，学生遍布世界各地。1985年她还在国家卫生部的直接领导下，承担了全国小儿推拿师资培训班的授课任务，培养了来自全国及世界各地的学员60余人，如今，这些学员都早已成为当地小儿推拿的名家。小儿推拿也因为他们在各地开花结果，取得了广泛的社会影响和良好的经济效益。

张素芳教授历任全国推拿专科医疗中心专家委员会委员、中医儿科学会常务理事会理事、世界中医药学会联合会小儿推拿专业委员会名誉顾问、中国中医药研究促进会小儿推拿外治分会名誉会长、山东中医药学会推拿专业委员会副主任委员、山东中医药学会推拿专业委员会名誉主任委员、山东中医药学会小儿推拿专业委员会名誉顾问、山东省卫生厅医疗事故技术鉴定委员会专家库专家、《山东中医杂志》及《山东中医学院学报》两刊特约审稿。

辛勤的工作，换来了丰硕的成果：1983年12月获山东省科学技术委员会科学技术进步奖三等奖，1989年获山东省科学技术协会优秀学术成果二等奖，2000年10月获山东省科学技术委员会科学技术进步奖三等奖，2005年10月获山东中医药学会儿科分会特别贡献奖，2009年获山东中医药大学教学成果奖三等奖1项，同年获山东省教育厅山东高等学校优秀科研成果奖二等奖1项。

二　成长之路

1940年，我出生于上海市的一个职员家庭。父亲起初在亚细亚火油公司任职，母亲为家庭妇女，我下面还有四个弟弟，家庭经济状况中等。父亲早出晚归，有时下班回来偶尔会带一盒外国饼干，我和弟弟们就会从床上爬起来，美滋滋地吃上一通。但好景不长，因公司破产，父亲失业了，他只好与人合伙开办实业，但由于经营不善，合伙人携款逃跑，致使父亲负债累累。不久，父亲再度找到一个职员的工作，但收入低微，还要还欠下的债务，家庭生活陷入困苦，母亲不得不到街道上找了个工作，两人勉力支撑整个家庭。作为家中的长女，我主动承担了大量的家务及照顾3个弟弟的责任。直到1949年后，已经十多岁时我才插班进入小学读书，靠着自己的努力，考上了上海市第九女子中学。那时二弟因病导致视力下降，几乎失明，于是我省下自己的助学金，为弟弟配了一副眼镜。艰苦的生活，磨炼了我的意志，塑造了我坚韧独立、自信自强、吃苦耐劳、勇于付出的个性，为我之后的求学和工作之路打下了良好的基础。

我自幼得益于小儿推拿。听母亲说我出麻疹那年，因并发肺炎喘嗽，呼吸困难差点送命，幸亏好心人介绍，找到上海知名小儿推拿专家戚子耀的弟子朱慧贞女士，经过朱慧贞医生两次推拿，麻疹透发出来，肺炎减轻，我才转危为安。40余年后，我在一次全国中医推拿学术交流会上巧遇朱老师，谈起往事，感慨万千。冥冥之中，小儿推拿就在我年幼的心里埋下了种子。

1958年5月，上海的推拿名家朱春霆先生（曾为陆定一的保健大夫）受命组建上海市推拿医士学校及上海市中医推拿门诊部，后于9月份上海市推拿医士学校改名为上海中医学院附属推拿学校，学制三年。我幸运地成为该校1958年招收的学生。同班的同学还有现今蜚声海内外的推拿名家严隽陶、王国才、俞大方、周慧琳等人。

要学好推拿，首先要经过推拿练功。推拿练习的最主要功法便是《易筋经》。《易筋经》共有12式，可以锻炼医生的腰、肩、臂、腕、指的肌肉和韧带，有助于医生临床推拿时的蓄力和发力。在这12式功法中，着重练习的是“韦驼献杵第一式”“摘星换斗”“倒拔九牛尾”“三盘落地”“饿虎扑食”五式。练习本功法时要动静结合，既要全神贯注，精神内守，呼吸调匀，又要保持气息流畅，动作连贯，才能内养脏腑气血，外壮筋骨皮肉。例如在“摘星换斗”时，采用“独手掣天掌伏头”的姿势，同时口中缓缓数一、二、三、四以练吐纳换气。曾有一位同学在练功时急于求成，光注重动作到位，忽视了呼吸调整，结果因过度屏气发生了肺气肿。所以推拿练功一定要严格遵守动作要领，不可盲目行事。

白天的课程分两部分，上午练习推拿手法，下午学习中医知识。当时教习推拿手法的有王纪松、王百川、朱春霆、丁季峰等人。老师们结合学生的自身条件，尤其是拇指的生理特点，将我们分为罗纹面、拇指端和偏峰推组，分别由不同的老师给予指导。在练习时要求学生精力集中，意守指端，紧贴米袋，双手同时操作，常常一练就要 1 ~ 2 个小时，直到拇指关节柔软灵活，不浮不滞，刚柔相济，手随心转。

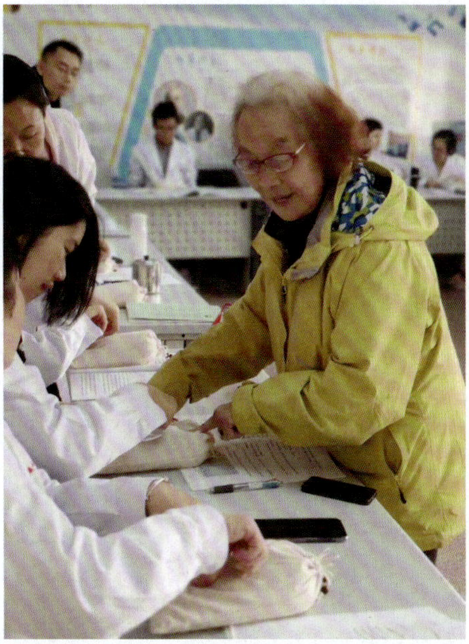
张素芳教授指导学生练习推拿手法

在所有手法中，揉法、摩法、一指禅推法、抹法作用和缓，刺激量小，属于“柔”性手法，施治于患者腹部，可以助养脾阳、散寒止痛。而摩法具有作用面积大，刺激力量强，手法渗透性好，压力周期性变化的特点，用于颈、肩、背、腰、臀及四肢的肌肉、肌腱、韧带损伤的治疗，可解除肌肉痉挛，松解软组织粘连。少林内功推拿流派在头面部的手法有五指拿法、扫散法，用之可以清醒头目，镇静安神；配合推桥弓、拿颈项部等手法后又能平肝潜阳，息风降压；配合分推前额又可以疏风解表，醒脑开窍。少林内功推拿流派在胸腹部的手法有单手推胸部、顺推胃部、横扫大肠。用于治疗冠心病、高血压、胃肠病都有良好疗效。

与中药内治法一样，中医推拿也要以阴阳五行、脏腑经络、营卫气血等理论为指导，以四诊八纲为诊断疾病的手段，以辨证施治为法则。中医基础理论课安排在入学后第一个学期，每天上午由上海中医学院基础教研室的老师授课，包括《黄帝内经》《伤寒杂病论》在内，我系统学习了阴阳、五行、藏象、经络、腧穴、四诊、辨证、治则治法等知识，为以后的临床课打下了坚实的基础。

小儿推拿由刘开运老师主讲。当时推拿学校中没有小儿推拿老师，了解到来自湖南西部的进修医师刘开运曾经学习过当地的苗医及小儿推拿知识时，就指定由他主讲。刘开运出身于中医世家，精通中医、苗医、推拿三套绝技。刘老师善于在五脏辨证的基础上，根据五脏的相互关系，确立治则治法，以手部的“五经”穴及五脏解剖位置附近的穴位为主穴进行推拿，达到系统调整五脏的功能。

在学习的最后一年，我开始跟随老师们在学校推拿门诊部应诊。当时推拿治疗病种较为广泛，除运动系统的疾病外，还有内科病如胃肠病、心血管病、五官、神经系统病症，在这里我领略到了不同老师的长处。

王纪松老师擅长治高血压病。他认为肝阳上亢所致的高血压可用“以柔制刚”方法加以治疗，比如用柔和的一指禅推法、抹法、拘法都可以使全身的小动脉舒张，血压下降。

钱福卿老师临床治疗的病种较多，如内科的高血压、头痛、头晕、劳倦内伤、胃痛、妇人痛经、月经不调，小儿消化不良、疳证、腹泻。在临床治疗的过程中，钱老师注重观察病人的反应，随时调整自己的手法。钱福卿最为人称道的是以缠法治疗外科痈疽疔疮，其治疗思路是排脓托毒，祛瘀生新，并随病情变化调整治疗方法。例如肿块僵硬难消，则分而散之，如疮肿已溃，则聚而引出。

在上海华东医院，朱校长接诊了一位特殊的病人，国家一级残疾军人、著名歌手何长俊，五年前何长俊从高处摔下，导致双下肢瘫痪，虽经多方治疗，但病情不见好转。周恩来总理亲自指示上海医务界要尽最大努力治疗何长俊的病。朱春霆校长经过仔细检查，认为何长俊顽疾的根源在于肾，为她精心制定了“补荣通俞，调虚实和逆顺，以起其痿”的治疗原则，起初以按、摩居髎、肾俞为主。经过朱校长 8 次推拿治疗后，何长俊竟然扔下拄了五年的拐杖，独立行走。1958 年 11 月 29 日的《解放日报》对此做了专题报道。朱春霆先生辨证施治的推拿思想也深深地影响了我，使我对推拿治疗疾病增添了信心。

巧得很，实习期间，我也遇到了一位右下肢瘫痪的病人，这是一个婴儿瘫后遗症的女孩，下肢严重变形，需要拄双拐行走。我给这个女孩推拿一次之后，这个女孩感觉我推得很渗透，很信任我，一直让我推了近一年的时间，最后女孩终于丢掉了拐杖，而我则深深地体会到了治病救人的快乐。

1961 年 7 月，我由上海中医学院附属推拿学校毕业，服从组织分配，来到了山东省中医院推拿科，开始了我人生新的篇章。很幸运，刚一工作，我就遇到了山东三大小儿推拿流派创始人之一、当时的山东中医学院推拿教研室主任——孙重（zhòng）三先生。孙重三先生是荣成市（原荣成县）埠柳公社不夜村人。1958 年孙重三被聘为山东中医进修学校教员，1959 年调入山东中医学院任儿科教研室主任，1975 年晋升为山东中医学院推拿教研室讲师兼推拿科主任，1978 年病故。

孙重三先生为人端方，理论功底扎实，小儿推拿技法精湛。孙老的病人很多，在诊查小儿疾病时，孙重三先生认为四诊中应以望、闻为重，非常擅长望面色、看指纹来诊查小儿疾病。在推拿时孙老从来都是身姿端严，手法收放自如，令患儿安闲放松，令观者赏心悦目。

孙老尤其擅用“十三大手法”。在临床上孙老每治一种病必配二三种大手法，如开始先做四大手法，治疗结束时常做摇斗肘法并必做按肩井法，前者是顺气和血通经活络，后者肩井为大关津，按而摇之意为关闭津门以防汗出复感。如遇惊吓造成的夜啼首选猿猴摘果法；对急惊慢惊急重症时，可取凤凰展翅法；不论外感或内伤引起的咳嗽憋喘、胸闷气短、痰涎壅阻，可配合飞经走气法、按弦搓摩法、开璇玑法等。“十三大手法”利用肢体骨节屈伸摇动，达到百节通利、邪气外泄、脏气内固的作用，从而提高临床疗效。

孙老擅长运用推拿治疗肠梗阻、肠套叠、急性中毒性痢疾、尿潴留、急惊风等急症，收到良好的效果。由于当时医疗条件所限，临床急救手段较少，因此急诊科经常请孙老去会诊。于是我就经常跟随孙重三先生去抢救急症患儿。记得有一次，我和孙老到急诊室会诊一个因泌尿系统感染发生尿闭的女孩，孙老让护士给孩子身子下面铺上油布，然后自膝关节内侧向腹股沟轻推箕门穴，推了200 ~ 300 次后，孩子仍未排尿，孙老就用中指点按孩子下腹部膀胱最高点，稍加用力，接着孩子就尿下来了。之后每当遇到外科、骨科手术后尿闭患者请我会诊时我也以此法推拿治疗，并把这种方法传授给了外科的护士们。

工作之初，我利用业余时间去中医学院旁听中医各门课程，到 20 世纪 60 年代中期，我考入山东医学院大专班，系统学习了现代医学的解剖、生理、病理、诊断和临床各科知识，并跟随当时著名的神经内科专家朱汉英教授到山东医学院附属医院神经科病房查房，在那里学会了神经系统的查体方法和脑血管病的治疗方法。传统中医知识和现代医学理论的反复学习，加深了我对中西医理论的认识，使我的临证水平有了很大的提高。

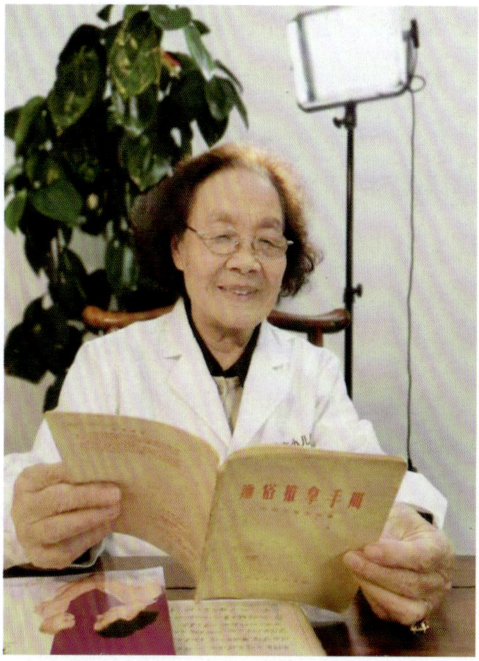

张素芳教授阅读恩师孙重三先生著作《通俗推拿手册》

1981 年，为定量研究推拿手法的力学特性，我与王国才、毕永升等同志为主开发研制出了 TDZ-1 型推拿手法动态测试仪，并在当年11月份用测试仪描记下了包括朱春霆、丁季峰、王纪松、李锡九和贾立惠等人的手法图。手法图准确地反映了操作者手法力的大小，频率、垂直力、水平横向和纵向力的分配情况，为推拿教学和临床治疗提供了客观化、指标化、计量化和统一化的依据。

1985年8月卫生部委托山东中医学院附院举办的“全国小儿推拿师资进修班”，共有来自南京、武汉、常州、长春、湖北、云南、陕西、山东、安徽等省市的30余名学员参加学习。课程设置有推拿练功、推拿手法、小儿推拿穴位、小儿推拿治疗。作为该项目的总负责人，我承担了大部分的课程，每天上午四节理论课，下午两节手法练习课。全国小儿推拿师资进修班的开办，不仅扩大了山东小儿推拿的影响力，而且把山东小儿推拿的“三大流派”经验推广到了全国，收到了良好的社会效益。

随着推拿事业的迅速发展，推拿高级人才的培养已越来越重要，全国许多高等中医院校都相继开设了推拿专业课程，但原有教材已不能满足推拿教学、临床和科研的需要。1989年9月，由安徽中医学院、南京中医学院、黑龙江中医学院、山东中医学院等九所中医院校组成了推拿学系列丛书编写委员会，按教材形式编写了一套六本系列丛书。我有幸担任《中国小儿推拿学》主编，湖南中医学院陈士杏教授、山东中医学院毕永升教授任副主编。《中国小儿推拿学》内容包括小儿推拿简史、小儿生理病理特点及生长发育的特点、诊断概要、辨证概要、手法、穴位、治疗、小儿推拿保健共八章。内容完善，论述客观，该书是第一部全国高等院校的小儿推拿教材。

小儿推拿临床治疗病种多，几乎涵盖了呼吸、循环、消化、泌尿、内分泌、五官、运动、新生儿各科疾病。有常见病，如发热、腹泻，更多的是疑难病，如先天性巨结肠、手足搐搦症、心肌病、脑功能不全症等。在临床治疗过程中，每当遇到一个典型病例，我就详细地把它的病因病机、治疗过程、临证思路都记录下来，结合古代经典医籍对此病的认识，写下按语。这么多年来，我一共写了700多页近20万字，包括9大系统的67种疾病。2018年，我撰写的医案《张素芳小儿推拿医案选》由中国中医药出版社出版发行，算是我为后人留下一些确切的资料，为小儿推拿事业做一点微薄的贡献吧！

推拿的作用机制到底是什么？这是我一直以来思考的问题。1990年，我设计了一个简单的微循环模型，以一根乳胶管代表毛细血管，管内装数粒蜡丸代表阻塞于血管中的红细胞，乳胶管上端接一个液槽，下端接一个量杯。实验开始时，乳胶管内没有液体流出，在乳胶管上推拿几秒钟后，乳胶管开始导通，停止推拿，在自然状态下仍然有液体流出，计量自然状态 10 分钟内液体量。之后，在乳胶管上施以每分钟 180 次的手法，持续推拿 10 分钟，并计量此过程中的液体量。经过对比发现，推拿状态下，流出的液体量是自然状态下的 2 倍。结论是：推拿可以有效增加毛细血管内的血流量，并由此推断：推拿活血化瘀的机制是：在血管长度不变而被压扁时，容积减小，当推拿作用于治疗部位的血管之上后，血管内一部分停止流动的血液被推动，进而冲开堵塞的和处于闭合状态的毛细血管，使参与微循环的毛细血管数量增加，血流速度增加，微循环功能改善。

1992 年，我又进行了“活血化瘀手法对心功能影响的实验观察”。实验方法：临床选取 30 例冠状动脉供血不足患者，于治疗前记录心电图、心功能，之后进行 4 个疗程的推拿治疗。推拿治疗步骤：①患者取仰卧位，医者坐于患者左侧，以右手掌心分别在库房、屋翳、膺窗、周荣、胸乡、天溪、天池穴做逆时针摩动 5 分钟；②继上势，以拇、示指拿左右内关穴 80 次，用中指端捣大陵穴 80 次；③患者取端坐位，医者站其左后方，以掌心摩背部肺俞、心俞、厥阴俞等，按揉背部压痛点各 20 次，最后拿肩井结束。4 个疗程后复查心电图及心功能。实验结果显示：推拿治疗后冠状动脉供血不足患者的心电图 ST 段低电压、T 波低平或倒置现象明显改善，左心室射血时间明显延长。结论：活血化瘀手法对心肌缺血及

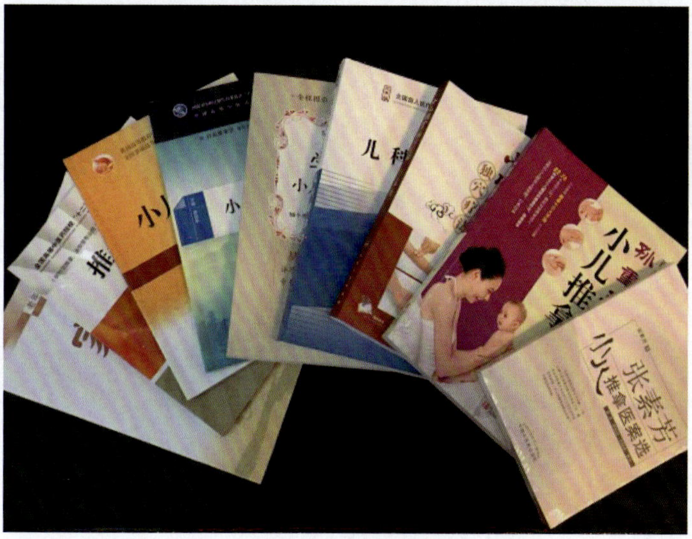

已整理出版的相关著作

心功能下降有明显改善作用。

退休10余年后，2012年初，我被遴选为国家中医药管理局第五批全国老中医药专家经验传承指导老师，招收姚笑和李静两人作为我的首批弟子。我们师徒三人一起出门诊，整理总结我的学术思想和临床经验。

2014年9月，国家中医药管理局批准“张素芳教授全国名老中医药专家传承工作室”建设项目，成立了以我为首的12人组成的传承工作组，配备了先进的仪器和设备。通过收集整理笔记、病案、手稿，总结我的学术思想、临床经验，培养一批高层次的中医临床科研人才，提高中医临床疗效和学术水平，促进中医推拿学科的进步。每年开办名老中医学术思想、临床经验推广学习班，培养小儿推拿后备人才，让我的经验造福更多的儿童。

回首60余年来的求学行医生涯，我深深地体会到祖国医学博大精深，只有不断去学习，从《黄帝内经》《伤寒杂病论》《神农本草经》《温病条辨》等经典中汲取营养，从历代医家的著作中采撷精华，指导我们的临床实践，才能让小儿推拿理论和技法得到源源不断的发展。

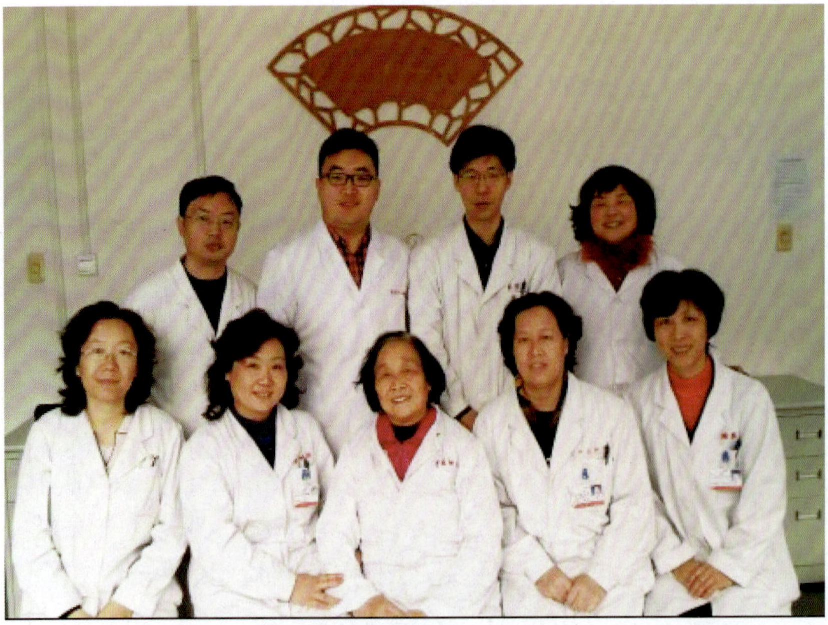

张素芳全国名老中医药专家传承工作室部分人员合影

三 学术思想

小儿推拿是中医学的一部分，受中医理论的指导。因此我的学术指导思想可总括为“八卦为体，五行为用，阴阳为本”十二个字。

1. 八卦为体

八卦是从宇宙万事万物中抽象出来的基本属性，在生理上，八卦对应人体不同的脏腑器官，在病理上，疾病的发生机制可用从八卦运转失常来解释。小儿推拿特定穴中有“八卦”一穴，为人体缩影。其中：离卦对应心，坎卦对应肾，乾、兑卦对应肺与大肠，震、巽卦对应肝与胆，坤卦为阴土对应脾，艮卦为阳土对应胃。

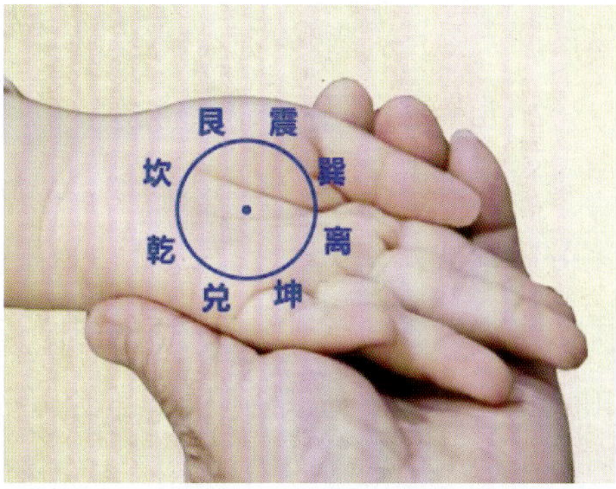

八卦穴

通过对小儿手掌“八卦穴”的推拿，协调诸卦气机，恢复八卦所对应脏器间的平衡稳定状态，使人体疾病康复。

2. 五行为用

木、火、土、金、水五行既代表了事物的五类属性，五脏有其五行属性，肝属木，心属火，脾属土，肺属金，肾属水。五脏遵循五行相生、相克的关系。运用五行相互关系作为制定小儿推拿治法处方的依据。

小儿推拿五指各对应一脏，拇指末节为脾经，示指末节为肝经，中指末节为心经，无名指末节为肺经，小指末节为肾经，总称为五经穴。五经穴在临床调治诸病最为常用。然其应用须臾不离五行关系。

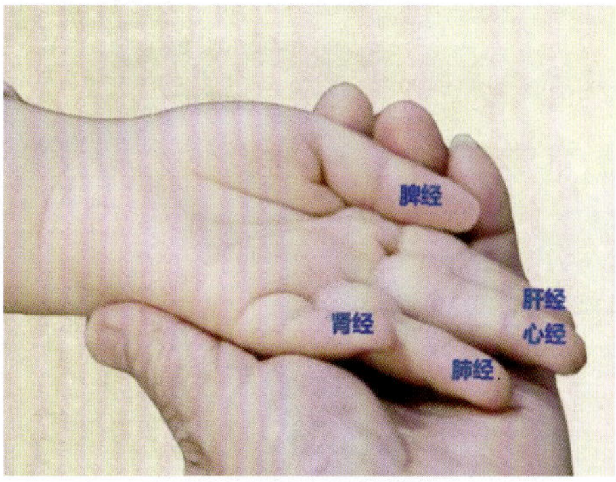

五经穴

譬如运用五行相生的关系，“虚则补其母，实则泻其子”，滋水涵木法、培土生金法、金水相生法、益火生土法，还可利用五行相克的关系，“制其偏盛以为平”，譬如培土制水法、佐金平木法、水火既济法。通过直接清或补五脏对应的五经穴，起到增强或削弱对相关脏腑功能的作用，达到协调五脏关系，使之恢复平衡稳定的状态。

3. 阴阳为本

疾病的发生是阴阳相对平衡遭到破坏，局部或整体阴阳的偏盛偏衰代替了正常的阴阳消长所造成的，治疗疾病首先要调整阴阳。

小儿推拿以阴阳穴调整阴阳。在小儿推拿特定穴有“手阴阳”穴，该穴位于手掌根小天心两侧，桡侧为阳池，尺侧为阴池。当阳衰而致阴胜者，当治其阳衰，多分阳池或揉阳池，手法须轻。当阴盛而阳衰者应治其阴盛，分阴池或揉阴池，手法宜重。通过推拿小儿“手阴阳”穴，可直接起到调整阴阳的作用。除“手阴阳穴”外，调整局部阴阳的穴位和手法还有分推“腹阴阳”，分“头阴阳”、分“胸阴阳”，意义与“手阴阳”穴相似。

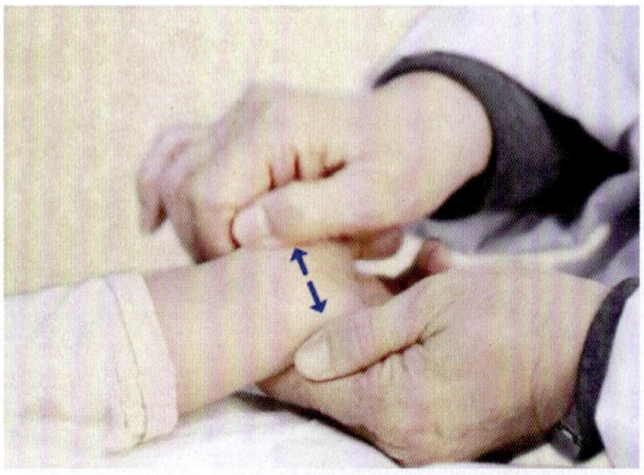

分手阴阳

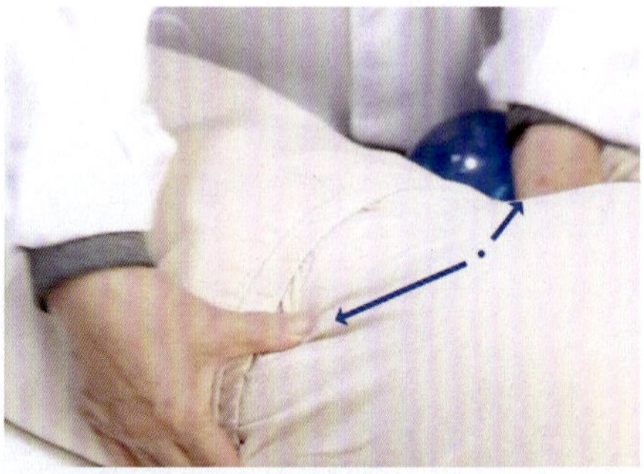

分腹阴阳

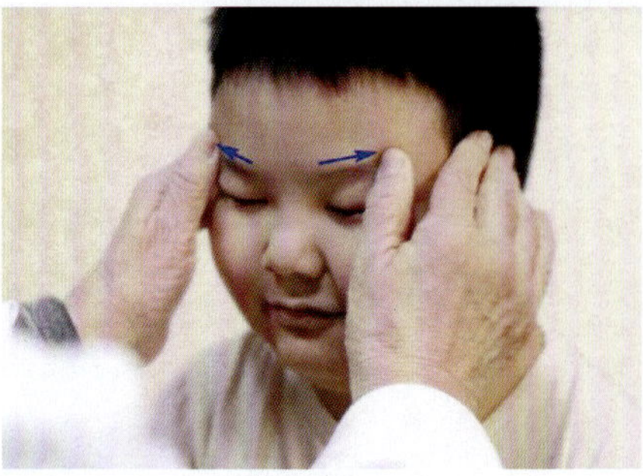

分头阴阳

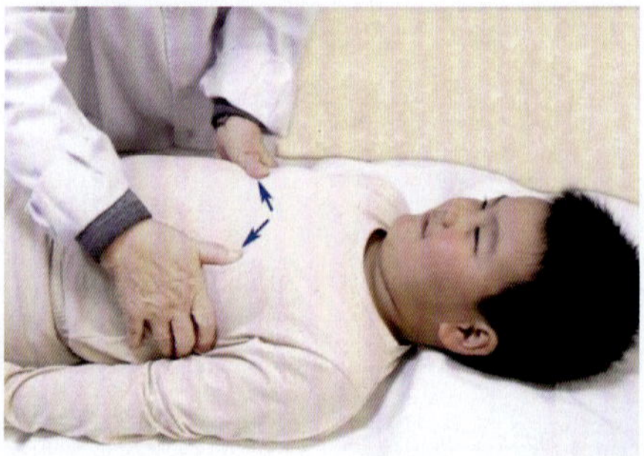

分胸阴阳

阴平阳秘是机体健康的基础，阴阳失调是疾病的基本病机，调整阴阳是治病的根本大法。以“阴阳”调阴阳，使小儿推拿的理、法、穴、推结合于一体，既直接又高效。

4. 四诊经验

儿科又称“哑科”，因此小儿推拿医师要擅长运用望、闻、切诊法，以补充问诊的不足。

小儿甫一来诊，首先望其形神，若两目有神，表情活泼，面部红润，呼吸均匀，则为气血调和，精力充沛，无病或病情较轻。有的小儿手足不宁，坐立不安，有的却蹲着或趴着不动，甚至有轻度浮肿，两种情况阴阳立显。有的小儿眼胞色暗，甚至紫红色，则表示有脾热，积滞内停不化。若小儿鼻准及鼻翼色黄，为脾胃不足。若小儿中午或晚上吃得过多，则易生积滞，日久可见面色暗滞，鼻部发黄。两耳轮色红活，为气血充盛，若耳轮较薄而苍白，为先天不足气血亏虚。小指的形状也可以来判断先天肾气是否充足。如果小指形态与其他四指基本一致，则为正常，若小指明显偏短偏细、弯曲，三节不均，甚至只有两节，则提示先天肾气不足。

通过听咳嗽声音来判断病位和病性。如果咳嗽哽气，鼻音较重，则位于鼻咽部；若有犬吠音，则为喉头水肿；若咳嗽声音低沉，痰出不畅，则提示病位偏于下呼吸道，且脾胃功能不足。

通过触摸肌肤温度来判断病位。小儿手心热，提示胃肠有积热；上腹部及脐周热也为胃肠积热；两胁下热，提示肝胆有热；前额热，提示热居阳明胃经；头两侧热，提示热在少阳胆经；后枕部热，则提示热在太阳膀胱经。需要注意的是，小儿大多怕生，医生不要直视孩子或马上触摸孩子，以免引起孩子情绪紧张恐惧。

5. 小儿推拿手法要求

（1）姿势稳定，动作规范：所谓姿势稳定，是要求术者坐有坐相，上身以期端正，两脚分开与肩等宽，躯干、大腿、小腿呈直角，两足踏实，身体的重心位于躯干正中近椅面处，全身呈放松状态，气机流畅。

动作规范，是指术中一招一式，都要谨遵要领。如推法，要求“期如线之直，而不扰动其他经穴之气”，并根据不同的施术部位，手法上要有所变化。而揉法，则要求吸住皮肤，手法柔和，动作协调，均匀连续。而摩法“不宜急，不宜缓，不宜轻，不宜重，以中和之意施之。”搓法既要带动皮下组织，但又不能挟持太紧，要紧搓而慢移，做搓法时医者不可屏气。掐法要垂直用平稳用力，掐后随之以揉法缓解疼痛。

（2）柔和为形，渗透为神：小儿肌肤娇嫩，不耐推揉，因此要求小儿推拿手法应柔和与渗透并重，柔和为形，渗透为神。

柔和为形是施术时动作平稳缓和，手法变换自然协调，力度轻而不浮，频率缓而不滞，使患儿易于接受推拿治疗。渗透为神是指随着施术的不断进行，使得手法透皮入内，由浅入深，或直接深达施术部位的深层组织、内脏器官，或间接通过各种途径使手法的生物效应到达目标脏器，起到补虚泻实、调整脏腑的目的。

柔和为形还体现于在运用一种刺激性较强的手法之后，随即施以另外一种轻柔的手法缓解痛苦。例如，掐法、拿法之后继以揉法缓解疼痛，为进行下一次掐、拿做好准备。渗透为神不但是指力量的深透，还包括热的透入。因此在小儿推拿完成后，往往可见小儿面色红润，手足温暖，微微出汗，呈现气血调和之象。

（3）结合解剖，指导施术：在运用推拿技法要结合解剖学定位。例如，治疗小儿便秘时，常用四步摩腹法，在沿着结肠走行实施摩法时，结肠弯转处是粪便较难通过的部位，因此要稍加力量，使粪便顺利通过该处。

再比如，治疗小儿癃闭时，将中指按于膀胱充盈的最高点，向尿道口方向施压，可使小儿膀胱内压力增大，促使尿液排出。治疗小儿脑积水时，在小儿后颈部枕骨大孔处用揉法促进脑脊液的循环。在颈部两侧的扁桃体体表投影区用揉法治疗小儿扁桃体肿大。

（4）操作灵活，应病而变：穴位的使用与手法密切相关。临床用穴应灵活多变。比如分手阴阳，不是两边平均用力，而是根据病情有所侧重。阴病（阴盛或阴虚）多分阴，阳病（阳盛或阳虚）多分阳。补脾经轻推为补，重推则为补泻兼施。

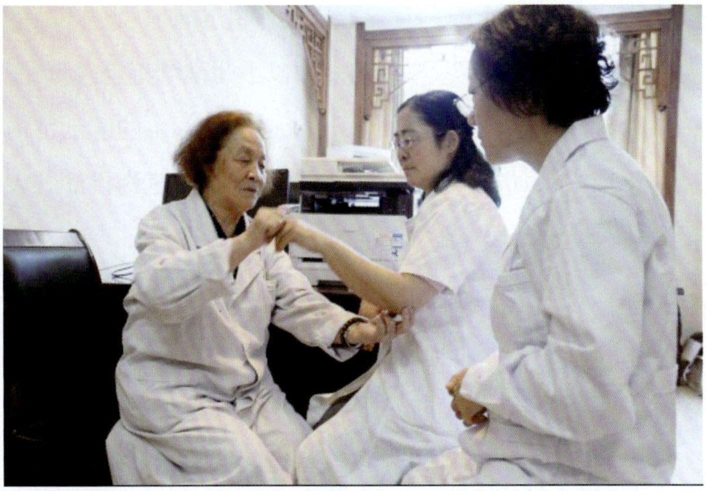

张素芳教授做手法示范

6. 小儿推拿处方选穴原则

推拿处方选穴应在“八卦为体，五行为用，阴阳为本”的学术思想指导下，详查疾病的发生机制，从调整阴阳，调和气血，调理脏腑，扶正祛邪的原则出发，由主到次分成六个层次选穴。

第一层，通关节，行气血。小儿手部是推拿的主要操作部位，是推拿信息输入主要途径，因此手部气血流通情况为治疗的关键。这一层面上最常用的穴位主要有掐揉四横纹和运八卦。其主要作用是疏通手部关节，促进手部气血流通。

第二层，和阴阳。在疏通气血的基础上，对整体阴阳偏盛偏衰进行调整。调整阴阳最常用的穴位有手阴阳和外劳宫。手阴阳可平衡阴阳，又处于手腕关节处，推之既能调整阴阳，又能和血顺气，故应用最多。外劳宫能提高人体免疫力，善温中焦，助脾运，最适于脾肺气虚小儿。

第三层，调脏腑。在阴阳调平的基础上，对五脏六腑进行远程调节和近程调节，使脏腑功能协调，五经穴和背俞穴最常用。脾经多用补法或清补法，正气不足者都宜用。肺经用清法可宣通肺气，用补法可益气固表，大部分外感类疾病都需使用肺经穴。

第四层，通经隧。如果病程超过 3 ~ 5 天，或虽未超 3 天但脏腑功能受损较大、经络不畅、附属器官受到影响时，需要在病变脏腑所在经络及相关经络加强治疗，这步治疗多用循经穴。应用较多的经络有手太阴肺经、任督二脉。

第五层，对症穴。在临床中，对症取穴是小儿推拿中处方较为重要的部分。有的针对次要病机，有的针对症状，对症穴中以小儿推拿特定穴为主。

第六层，效验穴。在通经络的同时，可依据病变部位的解剖结构，在其体表投影区或病变局部取穴，如在扁桃体点以勾揉法推拿治疗扁桃体肿大，在喉结周围以缠法推治急性喉炎治疗。

7. 常用特色穴位及操作方法

（1）推囟法

部位：囟门。

操作方法：医者以右手食、中、无名三指置于百会穴，自后向前推向囟门。囟门未闭者，沿骨缝边缘操作，注意手法要轻柔。

作用主治：益智安神，醒脑开窍。治疗小儿脑发育不全，智力迟钝时多用本法促进智力发育。

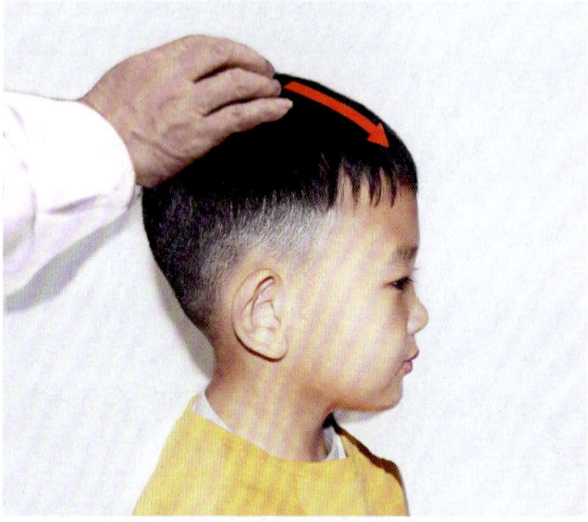

推囟门

（2）揉扁桃体点

部位：下颌角直下 1 ~ 2 cm 处，扁桃体体表投影区。

操作方法：以中指面揉或以一指禅缠推，使力渗透于内。

作用主治：适用于治疗扁桃体肿大、咽炎。

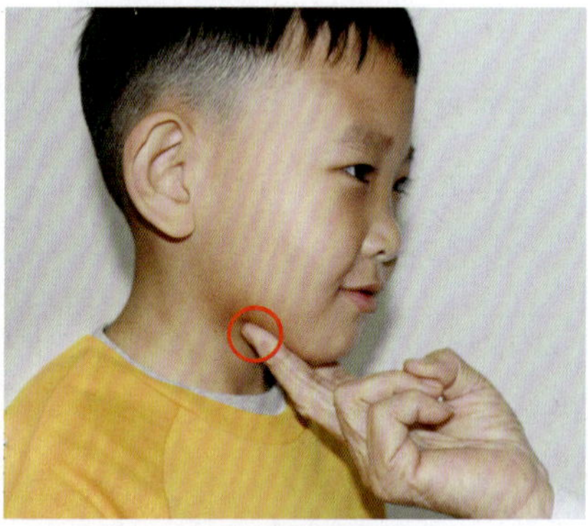

揉扁桃体点

（3）循肺经法

部位：手太阴肺经。

操作方法：肺热者多自少商揉起，沿少商、鱼际、太渊而上。虚证或痰多者自天突揉起，向下经膻中推至中脘。操作时要求循经而施，不得离经。

作用主治：自少商开始具有清肺利咽的作用，可治疗咽炎、喉炎、扁桃体炎；自天突开始者可和胃降逆，化痰止咳，用于治疗支气管炎、肺炎。本法是治疗肺系疾病的常用手法。

（4）叩督脉法

部位：督脉大椎至长强。

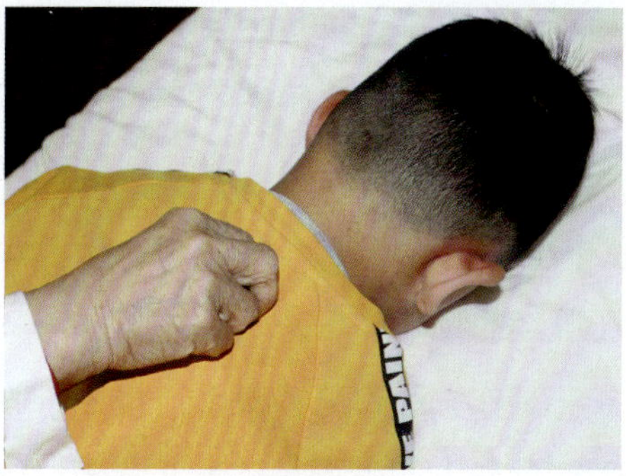

叩督脉法

操作方法：医者以右手食、中、无名三指指端着力，在后背部督脉进行轻轻叩击动作，称为叩法。操作时肩、肘、腕放松，以腕发力，以指端着力。用力要稳，轻巧而有弹性，动作要协调而有节律，可轻重交替。

作用主治：本法有醒脑开窍，益智健体的作用。治疗脑发育迟缓或脑瘫。本法是张素芳教授在治疗小儿脑发育不全或脑瘫时常用手法。

（5）抚脊法

部位：督脉和两侧膀胱经。

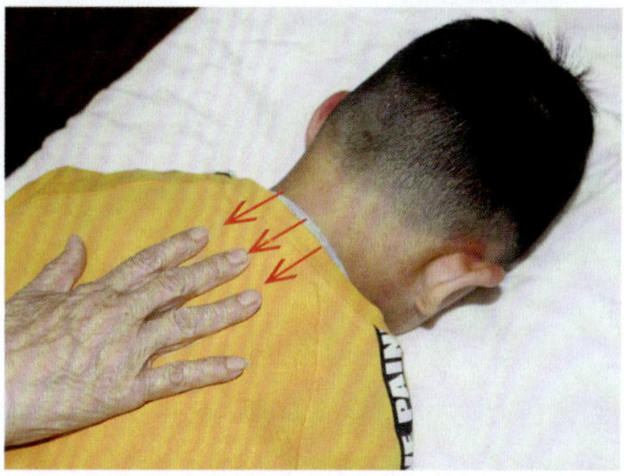

抚脊法

操作方法：用食、中、无名三指分别置于督脉和两侧膀胱经，自上而下，示指和无名指自大抒开始，经肺俞、厥阴俞、心俞、膈俞、肝俞、脾俞、肾俞抚至白环俞，中指从大椎沿脊柱抚至腰俞，反复操作。操作时手法力度轻，速度慢，频率缓。

作用主治：本法有镇惊安神，安魂定魄的作用。治疗小儿夜啼虚证。此法是治疗小儿夜啼的常用手法。

（6）四步摩腹法

部位：腹部。

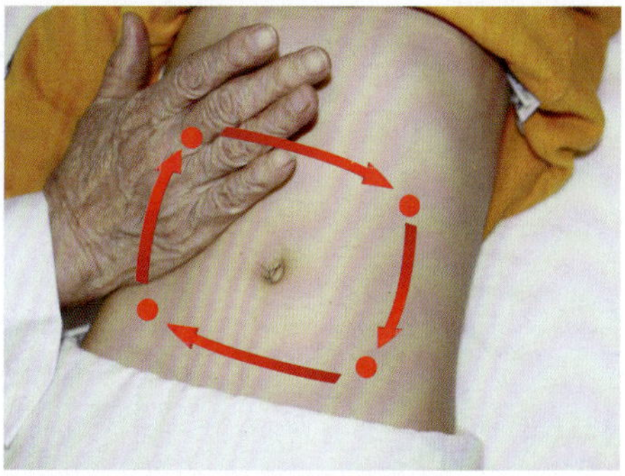

四步摩腹法

操作方法：从右下腹开始（升结肠近端）先重按一下，接着向上摩手法轻些，到右肠曲（横结肠）开始处先重按一下然后轻摩，到左肠曲近处重按一下后即轻摩，到降结肠处与直肠交接处重按一下再轻摩，周而复始。操作时要求肩关节放松，肘关节屈伸，腕关节微曲，手法轻重适度，刚柔得体，动作灵活自如，身体可随手的位置变化不同而轻微调整。

作用主治：具有导滞通便作用。治疗先天性巨结肠及顽固性便秘。

（7）拿肚角法

部位：脐旁开 2 寸下 2 寸处，相当于脾经的腹哀穴。

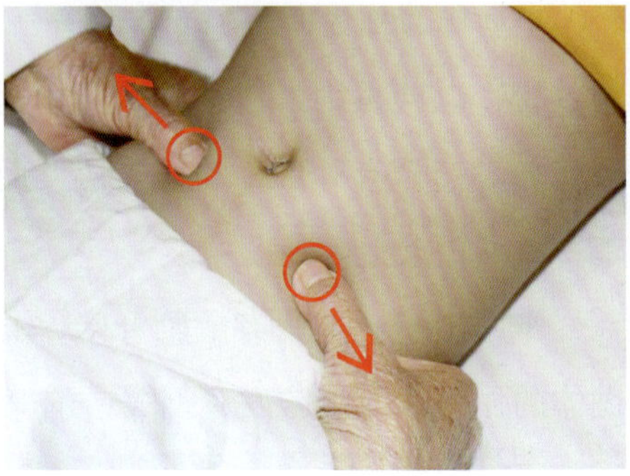

拿肚角

操作方法：医者双手拇指按于腹部两侧肚角上，中指托住患儿背部。双手中指、拇指相对用力，一边拿，一边观察患儿的面色，当患儿略有痛苦时，医者应轻轻停止用力，随之向外侧拿动，反复操作 4 ~ 5 次。

作用主治：本法具有止痛、导滞、散寒消积作用，对于治疗腹胀、腹痛、泄泻、痢疾及小儿先天性巨结肠有奇效。

（8）揉膀胱点

部位：在尿闭时，小腹隆起最高点。

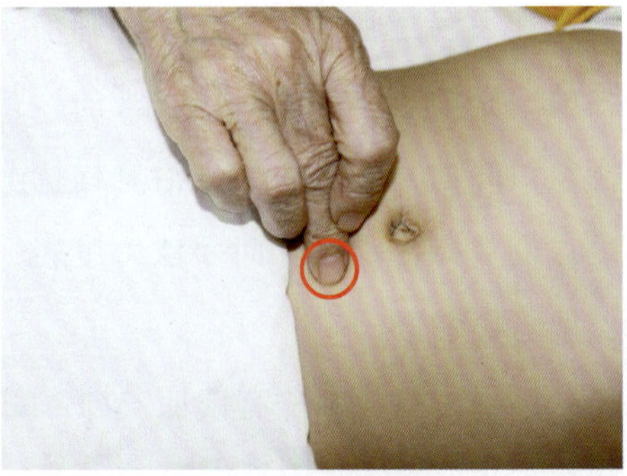

揉膀胱点

操作方法：令儿仰卧，两腿伸直，医者于儿之左侧，左手扶儿之膝；右手食、中、无名三指末端，按于穴上，慢慢地向左向右揉之运之各 200 ~ 300 次。揉运时要求手法宜轻、宜缓，以患儿能忍受为度。

作用主治：此法配合箕门穴是治疗小儿尿闭最常用方法，效果极佳，一般立竿见影。

（9）捻揉十指（趾）法

部位：十指（趾）。

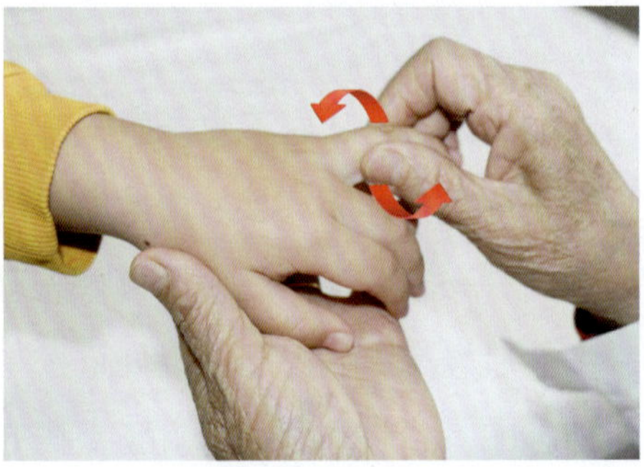

捻揉十指（趾）

操作方法：掐揉掌指（趾）关节，并从指根至指尖开始捻揉十指（趾）指间关节各 1 ~ 3 分钟，再轻轻拔伸手指及足趾。

作用主治：指趾关节是骨骺集中部位，多刺激这些部位，可促进骨骺的形成，促进骨骼的生长，用于小儿生长发育迟缓的矮小症。

（10）增高穴

部位：手掌四五掌指间，握拳，小指尖对应点下 5 分和 1 寸 5 分处。

操作方法：以拇指端着力于穴位上，按揉 1 ~ 3 分钟。

作用主治：为增高验穴，用于长发育迟缓的治疗，脾肾不足者也可用之。

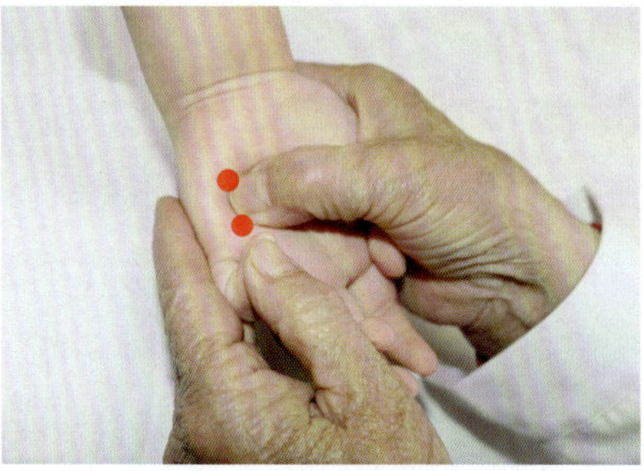

揉增高穴

（11）揉胫骨全息

部位：位于胫骨内侧，自胫骨内侧髁至内踝呈一直线。

操作方法：以拇指面着力于穴位，上下反复按揉 3 ~ 5 遍，对应脏器所在部位、结节处或有明显疼痛部位重点按揉。

作用主治：益气活血，健脾助运。治疗小儿疾病有消化系统障碍者，也可用于不便于在手部操作的患儿。

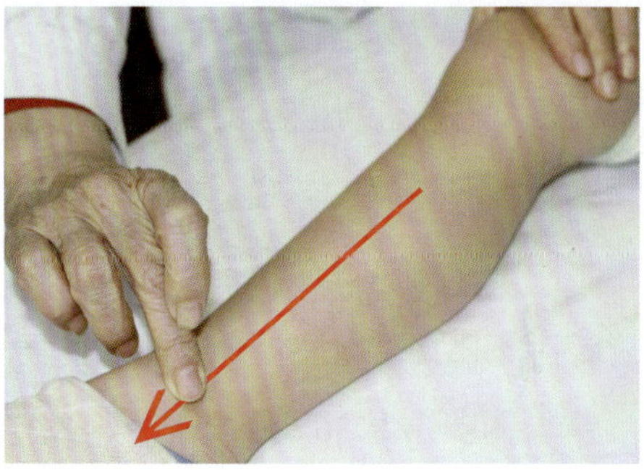

揉胫骨全息

四 典型医案

1. 病毒性心肌炎

临证思辨：儿童是祖国的未来，少年强则中国强，但据我近些年的临床观察，儿童的身体健康状况很令人担忧。为什么现如今的孩子容易生病，又容易反复，我认为从根本上来讲与儿童的体质是分不开的。中医讲究治未病，提倡未病先防，注重从根本调理，只有将偏颇的体质调理好，先有一个健康的身体，才能去成就伟大的事业，建设好我们的祖国。多年的临床工作中我接治了很多病毒性心肌炎的患儿，而这些患儿的体质都有明显的偏颇。虽然此病为儿科临床常见疾病，但反复多次发作或症状较重则势必会影响小儿的生长发育，甚至出现更为严重的后果。对于此病的治疗，我认为虽然病位在心，但不能只专于心。《素问·痿论》谓“心主身之血脉”，《素问·五脏生成》谓“诸血皆属于心”，《素问·阴阳应象大论》谓“心生血”。古人已告诉我们，心具有产生血液，并推动血液运行的作用，但必须依赖心气、心阳的推动和温煦作用以及心血、心阴的濡养和滋润作用。若由于各种原因导致心的气血阴阳失调，就会影响心主血脉的功能。故调理脏腑功能、调畅情志、纠正不良饮食习惯和睡眠规律，只有内因外因同时兼顾了，才能有效预防并发症，改善预后并逐步改善小儿偏颇的体质。学龄前期的小儿其脏腑功能仍未完善，机体卫外功能力尚弱，再加上公共场所易交叉感染的因素，故易感受外邪而发病。若失治误治或调护不当则疾病易进一步加重或稍愈则复发。

景某某，男，4岁7个月。2009年4月6日初诊。

主诉：反复感冒、乏力1个月。

现病史：患儿自3月初至4月初感冒4次，经中西医药治疗后，症状时轻时重，目前仍鼻塞，咳嗽，咽痛，不自主叹息，易疲劳，纳可，并喜肉食，大便偏干，小便正常，睡时出汗多，夜间尤甚，能湿透衣被。最近查肝功、心肌酶谱异常，因不愿接受住院治疗，故来此要求配合推拿治疗。

查体：体温36.6 ℃，精神稍差，面色白，舌红苔淡黄，咽红，扁桃体不大，脉细数，闻有鼻音。2009年3月25日肝功加心肌酶谱：谷丙转氨酶33.4 U/L，球蛋白19.7 g/L，谷草转氨酶18.5 U/L，乳酸脱氢酶299 U/L，乳酸脱氢酶同工酶107 U/L，丙肝抗体测定阴性，抗甲肝抗体IgM阴性，乙肝五项，乙型肝炎表面抗体阳性，其余四项阴性。血常规中性粒细胞比率44%，淋巴细胞比率47.60%。

诊断：病毒性心肌炎（风热犯心）。

治则：清热通络，理气安神。

处方：分手阴阳300次，捣小天心81次，清大肠300次，补脾经500次，揉外劳宫300次，清胃经200次，掐心经200次，补肾经300次，揉肾顶300次，运内八卦乾为主，摩心前区200次，按揉厥阴俞、心俞、肝俞、脾俞、肾俞各50次。

二诊：4月9日。经3次治疗，鼻已通气，汗出减少，精神好，大便仍干，睡眠安稳。效不更方，上方继推拿治疗。

三诊：4月19日。叹息次数明显减少，胃口大开，大便偏干，2～3日1次，复查肝功加心肌酶谱：谷丙转氨酶 52 U/L，球蛋白 19.6 g/L，谷草转氨酶 43 U/L，肌酸激酶同工酶 30 U/L，乳酸脱氢酶 286 U/L，乳酸脱氢酶同工酶 106 U/L。前方加按揉大肠俞 300 次，推下七节骨 300 次。建议尽量清淡饮食。

四诊：5 月 29 日。共经 34 次推拿治疗，诸症消失，面色红润，精神活泼，体重增 1 kg。5 月 28 日肝功及心肌酶谱均在正常范围。

按语：此患儿反复感冒近月余，病久则正虚，外邪由表入里，由肺犯心。心气不足故出现叹息乏力，汗出多，治法当以健脾理气、养阴安神为主。但其里热未清又加家长偏爱给营养过多，故应佐以清热活血之法。以清大肠、清胃经通腑泄热，清心安神；以分手阴阳、补脾经、运内八卦、揉脾俞、肝俞配伍，起到健脾理气、养血安神的作用；以补肾经、揉肾俞、掐心经加强藏精安神止息叹的作用；以揉外劳宫护卫固本；摩心前区、捣小天心、按揉厥阴俞、心俞可和血化瘀，通脉养心。操作摩心前区时手法不宜过急或过缓，应与心率大致同步。过急则致心气外泄，出现心慌气短，过缓则胸阳不振，胸膈满闷。汗为心之液，过汗则心阴阳俱损，故应用揉肾顶及时敛汗，防止气虚厥脱。

2. 抽动症

临证思辨：近年来，儿童心理疾病的发病率明显增加，门诊上我接治了很多抽动症的患儿，众多案例证实此类疾病的发生与患儿所处的生活环境以及所接受的教育理念有着密切联系。这些因素影响了孩子的情绪，从中医角度讲则是情志失调，七情致病多影响肝之疏泄功能，肝气不疏，气机失调，时间长了，则肝郁气滞进而影响脾胃的运化。小儿“脾常不足”，如若再饮食不节，进一步伤及中焦，碍其运化，则生湿化痰，痰浊之邪阻滞脏腑、经络、孔窍，从而出现如挤眉、眨眼、努嘴、搐鼻等，还有诸如喉中怪叫，四肢及腹部抽动等表现。故我认为此类疾病的治疗不仅仅是医者用方用药的调治，更应该劝导患儿家长积极配合，共同参与其中，加强对患儿的心理疏导，精神陪伴，并改善不良的家庭环境，适度减轻课业压力等。

付某，女，9 岁。2006 年 5 月 7 日初诊。

主诉：双眼不自主眨闭 3 年余。

现病史：原因不明双眼不自主闭眨，挤眼，右眼较轻，左眼尤为明显。已经多方治疗，服中西药无数，仍效不显。患儿性格内向，学习成绩较好，自理能力可，其他状况正常。睡眠好，睡眠时挤眼动作消失。

查体：面黄少华，精神不振，双目无神，舌红，苔淡白。右眼不断挤眼（约每分钟 40 次，其中有 6 次用力挤）。双眼结膜不充血。口内无异常气味。左关脉弦细。

中医诊断：抽动症（阴虚风动）。

治则：扶土抑木，滋阴潜阳。

处方：补脾经 1 000 次，清肝经 500 次，补肾经 1 000 次，揉厥阴俞 500 次，揉心俞 500 次，揉肝俞 500 次，按揉攒竹 100 次，鱼腰 100 次，丝竹空 100 次，睛明 100 次，四白 100 次。

12 次为 1 个疗程，每日 1 次。

二诊：共经 12 次治疗后左眼已看不出眨眼，右眼挤眨次数亦明显见少，此时患儿面色转润，进门能主动打招呼，其父述推拿治疗完毕后患儿自觉全身舒坦。

为巩固疗效，前方加按揉百会 300 次，推四神聪 300 次，总共 18 次治疗后症状全部消失，心情开朗。

按语：通过就诊过程中的观察及其家长的诉说，我发现这个女孩性格内向，又比较要强，故我推测此患者也是长期被生活学习环境影响了情绪，以致情志不舒，引动肝风。本病病位在肝，与心、肺、脾、肾密切相关，肝风妄动为本病的根源。肝木过旺则易克伐脾土，以致脾运不及，既不利气血化生又内生痰湿，反而进一步加重气机郁滞。故治疗应从肝、脾二脏论治，一则滋肾阴，平肝阳，以达滋水涵木的目的；二则健脾胃以化精微，疏肝气以助运化，而起到抑木扶土的作用。利用五行相生相克，使肝阴充沛，以制肝阳，肝阳平则肝风自止。同时，我也建议其家长首先调整好自己的心态，不要过于焦虑，也不要指责孩子的抽动行为，平日多与患儿谈心，共同参与户外运动，并适度减轻课业压力。每次治疗后患儿都会感觉身体轻松，通过一个疗程的治疗也能明显感觉到孩子的心情大有好转，中医讲“有诸内必行诸外”，气机调畅则血脉通利，心血充沛则喜乐自生。处方并不复杂，以五经穴和脏腑背俞穴为主，在整体上调整脏腑功能、平衡阴阳、畅达气机，并以眼周穴位为辅，通经活络、解痉止抽从而加强局部治疗作用。这种以整体辨证为主，同时注重局部治疗相结合的方法，既可以从根本上调理患儿体质，增强正气，减少复发频次，又能尽快显效，增加患儿及家长战胜疾病的信心。值得注意的一点是，在手法施术于抽动部位时，若肌肉处于明显痉挛、紧张的状态，则手法务必轻柔缓和，时时观察患儿的反应，若其神情淡然，眉头舒展，身体放松则为佳。切勿执念止其抽搐，而过用重力按揉、拿捏、牵拉等，否则定会加重症状。再有一点我的个人体会是，推拿治疗过程中，医者应当面带微笑，心情放松，若患者愿意对话交流，则应与其多多攀谈，以增加彼此好感，令患者处于精神愉悦的状态，喜乐自然由心而生。

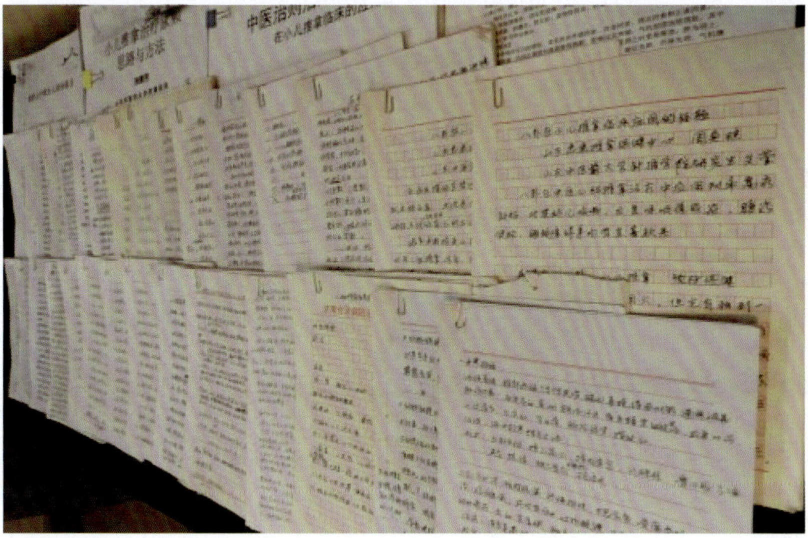

张素芳教授记录的医案手稿

3. 小儿脑瘫

临证思辨：小儿脑瘫是指发育中的胎儿或婴儿脑部由于非进行性损伤或发育缺陷引起的一组持续存在的活动受限的运动和姿势发育障碍综合征。本病属“五迟”“五软”“五硬”等范畴。我认为无论患儿是否有智力低下的表现，若其运动功能发育迟缓，或姿势发育障碍，抑或单纯的肌张力异常，治疗的关键点都应当是一旦发现则及早治疗。特别是单纯肌张力异常和运动功能发育迟缓的宝宝，通过 3 ~ 5 年的随访观察，我发现接受早期干预的宝宝，步态大多正常，并且下肢姿势发育也无大碍；相反，有些家长认为孩子出现这种情况可能是因为年龄还小，长大就会好了，但结果则多会出现步态及下肢姿势发育的异常。并且，对于 6 个月以内的婴儿，中医推拿疗法具有不可替代的优势。我的个人经验是把促进脏腑功能发育与改善异常肌张力同时并重，整体与局部治疗相结合。

本病的发生多与父母体质强弱、孕期饮食情况及情绪；是否感受邪毒以及后天难产、窒息、病后失于调养等诸多因素有关。小儿髓海失养，气血不足，经脉瘀阻则出现或智力低下，或运动功能发育异常抑或姿势发育障碍等表现。本病的治疗原则为健运中焦、益气生血，方可滋补肝肾、益精填髓，但临证时定要详审病机，若患儿素体虚弱，则易内生痰湿而瘀阻脉络，或阴血不足而肝风内动。故万不可一概补之，以免虚不受补，反生热邪。

王某某，男，3个月。2001年6月2日初诊。

主诉：患儿头向后仰2个月余。

现病史：患儿系第一胎，早产24天，在病房接受蓝光治疗后，情况基本稳定。出院回家后经常惊哭不安，腹胀、呕吐、纳差。2～3个月时抱起时头向后仰，不能纠正。曾在本省各大医院检查颅脑CT正常，诊断为运动滞后，给服尼可林，最后去北京儿童医院诊断为“脑瘫”。回当地儿童医院，检查认为目前患儿智力正常，知觉正常，上肢及上身运动正常，下肢活动功能尚差，暂不能定为“脑瘫”，必须及时入院治疗。给“冬虫夏草”每次1 g，日1次，连服1个月。“钙锌片”口服，高压氧每日1次。目前症状患儿神智清，喜怒表达好，纳少，每次只喝80 mL奶粉，喜饮，大便日1～3次，质正常，小便清长，夜间醒2～3次，认人，要母亲抱才能安睡，放下即醒。

查体：发育营养可，精神好，面色白少泽，舌淡苔白，指纹淡红，前囟门1.5 cm×2 cm，前缝宽未闭合，双上肢肌张力略高，左手握力较右手差，双膝反射亢进，双下肢扶立时脚夹着力，双髋臀部下沉，巴氏征未出现。

诊断：脑发育滞后（脾肾不足）。

治则：温阳壮肾，健脾助运。

处方：补脾经600次，补肾经600次，掐十王各30次，捻十指各10遍，揉小天心200次，揉二马500次，掐揉八风八邪各20次，揉督脉，摇月斗肘，按揉足三里，阳陵泉。

1个疗程30次，每日1次，疗程间休息5天。

二诊：6月20日。纳增进，睡眠安，能卧床入睡，头向后仰症状已明显见轻，左上肢握力较两周前有增长，双手主动拿物意识增进。

患儿经过2年6个月的连续治疗后，仍坚持每月保健2～3次，初中时，学习成绩为班级1～2名，身高180 cm，任体育委员。

按语：本患者系早产儿，各脏腑功能发育迟滞，若要促其生长，助其发育则应以健运中焦为主，气血生化有源方可填精益髓以复元神之明。处方中以补脾经、按揉足三里健运中州，化生气血可为君穴；补肾经、揉二马、揉督脉以温阳补肾、培元固本，同上两穴共居君穴之位。通过查体发现患儿肌张力高，故通过刺激肢体远端穴位掐十王、掐揉八风八邪以疏经活络、解痉止挛，并配伍八会穴中筋会之阳陵泉，以加强柔筋止挛之功效，共为臣穴；捻十指法可促进患儿智力发育，手法操作时应当搓捻手指的四个面，且不能过度牵拉手指，以免造成关节脱位；又因小儿胆怯易惊，夜寐欠安，故以揉小天心安神镇静；整个手法治疗中，唯有摇月斗肘法需要活动患儿关节，但由于其上肢肌张力略高，故手法操作时切不可力度过大，可先小幅度左右或上下轻摇，待小儿放松时再略加一二分力。本法可顺气、生血、通经活络，既可佐君穴健脾助运以化生气血，又能通过摇动关节以加强气血流通，从而濡养筋脉以复其柔韧之性。

4. 尿失禁

临证思辨：尿失禁又称小便不禁，是由于膀胱括约肌损伤或神经功能障碍而丧失排尿自控能力，使尿液不自主地流出。中医认为本病多与肺、脾、肾三脏不足，下焦湿热瘀滞有关。治疗以益肺健脾，补肾固涩，清热利湿，活血行滞为主。多年的临床工作中，我也遇到几例因受到惊吓而突然发病的患儿，列举一例，供大家参考。

胡某某，男，1 岁 3 个月。2011 年 2 月 16 日初诊。

主诉：小便失控 10 余天。

现病史：因春节期间家长抱其出去玩耍时，突然对面窜出五条狗，向母子狂吠，孩子当时吓得尿了裤子，自后不论自己玩或者大人抱着，小便都会不由自主而下，每小时 2 ~ 3 次，小便清无臭味，纳可，大便正常，夜眠不安，翻身多出汗。

查体：精神可，面色惨白，舌淡红，苔淡白，指纹略青。

尿常规：未见异常。

诊断：尿失禁（惊吓）。

治则：镇静安神，调畅气机。

处方：分手阴阳 100 次，捣小天心 49 次，补脾经 300 次，补肾经 200 次，运内八卦 200 次，摩气海 100 次，关元 100 次，摩百会 200 次，摩囟门 100 次，摩心俞 200 次，猿猴摘果 24 次。

二诊：2 月 17 日。小便已正常，能主动提示尿尿，但夜间仍做梦啼哭。

三诊：2 月 18 日。小便已正常，面色转红润，精神活泼，恢复常态，巩固治疗一次。

按语：小儿脏腑娇嫩，形气未充，尤其神志发育未臻完善。心藏神而主惊，若猝见异常之物，或闻特异声响，常致心神被扰，甚至暴受惊恐，以致心无所倚，神无所归，而气机逆乱。肾主闭藏而司二便，惊则伤神，恐则伤志，以致心肾不交，水火不济，膀胱失于固摄，而小便自遗。故治法应以镇静安神，交通心肾，调畅气机为主。因小儿惊吓伤神，恐其怕生而拒受推拿，故在治疗前应先向其示好，并可先从后背穴位推起，若患儿始终保持紧张状态，则疗效不佳。处方中分手阴阳可调阴阳，和气血，配伍捣小天心、摩心俞，一则可安神镇静，二则加强通调经络，畅达气机的作用。惊则气乱，气机失调，影响中焦之运化，气血生化不足，则心神失养，悸动易惊；下元虚寒，则肾气不固，开阖失司。故以补脾经健脾和胃，化生气血；以补肾经、摩气海、摩关元温养下元，升提固摄。运内八卦的操作较为特殊，并非常规顺运或逆运，而是取部分卦象分运之，即乾至震略重运 7 次，又轻运 10 次，自巽至兑略重运 7 次，旨在取其安魂定魄的作用。最后以摩百会、摩囟门及猿猴摘果法，加强安神镇静，平衡阴阳的作用。诸穴合用，调气机以复纳运，生气血以养神明，温下元以司开阖。心血充沛则神明自安，肾阳得温则开阖有度。另施以镇静安神之效穴。故第一次治疗后即效果大显。

5. 先天性巨结肠

临证思辨：我临床工作的 60 余年中，接治了十余例先天性巨结肠的患儿。其中半数以上为单纯保守治疗痊愈。便秘、腹胀、呕吐是先天性巨结肠的典型临床表现，中医文献中虽无对本病的专述，但结合其临床表现，可在历代医家的著作中找到对此类病症的类似描述。如《素问·痹论》云："肠痹，数饮而出不得，中气喘争，时发飧泄。"其所描述排便费力的表现与此病很相似。龚廷贤的《寿世保元》云："锁肚者，由肚中受热毒壅盛，大小便闭而不通，结于肛门，腹胀欲绝。"包括清代的《医宗金鉴·幼科心法要诀》曰："小儿初生之日或次日即大便者，俗云下脐屎，此肠胃通和，幽门润泽也。若至二三日不大便者，名曰锁肚，乃胎中受辛热之毒，气滞不通也。”都对此类病症的病因进行了描述。

由于本病可以通过腹部平片、直肠活体检查、直肠内测压检查等常规方法而尽早明确诊断，故留给了患儿更多接受保守治疗的机会。对于此病的治疗，我的心得是详辨虚实，标本兼顾。本病病位在大肠，乃六腑之一，无论因先天禀赋不足，大肠传导无力；或胎中感受热毒，壅结胃肠；或感受六淫外邪闭阻脉络；抑或痰、湿、食壅滞胃肠均可蕴久化热，则令腑气不降，气滞不行，而胃肠闭阻。实证者以通腑泄热、行气导滞为主；虚证者以益气生血、滋阴润肠为主，此乃缓则治本。由于本疗程较长，症状时轻时重，患儿每因多日大便不行而精神不佳、不思饮食、夜寐不安，亦令其家长忧愁烦恼而容易放弃保守疗法。故可通过局部手法操作加强通便作用，此乃急则治标。

赵某某，女，4 个月。2008 年 7 月 6 日初诊。

主诉：患儿大便不通畅 4 个月。

现病史：患儿系第一胎，足月顺产，产后 24 小时内胎便排泄不畅，1 周后才排尽，自后 3 ~ 4 天大便 1 次，质稀色黄，臭味大，腹胀，吃乳时好时差，小便正常，睡眠好。

查体：发育营养正常，精神好，面色略黄无泽，舌红苔淡白，指纹紫滞，腹胀，肠型不明显，肠鸣音不亢进，肛门不红。2008 年 7 月 6 日于山东省医学影像学研究所行钡灌肠检查，报告示：肛门插管顺利，钡剂依次进入直肠、乙状结肠、降结肠、横结肠、升结肠，可见肠管轻度扩张，24 小时复查，结肠内仍见钡剂滞留，肛门距直肠远端见长约 6 cm 空虚段。符合先天性巨结肠 X 线表现（肛管型）。

中医诊断：便秘（脾虚气滞）；西医诊断：先天性巨结肠。

治则：健脾益气，行气导滞。

处方：补脾经 300 次，清大肠 500 次，分手阴阳 100 次，掐揉四横纹各 50 次，摩腹 200 次，拿肚角 5 次，推下七节骨 300 次。

二诊：7 月 22 日。家长代述患儿每日推拿 1 次，每周 5 次，经推拿后大便 2 ~ 3 日 1 次，量不多，质好，矢气多臭味不大，精神好，夜眠安。

三诊：8 月 14 日。患儿外祖父述自 8 月 8 日起，大便已每日 1 次，质好，量正常，自然通畅，腹胀消失，效不更方，按原方继续推拿，并建议逐步增添果蔬及其他辅食，以使脾胃强壮，使糟粕易于导下。

四诊：8月27日。家长代述26日大便未行，今晨大便1次，质、量正常，精神好，体重增长。按原方继续推拿。

处方：补脾经300次，清大肠500次，分手阴阳100次，掐揉四横纹各50次，摩腹200次，拿肚角5次，推下七节骨300次。

按语：初生之儿，脏腑娇嫩，功能薄弱，如若护理不周，则易引发疾病。脾胃中焦乃后天之本，气血生化之源，五脏六腑之发育无不依赖于此。若中焦运化失司，气血生化不利，则必将影响脏腑形态及功能的发育；同时，水谷运化不及可并同糟粕停滞胃肠，生湿化热。《素问·玉机真脏论》云："脾不足，令人九窍不通。"本案患儿自出生后，胎粪排出延迟，腹胀，便秘，纳乳不香。证属脾气虚弱，气滞便秘。故治疗宜以健脾益气，行气导滞为主。以补脾经配伍分手阴阳健脾理气、调阴阳、和气血；佐以清大肠、推下七节骨通腑泄热；以掐揉四横纹、摩腹、拿肚角行气散结、消胀除满。则中焦气机调畅，脾可升清，胃能降浊，肠道得润，糟粕自下。本证为虚，则应补之，故治疗重在健脾益气，调和气血以助脏腑功能的发育。同时佐以适度行气导滞之法，以助糟粕下达。特别要说明的是拿肚角一法的操作，此法为孙重三先生的特色手法之一，施术时应时刻观察患儿的反应，切勿心急取效而妄施蛮力。手法的具体施术：患儿取仰卧位，医者站于患儿身体一侧，用双手拇指指面置于肚角穴处，而双手食、中二指放于腰背部与肚角穴相对的位置，然后两手相对用力拿住肚角穴，做一推一拉，一紧一松的轻微动作。若患儿出现明显不适反应，则应立刻停止施术，本手法应放到整个手法治疗最后进行。

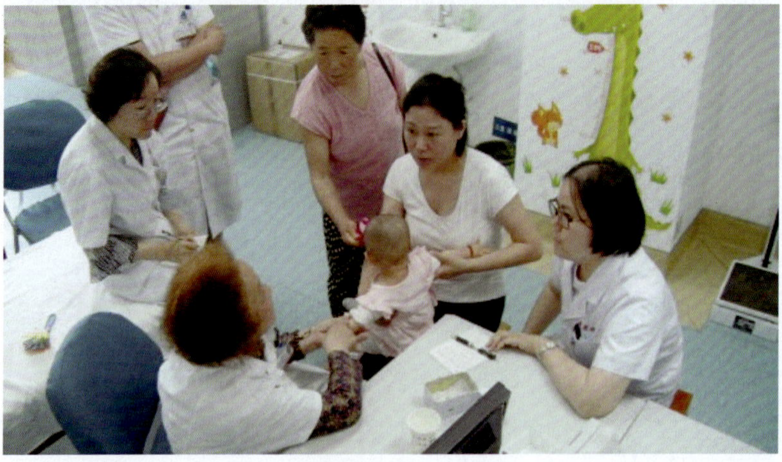

张素芳教授门诊工作照

五 代表性成果

张素芳参加工作 60 年以来，我一直工作在推拿临床、教学、科研一线。在学习中医传统经典，继承推拿前辈宝贵经验的基础上，我也深知创新对于一个学科的重要性。在做好临床工作之余，我陆续在相关学术期刊上发表论文，努力揭示传统推拿技法中孕育的科学光辉。

1. 发表论文

《推拿治疗颈性眩晕临床研究》《推拿治疗小儿肌性斜颈 50 例疗效观察》《活血化瘀手法对微循环影响的机理》《活血化瘀手法对心功能影响实验观察》等文章。

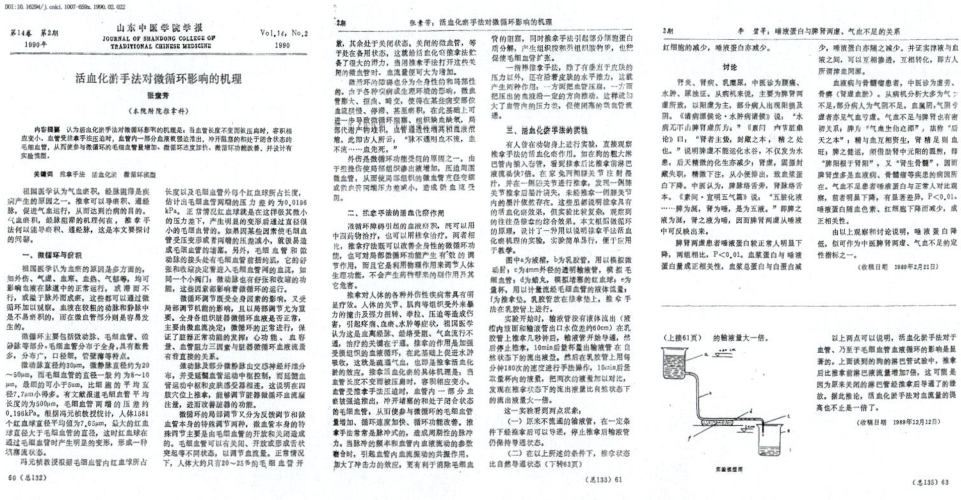
DOI:10.16294/j.cnki.1007-659x.1990.02.022

第14卷 第2期 1990年 山东中医学院学报 JOURNAL OF SHANDONG COLLEGE OF TRADITIONAL CHINESE MEDICINE Vol.14, No.2 1990

活血化淤手法对微循环影响的机理

张素芳

（本院附院推拿科）

内容提要 认为活血化淤手法对微循环影响的机理是：当血管长度不变而被压扁时，容积相应变小，血管受推拿手法压迫时，血管内一部分血液被强迫推出，冲开阻塞的和处于闭合状态的毛细血管，从而使参与微循环的毛细血管量增加、微循环速度加快、微循环功能改善，并设计有实验模型。

关键词 推拿手法 活血化淤 微循环模型

《山东中医学院学报》1990 年第 2 期发表《活血化瘀手法对微循环影响的机理》

2. 出版著作

老骥伏枥，志在千里。经历了半个多世纪的学习与沉淀，我深深热爱中医小儿推拿工作。闲暇之余，我也努力做好中医推拿的学术总结工作，先后主编了《中国小儿推拿学》《孙重三小儿推拿》等小儿推拿专著，近年来又在女儿周奕琼、学生姚笑教授的帮助下整理出版了《张素芳小儿推拿医案选》《张素芳小儿推拿技法图谱》《孙重三小儿推拿精华》等书籍，主审《张素芳小儿推拿学术经验集》，为总结中医小儿推拿学术经验，推广小儿推拿社会认知，尽自己的绵薄之力。

3. 研发“TDL-I 型推拿手法动态力测定器”

20 世纪 80 年代，为顺应手法运动生物力学的发展，我和同事们在国内较早开展了推拿手法力学研究，我们与国内力学、数学、物理学、计算机等多种学科的学者相互合作，应用现代力学的电测原理，并根据推拿手法动作时所需要特殊条件而设计的一种能测量手法力学特征的专用传感器，将手法的力学量变换为电学量，再通过应变仪放大，推动记录仪工作，在记录纸与示波器上显示其动态波形曲线以供研究者分析，最终成功研发“TDL-I 型推拿手法动态力测定器”。推拿手法动态力测定器的应用价值有三个：①用于测定记录国内各推拿流派名医的“手法动态力曲线图”，并对其力学特征做初步分析，通过科学测录、分析手法力学特征，将传统推拿的“口授”经验，用科学的方法进行表达，可以更好地继承、总结、挖掘并发扬祖国传统医学遗产与推拿名家经验；②用于测定记录手法练习者的波形曲线，与推拿名家典型手法图对比分析，可以获知所测手法是否正确，并提出改进动作的方案，有利于改革推拿手法教学；③用于客观记录推拿手法刺激量大小、方向及其传递形式等因素在临床应用中对机体的效应，以研究推拿治病机制、手法运动生物力特征、阐释传统手法宏观的“补泻”，都具有广泛的实用价值与学术意义。

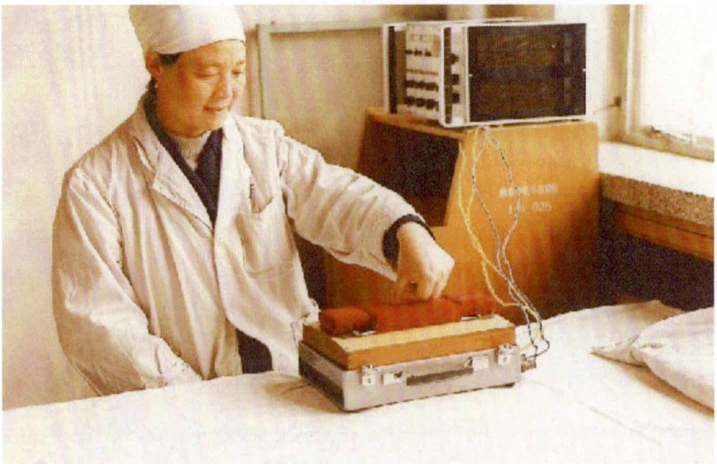

张素芳教授与 TDL-I 型推拿手法动态力测定器

“TDL-I 型推拿手法动态力测定器”促进了现代人体运动学、生物学、生物物理学、力学与古老的中医推拿手法学之间的相互渗透和结合，推动了传统推拿手法学向现代化方向发展的步伐。

4. 成果获奖

（1）1983 年 12 月“TDL-I 型推拿手法动态力测定器”获省科委三等奖。

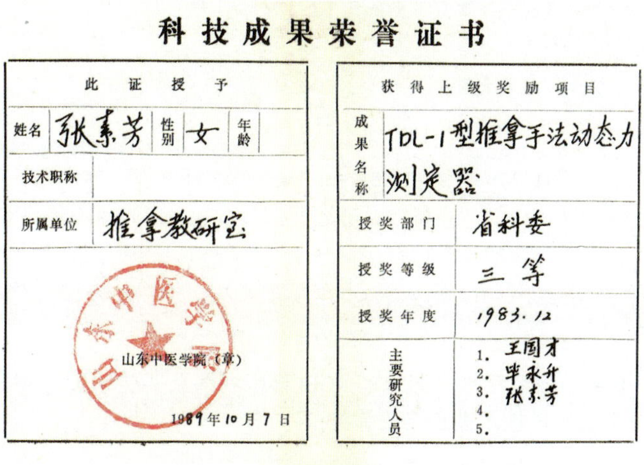

科技成果荣誉证书

此证授予					
姓名	张素芳	性别	女	年龄	
技术职称					
所属单位	推拿教研室				

山东中医学院（章）

1989 年 10 月 7 日

获得上级奖励项目	
成果名称	TDL-I 型推拿手法动态力测定器
授奖部门	省科委
授奖等级	三等
授奖年度	1983.12
主要研究人员	1. 王国才 2. 毕永升 3. 张素芳 4. 5.

“TDL-I 型推拿手法动态力测定器”获省科委三等奖证书

（2）1989 年《推拿手法动态曲线的测定及应用》论文被山东省科技协会评为全省第二届优秀学术成果二等奖。

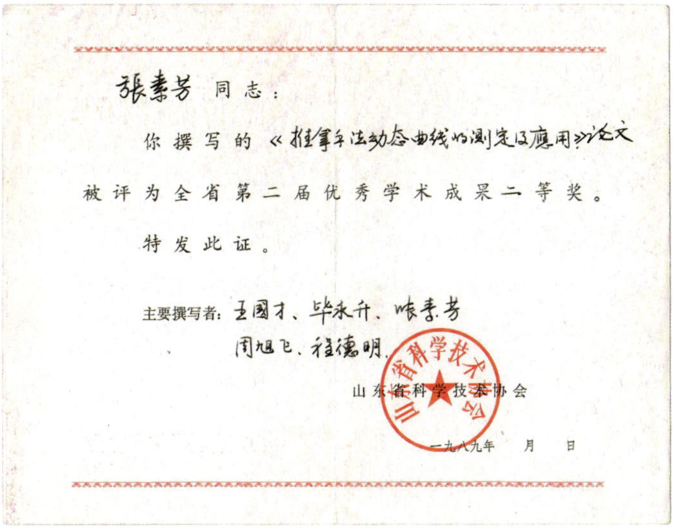

張素芳同志：

你撰写的《推拿手法动态曲线的测定及应用》论文被评为全省第二届优秀学术成果二等奖。

特发此证。

主要撰写者：王国才、毕永升、张素芳、周旭飞、祖德明

山东省科学技术协会

一九八九年 月 日

《推拿手法动态曲线的测定及应用》论文被评为全省第二届优秀学术成果二等奖

（3）2000 年 10 月，山东省科技厅课题“推拿手法治疗颈性眩晕的 TCD 临床观察及实验研究”荣获山东省科学技术进步奖三等奖。

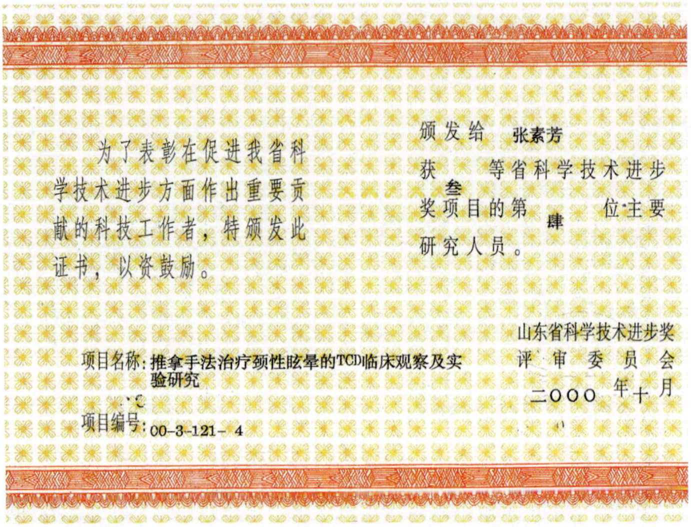

为了表彰在促进我省科学技术进步方面作出重要贡献的科技工作者，特颁发此证书，以资鼓励。

颁发给 张素芳

获 叁 等省科学技术进步奖项目的第 肆 位主要研究人员。

项目名称：推拿手法治疗颈性眩晕的TCD临床观察及实验研究

项目编号：00-3-121-4

山东省科学技术进步奖
评 审 委 员 会
二〇〇〇 年 十 月

“推拿手法治疗颈性眩晕的 TCD 临床观察及实验研究”荣获山东省科学技术进步奖三等奖

（整理者：周奕琼　邢晓君　刘小峰）

王国才

一 医家简介

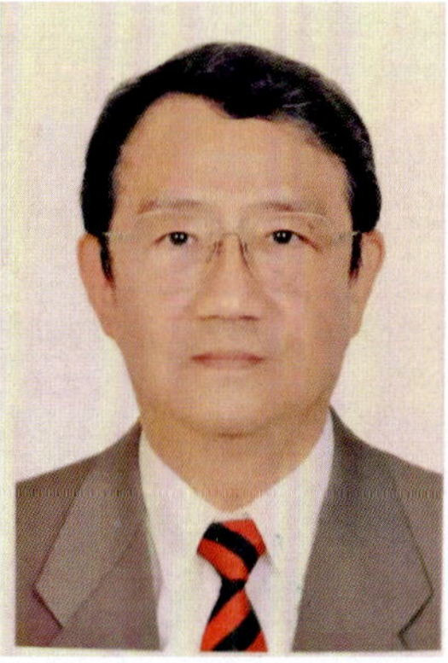
王国才

王国才，男，1942 年 9 月出生于上海，1961 年 7 月毕业于上海中医学院附属推拿学校（现为上海中医药大学针推学院），先后师从于朱春霆、王松山、王纪松、王百川、钱福卿、丁季峰、马万龙、李锡九、陆瘦燕、黄美明等全国著名的针灸推拿大师。

王国才教授是山东中医药大学教授，第三批全国老中医药专家学术经验继承导师，第四批全国老中医药专家学术经验继承与学位工作指导老师，山东省专业技术拔尖人才，全国高等中医药对外教育优秀教师，山东省名中医药专家，并终生享受国务院政府特殊津贴，是首批建设全国名老中医药传承工作室的推拿针灸学专家。曾任济南市十二届人大常委会委员、市十二届人大民族侨务外事委员会委员，中国致公党第二届山东省委委员、第二届济南市委第一副主委。2019 年王国才教授获得国家颁发庆祝建国 70 周年纪念章。

二 成长之路

1958 年，王国才教授在读高二时，因为一次偶然的机会，被上海中医学院附属推拿学校录取，从此开始了他青少年时的求医之路。

上海中医学院附属推拿学校成立于 1958 年，是我国第一所推拿专科学校，除了“师带徒”的形式外，增加了课堂集体教育的方式，以后发展为推拿人才的主

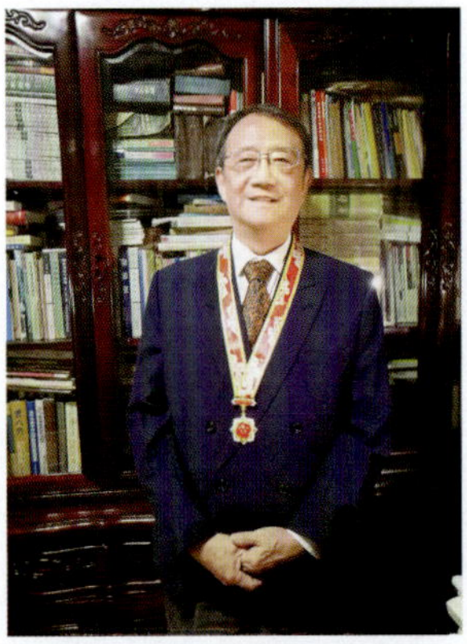
王国才教授获得国家颁发庆祝建国 70 周年纪念章

要培养方式。第一任校长是近代著名的一指禅推拿名家、上海华东医院推拿科主任朱春霆老先生。朱老为人平和，医术精湛，曾经以一指禅推拿治愈国家主席刘少奇、中宣部部长陆定一等多位中央领导人的顽疾而声名鹊起，推拿这一古老医学也得到了政府与社会的重视，1958 年他受命组建推拿学校。因此，朱老对推拿学科的发展功不可没。王国才教授与朱老师生情谊笃深，上学时即得到了朱老的悉心传授，工作后也经常回上海看望朱老、当面求教。朱老生前曾抱憾地对他说，今生最大的遗憾就是当时组建推拿学校时申请的是中专学历，给学生们以后的工作、职称晋升带来了一系列的困难（旧时中医都是“师带徒”的形式，传统的观点以“士”为大，朱老以为“医士”是医生的最高级别，因此把学校的培养目标定位为“医士”）。虽然如此，但是作为现代推拿专业的摇篮，这所学校培养了包括王国才、曹仁发、俞大方、张素芳、严隽陶等一大批当今推拿界的大咖。

上海中医学院附属推拿学校初建校时，荟萃了朱春霆、王松山、王纪松、王百川、钱福卿、丁季峰、马万龙、李锡九等当时的推拿名医以及陆瘦燕、黄羡明等针灸名医，推拿教师汇聚了一指禅、㨰法、内功三大流派的代表人物，而黄羡明更是近代针灸麻醉的创始人，师资力量非常雄厚。每一位老师都毫不保守、倾囊相授，王国才教授也学得如饥似渴，得到了众位老师的真传。他们刚入校时领到的作为推拿练功项目之一的米袋，每天都要练习手法 2 小时以上，等到毕业时米袋中的大米变成了米粉。当时推拿学校实行军事化管理，每天早起晨练 1 个半小时，然后跟马万龙、李锡九等老先生学习，练习易筋经、少林内功。这两位老先生不但是推拿名医，还是全国著名的武术家。直到现在王教授平时仍坚持习练易筋经、少林内功，这使他的身体素质得到了极大提高。对于目前一些中医学院推拿专业购进器械锻炼力量，他持不同意见，王教授认为推拿专业最讲究的是耐力，应该在提高绝对素质的基础上，主要提高耐力素质。推拿医师的手应该做到“硬如钢，软如绵”。器械的锻炼并不能提高耐力素质，还会使手变得粗糙，这与推拿对手的要求是相悖的。学校艰苦的学习和练功使许多同学打起了退堂鼓，不到一年已有好多同学退学，而王教授坚韧不拔、随遇而安的性格使他以优异的成绩毕业，并且在推拿这条坎坷的道路上走到了今天。得益于众多推拿名家的悉心教导，以及自身的刻苦练功，王国才教授打下了相当牢固的推拿基础，他对包括朱春霆老先生在内的各位恩师满怀崇敬和深深的感激，并暗下决心：成败不论学历，一定要用毕生的精力与智慧，以老一代导师们为楷模，继承他们的未竟事业，努力开拓、谱写推拿医学的新境界、新篇章。

1961 年毕业后，王国才教授被分配到山东医学院附属医院（现为齐鲁医院）针灸推拿科工作。他边工作，边学习，不断充实自己。在这期间，王教授用了 4 年的时间完成了在山东医学院医疗系的学业，并参加院日语班刻苦自学日语，翻译了“日本的手技疗法”“按摩”“运动按摩”等日文文献，并在学术杂志上发表。他还利用业余时间积极参加相关学科的学术讲座，聆听专家们的讲课，领略大家风范。他对几乎每科的疾病都有相当的研究，被同事称为“百科全书”。正因为知识渊博，思路开阔，他治愈了大量的疑难杂症，有些甚至已经被大医院的专家判为不治之症。

王教授自幼爱好广泛，酷爱文学、诗歌、音乐、舞蹈、集邮、书法、乒乓球等。在推拿学校期间担任过学生会文艺部长、校乒乓球队队员。这些看似休闲的业余爱好，却给他带来了无数灵感，引导他走上了一条独特的成才之路。王教授自少年时起就爱好音乐、戏曲，家长给他买了一把三弦。当时他的个子还不如三弦高，但这不能阻挡他对音乐的痴迷，每日课余时间自唱自弹，至今他还能完整弹唱苏州评弹、京剧、越剧等的许多曲目。除三弦以外，他对琵琶、柳琴、二胡、口琴等乐器也能熟练演奏。有一次，王国才教授在诊治一位暴聋患者时，将弹琵琶时的轮弹手法应用于针刺手法，自创了针刺轮弹法，用五指有节奏地连续弹击针柄，刺激量要较传统针法中的弹法强上数倍。第一次治疗时，患者就能感觉到了弹针的声音。经过三次治疗，患者听力已经恢复了一半。要知道，该患者曾经被北京、上海等各大医院的著名专家共同确诊为不治之症。后来，他用同样的方法治愈了大量耳聋病人。

王教授研究推拿手法定量化的灵感来自他青年时代的业余爱好：他曾在上海师从我国著名作曲家、指挥家肖白学习合唱指挥。在学习乐理的过程中，他发现音阶的高低是由振动的频率决定的，而声音是由振动波的形式传导的，并由此而悟出所有能量信息的传导包括光之光波、电之电磁波乃至推拿手法作用力之机械波都是以振动波的形式实现传导的。这为他以后研究推拿手法定量化激发了灵感。

王教授青年时爱好舞蹈，有一次去书店发现了一本国外翻译的关于舞蹈的著作，提到了舞蹈步法的定量化研究，对每一个舞蹈的步法包括用力大小、方向，步幅、角度等都有精准描述。他如获至宝，并由此联想到是不是推拿手法也可以这样精确地进行量化研究呢？后来他到一个假肢制造厂参观时，看到患者装上假肢后，在一个步态测定仪上走路，仪器上同步显示足部受力的波形图，然后设计师再根据波形图修正假肢，直到产生的波形图符合要求。他大受启发，联想到自己冥思苦想的推拿定量化研究，可以先设计出专用的推拿手法测定仪，通过实测手法力学数据的方法和技术路线来完成手法的定量化研究，并由此确定了自己今后科研的方向。

20 世纪 70 年代，中国的针灸麻醉取得了突破，得到了世界的关注，全国掀起研究针灸麻醉的热潮。1977 年，山东医学院附属医院派针灸推拿科主任臧郁文到上海学习针灸麻醉，学成后，臧郁文带领针灸科的同事们开始了针刺麻醉的临床应用与研究。在以后的 2 年中，他一直待在麻醉科。当时大多数手术，包括开胸等大型手术都采用针灸麻醉，他是主要参与者之一。那时候还没有电针，这就需要手术前及手术过程中针灸麻醉师不间断地行针从而保证麻醉效果。大多数手术都需要 1 ~ 2 小时，大型手术需要时间更长，这对针灸麻醉师是一个极大地考验和锻炼。每做完一台手术，他的手都累得又酸又涨。他创造性地将推拿的运气功法与振法应用于针刺，自创了“禅针法”。禅针法捻针频率快，每秒 8 次左右、持久均匀、得气率高，一次操作可持续捻针数十分钟，提插、捻转、飞、弹、振、摇诸法任意组合、一气呵成，不但节省了体力，疗效也大大提高。他现在的针法，很大部分得益于那几年搞针灸麻醉时高强度的锤炼。

他的成才之路上，有一个人起到了相当重要的作用，影响了他的一生，那就是当时山东医学院附属医院理疗科主任、全国著名理疗学专家高福华教授。高福华教授本来从事外科专业，后来由于理疗专业人才匮乏，国家聘请东欧、苏联的理疗专家来我国辽宁汤岗子举办了一期培训班，山东医学院附属医院（现为齐鲁医院）派高福华教授参加了培训，学成后回来组建了理疗科。高教授多才多艺，不仅琴棋书画样样精通，而且熟练掌握四门外语。他讲课时板书非常漂亮，讲到肌电图原理时，几笔就画出肌肉、骨骼、神经的解剖图，非常传神，解剖老师都自叹不如，擦黑板时，学生都不忍心擦掉。高教授吹小号水平也非常高，市里剧团排练样板戏，没人会吹小号，把他临时抽调去 2 个月，教会了一批学员才被放回来。王国才教授对高教授非常崇拜，二人有共同爱好，亦师亦友，经常在一起交流。高教授从事理疗专业，对物理学的光学、电学、机械学非常精通。王国才教授向其学习理疗学知识，同时产生了以物理学方法研究推拿手法的想法，这为以后发明推拿手法测定仪奠定了基础。

1980 年 1 月王国才教授被调往山东中医学院从事教学工作，兼到山东中医学院附属医院参与临床工作。长期的临床工作，他深刻认识到中医推拿是祖国医学伟大宝库中的一枝奇葩。但是，从现代科学的高度来看，推拿至今仍主要是一种经验医学，其科学原理还远远未能弄清。经刻苦钻研，他认为要最终揭示推拿的治疗机制，其关键环节是首先要对推拿手法进行定量化研究，逐步弄清并控制推拿对人体的刺激量与刺激形式，最后才有可能揭示推拿的治疗机制。于是，从 20 世纪 80 年代初，他即在国内外最早提出“推拿手法力学信息研究”课题，开始对手法展开了系统的定量化研究，并确立了“推拿手法动作原理及治疗机理研究”这一终生为之奋斗的学术研究方向。当时“科研”还是一个很新鲜的名词，高校里搞得人很少。当他把开题报告递交到山东中医学院科研科的时候，科研科长说，他干了几十年，还是第一次看到这么好的开题报告。但当时的科研条件非常艰苦，经费很少，几乎所有的零件设备都是王教授自己掏钱买的，而且为了搞科研，没时间到医院上班，几年的时间几乎没有奖金，这是他生活最拮据的时期。部分领导不支持他的工作，出差经费不给报销，还有一些同事不理解，冷嘲热讽。他顶住了压力，默默地每日独自工作到深夜，他熬夜的习惯就是那时候养成的。虽然他有了一定的物理学基础，但对于搞科研还是远远不够的。他拜访了多位高校的物理学专家，并自学了大量相关著作，终于在 1982 年首先研制成“TDL−I 型推拿手法动态力测定器”，填补了推拿专用力学测试仪器的空白。当他拿到第一份用自己的仪器打印出来的推拿手法曲线图的时候，激动得说不出话来，自己辛勤的汗水终于得到了回报。万事开头难，这项科研成功后，他随后又开发出“推拿力学信息计算机处理系统”，TDL- Ⅱ型推拿力学信息测定仪，这些成果给他带来了大量的荣誉，是他辛勤汗水的结晶。这与他不畏艰苦，坚韧不拔的性格品质是分不开的。

他从事教育、医疗工作近半个世纪，作为一位医生，一位教师，一位学者，他在传统医学领域进行了艰辛的探索，付出了巨大的劳动，做出了突出的贡献，取得了丰硕的成果。

在日常医疗工作中，对各阶层病人一视同仁，在医疗上认真负责，一丝不苟，每个病人都亲自操作，从不计较工作时间，经常成为全门诊最后下班的人。

长期的临床工作，他深刻认识到中医推拿经过几千年的发展，积累了丰富的经验，不仅其适应范围遍及内、伤、妇、外、五官与小儿各科；而且对许多疑难病症有着药物、针灸等不可替代的特异作用。他对治疗推拿科常见病、疑难病造诣颇深，积累了丰富的临床经验，其手到病除的高超医术得到了病人的交口称赞。

王教授临床治疗的特点是推拿与针刺结合，50年来的临床工作实践，几十年对针推手法的研究积累，总结了丰富的医疗经验与厚实的专业理论，创造了“旋脊法”“整肋法”“仰卧位腰椎斜扳法”等独特的有效手法，总结了“运动关节类手法施术四大原则”，使临床操作治疗达到合理、安全、无痛、量化、省力与高效的高度境界，在骨伤推拿领域形成了独创的“王氏整脊”手法。王国才教授对腰突症、颈椎病、青少年姿势不良性脊柱侧弯畸形、高肩胛症，小儿先天性足内、外翻等疑难病的治疗效果与治疗理论，取得了突破性的进展。在临床用穴方面，他创用诸如三陵、臀上、尺三里、桡三里等许多新的经验效穴。王国才教授不仅有高超的推拿技术，还擅长针灸技术，在疾病的治疗过程中，常常配合使用，相得益彰。他在早期针刺麻醉与长期的推拿、针刺临床的实践中，创造性地将推拿的运气功法与振法的动作形式，应用到针刺手法上来，发明了王氏针刺手法——“禅针法”。禅针法是运用振法的发力形式运针，做到捻针频率快、幅度小。这种针法频率在每秒8次左右、捻转幅度在180° ~ 360° 可任意调控，一次操作可持续捻针数十分钟，并可提插、捻转、弹、飞、拨、颤等手法一气呵成；禅针法持久均匀、得气率高、传导性好、刺激量可调性强、补泻手法量化组合、无痛安全而不滞针，形成了自成一家的推拿针刺治疗学体系。其高超的医疗技术与高尚的医德医风，受到患者的高度赞扬。为此大众日报记者曾对其进行专访，并以《王国才：妙手仁心》为题，在《大众日报》上撰文报道。

王国才之所以成为全国名中医，就在于他敢于打破传统的框框，尊重客观，讲求实效，尤其是对于顽症、难症，敢于攻关，敢于探索，如他运用独特的三维正脊手法治疗脊柱侧弯伴旋转；用他独创的推拿手法治疗小儿脊髓膨出症引起的下肢发育不良，足内翻、足外翻；治疗小儿脑发育不全引起的智力障碍、语言障碍、行走障碍及小儿自闭症等疑难病症均取得了很好的疗效，使很多患者获得了新生。他经常教导自己的学生，在治疗疾病的种类选择方面、在疾病的治疗过程中，不能墨守成规，要有创新精神，要有独特的见解，要有独特的推拿手法，这样中医推拿事业才能得到发展。

在繁忙的工作中，王国才教授不断总结经验，至今已出版专著《中国推拿》《推拿治疗学》《职业资格培训教程（技师）·保健按摩师》、新世纪“十五”“十一五”全国高等中医药院校国家级规划教材《推拿手法学》《推拿手法学·习题集》《中医药考试辅导指南》《中国推拿手法学》《养生妙语》《足部穴区按摩疗法》等十部，本校自编教材一本；在国内外学术期刊上发表学术论文26篇；先后获中国实用新型专利6项；获山东省科学技术进步奖三等奖4项；全国发明展金奖、银奖各1项；1997年获国家技术发明四等奖1项；2006年获“中华中医药学会首届中医药传承特别贡献奖”；主编的国家级规划教材《推拿手法学》于2009年被评为“新世纪全国高等中医药优秀教材”。

经过半个世纪的辛勤耕耘，王教授取得多项具有原创性知识产权的研究成果，奠定了其在推拿手法运动生物力学研究领域中创始人及学术带头人的地位。他为弘扬推拿医学走向世界，推动推拿学科的学术进步做出了贡献。

他学贯中西、术精针推，虽然在推拿和针灸临床的医术已堪称精湛，炉火纯青，但在学术上永不满足，精益求精，仍在不断地完善自己，在治学的道路上不断前进，同时也在不断地突破自己，在攀登医学高峰的路途上，他是个永不知疲倦的人。

他非常善于学习，勤求古训，博采众长。虽已临证治病50余载，但仍然孜孜不倦地学习，为了中医学术的发展，温故而知新，执着探索求真。他认为随着时代的发展，如果没有牢固的中医基础，没有多学科的知识结构，没有一丝不苟的治学精神，就不能不断地发展中医学术思想。他不仅在医海钩玄，挖掘、继承古人的宝贵遗产，还刻苦钻研诸如运动生物力学、数学、工效学、电脑技术等现代相关与边缘学科的先进知识和经验，这些都为他的推拿手法原理和临床针推手法、治法的创新研究工作奠定了坚实的学养与理论基础。他平时每日读书写作到深夜，包括中医经典著作的重温和现代医学的学习，以及大量的中医临床资料的阅读和批改。他常说：“读书在于悟性”，即不能读死书，要善于思考，融古今于一炉，取长补短，为我所用。王教授经常教导他的学生们，书不能不看，有用的书尽可能地要买。从年轻时他就养成习惯，直至今日他仍每月必到书店去一两趟，这也是他最爱去的地方，而且每次去书店一定是满载而归。

王教授的主要治学特点是博古通今，不崇流派，善于思考。他立足于医学经典著作，博览群书，师古而不泥古，学今而不离今，对现代医学的学习也一时一刻不放松，古为今用，洋为中用。他讲学、带教、参加学术会议，每到一处不但讲述自己的经验，而且善于学习别人的经验，取长补短。他经常说："实践是检验疗效的标准。"临证应用后的临床效果最能说明问题。

他非常重视中医推拿人才的培养，教书育人，为人师表。他举办多期学术讲座，为国家培养了大批中医推拿人才。自 1995 年以来已培养了 2 名博士，5 名硕士研究生，4 名高徒，并在全国、全省讲学，举办推拿学习班，为我国我省培养了一批学术骨干。在临床带教中他从严要求，毫无保留地将自己多年经验传授给学生。老师的行为就是最好的教学，在传授知识的同时，他也把优秀的医疗作风教给了每一位学生。

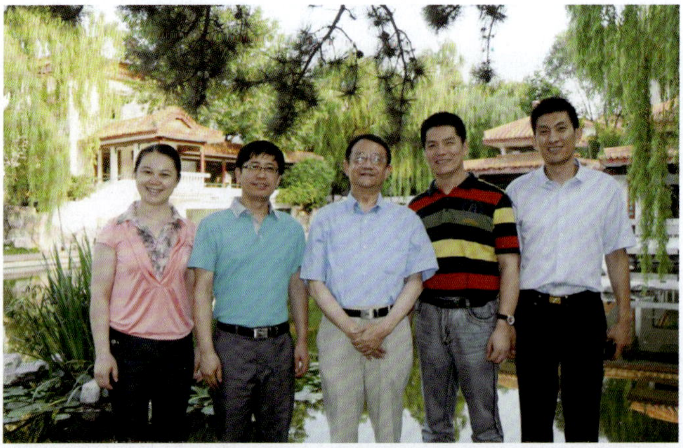

王国才教授与他的弟子们

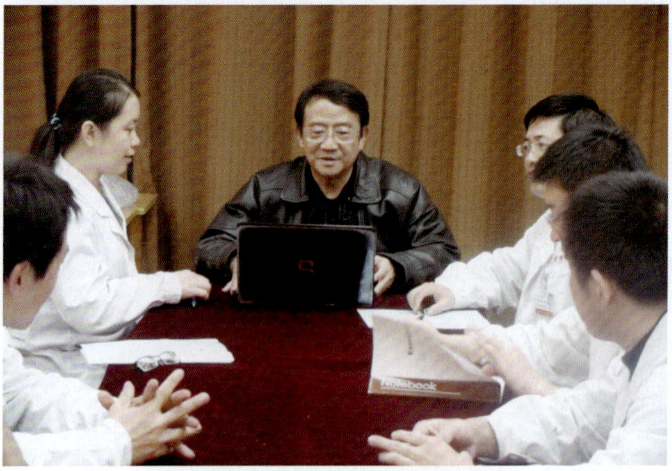

王国才教授在给学生们做精彩讲座

他的各项工作非常繁忙，虽已年近古稀。但他至今仍坚持门诊临床带教、带徒，还每年承担着为本科生、硕士研究生、多国留学生与职业资格高级按摩师班等多层次的专业教学任务，近五年来年平均教学工作量每年在300学时左右，主要讲授“推拿基础学”“推拿手法学”“推拿练功学”“推拿治疗学”“推拿学”与“高级按摩师”六门专业课程，被评为“全国高等中医药对外教育优秀教师”。他先后两次编写、修订本校推拿专业用《推拿手法学》新教材，近年来先后主编完成“十五”“十一五”新世纪国家级规划教材《推拿手法学》的主编任务；目前，还担任主编、在编“十二五”国家级规划教材《推拿治疗学》。他用半生的精力进行教学改革，先后发明了“TDL-I型、II型推拿手法动态力测定器”“推拿力学信息计算机处理系统”，并应用这些自创的仪器于20世纪90年代初在我校创建了国内外第一个“手法运动生物力学教学实验研究室”，在教学中应用、倡导“推拿手法运动生物力学实验教学法”，获校优秀教学成果二等奖。该项成果突破了手法教学以经验传授为主的传统教学模式，使之提高到实验教学的科学水平，明显提高了教学质量，受到同行们的充分肯定和高度评价。现在他又以传承工作室为平台，立题改进、研制新型的“推拿手法测录分析系统”，在他开拓的“推拿手法运动生物力学研究”领域，新的征程又扬帆起航！

在中医发展之漫漫的历史跑道上，他接过并高举历代先哲前贤们呕心沥血点燃的中华医学的圣火，肩负继承、创新、传承与为人类健康事业服务的使命，罄其所学、倾其全力，在充满阳光与机遇的新时代的康庄大道上，向中医现代化的方向疾奔。坦途时不可懈怠，坎坷时切莫气馁；荣不骄、挫愈勇，坚定地向既定目标前行。只要努力拼搏过，成功也好，失败也罢，不奢求全功，但求在记有现代科学烙印的中医推拿学发展的进程中，为后人留下些许可借鉴的教训，或一缕可启迪来者灵感的火花，以使灯火辉煌代代相传，此生足矣。

传统中医推拿学的精华在手法及其临床应用，运用科学手段全面继承总结手法经验，研究并揭示手法的运动生物力学规律及其治效机制，是推动推拿学科向现代化、科学化方向发展的必由之路。

三 学术精华

1. 筋骨并治，理筋为先

王国才教授临床治疗脊柱相关疾病注重筋骨并治，认为“骨正则筋柔”；对于整骨与理筋的关系，王教授认为先理筋，后整骨，理筋为先，反对单纯整脊而不松筋的治疗方法。“筋”即软组织，主要包括筋膜和肌肉组织。所谓理筋，就是通过软组织放松类手法解除肌肉痉挛，松解软组织粘连，恢复软组织的生理功能。

影响脊柱平衡稳定的因素主要有内源性和外源性两种，此外，肋骨框架和上肢带骨也起到一定的辅助作用。内源性稳定，主要依靠关节突关节、椎间盘和周围韧带结构，为静力性平衡；外源性稳定，主要靠脊柱周围肌肉的调节与控制，它是脊柱运动的原始动力，为动力性平衡。上述任何一个环节遭受破坏，均可能引起或诱发脊柱正常结构及平衡功能的丧失，从而导致脊柱不稳、侧弯、棘突偏歪等。其中又以外源性稳定更为重要，因为肌肉是脊柱运动和保持姿势的前提条件，大多数脊柱不稳都是首先由脊柱周围肌肉劳损发展而来的。脊柱周围肌肉劳损、痉挛，使脊柱周围的受力不平衡，脊柱及其周围组织逐渐退变、增生，并最终导致脊柱侧弯、棘突偏歪、椎间盘突出等病变。“松筋”即用软组织类手法放松脊柱两侧的肌肉，舒筋解痉，从而改善脊柱的外源性稳定；整脊是改善、重建脊柱的内源性稳定。只有在外源性稳定改善的基础上，才能建立并巩固脊柱的内源性稳定。单纯的整脊只适合急性的脊柱小关节紊乱，而大多数脊柱疾病只有“筋骨并治”才能保证脊柱的“长治久安”，防止复发。从病理学方面讲，当软组织因为劳损、外伤等受损伤，出现炎症反应时，瘢痕组织会取代受损的组织，这些瘢痕组织排列不规则，不具备原有软组织的生物化学特性和力学特性，弹性和拉伸性远远低于原有软组织，肌肉等软组织的持续痉挛，进而导致的慢性炎症是诱导瘢痕组织增生的主要原因。对受伤痉挛的软组织进行推拿，不但可以解除肌肉软组织的痉挛，消除慢性炎症，还可以诱导瘢痕组织内正在生长的胶原纤维网沿着纵轴的方向更加有次序的排列。这样沿纵轴有次序排列的瘢痕组织在结构和功能上与原来的软组织非常相似，优于一般的瘢痕组织。此外，推拿也有利于局部组织的营养交换。例如，临床常见的腰椎小关节紊乱，单纯应用腰椎斜扳法即可治愈，疗效显著，但是究其病因，主要是由于腰部肌肉软组织的异常致腰椎不稳而发作；单用腰椎斜扳法虽可即时治愈，但腰椎不稳如果不加治疗，仍会反复发作。要从根本治疗该病而不再复发，不但要详细检查腰部肌肉软组织的状况，有紧张痉挛及压痛点要用手法解除，还要嘱患者加强腰部肌肉锻炼，增加腰椎的稳定性。

理筋的手法主要是作用于软组织类手法，对于这类手法，王教授有较深入的研究。以常见的颈椎病为例，王教授首先详细检查出颈项部痉挛紧张的肌肉，然后对其重点操作。这些痉挛的肌肉往往触手僵硬，缺乏弹性，或有条索状物、结节，或呈绳索状。手法以一指禅螺纹推、㨰法、按揉为主。如项后斜方肌、半棘肌的痉挛，首先用㨰法整体放松，然后主要用一指禅或按揉法操作。用力方向主要分三条线：横突方向、棘突方向、横突和棘突夹角方向。如果把一侧半棘肌看成一个立方体，那么着力点就是它朝向外的两个面和一个棱。这样做的好处是可以把半棘肌及其深层的多裂肌、回旋肌充分放松，不留死角。着力点取肌腹最高点，因为肌梭细胞主要分布在此处。肌梭细胞的功能障碍是肌肉痉挛，持续收缩的一个重要原因。肌梭可由于过度牵拉或过度收缩、肌肉内部纤维化或挛缩等原因而引起功能障碍，对肌腹顶点的按揉、弹拨等操作可以改善肌梭的供血，恢复其功能。肌肉 - 肌腱结合处是腱器主要分布的地方，也需要重点推拿。对于深层肌肉的痉挛或较深部的损伤，有时需要拨开或透过浅层肌肉软组织才能推到，这对操作者的手法渗透力要求较高。如对后斜角肌的操作，可以用拇指从斜方肌项部的前外缘向后探入，触及条索状肌肉后从上向下按揉弹拨直到第二肋骨。颈椎双侧的肌群也同样操作。这样一套软组织放松手法操作完毕后，颈椎即可得到全面放松，为下一步关节运动类手法做好了准备。腰椎、肩膀等部位的疾病也同样操作。

2. 独创“王氏整脊”

目前，国内外推拿分很多流派，整脊推拿手法也是门类众多，不同流派由于对脊柱关节半脱位的认识不同，都认为自己的推拿手法是“正宗”或正确的，这也导致当前推拿流派的故步自封。王国才教授善于借鉴和学习其他学者及国外的整脊理论及手法，他认为国外的整脊理论、手法比较系统、细致、科学，其中有好多值得借鉴的地方，传统整复手法比较巧妙，应该吸取其优点，有机融合，才能够使整脊手法获得新的突破。各种推拿手法，无论是作用于软组织或关节运动类手法，都能不同程度地改善患者的症状。对于一般患者来说，症状的消失意味着疾病的治愈。但王教授提出了更高的要求，脊柱病变治疗的最终目的应该是恢复患者脊柱正常的力学结构和运动功能，推拿应该最大限度地使患者康复，而症状改善仅仅应作为治疗过程中一种令人满意的次要效果。只有掌握脊柱运动和推拿手法的力学机制，才能更好地为患者服务。王国才在应用运动关节类手法时，强调必须掌握并运用人体运动解剖学、运动生理学与运动生物力学原理，整脊手法强调利用杠杆、力偶原理，加长力臂、力矩，从而达到省力、安全的效果。在长期的临床实践中，王国才教授创造了“旋脊法”“整肋法”“仰卧位腰椎斜扳法”等独特的有效的推拿手法，总结了“运动关节类手法施术四大原则”，即关节运动轴面原则、关节运动区位原则、关节运动解剖结构学原则以及省力原则，这对于脊柱和全身关节的推拿操作，具有重要的指导意义，使临床操作治疗达到合理、安全、无痛、量化、省力与高效的高度境界。他在骨伤推拿领域形成了独创的“王氏整脊手法”；对腰突症、颈椎病、青少年姿势不良性脊柱侧弯畸形、高肩胛症，小儿先天性足内、外翻等疑难病的治疗效果与治疗理论，取得了突破性的进展；在临床用穴方面，创用诸如三陵、臀上、尺三里、桡三里等许多新的经验效穴。

3. 针推并用，独创“禅针法”

王国才教授在临床治疗时常常采用针灸推拿并用的治疗方法，大大地提高了临床疗效。他不仅有良好的推拿功底，在长期的临床实践中，尤其是在开展针刺麻醉的过程中，还创造了禅针法，把推拿功法和针灸有机结合起来，使得推拿手法和针刺相得益彰。

“禅针法”是王国才教授将运气推拿流派的振法应用到针刺手法上而独创的一种运针手法。“禅”即禅定之意，因“禅针法”的特点为捻针频率快，每秒 8 次左右，一次操作可持续捻针数十分钟而手法不变形，故名之。又因拇、食、中三指握针，运针飞快，缠绵不断，也称为“三指缠针法”。临诊时，根据需要或补或泻，捻转幅度在 180° ~ 720° 可任意调控，提插、捻转、飞、弹、振、摇诸法任意组合、一气呵成“禅针法”优点为持久均匀、得气率高、传导性好、刺激量可调性强、补泻手法量化组合、无痛安全而不滞针。

“禅针法”就是把推拿手法振法应用到捻针手法中，施术者沉肩、垂肘，全身放松，进入功法状态，用拇、食、中三指指腹捏住针柄，食、中二指快速地小幅屈伸，使针柄在三指中高速捻魂“禅针法”其实是变形的振法，通过食、中指的振动作用于针柄部而形成捻针动作，因此“禅针法”的捻针频率与振法相同，也是 8 ~ 11 次 / 秒，“禅针法”操作既要有技巧，也要有耐力。经过长期的训练，手指的振动可以达到“自动化”状态，也就是说不需要有意识地强制用力让手指振动。在这种状态下，持续捻针至少可以达到十几分钟。

临床应用时，针刺入相应穴位，先要候气，得气后，即可行“禅针法”操作，“禅针法”一般捻转角度为 180°，如果要加强刺激，可以加大捻转角度到 360°，部分穴位或患者可以达到 720°。操作过程中，左右旋转角度要相同，否则会导致肌纤维缠绕到针身而滞针。有时候，为了使刺激的形式多样化，捻转角度可以随时调整，如捻转角度从 180° ~ 360° ~ 720°，再从 720° ~ 180°，连续操作，就可以取得波浪式刺激。捻转的同时配合提插，相同的压力下，针尖旋转速度越快，穿透力越大。由于“禅针法”捻针速度快，因此穿透力强，在一些组织致密，进针困难的穴位，运用“禅针法”就可以轻松深入。如命门穴位于棘突间隙，浅层有棘上韧带，深层有棘间韧带和黄韧带，常规针法难以深刺，运用“禅针法”可以刺到较深的层次，部分患者可以出现针感沿督脉感传的现象，普通针刺手法由于刺不到足够深的层次，因此难以出现针感。“禅针法”补泻与常规针法相似，捻转频率相同，捻转角度小、用力轻、操作时间短者为补法；捻转角度大、用力重、操作时间长者为泻法。同时也要参考患者的感觉，同样的刺激，在一部分不敏感的患者身上感觉很轻，就是补法，在另一部分敏感的患者身上感觉较重，就是泻法。

“禅针法”往往要配合一些辅助手法，如飞、弹、颤、拨等，王教授根据病情将多种手法穿插应用，相辅相成，组成一整套针灸治疗手法。弹法一般以示指轻弹针柄，使针体微微振动；示指弹过针柄后，如果再配合拇指回弹针柄，称为双弹法；如果以除拇指外其余四指尖交替弹针柄，

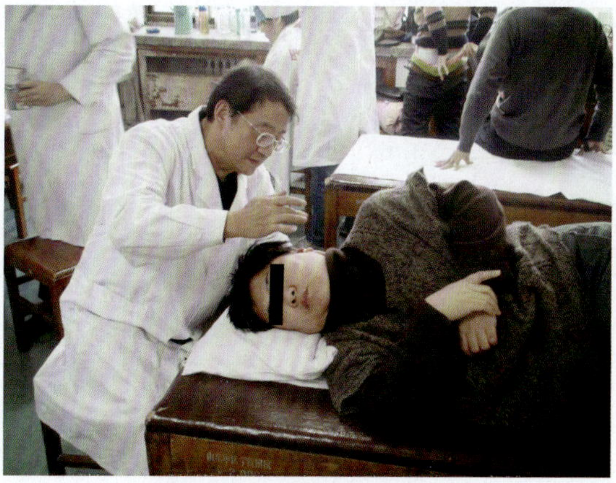

王国才教授为耳聋患者做禅针治疗

如弹琵琶，称为轮弹法。这是王教授独创的手法，有节奏地操作，不但美观，而且形成一种节律刺激，有特殊的治疗作用。如在耳部周围的穴位针刺后，施双弹和轮弹法，通过骨传导可对鼓膜和听觉细胞形成一种特殊的刺激，患者往往感觉到耳内的“嗡嗡”声，对于耳鸣、耳聋的病人效果非常好。临床经常有耳鸣耳聋患者，辗转北京、上海等多家著名医院得不到有效治疗，经王教授针灸治疗后，病情明显改善甚至治愈。拨法也称弹拨法，以示指弹拨针柄，使针身产生大幅摇动，以加强刺激。如椎间盘突出患者出现下肢麻痹、踇趾背伸无力等症状，在环跳、臀上等穴位行弹拨法操作，可出现闪电样向下肢放射感，患者多可立即感到疲软的肌肉力量增强，活动轻松。颤法是在针下得气后，手指捏住针柄，不提插、不捻转，只是通过前臂的振动带动针身的振动，类似于推拿手法的振法。颤法穿透性强，通过局部组织的振动带动深层组织器官的振动，产生一种长时间的持续振动刺激。如在关元穴用颤法针刺操作，可以引起小腹内器官的振动，小腹内产生温热的感觉。

王国才教授用“禅针法”治愈患者上万例，部分患者一次即愈，其卓越疗效值得我们深入学习和研究。

四 典型医案

1. 推拿治疗特发性脊柱侧弯

特发性脊柱侧弯证属肾精不足，督脉空虚，治以补肾益精，理筋整复，舒筋活络。

苏某，女，24 岁。2009 年 12 月 25 日因“脊柱侧弯 7 ~ 8 年，右侧胸部变形伴背腰部疼痛 1 年”以“特发性脊柱侧弯”就诊。

初诊：患者 8 年前查体时发现脊柱侧弯，当时未予重视及治疗，近 1 年来发觉右侧胸部变形且伴背腰部疼痛，呈逐渐加重之势。现症见：右侧肩背部高于左侧，全脊呈 S 形，胸椎偏向右侧，腰椎偏向左侧，右侧下背部腰痛。察其神志清，精神可，右肩高于左侧。舌质淡红，苔薄白，脉弦涩。查脊柱棘突呈 S 形侧凸，胸椎以第 5 椎体为中心向右侧凸 30°，腰椎以第 3 椎体为中心向左侧凸 25°。右侧肋骨隆起呈剃刀背征（+），右肩胛骨高起。脊柱站立位 X 线正位片示：脊柱棘突呈 S 形侧弯，骨质未见异常变化。

中医诊断：驼背（肾精亏虚）；西医诊断：特发性脊柱侧弯。

辨证分析：本病为先天不足、后天失养，由于患者长期坐姿不良，导致脊柱长时间处于扭转状态，诱发脊柱侧凸的发生。其关键在于内因，内外相承，合力作用于脊柱，致使腰背部筋肉受损，长期作用，牵拉骨骼，导致力线改变，进一步刺激骨骼生长变形。故见脊柱侧弯，背部腰痛。

治则：补肾益精，理筋整复，舒筋活络。

推拿操作：患者俯卧，以㨰法、按揉法等在脊柱两侧骶棘肌操作，自上而下反复操作 3 ~ 5 遍，充分放松背腰部肌肉，其中凸侧应用弹拨等较重的手法，使痉挛的肌肉放松。点按肺俞、膈俞、肝俞、脾俞、胃俞、肾俞、气海穴、关元、八髎、环跳、阳陵泉等。做旋肋法，患者俯卧位，双臂自然伸直放于体侧。医者双手叠按，下面的拇指顺着肋骨的走向贴按于肋角，上面的手以掌根按于下面的拇指上，由腰部发力，并带动双臂同时用力带动双手旋按，可闻及弹响声。做提肩压胛法、腰椎斜扳法和后伸扳法。令患者仰卧，单侧下肢屈膝屈髋，做髋关节摇法及其双侧侧扳法。

针灸取穴：肾俞、局部阿是穴、阳陵泉。手法以禅针法为主，不留针，得气为度。每周 2 次。

二诊：2010 年 1 月 5 日。患者自诉经过推拿治疗后腰背部疼痛较前减轻，但仍有稍许。察其神志清，精神可，右肩高于左肩。舌质淡红，苔薄白。治疗方案同前。

三诊：2010 年 4 月 2 日。患者自诉腰痛已经消失，胸廓较前明显好转，脊柱外形亦好转。察其神志清，精神可，两肩基本等高。舌质淡红，苔薄白。治疗方案同前。

经推拿针灸治疗后，患者背腰部疼痛消失，外观脊柱侧弯状况好转。

按语：对于特发性脊柱侧弯患者，手法复位是首选的治疗方法。本例特发性脊柱侧凸系病因未明疾病，通过手法调整脊柱力学平衡，改变侧凸脊柱的异常受力状态，从而恢复椎体的正常位置。治疗时先应用按揉、㨰等手法尽量放松脊柱凸侧紧张的肌肉，并加强脊柱凹侧肌肉的手法刺激，以增加松弛肌肉的力量，达到脊柱双侧肌肉力量平衡，对脊柱的作用左右平衡，有利于脊柱恢复正常的生理曲度。再配合旋棘法、旋肋法、提肩压胛法、仰卧位腰椎旋转扳法等脊柱整复手法，内外兼治，使脊柱侧凸造成的内外失衡得以恢复正常。早发现、早治疗是本案的关键。患者自诉经推拿治疗后，背腰部疼痛消失，外观脊柱侧弯状况好转。

2. 推拿配合针灸治疗右侧股骨头缺血性坏死

汤某，女，41岁。2009年11月17日因“右髋疼痛30余年，加重1年”以“股骨头缺血性坏死”就诊。

初诊：患者自述从七八岁开始便出现右髋疼痛，每次四五天后疼痛消失，疼痛无规律，时轻时重，未做任何治疗。1年前无明显诱因疼痛明显且逐渐加重，以腹股沟及大腿前外侧为甚。晨起走路感疼痛，3～4分钟后逐渐减轻，曾因腰椎间盘突出症来门诊治疗，效可，但仍感右髋部疼痛。为求系统治疗，来推拿科就诊。现症见：右髋及大腿前外侧疼痛，走路跛行，纳眠可，二便调。查体见：右侧股骨头叩击痛（+），小转子压痛，髋关节内收外展正常，双“4”字试验（－），骨盆挤压试验（－），仰卧位时下肢处于外展位。舌淡苔薄白，脉弦细。髋关节CT示：右侧股骨头密度不匀，可见不规则骨质缺损区，伴周围骨质硬化。双侧髋关节间隙清晰，不窄，关节面光整，余诸组成股骨质结构完整，未见明显增生及破坏。

中医诊断：骨蚀证（气虚血瘀）；西医诊断：右侧股骨头缺血性坏死。

治则：舒筋活血，通络止痛。

处方：推拿配合针刺治疗。推拿步骤：①患者俯卧位，术者滚揉腰臀部肌肉，放松紧张的韧带、肌肉。②患者侧卧位，在股骨头周围重点放松，减轻肌肉痉挛，改善局部血液流通。③点按弹拨髀关、居髎、后居髎、风市、阳陵泉、血海等穴位，激发经络经气，舒筋通络。④围绕臀中部做髋关节摇法。⑤仰卧位屈膝屈髋，适宜为度。

针灸采用禅针法，主穴为大肠俞、臀上、后居髎、阿是穴1（股骨大转子后侧压痛点）、阿是穴2（坐骨结节处压痛点）、髀关、风市、血海、内外膝眼、足三里、委中。

二诊：2009年11月20日。右髋及大腿前外侧疼痛但可以忍受，坐骨结节下方疼痛消失，走路跛行。右侧股骨头叩击痛（+），小转子压痛，髋关节内收外展正常，双“4”字试验（+），骨盆挤压试验（－），仰卧位时下肢处于外展位。治疗方案同前。

三诊：2009 年 12 月 18 日。右侧股骨头下方仍感疼痛，但可以忍受，坐骨结节下方疼痛消失，走路跛行。治疗方案同前。

四诊：2010 年 2 月 26 日。右侧股骨头下方压痛消失，跛行明显改善。治法同前。

按语：中医认为，与股骨头坏死病变关系最为密切的为肝、脾、肾三脏。肾为先天之本，主骨生髓，肾健则髓充，髓满则骨坚。反之，则髓枯骨萎，失去应用的再生能力。肝主筋藏血，与肾同源，两脏荣衰与共，若肝脏受累，藏血失司，不能正常调节血量，血液藏运不周，营养不济，亦是造成缺血性股骨头坏死的重要因素。脾胃为后天之本，脾胃失健运，生化气血无源，则筋骨肌肉皆无气以生。患者因工作性质长期站立，久立伤骨，继而伤及肝肾，发为本病。股骨头坏死的三大症状是：股骨头坏死的三大主要症状是髋关节（单侧或双侧）疼痛、跛行、功能障碍。患者出现疼痛、跛行，另配合 CT 表现，得出患者股骨头处于早期病变。治疗上主要以调节血运为主，通过补益肝肾，活血化瘀，舒筋通络，分别针刺肾俞、大肠俞、风市、居髎等穴位，同时配合推拿手法，患者自行艾灸，经过 30 多次治疗后，新骨逐渐长成，疼痛逐渐消失，疗效明显。手法治疗本病的目的，主要是松解粘连或挛缩的髋关节周围软组织，通过缓解疼痛降低肌张力来减轻髋关节囊内压，解除对血管的刺激，促进静脉血回流，增加动脉灌注，使有效循环血量增加，达到改善缺血性股骨头局部血供的目的，重建坏死股骨头的血供，创造不利于修复骨坏死和新骨生长的微环境，促进了坏死骨质吸收和新骨重建。同时，通过手法对局部软组织的反复刺激，还可以逐渐增加刺激量，能提高痛阈，降低肌张力，尤其是横纹肌损伤后的保护性肌张力。

3. 推拿配合针灸治疗髌骨软化症

髌骨软化症（肾精亏虚），治以补肾壮骨，通络止痛。

朱某，女，42 岁。2009 年 10 月 27 日因“左膝关节疼痛不适 1 年，右膝关节疼痛不适半年”以髌骨软化症就诊。

初诊：患者于 1 年前无明显诱因出现左膝关节疼痛不适，上下楼梯与过度劳累后加重，口服安必定、维骨力等后，效果不显，半年后右腿出现同样症状，于聊城某门诊就诊，贴膏药，具体不详，略有减轻，但仍疼痛较甚，为求进一步治疗特来推拿科就诊。查体见：双膝关节外形基本正常，无明显肿胀，伸屈运动范围基本正常，有轻度摩擦音，髌韧带压痛明显，屈膝至 90° ~135° 时疼痛明显。膝关节 MR 示：左膝关节髌骨软化症，关节腔积液左膝（+）。

中医诊断：膝部伤筋（肾精亏虚）；西医诊断：髌骨软化症。

治则：补肾壮骨，通络止痛。

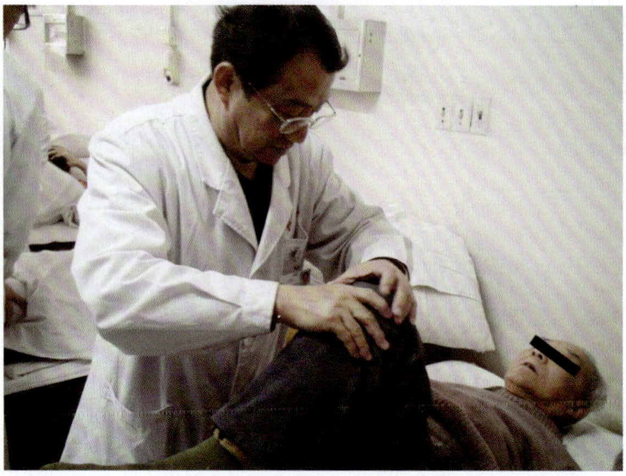

王国才教授为髌骨软化症患者做推拿治疗

处方：拟用推拿配合针刺治疗。推拿步骤：①患者仰卧屈膝位，以揉法作用于膝关节周围肌肉韧带等软组织。②局部压痛点以点按等手法增强痛阈，缓解疼痛。③腿伸直，以抻法（左手压于髌骨上方，右手握于脚踝，至最大功能位时下压）作用于膝关节。④擦法作用于局部透热为度。

针灸采用禅针法，主穴为内外膝眼、风嘴穴、鹤顶、委中、肾俞、阳陵泉，其中风嘴穴为王教授经验效穴，令患者屈膝 100° ，从髌骨尖下穿过髌韧带，沿髌骨下沿刺入，患者可有麻胀感。

二诊：2009 年 10 月 30 日。患者自诉已明显好转，现上下楼梯仍困难，髌骨压痛减轻，髌韧带压痛减轻，治疗方案同前。

三诊：2009 年 11 月 3 日。患者自诉诸症状减轻，走路较长后才出现疲劳感及轻微疼痛，治疗方案同前。三诊效果明显。

按语：髌骨是全身最大的籽骨，上极与股四头肌腱相连，下极由髌韧带固定于胫骨结节。其关节面与股骨内、外髁相互形成髌股关节，膝关节屈伸时，髌骨在股骨内，外髁间由近到远呈“S”形滑动。髌骨软骨软化症是髌骨面因慢性损伤后，软骨肿胀、侵蚀、龟裂、破碎、脱落，最后与之相对的股骨髁软骨也发生相同病理改变，而形成髌股关节的骨关节病。主要的病因包括先天性髌骨发育异常、膝关节长期磨损、年龄等因素导致的关节软骨本身的退变是本病的内在因素，机械性因素对关节软骨的慢性损伤就是其外在因素。王教授采用推拿配合针灸治疗，患者 3 次基本治愈，效果非常明显。王教授认为“肾主骨，肝主筋”，先以手法疏通经络，活血化瘀，改善膝关节周围气血运行，以针灸刺激风嘴穴起深层紧贴髌骨下方受损经筋，促进受损经筋组织恢复，配以内外膝眼、足三里、委中、等扶正祛邪，益气血、壮筋骨，达到满意疗效。

4. 手法整复治疗腰椎椎管狭窄症

姚某，男，62 岁。2009 年 12 月 22 日因“反复发作性腰腿痛 2 年加重 1 个月”以“腰椎椎管狭窄症”就诊。

初诊：患者 2 年前在不明诱因下出现腰痛，并逐渐出现右下肢放射痛。经针灸治疗，症状时好时坏。1 个月前患者因抬搬花盆，扭伤腰部，现腰痛及双下肢痛麻，伴间歇性跛行，不能久站，遂来我院推拿门诊治疗。

中医诊断：痹症（瘀血痹阻）；西医诊断：腰椎椎管狭窄症。

辨证分析：患者年老体虚，肝肾精亏，气血不足，血液运行不畅，痹阻经络，络脉不通，肌肉关节失于濡养，发为本病。

治则：理筋整复，舒筋活络。

处方：推拿治疗。操作步骤：①患者俯卧位，术者用㨰法、揉法，放松腰骶部肌肉，沿膀胱经路线往返操作 3 ~ 5 遍，力量由轻到重。②点按腰背部膀胱经腧穴，以“得气”为度。着重点按压痛点，以患者可以耐受为度。③放松腰及下肢部紧张的肌肉。④行腰椎侧卧位斜扳法，左右各一次，卷腰法。⑤沿受损神经根及分布区㨰、点、按揉促使气血循环加强。

嘱避风寒，忌久坐久立、弯腰负重，尽量平卧休息，注意睡床的软硬度要适中，缓解腰肌痉挛。扎腰围带保护。

二诊：2009 年 12 月 29 日。患者诉推拿治疗后，腰腿痛较前明显减轻，较前十去七八，久坐、劳累后仍感右下肢胀痛不适，间歇性跛行。

三诊：2010 年 1 月 15 日。患者诉推拿治疗后，腰腿痛消失，久坐，劳累后仍感右下肢胀痛不适，无间歇性跛行，行走自如。

按语：腰椎椎管狭窄是导致腰痛及腰腿痛等常见腰椎病的病因之一，“间歇性跛行”是本症的临床特征。推拿治疗主要有三个步骤。①松解：主要通过点、按等软组织放松手法，解除腰肌痉挛，减轻椎间盘内及神经根周围压力；②整复：行腰椎侧卧位斜扳法、卷腰法，以调整椎体之间的相对位置，可有效地缓解症状，达到临床治愈的目的；③沿受损神经根及分布区㨰、点、按揉促使气血循环加强，改善局部循环。本例患者症状较典型，推拿重在以手法解除腰肌痉挛，减轻椎间盘内及神经根周围压力，消除无菌性炎症。腰肌痉挛、疼痛往往引起脊柱的力学结构破坏，可出现腰椎侧弯、曲度变直甚至反弓，从而又会刺激周围软组织产生无菌性炎症，加重痉挛，产生恶性循环。腰椎斜扳可纠正因腰肌痉挛所致解剖关系紊乱，从而消炎镇痛。同时沿受损神经根及分布区㨰、点、按揉，促使气血循环加强，改善局部循环。卷腰法可抻展腰肌、解除粘连、纠正错位。

5. 推拿针灸结合治疗脑瘤术后后遗症

马某，女,36 岁。2009 年 2 月 13 日因“右半身不遂，言语不利 2 年”以“脑瘤术后后遗症”就诊。

初诊：患者 2 年前因“海绵状血管瘤”在北京某医院行手术（全麻下行左颞枕入路肿瘤全切除术），术后 2 年恢复平稳，但遗留有右半身麻木无力，左侧肢体运动障碍，言语不利等症状，一直未见明显改善。为求改善生存质量和进一步系统康复治疗，故来我院推拿科就诊。现言语謇涩，但无吞咽困难，右侧大腿麻木，乏力，步态不稳，右手写字，持物、挟取、系扣等精细动作完成不理想，右下肢痉挛步态。查体：神志清，精神良好，对答、反应良好。头部左侧颞枕部遗留瘢痕。左侧眼裂较右侧小，面纹基本对称，嘴角略向左侧歪，伸舌左偏，左眼外展略受限。双瞳孔等大等圆，对光反射灵敏。右上肢一般活动可，肌力 4 级，双侧腱反射等病理反射未引出。右下肢轻度肌痉挛，膝、踝反射（-），肌力Ⅳ级。行走痉挛步态，平衡能力差，右手精细动作完成差。

中医诊断：中风—中经络（气虚血瘀）；西医诊断：脑瘤术后后遗症。

治则：补气活血，化瘀通络。

处方：推拿治疗。操作步骤：①拿、揉、㨰、点按右侧上肢，尤其手三阳经腧穴，并嘱患者抗阻力屈伸肘关节，活动腕关节及五指，使腕关节做屈伸运动。②拿、揉、㨰、点按右侧肩背部，刺激右侧并适当放松健侧肌肉。③放松活动右下肢，抗阻力屈伸膝关节。④头面部穴位用以一指禅偏锋推、大鱼际揉。⑤咽喉部以两指捏拿舌肌。

针灸治疗：针刺穴位：风池（双），廉泉，（以下均右取）肩髃、曲池、外关、合谷、后溪、肾俞、大肠俞、环跳、髀关、委中、阳陵泉、足三里、三阴交、绝谷、承山、太冲。禅针法。

嘱患者注意功能锻炼，如抗阻力屈伸患侧肢体，练习使用筷子，练习写字等较精细动作，每日晨起练习朗读。鼓励患者增强信心。

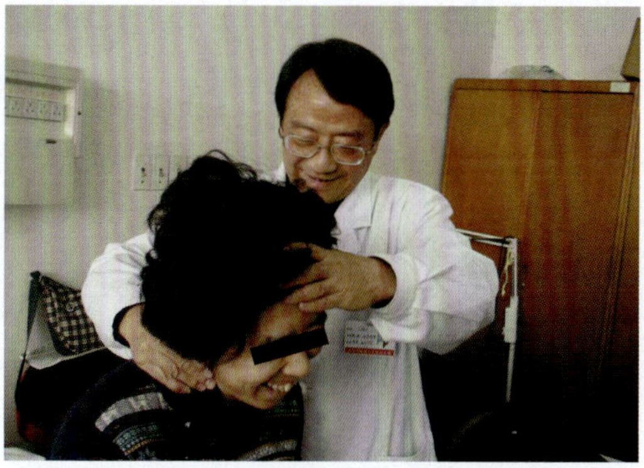

王国才教授为脑瘤患者做推拿治疗

二诊：2009 年 2 月 17 日。患者诉经上次治疗后，吞咽呛咳、言语不利的症状未见明显好转，右手精细动作差，书写、持筷等完成不理想。平衡能力差，几次因为动作不协调摔倒。右半身麻木，尤其以右脚趾最为明显。治疗方案不变。

三诊：2009 年 2 月 20 日。经两次治疗后，吞咽呛咳、言语不利的症状未见明显好转，右手精细动作差，书写、持筷等稍有改善。平衡能力差，几次因为动作不协调摔倒。右半身麻木，尤其以右脚趾最为明显。继续原方案治疗。

四诊：2009 年 3 月 17 日。经十次治疗后，其丈夫告知患者现在基本不打呼噜了，说话中出现呛咳现象亦减少，走路较前平稳，很少摔倒，余可。继续原方案治疗。

五诊：2009 年 6 月 2 日。经 30 次治疗后，其丈夫告知患者说话中出现呛咳很少，能够较清晰地表达，行动较前自如，右手较前灵活，走路不再像以前弯腰走路，而且较前平稳，未再摔倒，余可。继续原方案治疗。

六诊：2009年12月8日。患者经80次系统治疗后，其丈夫告知患者走路平稳，说话较前流利许多，能够清晰地表达，可用一手拿筷子吃饭，生活自理能力显著增强。余可。

本病经推拿治疗后，患者身体恢复情况良好，言语较流利，能够完成部分精细动作，生活基本能自理。

按语：脑瘤术后后遗症属中医学中风病—中经络，证属气虚血瘀，推针并用以补气活血，化瘀通络。患者脑瘤术后后遗症，初次就诊时，病情较重，信心不足，时常自我否定。本案为中医之“中风偏枯”，从整体上来说其体质与病机为“气虚血瘀”，故在经络系统呈现阳经气虚，筋脉羸弱：阴经虚中夹瘀，故经筋血瘀而挛急。在西医本案属偏瘫后遗症期，具有上运动神经元瘫痪的特征，四肢肌肉表现为屈肌痉挛。在此观点指导下，故在针推治疗取穴与施术部位，除取阳经腧穴与经筋外，还重视阴经（屈侧）的腧穴与经筋，其中选用了诸多内侧的经验要穴以行补阳气、活血通瘀。治疗时不但需要专业的推拿手法，以促进功能恢复，而且要通过耐心的谈话增强其信心，并监督其生活上自己的功能锻炼，并持之以恒。经过长时间推拿、针灸及康复功能锻炼后，患者各项症状均得以改善，已能正常生活，以及做一些力所能及的事情。现左半侧舌肌萎缩已基本恢复，语言能力明显提高。患者的生存质量得到了提高，达到了治疗的目的。

五 经验方

1. 王国才整脊疗法治疗脊柱侧弯

手法：㨰法、按揉、弹拨、擅法、提肩压胛法、旋拨法、旋肋法、腰椎后伸扳法、仰卧位腰椎旋转扳法、卷腰法。

操作：患者俯卧，以㨰法、按揉法等在脊柱两侧骶棘肌操作，自上而下反复操作 3 ~ 5 遍，充分放松背腰部肌肉，其中凸侧应用弹拨等较重的手法，使痉挛的肌肉放松，凹侧应用㨰法、掌根揉法等较柔和的手法，促使萎缩的肌肉变得紧实。沿脊柱棘突逐个做旋拨法，以一手拇指指腹抵于旋转的棘突凸侧，另一手掌根部按于拇指背面，两手协调用力，推棘突向对侧及外侧旋转扳动，可闻及弹响声。至腰部方向相反。两手叠按，以掌根着力逐个按压肋脊角。做旋肋法，患者俯卧位，双臂自然伸直放于体侧。医者双手叠按，下面的拇指顺着肋骨的走向贴按于肋角，上面的手以掌根按于下面的拇指上，由腰部发力，并带动双臂同时用力带动双手旋按，可闻及弹响声。做提肩压胛法，令患者俯卧，健侧手臂自然伸直放于体侧，患侧上肢抬肩约 120° 。医者一手从患儿患侧肩前至腋下握持其上臂并用力向上及斜后方提肩，另一手掌心放于其肩胛骨内下缘抵住肩胛骨。

嘱患者放松、自然呼吸，医者两手同时相对用力，一按一提，反复几次，幅度由小到大，缓缓用力，最后在扳机点位瞬间发力提肩压胛数次。施术者立于患者左侧，一手掌根部抵住患儿侧凸的腰椎最高点向右侧向下按压，一手托其膝关节稍上部缓缓向左上方提起，两手协调向相反方向用力做扳动，手下有松动感并可闻及弹响声。然后应用㨰、按揉等放松性手法在肩背腰部操作。随后令患者仰卧，单侧下肢屈膝屈髋，做髋关节摇法，患者屈膝屈髋位下，医者一手压其小腿部向胸部靠拢拉伸髋关节，然后做仰卧位腰椎旋转扳法，左右各一次，然后做卷腰法 3～5 遍。

功效：理筋整复，舒筋活络。

主治：脊柱侧弯引起的腰背部疼痛及侧弯引起的病理改变刺激到神经根导致的远端放射痛。症见腰背部疼痛，枕大神经痛，头痛，四肢及臀部放射痛，驼背，两肩不等高，胸腔容积缩小，引起气短、心悸、消化不良、食欲不振等内脏功能障碍。

临床应用及加减化裁：本方主要用脊柱侧弯引起的各种疼痛及累计脏器导致的功能障碍，纠正畸形，改善美观。可用于各种特发性脊柱侧弯。

加减化裁：王国才整脊疗法是各种脊柱侧弯的治本之法。结合侧弯的脊柱阶段不同和侧弯的方向及导致的临床症状不同具体应用。

方解：王国才临床整脊的指导思想：一是松筋，即临证时先用㨰、按、揉、弹拨等作用于软组织类手法放松脊柱两侧的肌肉，舒筋解痉；二是整骨，应用扳法、摇法等各种作用于骨关节类手法及王教授自创的旋棘法、旋肋法、提肩压胛法、仰卧位腰椎旋转扳法等脊柱整复手法，使颈、胸、腰、骶各段脊柱恢复生理排列的最佳状态，以取得“骨正筋柔”的理想疗效。

注意事项：

（1）王教授临床整脊的指导思想，一是辨证施法，即临证时手法的选择要因病、因证、因人而异，对每个具体的患者要设计、采取个性化的治疗方案；二是三维整复原则，即脊柱的整复要在此原则的指导下，务必使颈、胸、腰、骶各段脊柱尽量达到恢复生理排列的最佳状态，以取得“骨正筋肉”的理想疗效。

（2）矫正手法用力要大而缓，速度不要快，要有一定的节律性。关于手法操作过程中出现的“咯嗒”响声，一般认为是手法成功的标志，但不要强求。

2. 王国才推拿针刺治疗腰椎小关节紊乱

操作：

（1）取人中、承山、后溪，针刺用泻法，快速捻转提插，不留针，行针时嘱患者腰部放松，做腰部轻轻晃动。

（2）针灸后，在委中、承山等穴处用重手法刺激，同时嘱患者仰卧位屈膝屈髋，轻轻晃动腰部。

（3）患者俯卧位，腰部放松，术者立于患者右侧，用轻揉的㨰法、按揉法等手法治疗 5 分钟左右。

（4）侧卧位腰椎斜扳法：患者右侧卧位，右下肢伸直，左下肢屈髋屈膝，放于右大腿内侧上，右手放于枕上，左手屈肘放于身旁，头略后仰。术者左手按压患者左肩锁骨部，右手拇指按于患者腰 4 棘突处，右肘稍屈按压于其左臀部，嘱其全身放松，术者双手同时轻松地将患者左肩、左臀部做前后扭转推摇 2 ~ 3 次，待到扳机点后，左手与右肘用时突然用力扳动腰部，可听到腰后关节“咔哒”响声，患者再转左侧卧，重复上述手法。

（5）患者仰卧位，做髋关节的摇法，腰椎拔伸法，左右各 1 ~ 3 次。

功效：舒筋通络，理筋整复。

主治：腰椎小关节紊乱。

临床应用及加减化裁：临床用于治疗因跌扑闪挫所致的急性腰痛、腰椎小关节紊乱，症见腰痛剧烈，腰部活动严重受限。腰椎小关节紊乱有时合并腰肌拉伤，应重点在痉挛紧张的腰肌部做肘部按揉法，以解痉止痛；如腰部无明确压痛点，可简单放松腰肌后行腰部扳法。

方解：人体结构中，腰椎独自承担着人体上半身的重量，并且在劳动过程中，腰椎都要参与活动；从力学角度而言，腰椎在弯腰时承受的力最大，由于腰椎小关节是矢状面结构，弯腰时前后的活动度比较大，所以稍有用力体位不正确，便会产生错位紊乱，出现腰痛剧烈不可扭转等。中医认为，体位不正，腰部用力不当，屏气闪挫，导致经络气血阻滞不通，瘀血留着腰部，发生疼痛。治当舒筋通络，理筋整复；用推拿、针灸配合进行治疗。“急着治其标”，以纠正小关节紊乱，缓解腰部疼痛为主。王教授治疗此病，方法独特，先予患者针灸，在针的同时，嘱其活动腰部，经过几分钟，一般腰痛都会有所缓解；再经腰部手法放松后进行侧卧位腰椎斜扳法（双侧），扳动时给予定点复位，以纠正小关节错位；后做些腰部的被动活动，一般治疗 2 ~ 3 次则愈。

注意事项：腰椎斜扳法要适度而安全，速度不要太快，切忌用暴力。关于手法操作过程中出现的关节弹响声，一般认为是手法成功的标志，但不可盲目强求，要严格遵守“到位有效”的原则及王教授倡导的“作用于骨关节类手法的四大原则”，以达到合理量化、准确到位、安全无痛而省力有效的境界。

3. 王国才推拿治疗椎动脉型颈椎病

手法：㨰法、按揉、弹拨、拿、五指抓拿法、扫散法、抵法、拔伸法、抻法、一指禅推法、抹法。

操作：患者坐位，医者立于一侧，先以㨰法在肩背部操作，充分放松肩背部肌肉，采用先轻后重的拿法于颈项部操作，可配合颈椎轻轻向左右旋转。应用四大手法：开天门、推坎宫，按揉太阳。一指禅推法沿眼眶做“∞”形推动，重点在印堂、头维、太阳、睛明、攒竹、丝竹空等穴共推 3 分钟。点按头项部的 5 条经脉（其中足太阳膀胱经和足少阳胆经左右各 1 条，督脉 1 条，即 5 条经脉）。依次沿中间的印堂经百会至风府；两侧的眉冲经天柱至大杼；头临泣至风池 5 条线进行操作。在枕后横向弹拨筋膜，抓拿五经、扫散胆经，坐位颈椎拔伸法拔伸颈项部，根据患者耐受性做颈椎各向抻法。擦颈项部，拳背击大椎，提拿肩井。

功效：理筋整复，益髓填精，镇惊息风。

主治：由于颈椎间盘退行性改变，颈椎骨质增生以及颈部损伤等原因引起脊柱内、外平衡失调，刺激或压迫椎－基底动脉而引起的一组以供血不足为主要征象的综合征，主要表现为头晕、头痛、头胀、恶心，伴有颈肩部不适感。

临床应用及加减化裁：本方主要用于椎动脉型颈椎病，以头晕和颈肩部不适为主要表现。对于高血压及脑部病变引起的眩晕及耳源性眩晕都有一定的疗效。

加减化裁：有颈椎棘突偏歪的结合颈椎扳法。有呕吐者按揉中脘，推天柱骨。证虚者加摩丹田，点关元，振百会，肝胆经头部循行处以补益手法。证实者，加推桥弓，点丰隆，肝胆经头部循行处以清泻手法。

方解：椎动脉型颈椎病是由于颈椎间盘退行性改变，颈椎骨质增生以及颈部损伤等原因引起脊柱内、外平衡失调，刺激或压迫椎-基底动脉而引起的一组以供血不足为主要征象的综合征。推拿治疗可以调整脊柱内外失衡，改善局部经络不通的状况。中医认为，脊髓上通于脑，髓聚而成脑，头部为髓海之所在，点按风池、颈部夹脊穴、肩井、天宗、曲池穴能够疏通手足少阳经、手足太阳经的经气，治疗头晕头痛，头颈部推拿能够缓解颈椎小关节韧带和周围肌肉的痉挛，改善局部组织的新陈代谢，舒解颈周软组织紧张对椎动脉的压迫，从而改善椎基底动脉的供血，发挥理气止痛、疏通经脉之效，其经脉通畅，则气血上达，清窍得养，髓海充盛，功能正常。配合拔伸、抻展等被动运动类手法能调整颈椎小关节紊乱，改善颈椎生理曲度，使牵拉或扭曲的椎动脉恢复正常，从而改善了脑部的供血。头面部推拿可解除头面部肌肉、帽状腱膜紧张，调节自主神经功能紊乱所致椎动脉痉挛，改善脑供血。

注意事项：

（1）颈部切忌大幅度摇、扳等手法，以免刺激椎动脉，加重眩晕。可采用小幅度的颈椎微调手法以改善颈椎生理曲度，使牵拉或扭曲的椎动脉恢复正常，从而改善了脑部的供血。

（2）嘱患者避风寒，适劳逸，卧床休息，尽量减少伏案工作时间。

（整理者：曾庆云　程　勇）

孙学全

一 医家简介

孙学全，男，1942年5月出生于山东沂水，1962年7月—1962年10月山东省沂水县下位乡联合诊所医生；1962年10月—1964年10月在山东省千佛山医院（现山东第一医科大学第一附属医院）跟郑毓桂老师学习针灸。曾任蒙阴县针灸门诊部主任，蒙阴县中医医院院长，萨摩亚独立国国家医院专家、医疗队长，塞舌尔国家医院援助医疗队长、中医专家、专家组支部书记，

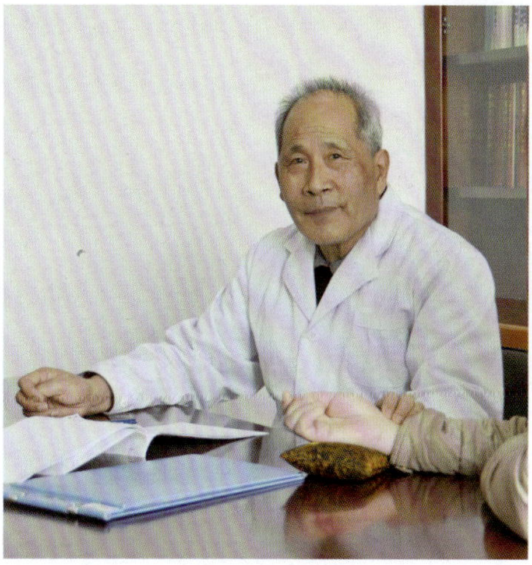

孙学全

日照市中医医院筹建处主任。现任孙学全全国名老中医药专家传承工作室、山东省名中医药专家学术经验传承工作指导老师。从事中医临床、教学、科研工作60余年，中医药基础理论和专业知识坚实、宽广，具有丰富的临床、教学及科学研究经验，有较高的学术造诣。

1982年10月，孙学全被山东省委省政府授予“山东省劳动模范”称号；1984年8月，被中共临沂地委行署授予“临沂地区知识分子先进工作者”称号，并被奖励晋升一级工资；1986年9月，被山东省总工会评为“山东省自学成才一等奖”；1986年12月，临沂地区卫生局授予“卫生先进工作者”称号；1988年4月，被中华全国总工会授予“全国优秀医务工作者”称号和“全国五一劳动奖章”；1988年10月和1995年11月，先后两次被山东省委省政府授予“山东省专业技术拔尖人才称号”；1988年被山东省政府授予“山东省优秀科技工作者”称号；

1992年10月，被国务院批准终生享受政府特殊津贴；1993年4月，因出色地完成了公派医疗工作任务，受原卫生部表彰；1995年3月，因在筹建日照市中医医院工作中的优异成绩被日照市委市政府记“二等功”奖励。1997年3月被卫生部、人事部和国家中医药管理局遴选为全国500位名老中医之一。

孙学全教授临床擅长针灸、中药治疗阑尾炎等急症及传染病，心脑血管病、萎缩性胃炎、肾病、肝病、过敏性疾病、更年期综合征、肿瘤、妇科炎症、月经不调等。先后在省级以上学术期刊发表学术论文14篇，撰写著作7部，作为编委担任了《实用中医儿科学》针灸部分的编写工作。承担科研课题2项，培养学生40余名，学术继承人10人。

二 成长之路

从山沟走向世界

我是因有病求医而开始走向学医之路的。从1956年至今，我在杏林这条崎岖的道路上已经奋斗、拼搏、跋涉了六十余年。六十年弹指一挥间，回首往事，酸甜苦辣，五味俱全。

我出生和生长在沂蒙山区的腹地——山东省沂水县夏蔚乡甄家疃村。家乡四面环山，交通闭塞，人们生活十分贫苦，在这样缺医少药的贫困山区，人们有了病无医可求，也无钱求医，只有求神拜佛，听天由命。我母亲生了我们兄妹10人，先后夭折了7个，就剩下大哥、我和小妹。1956年我上初中一年级的时候，不幸得了严重的风湿性关节炎，在家乡用土方、验方等多种方法治了几个月，效果不显，后经一位老师介绍，14岁的我只身到济南市立二院针灸科治疗。给我治病的时任针灸科主任的郑毓桂老大夫听了我的自我介绍后，感叹地说：“穷人的孩子早当家，一个14岁的小孩，只身从乡下到人生地不熟的济南不容易啊。”从此他对我另眼相看，精心治疗，使我的病情很快有了好转，因而我对针灸疗法也有了好感，产生了学习的兴趣，想当一名医生的念头也油然而生。因为我永远忘不了自己疾病缠身的痛苦，忘不了因缺医少药和无钱治病被病魔夺走了7条生命的兄弟姐妹，也忘不了乡亲们为了治病而求神拜佛的情景。为了感谢郑大夫及其他医护人员对我的精心治疗和多方面的照顾，我在医院里成了一个小忙人，白天帮着医生护士们整理卫生，照顾病人，抽空就跟医生学着看病，学着扎针，晚上阅读借来的针灸方面的书籍，很快就背熟了针灸方面的一些歌诀及经络穴位等有关内容，并尝试在自己身上扎针。我的行为感动了郑主任及全科的医护人员，他（她）们都很喜欢我这个勤快而好学的小孩子，把我的住院费和治疗费全免了。郑主任还主动提出收我为徒，跟他学习针灸，但因我当兵的哥哥不同意，他认为我年龄太小应回校上学。因此经过 3 个月的针灸治疗，我的关节炎基本治愈后，又回到了学校。直到高中毕业，参加工作后才又回到了郑毓桂老师的身边，跟师学医。郑师毓桂是近代针灸大师承淡安先生的门生，毕业于无锡中国针灸医学专门学校，为山东省著名针灸专家，曾任刘伯承元帅的保健大夫。他从事针灸临床近 60 年，学验俱丰，在临床上强调辨证取穴和辨证施术，选穴精当，手法轻巧，善用针灸治疗一些急症和传染病，多获立竿见影之效。他用针灸治疗的病种范围非常广泛，内、外、妇、儿等中医十三科的很多病种都用针灸治疗，而获良好疗效。我有幸跟郑师学医两年，获益颇多。

初生牛犊不怕虎。我回到学校后，靠初步学到的一点针灸知识，敢给老师和同学治疗一些小伤小病，特别是节假日回到家乡后也给村里村外的人扎针治病，也确实治好了一些小伤小病，成了四里八乡知晓的“小土郎中”。1962 年高中毕业后，我被地方上的有关领导安排到家乡的一个联合诊所，当了一名真正的土郎中。之后先后被调到区医院、县中医院和地市级中医院工作并先后担任了这三家医院的主要领导，由土郎中变成了“洋大夫”。

书山有路勤为径，学海无涯苦作舟。我就是靠“苦”和“勤”由“土郎中”变成“洋大夫”的。刚参加工作时我的月薪是 19 元，后来涨到 34.5 元，十多年没有变。那时我已经结婚并有了两个孩子，上有老下有小，工资仅够糊口，要想买学习资料，钱只有从牙缝里挤了。我先后自学了中医学院的大部分课程和医学院的部分教材，阅读了《黄帝内经》《难经》《甲乙经》等上百部医学著作及参考资料，每年都订 3 ~ 5 份医学杂志。工作要干好（在那个年代每年都被评为先进工作者），学习时间就只能靠一个“挤”字。几十年来我很少看电影电视，很少赶集上店，从未下过棋打过牌，工作和学习就是我全部的生活内容。

李时珍“耽嗜典籍，若啖蔗饴”和孙思邈“博及医源，精勤不倦”的名言一直鞭策鼓励着我。有劳动就有收获，学得多了，看的病人多了，就有了心得体会，我把这些心得体会记录下来，日积月累，经过整理和加工就成了著作和论文。我先后编辑出版了《孙学全针灸临证经验集》《孙学全针灸临证集验》《针灸临证集验》（中文版、英文版、法文版）、《针灸临床问答》（中文版和台湾繁体字版）、《针灸治疗胃脘痛》（台湾版）、《针刺戒烟》（英文版、台湾版）、《针刺减肥》（英文版、台湾版），参编了《中国针灸治疗学》等著作，并发表了二十多篇论文。《针灸临证集验》是我的处女作，没想到的是，该书出版后得到了读者的好评及社会的关注。如我国著名针灸专家，中国中医科学院名誉院长、中华医学会副会长鲁之俊教授在给我的信中写道："该书写得不错，有不少都是作者自己的实践体会，很值得一读和推广。"山东著名针灸专家、莱阳中医药学校曲衍海教授在信中写道："你身在基层完全靠自学取得这样的成就不容易。"日本著名针灸专家、日本东洋医学会会长间中喜雄博士和日本东洋医学研究所所长有地兹先生分别来信说："《针灸临证集验》一书简明而周全，很有参考价值""是一部值得研究的大作"。该书先后多次在国内外书展展出，连续重印了三次，后又再版，并被国际图书贸易总公司翻译成英文版和法文版，在国外发行一百多个国家和地区，从此我的著作先行于我从山沟走向了世界。

我先后多次被国家经贸部、卫生部和省卫生厅公派出国，在国外工作 14 年。香港、澳大利亚、新西兰、西萨摩亚、印度、泰国、新加坡、塞舌尔、肯尼亚、埃塞俄比亚、卡塔尔、迪拜和阿布札比等国家和地区都留下了我的足迹。在国外，我共诊治病人 30 多万人次，病人来自几十个国家和地区，并曾给三个国家的总统、总理和 21 个国家的大使看过病，部长和将军级的人物找我看病的也有 150 多人。治疗病种近百种，既有常见病、多发病，也有疑难病。在国外的大量临床实践表明，中药针灸对很多病的治疗效果已经处于世界领先水平。

我第一次出国是 1988 年 10 月，我们这个专家组（我担任组长）共 3 名医生，一名翻译，承担的任务是一个联合国多边技术合作项目（在国内经贸部管），工作的地点是萨摩亚独立国（南太平洋的一个岛国）首都医院，我的任务是在该医院开展推广针灸疗法。这个任务对我来说既光荣又艰巨，开始时思想压力很大，原因有以下几条：①我不会英语，语音交流靠翻译，而翻译不懂医学，中医学的许多专业词汇他不懂也不会翻译，因此工作难度较大；②针灸疗法对当地人来说是新鲜事物，能否接受还是个大问号；③对当地人的体质状况、疾病谱等是否与国内相同心中没底；④该医院的医生大部分是从世界各地聘请的，大多是欧美培养的，技术水平都比较高，我对此有自卑感。那个年代，出国人员还不是很多，特别是公派机会很少，因此我感到很光荣，尽管压力很大，但决心把任务完成好，为中医走向世界贡献自己的一切力量。

到达萨摩亚后，我接诊的第一个病人是该国外交部首秘（相当于国内副部长级），他和我们是邻居。一天晚上 10 点，我们已经入睡，他在院子里大喊，他得了急症，让我们马上给他诊治。原来他是慢性中耳炎急性发作，头痛剧烈，高热，经针灸治疗后，症状立即缓解，第二天早晨，症状全部消失。他高兴地对我讲："针灸真神奇。"因为他过去每次发作，吃药打针一个星期才可以痊愈。第一炮打响，我心里很高兴。事后他把此事大加宣传，见人就讲，对我们开展工作起到了积极的作用。第二个病人是一位华侨女士，中学教师，患慢性荨麻疹 15 年，曾到英国、美国、澳大利等国治疗效果不明显，每天须口服脱敏药，否则奇痒难忍，经针灸治疗一个星期后，就完全停服了口服药，共治疗 20 天痊愈。针灸良好的疗效很快得到了当地人民的信任，局面很快打开，病人接踵而至，每天门诊量很快就达到了上百人次，最多时近 200 人次，平均每天 150 人次。针灸科门诊设了 25 张床，有时还得加，每天病人都排着长队候诊，我和北京中医院的康有义大夫每天都忙得满头大汗，筋疲力尽，但心里很高兴。我们的工作在当地引起了极大的轰动，当地电台、报社记者多次到我们科采访并报道，该国卫生部长多次到我们科视察，并面对病人即席讲话表扬我们。该国最后一位皇后（80 多岁了）特邀我到她家出席她的生日宴会。萨摩亚卫生行政部门在我们科举办了一次庆祝晚会，卫生部首秘参加并主持了晚会，代表卫生部表彰了我们的工作。该院院长也特设家宴邀请我们到他家做客。一些洋大夫对我们也刮目相看了，态度来了个 180 度大转弯，有的请我们到家中做客，有的请我们给他们本人或家属治病，有的同我们一起照相留念……很快我们在该国一年的工作合同就到期了，但当地政府和人们不让我们走，在他们的再三挽留下，只好又签了一年合同。

在萨摩亚的工作情况，是我在国外 14 年工作的缩影。

外国人是讲实际的，只要能解决他的问题，他就信任你。我工作过几个国家，都不准做医疗卫生方面的广告。中医之所以能走向世界，靠的是中医的确切疗效。疗效正是中医走向世界的一把钥匙。我在国外工作的 14 年中，体会最深的一点是：中医不仅是中国的，也是世界的。中医对很多病证的治疗效果，已经处于世界领先水平，对很多病证的治疗效果是西医所不能达到的。

半个世纪以来，虽然我在医疗工作中仅仅做了一点应该做的工作，但是党和各级政府却给予我很高的荣誉。我还受到国内外有关部门的关注，被联合国世界卫生组织（WHO）遴选为“国际医学名人”（见《国际医学名人录》第二卷），被卫生部（现国家卫生健康委员会）、人事部（现人力资源和社会保障部）和国家中医药管理局遴选为全国500位名老中医之一，享受国务院政府特殊津贴，被山东省委、省政府授予“山东省专业技术拔尖人才”和“山东省优秀科技工作者”等荣誉称号，被评为“全国优秀医务工作者”“山东省劳动模范”，获“全国五一劳动奖章”，获山东省自学成才一等奖，并立二等功一次，被破格晋升为主任中医师。

澄江针灸学派传承

澄江针灸学派起源于20世纪30年代，其对20世纪我国针灸事业复兴与学术发展，乃至现代针灸理论体系的构建，起到了极大的引领和推动作用。在针灸几尽成为绝学的时代，以“针灸巨擘”承淡安先生为代表的澄江针灸学派，敢以复兴针灸为己任，办学兴教，立论讲学，涌现出了一大批针灸巨匠。澄江针灸学派分布在全国各地，乃至海外，如江苏、山东、浙江、台湾等省市以及新加坡、美国等东南亚和欧美地区，宛如星星之火，燎燃了针灸学术的光明。

郑毓桂先生曾任山东大学齐鲁医院针灸推拿科主任，工作业绩和学术成就斐然，在针灸界威望很高，是澄江针灸学派在山东省的代表性人物。

郑毓桂先生从医数十载，犹图薪火相传，积极培养后学，为针灸的传承教育做出了重要贡献。1963年，在济南市举办的中医针灸带徒班，为省、市卫生局联合举办的针灸干部训练班担任3期授课教师，并亲自带教培养出针灸专门人才30余名，鞠躬尽瘁，桃李满天下，在针灸界享有盛誉。其衣钵相传的弟子有孙学全、王国才、刘秀玲、牛其珍等国内知名专家，私淑弟子更是不计其数。

孙学全教授，全国五百名名老中医之一，国内外知名针灸专家，青年时期受教于郑毓桂先生，继承郑毓桂先生“准、稳、轻、柔”的针刺手法、“手法三合”针刺原则、“五难一易”的临证思路和“寒吸针，热顶针，虚无力，实涩针”的辨气技巧，创立了“孙氏无痛针刺法”“孙氏补泻针刺法”以及“孙氏行针法”，形成了独特的“孙氏针刺法”。孙氏针刺手法包括“单式针刺手法”“复式针刺手法”“孙氏无痛针刺法”“孙氏行针法”等。孙氏针刺手法操作简单，实用性强，明显提高了针灸疗效，特别适用于某些急症和传染病的治疗。他首次提出了“针感是针体触及穴位组织结构的应激反应”和“穴位的组织结构是立体的、多层的、多元的”等新观点。在临床实践的基础上，对补泻和针刺手法的关系进行了深入的研究，提出了补泻是与机体功能状态相对而言，补泻是针刺的目的，针刺手法是达到补泻目的手段的新见解。在长期的针灸临床实践中，他总结出了通腑针刺法，有通腑醒神、通腑解热、通腑止痛、通腑降脂、通腑安神等多方面的作用。

孙学全教授秉承“传承精华，守正创新”，认为中医药师承教育独具特色，是中医药人才培养的重要途径。年近八十的孙教授，至今还在出诊带徒，其衣钵弟子有孙红兵、石少伟、侯建、高楠、马良志、丁立钧、宋言壮、钟坚娥、李西亮等十余名。其中石少伟通过四十余年的不断学习和临床实践，在治疗疾病方面积累了丰富的临床经验，后经“贺氏针灸三通法”的融会贯通，更加提高了针灸的疗效，社会影响良好，《蒙阴县报》《临沂日报》《山东科技报》《日照日报》日照电视台等做出多次报道，使澄派针灸传人孙教授的医术在沂蒙大地、山东沿海地市及全国部分省市都有很大影响。在临床治疗之余，他十分注重后继针灸人才的培养，使孙氏针法遍地开花结果。他创立的“7 + 1 治疗颈肩腰腿疼”，对中风偏瘫、风湿骨病、强直性脊柱炎、三叉神经痛、带状疱疹、老年骨质疏松症、痛经、失眠、小儿厌食、小儿咳嗽等诸多病症取得了很好的效果。高楠（现任日照市中医医院院长）、丁立钧（现任日照市中医医院副院长）、马良志（现任孙学全全国名老中医药专家传承工作室负责人）通过跟师学习孙教授以“通腑”为主，调和脏腑功能的“通腑论”，掌握了通腑醒神、通腑理气、通腑活血、通腑泄热、通腑止痛等理论体系。李西亮熟练运用孙教授经验，在中药开通冠脉狭窄、逆转慢性萎缩性胃炎方面，处于国内领先水平，针灸、中药治疗急性阑尾炎、痈肿、结石、急性中耳炎、急性肠胃炎、咳喘、发热、心绞痛等，疗效显著，社会影响大。

三 学术思想

（一）对针刺手法和针感的认识

1. 针刺手法

孙学全教授在长期的针灸治疗急症实践中，尊古而不泥古，承古而创新，形成了针灸治疗急症的独特针刺方法——孙氏针法。

（1）孙氏无痛针刺法：该法操作要点是一快、两慢、腹切压。一快是针刺进皮层时要快，快刺可明显减轻患者的疼痛感。两慢是指针体进入肌层后慢慢进针，徐徐针刺到一定深度；针刺治疗完毕出针时要慢慢退针，切忌一拔即出。慢慢进出有两个好处：一是安全；二是患者容易耐受，减轻了患者的恐惧心理。腹切压是指用指腹切压穴位，此法可分散患者注意力，以减轻患者痛感。

（2）孙氏补泻针刺法：该法操作要点是一插、二捻、三刮针。针体进入肌层进针至地部后，先左右捻转针柄 3 ~ 5 次，再上下刮针柄 3 ~ 5 次。每次针刺的所有穴位如上法依次操作，反复数次，直至症状明显减轻或消失为止。

孙教授认为，通过不同的针刺手法作用于机体后所产生的刺激量是取得临床疗效的关键因素之一。刺激量的大小，一般可分为强刺激、中等刺激和弱刺激。进针深度深、提插次数多速度快、捻转角度大速度快、针距离长次数多速度快，刺激量大，反之则小。而刺激量是对不同的机体和病情相对而言，同一刺激量对甲体来讲是强刺激，而对乙体而言可能是弱刺激，在临床上不可机械地硬性规定、刻舟求剑。《素问·调经论》云“百病之生，皆有虚实”，《灵枢·九针十二原》又云“凡用针者虚则实之，满则泻之”。一般而言，强刺激为泻，弱刺激为补。急症多属于实证，针刺宜用泻法，刺激量宜大，手法宜重。

孙氏补泻手法特点有四：一是手法灵巧轻柔，但柔中有刚，刚柔相济；二是强刺激手法和弱刺激手法配合应用；三是孙氏补泻针刺手法在所取穴位操作过程中要求对针体提插的深浅、捻转的角度和速度、刮针长短快慢等，都处于有规律、节奏快慢一致的状态；四是孙氏补泻手法是依据针刺刺激量的大小分补泻。

（3）孙氏行针法：

1）短促行针法：该法是指针体刺入机体后，运用孙氏补泻手法产生针感或病情减轻后即出针的方法。此法针刺时间较短，刺激量较小，多用于婴幼儿、年老体弱或对治疗不合作者。

2）持续行针法：该法是指针体进入机体一定的深度后，持续不间断的操作孙氏补泻手法，持续行针的时间长短视病情及患者的功能状态而定，短则数分钟，长则几十分钟。为巩固和提高疗效，手法操作完毕后，可适当留针一段时间再出针。此针法针刺时间较长，刺激量较大，多用于急症实证患者。

3）间歇行针法：该法是指在持续行针的基础上，针刺手法操作与留针交替反复进行的方法。间歇行针时间一般最少 30 分钟，长则数小时或更长。两次行针操作的间隔时间一般为 10 ~ 15 分钟，即每隔 10 ~ 15 分钟，将针刺的每一个穴位依次运用持续行针法反复操作。

间歇行针法是提高和巩固针刺治疗急症临床疗效的重要行针方法。孙教授发现，在治疗急症的过程中，有些急症在经针刺治疗后症状明显缓解或消失，但因起针过早而常常出现症状复发。改用间歇行针法后，疗效巩固而明显。有不少患者在留针的过程中，症状可反复出现几次，经多次持续行针，最终治愈或症状明显好转。

针灸治疗急症和急性传染病源远流长。孙教授几十年来潜心研究针刺手法，独创了用于急症的孙氏针法，治疗了大量的急症患者，有很多急症收到了立竿见影的效果，挽救了数以千计的生命。

2. 针感

针感即医者将毫针刺入患者机体后所产生的感应，又称“得气”或“气至”。“得气”一词首见于《素问·离合真邪论》：“吸则内针，无令气忤，静以久留，无令邪布，吸则转针，以得气为故。”针感反应是针灸治疗作用产生的关键因素之一，是判定医生针刺操作正确与否、患者经气盛衰、疾病预后转归、临床治疗效果有无的重要依据。

刺激是治疗的条件，针感是治疗的基础，疗效是治疗的目的，没有刺激就无所谓针感，没有针感就谈不上好的治疗效果。刺激、针感与疗效三者之间是相辅相成的。针灸的刺激作用是通过机体的反应表现出来的，与提插的幅度、捻转的角度以及频率的快慢、指力的强弱、留针时间的长短、刺激腧穴部位的多少等，均有一定的关系。一般来说，提插与捻转的速度快，产生的刺激量就强，反之就弱；指力强，产生的刺激量就大，反之就小；留针时间长，产生的刺激量就强，反之就弱；捻转的角度和提插的幅度大，产生的刺激量就大，反之就小；针刺的腧穴和感应强的部位多，所产生的刺激量就大些，反之就小。

《灵枢·九针十二原》云："针之要，气至而有效。"针感是针刺产生疗效的基础，针刺的疗效与针感的性质密切相关。针感的质量和强弱与穴位的结构组织有关。孙教授认为针感的产生与迎随、开阖和呼吸等补泻手法无关，这些补泻手法的产生缺乏实践基础和科学依据，是医者意也。古书记载的"候气法""催气法"等在临床上没有实际意义，也是医者意也。

孙教授通过自身针感体验研究针感现象的总结，并首次提出了"针感是针体触及穴位组织结构的应激反应"和"穴位的组织结构是立体的、多层的、多元的"等新观点。

（二）"通腑法"在临床中的应用

通腑法乃中医学祛邪的主要治法之一，是指通过通畅六腑祛除病邪而达到治疗疾病、消除症状的一种治法。可直接排出肠内有形之物，如痰饮、宿食、瘀血、燥粪等，以消除和邪热相互搏结的物质基础，通里攻下、荡涤胃肠积滞，大便通利则胃得通降，脾胃功能恢复；通畅腑气，气行则血行，瘀祛络通，气血痹阻之证得除。

孙教授认为，通腑包括通调腹部气机（通气）和通便两个内容。通便必先通气，气行则便通。通腑有补中益气通腑、育阴润肠通腑、疏肝解郁通腑、化痰通络通腑、燥湿健脾通腑、益气补血通腑、行气活血通腑、温阳益气通腑八方面。通腑的核心是通调大小肠气机，认为气机的中枢应为大小肠，而非脾胃，并提出"大小肠轴心学说"。通腑有降脂、降糖、活血化瘀、醒神、止痛、安神、降压、息风、化痰等多方面的治疗作用。此法为孙教授治疗心脑血管病、糖尿病、癫狂病等之特色。

四 典型医案

1. 冠心病

丁某某，女，55岁，农民。因“反复胸闷11个月”以“冠心病”于2017年10月18日就诊。

初诊：患者11个月前突然出现胸闷，休息后缓解，劳累后加重，反复发作，期间频发胸痛，呈压榨性，严重时每日2～3次。既往“高血压病、高脂血症”病史2年余，口服苯磺酸氨氯地平片、单硝酸异山梨酯片、辛伐他汀片、阿司匹林肠溶片，“2型糖尿病”病史3年，空腹血糖8.0 mmol/L左右，饮食控制，未服药。体格检查：胸闷，气短，胸痛，无心慌，乏力，口干，口渴，纳眠可，小便正常，大便干结，2～3日一次，舌下瘀络，舌暗，苔黄厚腻，脉沉细无力。辅助检查：2016年11月27日日照市某医院冠脉造影：左冠状动脉前降支D1开口狭窄80%，左冠状动脉回旋支中段狭窄50%。

辨证思路：患者平素三高，现代研究表明，长期高血压使血管内膜损伤；血糖增高使血小板活力增强，使冠状动脉内脂质沉着；升高的脂蛋白是粥样物质的基础。病久伤津则肠燥，故成燥秘腑实；病久耗气，气虚运血无力，则血脉瘀阻，使瘀血内生。

中医诊断：胸痹、燥秘（腑实气虚血瘀）；西医诊断：冠心病、高血压病、高脂血症、2型糖尿病。

治则：益气通腑，活血化瘀。

处方：通腑益气化瘀汤加减。瓜蒌30 g，当归30 g，草决明30 g，生白术30 g，火麻仁20 g，生黄芪60 g，绞股蓝30 g，薤白20 g，川芎10 g，丹参20 g，三七6 g，降香10 g，葛根30 g，黄连15 g，地龙12 g，水蛭9 g，麦冬30 g，生地黄20 g，苍术30 g，荷叶10 g，桑叶10 g，五味子10 g，沙苑子15 g，僵蚕9 g，天花粉30 g，虎杖20 g。水煎服，每日1剂。

二诊：2017年11月1日。服上药10剂，患者来诊，胸闷、气短减轻，胸痛程度减轻，血压波动，口干、口渴，纳可，眠差，小便正常，大便干结，2～3日一次，舌下瘀络，舌暗，苔黄厚腻，脉沉细无力。

处方：通腑益气化瘀汤加减。瓜蒌 30 g，当归 30 g，草决明 30 g，生白术 30 g，火麻仁 20 g，生黄芪 60 g，绞股蓝 30 g，薤白 25 g，川芎 10 g，丹参 20 g，三七 6 g，降香 10 g，葛根 35 g，黄连 15 g，地龙 12 g，水蛭 9 g，麦冬 30 g，生地黄 20 g，苍术 30 g，荷叶 10 g，桑叶 10 g，五味子 10 g，沙苑子 15 g，僵蚕 9 g，天花粉 30 g，虎杖 20 g，牡蛎 30 g。水煎服，每日 1 剂。

三诊：2017 年 11 月 29 日。服上药 30 剂，患者来诊，胸闷、气短明显减轻，胸痛程度明显减轻、次数减少，口干，口渴，纳可，眠差，小便正常，大便干结改善，1～2 日一次，舌下瘀络，舌暗，苔黄略厚腻，脉沉细无力。

处方：通腑益气化瘀汤加减。瓜蒌 30 g，当归 30 g，草决明 30 g，生白术 30 g，火麻仁 20 g，生黄芪 60 g，绞股蓝 30 g，薤白 25 g，川芎 10 g，丹参 25 g，三七 6 g，降香 10 g，葛根 40 g，黄连 15 g，地龙 12 g，水蛭 9 g，麦冬 30 g，生地黄 20 g，苍术 30 g，荷叶 10 g，桑叶 10 g，五味子 10 g，沙苑子 15 g，僵蚕 9 g，天花粉 30 g，虎杖 25 g，牡蛎 30 g，玉米须 30 g。水煎服，每日 1 剂。

四诊：2018 年 1 月 17 日。服上药 50 剂，患者来诊，无胸闷、气短，胸痛程度明显减轻、次数明显减少，口干减轻，无口渴，偶有乏力，纳眠可，小便正常，大便通畅，舌稍暗，苔淡黄，脉沉细。复查空腹血糖：6.0 mmol/L。

处方：通腑益气化瘀汤加减。瓜蒌 30 g，当归 30 g，草决明 30 g，生白术 30 g，火麻仁 20 g，生黄芪 70 g，绞股蓝 30 g，薤白 25 g，川芎 10 g，丹参 25 g，三七 6 g，降香 10 g，葛根 40 g，黄连 15 g，地龙 12 g，水蛭 9 g，麦冬 30 g，生地黄 20 g，苍术 30 g，荷叶 10 g，桑叶 10 g，五味子 10 g，沙苑子 20 g，僵蚕 9 g，天花粉 30 g，虎杖 25 g，牡蛎 30 g，玉米须 30 g。水煎服，每日 1 剂。

五诊：2018 年 1 月 28 日。服上药 10 剂，患者来诊，无胸闷、气短，胸痛程度明显减轻、次数明显减少，口干减轻，无口渴，偶有乏力，纳眠可，小便正常，大便通畅，舌稍暗，苔淡黄，脉沉细。复查冠脉 CTA：左冠状动脉起始部管壁见钙化斑块影，管腔轻度狭窄，第一对角支及回旋支未见狭窄改变。

按语：冠心病属中医学“胸痹”范畴，是内科的常见急危重症，或因素体阳虚，感受寒邪，寒凝心脉；或忧思恼怒，肝郁气滞，瘀血内阻；或饮食失节，损伤脾胃，聚湿生痰，闭阻心脉；或劳倦伤脾，生化无源，气血不足，心失所养；或久病不愈，房劳伤肾，进而损及心之阴阳等几个方面。孙教授认为脉痹病因复杂，病机多变，多因中焦升降失常，腑实气虚脉瘀所致。其中“腑实”“脉瘀”

为主要病因病机。腑实为气机逆乱，中焦枢利失调，导致中焦气机壅滞，腑气不通。主要表现为燥秘和湿秘两方面。脉瘀分血瘀、痰瘀、毒瘀、混合瘀四方面。

本例为中年女性，反复胸闷11个月。既往“高血压病、高脂血症”病史2年余，“2型糖尿病”病史3年。因无法放置支架，西药未能控制，病情逐渐加重，请孙教授中药治疗。患者平素三高，病久伤津则肠燥，故成燥秘腑实；病久耗气，气虚运血无力，则血脉瘀阻，使瘀血内生。故在原方基础上加薤白、川芎、丹参、降香、葛根、黄连、麦冬、生地黄、苍术、荷叶、桑叶、五味子、沙苑子、僵蚕、天花粉、虎杖。患者口干，口渴，大便干结，舌苔黄厚腻，兼有湿热、阴亏，故用葛根升阳生津，黄连善清中焦邪热，天花粉清热生津止渴、补虚安中，五味子益气生津、补肾宁心，麦冬、生地黄滋阴润燥，苍术健脾除湿。薤白能通阳散结、行气止痛。川芎、丹参、降香行气活血化瘀。沙苑子滋补肝肾。桑叶清肺润燥、清肝明目，现代药理研究其有抗动脉粥样硬化、降血脂、延缓衰老等作用。荷叶清心解暑、活血化瘀、凉血止血、升发清阳、消风祛湿，现代药理研究其有降血脂、抗动脉硬化、降糖、抗衰老等功效。僵蚕善祛风定惊，化痰散结，治头痛、风头眩。现代药理研究表明，僵蚕具有抗惊厥、抗凝、抗血栓、促纤溶、降血糖、降血脂等作用。虎杖能清热利湿、活血定痛、化痰，现代药理研究发现其具有降血脂、抗血栓、扩血管、保肝利胆等作用。复诊时血压波动，眠差，故加牡蛎，取其平肝潜阳，重镇安神的功效。再诊时口干、口渴，原方加玉米须平肝利胆、利尿消肿，降血糖。用药合理，3个多月，左冠状动脉狭窄完全开通，血糖降至正常，效如神助。

2. 萎缩性胃炎

桑某某，男，45岁，退伍军人。因“嗳气、反酸半年余”以“慢性胃炎”于2019年12月6日就诊。

初诊：患者近半年余反复出现嗳气、胃中灼热，反酸，伴口干口渴，情绪不佳时嗳气加重，偶有胃痛，偶有胸闷心慌气短、心前区刺痛，每年1～2次，平素易烦躁，纳眠一般，小便调，大便干结，2～3日一行。既往体健。舌暗，苔黄略厚，舌下络瘀，脉弦滑。

辨证思路：患者平素烦躁易怒，肝郁气滞，木旺乘土，脾虚生湿，郁久化热，灼伤胃阴，胃气上逆见嗳气、胃酸、反流，久病必瘀，舌暗，苔黄略厚，舌下络瘀，脉弦滑为湿热血瘀阴虚之象。

中医诊断：胃脘痛（湿热血瘀阴虚）；西医诊断：慢性胃炎。

治则：理气育阴，祛湿化瘀。

处方：理气育阴化瘀解萎汤加减。徐长卿 30 g，青皮、陈皮各 10 g，玄参 20 g，玉竹 9 g，麦冬 20 g，北沙参 20 g，石斛 30 g，山萸肉 20 g，炒谷麦芽各 20 g，蒲公英 30 g，白及 15 g，海螵蛸 30 g，川贝母 10 g，旋覆花 10 g（包煎），代赭石 10 g（先煎），黄芪 30 g，生白术 30 g，当归 30 g，火麻仁 15 g，茯苓 15 g、厚朴 15 g，三七粉 6 g（冲服），地龙 12 g，炙甘草 10 g。水煎服，每日 1 剂。

二诊：2019 年 12 月 18 日。服上药 10 剂，患者仍胃酸多，嗳气改善，大便干改善，舌暗苔黄，脉弦滑。日照市某医院 2019 年 12 月 8 日冠脉 CTA 未见明显异常。2019 年 12 年月 9 日胃镜示：萎缩性胃炎伴糜烂，病理：中度慢性萎缩性萎缩性胃炎伴急性炎及糜烂，部分腺体化生。修正西医诊断为：慢性萎缩性胃炎。

处方：理气育阴化瘀解萎汤加减。徐长卿 30 g，青皮、陈皮各 10 g，玄参 20 g，玉竹 9 g，麦冬 25 g，北沙参 20 g，石斛 30 g，山萸肉 20 g，炒谷麦芽各 25 g，蒲公英 30 g，白及 15 g，海螵蛸 30 g，川贝母 10 g，旋覆花 10 g（包煎），代赭石 10 g（先煎），黄芪 30 g，生白术 30 g，当归 30 g，火麻仁 15 g，茯苓 15 g，厚朴 15 g，三七粉 6 g（冲服），地龙 12 g，炙甘草 10 g，鸡内金 20 g。水煎服，每日 1 剂。

三诊：2020 年 3 月 20 日。效不更方，服上药 60 剂。已无反酸、嗳气，偶有胃痛，大便日一次偏干。舌暗红，苔薄黄干，舌下络瘀，脉弦滑。2020 年 3 月 19 日某医院胃镜示：浅表性非萎缩性胃炎。

处方：理气育阴化瘀解萎汤加减。徐长卿 30 g，青皮、陈皮各 10 g，玄参 25 g，玉竹 9 g，麦冬 30 g，北沙参 25 g，石斛 30 g，山萸肉 20 g，炒谷麦芽各 25 g，蒲公英 30 g，白及 15 g，海螵蛸 30 g，川贝母 10 g，旋覆花 10 g（包煎），代赭石 10 g（先煎），黄芪 30 g，生白术 40 g，当归 30 g，火麻仁 15 g，茯苓 15 g，厚朴 15 g，三七粉 6 g（冲服），地龙 12 g，炙甘草 10 g，鸡内金 20 g，炒薏苡仁 30 g。水煎服，每日 1 剂。

按语：慢性萎缩性胃炎主要归属于中医学中的“胃脘痛”“痞满”“呃逆”等范畴，孙学全教授认为本病病因不外乎先天禀赋不足、外感六淫、饮食不节、情志失调、滥用药物等引起脾胃升降失常，《临证指南医案·脾胃门》指出“脾宜升则健，胃宜降则和”，升降失常则清气在下、浊气在上，引起中焦气机不利，症见腹胀、反酸、嗳气等。《证治汇补·痞满》所云：“大抵心下痞闷，必是脾胃受亏。”其病位在中焦，病变脏腑是胃，与肝胆、脾关系密切。因其病程长、易反复发作、久病必虚，久病入络，往往表现为阴虚血瘀湿热、虚实寒热错杂。该患者嗳气、嗳气，大便干。舌暗，苔黄略厚，舌下络瘀，脉弦滑。病属胃脘痛，证属湿热血瘀阴虚，治当理气育阴、祛湿化瘀，予理气育阴化瘀解萎汤加减。方中徐长卿辛、温，归肝、胃经，具有祛风、化湿、止痛、止痒的功效，可多靶点治疗胃脘痛。青皮味苦性辛温，归肝脾经，具有疏肝破气、消积化滞的功效；陈皮理气健脾，调中，燥湿，化痰。选用玄参、玉竹、麦冬、北沙参、石斛养阴育胃、增液通腑，重用白术健脾益气，炒谷麦芽健脾消食，蒲公英清热解毒、三七活血祛瘀生新。合旋覆代赭汤降逆止呕；海螵蛸制酸，白及、川贝母收湿敛疮。火麻仁、当归、厚朴理气润肠通便泄热。患者偶有胸闷心慌心前区痛，舌下络脉瘀粗，予黄芪、当归、地龙益气活血。辨证治疗4个月余，患者症状明显改善，胃镜下萎缩性胃炎伴糜烂，转为浅表性非萎缩性胃炎，疗效显著。

3. 肾病综合征

李某某，男，64岁，退休人员，因“全身水肿4个月余”以“肾病综合征”于2014年4月16日就诊。

初诊：患者4个月前无明显诱因出现全身水肿，乏力，伴泡沫尿，时胸闷、腹胀，无咳嗽、咳痰，纳眠可，尿量无明显变化，大便调，某医院诊断为肾病综合征（肿瘤相关性），左肺上叶占位；既往胆囊切除术后，查体：血压159/86 mmHg，颜面水肿，右肺呼吸音低，左肺呼吸音清，未闻及干湿啰音。心前区无隆起，心率80次/分，心音低钝，律齐，无杂音，双下肢凹陷性水肿。舌质淡暗苔薄白，舌下络脉迂曲，脉沉。主要辅助检查：2014年3月28日血常规：白细胞 13.86×10^9/L，红细胞 3.68×10^{12}/L，血红蛋白111 g/L；肝功能：总蛋白42.0 g/L，白蛋白19.6 g/L，球蛋白22.4 g/L；肾功能：尿素氮15.1 mmol/L；血脂：三酰甘油4.26 mmol/L，胆固醇14.80 mmol/L；尿常规：蛋白（+++）；尿微量白蛋白14686.30 mg/24h，微量白蛋白22 051.5 mg/L；癌胚抗原7.8 ng/mL；某医院2013年11月20日胸CT平扫+加强：肺气肿；左肺上叶炎症，左肺门肿块影，考虑肺癌，双侧少量胸腔积液，心包少量积液。

辨证思路：该患者脾肾阳虚，气化不利，津液不得四布，泛溢于肌肤见肢体水肿，日久损伤气血脉络，久病入络形成血不利，证属脾肾阳虚、痰瘀互结。

中医诊断：水肿、肺积（脾肾阳虚痰瘀互结）；西医诊断：肾病综合征（肿瘤相关性）、左肺上叶占位、胆囊切除术后。

治则：益气温阳，活血利水。

处方：真武汤、二仙汤、苓桂术甘汤加减。黄芪 60 g，益母草 30 g，水蛭 15 g，三七 3 g，炒白术 30 g，桂枝 18 g，茯苓 15 g，猪苓 15 g，泽泻 15 g，女贞子 15 g，墨旱莲 10 g，制附子 15 g，冬瓜皮 30 g，仙鹤草 15 g，天冬 30 g，淫羊藿 15 g，仙茅 15 g，瓜蒌 20 g，薤白 20 g。水煎服，每日 1 剂。

二诊：2014 年 4 月 26 日。服上药 10 剂，患者来诊，水肿明显减轻，体重下降约 10 kg。舌质淡暗苔薄白，舌下络脉迂曲，脉沉。

处方：真武汤、二仙汤、苓桂术甘汤加减。黄芪 80 g，益母草 40 g，水蛭 20 g，三七 6 g，炒白术 30 g，桂枝 18 g，茯苓 15 g，泽泻 15 g，女贞子 15 g，墨旱莲 10 g，制附子 15 g，冬瓜皮 20 g，仙鹤草 15 g，天冬 30 g，淫羊藿 15 g，仙茅 15 g，瓜蒌 20g，薤白 20 g，龟甲 30 g，鳖甲 30 g，穿山甲 10 g，白花蛇舌草 30 g，重楼 10 g。水煎服，每日 1 剂。

三诊：2014 年 6 月 20 日。效不更方，服上方 50 剂。患者仅双下肢稍有水肿，腹胀、胸闷、乏力好转，舌质淡暗苔薄白，舌下络脉迂曲改善，脉沉。

处方：黄芪 100 g，益母草 60 g，水蛭 20 g，三七 6 g，防己 10 g，薏苡仁 80 g，茯苓 15 g，泽泻 15 g，制附子 12 g（先煎），冬瓜皮 10 g，仙鹤草 15 g，西洋参 15 g（另煎），天冬 30 g，淫羊藿 15 g，仙茅 15 g，瓜蒌 20 g，薤白 20 g，鳖甲 30 g（先煎），白花蛇舌草 30 g，重楼 10 g，石韦 10 g，灵芝 15 g，金樱子 30 g，石膏 30 g。水煎服，每日 1 剂。

四诊：2015 年 5 月 29 日。三诊后以上方加减服用中药近 1 年，患者水肿明显改善，偶有腹胀、胸闷、乏力，舌质淡暗苔薄白，舌下络脉迂曲改善，脉沉。在日照某医院行相关检查，结果如下：白细胞 6.24×10^9/L，红细胞 4.15×10^{12}/L，血红蛋白 126 g/L；肝功：总蛋白 64.1 g/L，白蛋白 37.9 g/L，球蛋白 26.2 g/L；肾功：尿素氮 5.3 mmol/L；血脂：三酰甘油 1.77 mmol/L，胆固醇 4.96 mmol/L；尿常规：蛋白（±）；尿微量白蛋白 88.90 mg/24h，微量白蛋白 46.8 mg/L；癌胚抗原

9.15 ng/mL；胸部 CT：双肺气肿、肺气囊肿，右肺下叶钙化灶，左肺尖结节灶。各项检查指标逐渐好转，肺部占位消失，堪称奇迹。

处方：黄芪 140 g，益母草 65 g，水蛭 12 g，三七 6 g，山药 100 g，薏苡仁 100 g，茯苓 30 g，泽泻 15 g，山茱萸 40 g，肉桂 10 g，西洋参 15 g（另煎），生地黄 50 g，淫羊藿 15 g，郁金 30 g，瓜蒌 20 g，薤白 20 g，土鳖虫 30 g，白花蛇舌草 30 g，重楼 10 g，石韦 25 g，制何首乌 10 g，灵芝 15 g，金樱子 30 g，龟甲 30 g（先煎），鳖甲 30 g（先煎），冬凌草 20 g，玄参 50 g，石斛 30 g，姜黄 20 g，黄精 30 g。水煎服，每日 1 剂。

按语：肾病综合征属于中医“水肿”“虚劳”范畴。现代医学多采用激素和免疫抑制剂治疗，虽可控制病情，但病情易反复，且不良反应大，而中医药治疗本病有明显的疗效和优势。选用真武汤、二仙汤、苓桂术甘汤加味温阳化饮，健脾利湿，并辅以大量软坚散结、活血化瘀之品。方中附子温肾阳，猪苓、茯苓、泽泻、白术通利小便，冬瓜皮、益母草利水消肿，淫羊藿、仙茅温补肾阳；黄芪、仙鹤草益元气、温三焦、壮脾阳，水肿得消；为防通利太过耗气伤阴，予女贞子、墨旱莲、天冬以养阴；水邪上逆，心阳被遏，瘀血内阻见胸闷，予桂枝、瓜蒌、薤白通心阳，水蛭、三七、益母草活血化瘀。诸药合用，二诊时水肿“标实”得消，即去猪苓，加龟甲、鳖甲、穿山甲、土鳖、白花蛇舌草、重楼，化痰散结、活血祛瘀以通腑消积，使肿瘤“标实”得消。三诊时为防攻邪伤正，增加大量山药、薏苡仁、灵芝、西洋参、石斛、黄精、姜黄以健脾益气养阴，达“治本”目的。现代研究表明，真武汤能有效治疗原发性肾病综合征，降低 24 h 尿蛋白定量，升高人血白蛋白，降低血清总胆固醇、血清三酰甘油、血肌酐。苓桂术甘汤能显著降低模型大鼠 24 h 尿蛋白含量、血清中 TC、TG、BUN、Cr 含量，升高血清 ALB 含量，能够缓解肾病综合征大鼠水肿，降低血脂，并有效恢复其肾功能，促进肾病综合征的缓解。黄芪味甘，性微温，入脾肺经，可补中气、壮脾阳，利水消肿，与地龙为对，治疗慢性肾炎，有消除尿蛋白之功。肾病综合征患者往往存在高凝状态，可引起肾小球病变发展、恶化，甚至引起血栓、栓塞等并发症，治当活血化瘀。孙学全教授在临床中多选用水蛭、地龙、鳖甲、龟甲、三七、益母草、丹参等活血之品。《本草新编》谓“水蛭，味咸、苦，气平、微寒，有毒。治折伤，利水道”，地龙味咸，性寒，入肝、脾、膀胱经，活血通络，祛风清热，息风止痉，孙学全教授认为水蛭生于水、地龙行于土，二者相伍，可祛瘀生新、通利水道。《中华人民共和国药典》谓“鳖甲，咸，微寒。归经归肝、肾经。功能主治滋阴潜阳，软坚散结，退热除蒸”“龟甲，咸、甘，微寒。归经归肝、肾、心经。功能主治滋阴潜阳，益肾强骨，养血补心”。二者常配伍使用，阴阳相合，任督并举，破瘀通经。“一味丹参，功同四物”，丹参有活血祛瘀，凉血清心，养血安神之功。《证类本草》认为益母草“味辛，甘，微温、微寒，无毒。主明目益精，除水气”，可活血调经，利水消肿，凉血消疹。三七味甘、微苦，温，入肝、胃经，祛瘀止血，活血止痛，专走血分，为血家之要药。研究表明，三七皂苷有提高原发性肾病综合征近期疗效的作用，尤其是对高凝状态患者。故临床中肾病综合征患者可选用活血化瘀之品以改善高凝状态。

4. 腹膜假性黏液瘤

赵某某，女，67 岁，因“多次腹膜假性黏液瘤术后复发伴腹痛腹胀 1 年”于 2013 年 3 月 1 日就诊。

初诊：患者 2008 年因腹膜假性黏液瘤行阑尾切除术，2011 年复发行大网膜切除术 + 双附件切除术 + 子宫次全切除术，近 1 年再次复发伴有腹痛腹胀，因多次复发，手术切除部位较多，且此次复发部位表浅，手术风险大，预后差，外科医师建议保守治疗，故来诊。既往“甲状腺次全切除术后”40 余年，“高血压病”史 24 年，服用硝苯地平缓释片降压，“2 型糖尿病”史 7 年，服用“二甲双胍”降糖，继发性甲状腺功能减退 5 年，服用“左甲状腺素钠”治疗。就诊时症见：腹痛，痛如针刺，夜间痛重，影响睡眠，乏力，腹胀，纳一般，每晚夜尿 3 ~ 4 次。查体：腹膨隆，上腹可及一包块，质韧，边界清，活动度可，伴剑突下压痛无反跳痛。舌质暗苔白厚，右脉滑，左脉细。主要辅助检查如下：① 2013 年 2 月 25 日糖类抗原 CA-125 71.00 U/mL，糖类抗原 CA-199 257.20 U/mL，癌胚抗原 11.24 ng/mL；② 2013 年 2 月 25 日血常规、肝功未见明显异常；③ 2013 年 2 月 27 日腹部彩超：剑突下探及 41 mm × 26 mm 包块。

辨证思路：患者虽以腹痛腹胀（标实）为主要不适，因其久病正气亏虚为主要矛盾，必须先扶正，兼活血行血、化瘀止痛。

中医诊断：癥瘕积聚（气血亏虚痰瘀互结）；西医诊断：阑尾黏液性囊腺瘤术后盆腔转移、高血压病、2 型糖尿病、甲状腺大部切除术后、甲状腺功能减退。

治则：益气活血，祛瘀化痰，软坚散结。

处方：采用针药并治法。

①针灸处方：

取穴：分两组取穴，胸前穴1组，背部穴2组。1组：上、中、下脘、天枢、梁门、足三里、三阴交、丰隆、阴陵泉、太冲；2组：肝俞、脾俞、肾俞、大肠俞、小肠俞；

操作方法：1组穴取仰卧位，用1.5～3寸毫针，上、中、下脘、天枢直刺1～1.5寸，用捻转法；梁门呈15° 向下平刺1～1.5寸，用刮针手法，足三里、丰隆、阴陵泉直刺1.5～2寸，三阴交直刺1～1.5寸，均用提插手法，太冲直刺1寸，行捻转法；2组穴取俯卧位，肝俞、脾俞、肾俞呈30°角向下斜刺1～1.5寸行提插捻转补法，大肠俞直刺1.5～3寸，小肠俞直刺1～1.5寸行提插捻转法。两组穴隔日或隔疗程交替使用；留针30分钟，每5～10分钟行针1次，10天为1个疗程，疗程间隔2天。

②中药处方：黄芪60 g，当归30 g，姜黄15 g，黄精30 g，郁金15 g，何首乌20 g，三七粉6 g，炒白术30 g，玄参30 g，灵芝15 g，丹参30 g，泽泻15 g，赤白芍各10 g，甘草10 g，地龙20 g，延胡索15 g。水煎服，每日1剂。

二诊：2013年3月27日。服上方10剂。患者诉腹痛减轻，睡眠改善，稍有乏力，小便调，仍腹胀，大便溏，日3次，便后腹胀缓解。查体：上腹未及包块，压痛减轻无反跳痛。2013年3月21日糖类抗原CA−125 86.500 U/mL，糖类抗原CA−199 336.40 U/mL，癌胚抗原17.1 ng/mL。2013年3月21日腹部彩超：剑突下探及39 mm×24 mm包块，较1个月前彩超所见缩小2 mm×2 mm。

针灸处方同前。

中药处方：黄芪60 g，当归30 g，姜黄15 g，黄精30 g，郁金15 g，何首乌20 g，三七粉6 g，炒白术30 g，玄参30 g，灵芝15 g，丹参30 g，泽泻15 g，赤芍、白芍各10 g，甘草10 g，地龙20 g，延胡索15 g，山慈菇10 g，青皮、陈皮各10 g。水煎服，每日1剂。

三诊：2013年4月24日。服上方20剂。患者诉腹痛明显减轻，睡眠好，无乏力感，食欲好，仍腹胀，小便调，大便溏，日3次，便后腹胀缓解。查体：上腹未及包块，重按时有压痛无反跳痛。2013年4月24日糖类抗原CA−125 60.87 U/mL，糖类抗原CA−199 186.40 U/mL，癌胚抗原13.81 ng/mL。腹部彩超：剑突下探及36 mm×23 mm包块，较2个月前彩超所见缩小5 mm×3 mm。

中药处方：黄芪 60 g，当归 30 g，姜黄 15 g，黄精 30 g，郁金 15 g，何首乌 20 g，三七粉 6 g，炒白术 30 g，玄参 30 g，灵芝 15g，丹参 30 g，泽泻 15 g，赤芍、白芍各 10 g，甘草 10 g，地龙 20 g，延胡索 15 g，山慈菇 15 g，青皮、陈皮各 10 g，鳖甲 30 g（先煎），穿山甲 30 g（先煎）。水煎服，每日 1 剂。

按语：西医治疗腹膜假性黏液瘤主要以手术为主，复发不可避免，只能多次手术。本病属于中医癥瘕积聚范畴。《中藏经》曰："积者，系于脏也；聚者，系于腑也；癥者，系于气也；瘕者，系于血也……癥有十二，瘕有八。"其成因多由正气不足，营卫失调，气血津液运行无力，气血阻滞，津枯痰凝血瘀所致，故《诸病源候论》卷十九曰"积聚者由阴阳不和，脏腑虚弱，受于风邪，搏于脏腑之气所为也"，卷二十曰"夫八瘕者，荣卫不和，阴阳隔绝，而风邪外入与卫气相搏，血气壅塞不通而成瘕也"。

《景岳全书·积聚》"治积之要，在知攻补之宜，而攻补之宜，当于孰缓孰急中辨之"。重用黄芪、黄精补气健脾养精为君；臣以何首乌、灵芝、白术健脾益气、补益精血，姜黄、当归、三七、丹参活血化瘀，且有补血功用，赤芍、白芍、甘草柔肝缓急止痛；佐以郁金、延胡索疏肝解郁止痛，泽泻健脾利水；使以地龙直达病所利水活血通络。治疗 2 个月余，正气得复，当攻补兼施，增加鳖甲、穿山甲、山慈菇化痰软坚散结。

针灸取背俞穴之肝俞、脾俞、肾俞以健脾补益肝肾，患者为腹膜假性黏液瘤，病位在六腑，"腑以通为用"取大肠俞、小肠俞以通腑散结；取足三里、三阴交健脾养血，上、中、下脘和胃健脾，且《圣济总录》载，中脘主治"五脏积聚气"；《针灸大成》谓天枢主治"妇人女子癥瘕，血结成块"，丰隆、阴陵泉健脾化痰通络，胃经郄穴梁丘以解痉止痛，太冲为肝经原穴泻肝火，上穴共用奏补脏通腑，益气养血活血，化痰通络之效。

5. 输尿管癌

耿某某，女，81 岁，退休人员。2017 年 11 月 4 日因"尿血、乏力 1 个月"以"输尿管癌"就诊。

初诊：患者 1 个月前无明显诱因突发尿血，色鲜红，无发热恶寒，无腰痛，无腹痛，纳眠可，体重下降 2 kg。患者因心脏搭桥术后长期服用拜阿司匹林，以为是药物副作用则停用拜阿司匹林 1 周，仍尿血，遂来诊，行泌尿系统 CT 无明显异常，结合实验室检查。考虑血淋（湿热下注、迫血妄行），予四妙散合小蓟饮子加减治疗 20 天无效，为进一步明确诊治到泌尿外科住院治疗，行全尿路成像 CTU 检查，符合左输尿管癌 CT 表现，准备手术治疗。术前请心内科及麻醉科会诊评估，认为患者心脏状况差，心功能不全，不能手术，遂出院。故再诊，症见：尿血、色鲜红，乏力，纳眠可，二便调。舌质红，苔黄腻，脉弦细。既往史：心脏搭桥术及心脏起搏器植入术后 9 年。辅助检查：日照某医院 2017 年 11 月 21 日心脏彩超：EF47，陈旧性心肌梗死，左室充盈异常，心功能减低，卵圆孔未闭，房水平左向右分流。2017 年 11 月 22 日尿常规镜检红细胞（+++），总胆固醇 5.71 mmol/L，肝功能、肾功能、血糖、电解质、肿瘤标志物未见明显异常。2017 年 11 月 22 日全尿路成像 CTU 检查，见左侧输尿管上段局部显示管壁增厚并呈欠均质强化，病变区范围约 1.2 cm，CTU 成像显示病变区输尿管明显狭窄，符合左输尿管癌 CT 表现，膀胱憩室。

辨证思路：患者年老兼冠心病，行心脏搭桥术后多年，久病脾胃亏虚、气血不足，脾虚运化失常，津液聚而成痰，流注下焦，《丹溪心法》说："凡人身中有结核不痛不仁，不作脓者，皆痰注也。"气为血之帅，气虚不能推动血行，瘀阻脉络；痰瘀互结，日久聚而成瘤毒，致输尿管肿瘤发生，表现为尿血乏力，证属气虚痰凝，瘀毒互结。

中医诊断：尿血（气虚痰凝，瘀毒互结）；西医诊断：输尿管癌。

治则：益气活血，燥湿化痰，解毒散结。

处方：黄芪 80 g，绞股蓝 30 g，炒白术 30 g，陈皮 15 g，茯苓 15 g，法半夏 10 g，生牡蛎 30 g，生南星 10 g，蛇六谷 10 g，土鳖虫 30 g，炙鳖甲 30 g，山慈菇 10 g，全蝎 10 g，蜈蚣 3 条，半枝莲 30 g，白花蛇舌草 30 g，木鳖子 10 g，昆布 30 g，莪术 10 g，白芥子 10 g，三七 6 g。颗粒剂。每日 1 剂。

患者服用 10 剂中药后即无尿血，上方加减共服药 4 个月余，体力明显改善，生活质量明显提高。

2018 年 4 月 11 日复查全腹强化 CT 左侧输尿管上段病变区域及输尿管壁厚度无明显变化。

按语：肉眼血尿是输尿管癌早期最常见，也是最重要的症状，部分患者因肿瘤完全堵塞输尿管，导致肾积水或梗阻部位以上输尿管扩张积水，而有腰部胀痛、隐痛等不适。输尿管壁较薄，且其淋巴组织丰富，与周围组织解剖关系密切，局部浸润与远处转移在发病早期即可出现，故其预后较差。近年来随着诊断水平的提高，输尿管癌发病率有所提高，因该病好发于老年患者，很多患者因为高龄、多病、经济原因等未进行放化疗、靶向药物治疗、手术切除等，选择中医治疗。而中药治疗可缓解临床症状、提高生活质量、延长生命、抑制肿瘤发展甚至使癌肿消失。孙学全教授认为，肿瘤的发生多以脏腑气血阴阳失调、正气不足为本，痰凝、血瘀、湿热、瘤毒为标，即《医宗必读》所说“积之成也，正气不足，而后邪气踞之”。故以扶正祛邪为治则，选用益气养血、清热解毒、活血散结、祛湿化痰之品治疗肿瘤。现代研究亦表明，扶正类中药黄芪、绞股蓝、人参等具有增强免疫功能、抑制肿瘤细胞增殖等抗肿瘤作用；蜈蚣、全蝎等虫类有毒药物；半夏、南星、陈皮等化痰除湿类中药；半枝莲、白花蛇舌草等清热解毒类中药；三棱、莪术、水蛭、地龙等活血化瘀药具有细胞毒作用和抑制肿瘤细胞生长、抑制肿瘤血管生成、诱导肿瘤细胞凋亡、调节和增强免疫力等作用而发挥抗肿瘤作用。本案治疗以扶正祛邪为治则，以益气活血、燥湿化痰、解毒散结为治法。重用黄芪、绞股蓝、炒白术健脾益气以摄血，还可“寓攻于补”，以防攻伐太过；二陈汤、胆南星燥湿化痰；生牡蛎、白芥子、昆布化痰软坚；半枝莲、白花蛇舌草、山慈菇清热解癌毒；以有毒类动物药全蝎、蜈蚣、土鳖虫、蛇六谷以毒攻毒，软坚散结；莪术破血散结，三七活血止血。通过5个月的中药治疗，尽管输尿管的肿瘤在影像学表现无明显变化，但患者已无尿血，体力恢复如常人，避免了手术对机体造成的损伤，明显提高了患者的生存质量。

6. 顽固性神经性皮炎

李某某，女，59岁，长期居住在美国。因“皮肤丘疹瘙痒进行性加重3年”以“神经性皮炎”于2018年5月4日就诊。

初诊：患者3年前无明显诱因出现眼睑水肿，8个月后出现躯干、颜面部、上肢皮肤对称性粟粒大小丘疹伴瘙痒，就诊美国多家医院，考虑过敏（橡树、豆浆、苹果、梨），曾口服西药（具体药名不详）及中成药消风散、针灸治疗病情日渐加重，遂慕名回国求治于孙学全教授。现症见：眼睑水肿，躯干、颜面部、上肢皮肤对称性粟粒大小丘疹伴剧烈瘙痒，影响睡眠，时头晕头胀，胸闷，口干，纳可，小便泡沫，夜尿1~2次，大便正常。查体：血压150/90 mmHg，颜面、躯干、上肢对称性粟粒大小淡褐色丘疹，融合成片，呈苔藓样改变，摸之碍手，手指末稍色紫，舌胖淡紫，裂纹，舌下络瘀，左脉沉细，右脉弦滑。自诉在美国查体血糖、胆固醇略偏高，肝功、肾功正常。

辨证思路：该患者肝郁脾虚，湿热内生，热伏血分，日久伤阴耗血，血虚生风化燥生虫，蕴阻皮肤而发本病，血热扰心见心慌胸闷，湿热中阻清阳不展见头晕头胀，湿性黏腻，易阻碍气机，故病程长、反复发作，血虚血瘀，久病入络，见舌淡紫，舌下络瘀，其基本病机为气阴两虚、风虫湿热、血瘀。

中医诊断：顽癣（风虫湿热、气阴两虚、血瘀）；西医诊断：过敏性顽固性神经性皮炎。

治则：益气活血，清热杀虫。

处方：采用针药结合治疗法。

①针灸处方：

取穴：肝俞、脾俞、肾俞、曲池、三阴交。

取俯卧位，肝俞、脾俞、肾俞呈 30° 角向下斜刺 1 ~ 1.5 寸行提插捻转法；曲池、三阴交直刺 1 ~ 1.5 寸，均用提插手法；留针 30 分钟，每 5 ~ 10 分钟行针 1 次，每日 1 次，10 天为 1 个疗程，疗程间隔 2 天。

②中药处方：玉屏风散合麻黄连翘赤小豆汤加减。黄芪 60 g，炒白术 30 g，防风 10 g，炙甘草 10 g，麻黄后下 9 g，连翘 10 g，赤小豆 10 g。水煎服，每日 1 剂。

二诊：2018 年 5 月 7 日。服上药 3 剂。患者诉仍有瘙痒，时心慌心悸，夜间心前区不适，大便偏稀，舌浅红，舌下络瘀，左脉沉细，右脉弦滑。

处方：玉屏风散合麻黄连翘赤小豆汤加减。黄芪 60 g，炒白术 30 g，防风 10 g，炙甘草 10 g，麻黄后下 9 g，连翘 10 g，赤小豆 10 g，当归 30 g，地肤子 10 g。水煎服。每日 1 剂。

三诊：2018 年 5 月 10 日。服 3 剂。患者诉煎药时喷嚏，服药时正常，头昏沉、口干改善，舌红，苔薄白，舌下络瘀，左脉沉细，右脉弦滑。

处方：

①针灸处方：取穴增加内关、肺俞、心俞，手法同前。

②中药处方：玉屏风散合麻黄连翘赤小豆汤、龟鹿二仙胶加减。黄芪 60 g，炒白术 30 g，防风 10 g，炙甘草 10 g，麻黄 9 g（后下），连翘 10 g，赤小豆 10 g，当归 30 g，地肤子 10 g，龟甲胶 15 g（烊化），鹿角胶 15 g（烊化），白鲜皮 10 g。水煎服，每日 1 剂。

四诊：2018 年 5 月 16 日。服上方 5 剂。患者诉口干，恶心，心慌，瘙痒重，大便偏稀，小便正常，血压 140/90 mmHg，舌红，苔薄白，舌下络瘀改善，脉细数。

处方：

①针灸取穴操作同前。

②中药处方：玉屏风散合麻黄连翘赤小豆汤、龟鹿二仙胶加减。黄芪 60 g，炒白术 30 g，防风 10 g，炙甘草 10 g，连翘 10 g，赤小豆 10 g，当归 30 g，地肤子 10 g，龟甲胶 15 g（烊化），鹿角胶 15 g（烊化），麦冬 30 g，白茅根 10 g，白鲜皮 10 g，白蒺藜 10 g。水煎服，每日 1 剂。

五诊：2018 年 5 月 23 日。服上方 5 剂。患者诉仍有瘙痒，恶心，口渴缓解，自己外用中药止痒 2 次，大便偏稀、黏，舌淡胖，舌下络瘀改善，脉偏滑。

处方：

①针灸处方：风门透肺俞，肝俞透脾俞，曲池透手三里，足三里透上巨虚，血海向上皮下透刺，心俞透厥阴俞。

操作方法：采用皮下透刺法，背部穴位留针 6 小时，其他部位留针 12 小时。

②中药处方：玉屏风散合麻黄连翘赤小豆汤、龟鹿二仙胶加减。黄芪 60 g，炒白术 30 g，防风 10 g，炙甘草 10 g，连翘 10 g，赤小豆 10 g，当归 30 g，地肤子 10 g，龟甲胶 15 g（烊化），鹿角胶 15 g（烊化），麦冬 30 g，白茅根 10 g，白鲜皮 15 g，白蒺藜 15 g，蝉蜕 10 g，地肤子 15 g，川芎 10 g，银柴胡 10 g。水煎服，每日 1 剂。

六诊：2018 年 6 月 8 日。服上方 5 剂。患者诉五诊后第 3 天丘疹明显减退，瘙痒减轻，4 天后瘙痒即缓解，诸症日渐改善。至就诊时已无瘙痒，皮肤光滑，丘疹基本痊愈，乏力缓解，无胸闷心慌，无恶心，稍有头胀，小便无泡沫，连续 4 天无夜尿，舌质偏暗，络瘀改善，苔薄黄，脉和缓。

处方：未再针灸。

中药处方：黄芪 60 g，炒白术 30 g，防风 10 g，炙甘草 10 g，连翘 10 g，赤小豆 10 g，当归 30 g，地肤子 10 g，龟甲胶 20 g（烊化），鹿角胶 15 g（烊化），麦冬 30 g，白茅根 10 g，白鲜皮 15 g，白蒺藜 15 g，蝉蜕 10 g，地肤子 15 g，川芎 10 g，三七粉 6 g（冲服），银柴胡 10 g。水煎服，每日 1 剂。7 剂以巩固疗效。

按语：《外科正宗·顽癣第七十六》曰：“顽癣乃风、热、湿、虫四者为患。”《医宗金鉴·外科心法要诀》载：“此证总由风热湿邪，侵袭皮肤，郁久风盛，则化为虫，是以瘙痒之无休也。”治疗以益气养阴活血、祛湿清热止痒为治法。因患者为过敏体质，孙学全教授认为治疗当先固本，采用药物逐渐加味、针灸刺激量逐渐加量的方式治疗。初诊选用玉屏风散补脾益气以固本，麻黄、连翘、赤小豆清湿热去外邪，针灸取穴以背俞穴为主调节脏腑功能、曲池疏风清热止痒、三阴交调理足三阴经气血。二诊时瘙痒明显，遵“治风先治血，血行风自灭”之意，予当归养血活血，地肤子祛风止痒。三诊症状改善，继续以扶正固本兼疏风祛邪为治则，予血肉有情之品龟甲胶、鹿角胶固肾精以资后天之精，增强机体抗邪能力，佐以白鲜皮清热燥湿；因肺主皮毛，《素问·至真要大论》中记载“诸痛痒疮，皆属于心”，针灸增加肺俞、心俞、内关疏肺热、清心火。四诊时口干瘙痒心慌，考虑麻黄有兴奋神经中枢作用，取麻黄，增加麦冬养肺胃阴，白茅根生津止呕，白蒺藜疏肝祛风。五诊时患者正气已复，增加疏风祛邪的药味及药量，并予皮下透刺法久留针，一次而愈。透穴针刺法是孙学全教授常用针法，他认为这种针刺法的特点，一是刺激点少、透穴多、刺激深、刺激量大、效果明显；二是通过本经与本经、本经与表里经、本经与邻近经脉等不同穴位组合实施皮下透刺，增加刺激量，增强针感，能更好地调节本经经气或本经与表里经、本经与邻近经脉之间的气血运行，实现远部治疗作用。正如《灵枢·终始》中所言：“久病者，邪气入深，刺此病者，深内而久留之。”针药合用，相得益彰，迅速解除了患者的病痛。

五 经验方或代表性成果

1. 通腑益气化瘀汤治疗冠心病

方名：通腑益气化瘀汤。

处方：黄芪 30 ~ 100 g，绞股蓝 20 ~ 30 g，当归 10 ~ 30 g，全瓜蒌 20 ~ 30 g，生白术 30 ~ 50 g，决明子 20 ~ 30 g，火麻仁 10 ~ 30 g，地龙 10 ~ 15 g，水蛭 6 ~ 12 g，三七 6 ~ 9 g。

功效：益气通腑，活血化瘀。

主治：腑实气虚脉瘀型胸痹。

方解：方中黄芪补益脾肺心之气，《本草求真》谓其“入肺补气，入表实卫，为补气诸药之最”,《医学衷中参西录》谓其“能补气，兼能升气，善治胸中大气下陷”，补气升阳，使气旺血行；绞股蓝在《本草纲目》中以“乌蔹莓”之名入药，有清热解毒、止咳化痰、补气生津、健脾安神之效，其抗血栓、降血糖、增强免疫力等作用显著，二者共为君药。当归、全瓜蒌、生白术、决明子、火麻仁等药为孙教授通腑之常用药，因该类病人多伴便秘，通腑有降脂、降糖、活血化瘀、醒神、止痛、安神、降压、息风、化痰等作用，为孙教授治疗心脑血管病之特色，为臣药。地龙善化瘀通络，现代研究表明，地龙的水提液能够明显延长机体内的纤维蛋白血栓和血小板血栓的形成时间，显著减少血栓的干重以及长度。地龙链激酶被分离出来后，能够充分溶解家兔体内的实验性血栓以及人机体内的血小板血栓和血凝块。水蛭善破血逐瘀,《本草纲目》曰其“咸走血，苦胜血。水蛭之咸苦，以除蓄血……”张锡纯认为其“破瘀血而不伤新血，主入血分而不损气分”。水蛭含有多肽类、肝素、抗血栓素，水蛭唾液中含有抗凝血物质水蛭素，水蛭素是迄今为止发现的世界上最强的天然特效凝血酶抑制剂，能够阻止血液中纤维蛋白的凝固，抑制凝血酶与血小板的结合，具有极强的溶解血栓的功能。两药相配，相须相使，具有活血破瘀、消肿散结、搜风通络作用，其性猛悍搜剔窜络非植物药所能及，对提高疗效十分重要，并且与黄芪、当归补气血药同用，性虽猛峻而不伤正。孙教授擅用三七,《医学衷中参西录》谓三七化腐生新，具有止血而不留瘀的特点，此外，三七还兼顾补虚，有祛瘀不伤正、益气不留邪的作用。诸药配伍，使气虚得补，则行血有力，血行络通，无留滞之患，则疼痛自止。

立方思路：冠心病是内科的常见急危重症，孙学全教授认为胸痹病因复杂，病机多变，多因腑实气虚脉瘀所致。腑实为气机逆乱，中焦枢利失调，导致中焦气机壅滞，腑气不通。主要从燥秘和湿秘两方面论治。燥秘者，燥热偏盛之体，或六淫化燥之便，燥则损津，肠道干涩，传导失常而便秘。湿秘者，外感湿邪，或内生湿邪，湿性黏滞，阻碍气机，传导失常而便秘。脉瘀分血瘀、痰瘀、毒瘀、混合瘀四方面。一为血瘀,《医林改错》云“元气即虚，必不能达于血管，血管无气，必停留而瘀”；二为痰瘀,《丹溪心法》云“自郁成积，自积成痰，痰挟瘀血，遂成窠囊”；三为毒瘀，指毒邪侵犯血分，血行瘀滞，或瘀血留滞，日久化毒，以致毒瘀互结，血脉凝痹；四为混合瘀，临床上多上述三种杂合而成。

孙教授在临床中非常重视合方化裁，因为血管狭窄病因病机复杂多变且与高血压、肥胖症、糖尿病、高脂血症等多病密切相关，认为合方不应该是单纯的两方功效简单相加，合方可产生同效相加、异效相须、反效相制的功效，可扬长避短，应对复杂的病证变化。根据临床辨病和辨证，常配以瓜蒌薤白半夏汤、补阳还五汤、四妙勇安汤、葛根芩连汤、一贯煎、玉女煎等合方化裁。

瓜蒌薤白半夏汤由全瓜蒌、薤白、半夏、白酒四味药组成，具有通阳散结、降气化痰、运转胸中大气而通腑的作用。四妙勇安汤由金银花、玄参、当归、甘草组成，有清热解毒、活血通脉之功，伴下肢血管狭窄者，孙教授常以此方化裁而获佳效。葛根黄芩黄连汤有清热生津的功效，正好切中糖尿病患者胃肠湿热、燥热伤津的病机。一贯煎由北沙参、麦冬、当归、生地黄、枸杞子、川楝子组成。本方功在滋阴疏肝、益胃润肺。伴高血压、肺心病、糖尿病及糖尿病肾病者，孙教授常用此方化裁。玉女煎由石膏、熟地黄、麦冬、知母、牛膝组成，方中诸药功效不同而又互为补充，清胃热、补肾阴，滋养胃中元气，促进胃之和降。孙教授常用于伴糖尿病患者。

2. 理气育阴化瘀汤治疗萎缩性胃炎

方名：理气育阴化瘀汤。

处方：徐长卿 20 ~ 30 g，青皮、陈皮各 10 ~ 15 g，玄参 20 ~ 30 g，玉竹 9 g，麦冬 20 ~ 30 g，北沙参 20 ~ 30 g，石斛 20 ~ 30 g，山萸肉 20 ~ 30 g，炒白术 20 ~ 30 g，薏苡仁 20 ~ 30 g，炒谷麦芽各 20 ~ 30 g，蒲公英 20 ~ 30 g，鸡内金 20 ~ 30g，厚朴 10 ~ 15 g，三七 6 ~ 9 g，白及 10 ~ 15 g，海螵蛸 20 ~ 30 g，炙甘草 10 g。

功效：疏肝理气，滋阴益胃，活血化瘀。

主治：肝胃不和、胃阴不足、血瘀型胃脘痛。

方解：方中徐长卿有祛风利湿、通经活络、解毒消肿、补虚强壮、安神功效，广泛用于多种痛症。现代研究表明，该药具有抗炎、抗菌、镇静、镇痛、抗肿瘤等多种作用。玄参、玉竹、麦冬、北沙参、石斛、山萸肉育阴养胃；青皮、陈皮、厚朴疏肝健脾理气；炒谷麦芽、鸡内金健胃消食导滞；薏苡仁、炒白术补脾祛湿；蒲公英清热散结；三七活血通络；白及去腐生肌、保护胃黏膜，海螵蛸止酸；炙甘草调和诸药。

立方思路：中医认为慢性萎缩性胃炎可归属于“胃痞”“胃脘痛”“痞满”“嗳气”等范畴。认为外感六淫、饮食不节、情志所伤，导致脾虚、寒湿、湿热、气滞、阴亏、血瘀等病理因素紧密相关，其病位在胃，与肝、脾密切相关。《三因极一病证方论》曰：“外感六淫，则其气闭塞，郁于中焦，气与邪争，发为疼痛……若五脏内动，汨以七情，则其气痞结，聚于中脘，气与血搏，发为疼痛……”《兰室秘藏》曰：“多食寒凉，及脾胃久虚之人，胃中寒则胀满，或脏寒生满病。”《张氏医通》曰：“肥人心下痞闷，内有痰湿也；瘦人心下痞闷，乃郁热在中焦；老人、虚人脾胃虚弱，运转不及。”早期由外感、饮食、情志所伤，以实证为主；久病损及脾胃，脾胃虚弱与实邪相合而虚实夹杂；或素体脾胃本虚，易受邪扰，出现虚实夹杂证。

本病初起多由饮食无节，或偏嗜烟酒辛辣生冷，久而脾胃受戕而为之病。孙教授认为胃阴亏虚是慢性萎缩性胃炎的主要发病机制。《临证指南医案·卷二》：“阳明燥土，得阴自安……胃喜柔润……”慢性萎缩性胃炎症属本虚标实，以胃阴亏虚为本，肝郁气滞为标。清代吴达《医学求是·治霍乱赘言》载：“胃润则降。”胃阴充足，胃和降功能正常，否则胃阴亏虚，胃失和降则嗳气、呃逆、反酸、恶心、呕吐，胃脘胀满。情志不舒，气机郁滞，可化火伤阴，症见胃脘嘈杂、反酸，或灼热疼痛，口干等症状。李杲《脾胃论》曰：“湿能滋养于胃。”胃阴亏虚者，选用甘寒甘凉之物滋养胃阴，胃阴充足腐熟食物及胃气和降功能亦正常。《素问·阴阳应象大论》云：“清气在下，则生飧泄；浊气在上，则生䐜胀。”故临床多见大便不成形，一日数次，脘腹胀满不适，嗳气频发。孙教授还认为紧张、焦虑等不良情绪会诱发或加重慢性萎缩性胃炎的症状，常言“胃病多郁”。该病常久治症状不见好转或因“癌前病变”导致情志不畅，产生郁证，正如《临证指南医案》曰“肝为起病之源，胃为传病之所”。情志愉悦，肝气条达，胃肠气机调畅，则消磨水谷功能正常。故有“治胃病不理气非其治也”之说。此外，孙教授认为血瘀贯穿疾病始终，认为本病多为久病而致，通常存在不同程度的血瘀致病，正如叶天士《临证指南医案》中言“久病入络”“经年宿病，病必在络”。

随着现代科学的发展，中医也积极借助现代科学仪器及设备去认识其微观的特性，视作中医四诊的延伸，运用中医的理论和方法总结它所反映的宏观方面的证候特点，然后病证相结合指导临床遣方用药，常收到事半功倍的效果。孙教授在治疗慢性萎缩性胃炎时，不拘泥于传统中医诊病的望、闻、问、切，常借鉴现代医学的胃镜、病理结果及中药药理，病证结合，从而更好地针对性用药，不仅消除患者临床宏观症状，又可改善患者微观病理情况，逆转病变进一步发展，截断病势。治疗慢性萎缩性胃炎一般以 3 个月为 1 个疗程。大部分患者经过治疗，复查胃镜时病理显示萎缩程度减轻，甚至萎缩消失，异型增生、肠化亦随之减轻或消除，病情发生了逆转。

3. 灵脊汤治疗骨关节病

方名：灵脊汤。

处方：威灵仙 15 ~ 30 g，狗脊 10 ~ 20 g，鹿衔草 10 ~ 20 g，穿山龙 10 ~ 20 g，杜仲 10 ~ 30 g，怀牛膝 10 ~ 30 g，补骨脂 10 ~ 20g，骨碎补 10 ~ 20 g，炙甘草 10 g。

功效：补益肝肾，强筋壮骨。

主治：肝肾亏虚型骨痹。

方解：方中威灵仙祛风湿、通经络；其善通十二经脉，凡风湿痹痛，麻木不仁，无论上下皆可用，为治疗风湿痹痛要药。《开宝本草》谓其“主诸风，宣通五脏，去腹内冷气，心膈痰水久积，癥瘕痃癖气块，膀胱蓄脓恶水，腰膝冷痛及疗折伤”。狗脊则善补肝肾、强腰脊、祛风湿。《神农本草经》云其“主腰背强，机关缓急，周痹寒湿，膝痛”，《名医别录》谓之“坚脊，利俯仰”，《玉楸药解》亦称其“通关利窍，强筋壮骨”。两药相伍，共为君药。杜仲补肝肾、强筋骨；怀牛膝强筋骨、补肝肾、引血下行及逐瘀通经；补骨脂温肾助阳、温脾止泻、纳气平喘、固精缩尿；骨碎补疗伤止痛、补肾强骨。四药均可补肾强骨，共为臣药。穿山龙有祛风除湿、舒筋通络、活血止痛之效；鹿衔草有祛风湿、强筋骨、止血之功。共为佐药。炙甘草为使，缓急止痛、调和诸药。

立方思路：骨关节病属于中医学“痹证”“骨痹”“腰痛”等范畴。《素问·痹论》指出“风，寒，湿三气杂至，合而为痹”，《素问·四时刺逆从论》云：“厥阴有余病阴痹，不足病生热痹。”《素问·长刺节论》云：“病在骨，骨重不可举，骨髓酸痛，寒气至，名曰骨痹。”《灵枢·五癃津液别》论：“虚故腰背痛而胫痠。”此病中医认为外感风寒湿邪、血瘀、肝肾亏虚是主要病因病机。如《济生方·痹》所云：“皆因体虚，腠理空疏，受风寒湿气而成痹也。”《素问·痹论》曰：“骨痹不已，复感于邪，内舍于肾。”《中藏经》“骨痹者，乃嗜欲不节，伤于肾……则精气日衰……”《医学衷中参西录·腰痛》说：“肝主筋，肾主骨，腰痛为筋骨之病，是以肝肾主之。”《济生方·腰痛》所言：“腰者肾之府，转摇不能，肾将惫矣，审如是说，则知肾系于腰，因嗜欲过度，劳伤肾经，肾脏既虚，喜怒忧思，风寒湿毒，得以伤之，遂致腰痛。又有坠下闪肭，气凝血滞，亦致腰痛。”《景岳全书·杂证谟》所述：“跌扑伤而腰痛者，此伤在筋骨而血脉凝滞也……”《类证治裁·痹证》言：“痹久必有瘀血。”《医林改错》也有“瘀血致痹”之说。

《素问·阴阳应象大论》谓“年四十而阴气自半也”，可见人到中年以后，肾阴虚当较为明显。阴精是物质基础，是阳气之根源，“阴虚则无气”，阴虚日久阳亦必虚。孙教授认为骨关节病患者多为中老年人。《黄帝内经》载“肝主筋，肾主骨”，肝藏血，血养筋，故肝之合筋也。肾主储藏精气，骨髓生于精气，故肾之合于骨。诸筋者，皆属于节，筋能约束骨节。中年以后，肝肾亏损，肝虚则血不能养筋，筋不能维持骨节之张弛，关节失滑利，肾虚而髓减，致使筋骨均失所养。故治疗以补益肝肾为主。又《素问·至真要大论》曰“诸湿肿满，皆属于脾”，且《脾胃论》曰“脾病体重节痛，为痛痹，为寒痹，为诸湿痹”，《素问·太阴阳明论》则言“四支皆禀气于胃”。脾胃是气血生化之源，故治痹不忘脾胃。

4. 藤枝汤治疗关节炎

方名：藤枝汤。

处方：青风藤 10～15 g，海风藤 10～30 g，络石藤 10～30 g，鸡血藤 20～30 g，桑枝 10～30 g，桂枝 10～30 g。

功效：祛风除湿，散寒通痹。

主治：风寒湿痹证。

方解：方中络石藤性微寒，味苦，祛风通络，凉血消肿；青风藤、海风藤两味辛散、苦燥、温通，既可祛风燥湿，又可温通经络之气血；鸡血藤性温，味苦甘，活血补血，调经止痛，舒筋活络；桑枝祛风湿、利关节；桂枝散寒止痛通阳化气。以藤达络，络通痛止。选药新颖，组方严谨，立法周全，治病且能引经，直达病所，使邪速去，实为临证良方。

立方思路：关节炎属于中医“痹证”“历节”“鹤膝风”“顽痹”“白虎历节”等病症范畴。《素问·痹论》曰：“风寒湿三气杂至，合而为痹。”《中藏经·论痹篇》中认为“痹者，风寒湿之气中于人脏腑之为也”；叶天士《临证指南医案》中提出“痹者，闭而不通……湿痰浊血，留注凝涩而得之”。《儒门事亲》：“痹病以湿热为源，风寒为兼。”《丹溪心法》提出“风湿与痰饮流注经络而痛”。《金匮要略》：“历节者，盖非肝肾先虚，则虽得水气，未必便入筋骨。”喻嘉言《医门法律》：“盖小儿非必为风寒湿所痹，多因先天所禀，肾气衰薄，随寒凝聚于腰膝而不解。”《诸病源候论》认为“痹者，风寒湿三气杂至，合而成痹。由人体虚，腠理开，故受风邪也”。《济生方》认为“皆因体虚，腠理空虚，受风寒湿气而成痹也”。《华氏中藏经》也论述道：“五脏六腑，感于邪气，乱于真气，闭而不仁，故曰痹也。”痹证多由风、寒、湿、热、痰、瘀等为致病因素，先天禀赋不足是痹证发生的条件，发生的内因是素体虚弱，正气不足，腠理不密，卫外不固，而致外邪乘虚而入。

总的来说，痹证的发生多因风、寒、湿、热、痰、瘀等邪气闭阻经络，影响气血运行，导致肢体筋骨、关节、肌肉等处发生疼痛、重着、酸楚、麻木，或关节屈伸不利、僵硬、变形等症状。病位在肝、脾、肾，血气精，筋肉骨；病因多属本虚标实，内因是素体虚弱、正气不足、肝脾肾亏虚，外因是风、寒、湿三气侵袭，病久入络，痰瘀互结。

本病一般分为活动期和缓解期，临床上常采用辨证分型治疗。治疗以祛风、散寒、利湿、清热等祛邪为主，兼以扶正。《本草便读》云：“藤蔓之属，皆可通经入络。此物善治风疾，故一切历节麻痹皆治之。”

周子干《慎斋遗书》曰：“诸病不愈，必寻到脾胃之中，方无一失，何以言之？脾胃一伤，四脏皆无生气，故疾病日多矣。万物从土而生，亦从土而归。‘补肾不若补脾’，此之谓也”，又曰：“凡治病勿伤胃气，久病宜保脾土”。“五脏六腑皆禀气于胃”，脾胃强健则五脏六腑俱旺，气血充盈则筋脉关节得以濡润，四肢肌肉得以禀受。孙教授认为，脾胃功能的健运与痹病的发病和治疗关系密切，如汪机“诸病亦多生脾胃”，临证善用黄芪、生薏苡仁。痹病的发病，与湿邪密切相关，脾苦于湿困，脾虚则湿邪内生，痰为湿之渐，湿邪痹阻肢体经络，久之则变生痰瘀，虚实夹杂。所以对脾胃功能的调整、保护，对于痹病的治疗至关重要。

孙教授还重视肝肾。肝肾为人体的重要内脏，代表着人体赖以生存的先天基础。肝藏血生血，主疏泄，为刚脏，喜条达而恶抑郁，体阴而用阳；肾藏精，主闭藏，主生殖、水液和纳气，内寓元阴元阳，为水火之脏。肝肾之间，精血互生，阴液互养，同具相火，藏泄互用，称为肝肾同源。筋、骨是痹病的好发部位，往往多见于病程日久，累及肝肾筋骨，出现关节畸形、失用等。对于久痹的治疗，应立足肝肾筋骨为本，法当补益肝肾、强筋壮骨。另外在痹病初发时，亦可根据患者病情酌情加入补肝肾、强筋骨类药物，往往起到“治未病”的效果。

叶天士《临证指南医案》谓：“络痹深重，病久血伤入络。”对于络痹深重顽固之久病络疾，虫类搜剔之品首当其冲。老师常用全蝎、蜈蚣等，虫类药善搜剔诸邪，通经窜络，刮剔瘀血。全蝎长于解痉，为祛风止痉的要药，蜈蚣长于止痛，拘挛疼痛常配伍应用。

毒性是指药物所具有的偏性，药物之所以能治病是因药物能“以偏救偏”。风湿顽痹多为寒湿贼风，痰浊瘀血，凝聚难祛，对此顽疾，应用一些毒药，常可取得佳效。老师常用治痹的有毒药有附子、川乌、草乌、细辛、半夏等，这些药物具有较强的散寒止痛、散结消肿、祛风通络之功，往往有较好的临床效果，但使用中一定要掌握炮制方法和煎服方法。

5. 芪黄蛭母益肾汤治疗肾病综合征

方名：芪黄蛭母益肾汤。

处方：黄芪 30 ~ 100 g，益母草 30 ~ 60 g，水蛭 6 ~ 12 g，酒大黄 6 ~ 12 g。

功效：益气化瘀，凉血解毒，利水消肿。

主治：气虚毒瘀型水肿。

方解：方中黄芪原名“黄耆”，《本草纲目》曰“耆，长也。黄耆色黄，为补药之长”，其味甘性温，有补气升阳、固表止汗、托疮生肌、利水消肿的功效。孙教授用黄芪治疗肾病，主要取其补虚利水之功。现代药理表明，黄芪具有一定的抗氧化作用，可以减少尿蛋白而减轻肾脏的损伤。益母草苦平、微寒，有活血化瘀、利水消肿之效。《本草求真》载其“消水行血，祛瘀生新”，《本草拾遗》曰“其苗绞汁服，主浮肿，下水兼去寒肿”。水蛭味咸、苦，性平，有祛瘀通经消癥的功效，《本草汇言》有云“水蛭，逐恶血、瘀血之药也”。现代药理研究表明，水蛭具有抗凝血、抗血栓、抗炎、抗纤维化和肾小球硬化、改善肾功能等作用。根据“久病入络”“久病必瘀”思路，孙教授常用水蛭，取其破瘀血而不伤正的独特疗效。大黄味苦，性寒，有泻下攻积、清热泻火、凉血解毒、逐瘀通经、利湿退黄的功效。孙教授认为，其既可通便，又可泄浊，尤其适用于肾病痰浊瘀毒等病理产物停聚的情况。临床上大剂量运用，而患者未见腹泻。现代药理研究表明，大黄具有调节肠道菌群、清除致病菌、控制细菌位移以及降低血清 D-

乳酸含量，还可以减少肠道摄取氨基酸，导致尿素减少，抑制蛋白分解，使肝脏合成尿素减少；增加大便次数，促进肌酐、尿素从大小便排出；调节神经体液免疫系统，排出体内的毒素，减少其毒害作用。

立方思路：肾病综合征属中医“水肿”“癃闭”“关格”“肾风”“虚损”等范畴。《素问·至真要大论》有“诸湿肿满，皆属于脾”之说。《素问·水热穴论》指出“肾者，胃之关也，关门不利，故聚水而从其类也。上下溢于皮肤，故为浮肿。浮肿者，聚水而生病也。”《诸病源候论》则指出：“水病无不由脾肾虚所为。脾肾虚则水妄行，盈溢皮肤而令身体肿满。”

人体的水液代谢依赖于肺之通调水道、脾之运化、三焦之决渎，膀胱之气化，水液运化的根本在于肾。本病病位在肾，涉及肺、脾、三焦、膀胱。《景岳全书》说“虚邪之至，害少归阴，五脏所伤，穷必及肾”，孙教授认为该病证属本虚标实，虚实夹杂。主要病机为脾肾气阳两虚，水湿瘀血内停；病位在脾肾。脾肾气阳两虚，脾失健运，肾失开阖，气化不利，水湿内停，泛溢肌肤，发为水肿；脾肾气阳两虚，脾不升清，肾失封藏，精微外泄，形成大量蛋白尿；脾虚失运，气血生成乏源，肾虚精亏，化气化血不足，气血亏虚，形成低白蛋白血症；水湿内生，气机受阻，气滞血瘀，瘀血内停，脉络瘀阻，发为高脂血症。

孙教授提倡辨证必须先识病，在识病的基础上运用辨证论治的方法确立疾病的证型，分清病性的虚实，以指导临床治疗。“病证结合”，相辅相成，相得益彰。“病证结合”论治思想源自《黄帝内经》，张仲景继承开创了病、证、症三位一体的论治模式，按病用药，专病、专方、专药。张锡纯更是推崇西医断病，中药治病，显示了西医辨病、中医辨证施治的模式。

肾主水液，即依靠肾的气化作用维持机体水液的动态平衡。肾阳为一身阳气之根，脾的运化、肺的宣降、三焦水道的通调等，无不依赖肾阳的作用而发挥正常的功能。肾病综合征多属于肾阳虚弱，而且临床上西医经常会合并激素类药物的应用，激素类药物味属辛燥，长期使用又会损伤肾阴，继而阴损及阳，导致阴阳两虚。肾阳虚时气化无力，不能蒸化津液以滋养全身，水液代谢障碍可见到摄纳无权、升清不利的小便清长、尿量增多等症状。因此肾病综合征的治疗原则应当在自拟方芪黄蛭母益肾汤基础上，配合温补肾阳药物，往往能够取得满意的疗效。

6. 柴胡四金排石汤治疗胆结石

方名：柴胡四金排石汤。

处方：柴胡 10 ~ 15 g，郁金 10 ~ 20 g，金钱草 20 ~ 50 g，海金沙 20 ~ 30 g，鸡内金 20 ~ 50 g，川楝子 10 ~ 15 g，酒大黄 6 ~ 12 g，芒硝 10 ~ 20 g，莪术 10 ~ 15g，木香 10 g，威灵仙 15 ~ 30 g，炙甘草 10 g。

功效：疏肝和胃，清热利胆。

主治：肝胆湿热、胆胃不和型胁痛。

方解：方中柴胡为君药，疏肝利胆、解肝经之郁热。郁金行气利胆解郁，活血止痛；海金沙、金钱草清热利湿排石；鸡内金宽中健脾、消食磨胃、化坚消石，与金钱草、海金沙配伍，有消石排石、运脾利水之效。四药配伍共为臣药。威灵仙软坚利胆排石；莪术、川楝子疏肝理气，木香行气止痛，《本草纲目》曰“木香乃三焦气分之药，能升降诸气”。孙教授常言：通腑可化石亦可排石，故用酒大黄、芒硝清热利湿，通腑攻下。炙甘草为使，缓急止痛、调和诸药。

立方思路：胆结石是在胆道系统（胆囊或胆管）内形成的结石，随着生活模式及饮食结构的改变，胆结石的发病率逐年上升。胆结石初起多无症状，但随着结石增大、增多，会引起右上腹疼痛、恶心呕吐、食欲缺乏、大便不畅等症状，发作时会发生胆绞痛，甚至可能出现急性胆囊炎、黄疸、急性胰腺炎等并发症。

胆结石归属于中医学“胁痛”“胆胀”“积聚”“黄疸”等范畴。《灵枢·胀论》载：“胆胀者，胁下疼痛，口中苦，善太息。”《医轨》曰：“胆汁为人身五脏、精血、津液所结晶……六腑无此胆汁，则六腑失其传化功能；五脏无此胆汁，则五脏失去接济之力。”胆结石的形成多由于情志不畅、饮食不节、外邪侵袭等原因，使肝脏功能失调，肝失疏泄之功能，胆汁由清变浊，胆汁壅滞不畅，化热生湿，凝结不散，聚而成石。故有“病位在胆，责之于肝”之论。

《金匮要略》载：“心下满痛者，此为实也，当下之。”胆为六腑，六腑“以通为用，以降为顺”，对胆石症的治疗，孙教授提出应通降为主。

（整理者：李西亮）

第六部分 其他

王静波

一 医家简介

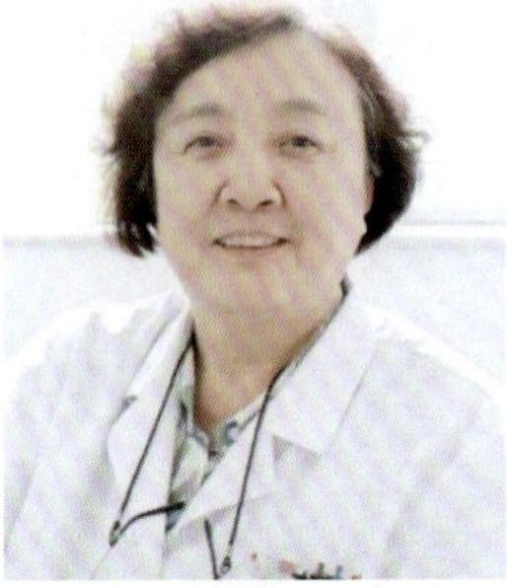
王静波

王静波（1950—），女，山东莱州市人，1971年3月进入山东医学院中医系学习，1974年8月毕业后留校任教，1976年12月—1984年12月任山东中医学院中医系眼科教研室助教；1985年1月—1991年2月任山东中医学院附属医院医教科主任、主治医师；1991年3月至今任山东中医药大学附属医院眼科副主任医师、主任医师，博士研究生导师，曾担任眼科副主任、主任职务。从事中医眼科专业医教研工作40年，为首批全国名老中医药专家衣元良主任医师学术继承人，第五批全国老中医药专家学术经验继承工作指导老师。兼任世界中医药学会联合会眼科专业委员会理事，中华中医药学会山东分会常务理事，中华中医药学会眼科专业委员会常务委员，中国中西医结合学会眼科专业委员会委员，山东中医药学会五官科专业委员会第二、第三届主任委员。

王静波教授擅长中医、中西医结合治疗青光眼、弱视、结膜炎、角膜炎及各种眼底疾病。主持设计科研课题6项，完成科研课题5项，并分获省厅级二、三等奖，在省级以上刊物发表专业学术论文50余篇，主编、副主编著作9部，参编著作8部。

二 成长之路

中学时代的一堂语文课上，“你的志向是什么”的作文题目摆在十几岁的我面前。20世纪60年代的中国尚处在一种要解决温饱问题的状态下，没多少未来的路可供选择，但我还是小心翼翼写下了：“我的志向是当一名医生。”当时我就认为“治病救人”是最崇高的职业。命运给了我美梦成真的机会。1971 年，作为第一届工农兵大学生，我被推荐进入了山东医学院中医系学习中医。三年的学习生涯，我很珍惜，从不敢轻易浪费一分一秒。我那时想得最多的就是，以后要给别人看病，学不好，万一哪一天出现了失误，那得给病人带去多大的痛苦啊！1974 年，我从山东医学院顺利毕业，留在了山东医学院的眼科教研室做老师，1985 年又进入山东中医学院附属医院担任医教科主任一职。相较于临床医生的辛苦和奉献，医教科主任的职位实在算是安逸平稳了，但六年之后的我还是做出了一个让许多人有些难以理解的选择：到眼科一线工作。其实对于我而言，不做医教科主任不是放弃，而是成为一名真正意义上的眼科医生的开始，多亏那时无悔的选择，使我成为一名真正的眼科医生。

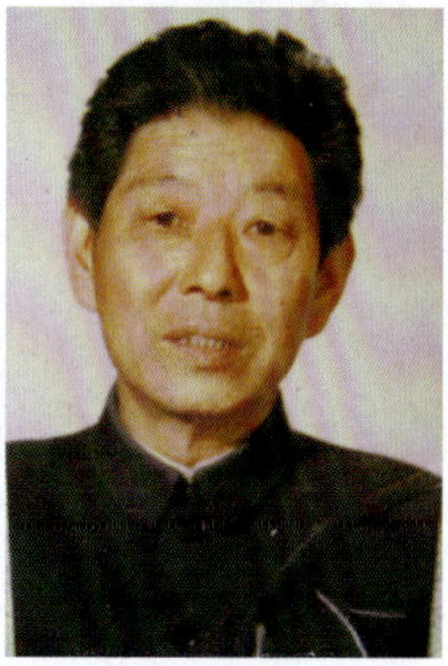
衣元良教授

在我还做医教科主任的时候，医院眼科医务人员正处在青黄不接的状态，年轻医生很少。而我正年轻，也是干事业的时候，所以，科里有什么手术，老主任总是喊我一起上台。我也会定期在眼科看门诊，个人订阅了中医、西医眼科各种杂志，平时没事的时候就翻翻眼科杂志，那时的眼科就是工作的第二“阵地”。衣元良老教授是著名的中医眼科专家，也是全国第一批师带徒传承的名老中医药专家。1991 年，因对眼科的热爱，我郑重地向衣老报上了自己的名字，再次开启了一个与众不同的三年学习生涯。六年来的“不放松”，使我在跟随衣元良教授学习时没有太吃力。通过 3 年的学习，我以优异的成绩结业，并被评为全国第一批师带徒传承的优秀学员，得到山东省卫生厅的表彰。

山东中医学院附属医院眼科发展初期，各种设备都比较落后，没有足够资金买先进医疗、科研机器，我们不断提出申请，医院也努力调度经费，我们都是创造条件搞科研。经过不懈的努力，我们医院的眼科在中医眼科界声誉鹊起，几十年下来，在中医药治疗小儿弱视、青光眼、葡萄膜炎等领域进行了研究和探讨，近十余年又主要对小儿弱视、青光眼的病因病机、临床治疗方药及其作用机制进行了相关研究。在继承衣元良老教授学术思想的基础上，我首先对衣老应用 30 余年的处方“视明宝”进行了一系列临床研究，观察了各年龄组患儿“视明宝”治疗前后的变化情况。研究结表明，视明宝治愈率为 73.2%，有效率为 96.3%，治愈

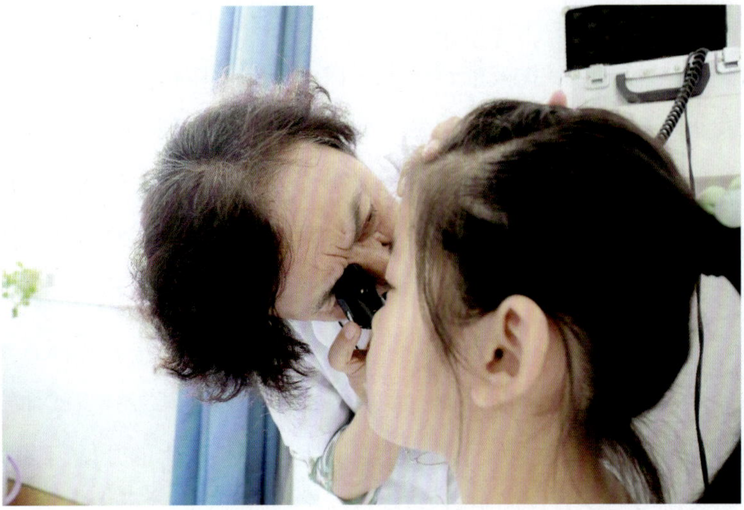

王静波教授工作照

后3年视力保持在0.9以上者占88.1%。该研究领域在20世纪90年代是无人涉及的，处于国内领先水平。“中药治疗弱视的临床研究”课题也获得了1995年山东卫生科学技术二等奖。不过，虽然大量的基础研究工作充分证实了“视明宝”的开发价值，但由于中药汤剂服用不方便，不利于推广应用，故其发展也陷入了为难境地。到底怎样使这项工作更有意义？我们的团队与山东省中医药研究院协作，在中医药理论的指导下，根据处方中各味药主要活性成分的性质，确定了合理可行的提取工艺，将汤剂改为颗粒冲剂。完成了冲剂弱视治疗观察，其临床基本治愈率为72.6%，有效率为94.7%，与汤剂效果比较无显著差异。而“视明宝颗粒治疗弱视研究”课题也获得了2004年山东中医药科学技术进步奖二等奖。后期课题组又进行了深入的实验研究，探明了中医药治疗弱视的机制。这些成果在全省乃至全国都处于领先地位。

青光眼是致盲的主要疾病之一，是不可治愈性的，而且在提高青光眼手术后患者的视功能和预防其术后眼压再升高方面，目前仍然没有有效、可靠的方法。如何保护和提高青光眼病人的视功能是每一名患者期待解决的疑难问题，也是摆在我们面前的重要课题。经过大量研究，用“益气养阴开窍”治则治疗青光眼取得初步成效后，便立即进行了深入研究。结果显示，此治疗方法对中晚期青光眼的提高视力、稳定眼压、扩大视野等方面都有很好的作用，青光眼全国重点专病的研究将我们的研究成果列为青光眼中医辨证的主要证型之一。可以说，“益气养阴开窍法”开创了中医药治疗青光眼的独特思路，在国内尚未见到同类研究报道。

对于中晚期青光眼“益气养阴开窍法”的提出，源于老师多年来对青光眼的一些认识和分析。中医发展要与时俱进：原发性急性闭角型青光眼之急性发作是造成目盲的急症，现阶段多中西医结合治疗，在急性发作期多以缩瞳药及局部全身降眼压西药为主，因为其能在短时间内降低眼压，控制症状。虽然 20 世纪 80 年代初期也曾有“丁公藤碱”“槟榔碱”等中药滴眼液问世，但因与毛果芸香碱比，无独特优势，未被临床广泛应用，其研究成果被束之高阁。另外，现代西医手术方法的改进，有效地预防了并发症的发生，大大提高了手术成功率，亦使能早期就诊的青光眼病人避免了目盲的发生。中西医结合治疗手段的开展，使许多中医师掌握了青光眼手术技术，同时，辨证治疗有其许多不确定因素，目前在闭角型青光眼，特别是急性闭角型青光眼已很少应用，仅在手术后或视功能严重损害时应用。所以，中医治疗的优势不在降眼压，而是保护视功能。中西医发展要优势互补、与时俱进。

中医治疗青光眼治则的变化源于治疗病种的不同。如前所述，目前闭角型青光眼多用西药或手术治疗，而中药的治疗多用于开角型青光眼、正常眼压性青光眼及青光眼手术后或出现视神经萎缩、小视野的晚期青光眼等。青光眼属中医“五风内障”“雷头风”“偏头风”范畴，对本病中医认识多为情志不舒致肝胆火炽，风火升扰，或由阴虚火旺等，其诱因与七情有关，多为气郁，日久化火，火动阳亢则风自内生。而引起阳亢还和其他脏腑功能失调有关，如肾水不涵肝木、心血不濡肝木及肺气虚不能制约肝木，土壅侮木等。又因瞳孔属肾，肝肾同源，肝肾阴阳偏盛，肝脾气机郁滞，痰浊内生，导致气血不和，目内气血阻滞，玄府闭塞，神水瘀滞为患，所以肝经阴阳失调是主要发病机制。中医治疗优势在于开窍明目，在其治疗上应分缓急、别虚实，辨证施治。病急者多属实证，风、火、痰饮为病，治当平肝息风、清肝泻火、化痰降浊。病缓者，多属虚中夹实或虚证，以气血失和、阴阳失调、肝肾亏虚为主，治疗多用养肝疏肝、滋阴潜阳、补益肝肾之法。对术后视神经萎缩、小视野等晚期青光眼，近年来多从益气活血、健脾利水治之，认为术后多有瘀滞。晚期青光眼主要是因为肝风耗伤阴液，阴虚阳亢日久，气阴双亏，气阴亏损，目之窍道无以为通，无物以养而视物不清，所以制定了益气养阴开窍治则。益气药可提高视神经的耐缺氧、抗损伤能力；养阴药可增加视网膜功能，提高视网膜敏感性，增加视网膜抗损伤功能。中医学认为，青光眼是玄府闭塞，而广义的“玄府”指所有窍道，目为肝窍，目内房水流通之道亦为窍道之一，《外台秘要·卷二十一·眼疾品类不同候》在论五风内障病因时曰："此病之源，皆从内肝管缺，眼孔不通所致。"佐以开窍药可配合益气药开玄府闭塞之气道不通，与养阴药配合可通过开通窍道以濡养眼目。现代中药药理研究证实，滋阴药能改善血液中环核苷酸，能使甲高模型脑及肾中升高的 β 受体数降低。肾上腺素能 β－受体阻断剂有降低房水生成率，增加房水流出率而降低眼压的作用。我们曾用本治则在临床对术后晚期青光眼的低视力、小视野患者进行了观察。结果显示，其对晚期青光眼的提高视力、稳定眼压、扩大视野有较好作用。中医学多以重功能、轻形质为特点，故"神水"一词不仅指眼内水之形质，还包含维持此水正常生成和运行的多因素。因此，不能将消除神水瘀滞单纯理解为机械性地增加眼内水液的排出量，而是具有调节脏腑功能紊乱、消除眼内气血瘀滞、改善局部营养的作用。因此，中药治疗青光眼的巨大潜力有待进一步挖掘。

1999 年山东中医药大学中医五官科专业开始招收硕士研究生，我作为第一批硕士研究生导师开始招收硕士，2007 年成为博士研究生导师，在教授学生的过程中，尽力将所学倾囊相授，并指导学生对青光眼、弱视、黄斑变性、静脉阻塞等疾病进行深入研究，所指导的学生也很有出息，都在自己的工作岗位成绩卓著，有成为科室负责人的，有成为博士生研究生导师的，有成为名老中医工作室负责人的，有成为医院管理者的，在各个单位都成绩卓著。2016 年医院成功获批全国名老中医药专家传承工作室，工作室成员系统地将我的所学总结，编辑成书《王静波眼科临床经验集》，同时将我科老主任蔡华松学术思想总结成书《名中医蔡华松治疗眼病经验集》，将中医眼科思想发扬光大。

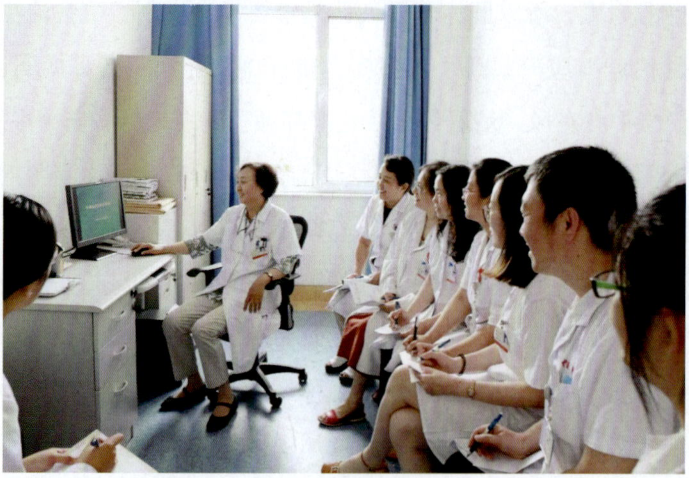

王静波教授传授知识

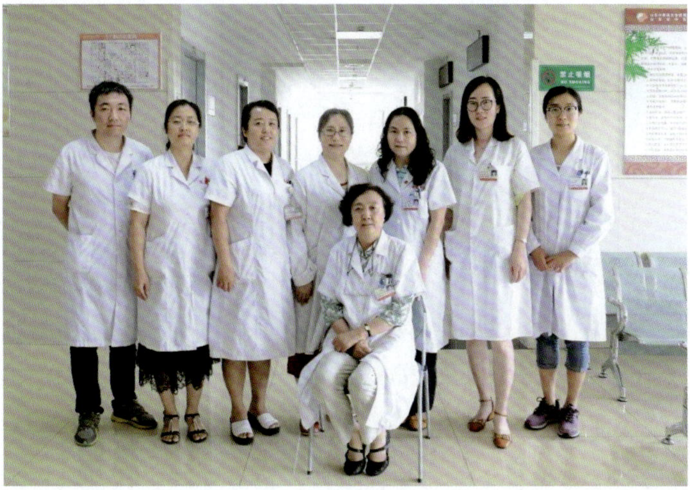

工作室部分成员合影

三 学术思想

1. 未病先防，既病防变

“未病先防，即病防变”是中医学的精髓，又是治未病的主要思想，在眼科疾病的防治中也发挥了重要作用。

“治未病”与西医的预防医学相比有其自身的特点，中医学的整体理论认为人自身是一个有机的统一整体，而且人还与外界息息相关，既与天地自然相通相应，又同社会现实相融相通，所以一个健康强壮的躯体必须处在一种和畅流转的系统中，一个生机勃勃的生命应该处在一种交流沟通的环境中，才能发挥正常的生理功能。五脏六腑之精气皆上注于目，眼与全身关系密切，特别是肝开窍于目，肝气不舒往往可以导致目病。现代生活节奏快，压力大，更容易形成肝气不舒上犯于目的问题。临床常见大怒或久生闷气后眼病发病的患者，王教授认为这些患者一定要多和其交流，争取解其心结，调其情志，畅其肝气，达到未病先防，即病防变的效果。

特别是青光眼患者，其属于身心疾病范畴，“治未病”思想贯穿其诊治全过程。全身功能失调及精神受挫时，急性闭角型青光眼急性发作明显增加。如果能有效地开展相关的预防工作研究，从整体观点兼顾心理与躯体两方面治疗，可能会得到更好的预防和治疗效果。

2. 先天不足，补肾填精

对于一些先天性疾病，王教授认为多与先天不足有关，先天不足包括肾精不足和脑髓空虚，因此提出了肾脑目系统在视觉系统发育中的作用。肾、脑、目之间关系密切，肾藏先天之精和后天之精，先天之精为脑和目的生成、发育提供物质基础，促使其正常发育，目才能黑白分明，肝管无滞，脑才能具有正常的神志功能，在“三光”的刺激下完成正常的视觉过程，而后天之精的灌注滋养是脑目功能得以完善的保证，促使正常的视觉功能逐渐完善。

视觉发育需要三个条件：一是黑白分明，肝管无滞，目结构正常；二是外托三光，必须接受外界光线的刺激；三是内因神志，即视路、视觉中枢发育正常。目结构正常，才能够接受外界光线的刺激，而目的发育与肾同步，视觉的发育同肾中精气的发育一样，也具有由成到盛而衰的过程。目的正常视瞻，不仅需要接受光线本身的结构正常，而且需要视路、视觉中枢之分析识别视觉信号功能即神志功能正常方可。目系是脑系的重要组成部分，目通过目系与脑相连，发挥正常的视瞻功能，同时目的神光是脑神的一部分，目的视瞻功能也是脑主感觉运动功能的一部分。

这三者之间还通过经络互相联系，目为经脉之所聚，五脏六腑之精微物质通过经络注目入脑，为目与脑发挥正常生理功能提供物质基础。因此在治疗先天性疾病时，在辨证论治的基础上，以补益肝肾为主，结合相应的疾病或填精生髓，或补脾益气，或清肝明目等。

3. 止血消瘀，宁血补虚

眼睛为人体视觉器官，直接与外界接触，内与脏腑、经络、气、血、津液等关系密切，故外感六淫、内伤七情、饮食劳倦、外伤、衰老等都可以导致脏腑、经络、气血津液功能失调，发生眼部出血，或血运不畅，或瘀血内停的内外障眼病，统称为眼科血证。王教授治疗此类出血性眼病，遵循清代唐容川提出的治血大法“止血、消瘀、宁血、补血”，在长期的临床实践中，根据不同疾病及不同病因总结了自己一套独特的理论。

（1）出血证期：眼科血证在出血早期，血液的凝血功能尚不能够完整建立，故以止血为主。在眼科来讲出血量不会大到危及生命，但是出血量过大，在外眼血证可以导致眶压过高，引起眼眶组织坏死，进而损伤视神经等，引起失明等严重并发症；在内眼血证，出血量大，多影响黄斑区，继而引起黄斑水肿，继发新生血管形成，导致新生血管性青光眼等危证。故出血早期定要止血，常用生蒲黄汤加减，外眼血证配合冷敷。

（2）瘀血证期：眼科血证在出血一定时期（一般是出血 7 ~ 10 天）后，血管功能已经恢复，但是离经之血却未能吸收，积存在眼部组织如视网膜或玻璃体或眼眶等部位，影响组织功能，而影响视力。离经之血不吸收，可以引起玻璃体增殖，视网膜水肿等痰湿内蕴的变证。止血后，用消瘀之法可让旧血去，新血生。旧血去，脉道通，血液运行和畅，可防再次出血，消除瘀血之后遗症。王教授治疗瘀血多用血府逐瘀汤或桃红四物汤加减，血府逐瘀汤较桃红四物汤活血力宏，多用视网膜静脉周围炎或视网膜静脉阻塞者，而糖尿病视网膜病变患者周围循环差，毛细血管功能薄弱，容易有出血倾向，因此瘀血证期也要注意勿用力量较强之活血药物。

（3）宁血证期：眼科血证经活血化瘀后，一部分疾病，例如前房积血、结膜下出血、外伤引起的眼眶出血等，出血吸收，不影响其功能，疾病痊愈。然而，例如糖尿病视网膜病变、视网膜静脉周围炎等疾病，本身血管功能不健全，就容易反复出血，使视功能很难恢复。唐容川指出“其血复潮动而吐者，乃血不安其常故也，必用宁血之法，使血得安乃愈”，同时指出“肝经风火，鼓动煽炽，而血不能静者”，用丹栀逍遥散加减以清肝、疏肝而宁血。故王教授在治疗糖尿病视网膜病变等反复出血的疾病时，多用丹栀逍遥散加减治疗，往往能收到奇效。

（4）气虚血瘀证期：对于老年人发生的出血性疾病，多和本虚有关，常伴有高血压或糖尿病，这些人群素有基础疾病，久病必定耗伤气血，加之出血加重气血耗伤，纵然止血化瘀均不能使出血迅速吸收，日久视功能损伤严重，对患者造成难以恢复的伤害。治疗出血后期，久不吸收的眼科血证，可用补阳还五汤加减，对于年龄相关性黄斑变性多在补气活血化瘀的基础上加上乳香、没药。

唐容川的血证论多运用于全身出血性疾病。王教授根据其学术思想运用在眼科血证中，往往能收到奇效。

4. 久病多瘀，扶正祛邪

疑难杂症多病因复杂、病程漫长，眼病也不例外。许多难治性眼病多是全身慢性疾病的眼部并发症，而全身慢性疾病多为本虚标实，气血亏虚，精血不足，造成气血痰瘀等病理产物停于目窍，形成出血、渗出、水肿等病例改变，治疗此类疾病多采用扶正祛邪的方法。

临床常见糖尿病眼部并发症——糖尿病视网膜病变，即为本虚标实之典型病种。《秘传证治要诀·三消》曰："三消久之，精血既亏，或目无视，或手足偏废如风疾……"现代医学也认为消渴总的病机为阴虚为本，燥热为标，作为糖尿病全身并发症之一的眼病，也是在此本虚标实的基础上发展而来的。本虚以阴虚、气阴两虚、脾肾两虚为多见。治疗方面在补虚基础上分别加以祛湿消肿、止血化瘀、软坚散结、化痰祛瘀等药物治疗。补虚以滋阴补肾之知柏地黄丸、益气养阴之自拟方、补脾益肾之金匮肾气丸加减，临床效佳。

年龄相关性黄斑变性作为老年人常见的退行性眼病，其病机也属本虚标实的范畴。《证治准绳·杂病·七窍门》认为本病"有神劳、有血少、有元气弱、有元精亏而昏渺者"。但是随着现代医学及检查设备的飞速发展，我们对眼底疾病有了更精确的认识，现代医学认为年龄相关性黄斑变性分为干性和湿性，根据它们不同的眼底表现，对其病因病机也有了新的认识。干性者仍以气虚、阴虚及肝肾亏虚为主，湿性者在本虚的基础上根据眼底出血、水肿及渗出的情况分别加凉血止血、活血化瘀、利水消肿、化痰散结等药物。

四 典型医案

1. 青光眼

张某，男，54岁。2017年7月25日初诊。

主诉：双眼视物模糊7个月余。

现病史：患者于外院诊为"慢性闭角型青光眼（双）"，目前用药噻吗洛尔滴眼液双眼，每日2次，自觉视物模糊仍加重。纳可，眠差，二便调，既往无慢性疾病史，为求中医治疗特来求诊。舌质暗红，苔白，脉弦细。

眼部检查：右眼视力0.5，左眼视力0.06，双眼矫正无助。眼压：右眼11.7 mmHg，左眼10.0 mmHg，双眼前房浅，周边虹膜膨隆，晶体皮质轻度混浊，眼底：视盘黄白，边界消失，网膜在位，黄斑区中心反光（-）。2017年7月11

日查视野：10° 以内管状视野。

中医诊断：青风内障（双），青盲（双）；西医诊断：慢性闭角型青光眼（双），视神经萎缩（青光眼性，双）。

证型：气阴亏虚，窍道阻塞。

处方：黄精 30 g，当归 12 g，知母 15 g，葛根 30 g，麦冬 15 g，枸杞子 15 g，石菖蒲 6 g，女贞子 12 g，玄参 15 g，白芷 15 g，细辛 3 g，陈皮 6 g，五味子 6 g，茯苓 15 g，生地黄 15 g。400 mL 水煎服，日 1 剂，分早晚两次温服。

二诊：2017 年 8 月 22 日。患者视物较前清晰，睡眠改善。

眼部检查：视力：右眼 0.5，矫正 0.6，左眼 0.25，矫正 0.4；眼压：右眼 17.0 mmHg，左眼 12.3 mmHg

处方：前方改知母 30 g，加川芎 10 g，去玄参、细辛。400 mL 水煎服，日 1 剂，分早晚两次温服。

患者坚持服药 2 个月余，双眼视力矫正 0.6，左眼视野较前亦有改善。嘱患者坚持治疗，随访半年，病情稳定。

按语：青光眼属中医五风内障（青风、绿风、黄风、乌风、黑风）、雷头风、偏头风的范畴。临床上青光眼都会造成视野、视神经损害，导致视功能发生不可逆的改变，其中，中晚期青光眼成为青光眼治疗的难点。它是指青光眼急性期过后，通过手术、药物等眼压控制尚可或偏高，患者视野较差或者缓慢进展的青光眼阶段。中晚期不可强行区分，而是各有侧重不同。

气阴双亏、目窍不通为中晚期青光眼的重要病机之一。中医认为，青光眼的发病多因情志不舒所致，肝开窍于目，肝火生风，肝阳化风，上攻于目。又因瞳神属肾，肝肾同源，肝肾阴阳偏盛，肝脾气机瘀滞，痰浊内生，引起气血失和，目窍不利，神水瘀积而发生本病。《素问·生气通天论》曰：“阳不胜其阴，则五脏气争，九窍不通。”朱丹溪认为凡眼目昏花之人，多为虚证，是由于“肾经真水之微”的缘故。在临床青光眼多见于中老年，内外合因，致气阴双亏；或暴怒伤肝，肝气郁结，肝风内动，耗伤气阴，或肝郁气滞，玄府郁闭，水道不通，络脉幽微，易发生郁阻滞涩，脉道空虚，日久目失濡养，又或脾虚气陷，清阳不升，同样可致目窍不通，目失所养而神光暗淡。此外，古人还注意到本病的局部因素，王焘《外台秘要·卷二十一·眼疾品类不同候》中说：“此病之源，皆从内肝管缺，眼孔不通所致。”这与现代研究认为的青光眼主要是由于各种原因导致房水各途径排出不畅之机制相吻合。王静波认为佐以开窍药可以配合益气药开玄府闭塞之气道不通，与养阴药配合可通过开通窍道以濡养眼目。

气阴两虚是中晚期青光眼的根本病机，所以临床治疗应以益气养阴为主。益气主要是补脾胃之气。脾主运化水谷，为后天之本，是精、气、血、津液生化之源；脾又主升清，能将以上精微物质上输于目而使目得滋养。正如李东垣《兰室秘藏》所言“夫五脏六腑之精气，皆禀受于脾，上贯于目。脾者诸阴之首也，目者血脉之综也，故脾虚则五脏六腑皆失所司，不能归明于目矣”。故方中用黄精、党参健脾益气，使气血生化有源，五脏六腑之精气皆上注目而为之精，精气充足则目明能视。养阴主要是滋肝肾之阴。虽然五脏六腑之精气皆上注于目，但目为肝之外窍，尤以肝血的濡养为要，故“肝受血而能视”，肝阴血亏虚则目失所养。肾者，藏真阴而寓真阳，肾阴为阴气之本。目之能视，有赖于五脏六腑精气的濡养，其中与肾所藏脏腑之精气充足与否，关系最为密切。故肾精不足，则目暗不明。又肝肾同源，肝藏血，肾藏精，二者互相涵养补充，精血旺盛，目得精血之养，才能视觉敏锐。方中黄精、当归、枸杞子、五味子等滋补肝肾之阴。结合本病的根本病机，益气养阴是治疗本病的关键所在，也是本方的组方亮点所在。

2. 弱视（屈光参差性弱视）

张某某，男，7 岁。

主诉：发现患儿左眼视力欠佳 2 年余。

现病史：2 年前家长发现患儿左眼视力欠佳，在外院验光诊为“屈光不正、弱视”，矫正视力不佳，戴眼镜后视力进展缓慢，要求中药治疗。

眼部检查：视力：右眼 0.8，左眼 0.25；近视力：右眼 1.2，左眼 0.6；矫正视力：右 +0.75DS+0.5DC/100=1.0，左 −1.00DS+3.75DC/180=0.5。双眼正位，屈光间质清晰。眼底：右眼为中心注视，左眼为中心旁注视。立体视觉，颜氏图 =60°，双眼中心抑制暗点均为 10°。P−VEP：右眼 P2、N2 波潜伏期略延迟，左眼 P2、N2 波潜伏期明显延迟。提示 P−VEP 右眼轻度异常，左眼中度异常。舌淡苔薄白，脉沉细。

中医诊断：能近怯远（右），视瞻昏渺（左）；西医诊断：屈光不正（双）；弱视（左）。

证型：肾精虚少，气血亏虚。

治则：滋补肝肾，补益气血。

处方：视明饮加减。生地黄 15 g，党参 12 g，白芍 6 g，山药 15 g，女贞子 12 g，桑椹子 10 g，枸杞子 12 g，黄精 12 g，肉苁蓉 15 g，陈皮 15 g，车前子 15 g。400 mL 水煎服，日 1 剂，分早晚两次温服。配合遮盖右眼。

二诊：服上方1个月后，复诊食欲欠佳，余无任何不适。检查视力：右眼1.5，左眼 0.8，舌脉同前。上方加黄芪 15 g，焦三仙各 10 g，麦冬 12 g。继服。

三诊：又服上方 1 个月后，视力右眼 1.5，左眼 1.0，左眼为中心旁注视 3°，余同前。又服上方 2 个月后，停药定期观察。

四诊：停药 2 年后复查，视力右眼 1.2，左眼 1.0，立体视觉，颜氏图 =60° 中心抑制暗点右眼消失，左眼为 5°，复查 P-VEP：双眼 P2、N2 波潜伏期均正常，双侧各波幅对称，提示双眼大致正常。

按语：弱视是儿童常见病、多发病，其失治、误治成为当前严重影响儿童视觉发育及生活、工作质量的重要原因。中医古籍中无弱视的病名，根据其外无翳障，仅视物模糊的症状将其归属于“视瞻昏渺”“能近怯远”“能远怯近”或“小儿青盲”等范畴。

弱视的发生在于先天禀赋不足，后天摄养失宜，肾气不充，导致肝肾阴精亏损，脾胃化生不足，气血精液不能上承于目，目失所养，神光发生无源，日久则成弱视。肝肾阴精亏损，神光发生无源为弱视的病机基础，同时要重视脑神的作用。禀赋不足、元精亏虚是弱视发病之本，后天失养、精虚不能上荣是弱视发病之源，先天与后天不能相互为用是发病的首要原因，气血不荣是弱视的直接因素，气血流行全身，是人体生命活动的动力与源泉，也是脏腑功能活动的物质基础。真气升降出入，推动精、血、津液源源不断上注以涵养目窍；真气不足，推动无力，精血不能上荣于目，必然延迟视觉的发育，导致弱视。气虚，不仅精微化生不足，而且影响精微的输布上达。目以血为本，目中真血为升运于肝中之轻清之血，不仅富于营养，而且能载气并输送津液上行目中。真血又可化为神水，涵养神膏和瞳神，以形成正常的视觉功能。气血失调虽有虚实，但在幼儿的视觉发育阶段，气血亏虚不荣则是其最常见的病理性改变。幼儿脏腑稚嫩，功能尚未健全，易受各种因素的影响，导致脏腑功能失调，影响气血化生不足。气血不能上荣，目失所养，则目视不明。

先天之精是目发生和发展的物质基础，也是抵抗不良因素影响，保证视觉正常发育的根本。现代医学中形成弱视的主要原因屈光参差、屈光不正和斜视等都与先天禀赋不足有关。后天之精匮乏则精微物质不能上达于目而影响眼视瞻功能的发挥。由于人生之后，目形虽俱，神却未全，此时尚不具备完善的视觉功能，必须随着人体的发育，不断接受后天之精的滋养。与机体的其他组织器官相比，眼的发育和成熟要早得多，这就要求更加充足的精微物质，而精微物质则完全来源于后天的补给，这意味着眼的发育极易受到后天因素的影响。五脏为后天之精化生和储藏的场所，《审视瑶函》云“眼乃五脏六腑之精上注于目而为光明”。因此，只有脏腑功能正常，化生有源，精有所藏，眼才能源源不断地得到精微物质的滋养，形成形神兼备的眼睛。对此，《灵枢·大惑论》做了更加全面的论述：“五脏六腑之精气皆上注于目而为之精，精之案为眼，骨之精为瞳子，筋之精为黑眼，血之精为络，其窠气之精为白眼，肌肉之精为约束。”可以看出，眼在形成发育过程中对后天之精的依赖作用。同时，来源于不同脏腑的精微物质的缺乏可以不同的方式影响视觉的发育。

《秘传眼科龙木论》曰：“眼虽属五脏，而五脏之中肾最为贵……肾气衰则五脏皆病，攻于眼目之病，其系首重。”眼睛视物虽然与五脏六腑有关，但主要靠肾的精气上承。肾精的盛衰关系到眼的形成发育与衰退。肝肾同源，肾为藏精之所，肝为藏血之脏，肝血要靠肾精的涵养，肾精有赖肝血的补充，目得精血之养，才能视觉敏锐。故《仁斋直指方·眼目》说：“肝肾之气充则精彩光明，肝肾之气乏，则昏朦晕晕。”故方中多为滋补肝肾，益气养血之药。屈光参差性弱视容易反复，一定嘱患者定期复查，视力正常后亦应坚持服药，巩固疗效。

3. 难治性睑腺炎

王某，女，5岁，济南市长清区。2017年4月10日初诊。

主诉：左下睑反复红肿疼痛4个月。

现病史：患儿形体偏瘦，个头正常，面色偏黄，平素食欲可，喜食肉类食品。

眼部检查：左下睑外缘局部约1 cm×0.8 cm结节，色暗红，压痛（+），睑结膜充血，角膜透明，房水清，余未见明显异常。舌淡红，苔薄白，脉细数。

中医诊断：下睑针眼（左）；西医诊断：睑腺炎（左）。

证型：脾胃积热，风热犯表。

处方：野菊花30 g，蜂房10 g，蒲公英15 g，赤芍15 g，玄参15 g，草决明

15 g，防风 10 g，陈皮 6 g，密蒙花 15 g，黄芩 15 g，山楂 15 g。400 mL 水煎服，早晚两次温服 7 剂。曲安奈德注射液 5 mg 结节局部注射。饮食清淡。

二诊：2017 年 4 月 17 日。患者左眼下睑红肿消退，结节明显变小，局限性结节约 0.3 cm × 0.2 cm，色暗红，压痛（－），余未见明显异常。舌淡红，苔薄白，脉细数。

处方：前方去蒲公英，加昆布 9 g，7 剂。煎服方法同上。囊肿局部热敷。后囊肿完全消失，痊愈。

按语：睑腺炎俗称“针眼”“眼丹”“土疳”等，西医又称“睑腺炎”，是一种常见眼睑睑板腺化脓性疾病，主要表现为红、肿、热、痛伴局部硬结。若及时正确治疗多能消散。《秘传眼科龙木论》言：“凡眼内眦头忽结成疱，三五日间便生脓汁，世呼为偷针”，若脓已生成宜切开排脓而愈；若反复发作、日久不愈而局部形成肉芽组织者为难治性睑腺炎，临床治疗十分棘手，疗效不佳。

胞睑按五轮学说内应于脾，属肉轮，故其病变多与脾胃有关。难治性睑腺炎反复发作或日久不消，凝滞成结，一般色紫红或暗红，质较硬，压痛不甚。本病多因余邪未清，或过服寒凉药物，致湿热内蕴，瘀滞成积，不能化脓；或患者素体虚弱，正气不足，易感风热之邪，导致脾胃伏热，脾失健运，胃失和降，久则脾胃虚弱，运化失常，脏腑精气不足，目失濡养，睑弦反复生疖。

此方中野菊花、蒲公英、黄芩为君药。野菊花功能清热解毒、泻火平肝，善治疗疮痈肿、目赤肿痛；蒲公英能清热凉血、滋阴降火、解毒散结；黄芩能泻实火、除湿热，善治目赤肿痛、痈肿疔疮。三药味均苦寒，善清理脾胃湿热。蜂房、赤芍、玄参、草决明、防风、密蒙花为臣药。蜂房攻毒杀虫，祛风止痛；赤芍、玄参清热凉血；草决明可清肝明目、利水通便，有缓泻作用，并可降血压血脂；防风味辛、甘，性微温，归膀胱、肺、脾、肝经，可祛风解表、胜湿止痛、止痉，用于外感表证、风疹瘙痒、风湿痹痛、破伤风，善治一切眼疾；密蒙花味甘，微寒，归肝经，可清热泻火、养肝明目、退翳，用于目赤肿痛、多泪羞明、目生翳膜、肝虚目暗、视物昏花。臣药性味多甘平、微寒，多归脾经，清脾胃之热而兼顾护脾胃之阴。陈皮、山楂为佐药，功可理气健脾、燥湿化痰，用于胸腹胀满等症。陈皮辛散温通，气味芳香，长于理中焦之气，故既能行散肺气壅遏，又能行气宽中，两药用于脾胃气滞、脘腹胀满等中焦不运化者。全方以清理脾胃湿热为主，兼顾护中焦，脾胃之湿热得以祛除，则中焦运转通畅，苦寒之中少佐辛温芳香之品，清热而不凝滞。

曲安奈德注射液为长效糖皮质激素，具有抗炎、抗过敏和抑制免疫等多种药理作用，能减轻和防治组织对炎症的反应，减轻细胞损伤，能减少炎性渗出，防止组织过度破坏，抑制成纤维细胞增生，抑制胶原的合成，抑制粘连及瘢痕的形成，从而使结节、囊肿缩小消退，从而减轻患者的炎症表现，其疗效强而作用时间持久。研究表明，其可减少毛细血管的通透性，抑制局部非细菌性浆液性渗出，促进组织纤维化，阻止液体再生，有助于软骨间的粘连愈合。该药是国内外应用最广泛最有效的增生性瘢痕抑制药或拮抗药。

通过注射曲安奈德于瘢痕疙瘩内部，导致内部压力增大、毛细血管功能丧失，瘢痕组织缺氧后逐渐萎缩。可将其应用于眼科睑腺炎静止期，因静止期睑腺炎内多为肉芽样组织，消退缓慢，亦有反复化脓者，单纯切开排脓效果不理想。通过囊肿局部注射少量曲安奈德注射液，一般不需要局部麻醉。

操作方法：用碘伏常规消毒囊肿区域，摇匀曲安奈德注射液，用 1 mL 注射器抽取药液，从囊肿根部刺入囊肿中央，每次注射 0.2 ~ 0.5 mL，注射完后按压片刻即可。局部用药，对患者全身影响小，同时配合中药内服，中西医结合治疗复发性睑腺炎取得良好效果。

4. 年龄相关性黄斑变性

患者李某，男，76 岁。1991 年 10 月 17 日初诊。

主诉：双眼视物逐渐模糊，左眼著 1 年余。

现病史：伴头晕乏力、食欲欠佳。在外院曾行眼底荧光血管造影检查，诊为“黄斑变性”，经用多种药物治疗无显效。

眼部检查：视力右眼 0.6，左眼 0.2，矫正无助。双眼晶状体皮质轻度混浊，眼底：双黄斑区色素紊乱，可见黄白色渗出斑，中心反光消失，左眼黄斑区渗出较多，反光略增强，并可见约 1PD 大之暗红色出血斑。舌质红、苔薄白，脉弦滑。

中医诊断：视瞻昏渺（双）；西医诊断：年龄相关性黄斑变性（双）。

证型：肝肾亏损，气血郁滞，脉络不畅，目失所养。

治则：滋补肝肾，活血化瘀，通络明目。

方药：桃红四物汤加减。熟地黄 15 g，当归 12 g，白芍 15 g，川芎 9 g，菟丝子 12 g，车前子 12 g，枸杞子 15 g，女贞子 12 g，红花 9 g，桃仁 6 g，五味子 6 g。

水煎服。每日 1 剂。

服药 12 剂，全身症状改善，视力右眼 0.7、左眼 0.3。双眼黄斑区渗出及出血部分吸收。上方加覆盆子、龙眼肉各 10 g。

再服 12 剂，两眼原渗出、左眼出血已基本吸收，去三七粉，加石决明 30 g，嘱再服 30 剂后复查。

复查：视力右眼 1.2、左眼 1.0，原渗出、出血已全部吸收，仅遗留色素，改服杞菊地黄丸。1 年后复查，疗效巩固。

按语：年龄相关性黄斑变性是一种随年龄增长而发病率上升的致盲眼病，认为本病属中医“视瞻昏渺”的范畴，并认为衰老与“肾”的关系尤为密切。其发病与年老体衰，肝肾亏损，气血郁滞，脉络不畅，血不养目致视力下降；瘀血阻络，血不循经，溢于络外致黄斑出血；运化不畅，血瘀水滞致黄斑水肿、渗出等因素有关。

黄斑变性患者多病程较长，伴有全身性或者慢性病史，身体状况较差，后期多以气虚血瘀为主，认为目中精明的盛衰与气血的盛衰有着密切联系，气虚不利，精血不足，目失濡养，神光发越不能。气的生成主要与肾、脾相关。随着人体的衰老，脏腑功能逐渐衰退，肾虚失藏，精耗气衰，脾虚不运，宗气不生，气机升降出入失司；脾胃虚弱，血液生化乏匮，肾不藏精，生血乏源，不能正常发挥濡养和代谢作用；脾虚运化无力，导致瘀血内生。

本病临床上以视力下降、视物变形为主，伴有玻璃膜疣，出血，水肿，形体消瘦，精神疲惫，肢体麻木，气短懒言，肌肤甲错，舌苔瘀点，总属气虚血瘀，本虚标实。肾为先天之本，脾为后天之本，患者久病，年老体衰，气血失衡，流通受阻，瘀血停滞。瘀血的形成，导致脏腑无法得到濡养，继而脏腑虚损，精亏气耗。瘀血内滞，气血运行失司，损伤气的生化作用。气的生化作用减弱，影响脏腑功能的发挥，气血运行不畅，周而复始，恶性循环。患者临床上多体虚乏力，久病难治。脾胃虚弱，血液生化乏匮，肾不藏精，生血乏源；血的运行依赖于气的推动，温煦；血行于脉中依赖于气的固摄作用，脾虚气血运化乏源，肝肾精血不足，影响濡养和代谢作用的正常发挥；脾虚运化无力，导致瘀血阻滞。临床上多出现玻璃膜疣、出血、水肿。因此，治疗上着重活血化瘀、益气养血。方中当归、红花、桃仁、川芎、昆布活血化瘀，软坚散结；三七化瘀止血，且止血而不留瘀；女贞子、菟丝子、枸杞子、菊花、车前子滋补肝肾，升清降浊，平肝明目；熟地黄、白芍、黄精、玄参、麦冬滋阴生津，益气养血；牡丹皮凉血清热；陈皮理气和中。

5. 过敏性结膜炎

患者马某，男，15 岁，山东济南。2013 年 8 月 9 日初诊。

主诉：双眼异物感痒 3 ~ 4 年。

现病史：患者近 3 ~ 4 每年春夏季必发作双眼奇痒，点用各种抗过敏眼药水，效果尚可，为求中医治疗，特来王老师门诊。

眼部检查：双睑结膜充血，乳头肥大，呈铺路石状，球结膜色污着，角膜缘呈堤状隆起。舌红，苔薄黄，脉细数。

中医诊断：时复目痒（双）；西医诊断：春季卡他性结膜炎（双）。

证型：风热客目。

处方：防风 10 g，当归 12 g，川芎 10 g，细辛 3 g，蝉蜕 10 g，菊花 10 g，乌梢蛇 10 g，陈皮 6 g，知母 12 g，赤芍 15 g，黄芪 15 g。400 mL 水煎服，早晚两次温服，14 剂。吡嘧司特钾滴眼液（研立双）双眼，每日 3 次。

二诊：2013 年 8 月 16 日。双眼痒感明显减轻。

处方：前方去细辛、蝉蜕、乌梢蛇，加羌活 12 g，牡丹皮 9 g，适量温水冲服，14 剂。

按语：春季卡他性结膜炎是季节性疾病，每于春暖花开时发病，秋冬季节症状消失，可连续数年，重者十数年，属于“中医时复症”“痒如虫行”范畴。以眼部奇痒、睑结膜有大而扁平的乳头增生，角巩膜缘胶样堆积，分泌物中有大量嗜酸性粒细胞为特征。

目前认为本病属自身免疫性疾病，为 I 型变态反应。中医认为该病多因素体湿热内蕴或有风热湿邪兼夹，正邪搏击，不得发散，应时而发，或因素体阴虚，外邪激发，至期即病。西医治疗本病多用抗过敏药物，如马来酸氯苯那敏、阿司咪唑、苯海拉明等，局部多用皮质类固醇类药物及色苷酸钠眼药水，见效快，但停药后复发快。因本病病程长，长期全身、局部用药有较多不良反应，特别是长期局部应用皮质类固醇类药物，常引起激素性青光眼、白内障、真菌性角膜炎等不可忽视的并发症。中药治疗本病可标本兼治，能减少再次复发，无不良反应，病人易于接受。

清代马化龙在《眼科阐微·利集·四季犯发眼症》一章中也提到“有每年按四时发作者，是因病时不治，捱熬忍待自愈，风热客于经络，欲戒有犯，触其经络，遂致深入，又不治之，致邪正击搏，不得发散”，强调风热之邪客于眼目，引起目痒。春季性卡他性结膜炎一般每年春夏季节发作，方中防风、菊花、蝉蜕、知母祛风清热止痒，川芎为血中之气药，行气活血，当归、赤芍养血祛风，血行风自灭，风祛血自安。患者病程日久，邪滞经络，后方加羌活、牡丹皮疏通经络，活血化瘀。实验研究表明，祛风中药复方具有抑制过敏性介质释放、拮抗组胺、降低血管通透性等功效，能够起到治疗过敏性疾病的作用。中药治疗过敏性结膜炎效果良好，嘱患者于来年未发作前提前内服中药，可预防发作。

五 经验方

1. 视明宝颗粒

组成：熟地黄、枸杞子、当归、白芍、党参、菟丝子、黄柏、陈皮、黄精、蕤仁、女贞子、陈皮。

功效：滋补肝肾，益精养血，健脾益气。

主治：小儿弱视，屈光不正。

方解：本方选用补肝肾，益精血兼健脾明目的熟地黄和枸杞子为君药，《秘传眼科七十二症全书》载熟地黄能“生血养血，治虚目昏”，为滋养先天，治疗精血不足所致的目暗不明之要药。枸杞子与熟地黄合用，共奏滋补肝肾，填精明目之功效。当归、白芍为臣药，白芍酸苦主静，当归辛温主动，一辛一酸，收散相益，血生而能行，使肝中之血上达目中，共奏养血明目之功。党参、菟丝子为佐药，二者配伍可增补益脾肾作用，对脾肾两虚，食欲缺乏，大便溏患儿作用尤佳。黄柏、陈皮为使药。其中黄柏苦寒沉降，此取其以泻为补之意，弱视患儿用药治疗时间较长，此药是防止长时间用滋补药而致火旺伤阴，主要是防患于未然。方中陈皮配入以上药物中能助其健脾之效，并使补而不滞。全方的用药特点在于，既考虑到眼的生理特点，又对儿童有极强的针对性。同时该药剂型为冲剂，保持了煎剂药效高，吸收快，奏效迅速的优点，并克服了汤剂煎服不便，用量偏大的弊端。因此，易为儿童所接受，提高了临床疗效。

2. 视明饮合剂

组成：熟地黄、当归、白芍、黄精、山药、女贞子、肉苁蓉、桑椹子、陈皮。

功效：滋补肝肾，健脾益气，养血明目。

主治：小儿弱视，屈光不正。

方解：方中熟地黄、女贞子、桑椹子共为君药。《珍珠囊》谓地黄“主补血气，滋肾水，益真阴”，善滋肾固本，补先天之不足。女贞子与熟地黄相配伍，可加强滋补肝肾之功，治疗肝肾阴虚之目暗不明。桑椹子与熟地黄相伍，可加强补肝肾益精血之作用。山药、当归、白芍共为臣药。《名医别录》论述山药能“补中益气，久服耳目聪明”。当归与君药中之熟地黄配伍酸甘化阴，亦能减轻熟地黄，之滋腻之性，使补而不滞，补而能行。白芍辅熟地黄，共奏养肝补血、滋阴明目之效。肉苁蓉、黄精、陈皮共为佐使之品。肉苁蓉与其他药物的配伍，体现了阴中有阳、阴阳互补的特点。山药和黄精二药同归脾、肾二经，合用益气健脾兼补肝肾，调补后天，健脾养胃，强气血生化之源，并能滋肾养阴，兼养先天。陈皮具有理气健脾，燥湿化痰之功，与山药相配共起健脾之功。

3. 益阴明目合剂

组成：黄精、五味子、枸杞子、麦冬、当归、党参、知母、石菖蒲、川芎。

功效：益气养阴，开窍明目。

主治：中晚期青光眼，症见视物模糊，视野缩窄，视力下降，全身乏力，口渴，情绪低落，舌淡苔白，脉沉细。

方解：方中以黄精为君，养阴润肺，补脾益气，滋肾填精，气阴双补。石菖蒲、川芎、当归、党参、枸杞子五药共为臣药，协助君药补助正气，兼能开窍明目。五味子、麦冬、知母三药共为佐使。全方共具益气养阴开窍之功。中晚期青光眼的中医辨证，多属于本虚标实之证。所以临床治疗时多攻补兼施。方中黄精、党参、五味子、枸杞子、麦冬等大量益气养阴之品，来补益正气，一方面取其“正气存内，邪不可干”之意，扶助正气以祛邪外出；另一方面，用补助正气之品，可以防治攻邪之品损伤正气。方中用知母来清泄虚火，防止阴虚火炎，以石菖蒲来启闭开窍，开启玄府。全方攻补兼施，使目中脉道通利，气血调和，则诸症俱解。

4. 祛障明目片

组成：熟地黄、山药、党参、当归、白芍、红花、制桃仁、云茯苓、菊花、女贞子、枸杞子、车前子、陈皮。

功效：补肝肾，健脾胃，活血明目。

主治：白内障、视网膜炎、黄斑变性等。

方解：熟地黄、山药为君药，二者合用，健脾益气，滋补肝肾，肝、脾、肾三脏并补，以治本病之本。臣以党参、云茯苓、女贞子、枸杞子、当归、白芍。其中党参与云茯苓合用益气健脾以助君，枸杞子与女贞子合用，能达助君药补肝肾明目之功。当归既能补血，又能活血，且兼补肝肾而明目，力专效宏，补而能行。与大队阴柔滋腻之品相伍，使补中有动，补而不滞。白芍能补益肝血，养血柔肝明目，为治血虚目暗之首选药，特别适用于肝虚不足者。《本草正义》曰："（白芍）补血益肝脾真阴，而收摄脾气之散乱……故益阴养血，滋润肝脾，皆用白芍。"与当归相伍，一酸一甘，酸甘化阴，使肝有所藏，肝受血而能视。配伍熟地黄，前者长于养血敛阴，后者长于滋阴养血，二者皆阴柔之品，合用共奏养肝补血、滋阴明目之效。六药助君健脾、滋补肝肾、养血而达明目之效。余为佐药。桃仁与红花相须为用，活血祛瘀行血，并使补而不滞。菊花益阴平肝，明目退翳。《银海精微》云"菊花，味甘苦，微寒，入肝经，明目，去目翳"，《眼科集成》曰车前子能"补肝益肾，久服强筋骨，聪耳明目"。两药合用，达明目之功，以治本病之标。陈皮理气健脾，另具行气之功，少量佐之，使诸药补而不滞。综观全方，诸药合用，滋而不腻，补而不滞，行中有补，动静结合，集补肝肾，健脾胃，活血明目于一体，达标本兼治之效。

（整理者：王高峰）

冯宝麟

一 医家简介

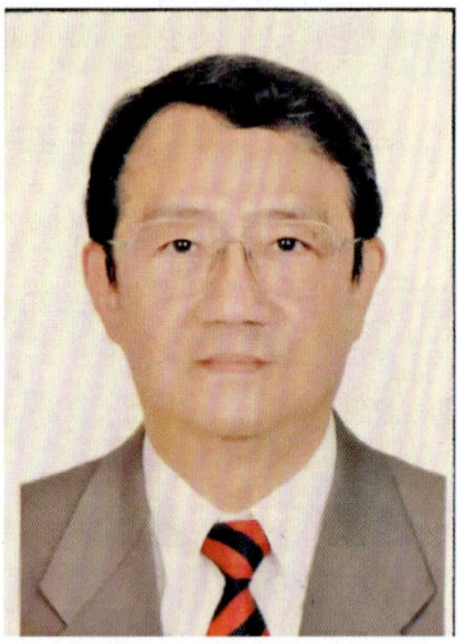
冯宝麟

冯宝麟，男，1928年生，天津市人，曾任山东省中医药研究所（现山东省中医药研究院）中药炮制研究室主任。1950年考入齐鲁大学，1952年齐鲁大学药学系并入华东药学专科学校，成立华东药学院，先生转入华东药学院药剂系继续学习，于1954年毕业，是我国较早受过大学系统教育的高才生。1958年山东省成立中医药研究所之际，冯宝麟先生由山东省卫生厅实验药厂中药研究组调入山东省中医药研究所工作；1982年兼任山东省卫生厅医学科学委员会委员，1987年兼任中华中医学会中药学会委员，全国首批、第二批老中医药专家学术经验继承工作的指导老师，1992年开始享受国务院政府特殊津贴，1997年退休。先生一直从事中药炮制的整理、研究工作，学验俱丰，成果丰硕，先后主持研究科研课题20余项，发表学术论文30余篇，出版专著3部。

二 成长之路

冯宝麟先生是我国最早开展中药炮制研究的创始人之一，是我国著名的中药炮制专家，是中华人民共和国成立后山东省第一批中药炮制研究工作者，全国首批、第二批带徒的名老中医药专家，在全国中药炮制领域内享有较高的声誉。

先生几十年如一日地热爱和关心着他一手参与并发展起来的中药炮制事业，

退休后也一直关注炮制学科的发展，关心山东省中医药研究院炮制学科年轻研究人员的学习和成长，可以说中药炮制研究是冯宝麟先生一辈子的事业。

实地考察，勤奋学习，不断总结，由外行到内行

1958 年全国成立了多所中医院校和中医药研究单位，山东省中医药研究所也在此时成立，当时我国非常缺乏中医药研究人才，大学教育里根本没有中医药学及相关专业，而从事中药工作的人员主要是通过与药店老师傅的朝夕相处、口传身授的学徒的形式的，因此他们缺乏系统的现代中医药知识学习，缺乏中医药现代知识的思维模式，更加缺乏中药现代研究的手段和方法。在这种历史条件下，中药研究只能由学西药的人来进行。

山东省中医药研究所成立之际，将山东省卫生厅实验药厂中药研究组整体调入到研究所从事中药研究，冯宝麟先生就是在这种状况下进入山东省中医药研究所的。所以，当时研究所的中药科研人员是清一色学西药出身的知识分子，对中药研究几乎一窍不通，不知道应该怎么搞，也不知道应该从什么地方下手开始研究。

在这种情况下，先生们首先整理了中药的定义和独特之处，发现中药炮制是一项祖国医药学中独有的制药技术，是区别于西方天然药物的关键所在；因此他们就先从中药炮制研究入手，探索，试点研究。在无相应先进学科借鉴的情况下，冯宝麟先生首先到当时的山东省中医院的中药房去认药，到饮片加工室和一些药店的加工作坊去实地学习；后来先生又到北京中国中医研究院中药研究所参观、考察、学习、查文献。

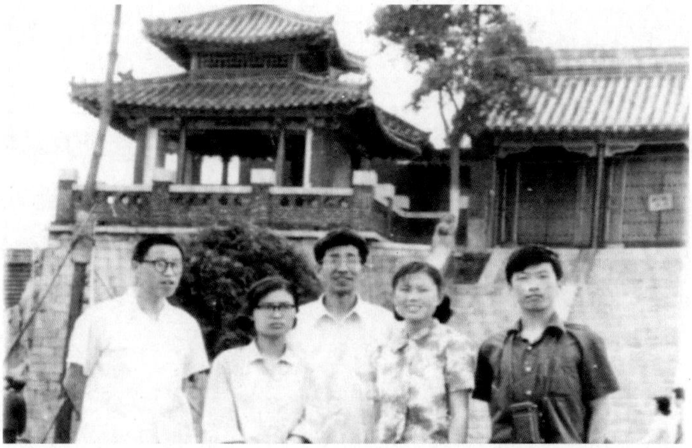

冯宝麟先生和炮制研究室人员出游

在这个过程中，先生发现相同的中药炮制方法或工艺，常常因人因地而异，致使炮制品的质量差别很大，但又均为“遵古炮制”，为了寻求统一的炮制规程，先生从搜集整理近代以来散在于山东各地老药工中的传统炮制经验和技术开始，1959—1961年，先生跑遍了原山东省的九个专区（烟台、昌潍、临沂、济宁、菏泽、泰安、聊城、德州、惠民）和四个直辖市（济南、青岛、淄博、枣庄），通过实地考察，发现山东省有着丰富的中药炮制经验和技术，但炮制方法和炮制经验往往因人因地而差异很大，炮制品的质量控制仅靠老药工眼看、口尝、鼻闻和手摸等传统经验评判，为此，先生等在整理山东各地中药炮制经验的同时，查阅整理了21部古代中药著作中有关中药炮制的记载，探寻其炮制的起始、原始意图、目的、方法、作用、特点、发展规律和历史轨迹。

经过大量收集、查阅、摘录和整理，并根据调查笔记进行综合归纳和分析，主编出版了近40万字包含500余种常用中药的《山东中药炮制经验汇编》（以下简称《汇编》)。该书详细汇集了山东省四个市，九个专区的中药炮制经验和资料，并对有的药材同一种炮制方法在不同的地区因地而异的现象做了详细的记载和描述，给研究和生产提供了丰富的线索资料，《汇编》中在每味药的项下还收集了部分古代医药文献中与炮制相关的有关资料，便于了解该药的炮制起始及历史沿革，并根据历史文献记载和临床应用的情况，做了进一步的相关讨论，提出了供炮制具体操作和临床使用时的参考。这是迄今为止少有的在中药炮制经验方面有如此翔实和内容丰富和指导意义的汇编集成。

1963年先生与王孝涛先生发表了《有关中药炮炙的历代文献简介》，介绍了唐代之前至清代106部医药著作中的炮制概况。他还参与了《历代中药炮制资料辑要》一书的编写，该书辑录了167部医药古籍中的炮制资料，是迄今为止提供历史资料最多的炮制资料。

先生的中药炮制研究是从收集整理散在民间的中药炮制经验开始的，然后通过查阅相关古代中药炮制书籍，进行梳理总结，找出问题所在，进而从实际出发，运用现代科学技术和手段对其进行研究，以得出正确的结论。并在这个过程中，完成了由中药炮制的外行到内行的转变。

从解决实际问题入手，不断积累，由内行到专家

冯宝麟先生从中药炮制存在的实际问题出发，结合古代文献资料，运用现代科学手段进行实验研究，并在这个过程中，逐步形成了自己的观点、看法和思路，提出了中药炮制研究的方法和途径。

1. 中药炮制研究应重视历史沿革的整理

中药炮制来源于古代，有的有依据，有的是推论而来的，有正确的，也有误传误用的，甚至有的是不合理的，因此只从现代经验研究往往得不到正确的结论，所以先生认为必须从历史上搞清炮制的来龙去脉，以对现代的炮制分清其正确与谬误，才能正确地进行研究。

2. 中药炮制工艺改进的研究

先生选取了在生产实际应用中存在问题的中药尤其是有毒中药进行了改进研究。在川乌炮制工艺改进研究中，先生针对当时我省两家药厂生产关节炎丸所采用的川乌炮制工艺不同开展研究，提出了川乌的炮制应在保证无毒的前提下，尽量保存生物碱，以免造成药材浪费，在这个前提下，先生研究创制了一种新的川乌炮制方法，即川乌个子以 100 ℃干烘 5 小时的方法，可达到去毒的目的，方法简便，粉碎时无刺激性，保留生物碱亦较多。在对马钱子的炮制研究中，马钱子传统的炮制方法比较复杂，需经水泡、刮毛、砂烫，或刮毛后切片油炸、去油等工序，特别是去毛最费工。老药工认为，去毛主要是因为毛不易粉碎，煎剂冲服时易刺激咽喉，另外毛的毒性大，去毛是为了去毒。先生经过实验研究发现，马钱子毒性大小不在于是否去皮毛，因此可以省掉马钱子的去皮毛工序，并改油炸马钱子为砂烫马钱子，这样既能达到减毒增效的目的，又经济实惠，便于生产。改马钱子散剂为片剂可精确剂量，确保安全有效。通过对巴豆炮炙方法的初步探讨，先生认为巴豆应以加热之后，控制其含油量为 10% 为要。先生从文献分析、实际调查、临床试用、成分定性和水溶性成分溶出方面进行综合分析，认识到麦冬的“心”是质次部位，古人去心是为了提高药效和便于煎出，但麦冬心所占比例很小，不去心轧扁或切制，也可提高煎出率。

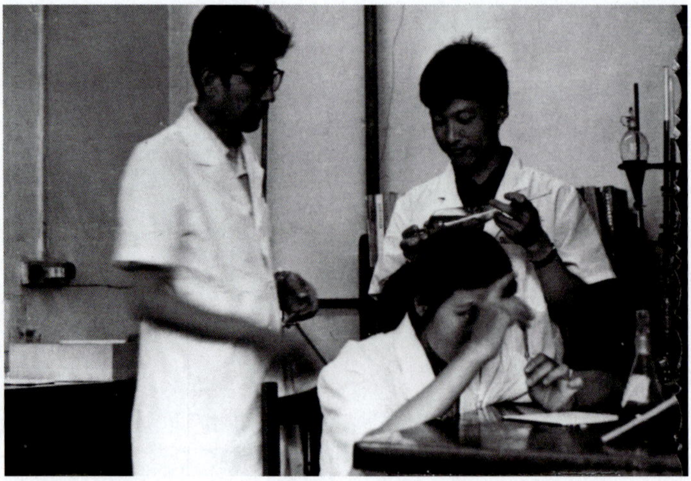

冯宝麟先生在实验室指导青年科研人员工作

3. 中药炮制方法改进的研究

古今对地黄是否制炭有不同的看法，且“制炭以何法为佳？”“质量如何控制”等均未有明确的规定。先生通过对地黄炭历史沿革的考证及一系列的化学和药理实验研究，发现地黄止血不宜制炭。现代用地黄的酒制品较多，但尚存在一些问题，如蒸法有笼蒸、罐蒸、清蒸、酒蒸等，工艺不统一，用酒量各地不同，蒸的时间亦不一致。酒制是否能起到“升提”的作用，先生通过一系列的研究认为，酒炒起不到“酒制升提”“引药上行”的作用，除去防腐、矫味者外，中药炮制似可省去酒炒法，既节省人力物力，又便于生产。如欲用酒发挥引经作用，则可药、酒同服或服用酒剂，更易达到预期效果。

4. 中药炮制理论的探讨

关于酒制理论，现代中医药界公认和习用的是陈嘉谟的“酒制升提”的理论，先生通过历史文献的分析，认为陈嘉谟的酒制理论尚不够全面，亦不够确切，只说明了酒制的一方面作用，即“上行药势”的作用，但酒制也有治中焦或下焦疾病者，尚有祛寒、去除副作用、引经、粉碎、精制、去腥、助溶等作用，该理论尚不能包括进来。因此不能作为酒制的普遍指导原则。

在中药制炭理论方面，先生认为炭药的作用并不仅限于止血，“血见黑则止”的理论只适应于解释某些炭药的止血作用，并非所有中药炒炭后都止血。炭药的制备工艺、质量，止血原理及临床应用应根据具体药物采用科学的手段和数据加以研究和肯定。

此外，先生认为《本草蒙筌》是历史上第一次对辅料制进行概要原则介绍的书籍。因其内容较全面简明所以至今广为流传。学界不仅用它来解释炮制作用，还推广到多种中药，但该书正是一本便于初学背诵的书，内容精简，不可能包罗全面。陈氏炮制原则只是一个大概的介绍，只对一些药材是合适的。酸枣仁是中医常用的安神药，具有镇静催眠的作用。据古代文献记载，生用与炒用的作用不同，“睡多生使”“不得睡炒熟”，先生在酸枣仁生熟异制的研究中发现酸枣仁生用、熟用同样有催眠作用，生用醒睡之说尚须研究。

5. 对中药炮制研究途径的看法

先生认为中药炮制研究应重视历代文献的整理研究工作，炮制研究可以按工艺技术（①去除某一部位；②加热处理；③水处理；④加辅料）和炮制法分类（如炭药类、酒制类、醋制类等）进行研究。炮制研究应加强临床与基础理论相结合的研究；研究制定统一的炮制工艺，制定饮片质量标准和检验方法，揭示炮制原理，创造新的炮制方法，并加强临床研究和炮制生产机械化、现代化研究。此外，建议国家中药炮制研究应全面规划，长短结合；重点突破；组织落实，集中力量，扩大队伍。

6. 对中药炮制原理的研究

先生提出了从净选、切制和粉碎、去毒、改变作用等四个方面分别进行了阐述。在中药炮制研究改革方面，先生认为只有在搞清原理的基础上才有根本的改革，才能更好地发挥中草药的作用。所以学界需要加强中草药炮制理论的研究，特别是要结合中医用药特点进行临床、成分、药理的探讨。为了继承发扬祖国医药学遗产，中草药炮制亦不能永远停留在原来的基础上，仍应坚持中西医结合，深入研究，加以改革，以取其精华、去其糟粕，更好地为人民服务。

7. 新方法、新技术的引进

为改进原始粗放的中药炮制的加工方法和落后的研究手段，先生将西药研究模式和先进的科学手段和方法引入中药的研究中，取人之长，补己之短。先生将植物化学中的成分分离技术引用到研究中，拓展了中药研究思路，陆续开展了“芫花的分离”“苦参碱的分离”等课题的研究。将超声波技术应用到中药提取工艺中，大大提高了工作效率，推进了中药的现代化。

厚积薄发，由专家到大家

1. 著书立说

先生主编的《山东中药炮制经验汇编》和《中草药加工炮制手册》，为第一部《山东省中药炮制规范》的编写奠定了基础，对中药饮片生产加工具有很强的指导意义，也对山东省中药炮制学科的发展起到了很大的推动作用。先生为主参与的《历代中药炮制资料辑要》一书，辑录了160余部医药古籍中的炮制资料，是迄今为止提供历史资料最多的炮制资料。先生主编的《古今中药炮制初探》，通过历代有关中药炮制的文献考证和现代研究报道的综合分析，对中药炮制的历史、应用、技术、理论的演变和发展，以及现代炮制研究的成就和问题，进行了较系统的分析和讨论，为现代炮制研究提供了一个很好的研究思路，对炮制现代研究有很强的指导作用。

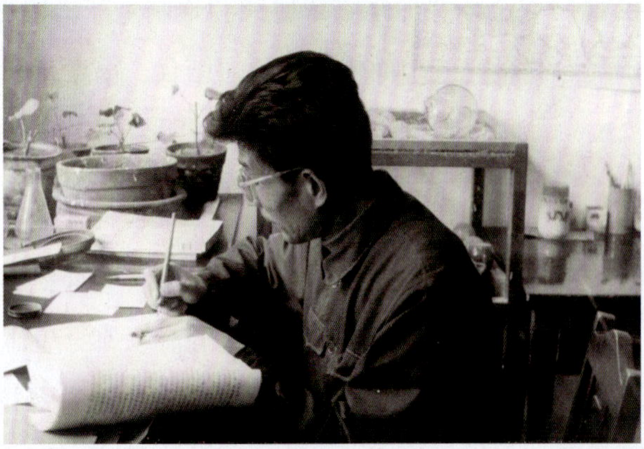

冯宝麟先生伏案工作

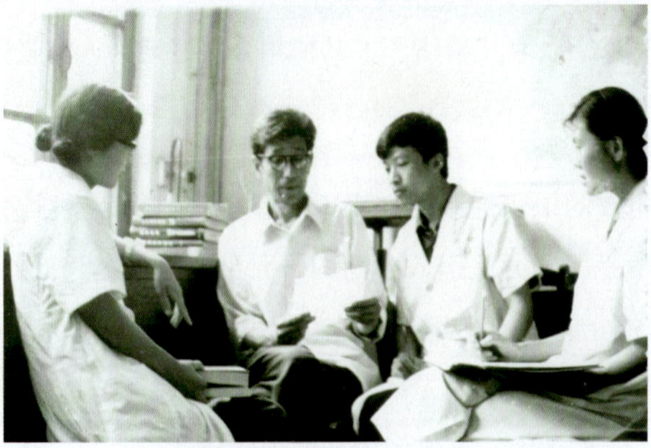

冯宝麟先生和青年科研人员讨论

2. 中药炮制研究方法和途径

冯宝麟先生在无先例借鉴的情况下，从炮制实际、文献和多学科实验研究等方面，探索中药炮制研究的方法途径，提出了炮制学科需要在炮制历史沿革、炮制方法和工艺、炮制品质量评价标准、炮制作用和炮制原理五个方面整理提高和深入研究，即以中医药理论为指导，遵从中医药发展规律，在继承传统、理清炮制原意的基础上，从实际应用、文献和多学科交叉实验研究等方面，利用现代技术手段和新的工艺方法，规范饮片炮制工艺，建立符合饮片自身特色的科学化的饮片质量标准，解析炮制原理，丰富和完善了中药炮制理论体系，更好地实现了传统炮制的意图，提高中药饮片质量和疗效的稳定性和可靠性。先生的这些观点绝大多数是在炮制学科的首次报道，并一直对炮制学科的发展起到了引领作用，至今仍是炮制学科研究工作的重点。

先生还提出，中药炮制还存在“去伪存真”的问题，继承绝不能无分析、无批判地兼收并蓄，对一些可能误传误用的炮制方法，应结合文献研究、临床、药理和化学等现代实验方法进行深入研究，剔除糟粕，吸收精华，加以验证、提高和发展。

3. 学术价值

冯宝麟先生的学术观点和研究模式非常具有前瞻性和创新性，他提出了很多十分独特也很实际的炮制研究观点，至今中药炮制研究领域仍未突破。国家“十一五”立项开展的“中药饮片炮制技术和相关设备研究”，探讨各炮制技术共性和科学内涵。而先生在 20 世纪 80 年代初，就提出炮制应以基本技术为单位来开展研究，通过了解基本技术对药材的影响，有助于搞清中药炮制的原理，先生在炮制研究方面具有很强的前瞻性和独特的见解。

4. 科研成果的应用

先生受针剂在负压状态下检漏的启发，提出了中药可减压冷浸软化的设想，后由山东省中医药研究所庄立品老师牵头设计，由山东省中医药研究所和济南神农机械厂等单位共同协作制造了国内第一台中药饮片减压浸润设备 -DCS 型中药材冷浸软化装置，是当时国内饮片生产浸润软化工序的最新设备，是现代减压闷润设备的先导，为饮片生产工艺改革做出了贡献，此工艺后来转让给了潍坊中药厂，使其工作效率大幅提高，取得了较大的经济效益。此后的相关炮制机械的改进和研制均是在此基础上进行的。

在中药炮制工艺的改进研究中，先生提出改油炸马钱子为砂烫马钱子及麦冬可不去心轧扁使用被《中华人民共和国药典》收录沿用至今。

此外，先生将植物化学中的成分分离技术引用到研究中，拓展了中药研究思路；在 1960 年就将超声波技术应用到中药提取工艺中，推进了中药的现代化；在单味药的制备方面更有其独到的见解，先生根据中医用药习惯与经验，结合中药有效成分的现代研究资料，选用水及不同浓度乙醇，采用不同煎煮法和渗漉法制成单味药制剂 203 种，并初步应用于临床，此研究与现代提出的新型中药饮片配方颗粒有着异曲同工之妙。

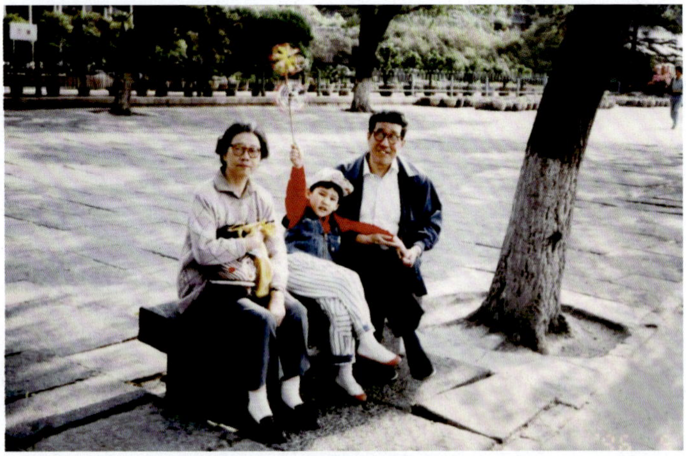

冯老生活照

个人素养

先生之所以能够从外行到内行，从内行到专家，再由专家到大家，对中药炮制研究做出如此卓越的贡献，是与先生的个人素养和魅力是分不开的。我们后来人在学习先生对科研事业的钻研精神外，还应学习他的个人品质，全面提升自身的素养，以期早日成才。

1. 坚定不移，持之以恒

中药炮制虽然很重要，但客观地讲从事中药炮制研究比较枯燥无味，且无先例或其他学科先进的研究方法和思路可借鉴，困难较大，创造的经济效益也较少，所以中药炮制研究队伍很不稳定，从事这一行业的人本身就较少，能坚持下来的更是寥寥无几。在中药炮制学科研究人员中一直流传着一个自谦的戏谑之言，说中药炮制研究队伍是“熊猫队伍”。而在中药炮制研究之初，研究所仅先生一个炮制研究人员，炮制研究不受重视，社会上对这门传统中药制药技术科学内涵的认识滞后，这些都给先生进行中药炮制研究带来了很大的压力，但这些困难并没有阻挡住先生前进的步伐，他顶着压力，通过坚持不懈的努力和研究探索，为山东省中医药研究所的中药炮制研究打开了局面。

1963 年王琦研究员从河南中医学院毕业分配至山东省中医药研究所，同先生一起在中药炮制方面取得了不俗的成绩。随着人们对中药炮制认识的提高，先生身边逐渐汇聚了一帮喜欢从事中药炮制研究的年轻人，如赵小桐，孙立立等，他们在先生的带领下一直工作在中药炮制研究的第一线，为山东省中医药研究所乃至山东省的中药炮制研究奠定了良好的基础。

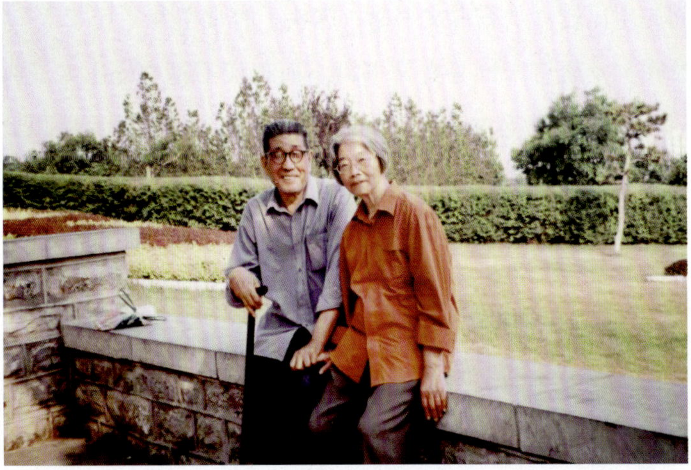

冯老夫妇

2. 为人正直善良、淡泊名利，工作兢兢业业，一丝不苟

先生为人正直善良，和蔼可亲，日常生活中经常关心和照顾周围同事的工作和生活，人缘极好。单位里的一位独身生药学专家，曾因脑血栓摔倒住院，先生和他老伴天天给她做可口的饭菜，由于他们年事已高，行动不便，就托人给她送过去，一天两顿，连续四十多天，直到其病情好转。先生待人和蔼可亲，对年轻同事和学生总是耐心指导，有问必答，从学习、工作、生活、家庭等各方面都关怀备至，是一位非常值得尊敬的师长。

先生从不争名逐利，在单位威信极高。在平时工作中始终秉承着“踏踏实实做工作，认认真真搞科研”的行为准则，兢兢业业，精益求精，一丝不苟。由于当时工作条件十分艰苦，需要经常外出考察，加班加点更是家常便饭，因为要把收集的资料及时整理出来，有时白天跑了一天，晚上也不能休息，但先生毫无怨言，总是认认真真地把手头上的每一项工作做好。几十年如一日，先生在平凡的工作岗位上默默耕耘。退休以后，有不少大企业药厂慕名而来，想聘请先生作为顾问，并表示先生什么都不用做，仅挂名就能有一笔不菲的收入，虽然当时先生家的经济不宽裕，但都被他婉言谢绝了。先生认为做人应当本本分分，不劳而获的事情决不能做。

3. 博学多才，不拘一格

从事中医药行业的人大都被认为“死板”，但先生不仅具备自然科学学习和研究的严密逻辑思维及谨慎的科学态度，还具备学习和研究人文科学的思维和能力。闲暇时间先生比较喜欢看古文书籍，床头上时常摆着《庄子》《孟子》《古文观止》《红楼梦》及唐诗宋词等文言书籍。而现代书籍中先生尤其喜欢鲁迅和毛主席的著作。他十分欣赏毛主席务实的办事作风和说话作风，并以此作为自己的行事准则。除了爱好看书，先生还是个多才多艺、大胆尝试创新的人，大学时代经常组织和参加文艺节目，曾自编自导自演过话剧节目，受到同学和老师的一致好评。先生还擅长吹箫、笛子、口琴，拉手风琴，弹吉他等，对围棋、象棋和书法也颇有研究。另外，先生特别喜欢户外活动，注重体育锻炼，天天坚持早起爬山、打太极拳、练太极剑，几十年风雨不误。另外，先生还非常有爱心，他养了一只名字叫“大黄”的猫。正是由于先生有如此雅兴和胸怀，他才能无视困难，在中药炮制研究道路上从容坚定，取得如此大的成绩。

可以说，先生如果没有对中医药事业的热情，没有坚定的信念，没有吃苦耐劳的精神，没有刻苦钻研的毅力，没有高度的责任感，是无法成为中药炮制研究领域的名家、大家的。先生如果没有博学多才和较强的人格魅力，他在中药炮制研究的道路上也不会走得那么深远。先生不慕虚名，不迷信传统，不畏困难、尊重科学，一切为认识和解决炮制学科存在问题探路的治学精神，是我们从事中药炮制研究后来人学习的榜样和工作的楷模。

三 学术思想

冯宝麟先生是我国著名中药炮制专家，中华人民共和国成立后山东省第一批从事中药炮制研究的工作者，是我国中药炮制科学研究的奠基人之一，是第一届500名全国老中医药专家学术经验继承工作导师之一，享受国务院政府特殊津贴，在全国中药炮制专业领域内具有崇高声望。先生在从事中药炮制研究的近50年里，在探索中药炮制研究的方法和途径方面做了大量的工作，学验俱丰。现从以下九个方面对冯宝麟先生的中药炮制研究学术思想与思辨特点进行了归纳和总结。

（一）中药炮制研究应重视历史沿革的整理

1. 中药炮制历史沿革整理的意义

中药炮制是我国历代医药学家在长期实践活动中逐渐发展起来的制药技术，它的发展经历了由浅到深、由低级到高级的过程，但是由于历代的炮制方法在文献中记载较为分散，且缺乏系统的整理，尤其是对品种、方法及炮制作用的认识，历代均有变化，且争议颇多，使得在炮制整个发展过程中，炮制技术的变化较大。

冯宝麟先生认为现用炮制经验的来源不一，如果只根据现用炮制经验进行研究，往往不能反映炮制的原始意图，得不到正确的结论。要真正地规范炮制方法，做到继承与发展，就需要了解前人的发展情况，把零散的炮制资料进行系统的整理和分析，搞清炮制的历史沿革，弄清楚炮制的原始意图，完整地认识炮制的全貌，去粗取精，去伪存真，才能为现代中药炮制的发展奠定坚实的基础。

2. 对炮制历史沿革整理的探索

现代中药炮制经验源于古代，中药人员常说“遵古炮制”，但中药炮制的众多方法都与当时的认识和生产力水平相关，有医疗、调剂、制剂和临床使用的需要，也有理论推衍、商业需要、甚至是商家、医家故弄玄虚等因素，真伪优劣并存。如果不加以整理、分析与研究，难免会使中药炮制研究失之偏颇。

先生作为中药炮制研究的开拓者之一，在没有经验借鉴情况下，从实地走访、收集历史文献资料入手，理清沿革，正本清源，分析炮制的原始意图，探索炮制技术、品种、方法与理论产生、发展、演变规律，从多侧面对如何研究炮制这一传统学科提出了个人看法，提出开展中药炮制研究，应首先重视中药炮制历史沿革的整理，为炮制研究现代化起到了奠基和探路的作用，为后人提供了借鉴经验。通过开展一系列研究工作，先生提出了一些自己的观点。

（1）现代一些炮制品不一定符合古代的炮制原意：在古人发现某一药材经某法炮制后有一定作用后，常常被后人引以为规律推广到多种药材。如“抽去心除烦”“不去皮耗人元气”“去芦免吐”“去核免滑”等，后世许多药材的去皮、去心、去核、去毛皆受这些理论的影响。如巴戟天、贝母、连翘的去心，狗脊、鹿茸、骨碎补、马钱子的去毛，党参、丹参、桔梗、牛膝等的去芦，金樱子、山楂等的去核等，其中一些药材的炮制法不一定都符合古人提出的炮制原意图。对于此类中药，应该通过历史文献整理研究弄清楚其炮制原始意图，以做到正本清源。

（2）炮制的作用随药而异，不应简单解释和推论引用：一些炮制理论，只能应用于部分中药，或只能代表一部分炮制作用。如“入药火炮、汤炮、煨、炒者去其毒也”“炒以缓其性”“生的性悍，主泻；熟的性淳，主补”；种子类中药炒黄是为了“始煎味得出”等，都只是从不同角度说明加热的作用，不能简单地引用推广和解释炮制作用，还应具体药材具体分析，才能正确理解炮制的作用。

（3）古代的炮制方法也有优劣和合理与不合理之分，应进一步研究：单味药在历史上的炮制方法变化很大，虽目的未变，但这些方法肯定有优劣、是否合理之分。如苍术去燥性，历史上有用“米泔水浸泡不断换水法”的，也有“米泔水拌后炒”的。大黄去寒性，有煨的，有炒的，有蒸的，在蒸中有单蒸的，也有酒蒸的，有笼蒸的，又有罐蒸的。采用这些方法炮制后是否均能达到炮制目的，炮制效果是否相同，以哪一种最为合理有效？都应进一步研究。

（4）古代的炮制方法亦不完全正确：任何一种药物炮制方法的产生和演变，均不是凭空而生的。有的是为适应配方、制剂的需要，有的是为改变或缓和其药性，有的为降低不良反应，有的出于商业的利益需要，有的受某种理论以及传说、宗教、风俗习惯的影响，甚至有的出自某些庸医、药商的故弄玄虚等，所以这些炮制法并不完全可靠，因此应该搞清其是否具有实用价值。如有“酸枣仁生用醒睡，炒用治失眠”“当归头止血、身和血、梢破血”“杜仲炒炭”“乳香用灯心同研”的说法等，这些炮制方法是否正确，均需要进一步研究探讨。以杜仲为例，

《华氏中藏经》中首先提出“慢火炒令断丝”，盐水炒始于宋代《扁鹊心书》，并一直沿用至今。其加热炒制的最初目的是破坏其胶质，但是由于杜仲丝很难炒断，随着炒制程度的不断加重，结果到了现代便演变成了杜仲炭，因此，杜仲制炭不但与止血毫无关系，而且杜仲的其他有效成分也遭到了破坏。另外，据记载南北朝时曾认为钟乳醋煮、细辛水渍、黄芪蜜制、当归酒润等都是商人为了追求外观效果而采用的办法，而实际不应如此炮制。明清时代有不同意半夏长时间浸泡的，有不同意麦冬去心的，有不同意砂仁拌蒸熟地的，有不同意地黄炒炭的，等等。这些品种也应采用现代技术手段，进一步分析研究，看其炮制方法是否与炮制目的相符。

（5）炮制理论的实用价值应有评价：中药炮制理论多是在总结多种单味药炮制作用的基础上归纳起来的，如“炒用性缓”“逢子必炒”“炒炭止血”“火炮、汤炮、煨、炒者去其毒也”等，但不能应用于所有药物的炮制。特别是明代陈嘉谟的总结，现代大都引以解释炮制作用，用于指导生产，扩大炮制品的应用。但这些理论往往只能代表一部分炮制作用。如酒制、醋制、盐制、蜜制的理论，以酒制，《本草蒙筌》中提出“酒制升提”，具体应用例如黄芩、黄连、大黄等酒制后有引药上行、助发、行经去寒等作用，但实际上酒制并非仅此一种作用，还有其他多种作用，包括使药材易于粉碎的作用（菟丝子）、去腥的作用（鹿厌）、去燥性的作用（补骨脂）、去副作用（常山）等，因此，升提只是酒制的一个方面。又如醋制，《本草蒙筌》中“醋注肝，以资注痛”。而实际上醋制的作用有多种，其中有精制去毒（硇砂），帮助矿物药粉碎、引药入血分（蓬莪术）及入肝的作用（青皮）等，所以，仅说醋制入肝止痛是不全面的。由此看来，不能理解为一切酒制都是为了“上行”，一切醋制都是为了“止痛”。使用炮制理论时，不能一概依此来解释和推广到任何药材，还应具体药材具体分析。要了解炮制的意义仍需搞清其历史背景，方能了解古人的意图。

（二）中药炮制研究可按炮制的基本技术分类研究

1. 中药炮制的基本技术分类含义

先生在长期的研究总结中发现，千变万化的中药炮制，是有规律可循的，所有复杂的炮制方法都是由几种基本技术为要素组成的，即净制（去除药材的某一部位）、水制（水处理）、加热制（加热处理）和加辅料制（加辅料处理）四种基本技术。每一种基本技术都有它独特的作用，每一种基本技术都有其适用范围和作用。这些基本技术早期多单独使用，后来逐步形成了复合制法。

2. 中药炮制基本技术分类的意义

中药的炮制品很多，其炮制方法不仅因药材不同而不同，同一种药材往往也有多种炮制方法，加上地区经验的不同，使其炮制方法更是多而复杂，研究起来不易着手。面对原始、纷繁的历代炮制史料，先生将其分解为净制、水处理、加热处理、加辅料处理四种基本技术，先生提出按四种基本技术分类进行研究，把纷繁的炮制工艺分解成基本技术单元，探索其基本作用原理，使复杂问题条理化，分别研究，有助于认识炮制作用，有助于搞清炮制原理，对指导中药炮制技术研究，促进中药科研水平的提高，进而推动中药饮片的行业发展，实现中药现代化具有重要意义。

3. 中药炮制可按基本技术分类研究

先生对净制、水制、加热制和加辅料制 4 种基本技术的历史演变和现代研究分别进行了系统的研究，归纳了各自的基本作用、炮制的目的，提出中药炮制可按基本技术分类研究。

（1）净制：净制是中药炮制中起始最早、应用最广的基本技术，是古人选择药用部位，去除非药用部位和杂质的一类处理方法。这是由于中药材是天然产物，因此多含有泥沙、尘土或其他不洁之物等杂质，有的药材有枯朽部位，有的药材的非药用部位有毒性及副作用，有的药材的非药用部位无效或质量低劣，有的药材的用药部位不同作用不同甚至相反，因此用药前一般都需要进行净制处理，以保证用药的安全有效。

先生首先对炮制历史文献的查阅和总结，发现净制可分为去皮、去壳、去荚、去苗、去芦、去枝梗、去毛、去心、去子、去核、去瓤、去节、去头、去足、去爪、去翅、去土、去沙等十九个方面。对这些净制方法适应品种和作用的整理分析，归纳出净制的作用和目的，不外是去除杂质，去除无用部位，去除质次部位，去除毒性及副作用等。

先生认为应当对中药净制技术开展现代研究，并对净制理论有所甄别。因为虽然通过现代研究已经解释和说明了一些古人炮制经验的合理性，但净制的经验大多是来自长期的实践经验的总结，是部分药材炮制经验的总结，多数药材是沿用推广，并且有些药材的某些部位有毒性或副作用，或不同部位具有不同的作用，都是经过历代实践和积累逐步认识到的，往往只针对某一药材，不带有普遍意义，所以应在合理的基础上研究提高，对那些不合理或者比较落后的经验，应采用现代技术手段加以改进。现代研究表明，有些历史上沿用下来的净制方法并无必要。如麦冬去心历史上即有争议，自南北朝《本草经集注》中提出麦门冬去心，有除烦闷的作用，如“凡用麦门冬皆微润，抽去心……”后世基本以此说为主，明代《本草蒙筌》中总结为“抽去心除烦”的说法，此后在明代《医学入门》《本草正》，清代《修事指南》中都有相同的论点。但对麦冬去心历代也有不同的看法，在明代《本草乘雅半偈》，清代《本草崇原》《本草述钩元》《温病条辨》《本草便读》等书中主张带心用。《本草崇原》中说“用麦冬以通脉络，并无去心二字，后人不详经义，不穷物理，相沿去心久矣，今表正之。”故该书中记载为“不去心”用。对于上述两种历史观点，先生对其分别进行了考证，通过从文献、实际调查、临床试用、成分定性和水溶性成分溶出方面进行综合分析，最终得出麦冬的“心”是质次部位，古人去心是为了提高药效和便于煎出，但麦冬心所占比例很小，不去心轧扁或切制，也可提高煎出率。另外有些净制的药材是属于同类药材的推广沿用，是否同一类型的药材，其作用就一定相同，如山茱萸的核能滑精，金樱子的核是否也能滑精？人参芦有吐的作用，其他芦是否也有吐的作用？这些都有必要进一步研究。

对于净制理论，《本草蒙筌》《修事指南》等医籍中对净制理论做了总结，但多数理论只能说明某些药材的具体作用，并不能将这些理论套用于一切药材，对于具体药材应做具体分析，通过研究，完善和提高古代合理的净制方法。

（2）水制：水制是中药炮制的基本技术之一，包括水淘洗、水润、水浸泡、水溶解、水飞等。水具有多种性能，水作为一种溶剂，可以溶解多种物质，也可以悬浮一些物质；药材的含水量多少可决定药材的硬度等。古人利用水的种种性质将其广泛地用于各种药材的处理，以达到除去毒性、副作用、沙石等杂质，进行精制、选取细粉，软化药材，便于切制等目的。大多数药材都必须用水淘洗去土、沙等杂质，多数植物药材也必须用水浸润软化后切片，水飞法可应用于多种水不溶性的矿物药材以选取细粉，一些可溶性无机盐类矿物药可用水溶解后重结晶以纯净药物，用水浸漂法可除去一些药材的毒性或副作用。这些炮制技术至今遵循着古人的意图和方法来进行，而且用之有实效，可见古人利用这些简单的方法处理药材积累起来的经验是相当有价值的。

先生首先对水制法的历代演变进行了论述。早在汉代开始有用水制法处理药材的记载，至唐代水制的常用方法均已出现，早期是单独使用，后世又配合加热、加辅料等形成多种炮制法，但水制的基本目的、方法和用途至今沿用未变，只不过是品种的增加和方法更详尽。

古代的水处理方法，特别是水飞法和水溶后重结晶法，至今一直在应用，说明了其具有科学性和合理性，但在软化药材和去除毒性及副作用方面，虽有合理的一面，但也有不足的地方。因此，先生主要对有毒药材的处理和水浸软化切片两个方面进行了研究和归纳。

有毒中药经水处理后多能降低毒性，原因主要是有毒物质被水溶解或水解而降低了含量。在去毒性及副作用研究中发现，川乌、半夏经水浸泡后，虽降低了毒性，但其水浸出物、醇浸出物等的含量都有所降低，虽现代尚不清楚其药效作用的物质基础是什么，但质地和成分组成有改变是肯定的。另外，如马钱子的毒性成分与有效物质都是士的宁，浸泡后含量降低过多则会影响疗效。乌头有毒，经水浸泡后可使其有毒成分乌头碱含量降低从而降低毒性，但有人认为乌头碱尚有止痛的作用，可用于治疗风寒湿痹，过度浸泡自然也会影响其临床疗效。清代曾有人对当时浸泡处理的附子、半夏等有不同看法，如清代《本草从新》中曾说附子“市医漂淡用之，是徒用附子之名尔”，《女科要旨》中说：“时行临证指南，其药惯用生姜滓，泡淡附子、地黄炭、泡淡吴茱萸、漂淡白术及一切炭药……皆无气无味之类。”《本草纲目拾遗》中说：“今药肆所售仙半夏，唯将半夏浸泡，尽去其汁味，然后以甘草浸晒……全失本性……是无异食半夏渣滓，何益之有。”所以为了降低药材毒性，仅靠长期浸泡并非妥当的方法。先生提出应进一步改进炮制方式，既要保证无毒，又不损失药效。

水处理软化药材是现代应用极广的办法，其目的是使干燥的药材均匀吸水软化后，便于加工为饮片入药。如切制，多数植物药材在切制前需要通过浸泡等手段进行软化，而水能溶解多种物质，通过实验可以看出，浸泡虽然达到了软化的目的，但药材的质量也受到了影响，使得很多药材的成分有损失。明代已有人注意到这一问题，在《本草原始》中曾说天门冬水渍润，去心，但“不可浸出脂液，不知者乃以汤浸多时，柔则柔矣，然气味都尽，用之不效”。这一问题现已引起重视，所以现代在软化药材方面，有的采用少泡多润，有的采用喷水闷润，有的采用通热蒸汽润软，也有的主张产地趁鲜切片，这些方法都是为了既达到软化药材切制饮片的目的，又不使药材质量降低，无疑是值得肯定的。用水软化切制药材方面，还有必要进一步改进。

（3）加热制：加热制是中药炮制的基本技术之一，加热制在炮制中应用较早且较广泛，多数药材的炮制方法中都有加热炮制这一过程。加热对药材的质量影响很大，古人曾以“炮”“炙”两种加热方法代表炮制，足以说明加热在炮制中的重要性。

先生首先对加热炮制技术的历史沿革进行研究，发现加热炮制方法历代有很多变革，药材种类不同，加热方式、加热程度不同，产生的效应亦会有所不同，因此搞清这一基本技术的原始意图、方法的演变、使用范围及存在的问题，对加热炮制技术进行系统的整理研究有着重要意义。

加热制起源于古人知道使用火之后，药食同源，引用于炮制药材。传统的加热方法由于受到古代科学技术水平的影响，因此历史上加热法变化很大。早在《黄帝内经》中就有头发烧灰的记载，汉代《神农本草经》《伤寒论》中已有烧、炼、熬、蒸等法炮制药材。古人在不了解中药有效成分的情况下，通过实践，利用种种方法，对药材进行加热炮制，从而起到了灭活、杀菌、干燥、使其质地变疏松而易于粉碎和便于煎出有效物质，缓和药效，去除副作用，降低毒性，甚至改变原药性能等作用，从而满足临床和制剂的需要。而且根据需要，古人创造了多种加热方法，如介质加热法，即通过米、麸、蛤粉、砂等，使药材均匀受热，并不断改进蒸法、闷煅炭法等，使药材经加热炮制后能够更好地保证疗效。

先生通过对加热制实验研究和现代文献的考证，发现中药经过加热炮制后主要作用有两个方面：其一中药经加热炮制后，有生理活性的成分多数有不同程度的破坏，因此使某一方面的药效得到缓和，不良反应有所降低，而成分损失的多少，与加热的方式、程度、时间等因素有直接关系。其二中药经加热炮制后，可改变药材的物理性质，改变或增强疗效。

传统的加热方法由于受到当时科学技术水平的影响，因此历史上加热法变化很大，同时由于药材质地的不同，加热处理时有的需要温度低，有的需要温度高，加热程度也需控制，通过改变加热介质，可以很好地解决这一问题，米、面、麸、纸等作介质温度较低，滑石粉、油、蛤粉、砂等作介质温度较高，煅烧温度最高，应根据药材的质地和炮制需求分别应用，以控制所需温度。同时认为米、面、麸、蛤粉等加热介质，本身又具有健脾祛痰等作用，则不是介质加热的主要目的。至于一般加热变化，已知其作用各不相同，但炒焦和制炭对药材改变较大，药材作用虽有改变，但药材的损耗和有用物质的损失较多，因此如何充分利用药材的效用而又不使其浪费有待于深入研究。

（4）辅料制：加辅料处理是炮制的基本技术之一。以辅料炮制中药，是利用辅料本身所具有的作用基础上发展起来的一类炮制方法，实际上是引用复方配伍的原理，借助辅料本身的作用，以加强药材某一方面的功效。至今单纯用辅料炮制的中药已很少，大多配合净选、水处理、加热等法炮制，多数辅料在炮制中有其独有的作用，辅料是达到预期炮制目的因素之一。辅料制的种类很多，包括酒制、醋制、蜜制、盐制、米泔制、姜制、童便制、胆汁制等方法，其后在单一辅料制的基础上，又出现香附、黄连、甘草制等多种辅料复制的品种，同时亦出现一药多制法。以上种种辅料制法，皆可说明辅料制是借助辅料本身的作用，以加强药材对某一方面的疗效。

以辅料炮制中药，是在元、明时期炮制理论形成之后，逐渐广泛应用和发展起来的，后期又增加的新的辅料品种及其制法，是否符合原始炮制意图，其实际效果到底如何？仍须进一步深入研究。如早期一些用于解毒的辅料，似有某种专一性，在《肘后备急方》中提到的大豆、大豆汁、小豆能解乌头、附子毒，甘草能解芫花毒，生姜能解半夏毒等。但后期不仅豆、甘草、生姜的解毒范围扩大了，新的辅料品种也有所增加，如用以解乌头毒的辅料就有黑豆、豆腐、甘草、生姜、醋、白矾、金银花等。是否每一种用于解毒的辅料，都可以任意用于某一种有毒中药？究竟有何作用？不同辅料对药性影响有何不同？尚待继续探讨。

古人在早期并不主张泛泛地用辅料制，南北朝时期曾有人指出，有些没有意义的制法是药商的弄虚作假，如“众医睹不识药，唯听市人，市人又不辨究，皆委采送之家，传习治拙，真伪莫测，所以钟乳酢煮令白，细辛水渍使直，黄芪蜜蒸为甜，当归酒洒取润，螵蛸胶着桑枝，蜈蚣朱足令赤，诸如此等，皆非事实，世用既久，转以成法，非复可改，未知何如！”依此足以说明，古人早就认识到有些辅料的用法是不妥当的。因此，先生认为搞清辅料制的意图和原理，将有助于指导并改进炮制工艺，保证炮制品的质量。

此外，先生指出在研究炮制工艺的同时，不应忽略对辅料应用的研究，比如辅料用量、加入方法等。辅料制从古人的原意看来，是起辅料的配伍作用，意在发挥辅料本身的医疗作用，或其他辅助作用。如蜜制入肺，醋制入肝等，仅是提出一些原则，很少说明辅料用量，现代各地炮制专家往往根据各自的实际经验，加入一定量的辅料，从而造成炮制工艺不统一，难以保证药效的一致性。因此辅料用量是保证炮制作用的重要因素之一，另外辅料的加入方法、辅料本身的质量也会影响到炮制品的质量，现代应重点开展此方面研究。

4. 按炮制的基本技术分类研究应用

中药炮制四种基本技术常常单独使用和形成多种基本技术的复合方法使用。槟榔在炮制加工时首先采用水处理软化切片，然后按照不同的炮制目的，加工炮制为炒槟榔、焦槟榔和微波制槟榔等饮片规格。在研究中包括了净制、水制和加热制三种基本技术。

“八五”期间，在冯宝麟先生炮制基本技术分类研究的思想指导下，山东省中医药研究所对槟榔的炮制工艺按照净制、水制和加热制三种基本技术进行研究，使得对槟榔炮制技术的研究非常条理。槟榔水制的目的就是为了软化，易于切制，因此工艺采用正交设计法进行系统的研究，筛选出最佳软化切制工艺，并提出最佳切制工艺参数为先减压后加 25 ~ 26 ℃水浸泡，切 0.5 mm 以下极薄片，阴干，使槟榔的有效成分的流失降到最低。研究所进一步对槟榔加热制的炮制工艺进行优选，根据槟榔所含成分槟榔碱遇热易挥发的特性，在炒槟榔和焦槟榔的规格外，又设计了微波制槟榔新工艺，研究确定了各炮制规格的工艺参数，三种规格又以微波炮制是槟榔炮制的最佳工艺。研究中不仅采用了按照基本技术分类进行研究，还在研究过程中根据药物的特性创制了新的炮制方法。

（三）中药炮制可按炮制品类别进行研究

1. 中药炮制品类别的含义

中药炮制品类别主要有蜜制、醋制、制炭、酒制、炒制、复制、煅制等炮制类别。中药饮片各类炮制方法目的均不相同，经过某一类方法炮制后，却可以起到同样的炮制目的，如清炒可起到保障饮片质量，有利于药效成分的煎出及便于贮存等作用；麸炒可降低药物的燥性，增强药物的健脾作用；土炒可起到协同作用，能增强药物的健脾安胃的作用；炒炭可增强药物的止血作用；蜜制可因蜂蜜滋补润肺的作用，增强药物润肺止咳，补中益气的功效；盐制可引药入肾，增强药物补益肝肾利水的作用；醋制可引药入肝经，增强药物活血化瘀，理气止痛的作用；酒制可引药上行，增强药物温补肝肾，活血通络的作用。因此按照炮制的目的不同，可选择不同的炮制方法。

2. 中药炮制按炮制品类别进行研究的意义

先生认为每一类方法涉及的药材虽不同，但其炮制意图可能是一致的，如传统认为炒用性缓，炒焦健脾，炒炭止血，盐制入肾，都有一定的共性。为什么炒能缓，焦能健脾，炭能止血？寻找其改变的共同点，则可以逐步搞清炮制原理。因此，上述的这些炮制方法均有一定的共性规律，所以可按炮制品类别开展研究。找出共同的规律和共性，对揭示炮制原理，搞清炮制实质具有重要意义。

3. 按炮制的炮制品类别研究应用

先生对不同炮制品类别进行的研究主要包括中药蜜制类、酒制类、炭药类、醋制类等。先生在这方面开展了大量的研究，如硇砂、磁石、山甲的醋制研究，对三者醋制的工艺和目的分别进行研究，寻找中药醋制的规律和共性。先生总结了药物用醋处理的目的，有下列几点：①辅助药物的作用，将醋吸入药内，辅助药物的治疗；②降低药物的寒性、毒性及急剧的作用；③使药物易于粉碎；④去掉药物异味；⑤精制。再如，先生对中药炭制的规律和共性进行研究总结，对《中药炮制经验集成》收载的 30 余种炭药进行研究，首先对炭药的历史沿革进行总结分析，然后 30 种中药做了炒炭前后对动物止血作用的比较；实验结果表明多数炭药具有缩短出血及凝血时间的作用，“红见黑止”的理论是肯定的。

按照先生对炮制品分类进行研究的学术思想和科研思路，研究所开展了中药炮制方法共性技术研究，在中药蜜炙共性技术等方面取得重大的进展。

在“十一五”国家科技支撑计划项目“中药蜜炙共性技术与相关设备研究”中，选取蜜炙有代表性的甘草、黄芪、前胡和麻黄五种饮片，采用高效液相色谱法等现代分析技术，研究并找出了各代表性药材炮制前后化学成分的变化及其共性，炮制前后药理作用的变化及其共性，甘草、黄芪经蜜炙后能明显增加补益作用，前胡、百部和麻黄经蜜炙后能明显增加化痰止咳和平喘作用，与传统中医药蜜炙理论相符。同时证实蜂蜜的加入对于增强药物的补益和润肺止咳、平喘作用起到了协同作用，揭示了蜜炙炮制原理与科学内涵，对五味蜜炙饮片质量评价体系进行了共性总结，形成了蜜炙饮片质量评价标准。

（四）加强临床与炮制基础理论相结合的研究

冯宝麟先生提出中药炮制研究在中医理论及实践中，可以吸收很多经验和线索，研究中药是不能脱离中医理论和实践体系的，不能孤立地去研究中药的成分、药理，而要根据中医的治疗和用药规律，接受中医的使用经验，分解化学，药理，临床来探索中药的治疗理论及作用机制。

1. 中药炮制开展临床研究的现状

中药研究是药化、药理、临床各方面的综合研究方能出结果，中药炮制的研究也是一样，必须通过临床才能进一步肯定，因此特别须注重中药炮制与临床应用相结合。因为目前中药炮制研究多借助于现代化学和药理手段进行，而目前符合中医用途的成分和药理指标并不多，且缺乏符合中医药理论的药理学手段和方法，因此难以做出确切的符合炮制改变性、味、归经以及临床功效作用的药效学结果，所以炮制是否得当，还应在化学和药理研究上得到一定的线索后，进行临床验证，以达到炮制研究的目的。目前临床上总结炮制作用的报道不多，且很多研究只是得出实验室结论，难以得到推广，服务于社会。另外，有些历史上有争议的炮制问题，在未进行临床验证明确其炮制作用之前，就盲目开展基础研究，既浪费了资源，又走了很多的弯路，因此，应注重中药炮制研究与临床应用相结合的研究，更好地服务于临床。

2. 中药炮制研究应注重与临床应用相结合

针对当前中药炮制作用临床研究现状，先生认为应在化学和药理研究上得到一定的线索后，进行临床验证，或从临床需要以及临床用药存在的问题，加强对中药饮片炮制前后的临床疗效的比较，以达到炮制研究的目的。先生开展了部分中药炮制与临床研究相结合的研究工作，如酸枣仁宋代以后逐渐出现了生熟异治之说，《证类本草》引证了五代史后唐刊《石药志》说的“睡多生使，不得睡炒熟”，且有古代文献中也有不同的记载，认为“酸枣肉味酸，吃后不思睡，酸枣仁可治失眠”。不是生用与熟用的关系。生用与熟用是否作用相反？是否为果肉与核仁作用相反的误解呢？针对上述疑问，先生开展生、炒酸枣仁水煎剂镇静、安眠作用的比较。首先进行药理研究，试验结果表明不论口服或注射，生熟酸枣仁煎剂皆有使小白鼠睡眠的作用，对照组睡醒如常，并在几年的时间里进行了多次的临床试验。通过药理和临床试验，先生认为生炒酸枣仁均有镇静安眠作用，二者并无区别。如有人曾对生半夏和姜半夏煎剂对近千例病人进行数年以至几十年的临床观察，并未发现有“戟人咽”和“失音”的现象，这为生半夏或姜汁腌制半夏可入煎剂使用提供了可靠的依据。

先生所进行的研究体现了为临床服务的观点。如开展的麦芽、谷芽和稻芽的炮炙研究，表明了麦芽、谷芽和稻芽的药效作用物质基础是淀粉酶，微炒不影响其淀粉酶的含量，但炒焦影响较大，建议少用，在服用方法上，煎服能损耗淀粉酶，建议临床研成细粉直接冲服，可节约用药，该研究成果很容易为临床所接受，容易推广使用，提高临床疗效。又如先生开展的关于麦冬去心问题的探讨，针对临床用麦冬，按传统习惯，多数认为需要“去心”后入药，有“不去心令人烦”的说法。但近年来因“去心”费人工多，有的地区已不去心用，如北京、上海、山东各地的药房、药厂已均不去心。应否“去心”？如果不“去心”影响疗效，则应保留此项炮制，以保证质量，如不影响疗效，则可删除此项炮制，以节省人工，便于生产。为此先生首先调查了临床使用情况，访问了山东省中医院的药房工作人员和几位老中医，该医院药房中配方与制剂中所用麦冬“不去心”已有近 20 年，老中医的意见是临床使用中带心麦冬并未发现有“烦”的副作用，先生在临床使用调查的基础上对麦冬肉与麦冬心的 75% 乙醇提取物、甲醇提取物和水提取物的化学成分基本相似，麦冬肉水浸出物高于麦冬心，但心在全麦冬中约占 3%，对临床应用影响不大。初步认为，麦冬“去心”与“不去心”区别不大，临床使用可以不去心用，以节省人力，便于生产。入煎剂时，可以砸扁入药，提高煎出率。先生针对中药临床煎药供不应求，煎药工人劳动强度大，工作效率低的现状。观察了超声波与普通方法煎药效果的比较，选取的药材、粉碎度、加水量等条件一致，加热至沸后，一种方法是继续加热，并计算时间，加热至规定时间，过滤，蒸干，干燥，称重；另一种方式是煮沸后，超声波提取一定时间，其他操作同上，比较两种提取方法煎出物的重量。通过试验，结果表明通过超声波 1 ~ 5 分钟处理煎液，即可达到普通方法煎煮 30 分钟的效果，为临床提高煎药效率，节约燃料提供了方法。

从先生所开展的炮制研究可以看出，先生特别注重与临床应用相结合，加强临床研究，取得的成果更容易推广应用，避免在中药炮制的研究中走弯路，达到事半功倍的目的，提高了中药炮制的科研水平。

3. 中药炮制研究与临床结合的探索

先生在研究中提出，炮制是一个复杂成分变化的过程，基础理论研究如化学成分等研究应注意到药物的中医临床用途，提供与中医临床实际有关的有效部位、有效成分或组分，如现今已从中药中分离出很多具有临床疗效的有效部位或单体成分，如人参皂苷、三七皂苷、淫羊藿总黄酮、地黄多糖等。药理研究则应建立与中医临床“证”相符合的动物模型，选用符合中医药理论的药理学指标和方法开展研究。如延胡索，古代已知加醋炙增加止痛之作用。现代研究之后，始知延胡索碱的渗解度加大，疗效增加。鸡内金的应用，本草记载不可水洗。从现代研究看起来，它的消食作用，如为消化液的话，鸡内金是否利用其腺胃分泌黏着消化液的作用，因此不可水洗。雷丸的驱虫成分为蛋白质分解酶，不耐热，柴胡的解热物质易于挥散，可随蒸汽蒸馏而出，故古人有雷丸不可煮，柴胡不可近火的经验。这些研究都紧密结合临床，研究成果是极有价值的。

“八五”期间，在棕榈研究项目中，冯宝麟先生亲自指导课题组人员，查阅了历代中医药著作 200 余部，并对 13 个有代表性省市的棕榈炮制现状进行了广泛地调查研究，发现不仅药用部位有别，炮制方法也不统一，而且制炭后存性程度差异很大。根据文献考证、现状调查和现代研究结果，拟定了煅、炒和砂烫三种制炭工艺研究方案，以成品性状、化学成分、药理作用和临床疗效为指标，对三种不同工艺、不同存性程度的炮制品、不同地区的制炭品，以及不同药用部位进行了比较。结果发现不同入药部位以棕骨或棕边为优；不同炮制工艺以砂烫制炭为佳；不同存性程度以存性适中为宜。通过血小板凝集、血液黏稠度、微循环和复钙实验等为指标，对各个样品进行了止血作用比较，结果表明，各供试样品的止血作用与成分测试结果基本一致。又经临床验证，通过 150 多例出血病例观察，均证实砂烫制炭工艺优于其他方法。最终，确立了砂烫法为棕榈炭最佳炮制工艺，并拟定了棕榈的药材和炮制品名称，植物来源和药用部位、炮制方法和成品性状、理化鉴别和鞣质含量等标准。研究成果获国家中医药管理局科学技术进步奖二等奖，得到了广泛的认可。

中药炮制是体现中医用药特点的主要内容之一，直接关系到临床用药的疗效。

中药的功效与其炮制方法有极为密切的关系，中药炮制的依据，始终贯穿着中医临床。先生提出加强中药炮制以临床基础相结合的学术思想，体现了上述中医用药的特点。

先生认为借助化学、药理等手段开展中药炮制研究，应紧密结合临床，注重符合中医用途的成分和药理指标的选择，这样更能有效地解决炮制问题，更好地为临床服务。对于有些历史上有争议的炮制问题，亦应在临床验证后，再进行基础研究。使我们在炮制研究中少走弯路，提高中药炮制研究质量，保证临床用药安全有效。

（五）中药炮制应重点开展统一炮制工艺、质量标准研究

冯宝麟先生在多年的研究中发现中药炮制需研究的问题很多，其中文献研究、临床研究、炮制原理研究，虽是炮制研究的基础工作，但由于历史文献多而分散，中药炮制品的临床效果缺乏数据资料，中药药性亦缺乏科学阐明，加之现代科学手段尚不能完全反映中医药特点，因此短期内难以彻底解决问题，只能将其列为长期工作目标，分阶段逐步来实现。当前，较短时间内可能实现的是：结合生产和临床实际，在符合传统要求的前提下，先在统一工艺、制定质量标准等方面做工作，首先保证药材质量和用药安全有效。

1. 中药炮制工艺和质量标准现状

20 世纪 50 ~ 60 年代，中药炮制的研究领域一片空白，一切工作都是刚刚起步。先生首先对中药炮制的状况进行了走访调查研究。通过多年调查研究发现，全省乃至全国的中药炮制方法和工艺很不统一，存在“各地各法，一药多法”的问题，例如淫羊藿有的地区要求去叶刺，有的不去；蛤蚧有的地区只去眼，有的地区要去头足，有的只用尾；熟地有清蒸的也有酒蒸的，蒸法有九蒸九晒，也有用罐蒸的，用酒量也不同，炮制方法不同，饮片质量差异较大。炮制技术多靠“师徒相传，口传心授”来传承，无统一的规范和标准，中药饮片缺乏量化统一的质量标准，炮制品的质量控制全靠老药工的炮制经验，仅仅靠外观性状如眼看、口尝、鼻闻和手摸等传统经验判断炮制品的质量，炮制方法和炮制经验又往往因人因地而异，结果导致炮制品质量参差不齐，直接影响到临床疗效，也严重制约着中药现代化的进程。

2. 中药炮制工艺和质量标准研究的意义

先生通过研究发现，由于历史和科技发展的原因，中药炮制行业一直是落后行业：各地炮制工艺不统一，也缺乏明确的质量要求标准，而工艺的不同、质量标准的缺乏对炮制品的质量有很大影响，这些情况的存在不仅仅影响着中药饮片的质量，也对中医临床的安全有效和中成药的质量产生很大的影响。因此先生指出应以中医药理论为指导，在进行炮制历史沿革研究基础上，运用药理、化学等现代科学手段，密切结合临床和生产，对中药饮片的炮制工艺和质量标准进行重点研究，加快中药炮制工艺的统一，优选切实可行的炮制工艺参数，制定相应的质量标准，对提高生产效率，减少环境污染，保障饮片质量和临床疗效具有很大意义。

3. 中药炮制工艺和质量标准研究的探索

中华人民共和国成立初期，中药炮制工艺和质量标准研究属于空白领域，冯宝麟先生在无先例借鉴的情况下，对炮制方法、炮制工艺不同的炮制品进行研究，比较其质量优劣，制定统一工艺，以保证饮片的质量稳定。在符合传统炮制意图的前提下，采用现代技术将质量标准的参数客观化、数字化，如制定饮片中的鉴别、检查（水分、灰分）、浸出物、含量测定等标准及限度，对饮片的质量进行控制，以有效保证中药质量和临床疗效。

在中药炮制未列入国家科技项目之前，先生就进行了很多开创性的研究。例如在对川乌的工艺改革研究中，分别采用药典法（1963 年版）和醋泡法制备制川乌，比较生品和不同方法制得炮制品的乌头碱含量，同时通过小鼠急性毒性试验比较各样品的毒性，结果两种炮制方法均可起到降低川乌毒性的目的。通过对炮制过程中温度、时间、加热方式对川乌毒性影响分析，拟定了一种新的炮制方法：即川乌个子 100 ℃干烘 5 小时，即可达到去毒的目的，方法简便，且同时解决了粉碎药材时有刺激性的弊端。在对巴豆霜炮制方法的初步探讨中，通过比较研究，得出巴豆应加热后压油为好，并建议将其含油量控制在 10% 左右。

随着国家经济实力和科技水平的日益提高，国家逐步增强了对中药炮制研究的支持力度，在“七五”“八五”“十五”期间陆续开展了全国性的中药饮片规范化研究。本课题组成员积极运用先生的炮制研究思路，对承担的科技项目进行研究，包括“七五”期间的棕榈、枳壳、吴茱萸、斑蝥，“八五”期间的槟榔、乳香、水蛭、苍耳子，“十五”期间侧柏叶、地榆、杏仁、蔓荆子等项目的研究。

如在斑蝥项目研究中，课题组查阅了近百部历代中医药文献，并对全国各地炮制现状进行了调查，发现斑蝥炮制方法有十几种，其中米炒法出现最早，沿用时间最长。历代文献记述均要求斑蝥去头足翅，但其目的何在，历史上未见记载。试验研究表明，斑蝥头足翅毒性较小，也较易粉碎，故不必去之。通过炮制工艺的筛选比较，认为烘法优于米炒法，多次实验重复验证，可以达到米炒去毒效果，并确立了烘制法的最佳工艺参数，保证了烘制工艺的稳定性和可靠性。最后，应用烘制工艺对全国七个不同地区的样品进行了炮制，并经过薄层层析和斑蝥素含量测定，拟定了烘斑蝥的质量标准，以确保临床用药的安全有效。

在国家自然基金课题——地榆炭炮制原理研究中，课题组运用先生的学术思想，在研究地榆制炭原理的同时，追踪了地榆制炭炮制过程中化学成分的动态变化过程，找出了其变化规律，从根本上对地榆炭炮制工艺和质量标准进行规范，在地榆炭中提取分离了若干种新化合物，并确定了其中一种地榆炭专属性成分为含量测定指标控制地榆炭的质量，该成分具有随着炮制程度的变化而变化，在存性程度适中的情况下含量最高，炒制不及或者过重的情况下含量都较低，因此我们以该成分含量为指标，规范了地榆炭的炮制工艺，建立了地榆炭新的含量测定标准，保证了地榆炭的质量。

冯宝麟先生在多年工作实践基础上提出，中药炮制研究应当首先在统一工艺、制定质量标准等方面进行工作，首先保证临床用药的安全有效。先生不但提出这样的设想，也积极地付诸实践，并取得了很高的成就，本课题组的成员也在这种思想指导下进行工作，取得了一定的成绩，说明先生在当时的情况下提出的学术思想具有很高科学性和前瞻性，为中药炮制的科学研究指明了方向。

（六）创造新的炮制法和新型炮制品

中药炮制技术和方法由于受社会生产力水平和条件的限制，传统的中药炮制方法和炮制品已经不能适应中药现代化的要求。中药的成分组成很复杂，传统的炮制方法虽然能达到一定的炮制目的，但往往没有注重炮制过程对其中所含有效成分的影响。如传统的水浸泡，虽然能达到软化药材的目的，便于切制，但水浸也容易造成有效成分的流失。加热制药材，加热温度和时间不一，对药材质量的影响也不一；加辅料制药材，辅料的品种、产地、用法、用量等对药材的质量都有一定的影响。因此，应以中医药理论为指导，在符合中医药理论和传统炮制意图的前提下，运用现代科学手段，密切结合生产和应用，开展对中药炮制的研究，创造新的炮制法和新型炮制品，在实现炮制目的同时，更好的保证临床疗效。

1. 创造新的炮制法

如传统饮片软化切制，费时费力，现代常常利用加压、减压、蒸汽喷润等方法进行软化后切片，或主张产地趁鲜切片，这些新方法既可保证药材质量又能达到切制的目的。如巴豆霜，现代采用压碎，测定其含油量后使用，马钱子砂烫后，测定其士的宁含量后定量使用，又如乳香传统的炮制方法是炒后喷醋，杂质去除不完全，且容易黏成团，调配处方不方便。工艺改良后，取乳香敲碎置锅内，加适量水加热，不断翻搅至全部熔化沸腾，刺激性浓烟随水蒸气逸出，待浓烟淡化倒入一定量的米醋稍搅拌，倒出冷却，敲碎即可使用。此法炮制温度不会太高，清除杂质又不影响疗效，气温升高时也不会再黏成团。这些方法既保证了疗效，又减少了有效成分的损失，同时方便临床应用。

2. 创造新型的炮制品种

先生认为，更进一步在符合中医用药特点和搞清炮制原理的基础上，可使用各种粗提取物或纯品代替药材使用，如巴豆使用巴豆油，马钱子使用浸膏或士的宁，杏仁止咳使用苦杏仁苷或苦杏仁水。这样不仅可以保证疗效，方便应用，亦可以扩大药源。近年来出现了很多新型的中药饮片，如中药颗粒型饮片是近年来中药饮片改革的一个形式，其是以符合炮制规范的中药饮片为原料经加工制成一定颗粒状，经干燥、灭菌、单味定量分装而成统一规格、统一质量标准的新型饮片。中药配方颗粒又称为免煎中药饮片。其生产工艺是将单味中药饮片经提取、浓缩、干燥制粒而成。每味中药制成的浓缩颗粒替代原中药饮片，供临床配伍使用，虽然免煎颗粒和提取物等不能替代中药饮片，但是先生认为可以作为一种尝试，但是，必须是在符合中医理论和用药特点的基础上进行。

中药炮制某些操作方法原始粗放，效率低，劳动强度大，个体经验性强，这些技术虽然有着一定的历史根据，但不一定完全符合中医药理论和临床需要。先生提出随着科学技术的发展，采用现代技术，对这些传统技术在中医药理论的指导下丰富发展，创造新的炮制方法和新的炮制品种，提高中药饮片的质量，方便临床使用具有重要的意义。

（七）中药炮制应重点开展炮制原理和理论研究

中药炮制原理研究一直是中药炮制研究的瓶颈，制约着中药炮制研究的深入发展，目前大多数中药的炮制原理仍不清楚，药效作用物质基础仍不明确，使得饮片的炮制工艺和质量标准缺乏有效的指标，无法真正做到中药饮片的炮制工艺的规范化和质量的标准化，饮片质量难以得到保证，极大地制约了中药炮制学科和中医中药的发展。炮制原理研究任重而道远，仍是炮制研究工作的重中之重。

1. 中药炮制原理研究

（1）中药炮制原理研究的含义：中药炮制原理是指药物炮制的科学依据和药物炮制的作用，即探讨在一定工艺条件下，中药在炮制过程中发生的物理和化学变化，以及因这些变化而产生的药理作用的改变和这些改变所产生的临床意义，从而对炮制方法做出一定的科学评价。

（2）中药炮制原理研究的现状与意义：炮制是古人通过长期实践逐渐形成的制药技术，但他们并不了解炮制过程中药材的内在变化，以及该变化与炮制作用改变的相关性。先生很早就认识到中药炮制原理研究的重要性，他提出过很多问题，如川乌、附子虽解决了去毒原理，但其治疗风寒湿痹和回阳救逆的成分和作用是否在炮制中有影响，这些成分是什么？是否为乌头原碱的止痛、镇静作用？是否为去甲乌药碱的强心作用？半夏的祛痰止呕是什么成分？在炮制过程中有什么变化，有毒成分是什么？生地黄的清热凉血成分是什么？熟地黄的滋阴补血成分又是什么？但时至今日，这些问题仍有很多难以回答。

当前，学界虽开展了部分研究，搞清了部分药物的炮制原始意图，初步探讨了其炮制原理，但多数是验证性实验，无突破性进展，大多数中药的炮制原理仍不清楚，只有彻底搞清楚炮制原理，才能彻底了解炮制所能起到的作用，才可能将传统经验用科学语言加以描述，从根本上统一炮制工艺和制定质量标准。在搞清炮制原理的基础和符合中医用药特点上，还可改进或简化炮制方法，创造新的炮制法和新型炮制品，密切结合生产和应用，从而达到实现炮制目的同时，更好地保证临床疗效。

（3）中药炮制原理的研究方法：在中药炮制原理的研究方法上，先生认为应首先进行炮制历史沿革研究，把零散的炮制资料进行系统的整理和分析，搞清炮制的历史沿革，弄清楚炮制的原始意图，完整地认识炮制的全貌，去粗取精，去伪存真，然后进行炮制前后有效成分和药理作用变化研究，逐步厘清炮制原理，并在阐明炮制原理的基础上，指导改进炮制方法和工艺，提高饮片质量。特别值得指出的是，过去在中草药研究上有过不少化学药理研究的相关报道，但至今对中药炮制改革贡献不大，是因为过多借鉴西医西药的研究方法，未从中医中药特点着手，炮制原理研究要结合中医用药特点进行临床、化学、药理的探讨。

（4）在中药炮制原理方面进行的探索：在 20 世纪 60 ~ 70 年代，先生在简陋的实验条件下，进行了炮制历史沿革研究、走访调查和部分实验研究，对部分品种进行了初步的炮制原理探索。例如麦冬的炮制原理研究，先生进行历代医药文献研究，发现汉至宋（216—1116）这一时期是“去心”“薄切”“捣膏”“汁”几法并用。宋至明末（1116—1647）自《证类本草》引用陶弘景的意见“用之汤泽，抽去心，不尔令人烦”。之后，虽个别文献仍有“捣膏”的，多数记载是沿用“去心”的方法。明末至今（1647 年至今）“去心”与“不去心”并用。“去心”提出较早，“不去心”使用时间亦不短。通过走访山东省中医院药房工作人员和几位老中医发现，该医院药房中的配方与制剂所用麦冬“不去心”已有近 20 年。老中医认为临床处方用带心麦冬并未发现“烦”的副作用，并多数认为可以“不去心”用。临床多系复方，可能不易观察，组织所内 6 位同志，服带心麦冬煎，每日五钱，连续 5 ~ 10 日，以及 11 位同志服麦冬煎浓缩液，每日相当于原药一两，连续七日，亦未发现“烦”的表现。然后又进行了化学成分的对比，选用浙江进货麦冬（百合科植物沿阶草 *Ophiopoqen japonicus* Ker-Gawl.）直接剥去肉与心，分别肉与心的 75% 乙醇提取液、甲醇提取液和水煎出液的成分比较，TLC 结果肉与心的成分相似。浸出物比较，结果肉高于心。这些实验表明肉与心的成分相似，肉比心浸出物多，但心只占全麦冬的 3%，带心与否使用时差别不大。由此推断，麦冬“去心”与“不去心”区别不大，可以不去心用，以节省人力，便于生产。

在先生重视开展炮制原理研究的思想指导下，本课题组也在中药炮制原理方面进行了大量尝试和探索。例如，在中药炭药方面，申请国家自然基金项目——地榆炭炮制原理研究。发现炮制对其中的药效物质产生了较大的影响，主要止血有效部位鞣质含量虽然降低，但是其中主要止血物质鞣花酸的含量却大幅增加。对此我们进行了深入研究，鞣质中主要含有大分子酚酸性物质单宁酸类，在炒炭炮制加热过程中，单宁酸受热，在水的作用下发生氧化，生成鞣花酸；同时药理结果也显示鞣花酸具有较好的止血效果，这也就解释为什么具有止血作用的鞣质部位炮制后含量降低，止血作用反而增强。该研究为地榆炭炮制工艺的统一、质量标准的制定提供了强有力的保证，也为其他炭药炮制原理研究提供了范例。

2. 中药炮制理论研究

（1）中药炮制理论的形成：中药炮制理论是根据中医中药的基本理论，在临床实践的基础上逐步形成的。古人发现某一药物的炮制作用后，后世有的直接应用，有的又推广应用于更多的药物，以后逐渐形成一种规律性的认识，即形成了中药炮制理论。如“炒用性缓”“逢子必炒”“炒炭止血”“火炮、汤炮、煨、炒者去其毒也”等，都是总结多种单味药炮制作用的基础上归纳起来的。在明代以前，医药书籍中仅有分散的炮制作用的论述，明代开始有较系统的记载，具有代表性的是陈嘉谟的《本草蒙筌》，现代凡提到炮制理论多以此为据。

（2）中药炮制理论研究的现状：中药炮制理论是中药炮制的基本理论和实施依据，但是先生认为陈氏理论只是一较重点概括的总结而已，尚不能包括全部的炮制理论。明代的《医学入门》《本草粹言》《本草通玄》，清代的《修事指南》等对中药炮制理论都还有从不同角度的系统论述，论点并不完全一致，互有补充，丰富了中药炮制理论的内容。中药炮制理论从陈嘉谟进行了概况总结，形成初步理论，至今仍未有较大发展，未形成新的理论。同时，在古代科学水平落后，认识能力有限的情况下，所形成的炮制理论也具有很大的局限性，例如，酒制升提。酒制法原意是利用酒的性质辅助和改变中药性能的作用。元代开始强调中药经酒制可以“引药上行”，酒制理论正式形成始于明代，陈嘉谟在前人认识酒制的基础上，概括性地提出了“酒制升提”的理论，至今为中医药界所引用，并推广至多种中药，但后世的酒炒经加热、干燥，酒已不存在，不可能起酒的作用，现代研究结果亦看不出加酒与不加酒炒或蒸，在药材的成分组成，煎出物量等方面有任何区别。因此中药炮制理论仍有很多需要完善之处。

（3）对中药炮制理论的探索：对古人流传下来的中药炮制理论，先生认为应当对其进行深入研究，以辩证的思维对待，既要继承科学合理的，并对其加以完善和丰富，又要剔除不实的、讹传的，以适应中药炮制随时代发展的要求。使用炮制理论时，不能一概依此来解释和推广到任何药材，还应具体药材具体分析。首先需搞清其历史背景，方能了解古人的意图。先生对盐制、醋制、蜜制、制炭等炮制理论进行了初步探讨研究。

盐制始于盐的药用。原意是利用盐的雾化性质或治疗作用，但以利用盐的治疗作用，配伍药用提高疗效为主。传统盐制理论是由某类药物盐制作用总结而形成的，具有一定的概括性，又具有局限性。仅以某种理论解释全部盐制作用是不全面的，也是不可能的，因此盐制的作用要具体问题具体分析。盐制品种据某一理论扩大，推广具有一定的盲目性。盐制方法宜根据炮制原意和目的进行研究，如某药盐制是用盐配伍药用，那么辅料用量多少为佳，加热与否是否必要等，都应研究统一。盐制的原意分析提示，盐制主要是取盐与药配伍应用之意，并不一定是使其化合。因此，盐制的现代研究，不宜仅着眼于盐制前后的主要成分变化，更应着眼于盐制前后的整体作用，药理作用以及微量元素的作用等方面。

整理众多醋处理的药物，从中找出中药炮制用醋处理的理论依据。醋本身有理血、理气、消痈、止痛、去坚积、消食、杀毒、收敛之作用。古代记载“醋注肝而止痛”“消痈肿、散水气、杀邪毒”“治产后血运除癥块、坚积、消食、杀恶毒、破结气”。从做法上看，醋处理的药物多将醋吸入药内，或药物加热后在醋中淬之，帮助粉碎，或去腥的作用，个别是精制。

中药蜜制起源于蜂蜜药用，是蜜参与方剂配伍的演变，是蜜药配伍的一种药用形式。蜜制的作用是多方面的，并不仅限于润肺止咳。应对蜜制的多种作用进行认真整理研究，并探讨最佳用蜜量及蜜制工艺。

炭药大都用于止血，有人经药理研究亦证实多数炭药有止血作用，但是从炭药的起始看来，炭药不仅只是用于止血，还有其他很多作用，如干漆炒炭是为了减低其刺激性及毒性。并不是每一种中药炒炭后都可止血，一些炭药品种的增加是受元代“血见黑则止”的理论影响，炒炭是否增强止血作用要药物具体分析。

由炮制理论产生、发展和成型的过程可知，在古代从某一药物的炮制作用逐步扩大到一类药物的炮制作用，从而总结出炮制理论，其过程中必然有部分药物是主观沿用和推广甚至臆断，所以部分炮制理论只在特定条件下和部分药物中具有意义。因此要正确理解炮制理论，必须客观地界定炮制理论的适用范围。先生通过对陈氏炮制理论概括的对比分析，提出酒制、姜汁、盐制等仅代表辅料制法的部分作用，是概括介绍，只适用于部分药材。由陈氏炮制理论推衍而出的炮制品种，需具体药物具体分析，客观分析。这对我们正确理解、继承和创新炮制理论有重要的意义。

（八）中药炮制生产应发展机械化和现代化

中药炮制生产设备多数比较落后，自动化程度差，生产过程和炮制程度绝大多数是凭老药工的炮制经验进行控制和把握，手工操纵，劳动强度大，工作效率低下，工作环境恶劣，不仅影响了饮片的质量，而且严重制约了中药炮制的发展。因此，急需以中医药理论为指导，运用现代科学手段，密切结合生产和应用，进行机械化、现代化炮制生产设备的研究和开发，以更好地提高生产效率，保证饮片质量和临床疗效。对设备的改进研究可从以下几个方面开展。

1. 净选设备

研制风力净选、自动筛具等净选设备，以节省大量人工。

2. 软化浸润设备

药材的软化处理是炮制最基本的操作过程，其中涉及的药材品种最多，因此引入正压、负压等润药方式，研制新的润药设备，达到高效快速润药，润透又不伤水，减少有效成分流失的目的。先生受针剂在负压状态下检漏的启发，提出了中药可减压冷浸软化的设想，后由山东省中医药研究所庄立品老师牵头设计，由山东省中医药研究所和济南神农机械厂等单位共同协作制造了国内第一台中药饮片减压浸润设备 –DCS 型中药材冷浸软化装置，是当时国内饮片生产浸润软化工序的最新设备，是现代减压闷润设备的先导，为饮片软化浸润生产工艺改革做出了贡献，此工艺后来转让给了潍坊中药厂，使其工作效率大幅提高，取得了较大的经济效益。此后相关的软化浸润炮制机械的改进和研制均是在此基础上进行的。

3. 切制设备

改进现有的切制设备，克服现有设备普遍存在的“易漏料、不易清洗”的缺点，防止造成药材交叉污染，减少残留的药物对设备的锈蚀。如中药颗粒型饮片的加工设备采用 QGW 型高速万能截断机和 WZQY320 型往复直线式切药机，可切制 0.5 ～ 20 mm 范围内多角形颗粒饮片。

4. 炮制设备

炮制机械设备经过历年的发展，先后引入了滚筒式炒药机和蒸制锅炉等较先进设备，同时为了改变温度、功率不易控制、炮制过程不易掌握的现状，研制出温度可控、火候可调的自动化设备，如通过改造控温型转炉，可控温且受热均匀，不仅可用于炒制药材，还可以替代砂烫炮制马钱子等。又如利用远红外线及微波具有穿透能力强、加热速度快且灭菌效果良好的特点，改用远红外线烤箱或微波炉用于鸡内金的炮制，收到良好的效果，且具有省时、卫生方便、无须大小分档的特点。

在“十一五”期间，研究团队在承担的中药蜜炙共性技术与相关设备研究中，与杭州海善制药设备有限公司合作，对蜜炙设备进行了改进研究，开发出了ZQD-60型信息化炙药锅，首先针对传统电热丝加热、位式开关控制具有很大的惯性，会产生30 ℃过冲的缺点，改用电热管加热元件，安装PT100控温元件和红外线温度传感器，采用单极性数字量PID控制技术，可将温度基本维持在5 ℃范围内，同时还根据药物的热容不同，选择控制模式，以达到最佳控制效果。其次按根茎类药物和全草类药物制备了宽广型和细窄型两种不同搅拌桨，根据具体药物，灵活选择搅拌桨，解决了搅拌过程中存在的死角、搅拌不均等问题。最后，为了方便蜜炙工艺参数优化、质量控制以及生产记录的需要，安装了具有实时数据采集功能，可与计算机进行数据交换的触摸屏。ZQD-60型信息化炙药锅具有自动化程度高，可控性好的特点，可以动态观察锅温和药温，蜜炙过程基本实行自动操作，进行工艺数据的贮存和录制，体现出真正的量化指标。该设备已经投产，为饮片企业创造了较好的经济效益。

5. 干燥设备

引进远红外、微波、喷雾、真空低温、真空冷冻干燥等干燥技术，研制更高效、更快速的干燥设备。如中药配方颗粒的制备中引进中药浸膏喷雾干燥机、LPG系列高速离心喷雾干燥机、LGZ高速离心喷雾干燥机等喷雾干燥设备制成粉末或一定规格的颗粒，也有通过冷冻干燥方法加工成粉末，然后将粉末通过LG系列干法制粒机等干法制粒机造粒。

（九）中药炮制研究应全国统一规划，多学科配合，有计划、有步骤的研究

冯宝麟先生在20世纪80年代就认识到当时的炮制研究工作缺乏统筹的组织安排，多是单学科的、零星的、分散的，且品种不多，应用到生产上的更少。提出中药炮制研究应全国统一规划，进行有组织、有计划、有步骤的研究，可加快

炮制研究的进展，收到较好的效果。

1. 组织落实，集中力量

中药炮制研究涉及的学科较多，开展起来存在一定的难度。现有的研究力量较薄弱，也较为分散，加之许多中医药研究机构并不按中医药特点进行研究。所以若只有政策号召，而没有全面规划，组织不落实是难以达到预期目的。因此必须建立医药行政机构系统的中药炮制研究中心，并作为牵头单位，将全国的中医药研究院所组织起来，医药行政机构所属医药研究单位、中医药院校也应拿出一部分力量，形成多个研究方向特定、研究内容特色鲜明的研究中心，在某一方面或方向上有所突破，并形成一定的优势研究基地，进而有效聚集炮制人才，更好地继承和发展中药炮制学科。

2. 全面规划，长短结合

中药炮制需研究的问题很多，必须全面规划。先生提出文献研究、临床研究、炮制原理研究，短期内难以彻底解决问题，宜将其列为长期工作目标，分阶段逐步来实现。在较短时间内应当结合生产和临床实际，在符合传统要求的前提下，首先在统一工艺、制定质量标准和炮制机械化等方面开展工作，以保证饮片质量和用药安全有效。

3. 重点突破

近年来开展的一些炮制研究已初步解决了一些问题，在炮制原理研究方面及在统一工艺或方法上均有所改进。但由于未能全面说明传统作用，因此很多研究结论在中医药界评价不一，未能得到普遍的认可，难以得到广泛应用。而这些药材的传统作用或有效成分、药理作用的基础都有相同之处，如将存在争议的问题列为重点进一步研究，才有可能彻底解决一部分炮制问题，为炮制研究奠定基础。

四 代表性成果

1.《山东中药炮制经验汇编》

《山东中药炮制经验汇编》，冯宝麟等主编，1965 年，山东省中医药研究院内部资料。

冯宝麟先生在1959—1961年对山东省各地散在的中药炮制经验和技术进行了调查、收集和整理，调查的对象为山东各地健在的老药工，调查方式采取实地考察和座谈会的问答形式等，而后于1965年编成了《山东中药炮制经验汇编》。书中对全省各地的炮制方法进行了总结，并提出存在的问题和建议，使山东省丰富的炮制经验和生产技术得到了抢救和继承整理。

2.《中草药加工炮制手册》

《中草药加工炮制手册》冯宝麟等主编，1971年，山东人民出版社。

本书收载常用中药465种，分概论和各论两部分，重点介绍了中草药的加工炮制方法，其中大部分是我省各地常用的简单易行的传统经验。概论中阐述了一般技术和要求；各论中介绍了每一种药物的采收部位、采收时间、加工方法、炮制、炮制作用、药效。为了帮助乡村医生自采和自制，本书还概括介绍了一般采收与加工方法，丸、散、膏、丹等一般制法及片剂、注射液的一般制法。为制定我省第一版“中药炮制规范”提供了素材。

3.《古今中药炮制初探》

《古今中药炮制初探》，冯宝麟主编，1984年，山东科学技术出版社。

本书主要包括中药炮制的历史演变，中药炮制的现代研究，中药炮制的基本技术，分述了65味中药的炮制演变、现代研究和讨论三部分，以及对中药炮制的展望。通过中药炮制历史沿革的分析，以探讨传统炮制的发展规律、特点和炮制的原始意图、适用范围及方法演变的来龙去脉为主题，结合现代的研究成果，为今后的继承发扬、研究提高，提出一些线索和展望。

（整理者：石典花　戴衍朋）